U0319535

张山雷研究集成

程良骏　姜黎平　主编

中医古籍出版社

图书在版编目（CIP）数据

张山雷研究集成/程良骏,姜黎平主编.—北京:
中医古籍出版社,2015.6
ISBN 978-7-5152-0870-1
Ⅰ.①张… Ⅱ.①程…②姜… Ⅲ.①中国医药学—
中国—近代 Ⅳ.①R2-52
中国版本图书馆 CIP 数据核字（2015）第 093641 号

张山雷研究集成

程良骏 姜黎平 主编

责任编辑：刘从明
特邀编辑：于 峥 魏 民
装帧设计：陈 娟
出版发行：中医古籍出版社
社 址：北京东直门内南小街 16 号（100700）
经 销：全国各地新华书店
印 刷：三河市德辉印务有限公司
开 本：787mm×1092mm 1/16
印 张：74.5 彩插 32 页
字 数：1700 千字
版 次：2015 年 6 月第 1 版 2015 年 6 月第 1 次印刷
书 号：ISBN 978-7-5152-0870-1
定 价：196.00 元

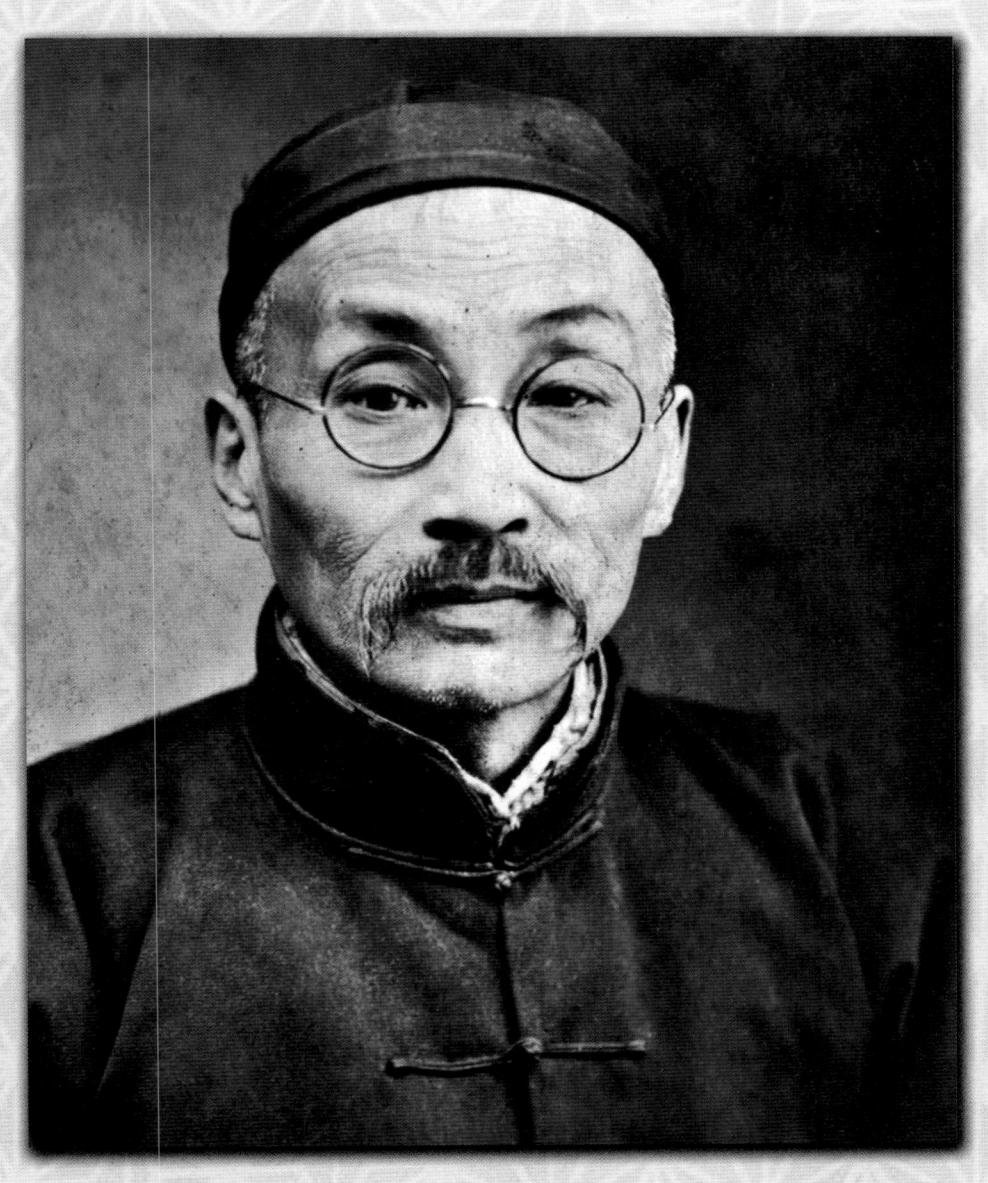

张山雷像

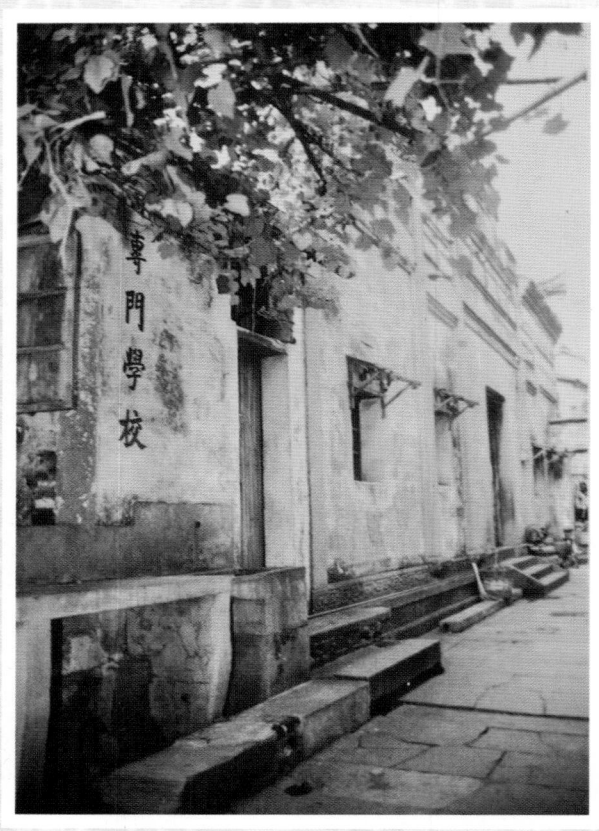

兰溪中医专门学校外景

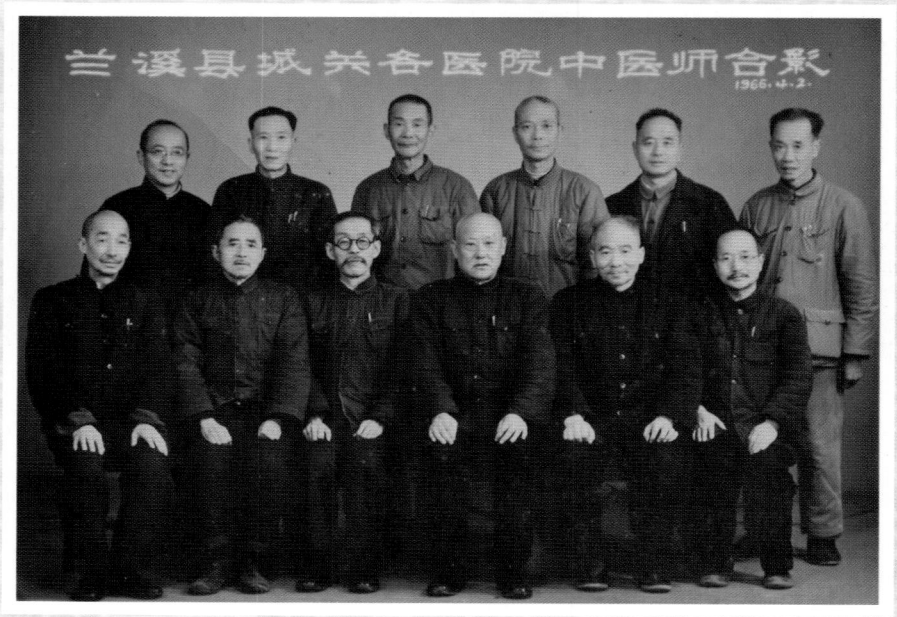

张山雷先生在兰溪城内部分嫡传弟子合影

少雷一生追求先古香

同仁合力著就名贤考

贺兰溪中医丛会张山雷研究集成出版省学会肖鲁伟乙未

浙江省中医药学会肖鲁伟会长为本书题词

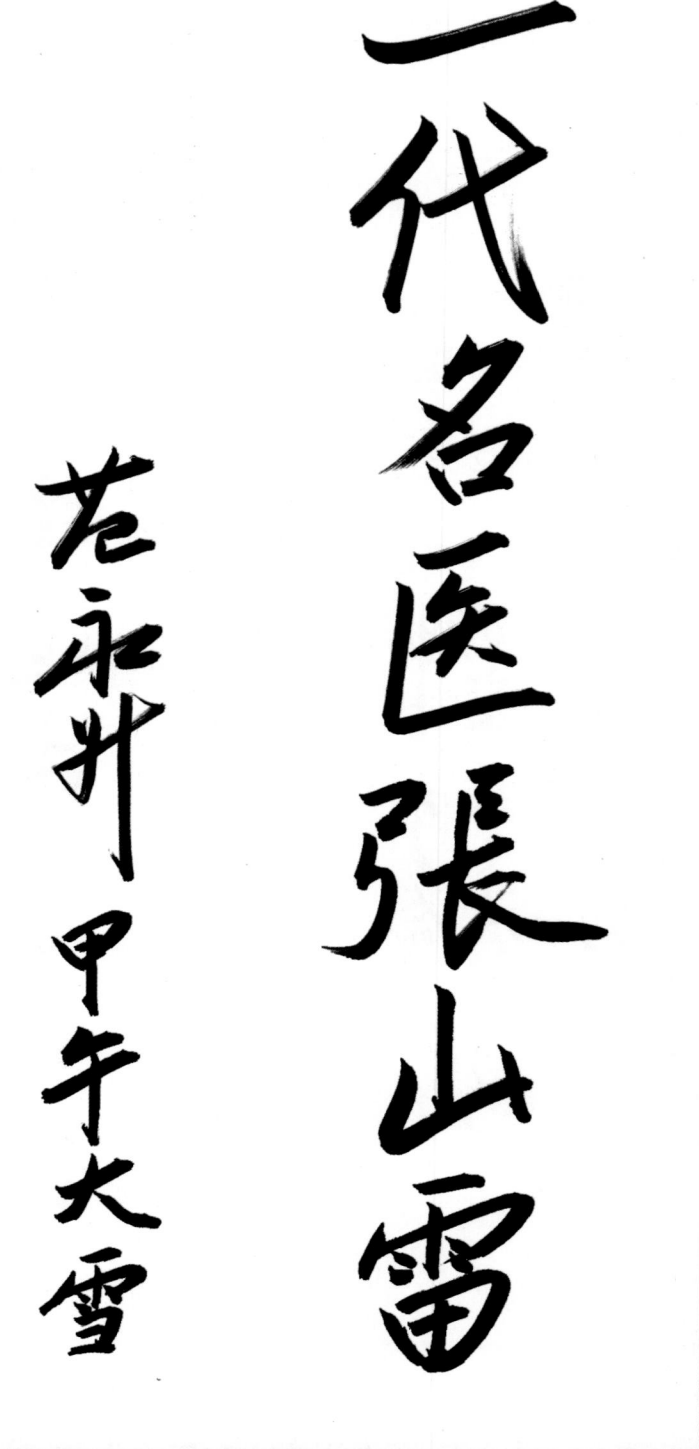

一代名医张山雷

范永升 甲午大雪

浙江中医药大学范永升校长为本书题词

《张山雷研究集成》编纂委员会

内 容 提 要

张寿颐,字山雷,江苏省嘉定县马陆镇(今属上海市)人。清末、民国初医学家及中医教育家。自幼聪颖,喜好读书,光绪十七年(1891)考取秀才,因母病风痹,遂弃举业而习医。师从嘉定县方泰乡黄墙村五世疡科名医朱阆仙,并助其协办嘉定黄墙中医专门学校,使学识经验日臻精湛。后赴沪上行医,兼在上海神州中医学校任教。1920年经神州医药总会推荐,应聘任浙江兰溪中医专门学校教务主任,日间授课诊病,带教后学;夜则编撰著述,批改教案,终因积劳成疾,于1934年病逝于兰溪,享年62岁。张山雷一生著述颇丰,学术造诣极深,且桃李遍布于江浙沪皖赣而多有建树。为"发扬国粹,造就真才",弘扬祖国医学,培养中医人才,以及规范中医课堂教学,实在是呕心沥血,贡献卓著。

1995年在浙江省中医药管理局、省中医药研究院的领导组织下,经专家学者整理,《张山雷医集》由人民卫生出版社出版问世。然而《医集》只是原文收录了16种张山雷遗著,而对其学术成就、临证经验,及其办学思想等未予研究论述,似为其之不足。

《张山雷研究集成》分上、下两篇。上篇首先介绍张山雷的生平、传记与年谱,补充了在《张山雷医集》中尚未收录的张山雷其他7种医著,其中《谈医鸿雪》一书,为张山雷于1915年的亲笔手稿,因从未见诸于世,而弥足珍贵。其次为兰溪市名老中医,或张山雷的再传弟子在研究张山雷医著、学术方面所撰写的心得述评;再次反映的是张山雷于民国期间自撰并发表于沪申期刊上的医学论文。下篇主要反映全国各中医药高等院校、中医药研究院所,以及全国各地,乃至兰溪当地从事中医临床医疗的专家、学者,在研究张山雷生平、医著、中医教育和临床证治经验等方面的学术研究性论文。书中还介绍了当年兰溪中医专门学校的概况、年刊、会刊以及校内的诗文轶事和同学录,着重介绍了当年张山雷亲授弟子的医学生涯与学术成就。最后介绍了兰溪中医界为弘扬张山雷学术思想,传承中医药文化精髓所做的一切努力与工作概况,充分体现了张山雷先生"惟冀后起,完续残编"的临终遗愿。

《张山雷研究集成》可以填补《张山雷医集》之不足,两部宏著既可称之为姊妹篇,又相互辉映,相得益彰,从而使张山雷的医学成就与历史贡献更加全面地展现在我们面前。

前　言

　　张山雷，名寿颐，一名寿祥，嘉定人。是我国近代著名的中医教育家、临床家和著作家。他一生著述宏富，留下了近 30 种著作，数以百计的文章。在 300 余万字的文著中，有多种专著曾风行海内，其中尤以《中风斠诠》《疡科纲要》《脉学正义》三书最具学术价值。张山雷在临床各科以及诊断、药物等方面都有深厚的造诣，与盐山张锡纯合称南北二张，享誉全国。

　　张山雷本习举子业，因母病风痹，又遇清廷政局动荡、国运衰败及外敌侵扰的现实，张山雷已"无心乡举"，遂远离科举，弃儒学医，对历代医家著作，朝夕著研，手不释卷，不几年学业大进。特别是得到同邑黄墙名医朱阆仙的悉心教诲，尽得其传，使张氏的学识与医术达到"饮我上池，不啻洞垣有见"的高度。其师朱阆仙有志于规范中医教学，培养后继人才，于 1914 年自出家资，筹办私立中医专门学校，力邀张山雷为之襄助。张山雷目睹当时西学东渐，中医日受歧视，政府任其自生自灭的社会现状，以及中医带徒皆采取口传心授的方式，大多囿于一家之言、各具门户之见等弊端，便欣然应诺，全力助师办学。不料办学仅两年，校长朱阆仙即于 1916 年秋溘然与世长辞，学校失去了领路人，无奈只得停办，张山雷旋即去沪行医。继黄墙医校创办 5 年后的 1919 年春，浙江兰溪也创办了中医专门学校。然而建校伊始，由于严重缺乏师资及教材，办学举步维艰。当年初秋，校长诸葛超亲赴上海求访名师，经上海神州医药总会推荐，遂聘请张山雷为兰溪中医专门学校教务主任。时年 47 岁的张山雷欣然接受聘请，并于 1920 年仲春来到山清水秀，中医药文化底蕴深厚的兰溪。他承继黄墙医校"发扬国粹，造就真才"的办学方针，学制初定五年，后改为四年，其中预科二年，正科二年，首先学习中医基础理论，其后学习临床各科。课程设置以生理学、卫生学、病理学、脉理学、药物学、药剂学、诊断学为经，以内、外、女、幼四科为纬。此后的十五年间，他夜以继日，呕心沥血，先后编改完成的教材达 30 余种，数百万字。他培养学生 600 多人，形成了别具一格的张氏学派。他为规范我国近代中医教育事业可谓鞠躬尽瘁，1934 年 6 月 19 日不幸病逝于兰溪。张山雷生前留下了自挽联："一伎半生，精诚所结，神鬼可通；果然奇悟别闻，尽助前贤，补苴罅漏；孤灯廿载，意气徒豪，心肝呕尽；从此虚灵未泯，惟冀后起，完续残编。"真实反映了张山雷一生为中医教育奔走呼号，为前贤恩师和医药学著述拾遗补缺而不遗余力，未竟事业只能寄望于后人的遗憾心态。应该说，张山雷事业最辉煌的时期在兰溪，是兰溪这方沃土为张山雷先生施展才华提供了广阔的舞台，兰溪当之无愧成了他的第二故乡。他在给后人留下宝贵中医药遗产的同时，也给后人留下了殷切的期待。

　　为了继承和发扬张山雷学术思想，2011 年由兰溪市张山雷研究会和兰溪市中医学会共同发起，组织编纂《张山雷研究集成》一书。参加该书编纂的除外地专家学者外，多为兰溪中医药界的精英，他们在近四年时间里利用节假日和晚间休息时间，不辞辛劳，勇挑重担，为"完续残编"竭尽全力。直接参与和关注《张山雷研究集成》编纂出版工作的专家学者和论文作者达100多人。在分工上学术顾问负责全书的策划，框架设计，重要章节撰写和全书的审查；主编负责编委会有关会议的召开及编审工作安排、协调等；副主编在主编的直接主持下，对所有收集的资料按设计的框架进行统汇、统编、统审，最后汇集成书。应该说，《张山雷研究集成》的出版是集体智慧的结晶，是大家心血的凝聚，是团结协作的成果，在此表示诚挚地感谢！

《张山雷研究集成》编纂仿《中国古代名医名著研究集成》的体例，共分上、下两篇。上篇主要收载有关张山雷传记和年谱研究，张山雷存世著作与研究述评，张山雷自撰并已发表的文章等内容。下篇主要收录专家学者已发表或尚未发表的研究张山雷著作、中医教育及临证经验的学术论文、兰溪中医专门学校史料、张山雷部分嫡传学生的医学生涯与学术成就，以及兰溪市中医药界在弘扬张山雷学术思想，传承中医药精髓等方面所做的工作。《张山雷研究集成》的出版目的，在于彰先贤之功，励今人之志，扬张氏之学，为弘扬中医药事业做点有益的贡献。

集成者，集大成也。就我们主观愿望而言，很想把目前研究张山雷学术思想的全部资料，在《张山雷研究集成》中全面汇集体现，以奉献给广大读者，但客观上因收集资料的局限性，一些有价值的著述可能因未被发现或取舍不当而未被收入，望读者能予谅解。对所选的论文论著，一律尊重原作；对明显错字作了更正；对引用的参考文献一律从略，如需详阅，请追溯原文。对1949年前发表的作品，凡标点符号通篇用"。"者，统一按现代标点符号规范重新标点。

人民卫生出版社于1995年曾出版发行《张山雷医集》（上、下册），全书收录张山雷著作16种。为避免重复收载，凡《张山雷医集》已收载的著作，在《张山雷研究集成》中不再收录。《张山雷研究集成》可以看成是《张山雷医集》的姊妹篇，读者可以互参。《张山雷研究集成》洋洋百余万字，内容丰富，史料翔实，基本体现了张氏流派的理论体系和学术研究成果，对从事中医医疗、教学、科研的同道及广大中医药爱好者均有重要的参考价值。

由于编纂时间仓促，书中难免有不足之处，敬请读者批评指正。此书的编纂和出版，得到了浙江省卫生厅、浙江省中医药管理局的大力支持，得到了中国中医科学院中国医史文献研究所朱定华研究员的悉心指导，得到了兰溪市人民政府陈艳副市长自始至终的关注和支持，在此谨表示诚挚的谢意！本书得以顺利出版发行，离不开中医古籍出版社的鼎力相助，在此一并致谢！

《张山雷研究集成》编委会

2014年12月26日

张　序

　　浙江兰溪，山清水秀，三江汇聚，人文荟萃。自古以来，因其水运发达，交通便利，而商业繁华。据史书记载，兰溪代有人才，名医辈出，如宋代之郭时芳、元代之王镜潭、明代之童文、吴免，清代之徐大振、吴佩龄、诸葛禹奠等皆名噪其时。近代名中医有吴士元、叶宝珍、胡绍棠、毛庆熙、吴佩铃、邵宝仁、胡品瑜、徐炳扬等，从而形成的近代兰溪中医流派有"回回堂"、"派堰头"、"上房顶"、"一元堂"。各医派精于内外妇儿各科，造福于兰溪黎民百姓。尤以诸葛药业"兰溪帮"，因其传统中药加工炮制技艺精湛，而曾与安徽绩溪、浙江慈溪并列为历史上的"三溪"药帮之一。由此先后兴盛的"天一堂"、"葆仁堂"、"三益堂"、"益生堂"等药行，使兰溪中医药业相互辉映，相得益彰。

　　张山雷先生系江苏嘉定（现属上海市）名医，为继承其师朱阆仙黄墙办医校之遗愿，应兰溪中医专门学校之邀，于1920年仲春来到兰溪。如此15年，张先生在兰溪医校日以继夜、通宵达旦地编教材，宣诸口，带临床，苦心孤诣，辛劳备至，终因积劳成疾，于1934年病逝。他为浙、皖、闽、赣、沪、苏等省市培养了600余名中医药后继人才，也留下了数十种遗著有待研究整理。欣慰的是，1995年在浙江省中医药管理局、省中医药研究院的关心指导下，经专家学者整理，《张山雷医集》终于问世。然《医集》只是原文收录了16种张山雷遗著，而对其学术思想、临证经验未予研究论述，此虽百密一疏，但仍瑕不掩瑜。

　　令我欣喜的是，兰溪"张山雷研究会"的中医界同仁们，为弘扬张山雷学术思想，传承中医药文化精髓，他们默默无闻地在张山雷这块医学文化的沃土上耕耘着，历经四年的不懈努力，终于完成了《张山雷研究集成》。这部宏著详细介绍了张山雷的生平传记与年谱，披露了张山雷于民国时期自撰并发表的学术文章，补充了《张山雷医集》未收入的医学著作，蒐集了兰溪和全国中医药界的专家学者，对张山雷医著、中医教育、临证经验等方面的研究性论文。书中还部分介绍了张山雷亲授学生的医学成就，兰溪中医专门学校概况，以及当前兰溪中医药事业发展概貌等，资料全面，内容丰富。

　　《张山雷研究集成》的问世，既填补了我省对地方名医研究之不足，也是对《张山雷医集》的一大充实，可以说两书相互映衬，互相媲美，完整体现了张山雷医学成就的全貌。在本书即将付梓之际，乐为之序。

原浙江省医学会名誉会长

原浙江省卫生厅厅长

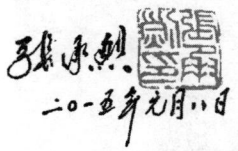

二〇一五年九月八日

余　序

　　作为近代中医药名家和风云人物，张山雷先生堪称是其中的翘楚。他原籍江苏省嘉定县（现属上海市），早年先学内科杂病为主，后又拜疡科名医朱阆仙先生为师。在学习过程中，十分致意于本草、药物的诠释研究，并对针灸铜人的经穴骨度，均有精深的造诣。其著述之丰富和学术经验之广泛，为世医所尊崇钦佩。

　　我想从以下两个方面谈一谈张山雷先生及其论著。其一，鄙见认为：张山雷的学术渊源，决定了他是清末民国初"衷中参西派"的名家，当时在"西学东渐"的影响下，他的学术阐论与临床诊疗，与张锡纯有"南北二张"的称誉。而他的中西医汇通思想，也在一定程度上受日本"皇汉医学"的影响。在山雷先生所求教的老师中，较为重要的一位是张士骧先生，士骧先生又是唐容川先生的弟子，曾与唐氏以问答形式撰写《本草问答》。山雷先生的临证与本草著作，均多有沿袭并有所发挥。唐容川则是我国早期"中西医汇通派"的名师、大家。其二，是山雷先生临证医学和培育人才方面的杰出贡献。在诊疗方面，他几乎擅长临床各科，并有类中、湿温、白喉等病证专著问世。他对中药则有精深的研究，不仅反映在对方药临床应用方面的诸多阐论，亦可散见于他的医案著作之中。此外，他对《针灸铜人腧穴图经》中的经穴骨度研究，亦有专著问世。他又在兰溪中医专门学校任教，并日以继夜，亲自编写了多种教材，这些都是他倾注了心血的佳作，学术影响较广。在当时全国为数不多的国医院校中，兰溪中医专门学校则是面向多个省市招生的名校。由此可见，他在多学科领域皆做出了趋于全方位的卓越贡献。

　　由于山雷先生在诊疗、教学和著作方面的诸多建树，兰溪市成立了"张山雷研究会"，受到浙江省中医药管理局和兰溪市领导的亲切关怀。研究会组织相关专家学者，精心、广泛地收集先生的遗著（包括过去未能刊行的编著）、中医教材、学术论文等史料，与兰溪同仁一道编纂一部巨型宏著——《张山雷研究集成》，主要目的是为了传承、弘扬张山雷先生的学术经验。"张山雷研究会"同仁们的新编，已在过去《张山雷医集》的基础上，在张氏著作的"研究集成"方面下了很大功夫。书中还补充了山雷先生的年谱与传记，使全书内容益趋翔实、丰富。

　　张山雷先生的医药生涯，以超凡的文化层次和高水平的学术经验，通过言传身教、著书立说，给中医药文化雕刻了一座令人瞩目的全新的里程碑。我为《张山雷研究集成》的刊行，致以热诚的祝贺，兹书上述雏言以为序。

中国中医科学院　余瀛鳌

2014 年 11 月

目　录

上　篇

下 篇

上 篇

一、张山雷传记研究

（一）张山雷传（1872～1934）

张寿颐，字山雷，江苏省嘉定县马陆镇（今属上海市）人。清末、民国初医学家及中医教育家。自幼聪颖，喜好读书，光绪十七年（1891）考取秀才，因母病风痹，遂弃举业而习医。师从嘉定县方泰乡黄墙村五世疡科名医朱阆仙，并助其协办黄墙中医专门学校，使学识经验日臻精湛。后赴沪上行医，兼在上海神州中医学校任教。1920年经神州医药总会推荐，应聘任浙江兰溪中医专门学校教务主任，日间授课诊病，带教后学；夜则编撰著述，批改教案。一生著述颇丰，学术造诣极深，且桃李遍布于江浙而多有建树。为弘扬祖国医学，培养中医人才，呕心沥血，贡献卓著。

在青山环抱，风光旖旎的浙江省兰溪市北郊高家村石骨山麓，有一座圆形的银白色坟茔坐落在满山翠绿的橘树林中，远远望去，蔚然壮观。在这座坟茔中，安卧着我国一代名医及近代中医教育先行者——张山雷先生。

张山雷，原名张寿祥，字颐征；后改名寿颐，字山雷，一字资生。清·同治十一年（1872）出生于江苏省嘉定县马陆镇（一说城厢镇南街。今隶属上海市）一家以经营旧衣为业的普通商人家庭。

年幼的张山雷天资聪颖，酷爱读书，13岁便始习科考帖括，然天性不喜欢"八股"的他，却嗜好研习经史子集、诸子百家，所以知识日益广博。清·光绪十七年（1891），即19岁时他便考取秀才，并以冀在日后的仕途之路上再度求取功名。然而时至光绪二十年（1894），母亲突患风痹，致肢体不遂。身为独生儿子的张山雷，尽管学业繁忙，也只得放下学业，急忙为母亲延医诊治，而服药疗疾半年有余，期间在与医生、药商的多次了解接触和叙谈中，引起了张氏对医药学的兴趣。于是他便购置部分诸家医书，以备学习自娱。但此时的张山雷，尚还寄望于朝廷科举，而并非把医学作为自己今后的人生之路。然

1

而随着时间的推移，及医药学知识的积累，觉得习医虽非易事，但尚易领悟，遂兴趣亦日渐浓厚。他说："医虽小道，然初学之时门径未清，辄有望洋心叹，昔贤间有编为歌诀者，引人入胜，用力少而成功捷"。时至光绪二十一至二十四年（1895～1898）父母相继去世，又遇清廷政局动荡，国运衰败及外敌侵扰。此时的张山雷已"无心乡举"，遂远离科举，而潜心于医学。此后，他朝夕钻研于医药经典文献及历代名家著述，以求贯通，并经常与同邑学弟张文彦（洛钧）切磋医理，或纵论古今各家得失，证之彼此临床经验；或向当地及上海名医俞德琈、侯春林、黄醴泉等求教医理、质疑问难而获益良多。经过"稽核各医籍同异，欲以求其通贯，而颇不易言，但研究日久，于杂病粗有头绪"之时，他便小试牛刀，常为乡亲邻里诊治病症却每每应手而效。

功夫不负有心人，数年后，张山雷的医术日渐长进，每日问病求治者络绎不绝，并已在当地小有名气。然而在张氏年届30岁（1902）的秋季，却"偶感新凉，微寒发热"，他说："病本不重，唯时虽已习医，不敢自信，乃延同邑之世医某君定方"。他有感于时气诸症，变化迅速，令人茫无头绪而不敢断然为自己处方下药，深感对医学知识之不足，遂决心拜师求学，进一步深造。

光绪二十九年（1903），张山雷求学于嘉定县方泰乡黄墙村疡医朱阆仙门下。

朱阆仙为黄墙朱氏世医，被当地百姓誉为"黄墙疡科大名医"，从乾隆四十四年（1779）一世朱鸿宝行医始，至朱阆仙已传至第五代。朱氏世医，五代相传，精通各科，尤以疡科见长。朱阆仙见张山雷虚心刻苦，悟性聪灵，则不厌其烦地悉心指点，每日不仅向山雷阐析内外妇儿各科病症所以然之原理，还将平生经验，家传秘方，亦悉数传授。张山雷得益于朱冠千、朱阆仙叔侄俩的亲聆教诲，使学识经验益臻精湛，故在黄墙求学侍诊不到三年（1905），使张氏的学识与医术达到"饮我上池，不啻洞垣有见"的高度。然而张山雷仍然非常自谦，在其后的嘉定城内张马弄悬壶行医时，他不写科目，仅书"张资生知医"五字招帖，意谓我非名医大家，仅懂得一些医药知识，为父老乡亲求医访药提供一点方便而已。

时至1914年，随着我国门户开放，西方医学也随之传入，当局者鄙中重西，民族虚无主义思想严重，使祖国医学日受排挤。为承继祖国医学，医界同仁呼吁当局准予批办国医学馆，以弘扬国医文化，却遭到时任北洋政府教育总长汪大燮"不准中医办学校"之狂言阻拦，激起医界同仁极大愤慨，各地纷纷请愿，表示抗议与反对。

黄墙名医朱阆仙有感于我国之医学教育，历来属于人自为师，家自为政，漫无定规，流弊极多，并给人于取缔口实。遂不顾禁令，冲破藩篱，自出家资，于1914年在黄墙村筹办中医专门学校，以规范中医教学，培养后继人才。阆仙力邀张山雷为之襄助，山雷目睹当时西学东渐，中医日受歧视，政府任其自生自灭的社会现状；以及中医师傅带徒，皆采取口述心传的授徒方式，大多囿于一家之言、门户之见等等弊端，便欣然应诺，助师办学。他说："吾师创设中医学校于黄墙家塾，实开国医立校之先河"。他首先与时任校长朱阆仙及同仁们商议，拟定教学规划，设置教学课程。在谈到课堂讲义时，他认为："唯时环顾通国中医立校，尚在草昧之天，讲堂课本全无凭藉。爰倡以卫生、生理、脉学、药物、药剂、诊断为七大纲，冀以握内、外、女、幼之要领，先师额之。遂不辞谫陋，草创编纂（讲义10余种），藉以开通风气，为海内创，庶几抛砖引玉。"其后又代替朱阆仙校长撰写"黄墙朱氏私立中国医药学校宣言书"。在"宣言书"中，张山雷指陈利弊，认为中国医药学有数千年历史，其间群英荟萃，名医辈出，典籍丰富，汗牛充栋。可却偏偏有人重西轻中，或看不起中医。针对这种不良倾向，张氏强调中医界定要自强自立。他说：只要"发扬国粹之精神"，就可以做到"自足应世而有余，已不必乞灵于邻家，借材于异地，又何苦喜新厌故，舍己从人，震惊域外之奇观，而诧为人间之未有乎"？当时从嘉定周边来校报名求学者达七八十人之多，可见其盛况空前。不料办学仅仅两年，校长朱阆仙先生即于1916年秋溘然与世长辞，学校失去了领路人，无奈只得停办。即便如此，初次参与办学的张山雷，还是对如何创办中医学校、怎样设置课程、编写教材，积累了一定的经验。

1918年8月，由谢观、丁甘仁、包识生等人以神州医药总会名义，向上海当局申报获准，在上海创办了神州中医专门学校。此时的张山雷已年届46岁，不仅已具备精湛的医术，也具有一定的办学经验。包识生等人力邀张山雷加入神州医药总会，并恳请他在神州中医专门学校任教并编印教材。据张山雷《重订中风斠诠》自序云："其时医会粗具雏形，医校成立仅赖包君奔走，得会中同仁解囊相助，草昧经营，遽而开课，讲堂资料仓猝无征，猥承下问，谆嘱赞襄，乃以此稿授之，遂有医校之铅印本，是为拙编杀青之始"。反映了当时仓促成立的中医学校，皆很缺乏师资与教材，然而却给年富力强的张山雷，提供了施展才华的平台。

兰溪县，地处浙江省中西部，富春江之上游，属兰江、衢江、婺江（金华江）三江汇合，土地肥沃，山青水秀之地，历来为商贾云集，市井繁茂的药材贸易之埠，也是近代中医教育事业的发祥地之一。

1918年，时任兰溪知县盛鸿涛，有感于本县仅有繁茂的药业贸易而缺少名医与诊所，深感缺憾，于是便与当地药业诸董事商议，欲请他们出资入股筹办医校，以发扬国粹，培植医学人才。1919年春，兰溪中医专门学校成立。首任校长由药业富商诸葛超（少卿）担任，第一期即招收来自兰溪、浦江、义乌、龙游、宣平、汤溪等地的中学毕业生30余人。然而建校伊始，由于严重缺乏师资教材，而举步维艰。当年初秋，校长诸葛少卿亲赴上海求访名师，经神州医药总会推荐，遂聘请张山雷为兰溪中医专门学校教务主任。时年47岁的张山雷欣然接受聘请，并于1920年仲春便来到了兰溪。

到校之初，学校除了具有完好的校舍及中草药园圃以外，其他皆需从头开始。作为兰溪中医学校教务主任的张山雷，依据黄墙中医学校的办学经验，向学校董事会提出：若要办好一所学校，首先要确立学校的办学方针、教学规划，其次是充实师资，选定或编写教材，其三是确定招生计划与培养目标。经与诸葛少卿校长及诸董事们商议，他承继黄墙医校"发扬国粹，造就真才"的办学方针，并起草制定了"兰溪中医专门学校章程"，其中规定：学生入学前须经考核国文一门；凡中学毕业生与青年中医均可免试入学；年龄定在16～26岁以内。学制初定五年，后改为四年，其中预科二年，正科二年，首先学习中医基础理论，其后学习以临床各科为主。整个教学设想，大多按照张山雷在黄墙医校经验，课程设置也基本与黄墙医校相同，即以生理学、卫生学、脉理学、药物学、药剂学、诊断学为经，以内、外、女、幼临证四科为纬。办学之初，由于十分缺乏教材，张山雷则把早年在黄墙医校编写的《本草正义》《中风斠诠》等先用于教学。他说："是稿也，肇始于甲寅之秋，襄助吾师同邑朱阆仙先生，创立黄墙中医学校于家塾，编纂以作讲堂课本。越六载而游浙之兰溪，忝任医校讲习，重订旧稿，印刷讲授"。

自此以后的十五年间（1921～1934），他夜以继日，呕心沥血，先后编改完成的教材讲义达 30 余种，可见其著述颇丰。其中大多数讲义，皆属于边写边教边改而逐渐趋于完善。尤其于生理解剖一科，张山雷则选用西方医学教科书《合信氏全体新论》，以运用西方医学科学知识，详加疏解、融会贯通。说明张山雷是一位既维护祖国医学之精粹，又尊重西方医学科学知识；既古为今用、洋为中用，又尊古不泥，颇能与时俱进的近代现实主义创新型医药学家与中医教育家。

张山雷于 1903 年曾拜师于朱阆仙，颇得朱师真传，故黄墙中医学校中辍后，他一度在上海行医，除中医教学外，于内、外临证诸科，颇具证治经验与心得体会。所以，他曾分别于 1916 年的《神州医药学报》30 期发表"古今药剂权量不同考略"一文；1926 年 6 月的《绍兴医药月报》发表"莫枚士研经言天雄散解书后"，"莫枚士研经言桂枝加芍药生姜人参新加汤解书后"等论文数十篇。对莫文泉之学术论述，提出自己的不同见解。1927 年，由张山雷负责的"兰溪中医求是学社"成立，张山雷则在自己办的《中医求是月刊》上发表"素问疟论横连募原考证"。1928 年 7 月在《医界春秋》发表"腓腨之腨经籍字书多讹作肠字说"等学术论文 10 余篇。1929 年 6 月还担任《中医世界》刊物特约编撰者。体现了张山雷不仅善于中医课堂教学，而且还是一位精于中医学术研究及临床诊疗的医药学专家。

然而此时却有一位曾经研究过中医，且从日本学医归国的余云岫先生，由于受日本明治维新取缔汉方医学影响，认为中医理论不科学，因而主张"废医存药"，并提出"废止旧医，以扫除医事卫生之障碍案"。此案由国民政府卫生部召开的第一届中央卫生委员会会议得以通过，却遭到了全国中医界的强烈反对。张山雷虽因教学、诊务在身而无法前往，但其内心之愤慨心情却难以平静，他积极组织，派遣弟子、学生奔赴南京请愿抗议。经全国中医界同仁的不懈努力与抗争，国民政府只得撤消成命，并成立了中央国医馆。1930 年经医界同仁推荐，张山雷担任了中央国医馆常务理事兼教材编审委员会委员。

张山雷在兰溪医校朝夕如是地从事中医教育工作达 15 年。他每于白日或讲习授课，或临床带生；夜晚则编写教材，或修改教案，或批阅作业。如此废寝忘食，挑灯夜战，殚心竭虑地工作，实可谓辛劳备至。在难得的闲暇片刻，水烟、黄酒与绿茶则成了张山雷在兰溪消遣休闲的唯一嗜爱。繁忙的教学与临床诊治，使他难得有休息时间，故到晚年，健康状况亦每况愈下。据他的外孙邵志锋（现为兰溪市名老中医）口述说："曾听外祖母讲，外祖父生前形体清瘦，目光矍铄，行步快捷"。又据张山雷在《古今医案平义第一种·第六卷·湿温病》曾对自己的体质自评说："寿颐生平，亦是瘦人多火，阴液不充。虽自问骨干尚非甚弱，自 30 岁秋间湿温药误，卧病三月以后，至今廿五年，未有大病，体力尚不可谓不健。然偶有感冒，小小身热，则必倦怠嗜卧，动则睡去，亦恒自言自语，旁人必误以为昏谵，实则自己但觉梦寐纷纭，恒若有多人相与对语，以至有此状况。苟得热解，神即清明，30 年来常常如此，家中人亦咸知之，不以为怪也"。从上述自评来看，张山雷当时已年届 55 岁，似乎身体尚健，然而笔者却以为：他是本着弘扬祖国民族医学，培养中医后继人才的一种强烈的责任感在苦苦地支撑、煎熬着自己。如此日复一日，年复一年地课堂授课、临证带教、编撰教材，研究学术，经常是晚餐食罢即眠，夜漏未尽就起，无疑是旷日持久，对其身体透支的一种摧残，最后终究因心力交瘁，精神疲竭而病倒在床。然而即便身卧病榻，他仍然手不释卷地为《沈氏女科辑要笺证》讲义做最后的修订。待到吞咽困难，水米不进，且精气神日颓之时，他自知来日无多，遂将自作之挽词，交于床前守候之女婿邵宝仁先生。词云："一伎半生，精诚所结，神鬼可通；果然奇悟别闻，俾助前贤，补苴罅漏；孤灯廿载，意气徒豪，心肝呕尽；从此虚灵未泯，唯冀后起，完续残编"。反映了张山雷一生为中医教育奔走呼号，为前贤恩师、为医药学著述拾遗补漏而不遗余力；未竟事业，只能寄望于后人的遗憾心态。从中在笔者的脑海中，浮现出张山雷当年在孤灯孑影下危坐构思，苦心孤诣，日以继夜，挥毫著述的辛劳场景。1934 年 6 月 19 日，张山雷终因胃病复发（据其外孙邵志锋医师口述：外祖父因患食道癌病），病故于兰溪世德路寓所，享年 62 岁。

毕生视中医药教育为己任的一代宗师张山雷，溘然与世长辞的噩耗一经传出，不仅使校内外师生深感悲痛，亦使全国医界同仁、海内知交，咸为震惊。上海名医张赞臣、中央国医馆教材编审委员周柳亭，香港郑召棠先生以及校内同仁等，纷纷发表挽词挽联，以志哀悼。遵照张山雷之遗愿，其家人与弟子将其安葬在兰溪城北三里石板路头（时称新亭村）。每逢寒食清明，必由其婿邵宝仁及其弟子汪仲清、蔡济川等拜谒祭扫。师者逝也，然学校还需主持举办，欣慰的是，昔日业经张山雷培养的弟子，当时皆已成为课堂主讲的教授。直至三年后（1937），因日寇侵华，兰溪沦陷，为遣散学生回乡躲避战乱，而学校亦无奈停办。

建国后的 1962 年，中共兰溪县委鉴于民国时期曾在当地办过兰溪中医专门学校的史实，以及以现有的师资、办学经验等良好的条件，批准由县政府卫生科、文教局牵头续办"兰溪中医学习班"。该班为全日制，学制四年，教材基本延用张山雷医籍或讲义，并由县招生委员会在当地初中毕业生中统一考试招生，先后毕业两批，共 67 人。兰溪县委的这一举措，使张山雷在兰溪的中医办学思想与办学经验，继往开来地得以弘扬光大。这批学生毕业后，其中医药学识水平均已达到大学专科，他们一走上医疗卫生岗位，不仅充实了兰溪县农村群众的需要，而且还向金华地区各县输送了大批基层中医药卫生人才。如今，这批学员皆已成为当前兰溪市或基层中医药界的中坚与骨干。

1963 年，因兰溪市政建设需要，张山雷的坟茔，由其婿邵宝仁、门生吴士元先生等人主持，迁移至现在的城北高家村石骨山麓。

张山雷的一生，为浙、苏、沪、赣、皖等省市培养中医达 600 余人，当年的这部分学生，有的成了建国后省中医院校教授或讲师；有的成为各县市医院的中医医疗或教学骨干；有的成了全国名老中医。为纪念张山雷先生对祖国中医药学与中医教育事业所作出的杰出贡献，并进一步弘扬兰溪市的名医事迹，2006 年，兰溪市中医学会曾对张山雷墓重新进行修葺，以供医界后人拜谒瞻仰；依据中医药界建言，曾向兰溪市政府申报，拟将张山雷墓列入兰溪市重点文物保护名录；并于 2010 年 12 月 3 日建立（张山雷）兰溪名中医馆，2011 年 3 月 18 日又隆重成立了张山雷研究会，体现了兰溪市政府、中医药学术团体，乃至浙江全省的中医药界，对张山雷为祖国医药学的发展，为浙江等毗邻省市中医药人才的培养，予以了充分的肯定。

（中国中医科学院中国医史文献研究所　朱定华）

（二）张山雷传略（1873～1934）

张山雷原名张寿祥，字颐征，后改名寿颐，字山雷，一字芝荪，江苏嘉定人（今上海市嘉定县），1873年出生于一个普通商人家庭。1934年逝世，终年61岁。

张山雷先生资禀聪明，19岁考取秀才。平时勤奋好学，经史之外，诸子百家之书，无不涉猎，因此知识日益广博。后因母病，经常延医服药。为了懂得医护知识，始购置医书参考。时值家庭多难，环境变迁，遂无心乡举弃儒习医。对医药经典文献及历代名家著述，朝夕钻研，以求贯通，并向当地名老中医俞德琈、侯春林、黄醴泉学习，质疑问难，获益良多。

功夫不负有心人，数年之后，学业增进，亲友邻居，有以疾病相告者，给方服药，每能相应。然而先生仍歉然自感不足，决定进一步深造，于光绪二十九年，求学于朱阆仙先生门下。朱氏医学，五代相传，精通各科，对疡科尤有专长，多年来盛名远扬，远近前来求治者，日以百计。朱氏将生平经验，家传秘方，毫无保留地向张山雷传授指点，张先生得其教诲，学识日益丰富。

当时西方资本主义国家对我国进行种种侵略，门户开放，西方医学也随之传入我国，祖国医学，日受排挤。反动政府崇洋媚外，对数千年来保障广大劳动人民身体健康的中医中药，恣意摧残，梦想加以消灭，中医事业有濒临灭亡的危险。中医药界人士，群情愤慨，一致表示反对。张山雷先生身临其境，有鉴于中医教学方式"人自为师，家自为政，以致学术荒芜，贻人口实"，毅然表示以"讲求进步，实力竞争"为职责。遂协助其师于1914年创办了我国近代医学史上较早的"黄墙朱氏私立中国医药学校"，冀以"发扬国粹，造就真材"，并委先生为教务主任。于是向全国发表《宣言书》《编制课程意见商榷书》……等理直气壮，大声疾呼，征求医药界同人的响应和赞助。宣言书内容高瞻远瞩，语重心长，充分体现他对振兴中医教育事业的信心和展望。不断开办仅有两年，即因阆仙先生病逝而中辍。先生壮志未酬，同人星散，感叹之余，乃黯然赴沪行医，候机再起。

1919年浙江兰溪县知事盛鸿焘，鉴于当地中医学术优良者少，建议创办中医学校，发扬国粹，培植人才。学校草创时期，缺乏师资。1920年前校长诸葛少卿专程赴沪求访名师，经上海神州医学总会介绍，聘请张山雷先生担任教务主席。张先生以宿愿未偿，常萦梦寐，今日机缘遇合，幸逢知己，遂欣然应允。

到校后，第一个问题，就是课程设置和编写教材。经同人议定，以生理学、卫生学、脉理学、药物学、药剂学、诊断学七者为经，内、外、女、幼四科为纬，并由张先生专任其事。

于是，张先生即担负起编写工作，在黄墙医校部分原稿的基础上，修订补充，日以继夜，边写边教，辛劳备至。

学校为五年制（后改四年制），随着教学进程的需要，各科讲义也相应充实。其中生理解剖一科选用《英医合信氏全体新论》一书，讲授现代医学科学知识，详加疏解、融会贯通，补充中医学说内容，为将来沟通中西医学导其先机。

张山雷先生在兰溪任职15年，先后完成各科教材及论著20余种（书目附后），对前人著述多所阐发，而遇有谬误之处，则提出意见，加以纠正。受到国内外同道的好评。

三十年代初，全国中医药界团结奋斗，迫使反动政府收回废止中医中药成命，不久即成立中央国医馆，张先生被选为该馆常务理事兼教材编审委员会委员。

张山雷先生主持教务，除编写讲义外，并兼任课堂主要课程。他上课时，围绕课文内容，突出重点，结合临床实践，条理分明，生动活泼，能使听者心领神会，易于掌握。学生有疑问请教，无不详细解释，循循善诱，启发开导，使学生明白了解，深受教益。

由于张先生的声誉远近闻名，本省及邻省县市有志学习中医者，相继慕名前来应试入学。先生逝世后的数年中，仍络绎不绝，计自办校19年间，受业学生达600余人，分布在江、浙、皖、赣、上海等省市。当年的学生，现在有些已是中医院校的教授和讲师，也有在各县市医院担任主任医师或主治医师的，成为教学医疗的骨干力量。

由此可见，张山雷先生为实现他的远大理想，尽心竭力，发扬祖国医学遗产，提倡中医教学事业，兢兢业业，数十年如一日，堪为后学楷模。

张先生博览群书，治学谨严，酌古准今，通权达变，遵古而不泥古，信今而不盲从，故能融会贯通，取精用宏。

他主张学医首先应从研读经典文献入手，认为《内经》《难经》《伤寒》《金匮》等书，犹如儒家的《四书》《五经》"微言隽义、层出不穷"。必须于此精研有得，打好基础，然后阅读后世各家著述，才能有所依据，不致误入歧途。但是这些古代经典，大多传于后人之手，几经传写编辑，残缺讹误，已失本来面目。因此，读者必须自具识力，去粗存精，去伪存真，使古书能为我用。

在提到具体学习方法时，他指出，对以上诸书"只能就原有白文细细读去……其有不甚可解者，则姑置一边，留待日后再读再解，或者自己功夫日进，治验丰富，则必有昔日之所不解者，俟至异日而一旦豁然者"。反映了他提倡独立思考，深入钻研，实事求是的科学态度，对后学很有启发。

另外，他认为随着时代气候的变迁，人民疾病的性质也和自然界气候相推移而有所不同。"虽古方不可以治今病，然对病乃可以用成方"。如汉魏以前的虚劳多属阳虚，故《金匮》主用建中汤等温养之剂，今则多见阴虚发势之症，古法已非所宜，贵在变通，不可墨守成规，食古不化。

张先生对于各家学说经验，采取实事求是的分析态度，精当处加以赞扬，错误的提出批判，旗帜鲜明，毫不含糊。

张先生临症，四诊并重，而尤注重望舌。他说："舌苔由肺胃气化熏蒸而成，如土之有苔，故以为名。（原注："苔"《伤寒论》作"胎"，义不可解，当以作"苔"为正）。医家临症，察病者舌苔黄腻、厚浊、紫、绛、灰、白、色泽荣枯，即可判断病情之寒、热、虚、实，再合以望色、闻声、切脉三者，病虽万变，可无遁情。且有时较之辨脉更为确而有据，信而有征。盖脉象尚有与见症不相符合者，如阴盛格阳之浮大空虚，阳明腑实之沉涩细小，苟在初学阅历未多，识力未定之时，鲜不为假象所眩惑。唯一望舌苔，则病情之庐山毕现，不能丝毫假借"。并强调"辨舌一道，即谓为论断上第一要着，亦无不可。"所以先生临症处方，除详叙脉症、治法外，必备述舌苔形色，以资参证，从而提高疗效。

张山雷先生毕生好学不倦，他在晚年仍手不释卷。他对学生的期望也是很殷切的。他教导学生说："学校之卒业有定期，而学力之深造无止境。况乎病理药理以愈加探讨而愈得证明，岂仅三、五年间所能兼容并包，无所不贯！"语意殷拳，发人深省！

张先生胸怀旷达，平易近人，受到本校师生和社会群众的尊敬。平日诊病不计报酬，遇到贫苦病人，不但不收诊金，而且在处方上加盖自己的图章，嘱其向指定药店配药，由药店记在自己的账户。亲友邻居，有以生活困难相告者，便慷慨解囊资助。这些助人为乐之举,使受其惠者,深为感动。

1934年3月,先生久病不愈,心知不起,乃自拟挽联示同人留念,谨录于此:

"一伎半生,精诚所结,神鬼可通;果然奇悟别开,尽助前贤,补苴罅漏。孤灯廿载,意气徒豪,心肝呕尽;从此虚灵不泯,唯冀后起,完续残编"。可见他对于尚未完成的手稿,仍寄以殷切关注,意义是深长的。

同年五月,先生逝世后,不仅校内外师生员工深感悲痛,噩耗传开,生前友好和医药界同仁,皆为失去良师益友,纷纷发表挽联诗章,以表哀悼!

在解放前漫长的岁月中,先生为发扬祖国医学,创办中医教育事业,联合医药界同行,团结奋斗;不遗余力。但在反动政府的限制下,中医院校仍被排斥在教育系统之外,不能与西医学校一视同仁,听其自生自灭,甚至横加干涉,难以发展。

新中国成立后,党和政府即宣布提倡中医中药,发掘祖国医药宝库,团结中西医,为人民卫生工作而奋斗……等一系列政策,使中医中药很快得到发展。部分省市先后成立中医学院,培养新生力量。现在全国中医学院发展到二十余所,呈现一片欣欣向荣的大好前景。先生九泉如知,亦当歌颂党和政府正确、英明的政策和领导,实现他的遗志而掀髯含笑吧!

附:张山雷先生著作目录

1.《中风斠诠》二卷

2.《难经汇注笺正》三卷

3.《疡科纲要》二卷

4.《沈氏女科辑要笺正》二卷

5.《钱氏小儿药证直诀笺正》二卷

6.《医事蒙求》一卷

7.《合信氏全体新论疏证》二卷

8.《病理学读本》二卷

9.《脉学正义》六卷

10.《本草正义·前集》七卷

11.《经脉俞穴新考正》二卷

12.《古今医案平议》十八卷

13.《白喉决疑集》一卷

14.《谈医考证集》一卷

15.《脏腑药式补正》三卷

16.《籀簃医话》一卷

17.《医论稿》一卷

18.《药物学纲要》一卷(韵语读书)

19.《皇汉医学评议》二卷

（邵宝仁）

（三）张山雷生平

半生精诚通神鬼——儒医张山雷

一伎半生，精诚所结，神鬼可通，果然奇悟别闻，尽助前贤，补苴罅漏；

孤灯廿载，意气徒豪，心肝呕尽，从此虚灵未泯，唯冀后起，完续残编。

　　　　　　　　　　　　　　　　　　　　——张山雷自挽之联

关于张山雷先生的生平，以上先生临终前的自挽联已经有了高度概括。为了理解先生自挽联的意义，笔者除阅读主编交给我的张山雷民国间文集稿之外，还浏览了《张山雷医集》（人民卫生出版社，1995），深感先生所说"一伎半生，精诚所结，神鬼可通"，绝非虚语！

张山雷先生（1873～1934）享寿62岁，其间步入医坛32年，这就是先生所说"一伎半生"。这半生之中，先生于繁忙的教学、临证之余，还留下近30种著作，数以百计的文章。约300万字的文著中，有多种专著曾风行海内。先生为中医教育及学术研究呕心沥血，20多年孤灯相伴，给后人留下了如此丰富的著述，其精诚所至，确实可以惊鬼神，动天地。

张山雷先生学富五车，儒、医兼通，且先生意气豪放，文思勃发，要介绍他的平生业绩谈何容易！好在本文只是作为先生民国间论文集前的一个介绍，并不敢以总结先生平生业绩为主旨，所以下面将以先生一生经历为序，对其主要经历、著述与主要学术观点作一简介。

一、前半生习儒为主

张山雷先生的一生大致可中分：前半生习儒为主，后半生专于医业。

先生名寿颐，字山雷，江苏嘉定（今属于上海市）人。生于清同治十二年癸酉（1873）阴历七月三十日。据先生"谈医一得自序"（《神州国医学报》，1934）的自我回顾，他从5岁开始启蒙读书，6岁入家塾。至11岁时，四书五经，约略成诵。13岁（1885）时开始"习帖括"，也就是为科举考试而学习八股文。此时他投在嘉定南翔镇李眸云先生门下（见《张山雷医集》下），但他生性不喜欢八股文，偏爱涉猎百家之言，借以增长知识，不虚度时光。也就在青少年广泛阅览群书的这段时间内，他既打下了坚实儒学基础，也扩大了眼界，积累了丰富的文史知识。

光绪甲午（1894），他的母亲年事已高，病半身不遂。身为人子，自当恪尽孝道。张山雷先生于是迎医、尝药，侍奉病中老母。也就在这一过程中，他得以开始接触到医界人士，并自己购买医书，作为侍奉汤药的参考。在封建社会里，万般皆下品，唯有读书高，千万学子无不拥挤在科举的独木桥上，因此张山雷先生一开始也并没有专门学一门技艺的想法。等到他读医书日多，发现自己能比较容易地领悟医学要旨，于是渐渐喜欢上了医学。在科举之梦尚未彻底破灭之时，他还不能下决心将业余爱好变为自己的职业。

促使张山雷先生最终放弃科举的原因，先生只用寥寥12字一笔带过："乙未、戊戌，连遭大故，无心乡举。"何为"大故"？笔者一时还没有考得详细含义。但光绪乙未（1895）、戊戌（1898），都是大比之年，这两年都按时举行了科举考试。因此笔者揣测，可能先生也参加了乡试，因接连名落孙山，使本来就不喜欢八股文的他，从此"无心乡举"。但这只是笔者的猜测，具体原因容日后细考。

1898 年以后，虽然社会上反对科举制的呼声日益高涨，但清代最后一次科举考试仍然在 1904 年举行，那时先生已正式步入医界两年。可见从戊戌以后，张先生就已彻底放弃了科举考试。旧日的爱好，使他更沉迷于医籍的稽核。他这时发现众多的医籍互有异同，要想弄通其中的道理，还真不是很容易。先生资质聪颖，又有儒学根基，所以经过几年的自学研究，揣摩日久，首先对杂病开始有点头绪，同时对医学中的许多问题也有了自己的想法。此时亲戚朋友偶尔有病来找他，求他开个方，还确实能取得很好的效果。到光绪庚子（1900）、辛丑（1901）之间，找张先生看病的人渐渐多了起来。先生并没有因此而沾沾自喜，贸然挂牌行医。他考虑到对时病（外感疾病，也包括传染病）的变化还是"茫无端绪"。不敢自欺欺人的张山雷先生，终于迈出了拜师学艺的重要一步，从此正式进入了医界。

二、负笈朱门

光绪二十八年壬寅（1902）七月，张山雷先生负笈于同邑嘉定县黄墙邮（村）朱阆仙先生之门，此时他已经年届 30 岁。

黄墙朱氏是嘉定有名的医学世家。朱阆仙先生年轻的时候，曾随其堂叔朱冠千先生侍诊十年。朱冠千名朱裕，冠千为其字，号芝村，精内外科，尽得其祖鸿宝心传。鸿宝尤精疡科，《嘉定县志》记载其数世家传疡科及著述，且称百余年来，东南疡科，首推黄墙朱氏。朱阆仙继承祖业，为当地名医，望重一时，就诊者每天都座为之满。朱阆仙先生跟随前辈在临床上滚打了 10 年，处理过许多疑难杂症，医疗经验极为丰富，因此名声远播。张山雷先生初到朱门，见其诊所"内外女幼各病，日以百计"。如此大的门诊量，给张先生提供了非常好的临床实习条件。加上朱阆仙先生对这位 30 岁学医的"老"学生格外青睐，将其平生治疗经验，一一加以指点。临证之时，朱先生对每一个病证都要"言其然而并为阐发其所以然之原理"，这样对自学过一段医书的张山雷先生是一个极好的实践机会。

张山雷先生求学朱门，前后不到 3 年，但已有医学书本知识的他，经过这番临床实践中的耳提面命，可以说是触类旁通。30 年以后，当张先生也进入花甲之年时，他还深切地回忆这段求学的经历，感恩不已，怀念朱老先生"饮我上池，不啻洞垣有见。寿颐三十年来，所能笔之于书者，盖无一不本诸吾师当日之挥尘清谈也"。张先生这番感戴之言，实出内心。他的《疡科纲要》一书，就充分地汲取了朱阆仙的治疗经验。

《疡科纲要》（1925）是张山雷先生的临证力作，充分反映了他用中医方法治疗外科疾病的独特理论见解和丰富的治疗经验。先生对疡科诊疗的最突出的见解，是外病内治。他认为汉唐之时，内外并非两途，痈疽疮疡都属于内科学的子目。从宋金以降，始有疡科，但"小道伎俩，伎愈下而辞愈陋"。"学术益疏，更多皮相而少精蕴"（见《疡科纲要之纂辑大旨》）。即便是举世奉为金科玉律的《医宗金鉴·外科心法要诀》等书，在张先生看来，也不过是"陈腐浮辞，滥充篇幅"，只有极少数外科书能得治疡正轨（如陈学山《外科医案汇编》等）。先生的这些看法，与他的师门传授有关。

他在《疡科纲要》自序中提到："寿颐业师同邑黄墙村朱阆仙先生，世以兼治外疡著名，久为东南物望。家学渊源，诚非庸俗可比，而亦非通行之外科各书能尽其奥。寿颐从学有年，始信徐洄溪所谓治疡必得秘授之说不虚。"张先生在疡科实际治疗中得到了朱阆仙先生的真传，重视内治及外用药物。在他后来帮助业师办理黄墙中医专校时，朱阆仙还专门将整理疡科经验一事交代给张先生：

"吾家治疡，经历五世，确有心得。汝从吾游者二十年，隅坐倾谈，吾无尔隐。今后纂集疡科专书，务必阐抉精微，说破古人未言之奥，为世之习是科者，示以正鹄。庶乎吾家良法，得以昭垂于天壤，斯为不负吾行道五十年济人利物之初衷"。

张山雷先生秉承师训，总结老师的经验与理论，编纂疡科一书。虽然朱阆仙未能见到此书纂成即已亡故，但张山雷先生不断整理旧稿，将师门各种外治药物及其个人二十年的经验心得，编成了《疡科纲要》一书，为疡科治疗别开生面。

在疡科治疗方面，张先生承认西医手术敏捷，是其所长，但他更深切地体会到，中医治疡有其独特之处。例如中医的外治之药，可以速其生长，这比西医绷带包扎，只能防护肌肤要强得多。另外当时的西医遇到痈疽肿疡，除操刀一割以外，并无二法。但中医则不然，疮疡之生，"未成可消，已溃可敛。退毒围毒，散肿化坚，提毒止痛，去腐生新，各有灵丹，各有步骤"。既有外用药消肿解毒、化腐软坚诸术，又有"内服良剂，助其化源"。在疡病辨证方面，张先生首重阴阳，观人虚实，察病深浅，脉色舌诊合参，不为疮疡的部位形色所拘，所治以内证为主，方法多样。所以此书出版后，颇受当时医家所重。

由此可知，在追随朱阆仙先生学习的这三年，对张山雷先生产生了极大的影响。有了临床实践经验的张山雷，如虎添翼，他发挥自己的儒学之长，在钻研《素问》《灵枢》《难经》等几部中医早期医学经典中，新见频出，并撰写了一系列的研究著作。

三、儒生意气

张山雷对中医经典著作的研究，始于他朱门求学之前。他在《致恽铁樵论宋本＜素问＞并及经文同异注家得失书》一文中提到，在他二十五六岁时，"已抛弃一切旧学，浸馈于古今医籍之中"，对《素问》等书早已涉猎。以张先生的儒学功底去研究早期中医经典，自然又有不同于古代一般注家之处。

古代医界在医学经典中，尤重《素问》《灵枢》，《难经》则在其次。但张先生则不然，他最重视的是《素问》《难经》，对《灵枢》（《针经》）则颇多垢评。张先生研读医经，从不迷信盲从。他认为"《内》《难》两经，尚多浅率庸陋不合情理之议论，更何论乎《针经》"！他主张的读经方法，是"以阅历经验参证，信其所可信，疑其所可疑，切实发挥，折衷至当，而后上古医学，始有实在声价"。所以张先生在医学经典研究中，能有很多新颖的见解。

张山雷先生最早的著作，当推《读素问识小录》。该书成于光绪三十三年（1907），也就是在他朱门求学三年之后的第一部著作。该书原为未刊手稿，晚到1983年才陆续发表，对考究张氏学术研究源流非常有益。他后来发表于民国间的许多相关论文中的观点，无不与该书相关。

张先生对《素问》的基本看法是："今之《素问》，不独非班氏《艺文志》之《黄帝内经》，而亦非张仲景、皇甫士安诸人所见之《素问》"，而是经过唐宝应年间王冰重编之书。"然书虽重编于宝应，而义实传达于周秦。辞句高洁，多非秦汉之后所能摹拟。而古字古义，所在多有，尤非浅学所能融贯"。这是他对《素问》成书及价值的总体评述。

自唐以后，《素问》注家代不乏人。张先生认为这些注家在章句训解、疏通证明方面，已经"十得八九"，但是"独于古字之假借，古义之仅见者，甚少诠释，遂致一字误解，章节皆为晦涩，几令初学茫无所措，亦读是书者之一大弊"。所以张先生在对该书字词考释方面，着力尤多。现代读者欲了解张先生对《素问》的研究，固然可以首先阅读《张山雷医集》中的《读素问识小录》，但在民国间，先生研究《素问》的某些见解，发表在多种杂志之中。本论文集中收载的《致恽铁樵论宋本 < 素问 > 并及经文同异注家得失书》等文章中，犹可见其研究《素问》诸多心得之一斑。

《读素问识小录》是当今窥探张山雷先生早期学术研究特点不可多得的著作。从中可以看出，清末初入医界的张先生，仍然没有摆脱儒生治经学的习气。具体表现在对经典医著的诠释，注重字词训解考释，而对经文的义理，则尚无特别的发挥。这段时间他研究了几部医学经典，对它们的成书年代、学术价值，已经有了独特的看法。在他以后长达20年的中医教育生涯中，他在医学经典方面，还是偏好《素问》《难经》。尤其是《难经》，张先生认为是"真医经中之最古者，远在《素》《灵》之先"。所以他以后撰写了《难经汇注笺正》（1923），这也是他在生前唯一公开发表的医经研究著作。

张先生治学方法在进入民国以后，尤其是1914年投入中医教育后，有了一个很大的改变。张先生从事中医教育，是受他恩师朱阆仙的召唤，从此开始了他长达20年的中医教学生涯。

四、黄墙办学

张山雷从事中医教育，是从创办黄墙中医学校起步。关于黄墙医校的始末，可见于本文集张山雷《谈医一得集自序》：

"岁在甲寅（1914），吾师创设中医学校于黄墙家塾，实开国医立校之先河，即命寿颐为之襄助。于是始以向之所受于吾师者，编纂课堂讲义，为目凡十余种"。

必须说明的是，黄墙医校并不是一座现代意义的医学校，而是类似私塾的家办中医教育，所以张山雷先生称之为"黄墙家塾"。要说该校"开国医立校之先河"，倒也有点太过，因为在此之前十几年，浙江瑞安就有了陈虬先生举办的瑞安医学堂。但黄墙医校作为民国间早期的中医学校，应该是毫无疑问的。

朱阆仙先生决定办学之时，年事已高，因此招来他的得意门生来襄助办学。此时的张山雷才40出头，正是学、验两富，身强力壮之时。教学的压力，迫使张先生在治学方面摆脱了儒家注经的狭隘路子，开始广泛涉猎中医教育所必需教授的各门功课，并亲自编纂课堂讲义十余种。张先生很谦虚，也很敬重自己的恩师，所以他说把"向之所受于吾师者"编成讲义。然而从他设置的课程来看，他编写的讲义范围，实际上已经大大超出了他从师所学的范围。

关于黄墙医校的课程设置，可从本文集中的《兰溪中医专校第二次正科毕业告诸生》一文窥豹一斑：

"不才于甲寅之秋，襄助先业师敝邑朱阆仙先生创始黄墙医校时，即拟以生理、病理、脉理、药物、药剂、诊断、卫生七者为之经，而以素以研习之内、外、女、幼、针刺五科为之纬，综撷往哲精英，分途纂集，冀以握二千余年国学之纲领，间亦旁及新学说，以与古训互为参考"。

由此可见，黄墙医校的确不同于中医的"师带徒"传统教育方式。张山雷先生名为襄助，事实上是一手操持办学。在讲授的课目与分科方面，他确定了"七经、五纬"格局，明确了教学中不仅要把握中医主要纲领，而且要"旁及新学说"，也就是不排斥传入的西医之说。这样的办学宗旨显示了张先生开阔的胸襟与视野。

可惜的是，丙辰（1916）秋仲，朱阆仙先生不幸病故，这对满腔热情、希望一展中医教育宏图的张山雷先生是一个沉重的打击。张先生晚年回忆这一变故时还说："所惜者，甫及两载，吾师遽归道山。黄墙医校，遂尔中辍。师之宿愿未偿，不无遗憾！"两年时间对于创办一个"前无师承，草昧初开"的医学校来说，确实是太短暂了。但张山雷先生却因为有此机遇，从而对中医教育有了自己的主见和规划。他在黄墙办学时编纂的十几种讲义，在数年之后充当兰溪中医专校讲习时，重新派上了用场。

五、兰溪讲学，心肝呕尽

1919 年，浙江兰溪知县盛鸿焘举办中医专门学校。由于张山雷先生有黄墙办学的经验，次年由上海神州医学会介绍，张先生应浙江兰溪中医专门学校聘请，担任该校教务主任一职（《张山雷医集》"编校后记"）。从此以后，先生心肝呕尽，把后半生全部的精力投入到中医教育之中。

20 世纪 20 年代，正是中医在社会上备受挤对的时期。其时中医被视为旧医、不科学，蒙受着某些所谓"新医"人士的百般攻击。张先生与许多有血性的中医前辈一起，为中医自强图存而抗争不已。面对西医学术的冲击，中医应该如何不断完善自己，是张先生其时考虑得最多的问题。接受兰溪中医专门学校办学任务之后，这个问题就更加迫切地摆在张先生的面前。

经过刻苦学习中医典籍，又在中医临床实践中得到医学名家的指点，此时的张山雷先生，已然形成了他自己一套中外沟通、整理中医学知识体系的思路。他认为"古人所见，未始不与新发明之理论彼此合符"。但因为"书缺有间，《内》《难》经文，言之不详。苟不疏通证明，每觉断简残编，不可猝读"。因此他主张"迨以译书所有，借作旧学笺疏"，也就是说不妨借用西医书籍的知识，用来笺疏证明中医的知识。先生采用"中外沟通"的方法，自觉"屡有奇悟"，"涣然、怡然，迎刃自解"。他希望中外医学知识能互相沟通，而不是互相对立、互相排斥，也希望通过中外沟通，为中医"辟一正直荡平之路"！为此，他把这一理想贯穿于兰溪办学之中。

在兰溪办学过程中，他把在黄墙办学时拟定的"七经、五纬"课程与科目安排继续贯彻下去。这么多的课程，都需要先生亲自编写讲义。于是先生将黄墙办学时的一些初稿，再加整理，作为课本。从 1920 年赴兰溪办学开始，先生就频年伏案，夜夜孤灯，经日积月累，至 1925 年基本完成了讲义编纂的工作。据先生自述，当时兰溪医校的"课堂讲授，各科课本，几无一非不才手笔"。可见在教材编纂方面，先生真是事必躬亲。不过 5 年之间，他完成的讲义已然"为目凡二十有余种，为册得七十余"，真是令人叹为观止！此后的岁月里，先生又不断补充、新撰了许多著作。直到 1934 年先生病逝之前，他还在厘定他的旧作《沈氏女科辑要笺正》。病剧之时，"犹倚枕批阅，不稍懈怠"（《沈氏女科辑要笺正》邵宝仁跋），其精诚所至，真可以泣鬼神，动天地！

在先生临终前的自挽联中，提到他"孤灯廿载，意气徒豪，心肝呕尽，从此虚灵未泯，唯冀后起，完续残编"。笔者细细体味，这说的就是先生从 1914 年黄墙办学开始，到 1934 年驾鹤西去的 20 年。这 20 年间，先生意气豪放地投入了中医教育，夜夜孤灯相伴，编写了大量的中医教学讲义。但先生意犹未尽，至死笔耕不止。临终前他唯一的愿望，就是期盼后来之人，能够继续他未竟的中医事业，续写他未完成的残篇。

检索先生留存下来的著作和论文，可以发现从黄墙办学以后，先生文思勃发，有如神助。他不仅撰写了近 30 种著作，还发表了数以百计的论文。本文集收载的先生民国间论文，其发表年份是从 1923 ~ 1934 年。这段时间，正是先生在兰溪办学最繁忙的十几年，

13

也是先生一生最闪亮的十几年。可以说，研究先生的业绩和学术思想，最关键的是依凭这段时间的张氏著作与论文。先生的著作，已经有《张山雷医集》为之集成；先生的论文，则有赖于本论文集的收罗汇集。即便如此，从最新的《中国中医古籍总目》记载来看，还有多种先生的旧作有待整理研究。

先生的文、著虽多，但却井然有序，浑然一气。所谓井然有序，是说先生的主要著作，都是围绕着他设计的医校"七经、五纬"课程安排而编纂的讲义。所谓浑然一气，是说先生无论为文撰书，一则透发着先生的质朴、率真，二则许多文著都是在"尽助前贤，补苴罅漏"（为前贤著作弥补漏洞）。以下分别谈谈先生编纂的教材与著作。

1. "七经"、"五纬"，筚路蓝缕

先生留存至今的著作，以兰溪中医专门学校的讲义为多。先生按"七经、五纬"的科目设计，精勤不倦，写出了很多颇有特色的讲义。在先生之前，"中医立校，前无师承，草昧初开"，并没有可资借鉴的教材。究竟用什么样的讲义来教授学生，先生曾经反复思考：

医林成作，充栋汗牛。选择数家，终嫌挂漏，且古今著述，各有专长，如读全书，则必有不甚精密之处，未尽适用者。若摘撷数肆，又恐断鹤续凫，几如七宝楼台，拆散而不成片假。

有鉴于此，先生只有奋笔自编各种讲义。据现有的资料，在"七经"（生理、病理、脉理、药物、药剂、诊断、卫生）课目之中，先生多数都编有教材。例如：

①生理学：先生编有《经脉俞穴新考正》一书。据该书自序，先生在1902年初学中医时就已经开始撰写此书，到1927年已经4次重订旧稿。先生认为，"经脉十二，以及奇经，实是吾国医学生理之精粹。临证时分经论治，有裨于实用者最多"，因此他为本书下了很大的功夫。也就是在这本书里，他提出了一个著名的观点："中医之所谓经脉，质而言之，即是血管"。

阅读《张山雷医集》，所见先生之作尽是中医书。但世人很少知道的是，先生也曾为一部著名的西医书作了疏证，这就是《英医合信全体新论疏证》，该书在1927年曾经由浙江兰溪中医专门学校铅印，可知该书也曾作为教材。在先生所编的教材中，本着"中外沟通"的宗旨，经常会引用西医知识来疏证中医典籍。但先生直接使用西医的基础理论书来作为讲义，一般研究者很少会予以关注。

②病理学：以"病理"为名的中医教材，可以说是张山雷先生首先使用。他编写的《病理学读本》（1931），当然明显不同于现代教材的格套。该书乃从喻嘉言、徐灵胎、陆九芝三位前贤的书中辑录有关医案书写、辨证论治、处方用药等内容，并在每一篇的"书后"之下，再加笺注发明。该书的内容、写法是否算得上真正的病理教材姑且不论，但从中可以清楚地看出张先生的学术取向。他认为在清一代中，以喻嘉言、徐灵胎的撰述，"固文学之最擅胜场者"，而"最近则吴有陆九芝，浙有王孟英、莫枚士，治疗既独树一帜，颇能纠正近世之恶习"，所以张先生从喻、徐、陆三位前贤撰述中，取其实用者编为此书。先生颇为自得的是：此书"庶几医理与文理互有进步，是不可以技术而忽视者"。说明先生在传授医学技术的同时，也注意文理的训练，这一点足以让现代中医教育者们自愧弗如。

除上述《病理学读本》外，先生还曾在1921年订正其壬寅（1902）年就已草创的《脏腑药式补正》旧稿。他认为原载《本草纲目》的"脏腑药式"，"是故病理学之上乘禅，而亦药理学之成分表也。"他之所以补正《脏腑药式》，在于该文"以病源为主，不以病证琐屑分类"，因此"足以握病理学、药物学之枢纽而一以贯之"。从这个意义上来说，该书也应该属于病理学的教材。

③脉理学：这方面的讲义有《脉学正义》（约1931）。从全书结构来看，该书最符合教材要求。书中的脉学纲领（总论）、诊法、诸脉形象、诸脉主病，一以贯之，纹丝不乱。但其体例仍是以前人论说居前，先生的"正义"在后，不离笺正古籍旧套，所以还是属于先生说的"尽助前贤，补苴罅漏"。

④药物学：先生有《本草正义》。该书的编写，据先生绪言，"肇始于甲寅（1914）之秋，襄助吾师同邑朱阆仙先生，创立黄墙中医学校于家塾，编纂以作讲堂课本"。6年之后，他又将该旧稿重订作为药物学教材。该书之中，虽然也常将《本经》《别录》之文列于前，但先生的"正义"、"广义"、"发明"、"考正"、"正讹"等内容占据了绝大部分篇幅。此书最能体现先生用药、辨药的心得与经验，且论药与用方紧密结合，颇为实用，乃是民国间传统药学著作的精品。

据《中国中医古籍总目》记载，张山雷先生还有《药物学纲要》一讲义，今存兰溪公立中医学校油印本。笔者未见，不知道是否即《本草正义》之异名者。窃以为该校已有《本草正义》，其他中药学教材似属多余了。

"七经"之中，还有药剂学、诊断学、卫生学三门。笔者寡闻，不知道是否还有张先生所编的这三科讲义存世。但从现存张氏之书来看，张先生确实还编有其他课目的教材。

例如《古今医案评议》（1922），见载于《兰溪中医专门学校讲义四种》。该书又名《治疗学》，是中医教材中很有特色的一种。先生汇集古代医案精品，逐一评议其中辨病用药精义，无异于当今MBA（工商管理硕士）教学中的案例讲解，最能启迪学子。

又如《难经汇注笺正》，今存1923年兰溪中医专门学校铅印本。据先生自序："本校课目，向有《难经》一种，实是中医鼻祖，不可数典忘祖。顾直用成书授课，未免穿凿涂附……爰为汇集各注，释其精切不浮者，摘取入录，而删除其空廓无谓之语，参以拙见所及，为经文疏通而证明之。"可见该书也曾经作为教材。但先生将此书放在"七经"之中哪一经？不可得知。

此外，先生的《籀簃谈医一得集》，也曾经作为兰溪中医专门学校讲义四种之一。又先生的《伤寒方歌》，今亦存民国兰溪中医专门学校油印本。可见"七经"之外，先生也还著有其他教材。

关于医学分科，先生有"五纬"（内、外、女、幼、针刺）之设，各科又分别有专门教材。例如：

①内科：今存先生的《内科学》（兰溪中医专门学校铅印本），笔者未见，此书也不见于当代整理的《张山雷医集》。但今存先生力作《重订中风斠诠》，应该属于内科的范围。

《中风斠诠》是先生最得意的著作之一。他在1912年见到张伯龙《雪雅堂医案》有"类中"之论，心有所悟，于是开始写作此书。1918年包识生创办神州中医学校，苦无教材，请求张山雷先生相助，先生遂以此书授之。此书问世以后，不胫而走，很受社会欢迎。先生本人对此书也是颇为自得，认为"不佞治医卅余载，唯此差足以贡献社会"。此书所论中风，新见迭出。是书本《素问·调经论》血气并走于上则为大厥之旨，"参用西学血冲脑经之说"，倡用潜阳镇逆之法以治之。经过许多民国间医家的验证，该法确实能取得较好的效果。《中风斠诠》虽然本质上是一专病之书，但却是近代中、西医理论紧密结合的范例。若以此书教育学生，必然会对学生未来的治学有所启迪。

②外科：本文前已述及，《疡科纲要》是先生将其业师朱阆仙所授治疡经验与其个人心得结合起来撰成的一本疡科实用书籍。该书被作为浙江兰溪中医专门学校的外科讲义，实在是再好不过。鉴于前文已简介此书，兹不赘述。

③女科：先生所长是内外两科。但办学需要，他必需兼顾女科、儿科与针灸科。在女科教材方面，先生因早年习医之时，治疗妇女病就是从《沈氏女科辑要》入手，因此他在编写女科教材时，就用清代沈尧封著、王孟英按的《沈氏女科辑要》为主体，再加自己的见解而成《沈氏女科辑要笺正》，用作学校的教材。另先生有《女科学笺疏》（民国绍兴医药月报铅印本，四卷）恐即此书的异名者。附带一提的是，先生临终前还在再次厘定点窜的就是《沈氏女科辑要笺正》，因此该书乃是先生的绝笔之作。

④幼科：关于儿科教材的编订，先生自言"不晓推拿手法，岂敢腼颜以编撰幼科专书，贻讥大雅"？但考虑到在脉理、病情、药物治疗方面，儿科与内科息息相通，于是他采用宋代钱乙的《小儿药证直诀》，再加阐释，而成《小儿药证直诀笺正》一书（1922）。先生的《幼科学讲义》（民国兰溪中医专门学校铅印本）当即本书。

⑤针刺科：今《张山雷医集》中并无先生针灸科之书，然存世的《铜人经穴骨度图》（1927）乃是先生之作。此书是否即兰溪中医专门学校的讲义，笔者尚无法肯定。

以上简述了先生在编写中医教材方面所取得的丰硕成果。时隔七八十年之后再来阅读先生的教材，还是觉得很有新鲜感。这些教材紧密地依据中医典籍，引述前贤精论，再加以阐释，内容非常丰富。先生在编写教材时，"必以实有经验为依归，雅不欲放言高论，自欺欺人"。对旧说中的错误，一定加以纠正。这些教材因为是个人所撰，非集体讨论，因此能充分表达作者自己的观点。其中也有作者的偏激之处，有棱角锋芒，有偏爱之书或人物、擅长的治法、处方、药物等等，但作为个人著作，这些都是在所难免的。

以现代的眼光看来，先生所编很多讲义的形式、体例，似乎更接近研究著作或参考书，不大像是教材。对此，张先生早就有所解释：

"以著述体例言之，或尚近于参考书之资料，殊未合教科成法。盖教科书之编制，只须撷举纲要，不应过于辩论，反嫌琐碎。而愚昧之见，终谓此中疑似，千里毫厘，转展传讹，动多误会。苟非备陈源委，必不能剖析精微。是以反复引申，时失之冗，此则明知其失当而姑存之者，本非欲以此数种复瓿之材，竟敢望诸当世之设立医校者，遽以拙稿作蓝本也。况迩来海内贤哲，多有伟论，表暴于各家医报，如绍兴何君廉臣、同安吴君齵堂、泰兴杨君如候、盐山张君寿甫诸先生，通函商榷，且风端倪。医校教科，行将有定本问世。吾知十年之后，必有完全杰作，足供世用者。则不才旧稿，聊以存一家之言，不足贵也"。

读毕此言，才更能体会到先生苦心孤诣之所在。在中医学校初创之时，诸多中医学术问题亟待解决，若按现在的全国中医统编教材的方法，断然无法适应当时对教材的紧迫要求。先生明知教材不是他这样的编法，但受当时学术发展大环境的影响，他也只能采用"备陈源委"、"剖析精微"、"反复引申"的办法，因此某些教材不免过于冗长。可以说，先生这样的教材编写法，完全是迫于形势。但先生的真才实学，使他编纂的讲义在数十年后，依然有很高的学术研究价值，并非如他所说的"一家之言，不足贵也"。

除教材之外，先生还奋笔写下了其他一些书籍，这些书籍也成为近代中医极为珍贵的学术文献。

2. 尽助前贤，补苴罅漏

张山雷先生著作等身，这些著作都是先生半生心血凝聚而成，也是先生自觉不虚此生的成果。对这些文著，先生在自挽联中，非常贴切地作了评价："一伎半生，精诚所结，神鬼可通，果然奇悟别闻，尽助前贤，补苴罅漏"。

笔者浏览了先生众多文著之后，对先生自挽联有了更深的体会。我以为"精诚所结，神鬼可通，果然奇悟别闻"，说的是先生耗尽半生心血，潜心研究中医典籍的精诚所至，使他对中医学术的理解已经是出神入化，有了许多新的感悟，发掘出了许多新的知识。而先生说"尽助前贤，补苴罅漏"，大概是说这些著作的共同特点，全在于帮助前贤去弥补漏洞。这八个字含蓄而又幽默，但却准确地概括了先生许多著作的特点。

先生为文著书，多选择前贤精品之作，为之"正义"、"笺正"、"补正"、"考证"，并用这些词来作为书名。先生为文，则多用"申义"、"书后"、"随笔"等词，来表示自己是在前人所论之后的一种补充发挥。先生这种做法，在他的《兰溪中医专校第二次正科毕业告诸生》一文中，叫做"征引前贤绪论，引而申之，触类而长之"，这是他一贯的为文著书方法。笔者以为，此法既显示了先生所论渊源有目，同时又能在前人基础上，进一步有所发挥补正。所以先生说"尽助前贤，补苴罅漏"，充分体现了先生试图完善中医知识体系的良苦用心。

先生眼中的前贤，其实数量有限，能人先生法眼的医家并不多。这是因为先生看书看人，着重的是"实有经验"，绝不自欺欺人。因此他在考量前人书时，不论名气，唯求实效。他在《疡科纲目》自序中指点历代疡科书籍时说：

"盖自有治疡之专科，而所见益小，学术已疏，宜乎多皮相而少精蕴矣。如李氏之《集方》（李迅《集验背疽方》），齐氏之《精义》（齐德之《外科精义》），窦氏之《经验》（窦杰《疮疡经验全书》），王氏之《准绳》（王肯堂《疡医准绳》），顾氏之《大全》（顾世澄《疡医大全》），《金鉴》之《心法》（《医宗金鉴·外科心法要诀》），皆举世所奉为疡医之金科玉律者也。然按之实验，何尝有确切之发明？此外俗书，更无论矣"。（见本文集"三三医书第三集第三种《疡科纲要》之纂辑大旨"，其中书名小字注系笔者所加）

从这段话来看，张先生判断中医古籍的唯一标准，是看其能否经得住实践验证、有确切的发明。所以有些名气不大的医家，反而被先生敬重。例如本文前面已经提到的对先生治疗中风病很有启发的清末医家张伯龙、妇科医家沈尧封，就因他们学有专长，见解独特而得到先生的青睐。而距离先生时代很近的医家中，独有陆九芝、王孟英、莫枚士三家最受先生敬重。当然，这并不是说先生除此以外就看不起其他医家、医书，只是受先生重视的程度不如上述医家而已。

先生在编写教材之余，也写下了一些笔记、医话之类的著作，这些书籍实际上就是他的论文集。本论文集中收载的许多论文，有些已经见于他写的《籀簃谈医一得集》《读书考证集》《籀簃医话》等书中，同气相求，先生自己为文著书，就特别讲究"独抒所见，不拾前人牙惠"，所以他对古往今来凡是有独特见解、讲求实际的医家情有独钟。

例如先生特别推崇陆九芝的《世补斋医书》。他在《古今医案评议》中提到，昏瞀瘛疭，詈骂谵语诸证，历来医家以为是"热人心包"、"肝风自煽"，进而采用清心凉血、平肝息风种种治法，却收效甚微。独有陆九芝注重阳明，谓上述诸证，皆属阳明热盛。张山雷先生对陆氏这一见解佩服得五体投地，用了很多几乎无以复加的赞语，例如说："九芝封翁《世补斋》文，注重阳明，允推暗室一灯，断为五百年来一大作家者也"；"近乃有陆九芝封公，大声疾呼，揭出阳明标志。《世补斋前集》言之不惮其烦，始燃牛渚之犀，照澈妖魔巢穴。寿世寿人，阴德真不可量。"他把《世补斋》称之为"觉世大文"，因此在《病理学读本》中，引用陆九芝之医论占了大半篇幅，而喻嘉言、徐灵胎两家之言合起来也只有陆氏的三分之一，此足见张先生对陆九芝的推崇之盛。

在《谈医考证集》中，先生为莫枚士《研经言》所作的"申义"之文，也超过了全书的一半，但此书还没有收载完全先生的有关莫枚士《研经言》的发挥论文。在本文集中，就可见有多篇见诸报刊中的此类文章，不见于《谈医考证集》。

先生之所以敬重莫枚士《研经言》，是因为莫氏精于文字训诂之学，能追本求源，考求古人命名真义。例如莫氏《研经言·脉解篇》，解释《素问》的巅疾，乃气聚于上，上盛下虚，病在巅顶。张山雷先生认为莫氏证明了"吾国上古医家，固无不知是脑部受病"，这和西学谓此病是"血冲脑"是"隐隐合符……最是谈医之一则快事"。他很惊叹"枚士之为此文，虽尚未知有西说脑神经之病理，而能识得癫即癫仆之踬，又申之以上重下轻，其物则仆。又谓人病气聚于头顶则患癫，确是《素问》所谓巅疾之正旨，亦即西学所谓血冲脑经之实在病由"。由此他称赞说："枚士六书之学，颇有门径，故能有此神悟，绝非汉唐以下谈医之士所能梦见！而二千余年对于此等病情论者最多，则无一不梦中说梦。"

通过以上举例，想必读者也能知道张山雷先生所好之人、所好之书，都应该具备一些什么特点了。先生虽然为医半世，但童子功的儒学基础，使他有意无意地关注到医书中的字源、词源，注意其中的文理，并把文理与医理研究结合起来，因此对古代真正的儒医，他总是有所偏好。陆九芝、莫枚士都是儒士出身的医家，因此他们能在许多方面产生共鸣。张山雷是近代一位儒医，因此在中医研究中形成了他的张氏儒医风格。

先生是性情中人，因此爱憎分明，好恶经常溢于言表。他对清代温病学说的偏见，使他对叶天士等温病学家的攻击不遗余力，甚至称之为"伪学"。这些偏颇的言论，不免矫枉过正。然笔者学习张先生的文著时间非常有限，不足以全面谈论先生丰富的学识，更无法逐一评述先生论学之得失。本文一开始就说明，笔者在此小文中，只是简要介绍张山雷先生的生平，因此关于先生的学术特点，也只能略谈一二，无法深入，就此打住。

六、其他

当今整理中医大家文集或学术者，每每重视学术而忽略其人。其实若能深入了解人物的生平习性，对理解其文其术，不无小补。本文集中，收集了先生在民国报刊上发表的各类文章，其中有一些看似非学术论文，实际上却能反映先生处世为人准则，乃至对整理中医学的许多观点。窃以为这类文章，更能生动地展现张山雷先生的真实面貌。

身处民国初期废止中医恶浪排空之时，张山雷先生自然也不会无动于衷。但一般谈论20世纪30年代中西医之争的文著中，很少有提到张先生之名者。查民国间报刊上张山雷先生有关文章，涉及整理中医者确实不多，但也不是没有。本文集收载的《致中央国医馆理事诸公函》（见《神州国医学报》，1933）一文，可以说是系统展示了张先生在整理中医学术方面的主张，很值得一读。

以张山雷先生的名望与学术水平，1931年成立的中央国医馆自然也不会忘记张先生，因此也邀请先生参与中医学术整理。为此，张先生写了一篇长文，来阐释当时整理中医学

18

术所面临的种种困难。他认为"整理二字，万绪于头。一部十七史，果从何处说起"？经过反复思索，他认为整理中医的义务不可不尽，但要按国医馆要求去整理，却难以贯彻。

他承认在当时中西医并存之时，中医的理论、诊断，乃至用药等方面，都存在"不为新知识界信任"的地方。其原因一是由于学中医的人程度不齐，二是中医书籍芜杂，陈陈相因者甚多。因此他主张整理中医，"必从实在功用着手，一洗向来空言敷衍"。具体做法是"每一部书加以精密之论断，细为抉择，判别是非，如四库馆提要之例而加详焉"。也就是要清理现有中医典籍，判别是非，去粗取精。而要达到这个目的，对于负责执笔者来说，"不仅以学力文采为难能，尤必在实验上剀切发挥"——这当然不是件易事。

中医界历来有遵经崇圣的情结。有些著作一旦被"尊为圣经贤传"，就不容后学参议。如果要指点经典瑕疵，就会被视为怪物。相反那些随文衍义的注家，却大行于世。先生以他自己的经历为例，"不佞尝有《难经笺正》一编，于原文时有非议。若准以汉唐经疏体裁，自知已犯绝大之不韪。而读《素》《灵》随笔诸条，尚未敢草率问世"。有如此氛围，即便整理古医经，肯定十分艰巨。

民国间国医界鱼龙俱下，"应时世潮流，作投机事业者，正如雨后春葅，怒芽齐放"。同时"国内英才，多长著述。风发飙举，日异月新"。张山雷先生认为："革故鼎新，最是国医学之大好景象。"但需要注意的是应该"实事求是，彼此皆知注重经验，免得陈陈相因，徒授他人话柄"。他主张国医馆要"以转移风气为天职"，不能"随俗浮沉，与时俯仰"，在整理中医学术之时，"必以扫尽肤浮，折衷实用为宗旨。庶几整理大纲，得有相当效果"。所惜先生发表此议之后的次年，遽归道山，未能继续为整理中医出谋划策。

笔者以专攻医史为业，对张山雷先生评议古代医家之言，备感兴趣。先生之学养，非我等后学所能望其项背。本论文集中先生也在某些文章之中，偶尔评论古代医家，其着眼之处，每多出人意料外。例如他说王清任《医林改错》"持论太怪。即所论医理药理，强半空谈"。又谈及黄元御医书八种，"专崇温燥，补阳抑阴，主见太谬"。更有意思的是，他认为"此公书中甚多嗟贫怨贱，希冀利禄之语，学养全无。故所著书，殊不足重"（"致绍兴何廉臣书"，见《如皋医学报》1930）。能觉察到黄元御书中"嗟贫怨贱，希冀利禄"之语，非清高之士，恐难以有此眼力。先生之重学养，于此可见一斑。

先生不幸在 1934 年 5 月初八（阴历）仙逝。本文集厦门梁长荣称先生"子七月十九日溘然长逝"，大概 7 月 19 日是按阳历计算。据载先生逝世，"海内外医林闻之，莫不同声哀悼"。其情其景，可想而知。先生后半生专于中医教育，鞠躬尽瘁；著书立说，泽被后人。先生留下的著作和文章，已成为当今学术研究的瑰宝。先生不逐浮名，一心为整理中医而呕尽心肝，也足以为后世学子奉为楷模。

（郑金生）[①]

---

① ＊郑金生　中国中医科学院研究员，中国医史与中医文献学专家，著名的本草学专家。曾主持编写了《中华大典·药物学分册》《中国本草全书》《中药文献精华》《清史》中医药部分等一大批影响深远的本草学著作，并在"海外回归中医古籍善本医书的收集研究"等多项国家、科技部科技课题中担任课题组长，学科带头人。

二、地方志对张山雷的传略记述

张山雷（1872～1934），初名资生，字寿颐、山雷，江苏嘉定县（今上海市嘉定区马陆镇）人。清末民初著名中医学家、中医教育家及著作家。

清同治十一年（1872）生。自幼好学，禀赋聪颖，曾师从俞德珩、侯春林及吴门黄醴泉。

光绪十六年（1990），19岁入泮，诸子百家无不涉猎。后因母患风痹，经常延医服药，遂弃儒学医。对历代医家著作，朝夕钻研，并随当地老中医俞德珩、侯春霖及吴门黄醴泉等学习。不数年，医术大进，求医者日众。为求深造，乃从师黄墙名医朱阆仙。朱氏为医学世家，业医五代，精通各科，对外科尤为擅长，张山雷得朱氏传授经验，学识益臻精湛。三载后，于城内张马弄悬壶行医；继赴沪上行医10年之久。

民国11年（1922），张山雷应聘至黄墙中医学校任教，并负责拟订教学计划，编写教学讲义等。黄墙中医学校为我国中医办学之先河，来自四方就学者达七八十名，声誉卓著。

1924年，江浙军阀混战，祸及嘉定，医校亦随之告终，张山雷乃返沪复行医。同年由神州医学会推荐，任浙江兰溪中医专门学校教务主任，日夜辛勤，15年如一日，授业学生达六百多人，遍布江、浙、皖、赣、沪等省市。其时学校所用教材，除采用黄墙医校部分原稿予以补正外，多为边教边写而成。

张山雷治学严谨，对经典医著独具见解，阐发秘奥，毕生精力研究医学，著有《难经汇注笺正》《脏腑药式补正》《中风斠诠》《疡科概要》《沈氏女科辑要笺正》《医事蒙求》《脉学正义》《本草正义》《小儿药证直诀笺正》《医论稿》等25种65卷，大部分为当时学校教材。在病危时，对其未完成的部分手稿，仍殷切关注，曾自挽一联云：

> 一伎半生，精神所结，神鬼可通，果然奇悟别闻，尽助前贤，补苴罅漏；
> 孤灯廿载，意气徒豪，心肝呕尽，从此虚灵未泯，唯冀后起，完续残编。

（《嘉定县志·第七编·人物》）

张山雷（1872～1934），初名资生，字寿颐，居马陆，19岁入泮。从俞德珩、侯春霖、朱阆仙等名家习医，悬壶城内张马弄，旋去上海与沪上名医黄醴泉门人幼年同窗张文彦切磋医道，两人蜚声医坛。民国7年（1918），黄墙朱舜初（朱阆仙哲嗣）创办黄墙中医学校，张山雷应聘任教，授课计划、教学讲议，均出其手。两年停办，受业七八十人。民国13年（1924），应上海神州医学会推荐出任浙江兰溪中医专门学校教务主任，至民国15年（1926），受业学生遍及江、浙、沪、皖、赣等地共600余人。张山雷兼擅内妇幼各科，尽发经典医学著作奥秘，曾任中央国医馆常务理事多年。有《病理学读本》《重订中风斠诠》《伤科纲要》《药物学纲要》《脉学正义》《藏府药式补正》《难经汇注笺正》《古今医案评议》等25种65卷传世。

（《嘉定县续志·第三十二·人物》）

张山雷（1872～1934），初名资生，后名寿颐，字山雷，石冈村人，生于清同治十一

20

年（1872）7月30日，卒于民国23年（1934）6月19日。禀赋聪颖，自幼好学，19岁入泮，于诸子百家之书靡不涉猎。后因母病风痹，经常延医服药，遂弃儒学医。对古典医著及历代医家著作，朝夕钻研，并随当地老中医俞德珩、侯春霜及吴门黄醴泉等学习。不数年，学业大进，亲友邻居有以疾病相告者，辄予诊断给方服药，于是求医者日多，因有惑于疾病之变化多端，为求深造，乃师事同邑黄墙村名医朱阆仙。朱氏系医学世家，从医五代，精通各科，对疡科尤为专长，望重一时。内、外、妇、儿诸病求诊者，日以百计。朱氏悉以生平经验，一一传授指点，山雷亲聆教诲，学识经验益臻精湛。三载后，乃赁屋于城内张马弄悬壶行医，既而行医沪上，达十年之久。

之后，朱巽初（朱维伟）创办黄墙中医学校，延聘山雷专职任教，并委以拟订教学计划，编写教学讲义的重任。黄墙中医学校为我国中医办学之先河、四方来就学者达七八十人之多，声誉卓著。甫及两载，江浙军阀混战，嘉定首当其冲，兵祸达3月之久，交通断绝，医校亦随之而告终。山雷乃去沪行医，适浙江兰溪中医专门学校筹备就绪，由神州医学会推荐，张山雷于1920年出任该校教务主任，达15年之久。其时学校应用课本，除采用黄墙医校部分原稿予以补正外，多为边教边写而成，达诸笔，宣诸口，朝夕如是。为发扬祖国医学，改进医学教学，培养莘莘学子，可谓鞠躬尽瘁，竭尽余生。

张山雷博览群书，治学严谨，对经典医著能独具见解，阐发其秘奥，而于诸家学识亦多所笺正。同时参考现代医学，取长补短，充实内容。张山雷以毕生精力，先后完成各种教材及著作《病理学读本》《中风斠诠》《疡科纲要》《药物学纲要》《脉学正义》《难经汇注笺正》《古今医案平议》等25种，计65卷。启迪后学，勤学备至。不幸，积劳成疾，治疗无效而逝，终年62岁。在病中对其未完成的部分手稿，仍殷切关注，曾自挽一联："一伎半生，精神所结，神鬼可通，果然奇悟别闻，尽助前贤，补苴罅漏；孤灯廿载，意气徒豪，心肝呕尽，从此虚灵未泯，唯冀后起，完续残篇。"

（上海市嘉定区《马陆志·人物》）

黄墙朱氏世医，专内、外科，尤以外科见长。自乾隆四十四年（1779）朱鸿宝行医始，至朱曰文止。祖传七世，从医者46人，相继行医200余年，名医辈出。

五世医朱成璈（1853~1920），字尧农，号阆仙。得其叔父丽涛传授，临床经验丰富，被誉为"黄墙疡科大名医"，是清末民初江、浙名医张山雷（见《辞海》）的业师。据《嘉定县续志》记载，丁家巷有一农民生脱子痈，两个睾丸都已溃烂。成璈给患者内数药物，外用湿豆腐衣包裹，使睾丸重生囊皮，治愈；花家桥有一顾姓患者，百会穴生疽，形如盖皖，硬似铁石。成璈给患者先敷药，使之溃烂，然后用刀割去，边烂边割，几个月后疽被割尽，微露顶骨，再用生肌药使之长肉收口，达到痊愈；川沙有一小儿，12岁时生烂喉症，久治不愈。成璈诊断为先天性梅毒，用黄芩、黄柏、黄连等解毒清火药物治疗，使之痊愈。

（上海市嘉定县《方泰乡志·卷九》）

张寿颐（1873~1934），字山雷，江苏嘉定人。19岁为秀才。因母病风痹，历久不愈，乃弃儒学医。经名医指导，学业与日俱进。民国3年（1914）在朱阆仙所办中医专门学校执教，后在沪悬壶行医。民国3年（1920）应聘来兰溪中医专门学校任教务主任，从事中医教育工作15年。寿颐博古通今，中西合参，又精于训诂，经典医著与各家学说均能发其要义，取其精华，并擅内、外、妇科，对中风、脉学、外疡尤有研究，被誉为全国名医"二张"之一。当选中央国医馆理事，受业学生先后达 500 余人，分布省内外各地，其中，有著名针灸学家、世界针灸联合会筹备委员邱茂良（龙游人）。曾编写教材讲义 25 种、66 册，其中《沈氏女科辑要笺正》《疡科纲要》《中风斠诠》等书，新中国成立后由上海科技出版社出版。民国 23 年（1934）卒于兰溪，墓在城北石骨山南麓，今修茸一新。

（《兰溪市志·第五十一编·人物》）

三、张山雷年谱

（一）张山雷年谱长编

1872 年（清同治十一年壬申）出生。

公元 1872 年 7 月 30 日，张山雷出生在江苏省嘉定县（今属上海市嘉定区）马陆乡石冈村。

"张山雷（1872~1934），初名资生，字寿颐，马陆乡人"。（《嘉定县志·第七编·人物》1992 年上海人民出版社）

"张山雷（1872~1934），初名资生，字寿颐，居马陆"。（《嘉定县续志·卷三十二·人物》）

"张山雷（1872~1934），初名资生，后名寿颐，字山雷，石冈村人。生于清同治十一年（1872）7 月 30 日，卒于民国 23 年（1934）6 月 19 日"。（上海市嘉定区《马陆志·人物》1994 年由上海社会科学院出版社）

另据叶显纯撰"张山雷年谱暨生平考证"（见《中华医史杂志》1987 年第 17 卷第 1 期）云："浙江中医学院邵宝仁先生认为（笔者注：邵系张山雷之女婿），先生原籍嘉定县城厢南门大街，父字伟甫，家庭门阀为普通商人。先生为独子，无兄弟姐妹"。

张山雷的出生地，一说为嘉定县马陆乡石冈村，另说为嘉定县城厢。孰是孰非，今并存。

1885 年（光绪十一年乙酉）13 岁。就学。

13 至 15 岁间，系张山雷就学，并攻读功名时期。所以他在《张山雷医集·籀簃谈医一得集·小序》中说到"寿颐不敏，十三岁始习帖括，顾性不嗜八股，成童之年，偏喜涉猎百家之言，借消永昼"。然而后人修志赞其"禀赋聪颖，自幼好学"（《马陆志·人物》1994 年上海社会科学院出版社）

1891 年（光绪十七年辛卯）19 岁。考取秀才。

"十九岁入泮，为邑庠生"。（《嘉定县志·第七编·人物》）、（《嘉定县续志·人物》）

"十九岁为秀才"。（《兰溪市志》）

1894 年（光绪二十年甲午）22 岁。母病风痹，始习医。

"光绪甲午，慈亲春秋已高，患肢体不遂病，迎医尝药者乙期有半，乃时与医界相往来，始置医家言，聊备参考。初非有习以营业之志，迨讽籀稍多，自以为尚易领悟，逐渐好之"。（《张山雷医集·籀簃谈医一得集·小序》）

因母患肢体不遂病，而开始触及医学。在为母亲治病的半年中，常与医药界人士接触，引起对医药学的兴趣与爱好，故自置部分医书以自习参考。虽强记背诵，尚易领悟，但当时并未将医学职业，作为自己今后的营生之路。

1895~1898 年（光绪二十一~二十四年乙未~戊戌）23~26 岁。父母相继去世，遂无心乡举，潜心习医，并广集医家名言，初编《医事蒙求》一书。

据《籀簃谈医一得集·小序》云："乙未、戊戌连遭大故，无心乡举……"。"大故",犹言大事。亦谓父母之丧也。据前述,其母因患肢体不遂病,"迎医尝药者乙期有半"故推知其母当作古于1895年,其父则是于1898年去世。父母因病双亡,此时的张山雷已放弃科考,潜心于医学。

所以他在《医事蒙求》中说道:"医虽小道,然初学之时门径未清,辄有望洋心叹,昔贤间有编为歌诀者,引人入胜,用力少而成功捷。寿颐渐此编撰,自备遗忘,积久盈册"。"间乃稽核各医籍同异,欲以求其通贯,而颇不易言,但研究日久,于杂病粗有头绪,戚党间时以疾苦相告,索方而去,尚能桴应"(《张山雷医集·籀簃谈医一得集·小序》)。说明这一时期的张山雷,通过自习医学,已能为人诊病,并达到一定的疗效。

1900～1901年(光绪二十六～二十七年庚子～辛丑) 28～29岁。自感习医不深,对时气疫病之变化茫无头绪。

"洎乎庚、辛之间,问病者渐多,而自思于时病变化竟是茫无端绪"。(《张山雷医集·籀簃谈医一得集·小序》)

1902年(光绪二十八年壬寅)30岁。张山雷"偶感新凉,微寒发热",虽习医而不敢为己处方下药。同年,负笈求学于黄墙世医朱阆仙,并撰写学医心得笔记《脏腑药式补正》初稿。

"偶感新凉,微寒发热,病本不重。唯时虽已习医,不敢自信,乃延同邑某君定方"(《药物学纲要·豆豉》)。他有感于时气诸病,变化迅速,令人茫然,而不敢断然为自己处方下药,深感对医学知识之不足,遂决心拜师求学,以图深造。

"于壬寅(1902年)午(5)月,负笈于同邑黄墙邨朱阆仙先生之门,所见内外女幼各病,日以百计,亲承提命,言其然而并阐发其所以然之原理。盖吾师当弱冠之年,黄墙朱氏冠千先生望重一时,就诊者无日不座为之满。师为冠千胞再侄,侍诊十载,临诊最多,复杂疑难无不处之有素。悉以生平经验一一为不才指示,故虽侍坐不及三年,而饮我上池,不啻洞垣有见"。(《张山雷医集·籀簃谈医一得集·小序》)

黄墙朱氏世医,传至朱阆仙已为第五代。"黄墙朱氏世医,专内外科,尤以外科见长。自乾隆四十四年(1779)朱鸿宝行医始,至朱曰文止,祖传七世,从医者46人,相继行医200余年,名医辈出。

一世医朱鸿宝(1760～1834)字均石,号云帆。著有《内外合参》20卷。

二世医朱士铨(1783～1818)字秉衡,号厚斋。著有《伤寒一得》4卷。

三世医朱裕(1812～1886)字冠千,号芝村。精内外科。

四世医朱丽涛(1839～1908)字桂生,号少村。善用火刀治肚角痈,医术高明。朱澧涛(1847～1922)字兰生,字彦彬。著有《疡科治验心得》等医著。

五世医朱成璈(1853～1920)字尧农,号阆仙。得其叔父丽涛传授,临证经验丰富,被誉为'黄墙疡科大名医'。(为张山雷之师)

六世医朱维伟(1873～1927)字俊儒,号巽初。朱阆仙之子,曾协助其父创办黄墙中医学校,并邀张山雷任教,改收徒传授为招生办学,在本县中医界是首举。

七世医朱曰文(1912～1988)字希周,得其父维仁传授,学成行医"。(上海市嘉定县《方泰乡志·卷九》)

1905年(光绪三十一年乙巳)33岁。从朱阆仙处习医结束。至此,张氏医学积淀已颇为深厚。

"于壬寅(1902年)午月,负笈于同邑黄墙邨朱阆仙先生之门……,虽侍坐不及三

24

年，而饮我上池，不啻洞垣有见"。（《张山雷医集·籀簃谈医一得集·小序》）

张山雷于朱阆仙处习医将近三年，亲聆朱冠千、朱阆仙内外妇儿科之医学教诲，加之自身深厚的文化积淀，使其日后成为一代医家而打下了坚实的基础。

他说："凡寿颐近十余年所笔之于书者，盖无一不本诸吾师当日之挥尘清谈也"。（《张山雷医集·籀簃谈医一得集·小序》）

1907 年（光绪三十三年丁未）35 岁。校注《读素问识小录》。

"时在光绪三十三年岁次丁未仲春之月嘉定张寿颐山雷甫自识于遯盦"。（《张山雷医集·读素问识小录·弁言》）

1908 年秋（光绪三十四年戊申）36 岁。自治长女兆顺之病。

"……戊申初秋，颐长女兆顺患此，痛不可动者旬日，颐为治愈"。（《治疗学讲义》）

按：经笔者赴上海嘉定、浙江兰溪实地调研，寻访到张山雷的外孙、邵宝仁的儿子邵志锋先生，其口述云："据外婆讲：张氏先后娶妻二人，原配系上海嘉定沈氏，继室为兰溪陈氏桂妹。生有二女，长女兆顺为沈氏所生，惜年幼多病，未成年即故。次女张文昭（又名张爱娇，即邵志锋之母亲）。张山雷一生无子，故初到兰溪时曾领养一子，取名张嘉兰。该养子后私淑于张山雷学中医，然并未在兰溪中医专门学校学习与工作过。成年后自行在衢州、龙游一带行医，1963 年病故"。

此段调研口述，似乎与叶显纯先生所撰"张山雷年谱暨生平考证"所述略有出入，姑且并存。

1910～1913 年（宣统二年～民国二年庚戌～癸丑）38～41 岁。在上海嘉定、沪西等地开业行医。并于 1912 年，初撰〈〈中风斠诠〉〉书稿。

"悬壶城内张马弄，其招帖仅书'张资生知医'而不写科目"。"旋又与幼年同窗张文彦切磋医道"。（《嘉定县续志·人物》）、（《嘉定县志·第七编·人物》）

"寿颐于庚戌八月在沪治一妇人，腰病大痛，形已高突……"（《张山雷医集·疡科纲要》）

"甬人胡氏妪，年七十有四……，癸丑十一月，方与家人午餐，忽口角流涎，头不能举，……亟延颐诊，以寓居伊迩，即往视之"。（《张山雷医集·疡科纲要》）

"拙编《中风斠诠》，于壬子（1912 年）仲春乍见伯龙氏类中之海，心有所悟，遂以属稿，殆至丁巳（1917 年）整理甫就"。（《张山雷医集·重订中风斠诠·自序》）

1914 年（民国三年甲寅）42 岁。襄助其师朱阆仙创办黄墙中医专门学校，并起草"黄墙朱氏私立中国医药学校宣言书"，编辑《本草正义》等讲义。

1914 年，系北洋军阀混战时期，国门洞然大开，西学东渐，西方医学亦随之蜂拥而入，使祖国医学日受排挤。为此朱阆仙立意在黄墙创办私立中医学校。张山雷力挺并襄助。他说："岁在甲寅，吾师创设中医学校于黄墙家塾，实开国医立校之先河。即命寿颐为之相助，于是始以向之所受于吾师者，编纂课堂讲义，为目约十余种"。（《张山雷医集·籀簃谈医一得集·小序》）

针对中医授徒，历来属于人自为师，家自为政，漫无定规，流弊极多之弊端，他于《黄墙朱氏私立中国医药学校宣言书》中指出："徒以未开风气，未立学馆，人自为师，家自为政，坐令良法美术，普及为难，洵是缺憾……"。

"医本活人之术，仁人之心，与其传至一家，何如公之一世，藉以推广家学，宁不溥济群伦……"（邵宝仁《黄墙朱氏私立中国医药学校宣言书》中医教育.1983 年（4）

36～39）

"起而视东西各国，设立学堂，栽培后进，必由普通知识，循序以入专门。迨至毕业如期，证书在手，虽未必遽臻神化，尽契玄微，而于浅近机宜，寻常学理，固已胸有成竹。目无全牛，自能措置裕如；左宜右有，何致方针乖谬？北辙南辕，以彼较此，孰得孰失，相去已不可以道里计"。（邵宝仁《黄墙朱氏私立中国医药学校宣言书》中医教育. 1983 年（4）36～39）

初次办校，经验、教材全无，"唯时环顾通国中医立校，尚在草昧之天，讲堂课本全无凭藉。爰倡以卫生、生理、脉学、药物、药剂、诊断为七大纲，冀以握内、外、女、幼之要领……，遂不辞谫陋，草创编纂，藉以开通风气，为海内创，庶几抛砖引玉"。（《治疗学讲义》）

"是稿也，肇始于甲寅之秋，襄助吾师同邑朱阆仙先生，创立黄墙中医学校于家塾，编纂以作讲堂课本……。时在壬申（1932 年）仲秋嘉定张寿颐山雷甫三订旧稿于兰江寓次"。（《张山雷医集·本草正义·绪言》）

1916 年（民国五年丙辰）44 岁。张山雷之师朱阆仙病逝，学校遂停办。撰"古今药剂权量不同考略"。

"所惜者，甫及两载，吾师遽归道山，黄墙医校遂尔中辍。师之素愿未尝，不无遗憾"。（《张山雷医集·箬簏谈医一得集·小序》）

"汉唐药剂，分量皆重，此由于古今权量之不同。苟粗知其沿革者，类皆能言之，固不必读古书而色然骇、皇然疑也。……。（《谈医考证集·古今药剂权量不同考略》丙辰八月稿）此文张山雷曾发表于《神州医药学报》第 30 期。

1917 年（民国六年丁巳）45 岁。《中风斠诠》整理定稿。

"拙编《中风斠诠》……，迨至丁巳，整理甫就"。（《张山雷医集·重订中风斠诠·自序》）

1918 年（民国七年戊午）46 岁。在上海神州中医学校任教，《中风斠诠》作为该校之教材，首次铅印问世。

"戊午八月，包君识生以神州医药总会名义，创办神州中医学校于沪上，其时医会粗具雏形，医校成立仅赖包君奔走，得会中同仁解囊相助，草昧经营，遽而开课，讲堂资料仓促无徵，猥承下问，谆嘱赞襄，乃以此稿授之，遂有医校之铅印本，是为拙编杀青之始"。（《张山雷医集·重订中风斠诠·自序》）

1920 年（民国九年庚申）48 岁。经神州医药总会推荐，应兰溪中医专门学校校长诸葛少卿邀请，于当年仲春二月来到该校任教务主任。

"寿颐不才，辱承本校前校长诸葛少卿，谬采虚声，延任中医专校主席，于今再易寒暑……。时壬戌（1922 年）仲春嘉定张寿颐山雷甫属稿于浙东之兰溪中医学校"（《张山雷医集·小儿药证直诀笺证·缘起》）

"适浙江兰溪中医专门学校筹备就绪，由神州国医学会推荐，张山雷于 1920 年出任该校教务主任"。（上海市嘉定区《马陆志》）

1921 年（民国十年辛酉）49 岁。初编《古今医案平议》，重订《脏腑药式补正》。

按《古今医案平议》有"辛酉余月之望山雷记"。据叶显纯考证云："此书第一种卷一、卷二之中缝有'治疗学'字样；第二种卷三及第三种卷一之中缝有'诊断学'字样，可以推断当是《治疗学》与《诊断学》两者编纂而成"。（叶显纯《张山雷年谱暨生平考

26

证》中华医史杂志.1987年（1））

又张山雷在《古今医案平议第一种·第六卷·湿温病》中对自己的身体体质作了如下概述："寿颐生平，亦是瘦人多火，阴液不充。虽自问骨干尚非甚弱，自三十岁秋间湿温药误，卧病三月以后，至今廿五年，未有大病，体力尚不可谓不健。然偶有感冒，小小身热，则必倦怠嗜寐，动则睡去，亦恒自言自语，旁人必误以为昏谵，实则自己但觉梦寐纷纭，恒若有多人相与对语，以至有此状况。苟得热解，神即清明，三十年来，常常如此，家中人亦咸知之，不以为怪也"。

"寿颐谓：是书提纲挈领，以病源为主，不以病证琐屑分类，于根本上求下手之法，实是探河源于星宿之海，所见者大，足以握病理学、药物学之枢纽而一以贯之，较诸向来本草之有百病主治各药，以证标目，纯从枝节着墨者，相去殆不可道里计。且又言简意赅，切于实用，洵是治医者不可不读之书"。（《张山雷医集·脏腑药式补正·自序》）

1922年（民国十一年壬戌）50岁。为《沈氏女科辑要》《小儿药证直诀》两书笺证，作为妇儿科课堂讲义。又撰写"今本《素问》篇目次第皆为王氏重定之考证"一文。

"颐早岁习医，治妇女病即从是书入手，临证以来，获益不少。而孟英按语，更能刻进一层。洞见癥结，皆是此道之金针。虽仅小小两册，大有取之不尽，用之不竭之妙……。适本校授课，有以分科之说进者，乃即用是编，以示女科之涯略……。壬戌仲春张寿颐记于浙东兰江之中医专门学校"。（《张山雷医集·沈氏女科辑要笺证·自序》）

"寿颐……于今再易寒暑，诸生在正科，已为第二年级。拙编生理、脉学、药物、药剂诸种，于医药普通学识，固已约略粗具"。（《张山雷医集·小儿药证直诀笺证·缘起》）说明张山雷在来到兰溪中医学校的两年时间里，所纂课堂讲义为数甚多。

"监学建德沈湘渔先生谓'内科'二字，所赅最广。然女幼外科，各有专家法守。假使仅仅从事于普通内科，而于各专科之学，绝无见闻，未免缺憾。嘱于女科、幼科、疡科三者，择其简明切用之本，辑为专书，以寓分科之意，则诸生尝鼎一脔，庶几各有门径，蔚为全材，庶不负本校'专门'二字之旨……。时壬戌仲春嘉定张寿颐山雷甫属稿于浙东之兰溪中医学校。（《张山雷医集·小儿药证直诀笺证·缘起》）

"今世所传《素问》一书，据宋校引全元起本，不独前后次序与王注本彼此绝异，即篇目名字甚多不同，且各篇之中，错综离合，不一而足，更何论字句间之大同小异……"。（《谈医考证集·今本《素问》篇目次第皆为王氏重定之考证》）

1923年（民国十二年癸亥）51岁。编撰《难经汇注笺证》。

"吾国医经，《素》《灵》以外，断推《八十一难》。然今之《素》《灵》，实皆重编于唐人之手，羼杂脱误，确有可据。而唐前旧本，自宋以后，遂不可得见。唯《难经》则孙吴时吕广已有注解，行世最早，远在今本《素》《灵》之先，是真医经中之最古者……。时在上元癸亥孟陬之月嘉定张寿颐山雷甫叙于浙东兰溪之中医专校"。（《张山雷医集·难经汇注笺证·自序》）

1924年9月（民国十三年甲子）52岁。撰"二十四难少阴冬脉伏行而温骨髓说"一文。

"少阴者，肾足少阴之经脉也，于五行合德于水，当旺于冬令三月。若以时令之阴阳消长而言，则冬为至阴之候，当曰太阴。……（《谈医考证集·二十四难少阴冬脉伏行而温骨髓说》）

1925年3月（民国十四年乙丑）53岁。撰"《难经》'七冲门'《内经》'鬼门'合

解"；8 月，撰"论《难经》狂癫病理大与《素》《灵》不符"两篇论文。仲秋，撰《药物学纲要》一书。

"《难经·四十四难》有七冲门之说。命名既属新颖，取义亦复精当。考之《内经》，唯'魄门'二字，一见于五脏别论，曰：'魄门亦为五脏使，水谷不得久藏'。盖言此为秽浊驱使之处，所以食物渣滓不得久藏。读法当于'使'字绝句，与《难经》'下极为魄门'相合。其余六者，皆不见于《素》《灵》《甲乙》。此在当日必为医学通用之名词，只以中古医籍散亡殆尽，今乃无复可以取证耳……"。此文曾发表在《中医世界》1929 年 8 月号。（《谈医考证集·《难经》七冲门《内经》鬼门合解》）

"《素问》'巅疾'二字数见不鲜，亦间有以'狂巅'并称者，未尝言其有彼此之大别也。今西国学者则谓之'神经病'。盖此病根源，皆由所思不遂，郁结之气凝聚生痰，积痰成热，气火挟痰，有升无降，上冲犯脑，激乱神经，因而知觉运动渐以失常。西人审察是病，诚得真相。顾吾国生理、病理之学，向无所谓'神经'者，乍聆其名，岂不谓新说确凿，决非吾旧学界所能窥见毫末……"。（《谈医考证集·论《难经》狂癫病理大与《素》《灵》不符》）

据《药物学纲要》绪言："寿颐尝有《本草正义》纂述，……在胸有成竹者观之，自能深得指归，大开觉悟；而在童蒙视之，则匙不病其繁重，望洋兴叹。今者本校第四届预科始业也，……不佞旧稿，颇易凿足以适履，……因此拟为《药物纲要》一编，撮其大凡，便于记诵，略如坊间药性赋之例。……共和十有四年仲秋月吉，嘉定张寿颐属稿于浙江之中医学校"。（叶显纯《张山雷年谱暨生平考证》中华医史杂志 . 1987 年（1））

1926 年（民国十五年丙寅）54 岁。撰"论三十三难肝沉肺浮之义"及"'腓腨'之'腨'经籍字书多讹'肠'字说"，订正辛酉年（1921）所撰"《素问·五脏生成篇》'兹'字考证"等论文三篇。其中"莫枚士研经言·桂枝加芍药生姜人参新加汤解申义"与"莫枚士研经言天雄散解申义"，发表于 1926 年 6 月之《绍兴医药月报》。是年冬，福建军队占驻兰溪医校，手抄张醴泉医案遭焚毁。

"三十三难发问之意。盖言肝于五行比德于木，则木之气疏达，而其质又轻，理当浮而在上，何以肝脏沉重，而位居于下？肺于五行比德于金，则金之性静肃，而其质又重，理当沉而在下，何以肺脏轻清，而位居以上？此以五行之本体而言，似乎确有疑窦，发问之理，未始不新颖可喜……"。（《谈医考证集·论三十三难肝沉肺浮之义》）

"腓，一名腨，是为吾人两胫骨后之大肉。许氏《说文》：腓，胫腨也。《广雅·释亲》：腓、䯒，腨也。《灵枢·寒热病二十一》亦曰：腓者，腨也。《素问·至真要大论》王注谓：腨为䯒骨后软肉处。皆是……"。（《谈医考证集·腓腨之腨经籍字书多讹肠字说》）此文张山雷曾发表于 1928 年《医界春秋》第 25 期。

"'兹'，从二玄，黑也，秽浊之色也。《说文》引《左传》'何故使吾水兹'，污浊之义显而易知。此言'草兹'，则草之陈腐而黑黯者矣……"。

"寿颐按：'草兹'之'兹'，今本皆作'兹'，考《说文》'兹'字在'艸部'，许谓草木多益也，从艸，丝省声，音子之反，引申其义，则转为干草制成之席。《尔雅·释器》蓐谓之'兹'。注：'兹者，蓐席也'。'兹'字《说文》在玄部，许谓：'黑也'。其字从二玄会意……"。（《谈医考证集·〈素问·五脏生成篇〉兹字考证》）

"醴泉治案，稳妥清灵，而能无投不应。寿颐于同时之前辈诸家中，最为服膺。昔年手录全帙，凡得十册。乃丙寅冬季，兰溪医校为闽来军人驻踞一星期，存校书籍，大半供丘八太爷御寒烤火之用，此案全部，亦化劫灰。幸同学余子枚笔，借去抄存，兹特辗转录入，以存醴公手泽"。（《古今医案平议·第一种·第六卷·湿温病》）

1927 年（民国十六年丁卯） 55 岁。重订《疡科纲要》《经脉俞穴新考证》，撰写"《素问·疟论》横连募原考"一文。创办兰溪中医是学社，创刊《中医求是月刊》。

"昔在甲寅之岁，先业师创设中医专校于家塾……，尝诏颐曰：吾家治疡，经历五世，确有心得。汝从吾游者二十年，隅坐倾谈，吾无尔隐，今后纂集疡科专书，务必阐抉精微，说破古人未言之奥，为世之习是科者是，示以正鹄，庶乎吾家良法，得以昭垂于天壤，斯为不负吾行道五十年济人利物之初衷。寿颐起而志之不敢忘。……"（《张山雷医集·疡科纲要·自序》）

"并将师门各种外治药物以及鄙人二十年经验心得，，具录于篇，无一非百用百效，如操左券。此皆向之所谓专家秘授不肯示人者，寿颐则谓与其私之一家，悠久必致失坠，孰若公之海内，传习乃可流通，且得见吾华国粹……。而不才如颐忝膺兰校讲席，即以从前编纂旧稿，重为整理，赓续从事，光阴荏苒，倏又八令，差幸约略脱稿。今复更订此编，藉以证明师门家学渊源，其来有自。是即所以上慰吾师在天之灵，而亦以成先师未竟之志。吾师有知，其亦含笑九京，而不以寿颐为负传薪之一脉也夫。……。时在中华纪元十有六年丁卯之岁，春仲之月，嘉定张寿颐山雷甫重订旧稿于浙东兰溪之中医专门学校"。（《张山雷医集·疡科纲要·自序》）

"唯是经脉十二以及奇经，实是吾国医学生理之精粹……。爰录经文，汇参诸本，附之考证，疏其得失，兼采《甲乙》《脉经》《太素》《千金》之长，以校定其讹误，必以确有所据为主，不敢陡逞意见，妄改一字。其心有所疑而无可证实者，则别有存疑，以昭其慎。……。民国纪元十有六年岁在丁卯孟秋之月，嘉定张寿颐山雷甫，第四次重订旧稿于浙江兰溪之中医学校，时年五十有五"。（《张山雷医集·经脉俞穴新考证·自序》）

"《素问·疟论》有'内薄五脏横连募原'之文，王注'募原'，谓'鬲募之原系'。语颇恍惚，似乎离膜之间，果有所谓'募原'一物者，有邪居之，所以为疟。启玄之意，盖以全元起本'募'作'膜'，遂以鬲膜说之……。寿颐按：'膜'、'募'通用，乃古人音近假借之常例，不可据以为此即鬲膜之确证……。"（《谈医考证集·＜素问·疟论＞'横连募原'考》）此文张山雷曾发表于1927 年《医界春秋》第 15 期。

据上海中医药大学医史博物馆藏1965 年编《六十年中医报刊目录》云："《中医求是月刊》，兰溪中医求是学社编（张山雷），1927 年创刊"。（叶显纯《张山雷年谱暨生平考证》中华医史杂志. 1987 年（1））

1928 年（民国十七年戊辰）56 岁。重订《沈氏女科辑要笺证》。

"中华民国十七年十二月第三次（简称'三版'）订正出版"。（《沈氏女科辑要笺正》1928 年兰溪协记书庄铅印本扉页）

1929 年（民国十八年己巳）57 岁。任《中医世界》期刊特约撰述者。又先后撰著"伤寒论阳明脉证篇太阳阳明、正阳阳明、少阳阳明解"、"谈谈时行痉证之病理及治法"、"谈谈国医治病对症用药其效最捷何尝不合于科学原理"。

"任《中医世界》特约撰述者，见该刊 1929 年 6 月号"。

"上述三文，均发表于 1929 年《医界春秋》之 32 期、35 期、37 期"。（叶显纯《张山雷年谱暨生平考证》中华医史杂志 1987 年（1））

1930 年（民国十九年庚午）58 岁。任中央国医馆常务理事兼教材编审委员会委员；

重订《钱氏小儿药证直诀笺证》；撰"论伤寒辨脉第三节阳不足阴不足两层一误再误"。

据时任中央国医馆教材编审委员周柳亭先生为张山雷所撰挽词云："先生于中央国医馆任常务理事，荏苒四载，建议良多……"。该挽词发表于 1934 年 8 月之《医界春秋》92 期，与张山雷去世年相吻，上溯四年，是知 1930 年任中央国医馆常务理事。（《张山雷学术经验专辑》）

《小儿药证直诀笺证》："民国十九年重订正，铅字再印。嘉定张氏体仁堂医药丛刊第四种"。（叶显纯《张山雷年谱暨生平考证》中华医史杂志 1987 年（1））

"论伤寒辨脉……"一文，发表于《医界春秋》1930 年第 49 期。（叶显纯《张山雷年谱暨生平考证》中华医史杂志 1987 年（1））

1931 年（民国二十年辛未）59 岁。重订《病理学读本》《脉学正义》；撰文"新纂中国医学史述略"。

"有清二百余年，文人辈出，凡百学术，胥有以驾前人而上之，医学中乃多通品，如喻嘉言、徐洄溪辈之撰述，固文学之最擅胜场者；而柯韵伯、张石顽、尤在泾诸君子，学有实验，文亦精详……，最近则吴有陆九芝，浙有王孟英、莫枚士，治疗既独树一帜，颇能纠正近世之恶习，而辞旨清晰，畅所欲言，切近病情，原原本本，殊觉二千年来，斯道中极为鲜此醇邕文字。爰为选录其尤，集成二册，颜之曰《病理学读本》……。时唯中华纪元第一辛未长夏嘉定张山雷重订旧稿并识缘起"。（《张山雷医集·病理学读本·序言》）

"四诊之序，望问为先，切脉居后，非脉法之不足凭也。盖察脉以审病，只兼参考病理之一端，万不能不论声色形证，仅据脉理以审定其为寒为热，属实属虚。何则？脉之条理，约言之则有浮沉迟数，长短滑涩，大小虚实之提纲；析言之复有二十八种名称之辨别。究之无论何病，凡此种种脉象，无不可以偶见，而亦无不可以兼见。……用是博采先贤成说，撷其精义，录为一编，而疏通证明之。先之纲领以挈其要，继之诊法以立其成，而诸脉之形象次之，诸脉之主病又次之。虽不敢谓脉学渊微，包涵已尽，要亦此道之精金美玉矣。（《张山雷医集·脉学正义·脉学纲领·绪言》）

"……要知三千年来，代有发明，固未可专据陈氏（邦贤）一编，遽以为挈领提纲，包涵万有者也，抑不侫更有不能已于言者。陈氏叙述民国医事教育，胪举西学医校，颇为详悉，诚以彼时国中，中医专校方在萌芽，成绩未备，所以记载仅至于此。止可为推广欧化之医学史，颇与标目之中国医学史，不甚相称。其实陈氏编书之年，上海城内之中医专门学校，麦根路之神州医药专门学校，及杭州药业私立之中医专门学校，兰溪中医专门学校俱已成立，而陈氏竟无一字记载，则未免粗于所习，知其一未知其二，固不暇为中国医学谋发展也。乃者近十年，中国医学校渐以浸盛，斯为未有之破天荒，苟欲为中国医学编史乘，又胡可以不说"……。（见"张山雷·新纂中国医学史述略"《中医世界》1931 年 2 月号 11 期）

1932 年（民国二十一年壬申）60 岁。《籀簃谈医一得集》《籀簃医话》成书刊行；重订《本草正义》。

"寿颐……来游浙东，岁历一星，各种旧稿次第就绪，亦聊以告慰吾师在天之灵，庶乎不负传薪之一脉。兹者头童齿豁，甲子已周，回忆三十年来读书心得，零编只简，盖亦不鲜，听其散佚，未免可惜，曩岁汇集，考古诸条，编为《谈医考证集》一卷，兹更录其余，另成一帙，以其颇有独抒所见，不拾他人牙慧者，因颜之曰《谈医一得集》，而并

书半生治医之涯略于简端。时中元壬申中秋后四日山雷甫自识"。(《张山雷医集·籀簃谈医一得集·小序》)

"是稿也,肇始于甲寅之秋……。越六载而游浙之兰溪,忝任医校讲席,重订旧稿,印刷讲授,今又一星终矣。再为润饰,付之乎民。盖距属稿之初,历十八寒暑,回想当年,恍若梦景。吾师已久赴道山,而寿颐亦齿豁头童,年周甲子矣。成之之难如此,能不感喟系之。时在壬申仲秋嘉定张寿颐山雷甫三订旧稿于兰江寓次"。(《张山雷医集·本草正义·绪言》)

1933 年(民国二十二年癸酉)61 岁。重订再版《中风斠诠》。

"拙编《中风斠诠》于壬子(1912 年)仲春,乍见伯龙氏类中之论,心有所悟,遂以属稿。迫至丁巳(1917 年)整理甫就。戊午(1918 年)八月,包君识生……创办神州中医学校于沪上,……猥承下问,谆嘱赞襄,乃以此稿授之,遂有医校之铅字本……。洎乎庚申(1920 年)来游兰溪,加以润饰,于壬戌岁(1922 年),用石印法再付手民,……五六年间,竟以告罄。……爰以重订为名,更以问世,唯期海内贤明,匡其未逮,而有以教之……。癸酉仲春张寿颐山雷甫识于兰溪城中福山之麓"。(《张山雷医集·重订中风斠诠·自序》)

1934 年(民国二十三年乙亥)62 岁。重订《沈氏女科辑要笺证》,事未竟,是年初夏,因患胃疾在兰溪世德路寓所病逝,安葬于兰溪城北郊石板路头(时称新亭村)。

"《沈氏女科辑要笺证》二卷,先外舅山雷公,为医校讲授诸生而作也。原书第四版于戊辰(1928 年)冬季印行。不数年,坊间争售一空,而外地书函频至,敦促再印。公以原稿未尽妥惬,思加厘订,以臻完善。因编辑讲课,鲜暇暑未果。去冬忽婴胃疾,入春未瘳,急自点窜,期早杀青,乃未及半而病剧,犹倚枕披阅不稍懈。迨精气日颓,心知不起,爰命乐山以赓续其事,并自挽云:'一伎半生,精诚所结,神鬼可通。果然奇悟别闻,侭助前贤,补苴罅漏。孤灯廿载,意气徒豪,心肝呕尽。从此虚灵未泯,唯冀后起,完续残编'。公平生所著述,都为二十余种,皆苦心孤诣,不落恒蹊。兹编则其绝笔书也。印成,附识数语,曷胜泫然。一九三四年甲戌孟秋受业馆甥汤溪邵宝仁乐山谨识"。(《张山雷医集·沈氏女科辑要笺证·跋》)

"张山雷生于清同治十一年(1872)7 月 30 日,卒于民国二十三年(1934)6 月 19 日"。(上海市嘉定区《马陆志》)

张山雷所患胃疾,据其外孙邵志锋医师口述云:"按现代医学分析,外公患的可能是'食道癌'"。

张山雷溘然与世长辞的噩耗一经传出,不仅使校内外师生深感悲痛,亦使全国医界同仁、海外至交,咸为震惊,纷纷发表挽词挽联,以志哀悼。

如上海名医张赞臣挽联:(原载 1934 年《医界春秋》第 91 期)

"毕世在医林奋斗,当兹夷夏纷争,谁是健者,公为健者;

二张乃吾道干城,不幸先后殂谢,河北一人,江南一人"。

"老宗台山雷先生,学问渊博,著作等身,历主医校教务,发扬国医学术,与盐山张锡纯君堪称一时瑜亮。去今两年,先后谢世,痛老友之凋零,彰吾道之式微,不禁感慨系之"。

宗弟张赞臣拜挽并志(《张山雷学术经验专辑》)

中央国医馆编审委员周柳亭挽词:(原载 1934 年《医界春秋》第 92 期)

"医界泰斗嘉定张山雷先生，因胃病复发，于6月19日作故。久居浙江之兰溪，海内知交，同深悲感。回溯迩年，外侮日亟，吾国医药，日处于惊涛骇浪中，得先生号召同仁，力挽狂澜，以期中医之不至坠灭。生平著述宏富，足资改进，其教授生徒，时历十五稔，桃李几遍江浙，尤为国医培育继起之良材。先生于中央国医馆任常务理事，荏苒四载，建议良多，改善医药，正赖硕望，乃天不假年，继盐山张寿甫先生同归道山。吾道本孤，柳亭叨属同事，谊若云天，敬赋俚句，聊当薤歌，以志不忘云尔"。

"千秋绝学重岐黄，国粹巉巉忍令荒，仁里有声著西浙，宗风不坠继南阳。

忧时无异庭前哭，济世仍多肘后方，橘井杏林葆根蒂，莫教大业让扶桑"。

(《张山雷学术经验专辑》)

香港郑召棠先生挽联：

"文字结神交，益我良多，正思八月观潮，便道执经来问难；

轩岐精祖述，知公恨晚，骇闻一朝捐馆，及门谁续竟针肓"。

(《张山雷学术经验专辑》)

原兰溪中医专门学校监学沈湘渔先生挽联：

"火烬薪传，先生不死；室迩人远，老友何堪"。(《张山雷学术经验专辑》)

后学汪葆元缅词：

"先生于校，固薪尽而火传，而学说复风行渐起，倘所谓不朽之业，非耶？先生之所著常存，胸襟识力，并声音笑貌，犹仿佛遇之，谓先生至今存，可也！旅瘗于兹土，而被其泽者，咸思报称而护持之，即以兰皋为桐乡，亦何不可。丙子兰溪汪葆元艮庵撰。"

('新发现的《张山雷先生传》及有关资料'叶敏瑞等. 浙江中医杂志2004. (9))

后学张岳悼词：

"我来未见先生面，但见群书列案前。开卷恍如亲指示，始知薪尽火犹传"。

('新发现的《张山雷先生传》及有关资料'叶敏瑞等. 浙江中医杂志2004 - 9期)

建国后的1963年，因张山雷的坟墓影响了兰溪县城的市政建设，于是由其婿邵宝仁、门生吴士元先生等人主持，将其坟茔迁移至现在的兰溪市城北高家村石骨山麓。2006年，由兰溪市中医学会牵头，对张山雷墓予以重新修葺，供医界后人拜谒瞻仰；并依据当地中医药界建言，向兰溪市政府有关部门申报，拟将张山雷墓列入兰溪市重点文物保护名录；并于2010年12月3日成立（张山雷）"兰溪名中医馆"，2011年3月18日建立了张山雷研究会。这充分体现了兰溪市政府、市卫生局、市中医学会，乃至浙江全省中医药界，对张山雷为祖国医药学的发展，为浙江中医药人才的培养，予以了充分的肯定。

笔者按：本"年谱长编"，部分参考引用了叶显纯发表于1987年《中华医史杂志》第17卷第1期"张山雷年谱暨生平考证"史料，值此致谢。

(朱定华. 中国中医科学院中国医史文献研究所. 北京：100700)

（二）张山雷年谱暨生平考证

张寿颐（1873～1934），字山雷，嘉定县（今属上海市）人，1920年起定居浙江省兰溪县，直至谢世。先生幼而好学，弱冠以后，因母病而自习医学，后又从同邑五代世医朱阆仙研习黄农之术，曾在本邑、上海市区及兰溪悬壶设诊，于临床各科均具丰富诊疗经验；并先后执教于黄墙中医学校、神州中医学校以及兰溪中医专门学校，对中医教育事业作出巨大贡献，且，于课余诊暇撰写讲义、专著二十余种、论文数十篇，所述"皆本积学心得，不拾他人牙慧，发前贤未言之奥，破诸家涂附之迷"（郑召棠：《疡科纲要》序），颇为世人所重，与当时名医盐山张锡纯（寿甫）、慈溪张国华（生甫）为何廉臣先生誉之为"三达"（见张生甫《医学达变》序），实近代中医界之医学家、理论家、教育家。然其生平踪迹，虽《张山雷专辑》《中医大辞典》《浙江中医杂志》《新中医药》等书刊有所介绍，惜非仅语焉未详，抑且间有失实，出于对前贤景仰之衷，为特有初步探索之举，编此年谱以供同道参考，并予考证藉以澄传误之说。

1873 年（癸酉，清同治十二年），虚年 1 岁（以下均为虚年从略）：出生于嘉定县。

《张山雷专辑》（浙江省中医药研究所、浙江省兰溪县医科所编，1983 年 10 月人民卫生出版社出版，以下简称《专辑》）："先生……生于清同治十二年七月三十日。"原文未注明阴历抑是阳历，如是阴历则当为阳历 9 月 21 日。

浙江中医学院邵宝仁先生认为，先生原籍嘉定县城厢南门大街，父字伟甫，家庭门阀为普通商人（邵老为先生及门弟子，昔日闲谈中听到，似为开旧衣铺者），先生为独子，无兄弟姐妹。

1885 ～ 1887 年（乙酉～丁亥，清光绪十一～十三年），13 ～ 15 岁，就学。

《籀簃谈医一得集》小序："寿颐不敏，十三岁始习帖括，顾性不嗜八股，成童之年偏喜猎百家之言，籍消永昼。"（按：成童，即十五岁。）

1891 年（辛卯，清光绪十七年），19 岁；入泮，为邑庠生（秀才）。

《专辑》："禀赋聪颖，自幼好学，十九岁入泮，为邑庠生（秀才）。"

1894 年（甲午，清光绪二十年），22 岁；母病肢体不遂，渐以致力于医。

《籀簃谈医一得集》："光绪甲午，慈亲春秋已高，患肢体不遂病……。"《医事蒙求》又述："寿颐弱冠之后，因慈亲抱恙，渐以致力于此（按：指医学）。"然当时尚未树以医为业之志，语见《籀簃谈医一得集》："迎医尝药者乙期有半，乃时与医界相往还，始购置医家之言，聊备参考，初非有习以营业之志……。"

1895 ～ 1898 年（乙未～戊戌，清光绪二十一～二十四年），23 ～ 26 岁；父母相继故世；进一步自习医学，并能初步为人拟方，收集历代医家名言，是为《医事蒙求》之蓝本。

《籀簃谈医一得集》小序："乙未，戊戌连遭大故……。"按《辞源》（1933 年商务印书馆版）："大故：犹宫大事，谓父母之丧也。"张氏椿萱之年岁已失稽考。二老逝世时间于此明宫一在乙未、一在戊戌，据前所述母病时"迎医尝药者乙期有半"，则推知其母当作古于 1895 年，而其父则是于 1898 年去世。

同文续称：父母双亡后"无心乡举，间乃稽核各医籍同异，欲以求其通贯而颇不易言，但研究日久，于杂病粗有头绪，戚邮间时以疾苦相告，索方而去，尚能枵应。"

《医事蒙求》："医虽小道，然初学之时门径来清，辄有望洋兴叹，昔贤间有编为歌诀者，引人入胜，用力少而成功捷，寿颐……渐此编撰，自备遗忘，积久盈册。"

1902 年（壬寅，清光绪二十八年），30 岁；阴历 5 月起，从同邑朱阆仙习医，秋，患湿温病；撰《藏府药式补正》。

《籀簃谈医一得集》："洎乎庚辛之间，问病者渐多，而自思于时病变化竟是茫无端绪，乃于壬寅午月负笈于同邑黄墙村朱阆仙先生之门。"（按："午月"，即阴历 5 月。）

《专辑》："……弃儒习医，……随当地老中医俞德珲、侯春林及吴门黄醴泉诸先生学习。"按：此说似有不确，盖张氏极其尊师，在著述中一再提及朱氏教育之恩德，如《籀籇谈医一得集》：“凡寿颐近十余年所笔之于书者，盖无一非本诸吾师（指朱阆仙而言）当日之挥尘（注：疑为“麈”字之误）清谈也。”而对俞氏除著有《读俞德荸师医学入门及书后》外，在所著各书中几无一语提及，至侯春林氏则更未能见到任何叙述；均有待进一步证实。关于从黄醴泉习医之事肯定可以除外，可以《治疗学讲义》所述为证：“醴泉，皖籍，久寓沪上，中年以丧明之痛，发愤习医，……年逾大衍（按：即50岁），方始行道，颇负时名。颐同学友张洛钧文彦从之游者六年，尽得其前后二十余年治案十余巨册，颐借读一过，用法活泼，选药精粹，兼轻、清、灵三字之长。……颐寓沪十余年，所见成名鼎者大有其人，然心折者当以醴泉首屈一指。”

《湿沮病医案平议》：“自卅岁秋间湿温药误，至今未有大病……。”按：所谓“药误”，即《药物学纲要》豆鼓条下所述：“寿颐在壬寅秋仲，偶感新凉，微寒发热，病本不重，唯时虽已习医，不敢自信，乃延同邑之世医某君定方……。”

《藏府药式补正》：“时辛酉良月山雷重订壬寅旧稿子兰江客次。”（按：良月，即阴历10月。）

1905年（乙巳，清光绪三十一年），33岁；在朱阆仙处习医结业。

《籇篨谈医一得集》：“壬寅午月负籍于同邑黄墙村朱阆仙先生之门，……虽侍坐不及三年，而饮我上池，不膏洞垣有见。”

1908年（戊申，清光绪三十四年），36岁；秋，自治长女兆顺之病。

《治疗学讲义》：“……戊申初秋，颐长女兆顺患此，痛不可动者旬日，颐为治愈。”

据邵宝仁老先生函告：张氏先后娶妻二人，原配沈氏，继室陈氏，有一子二女。长女巽宜（注：兆顺之名，渠并不知晓），次女乳名阿囡均系沈氏所出；子名家兰，1924年于兰溪出生。

1910~1914年（庚戌~甲寅，清宣统二年至民国三年），33~42岁；开业行医（在上海。1914年在嘉定）；撰《中风斠诠》（1912年）；协助朱阆仙氏创办黄墙中医学校，并编写各种义（1914年）。

《疡医纲要》：“寿颐于庚戌八月在沪治一妇人，病大痛，形已膏（注：疑为“高”字之误）突……。”《今医案平议》：“甬人胡氏妪，年七十有四，寓上海克路永年里，白晰丰硕，素多浓痰，癸丑十一月方与家人午餐，忽口角流涎、头不能举，……亟延颐诊，以寓居伊迩，即往视之……。”按：张氏自习医结业之后，即丛事临床工作，虽历年执教医校，然始终未曾辍诊，以是本文嗣后各年均不再列述“开业行医”之句，以节篇幅。

《中风斠诠》自序：“拙编《中风斠诠》，于壬子仲春乍见伯龙氏类中之海，心有所悟，遂以属稿，殆至丁巳整理甫就。”（按：“伯龙氏”，即张伯龙。）

《疡医纲要》：“昔在甲寅之岁，先师创设中医专校于家塾，命颐襄助为理。”《治疗学讲义》又云：“唯时环顾通国中医立校尚在草昧之天，讲堂课本全无凭藉，爰倡以卫生、生理、病理、脉学、药物、药剂、诊断为七大纲，冀以握内、外、女、幼之要领，先师额之，遂不辞谫陋，草创编纂，藉以开通风气，为梅内创，庶几抛砖引玉。”

1916年（丙辰，民国五年），44岁；上半年，执教于黄墙中医学校；下半年，朱阆仙逝世；黄墙中医学校停办，即赴沪行医；撰论文《古今药剂权量不同考异》《类中风治验》。

《籇篨谈医一得集》小序：“岁在甲寅，吾师创设中医学校于黄墙家塾，……所惜者，甫及两载，吾师遽归道山，黄墙医校遂尔中辍。”

《论医考证集》：“丙辰八月，时寓沪西。”

所撰《古今药剂……》等二文，均发表于《神州医药学报》，等30期。

1917年（丁巳，民国六年），45岁，《中风斠诠》整理定稿。

《中风斠诠》自序：“迨至丁己，整理甫就……。”

1918～1919年（戊午～己未，民国七～八年），46～47岁，执教于神州中医学校：《中风斠诠》作为神州中医学校课本，铅印问世。

《中风斠诠》自序：“戊午八月，包君识生以神州医药总会名义创办神州中医学校于沪上，……草昧经营，遽而开课，讲堂资料仓卒无徵，猥承下问，谆嘱赞襄，乃以此稿授之，遂有医校之铅印本。”

1920年（庚申，民国九年），48岁，阴历2月，到兰溪，任县立中医学校教务主任，并编写各种讲义。

《专辑》：“1920看夏，由上海神州医学会介绍，应浙江兰溪中医专门学校聘请，赴兰溪担任教务主任之职。”但到兰月日，《医事蒙求，自述：“庚申仲春，乍来兰校……。”仲春者，阴历二月也。

注：自此以后，先生任教兰溪，直至谢世，故以后诸年不再赘列。

《新中医药》（1957年12月）：“先生……夜漏未尽即起，纂辑讲义串二千余言，提要钩元，兼综条贯，达诸笔，宜诸心，能使听者心领神会，欢忻鼓舞，骎骎而不容以已。”是年，张氏著有《医家名论选读》，重订了《医事蒙求》及《本草正义》，分别见于各该书籍自序或注。

兰溪医校持续十余载，《专辑》：“受业学生达六百人，遍布江、浙、皖、赣、沪等省市，莘莘学子均是慕先生学识而来，其声誉之大，可以想见。”

在《医家名论选读》中，张氏对其体质作了简述：“中年以后，大气渐衰，秋冬之季，恒多畏寒喜暖，老翁曝背，习惯为常。”后在《湿温病古今医案平议》中又作了补充：“寿颐生平，亦是瘦人多火，阴液不充，虽自向骨干尚非甚弱，自卅岁秋间湿温药误，……至今廿五年来有大病，体力尚不可谓不健，然偶尔感冒，小小身热，则必倦怠嗜寐，动辄睡去，亦恒自言自语，旁人必误以为昏谵，实则自己但觉梦寐纷纭，恒若有多人相对与语，以至有此状况，苟得热解，神即清明，三十年来，常常如此，家中亦咸知之，不以为怪矣。”

1921年（辛酉，民国十年），49岁；撰《古今医案平议》，重订《藏府药式补正》。

《古今医案平议》：“辛酉余月之望山雷记。”按：“余月”，即阴历四月。鉴于此书第一种卷一，卷二之中缝有“治疗学”字样，第二种卷三及第三种卷一之中缝有“诊断学”字样，可以推断当是合《治疗学》与《诊断学》两者编纂而成。

《藏府药式补正》前言：“时辛酉良月山雷重订壬寅旧稿子兰江客次。”

1922年（壬戌，民国十一年），50岁，撰《沈氏女科辑要笺正》《小儿药证直诀笺正》。

《小儿药证直诀笺正》：“监学建德沈湘涣先生……嘱于女科、幼科、疡科三者择其简明切用之本辑为专书，以寓分科之意。……爰以业师朱氏阆仙先生家法，辑为《疡医纲要》二卷，女科则以王氏孟英刊行之《沈尧封女科辑要》附参拙见，撰为《沈氏女科笺正》二卷：幼科则宗之仲阳钱氏医林共推圣手《小儿药证直诀》一书，……缮录一过，附之拙言，稍稍疏通而证明之。”在《沈氏女科》绪言及《小儿药证》缘起中，均注有

"壬戌仲春"字样。

《小儿药证直诀笺正》："寿颐……任中医专校主席，于今再易寒暑，……拙编生理、脉学、药物、药剂诸种，于医药普通学识，固已约略粗具。"足见张氏在两年之内所纂讲义为数甚多。

1923年（癸亥，民国十二年），51岁；撰《难经汇注笺正》；《小儿药证直诀笺正》刊行出版。

《难经汇注笺正》"上元癸亥孟陬之月嘉定张寿颐山雷甫叙于浙东兰溪之中医专校。"（按："孟陬之月"，即阴历正月。）

《小儿药证直诀笺正》："民国十二年兰溪中医学校初次刊行。"

1924年（甲子，民国十三年），52岁；任《绍兴医药月报》名誉编辑。

见当年《绍兴医药月报》。

1925年（乙丑，民国十四年），53岁；撰《药物学纲要》。

《药物学纲要》绪言："寿颐尝有《本草正义》之纂述，……在胸有成竹者观之，自能深得指归，大开觉悟；而在童蒙视之，则匙不病其繁重，望洋兴叹。今者本校第四届预科始业矣，……不佞旧稿颇易凿足以适履，……因此拟为《药物纲要》一编，撮其大凡，便于记诵，略如坊间药性赋之例。……共和十有四年仲秋月吉嘉定张寿颐属稿子浙江之中医学校。"

上述："今者本校第四后预科始业矣……。"而《小儿药证直诀笺正》则又有"诸生在正科第二年级……"之语，可见兰溪医校当年曾有"预科"、"正科"之分。《专辑》对该校学制、课程设置述之较详；先生"在黄墙办校初期，当时编拟教学计划已粗具规模。后至兰溪主持教务工作，对课程的设置渐趋完善。学制分正科，预科二种：预科二年、正科三年（共五年制）。共课程内容：预科以基础为主，有《内经》，《难经》《伤寒杂病论》《神农本草经》等，正科在预科基础上分别增设临床各科，如内、外，妇、儿（后期概括为生理、病理、诊断）等七大类。先生主张预科课程安排重点在经典著作，其中除编有《难经汇注笺正》讲义、《读素问识小录》外，余均原著讲授，此外还编写《医事蒙求》《十二经脉俞穴新考正》等初学启蒙之用……。"

1926年（丙寅，民国十五年），54岁；撰文《莫枚士研经言天雄散解书后》《莫枚士研经古桂枝加芍药生姜人参新加汤解书后》，冬，福建军队驻踞兰溪医校，手抄张醴泉医案遭焚毁。

莫枚士研经二文，均发表于《绍兴医药月报》（1926年6月）。

《湿温病古今医案平议》绪言："醴泉治案稳妥清灵，而能无投不应，……昔年手抄全帙，凡得十册，乃丙寅冬季兰溪医校为闽来军人驻踞一星期，存校书籍大半供丘八太爷御寒烤火之用，此案全部亦化劫灰，幸同学佘子枚笔借去抄存，兹特辗转录入。"

1927年（丁卯，民国十六年），55岁；撰《疡医纲要》《湿温病古今医案平议》，重订《经脉俞穴新考正》；7月，创办《中医求是月刊》；撰文《素问疟论横连募原考证》。

《疡医纲要》自序："丁卯之岁春仲之月。"

《经脉俞穴新考正》自序："民国纪元十有六年岁在丁卯孟秋之月嘉定张寿颐山雷甫第四次重订旧稿……。"

《六十年中医报刊目录》（上海中医学院医史博物馆，1965年12月编）："《中医求是月刊》，兰溪中医求是学社编（张山雷），1927年7月创刊，馆藏1~4（7~10）。"

"素问疟论横连募原考证"一文，发表于《医界春秋》第16期（1927年9月）。

1928年（戊辰，民国十七年），56岁；重订《沈氏女科辑要笺正》；撰文《腓腨之腨经籍字书多讹作肠字说》。

《沈氏女科辑要笺正》："中华民国十七年十二月第三次订正出版。"

"腓腨之腨……"一文，发表于医界春秋第25期（1928年7月）。

1929年（己巳，民国十八年），57岁，任《中医世界》特约撰述者；

撰文《伤寒论阳明脉证篇太阳阳明正阳阳明少阳阳明解》《谈谈时行痉证之病理及治法》《谈谈国医治病对症用药其效最捷何尝不合于科学原理》，《难经七冲门内经鬼门合解》。

任《中医世界》特约撰述者，见该刊1929年6月号。

"伤寒论阳明脉证篇……"、"淡淡时行痉证……"、"谈淡国医治病……"等三文，分别发表于《医界春秋》第32期（1929年2月）、第35期（1929午5月）、第37期（1929年7月）。

"难经七冲门……"一文，发表于《中医世界》192年8月号。

1930年（庚午，民国十九年），58岁；

任中央国医馆常务理事，重订《钱氏小儿药证直诀笺正》，撰文《论伤寒辨脉第三节阳不足阴不足两层之一误再误》。

《医界春秋》第92期（1934年8月）周柳亭："先生于中央国医馆任常务理事，荏苒四载，建议良多……。以1934年推溯四载，是知任国医馆常务理事当在是年。

《钱氏小儿药证直诀笺正》："民国十九年重订正铅字再印。嘉定张氏体仁堂医药丛刊第四种。"

"论伤寒辨脉……"一文，发表于《医界春秋》第49期（1930年7月）。

1931年（辛未，民国二十年），59岁；重订《病理学读本》《脉学正义》；撰文《新纂中国医学史述略》。

《病理学读本》："中华纪元第一辛未长夏嘉定张山雷重订旧稿并识缘起"。

按：《专辑》介绍《病理学读本》："序言：爰为选录其尤，集为四册，颜之曰《病理学读本》。"而在"编者按"中又说："《病理学读本》原名《国医针育集》，已出版二册，余稿尚未完成。"现查《病理学读本》虽仅二册，然此书自卷1第29页起以及卷2，皆是陆九芝医论，与《医家名论选读》卷1～2相同；而《医家名论选读》则共为4卷，卷4均为莫枚士医论，卷3来见，未稔是否列入《病理学读本》卷1第1～29页中的喻嘉言、徐灵胎医论，若是，则"集为四册"当属无误。唯四卷本当改称为《医家名论选读》方为适宜。

《脉学正义》，即《脉理学讲义》改名出版者。底页有言："中华纪元第一辛未浙兰协记书庄承印。"

论文"新纂中国医学史述略"发表于《中医世界》1931年2月号。

1932年（壬申，民国二十一年），60岁；8月，《籀簃谈医一得集》出版；9月，《籀簃医话》出版，重订《本草正义》。

《籀簃谈医一得集》中缝有《医论集》字样，可见两名实为一书。此书乃张氏继《谈医考证集》之后所纂第二本论文集，收论文25篇（另版亦为25篇，但其中一文不同，故当加之）。小序曰："寿颐……来游浙东，岁历一星，各种旧稿，次第就绪，……回忆三十年来读书心得，零编只简，盖亦不尠，听其散佚，未免可惜，曩岁汇集考古诸条，编为《谈医考证集》一卷，兹更录其余，另成一帙，……四颜之曰《谈医一得集》。……时中元壬申中秋后四日山雷甫自识。"

按：《读医考证集》收论文 27 篇，未著出版年月。由于其中部分论文题下有自注年月者，最早为丙辰（1916 年），最晚为丁卯（1927 年），可见此书出版时日，必不早于 1927 年、晚于 1931 年。

《籀簃医话》一卷，书眉有《中医求是月刊》字样，并分别注明第 8 册至第 15 册，底页则注明："壬申年季秋月出版。"

《本草正义》自序："是稿也，肇始于甲寅之秋，……越六载而游浙之兰溪，忝任医校讲席，重订旧稿，印刷讲授，今又一星终矣，再为润饰，付之手民，盖距属稿之初，历十八寒暑，……成立之难如此，能不感喟系之。时在壬申仲秋嘉定张寿颐山雷甫三订旧稿子兰江寓次。"

1933 年（癸酉，民国二十二年），61 岁；重订《中风斠诠》。

《中风斠诠》自序："癸酉仲春识于兰溪城中福山之麓。"

1934 年（甲戌，民国二十三年），62 岁；重订《医事蒙求》；阴历五月初八日，因胃病复发，不治身死，卜葬于兰溪城北之新亭村。

《医事蒙求》缘起："时在甲戌春月重订旧稿……。"

按：嘉定张氏体仁堂国医丛刊本称："民国廿三年甲戌仲春第五次订正本"，而文中"张心在问证歌"下又注称："时在甲戌春仲第四次重订旧稿于浙东之兰溪中医专校。"同在一书之中，同为甲戌之年，而所云重订次数则有所不同，有待进一步确定。

《医界春秋》第 92 期（1984 年 8 月号）周柳亭："江苏嘉定医界泰斗张山雷先生因胃病复发，于六月十九日作故久居浙江之兰溪，海内知交，同深悲感。"《浙江中医杂志》述之更详："农历五月八日（端阳节后第三日），先生卒于兰溪世德路寓所，时年 62 岁，卜葬子城北新亭村。及门弟子汪仲清、蔡济川等发起每年寒食节上坟祭扫。"

按：周柳亭所述"于 6 月 19 日作故"，经查是阳历日期，与阴历 5 月初 8 日两说相吻。

张氏著述等身，生前身后各种著述陆续刊行出版。《浙江中医杂志》："体仁堂医药丛刊十五种：《重订中风斠诠》三卷、《沈氏女科辑要笺正》二卷、《钱氏小儿药证直诀笺正》《经脉俞穴新考正》二卷、《本草正义前集》七卷、《难经汇注笺正》三卷、《张洁古藏府药式补正》三卷、《谈医考证集》一卷、《疡医纲要》一卷、《脉学正义》六卷、《籀簃医话》一卷、《重订医事蒙求》《全体新论》二卷、《湿温病医案平议》一卷、《病理学读本》二卷。此外，尚有《伤寒》《温热》《虚人感冒》《阳明经病》《阳明府病》《瘢疹》《疟疾》《痢疾》《内风类中》《古今医案平议》，《白喉抉疑集》《皇汉医学平议》《药物纲要》等十余册，均为当年医校讲义油印本，未曾正式刊行。"而《专辑》"附张山雷先生著作目录"则有 25 种："《难经汇注笺正》三卷、《脏腑药式补正》三卷，《中风斠诠》三卷、《疡医纲要》二卷、《沈氏女科辑要笺正》二卷、《医事蒙求》一卷、《合信氏全体新论疏证》二卷、《病理学读本》二卷、《脉学正义》六卷、《本草正义前集》七卷、《小儿药证直诀笺正》二卷，《经脉俞穴新考正》一卷、《古今医案平议》十八卷、《白喉抉疑集》一卷、《谈医考证集》一卷、《籀斠医话》一卷、《医论稿》一卷、《药物学纲要》一卷、《皇汉医学平议》二卷、《读俞德珩师医学入门及书后》一卷、《读素问识小录》一卷、《疡医治案心诠》一卷、《谈医鸿雪》一卷、《正统道藏本寇氏本草衍义校勘记》一卷、《晦明轩政和本草总目》一卷。"

两者相校，都予收录者计有《中风斠诠》等十八种。而不同者则有如下两种情况：

1. 收载书目不同：《专辑》所载《医论稿》（即《一得集》）等 7 种书刊为《浙江中医杂志》所不载，而有《湿温病医案平议》一种，若加入其中，总数当为 26 种。

至于《浙江中医杂志》所谓："尚有伤寒、温热、……内风类中"等，实皆《古今医案平议》所载内容，不应另立。

2. 部分书籍卷数有异：《专辑》中《疡医纲要》《小儿药证直诀笺正》均为二卷；而《浙江中医杂志》则皆作一卷。

此外，尚有以下两点说明：

1. 两种目录均只收列《病理学读本》二卷，而对《医家名论选读》四卷，则未予注明。

2. 关于《古今医案乎议》卷数，《专辑》作"十八卷"，而该书文中则作"十六卷"，因未能窥及全豹，难以作出定论。

综上所述，张氏一生约可分如下四个阶段：

第一阶段：1873～1894 年（1～22 岁）。即自出生、经求学、为邑庠生，乃至母病风痹时期。在此期间，张氏勤奋求学，奠定了扎实的基础。

第二阶段：1894～1905 年（22～33 岁）。即白母病风痹、长期迎医伺药，引发了研究医学的动机，在自学的基础上，复感于时病变化竟是茫无端绪，遂从师朱闽仙学医将近三年。在此时期，张氏既能认真学习祖国医药学知识，又继承了朱氏的学识经验，获得了丰富的医学知识。

第三阶段：1905～1920 年（33～48 岁）。即自从师朱氏习医毕业后，开业行医，并两度短期执教于中医学校时期。在此期间，张氏不仅积累了临床经验，而且经过了中医办校的实践，撰写了部分讲义，为以后长时期从事中医教育工作奠定了基础。

第四阶段；1920～1934 年（48～62 岁）即自上海赴兰溪任职该县县立中医学校，直至逝世时期。在此期间，张氏除仍担任临床医疗工作外，还培养了大量中医后继人才，新撰及重订了大量讲义与专著，给后世留下了丰富而宝贵的文献资料。

本文承浙扛中医学院邵宝仁老先生提供部份宝贵资料，深表谢忱。

（叶显纯《中华医史杂志》1987 年 1 期）

（三）张山雷年表

1873 年　出生于江苏省嘉定县（今上海市嘉定区）马陆镇石岗村（一说嘉定县城厢南门大街）。

1885 年　就读私塾，始习帖括，偏喜诸子百家。

1891 年　考取秀才。

1894 年　母病风痹，遂自购医书，浏览并了解医学原理。

1898 年　父母相继病逝，遂弃举业，潜心钻研医学。又广集历代医家名言，编撰成《医事蒙求》初稿。

1902 年　因患湿温病，请同邑某医治愈。撰《脏腑药式补正》。

1903 年　拜师于黄墙疡医朱阆仙，学习中医各科，并以疡科为主。

1905 年　于朱阆仙处习医结业。学识与医术达到"饮我上池，不啻洞垣有见"之高度。

1907 年　撰写《读素问识小录》。

1908 年　长女兆顺患病，山雷为其治愈。

1910 年　在上海嘉定开业行医。

1912 年　完成《中风斠诠》初稿。

1914 年　襄助朱阆仙创办黄墙中医专门学校，为教务主任。始编《本草正义》《谈医鸿雪》等中医药讲义。

1916 年　朱阆仙病故，学校停办，随后在上海沪西地区行医诊病，并开始撰写中医学术文章，最终以论文形式汇辑成《谈医考证集》。

1918 年　应邀加入上海神州医药总会，被谢观、包识生等聘任为神州中医专门学校讲席。《中风斠诠》初次刊印，并被该校作课堂讲义。

1920 年　应浙江兰溪中医专门学校校长诸葛超之聘，于当年仲春赴该校任教务主任。并将《本草正义》《中风斠诠》等作为讲义应用于该校课堂。

1921 年　编写《古今医案平议》《脏腑药式补正》。

1922 年　对钱乙《小儿药证直诀》、沈尧封《沈氏女科辑要》进行笺证，作为兰溪医校临床妇幼科讲义。

1923 年　《难经汇注笺证》脱稿，对《难经》考订异同，辨正谬误。

1927 年　编写《疡科纲要》《经脉腧穴新考证》为学校外科和针灸学讲义。

1931 年　编写《脉学正义》《病理学读本》，为该校诊断学、病理学讲义。

1932 年　编写《籀簃医话》《籀簃谈医一得集》，并对《本草正义》进行重订。

1933 年　对《中风斠诠》予以重订并重印。

1934 年　为《沈氏女科辑要笺证》进行第五次重订修正，稿未修正过半，因食道癌复发，溘然病逝于兰溪世德路寓所，安葬于浙江省兰溪县城北新亭村。

（朱定华　中国中医科学院中国医史文献研究所）

四、张山雷医学著作

（一）已公开出版的张山雷医学著作（存目）

1. 《读素问识小录》
2. 《难经汇注笺正》
3. 《本草正义》
4. 《脉学正义》
5. 《经脉俞穴新考正》
6. 《病理学读本》
7. 《脏腑药式补正》
8. 《重订中风斠诠》
9. 《沈氏女科辑要笺正》
10. 《小儿药证直诀笺证》
11. 《疡科纲要》
12. 《谈医考证集》
13. 《籀簃谈医一得集》
14. 《古今医案平议》
15. 《籀簃医话》
16. 《张山雷医案》
17. 《医论稿》
18. 《铜人经穴骨度篇》
19. 《本草诠解》
20. 《醴泉湿温医案》
21. 《药物学纲要》
22. 《皇汉医学评议》

（二）未公开出版的张山雷医学著作

医事蒙求

嘉定张寿颐山雷甫撰次

缘　起

医虽小道，然初学之时，门径未清，辄有望洋之歎。昔贤间有编为歌诀者，引人入胜，用力少而成功捷，裨益学子，为效良多，第苦于散见诸书，尚无裒集之本，殊是缺憾。且向有歌诀，颇多诘屈聱牙，难于上口者，则读者亦恒觉索然无味，尚不足以引起兴趣。寿颐弱冠之后，因慈亲抱恙，渐以致力于此，尝渐次编撰，自备遗忘，积久盈册。庚申仲春，乍来兰校，见已成课本，犹匙头绪，爰出是册，就正同人。佥谓言简而赅，可助记忆，童蒙求我，可为入门必读之书。遂稍稍整理，付诸手民，间有不易猝解者，则略为说明，务求其易读易晓，一览了然，即以医事蒙求颜之。其有前人成作，则注明蓝本，不欲掠人之美，贻郭窃向注之讥。时在甲戌春日，重订旧稿，识于简端。

阴阳五行生克　三言

木生火、火生土、土生金、金生水、水生木。
木克土、土克水、水克火、火克金、金克木。

寿颐按：五行生克，向来以为医学之恒言。自金元以降，医家著作，动多拘泥太过，附会穿凿，触处皆是，读者望而生厌，遂视为陈陈相因，无关实理。近日自命为弘通者，且有昌言废止五行之说，而专习新学之医家，乃公然谓五行不足征，竟以此为吾国医药之瑕点，诋諆笑骂，无所不至。须知天生五材，民并用之，本是古所公认，初非以有医药而始创此五行之说。且宇宙之大，虽曰无所不有，然试问凡动物以外，有一不属于五行者否？且问有一物不在此五者之中，而能独成一类者否？如谓五行果可废，势必并天地六合四时八方之说，而尽废之，然后可快其意。否则人在气交之中，万不能离此五者以为生活也。彼夫醉心欧化者流，目染耳濡，习谙新学，遂谓彼中无此如涂涂附之论。视为高不可攀，抑知彼谈生理病理，虽无此五者字样，其实所用药物，能超出于五行之外否？即治病条理，能完全脱去此五者之原理否？况乎彼之木工，亦用刀锯。彼之救火，亦必汲水。且彼之筑堤防泾，亦不能不用土石之属。凡此种种寻常物理，果真不在五行生克中耶。一言道破，谁不恍然。是以不敢自避陈腐之嫌，于蒙求中仍以五行生克为首简，以示天地生成原理。如是云尔，知我罪我，听之明哲。

五行干支五色五音五味五臭　五言

木东干甲乙，其支寅卯匹，火南干丙丁，其支巳午并（平声）。土中干戊己，支辰戌丑未，金西干庚辛，支则申酉连。水北干壬癸，于支亥子汇，木火土金水，五行相生次。青赤黄白黑，以次配五色，角徵宫商羽，五音亦分主。酸苦甘辛咸，分司五味兼，膻焦香腥臭，顺配及五臭。（徵音纸）

寿颐按此节五行干支色音味臭，及下五藏所主，十二经脉奇经八脉三节，乃吾嘉周峨卿先生（保璋），童蒙记诵编中文也。先生以名孝廉，博通经学小学，问亦旁及医事，记诵编二册，光绪中梓行。此三节，虽是童蒙记诵所必需，初非专为学医而设，唯习医者尤不可不读，爰采入录，并志所自出云。（徵音纸）

五藏所主　五言

五藏肝属木，其府胆相配；心火府小肠；脾土府曰胃；肺金府大肠，肾水府膀胱；肝心脾肺肾，次与五行准。目舌口鼻耳，在窍次亦顺，筋脉肉皮骨，所主以次列。魂神意魄精，所藏以次明，怒喜思悲恐，五志各分用。温热和凉寒，五气各分宜，泪汗涎涕唾，五液各分布。握忧哕欬溧，变动更可别，呼笑歌哭呻，其声亦可分。

（备考）一作肾藏志。涕，素问本作涎。寿颐按涕即泪，是目之液，咦则鼻之。古书自有区别，不可混淆。近今俗语，乃有鼻涕之名，古人不当有此，宜订正为是。盖汉人作隶，从夷从弟之字，往往无别，致有此误，礼内则不敢唾涕。注本又作涕，知二字之相混久矣。哕读为呃，俗谓之呃忒，与读呼外切之义大别。

十二经脉奇经八脉　七言

藏加心包府三焦，藏府各六经分条。心肾少阴包肝厥，肺脾太阴手足别。小膀太阳焦胆少，大胃阳明阴之表。十二经外奇经存，蹻维各二阴阳分。督任冲带合八脉，别经诸络不具论。奇音羁论（平声）

五藏并心包络，皆阴经。五府并三焦，皆阳经。心肾少阴，谓心与肾皆少阴经也。包肝厥，谓心包络与肝，皆厥阴经也。肺脾太阴，谓肺与脾，皆太阴经也。手足别者，谓三阴三阳，皆有手足之别。心肾少阴、包肝厥阴、肺脾太阴，皆上一字是手经，下一字是足经。如心为手少阴、肾为足少阴、心包络为手厥阴、肝为足厥阴、肺为手太阴、脾为足太阴，是也。六阳经准此，小膀太阳，谓小肠与膀胱，皆太阳经。焦胆少，谓三焦与胆，皆少阳经。大胃阳明，谓大肠与胃，皆阳明经也。阴阳之表里者，言六阴经为六阳经之里，六阳经则为六阴经之表也，一里一表，各以次相配。如心与小肠为表里、肾与膀胱为表里、心包络与三焦为表里、肝与胆为表里、肺与大肠为表里、脾与胃为表里。奇经在十二经脉之外，有奇零之义（音读如羁），或谓十二经皆有偶。而奇经有无偶者，故读为奇偶之奇，非是。盖阴蹻阳蹻，阴维阳维，未尝无对偶也。二蹻二维，督任冲带，是为奇经八脉。

十二经循行起止　七言

手阴从藏行于手，从手行头是手阳，足有三阳头走足，足阴上腹易推详。（易音异）

手之三阴经，自本藏起，行于手臂内廉，至手指端而止，以交于手之三阳经。手之三阳经，自手指端起，行于臂臑外廉，上头面而止，以交于足之三阳经。足之三阳经，自头面起，行于颈项而直下至足，循股胫外廉，出足跗上，达足指以交于足之三阴经。太阳行于背脊，少阳行于身侧，阳明行于胸乳。足之三阴经，自足指起，上行胫股内廉，直上入腹，以交于手之三阴经。

附　十二时气血流注　七言

肺寅大卯胃辰宫，脾巳午心小未中，膀申肾酉心包戌，亥焦子胆丑肝通。

（辨正）以一日十二时分配十二经脉，谓某时气血注于某经，其说自金元以后，医家者言，往往有之，似乎相沿已久，于生理学中必有关系。寿颐窃谓吾身气血，内而藏府筋骨，外而肌肉皮毛，本是息息相通，无一刻不贯注于全体。岂有某时独注在某经之理，若谓一时流注于一经，则其他之十一经，竟无气血以流注之，此必不可通之说也。须知气为血帅，血随气行，脉络环周，恒无须臾之可间。西学家发血迴血，大小循环之说，确无可疑。吾国旧学，偏于理想，附会穿凿，势所不免。要之处此开明时代，凡是凿空臆说，不可不为之淘汰删除，再留国医学界瑕点。近今新学家言，每以古人旧说，作为嬉笑怒骂之资，其借口处，即在乎此。况乎此十二时分属十二经络一层，不独内难两经所未闻，即脉经甲乙、千金、外台，所载藏府经络，言之皆详，亦无此肺寅大卯之语。其为宋金以下，浅人杜撰，盖亦可见，更无听其存在之理，只以十二经脉联属循行。向以肺大肠胃脾心小肠膀胱肾心包三焦胆肝为次序，姑附录于此，以助初学记忆云尔。

十五络五言　末二句七言

肺经列缺穴，偏历属大肠；胃则丰隆系，脾则公孙详；心经络通里，支正是小肠；肾曰大钟穴，膀胱有气扬；内关手心主，外关手少阳；胆则光明取，肝是蠡沟商；任脉络尾翳，督脉络长强。更有大包脾大络，胃络虚里左乳旁。

十二经之各有络穴，即是一阳一阴。两经彼此交通之处，所谓直行为经，旁通为络者也。如肺手太阴经之络穴列缺，即其交通手阳明经之处。而大肠手阳明经之络穴偏历，即其交通手太阴经之处。其余足阳明之与足太阴，手少阴之与手太阳，足少阴之与足太阳，手厥阴之与手少阳，足少阳之与足厥阴，皆准此求之，即此而推。则任之尾翳，督之长强，当亦不外斯例。唯大包何以为脾之大络，则义不可晓，昔人亦无有为之作解者，至于左乳之旁，动脉应手。《素问平人气象论》谓为胃之大络，名曰虚里。语出经文，又谁敢以为不是，而寿颐窃谓十二经之动脉，无不左右相对。唯此左乳之下，实是心左下房，发血总管来源之处，与其他脉络不同，是以应手搏动，最为有力，而右乳下无此动脉，素问以为胃之大络。盖在秦汉之时，吾国医者，于生理之真，已是不甚明了，因有此似是而非之语。窜人内经，决非上古谈医真谛。唯经文又以为脉之宗气，似乎未尝不知发血之源，即在于此。窃疑此节经文，或未免有浅者改窜之迹，兹姑仍旧说，以为胃之大络，并书拙见，用昭生理之真。

古之一日十二时　七言

子时夜半丑鸡鸣，平旦日出寅卯名。食时为辰禺中巳，日中日昳午与未。申则晡时酉日入，黄昏人定戌亥及。

地支十二，古人本不以纪一日之时。凡古书之所谓夜半鸡鸣平旦日出者，即古之十二时也。素问中多有之，不知者几不能解，附录之以助博闻。又古有分一日为二十四时者。汉魏六朝书籍，时或有之。则即罗盘方位之甲卯乙、辰巽巳、丙午丁、未坤申、庚酉辛、戌乾亥、壬子癸、丑艮寅，二十四方也。日在某方，即曰某时。知今之时钟。分一昼夜为二十四小时者，非西人之创法。

五运化曜　七言

甲己化土乙庚金，丁壬年干木运临，丙辛化水戊癸火，逐年主运细推寻。有余不及阴阳别，太少从兹配五音。

此五运主年，从年干而年年递变者，名曰化曜。谓甲己之年属土、乙庚之年属金、丙辛之年属水、丁壬之年属木、戊癸之年属火。甲丙戊庚壬为阳干，曰有余（亦曰太过）。乙丁己辛癸为阴干，曰不及。以配角征宫商羽之五音，各有太少。凡阳干之年即为太，阴干之年即为少。此太角少角、太征少征、太宫少宫、太商少商、太羽少羽之所以为代名词也。

（存疑）化曜之说，本于素问，其说已古。（素问此说，见天元纪大论、五运行大论等篇，本非古本素问所有。宋校正引隋人全元起注素问，无此诸篇可证。林亿等谓当是王启玄采阴阳大论以补素问之缺佚者，其说近是。虽启玄所采，亦是古书，必非启玄所自譔。但专论五运六气，与素问其他各篇，绝不相通。终是医学之别一派，不可太泥。兹姑从今本，以为出于素问云尔。）然丹天之纪，黅天之纪云云，义理殊不可晓。昔人为五运化曜作注，说其取义，凡有三解，而皆穿凿附会，极为可鄙，必不足征。寿颐谓今之星命家，推算命理，以其人生年月日之八字中，有甲遇己，有乙遇庚，乃以化曜法评判。若其有甲无己，有乙无庚，即不以化曜论，是可说也。乃医家者言，则谓甲年化土，乙年化金，甲不遇己，乙不逢庚，化于何有？义不可通。其智独出星命家之下，不逮子平远矣。此万万不可墨守者。且谓五阳干为太过，五阴干为不及，则十年之中，竟无和平之运，尤其拘执难。胡可为训。只以附入素问，已逾千载，尽人所知，固已久在有举莫废之例，姑存之以备一说可耳。

五运分主四时　七言

大寒木运始相逢，清明前三火运充。芒种后九土运至，处暑后六金相从。立冬后三交水运，周而复始万年同。

此五运分主四时，年年如此而不变者，是为主运。以大寒节为始，交木运。至清明节前三日，交火运。至芒种节后九日，交土运。至处暑节后六日，交金运。至立冬节后三日，交水运。以一年三百六十五日有奇五分之，每一运当旺七十三日有奇也。（奇音羁）

六气分主四时　七言

风火暑湿燥寒饮，阴阳五行合六气，风木君火相火挨，湿土燥金寒水备。厥阴少阴及少阳，太阴阳明太阳止。一气二月周四时，初气乃从大寒起。○厥阴风木大寒寻，君火春分主少阴，小满少阳相火届，太阴大暑湿浸淫，阳明燥今秋分起，小雪太阳寒水深。

风火暑湿燥寒，是为天之六气。风为风木，号厥阴；火为君火，号少阴；暑为相火，号少阳；湿为湿土，号太阴；燥为燥金，号阳明；寒为寒水，号太阳。此天地之气化，与时今为推移者，然只言其常，不可太泥。唯此之厥阴少阴、少阳太阴、阳明太阳，仅借作风火暑湿燥寒，六气之代名词，断不可拘执太少阴阳字义，妄为说解。如东瀛人说伤寒论之太阳病，竟谓是阳气最盛，遂为莫大之笑话。且与手足十二经络之名以三阴三阳者，虽各为代表名词，皆无字义可说。然亦不可彼此互相比附，纠缠不清。○六气分主四时，亦年年如此而不变，是为主气。亦以大寒节为始，为初之气。号为厥阴风木，至春分节，交入少阴君火，为二之气。至小满节，交入少阳相火，为三之气。至大暑节，交入太阴湿土，为四之气。至秋分节，交入阳明燥金，为五之气。至小雪节，交入太阳寒水，为终之气。节以一年二十四节气六分之，每一气当主六十日有奇也。

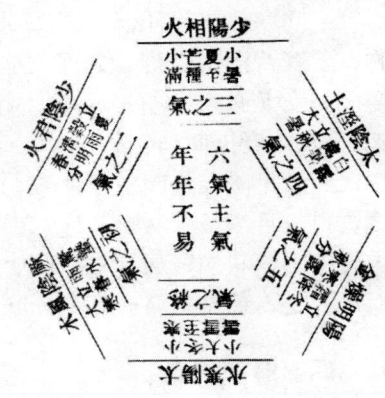

附六气分主四时年年不变之图

六气客司天在泉　七言

子午少阴为君火，丑未太阴临湿土，寅申少阳相火王，卯酉阳明燥金所。辰戌太阳寒水司，巳亥厥阴风木主，三气司天终在泉，准此推求轮流过。司天在泉各半年，左右间气亦堪数。

此六气司天之客气，随年支而年年递变者，其次序与主气之六气微有不同。彼以风火暑湿燥寒为次，君火之后，继以相火，而次以湿土。此则子午君火，丑未湿土，寅申相火为异。其余次序，与彼不异。每气之中，各有客气加临，即以主客两气，互较胜负剋贼，推测其年当有若何民病。所谓司天者，即其第三气之客气，其第六气之客气，（亦曰终之气）则为在泉。司天主上半年，在泉主下半年。而初之气二之气四之气五之气，名曰四间气，不甚注重。然此皆言其常理耳。其实百里之间，寒暄客别，千里之远，燥湿绝殊。必谓某年千支若何，而当有如何之剋制胜复。东西南朔，一律比而同之，其胡可信。但此亦古说，相传已久，姑备一家之言，以资谈助。其推算之法，即以每年第三气之司天为主，而前后准此条之次序求之。如子午年少阴君火司天，则其年二之气之客气，即巳亥年司天之厥阴风木；其年初之气之客气，即辰戌年司天之太阳寒水；其年四之气之客气，即丑未年司天之太阴湿土；其年五之气之客气，即寅申年司天之少阳相火；其年终之气之客气，（即是在泉）即卯酉年司天之阳明燥金。年年依此例推之，亦易寻求。所谓左右者，即是间气。兹为初学计，唯恐不能领悟，爰以子午年之六气客气。为图以明之。

右图举子午之年为例。其最外一层，即其年六气加临之客气也。六气分主二十四节，仍与主气之各主两个月者同。但客气加临，则每随年支为变迁耳。自丑未年以至巳亥年，其司天在泉，左右间气，皆可准此例以求之。

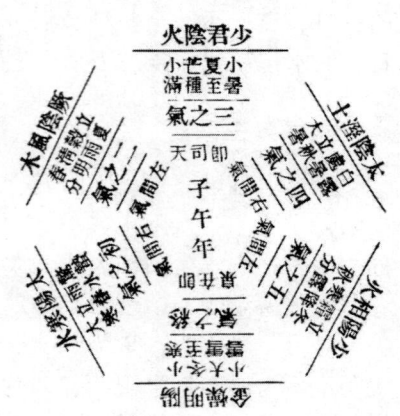

附子午年六气客气司天
在泉及左右间气之图

张心在问证歌　七言

一问寒热二问汗，三问头身四问便，五问饮食六问胸，七聋八渴俱当辨，九问旧病十问因，再参服药观机变。妇女尤必问经期，迟速闭崩皆可见，新产须知瘀有无，应攻应补随宜转。

此歌见陈氏修园医学实在易，确为临证时必不可少之资料。且诸条中所赅甚广，虚实寒热，皆当详细参稽，内因外因，新病宿病，胥在此中，可得八九。寿颐已录入拙著脉学正义。第二卷诊法类，而详说之，兹姑从略。其末一联，则以拙见易之者也。

四言脉诀举要

自高阳生脉诀不理于众口，而南康崔氏四言脉诀，与之代兴，世之学者，无不宗之。自明以来，删改润色者不少，濒湖脉学及坊间伪撰之李士材医宗必读二本，尤其熟在人口，寿颐窃嫌其各有沿误，未尽完善。且各脉主病，甚多泛词，不切实用，而皆有各病宜忌之脉状，则尤多模糊。抑亦罣一漏万，徒乱人意，不佞治医之初，尝为之参订删节，自备记忆。甲寅秋仲，先业师同邑朱先生阆僊氏，创设中医专校于黄牌邨之家塾，实为近二十年中医各校之先河，寿颐与于襄助，编撰课本。即以是诀为脉理学之基础，于旧本之误者正之，泛者汰之。又择前贤之阐发脉义，已成韵语者，间为附益之，虽未尽完备，而言明且清，简当浅显，易读易记，绝无浮光略影之谈，于初学可得事半功倍之效。所采前人成作，不专一家，不注出处，以省篇幅，非掠美也。唯于改正相沿之讹误处，则必加之说明，以醒眉目。此仅脉理之涯略，聊为学子入门之一助，故概不加以注释语。且更有拙编之脉学正义在，固不当叠牀架屋，贻骈拇支指之讥。唯于各家旧本，芟薙不少，爰以举要为名，昭其实也。时在甲戌春仲，第四次重订旧稿于浙东之兰溪中医专校。脉乃血管，百骸贯通，大会之地，寸口朝宗。

诊人之脉，今仰其掌，掌后高骨，是名关上。关前为阳，关后为阴。阳寸阴尺，先后推寻。

胞络与心，左寸之应。唯胆与肝，左关有定。小膀肾水，左尺是审。胸中及肺，右寸昭昭。胃与脾脉，属在右关。大肠肾火，右尺班班。

（存疑）肾有两枚，真水与相火皆寓焉。旧以肾水与相火，分隶左右，实非通论，说

46

详脉学正义。

神门属肾，最重关后。人无此脉，病不可救。

此神门之脉，即以两手尺部而言，故曰在关后。人之有尺，如树之有根，两尺无神，根本已蹶。非手少阴经脉之掌手神门穴也。详见脉学正义。

脉有三要，胃神与根，沈候及尺，缺一难存。

经言七诊，曰浮中沈，上下左右，消息推寻。

又有九候，即浮中沈，三部各三，合而为名。每候五十，方合于经。

寸候胸上，关候鬲下。尺候脐腹，下至跟踝。右脉候右，左脉候左。脉随病迁，必见本部。

五藏性情，各有本脉，按部就班，反常则厄。

浮为心肺，沉为肾肝，脾胃中州，浮沉之间。

左寸心浮，浮大而散。右寸肺浮，浮涩而短。左关肝沉，弦长可按。左尺肾水，沉实而耎。右关脾土，脉状和缓。右尺相火，肾水同断。（去声）

浮大而散、浮濇而短两句，以心与肺藏之德性而言，非真是涣散不收之散，及濇短无神之濇也。须要看得活动，不可泥煞字面。说详脉学正义，○胆府亦候于左关，其平脉亦弦而长。合于春初少阳，木德条畅之义。但肝为藏而胆为府，则肝之平脉当沈着，胆之平脉，较为活泼耳。

（订正）肾水同断一句，旧作左寸同断，或作与心同断。古人尽谓相火即火，当与心火无异耳。须知尺脉宜沉著而不宜轻浮，即相火宜蕴藏而不宜显露。若曰与心同断，则心脉如何？岂不曰浮大而散耶。既浮且大，又申之以散字，几若无根之坏脉，夫岂尺部所宜。肾藏平脉，焉当如此，是不可以不正。爰改为肾水同断，庶几沉实而顿。肾中相火，蕴而不宣。譬犹炉中炽炭，护以细灰，止知有暖气，而不见烈火，方能经久不灭。吾人两肾中之元气絪缊，涵养宝藏，不当如是耶。

若夫时今，亦有平脉。春弦夏洪，秋毛冬石，土旺四季，和缓不忒。

土今寄王于四时之季，各十八日，与五运主时之土运，当旺于芒种节后之七十三日者，各为一说。

太过实强，病生于外，不及虚微，病生于内。

此外因内因之分也。外因是邪实，故脉常有余，内因是正虚，故脉常不及。

春得秋脉，死在金日，五藏准此，推之不失。

此仅以五行相剋之理，悬想言之耳。盖谓春今肝木当旺，不当见秋今金旺相剋之脉。如于春时而已得秋脉，则木今正旺，已为金气相制。而至于秋时，金气当旺，木更受其戕贼，当无自全之理。究竟在病情上，变化无方，必不可拘执不化。

四时百病，胃气为本，脉贵有神，不可不审。

所谓胃气者，脉有柔和之气象耳。如其刚劲太过，或萎靡不前，均失柔和之正，皆可谓之无神。详见脉学正义。

凡察病脉，平旦最准，凝静调神，数息细诊。（上声此字无平音）

一呼一吸，合为一息。脉来四至，平和之则。五至无疴，闰以太息。三至为迟，迟则为冷。六至为数，数即热证。更迟更冷，更数更热。

迟数既明，浮沉须别。浮沉迟数，辨内外因。外因于天，内因于人。天有阴阳，风雨晦冥。人喜怒忧，思悲恐惊。

47

外因之浮，则为表证。沈里迟阴，数则阳盛。内因之浮，虚风虚火。沈气迟冷，数则多祸。

凡是内因，多不足之病，最忌数脉，故曰多祸。不比外感实邪，数大为宜也。凡内伤之病，脉数大者，多属元气之涣散。若其细小且数，去泉路近矣。

浮脉主表，于象为阳。轻手即得，形态彰彰。浮而有力，洪脉大长。浮而无力，虚脉正伤。浮而虚甚，散脉靡常。浮如葱管，芤脉血殃。浮如按鼓，革脉外强。浮而柔小，软脉泾妨。浮兼六脉，疑似当详。

（订正）旧说谓浮脉属府，大有语病，兹删之。说详脉学正义，顿、今字作软。医书有所谓濡脉者，亦即软字之变。与濡泾濡滞之濡，两不相涉。顿脉本以力量不足言之，不论部位之沈浮，不论脉形之大小，学者须知此意。

沈脉主里，其体属阴。重手寻按，始了于心。沈而著骨，伏脉病深。沈而坚硬，牢脉寒淫。沈而细软，弱脉难寻。沈兼三脉，具有规箴。

（订正）旧说谓迟脉属藏，更不可通。详脉学正义。

迟脉属阴，一息三至，二损一败，病不可治。迟而有神，缓脉最美，缓中三层。和缓胃气，柔顺调匀。春柳相似，怠缓纵缓。阴阳之异，迟而不利。涩脉气滞，迟而偶停。结脉歇止，迟止有定。代脉多死，迟中四脉。视此条理。

涩脉亦是一息四至，如其和缓有神，是胃气之正，故曰最美。古人称其若三春之柳，悠悠扬扬，不刚不柔，所以形容其难名之妙耳。如其怠缓不爽，则偏于阴寒，而阳病亦间有脉缓者，则热伤元气，而弛纵无力也。此就缓之一字中，分析三层，其义极精。然非指下神明，而参合见证，不易辨别，此脉理之微妙处。心粗气浮者，不可以语此。数脉属阳，一息六至。七至热极，八九则死。数而流利，滑脉可识。（去声）数而坚凝，紧脉绳似。促脉急遽，数如欲止。数而动摇，与豆无异。数中四脉，请参奥旨。

（订正）自王叔和脉经，及伤寒论之辨脉法，谓脉紧者，如转索之无常。后人以为语出仲景，无不宗之。然脉紧者，即素问之所谓坚，绝无牵转之义。辨脉篇决非仲景手笔，不可信也。王氏又以促脉为数中一止，后世亦多用其说。然促字本义，确无歇止之意。乾隆时，日本人丹波元简著脉学辑要，独宗高阳生脉诀，谓促乃急促，不必歇止。寿颐细参古籍，知其说极精而确，故于此正之曰数如欲止。二说俱详脉学正义。

大主诸实，形巨易知。体魄索伟，无病亦宜。若是阳盛，邪实可思。大而汹涌，洪脉热司。大而坚硬，实脉邪持。大兼二脉，虚证忌之。

小主诸虚，一线其象。脉理属阴，病情可想。小不显明，微脉气殃。小而力薄，顿脉泾长。小而如沈，弱脉失养。小中三脉，辨之朗朗。（长上声）

诸书中别有所谓细脉者，即是小脉，不能析而为二。说详脉学正义。

长主素强，得之最罕。上鱼入尺，迢迢不短。正气之治，长而和缓。若是阳邪，指下涌沸。长而劲直，弦脉可味。

短主素弱，不由病伤。上下相准，缩而不长。诸脉兼此，宜补阴阳。寸尺可短，关短必亡。动脉属短，最异寻常。

（总论）此以浮沉迟数、大小长短、八脉为纲。而即以其余之二十种脉象，分隶于八纲之中。陈修园之旧本也，最为明白可诵，爰从陈氏本润色而录之。寿颐按二十八脉之形态，有极浅显而易知者，亦有极疑似而难别者，学者必须会之以意，而不能拘于形迹之间。如浮沉者，以下指之轻重求之。迟数者，以来去之速率（入声音律）准之。大小者，以应指之形式判之。长短者，以两尺之部位定之。滑濇者，以气势之态度决之。虚实者，以力量之强弱审之。皆浅而易分，显而可据，不待智者而后能辨。余如洪之与微，则言其气势之盛衰。紧之与弦，则状其形体之坚硬。革与牢皆有力，而有浮沉之分。芤则指下未始无力，而浮沉可见，中候独空。结与代皆歇止，而结则偶然一停，代则止有定候，故有生死之异。散则浮之甚而无力，且有散。伏则沈之甚而难见，几有闭塞之虞。一经说明，尚独易晓。唯促则言其短促迫急，动则言其厥厥动摇，此二者最不多见，而确乎有此脉象。临证多者，亦间一遇之。至于软弱二者，不过言其力量之薄，不以形状言，亦不以浮沉言。其实且必与他种脉兼见，如或大而软，或小而弱，或浮而软弱，或沈而软弱之类，势不可以单行。古人必以浮小者谓软，沈小者为弱，则未免胶泥太过。若缓脉则有平脉，有病脉，全在神而明之，自有分辨，而要非可以言语形容者矣。

别有覆溢，皆属阳实。上盛则溢，鱼际超轶。下盛则覆，尺后进出。溢属肝阳，覆是相火。上者抑之，潜降最妥。下者导之，清理则可。难经真藏，言之太过。（相去声）

覆溢二者之脉，皆阳邪甚盛，故上则溢出于鱼际，而下则覆至于尺后。其上溢者，皆肝胆之阳上借；其下覆者，为龙相之火鸱张。上盛者抑而降之，下盛者导而清之，皆有可治之理。难经乃以与兰格之脉，阴竭阳亢者，同谓之真藏。盖据其极重者言之。形势俱旺，有刚无柔，其理确与真藏脉之无和缓胃气者相等。而寻常上鱼入尺有余之脉，则固时常有之，未必皆不治之病也。

脉有反关，动在臂外。别于列缺，阳明相会。禀赋之奇，于人无害。

一脉一形，各有主病。脉有相兼，是宜细审。

浮脉主表，感冒最多。有力发热，无力血枯。浮迟气馁，浮数风热。浮紧风寒，浮缓风湿。浮虚伤暑，浮芤失血。浮洪虚火，浮微阴竭。浮软中虚，浮散短折。浮弦痰饮，浮滑痰热。

沉脉主里，为寒为积。有力痰食，无力气郁。沈迟寒深，沉数热伏。沉紧冷痛，沉缓水畜。沉牢痼冷，沉实痞结。沉弦痰饮，沉滑宿食。沉伏吐利，阴霾机阻。

脉沉且伏，而证则上吐下泻，多属真寒之霍乱病。

迟为阴脉，冷气相干。有力结痛，无力虚寒。

数为阳脉，甚则昏狂。有力热炽，无力正伤。

滑脉痰多，或伤于食。尺滑畜血，寸滑吐逆。

涩脉少血，亦主寒泾。反胃结肠，汗多津竭。

脉长气盛，脉短气衰。小则血涸，大亦正亏。

浮长痉痫，沉短宿食。血虚脉虚，气实脉实。

洪脉阳实，其阴已伤。细脉泾郁，脾运不良。

缓大主虚，缓滞主泾。缓涩血耗，缓滑虚热。

软小阴亏，弱小阳竭。阳虚朝寒，阴虚暮热。

弦为阴盛，寒饮相干。劲直而急，则属胆肝。弦数皆热，弦迟皆寒。阳弦头痛，阴虚腹疼。

紧主诸寒，亦主诸痛。浮紧表寒，沉紧里壅。

阳微畏寒，阴微发热。男微虚损，女微亡血。（亡读为无）

阳动汗出，或痛或惊。阴动内热，崩中失血。

虚寒相搏，其脉为革。男子失精，女人漏血。

阳盛则促，痈肿热毒。阴盛则结，疝瘕五积。代则正竭，阴阳离绝。暴病得之，脓血大泄。

旧说妊妇有胎三月，其脉为代。既非事实，亦复无理可求。且不知昉自何人手笔，臆说殊不足信，故删之

更有怪脉，见者大逆。雀啄连连，止而又作。屋漏直滴，蓦然一落。沉弦紧搏，宛如弹石。乍密乍疏，散同解索。静中忽摇，鱼翔相若。蝦游冉冉，有时一跃。釜沸空浮，杳无根脚。古称七怪，生机已迫。指下得之，莫筹一策。质直而言，反常之格。内经真藏，唯此是责。

妇人之脉，男子同等。尺脉涩微，经期有顿。三部如常，经停莫恨。尺部调匀，胎元定论。古称有娠，断在左寸。亦取神门，謇之不遁。内经明言，少阴动甚。左大占男，右大占女。滑利安和，怀麟可许。

旧说谓妇女之脉，与男子不同。且有谓妇人脉尺大于寸者，其意尽谓男女禀赋，阴阳有殊，于脉亦当有相反之象。此说源出于第十九难，笃信好古者，因其本自经文，无不附和同声，强为穿凿。其亦思尺主下焦，宜藏而不宜露，焉得有反大于寸之理。试于临证察脉之时，稍稍研求，亦从未见女人之脉。果有如十九难所云者，此必周秦之世，全未有诊脉工夫之人，妄为羼入。岂真古之妇女，竟有如是之怪脉。不佞编辑难经笺正。已详辨之。（褚氏遗书。亦有此说。则本是依托。更不足据。）

月断病多，六脉不病。体尚无形，有胎可庆。尺内数弦，亟宜猛省。亡血崩中，如形有影。

月事既断，而或则减食作呕，或则懒倦支痠，是为有病之象。而六脉安和，既无病应，则虽未有形，而胎元可决。如其月事不行，而尺脉弦数，或为涩滞，则病征也。

将产之脉，号为离经。百脉偾动，自异常形。指端脉现，顷刻娩身。

妊妇临产之脉，异乎经常，以周身之百脉震动，则脉应于指，自与寻常不同，故曰离经。数疾散乱，确与平时脉状大别。凡人之指端，本有动脉。唯常人指头之脉，其动极微，似有似无，不足注意。而产妇临盆之时，则两手中指端之脉动颇大，但执其指，指端脉显，则立刻分娩。若中指端之脉未见，则未必即产也。

新产阴伤，脉应虚小。弦大刚劲，吉凶莫保。

尺弱且涩，血耗虚寒。年壮有此，得妊良难。年长见之，绝产血干。

幼科之治，脉法有别。三岁以前，寸口难决。食指三关，脉纹最切。热现紫纹，伤寒红象。青惊白疳，验如影响。隐隐淡红，无病可想。黑色必危，徒为怅怏。纹现风关，病轻弗忌。上透气关，病重留意。直达命关，危急须记。再参见证，精求条理。古书绘图，蜃楼海市。

三岁以上，可诊脉位。一指三关，反侧辗转。脉行较速，大率七至。多则热门，减则寒类。彷佛大方，求之以意。

更有变蒸，气粗身热。食减汗多，或吐或渴。是有定期，与病分别。藏府气充，聪慧日辟。俗称长智，岁余而毕。

又有继病，乳母怀孕。儿为消瘦，面青粪艰。脾胃之疴，乳薄之应。温养补中，效操必胜。（操平声）

艰千定切，青色也。乳母怀胎，而儿饮其乳者。恒有消瘦便青，面色淡白之患，古人名曰继病。盖谓乳母已继续得胎，而儿为之病也。然未见有说明此病之真情者。寿颐窃谓

50

妇人经事，未受胎时，则月以时下，偶尔不月，即谓之病。迨既怀身，则月事留而不下，以为养胎之资。至于产后，则血液化为乳汁，以哺婴儿。是以乳子之时，母体之血，已恒不足，其月事亦多不以时下，不得即以为不月之病。若至其母复有娠时，而独乳子，须知此身血液，止有此数。既必赖以养胎，而又需化乳以饲子，此时乳汁，质薄而少滋养之料，势所必然。所以儿饮此乳，不足营养，脾胃暗伤，面青体瘦，便色青白，理之当然，无足异者。而前贤竟未悟到此层，疑鬼疑神，抑何可鄙可嗤。至于此极，名曰继病，独可说也。奈何又以继字之音，转作魃字，宋征于鬼，殊堪骇咤。治之之法，但须温养健脾，其效立见。此固历验不爽者。非臆说也。

　　痘疹将萌，四末寒澈。目汪含泪，耳尻冷冽。面赤气粗，身热弗彻。苟非疫疠，治宜透泄。

　　此小儿将发天痘之诊法。身虽发热，而四支指尖，必常清冷，面热色赤，呼吸气粗，两目汪然，常如含泪，耳后尻臀，又恒不暖，是为痘疹将发，必然之状。治痘初起，必以开发腠理，宣达皮毛，为必要之诀，但不可过于温升表汗。唯时行疫疠，热毒炽盛，则当以清热解毒为主，不可再事透发。助桀为虐耳。

仲景伤寒方歌括

轻剂，轻以去实，发汗解肌之剂是也。
桂枝汤
和营谐卫桂枝汤，有汗憎风主太阳，头痛脉浮寒热证，桂枝芍药枣甘姜。
桂枝加葛根汤
太阳汗出强几几，邪气深时络不舒，选用葛根专走络，桂枝加此最相须。
（音注）几音殊。乌短羽貌。说文。乌之短羽。飞几几也。象形。盖乌羽尚短。以喻病者肩背牵强。动摇不利也。
桂枝麻黄各半汤
热多寒少往来过，身痒邪轻已在肤，各半桂麻驱小汗，枣姜甘杏芍来和。
（音注）过平声。
桂枝二麻黄一汤
桂枝二合一麻黄，如疟往来日再尝，只为汗余邪未解，桂枝稍重麻轻量。
桂枝二越婢一汤
脉来微弱号无阳，更汗那堪体不强，越婢一兼桂枝二，桂麻膏芍枣甘姜。
麻杏甘膏汤
麻杏甘膏喘汗方，饮多水积费商量，后人借治金伤燥，渴饮痰黏喘欬良。
麻黄汤
喘而无汗肺家疴，骨节头身痛处多，发热恶寒营卫病，麻黄桂杏草相和。
葛根汤
汗无项强葛根汤，桂是全方麻葛襄，病合二阳还不利，阳明主药最相当。
（音注）强、去声。读为牵强之强。
大青龙汤
汗家猛剂大青龙，寒热汗无身体疼，烦躁热深膏作引，桂麻甘杏枣姜同。

小青龙汤

表邪未解欬相承，水饮停心干呕频，小剂青龙麻桂芍，干姜草夏味辛烹。（加减）利家麻去茯苓储，渴用蒌根半夏除，若更噎来寒水甚，麻黄屏却附来俱。腹满溲难水在胞，除麻加茯最堪消，喘家杏子加之妙，并去麻黄法不淆。

（音注）屏上声。读为屏除之屏。

麻黄附子细辛汤

少阴发热脉来沉，表里兼伤邪已深，里证宜温表宜散，麻黄附子细辛寻。

（音注）沉平声。

麻黄附子甘草汤　麻黄附子汤

少阴三日汗宜轻，麻附同行甘草并，阴水脉沉须发汗，麻黄附子亦神灵。

（音注）并沉皆平声。

麻黄连翘赤小豆汤

黄家表药是麻翘，赤豆甘姜梓白超，杏枣煎汤求潦水，通溲透表热全消。

括蒌桂枝汤

太阳证备脉沉迟，体强几几作痓时，明是风寒伤表证，蒌根加入桂枝治。

（音注）强上声。治平声。

麻黄加白术汤

身体寒疼湿挟寒，麻黄发汗最相安，术行表里专除湿，制服麻黄汗不漫。

麻黄杏仁薏苡甘草汤

风湿身疼热剧晡，当风久冷病根株，麻黄杏苡兼甘草，胜泾疏风渐渐驱。

（音注）晡、奔模切，音逋。玉篇晡申时也。此字无仄音。重剂、重以镇逆。沉降摄纳之剂是也。

桂枝加厚朴杏仁汤

厚朴消痰下气称，杏仁欬逆气堪平，喘家表证仍须表，即取桂枝加味烹。

桂枝去芍药加蜀漆龙骨牡蛎救逆汤

火劫心神亦耗阳，难安起卧必惊狂，桂枝救逆先除芍，蜀漆清邪龙牡襄。

桂枝甘草龙骨牡蛎汤

火逆烧针烦躁多，虚阳扰攘奈如何，桂甘龙牡还兼表，镇逆清邪理不颇。

（音注）颇平声。读如坡。

葛根加半夏汤

二阳合病证宜参，有呕从知气逆兼，方用葛根原是表，加来半夏降之堪。

柴胡加龙骨牡蛎汤

误下柴胡龙牡汤，烦惊身重满难当，溲难谵语苓铅半，参桂芩姜枣大黄。

桂枝加桂汤

肾家气逆号奔豚，从腹冲心最不驯，达下桂枝更加桂，御寒制肾救沉沦。

（音注）沈平声。

桂枝甘草汤

表家过发汗如淋，心气亏时手冒心，心悸桂枝甘草剂，阳虚轻证此中寻。

茯苓桂枝甘草大枣汤

悸成脐下汗之过，肾气将腾水泛波，苓桂枣甘先煮茯，奔豚制伏弗蹉跎。

（音注）过平声。

茯苓甘草汤

汗多不渴茯苓甘，桂与生姜四味含，只为汗多肾气动，水陵心悸奏功堪。

（音注）为去声。

芩桂术甘汤

吐余下后气冲胸，起则头眩身振从，芩桂术甘安气逆，和中摄肾有奇功。

涩剂：涩以固脱，收敛止塞之剂是也。

苦酒汤

少阴火动咽生疮，痛痒迁延暗不扬，苦酒鸡清煮半夏，酸收苦降敛浮阳。

赤石脂禹余粮汤

赤石余粮同煮汤，下焦下利大肠伤，涩能固脱填镶底，久泻虚人绝妙方。

桃花汤

少阴滞下主桃花，脓血交黏痛不瘥，粳米干姜理寒热，石脂半煮半调和。

通剂，通以导滞，利水理泾之剂是也。

桂枝去桂加茯苓白术汤

下余心下满微疼，水饮停留溺不通，发热头疼仍有表，桂枝去桂术芩从。

五苓散

五苓散主水之停，小水难时消渴成，微热脉浮仍有表，桂枝泻术茯猪苓。

猪苓汤

阳明热渴主猪苓，小便难通水必停，利水二苓泽泻滑，阿胶滋养更神灵。

文蛤散

水噀阳邪劫在肤，肉中粟起药难除，心烦欲饮原无渴，文蛤磨调水缓驱。

茵陈蒿汤

阳明渴饮发为黄，腹满溲浓瘀热彰，先煮茵陈调水道，大黄栀子小溲长。

牡蛎泽泻散

病瘥腰下水偏停，牡蛎生研泽泻并，商陆蒌根葶藻漆，汤调利水最神灵。

（音注）并平声。

烧裩散

阴阳易病取裩烧，导浊还须清水调，同气相求功最捷，解从小水法为超。

泄剂，泄以开闭，消导攻逐之剂是也。

桂枝倍芍加大黄汤

太阳反下太阴乘，邪结脾家实痛征，表未罢时里已急，桂枝芍药大黄承。

（音注）乘平声。

大柴胡汤

寒热往来痞满坚，热深利下脉沉弦，大柴芍半芩姜枣，军枳同行里结痊。

柴胡加芒硝汤

下余微利热来潮，病已经旬邪未消，呕满小柴先解外，通因通用入芒硝。

大承气汤。

朴枳硝黄是大承，阳明府实审之真，脉来沉实还坚满，急下须知为救津。

（音注）为去声。

小承气汤

小承朴枳并生军，胃燥津伤潮热熏，腹满不通脉滑疾，热邪微结认须真。

调胃承气汤

调胃芒硝甘草黄，热邪将结好商量，阳明发热还多汗，和胃原兼荡涤方。

桃仁承气汤

蓄血凝时腹急狂，（少腹急结，其人如狂）太阳府热结膀胱，桃仁承气生甘桂，攻下芒硝并大黄。

抵当汤

腹满人狂且喜忘，脉来沉结小溲长，随经瘀血凝之府，虻蛭桃军是抵当。

抵当丸

抵当丸子四般同，血结膀胱缓缓攻，少腹满时溲反利，煮丸顿服立时通。

十枣汤

水停饮积痞心胸，胁下坚凝鞕满疼，十枣芫花甘遂戟，汗流呕逆下之通。

（音注）鞕音硬，义与硬同。见广雅玉篇皆云坚也。（今本广雅脱坚字，兹从王怀祖氏疏证本订正。）

大陷胸汤

甘遂硝黄大陷胸，膈间拒痛水停中，躁烦满鞕阳邪陷，破结除痰定懊憹。

大陷胸丸

大陷胸丸法亦超，杏仁葶苈大黄硝，结胸项强如柔痉，甘遂同煎白蜜调。

白散

桔贝同研巴豆熬，方名白散用汤调，结胸无热为寒实，冷饮寒痰吐下消。

麻仁丸

脾约原来便不通，麻仁丸子润肠功，芍黄枳朴同麻杏，胃府津干缓缓攻。

（音注）乾古寒切，音干。宣剂，宣以决壅，行气宽胸之剂是也。

小柴胡汤

呕多胸满小柴胡，寒热往来胁不舒，柴半参芩姜枣草，少阳经证是规模。（加减法）胸烦不呕除参半，蒌实泄满功堪奏，渴家去夏入人参，蒌根养液润剂首。腹痛除芩去苦寒，芍能行滞君知否，胁下痞鞕枣先除，蛎能除热散痞满。痰饮心悸溺不长，除芩加茯前阴走，不渴微热兼太阳，去参加桂仍圣手。痰饮须除参枣姜，五味干姜定邪嗽。

柴胡桂枝汤

二阳太少证相兼，柴桂汤方各半参，寒热肢疼呕复结，复方合用旨须谙。

（音注）复去声。

柴胡桂枝干姜汤

汗余复下胸胁满，小溲不利又头汗，寒热往来心下烦，柴桂干姜邪深候。芩甘牡蛎栝蒌根，少阳见证渴不呕。

（音注）复去声。

栀子豉汤

既汗还兼吐下过，懊憹无那奈如何，痰涎结气胸中窒，栀豉轻扬开泄瘥。

（音注）过平声，那去声。

栀子甘草豉汤　栀子生姜豉汤

少气原由中气虚，若投栀豉草宜俱，呕家气逆寒邪聚，加入生姜寒饮驱。

栀子厚朴枳实汤

心烦腹满下之余，起卧难安最不舒，栀子汤中朴枳实，除烦泄满最相须。

枳实栀子豉汤　枳实栀豉大黄汤

瘥后因劳复病来，枳栀香豉结邪开，若兼宿食加黄煮，食复良方妙化裁。

生姜泻心汤　甘草泻心汤　半夏泻心汤

三法除邪有泻心，生姜汗后饮邪侵，表热解余心下痞。下利雷鸣、胁下水邪深，胃虚不和、干噫食臭证。干姜半夏草参芩，黄连大枣合八味，去滓重煎记古箴，误下下利数十行，完谷不化腹雷鸣。胃虚气逆、心下痞鞭满，干呕心烦不得宁，一下再下痞愈甚，本非热结特叮咛，甘草泻心亦前法。生姜参去，甘草干姜增。干呕发热柴胡证，误下心痞不痛真，半夏亦即生姜法，但去生姜七物仍。三方本自柴胡出，治证相如，重煎和胃是规绳。（重平声）

大黄黄连泻心汤

泻心独用锦纹连，气痞虽凝按不坚，关部脉浮邪在上，沸汤渍服试钻研。

干姜黄连黄芩人参汤

寒格原由中气伤，更加吐下食难尝，干姜开格芩连合，佐以人参活泼方。

黄连汤

表邪未罢里邪乘，腹痛还加呕吐频，降逆温中兼散表，连姜夏桂枣甘参。

厚朴生姜半夏甘草人参汤

汗后邪除腹胀来，正虚气结费心裁，朴姜草半人参剂，虚要栽培满要开。

麻黄升麻汤

伤寒坏病证多般，仲景麻升药最繁，芩芍膏知归茯术，薏冬姜桂草新栽。

瓜蒂散

邪结胸中涌吐佳，咽喉息碍痞难排，研将瓜蒂加之豆，香豉同宣气分乖。

半夏散及汤

少阴半夏散兼汤，阴火炎炎咽痛尝，半夏桂枝甘草等，苦辛开降是良方。

甘草汤　桔梗汤

肾家火焰咽喉疼，甘草能平阴火冲，若复不瘥加桔梗，辛开苦泄有奇功。

旋覆代赭汤

病邪既解噫难舒，寒气乘中痞鞭俱，旋覆花兼代赭石，枣姜甘草夏相须。

桂枝加芍药汤

太阳误下气缤纷，脾气伤时腹满频，邪陷太阴时作痛，桂枝倍芍理纷纭。

小陷胸汤

连半全蒌小陷胸，结当心下按方疼，脉来浮滑邪独浅，解下黄涎结便松。

补剂，补以扶弱，滋养培益之剂是也。

小建中汤。

小建中方即桂枝，加饴倍芍补心脾，悸烦皆是中虚候，腹痛虚劳亦最宜。

桂枝加芍药生姜人参新加汤

汗余身痛脉沉迟，表证犹存正不支，别有新加姜芍药，人参和入桂枝治。

（音注）和去声。

炙甘草汤

复脉汤方主炙甘，麻仁生地麦阿参，桂枝姜枣调和法，气血双虚滋补堪。

润剂，润以除燥，养胃益血之剂是也。

芍药甘草汤

阳回厥定胫仍拘，气已通调血未舒，仲景芍甘和血法，纯阴调剂最相于。

蜜煎导　猪胆汁导

阳明热炽汗连绵，小水长时屎自坚，津液耗伤休妄下，待其欲解蜜来煎，煎凝时导斯为妥，胆汁蒌根择用便。

（音注）便平声。

寒剂，寒以胜热，清泄凉解之剂是也。

葛根黄芩黄连汤

表未全除利下粘，热邪下陷葛芩连，喘而脉促还流汗，干葛升清合苦坚。

栀子蘖子皮汤。发热身黄热结商，栀子生甘川蘖共，除黄清热最相当。

黄芩汤　黄芩加半夏生姜汤。

二阳热利主黄芩，芍药芩甘大枣寻，若是呕家须降逆，生姜半夏最堪珍。

白虎汤　白虎加人参汤

白虎知甘米石膏，阳明大渴汗滔滔，心烦脉大阴津耗，养液参加法最超。

竹叶石膏汤

病后虚羸阴已伤，吐而气逆胃津亡，养阴竹叶膏甘米，参半门冬善后方。

黄连阿胶汤

不卧心烦阴火熛，黄连汤是合阿胶，芍芩煮就鸡黄和，降火滋阴法不祧。

猪肤汤

少阴下利咽还疼，胸满心烦阴火冲，单煮猪肤调蜜粉，甘咸降火即宣通。

白头翁汤

厥阴热利白头翁，渴饮还兼重不通，连蘖秦皮清燥热，定风泄火最从容。

热剂，热以胜寒，温养回阳之剂是也。

桂枝加附子汤

汗因过发漏漫漫，肢急津伤小便难，尚有恶风仍是表，桂枝加此庆平安。

桂枝去芍药汤　桂枝去芍药加附子汤

桂枝去芍义何居，胸满阴漫要急除，若又恶寒阳愈弱，更加附子一枚俱。

栀子干姜汤

伤寒大下治之非，身热犹存烦又微，栀子干姜分二服，认为催吐却堪疑。

四逆汤

四逆无他生附姜，炙甘驾驭乃驯良，三阴肢厥沉微脉，吐利真寒妙救阳。

四逆加人参汤

身寒自利利还停，水竭津枯是绝阴，四逆回阳原猛将，加参救液且生津。

通脉四逆汤

利来清谷脉微沉，汗出肢寒属少阴，通脉倍姜仍四逆，里寒外热守规箴。（加减法）面赤加葱茎用九，腹痛去葱是圣手，加之芍药太阴方，呕加生姜平逆首。咽中痛者芍还除，桔梗开泄循经走，利止脉犹不出来，去桔加参生津最。

通脉四逆加猪胆汁汤

吐停下断汗淋漓，厥逆肢拘脉又微，通脉元方加胆汁，下焦引到有神机。

干姜附子汤

下余又汗竭阴阳，昼则心烦夜似常，脉是沉微无别证，干姜附子纳亡阳。

白通汤　白通加猪胆汁汤

少阴下利白通汤，生附干姜葱白襄，厥逆脉无烦且呕，人溲胆汁引阴阳。

茯苓四逆汤

汗下交征烦躁成，阳虚不摄肾阴腾，茯苓四逆参姜附，甘草调和肾气平。

四逆散

少阴热邪亦四逆，证异虚寒辨宜析，阳气内郁不得宣，散方芍枳柴甘炙。（加味法）欬属肺寒加味姜，温散酸收定肠澼，悸是阳虚加桂枝，重用茯苓利溲溺。腹痛须温炮附来，泄利下重煮薤白，是皆疏泄主宣通，不比汤方温与热。

（音注）澼当作辟。读为襞积之襞。肠辟者。言肠有积垢也。当归四逆汤

厥是支寒表尚存，参之脉细内寒真，当归四逆归通芍，枣桂辛甘表带温。

当归四逆加吴茱萸生姜汤

当归四逆顾阴阳，表外温中绝妙方，若有久寒难遽散，吴萸姜酒共煎尝。

理中汤

寒积中焦记理中，参姜术草一般同，胃家寒饮脾家冷，丸子煎汤缓急通。（加减法）脐上筑筑肾气动，欲作奔豚术不用，桂枝加桂有成规，厚桂加来制水涌。吐多去术入生姜，止呕降逆定侄㑊，下多脾弱术仍留，悸缘水积苓开壅。渴饮加术亦生津，腹痛中虚参加重，若是寒家更益姜，腹满去术附须烘。服汤更饮热粥催，助药内温乃神用。

（音注）烘读仄声，广韵集韵韵会正韵，皆有去声呼贡切一音，广韵火乾也。

真武汤

汗多心悸水陵心，头目身𥆧动不宁，真武苓姜术附芍，回阳伏肾有神灵。（加减法）咳嗽须加姜味辛，小溲自利必除苓，利家去芍阴寒类，加入干姜是法程。有呕不宜刚燥附，生姜倍用逆为平。

附子汤

少阴寒证口中和，附子参苓芍术科，同是背寒分冷热，口和口燥认无讹。

甘草附子汤

风泾身疼骨节烦，恶风汗出小溲难，长沙甘草原同附，桂术祛风理湿寒。

桂枝附子汤　桂枝附子去桂加白术汤

桂枝附子枣甘姜，风湿疼烦身重方，溺利便难除去桂，加之白术润肠良。

芍药甘草附子汤

汗过病解恶寒寻，阳气虚时寒气凛，芍药合之甘草附，补阳轻剂并和阴。

（音注）过平声

桂枝人参汤

太阳未罢下之频，利下无休痞鞕成，桂枝人参姜术草，阳虚有证始神灵。

甘草干姜汤

肢厥咽干烦躁兼，阳升吐逆气难潜，胫拘脚急真寒证，甘草干姜镇纳堪。○不干不欬吐涎频，肺痿原由阳不腾，甘草炮姜温润法，阳和布犹便生津。

吴茱萸汤

阳明呕谷主吴萸，大枣人参姜与俱，胃气虚寒频吐沫，少阴吐利亦阳虚。

乌梅丸

厥阴久痢搐乌梅，互用寒温请细猜，姜桂参归连檗附，椒辛辛苦亦安蚘。

桂枝附子汤　白术附子汤

脉涩身疼寒泾伤，桂枝附子枣甘姜，溲长便鞕津虚候，术附甘姜枣亦良。

附子泻心汤

泻心附子别煎汤，汤渍芩连并大黄，汗出恶寒心下痞，三黄开痞附回阳。

医事蒙求第一册毕

医事蒙求勘误并补正

语有之曰，校书如扫落叶，旋扫旋生。在昔钞写刊刻时代，尚犹如此。今则活字排植，稍一粗心，亥豕鲁鱼，尤其易易。虽经覆校，未免眼帘忽略，此勘误记之不可不作也。况乎书生习气，推敲一过，偶有字句之未惬，或事理之未当处，更有不容不为纠正者。有清一代，自著书而自加补正，具有先例。不佞是编，属稿卅余年，润色四五次，兹者手民工毕。点勘一过，所采前人旧说，尚有相沿成习，未尽妥适者，亟为据理订正。就质通方，附录数条，识之篇末，大雅宏达，幸其有以教之。时在甲戌暮春之初，嘉定张寿颐山雷甫记于浙兰城中福山之麓。

一页前面六行，尚无、改、初无、又十一行末、去可字。

一页后面一行，行首加差堪二字。

二页前面一行，行首至字、改为字。

三页后面九行，平字上之括孤、移在上四字奇字之上。

四页后面九十两行，太阳行于背膂三句，上下加括弧。

六页后面二行，因有、有上加而字。

八页前面十一行，末加。（复去声）

八页后面十行，末加。（相去声）

十页前面十行，若何民。民上加之字。

十二页前面十一行，黄牌郫，改黄墙郫。

十三页前面九行，有根句下，加、谓之神门者。尽即以脉神而言。谓尺部尤当注意之意耳三句。十四页后面二行。十八日句下，加"即历学家之所谓土旺用事也"一句。

十五页后面三行，于象为阳，改'于病属阳'。

十五页后面八行，今字改俗字。去'医书有所谓濡脉者。亦即软字之变'二句。加'古只作耎，千金翼以后，诸书有所谓濡脉者，实即耎字之变。盖以耎旁加氵，遂与澳濯之澳字相溷。（澳濯。见仪礼士丧礼。）而汉人作隶，则从耎从需之字，又往往相乱。于是脉耎之耎字，乃一变再变而成濡字。试以汉碑及隶辨隶篇等书参观之，此类甚多，不可枚举'。究竟脉濡之濡，凡一百七字。

又九行，相涉句下，加"而后之解濡脉者。遂因濡从水旁。强以縣浮水面等说。为之附会。陋矣"。凡二十七字。

十八页前面一行，行首脱'乱之象'三字。

十八面前面三行，脉象，改'脉状'。

十八面后面七行，时常，改"时或"。

十九面后面一行，此行之后，加补正一条，如左。

（补正）脉细主气血不足，内伤虚证为多。此条谓细脉当主湿郁，则湿阻气机，而脉道不能滂沛，其理甚确。此脉细主病之一端，非谓凡是细脉必皆湿病也。此须以其他见证，及色泽舌苔合之，不侫尝谓无论何病。凡各种脉状，无不可以兼见，临证时细心研求，合参见证，及气色舌苔，胥可悟澈其实在情理。非指下察得某种脉状，而遽可定断为必主某病，学者当须识得此旨，特为发其凡于此。

十九页后面二行，此行之后，加补正一条，如左。

（补正）缓滑虚热一句，原是前人成说。（此说本于何书。今已不能记忆。俟更考之。）但不侫寻绎其理。滑脉流利，虽不专主至数而言，然其至数，必不能缓。果其脉缓，必与滑利意义。自相矛盾，而昔贤乃能以缓滑两字，连属成文者，终是失于检点，未尝研求其形势耳。亦犹涩之与数，在脉理中，亦当不能兼见，而唐宋以后，医学家言，则数涩涩数连文，尤其指不胜屈。寿颐脉学正义，于涩数一层，已详论之。则于此缓滑连属之说，自亦不可以不辨。

十九页后面五行，阴虚，改"阴弦"。

二十页后面十二行，弦数、弦下，加"紧以"二字。

二十一页后面四行，此行之后，加补正一条。如左。

（补正）青惊白疳一句，亦是前人成说。盖惊则气滞，指纹色青，可说也。若疳之为病，轻重不一。其始因于食伤，小溲色白，如淅米之汁，最是习见。而指纹何能白色，且稚龄手指，本是白润如脂，更何处辨其纹之白与不白。若其疳病渐深，则或为内热，或为虚羸，更必有相应之纹色。现于指端，又奚有白纹可据。而古人竟能为是说者，直不知从何处误会得来，殊觉百思而不得其解。各本四言脉诀，多仍其旧，颇嫌未妥。余亦沿讹三十年，今特著之，以志吾过。○隐隐淡红，旧本作淡黄，亦不可解，此不才早年所改者。似尚说得过去。○三关，即食指之三节。本节为风关，中节为气关，上节为命关，古书多用此说，间亦有以风气二字互易者，则偶一见之，此是代表名词。本不可拘泥字面，望文生义，唯作风气命三关者多，兹姑从众。○不侫又按指纹诊法，不过视其短长，以定病势轻重，未尝不确而可据，信而有征。大约色淡而短者轻，色深而长者重，直透三关者多险，红紫若青，皆其色泽隐显之分耳。必谓若者为风，若者为热，若者为惊，已嫌拘迂太甚，不可食古不化。若俗本幼科书，绘为种种图像，怪不可识。则穿凿极矣。

二十二页前面九行，面青，改面黄。

二十三页前面六行，说文，下加九字。

二十四页前面三行，上声，改去声。牵强，改木强。

仝上行。之强下，加"不柔和也"一句。

仝上页前面十二行。之屏下，加集韵韵会，亦作去声，二句。

二十五页前面三行。上声，改去声。

三十三页前面四行。独浅，改"犹浅"。

三十四页前面六行。檗子，改"子檗"。

三十七页前面十行。咳，改欬。

校勘并补正毕

谈医鸿雪

（张山雷先生手稿）

甲寅之夏，吾师黄墙阆仙朱先生创设中医学校，实开中国草昧之局，草创经营，悉由寿颐一手布置。宣言书脱稿，谬承海内通儒函索接踵，虽课程次序未必果无可议，特以前无所因，独开生面，亦已费尽脑力。率以校址僻处乡隅，交通不便，就学之士廖若辰星，唯函授一科轻而易举。第一学期，已得十余人，通函问难，颇有佳趣，尺书裁答，又以鄙人任之，就中独抒己见，畅所欲言，虽系一时兴，到不必悉臻妥协，要之推阐入微，必有见道之处，散而不聚，得无可惜。因此属稿一通留存鸿雪，而偶有所得，随时笔记，亦附于此，异日积成卷帙，或亦少有可观焉。

时甲寅十月嘉定张寿颐山雷甫识

1. 苏州郁潜卿问医之江浙派

医以切用为主，起病为归，本非如禅宗、理学，徒託空谈无裨，实用之流可以大言不惭，矜言派别。唯多读古今群籍，固自有各申一说，隐隐然别有家风不相杂厕之势，而以近今最切用者言之，则唯轻灵一路，用药并不呆重而起病甚捷，则时下之所谓江浙派者是也。此派始于吾吴叶氏香岩，本是幼科名手，其用药皆轻微淡远，盖亦以儿童体质未充，不任猛剂，不独药之分量甚轻，即气味力量，亦取其轻、清、灵、动之品，苟其切中病情，取效奇捷。颐生长海隅，习见此种法门，应手有验。初亦谓吾乡土薄水浅，人体孱弱，不任重药，故以叶氏为切合土宜。然近来侨寓沪滨，所见病家，则南朔东西各省尽有，所用方药，唯是守吾所学而呈效亦同。尝见近贤如吴之黄氏醴泉，吾乡之侯氏春林，其唯精唯一之心法，亦即在此。以视湘省之党参、甘草无剂不用者，适或一反此例，乃知轻灵一法，固不独江浙之人合宜，即推之各地生人，亦无不应也。

试以意想言之，药之治病，本是借其气味运动体中固有之机轴，初非意以药质充足吾身之血肉、筋骨也。人之偶有小病，譬如机械本未锈蚀，不过枢轴偶尔不灵，旋转因而停顿，止须识得停顿所在之部，少少拨动则全部之旋转自如，不必用尽气力，小题大做。凡常人之病，亦唯轻浅，普通者为多，止其一部分之不良于运行耳。原不必大剂重剂始能获效，此轻灵之药拨动机轴，所以无施不可，又何必拘泥于专治江浙之人耶？如果大病重病，则譬之轮机已锈，自然非用大力刮磨不可，则古方厚重朴实之法亦有用处，不可尽废。近人有谓今之医派，江浙最轻，两湖最重，各有偏颇，俱不可训者。余则谓江浙清灵，有利无弊；两湖举重，利少害多。盖以重剂治轻病，纵使对证，亦嫌过火，而轻剂之效力自宏，固非为避嫌远遗，聊以塞责，作不担责任计也。

2. 又问用药分两

函询用药分两，本不能屡指悉数，病情有夷险浅深，用药有君臣佐使，岂可率尔定准，自等于刻舟胶柱，固执不通。然大要也，有可得而言者，请为吾不粗陈其略。凡病浅而轻者，分量自不必呆重，病重而险者，分量亦不能太轻，苟使病重药轻，纵令用之得

60

宜，亦必不能去病而情势日甚，挽救更难，如此死者亦即，此对证之药杀之也。

然苟病轻药重，则力量太过，必反伤及无病之处，是旧病已除而新病又作，对病之药又反成致病之源，宁不可叹。且一方中必有君臣佐使之作用，乃能奏绩。大约临证治病，其人必有许多见证，若欲见一证处二三药，则见证已多用药庞杂，势必自相矛盾，不成为方而其方亦必无效；则必择其吃重之一证，先为疗治而方始纯正，药乃有功；即病者服之，重证一效，而其余轻证亦能相应见松，此临证时第一要诀也。能如是，而君臣佐使之法，即从此定也。

君者，一方之主也，分量自宜较重；臣者，辅君以相助，为理者也，分量与君药差相上下。若佐若使则非正将，第用以备驱策供使令耳，分量自然宜轻，若反重之则喧宾夺主，护相欺君矣。是为纲纪紊乱，当何有政绩之可言？试以补脾言之，参苓术草四君子汤，补脾气之主方也。党参、白术为君，分量自二钱、三钱至四钱、九钱俱可然，初投以一至二钱为则，太多恐反窒塞。又若已服多剂有利无弊，则四钱、五钱亦可渐加，不致骇人视听。设或初次诊治，第一方即用如许之多，无是法矣。四君中之茯苓、甘草是臣药也，苓则清通，草则腻补，一清一腻，相互见功。然苓味淡，大率以之立为定则；而草甚黏，此间自二分、三分以至四分九厘足矣。闻湘人亦有用一钱、二钱者，而此地则未见之也。然四君汤止有君臣而无佐使，若其人脾虚有痰，则古方有六君子汤，即四君加半夏、陈皮，半夏化痰，陈皮运气。若其脾虚气滞，则古方有五味异功散，即四君子加陈皮，以其香燥走窜能助运化。是二物者所谓佐矣，则分量必较君臣为轻，半夏自一钱至二钱，设或痰涎甚盛，则三钱亦可，而四钱、五钱未之见也。陈皮甚燥，不能多用，一钱至三钱为则。又若脾阴虚而津亏燥者五分、七分，亦恒法也。又有脾气虚而运行不灵，如纳食作胀，食不易化等证，古用香砂六君子汤，即六君中加木香、砂仁，此则纯用其辛香走窜，所谓供使令之役者；木香自三分、五分至七分、八分为则，砂仁自一分、二分至三分、四分止矣。曾见有用木香至二钱，砂仁至一钱者，野狐之禅不足效也。

又如归脾汤，补脾血之主方也。方用白术、黄芪、茯神、党参、远志、甘草、木香、枣仁、龙眼肉、当归，共十味，是补脾之阴，生津养血，亦以四君为君而加黄芪益气。胃旺者芪用一钱、二钱至三钱均可，然芪性升，能满中，初用必不可多，则一钱、三钱为始，渐渐加重乃妥。若当归、龙眼、枣仁皆补血之主药，此方中亦算君药，然枣仁性轻质清，常用三钱不为重。龙眼甘黏而厚，必胃旺者可用七、八枚，五、十枚，若纳食不多，或有痰湿，即二枚、三枚亦宜审慎。若当归一味，近世庸俗，每谓补血之主，常见用归身二钱、三钱不为多。唯颐谓此物辛香流散，是活血行血之品，第以质润多脂，异于香砂之燥烈，故谓之补，究属走散之品，不宜重任，则以一钱至三钱为准。唯外科经络牵强，用全当归常至三钱，则欲其辛散运行，与补血之皆不同也。由是言之，当归、龙眼、枣仁三味，皆归脾汤之君药，而分量当不可一例。则推之，凡百药物，又岂可更扑而终。

又归脾汤中有远志，性亦近于辛散，故恒用密矣。中医向以为能开心窍，皆不敢多用。今东瀛人却以为消痰主药，偏喜重用，用之亦颇有功。颐间一效辄，曾有捷效，乃潜心思之，此物苦温利窍，能通调营血，中医谓其开心窍，东医谓其消痰，其理相合，但味不甚辛，即性不甚散。试详考《本草经》功用亦甚相符。俗医恐耗心气，止用数分，则狃于俗说而未一细思之耳。此物在此方中，虽属佐使而不妨重用，正与当归是主药而不能重用相反，盖一则气和，一则气猛之故。颐意气味平和者，重用之无大害，而气味猛烈者，轻用之已有功。大约凡百药物持此两言，以为分量轻重之纲要，已可得其大概，若必

61

物物而数之，则非千百言所能了矣。此虽颐一人之私言，然自谓二十余年读书稽古，以及亲炙时贤大旨，不外乎即此。

尊函中"辛温燥热宜轻"之理，而函中反谓"甘寒凉药宜重"之句中大有语病，殊不尽然。唯又谓"气分之药多伤津劫液，易耗正气，皆不能重用"。其理猛是丹溪《局方发挥》，极力诋諆，亦以此故。然必不能偏废者，正以其运化之功耳。然分量轻重又有说焉，譬如补脾以参术为君，分量宜重固也。然若在病后调养，欲用参术则必先轻用，自一钱、二钱而浅尝之，此非不敢用而姑试之也。即使确见为必当用而脾胃久虚，岂可骤投大剂反致窒塞，必渐渐步进而后相安，则君药亦有时而宜轻者。若佐使之药则必无反重之理，又是板法也。然所谓轻用参术之时，亦尚未到正式补养之候，则轻用者亦犹处于佐使之地位，究非方中之君主。若为一方之君，则又无轻用之理，此又立方时一定之程式，必不可轻重失宜，后先倒置，贻履加于枕之诮。药物虽多，其理则一，功夫日进，自有权衡，非虚语也。笔下之所能详者止此，当新好学者加之意耳。

来函又谓凡见一方，是否即可知其轻重得宜云云。即亦掷一言而尽，不遇观其大旨，为何耳？若谓某物必宜轻，某物必宜重，则必须将病人情状罗举不遗，方可定断。岂能手持一纸，以为准据。故百药分量虽有约略之规则，而病情百变万难拘泥，是又非纸上谈兵所能尽者矣。

3. 中西医学各有得失说

中医重说理，能参天地之气化，虽似征于幽渺，然以阅历言之，察病用药，息息与气化相衡，固自有独到之处。如病之寒温燥湿，药之花叶根实，辨析最严，神而明之。掺券者而其流弊遂至凿空，反有想入非非现出海市蜃楼，示人以不可捉摸之幻象，宁不会明眼通儒大发一噱？又或空谈五行生克运气剥复，纵能说得天花乱坠化雨缤纷，未免与药物病机毫无关系，是亦魔道耳，妄想耳。此中界限甚严，似是却非，苟学识未到，殆无以辨明真赝。亦有积学能文之士，笔机活泼，辞锋澜翻，动易弄幻成真，无中生有，遑论辨自负，有不可一世之概，且令见者、闻者咤为得未曾有，又何敢再加一辞指其谬误。喻西昌之《寓意草》，徐洄溪之医案，愚谓皆有是弊，又何论其余。此昔人所以有脏腑而能诋医师面如土之诮也。今之中医所以若此垢病者，非即此凿空二字，有以授人口实乎？欲捄此弊，自宜注重蹈实。

则西人之医，有模型有图像，冷热有表，脉动有表，肺之气、心之血有声可闻，皮之里、骨之外有光可照，事事切实，岂非与吾之理想派针锋相对，而能实事求是者乎。然而刻实之失，亦有未可通行者。病有定名即药有定剂，已有胶柱鼓瑟之嫌，而病果寒也则燃炭烘之，病果热也则层冰映之，以视吾人谈医温凉寒热，步骤井然。气血营卫界限剖别者突若，且其论病也，止知其确为是病耳，而病人之体质，病势之缓急不问焉。其用药也，止取其同为是质耳，而气味之厚薄，土宜之刚柔不辨也。以视吾人论病，首重病体虚实，而先后缓急层次不紊，用药必察物理、根叶、气味，区别甚严者。又譬若颐愚，每谓西医有特别发明之病，则如法炮制，取效最捷。苟属普通证候，则模糊浮泛之习，亦较之吾国市上摇铃，街头撑伞者有过之无不及焉。余旅沪有年，参观彼教会中之犖犖大医院者屡矣。又曾见悬横行之大字牌者，或曰西医、或曰德医，觉其实亦止于是。彼夫醉心欧化，厌陈腐而喜新奇者亦祗耳，食之伎俩耳。唯念彼中人方，力求进步，而吾国同道诸公则皆器器然，自以为是，诚恐数十百年后一盛一衰，不可思议，则四千余年之国粹，必有不易保存者。嗟嗟! 吾邦人士目光不远, 军国大政尚未免敷衍, 目前不为长久之计于一伎乎? 何尤此, 则濡笔记之, 而唯恐吾言之不幸而或中者也。

4. 轻淡之药亦能杀人说

药能中病, 取效甚捷, 此在少有临证功夫者, 当皆能知之, 但须于再诊时用心体验, 孰得孰失, 自有碻切凭证流露于无形之中。在他人或尚未觉而医生固已自知之, 然亦非善用心者不能造此神悟也。尝观今之市医, 颇有生意隆隆门庭如市, 而笔下写来每每泛而不切, 似是实非, 吾终不知其定方时作何等观念, 其亦曾计及服此方者应有何等效用, 岂彼并不知投是方之为何等证候设法耶? 盖彼有两层意思作主, 一则凭吾十年大运, 信手拈来, 都成妙谛, 饮吾方者自然覆杯奏效, 应验如神。此以病人之气运合吾医生之气运, 必能相与有成, 如桴应鼓。其不效者, 则病人时乖运舛, 所以吾笔下之, 药不甚投机耳。此凭命不凭药之意也。又一层则以应酬既烦, 精力不逮, 一病到手, 但求写成数味, 聊以塞责, 遂将泛泛不切之物填砌一方, 不求有功, 只求无过。自谓通套平淡之药, 苟得其宜, 则亦可以居功, 即不得其宜, 亦万不至有过。纵其人不起, 而吾所定之方, 并无一味大毒之药, 则断不能谓伯仁由吾而死。此所以轻描淡写之法, 习为名医秘诀。更有后学亦且竭力效颦, 成为风气而担任重负者几无一人, 在道高望重者年力就衰, 心神不济, 犹可曲恕, 而后生小子, 亦思摹仿, 岂不大谬? 然病家为此轻描淡写, 不负责任, 所误者不知凡几矣。盖病无中立之理, 不退则进, 今日服此不负责任之方, 即明日病增一层, 用药已难一层, 岂非昨日平淡之药有意误之。至明日而仍饮此不负责任之方, 则日复一日, 伊于何底? 纵别有肯担责任之医, 而调治已为费事。更有急进之病, 耽误一日即不可追, 病家方谓今日已服药, 必须明日再看动静, 而孰知已服之药功力如是, 至明日而或有不可救药者乎? 岂非一服轻描淡写之药, 即已杀人于无形之中。此仅为平淡之方言之而无过之过, 亦必如是则误药之为害, 又将何如蒙终不解, 今日之士何相率而轻易谈医耶?

5. 中病之方亦有不效说

颐于乙卯秋八月, 治张满君室人朱氏 (同里照衢氏之四女, 年廿余)。身热不扬, 但咳呛不爽, 胸脘满闷, 拟开泄肺邪化痰理湿之法, 病情并不吃紧, 唯满闷颇甚, 则消痰燥湿本已重用, 自问必有效力。迨三日再诊而身热已解, 但神志不甚清楚, 咳呛甚盛, 喉有痰声, 病情已变, 疑为热陷而并无热象, 是为痰窒无疑, 再与开痰, 自谓亦未必遽为不治之症。然再越三日又招往诊, 而痰声曳锯, 目定神呆, 不可为矣。此病此药似万不致贻误, 一至于此迨细询情状, 而知所定两方亦止各煎剂, 以病人不甚嗜药, 则听其止呷一口而不问也。十余日中听病之自此则守不服, 为中医之训而不知病之甚者, 固不能自求自去也。因此而悟及处方对证而服药不效者, 更有种种原因。有为药肆伪药所误者, 有为别种单方所误者, 有为求神说鬼、种种魔道所误者, 乃又有此始终不服药而误者。是殆病人之气运为之, 而非医家之所及料者耶。

6. 中医源流略说——告函授诸同学并以为劝

医虽小道, 然必博通物理, 参究天人, 悟澈造化渊微, 融贯古今学术, 始有以见微知著, 因应无方。盖一艺焉, 而人命至重, 生死系之, 岂不学无术, 知其一不知其二者, 所能侥致哉? 聿自范蔚宗以降, 作史者于伎术一流, 精微之诣夷于左道, 几与旁门方士之邪说惑人者同流合污，而高明之士遂视为贱伎，乃薄此而不肯为，却夷而不屑道，反令无知下士，妄司生杀之柄，斯道遂不堪复向。虽皆治此学者，不求精进之过，然轻视医药，侪于星相，未始非贤士大夫不为提创之咎也。后世业医之流，见为缙绅先生所不齿，唯有学儒不成，文艺不足道者，乃始降格习之，以为糊口之计，而不复能深造自得。即偶有一知半解，又以学识既卑，复矜创获，视若枕中鸿宝。窃谓半生衣食之源，子孙万世之业，皆在此中。誓不肯为外人一谈其玄奥，而不知古人危微，精一方且为若辈互守秘密，而日即于消亡，又安望其能阐明新义。所以自古迄今，医药诸书，虽若光栋宇而汗马牛，然自汉之《伤寒杂病论》，晋之《甲乙脉经》外，绝少隋唐以前之旧，堪为后学引证之资。且即仲景、士安、叔和诸本，皆经后人纂集，未免残缺不完，已不易洞见古人著述之本相。余如隋之《病源》，唐之《千金》《外台》等书，虽曰汇集汉魏六朝秘笈，罗列无遗，亦足以考见中古治疗之涯略。究之丛杂太甚，亦属苗莠同畴，薰莸同器，后有识者纵能择善而从，亦恐鉴别不易。迨至宋金元明，递有述作，则又精切者少，皮傅者多，如河间、东垣诸家，皆能发明一义，固犖犖著作才也。然读其书，觉文辞皆未甚条达，则其时之医家程度已可略见一斑，故其议论终未免多可疑而少可信。金元四家之书，唯丹溪言明且清，差堪为天下后世法。又如明之薛立斋、张景岳辈著书等身，讵非一代作手，然薛则六味、八味信手拈来，都成妙谛；张则人参、熟地，左宜右有视作饕餮，遂令宗其学者，自诩为执简驭繁，独辟蹊径，率之管窥蠡测，胶执己见，未尽化裁。虽曰一家之言而利少弊多，要不足以应天下之变，有清二百余年最多。

读书稽古之士，凡百学术皆能阐明精蕴，启发现闻，不独于古籍中透彻渊微，亦必有新发明洞窥藏结。如经史之浩瀚，文学之缤纷，以及词赋作家、艺林美术，莫不推陈出新，骎骎乎直驾古人之上，即医家者言亦能不鄙小道，代有门人。如张石顽之《医通》，柯韵伯之《伤寒杂病》，薛生白之《湿温》，莫不推阐详明，足资法守，而王孟英之《温热经纬》，虽拘泥伏气反多辞费。然汇集证治，罗之清疏，究属最切时用。近则有陆九芝之论热病独重阳明一经，张伯龙之论类中认定气血冲脑，又皆独出牛眼，不袭前人巢穴而真实确切，卓然成家。圣人复起不易，吾言者也。由是言之，欲治医学，固非多读古书，不足以树根柢而旷见闻。然既能读书，尤必自具只眼，方能辨得古书中学识之纯疵，理想之真赝，乃可以集其所长弃其所短，而后古书堪为吾用，吾亦不为古人所愚。否则所见愈多，知识愈乱，误人杀人之术何一不具于古书中。此熟读兵书之赵括，适以覆军偾事而有余。盖能读古书已非易事，而医书尤为庞杂凌乱，谬戾滋多，牛鬼蛇神无奇不有，若不犀燃牛渚奚以烛照妖魔，此非大有学识者必不能辨别经纬，夫岂胸无点墨，粗识之无者所能解此而惜乎？有学有识之通儒，精研此学者不易多。

觏公等本是旧学通才，有志习医，但须择读佳书，自易鉴别，此中玄理，今虽学力未泳，功夫未熟，见闻犹少，断不能一蹴成功，遽造精微之域。要知具此笔墨，已非易之，根基既固，建筑必崇，苟能研磨精进，必非末学空疏之流所能望见项背，唯顾努力进行，何遽不出人才也。果能大弘法教，宁独吾道之幸抑，亦国粹之光也。泚笔书此，以为诸公最有志者事竟成，在好学者善自为之耳。

7. 张子和、张景岳攻补两法合论

攻补皆治病之法，所贵因应咸宜，断难胶执一见。乃读子和之书则以攻见长，而景岳之法又唯补是尚，岂二人所见之病，竟各造其偏之，至于此极耶。终不能不谓二人之所见

太偏也。或谓子和所见多黎藿，其体本厚则专以攻邪为宜；景岳所见多膏粱，其体皆弱则唯以补虚为急。虽然当子和之世，岂竟无一虚弱之人而为景岳所治者，岂又无一实邪为患哉？且学子和者苟得其宜，则为焦头烂额之上客，纵能推重于一时，而闻声疾走望尘却步者有之矣。不得其宜则为落井下石之手段，方且变成于俄顷而轻病致重，重病致死者接踵矣。则学步子和，无论其当与不当，而必为丛垢之府，聚怨之门。故其法虽足取效，而非大有见地者不办，此子和之学所以不可多觊也。

而学景岳者摹其形似，则奔走公卿，窃附权势，然养痈贻害，闭门留寇，其弊滋多。拾其唾余则六味、八味、左归、右归，而滋腻生痰刚燥耗液，为祸更烈。然误补之害其来以渐，且非精于医理者不能知，而俗人又且多自认为虚，妄投补剂，虽不中病亦且快意，况误补虽足害人，而人参、熟地效霎最易，此景岳之派所以恒不绝也。虽然误学子和为真小人，譬如赵高魏奄斫丧元气，受其害者人人唾骂，罪状固已彰明；而误学景岳为伪君子，譬如王莽谦恭阴移汉，祚颂其德者数万人，然其迹虽不著而其祸卒不可逃，况乎子和之攻如征诛杀伐，固为盛世所不废，而景岳之补如符应祥瑞，卒为乱世之诪谀，后有作者其亦知可先务，而勿寄人篱下可也。

8. 郁潜卿问医有温手凉手之俗称及误温可救误凉难挽说

温手凉手虽是俗说，然试观俗医确有此种弊病，要之皆学识未到，以致陷入一偏之见。若果学问识力确有见地，则见证治证宜温宜凉，自有至当不易之法，何致自成一种特别见解。且岂可谓吾学别有手段，而谓尽人之病必宜吾法乎？至谓误温易救误凉难疗，亦不过泛言其理，不必尽确。唯温药之误，顷刻即见燥烈灼烁，津液耗枯，其弊易显，尽人皆知，犹可立刻转帆投以凉润，故曰易救。若凉药之误，则一时断不显露，唯不知不觉之中渐渐大气不振，胃减脾败，或遂溏泄遏中，驯至不起。此则非诊于医理者不能知，而病人虽已为药误，浸入危途而亦不自觉，其可险也。卒之中气已败，补救实难，此所以有凉药误治不能挽回之说乎？虽曰六气之病多从火化，五志之变皆为火证，用药自必以凉润为多，而能用凉药者，亦不可不知此弊。且所谓凉药者非必犀羚三黄也，即补药中如熟地之黏腻，参麦之阴柔，用之不当即陷此病，而于虚弱之体，尤易惹祸。病者医者方谓吾侪日事滋补而不知祸之至，于此极宁不可叹？

9. 论病之传变

病有传变，各各不同，原不能预定范围，谓病情必当如是。虽自《素问》《难经》以及《金匮》《千金》诸书，皆言之五脏五行若何传法，亦是姑言其理，非必为病之必如此也。岂有一病而必牢守五行次第，按部就班，层层都到如递解犯人，必按定程途逐站交替，缺一不可之理。即如传其所胜为顺传，传其所不胜为逆传，亦是论其理法，强为命名。若以五行生克言之，水能克火，火必不能克水，金能克木，木必不能克金，此固自然不易之定理，然则心病当必无传肾者，而肝病又必无传肺者矣。乃人之病也，心液虚者其肾阴必不足，故心病而肾亦同者有之；肝木旺者肺阴必不润，故肝病而肺亦同病者有之，此非由传克而来。实因脏气既衰，彼此感触，交相为病，必不当以生克传变为说。吾邦医家为生克传变四字拘泥太甚，往往说得纠缠不清，生出无数葛藤缭绕不可复解，皆为传变之说所累，反抹煞气化自然之活泼，岂能得其会通。要之人生全体同此气化，交互成病，理有固然，不比机器轮轴互相衔接，必一物动而后相因俱动。故彼既受病，此亦不灵，即铜山西崩，洛钟东应，乃自然相感，有不期然而然者，必以生克传变言之，毋乃太凿耶。

若时邪表病传经之说，则病变之次第，即症情之浅深逐渐进行，由外入里由轻及重，所以太阳阳明之传已无一定之准则，而三阴之证更是随在所见，非必排定路程逐步渐进，此虽传经之名历劫不磨，要之皆言病证之步骤耳，不必拘煞传经二字也。

10. 郁潜卿问引火归源说

引火归源四字，吾乡妇孺皆知，几成俗谚，不独俗医有此口头禅也。然试问火从何来？源在何处？如何引法？如何而归？吾恐号为时医者亦未必人人能道其详也。要知有火而须引之使归，则其火必非有余之火，与其他热病之实火可泻者迥然不同，而其病情证治亦必与实热诸证似是而非，不容含混，固不可不一研究焉。盖火之有源可归者，为虚火，为阴火，即肾藏龙相之火也。有生之初即禀受此先天一点之阳，以为此身根本，有生之后常持此火以温养元气，以奉养生生。其源何在，即人之两肾，真阳之根真火之窟宅耳。此生之所以动作行为而气血流行，生生不息者，皆禀此真阳以运旋无间，若此火一息则生气俱灭，生机尽矣。然尤宜藏而不露，蕴而不宣则暗中生长，方有以吹煦百体。蕴酿太过，譬如炉中炭坳常得热灰以拥护之，则温和之气常存而火亦不息，若失其拥护而炭见于外，则为浮游之火，一时烈焰飞腾，足以灼烁万物，而无根之火亦易熄灭。故肾之真火，必赖阴精充足乃有，以涵养太和则真水不耗而真火亦不暴露。若真阴不充不能涵盖，则龙相飞腾为祸亦烈。其为病也，或为烦躁或为不眠，或亦面赤身热，舌燥口干，咽喉疼痛，见证颇与实热相似。然阳浮于上必火衰于下，头面热者必足寒，而脉必不洪大，或浮大而重按必空，或寸大而尺必不反，且舌虽燥而必不焦红，喉虽痛而必不红不肿，是为虚火阴火之确证。治之之法，或介类以潜其阳，或育阴以培其本。而所谓引火归源者，则于潜阳育阴队中少加桂附，取其同类相求，使之返其窟宅，苟其对证取效如神。昔人有以蜜炙附子片含咽其津，治少阴虚火咽喉者。

颐于三年前曾治王鼎臣二郎，年方舞勺，骨小肉脆，咽喉干痛而不红肿，脉甚细软。询知足寒过膝，用生津养阴之法加饭丸肉桂二分，即以药汁吞服，一啜而愈。又凡虚火上炎而足甚冷者，捣生附子涂足心涌泉穴，大有效力，此皆所谓引火归源之正法。然此种病证甚不多见，此法虽不可不知而实不能妄用，苟非审证明白而以误治实火，则甘寒养阴已不敌燎原之焰，而桂附刚燥及以为虎傅翼，益助其成。又若果有是证而仍投凉，则龙雷得水，愈肆嚣张，其甚者则浮游之火，本已无根，灌之则息，此皆毫厘之差千里之谬，苟非见多识广，殆亦不易语此。彼夫以引火归源为口头禅者，盖亦于此疑是疑非之际，三致意耶。吾恐今之俗医见理不透，虽赠以姬公指南之车，而终未易猝辨耳。

11. 脾胃病医案

李濒湖治一人，主饮酒，因寒月哭女受冷，遂病寒中，食无姜蒜，不能一啜，至夏酷暑，又多饮水，盖怀怫郁因病。右腰一点胀痛，牵引右胁，上至胸脘，动发则大便里急后重，频频至圊，小溲长而数，吞酸吐水，或且泄泻，或阳痿或厥逆，或得酒少止，或得热少止，但受寒食冷，或劳役或入房，或怒或饥即时病发，但止则诸证皆安，其则日发数次。屡服温脾、胜湿、滋补、消导诸方，皆时止时发。李谓：此乃饥饱劳役，内伤元气，清阳陷遏，不能上升之病，以升麻葛根汤合四君子加柴胡、苍术、黄芪煎服。服后仍饮酒一、二杯助之，入咽即觉大气上行，胸膈爽适，手足温暖，头目清明，神采焕发。每病之发，一服即止，若减升麻、葛根或不饮酒助之，则效便迟。盖人年五十以后，元气多消而少长，遂多降而少升，或禀赋薄弱者亦多病。此《经》所谓阴精所奉其人寿，阳精所降其人夭，即此意也。

按前证，脾胃清阳之气下陷，固无疑义，东璧治之以升清，其效已捷。但病本中寒，仅与补脾升清而无温药，已是缺陷，且脾运已弱，痰饮遂生，亦宜参以二陈姜连吴萸，或竟少用桃红，其功用当更可观。濒湖治其一而遗其一，所以应手奏效而不能剿绝病根者，殆亦在此。至其论五十以后及赋禀薄弱之人，恒患脾胃下陷则殊不尽然。且近人多阴虚之病，恒苦肝阳易动少降多升，此种升清之法，殊难轻试。盖脾胃之虚利于升，而肝肾之虚利于降，所当见证，论证不可泛泛然，为触类旁通之说也。

12. 论针法之有泻无补及宜针不宜灸说

针法有泻有补，古书皆作是说。寿颐初未习此，本不敢妄伸一说。乙卯长夏任沪城水木业公所送诊一席，同事有赵君芸台专任针科，年近古稀，性情和蔼，望而知为有道之士，叙首三阅月，见其所治肿胀臌膈、肝胃气、疝气脚气、手足痠痛、麻痹诸证，应手辄效。苟其学之所从出，则得之方外所传，大率多取手足诸穴，常用毫针治愈不少。颐心向往之，求其指授，而赵君亦坦率为怀直谈无隐，因是遂得针法门径。唯赵君之学多与古书不甚符合者，兹略述之以见。

凡有真实学问须得真传，方有实用，而书籍所传尚难尽信也。赵君谓针法以宣通气血为主，一针直入，随手旋转，自能彻上彻下，脉络经隧顷刻贯通，痹者开而塞者泄，纯以鼓动气机为唯一妙用。古人虽谓左旋右旋法分补泻，实则皆是助其流动。是有泻而已，何所谓补？故旋动其针，即觉脉络直贯，不论左旋右旋，其流动之势同是一致，可见补泻两层无所区别。观于旋针之际周身震动，体弱者若不能堪甚，至有晕眩昏仆者，则开泄气机有泻无补之明证。古人所谓弱者为补，全是欺人不可为训。所以用针之时，先宜令其静坐片时以安其神，而下针之初止宜缓缓转旋，使其渐次运行，方不扰乱神明，猝致昏厥。即旋针之际亦必量度其人体质、病情适可而止，不宜太过。如过于旋动则其人震动太甚，不易复原，甚者昏厥矣。虽晕针亦止片时，尚无一厥不振之虑。然正气太伤亦为过度，此又有泻无补之真实证据，而学针者不可不知之先务也。又凡施针之后必须静息调养，不得操劳任重，亦以针为泄气，未免伤正，故宜静养。若曰针有补法，则既补其正，何必多此养息一层乎？颐按：针法无补，古人亦有言之者，但不能若此之透彻。

又针多兼灸，古今通理。唯赵君谓针有益而灸有害，且针灸并行尤为不妥，故善用针者皆不用灸，而赵君亦不蓄艾。颐谓针灸二字，并行久矣，而此君作此论可为独创，且正与王氏《外台秘要》用灸不用针之法，彼此相背。要之赵君确有真传，其说决非无见，而颐半生来所见针家信乎不灸者颇有功效，而用灸者有害无利，则赵君固深知此中微妙者。因记其论，以为世之用针者告焉。

（诸风之六十九页，前面先生按语，关于伯龙氏所谓脑气筋，即是神经主知觉运动，并非经脉、络脉之谓。所谓经络者，即是西学所谓发血管、回血管名称，并非筋骨之筋。所谓筋者，又是西学所谓韧带，维系骨骼之作用，诚确证也。窃闻神经痛苦要用麻醉法，死其神经而后施刀圭于血肉之间，则不知其苦楚矣。然则筋与神经、血管似为三物，若分而言之，神经只主其知觉，筋只主其运动，血管只主其血轮之流通可乎。）

13. 古今药剂权量不同考略（丙辰七月）

汉唐药剂分量甚重，本是古今权量不同，苟粗知其沿革者，类皆能言之，固不必读古书而色然骇惧多惊也。虽古今沿革因时变迁，必不能推究其密率之奚若，而其略固有可得而言者。盖度量权衡之制，皆古小而今大，唯尺寸则以古之十当今之八。或谓今木工所用之匠尺，尤为三古遗制。其说近是，则古今相去尚不甚远。而权之与量则皆以古之三，当今之一，历观载籍具有明征。尝考三代以迄汉魏，度量权衡犹未大异，至隋而始有大称小称之名（"称"即今之"秤"字，《广韵》"秤"俗"称"字）。小称即古之权衡，大称则当时即后世之通用者也。是其改革大约沿之于六朝，而成之于隋世。然其时习惯虽已沿用大称，而独于量药犹用古称，此则昔人已有明言之者（此说出于何书已不能记忆，姑存以候考）。所以隋唐之世方药，分量仍同古制，证之《千金方》其说已信，即如王氏《外台秘要》，虽已在唐之中叶，亦止有铢两而无钱数，是皆药剂仍古之明征。盖唐时开通元宝之钱虽已通行，俗尚已以十钱为两，而绝不羼杂于医药书中，此自唐以前用药权量固彼此皆同，而未有区别者也。（古以二十四铢为两，自唐高祖武德间铸开通元宝钱，积十钱之重，适得当时之一两，不比古时铢两进位数有畸零，为用较便，因以十钱为一两，而钱以下即借度法之分厘系之。此唐以后之衡法，本与古法绝不相谋，且此十钱为两之一两，乃大称之一两，非古称之一两。而唐人药剂既仍古称，所以不用大称之钱、分、厘计算。迨至五季宋金，则十钱为两习惯已久，遂以推及于药剂，于是医家著述亦以钱两计数，则沿用后世之大称，而古称及铢两之法悉度。此医药界中大称小称之判别，当以唐前唐后为一大枢纽矣。至于大称小称之比较，则孙氏《千金方》卷一明言"十黍为一铢，六铢为一分，四分为一两，十六两为一斤"。此神农之称也。（六铢为一分，非后人十分为一钱之分，此字同而义异者。）凡《伤寒》《金匮》《千金》《外台》诸方以几分为数者，皆此六铢之一分也。其音则陈修园谓读如份，不知其有所本否，尚容考之。）又言吴人以二两为一两，隋人以三两为一两，此孙氏言古三今一之明征也。宋·林亿等校正《伤寒论》亦言三两者，即今之一两。可见自唐迄宋皆无异辞，且孙氏尚在初唐，其时药剂固仍用古制，亲见大称小称之比例，则所言最为可信。

不谓自明以来，异说纷起，李氏《本草纲目·序例》引《名医别录·合药分剂》而注之，则曰：古之一两，今用一钱。景岳又谓：古之一两，当今六钱。吴人王朴庄又谓：古之一两，准今七分六厘。言人人殊，而所说又相差绝甚，试问后学将何所适从？此皆之各自为说者。以颐所见，尚有数家无不自以为考覈精当，而试以古书互为引证，大率皆不足以征，徒以臆说欺人，疑误后学，甚非轻浅。然此数家之言，不合于古而世亦无有信之者，本不必辨，徒多辞费。祇以王氏朴庄一说，吴人唐笠三《吴医汇讲》载之，浙人王孟英《潜斋五种》亦称之，近则陆九芝《世补斋》第三卷又极推重之，而吴兴莫枚士"研经言"又称为不刊之论。今上海神州医学报第二十六期刊行莫氏"研经言古方权量有定"一篇，并刊袁氏附志，均以王说为是，一似朴庄此言已有定论，悬之国门。不当增损一字者则上欺古者，下误后来。颐窃惑之，不可不辨。考权衡之较古三今一，不仅唐之孙思邈，宋之林亿等有是说也，《魏书·食货志·齐止襄》：今钱一文重五铢者，听入市用，计一百钱，重一斤四两，二十铢则古称也；《隋书·食货志·高祖》：既受用禅，更铸新钱，文曰五铢，而重如其文，每钱一千重四斤二两，若以古称二十四铢为两计之，则五千铢之积，当得二百八两八铢而乃止，曰四斤二两则铢是古称，而所谓斤两已用当时通

68

行之大称矣。

前清官撰《皇朝通考》亦云：古之称法至后世而加重。隋文帝铸五铢钱重如其文，而每钱一千重四斤二两，则古称三斤为隋一斤而少。又谓古之五铢当今之七分而弱。隋书亦言开皇以古称三斤为一斤。孔颖达《左传正义》亦曰：周隋称于古三而为一。杜佑《通典》亦云：六朝称三两当唐一两。凡此诸说，皆古三今一之确证。又考积古斋钟鼎，疑识汉陶陵鼎文，则曰重八斤一两。阮文达谓：今库平重五十三两七钱二。是又今之一两当古三两而不及，此虽密率不能符合，要之在古时亦必有时互为轻重，而大要必不离三与一之比较为近。是若论升斗之制，古今相去若何，言者甚少，颇难详考，唯冬官《考工记·栗氏》：为量鬴冻尺，方一尺，容六斗四升（注：积千寸疏算法，方一尺，冻尺六寸二分，容一石）。颐按周礼之书，虽非周初真本，然确出于西汉之世。以六斗四生之容量而积千寸，则古时一升之体积，为古尺十五立方寸有奇，而疏以方尺、深尺，六寸二分为容一石，则古时一升体积，为古尺十六方寸有奇。二说虽亦不同而相去尚不甚远，此古升合古尺之容积也。今则会典嘉量斛容积二千五百方寸，则一升之体积合工部营造尺二十五立方寸，更以古尺当今尺之八寸计之，则今尺一立方寸之体积，合古尺二立方寸而弱，今尺之二十五立方寸，合古尺四十九立方寸而弱，是古量今量又三与一之明证矣。

景岳谓：古之一升，当今三合三勺尚无不是。而王仆庄非之，乃为古之一升，准今六勺七抄，诚不知其何所见而云然。即《名医别录》所谓：古之药升，上方一寸，下方六分，其深八分者容积太少，似不近情。或者古时量药别有此制，而必非寻常所用之升斗。试以仲景方证之每剂用水三五七升者，亦必非此上方一寸，下方六分之药升，否则数两之药，仅用此浅浅之水浸渍不及，何以煮汁耶。或谓诚如是说，则古方药剂折合今之权量，犹为太重得力，有疑古方之不合今用者乎？即以仲景之麻桂二方言之，麻桂各用三两，准以古三今一，每剂犹得一两，即再以三服分之，而每服犹得三钱有奇。假令学者用一钱之说，而开方径用麻桂三五钱，得勿误人性命，则告之曰：古今人之体质容有不同。善学古人者，所贵能师古人之意，而不必拘泥于古人之陈迹，岂有斤斤较量于古今分量，而可自诩为直造古人堂奥者。

且即以药剂分量言之，亦唯吾江浙医家用药最轻，实以土薄水浅人体最为孱弱，是以药剂不胜重任。若在淮北兖济之间处方者已较然不同，凡开泄腠理之麻桂羌防柴葛诸物，亦有用至二钱、三钱而不嫌过度者；又见湘鄂赣豫之医不问表里，方药多以党参、甘草冠诸方首，意谓必得补中之大力者为之主持，而后发表攻里，功用较宏。此虽自为风气不容，执一而论，亦可见古今南北习尚本有不侔，苟其见证确凿，即麻桂姜附亦有时而不妨重用，正不必拘守于吾吴之习惯，而强执古人以从我也。唯吾侪自有师承于寻常病证，应用麻桂升柴诸品，即三五七分而已收实效，又何可墨守成方反滋流弊。若欲厚诬古人而谓吾曹师法，即是先圣心传，则古籍具存，岂容抹煞？要能信口雌黄，而谓天下后世竟无一人能考古证今，来相辨难者，不亦井蛙之见，轻量千古人才耶。欺人适以自欺，徒见其不知量而已。

又按：王氏之说已刊入《吴医汇讲》中，昔曾见之，今已不复记忆，似乎所持理由本不充足，殊不足道。不谓近贤反屡屡称之，误尽后学，而行箧中适无此书，不能据原文加以辨正，仅据平时所见，并为援引古书加以证据，则古三今一已是铁案。王说即不攻自破，姑俟异日更将亲讲原文详辨之。

14. 陈如深君类中治验（丙辰七月）

陈君服务于南翔同泰药肆，颐于六月二十九同饮于酒肆，固无恙也。七月一日午后徒觉左环跳牵掣作痛，疑为寒邪，就浴堂洗澡，思借热汤鼓荡以愈之。迨浴罢而膝胫、踝骨、足指无不强而痛，扶掖而归，一卧之后，并右手足无一不痛，遂不可动，本镇程鑑为处疏风通络一剂不愈。初三日余回嘉定，道出翔镇，拉余视之，则僵直仰卧毫不可动，仅左手肘腕二节尚能伸屈，而肩亦作痛矣。右手及左手足少一移动则痛如锥刺。其人年甫三十，骨干体魄本皆不弱，肉采亦膅而坚韧不浮，非肥人痰多气虚可比。诊其脉尚不洪大，但应指浊而不清，来去亦不明了，舌苔虽不厚而浊腻满布，虽神志不迷语言朗润，尚无痰壅大升见证，然言谈之间已觉舌音时作牵强，洄其颊车则亦微觉木强，右畔且已作痛。仅据其手足掣痛之症，见证颇似痛痹之，宜于温经宣络者。唯舌本之蹇、颊车之强，明是气火上冲激扰脑经，而神经为之用之证。以吾国医家之所谓内风类中，即西医之所谓血冲脑经病也。虽未浊痰上壅，而口腻舌浊，脉道不清，频唾浊沫，种种见象，痰涎内扰已见一斑，非用张伯龙潜镇涤痰大剂，以摄纳其上涌之气火，扫除其侵扰之痰涎，则脑经之刺激不已，即神经之恢复无期。径投羚羊角尖水磨五分，煅石决明一两，煅紫贝齿一两，龙齿一两，生牡蛎一两，煅磁石五钱，仙露半夏三钱，陈胆星三钱，天竺黄、白芍二钱，远志二钱，大府已三日未行，加煅礞石三钱，莱菔子三钱，竹沥一大杯，加生姜汁三滴为剂。盖此证虽未露肝阳见证，而自觉愤懑易怒，已显肝阳证据，咸寒沉降潜镇定逆队中，非得通灵柔肝之羚角为君，则介类沉重，诸味尚是朽骨顽石奏功，亦恐不捷。

若视此以为肢节经络之病，而仅与宣络活血，看似切近而实则隔膜，事将何济？其甚者或又误认寒湿而投温经燥烈之品，更无异抱薪救火助其燎原矣。初四日自嘉赴沪，又约复视，至则见其独坐床头，竟有举动自如态度，述昨剂一服，夜半即能起立，自取溺器小溲。今则左肩、右手及颊车强痛全蠲，起立坐卧均堪自主，唯两膝、环跳当觉牵强。而已似此大证而一剂十去其八九，洄是临证第一快事。脉仍不爽，舌亦不清，咯痰黄浊，口、脉未除，即以昨方去远志、贝齿，大便已软且爽，并去礞石、菔子，加石菖蒲根五钱，黄芩五钱，省头草五钱，嘱其连服。迨初九又诊，则已下楼纳谷，亦复行动如常，述手足均无不适，但不能任重掺劳而已。唯寐中乱梦纷纭，仍有时烦躁善怒而余无所苦，脉则仍不分明，口腻已减而舌色不清，知其浊痰当未泄化，且无形之柔火亦未安潜，仍以原方加玳瑁三钱，紫石英四钱，枣仁三钱，淮麦三钱，茯神三钱，首乌藤三钱，连翘三钱，竺黄三钱，以清心泄热，安神定志，仍用远志三钱以泄痰浊。至十四日又赴诊，则前方频服诸恙胥安，步履渐健。但停竹沥二日即觉咯痰不滑，口味又腻，骨节间又隐隐牵强，舌音又间作蹇涩，知此证有系以痰热不浅，梦寐渐安，烦躁不免而脉舌如故，则痰涎之未泄可知。仍守前方加龟版、鳖甲各一两。至十九日，颐又到翔则各证皆瘳，已在市厘服务矣。唯脉象仍不显豁，舌苔仍不化尽。

则此君本是湿痰用事，乃为减去介类之相近者数味，添以清热泄痰化湿，仍不犯一味甘腻滋阴，及补中补气之品，以杜痰湿恣扰，重订成方，嘱其多服，冀不复发。计其初病之时，风弛雨骤，石破天惊，固无所谓至危极险之候，而颐乃不用一味宣通经络之药，竟能如鼓应桴，不三五日而大效，殊非倖中。唯以普通医理言之，讵牡之收敛，殊非痰浊所宜，抑知沉降之捷，镇定之奇，自羚角通灵而外，即倚此类为言等等。况苟非伯龙氏有意教之，而真能悟澈其至理，颐亦胡敢漫然妄试以人命为儿戏。且此证此方，用药至二十余

70

味，介类重药各以两计，人多疑之，而竟以揸柱狂澜奠安骇浪，亦以见危疑震撼之交，非有此沉坠之大剂镇定而维系之，亦必无此奇效敢以质之。医界通人即谓此方此剂，竟为内风类中之正鹄似无不可，辟蹊径而履康庄，庶乎患是证者得一至当不易之成法，当亦研究学理者所许可也。

15. 又凌姓治验

同时有凌某者，向操整容业，闻余治陈证有效，七月初九日倩两人扶掖而来，步履艰楚，不能自主，语言蹇涩，唇口微渴，频唾白沫。诊其脉右不甚大而应指模糊，去来浑浊，左则细弱殊甚，亦不清楚，舌苔满浊白而不厚。述病已两阅月，初起陡觉左手足同时不用，既无痛楚亦不麻木，但觉一手一足如非己有，不知痛痒，不能运动。有人持而举之，亦能屈伸，循而抚之亦微有知觉，肌肉尚和柔，暑令汗出亦不偏阻，但体温则左不如右而已。此亦气血冲脑扰乱一部分之神经，使其乍病之初，即用潜阳、镇定、泄痰之法，则见证视陈君为轻，可以一剂而定。乃病延六旬，方药庞杂，初则不闻肥癥之宣通经络，必继则求治于所谓专门疯科者，蕲蛇蝎梢、羌独荆防柴葛诸物频进不已，致令初病长日，胃纳犹未减，舌音犹未蹇，痰浊犹未壅，唇口犹未喝。近则胃减其半，体瘗其半，而神志有时迷蒙，梦寐频多，扰攘合谷之木肉已削，舌本之声音时涩，心烦虑乱，口腻气秽涎浊，盘旋胸次闷塞，小溲赤涩，大府坚凝，诸证蜂起，而手足之不用如故，皆专门疯科之辛温燥烈，有以增病而速其危也。今虽知觉未尽泯半，体之运动未尽废行，且不旋踵而必日进于危途，特恐延之日久，气血已不流利，纵仍用潜阳化痰而不济于事。然张伯龙亦谓：虽经误药，苟有能治之如法，亦可渐次图功。颐即以此证探其是否获效，盖能安潜其气火，涤荡其痰涎，固仍不背于理而亦药之，不致贻误。因以石决一两，贝齿一两，龙骨一两，牡蛎一两，石菖蒲五钱，仙露半夏三钱，茯苓、神各二钱，白芍三钱，胆星三钱，竺黄三钱，远志肉三钱，磁石三钱，竹沥一杯，礞石滚痰丸三钱（包煎）为方，嘱其服三、四剂以观进退，尚不敢谓其必效也。

十四日又来诊，诸恙无甚变动，唯言语清楚，口不觉腻，唾沫大减，大府已爽，胃纳知味，左脉已起，察其扶掖之态亦已渐觉轻便，乃去滚痰丸，加羌独各一两，怀牛膝二钱。比十九日颐又在翔，则仅一人扶持而至，述胃纳已复，口腻全无，痰沫不吐，神色亦大振，足已少可以自主，但尚觉无力及手不能举而已，舌苔中心浊腻颇厚而罩黄色，尚不干燥，尖边已化清，质红而润。仍以原方加川连三分，黄芩五钱，玄参三钱，似较之初诊时亦已步有进境。此时虽尚未竟全功，然必其大有希望，姑记之以观其后果，能渐入佳境而收全绩，俟异日更详之。丙辰七月廿山雷记。

丁巳四月二日，吾师阆先生忽然神志模糊，坐立不宁，畏热烦躁，语言无序，急进大剂咸寒潜降介类，并少少化痰镇逆，一服神志大清，诸恙如失。

沪北均益里甬人胡氏老妪，年逾古稀体肥硕。乙卯冬月夜起更衣，猝然昏瞀无知，不言不动。颐明早诊之，脉右浊大左弦劲搏指，痰声鼾睡，即以羚角、龙、牡、石决、胆星、竺黄、毛橘红、石菖蒲、竹沥、磁石、寒水石等大剂与之，一啜而痰声息，即得安睡三小时，醒则言语朗润，神识清明，但觉手足有瘫痪不仁之象。复诊右脉清晰，左亦较和，前方加盐当归身四钱，羌独各四钱，再啜而起。初以两方出入，加减调理而安。

聂长昭，前经西医麻醉，以致静坐凝思，有时脑力昏乱，囟门似有气火上冲，必须临风散步，乃觉气爽神清，始得安定，否则中心懊憹，莫名其状。按西医麻醉，大率告哥罗方以脱之类，气味辛烈，能使脑神经骤失知觉，其厉何如此，是当时用之太过，神经受此激刺，悠久未复，草木功用亦恐不易安脑，而毒药激刺之性经久，犹可以感动脑力，贻害不可谓不深。草木根叶甚少安脑之力，麻醉药之所以能激动者，无非吸引之力。议用介类潜降镇摄之法以安奠之，使气火不升，庶几神经可不致无端，或亦无以旺，而合之味厚重用者，收摄其气火之上浮，而以厚重之味吸引者之理乎。但病已有时，药无速效，试不时频服之，以验其有无效力何如？真珠母、生牡蛎、轻木神、青龙齿、紫贝齿、大元地。

顾云州乃郎，病症向称痰病，然实是脑神经病，气火外浮，挟其痰浊上升，攻脑神经不用而昏扑涎流。西医谓中风，是血冲脑，此其例也。此症自幼多惊，面色流露大府燥结，脉流到左升即余，右降不及，多年夙病，脑力已伤。本无留疟之理，只恐频发则剧，为祸不测，议张伯龙法，无于理者之理也。真珠母、礞石、竹叶、明矾、苁蓉、潞参、磁石、毛红、远志、连子心、枣仁、李仁、生草、龙齿、菖蒲、铅丹、半夏、茯神、麻仁。加玉枢丹二钱，控涎丹一两，六神曲和丸，辰砂为衣。

药能对病，去病甚速。此虽泛辞，然于此道稍有把握者，当能知之。而俗医软笔乱写，吾不知其下笔时作何等观念，其亦思服药后有何等效果否耶？今之医生多犯此弊，故发愤言之，非谩语也。愚谓药不中病，浅言之不过病不去耳，然亦知不退则进，明日更深一层，即用药难一层，是病之深非昨日之病造成之耶。如遇病势急进者，即误延一日，虽有驷马亦不能及，则即一贴不中病之药杀之矣。然此但为不中病言之，而为祸已如此，若误治之药又将何如，学医者可不惧哉！然更有一层，初病未重，用药对证，可望有功，而病家服药止一、二匙，则药力亦不中病，至明日而病进矣。如是三日遂至不救。颐近日曾亲尝之，可为长叹。

（朱定华　邵志锋　杜晓明）

疡科医案评议　卷一

绪　言

疡医治案，古无专书，散见于宋金元明诸家医籍者，大都言之不详，不甚可据。盖疡医自有一层特殊功用，试非专于内科者，所能体会。而各家著述，似皆不足语此，宜其模模糊糊，多浮泛而少切要。丹溪书中，治疡之案不少，而尚未能到此境界，则余子碌碌，尚复何言。江氏类案，魏氏续案，采集最富，用力最勤，独于是科，亦觉其凌乱无序，则篁南玉璜，亦未尝于此中自有经验，所以不能精切有味。光绪辛卯，常州余氏听鸿，始有外证医案编四卷刊行，所录以青浦陈学三之案为主，而旁及于叶氏之临症指南，吴金寿之三家医案。颐读陈氏案，理精法密，确是此科之折松老手。非叶案之肤浮者，所能望见项背。而三家医案，则吴氏所伪撰，虽名曰三家，而持论用药，如出一手，作伪之迹，鉴鉴可据。陆九芝谓薛之兴叶，学识大别，岂肯摹仿叶派，作应声之虫。又谓缪氏及吾之所自出，（此九芝自谓，盖缪宜亭之母，即陆氏也，）不闻其有此一书，其说正有可信。则余氏所辑刻者，虽曰汇编，而实止陈案为可观，此外异不足言附庸二字。颐辑古今医案，属稿屡矣，唯疡科犹未之及。今校中同学，为实地练习计，谓有病未诊，而此中病理，尚未了了，则虽实习，而不能悟其作用，暗中摸索，何所取证？因草成疡科纲要一编，示以涯略，于脉因证治四者，亦已挈领提纲，粗具规范，而一症自有一症之源委，则纲要二卷，尚能不详析辨明。乃即以余氏汇编为蓝本，撷其佳案，申以平议，而并集古近诸书之专属治疡者，随症附入，合为一书，仍以平议为名。虽止就古人陈迹，敷衍一过，然几微疑似之间，言之不惮其烦，未必非愚者之一得，是亦治疡家所不可不知者。果能于此二种中，细心探索，引而申之，触类而长之，于外科一家，思过半矣。壬戌初夏山雷氏识于浙兰之中医专校。

脑 疽

常熟俞：脑疽督脉所主，现象坚硬，而不红活，恐毒流于下，延至棘手，姑宜温经托毒，以参消息。

鹿角霜　角针　以芎土贝　地丁草　银花　生黄芪　赤马　甘草节

（平议）以青浦陈学三之治案也，余听鸿汇编例言，谓有地名者，皆陈氏方案，兹仍其例。后凡每案病人姓上有地名者准此，其余各家，则皆载书名以存其真。项后初起一粒，或头白为秝，或竟不白，而即颈项牵强，板滞不灵者，两耳之后，皆是脑疽。论其部位，正中固属督脉，而两旁则是太阳。昔人虽谓督脉上行，故发于正中者，脉气自下而上，易于透发，其证较轻；太阳下行，故发于两旁者，脉气自上而是下，易于内陷，其症较险。然以颐廿年阅症言之，来势有险夷，症情有大小，则孰轻孰重，自有分别。而不能以正与不正，呆执部位，逐加论断。按语恐其毒沉于下，本是脑疽背疽一定之理，然系之于督脉所主一句，则于脉经循行，绝不符合。笔下失检，却是语病。坚硬亦是此症必然之局，故宜温里。唯其所以宜于温里者，亦不在不红活三字上。凡是脑疽背疽，颇有外皮红活之症，然内必坚硬，肩背必牵强不灵，亦无不宜于温理托毒，实是此症之唯一秘诀。所能肿聚脓成，根围不散，方用鹿角川芎，温经升兴举，最是以症正宗；皂角针透发迅利，亦唯此症最宜。但既曰温经，则桂枝温经而和荣卫，且轻杨上行，通太阳而透达肤腠。此症脓未聚时，实为必不可少之品。而地丁银花土贝，皆是苦寒，岂不与温理二字，自相矛盾？宜以银花易红花。若曰化痰软坚，宜用半夏，又活血宣络。当归川断，不可缺也。

太仓未：脑疽根坚平塌，药饵化毒兼提。

生首乌　紫草茸　羌活　泽泻　生黄芪　白茄帝　鲜笋尖　川芎　陈皮

（平议）生首乌茄帝治对口，本于黄履素折肱漫录，盖单方之类，不可认作秘诀。茄帝盖取蒂是在上之意，与甚妙谛。而首乌味濇，生者尤甚。此症宜疏达不宜收濇，正是悖谬。羌活川芎，温通宣络，上升清阳，是此症要药。紫草苦寒凉血，实非所宜。虽曰茸茸细尖，可以上达，治痘疮者，用以提浆。似能助血络之宣通，然唯血热者可用。以治脑背二疽，理法究属不合。泽泻利水泄热，此案既曰平塌，胡可再泻？其皮笋尖作提脓用，心思颇巧，是力求新颖一派。对于此症，尚是恰好，然不过弄巧而已，非必需之正将也。

浏河施：平素悒郁，阴分久虚，脑疽陡发，脉细不扬，症属阳陷阴证，加以年高胃弱，若欲消散，须延数月。

制附子　嫩黄芪　生首乌　甘草　远志炭　炙姜蚕　石决明　鲜笋尖

（平议）温补固是治脑背疽之一法。古谓黄芪治疡，本非凡是外疡通用之药，唯此症苟属气虚有素，尚是恰好。然初起止宜温经宣络，不宜峻补。盖唯温通而后气化血行，峻补反有助纣为虐之弊。此案既曰年高胃弱，则先宜养胃醒脾，而遂投黄芪甘草，太嫌呆笨，胃弱者必非所宜；而反不用陈皮香砂半夏香附等药，助其流动，殊未尽善。且脉细不扬，尤宜温通气血。则唯桂枝鹿角炮姜之类，流动而升清气，尤是此症要药。如果实有中寒确证，乃宜厚桂干姜。或犹嫌姜桂不及，始可加附子以为后援。药力层次，俱有分寸，不容信手拈来，随笔挥洒。是案独用附子，守则有余，行则不足，必不能活泼桴应。石决明有降无升，岂此病所可妄用？姜蚕疏风，远志活血，貌似新奇，而理法俱合。此公心思隽异，独到处自不可及，非庸俗笔墨守陈言者可比。考远志味辛微温，流动不滞，而含有升散意味，以治是症，化坚通络，最合分量。近人本草，谓其通心气，而开心窍者，正是心为血之囊钥。远志能助其宣通耳。本草经主痈疽，确是流通散肿主药。而古今疡医家皆未之知，陈氏独能用此，洵非俗手。而用之于脑疽背疽，最是温升之病，尤其针锋相对，是为五雀六燕，铢两悉称。唯行动之药，亦可生用，烧炭则失其真矣。

复方：根盘虽缩，脓腐未除，四围红晕，仍恐毒邪复陷。

生黄芪　党参　杞子　陈皮　甘草　银花　炙黄芪　于术　角针　荷杆

（平议）此症凡根束脓流而恶腐不脱者，是气血衰弱之候。法宜温补，轻者桂枝黄芪，重则理中加味。是案是方，正在此候，而反不用温药者，皮有四围红晕一层也。是则前方附子之故，守而不走，颇似温中太过之咎。若用桂枝，必无此弊。此所能屏除温法，而急以银花甘草清解之。然此时腐肉未脱，即是肿犹未畅，清凉非所宜，仍须温托。桂枝羌活川芎，皆不可少。生芪炙芪并用，殊觉无谓，余听鸿注，则曰生炙并用，大有意味，颐正不知其味何在？

三诊：毒去新生，纳谷稍健，生机有庆矣。

人参　制首乌　银花　云苓　金石斛　杞子　炙黄芪　甘草

（平议）前方补托，而纳谷始健，腐去新生，是补药之效。可知此症虽是老人中虚气馁之病，前方既效，则此方更进一层，亦是一定步骤。但以本方言之：药味太呆，且无气分之药，殊未尽善。凡治溃疡，果是虚症，初下手时，亦止宜养胃醒脾，蛮补必不灵活。若余毒未清，且有死灰复燃之害，此是治疡者不可不知之秘。此案不可即以为无上妙法，此方首乌，尚属近情，非前几条可一例等视。

茜墩赵：脑疽五六日，高肿脓泄，甚为佳兆。肥人多湿，湿多痰盛而气虚，肿色白滞不荣，皆由气衰，最防毒陷，姑拟提托，冀其肿稠纳增，便为松候。

斗夏曲　甘草节　远志炭　生芪　姜蚕　生首乌　川贝母　皂角针　云苓　笋尖

（平议）脑疽坚硬，多是痰凝。半夏广皮，本是要药，正不在乎其人之体肥多痰也。川贝淡泊无用，不如象贝有力，但此症嫌其苦寒，亦不相宜。脓色黯滞无华，确是虚象，法宜参术补中。而是案不用，且曰多湿痰成，必是舌苔浊腻，胃纳不爽，故不敢用。然脑背疽最多白腻之舌，果有虚症，不可不补。如用参芪而合以香砂二陈，必无中满闷塞之弊。

周庄钱：脑疽平塌色黯，高年气血两亏，以致不能焮突高肿，蕴毒深厚，虽以此腐成脓，拟托化以转败为功。

生黄芪　生首乌　远志炭　甘草　红花　川贝母　白叩壳　皂角针　吉更　笋尖

（平议）平塌色黯，提托是也。然不用桂枝川芎羌活鹿角，而反投首乌贝母，选药殊未纯粹。

复方：大势已松，疮头起发，腐脱，脉大有力，大有转机，仍以提托治之。

制首乌　远志　甘草　党参　皂角针　生黄芪　茯苓　砂仁

74

（平议）疮起腐脱，仍用参芪，以高年故耳。然腐已脱矣，皂角，所必再投，此必恶肉虽脱而未净，余肿尚在，故仍用之。案中脉大二字可味。盖正固虚而非尚盛也。

三诊：寝食得安，脉象和协，新肌溢然，其痊可待矣。

水炙黄芪　制首乌　茯苓　谷芽　水炙甘草　川石斛　党参　建莲

（平议）此大症肿毒已净，健脾和胃，补养之正方，必胃纳已甦者为宜。按语第一句，不可忽略读过。

青浦孙：脑疽寒势胸闷，痛引腮项，红活高肿，症属顺候，宜宽胸化毒。余听鸿曰：以疡症又挟表邪。

半夏糖　陈皮　藿梗　厚朴　扁豆叶　白叩壳　枳壳　桔梗　银花

（平议）以脑疽而无兼时邪湿热者，方是全从胸闷着想，非脑疽之症治。其寒热确有表邪，何不用羌活防风？一举两得。唯扁豆叶银花叶清泄，岂独脑疽所不宜？即寒热胸闷，亦当避之。陈氏方药，何以瑜不掩瑕如此？

卢墟李：脑疽偏发，是膀胱湿热上蒸。（余听鸿曰以太阳经脉言之，）所以掀肿知痛，皮色红活，可期易溃易敛，议与清解之剂。

羌活　陈皮　土贝母　远志炭　荷杆　防风　桔梗　白叩壳　生甘草　笋尖

（平议）脑疽轻症，高肿红活知痛者不少，然舌必有腻苔，尖边亦必不红，不可认作阳症。按语膀胱湿热，不可为训。观其立案，虽曰议与清解，而方中羌防远志，仍是温煦之法，则症情可想而知。下条且曰天气酷暑，而所谓清解之方，尚且如是；可知湿热二字，必非正鹄。然则世俗之以清凉治脑背疽者，岂非杀人利刀？

接服方：老年重症，天气酷暑，客旅起居不便，归家调撮，自易向安，始议接服方。

生黄芪　土贝　皂角　白叩壳　六一散　忍冬花　厚朴　姜蚕　半夏糖　扁豆叶

（平议）脑疽背疽，宜温不宜清，并不以时令冬夏而有异治。颐二十年所见，无不如此。是案土贝银花扁豆叶，皆是禁药，陈氏拘于盛夏，而定此方，亦恐归家调撮，未必即安。

太仓陈：脑疽愈后，项忽起红晕，兼发水泡，此系毒未尽泄，法议清凉解毒治之。

生犀尖　西洋参　生甘草　远志炭　丹皮　天花粉　川石斛　鲜银花　鲜荷叶

（平议）此脑疽愈后，又发湿火之症，故用药如此，非脑疽之正治法，读者不可误认。或者以前服温药太过所致，既有水泡，则湿热甚盛，方中须加理湿之品。

某：颈项疼痛，腐烂高突，四围皆发细瘰。系积热上乘，太阳湿热，阳明湿痰，互结化火，姑拟清化上焦积热，方缺。

（平议）此余氏汇编所录叶案，及吴子音之伪三家医案也。凡病人止有一某姓，或止一某字皆是，后仿此。此案仅言颈项腐烂高突，且有细瘰，是湿热上凌。按语所谓太阳阳明火症，自当清化。方虽未见，其意可知。此是时毒发颐游风之类，实非脑疽。余听鸿以颈项二字，遂附于此，兹为申言而明辨之。欲读者识得此中同异，庶无五谷不分之谬。盖脑疽虽亦有红肿掀热之症，然脉必弦紧，舌必白腻，止宜温化，最忌寒凉，此二条必不可混用。

《卫生宝鉴》陈录判母：年七十余，冬至后，脑出疽，形可瓯面大，疡医以针出其脓，因怒，疮内陷，凹一韭叶许。面色青黄不泽，四脚逆冷，汁出身渍，时复呕吐，脉极沉细而迟。盖缘衰老之年，严寒之时，病中苦楚，饮食淡薄，已除肥浓之气，独存瘦粹之形，加之暴怒，精神愈损，故此有寒变也。病与时同，速制五香汤一剂，加丁香香附各五钱，剂尽，疡复大发，随症调治而愈。内经曰：凡治病必察其下，谓察时下之宜亦也。诸痛疮疡，皆属心火，言其常也。如疮盛形羸，邪高痛下始热终寒，此反常也。固尝察时下宜而权治，故曰：经者常也，法也，用也，医者意也，随所宜而治之，可收十全之功矣。

（平议）此案江氏类案亦收之，在脑顶疽门东垣一条之次，似亦李氏治案，然出于卫生宝鉴，则罗谦甫手笔也。疮已陷下顶凹，面色清黄，肢冷汗出，身清，脉又极沉细且迟，有阴无阳，已臻极步。法当温补，谁人不知？正不在乎衰老之年，严寒之令，而乃如此铺张，笔墨已属可鄙。且五香汤尚是疡家套药，仅加丁香附子，亦未必为切当之药。须知脑后生疽，宜温之症本多，必不能拘守隋唐丹石发之治法，且外疡阴寒之病，亦所恒有。又安得执定素问诸痛痒疮，皆属于火一说？内经所谓治病必察其下，本是不甚可解，而乃以时下为之附会，何其可笑乃尔。又疮盛形羸，邪高痛下，始热终寒等说，俱属颟顸，不值一笑。考罗氏医理，尚能了了，但此公文字，本属浅率，亦不足责也。

江氏类案：丹溪治一妇，年将七十，形实，性急而好酒，脑生疽；十五日，脉强，紧急且濇，用大黄酒煨细切酒，拌炒为末，又酒拌人参炒入姜煎汤，调末一钱服，又两时再服，得睡而上半身汗，睡觉病已失，此内托之法也。

（平议）此案江本两见，字句小有不同，兹合参录之。脑疽而脉紧且濇，正是气血凝沸，络脉闭塞之症。虽言之不详，然即此一端，具当温经宣络，行气活血，可无疑义。独用大黄，已是怪不可议，而又辅之以人参，则究竟是补是攻？那得有此浑沌治法，且可谓有是内托，虽执途人而询之，当必有不以为然者，而谓丹溪能为之，殊令人百思而不知其故。金元医案，固多模糊，而于疡科，更觉浮泛，然亦不应离奇怪论，一至于此。此必得秦政复起，一律摧烧而廓青之，免得讹以传讹，徒乱人意，则此道其庶有豸乎。

又：一人患脑疽面目肿闭，头焮如斗，此膀胱湿热所致，以黄连消毒散二剂，次以槐花酒二碗，顿退。以指按下，肿即复起，此肿成也。于头额眉颊，各刺一孔，脓并涌出，口目始开，更以托里药加金银花连召，三十剂全愈。

（平议）此大头疫之类，是热毒壅闭之症，故以槐花酒活血宣络，以寒凉退热解毒，确为正治。乃开口即曰脑疽，不辨菽麦，竟至于此，医学黑暗极矣。脑疽发于脑后，那有面目肿闭，头大如斗者；且安有颈额肩颊，溃脓一气者？苟于是科稍有阅历经验，当亦能明辨其是非。其溃脓之后，口目始开，肿势稍杀，（去声灭也）于法仍须清解，以化余毒，而乃谓用托里药，岂嫌其稍灭而必使之复肿耶。自谓可以全愈，则不知其所谓托里者，又是何等药物耶？案中以指按下，肿即复起八字，作者意中，以为此是识得肿成之法，不知肿势至此，脓已盈盆，内攻极巨矣。苟能针之于早，症且不致如此之大，脓亦不致如此之多。

薛立斋案：一男子脑疽脓将成，微痛兼渴，尺脉大而无力，此阴虚火动之症。彼谓心经热毒，自服清凉降火药，愈炽复求治；乃以四物汤加知柏五味麦冬黄芪，及加减八味丸，渴止疮溃，更以托里药兼前丸而愈。

（平议）果是脑疽，必无可用清凉之药。虽曰形亦或高肿焮热，脉亦或弦劲搏指，而无不恶风，不恶寒，舌白且腻者。故舍温经升阳外，无他治法。向来认为热症而尚清解者，苟非六朝唐人，金丹毒发之脑背疽，当无不疮陷呕恶，神昏危殆之理。此案自服清凉降火固谬，即薛谓阴虚火动，而投地苟知柏，亦无一非杀人利器；但取其加减八味之桂，及四物之归芎，为合法耳。托里者，即温养补托之意，疡科中唯此症最宜此法。然亦不可与六味中之丹皮泽泻，浑在一气。此则断非立斋之所知者矣。

76

又：一人患脑疽，发热口渴，医用苦寒药，脓水益多，发热益甚，面目赤色，唇舌燥烈，小便淋痛，昼夜不寐，死在反掌，请薛治之。乃以加减八味丸料，加参芪归术麦冬甘草，煎服之，熟睡半日，觉来诸症悉退，不数剂而疮愈。

（平议）脑疽最忌无脓，黝黯干腐，多为败症。一见稠脓，即是更生征兆，故必以温托为第一要义。误投清解，变幻随之。虽有发热焮赤，亦不宜集入清凉一味。是案误用苦寒，而曰脓水益多，此不秽浊败浆，决非鲜明之脓，可以一例论者。而乃混称脓水，见理不明，已可概见。其热甚面赤，唇舌皆燥者，正其阴寒内结，戴阳格阳之恶候，故可用加减八味，然丹皮泽泻，必非对症之药，薛氏贯伎，终不脱颟顸恶习。

汪太常太夫人：年逾八十，脑疽已溃，发背继生，头如粟许，脉大无力，此膀胱经湿热所致。夫脉无力，乃血气衰也。遂以托里消毒药数服稍可，更加参芪之剂，虽起而作渴，以气血虚甚，以人参黄芪各一两，当归熟地各五分，麦冬五味各一钱，数服渴止而不溃，以前药加肉桂十余剂。脓成针之，瘀肉渐腐，徐徐取去，而脓犹清不敛，投以大剂十全大补汤。加白敛贝母远志三十余剂，脓稠而愈。凡患者气质素实，或有痰，不服补剂，不知脓血出多，气血并虚，岂不宜补。尝治疮阴用参芪大补之剂，阳用败毒之方与服之，服不中淌，疮亦有效，虚甚者尚加姜桂及附子也。

（平议）脉大无力，谓为高年血气之衰，似矣。既宜托里，何谓消毒？消毒者，乃清凉攻伐之谓，何能与托里二字，并为一谈。其后重用参芪，以治此人此症，未为不对。但归地仅止五分，又是何说？或谓分享当是钱字之讹，然证以麦味皆止一钱，则分字又似不误，方仅六物，而分量如是县绝。古今药方中，有此配合法否？那不令人笑倒，其后又加肉桂，则本为是症应有之义。然立齐于此，祇算他暗中摸索，偶尔幸中，未必果有见解。能选此药，迫腐肉去而仍脓清不敛，则老人血气俱衰，诚非温补不能效者。大剂十全，最是恰好。然何又褢以苦寒清泄之白敛贝母，自矛自盾。直不知温凉寒热四字，是何作用？远志温通，而能化痰软坚，确是脑背疽妙药，不识此公何以有此识力？盖仍是偶然之巧合耳。末后数行，说脓血之出多者之宜补，尚属近情。至阴用阳用云云，文字陋劣，令人作恶。又谓虚甚加姜桂附子，则温即是补，尤其一窍不通。殊不知疡家善后，祇有此症，可用温补二字，其他各症之利于温补收功者，究竟十不一过也。

又：锦衣叶夫人患脑疽，口干舌燥，内服清热，外敷寒凉，色暗不焮，胸中气噎，症属阳气虚寒。彼疑素有痰火，不受温补，薛以参芪各五钱，姜桂各二钱，一剂顿然肿溃，又用大补药而愈。

（平议）此症误用清凉，外敷内服，以致色暗气噎，毒已内陷，大是可危。非温升提托，不能挽救。仅用参芪姜桂，尚是呆板不灵，然大旨总算对症，故能复杯得效。薛止知阳气虚寒，终在五里雾中，此案在立斋书中，真是理法俱合，百不得一之佳作。然此公何能说出其所以然之故耶。

又：一男子脑疽：其头数多，痛不可忍，先服黄连消毒散，不应：更以忍冬酒服之，即酣睡，觉而热去六七，再剂而消。又一男子所患尤甚，亦令服之，肿痛顿退，但不能平。加以黄芪当归，瓜蒌白芷，甘草节，桔梗，数剂而愈。

（平议）脑疽而头数多，是白腐点点，如粒如米，嵌空而脓不能多者，此症乍腐时，恒有是象。此岂可亡投苦寒，以速其毙者。黄连消毒，于法当坏，仅仅不应，尚是幸事。其更用忍冬酒而势减者，酒是温升，故可有效。然忍冬仍是凉解，必非此症当用之药，学者切弗效颦。观上文诸条，似立斋治此症，亦知温托二字。然温托之中，断不能集以攻破

77

凉降一味，颐临症二十余年，所见皆然。于温凉升降攻补界限，守之极严。万无奇墙互用，而可以侥幸成功之理。薛氏前案，十补姜桂，皆是此病必须之药。何以于此可用黄连消毒？始知此公本无确切见解，亦无经验功夫。则上文参芪姜桂诸方，确是偶然幸中，非颐之好为苟论也。寿颐案无论何病，莫不各自有寒热实之别，必不能执一病名，而谓此症皆热，此症皆寒，则必不能谓某病必用清解，某病必用温补，内症尽然，即外症亦何莫不然。独疡科中之脑背二疽，部位虽异，而形色情状，始传未传，无不彼此如一。颐所见者，可以百计，而从未有一热症，当用清凉之药者。故每见古人治法，往往不以为然，独于立斋书中，始得温补数条，空谷足音，殊不易迈。始知古来固恒有此合符之成法，独惜其犹未纯粹，不得不备论之。以为后学释疑解惑，为天下后世计。非敢妄计为人之过，以眩一己之长。盖此症因有特殊之情性，非其他各症之可以一例论也。亦非寿颐之敢于嘤就成见，不知变通。世有好学之士，请于临症时细细体验之，当不以寿颐之言为妄。

又：举人潘光甫：年四十，患脑疽焮肿，诊其脉沉静，谓阳症阴脉断不起，已而果然。盖疮疡之症，虽属心火，尤当分表里虚实，果元气充实，内有实火者，寒剂或可奏效；若寒凉过度，使胃寒脾弱，阳变阴，或结而不溃，溃而不敛，阴阳乖戾，水火交争，死无日矣。

（平议）脑疽焮肿，而脉反沉静，此毒已内陷。即外形亦将平塌，而不知痛痒，此症犹曰焮肿，苟得归芎羌活，桂枝鹿角，远志川断等药，为之升阳宣络，未必不可转败为功。薛谓阳症阴脉，已是大误。此症虽焮高红活，亦必不可误认属阳。立斋到底不识是病，又谓疮疡属火云云，虽言之亦尚近似，然凡百疡患，虚寒症已是不少，况脑背疽之从无实热者，而可混同立论乎。

又：一男子患脑疽：肿高作痛，肿处敷药，痛虽止，而色变暗。肿外作痛，仍敷之，肉色亦暗，喉肉不痛不肿，此为凉药所误。及尽颈敷之，其颈皆溃而死。

（平议）脑背疽似肿高知痛为吉，知痛则毒聚不散，脓易泄而腐易脱。误投寒剂，则顽木不痛，即是败证。此案以敷药而痛止色暗，必是寒凉遏抑，以致内陷。宜乎敷药愈多，而顽木愈甚，不死不止。此误以止痛为佳，而不自知已入危途也。

附录山雷治案：丙辰夏午下旬，天气酷暑，吾嘉老儒朱义士，年逾古稀，患脑疽，乍起甫四五天，形势已巨。时渠依其女夫寓沪上，先有某人敷以凉药，肿胀愈甚。余君伯陶嘱延颐诊，（余亦同县人，时任上海神州医药会长，朱君其母舅也，）迨往视，则旁至两耳，上入发际，下及大椎，纵三寸余，横五六寸，漫肿无根，皮肉黑暗，皆隐隐欲腐。中间一道，横约四寸，纵六寸许，粟粒白点，簇簇十余处，而坚硬顽木，几不知痛，平塌不高，毒尚未聚，脓尚未成，其势甚张，而如此年龄，情殊可畏。所幸身不发热，脉犹有神，舌则淡白薄腻，人则畏风而不畏寒。余诊脉时，汗流浃背，病者则犹令闭塞窗牖，可知酷暑炎天，而症本虚寒，了无疑义。是必温补升阳，苟得相应，方有希冀。即授党参、黄芪、桂枝、鹿角、羌活、香附、半夏、归断、远志、川芎、香砂等味；外则漫肿坚硬者，敷以自制之温煦末药（药方在拙编疡科纲要中，名温煦丹）；其间粟点欲腐处，掺以天仙子，合少许三仙丹（天仙子乃粤东药肆中物，非本草中所有，研细为末，提脓妙品）。两日后脓毒稍聚，胃纳尚安，而畏风不撤，脉舌如故。乃以别直二钱易党参，毛鹿角一钱易寻常鹿角，更加附子炮姜各七八分，外用前药同治。五六日后，脓聚腐化，计溃烂者，不过中间一道，而上下四旁之黑暗顽木坚肿者，蜕去浮皮一层，中已新肉莹然，红活鲜嫩，其入发际处，并发根蜕去，牛山濯濯，宛然柔嫩肌肤。乃一路温补，不及两旬全

78

愈。此症幸未手术经误药，乃得随手桴应，且极迅速，几若出于意料之外。然亦唯脉症皆符，苟未温补，孰不败事。而病家亦谓老年绝症，理应不起，断不归咎于用药之末当，又谁知重症固未尝无可生之理耶。寿颐前后所治是症，亦已不可枚举，唯温经宣络者多。若此案之大温大补，亦不恒有。则高年气血本虚，非此不可，固有当与彼年富有力强者，作一例观也。

又：吾嘉赵氏子杏生：年甫三十，体质壮健，寿颐家之左邻也，丁巳季冬，患脑疽，形势不巨，坚肿处径仅逾寸，先经某老医授以理中加芪之剂，脓已透，毒已聚。适颐回里视之，腐肉虽未脱，而四围根脚分明，最为此症佳象，可决其必无变爻。唯畏风尤甚，脉小而舌淡白，前手处方甚是。为加归断羌活川芎桂枝鹿角二陈香砂数味，越三四日，腐脱新生，余肿全化，以为收口在指顾间矣。但畏风未罢，乃去羌芎，嘱其连服，至不畏风，即可停药。时近岁除，连服四五剂，已新肌涨满，不痛不痒，宛如无事，但未生皮收口遂不服药。迨二月初，颐又回，则新肉已平，而无皮者尚有径寸，余无所苦。唯仍见风凛寒，脉舌如故，是年天气，并不祁寒，而壮年得此，自始至终全露虚寒脉症，亦可见是症之天然情性。仍以原方再加附片一钱，连服十余剂而收口矣。

魏氏续类案引叶梦得避暑录：士大夫服丹砂死者，前此固不一，余所目击林彦振，平日充实，饮啖兼人，居吴下，每以强自夸。有医周公辅，言得送道方，炼丹砂祕术，可延年无后害。道方拱州良医也，彦振信之，服三年，疽发于脑。始见发际如粟，越两日，项颔与背略平，十日死。方谈及时，医使人以帛渍所积脓血濯之水中，澄其中略有丹砂，盖积中与毒俱出也。谢任伯平日闻人畜伏火丹砂，不问其方，必求服。唯恐不尽，去岁亦发脑疽。有人与之语，见其疾将作，俄顷觉形神顿异，而任伯犹未之觉。既觉如风雨，经夕死。十年间，亲见此二人，可以为戒矣。

（平议）以古人所谓丹石发也，六朝唐宋数百年间，杀人不知几许。所谓丹砂者，其实不止丹砂一物，盖集诸大热药石，而更以炉火久久养之，其毒不可胜言，所以发为脑疽背疽，必以大剂清凉解毒为治。古人笔记，书不胜书，玉瓒类案集为一类，亦已可观，姑录一条以概其余。

洄溪医案：沈自求丧子忧愁郁结，疽发于项，调治无效。项三倍，疮口环颈长尺余，阔三寸，唯近咽喉处二寸未连，而枕骨直下之筋未断，血流不止。余辞不治，坚恳不已，先进护心丸二粒，令毒不内攻，又付止血散止其血，外用围药厚涂，束其根，更以珠黄等药，时时敷疮口上，其膏药长一尺三寸，再以黄芪四两，煎汤服之，势定而饮食稍进，数日血止脓成，肌与腐肉，方有界限。疮口太大，皮肉不能合，以生肌等药，并参末厚涂而封之，月余口乃合。病家欲备人参斤许以待用，余曰无用也。诸痛痒疮，皆属于火。脓流肉腐，皆伤于阴。凡属外症，总以清火养阴为主，而加开胃健脾之药，人参止用钱许，数剂即止，以从古一定之法。其用温补，乃后世讹传之术，无不因受其害。余凡治大症，无不神效，时人多不之信也。

（平议）脑疽大症，两横开阔，至六七寸者，固多有之。竟谓疮口尺余，膏药长一尺三寸，已觉言之过甚。有血无脓，毒势散漫不聚，诚是极恶之症。纵有回天手段，全在煎剂合宜。而曰护心丸二粒，可以毒不内攻。则此二粒之丸，真是仙丹？又何所谓止血散及围药者，果是何物，观此公议论，颇似确有绝妙神方，不同流俗者，然始终不详一方。颐终疑是大言欺人，何敢谬信。疮口敷药，只云珠黄等，又生肌药有参末，则以人参作外治药，价诚贵矣。试问古今有此药理否？且煎剂只说黄芪四两，又不说煎方，一路遮遮掩

79

掩，祇有珠黄人参，纯是江湖术士口气，太觉可鄙。又谓疮口大而不能合，则以生肌药并参末厚涂而封之，月余而口乃合。是月余之中，竟不可开其封，不另换药，溃疡大症，宁有是理？则信笔写来，而竟不知天地为何物矣？此老夸诞，其谬已极，尚何有评论之价值。末谓诸痛痒疮，皆属于火，又是疡科之通套语。岂可既这于脑背二疽者，是症脓多腐巨，未有不从峻补收功，抑且补而兼温，十必八九。而谓总以清火养阴为主，养阴诚是，清火何可妄说。且又大骂温补之不是，则又似此公竟未知此症是何病情者，尤为可怪。即曰养阴，人参独非阴药乎？自诩凡治大症，无不神效，得毋全是架空而言，非独时人不之信。即寿颐在二百年后，亦期期以为未可矣。

又：苏州章倚文夫人：体质本弱，平时饮食绝少，忽患项毒，平漫不肿，痛辄应心。医者谓大虚之症，投以峻补，毒伏神昏，奄奄一息，延余视之，余曰毒无补理，疮口不高，则以围药束之，饮以清凉养血之品，托毒于外，兼服护心丸，痛定而疮根渐收。余暂归，转托一医代治，医者强作解事，曰围药不过金黄散之类，无益也，去之。用药亦意为改易，以炫己能，疮遂散大，血出不止，痛复甚而神疲。余再至大骇，询之，乃知其故，医者乃不复生议论。于是仍用前法，肿成食进，而后得安。

（平议）体质既弱，项毒又复平肿。如在脑后，自当温补提托，方可燉高得脓。所谓毒无补理者，可以论其他实热之疮疡，必不可以概脑背二疽也。以寿颐二十年治验，无一不然者，所以敢言之凿夕。围药固可以束住疮根，如欲其起聚成脓，非有内服温养升阳之剂，何能致此，乃谓清凉养血，可以托毒。须知清凉是治热症，可以消彼之毒，万不可以托毒二字，连类而言。此症果用清凉，即高耸者亦必随药低陷，况本是平漫不起者耶。徐尝谓围药之方甚多，其说亦是，然何不载其方以与后世共之。

对　口

脑疽发于脑后，俗名对口。本属无谓，而官撰之金鉴，犹有此名，复何论其他。凡疡科名目，最多可鄙可嗤，不堪入目字样。如水沟疔毒，号为人中疔，可说也。其稍偏者，则在迎香部位，而曰吊角疔。在两吻旁者，则曰锁口疔。皆俚词也。又如指头成毒，古自有代指名称，而乃曰蛇头疔、蛇眼疔、螳螂肚，抑何可笑乃尔。又如缠腰丹毒，而名之曰蛇缠腰；足底茧肿，而名之曰牛程茧。一群虫豸畜生，岂非乡曲妇孺口气，而号为疡医者，无不耳熟能详。且疡科书中，又多有之。则以自唐以来，内外分科，愈趋愈下。著书者固亦乡曲妇孺之流，是以鄙俚恶俗，一至于此。则彼之所论，程度可知。无惑乎通行之疡科数种，竟无一册可为学者法守也。寿颐非敢高视阔步，目无全牛，实以疡医家言，浅陋已极，几无一句通畅文字，亦无一则精切议论，最是吾道之羞。苟非有以矫正而廓清之，必不能为医界争回声价。自问笔下，断不欲拾彼流俗唾余，污吾楮墨。兹姑仍此对口一名，聊抒所见，以为发凡起例云尔。

《洄溪医案》平湖徐掄齐阴毒对口，颈项漫肿而色紫，有头如痘者百余，神烦志乱，医者束手，就治于余。余曰：此乃阴毒，兼似有祟。其家为述患病之后，鬼声绕屋，鬼火不断。余曰：且敷药试之，色稍鲜，肿亦稍消。明晨视之，色转淡红，其如痘者，俱出微脓而低突，中聚一头，亦不甚大，势已消其十之三，神亦渐清，而思饮食。病虽属阴，亦不可用热药以增邪火，唯和血通气，使荣卫充盈，使血中一点真阳透出，则阴邪自退。若用热补，则反助毒火，而生机益绝。故治外科之阴症，非若伤寒之阴症，为外感之寒邪，可专用桂附以驱之也。今之号外科者，唯拾内科之绪论，以为势可御寒，则贻害不小矣。

（平议）对口本是俗称。以洄溪之眼高于项者而犹有此名，疡科陋习，中人已深，此其一症。项后如痘者百余，此即如蜂窠如莲房之点点嵌空者，平漫色紫，谓为阴毒是也。神烦志乱，毒已内陷，此非温补提托，不能挽救者。何以亦谓不可热药以增邪火？则请问阴毒二字，当作何解。颐终不悟灵胎心中，究以此作何等病看。且又谓外科阴症，非伤寒阴症。岂阴字果有二种说解，欺人太甚，那不误尽苍生，于是不征于人而征于鬼。此公傲骨极高，何亦忽作此卑鄙俗见？意者此卷医案，或亦出于依托，未可知也。且仅言敷药，即能色鲜肿消，并不说出煎药，亦必无此情理。

光福金：湿热上壅，发为对口，幸具红肿高突，督脉所司，犹为易治。

羌活　陈皮　姜蚕　石决　银花　防风　远志　笋尖　甘草节

（平议）脑背二疽，说者皆谓发于正中者易治。以督脉之气，自下上行，易于升举，不致内陷。发于偏者，难治。以太阳之经，自上而下易于凹陷不起，言之有物，久已成为圣经贤传，孰敢以为不然。况乎是症固以升发高耸为吉，平塌不起为凶。故在毒未聚，脓未成之时，必以温经升阳从事。凡稍涉清解抑降之药，皆为厉禁。似乎督脉太阳二经之气，一上一下，确与此症大有关系。然以寿颐半生经验言之，陷与不陷，全视其人阳气之存亡，与夫投药之宜忌，而探消息，实不在乎偏正之位置。始知此虽旧说，不过理想之能事，却非阅历有得而言。是案既知其红肿，药用石决银花，清肝泄降，却是此症大忌。岂以高突为不美，而必使之下陷为快耶？陈氏治此，理法犹未精密，所以开口即谓湿热。要之纵是湿邪，亦必从寒湿例用药。万不可见其红肿，误认阳症，此必有舌苔白垢，尖边不红可证者，当去石决银花，加桂枝川芎香附等，否则高者不高，顺症变还，正易易也。

黎里毛：偏对口较正者尤重，是足太阳膀胱所主。毒易下注，最难起发，所喜红活高肿，可免内陷之忧。

生黄芪　皂角针　甘草　羌活　远志炭　桔梗　姜蚕　防风

（平议）对口已是俗名，唯其正也，故名曰对。何以既偏而犹名之曰对耶？疡症俗名，最多鄙俚，此亦其一。桔梗苦泄，本是下行降气，本草经可证，则此症亦在禁例。张洁古以为载药上行，大是误会，详见拙编本草正义。

唐栖江：正对口虽较偏者易治，但平塌不高，根盘散漫，经所谓督脉经虚从顶发，正谓此也，拟从托化。

人参　毛鹿角　生黄芪　金银花　角针　川芎　甘草节　鲜笋尖

（平议）顶平塌而根散漫，最是此症所忌。鹿角芪芪，皆是要药。须去银花而加羌独远志。甘草本无节，今以虫蚀处之坚硬不知者谓之节，以治疡患。岂以其本是药物之瘢痕，故可引到患处耶，亦太犹穿鉴矣。

天疽锐毒

天疽锐毒其名亦旧，实即脑疽之偏于两旁者耳。左名天疽，右名锐毒，终不知何所见而云然。即顾名思义，或谓天有夭折之虑，锐以锐利寓意，终是味如嚼蜡。在《灵枢痈疽》篇，虽有发于颈名曰夭疽一句，不言在左耳之后，且所说形症，皆是空谈。又发于尻名曰锐疽，则更与右耳后部位绝异，此不能依托古书以文饰者，可见脑后有此二症，终是附会，绝无根据。若以症论症，仍与脑背二疽同一主治，必不能自为一类，姑存其名，而揭明之。终不愿后之学者，以讹传讹，长坠于五里雾中也。

青清吴：夭疽生于左耳后，是七情所发。最忌毒不外达，多成内陷，急投内托，以冀红活高肿为顺。

制附子　陈皮　皂角针　姜半夏　甘草　远志炭　姜蚕　白叩壳

（平议）此亦寒在经络之症，不得妄称七情所发。如果情志为病，岂可温托以速之成溃。观其按语云云，及所选药味，无一不与脑疽同一理法，乃谓七情，终是欺人之语。

长安周：右耳后锐毒，形坚硬而头伏，是内发之症，颇非轻浅，倘抱悒郁，虽有参苓，亦奚以为。

鹿角　澄香　黄芪　甘草节　远志炭　炮姜　陈皮　红花　皂角　半夏粬　笋尖

（平议）所用药物，仍是脑疽一派。亦何必说是内发之症，再以怀抱悒郁吓人，认症实误。方中沉香一味，且是禁药，不能谓其开郁而治七情也。观其温经托毒，而后即头起脓成，更可证此症与情志无涉。此等方药，岂可以治情志病，舍正路而不由，乃是避熟就生，故为奇僻之论，非正直荡平之道，学者弗为所愚。唯下案有寒热二字，则方中必加泄表之药，羌活桂枝川芎，不可缺也。

复方：疽头得起，内脓已化，寒热亦解，大有松机，所嫌根盘散漫不收，此元气先虚，未能载毒而出，仍宜宣托助阳，渐冀佳境。

鹿角尖　甘杞子　川贝母　甘草节　陈皮　远志炭　半夏粬　皂角针　笋尖

（平议）头起脓成，而根围尚不收束，前方沉香降气，亦是一误。且无羌桂归芎，温煦升阳，以助其宣托。药物不能精切，斯病机消长，自有至密至切之关系。案谓元气先虚，尚是遁辞。鹿角尖固好，然仍不用归芎等，恐根围未即束，川贝亦不妥。

嘉定黄墙邨朱闻仙先生杏花庐医案：脑疽平塌漫延，根围不束，脓毒未聚，胃纳不甦，凛寒畏风，项背板滞，脉弦而紧，舌苔白腻。毒势颇张，须防内陷，丞宜温解，冀得脓成。

桂枝尖　炒川芎　当归　焦麦芽　广木香　制半夏　羌活　川断肉　制香附　生鹿角
陈皮　常壳砂仁

（平议）以脑疽漫肿不高之正治法也。毒不聚，则根不束，脓不成，非温经升举，最易毒陷入里，便为危候。于法似当补托，然胃纳不醒，参芪反以助壅，呆笨不灵。正气愈滞，亦未必果能托毒外泄，不如宣络行气，温养以通经络。而快脾醒胃，先冀加谷，庶乎正气肉充，自能敌邪祛毒，方极灵活，所以效如眉睫。凡治大毒初起，胃气不开者，皆须识得此旨。

复诊：温经醒胃，纳如渐安，肿束头起，脓毒渐聚，已有疏达之机，但尚未畅，脉紧已松，疑滞蕴结之势，亦稍稍解矣。唯转为虚数，重按少神，舌苔薄白，正气未充，邪势尚旺，犹为险候。转授扶持中气，以为胜邪之本，而温经举陷，庶几载毒外达。

桂枝　炒川芎　冬术　枳壳（令打）　鹿角霜　远志炭　羌活　炒潞党　生西芪
石斛　当归　制半夏　玫瑰花　陈皮　砂仁壳

（平议）胃纳一醒，正气渐旺，更得温养举陷以助之，疮头未有不起之理。脉紧转松，是毒势欲化之症，但脓犹不畅者，此固大症，断无顷刻安痊之理。此时脾胃起色，自当助正以战胜外邪。而脓尚不多，则补亦不可呆滞，故必以枳术二陈，并行不悖。且羌活桂芎升阳之法，犹不可少。

三诊：脓已透达，腐势渐定，界限分明，余肿亦束，唯腐肉未尽脱离，脉象常虚，舌苔清化，进以调养。

炒潞党　桂枝　白芍（全炒）　川断　远志肉　藿梗　羌活　干藿斛　宋半夏　当

归　陈皮

（平议）毒透腐定，已庆安澜，只当清养胃阴，振刷脾气。药虽补益，绝不呆滞，轻圆流利，是为疡家调理不二法门。

四诊：毒势渐尽，腐去新生，脓血已多，营阴受损，柔脆之体，调复稍迟，止宜清灵，不可蛮补。

大生地　霍斛　伏苓　宋半夏　北沙参　制香附　当归　杞子　生鳖甲　新会皮　焦谷芽　缩砂仁

（平议）腐已去而新已生，全功告藏。正宜培植真阴，以补耗亡。然亦宜轻灵活泼，不可厚腻滋填，亦犹伤寒大病善后之不可呆补，况在柔弱之人，尤须识得此秘。

又：脑后疽头如粟粒，焮红漫肿，虽已腐而脓不成流，毒未聚也。自知烘热，而痛及巅顶，耳胀耳鸣，本是阴不涵阳体质，肝胆气升，确有见症。但外疡终属太阳寒水之经，畏风畏寒，是其明证。况脉细而数，舌白而腻，已无清火凉降之理。况疮头不高，根围不整，误投清解，变即随之。仍须守温经化毒不二定法，稍参溉阳，以兼顾肝胆木焰，犹为两不相背。

羌活　桂枝　白芎　（全炒）　制半夏　生石决　双勾屯　炒川芎　蒌皮　制香附　生牡蛎　炒麦芽　缩砂仁

（平议）此症肝火甚炽，疡且焮红，苟以俗眼观之，当无不清凉抑降者。抑知疮头平漫，舌白畏风，果为何等见症？自非桂枝羌芎，毒陷易于反掌，然肝胆阳邪亦炽，不容不为两顾。而清肝药味，又无一非脑疽鸩毒，必不得已而择介类潜阳一法，尚与其他之肃降者有间。此外唯蒌皮一物，稍含凉润，究非芩栀丹皮可比，看似平平无奇，已是良工心苦。究竟药到病除，于危难症中，有恢夕乎游刃有余态度，苟非经验有素，那不手战心慌。语云：成如容易却很艰辛，此案是矣，读者弗忽略视之。

复诊：溉阳宣络，肿势较束，脓亦渐达，舌犹白腻，胃纳犹呆，虽有肝阳，不宜清泄，仍守和化，庶几毒化迅速，腐易脱而新易生。

羌活　制半夏　远志肉　陈会皮　申姜　生谷芽　缩砂仁　制香附　川芎　全当归　广木香　石决明　麦芽

（平议）温经通络，根围即束，疮顶即高，脓亦外泄，化险为夷，赖有此耳。然脓毒虽聚，舌犹腻而胃犹呆，则升阳托脓，仍不可忽。加入骨碎补一味，温煦直到骨髓。不患阳和不转，腐恶不脱，虽不尚温补，而似不离乎温补之理。

瓜蒌皮　川芎　申姜　宋半夏　生牡蛎　陈皮　羌活　生石决　川石斛　茯苓　当归　豆叩花

（平议）至此腐势已定，而肝胆阳邪甚炽，然仍是川芎羌活，升动阳和，以腐肉虽化，尚未尽脱故也。一路宣络化坚，可悟此症竟无凉解治法。吾师家学，凤以治疡著名，黄墙二字，三百里内，虽妇孺咸知是外科专家，其实何尝专于治外。实因苏松太三郡，习是科者，极少能手，故疡科大症，麕集于黄墙邨上者，无问寒暑，日必数十百起。寿颐侍坐三年，所见实多。即以脑背二疽言之，几于无日无此，然治案亦极普通，不能学华岫云刻叶氏指南之例，重叠复累，徒令人厌。姑述二案，以概其余。今吾师归道山五年余矣，追录旧稿，恍如声欬常存犹，犹是二十年前面命耳提之日。综计箧中所录，于疡科实居多数，大经大法，不愧为道正宗，谨为诠次，并入编，以志饮吾上池者，固自有在，得以贱名附吾师而传，亦寿颐之足以自豪者已。按疡科名称，有所谓天柱疽玉枕疽者，部位形色，皆与脑疽无异，治法亦复大同，兹不复出。

上脑痈

此症虽亦发于脑后，然在玉枕骨之下，只在百会后寸许，与项后脑疽，部位绝异。且必先有形块，而渐以红肿酿脓，与脑疽之起一粟粒者，形状亦大别，故名曰痈，与小儿暑天热节，攻发甚巨之俗称蟮拱颐者近似。在大人殊亦多见，有之，则风火湿热壅于督脉者耳，焮发颇巨，是阳症也。古书虽未见此名。自可想象得之。

朱氏杏花庐医案：上脑痈发绕七日，形势甚巨，肿连耳后颈项，焮赤痛炽，脉弦数而身有热，舌苔黄腻，尖边色红。风火湿热交蒸，恐其酿脓，殊多变幻，法先清化，表里两解，苟得身热先除，尚可无形消散。

荆芥　鲜生地　杏仁　瓜蒌全　连召　广橘络　川连　炒牛蒡　象贝　炒丹皮　通草　焦栀子　芦根　苏卜荷

（平议）风火湿热，交盛于上，来势孔炽，泄风清降，必佐化痰宣络。以头项发肿，经隧必挟痰滞，若非二陈杏贝竹茹之属，即少效力。此皆从经验阅历得之，却是古人未言之秘。

复诊：清宣泄化，身热锐减，肿痛皆定，药已桴应，法当踵进，无事更张。

冬桑叶　牛膝　鲜竹茹　蒌仁　宋半夏　荆芥　焦栀子　象贝　炒丹皮　橘红　炒枳实　茯苓

百会疽

百会乃六阳交会之部，此处发疡，无非阳升巅顶，灼液成痰，凝于督脉。虽其挟风挟湿，并见之症，各有不同，而气火升腾，大略相类。治唯清降化痰为主，微加风药，引至高巅，固合肿疡溃疡而一以贯之。其轻而小者，则暑湿时令恒常有之，只是热节，不必以痈疽论，以即佛顶疽。凡疡科之一症数名者甚多，但取新颖，无所区别。

杏花庐医案：百会疽形巨漫肿，脉弦且濇，舌白而腻，湿痰挟风火上乘，治宜清疏泄化。

羌活　炒茅术　制香附　白芷　桑叶　炒川芎　制半夏　藿梗　当归　瓜蒌全　川断肉　通草

（平议）症是湿痰为重，风火为轻，故方唯理湿化痰为主。热势未盛，用药切忌清凉，否则寒凝冰伏，反令络脉结滞，消散殊难。治肿疡者，多犯此弊，而不自知。唯吾师门，阅历最多，投剂极有分寸，故肿疡虽巨，全退者多，事半功倍，全在煎剂得宜。此固历年治验之所堪自信者，黄墙二字，名满三吴，洵非虚誉。

复诊：化湿化痰，坚肿渐夷，湿郁既泄，阳热发舒，舌色转红，脉亦流利，外症红活，似有酿脓征兆；肌肉之间，隐隐作痒，是气血宣通，亦退消之佳象。再参清化，冀得全散，最为省事。

羌活　全瓜蒌　炒丹皮　白芷　通草　小生地　银花　制半夏　当归　炒山栀　白鲜皮

（平议）湿痰渐化，则经隧疏通，故坚块渐和。而阳邪反显，肿处转红，自当进以清泄。其所以发痒者，尚来湿淫确证。然已能流行，而不痹着，故亦为消化佳象，药参泄

84

湿，自不可少。

三诊：红肿锐减，形块已消十之七八，痛瘳胃醒，脉舌皆和，清化进商，当可全散。

小生地　羌活　炒丹皮　蒌皮　炒白芍　牛膝　广陈皮　象贝　秦艽　焦栀皮　全当归

鬓角疽

此症正在少阳部位，肝胆阳邪，烁液成痰，凝于隧络，乃生是患。虽体质不同，有实火虚火之别，而痰热上蒸，则无异理，清肝泄化，治法皆同。甄录两条，以见涯略。

朱氏杏花庐案：肿坚形巨，皮色不变，而按之则痛，脉左弦右数，舌苔薄白，此素禀不足，阴虚阳浮，灼液生痰，凝滞于少阳之络。症是鬓角疽，亦称少阳疽，内挟木火，蒸酿极易，消散殊难。清火泄肝，潜阳宣络，是其正治。苟能相应，方是休征。

荆芥　仙半夏　杏仁　旋复花　桔梗　山楂炭　象贝　生鳖甲　钩藤　姜竹茹　橘红

再诊：授剂坚块少和，形尚不减，脉弦犹存，舌苔少液，阴虚有素，阳陷难潜，差幸胃醒。再于清泄宣化之中，参以潜阳滋阴为治，果能就范，可望退消。

元生地　象贝　北沙参　桑叶　制香附　蒌仁　生牡蛎　砂仁　醋柴胡　昆布　生鳖甲　冬瓜子　仙半夏　丝瓜络

三诊：养阴潜阳，软坚宣络，坚块已减，痛势全瘳，脉象亦和，症松大半，仍踵昨意，冀得全消。

大生地　南北沙参　钩藤　昆布　法半夏　旋复花　生牡蛎　陈皮　生鳖甲　血柴胡　制香附　砂仁　制首乌　玫瑰花　竹茹（全炒）

（平议）此阴虚有素，而肝胆阳邪乘之，症非外因，故泄风化痰宣络，应验不绝，再诊因其舌燥，而转从滋阴潜阳着手。阴得养而脉络乃利，心补为消。虽非肿疡定法，然虚体生瘰，不可不知此例，而方亦灵动活泼，所以有效。非厚腻呆滞之药，可以同日而语。

又　木火横逆，上僭无制，鬓角生疡，起绕三日，红肿焮赤，头痛上巅，脉弦劲洪大，舌黄腻边绛。肝阳化风，暴戾迅速，亟授清解，冀得少挫凶锋。如谓全消，未敢轻许。

羚羊角尖（水磨浓汁冲服）　鲜生地　生石决明　生牡蛎　银花（皆先煎）　仙露半夏　全瓜蒌　丹皮　紫草　象贝　牛膝　荆芥　薄荷　蚕屎

再诊：清肝泄降，痛得稍减，红肿不加，犹为幸事。脉弦稍和，舌仍黄腻，仍须清降，冀障狂澜，内虽酿脓，不能全散，但能根围收束，毒不旁流，木焰渐平，尚易就范。

前方法去荆芥薄荷加川连、白茶菊、宋半夏

三诊：清解再投，红肿已定，针溃得脓，攻孔未巨，波涛汹涌，至此已算安澜，但尚未地平天成，风清月朗耳。药仍清泄，和化兼施。唯须静以自调，弗怒弗劳，庶无变幻。

前方减羚羊角　去紫草　加栀子连翘，以大便数日不畅，脉犹有力，再加元明粉。

四诊：肿痛大定，腐肉已清，大便已行，脉和舌滑，胃纳亦起，庶免变爻，再守清灵，渐因全绩。

鲜生地　生鳖甲　连翘　白茶菊　炒丹皮　炒条芩　银花　北沙参　焦栀子　云茯苓　蒌皮

五诊：腐定新生，症情大顺，仍踵清养，无遂滋填。

小生地　焦栀皮　连翘　北沙参　炒丹皮　生竹茹　川石斛　银花　砂仁壳　陈皮

（平议）此症来热孔张，肝胆阳邪，暴戾恣睢，已是疔毒一类。但疔则起一粟粒，而此则红肿无瘰粒为异。治以大剂柔肝清降，则与疔疮同一机杼，若非真决西江之水，必不能救此焚如之灾。稍迟一日，为害亦大。治急症者，皆当放胆径行，不可徘徊审慎。

少阳疽

少阳行于头角，自童子髎上行额颅，环绕耳上，凡耳前耳后，皆属少阳分野，苟发疡患，俱可以少阳该之。上条鬓角一症，亦少阳之一部分，此经疡患，有木火太炽，壅于隧而为阳盛者；亦有寒邪凝结，少阳之气不申，而为阴盛者；用热用寒，甚至两得其反，唯在临症时慎思而明辨之。药各备一法，以为学子隅反之助。

朱氏杏花庐案：木火挟痰，上结少阳之络，肿胀有形，头痛颇炽，颈项强直，见风凛然，脉弦劲而濇，舌苔浊腻。此少阳之气，郁而不舒，成痈之渐。法先达木化痰。

炒柴胡 炒荆芥 制半夏 牡蛎 陈皮 炒扶芎 薄荷 羌活 象贝 广郁金 蒌皮 竹茹 钩藤

（平议）以虽肝胆之火上炎，然外有畏风，则阳郁不伸，气焰未盛，只宜疏风达木，参以化痰开郁，庶几郁火疏通，肿乃可散。如使早投清降，遏抑反以助壅，非能宣通经隧也。是方之所以屏除苦寒者，其旨如斯。

再诊：疏风舒郁，少阳春升之令，得遂其疏达之机。畏风已除，头痛亦减，颈项乃舒，肿块锐退，脉尚带弦，舌腻亦薄，再为清化，当可全消。

广玉金 象贝 蒌皮 宋半夏 丝瓜络 橘红 羌活 炒丹皮 生牡蛎 薄荷

（平议）药投疏达，而经隧流通，退肿化坚，果有捷效。然升发达郁，可一不可再也。如其踯步，则木邪益横，反张其焰。故荆叶抚芎，一枝屏绝。而唯从事于化痰宣络，辛凉泄风，其稍加羌活者，取其引药上行，藉作乡导，非仍欲其疏散，此佐使之妙用，不可误认。

又：痰凝气滞，耳上角坚肿形巨，是少阳疽也。寒热往来，脉弦舌腻，先以通经化痰，如能寒热不作，尚可希冀全散。

桂枝 羌活 炒枳实 炒柴胡 陈皮 当归 制香附 制半夏 通草 红花 炒川芎 旋复花

（平议）此必畏寒甚炽，故主以柴胡桂枝，其余则宣络化痰，是寻常理法。

再诊：前方再服，寒热俱止，坚块亦减，痛势大衰，转以宣化，可期无事。

羌活 制半夏 当归全 红花 蒌皮 制香附 炒枳实 陈皮 大贝母 炒川芎

（平议）寒热既止，柴胡桂枝，即不可复用，是为一定理法。川芎羌活，是引经药，故分量俱轻，若用作主药，便铸大错。

又：少阳疽起已经旬，块坚如石，按之不疼；舌白垢腻，脉濇不夹，面色淡白无华；际此冬藏主令，是寒痰互结。蒂固根深，殊非小恙，先从温化，冀得疏通。

桂枝 鹿角片 制香附 羌活 炮姜 淡昆布 九菖蒲 枳实 橘红 楂肉炭 制半夏 白芥子

再诊：温经以运阳和，块坚不减，脉舌如故，唯气色较为浪润，寒凝胶固，本非旦夕可图，进步软坚，再观进退。

麻黄 毛鹿角 骨碎补 桂枝 炮姜橘红络 生牡蛎 海藻 郁金 制南星 宋半夏 橘叶 白芥子

86

三诊：前方五服，坚肿稍松，神色大有转机，脉濇稍起，舌白亦稍稍有神，胃纳颇加，畏寒始撤。

元方去鹿角　加龟鹿二仙胶、红花、柴胡，服十余剂而始散。

（平议）此虽在少阳木火分野，而脉症皆是阴寒。王林屋阳和汤，得此始为对症。假令王氏见之，必曰此是阴疽唯一妙诀。然疡科中正不易得此对症之病，学者慎不可孟浪从事。

又　肝胆阳邪，上升无制，痰热互灼，少阳发红肿焮高，寒热交炽，脉舌绛，势焰方张，内已蒸脓，急宜清泄。

宋半夏　炒牛蒡　羚羊角（水磨冲）　焦栀子　鲜生地　黄芩　银花　炒荆芥　全瓜蒌　丹皮　竹茹　炒枳实　毛橘红

再诊：红肿势定，针溃脓多，余肿未消，寒热已解，脉弦稍静，舌红燥渴，再从凉润，宣络化痰。

鲜生地　象贝　山栀炭　丹皮　生竹茹　查炭　鲜铁皮　橘红　枳实炭　连翘　仙半夏　花粉　炒条芩　牡蛎

三诊：脓毒大泄，肿势已消，火焰渐衰，仍踵清理。

炒丹皮　焦栀皮　银花　象贝　炒条芩　橘红格　竹茹　连翘　川石斛　瓜蒌皮

（平议）此其风火交炽之候，正与上案一热一寒，绝端对峙，来势汹涌，几与疔疮同一格局，故清肝凉血，亦与疔疮同治。

骨槽风

此症发于颊车开合之交。多由真阴素虚，痰流经隧，浮阳上扰，火动生风。此非外感之风热风寒，其来以渐，始唯偶然颊车不利，或张口时忽有格格之声，继则渐觉坚肿，口不能开。肝胆阳邪，凝痰灼液者，最是多数。此唯清养泄火，稍参化痰，缓以治之，决无速效。其偶有寒痰凝结，可用疏风温散法者，绝不多见。而普通疡科诸书，辄作外风作寒治疗，殊非良法。见理不明，讹以传讹，为害甚巨。古人治案，殊不多有，余选陈学山案，收录颇多，选药纯正，差堪为后学准则。唯在溃破之后，则全功甚难。如至穿腮，更是百无一愈，几与石疽乳岩同在不治之列，疡科之最恶症也。

魏氏续类案：

玉璜老母，年七十余，累患颊车痛，每多言伤气，不寝伤神，则大发。上连头，下至喉内及牙龈，皆如针刺火炙，手不可犯，乃至口不得开，言语饮食并废。自觉火光如闪电，寻常涎唾稠粘，如丝不断，每劳与饥则甚，得卧与食则稍安，知其虚也。始以清胃散，犀角地黄汤，人参白虎汤，羌活胜湿汤，加黄芩甘桔，皆不效；后改用参芪术草葛归升柴桔梗之类，稍佐黄芩山栀牛蒡连翘，空腹进之，食达则服加减甘露饮，始渐安。然老人性多躁而不耐间，故不能除病根，然发亦稀少，即发亦不如往岁之剧矣。又从子语，因丧子郁结，复多饵鹿角胶诸种子药，或于食后，临卧辄进之，以至成积于胃，遂患面痛。如老母之症，服清胃散，甘露饮，重加石膏太过，而见虚症。又服参芪等补药，而后见火症，门人施生以越鞠丸，加山栀连翘贝母橘红之属，开其郁结而始安。

（平议）高年血液已衰，阴不涵阳，肝胃火炎，凝痰灼液，本当养阴潜降，方是正本清源之法。玉璜固长于养阴者，而此症不用一贯煎，则痰滞于上，甘腻亦非所宜，玉璜固知之审矣。但与清胃，一味寒凉，本非切当之药，故不能效。羌活胜湿，尤其隔膜，且有流弊，其后补中而稍参清火，佐以泄风，轻灵合度，始得达到高巅。可见清胃白虎，沉降太过，已不中病。所谓治上焦如羽，非轻不灵。然方中柴葛升麻，则与气火升浮者不合，何以亦能有验。则引经之药，必分量甚轻，而与甘露互进，一轻一重，交互为用，尤见斟酌。虽病本阴虚，原无全瘳之望，然苟于波澜初定，胃纳渐甦之时，多服大剂滋填，合息风宣络化痰，标本两愿之药，亦可渐入佳境。后一病是温药太过，酿成痰热。初用清胃甘露，本不为误。然无宣络化痰，则亦呆而不活。继以参芪，呆补又含温升，宜乎加剧。越鞠加味，则泄降宣通，又加以痰药，流动活泼，宜乎桴应。以轻灵之妙处，视向之参芪呆本者，相去远矣。

孟英案二集五卷：歙人吴茂林，患石颊肿痛，颏下结核，牙关仅能呷稀糜。外科称名不一，治若罔知，孟英投以天麻姜蚕羚羊石膏省头草升麻当归秦艽花粉黄芩等药渐愈。

（平议）此亦肝胃火升，凝痰灼液，方则清肝胃，息风阳，宣络和血，已尽能事。孟英诚非疡科专家，而笔下灵活，终与俗子有上下床之别，拟加化痰如贝母二陈竹茹数味。

柳选王旭皋环溪草堂医案：

寒痰凝阻，颊车不利，高而肿硬，色白不红，此属阴寒骨槽，与色红身热者不同。

熟地　麻黄　桂枝　防风　白芥子　当归　姜蚕　秦艽

柳谷孙曰：此病挟肝火者，十之七八。此独不然，可悟辨症之不可胶执。

（平议）寒痰凝滞，固亦此症之一种，用王林屋阳和汤意，亦正恰好。其减去鹿角者，以此必挟痰，黏腻非其所宜，极有斟酌，于此可悟择用成方，亦必自知裁变。设以王氏处此，恐尚呆用板法也。此症必以舌苔为据，肿处色白，尚有未必真寒者，后学亦不可不辨。

上海张：耳后腮项，痛引项骨，是骨槽风也。饮食难进，寒热时作，此症初则坚硬难溃，久则疮口难合，宜先与灸法继以清阳散火汤治之。

牛蒡子　防风　升麻　黄芩　荆芥　白芷　甘草节　蒺藜　连翘　石膏　当归

（平议）是症多挟少阳阳明之火，虽坚肿有似阴症灸法。

未可妄施，诚两颊正当少阳分野，以火济火，致变尤易。凡疡患初起，坚块顽木，固多阴症，灸法诚不可少。金鉴疡科首卷，载之极详，然唯顽木不痛者宜之。痛则已是阳症，未可轻灸，而尤不可概施之于头面。以头为诸阳之会，有阳症，无阴症，而此尤为少阳经病。加以痛引项骨，则虽外形顽硬，内已确有阳邪。再参之方中已用膏芩，又必显有肝胃火症，则灸法更非所宜。速之成脓，固是易易，然溃则难合，陈氏亦自知之。且方中有荆旁蒺藜，轻疏风热，已是应有尽有。而防风升麻白芷，辛温升阳，亦嫌太过，得毋与石膏黄芩，自相抵触。抑亦不宜于已自作痛之症，拟去此三物。而加二陈贝母，远志竹茹，香附昆布等，化痰宣络，行气软坚，似较完备。

又：江阴董，腮颐坚肿，寒热作通，牙关拘急，此风邪深入骨髓，宜疏风化痰。

煨葛根　前胡　青皮　杏仁　姜蚕　桔梗　牛蒡子　甘草　薄荷　茅根

（平议）此亦坚肿，而但与辛凉疏风，且兼化痰，可知此症之多不利于辛温。较之前案，为周密矣。然尚少通络软坚，议加味治之。

北垞孙：耳前腮颐坚肿，痛彻筋骨，此手少阳足阳明风火所结，始成骨槽也，拟搜风清火。

方原缺

（平议）痛甚则风火俱炽，经所谓诸痛痒疮，皆属于心，固以心为火德言之。虽曰属心，实是属火。谓之手少阳胆、足阳明胃之风火，大是确论。但此是阳升化风之内风，不可以外风论治。不当言搜风清火，止宜言清热熄风。原方唯缺，其理可想而知。议用羚角，专清肝胆，则痛势可减。

唯亭王：颧颐时作抽击，脉数而弦，此属肝风上扰，宜滋水柔肝，佐以祛风为治。

洋青铅　熟地炭　钩藤　淮膝　池菊　刺蒺藜　石决明

（平议）既曰肝风上扰，自宜清肝熄风；此风自内生，可定而不可祛。如胃健舌清，自当大剂滋填，专顾肝肾，否则轻清抑降，宣络化痰。熟地炒炭，直同废物，不必依违于两者之间，以模棱为得诀。此是风火为病，来势亦有甚速者，不退则进。轻描淡写，病重药轻，亦是诚失事机，误人不小。

青浦毛：左颊漫肿坚硬，几经两月，渐知隐痛，此酒湿与肝胆之火，互相搏结，骨槽风也，治以清肝化痰。

青黛　川贝　甘草节　远志炭　枳椇子　苏子　竹黄　苦桔梗　白僵蚕

（平议）此必酒客，故案曰酒湿。而药用枳椇，此是湿热挟痰，苏子尚嫌辛温。而清肝之力，亦觉太薄。

刘河汪：腮颐木肿隐痛，牙关不利，此肝胃之火，上循牙龈，是骨槽风也。

北沙参　川石斛　枇杷叶　芦根　川贝　生牡蛎　骨碎补　苦桔梗

（平议）清泄肝胃，抑降气火，而兼养阴，清而不腻。方极灵动不滞，而佐以骨碎补之辛温，专主骨髓。力能真入齿牙之部，此案之验，其在斯乎。

复诊：药合病机，仍从前法。

原方法去川贝，加料豆、旱莲草。

（平议）余选陈案，极少复诊，不亦易证实其治验，最是读医案者之缺恨。颐录各案，最不喜临症指南，亦以是也，此案既验，方知活泼之实效。再加旱莲仍以养阴为主，但化痰宣络，必不可缺，议加象贝二陈，丝瓜络竹茹竹黄。

南翔陈：骨槽风通投寒凉，以致肌肉坚硬肿胀，皮肤不仁，古人云非理中汤佐附子不能回阳，非姜蚕不能搜风，即此谓也。

人参甘草　于术　干姜　制附子　川贝　僵蚕　蒺藜　艾叶

（平议）此以过服凉剂，而脉络凝滞，坚硬顽木者。此症本有寒痰凝结一候，然何不用桂枝羌活芎芷数物，引经以流动之？且骨碎补之辛温，专入齿牙者，亦不可缺。

田经戈：颊车穴坚硬不疼，此系少阴不足，阳明有余，久延难治，骨槽风之端也。

沙蒺藜　竹黄　川石斛　桑椹子　旱莲　丝瓜络　女贞　杜苏子

（平议）此专主滋养肾肝真阴，亦是一法。推之如龟版鳖甲，生地杞子，萸肉白芍之类，皆可随宜选宜用。然软坚化痰，亦不可偏废。

嘉禾杨：骨槽风肿破日久，不能尽消，肉已酿脓，宜中和汤托之。

潞党参　白芷　生白术　麦冬　生黄芪　炒川芎　桔梗　全当归　桂心　白芍药　广藿香　甘草

（平议）既曰肉已酿脓，则尚未外溃可知，故曰日久不能尽消。何以又曰肿破？此破字必讹，中和汤虽出金鉴，谓治此症日久不消欲成脓者。然方极呆钝，而亦严襟，殊无可取。须知临症用药，必随其人体质见症，而相与迁移。安有预拟一方，而可谓某病通用之药。然外疡书中，则多不详理由，泛泛言之，授庸俗以简易之法。而实则浑漠无垠，竟无一味切当之药，此疡医之所以每况愈下者也。兹存是案欲使学者识得成方之不足恃，庶有以桥正向来笼统浮泛之恶习，岂敢信其果能治病，将以助其流而扬其波耶。

芦墟孟：骨槽风不敛，多骨显露，证以经年，愈非旦夕。

刺蒺藜　川贝　川石斛　花粉　地骨皮　夏枯草　牡蛎　稽豆衣　鲜芦根

又丸方：

沙蒺藜　潞党参　川贝　生牡蛎　白芍　旱莲草　女贞子　生姜（汁泛丸）

余听鸿曰：牡蛎当水飞用。颐按何如漂取净粉，澄去硬片为佳。

（平议）骨槽既溃，最多老脓成骨，故虽脓水频仍，而坚硬日久不减，此非设法箝去其多出之骨，万无全功可望。中医治疡旧法，只知内服煎剂，外用掺药，亦于手术上绝无研究。故于是症溃后，未有不缠绵日久，延为劳怯者；亦有手术不精，妄用多针，及溃烂恶药，欲取其骨，则痛势更剧，功不可见，而害必随之；更令病家望而却步，则此症洵无痊愈之理。须知不痛不腐，而渐令多骨自脱，亦自有妥善掺药，本不在硬箝硬割。近则西学日盛，刀圭最称神妙，全赖麻醉以助之，则病人不觉痛苦，而奏刀者得以为所欲为，亦大可以辅吾中国之不逮。若以汤药言之，则陈氏是二方，清理滋养，于法亦算不差。然苟无手术及掺药以相与成功，则虽用药合宜，亦万无效果可望，仍是敷衍伎俩，终必归于疮劳不治而已。岂病之果不可治耶？亦医者之一大缺恨也。

金泽姚：穿腮发病已久，积脓成骨，症属肝胃二火所结。拟舒厥阴，兼清阳明治之。

北沙参　丹皮　焦栀子　花粉　知母　川石斛　元参　旱莲草　甘草　申姜

（平议）此症固有肝胃火盛者，然溃破已久，必非实火。清热必兼养阴，庶无流弊。然从使煎剂十分合法，而无手术及切用之掺药，亦只能治得一半。况脓水频仍，更伤真阴，犹算不得果有半效也。

丹徒丘：骨槽风延久，流脓不绝，岂清凉散火所能疗治，老脓成骨，宜补托并施。

潞党参　云苓　知母　元参　川贝　桔梗　瓜蒌仁　甘草

（平议）既已久溃脓多，诚非清凉散火所能治。然所定此方，亦平庸之极，除党参外，仍不外清凉散火伎俩，岂是方果足以治之有效耶？何其明于责人，暗于自责至此。

盛泽叶：骨槽风久腐孔深，秽水不绝，以致腮穿齿落，是为疡家逆歘。勉以刀圭，亦只稍尽人事耳。

川石斛　白芍　川贝　花粉　茜竹根　马料豆　知母　银花　丹皮

（平议）骨槽久腐，而至齿脱腮穿，坏症之尤，固属不救，此早不能如法疗治，因循敷衍者之贻害也。至此则纵有仙手，已无生死骨肉之望。随手一方，仍是敷衍手段。何如知难而退，不为立方之为愈乎。

常熟萧：骨榴疽经年，由五志郁结而成。春夏之交，每每出血。恬淡其心，自可延年。如计收功，必须仙手。

北沙参　党参　茯神　川贝　海浮石　生牡蛎　远志　紫菜　桔梗

（平议）疡科名称，本无一定，此即骨槽之别名，无他义也。春夏气升，故致流血，如无败症，亦未必果属不治，但非可独恃一煎剂耳。就方论方，清养化痰，虽不悖谬，亦甚平庸，病重药轻，何关痛痒。

余听鸿外科医案汇编自述治案：一妇人三十余岁，气血素虚，内挟痰饮，咳喘时发，始以肝气入络，流走肢体，或痛或愈，后有气从左胁，上窜颊车，引及项侧，左颊角抽击极痛，按之焮热微肿，始皆疑体虚，外风引及内风窜络，骨槽风之见症也。初服清解祛风化淡，胸中痰饮气逆，咳嗽俱甚。若以二陈苓桂术甘干姜五味子等服之，喘咳可平，胸膈舒畅，而颊颐痛之更甚，缠绵日久。余曰肝为风藏，胆为相火，少阳之脉络，为水火升降之道路。阴分虚则肝热，虚风上扰，故升之则痛，降则痛止。肝血少，木失涵养，木旺克土，脾失运化，饮食积蓄为停痰积饮。若顾此失彼，非其治也。当柔肝抑木，养荣健脾，治风先治血，血行风自熄之意。用人参归身白夕利潼沙苑制首乌阿胶煅牡蛎枣仁白芍广皮半夏伏神姜蚕炙草乌梅之类，服五十剂而愈。

（平议）痰饮喘促，本有虚实两候，实症属于肺家寒饮，则仲景所谓当以温药和之者也。其虚症即是肝肾阴亏，阳不撮纳，而气冲上激，已非小青龙之姜辛味所可通治。此人先有气行入络，流走无定，则喘嗽已是肝肾气升。内风恣扰，早有端倪。其后之气，自左胁上升，冲引颊车颈项，异及颐角，抽击作痛，无一非肝胆木火不藏，随经肆虐。虽有微肿，岂是新风。况乎痛势已炽，且有焮热，肝阳化火，具有明征，阴虚阳越之疴。此胡可与外感寒饮，作一例论者。所以先用祛风，则助其升腾，而喘咳俱甚。再与温药，则痰饮虽减，而肝阳益浮，痛势更剧。余氏能知病由，阴虚肝热，化风上扬。药用健脾滋肾，潜阳熄风主治，确是探骊得珠。识得河源于星宿之海，擒贼擒王手段，断不可与彼见症治症，逐末忘本之流，同日而语。正可知此人痰饮，其本在肾，与肺家寒饮蟠结者不同。否则首乌阿胶，蛊不助饮邪为患。抑且牡蛎枣仁乌梅之酸，独不虑敛住肺邪，漫无出路耶。几微疑似之间，假令辨证不精，即是杀人利刀。此中精义，微乎微矣。

又：同道某始起吐泻，服理中止后，舌绛，遍体气窜攻痛。唯背脊两旁痛最甚，抽击项后作强，正在太阳之脉，服桂枝法，亦无效。后窜至胁，舌绛口糜，服祛风平肝养血通络少效。后窜入牙龈，颊车项侧极痛，牙关拘掣不利，躁而不烦，精神惫倦，症颇危险。即服人参归身萸肉白芍龟板熟地阿胶麦冬川石斛女贞等滋阴之品，渐渐痛止。后与余曰：医无成法，此等症医书皆未经见，若此症作骨槽风治之危矣。

（平议）此亦真阴素虚，肝胆阳浮，随经肆虐之病。光服理中而舌绛，其为鲜红光滑，有质无苔，已可想见。则走窜体痛，皆是肝气淫溢，入络攻冲。其脊臏两旁之所以痛势尤甚者，肾经不荣于络，确是太阳经病。以肾与膀胱，相为表里，藏病及府，故经络应之，且背臏正是两肾分野。此不可以太阳寒水经论治者，知其一不知其二，最为误事。故桂枝法适以增痛，而案中但称其无效，尚是识不透。不知其后之窜胁入龈，项侧极痛，牙紧口糜，酿成种种肝胃火症者，何尝非桂枝之力，有以致之。余氏大剂滋填，全从肝肾真阴着手，不犯一味疏风搜络禁药，专顾根本，正与上一条同一结构，确有见地。然养阴潜阳，前贤治案，亦多有之。竟谓此症为医书所不经见，得毋自诩太过。且是症明明牙关不利，头项痛剧，亦何尝非骨槽风见症。须知此症本有阴虚阳浮，肝胆火升一种，如此治法，原是正宗。但外疡书中，论证粗浅，竟未及此。遂似只有寒风外袭经络之病，乃名骨槽。而骨槽之治法，亦只有温升表散一路。则此案之病情治法，几如不在骨槽风范围之内，所以余氏竟谓此症若以骨槽治之危矣。其亦知此病此药，何尝非骨槽中之一候耶。凡百病症，有一病名，即莫不各有寒热虚实。种种不同之症，亦莫不各有种种不同之治。内症然，外症亦何莫不然？如以外疡有一定之部位，而即谓只有一定之治法，亦只昭其所见之未广耳。能多读古人名著，而知其错综变化者，当不肯为此谫陋语。

疡科医案第一册终。

疡科医案评议　卷二

嘉定张寿颐山雷甫编纂

大头疫

大头疫为时行厉气之一。东垣书中，已有普济消毒饮一方，定为此病专剂，后有作者，莫不宗之。本不在疡科之列，然其势较盛者，漫肿极巨，非特双目口鼻，平漫无垠，甚且块磊联翩，起泡白腐，或者亦至成脓溃化。俗子不知，无不以为外疡之属，而庸医亦且以疔毒治之。实则疔之发作，虽曰头面为多，险者变化极速，然其起始，必有一点粟米，或痒或痛，或则顽木不仁，继乃坚肿成块，渐以四散。而大头疫则必无粟点，初为大寒大热，而面目渐浮，遂无涯岸；且其肿势虽巨，亦多奭而不坚；纵或有成块累累，而其块密布，略如疹块，必不同疔疮之止从一处漫开。此其症情之显然大别，最易辨认者。苟能从此审证，亦何致有混淆视听之虑。且其治法，又是大有径庭。疔毒必以大剂清凉为主，其势焰之甚者，又须苦寒泄降，釜底抽薪。妄投表药，必致毒散，遂为不治。而大头一证，却又非表不可。即其热盛者，亦或参用清剂解毒，而必与轻疏达表，并辔以驰。不可只投凉降，反令邪不外达，转为内陷，此则二证之绝对相反者。苟有误投，彼此皆为鸩毒。此其似是实非之最不可不辨者。盖大头之疫，原是天行温厉之气，从表感受，先入经络，所以必有恶寒后热，与伤寒温病，同一机杼，病在表，治非先用轻扬解表不可。但属温症，则又只宜辛凉，而不得误投辛热。李氏普济消毒一法荙勃升柴，本是必需之品。但近时则温热势炽，又必更以凉解辅之。尚非东垣成方，所可无投不利。且感在经络，尤须分证选药，则必认定先从何部肿起，分清阳明少阳，最是要诀。（症是温热，故止有阳经症，无阴经症。以手足六阴之脉，不上头面也。且是温病，故虽有恶寒，而一热之后，即不复寒。则又只有阳明少阳证，而无太阳证，认症用药之法，止须辨得先从目下肿起者，为阳明经络，必以葛根作主药。而先从两颊肿起着，为少阳经络，必以柴胡为主药而已。亦无他奇巧法也。）如其起手得法，则表散一投，虽在肿势甚盛，一二剂后，无不热退肿减，捷于影响。唯失于用表，然后乃有壮热日炽，起泡溃脓绵延。虽治之咎，在温病中柴葛二者，本不可轻学陶华成法，执一不变，而独此一症，却非柴葛羌防，必不可为功。但此只不过引入经隧之药，用为向导，三五七分，皆已效同桴鼓。又不可视如大江以北之表药，每用必至一二三钱，此皆大头疫特异之症治。颐读元明以来诸书，虽言之者颇不乏人，似尚未有深切著明，说得了如指掌者。爰采先业师阆仙先生治案数条，以为后学举一反三之助。且是症固亦有治不合法，以致流水成脓，淹缠悠久者。因以编入疡科案中，似乎较为醒目。若其起泡化腐之时，亦须外治末药，则一准以普通疡症治法，亦已无复余义，兹姑不赘。

朱氏杏花庐医案：时行温风，袭于阳络，畏风发热，头面交肿，脉浮数且弦，舌苔白腻罩黄，虽属风温，非轻疏清泄，不能解在表之邪，其势方张，先宜清散。

炒荆芥　炒牛蒡子　瓜蒌全　光杏仁　炒条芩　象贝母　连翘壳　制半夏　白通草
薄荷　橘红

（平议）乍感寒热，而即头面交肿，是风温袭于阳经之络，表热而里尚未盛，轻疏凉散，稍参清热，兼以化痰，此大头疫轻症之一定治法。

复诊：轻疏辛凉两服，寒热渐定，虽未尽解，其势已松，肿亦不盛，脉渐柔和，舌犹黄垢，再与轻清。

荆芥炭　瓜蒌全　象贝　焦山栀　北牡丹　连翘　炒条芩　制半夏　薄荷　益元散　陈皮

（平议）表邪渐解，里热未清，则减牛蒡之散，加丹栀之清，而仍兼以二陈贝母化痰，亦是不易之步骤。

三诊：热退身和，头面肿大亦减，大府已通，脉和苔化，舌质尚红，更以清理。

川石斛　象山母￣炒丹皮　焦栀　连翘　宋半夏　瓜蒌皮　元参　花粉　（橘红络）

（平议）表邪尽解，里热亦松，用药轻灵，已尽善后之能事。唯余热未净，则止有清滋一路，而不遽投甘腻。斟酌熨贴，细腻调匀。看似平淡无奇，实则五雀六燕，两得其平。苟非老手斲轮，岂易到此恰好。

又：少阳阳明，本有蕴热，复感风邪，遂为微寒壮热，面目暴肿，且已累累成块，脉数大弦滑，舌质鲜红，苔腻色黄欲糁。邪热鸱张，中挟痰垢，胸满泛恶，表热既炽，肉热又彰，情状非轻，亟宜双解，冀免内陷神蒙，方为顺手。

鲜生地　制半夏　川雅连　广郁金　象贝　焦山栀　淡黄芩　南柴胡　生葛草　青防风　炒枳实　炒荆芥　薄荷

（平议）此阳明少阳，风热甚盛，大头疫中之重候。诚非柴葛，不能透表泄邪，而里热又炽，痰浊助虐，又必清里开宣，双管齐下。而半贝消痰，软坚退肿，皆是必备之要药。

再诊：双解表里后，表热稍衰，犹未大退；肿势不盛，形块犹在，所幸神识清明。痞满渐减，恶心已除，可免热毒内攻之险。脉象稍柔，舌犹苔腻质绛，仍须轻疏解毒，庶几引出险途。

炒荆芥　牛蒡子　贯众　鲜地　川连　全蒌　丹皮　连翘　生紫草　大贝母　银花　竹茹

（平议）阳明少阳，既得两解，此病未有不复杯即效者，而犹未获捷验，则来势方张，非可一网打尽也。清解里热，仍佐荆旁，盖此时犹未可撤除表药，贯众善解热毒。此症肿盛，尤为必需之品。

三诊：清解再投，肿乃渐减，身热已除八九。舌苔较化，而鲜艳犹存，斯当躧步清滋，庶可解热。

炒丹皮　焦栀子　制半夏　大贝母　蒌皮　净连翘　玄参　紫草　贯众　竹茹　陈皮

又：大头疫失表，肝胆阳邪火炽。漏睛疮溃腐颇巨，两颐耳下，又成脓四处，阳毒已结，锐势方张，脉劲且洪，唇舌俱绛，纵能投药桴应，难免时日迁延。姑先大剂清疏，冀得挽斯坏症。

羚羊角　鲜生地　制半夏　贯众　银花　紫草　柴胡　葛根　杏仁　贝母　陈皮　橘红

再诊：清解后肿不蔓开，身热退舍，溃处脓色尚正，根脚渐分明，犹为稍稍就范，是宜进步清解，庶几渐次图功。

羚角　银花　贯仲　紫草　贝母　半夏　杏仁　蒌全　丹皮　山栀　炒枳壳　橘红

（平议）此症而至自溃成脓，已是先前失于表散，所以热壅络中，日久腐化。唯身热未解，则在经之邪，尚宜稍稍疏泄，俾得肌腠宣通，先开其壅是为第一步之去路。故虽阳邪甚炽，大剂清凉，犹必稍用柴葛引经，斯为入手不易之定法。俟其势焰已定，乃始撤去表药，即转入清解一途，软坚消肿。苟其神识犹清，毒盛未陷，虽曰坏证，尚可挽回。此症初接手时，形势已觉可险，而投药无不尽应，不及匝月，亦收全绩。以后易方虽不一，然大致不外清热消肿四字，他技巧，兹亦不赘。

时毒　发颐

时毒者：谓感受时行厉气，结而成毒，亦是风温袭于阳络之病。其部位多强求在耳前后颈项之间，或发两颐，或发颔下，故又有发颐之名。其甚者亦且蔓延于缺盆胸胁，或亦恶寒发热，有如伤寒。病理病情，原与大头疫无甚区别，唯彼则肿及眉且额上，此则仅在颈项颔下，及耳下颊。地位不同，即命名自不得不各有专属。彼之漫肿势盛，此则多在局部，鲜有遍及颐者，则病态实较大头为轻。所以同是时行外感，而彼以疫名，此则不得为疫。即就是义以细为寻绎，当亦可知同中之异，显然有轻重缓急之殊途已。

震泽崔：风温势将两候。风阳上扰，以致面浮项肿；温热内炽，阳明热结，而大便不通。热蒸之气上蒙清窍，神识不清。诊脉左弦而数，右关洪大，舌苔糙黄，略带灰色，此乃特毒大头瘟也。议以疏风清热，兼通阳明，以冀便通热减，是为松机。

羚羊片　连翘　花粉　黄芩　枳壳　薄荷　牛蒡子　黑豆　象贝　肥知母　黑山栀　芦根　竹叶

（平议）此时毒症之甚重者。本已发热多日，导致面浮项肿，当是前医误投温升发散，以致阳气上浮，有升无降，大便不通，且致神志昏愦，则阳明里热甚矣。况脉则洪大弦数，舌则糙黄带灰，症实脉实，苟非急与苦寒，泄降气火，下通地道，病何由减。按语亦曰通阳明以冀热减，而方中绝无通府之药。仅仅一物牛蒡，可以滑泄，而敷佐无力，清虽有余，通则不是。是为病重药轻，所以效力尚少。

陈氏此案，所为时毒大头瘟，可知此五字，是一是二，本有联属之理，命名确是不错。唯大头瘟在初起之时，用药必先疏散，而是病热已二候，则非发表所宜。按语虽以疏风清热，四字并提，犹幸方中尚无柴葛羌防。学山氏选药，尚能识得门径。所以虽捷效，犹不致为虎传翼，病隋药转，岂不如鼓应桴。

复诊：热势已减，脉象数，而稍缓。虽头面红肿未退，舌色干红，有时鼻衄，初起邪在气分，热久渐入营分。风乃天之阳气，温乃化热之邪，两阳薰灼，上焦先病。大便已通，神识亦清，再当清心营，清肺胃，自然渐安。

犀角　鲜生地　花粉　连翘　菊叶　川贝　马勃　牛蒡子　知母　芦根　忍冬藤露　霜桑叶

（平议）前方不泄胃热，所以不能去病。火热不衰，复加鼻衄，仍是多升少降。陈谓热久由气入营，固也。须知前诊之时，舌糙灰黄，外有红肿，邪固早已入营，苟能先予疏通：如杏仁蒌仁，并入生军，必可早收捷效。至此乃转用犀角地黄，固是当务之急。颐但惜其不能早用一步，无徒薪曲突之明见耳。马勃仍是轻疏凉解之表药，此时似不需此。拟加元参鲜斛，丹皮山栀，则视花粉连翘，较有力量。贝母仍宜用象贝之苦寒。川贝虽贵，气味淡薄，实不足重。

太仓庞：时毒法以疏解之。

牛蒡子　荆芥　甘草　马勃　杏仁　豆豉　西河柳　防风　茅根　桔梗　蝉衣　贯仲

（平议）此症虽是感受风热，固宜轻以泄风，清以泄热，此案蒡豉荆防，马勃蝉衣，又加圣柳，升散之药大多，而化痰消肿，反无一味。症是升多降少，而药又如之，窃恐不补患。宜去豆豉防风，柽柳，而加贝母瓜蒌竹茹数味。唯贯仲一物，用得允当，确是此症要药。

唯亭朱：病因耳项浮肿，是属风邪；寒热胸满，神识不清，是属里热。拟清散之法，以冀热退神清。

葛根　杏仁　防风　橘红　牛蒡子　前胡　桔梗　僵蚕

（平议）症有胸满，而且神识不清，则开胸泄满，清热化痰之物，皆不可少。而方中但知升散疏风，助其升浮，为害必甚，此大误矣。

黎里徐：发成时毒，胸膈不利，咳呛，牵引则痛，痰热交滞，肺肝受伤，法宜达邪行瘀。

柴胡　枳壳　钩屯　苏梗　青皮　杏仁　桃仁　桔梗　葛根　茅根

（平议）此症兼有咳呛胸膈不利，兼用化痰行瘀，亦是一法。拟加瓜蒌竹茹，郁金紫菀，象贝竹黄等味。

朱氏杏花庐案：时毒由于少阳木火自盛，风热袭之，内外相乘，烁痰凝络，兼有恶风身热。宜泄新风而化痰以宣通经隧，不可过事寒凉，反令闭结顽痰，难于清散。

炒荆芥　牛蒡子　杏仁　蒌仁　象贝　法夏　钩藤　薄荷　连翘　通草　丝瓜络

（平议）此症初起，虽必内有木火，凝结痰涎，壅塞少阳隧络，然唯外风乘之，所以肿势暴发，从宜清解，自必以疏泄风热为先务。过投凉降，则过抑抱气机，重增其滞，必致坚块不化，乃以成溃。阆师所谓不可过事寒凉，最是阅历有得之论。而选药轻清灵俐，熨贴停匀，无一味匆冗，亦无一味太过不及。所谓初写黄庭，恰到好处，苟非功夫圆满，安得炉火纯青。

复诊：泄风宣络，清解化痰，身热已清，肿痛俱减，坚硬之块，根脚分明，再与轻宣，可期渐散。

瓜蒌全　大贝母　制半夏　（橘红络）　元参　鲜竹茹　陈枳实（全炒）　生牡蛎
桑叶　杏仁　紫背天葵　漂淡全海蛇　炒柴胡

（平议）身热退则新感已解，漫肿渐减而形块分明，乃专事于宣络化痰，参以咸寒软坚，治法步骤，一定如是。仍用柴胡少许，则非宣发少阳，特借以作本经响道耳。

又：感触新风，引动蕴热，耳下结块，颈项木强，内扰咽关，红肿交盛，脉洪而数，舌绛苔黄。风火俱张，挟痰肆恣，是为少阳受病，时毒咽喉，来势方道，波澜汹涌，极当清泄，庶免燎原。

羚羊角　生犀尖（俱水磨浓汁冲药）　鲜生地　炒荆芥　牛蒡子　杏仁泥　西藏青果　象贝母　广郁金　黄射干　鲜芦根　天竺黄　薄荷　另鲜土牛膝根洗净打汁冲药

（平议）外既形块散漫，里又咽喉肿痛，此时毒之势炽者，风火交盛。虽不能不用轻疏之风药，而内热至此，即不能柴葛升麻，更助上燔之焰。故止用荆芥薄荷少许，而牛蒡以疏外风。究竟草实有重降之性，于疏泄中即兼镇坠，一举两得。若夫犀羚鲜地之属，清心肝以解毒火，杏贝竹黄，开顽痰消坚肿，又以射干天名精藏青果芦根郁金等，降气泄壅，固夫人所能知矣。

复诊：大剂清宣，外肿已减，痛势较松，喉肿亦宽，脉仍弦数，舌色甚绛，苔腻未开，大便不通，火无泄路，宜参通府，釜底抽薪。

前方去荆芥，加元明粉人中白水飞漂净绢包同煎。

三诊：大府既通，火邪得泄，喉痛既减，内外皆宽，脉数未和，舌苔渐化，仍踵前意，转取轻灵。

前方去犀角，牛蒡，杏仁，元明粉，加元参、丹皮、栀子、连翘。

又：时毒旬余，身热未尽，脓成汁溃，根脚已分。脉数弦洪，唇舌俱燥，胃津受灼，引饮颇多。木火上燔，是宜清润，表邪已撤，毋事轻扬。

西洋参　鲜石斛　鲜生地　象贝母　北沙参　瓜蒌皮　鲜竹茹　天竺黄　银花

（平议）脓成汁溃，则毒势已聚。根围分明，则无虞散蔓。虽身热未清，而表邪已定，是不可复用表散，反以助虐。况舌红燥渴，内热大甚，津液已伤。且但曰燥而引饮，则必舌无厚腻之苔，胸无痞满之苦，皆可想见。所以重用甘寒滋润，并不取二陈化痰之燥药。

再诊：溃后脓多，坚块已化，邪势渐介，脉转细软。而舌犹红燥，液亏甚矣，宜进滋养。

北沙参　大生地　麦冬　生鳖甲　山栀　丹皮　生牡蛎　花粉　象贝母

（平议）坚块已化，则实邪尽去。药用生地麦冬，专事养阴。其人必胃气已甦可知，而舌苔不腻，更无庸言矣。

少阳发　少阳疽

少阳一经，以十二经脉分属藏府而言，固专于胆府一部。其实肝胆生理，本是一气，府之与藏，部居不别。则为理，实无二理。西学家谓肝胆同病，最为可信。少阳禀春，生发动之性。肝胆木火，最易上升。故头部侧面本经循行部位，疡患甚多。风火交煽，势焰颇炽。凡有后耳下项侧诸疡，不问外感风热，内动木火，其暴肿猝痛，来势猛亟者，皆名之曰少阳发，言其焮发之暴厉也。若结于肌肉之里，坚肿凝固，此时不甚变动者，则其根愈深，治疗不易速效，则名曰少阳疽。此皆沿晚近疡科定例，以浅深分痈疽二名，示初学以辨症之法，实则治理本同。亦必不能显分区域，爰为合于一门，以两者得之名，并系于此。见得命名虽殊，而症情治法，无甚大别。庶乎学者既能审症以命名，而亦能观其会通，识得大同小异之间，各有轻重缓急之分量，则临床治疗之时，此胸有成竹，而目无全牛矣。若更以部位别之：则发于耳前者，亦称耳门疽、耳门发，又曰听会疽。其稍下者，亦曰颊车痈。而发于耳后者，亦曰耳后发、耳后痈。其直当耳下者，亦曰耳根痈。则不过视其情势，随宜定名，而源委皆同，是不当一一详录治案，以贻叠床架屋之讥也。

朱氏杏花庐治案：少阳发外感风热，内挟肝阳，寒热连朝，来势汹涌，根围不束，红肿蔓延，甫及四天；内脓已酿，姑先清泄，难许全消。

炒柴胡　牛蒡子　鲜生地　象贝　制半夏　连翘　焦山栀　杏仁　瓜蒌皮　瓜蒌子　炒子芩　橘红　薄荷　广郁金

（平议）此少阳发之来势锐厉者，表证未除，里热已炽，则宜泄风疏肝，化痰清火，治法亦与发颐时毒，无甚区别。

复诊：泄风疏肝，清化痰热，表里两顾。药已再进，表邪既彻，稍杀其威，红肿较收，四围渐束，中央焮凸，针溃得。脉弦舌黄，宜除表药。

前方去柴、蒡、薄荷、郁金，加银花三钱，羌活四分。

（平议）表邪既解，风药即不再投，而稍加羌活于清化之中，非以为升散之用，特引药上行，以达病所耳。即前方之柴胡，亦是引经以疏达木火之郁结，非欲其发汗以祛风。药止四分，其效用至于如此。若如俗见以表汗为散邪之计，则岂三四分所能有济者耶？

又：耳门痛外风鼓动内热，凝痰结滞，络脉不宣，身热连绵，形势坚巨，根脚散蔓，脉数腻苔，浊垢蔽中，胸脘窒塞。是当先为开泄，以运枢机。不可骤与寒凉，反增遏抑。

西羌活　炒柴胡　牛蒡子　光杏仁　瓜蒌皮　制半夏　大贝母　鲜竹茹　陈枳实　全炒　苦桔梗　生远志肉　九节菖蒲　陈皮

（平议）此症虽挟风热，而形坚势巨，则痰凝隧络。外邪得有依据，不易猝拔其根，是宜稍稍疏风，以解表邪。而必注重于痰结一边，兼以开泄胸脘。选药如是，可知其着力处，在里不在表。瓜蒌桔梗，远志菖蒲，专开胸之中闭。即以划外疡之根，所谓击其中坚，而首尾自应者。虽有自热，不可早投凉药。非独虑其冰结气机，外症愈以沈痼。即舌腻脘懑之内症，亦必不可误服清凉。然世俗之专事内科者，尚多不识此中分量。能不轻病日重，重病日危耶。

再诊：表解热退，外形亦得收束，针溃脓多，胸膈开畅，脉尚弦数，舌边红绛，中有黄苔，再宜清泄开宣，当可日以就范。

川石斛　白茯苓　制半夏　象贝　楂肉炭　丹皮　焦山栀　生牡蛎　橘红　枳实　鲜竹茹

（平议）胸膈已开，而舌边色艳，巧始渐如清凉之药，此即内科不易之定法。

又：气滞痰凝，久结少阳之络，坚肿日巨，渐觉隐痛，脉小且濇，舌色㿠白，此寒痰停滞，少阳疽也。根蒂颇深，未易速效，法当温化，缓以图之。

川桂枝（整段者佳）　西羌活　制南星　法制香附　姜半夏　川甘松　炮姜　生远志肉　陈枳实　旋复花（包）　毛橘红　陈海蜇（漂淡）

（平议）此寒痰入络，日久凝结之症。脉舌如是，则不像肝胆木火，而具有阴寒见症者，斯乃可以温煦化痰从事。然根深蒂固，收效良难。远志温而开痰，甘松芳香入络，虽似新奇亦极确当。

再诊：温络化痰，效力甚鲜，虽隐痛稍松，而坚硬如故。脉则稍滑，症情胶固，仍宜温经软坚。

前方去旋复、海蜇，以猛桂四分易桂枝，干姜易炮姜，加毛鹿角七分，海藻昆布各二钱，生牡蛎生鳖甲各四钱，橘红八分，青橘叶二片。

（平议）温经通络之后，痛势已减，而形色未动，此非药物之无灵，实由病根之盘踞。自当踵事增华，渐加温升软坚，而以橘叶宣达肝胆之郁，又是引经良法，亦不可少。后以是方稍稍出入，连诊七八次，遂以全瘳，方多不赘。寿颐按此本顽症，坚硬异常，已几如石疽之不易着手。但所以比石疽稍轻一筹者，彼必有情怀悒郁多年，属于藏病。即病发亦不在数月之间，所以必无痊愈之望。此则仅属痰凝，尚非内伤不足，可以一例等视，则选药得当，亦能渐底成功，特非可责效于旬月者耳。

上石疽

石疽坚硬如石，初起不过小小块磊，而不痛不痒，按之亦不知不觉，病者亦不自以为重症，实则其根最深。必有情志不怡，有年久郁，肝胆相火暗燔，灼烁本经隧络，血液不利，凝结而成。所发之症，向来分为三部。上者则在两颧及耳前后，亦或结在鬓角；中者则在两腋两肋，或前或后；下者则结于腰肋季胁。地位虽殊，而无不属于足厥阴少阳两经分野。病情源委，一望可知。故虽形势未巨，已是消散不易。其稍巨者，则虽用药得法，亦只带病延年。若至自溃，则皆有水无脓，痛且甚炽，亦或直流鲜血，斯天年近矣。且虽曰溃腐，而坚硬如故，中则嵌空如岩石，仍不稍软，固亦与乳岩同一情景。不过部位有别，命名稍殊。究竟岩耶石耶，是同是异，顾名思义，盖亦可想而知矣。

朱氏杏花庐医案：阴液素薄，木火大藏，灼烁痰涎，凝结少阳之络，块坚不动，起已经年，近更烦劳，形势益巨，其痛浸甚，是属石疽。根据已深，本非易治。脉弦劲大，沉尺少神，肝胆炎盛，上凌方猛，舌苔甚滑，几至光红，津液大亏，不任消剥；所喜胃纳尚好，消谷未疲，不妨填养真阴，涵肝清润，如能稍衰其焰，犹可免冀扶持。

大元地　生鳖甲　羚羊角（水磨浓汁）　（冲）生石决明　生牡蛎　炒山萸肉　川象贝母（各）　广郁金　金瓜蒌　漂淡昆布　毛橘红　青橘叶　橘络　枣仁泥

（平议）水亏之甚，木火乃张。凡外疡痛炽者，最多相火肆虐。脉舌如是，已几乎有阳无阴。根底空虚，岂仅却病为难，即欲暂与维持，亦复谈何容易。唯胃气未疲，则后天尚好，生机一线，赖有此耳。则虽外疡肿势已甚，亦当滋水清肝，双管齐下。此非实火诸疡，忌投滋补，虑其助桀者可比。所谓缓急之间，贵有权变，不可以寻常理法一概论者也。

其次则化痰宣郁，通络软坚。虽题上不可不敷衍一笔，然只以作佐使之用。盖此时之吃重处，原不在乎坚肿之能散不能散，而唯视真阴之能支不能支。苟其阴津留得一分，即所以抵制五志之火，使其退得一步，便是带病延龄上策。若仍作普通疮疡治法，专欲以消削化肿为能事，则落陷阱而又下之以石矣。

复诊：柔肝益肾，痛势骤松，神情渐振，脉象稍稍柔和，沉尺亦复有起色。舌犹红滑，阴液久匮。恢复原非旦夕之功，仍须根本滋填，希冀润枯泽槁，更必情怀恬淡，庶几带病延处。

前方去橘红加杞子、潼蒺藜、砂仁壳

又：右颧上石疽，延经三载，溃亦年余，颊车不利，又复两阅寒暑。迩日痛势较剧，流水较多，脉左弦右数，舌色红绛，亦复无苔。本由悒郁情怀，肝木失其条达，五志生火，灼液成痰，胶结经俞，根深蒂固，骨节渐壅，不通则痛，此两颊拘急之所由来也。今当木旺春深，阳邪得其援击，外内相应，其势更张，耳胀头疼，眩晕不寐，诸症接踵，层叠而来，无一非风木相火，交煽恣肆，有年痼疾，本非无情草木，所易起此沈疴。但病势日张，治标为急，必须养阴滋液，柔木息风，并辔分驰，双管齐下。

羚羊角尖（磨冲）　明天麻　生牡蛎　生苍龙齿　生白芍　生元武板　女贞子　兔丝饼　山萸肉　枣仁　辰茯神　骨碎补　广郁金　牛膝

复诊：沉潜重降，诸恙稍安，胃气得甦，是当踵步。

前方加大生地、甘杞子

（平议）石疽自溃，本无可治之理，但既已日久，而不致流血飞花，尚未至弥留欲绝之候。调养得宜，仅可扶持岁月，所谓尽人事以逆天麻，亦胡可不为之援，俾得减少几分痛苦，是亦仁人之用心也。

98

失　荣

　　失荣之症，部位多在耳前后及项侧，皆少阳经循行分野。其形则坚硬如石，日久不变，虽不能消，亦不遽溃，皆由情志郁结，凝痰积络而成，症情与石疽如出一辙。命名之义，盖谓气凝血滞，失于荣养。其实内经已有明文，谓尝贵后贱，虽不中邪，病从内生，命曰脱营。又曰贵时尊荣，贱时屈辱，心怀眷慕，病从内生，名曰脱荣。描慕热中人侥幸荣利，患得患失情状。所以情欲忿争，五志火发，煎熬津液，蒂固根深。故在恬淡情怀，幽闲旷逸之人，必无此等顽固恶疾。即在病起之后，击铃解铃，自求潇洒，则虽不能速求消退，亦尚可彼此相安，不致遽成不治。若徒欲乞灵于药石，抑亦未矣。

　　元墓董：失荣已溃，愈烂愈坚，不时渗流血水，脉形皆现虚象，是谓败症。但不可弃而不治，古人立和营散坚丸，最为洽妥，舍此别无他法矣。

　　人参　熟地　当归　桔梗　升麻　茯苓　白芍　陈皮　昆布　红花　白术　川芎　川贝　海粉　甘草　香附

　　为末，夏枯草膏泛丸。

　　（平议）此证既溃，只有和血养阴，扶持之法，唯在量其体质如何，与为进退。专守成方，安有效果可言。况市中升麻川芎，必嫌升散，决非良法。既曰不时渗血，尤忌升腾。以此知疡科书中一定呆方，必无可用之理。

　　太仓陈：颈项痰核，推之不动，按之如石，失荣已成。

　　石决明　新会皮　滑石　连翘　川贝

　　（平议）是方未免不负责任。

　　江阴硕：证系失荣。由肝气郁积而成，消之不易，全凭耐养为安。

　　甜亭力　瓜蒌　川贝　杜苏子　沉香　橘叶

　　复诊：证已轻松，仍以散坚开郁。

　　青橘叶　通草　蒌仁霜　苏子　川石斛　钩藤　川贝　月石

　　又丸方：

　　毛沉香　白芍　茯苓　甜亭苈　川贝　橘红　天竺黄　海浮石　夏枯竹汤泛丸

　　（平议）是证内服之方，本无一定不易之理。此案三方，和肝化痰，特其一端耳。但沉香苏子，颇嫌其温燥，非可多服之药。蒌霜善通大便，不仅化痰，姑录之以见一斑。

　　朱阆仙先生杏花庐医案：失荣症起经年，块坚形巨，本由情志不舒，木火郁结，灼痰凝络而成。近更肝阳上乘，色红觉热，颇有自溃之虑。脉弦舌绛，阴液久虚，阳焰甚炽，亟宜清肝抑火，滋液救焚。

　　羚羊角尖（水磨浓汁冲药）　鲜生地　川象贝（各）　生牡蛎　生龟板　生鳖甲各陈胆星　元参　海藻　昆布各　丹皮　制半夏　焦栀子　大白芍各　陈海蛇　许漂淡　鲜乌芋四枚洗打碎二味合前三甲先煎汤代水煎药

　　（平议）是证本由郁火而成。然非阳发，色多不红，甚有溃腐而不发热转红者，唯此症肿处转红，而脉舌如是，皆属肝胆阳邪。虽似气火有余，实即真阴之匮，所谓水不胜火者是也。故于清肝抑火之中，必兼用鳖甲旱玄武等，滋填以顾其本。唯病势至此，已造极中之极。药虽有理，亦只尽人力之所能为者而已，非可必其有功者。朱氏师门，素以疡科著称，寿颐侍坐三年，此等顽症，所见实是不少。然症情最凶，人定亦必不能胜天，兹以无甚实验可言，亦不多录，以省繁冗。

瘰 疬

瘰疬之发，必非一枚，名之曰疬，盖已有次第发生之义。礼记月令，命宰历卿大夫至于庶民，注历犹次也是也。近人谓之瘰疬，则言其累累不穷耳。唯古人谓之鼠瘘，瘘之言屡，其义可知，而又谓之鼠，颇难索解。自唐以后，皆谓人食鼠食之余而生此疾，其理殊不可知。近人归安莫枚士研经言，读鼠为窜，谓即言其走窜之义，最为确论。盖此症随经走窜，层累而生，洵有至理。然后知向之认为人食鼠食者，真是乡壁虚构，不值议者一哂。吾国医学，鄙陋至此，可胜浩叹。寿颐按鼠谈为窜，考之古书，尚未见有过假之明证。仅有汉书蒯通传，奉头鼠窜一语，可证鼠本善窜，而鼠窜声音相近，自有通假之理。莫氏此说，不为无本，详见拙稿医论选第四卷。

陈学三治案：江宁彭　瘰疬有风热痰三毒之异，与结核寒热有殊。其证多生于颈项胸腑之间，形名虽异，经不外恚忿郁热所致。过怒胀甚，名曰气疬，宜息气调理。今见憎寒壮热，咽项强痛，结肿不消，宜散肿溃坚汤加减主之。

京三棱　昆布　当归　白芍　连翘　软柴胡　海藻　甘草　黄芩　花粉　左牡蛎

阳湖赵是惠评此方用海藻甘草之反，古人立方每每有之。甘遂甘草取其反者，可攻蟠蜥内之坚痰。甘草海藻取其反者，攻其凝外之坚痰也。如人参五灵，取其相反，正虚血凝，五灵合人参，其攻瘀之力更速。瘀去正安，恐正气不接，故赖人参之力续之。古人用药如用兵，此激将法也。激其怒烈性起，万军坚垒中，打其窟穴，斩旂枭师，立建奇功，何惧坚硬不消，此东垣散肿溃坚古方加减能静註。

（平议）瘰疬实即结痰。而学三编谓与结核有殊者，盖彼是暴病，而内无根柢，则为易治。此是久病，且根于内证，则为难疗。且彼之结，止有其一，而此则累累如贯珠，所以未成已不易消，而溃后亦不易敛。陈虽谓有风热痰三者之异，其实尚止是痰热二者，互相连结，时为进退，亦不系乎外之风邪也。恚怒郁热四字，确是病源，情志所结，尤其难医。唯亦有固于禀赋素弱，阴不涵阳，凝痰结络者，虽无郁火，而体质柔脆，亦非易治。若果因六郁所致，则每一动怒，势必加剧。古人虽以气疬定名，实则气动特其一端，而无不兼痰热两层者。此案再加寒热，并有咽痛项强，则又感受新邪外风内火，交互肆虐，尤其汹涌，治法宜注重于抑降气火，而稍参辛凉，以泄散在外之畏寒。方用东垣成法，尚嫌呆笨不灵。且柴胡温升，于咽痛一症，更恐有弊。余皆失之笼统浮泛，未为尽美。赵评谓海藻，甘草相反，而并用之，取其激动，仍是前人之成说，实亦无甚作用。寿颐每谓本草十八反一说，未可尽信。此非本草经名医别录之所有，可见为此说者，尚在六朝以后，恐是臆说。徒以束缚学子之性灵，非药物学之上乘禅也。

又：张墓陆，外体虽丰，内本不足，颈项结肿，近加膝胫酸楚，正合肥人多痰之论。痰盛而气必虚，风邪易凑，搏于肝经。肝主筋，故令筋缩而肿，初如豆粒，后若梅李，连续不一，成为串疬。药难旦夕取效，拟清肝化痰，以消息之。

青橘叶　牡蛎　秦艽　茺蔚子　刺蒺藜　天竺黄　川贝　丹参

赵惠甫评：疬有三：曰痰疬，曰瘰疬，曰筋疬。筋疬为肝木不舒，此名筋疬，能静。

接服方：钩藤　橘皮　八角茶　橘叶　川贝　秦艽　桑椹子　续断

（平议）既患瘰疬，而中膝胫酸楚，岂非阴虚明证。按语风邪，殊无蛇足。方用刺蒺藜，风燥适以伤阴，何如易以沙苑之为佳。次方八角茶，不识何物？赵评必以此筋缩而谓之筋疬。寿颐以为颈项本是多筋之部，灵枢经筋篇具有明文，凡是瘰疬，隋经连续，何一非经筋之病。古人筋病之称，本是总名。赵氏三者之分，大为不妥，即痰疬瘰疬，亦何一非笼统之总名。不如学山以肝主筋三字浑浑言之，尚为妥惬。

高邮缪：项颈核结，沿窜胸肋之间，纍纍相连，没此起彼，敛而复溃。此乃肾阴亏，肝阳易动，致令脾土受侮，饮食渐少。宜调养性情，抑肝扶土，慢期奏效，若专于消克，必致虚怯矣。

党参　川贝　牡蛎　谷芽　沙蒺藜　橘白　料豆　石斛　黄芪

（平议）病疬虚症最多，培补亦是恒法。但橘白料豆，皆是废物。此种恶习，皆叶天士开之。而吴人无识，相率效尤，反以极贱弃材，视为妙品，甚可嗤也。

又：嘉兴谭：病破经久不敛，气血亏弱可知，理应益补。但胸间人见结肿，虚痰滋蔓，延久难图，当益补化痰兼治，庶溃者敛，而肿者消矣。

半夏　橘白　石斛　甘草　竹茹　参须　麦冬　党参　枇杷

（平议）于滋补之中，参以化痰宣络，犹为稳惬。

唯亭王氏：病串破久不愈，经止五月，潮热脉数，此属血海空虚。丹溪谓瘰疬属胆，有相火，而且气多血少。妇人见此尤忌，若月事以时下，寒热不作者，方保无虞。若变潮热，其症危矣。今拟滋养厥阴，以冀热退经至，为愈。

鸡血炒丹参　茺蔚子　银柴胡　白归身　酒炒白芍药　地骨皮　金石斛　天竺黄　川贝　紫菜

（平议）病疬成劳最多，此人经停潮热而脉数，怯危已成，恐无可愈之理。鸡血炒丹参，怪僻以炫新奇，亦蹈叶老之恶习，后学初不可效此丑态。

苏州李氏：素患痰病，有溃有不溃，总属虚症。今见寒热食减，经信久瞪，足三阴并亏，耐养方得延年。

生地　元参　地骨皮　夏枯草　钩藤　土贝　丹皮　石决明　茅柴胡

（平议）痰疬日久而见虚证，自必以补阴为主。然苟其脾胃不强，即不当专用阴药。过于清凉，必令胃减便溏，适以速其危殆。此案明言食减，而尚是生地元参，茅根地骨等，一路寒凉，并无醒胃助运者。一二味以为之斡旋，利少害多，大不可训。

又：德清袁：耳下子母瘰疬，串至缺盆，推之动，按之有根，属手足少阳二经所发。证在阴分，又见潮热咳嗽，恐成劳怯。

北沙参　茯苓　瓜蒌皮　元参　昆布　牡蛎　甜杏仁　稆豆　地骨皮　橘皮

（平议）子母病乃病疬累累，大小不一之名称。按语阴分之阴字，疑阳字之误：既曰两少阳经，即不可以为属阴矣。药物偏阴，与上案同一大蔽。既谓恐成劳怯，而更以纯阴无阳之药，滋长其阴凝之气。那不食少便溏，催其速归阴府耶。学三于此，终是未达一间。

朱阆仙先生杏花庐医案：真阴不足，生热生痰，肝胆之气，郁结不宣，凝聚少阳之络，发为痰病。左右已成四五处，症延数月，脉数而弦，舌苔白垢，证实脉实，水焰方张，宜先柔肝宣络。

生牡蛎　生石决明　广郁金　杏仁　瓜蒌仁　象贝母　生远志肉　制香附　昆布　广木香　生白芍　醋炒柴胡

（平议）此症情尚实，而体质未备之治法。故杏仁蒌仁，不嫌其滑泄，而象贝白芍，不畏其阴寒。

复方：前药约服十许剂，溃者浓流渐少，新肌已露；肿者形块稍束，酸痛亦轻，脉伏较和，胃纳亦可。仍宜踯步，稍参滋阴。

前方去柴胡，石决，蒌仁，加生鳖甲，制半夏，丹皮，茯苓，大生地。

（平议）柴胡虽曰疏通肝气，究嫌升阳，非可久服之品。蒌仁滑泄，亦不可过剂。前药既效，则木火之标病稍减，而根本之阴虚宜顾。加减之间，颇有意味，皆与率尔操觚者不同。

又：肝木不舒，风阳旋扰，痰病日久，眩晕频仍，口渴眼花，无往而非水不涵木之病；脉弦大而浮，重按不足，阳升太过。肾肝无撮纳之权，所喜胃纳未衰，滋填堪受。是宜养阴以固根本，潜阳以熄内风。而化痰轻坚，清肝泄热，亦当兼筹并顾。庶几不即不离。

明天麻　生苍龙　生牡蛎　丹皮　甘菊花　霜桑叶　大生地　生鳖甲　生白芍　潼蒺藜　制半夏　象贝母　知母　另雪羹汤同方中介石三叶不煎汤代水

（平议）按语字字切实，药物处处得力，智珠在握，左右咸宜，目送手挥，能事毕矣。

又：气滞不宣，浊痰凝络，瘰疬块坚，日久不痛，脉不流利，舌苔白晦，阳和不布，是宜温经软坚。

制香附　炒柴胡　淡干姜　广木香　制半夏　新会皮　白芥子　生牡蛎　漂淡海藻　生远志肉　制南星　丝瓜络　姜炒竹茹　海带莱（洗净煎汤代水）

（平议）此寒痰凝结之症，与其他挟肝胆之火者不同。舌苔白腻而晦黯，是其明证。故宜温运，亦是消肿之一法。唯其块必坚硬如石，而自不痛者乃宜。若在三冬，即麻黄鹿角，亦可并用。若已知痛，或按之而亦痛者，慎不可葫芦依样，恐有流弊。

复诊：温经软坚，连服七八次，其块较软，前法既效，无庸更张。

前方去柴胡，以生姜渣易干姜，加红花一钱五分当归二钱，炙甲片一钱五分，采皂荚刺一钱，连服十余剂而全消。

（平议）前法既效，自当踯行进步。但温药治肿疡，究不能有恃无恐。故以生姜打去汁，止用其渣，以代干姜，较为稳妥。且生姜性散善行，与干姜之守中，亦微有不同。格物之理，医家必不可不知。而又加活血之红花当归，宣通之甲片角刺，皆入络窜利之要药。世人知甲片皂刺，为肿疡催溃之利剂，不知阳发得之，则易成易溃。阴发得之，亦能消散。盖同是透达之作用，而病情之浅深有别，则在彼而可以速其溃者，此必不能成溃，而适以退消。此中几微疑似之分，自有可能研究之价值也。

又：重痰病延今数载，纍纍不一。块坚如石，磊落错综，蒂固根深，消磨不易。所喜尚不觉痛，犹未酿脓，脉左弦滑而右小弱，舌白薄腻，此肝胆木郁不疏，脾土首承其弊。饮食津液，凝聚结痰，随络而痹。法应扶土疏肝，温通经隧。虽难根株尽刈，或可稍关危机。希冀病势不加，免滋变幻，是为延龄上策。

炒贡潞　焦冬术　生鸡内金　生牡蛎　制南星　制半夏　生石决明　制香附　淡干姜　新会皮　生远志肉　橘叶　橘络　陈海蛇　两许浸淡先煎

复诊：前方连服二十余剂，胃纳差加，形块稍觉柔和。脉尚左弦，舌薄白少津，真液久伤，木郁不达，进参滋液，缓以图之。

即以前方加：大生地，山萸肉，淮山药，白芍，五味，木香，乌药，杞子，沙苑，藏红花，当归，川象贝，紫背天葵等。内以牡蛎生研澄粉，另生研蹲鸱三倍于药分量。另以生鳖甲、生龟版漂淡，陈海蛇煎浓汁，泛丸常服。

102

（平议）重痰痃者，形块高低不齐，层累叠起，故有此名。顽固之尤，盖亦石疽乳岩之属，本无痊愈之法，但尚未作用，犹可补脾柔肝，化痰宣络，温经行气，冀得少减一二，丸方参以滋液，标本两顾，尤为兼到。所谓尽人事以迓天麻，能得带病延年，已慢无上妙策，唯就选用诸药言之，亦是应有尽有，无不周到。医家之力所能及者，止此而已。

余听鸿疡案汇编自附治案：栗川东乡周姓农妇，早寡无嗣，有田面四亩，夫兄争之不休，忧郁而成胁痛。项侧两旁，起核坚硬，就诊于余，曰忧郁气闭不行，思则气结，忿怒则肝火上犯，久则失荣，马刀成后不治矣。幸经水极少未绝，犹可挽回。余劝其将田亩，让于夫兄，勿因此多累也。纺织亦可度日，惜贫病相连，无资服药，余劝伊无事行坐，默念南无阿弥陀佛，可解愁绪，而绝忿争之念，使肝气条达，虚火不升，而可苟延岁月。以鲜芋为切片，晒干二斤，川贝母二两，姜半夏三两，共为细末，用淡海藻二两，昆布三两，煎汁泛丸，临卧用雪羹汤，煎汁送下三钱，再用归脾汤原方，倍木香加柴胡白芍，三天服一剂，经三月余，项块消软，胁痛止，经水依时，诸恙霍然。后送余紫花小布一疋，因其诚笑而受之。若不劝其让产念佛，终日扰嚷不已，未必不死于郁症也。

（平议）失荣石疽，总因忧郁忿怒而生，日久必不可治。此案劝以让田念佛，以除忿恚根株，最得系铃解铃上乘。为愚夫愚妇设法，苟非念佛，必无第二养心良策，不可以为卑鄙而忽之。煎丸二方，尚是通套，示能中窍。且川贝究不如象贝之惠而不费，何不加玄胡牡蛎粉以辅之。煎方中必用柴胡，尚是误认此物属疏肝良药，实则升清发扬，此症终宜潜降，非唯无益，并恐有害。然竟以克奏肤功者，恚怒已解。心旷神怡，即不服药，亦可去病。寿颐于此，极佩余氏善为庸人说法，真可使顽石点头。若以药力言之，则大醇小疵，亦决不敢阿私所好。

又自录一案：横泾有黄姓妇，因其夫，私有外遇，不顾家事，有儿女各一，男六岁，女三岁。夫妻反目，抄扰不休，气郁日久，左项坚硬，脘痞胁痛，呕吐腹痛，经阻三月，医皆疑为妊，后就余诊之，按脉坚硬而濇，面色青黯无华，岂有妊娠之理。后细述家事，知气血久郁，且将延变内热咳嗽，不能治矣。问其夫偕来否，曰在寺前买物，之先来，停刻即至也。迨其夫来，余曰症由郁内伤肝，非妊娠，干血劳也，难治矣。而其夫面色彷徨，尚有不忍之心。余曰若能依我三事，尚能挽回，若不能依，无返魂术也。其夫问故，余曰一要三月不能出外，在家代其劳；二要顺其性，倘有加怒，不可违拗；三要殷勤侍汤药，调理饮食寒暖。如能依此，一方可痊，其夫一一遵之。早服归脾丸三钱，晚服逍遥丸三钱，再用归芍六君汤，加二陈，香附，柴胡，一月服十剂，用海蛇紫菜等作羹食，调理三月余，项间肿硬已消，月事以时下，夫妻和好如初。后又偕至余方，拟一膏方。余见之欣喜，所以为医者，团人骨肉，口边功德，不可不积此，若七情郁症，不顺其性，十难愈一二耳。

（平议）此案亦有生公说法，顽石点头之妙。然凡用逍遥，作为疏肝解郁，亦已足尽其长，而又必以汤饮之柴胡复之，终是薛立斋活仑吞枣之恶习，非真能知柴胡力量者。

咽喉口舌唇齿诸证

咽喉口舌诸病，虚实寒热，外因内因，症状不一。以病理言之，皆属内科。纵其红肿腐化，亦必以内症理法主治。而今之号为内科专家者，或且对此各症，瞠目而不知所措，亦可谓医界中之怪象。良以此类病症，非兼用末药外治不为功。其甚者，尤必施以手术，针刺洗涤，皆不可少。唯少之内科，只知有一纸药方，便谓能事已足。于普通应用之丸散转辅佐诸法，一概视为分外之事。几与内科大方脉专家，毫不相涉，又奚论乎手术治疗。则对此种种各病，束手无策，遂谓非吾内科大方脉家所能治，得毋可哂。究竟形形色色，变化离奇，苟非于病理中确知源委，富有阅历，断无以胜任而愉快。爰采喉舌口齿诸病之验案，汇集成编，以与吾同学共研究之。而兼煎外之应用各法，咸附录马，要亦治大方科家必需之正鹄。但此类病状，世所多有，不佞随朱业师游时，所见已多。即临证三十年，亦几于无日无之，见症治症，了无奇特。所有方案，重叠复累，无足存者，兹辑是编，为初学计，姑就余听鸿所辑陈学三成案，每证各录一二则，以备涯略。并采孟英案以立之范，而不佞治验之无足重轻者，概不多及，以省诊凝之诮。盖症状虽异，病理且大略相似，所录诸法，尚多有叠床架屋者，学果能会而通之，触类而申之，自可举一反三，正无事屑屑于别类分门，徒多繁琐者也。

《疡科医案评议·咽喉门》

嗽微寒热，音哑，喉痛，症属风热伏肺，法宜凉散。

牛蒡子　前胡　薄荷　杏仁　芦根　山豆根　象贝　元参　甘草

（平议）此青浦陈氏学三治案也，余氏选本，凡某姓之上，系以地名者，皆是陈案。是症外有寒束，而肺气窒塞，按语虽曰风热，然有恶寒，且后声哑，宜开展，不宜遏抑，荆蒡薄荷是矣。芦根元参山豆根，太嫌寒润，恐有冰伏之弊，岂舌色已先红耶，陈氏案例不及舌苔，大是阙典，议加木蝴蝶，胡大海，庶其展肺开音。虽是感冒咽痛之轻恙，录之以备初学入手先基，不可以平淡而忽之。

又同卷：唐栖姚，咳嗽咽痛，风痰闭肺。

山豆根　薄荷　元参　黄芩　紫苏叶　杏仁　橘红　姜汁

（平议）此方未允，如是风寒，玄参豆根，寒凉必非所宜。若为风热，则苏叶姜汁，尤其矛盾。

又同卷：横泾王，风痰结聚，咽嗌肿绕于外，喉间白粒，形如瑞雪，名曰肺花疮，治宜清理肺热。

羚羊角　连翘　花粉　牛蒡子　荆芥　薄荷　桔梗　甘草

（平议）喉内白腐点点，而项外缠肿，痰热甚矣。方有羚角，可知火焱必厉，而终不肯一言舌色，是其一蔽；且无痰药，则不能捷效。议加大贝，竹黄，射干，牛膝，又无外治药，亦是缺憾。名曰肺花疮，则疡科家多立名义之恶习耳。

又同卷：本城易，肺胃郁热，积久生痰，外受风邪，窒塞会厌，哑不能言，痛楚异常，渐渐牙关紧急，证属至险，风波莫测，且先通关，方能下药。

牛蒡子　射干　山豆根　防风　荆芥　瓜蒌仁　薄荷　苦杏仁　连翘　竹沥

震泽陶：风火相搏，咽喉卒然肿塞，痰涎上壅，声如拽锯，脉来洪数，名曰紧喉风，非肺绝喉痹也，法拟结者开之，郁者发之之义。

牛蒡子　连翘　防风　薄荷　甘草　青竹叶　桔梗　枳壳　荆芥

（平议）是症来热汹涌，肿塞迅速，仅恃煎方，不能有效，须先用稀涎散搅去痰涎，其肿稍缓，再刺喉旁肿处，使出恶血以泄其毒，后用末药，内外交治。山雷于光绪中，治一女孩患此症，喉舌俱肿，呼吸喘急，欲刺具喉，而肿塞无隙，不可着手。与此牙皂是明矾末，约一钱许，嘱其调灌，如能痰吐肿宽，再商，乃后不再来，以为不起矣。阅年余，有人述此儿得末药大吐而愈，竟未一饮汤剂，亦一奇也。

又同卷，余听鸿自述治案，喉证之始，苦寒之剂当慎。喉症在急，刀针不可不用。余同乡某官宦使女，喉痛，疡医进以苦寒直降，猝然寒热止，喉肿秘塞不通；又以上牛膝汁等灌之，更不得入，饮不能入，言不能出，喉中痰鸣，亦一日夜。是日邀余诊之，细视喉四围，胀肿，无隙可道呼吸，与其言摇手而已，问其语点首而已，呼吸不爽，药不得入，无法可施。余即将喉鎗露锋一分半许，刺其两旁肿处，十余刺，出其毒血，再用棉条（妇女纺纱用之棉条）用筷两只，将棉条头夹住，卷紧筷上，用冷水湿软，拭去恶血，再将筷连湿棉条卷紧，探其喉作哕。吐出胶痰半碗，再刺再探吐，共刺二十余刀，探吐三次，共呕吐血痰三碗。以凉水漱口，涤去血，饮以淡盐汤，即可下，言语亦可出，肿亦渐消。此乃肿闭痰塞，若不动刀针探吐血痰，挨延半日，呼呼不通，痰涎壅塞，岂有生理？喉科多针，断不可缺，专恃汤药，点滴不入，无所用耳。

（平议）此刺以泄毒之实验，但未及末药，尚是缺点。

又同卷：南翔鲍，心脾实火，被外寒所遏，痰涎壅塞，咽喉作痛，音哑言謇，舌出不收，时时搅动，常欲以手扪之，名为弄舌喉风。外用针刺少商，内以清咽利膈为主。

连翘　薄荷　元参　大黄　防风　黄芩　黄连　芒硝　山栀　银花　牛蒡　桔梗　荆芥　甘草　此凉膈散加味

（平议）是症脾胃痰热，用凉膈散加味甚合。但不言脉舌，未易学步，既有音哑，亦须兼顾，且无痰药，殊未周到。

孟英案初集二卷：叚春木之室烂喉，内外科治之束手。姚雪蕉孝廉荐孟英视之，骨瘦如柴，肌热如烙，韧痰阻于咽喉，不能咯吐，须以纸帛搅而拽之。患处红肿白腐，龈舌皆糜，米饮不沾。汛事非时而至，按其脉，左细数，右弦滑，曰此阴亏之体，伏火之病，失于清降，扰及于营。先以犀角地黄汤清营分，而调妄行之血；续与白虎汤加西洋参等，肃气道而泻燎原之火；外用锡类散，埽痰腐而消恶毒；继投甘润药，蠲余热而充津液，日以向安，月余而起。

（平议）此症一周毒火，势已燎原，不独喉腐，龈舌皆糜，汛至非期，而肌肤如烙，瘦人津液几何，行且涸尽。左脉细数，阴竭有证，右脉弦滑，里热确鉴，苟非大剂犀羚鲜地，鲜斛石膏等，奚能有济。凡咽喉痛腐者，无不韧痰黏滞，咯吐不出，此必以硼酸泡水，（西法常用之物）俟凉掷绵花蘸水，搅而洗之，痰病腐洗清，即掺末药。锡类散固佳，不如山雷加减一方，喉舌龈齿诸证，百试百应，（方已附入医案平议一之七卷痧麻门）但煎方中亦须加以痰药耳。此案所称犀角地黄，白虎洋参等，上是撮举大意，并非全方，读者须知隅反。

又同卷：潘洪畴托儿医为其仲郎春波所出之孙种痘，下苗三日即咽痛，医与升散药，发热斑烂，七朝而夭。春波及其弟祥衍，皆染其病。春波之症，顾听泉治而愈矣。祥衍之恙，咽喉烂至于舌，胸膈痞塞不通，牙关紧塞，小便淋痛，口流紫黑血块，人皆谓其藏府烂焉。孟英视之曰：恶血毒涎，正欲其出。吹以锡类散，用碗承其口，流出涎血甚多，咽喉牙环胸膈，皆得渐舒，投以犀角地黄汤，加元参，银花，童便，藕汁，竹黄，花粉，贝母，石菖蒲之类，渐渐以向安，继与生津填补而痊。

（平议）种痘一法，本以人力代天工，未始非干旋之妙用。但下苗后，既有咽痛，毒焰上升，已是险候。（痘科书有锁喉一症，极多败坏，不易挽救。）料想其时，必兼有其他郁热症状，乃专科尚用升散煽发之，所以为祸如是。此非大剂沃焦救焚，不能救此危险。非寻常烂喉，皆须以此为治。孟英案同卷更有吴雨峰明府家种痘，发热咽疼一案，为专科升透所误。有旁批曰，痘诊一门，以护咽为第一要义，一见喉痛，即急清降，大忌升提，何专科而不知耶云云。山雷案此评亦为毒焰盛者而言，清降必不可缓，误与升透，自必变本加厉。如其咽痛不盛，别无毒大症状，而或痘疹未达，肺气未展，则辛凉轻疏之法。如牛蒡荆芥，亦所必需。过授寒凉，又且肇祸，此则相体裁衣，非一言之所可尽矣。

又续集四卷：陈书伯庶母，喉糜，而头偏左痛，心悸欲呕，壮热烦躁，脉弦细数。孟英曰，此兼阴亏风动也。初以犀、羚、元参、菊花、丹参、栀子、桑叶、马勃投之，外吹锡类散，咽愈热退，续用二至、二冬、生地、石英、苁蓉、龟板、茯苓，滋阴潜阳而瘳。

原书于续用二冬二至之旁，有评语曰：善后之法，非此则细数之脉，何以能复。

（平议）此症壮热，头痛偏左，而又烦躁，肝胆阳升，已有明证；用药如是，舌质红绛，当亦可知，而脉偏弦细，且兼心悸，确是阴亏。其又曰风动者，以为肝旺而风自升，实则气冲有余。所以欲呕，方中可加潜镇化痰之药。

又同卷：徐氏妇怀妊患痢，医投温补，胸腹痛极，昏厥咽糜，水饮碍下。孟英诊之，脉洪数，舌绛燥，亟吹锡类散，灌以犀角、元参、海蛇茹贝栀苑知斛山豆根射干、银花楝实诸药，胎下已朽，咽腹随愈，续用甘凉清热存津调之。

（平议）痢为滞下，本是温热积滞，多属实症，法当清而通之。不得以其妊而多所顾忌，最不可补。何有于温，庸手悖谬，乃至蕴热上炎，不通则痛，亦固其所。咽腐昏厥，其势甚剧，而脉舌又如是，法当大剂清凉，尚属易治。唯孟英善于肃降，肺胃并治，宜乎清肃下行，朽胎自去，方无攻破之药，而病机桴应。如是之捷，学者须知注意，庶乎智珠在握，触类可通。

又续集六卷：许安卿患咽痛，疡科黄秀元连与升散之药，延及龈肿，牙关不开，舌不出齿，自汗脉濇，绝谷濒危。其族兄辛泉，遂孟英往勘，即洗去满颈敷药，而以菊叶打涂，吹以锡类散，煎犀、羚、元参、射干、马勃、栀、贝、山豆根，等药灌之，数日而痊。

（平议）凡是咽痛，皆须肃降，反与升散，宁不燎原，此等治法，皆为药误助虐。其势已亟，救焚沃焦，唯赖大剂，始能中病。非凡是咽痛，皆当如是用药也。

又八卷：翁嘉顺于去年秋间，偶从梯半跌仆，初无所伤，旬日外陡发寒热，膝旁肿痛。外科汪某治之，溃后不能收功，另招许某疗之，识为伤络，应手渐效。翁极信服，然培补年余，虽纳食不减，而肌肉渐削，面色黧黑，步履蹇滞，且一旬半月之间，必患处疼肿，大发寒热，卧榻数日，始能强起。大费不赀，愈发愈剧，至冬间咽糜龈腐，睛赤音嘶，乃恳孟英以决吉凶。按脉滑数，舌绛便艰，口臭溲少，蕴隆虫虫，良由疡医仅知温托一法，既溃之后，更以温补收功善后，竟未察其体气病情，以致平时所有之湿热痰火，一齐关住，病犹自寻出路，寒热频作。而医者不识，妄指为虚，补及踰年，人财两瘁，真谚所云将钱买憔悴也。予元参、黄柏、知母、甘草、银花、花粉、绿豆、栀子、海蛇、凫茈为大剂投之，外吹以锡类散，且令日咳梨蔗麒麟菜柿饼等物，至五十日，诸恙悉蠲，体胰善步。

（平议）疡病溃后，本须清理，即有脓血去多，当以滋养者，亦唯轻清养阴，原无呆与温托之理。既经蛮补日久，酿成是症，自宜清热解毒，与化痰并进。观足案症情，与上数条盖亦相近，而方中独无犀羚，必有同中之异，但叙之尚未详尽耳。

又续集五卷：潘馥堂令爱患感，沈悦亭治之渐愈，唯咽阻无形，水谷碍下，孟英以竹叶石膏汤加紫苑白前旋复花枇杷叶以清肺热而降肺气，果即帖然。

（平议）是症咽但阻塞而不痛，无非痰热互阻，肺失肃降而已。清肺化痰，以舒其气，固孟英之最擅胜扬也。

余听鸿辑外症医案汇编第二卷咽喉门：某，肾厥，由背瘠而升，发时手足厥冷，口吐涎沫，喉如刀刺。盖足少阴经脉，上循喉咙，挟舌本，浊阴上泛，必循经而至，仿许学士椒附意，通阳以泄浊阴耳。

炮附子　干姜　川椒　胡芦芭　半夏　茯苓　姜汁泛丸

阳湖赵能静原评：此方当留意，切勿囫囵看过。

（平议）咽痛因亦有虚寒之症。其状止觉干燥辣痛，色不红，亦不肿，唇舌皆淡，脉又细弱，两足冷，此阴虚于下，浮阳上激之候。山雷临证三十年，当二三见之，授以养阴滋填诸物，加饭丸玉桂心五分至一钱另吞，一啜而愈。余氏选录此案，乃出于叶氏指南。竟用大剂温药，似乎不甚相合，且又不言脉舌为何，并无第二诊以为确证，则是否有效，亦正难言。唯喉症固确有必用温药之一候，姑存是法，以备隅反。

孟吴案三编一卷：孙位申陡患喉偏左痛，下及乳旁，神疲欲卧，动即凛寒，邀孟英视之。脉弦细以软，苔薄白，口不渴，痰多且韧，溺赤不饥，是暑湿内伏而肝郁不舒，且阴分素亏，复伤劳倦也。昔人之清暑益气汤藿香正气丸，皆是成法。设误投之，悉为戈战，幸病家深信不疑，旁无制肘。予射干、斗铃、蒌、壳、通、竹、滑石、竹茹、丝瓜络、冬瓜子、枇杷叶、荷杆，极轻清之药一剂，即吐胶痰数碗，汗出周身，喉痛较松，凛寒亦罢，而身痛微热，苔色转黄。去射干斗令，加栀子豆卷服之，热退痛减，再去滑石豆卷，加石斛、沙参、野蔷薇露投之，知饥啜粥，诸恙稍安，嗣用养阴充液而愈。

（平议）此症亦是陡然而起，牵引乳旁，则虽有凛寒，实非外感。既多韧痰，自然当从痰热着手。谓为热伏肝郁，即从乳旁引痛悟出，谓为暑湿，则病在湿令耳。此之见症，决想不到清暑益气藿香正气等方上去，而案中无端援引及之，意者当时必有人主张用此药者。盖见其凛寒，而想及套方，粗工自当有此懂懂念头。然病应肃降，而反与温燥，为害又当奚若，孟英辨之而不详其义，盖亦虽为俗人言耳。

黄醴泉治案：耐安少奶奶，喉梗白腐，时有形寒风，风邪郁阻清空，先宜辛凉撤表，参以化痰展肺。

霜桑叶　荆芥　牛蒡子　大贝母　连翘壳　马勃　射干　竹茹（橘红络）　薄荷叶　木胡蝶

再诊：喉痛较松，白腐亦退，昨夜汗泄频频，咽干觉渴而不引饮，腹部自知有热，乃肝阳内扰，得食则腹中微痛，便通干结不多，小溲热注，是外邪化而内热显，真液素亏，踵昨意参和肝导赤，庶几热从府泄。

射干　马勃　大贝母　银花　川楝子　枳壳　六神釉　焦山栀　原枝金石斛（弗炒劈开先煎）　淡竹叶

三诊：喉梗递减，舌红亦淡，入夜咳嗽咽干，再以泄肝和阴。

生紫苑　白前　大贝母　银花　黄射干　白芍　丹皮　川楝实　橘核　橘络　条芩　竹茹　原枝金钗斛（劈开先煎）　北沙参　木通　冬瓜子仁　麻仁

翌日大解甚畅，小溲甚热，去麻仁木通丹皮，加海浮石、海金砂。

（平议）耐安即醴泉贤郎，其令正素禀清癯，山雷寓沪，曾屡见之。此案以真阴素亏之体，风热外束，肺气壅遏，上陵清窍，喉痛已见白腐，虽属轻症，须观其进药清灵，轻微淡远，虽甚平常，颇有斟酌，设或分量稍多，即虑病轻药重，柔脆禀赋，极易变幻。

醴泉案：王右，血虚肝强，阴火上恣，喉梗咽涸，腭关红点密布，是为喉癣，乃血液不足之征。胸痞，脉濇左手不起，当此春生时节，诸阳上扰，先以泄肝和液。

元金斛　竹茹　川象贝　蛤壳　白茯神　枳实　川楝子　淮麦　黑元参　炒橘核　丝瓜络　黄射干

复诊：经居两月，近日始通，阴泄于下，阳冒于上，喉癣乃发。投剂稍瘥，津液较润，守非昨意和调木焰，而顾阴营。

原金石斛　元参　川楝子　淮麦　泽兰叶　黄射干　象贝　海浮石炒橘核　小生地旋复花　茯苓　竹茹　玫瑰二朵同炒　新绛屑

（平议）喉癣发生，无一非阴火烁液。肺燥之疴，治疗纵无近功，选药只有此路。唯脉濇而右且不起，此人肺气，郁结甚矣。议加牛蒡、瓜蒌、芩、栀、斗铃、胡大海、木胡蝶等味。

醴泉案：顾少奶奶，经后营阴不复，冲阳上逆，喉痹咳嗽气促，入夜灼热，舌根腻。宜和肝肺而镇冲逆。

桑叶　炒丹皮　郁金　川方通　紫石英　淡秋石（全打）　川象贝　杏仁　花粉焦栀皮　丝瓜络　竹茹　橘络　淡竹叶

再诊：潮热渐衰，喉咽较瘥，虚阳未尽潜藏，再和阴液，以摄浮阳。

原金斛　劈开先煎　炙鳖甲　天花粉　紫石英　淡秋石（全打）　小生地　炒白芍淡竹茹　陈只实（全炒）　炒丹皮　焦栀皮　射干　马勃

（平议）经后而肝肾气冲，兼之喉痹，阴不涵阳，虚人本色。此必需以滋填善后者，先清肺热，渐参养阴，是为一定步骤。再有进步，即当从事于集灵膏一贯煎矣。

张柏龙雪雅堂医案：年屈二八，情志萌勤，所欲不遂，致令阴火内燔，五液耗损，虚阳升腾莫制，咽喉口鼻，耳目诸清窍，皆受其害。此藏阴真火如龙雷沸腾，非寒凉之药所能逆折。况乎草木无情，亦难补精血之久虚。考仲景治少阴咽痛有猪肤汤，取其补肾阴而摄浮阳。近王孟英借治消渴等症，大有手眼，议仿其法行之。

（平议）此是情志郁抑，相火上炎，虽叙症不甚清晰，而病理灼然可知。既非凉药所能直折，又非草木无情，可冀有功。伯龙此案，大有巧思，猪肉咸寒，本可谓是滋阴妙品，孟英用猪皮去油，清炖以治消渴，而此症此物，尤其针对。虽张氏未述以后效果，然此法自可独树一帜。盖此症尚未到真阴已竭地位，得此血肉有情，尚可希图挽救。与下文所录叶案用此，聊以解嘲者，当不可同日而语。

余氏辑外科案二卷咽喉门：东山孟，咽喉肿痛，形似蚕蛾，是肺胃风热，久延不愈，宜滋养清散，不可过凉遏抑。

北沙参　花粉　杏仁　橘红　连翘　绿豆芽　川石斛

（平议）乳蛾亦是疡科之俗名。以其有形高圆，状类乳头，而名之以乳；又以其腐处色白，有似蚕蛾，而名之曰蛾。似此名义，皆极可嗤。疡家之陋，足以令人喷饭。（指头生疔而名曰蛇头疔；在爪甲两旁，则曰蛇眼疔；在指切间，则曰螳螂肚；手背疮则曰蟮壳；手心毒则曰托珠、曰托盘；足眼肿则曰牛程蹇；腰中丹疮，则曰蛇缠腰。种种不堪，难以枚举。）此症肿势高起，中必成脓。针之使溃，泄去脓血，洗涤清楚，加以末药，极易捷效。煎方则清肺胃，化痰解毒，了无余义，实是轻症，不足立案。姑录二则，以告初学。药用绿豆芽无谓，以吴医好奇，不足法也。

又同卷：吴江徐，双乳蛾，较单虽易，然寒热头痛，脉浮胸闷，防发烂喉痧。

108

牛蒡子　花粉　荆芥　茅根　前胡　苦杏仁　防风　桔梗　甘草

（平议）双蛾为较，单蛾为重。疡科家有此成说，然此等症状最多，频年治疗，亦未见单发于一边者较重也。山雷师门朱先生，亦无此说。但症是风热痰烂喉痧，则升散尤在所忌乎。

又同卷：黄山邹，喉痹多年，反复不全，当从肺胃清理，症可不复矣。

北沙参　麦冬　橘白　官燕　瓜蒌霜　茯苓　川贝母　烊花青盐

（平议）此是虚症，多年反复，实属损怯未传，已无可愈之望。唯此症此药，尚为相宜。可以苟且补宜，乃谓可不复发，未免欺人。痹者闭也。喉痹正义，当属实火之症；虚症喉痛，皆不闭塞。理不当混用喉痹名义，唯疡科家恒以虚症名痹，而实症反不称痹，亦足证疡家学识之简陋。且虚劳未传，此病最多，寿颐无以名之。名之曰阴虚喉痹，较为彼善于此。

又同卷：石门田，远年足疡，营卫两亏，阴涸于下，阳炽于上，以致咽喉痛痹，妨碍纳谷，咳嗽音哑，脉来细数，拟以润降清肃，后商固本。

枇杷叶　竹茹　芦衣　甜杏仁　瓜蒌霜　石斛　苏子　川贝母

复方：阴损三年，入夏咽痛，拒纳，润降清肃之后，声音稍亮，胃气渐甦，以开音润肺法。

南花粉　全钗石斛　苏子　北沙参　芦衣　囫囵川贝　杏仁　鲜枇杷叶

又复方：清肃后咳呛喉痛，渐次平复。唯足疡未愈，乃血气未充之故。仿甘缓一法，使阴阳和协，外疡自愈。

北沙参　石斛　杏仁　桑皮　生地　麦冬　龟版　甘草　茯苓　糯稻根

（平议）足疡久不收口，加之咽痛咳嗽失音，怯症未传，尽人能知，纵能稍安，断不济事。三诊乃谓外疡可愈，欺人伎俩，想他多来几回，可得薄酬耳，呵呵。

又同卷：苏州彭，英年内亏，肾液不藏，君相之火上越，以致喉间红肿，蕾斑密密，纳物不利，成为喉痹，最不易治。又兼课读勤劳，心志愈耗，即施咸之法，亦不过片时之效，欲得全瘳，以怡悦心神为要旨。

北沙参　稆豆皮　花粉　官燕　柏子仁　人中白　青盐

（平议）此症色红蓓蕾，是喉癣也。同是虚阳上浮，肿必不盛，按语直捷，要言不烦，知此经公临症工夫，洵是不浅。

又同卷：南浔张，咽喉是少阴循经之处，干而不痛，是为喉痹，非外感之症，未易固治。

生地　熟地　杏仁　川贝　天麦冬　茯苓　瓜蒌霜　生鸡蛋清　糯稻根

（平议）干而不痛，故用药如此，以稻根入药，其人必有盗汗，非痨瘵之末传而何。

又同卷：张，阴损三年不复，入夏咽痛拒纳，寒凉清咽，反加泄泻，则知龙相上腾，若电光火灼，虽倾盆暴雨，不能扑灭，必身中阴阳和协方息。此草木无情难效耳，从仲景少阴咽痛，用猪肤汤主之。

又：阴涸于下，阳炽于上，为少阴喉痛。乃损怯之末传矣，用猪肤之甘凉益阴有情之属而效。今肉腠消烁殆尽，下焦易冷，髓空极矣，何暇以痰嗽为理，议滑濇之补，味咸入肾可也。

牛骨髓　羊骨髓　猪骨髓　鹿角胶　用建莲肉　山药　芡实　同打为丸

（平议）此余氏所录之叶氏指南案也。损症三年，本是末传，此之咽痛，岂可寒凉直折者。前手之庸，诚属可鄙。然叶从伤寒论，少阴咽痛，用猪肤汤，借仲景之门楣，作自家之阀阅，大可以撑面子。寿颐不才，窃谓彼之猪肤，果是何物？向来说解，莫明其妙。如果病人胃气尚佳，可用鲜猪肉皮，剔尽油膜，清汤炖烂饮之，确能养血益液。唯病已至此，纵能小效，亦必难求，转方骨髓作丸，尤其掉弄虚玄之伎俩矣。

又同卷：句容徐，咳久不已，喉痹音哑，日晡寒热，脉形细数，当此烁日流金之候，焉得不增重也。议仲景少阴咽痛法，用猪肤汤主之。

猪肤　二泉驴皮胶　北沙参　麦冬　川贝　知母　百合　花粉　建白蜜

（平议）此陈学三治案也。全从叶氏上条，摹仿得来，抄书胥之绝伎也。唯此类病情，本是无药可医者，借此藏拙，聊以敷衍，亦不足责。

又同卷：新市汪，真阴虚弱，津液不能上供，咽干起瘰，妨碍饮食，是为喉癣，非轻候也。

中生地　麦冬　花粉　石斛　玉竹　百药煎　北沙参　柏子仁

（平议）喉癣，亦阴虚浮火之难治者。津液大涸，故宜甘润。百药煎乃五倍子所制酿，其性本涩，虽经发酵，犹能收敛，以治虚火，颇为相宜。今世俗多有以此药治实火喉症，殊嫌闭涩。但此亦劳损，近于末传，患者颇多，果能对症用药，亦只稍尽人事。陈氏旧案，听鸿选录不少，药则大同小异，姑录三则，以见一斑。

又同卷：汉院唐氏，经漏带下绵绵，腰膝酸软，乃冲络虚。手少阳三焦之火，上循于喉，结为喉癣。误投寒凉，痛反甚，食物有碍。当以温冲任，喉疾带下，可均治矣。

丹参　充蔚子　川石斛　白芍　兔丝子　川贝　柏子仁　女贞子　枸杞子

（平议）此亦阴虚于下，阳浮于上，当曰肝肾真阴，不能涵阳。不当附会手少阳三焦相火，寒凉直折诚非所宜。然即滋填下元，亦未必有近效可见，而遽许以喉疾带下，均有可治，只怕不能得心应手。但选药尚安，未始不可姑备一法。

又同卷：茭墅陆，咳嗽声嘶，咽干，舌绛无津，会厌不利，难耐酷暑，各曰喉癣。拟用三十法，以延交秋令生金，再商调补。

甜杏酪　糯米露　荷花露　银花露　茅根露　枇杷叶露　梨汁　蔗浆

（平议）此症更是痨疗末传，咳久声嘶，咽干舌燥，津液耗竭，岂有杨枝甘露，可以活鱼苏枯。况在暑令炎酷，尤其难逃大限。按语虽希望延至秋令，只恐无此能力。方用杏露蔗梨，以及诸露，不过是无聊之极思耳。

又同卷：苏州张　肾阴素亏，肝阳上升，喉间红肿作痛，名曰喉珠，症属延绵，最难速愈。

北沙参　稆豆皮　洋硼砂　青铅　蔗汁　青橘叶　瓜蒌霜　黑山栀　川贝

复方：自服药以来，胃气颇健，喉痛得减，唯痰涎频吐，总属肾阴亏。而痰涎上泛，当舍标治本，庶有愈期，不可作喉症医治。

潼夕利　洋青铅　真青盐　怀牛夕　川贝　瓜蒌霜　稆豆皮　金石斛　烊花硼砂

（平议）此亦虚症，仍当以阴虚喉痹论。唯有肿痛，则比之不肿者稍轻，或尚可徐徐图治。再诊谓舍标治本，庶有愈期，洵是确论。胃气已健，自当滋填为亟。方中似加枸杞，兔丝，冬虫夏草，从容，生地，龟板，鳖甲，驴皮胶，黄鱼胶之属。其所谓不可作喉症治者，言不可用凉药直折耳。但喉疾肿无形，喉珠之名，从何得来？山雷师门，治疡百年，尚未闻有此字样。俗学治疡，最喜多立无理名称，益形其丑。

又同卷：党熟褚，少阴之脉，上循喉咙，虚阳上亢，水不制火，喉肿如虬，时现时

110

伏，名为喉珠。此属浮游之火，姑拟滋水一法，俾龙潜火熄。

大生地　淮山药　茯苓　川贝　人中白　柏子霜　北沙参　丹皮　麦冬

（平议）此条症状，与上条绝然不同，而亦名喉珠，尤可见疡医家多造病名，本无模范可言。唯据陈氏所述形态，肿而时现时伏，且明断为浮游之火，其为虚病显然。仍是痨瘵中一种变化耳。

又同卷：嘉兴陆，咽喉生疮，层层如蛇蜕鱼鳞，不见痛楚，日久有窍，流出臭水，饮食渐减，症属怪异，本非顺候姑拟煎剂，以探消息。

臭橘叶　山栀　青代　荷叶

（平议）此症见夏子益奇疾方，濒湖纲目采入枸杞条中。按其症状，盖亦阴虚喉癣之类，似非药物所能有功者。陈氏方有臭橘叶，即夏氏旧法，是否有效，不见下回分解，则已可想见矣，姑附入录，聊博异闻。

又同卷：南京凌，口内生肉球，有根如线，长计五寸，吐之乃能纳食，掐之痛彻心臆，此属异症，治无成法，议清心开窍法。

犀角　连翘　生地　丹皮　薄荷　石斛　当门子　甘草　人中黄

（平议）此症见奇方类编。治法用射香当门子一钱，研细开水服。虽自谓三日可消，然症状太奇，病理药理，均不可晓。且亦不畏临症三十年所未见未闻者。陈氏此方，清热解毒，不可谓其无理。然并不详其他症，及脉状舌色，则病理究不可知。药用当门子，不过抄袭成法。止此一方，又无复诊以为之证，究竟果有此病与否，盖亦在不可知之数矣。

又同卷：震泽倪，肝气上逆，会厌不利，渐成梅核膈。

代赭石　远志炭　月石　钩屯　百药煎　橘红　苏子　花粉

（平议）此金匮所谓咽中如有炙脔者，病由五志郁火，肝肾气冲。其始也，但觉丹田气壅，激而上行，汩汩有声，至喉而止；则似有一团形块，吐之不出，咽之不下。少顷其气渐和，则形块亦已泯没，是为病起初之情状。斯时但能惩忿窒欲，而与以柔肝纳气，滋养填阴，犹可有效。迨至渐发渐剧，梗塞遂无已时，后人因名之曰梅核气，亦曰梅核隔。金匮虽列之妇之篇中，其实患者恒有，宁独妇人。但在梗塞既成之后，却非药力所能有功。临症以来，所见不少，纵能调治合宜，亦复如冰沃石。盖情志之疴，大都如是，古人虽有药方，亦未必果能有验，姑录是条，以存涯略。（商务馆中国大辞典有梅核气等两条可参。）

又同卷：安庆戴，老年肝肾液涸，阳升无制，结蕈喉间，有翻花之势，并防失血，此系内伤心志，非宽解怀抱，难于奏捷。

制首乌　车前子　川贝　远志　淮山药　石决明　稽豆皮　芦根　附吹药方　珍珠金果榄炭　黄绢灰　川贝　牛黄　橄榄炭　蒲黄炭　青代　冰片　共研细末

（平议）喉菌结于喉之两侧，有如地之有蕈，多由阴虚火炎，凝痰所致，最为顽痼，极不易得效。凡鼻菌耳菌牙菌之属，无不如此。不佞临证有年，所见不少，唯乍起之时，形尤未大，阴犹未耗，调摄得宜，尚可药力维持，暂图敷衍，如其形巨，必无倖理。且病此者，多由情志不怡，郁结不宣，乃生此患，最忌一触即发，翻花而鲜血直流，告危极速。陈氏此条按语，切中病情，知此公于疡科，经历多而识力到，此本不治之症，万不可求全责备于医者也。

又同卷：濮院徐，心脾有热，以致上腭生痛，形如梅核，微有寒热，此系实火，宜黄连解毒汤，佐以紫雪噙化，此症不可妄用刀针。

黄连　黄芩　黄柏　黑山栀　桔梗

（平议）此症亦是痰热上乘，但部位空虚，成脓颇易，收功较难，所见皆然。陈氏两案，议论甚确，非有廿年临症工夫，不能言之如是确切。

又同卷：盛泽金，上腭痛，心脾郁结所致，成脓最易，收口极难，延久必成多骨。

川贝母　连翘　料豆　花粉　芦根　夏枯汁　甘汁　桔梗　石斛

孟英案续编四卷：瞿颖山仲媳，许培之之妹也，患舌糜，沈悦亭知其素禀阴亏，虚火之上炎也，与清凉滋降之法，及珠黄等敷药而不愈。乃兄延孟英往视，舌心糜腐黄厚，边尖俱已无皮，汤饮入口，痛不可当，此服药所不能愈者。今将锡类散掺之，果即霍然。或疑喉药治舌，何以敏捷如斯？孟英曰此散擅生肌蚀腐之长，不但喉舌之相近者，可以借用，苟能隅反，未可言罄，贵用者之善悟耳。且糜腐厚腻，不仅阴虚，须要识此，自知其故。

（平议）咽喉口舌，牙龈肿腐，虽是火炽，未有不兼痰窒者。但为清凉，不兼化痰，多无捷验。此症舌已糜腐，而苔黄厚腻，尤其痰热之明证，宜乎内服之清凉滋降及外敷之朱黄，多不生效。孟英所谓不仅阴虚，即是此意，亦无其他玄奥。凡咽喉口舌，外治末药，本皆通用，亦非是锡类散一方，独有此长。若用煎药，只须清火凉降，化痰解毒，奏效亦易。孟英乃谓为服药不能愈，殊骇人意，特非仅清凉一路，可以迅奏肤功耳。

孟英归砚录四卷：管君锡堂仲郎兰谷之室，季秋患寒热，娠已八月矣，继因其子患惊忧劳数月，遂兼痰嗽口糜嗅。服药数帖而娩，其胎已腐，然寒热咳嗽诸恙不减，医以其产后也，用药益无把握，驯致气逆自汗，面赤无眠，束手嘱备后事矣。适余游武原归，延诊其脉，寸关弦滑，右大，恶露流通，二便无阻，是下焦无病；虽在产后，而病与产后无涉。若云产后宜温，固是谬说，而此之口舌糜臭，亦非大热，毋庸重剂凉解。良由胎已早殒，失于早下，以致浊气薰蒸于肺胃，故见以上诸症。既见诸症，而早为肃清，则源澄流洁，奚至是耶。设再误作产后虚喘，而妄投补剂，则虽死而莫知其所以死也。爰以南沙参、省头草、厚朴、杏仁、菖蒲、桑皮、竹茹、枇杷叶、冬瓜子、丝瓜络，为方，蔷薇叶、芦根、煮汤煎服，两剂气顺嗽止，知饥进谷，去杏、朴、加茹、仁、甘草，口舌随愈，寒热亦休。唯骨节酸疼，合目即汗，改清热养阴而起榻，腰足尚酸软，授滋补气血而痊。

（平议）此病亦是痰热而加之以死胎，秽浊薰蒸，故用药专注意于肃肺清胃，似乎治口舌之别一门径。究竟凡是咽喉口舌之实热证，俱是肺胃浊气上蒸。此类芬芳清降诸物，竟可无投不利，亦不必执定此方专为此人而设。

孟英案初编一卷：牙行王炳华室患舌疮，痛碍饮食，内治外敷皆不效。孟英视其舌色红润，脉形空数，曰此血虚火浮也。以产后发热例施之，用熟地、当归、酒炒白芍、采甘草、茯苓、炮姜投之，其病如失。

（平议）此阴虚之体，阳越于上之舌疮，则非清凉之药所宜。所谓舌色红润者，必红中稍淡，不鲜艳，不深绛者，故脉亦应之，数而不数。凡咽喉口舌齿牙诸病，皆有此虚火一种，若授以芩连丹栀等逆折之法，则龙雷之火益炽，血虚火浮四字，最当切记。例以产后发热，正是血虚于里，火浮于外，生化汤中少许炮姜，无不效如桴鼓，借以取譬，精切不肤。然即此可知孟英治产后发热，未尝屏绝炮姜而不用。若此公全案中，时时切戒新产不可用生化汤，不过为炎暑时令。示以不可拘执死法，潜齐生平，固未尝因噎废食也。

余听鸿选疡科案二卷：川沙张，舌裂起泡，过夏即发，属阴不制阳。

熟地　石膏　淮牛膝　麦冬　知母　金钗斛

（平议）症属燥火，甘寒泄解，未为不是。方用景岳玉女煎，但熟地不如生地为佳，须参凉血化痰，议加旱莲、象贝，既裂而起泡，必须掺药。

又同卷：宜兴汪，平素好饮，湿热上壅，遂令舌肿，脉形弦大，温燥难投，名曰紫舌肿。且议生津滋降，未识妥否。

大生地　柏子仁　瓜蒌皮　石斛　车前子　枳椇子　莲子心　葛花

（平议）既曰湿火，渗利是也，紫色而肿，终须破瘀解毒；议加贯众、玄胡、银花、紫草，且半夏更不可少，枳椇解酒毒，是也。葛花无用，东垣解醒方，不足为法。

又同卷：震泽吴，舌上生孔，细如针尖，大如箸头，孔色紫黑，失血如泉，此系心火上炎，以致血热横行，而致舌衄。急拟升麻汤，兼搽必胜散，可介腐烂之虑。

升麻　小蓟草　生地　炒黑侧柏叶　艾叶　寒水石　荷叶　茜草

附必胜散方，炒蒲黄　螺青　共研细木，搽患处，用盐汤漱口。

（平议）舌上成孔，失血如泉，毒火上炎，何等危急。以病理推之，非大剂凉解，何能有济？乃反用升麻之升，艾叶之温，是何肺肝？是何作用？查所谓升麻汤及必胜散方，均出金鉴，谓是舌衄。试问螺青果是何物？此书本极庸陋，陈氏果有临症工夫，不当引用恶劣成方；药不对病，如其抄袭老墨卷，借以欺世，则心地尤其可诛。听鸿录之，受其愚矣。山雷自有所见，何可不辨。

又同卷：余听鸿自述治案，常熟东门，老塔后，卢姓太太，是晓至寓就诊。脉来浮数，淌口出血，盈盘，彼自谓出血齿缝，余灯下观之，血凝满口，不能清切，以齿衄治之。投以玉女煎阳明少阴合治，明日出血更甚。邀余就诊其家，脉仍浮数，满口血糜模糊，吐血满地，余令其用凉水漱口，将出拭净，细看其齿龈不胀，并无血出，见其舌上血衣一层，用力拨开，舌衄如注，舌上小孔无数，皆如针头。余曰，此乃心脾郁热，血热妄行，血衄也。急用蒲黄槐花炭，研末敷之，进犀角地黄汤，加蒲黄炭中白青盐，咸寒滋降等品，合四生饮，一剂而止。

（平议）此听鸿治案，方用犀角加味，较陈学三上条，切当多矣。但四生饮有艾叶，虽曰从治，终觉不切，议加贯从、紫草，川膝、生石膏、生打寒水石。

又同卷陈学三治案：荆溪蒯，阳旺阴虚，膀胱寒水泛溢，脾湿与胃热互郁，郁久化热，热气薰蒸，满口糜烂，延及咽喉，兼以泄泻口臭，姑拟加味连理汤，合导赤散治之。

人参　白术　干姜　生地　茯苓　黄连　炙草　木通　竹叶

（平议）此案真是怪不可识，开手谓阳旺阴虚，膀胱寒水泛溢，如此二句，何以连贯得下？再继之以脾湿肝热互郁一句，即此三句，究竟是阴症，还是阳症？先生头脑，冬烘极矣。既是口糜口臭，必为实火无疑，纵有泄泻，何以见其不属于热，岂有可用干姜之理？且不谈脉象，亦不说舌色，此等怪方，误人不浅。

又同卷引叶氏指南医案：吴，脉弦小数，形体日瘦，口舌糜碎，肩背制痛，脚节麻木，肤燥搔痒，头目眩晕耳鸣，已有数年。此属操持积劳阳升，内风旋动，烁筋损液。古有壮火食气，皆阳气之化，先拟清血分中热，继则养血，熄其内风，安静勿劳，不致痿厥。

生地　元参　天冬　丹参　犀角　羚羊角　连翘　竹叶心　丸方　何首乌　天冬　生白芍　黑芝麻　冬桑叶　女贞子　茯神　青盐

（平议）此亦阴虚火炎之痾，但取甘寒清润，不以苦寒逆折，煎丸两方皆好。

又同卷：丹徒褚，小儿鹅口疮。乃心脾之热，兼挟胎热上攻，以致满口，皆生白色斑点作痛，连络咽喉，重重叠起，难于哺乳，煎剂更属难投耳。与冰硼散擦之，以去浊涎。

（平议）小儿初生数月内，此症甚多。本不能饲以煎剂，宜用棉花轻轻卷洗，乃用擦药，唯冰硼散尚嫌平淡，轻者可用，重者以山雷新定加减锡类散为佳。

又同卷：桐乡张，痰包，由心脾不和，湿热上壅，生于舌下，形如水泡，软而微痛，针刺出水如蛋清，以二陈汤主之。

陈皮　半夏　茯苓　甘草　黄连　黄芩　薄荷　生姜

赵能静元评：外科正宗，加味二陈汤，即此方，生姜乃学三先锋一所知也，梦生草堂，亦此方。

（平议）痰包生于舌下，肿高不硬，亦不甚痛，症属湿热。日久者可用剑锋破针，刺去凝痰，稠黏如鸡子清，为日未久，色清微黄，若蕴蓄日久，则为绿色，且带臭秽之气。治宜宣化湿痰，并非大热症，不必苦寒。外科正宗是方，芩连不甚针对。上约占科书之庸陋，不能辨证，偏喜制方，大都未尽妥善。陈氏加以一味生姜，亦是无谓，须加贝母、远志、胆星、竹茹、瓜络、冬瓜子等。

又同卷：松江俞，心火妄动，痰随火结，舌下红肿，作痛，生成痰包，以清火消痰为主。

川贝　蒲黄炭　杏仁　桔梗　苏子　竺黄　远志炭　石斛　竹茹

复方：舌下紫泡已瘪，唯胀痛不减，火结痰涎，骤难清楚，仍宗前法。

陈胆星　刮橘红　石斛　苏子　川贝　瓜蒌仁　车前子　射干　蒲黄炭

（平议）此症初诊，虽以为痰包，然次诊乃曰紫泡已瘪，而胀痛不减，属火是矣。此有似痰包而实非者，既有红肿，须参苦寒，何以及无芩连？陈氏疡科，盖亦有时未能斟酌尽善。

又同卷：常州马，心脾蓄热，循经上冲舌本，遂舌下血脉胀起，状如小舌，故名重舌，宜清胃散主之。

升麻　黄连　丹皮　生地　连翘

（平议）重舌皆是痰热上壅。肿甚者亦须针刺出血，外掺末药，内服清火化痰，总之宜降而不宜升，方用升麻非是。

又同卷：青浦卜，重舌，系心脾蕴热，上延舌本，以致舌下胀肿，有妨饮食。症属险候，外用针刺以泄血，内服凉剂以解热，慢冀转败为攻。

犀角　生地　丹皮　连翘　山栀　牛蒡子　竹叶　甘草　人中黄

（平议）此症按语以为险候，盖未势急骤而肿巨者，方用犀角，病可想见。然急性重舌，山雷亦屡见之，一经针刺，亦多有效，甚者可用承气，且痰药亦不可少。陈氏是方，不用半贝非是，竹黄竹茹，皆不可少。山雷按此症之气火甚盛者，舌下有重叠峰尖，或三或五，外科家名之为莲花舌。亦用刺法，内服则犀羚鲜地，石膏芩连，再加痰药。如其便闭，则投硝黄。陈氏案中，未备此症，爰补一条，以助博闻。症虽不我见，亦世所恒有者。

又同卷：嘉善张，颔下肿痛　是风痰结聚，防发重舌。

防风　桔梗　前胡　杏仁　茅根　荆芥　马勃　姜蚕　牛蒡子

（平议）颔下肿痛，亦是风痰热互阻使然。此症本民时毒发颐，同一治法。辛凉泄风，清展化痰，无他谬巧。唯案下谓为防发重舌，则症在舌下矣。疑原文颔下之颔字，乃舌字之讹。如果肿在颔下，无发重舌之理，姑附于此。

又同卷：青浦龚，舌疔，由心脾火盛，舌发紫泡，形如豆粒，坚硬作痛彻心，寒热类疟，宜泻火清心为主。

黄连　黄芩　连翘　银花　焦栀　地下草

（平议）果是舌疔，毒火甚厉，且是急症。泻心清火，法亦未尝不是，但方嫌太轻，须依疔毒例主治。

又同卷：虎丘王，舌菌之形，头大蒂小，突如莲子，状若鸡冠，舌不能伸缩，或裂出血，仍然坚硬，有妨饮食，难治之症也。内因绪烦扰，则生火；思虑伤脾，则生郁，郁极火盛，则怒芽逆发矣。今以导赤甘露饮，作支持之计。倘能悦性怡情，胜乞灵于药石也。

犀角尖　木通　生地　知母　石斛　银柴胡　茵陈　甘草　黄芩　麦冬　枇杷叶　淡竹叶

（平议）诸菌无非虚火，心肝之焰，郁极而发，竟无可治之理。山雷于上文喉菌条中，已言之矣。此症已有时裂血，尤在危急之秋。犀角可与羚羊角并用，然亦只能勉尽人谋而已。

又同卷：荻塘陶，舌本属心，舌边属脾，二经郁热，则舌本作肿，发为舌菌，最难调治。姑拟清凉豁痰，未许必中病机。

石斛　竹黄　川贝　远志　茯苓　石决明　蒲黄

（平议）此条症状，较前条为轻，然已非可愈之病。按语明了，要言不烦，药颇平正，效果如何，亦不必问。

黄醴泉治案：高石，阴虚肝胃之火上升，清窍受病，目赤医障，入暮更甚，牙痛偏右，项有结核，脉数，先泄热化痰，参以和液。

夏枯花　象贝母　草决明　生石膏　小生地　花粉　青相子　旋复花　炒知母　竹茹　枳实（全炒）　蛤壳　橘络

（平议）此必津液燥渴之体，故须和液。牙痛偏右，亦胃火也。但目赤医障，非用血药，不易捷效，议去夏枯花蛤壳，加木贼草生元胡桃仁，再须倍用石膏知母。

又：刘杏翁，目乃肝之窍，肝胆虚阳上潜，目为之昏，耳为之痒，加以牙龈肿胀，皆虚火上浮之症，中阳本衰，气机小有不顺，虚体阳浮，不可苦寒直折，须以和阳益气，咸寒镇潜，方为正治。

高丽参　淡秋石（泡汤拌炒另煎分冲）　磁石　花粉　米炒淡天冬　白石英　旋复　炒知母　茯苓　神曲　炒枣仁　竹茹　牡蛎

（平议）此高年虚阳，不可苦寒直折，议论极是，其舌质必红滑带燥，所以选药如是，咸寒清降，介类潜阳，乃治虚火之一大要诀。

又：兰鹤侪，目满胸痞，齿断肿痛，木火内扰，阳不下潜，先泄肝化热。

生白芍　川楝子　炒橘核络　枳实　竹茹　苦丁茶　草决明　桑叶　杭菊　炒知母　炒丹皮　萎根　郁金

复方：冬温上受，虚阳内扰，食入嗳气不舒，齿断胀，宣泄降化痰。

旋复　半夏　竹茹　枳实　海石　花粉　炒知母　川楝子　元参　乌药　草决明　枇杷叶　橘核络

（平议）此以胸痞嗳气，参用清肝顺气，治病须以内症为主，此临症时不易之法。

又：肖右，牙痛甚于夜分，盖木气夜行于阴，阴虚营热，胆火上扰，激动三阳之脉，上连头顶，宜潜阳肃降，兼泄肝胆。

鲜石斛　旋复　焦栀　芦根　生白芍　海石　炒丹皮　淡芩　秋石　牡蛎　鲜地　花粉　竹茹　枳实

复方：牙痛秒减，右脉滑数，血虚金燥，阳明热不下降，再以泄降。

淡芩　栀子　知母　丹皮　花粉　竹茹　枳实　白芍　旋复　磁石　海石　牡蛎　细生地　芦根

（平议）齿痛夜甚，阴火何疑。斛地并用，舌必深绛少液。方与上刘杏翁案，异曲同工。

又：碉安少奶，肝胆火升，挟胃热上灼齿痛，忽作忽止，牵引耳后，上达巅顶，皆厥少经循行之位。舌尖时痛，阴虚何疑，是须兼顾。

枣仁　川连（全炒）　淮膝炭　牡蛎　莲子心　旋复　细生地　炒知母　石决明　竹茹　枳实（全炒）　大白芍　生石膏　连翘　盐水炒陈皮

又：少阳阳明虚热上扰，齿痛起伏，入夜为甚。右脉小滑数，以玉女煎参合泄降。

生石膏　川柏炭　炒知母　焦栀皮　细生地　竹茹　元参　紫口蛤壳　淮膝炭　白芍　丝瓜络

（平议）耐安夫人，素禀柔弱，阴虚于下，而肝胃火升，治法仍与上条同一机轴。

又：雨深，春令肝热上僭，阳明蕴热助虐，满口牙痛。

冬桑叶　炒桃仁　竹茹　生米仁　丝瓜络　芦根　骨碎补　海石　枇杷叶　赤芍炭　炒丹皮　冬瓜仁　白芍　小生地

（平议）满口牙痛，肾家浮游之火。以骨碎补从而治之，是可以备一法。

又：右牙痛入暮方作，牵连头痛。肝肾阴分之火，宜养真阴而摄纳浮热。

生石膏　川石斛　制女贞　生牡蛎　生龟甲　生鳖甲（三物先煎）　炒白芍　炒丹皮　焦栀皮　天花粉　黄肉炭　海浮石　细生地　漂净生人中白（同打）　竹茹　枳实（全炒）

（平议）此养阴涵阳，双管齐下之法。

孟英归砚录四卷：秀水严小亭令正，五十八岁。因数年前，家有讼事，屡遭惊吓，而起疑病，自欲吞金，虽已衣不敢用钮扣，并时絷手足，即夫媳儿孙，皆屏绝不许入房，云恐自摘他人之衣扣环饰咽，仅留一媪，在室服待。而饮食起居如常人，医者谓之神虚，率投镇补。今秋患右腿青紫肿痛牙龈臭腐，季秋延余视之，脉弦滑而数，曰此病不在心而在胆。故能记忆往事，而善谋虑，岂可指为神志不足乎？胆热则善疑，投补则热愈炽：炽极则传于胃，胃热蕴隆，乃成青腿牙疳也。痼疾已六七年，宜先治其心病。以菖蒲、胆星、石膏、胆草、知母、元参、银花、栀子、白薇、竹茹、黄连，煎调玉枢丹，并令购白马乳饮之，六剂而病减，半月新病愈。仲冬余又游禾，复诊脉较平，而胆亦稍和，盖白马乳善清胆胃之热也。

（平议）青腿牙疳，仅见于医宗金鉴，总是胃有蕴热，非旦夕之故。此案以抑郁日久，胆热移胃，病情确凿，药用清泄胆胃，参以芳香化浊。盖有年积热，不可峻攻，唯有清香，可以逐秽。而白马乳最是牙疳特之物，孟英谓为善清胆胃，亦确。但此乳止宜隔汤微温，不可热饮，设或炖热饮之，立刻令人消瘦骨立，亦一也。

余听鸿选疡科案二卷：梅堰陈，阳明火毒，结肿在唇，已经两月，作痒，色黑腥秽，毒盛也。右脉洪数无次，势必穿唇落齿，殊难收敛，勉拟清胃散主之。

116

生地　鲜石斛　黑山栀　知母　银花　黄连　旱莲草　生石膏　白芷　芦根

（平议）牙疳发痒，是为毒散，最危之候。煎方不过如此，向来外治末药，虽有成方，皆鲜近效。近有用藤黄研细掺之，得捷验者，虽是传闻，然述此事者，言之确凿，必不欺人。其说已录入拙编本草正义蔓草类藤黄条中，苟遇此证，当亲试之。此外则真金计，飞漂人中白，皆可有效，马乳甚佳，白马之乳不易得，即寻常马乳，山雷亦尝亲验之矣。

又同卷：南京袁，牙疳唇破，阳明毒盛之至，危如朝露。

香犀角　旱莲草　黄连　生地　黑栀子　忍冬花　人中黄　地骨皮　天花粉

又同卷：山西程，走马牙疳，黑腐内嵌，牙落无血，热必穿唇破腮，五不治中，已见二三。勉拟桂苓甘露饮主之。

瑶桂　茯苓　猪苓　地栗根　知母　石膏　石斛　泽泻　地骨皮

（平议）此症总以大剂清胃荡毒为主。用桂反佐，古虽有此一说，终非正轨，不可效颦。

又同卷：朱家角，癖积毒火，上攻牙龈，寒热腐臭，不数日间，遂致穿腮撼齿，现此恶矣。且拟芦荟消疳饮，以消息之。

银柴胡　羚羊角　胡黄连　牛蒡子　元参　淡竹叶　甘草　山栀　薄荷　吉更　石膏

又同卷：泗泾唐，牙根腐烂，秽涎不绝，此属走马牙疳，非轻证也。宜清疳解毒汤主之。

人中黄　银柴胡　知母　防风　犀角　石膏　牛蒡子　黄连　连翘　玄参　荆芥

（平议）此两条皆可危之症。芦荟消疳，清疳解毒两方，虽是成法，恐亦无甚效果，不如径投大剂承气，釜底抽薪，可以少衰其焰。

又同卷：木渎倪，牙宣迁延失治，腐溃渐开，喜凉饮，不喜热饮，此系邪风凝滞于龈肉之间，治宜清胃为主。

犀角尖　知母　粳米　甘草　人中白　血余　鲜生地　青代　丹皮　石膏　鲜芦根

（平议）此牙疳中之较为慢性者，可以从容调治，唯白虎汤宜去粳米，庶几药力较速，不为甘腻所缓。又此症须加痰药，如贝母、胆星、竹黄之类。

又同卷：昆李山，钻牙疳，毒腐未尽，新肌略露，病有退之机，拟就清胃解毒法。

胡黄连　地骨皮　金石斛　车前子　知母　银花　山栀　甘草

（平议）此亦牙疳之较为知平者，疡科家自有钻牙疳之名词，其实病理，彼此无别，特毒焰自有轻重耳。多立病名，总是小家伎俩。而世俗疡医，偏喜以鄙俚名称，自炫其传，终是不学无术之陋。

又同卷：青浦许，牙痛坚硬作痛，寒热口渴，以致腮颊浮肿，牙关不舒，系阳明热毒，与风火相搏而成。姑拟祛风凉胃，使其渐渐收束为妙。

防风　连翘　牛蒡子　石斛　荆芥　薄荷　煨葛　鲜竹叶　山栀　芦根

（平议）风热痰热，蕴在阳明之经，龈肉肿硬且痛，颊车不开，肿连腮颊者，是为牙痛，亦曰牙槽痛。无寒热者较轻，有寒热者较重；头痛上引鬓角，或延引顶巅，则兼肝胆风火，其势尤猛。开手虽泄风，只可辛凉，不可温升。柴、葛、羌、防、苏叶等，皆在所忌，且必兼以化痰。方中议去防、葛，加杏、贝、昆布，以雪羹作引。

又同卷：平望翁，风热发为牙痛，宜祛风清胃。

羚羊　石斛　丹皮　元参　鲜生地　黄芩　荆芥　薄荷　鲜芦根

（平议）此必来势甚锐，红肿散漫而痛炽者，故用羚角鲜地元参，然牛蒡子、杏、贝等，仍不可少。

孟英案续编六卷：谢再华室素患肝厥，孟英于癸卯岁授药一剂，六载安然。今夏偶患齿衄，继渐臭腐，头疼汛阻，彻夜无眠，盖秦某作格阳症治，进以肾气汤数服而致剧也。孟英与大剂神犀汤加知柏，旬日而瘳。

（平议）此本阴虚火旺之人，偶尔齿衄，如其即与清降，当易捷效。乃偏有翻陈出新，小题大做之医家，提出格阳一层，舍其常而侈言其变，此不知辨症为何事者？盲于目而并盲于心，大是咄咄怪事。肾气汤中之桂附，大约不过数分，而病变如是之速，知阴虚体质之服温燥，直是捷于砒鸩。肾气汤仅进数服，而大剂神犀，且须旬日始疗，火欲燎原之不易扑灭如此。世有偏嗜温补之人，须以此等病情常铭座右，庶乎可免于难。

又续编五卷：沈悦亭令正齿衄，五日不止，去血已多，诸方不应。孟英脉之，弦滑上溢，投犀角、泽兰、元参、旋复、生地、花粉、茯苓、牛膝、桃仁、泽泻而安。既而询其经事，本月果已愆期，盖即逆行之候也。继用滋阴清热，乃渐康复。

（平议）脉脱弦滑上溢，而去血已多，犀角直降，自在意中。凡治血上溢者，本宜破瘀，况在妇科泽兰桃仁，均是寻常之品，纵未经愆，此症此方，亦无不应之理。山雷每于倒经逆经之名，甚不妥惬。只以气升于上，而为吐衄。斯失其顺降之常，经事自然不下。究竟非即子宫中之月事，倒行而溢出于口鼻齿龈，乃医者径以逆行定名，虽病理未始不可通，而名称总是太不雅驯。何可为后世法，此等字样，盖亦出于金元以降，似乎六朝唐人，尚未有之，此亦中医一道，上下床之界限也。后学应须识此，慎弗以不典名词，自污齿颊。

黄醴泉案：黄幼，稚阴未充，虚阳上冒，血激阳络，牙衄如涌，宜潜镇龙雷而清营热。

龙骨　鲜生地　丹皮　牡蛎　侧柏炭　炙白薇　竹茹　白茅花　丝瓜络　白芍　炙草　枇杷叶露　煎药

又：程石，水不涵木，肝胆阳邪内扰，头晕咽干，腹胀牙衄，皆木火上炎，阳明不司顺降，宜和柔木焰而泄热育阴。

原金斛　淡竹茹　制女贞　丝瓜络　茯苓神各　橘络　旱莲草　小青皮　淮小麦　旋复花　紫石英　淡秋石　（全打）　台乌药　白茅花根

又：程石，暴热阳升，诸火上扰，牙衄，嘈襟懊侬，主以景岳法。

细生地　漂人中白同打　炒知母　竹茹　白芍　枣仁　花粉　陈皮　乌药　茯神　青皮　生石膏　炒丹皮　焦栀皮　淮小麦

（平议）此三条皆轻灵活泼，可法可师，黄案花露煎药，新颖而已，无甚深意。

余听鸿选陈学三案二卷：青浦陆，牙衄，治以甘凉益胃，佐以滋降。

清阿胶　淮牛膝　白芍　川石斛　青盐　蒲黄炭　料豆皮　茜草　旱莲草　枣仁

（平议）方自稳妥，唯阿胶太早。

又同卷：桑岩韩，牙衄不止，女子之血薰于冲任，而冲任虚，绕于阳明，以致龈肉宣肿，治宜凉胃兼补纳之法，庶几血归其经，不致妄行矣。

淮牛膝　淮山药　茅根　川石斛　女贞子　北沙参　甘草　大生地

（平议）齿龈属阳明，是也。牵合冲任，未免附会。按语兼以补纳，然药中有补无纳，议加牡蛎山萸，白芍沙苑。

118

又同卷：听鸿自述治案，常熟寺前昆陵人木梳店俞姓，年二十余岁，齿衄如注，血流盈碗，面红目赤，脉来虚浮，兼数，重按无力，神静不烦，口不臭秽，言语轻微。余曰，此乃少阴龙火上燔，齿热则龈肉离脱，齿缝血出不止，手足清冷。急用玉桂五分，研末，饭米打丸，先空心服下，食以糜粥，使其压之下焦；再进甘凉咸寒滋降，导龙入海，再将生附子麝香作饼，贴左足心涌泉穴，一剂血止；两剂脉渐敛，手足转温，起复如常矣。

（平议）此肝肾阴虚而浮火上越，昔人谓为阴中之火，法宜潜藏，不可逆折。面红目赤，竟是戴阳。但龈肉决不红肿，必不觉痛。再合以脉之浮虚，足之清冷，自应引火归元。饭丸玉桂，空服，极是，若入煎剂，便是大谬。此案煎方，甘凉咸寒滋降，亦极妥惬，生附子打贴足心亦佳，吴芋未亦可用。唯麝香为可必，但此症衄止之后，必须滋填以固其本，庶为善后良图。病家纵不知此理，医家必不可不备此一著。

又同卷陈学三案：简村张，牙龈肿胀，淡血渗流，虚阳上泛，法以滋降。

熟地　北沙参　石斛　旱莲草　麦冬　茜草　丹参　淮牛膝　炒白芍

（平议）血色不红，明非实火，滋阴清血，选药甚允。

又同卷：崇明王，牙龈微痛，淡血时流，两手脉象沉数，参此脉症，不独胃火炽盛，而龙雷之火，亦复上腾，愚意宗益火之源，以消阴翳之法。

安南桂　淮牛膝　泽泻　知母　石斛　竹叶　车前子　赤茯苓

复方：龈腐已定，衄血已止，引导之法，甚为妥惬。仍宗前法，佐以咸降。

申姜　车前子　秋石　川石斛　淮牛膝　知母　青盐　竹叶

（平议）痛不甚而血色又淡，脉且沉数，阴火上炎，信有征矣。肉桂宜作丸子，混入煎剂，终嫌掣肘；复诊既有明验，乃改用骨碎补，意同而药力则较减，无是一定步骤。

又同卷：常州尤，少阴亏怯，阳明蓄热，致成牙漏，拟玉女煎。

熟地　淮牛膝　旱莲草　麦冬　煨石膏　沙蒺藜　川石斛　知母

（平议）症类牙疳，而腐烂不多，且亦不痛，绝无火盛脉症，看似轻病，而延绵日久者，则为牙漏，确是虚火。方用玉女煎加味，药症极合；但石膏必不可煨，煨则非徒无用，且成燥石灰。试平心思之，利害如何。

又同卷：陕西黄，牙漏起已日久，失血过多，肝肾液亏，阳明积热未清，理宜培养肝肾，以解胃热，可图苟安。

淮牛膝　麦冬　女贞子　花粉　金石斛　大生地　白芍　沙蒺藜

（平议）此是牙衄，以其勺延而谓之漏，去血已多，自应滋填肝肾。

又同卷：余杭秦，牙蕈，形似核桃，坚硬如石，由心胃之火，煎熬而成，不可针破，失血难瘥。宜耐性调理，可免性命之忧。

鲜荷叶　远志炭　丹皮　白芍药　中生地　茜草根　丹参　川石斛　附末药方　珍珠牛黄　黄连　兰灰　蒲黄灰　橄榄核灰

（平议）凡蕈俱不可治。沉复坚硬如石，直是石疽之变相矣。煎方末药，聊尽人事而已。

又同卷：东山潘，唇菌，由心绪烦扰，肝脾气郁而成，此症有失血之虞，不可妄动刀针，宜耐养为主。

川贝　石决明　石斛　青黛　蒲黄　天竺黄　甘草

（平议）此亦不治之症。

又同卷：塘楼蔡，下唇结肿如核桃，此系唇疽，乃心脾蓄热，宜与清凉。

犀角　丹皮　金石斛　远志　芦根　生地　白芍　茜草

（平议）此乃肿疡，部位属于脾胃，凝痰蕴热，宜随症而治，与肿疡同例。

又同卷：绍兴范，下唇发发痒，色红作肿，日久破裂，流水，渐起黑盖，去之仍生，旋平旋发，此名唇风。乃足阳明风火凝结而成，拟双解通圣散主之。

防风　当归　连翘　川芎　麻黄　荆芥　白芍　白术　薄荷　山栀　黄芩　桔梗　甘草　滑石　煅石膏

（阳湖赵能静评）通圣双解中加当归。

（平议）此脾胃湿热之痫，颇能纠缠四窜，宜理湿清热，且须洗涤敷药。陈氏此方，笼统通套，不足为法。

此症俗名羊胡子疮。

又同卷：角里同，膏粱厚味，热遏阳明，发为茧唇，不治则成中消之症，后难挽矣。

麦冬　银柴胡　甘草　石斛　黄芩　茵陈　知母　中生地　枳壳　犀角　枇杷叶

（阳湖赵能静评）梦生草堂，亦取此方，此即清凉甘露饮全方也。

（平议）此阳明燥热之痫，按语简当，方亦好，可用鲜地。

黄醴泉案：周小姐，六月十一日　汛事初通，忽然间断，良由肝肾阴亏，八脉无权，而阴虚为内热，上攻胃络，茧唇肿裂，目赤脉小数，益阴和阳。

制丹参　竹茹　苦丁茶　北丹皮　枳实　夏枯草　焦栀皮　玄参　决明子　淡秋石　川楝实　金银花　丝瓜络　碧玉散　荷梗

（平议）既在汛事初通，而又间断之时，何以不用桃仁、泽兰之属？

附录山雷治案：壬子四月，赵氏童年，环唇四周寸许紫黯坚硬，干燥胀痛，唇内红活，而唇外木硬如牛皮，搔之不知，但干结而尚未裂，此症殊不多见，亦茧唇之类。询之大府不行，小溲短赤，口气断为脾胃实热无弱，径投大承气加清胃化痰软坚之品，二剂痫行而愈。

（平议）茧唇终属胃家蕴热，终于不利，即无便结一症，亦必清胃逐瘀。好在有此见症，则借此入手，天然一简捷法门，幸而得效。因是擎其中坚，擒贼擒王手段。设或大府虽通，而症未大减，亦可随风转舵，再相机宜。此是当时预定之计划，初亦不料其果能一鼓荡平，居然了无疑义，从可知治标不如治本。凡百病症，皆不可头痛医头，脚痛摸脚。

疡案平议第二册毕

（张山雷《疡科医案平议》上下卷著作全文由赵根炎家中藏书提供）

本草便读

山草类

人参

性禀甘平，功资脾肺，气纯味厚，补真元而益血生津。助卫充营，安五脏而宁神益智；须则横行支络，补而下行；芦堪呕吐虚痰，苦能上达。党参则出于西潞，甘平赖以培中。别直乃产自高丽，温热宜分种野。如补虚而清肺。西洋参甘苦性寒，欲益气以培脾。东洋参甘温力厚。

丹参

功同四物，能去瘀以生新。色合南离，善疗风而散结。性平和而走血。须知两达乎心肝。味甘苦以调经，不过专通于营分。

沙参

补肺阴之不足，甘苦微寒。降金令之有余，肃清上热，疏痰利咳。南参力薄形松，体润质坚。北者功优性滑。

元参

入肾滋阴，皆取咸寒归下部。清咽利膈，都因润降引浮阳。故又兼达肺经，除上焦之烦热。且可潜消瘰毒，退时气之温邪。性滑色玄，滞脾妨胃。

苦参

大苦大寒，纯阴纯降，达心脾而及肾。三经湿热尽蠲除。治疥癞与诸疮，下部火邪都涣散。梦遗精滑，皆缘湿火为殃。血痢肠红，并是阳邪作咎。若治黄疸积聚，宣泄中州。至其逐水杀虫，流通火腑。

苍术

辛苦气温，燥湿强脾能发汗。芳香质壮，宣中解郁并祛邪。破水结之澼囊，浊痰尽化。平胃中之敦阜，瘴疠全消。

白术

补脾燥湿，法干健之功能。冬采野生，随坤土而运用。化水痰于胃脘，腰脐血结并能搜。进饮食于太仓，妊妇胎元均赖固。脾虚久泻。温燥多灵，痹着诸邪，苦甘有力。

甘草

味甘性平，和中解毒。生用退虚热之功，补中寓泻。炙服助脾元之力，守内有常。推其缓急多能，故诸病均堪相济。且可协和群药，而各方随处咸宜。节医肿毒成疮，痈疽有验。梢止阴茎作痛，淋浊无忧。

黄芪

固卫气而实皮毛，敛汗托疮，宜生乃效。补中州以资脾肺，阳虚血脱，当炙为良。味甘性温，色黄气厚，肠治利，辟邪解毒。辛甘发散为阳，治痘消瘰，宣透松肌有效。带下脱肛等证，陷者举之。阴虚火动诸方，又当禁使。

柴胡

禀春气以生升，转旋枢机，主少阳表邪之寒热。味苦寒而轻举，通调上下，治厥阴热蓄之谵狂。木郁达之，疏土畅肝散结气。银柴性似，凉瘀涤热理疳痨。

前胡

辛能散风邪，苦以泄肺气。寒堪清上，降可除痰。

独活

芳香气散，辛苦性温。搜少阴之伏风，表邪可解。宣肾经之寒湿，痹病能除，可愈奔豚，并疗诸疝。因其有风不动，无风反摇。故能散以搜风，风以胜湿。

细辛

性味辛温，能发少阴之汗。轻扬香烈，可宣肺部之邪。散心下之水停，蠲除呕欬。解肾经之热郁，从治咽疮。性属纯阳，用宜审慎。

防风

走太阳兼达肺通肝，表解风疏，甘辛温之力。得黄芪则寓宣于补，痹舒邪化，随所引俱宜。且为脾胃引经，风能胜湿。都道卑微卒伍，润可柔枯。

远志

开心窍而泄热搜邪，味属苦辛，兼能散肿。通肾气以安神益志，性含温燥，并可疗忘。

玉竹

补脾润肺可填阴，有金玉威仪之象。散热搜风不碍补，具甘平润泽之功。

知母

退肾脏有余之阳，能壮水清金。甘苦微辛质厚滑，清阳明独胜之热。治风消燥欬，沉阴且降气纯寒。

贝母

甘寒润肺可消痰，当求川种。解郁宽胸且散结，言采其虻。象贝之功，治欬还能解表，浙中所种。疏痰并可消痈，为肺燥之神丹。清心涤热，乃脾湿之禁剂。微苦兼辛。

秦艽

养血祛风，和营利水，疏肌解表。苦平略带微辛，散热润肠，入肝又能达胃。湿胜风淫之证，赖以搜除。筋痹骨痿诸邪，仗其宣利。

白藓皮

气寒善行，味苦能降，清脾胃之湿热。导水宣邪，治癣癞与疯疮，行皮达肺。

升麻

升至阴于下极，达胃疏风，鼓脾土以上行。

羌活

辛温雄壮，散肌表八风之邪。独走太阳，利周身百节之痛。湿留于表，由汗能宣。病在于巅，唯风可到。

桔梗

为诸药之舟楫，开提肺气散风寒。扫上部之邪氛，清利咽喉平咳逆。升而复降，宣胸快膈有功。苦且辛平，泄郁消痰多效。

黄连

味苦性寒，体阴质燥。能化心脾湿热，蕴留之痞满全消。可除痢疫虫疮，黏腻之热邪悉去。伏梁成积，可破可宣。目赤攀睛，能清能降。瘀郁火邪均解退，口疳鼻𧏀尽蠲除。

胡黄连

苦寒退虚热，入肝胃清湿热治。小儿疳积，苦燥与川连相似。理伤寒劳复，男子黄疸。

黄芩

苦入心脾，坚肠胃而性燥。寒行肝胆，除湿热之功多。质虚而空者为枯芩，上达可治心肺肌表之郁火。色青而坚者为条芩，下行能除肝胆肠内之阳邪。同白术可以安胎，火退则胎安之义。合白芍又堪止痢，热除有痢愈之机。

天麻

定虚风，理眩晕，因有有风不动之称。达肝脏，味辛温，当知质燥偏阳之品。

龙胆草

苦涩气寒，沉阴味劣。治淋治目，皆清肝胆之阳邪。消蛊消疸，总退下焦之湿火。

茅根

甘能益血，寒可凉瘀。导上热以下行，消瘅利水。去内心而外达，散热除风。止渴通淋，清胃兼能清肺。溃痈治衄，茅针欲异茅花。

延胡索

行血中之气滞，质属温香。使气顺而血调，味兼辛苦。入胃搜除瘀冷痛，达肝通治妇人经。

地榆

酸苦入营阴，肝与大肠皆可及。沉寒凉血分，火同湿热总堪除。且能散肿疏风，疮疹常用。并可疗崩治痢，痔漏多宜。

巴戟天

能入肾肝血分，起痿强阳。质属甘苦辛温，益阴固下。疝瘕脚气，藉以温通。痹湿风寒，资其宣导。

肉苁蓉

壮阳滋肾，甘咸少带微酸，补命通幽。温润且犹兼黑，锁阳之性，主治相同。

淫羊藿

有助阳补火之功，辛味独专，甘香并至。治肾弱肝虚等疾，寒淫所胜，痹痿咸宜。

贯众

辟时行之疫疠，入血除邪。化痘毒与瘢疹，散瘀解热。杀虫化梗方多效，入胃行肝苦且寒。

金毛脊

苦甘有强筋骨之功，肾肝并补。温燥利机关之疾，痹痿皆瘳。

白芨

清金治嗽，苦辛甘涩性平寒。止血生肌，散结敛疮质腻滑。

黄精

甘可益脾，使五脏丰盈。精完神固，润能养血，从后天平补。辟谷充饥。

白薇

咸苦入阳明，寒能胜热。芳香走血分，凉可除蒸。利水益阴，兼治癃淋成闭。产虚烦呕，并医血热生风。

参三漆

（一名山漆）散血可和伤，入胃行肝。广产野生种不一。行瘀并止痛，外敷内服。苦多甘少性偏温。

白头翁

苦泄辛疏，能治传里伤寒，蕴成协热痢。凉瘀解表，毋使外来温疫扰乱少阳阳明。

茅苃

甘能解毒，清金除消渴之邪。寒可退阳，入肾治强中之火。

仙茅

补肾壮阳除痼冷，味辛蠲痹理风邪。

白前

藉苦辛以降气行痰，仗微寒而清金除热。

紫参

色紫入肝，气寒散血，行瘀破积，皆因微苦微辛。治痢通经，却又能通能降。

山慈菇

杀虫消痈，有毒而能解毒。行瘀散结，辛寒带甘寒。

隰草类

地黄

生者甘寒入肾，凉血补阴。熟则温厚培元，填精益髓；细生地，柔细和营，在外证可以养阴不腻；鲜生地，新鲜散血，虽壮水实则清胃偏长。

麦门冬

养胃阴，具柔滑功能。疗金燥受戕之疚，润肺脏。兼苦甘性味，治上焦不戢之焚。若或拌入辰砂，惊烦可定。假使炒同元米，寒苦堪除。乳壅能通，便溏须禁。

牛膝

滋肝助肾，生者破血行瘀。盐炒酒蒸，熟则强筋健骨。具苦酸平和之性，治拘挛痹著之邪。怀产者，象若枝条，下行力足；川产者形同续断，补益功多。

紫菀

性温利肺，治风寒欬逆之邪。色赤和营，疗痨瘵吐红之疾，皆为苦能降气。金肃则小便增长，因其辛可行瘀，结散则上焦无阻。

川断

益肝肾，筋骨能强。利机关，劳伤可续。治带脉之郁结，暖子宫之虚寒，抑且补而能宜。味苦性温瘀可散，况复行而不泄，妇人外证病咸宜。

车前子

清邪火以下行，直达州都祛湿热。味甘寒而降利，专通水道愈癃淋。治肝家有梦之遗精，精因火扰。导肾部诸般之留垢，垢尽虚回。滑可催生，黑能走血。

扁蓄

入膀胱专主分消，降利功偏化湿浊，行脾肺并疗疥疾。苦平性燥杀虫疮。

灯心

清心肺烦蒸，味淡性寒轻且白。导小肠湿热，通淋利水降而行。

甘菊

味甘性寒，平肝疏肺，清上焦之邪热。治目祛风，禀金水之精英，益阴滋肾。

益母草

入肝行血，辛苦微寒。消水逐风，敷围散肿。花能外散兼行表；子则行中带补阴。

麻黄

走太阳寒水之经，功先入肺。为发汗轻疏之剂，性则偏温。寒饮稽留，藉味辛而宣散。痰哮久痼，仗苦力以搜除。

款冬花

治嗽化痰，性煖平和不燥。润金疏肺，味辛略带微甘。

冬葵子

滑利通淋，下乳催生悉主治。甘寒入胃，二肠水腑并分消。

萱花

服之利水，甘凉赖以和脾。树以忘忧，香滑可供快膈。

白蒺藜

行瘀破滞，搜肝风有走散之功。味苦兼辛，泻肺闭而宣通可贵。催生下乳，退医除星。

沙苑

补肾固精，味苦多甘能摄下。益阴明目，性温滋水却生肝。

旋覆花

咸以软坚，蠲饮化痰都有效。苦能下达，通肠导水悉皆能。具宣行肺胃之功，噫气不除，赖其辛散。有斡旋胸中之力，肝邪痹着，藉以温通。

红花

色赤而温，心肝皆及。味甘且苦，辛散俱优。调血脉可去瘀生新，治折伤理胎前产后。

小蓟

破血行瘀，入心肝苦凉无毒。通淋治浊，走太阳分利有功。大蓟则散力较优，消痈则功能为胜。

夏枯草

虽禀纯阳之气，味辛苦而温。独走厥阴，能解肝家郁火。功专散结，堪医瘰疬疮疡。

葫芦巴

补肾壮元阳，辛苦温通有效。入肝宣冷滞，疝瘕寒湿宜求。

牛蒡子

苦辛入肺，散结清咽。润降松肌，消痰化热。解风温于上部，利膈疏邪。宣痘疹于周

125

身，通肝达外。

艾叶

补命门以煖子宫，香达肝脾寒湿化。理血气而疗崩带，温通奇脉苦兼辛。可灸疮疽，能熏虫蚀。

木贼草

平肝疏肺，解肌发汗散风邪。味苦性平，退医除星行血滞。

豨莶草

苦寒能除湿祛风，肾肝并入。制炼用酒蒸蜜拌，痹痿皆宜。

青蒿

得春初少阳之气，味苦而香，行肝胆血分之经。气升且散，辛能解表。营中郁热叶相宜，寒可除蒸。尸疰疳痨子可使。

茵陈

下通水道，治湿热之黄疸。上入阳明，味苦寒而无毒。兼能达表，专主分消。

海金沙

利水通淋，行太阳之血分。性寒味淡，除瘀热于胞宫。

谷精草

得秋金谷气以生成，温可疏肝磨目翳。养中土胃阴而甘淡，轻能治上愈头风。

青黛

清肝火之结邪，丹毒虫疮，青碧咸寒归血分。治儿疳之郁热，斑疹瘟疫，轻浮凉苦到金家。

连翘

苦先入心，寒能及肺。诸疮各毒，皆缘邪火游行。气聚血凝，用此宣通表里。

马鞭草

肝胃两相宜，破血通淋消肿胀。苦寒偏禀劣，杀虫散热愈痈疽。

葶苈子

功专苦降，气属辛寒。泻肺气以行痰，水满上焦喘可愈。利二肠而治咳，热从下导胀能消。

王不留行

入阳明而达血，苦且辛平。通乳汁以行肝，走而不守。痹风淋痛，内服均除。痈肿金疮，外敷并效。

瞿麦

苦寒达膀胱以分消，功专利水。下降通小肠之闭结，力可行瘀。导浊须求，治淋有力。

地肤子

治太阳湿热癃淋，性味苦寒阳自降。化脾部阴淫晦疾，功能分利水潜消。

决明子

微寒无毒，治水虚木实之邪。甘苦兼咸，疗赤肿羞明之疾。

青葙子

青碧入肝疗目疾，苦寒退热治风淫。

紫草

透肌凉血，甘寒咸滑相兼。宣窍通肠，包络肝经并入。若或痘疹热结，清心下导于二肠。即使毒滞瘀凝，解里外松夫肌表。

土牛膝根

生汁灌冲，可吐风痰喉痹。煎汤饮服，能除结热瘀留。入胃府味则辛苦而寒，有小毒功可泻热散肿。子名鹤虱同前性，治主驱虫独见长。

芦根

性入阳明，甘寒清热，功除烦呕，润降和阴。茎则清肃上焦，肺痈可愈。笋乃解消鱼毒，膈热能清。

旱莲草

甘酸化阴，凉血有功于肾脏。沉寒色黑，乌须兼固夫齿牙。

大青

治伤寒阳毒癍疹，入心胃与肝，兼行肌表。治瘟疫时行热病，味咸寒微苦，直入营中。

败酱

排脓消肿，肠痈藉辛苦之功。达胃行肝，瘀热仗咸寒之力。

马勃

辛平利肺部之邪，治咽痛喉疮，功能散血。轻淡解上焦之热，除口疳面肿，力可疗瘟。

苍耳子

上通脑顶，外达皮肤。因能发汗以祛风，故可宣痹而散湿。鼻渊头痛，均因苦降功能。疥疾痒疮，又赖辛疏温润。

刘寄奴

破血行瘀兼逐水，辛苦微温。和伤消肿并调经，肝脾两达。

板蓝根

辟瘟解毒能凉血，逐疫祛邪并杀虫。肝胃收功，苦寒降热。

甘蕉根

外敷消肿，散热毒而性属阴寒。内服清烦，止消渴以蠲除烦闷。功能走肺胃，甘可保阴津。

苎麻根

益阴凉血，安胎则赖其退热之功。滑窍通淋，治病终不离下行之性。味甘寒而无毒，入心主与小肠。

蔓草类

天门冬

清金降火，苦寒味带余甘。壮水强阴，润泽性偏在腻。咳血可疗痈痿愈，尸虫尽化燥痰除。肠滑勿投，胃虚当禁。

五味子

五味具备，酸温独多。收肺气耗散之金，喘嗽咳红上受益。滋肾经不足之水，遗精滑泻下承扶。能敛汗液之耗亡，奠安君主。且治瞳神之散大，迴护元阴。表有风寒，须知禁用。里多邪滞，切禁轻尝。

天花粉

清胸胃之烦热，痰垢均除。解心肺之炎蒸，苦甘并济。生津止渴，金燥宜求。行水消瘀，黄疸可治。消肿排脓结可散，泽枯润槁性偏寒。

瓜蒌

气味相同花粉，治疗各有偏宜。润肺清肠，降痰火下行为顺。消瘀涤垢，治结胸上实颇灵。用仁则润滑肠中，用皮则清于肺部。

木通

入心且及小肠，通淋利窍。导湿下行水道，味苦性寒。涤热行瘀，源流无阻。催生下乳，关节皆通。

通草

色白性寒，体轻味淡。清金肃降，通肺胃而导心主之热邪。利湿分消，达膀胱可无闭癃之阻滞。

萆薢

祛风祛湿，微苦微温。入肝胃兼入小肠，分清去浊，由膀胱内通肾脏。行水宣瘀，风寒痹湿可推求，腰膝酸疼当审用。

金银花

其气芳香入脾，其味甘寒解毒。通经入络，取用其藤。治疔消痈，还当使蕊。或传尸腹胀，各随成法以推求。或治痢祛风，宜合古方而运用。

葛根

解阳明肌表之邪，甘凉无毒。鼓胃气升腾而上，津液资生。若云火郁发之，用其升散。或治痘疹不起，赖以宣疏。治泻则煨熟用之，又主两阳合邪之下利。解酒则葛花为最，因有解表利便之功能。孕妇固当忌投，有故亦能无殒。

何首乌

禀中和之性，益肾培肝。得坤土之纯，悦颜黑发。固真阴而性涩，崩中遗滑堪医。续后嗣以添精，坚骨强筋可赖。祛风养血，毒化疮消。豆制酒蒸，延年却病。藤可夜交熟寐，味则甘苦微温。

128

马兜铃

轻浮象肺，降痰嗽有解散之功。清肃归金，平喘促得苦寒之力。

百部

治肺寒之咳嗽，甘苦微温。除虫积之稽留，功能独擅。

菟丝子

气温无毒，味甘且辛。补肾水以上腾，明目生津风可去。凝正阳而不动，精寒溺沥病能痊。可坚骨以强阴，并扶羸而续绝。

钩藤

入肝经以凉血祛风，退热疗惊，久煎无力。味甘寒而除邪定搐，治昏止眩，暂服为宜。

覆盆子

入肾兼酸苦之功，治专固摄。益下有封藏之力，味属甘温。

防己

辛可散，苦可行，气寒之品。热可蠲，湿可导，性下之功。入下焦，行膀胱之血分。宣经络。疏风水于皮中。

威灵仙

性急且温，味辛而散，微咸微苦，疏风邪走络通经。可导可宣，治痹疾行痰去湿。

紫葳花

入心肝凉散行瘀，能去血中伏火。走营分酸咸无毒，并疗血热生风。

使君子

入脾胃，用则治虫治疳。味甘温，服则或生或熟。

山豆根

解肺家结热之邪，化痹宣痈味最苦。杀蛊毒诸虫之积，通肠消胀气纯寒。

白蔹

苦能泻热，辛可疏邪。散结行瘀，止为性寒能解利。消痈敛口，皆因毒火未潜消。

土茯苓

利湿分消，皆谓邪留下部。舒筋定痛，多因毒伏经中。以能制轻粉之留邪，入胃通肝及肾，故为治下疳之良剂。性平味淡而甘，可助土以强脾，藉遗粮而当谷。

茜草

质禀咸温，入肝破血。味兼辛苦，行滞通经。

木鳖子

苦寒有毒，外治为多。散血热以消痈，追风毒而达络。塞鼻则拳毛顿起。吹耳则痘眼能移，点痛痔而即平，搽火疮而立效。

漏芦

入阳明下乳消痈，咸苦性寒无毒品。清湿热杀虫凉血，祛除积久小儿疳。

燕脂

解痘毒以松肌，甘平入血。吹耳疳之蚀烂，炙黑和营。

牵牛

色形黑白宜分，泻肺行痰，消胀逐邪于气分。性味辛温有毒，搜风导滞，通肠利水达胞宫。

藤黄

散肿搜脓性毒烈，杀虫逐湿味酸温。

青风藤

温达肝脾，用使搜风兼胜湿。味归辛苦，功能蠲痹并舒筋。

香草类

木香

燥脾土以疏肝，香利三焦破气滞。味苦辛而散逆，温宣诸痛解寒凝。理气则生用摩冲，止泻则麪煨取用。

川芎

辛甘微苦，力能解郁调经。润泽且香，功可和营理气。愈头风之偏正，性喜上升。补肝燥之虚衰，善通奇脉。温宣之性，能疏血分风寒。走窜无方，防劫阴中元气。

当归

引诸血各归其经，甘苦辛温香且润。虽理血仍能调气，心肝脾脏畅而和。能解表以温中，可养营而止痛。下行破血，尾力为强。补血守中归身独得，调营血自然风灭。诸痹仗此以宣通。行脏府旁及奇经，胎产须知能受益。

白芍药

平肝敛营，气逆汗多均可治。安脾御木，疝疼腹痛总堪投。退营热以除烦，具酸苦甘寒之性。补脾阴而清肺，赖芳香润泽之功。通补奇经，产后胎前需赖。和调诸痢，里虚后重堪凭。若夫赤芍功能，专司行散。倘欲诸般制炒，随病相宜。

荆芥

邪风袭于血分者，可散可疏。浮热客于上部者，能清能利。芳香之气，用穗则更可上升。经产所需，炒黑又宜于营分，力可达肝而及肺。味则辛苦以微温。

紫苏叶

辛香快膈，宣脾肺以温中。紫赤和营，行经络而解表。子可消痰定喘，梗能顺气安胎。

薄荷

轻清入肺，味辛温而气禀芳香。解散上焦，清头目而善宣风热。

白芷

为胃经之表药，祛寒燥湿味辛温。宣肺部之风邪，散肿排脓功达遍。升浮之气，头目能清。香燥之功，崩淋可用。至若肠风脏毒，缘阳明湿浊为殃。即其泽面涂容，亦肌肉瘀邪之滞。

藁本

辛能达表，温可行经。风寒颠顶之疼，赖其解散。阴湿疝瘕之疾，藉此宣除。气香独走夫太阳，色紫堪行乎血分。

香薷

解夏月之表邪，入肺疏寒能达外，味辛温而无毒，和脾利水可行经。

藿香

辛能解表疏邪，入脾达肺。香可宣中快膈。醒胃清神，性属微温。能辟疫而止呕。功颇善散，防助火以伤阴。

香附

入肝脾而开郁，为血因气滞之方。理胎产以调经，有气顺血行之理。其味辛甘带苦，故生者有解表之功。其质香燥而温，经制服得纯和之妙。乃女科之圣药，为气病之专司。

白豆寇

性热气香，入肺部宣邪破滞。味辛质燥，行胃中止呕除寒。

草豆寇

性味较白蔻为猛，芳香则中土偏宜。煖胃温中，疗心腹之寒痛。宣胸利膈，治呕吐之乖违。又能燥湿强脾，可变胃辟除陈腐。兼解郁痰肉毒，故和羹服食馨香。

草菓

治太阴独胜之寒，辛温入胃。破瘴疠疟邪之积，刚猛宣中。质燥气雄，味多浊恶。利痰解郁，性却瞑眩。

肉豆寇

味属苦辛，温中散逆。质原香燥，入胃除邪。逐冷滞气以下滞行痰，脾家所喜。治虚寒而厚肠止泻，肾脏偏宜。

姜黄

入肝脾破气行瘀，味苦辛躅痹散肿。片子横行肢臂，气温解逐风寒。

砂仁

启脾胃以宽中，辛温有效。逐寒凝而快气，香燥多功。治呕吐腹疼，结滞冷疼可解化。能导归肾部，根缩密有收藏。

郁金

解郁宽胸，心肺可通肝可及。辛开苦降，血瘀能逐气能宣。因其质属芳香，豁痰涎于心窍。却谓性偏寒燥，疗癫痫于肝家。广产者色黄，善行气而有功肺部。川产者色紫，能破血而兼达营中。

莪术

辛苦入肝脾，破气行瘀磨积聚。温香疏脏府，除痰散滞逐寒凝。

三棱

味苦平用以入肝，能磨积攻坚，善破血中之气。性克削，偏于伤正。虽消症化癖，还防病里之虚。

补骨脂

兴阳事，止肾泄，甘温辛苦之功。固精气，愈腰疼，益火消阴之力。虚寒咳嗽，补纳有权。滑数便遗，摄虚可赖。梦遗湿火当须禁，便约津枯切勿投。

泽兰

辛香无毒，甘苦微温。行水消瘀，入肝脾而解散。除风逐湿，行经络以分消。若夫另有佩兰，开郁功多。能省头中垢腻，且可宣除陈腐。辛香较胜，堪医脾病消瘅。

益智仁

补心脾，益火消阴，缩泉止唾。味辛苦，气香性热，固肾培元。暖胃祛寒，呕可平而痛可止。温中进食，滞能宣导郁能开。

荜拨

宣胃腑之沉寒，冷滞能消呕吐散。治阳明之浮热，头风自愈齿疼安。呃逆肠鸣，辛热且能下气。吞酸痰阻，芳香自可宣中。

良姜

除寒止心腹之疼，辛温有效。散逆治清涎之呕，脾胃偏宜。

蛇床子

助阳暖下，有祛除寒湿之功。入肾行脾，乃辛苦性温之力。阴蚀虫疮等证，煎洗颇宜。风淫疥癞诸疮，外敷有效。

丹皮

清少阳血分之火邪，寒而更苦。散营分瘀留之热结，香以兼辛。色丹并入乎心肝，可治有邪于经隧。性窜直通夫肾脏，能除无汗之骨蒸。

甘松

医胃腑之寒疼，甘温辟恶。散脾家之郁结，香燥除邪。

山奈

性味相同前药，略过于辛。治疗颇似甘松，同归乎散。涤邪解秽，濯发香肌。

水草类

菖蒲

为水草之精英，气禀芳香质属燥。治风痰之痹著，味含辛苦性偏温。开心窍以祛邪，资其宣导。利清阳之蒙闭，赖以聪明。

泽泻

咸寒入肾，治相火之阳邪。甘淡通淋，渗膀胱之湿热。

蒲黄

破血凉瘀，生用可行熟可止。味甘性冷，损伤能散肿能消。入心肝以达皮，通经脉而治痛。

132

海藻

咸以软坚，消瘿利水。寒能入肾，退热除痰。

昆布

功用相同海藻，治疗亦本咸寒。

浮萍

发汗以开鬼门，味辛有效。行水而洁净府，性冷多功。轻浮入肺可祛风，行踪无定。解散行经能胜湿，到处为家。

箬叶

血因热逼妄行，治标炙研服。性本甘寒无毒，欲表水煎尝。其功本属轻扬，其用直清肺胃。

石草类

石斛

除阳明之虚热，味甘咸以微寒。悦胃厚肠，肺肾并清阴受益。金钗干霍，方宜所产力难齐。鲜者治病除邪，每相宜于时证。川者气轻味薄，究功用之平常。

骨碎补

苦能坚肾，温可补虚，行瘀血以理劳伤，长须发并除风气。

石苇

导湿热以通淋，甘苦微寒。下行火府，清肺金而利水。分消降浊，直达州都。

络石藤

味苦性平，宣风通络。

毒草类

半夏

性温体滑，入阳明并走心脾。质燥味辛，治呕吐专消痰饮。通阴阳而和胃，不寐堪医。散逆气以调中，郁邪可解。痰厥头疼当取服，中风暴卒急宜求。辛润通肠，半硫主津凝虚闭。温宣消痞，制法系姜汁青盐。

南星

温燥能行，逐风痰于肝脏。苦辛有毒，散坚结于脾家。性刚善走夫阳明，妊娠忌用。制法须藏乎牛胆，惊痫宜求。

附子

味辛性热，能回脾肾元阳。质燥气刚，可逐下中寒湿。斩关夺门之将，痼冷何愁。善行疾走之功，沉寒立解。或温经发汗，痹病赖此以宣通。或益气调营，补药仗之而有力。乌头即附子之母，性猛祛风。天雄乃乌附之长，形单无附。均皆有毒，各自分名。

白附子

入阳明治头面之邪风，辛甘而苦。性燥毒治胃家之寒湿，温散而升。

蚤休

痈毒能消，味苦寒而散结。热瘀可化，杀虫积以通肝。

大黄

沉降下行，苦寒有毒。通肠涤胃，泻实热之稽留。破积行瘀，荡诸邪之闭结。制炒偏通于小便，分消善导乎州都。

商陆

苦辛有毒，入脾胃逐水通肠。沉降偏寒，疏脏腑散坚消肿。

芫花

入肺脾而兼肾，窠囊水饮立蠲除。导上下以通肠，留伏湿痰顿解化。散瘀消肿，味苦而辛。治癣杀虫，性温有毒。

大戟

通肠涤脏，味辛苦而沉寒。导水行瘀，入肝脾而达肾。亦能发汗，且可消痈。泽漆乃是其苗，阴毒之功类戟。

甘遂

洁净府而有功，入肾通肠，直达水邪所结处。宣经隧而无滞，性寒味苦，生成阴毒勿轻投。

蓖麻子

辛温有吸引之功，宣风利窍。苦毒为外敷之药，拔腐提脓。

射干

泻肺胃之结邪，苦降辛开。性平有毒，利咽喉之肿痛。消痰破血，力猛无余。

常山

服之吐利，劫肝胃蕴蓄之痰。味则苦辛，截痎疟稽留之病。苗名蜀漆，宣发多功。气属腥寒，虚羸当禁。

藜芦

辛苦大寒，沉阴有毒。专司涌吐，能宣胸胃之风痰。善杀蛊虫，且愈肺脾之癣疥。

芦茹

散瘀积之稽留，乌鲗芦茹，经方有法。达肝家之脉络，辛咸寒毒，风癫兼宜。

续随子

性禀辛温，气滞血瘀能荡涤。质原毒厉，水停积结尽消除。所入者肝肺二肠，所利者疫邪浊恶。

玉簪花根

消肿软坚功至速，取牙有毒味辛寒。

急性子

透骨软坚，当知味苦性温。毒能消积，催生滑窍。须识行瘀化梗，降可宽喉。

风茄花

服食如麻，可止疮疡疼痛。辛温大毒，能宣痹着寒哮。

134

闹羊花

痹痛风寒须审用，辛温毒烈勿轻投。

狼毒

辛平苦毒，破瘀积治蛊消瘀。阴蚀虫疮，有狼牙煎熏洗涤。

木部 乔木类

槐花

禀天地阴凝之气，凉血清肝。除下焦湿热之邪，祛风疗痔。虚寒当戒，角则降且通肠。酸苦宜知，花可散而达表。

黄柏

苦寒坚肾，泻相火以制阳光。辛燥入阴，除湿热而安下部。

杜仲

气温而厚，味甘且辛。益肾培肝，腰膝虚疼用取治。除寒胜湿，筋皮连续类相求。

芜荑

治肺经虫积疳痨，辛平无毒。去子藏风邪垢腻，洗服均良。

厚朴

辛能达表，解风寒外客之邪。苦可宣中，破脘腹内留之滞。阴凝湿聚，燥可蠲除。平胃宽胸，温能疏畅。

海桐皮

味苦性平，治痹疾诸邪。羁留下部，循经达络。入肾肝血分，宣导沉疴。

合欢

安五脏以益心脾，智足神充，功能夜合。味甘平而蠲忿怒，调营止痛，力主中和。

秦皮

味苦气寒，色青性涩，主少阳协热之痢疾。逐水行皮，洗厥阴湿火之阳邪，祛风明目。

西河柳

性温味属甘咸，透发痧疹，具宣表松肌之力。化毒功归脾胃，浴除风痒，有解酒利便之功。

榆白皮

皮能入肺，性黏滑导滞通肠。榆令人瞑，味甘平和脾消水。

大风子

有杀虫劫毒之功能，味辛性热。为搽癣涂疮之要药，燥湿除风。

巴豆

荡涤阴凝之物，锐利难当。攻消坚积之邪，直前无阻。沉寒痼冷，赖辛热以宣通。化腐伤肌，仗膏丹而施用。脾胃大肠皆可入，刚雄有毒勿轻尝。

棕榈皮

吐血肠红，达肝肺二经。入营止截，崩中带下。味苦平性涩，炒黑功长。

皂角

开关利窍，导滞宣风。涤垢行痰，杀虫化食。或搐鼻而取嚏，或探吐以稀涎，或疮毒用以外敷，或疫疠取其焚气。性味窜通腑与脏，辛咸润下毒而温。角刺纯辛，力尤锋锐，其搜风杀虫之治。用若相同，而溃痈散毒之长，功能独擅。角子烧灰，能通闭结。肠风致病，可仗咸温。

诃子

敛肺除痰，降逆温通能下气。固肠治痢，酸收苦泄各随方。大肠有湿热者忌投，肺部有火邪者勿用。

川楝子

清肝火，利小肠，湿热疝瘕，专疗热厥痛。味苦寒，性有毒，温邪蛊积，并治小儿疳。根皮达下杀诸虫，性味相同无别用。

樗白皮

味苦兼涩，性燥且寒。固下有功，治痢疗崩愈带浊。入肠奏效，凉瘀逐湿愈风虚。

郁李仁

顺气搜风，燥结立开津易耗。通肠导水，肿浮顿退胀全消。辛苦甘酸，平和润降。

苏木

味甘咸而平性，入心肝以达脾，活血行瘀，消风散肿。

干漆

破血消瘀，能续绝和伤，通行肝络。辛温有毒，除痹风寒湿，善杀虫疮。

灌木类

五加皮

治下焦痹湿风寒，苦辛兼备。强腰膝虚羸痿躄，肝肾咸温。

蔓荆子

宣肺家风热于上焦，头均沾清利益。散肝脏湿淫于肌表，功能皆赖苦辛平。

桑白皮

泻肺火之有余，降逆消痰嗽可愈。性甘寒而无毒，疏邪利水胀能消。子能养血生津，质甘且润。枝可祛风活络，味苦而平。

桑叶

得箕星之精气，能搜肝络风邪。禀青帝之权衡，善泄少阳气火。眵泪羞明等证，仗此甘寒。头风目眩诸般，藉其疏利。

女贞子

赋桢干不雕之性，具甘凉纯静之功，入肾脏以益阴。目昏复见，达下焦而退热，发白重乌。

蕤仁
宣风热于肝家，眼目有灾。气升宜降，散结痰于心腹。甘寒无毒，性滑偏阴。

金樱子
味酸涩以性温，达肝脾而入肾。涩精固气，虚而无火则相宜。闭蛰封藏，病若有邪慎勿使。

山茱萸
性敛偏温，固精补肾。味酸而涩，壮水生肝。

山栀
味苦通心，导热归肠寒胜火。气轻达肺，炒焦入血黑平红。仁则解郁热于胃中，壳乃退阳邪于皮部。

枳壳
利膈宽胸，辛苦性寒破气滞。行痰逐水，和中化食入阳明。

枳实
性味与枳壳相同，功力较老者更猛。泻痰破积，承气赖之以先声。导水行瘀，金匮取之而下达。治痞坚之峻剂，攻气分之神丹。

石楠叶
入肾善宣风气，苦辛平有毒须知。助阳可胜湿邪，筋骨肉无微不至。

木芙蓉
敷围一切痈疽，消肿排脓能止痛。凉散诸般瘀热，味辛质滑性平和。

山茶花
色赤入营凉血分，味甘微苦散瘀邪。

密蒙花
功归肝胆，性属甘寒。涤热疏风，治目都因火气逼。养营润燥，凡花皆散障邪除。

枸杞子
性平色赤，养肝补肾益真阴。质润味甘，明目添精退虚热。

地骨皮
退伏热以除蒸，深入黄泉。下归肾部，降肺火而定喘。甘寒白色，清肃金家。

酸枣仁
入肝脏藏魂镇魄摄，用疗胆怯无眠。走心家敛液固虚，可治表疏有汗。性颇平滑，味属甘酸。

鬼箭羽
味苦气寒能破血，杀虫辟鬼并宣风。

川槿皮
味苦性凉，虽润燥和营，内方罕服。质粘色赤，可杀虫治癣，外用多需。

香木类

肉桂

辛甘大热，补命门助火消阴。紫赤多香，益肝肾通经行血。腹痛疝瘕等疾，可导可温。风寒痹湿诸邪，能宣能散。

桂枝

体用可通肢，由卫入营宣腠理。辛甘能入血，温经达络散风寒。

松节

治肢节有功，燥湿宣风痹可去。味苦温无毒，骨强筋利病能除。唯松香具止痛之能，甘温略异。除消肿与和营之外，功用相同。

柏子仁

补心脾而畅中快膈，味贵甘辛。定惊悸以益智安神，性平香润。

侧柏叶

凉血消瘀，能入肺通肝，芳香且燥。宣风胜湿，可除崩止痢，甘苦而寒。治脏毒之难痊，医肠风而易愈。

辛夷

禀春阳之气，味薄而辛。具香窜之能，气温且散。开窍搜邪于肺部，鼻塞堪通。升清助胃于上焦，头风亦愈。

丁香

宣中煖胃，故味辛以且温。达肾壮阳，因气香而带苦。并能疗呕吐呃逆，兼可医痃癖奔豚。

沉香

畅达和中，脾胃喜芳香之味。辛温入肾，下焦建补火之勋。肾虚气逆痰升，赖其降纳。脾困寒凝湿滞，用以宣行。

檀香

气香无毒，辛温入肺胃之经。质燥有功，宣发理上中之气。或除邪而辟恶，或畅膈以宽胸。

降香

性味与檀木相同，形色较前香为异。入肝破血，堪除瘀滞之稽留。辟恶搜邪，可解时行之疫疠。

苏合香

合诸香膏汁煎成，宣窍辟邪气滞解，能主治心脾各病，中风痰闭病危安。味苦而甘，性温无毒。

乳香

和营定痛，活络舒筋，香窜入心，辛温兼苦。

没药

活血与乳香相仿，性利能宣。行瘀则没药为长，味平而苦。

血竭

色赤入营，功可行瘀止痛。性收敛口，力能和血生肌。性平润而甘咸，入心肝之血分。

冰片

其体温而用凉，其味辛而带苦。香能达窍，内能透骨搜风。散可疏邪，外可通经宣毒。

乌药

上入肺脾，下通肾脏。性偏香窜，能疏气闭之邪。味属辛温，可治血瘀之妇。冷气腹疼宿疾去，疝瘕便数旧邪除。

樟脑

芳香燥湿，资外治之需。辛热杀虫，为搽疮之药。

芦荟

除邪退热，能润下性味苦寒。明目凉肝，可杀虫消除疳积。

阿魏

化积有功于脾胃，杀虫独禀夫辛温。臭烈难闻，外消多效。

安息香

芳香开窍，有温宣气血之功。辛苦辟邪，擅畅达心脾之力。或安神而息魅，或煎服而焚香。

寓木类

茯苓

色本属金，功先入肺。导膀胱而利水，无非气化之神。清治节以行痰，专主分消之职。假松根之余气，甘淡平和。得坤土之精英，坚贞博厚。忧恚惊悸，皆缘痰结为殃。呕吐怔忡，尽是饮邪作祟。均可审证而施治，自能对病以求方。抱根者为茯神，守脏宁心，安神独掌。色红者为赤茯，入营导赤，利水偏长。皮以行皮，性仍同性。

琥珀

本灵气以生成，通心窍安神定魄。性淡平而钟结，降肺金导水分消。色赤入营，兼可行瘀燥湿。味甘化毒，并能摩瞖生肌。

桑寄生

壮骨强筋，补肝肾虚羸。苦甘平润，和营通络，治痹风痛着。关节舒和，且其养血疏风。得附大桑之余气，又可安胎治产。都因寓木以生成。

猪苓

淡渗分消，治各种癃淋，皆可自肠中下导。甘平赤黑，去诸般湿热，却能从釜底抽薪。

竹类

雷丸

得竹之余气，苦寒能清热杀虫。感雷而成苓，阴毒可入肝达胃。

竹茹

入胃清烦止呕逆，用治多灵。行皮达络扫邪氛，甘寒有力。

竹沥

能豁痰而清热，皮间膜外尽搜除。治类中与偏枯，经络四肢都走遍。以其甘寒滑利，须同姜汁和冲。

天竺黄

甘寒能清热豁痰，镇心有效。惊痫因风淫邪扰，肃肺多功。

淡竹叶

甘淡微寒，心肺火邪都下降。轻浮上达，太阳湿热尽分消。

果部　果类

莲子

平补心脾，下交肾水。安宁神智，上泽容颜。因其甘可调中，且厚肠而止泻。皆谓涩能固脱，治遗浊以藏精。莲房苦涩性偏温，血室崩淋用宜炙。生藕消瘀涤热，熟汤和血养阴。若论花须，甘涩固精可敛脱。欲知荷叶，苦平散水并升清。鲜者可解暑邪，用边有效。干者能宣脾胃，当炙为良。蒂则上升，举清阳之下陷。节能止涩，固失血之妄行。

橘皮

入脾胃以和中，燥可消痰理气滞。味苦辛而散逆，温能快膈逐寒凝。留白则宜补中州，去白则流行肺部。核乃入肝疗疝，理寒滞以颇灵。叶则治乳消痈，味苦平而无毒。络能通络甘寒用。瓤可生痰酸冷多。

青皮

入肝经破滞削坚，辛能发汗。治疝疾辟寒理气，苦可宣邪。下焦之肝气可疏，胸胁之郁痰能解。性味与橘皮相仿，炒煎用醋水为良。

大枣

甘可缓中，温能养血。补脾益胃，润中州能益气调营。止渴生津，和百药而强神助脉。红枣之功不及黑，入营之力胜于乌。

芡实

扶脾止泻，治水则同气相求。固肾益精，性味则甘平无毒。

乌梅

酸先入肝，肺络脾经均可及。黑能走血，肠红嗽疾久堪医。因其温涩之功，虚痢可疗汗可敛。假此酸收之品，风痰能化噎能开。蛔厥难安，得酸则伏。恶疮翻凸，捣贴能除。白霜梅，善豁痰涎。梅核膈，宜求含噙。

140

柿

解肺热以生津，甘寒可口。滋肠燥而凉血。红润归营，清肃轻扬。须柿霜化痰宁嗽。苦温降纳，宜柿蒂平呃除寒。

荸荠

甘寒退热消痰食，冷利除风毁顽铜。肺胃之丹毒堪除，胸膈之郁邪可解。能行血分，善达肠中。

枇杷叶

苦降和阴，清肺消痰定喘嗽。甘平散逆，除烦下气退阳邪。

甘蔗

润上部以清金，止渴解酲能导下。入中焦而和胃，消痰滋燥性甘寒。赤沙糖系蔗汁煎成，能和血而性温稍异。

桃仁

破瘀留于肝络，味苦兼甘。通燥结于肺肠，性平且润。可辟八方之鬼魅，乃缘五木之精英。

杏仁

苦辛宣壅，能疏肺部风寒。温润下行，善降大肠燥结。能宽胸而降气，可治咳以搜痰。甜者因味属甘平，用之则功多润降。

梨

性偏寒润，味属甘酸。解渴醒酒，清心肺上焦之烦热。消痰快膈，治胃肠内扰之风消。

橄榄

味酸涩，久乃香甘，专化鱼豚梗毒。入肺胃，顿归清肃，并疗酒食烦蒸。炙核治痘毒以无忧，摩冲化骨梗而立效。性则寒热不偏，气却平和为贵。

胡桃

补命门，润肾燥，甘温有摄纳之权。敛肺部，保金家，喘咳起虚寒之疾。

龙眼肉

甘平无毒，悦胃气以培脾。思虑伤神，养心营而益智。

山楂

入方药走脾达胃，有消磨克化之功。走厥阴治疝行瘀，具酸苦甘温之性。

榧子

功可杀虫润肺，性属味甘气温。

石榴皮

甘涩治久伤之泻痢，固肾摄肠。酸温医宿咳之虚寒，保金敛肺。肠红吐血烧灰服，带下崩中煎水尝。榴花散心郁之吐红，炙黑吹鼻中之衄血。

银杏

润降气平，上敛肺金除咳逆。苦甘性涩，下行湿浊化痰涎。

荔枝核

散滞祛寒，治肝经之疝疾。味甘性热，医胃腑之瘀疼。

枳椇子

服食甘平解酒毒，渴烦涣散助津生。肺胃双收，醇醪尽败。

石莲子

治噤痢之湿蕴邪留，甘寒微涩。开胃气而清心降浊，真伪宜分。

瓜蒂

苦寒通于胃腑，吐膈上蓄聚之热痰。研散纳之鼻中，治头内蕴留之水湿。

西瓜

甘寒解暑热，凉利退烦蒸。大腑之燥渴堪除，小便之清长可必。

槟榔

破至高之气，消积消痰。攻下极之邪，入肠入胃。杀虫截疟，味则辛苦而温。降气宽胸，性则坚刚而峻。脚气沉寒可引导，瘴邪蓄饮藉消除。

大腹皮

宣胸腹之邪氛，行脾达胃。散肺肠之气滞，逐水宽中。辛苦而温，轻疏有毒。

木瓜

香入肝肺，温通经络。气因芳馥，筋急者得之即舒。味则酸收，筋缓者遇之即利。霍乱转筋之证，用以疏和。风寒痹湿之邪，服能宣达。

甜瓜子

有开痰利气之功，甘寒润肺。具降浊排脓之效，滑利通肠。

栗

益气厚肠，耐饥补肾。味以甘咸而无毒，服则温滞以难消。

香圆皮

辛平快气宽中，能宣脾肺。香苦消痰导滞，恐耗阴津。

佛手

理气消痰，温燥并兼酸苦。畅中散逆，辛香直达肝脾。

金橘皮

解酒止渴，辛甘可以醒脾。快膈和中，畅达颇能理气。为果馔之足供，非药石之所采。

杨梅

味属甘酸行血分，可散可升。性专温热达肝家，解酒止痢。

谷部 谷类

山药

甘平入脾，润白归肺。养阴益气，功纯专养乎中州。止泻固精，性涩又宜于肾部。清肺脾之余热，论出前贤。治风气与虚劳，方由金匮。

薏苡仁

清寒降肺，甘淡益脾。肃上部之邪气，痈痿胸痹咳喘愈。导中州之水湿，拘挛脚气浊淋痉。或生或炒之攸分，因病因方而施治。故经言治痿，有独取阳明。而医用舒筋，每相宜服食。

百合

清心保肺，因甘寒微苦之功。治咳宁神，取述类象形之义，降上焦之邪热。清肃多功，利二便以益阴化源无阻。

胡麻

木谷善祛风，养肝益血。甘平能润燥，滋肾填阴。

麻仁

治脾约与津伤，甘平养肝血。能泽枯而润燥，宣利导肠风。

黑豆

活血宣风，色黑形腰归肾部。益阴利水，除烦解毒性甘平。

豆豉

性味则甘苦微温，两行肺胃。主治凡风寒时疫，专赖宣疏。能发汗以解肌，可吐邪而化腐。

豆卷

甘平解毒宣风湿，筋脉舒挛逐水邪。

赤小豆

能通心与小肠，行瘀利水。可排脓而散肿，治鼓消疸。味甘微酸，性平无毒。绿豆甘寒专解毒，蠲除水热并和脾。其色可以入肝，其治似疑归胃。

扁豆

味属甘平，消暑益脾兼解毒。功归胃府，升清降浊并和中。花堪治痢以疏邪，皮可达肌而行水。

麦芽

其味甘咸，能温胃助脾。消磨谷食，其功克化。去面停乳积，浊阻瘀留。

谷芽

且甘且温，启脾进食。或生或炒，消导和中。

饴糖

缓中补虚，脾赖甘温而建立。养金治咳，肺承泽润以滋培。行瘀止衄必熬焦，化梗除痰宜噙化。

酒

行经络，御风寒，味苦甘辛多蓄热。通血脉，壮心神，气雄刚猛善消愁。

醋

收敛有功，酸温无毒。敷痈化积，得敛极则散之能。止晕固崩，具危而复安之法。

罂粟壳

止泻痢以固精，肾脏虚赢需敛涩。收汗衄而宁嗽，肺家耗散赖酸温。

浮麦

甘咸除虚热，清冷敛心津。

小粉

一切肿疡，用醋敷围可解散。诸般热毒，随方取用性酸凉。

红曲

甘温夺造化之功，行血和营兼治痢。蒸窨导中州之食，和脾助胃并调中。

荞麦

降炼宽胸除积垢，甘平逐湿益脾元。

刀豆子

温中下气，治呃逆有功。益肾归元，味甘温无毒。

神曲

配六药以糊成，性味辛甘，温中和胃。合五色而具备，消磨水谷，发表强脾。

淮小麦

甘凉养胃气，润泽益心神。

秫

治阴虚之不寐，性却甘凉。利肺壅以通肠，质偏黏腻。

阿芙蓉

涩精止利，虚邪气痛立时瘳。醒睡助阳，毒烈苦酸顷刻效。

穭豆皮

甘平无毒宣风气，苦涩微温行血瘀。

陈仓米

养胃除烦，甘淡藉谷气之资助。和中进食，酸凉利湿热以分消。

蒸饼

消食养脾化积滞，性味甘温。和中益气利三焦，功能宣导。

菜　类

蒲公英

走阳明散热疏邪，兼能解毒。味甘苦性寒滑窍，并可消痈。

紫花地丁

泻疔疮之毒壅，味苦性寒。入包络与肝经，通营破血。

白芥子

辛能发汗，热可温中。入肺胃以搜痰，并走皮间与膜外。宽胸膈而利气，却能散冷耗

144

营阴。

莱菔子

下气消痰，生服性升能涌吐。宽中化食，炒香气降味辛温。可消胀以利肠，能定喘而止嗽。

干姜

入脾胃，燥湿温中，肺饮蓄痰嗽可愈。味辛热，逐寒散冷，肾邪痹著重能轻。炮黑则味苦性和，血药用为引导，服食可入营守内，补方赖以前驱。

生姜

达肺经，发表除寒，横行有效。入胃府，温中止呕，辛热多功。去秽通神，化痰散逆。煨熟则缓而性降，治中焦腹痛之虚寒。蜜炙则润以兼疏，散肺部风痰之咳嗽。姜汁豁痰通络，体用颇殊。姜皮散水和脾，温性稍减。

葱白

行肺胃以通阳，可温宣而发汗。味辛性热散。

大蒜

辛温气臭，脾胃功多。能破积以散寒，可辟邪而杀鬼，阴疽疥癣。火灸有功，捣贴外敷，随宜施用。虽有解暑治蛊之功，不无耗阴损目之害。

韭菜

熟食性味甘温，助肝肾元阳，补中寓散。生汁却专辛热，治血瘀噎膈，脘内留邪。根须通络行瘀，下行降浊。韭子固精暖肾，治带疗淋。

薤白

辛滑通阳，开胸痹之痰血。苦温散气，治泄痢之邪氛。

马齿苋

酸辛色赤，破血行肝。苦滑性寒，利肠消肿。专长外治敷搽效，却少煎方服食功。

丝瓜络

通经络，凉血祛风。性甘寒，化痰解毒。

石花菜

味本甘咸，导肠中湿热。性因寒滑，利肺部胶痰。

木耳

性属甘平，滋养营阴治吐衄。质兼凉黑，善疗痔漏止肠红。务宜知有毒无毒之不齐，当省察良木朽木之互异。

香菌

甘平调胃疏风气，香润和中行血瘀。

味　类

吴茱萸

散厥阴之寒，辛苦疏肝降冷浊。燥脾家之湿，芳香治呕愈寒疼。故疝瘕脚气相宜，而

145

郁结饮邪亦效。吞酸胸满，能导以下行。泠癖奔豚，可用其温散。

茶叶

能清心而入胃，涤垢除烦。可消食以行痰，解酒止渴。芳香清肃，甘苦阴寒。

川椒

气香有毒，走脾肾燥湿祛寒。色赤入营，达胃肝破症解郁。壮元阳而除痼冷，下焦之水肿堪除。仗辛热以杀诸虫，表里之疫邪可辟。椒目乃善导水邪下降，苦辛则能使喘满消除。

胡椒

味辛性热，入肺胃以散寒邪。下气宽中，消风痰而宣冷滞。发疮昏目，助火伤阴。

毕澄茄

治疗与胡椒相似，温膀胱，治肾脏寒凝。性味却辛苦不同，降逆气，散胃中冷滞。

芫荽

辛温善散，可宣肺胃之寒凝。香窜难闻，能起痘疹之滞遏。

蘹香

治腹痛，平呕吐，理胃宣中，辛甘并合。疗疝瘕，祛寒湿，疏肝暖肾，香燥偏优。

金石部 金石类

金

安魂魄，镇心肝，辛平无毒。定风痰，辟鬼魅，下坠有功。

铅

味属甘咸，功归肝肾。坠痰下气，都因重镇之功。明目乌须，却禀寒凉之性。

自然铜

续筋接骨，为伤损良方。破滞消瘀，味辛平小毒。

铜青

吹喉可吐风痰，入肝脏酸平有毒。点眼堪医弦烂，治湿疮虫蚀无忧。

黄丹

辛咸性寒，沉阴走血。坠痰退热，能镇逆以疗惊。止痛生肌，可杀虫而固脱。

密陀僧

镇心主，坠痰涩，内服皆凭质冷重。灭瘢痕，退皶鼻，外敷咸仗味辛咸。

紫石英

能走心肝，温营血而润养。可通奇脉，镇冲气之上升。虽有五色之分，性味甘辛则一。

朱砂

味甘性寒，镇坠有功邪热去。外丹内汞，癫狂无患癫痰除。能辟鬼以安神，可护心而解毒。

水银

其质即朱砂之液，性极阴寒。其治则虫蚀成疮，毒偏重坠。还元返本，当知煅炼之得宜。拯逆扶危，须识配合之有法。

轻粉

即水银之升炼，辛寒劫内伏之痰涎。能燥湿而提脓，毒烈杀外疮之虫积。

雄黄

禀阳精之气以生，驱阴破血。具辛热之功取效，入胃通肝。辟鬼除邪，化留聚痰涎之积。杀虫治疥，涂外伤虫魈之灾。

石膏

退肺胃之火邪，清暑除烦能止渴。解阳明之郁热，祛温逐疫可消斑。性属甘寒，质颇重镇。

滑石

甘淡性寒，清热有功于肺胃。分消质滑，导邪直降于州都。除湿热之稽留，宣表里而无滞。

赤石脂

固大肠，治久痢肠红，疗崩带淋漓，甘酸温肾。养心气，可和营敛血，涂癞风蚀烂，敷贴生肌。

炉甘石

得金银矿气以结成，能入阳明专燥湿。用三黄煎水而煅炼，善疗目疾可平肝。止血生肌，甘温无毒。

钟乳石

上温肺冷，下壮肾阳。质重性偏，补火强阴通乳汁。味甘气热，除寒治嗽理虚劳。

海浮石

体质轻浮，化痰火瘿瘤，清金利咳。咸寒润下，治浊淋积块，磨翳开光。

磁石

引金气以下行，气纳喘平。导归水部，镇肾虚之恐怯。耳聪瞽退，性味咸寒。

青礞石

其色青碧入肝，其味咸寒润下。同焰硝而煅炼，化痰积之胶粘。

花蕊石

酸可入肝，消瘀化水。温能治外，敛口生肌。

食盐

走血具咸寒之性，热可退而结可通。入肾有润下之功，食可吐而蛊可化。除风坚齿，明目强阴。

青盐

性同盐而不经煎炼，利水强阴。味带甘而并可软坚，退阳明目。功归血分，治达

147

肝家。

芒硝

咸以软坚，辛苦并兼下至速。寒而润燥，热痰互结荡无余。元明粉虽属轻清，泻燥实功归肠胃。

蓬砂

柔五金，化痰垢，骨梗瞖遮。皆可随方应手。清胸膈，利咽喉，咸寒辛苦，尽能取效由人。

硫黄

酸辛咸热，补肾火以助元阳。救逆扶危，润大肠可疏风闭。冷癖阴凝之证，内服则用以宣通。虫疮疥癞诸方，外治则取其毒烈。

白矾

酸涩而收，咸寒且敛。化痰涤热，劫黏滑以稀涎。燥湿杀虫，蚀恶肉而解毒。除风却水，治痢敷疮。

银砵

炼同硫汞，能燥湿以提脓。功并埚盆，可劫痰而破积。杀虫治疥诸般治，毒烈辛温外用长。

禹山粮

入阳明血分有功，治利镇虚。崩带并疗能固下，秉太乙土精无毒。色黄质重，甘平兼涩性中和。

代赭石

噫痞能除，用治虚邪重以镇。心肝并入，堪清血分苦而寒。

砒石

热毒且刚，能燥痰而作吐。辛酸兼苦，可截疟以除哮。枯痔杀虫，腐疮蚀肉。

石蟹

性味咸寒善解热，点摩瞖障并催生。

寒水石

辛咸重寒无毒，清肺胃，并入大肠。温邪暑热有功，解渴烦，且凉血分。

元精石

禀太阴癸水之精，咸寒沉降。治上盛下虚之疾，回护真元。

胆矾

质本酸寒，涌吐风痰燥湿浊。功归肝胆，点搽牙眼杀虫痔。

火硝

咸以苦辛，温而升发。散坚凝之冷积，攻门疔痛之沉寒。

硇砂

软坚痰，消宿食，咸热可行瘀，内服须知性有毒。化肉积，除癥瘕，苦辛能散肿，外

148

施颇觉效非常。

铅粉

杀虫泽面辛寒重，退热除痰外治多。

古文钱

磨用退目中障翳，重镇平肝。煎汤治产逆癃淋，辛平有毒。

铁落

平肝镇却，治惊风癫痫之痰。治怒疗狂，为无毒辛平之品。

云母石

甘平无毒，润白归金。飞补太阴，续绝坚肌颜悦泽。剿除牝疟，除寒镇却正安舒。虽有炼服之功能，须知石药之剽悍。

石燕

味甘凉无毒，力可催生。治湿热诸淋，功堪磨翳。

皂矾

燥湿化痰消食积，肿胀皆除。杀虫润下治疮痔，酸凉并效。

鹻砂

消水肿以除疸，散瘿瘤而化积。辛咸无毒，镇坠多功。

土部　土类

伏龙肝

味辛散逆以和中，治带疗崩。呕家圣药，质燥温脾而暖胃。敷痈解魇，远血良方。

墨

止血有功，色黑入营内可服。行瘀无阻，辛温消肿外能敷。

百草霜

疗伤寒阳毒之邪，化积行瘀。癫狂从治，医疗毒疮痈等证。温通辛散，崩带宜求。

黄土

甘平解百毒而除虫，绞痛因中州而成疾。

孩儿茶

苦涩且微寒，能点痔而止血。热痰仗清化，可定痛以生肌。

烟胶

头疮癣癫游风，调敷有效，性味辛温微毒。

井底泥

疗阳狂热病，涂汤火疮疡，外治所需，甘寒无毒。

釜脐墨

温可行瘀，破积消痈涂舌肿。辛能散血，祛邪辟蛊治金疮。

梁上尘

辛苦微寒有小毒，辟恶行瘀。轻浮止血掺诸疮，安胎治膈。

石碱

功消痰垢，其用则腐肉伤肌。味苦辛咸，其性则微温有毒。

禽　类

乌骨鸡

补肝家血液之亏，理产治劳，甘平无毒。治肺肾虚羸之疾，白毛黑骨，金水相生。巽木属风，能动风而发毒。内金化食，可消食以宽中。煅捕壳以调搽，磨臀敷疮，下疳尽愈。煎矢白而酒服，通肠治鼓，性味咸寒。鸡冠气禀纯阳，治中恶且除客忤。鸡子性平甘润，安五脏尤养心神。

鸭

味合甘咸，功兼肺肾。养金治嗽，扶久弱之虚劳。退热滋阴，可流行于水腑。生血专能解石毒，金银砒葛都除。野凫并可益虚羸，性味功能相似。

雀卵

甘温助肾，能益精以壮阳。酸暖补肝，治血枯之经少。当识白丁香，消痈破积。须求雄雀粪，退翳开光。溃脓治疝有成方，味苦咸温无毒品。

五灵脂

通肝破血，咸酸温痛滞均瘳。消积除风，腥秽浊虚人当禁。崩淋漏带，皆属寒瘀。磨臀杀虫，尽由肝病。

燕窝

养肺胃之阴津，平和甘淡。治虚劳之痰嗽，补润安宁。

夜明砂

感阴气之精，其目夜明善治瞽，禀咸寒之性。其砂辛苦可行瘀，能理儿疳堪磨腹积。

鸬鹚油

味本咸温，行经络而达病所。功颇滑利，治风痹而通耳聋。

鸽

解药毒以补虚羸，性禀咸平益血脉。稀痘疮而用鸽卵，矢兼辛苦治虫疮。

兽部兽类

麝香

辛温香苦，能开窍以搜邪。惊痫风痰，治卒中之内闭。瓜果尽消酒毒解，肿疡涣散蛊邪除。

牛黄

甘苦微凉，芳香无毒。清心肝之烦热，达窍搜邪。假灵气以生成，疏风解毒。惊痫痰迷须取用，喉痹痘后最相宜。

阿胶

用济水以煎成，涤垢行瘀，功专治嗽，藉驴皮之功用。补阴益血，力主祛风，且能润燥化痰。味甘咸而平性，并可入肝及肺，治痿弱与虚劳。

熊胆

性本苦寒，功归肝胆。退热邪而明目，耳疳鼻蚀并相宜。搽痔漏与诸虫，惊痫牙疼悉主治。

象皮

咸温无毒，外治有功长肌肉之神丹，合金疮之要药。象牙退管除星翳，性味甘寒辟魅邪。

鹿茸

甘咸入肾补精髓，以壮元阳。血肉有情仗仙灵，能通督脉。禀纯阳之气，健骨有功。含生发之机，扶羸可赖。霜乃咸温力薄。胶则血液功优。生角酒磨，又能散血。麋茸制服，更可强阴。各种类同于性味，两般须辨夫阴阳。

羊肉

味甘温，入肝胃，补血功优。壮阳道，治虚劳，发风力猛。羊血生吞石毒解，羊肝丸服眼科良。

狗宝

反胃噎膈均瘳，皆赖甘平之性。痈毒疔疽并愈，全凭宝气之功。

虎骨

得西方金气以平肝，治痛搜风能健骨。其性味辛温而无毒，辟邪杀鬼并安魂。用以煎胶，功兼滋补。

犀角

咸苦大寒，专入心家治血热。轻灵解毒，善清胃府退瘢疹。治火郁之吐红，救痘疮之陷黑。

羚羊角

清肝胆之热狂，性禀轻灵。咸寒解毒，治厥阴之风痉。功专明目，辟恶除邪。

獭肝

辟魅杀虫，疗传尸之鬼疰。通肝达胃，性有毒而甘温。

海狗肾

（一名腽肭脐）补肾壮元阳，味咸性热，固精疗尸疰，辟魅除邪。

白马溺

味辛寒而有毒，消癥癖以杀虫。

猪脊髓

味甘而咸，质寒且腻。补虚劳之脊痛，除骨髓之烦蒸。心血共朱砂，入心而除惊痫。猪肺同薏苡，治痿以保肺金。胃可益脾。肾仍归肾。猪胆有导便之功。猪蹄有下乳之用。

肤能清上，猪肤汤取治咽喉。肠可润肠，藏连丸用为引导。

雄鼠矢

甘寒导浊，阴阳易假以分消。咸苦行瘀，鼠矢汤可疗瘕疝。消乳痈而退臀，入少阴与厥阴。

刺猬皮

味苦气平疏胃逆，宽肠疗痔散瘀邪。

山羊血

活血祛伤，酒服可行可散。续筋接骨，咸温能走能和。

酥油

润五脏，利二肠，诸药炙之能入骨。宣风痹，达经络，性平无毒味纯甘。

鳞介部　鳞介类

龙骨

性入东方，治肝脏魂无所附。功昭灵异，疗惊风瘰疭难痊。敛疮口以止遗，甘平性涩。固崩淋而辟魅，重镇能收。

牡蛎

味属咸寒，退热潜阳生可贵。性多涩固，疗崩敛汗最相宜。兼之燥湿软坚，瘰疬结痰皆易散。且又益阴补水，骨蒸遗滑尽能瘳。

龟板

补肾水，退骨蒸，咸寒之力。通任脉，潜虚阳，介类之功。胎产崩淋，能调能顺。症瘕痔漏，可导可宣。

鳖甲

性本咸寒，入肝达络，功行瘀癖，退热潜阳。

鲫鱼

属土相宜于脾胃，因味甘以性温，利水不及于鲤乌，能动风而发毒。

珍珠

得太阴精气以生，清热益阴专解毒。具甘淡咸寒之性，镇心定悸可疗狂。治惊痫之痰迷，入肝明目。生肌肉而臀退，泽面涂容。

乌贼骨

入肝经治血分之疴，带下崩中，经方有考。去湿浊味咸温兼涩，虫疳下痢，审证随施。点眼则去臀磨星，贴疮可燥脓收水。

瓦楞子

咸可软坚，消老痰至效。寒行瘀结，治胃痛多灵。

石决明

平肝除热，明目潜阳。味咸性寒，通淋益肾。

蟹

通经络，散瘀血，续筋骨，解漆疮。有横走之功，具咸寒之性。动风发毒，解热行胎。

蛤蚧

补肺肾以纳气归元，喘促顿平仗尾力。性咸平而益精固下，虚劳并起奏全功。

淡菜

味咸温，补阴益阳。治虚劳，填精养血。

蕲蛇

透骨搜风，皆为咸温善走窜。治痹通络，都因阴毒性轻灵。其皮有退管之功，并可祛风除瞖。其治有杀虫之用，还能吹耳敷疮。

甲片

达病所以成功，入胃行肝。消痈发痘，性咸寒而善窜。治痹散血，通络搜风。善化蚁瘘，专通乳汁。

蛤壳

软坚具介类之功，且润燥化痰。兼能利水，入肾备咸寒之性。并清金开胃，尚可行瘀。

田螺

甘寒降热能明目，利水通淋解酒醒。治脚气之上攻，点痔疮而止痛。

昆虫类

五倍子

酸涩轻浮，能敛肺化痰，须白还乌有染法。咸寒苦降，可固肠治痢，汗多能止出良方。擦痔漏与金疮，或调或掺。治癞风之疳蚀，收热收脓。百药煎又经造酿，清心肺而味带余甘，化痰嗽，亦可生津，入上焦而功兼降火。

蜂蜜

甘平润肺，滋大肠之结燥难通。香滑和中，悦胃气而肌肤自泽。生则解毒而止痛，熟则缓脾以补虚。

蜡

淡且微温，久痢滑遗可固。甘而兼涩，虚淋咳瘘皆瘳。护内膜以安胎，白能入肺。掺金疮而止血，敛可生肌。

露蜂房

入阳明而质毒，疗疮瘰疬宜求。味咸苦而性平，癣癞顽风可治。风虫牙痛，水漱为良。附骨痈疽，制方可采。虽本经可治惊痫诸邪，而服食总宜审详慎用。

桑螵蛸

咸平无毒，和血强阴，固摄疗遗，益精壮肾。

五谷虫

性寒可治热邪之毒痢，煅黑能医疳积之孩儿。

蜈蚣

其性走而有毒，散肿行瘀。其味辛而且温，搜风定搐。杀蛇辟蛊先行胃，治痫疗惊又入肝。

地龙

性下行，利水通经，皆取咸寒退火热。治囊肿，毒因火附，须求蚯蚓净泥沙。

僵蚕

辛散风邪，咸可豁痰入肺部。温行肝络，轻能治上利咽喉。备宣疏攻托之能，疗惊通乳。有结化痹开之效，消肿除疳。蚕砂燥湿并祛风，性味辛温兼治渴。

斑蝥

直走精宫，腐肉堕胎毒至猛。专行血室，通淋逐积味辛寒。治疯犬之毒邪，达下窍而攻泻。

蟾酥

性毒质粘，能辟邪而开窍。味辛气热，可拔毒以消痈。外用伤肌，鼻闻取嚏。蟾皮可疗疳积，能发疮疹，性味却属甘凉，善行脾肺。

水蛭

入肝家破血行瘀，其味苦咸消肿胀。寻经络搜邪磨积，其功寒毒堕胎元。

虻虫

破积堕胎，味苦寒而有毒。入肝行血，泻大便以推陈。

䗪虫

补接折伤通乳脉，性味咸寒。搜索癖积达肝家，通行经络。

蝼蛄

味咸寒，性阴有毒。达下窍，逐水通淋。

蝉壳

可解皮肤风热，与惊痰乳壅。气禀轻虚，善疗翳膜癫疹，及胞阻产难。功能脱退，昼鸣夜息，治小儿之惊啼。味咸性寒，化上焦之邪滞。

蝎

入肝脏以搜风，定搐疗惊全力足。达经络而蠲痹，愈癫治疝尾功长。味合辛咸，性含阴毒。

九香虫

壮脾肾之元阳，咸温无毒。理胸膈之凝滞，气血双宣。

蜣螂

咸寒有毒，肝胃双行。便闭虫疳，肠积能攻癫疾愈。惊风痔漏，疮疡并治骨疽消。拔箭簇之灾伤，贴疔毒而病愈。

蜗牛

咸寒解热能搽痔，凉润清咽可治喉，敷瘰疬与疔疮，点脱肛而通溺。

人部　人类

人发

得血之余气，消瘀利水补真阴。味苦而微温，达肾通肝入心脏。人牙则咸热有毒，为痘疮攻托之方。人乳则甘润益阴，乃营血调和之品。若求童便，类属咸寒，导瘀热以下行，吐红可愈。退骨蒸而治嗽，劳瘵堪医。秋石之功，即可滋阴除伏热，咸寒之质，亦能治咳理虚劳。金汁苦寒，专清热毒。

紫河车

假有情血肉之形，甘咸入肾。疗瘵疾虚劳之证，益下填阴。然与小儿感召相关，当为仁者革除禁用。

人中黄

甘寒入胃，解火毒之阳狂。中白行瘀，味咸凉而降热。

水　类

春雨秋霜腊雪花露

春雨宜男，秋霜肃肺。雪能凉肺消痈毒。腊雪则专杀诸虫。露还解暑退阳邪。花露则尤能润肺。潦水乃轻清味薄，能除湿热疸黄。逆流则涌吐功多。可治风痰喉痹。甘澜水扬之万遍，不助肾邪。顺流水势善下趋，可疗腹疾。井泉新汲，煎之清热养阴。地坎为浆，服则除烦解毒。阿井水，疏痰利膈。麻沸汤，通络行经。至若水有阴阳，配宜生熟，可使调和霍乱，通利三焦。

十八反歌诀

十八反歌贵贱殊。半蒌贝蔹芨攻乌。藻戟遂芫俱战草。诸参辛芍叛藜芦。

《本草便读》由赵根炎家中藏书提供

药剂学讲义

浙江兰溪药业私立中医专门学校编印

陈修园氏原引

经方尚矣。唐宋以后，始有通行之时方。约其法于十剂，所谓宣通补泄轻重滑涩燥湿是也。昔贤加入寒热，共成十二剂。虽曰平浅，而亦本之经方。轻可散实，仿于麻黄葛根诸汤。宣可决壅，仿于栀豉瓜蒂二方。通可行滞，仿于五苓十枣之属。泄可去闭，仿于陷胸承气抵当之属。胆导蜜煎，滑可去著之剂也。赤石脂桃花汤，涩可固脱之剂也。附子汤理中丸，补可扶弱之剂也。禹余粮代赭石，重可镇怯之剂也。黄连阿胶汤，湿可润燥之剂也。麻黄连翘赤小豆汤，燥可去湿之剂也。白虎黄连泻心等汤，寒可胜热之剂也。白通四逆诸汤，热可制寒之剂也。余向者汇集经方而韵注之，名为真方歌括。非内经即仲景，恐人重视而畏远之。每值公余，检阅时方，不下三千首。除杂沓肤浅之外，择其切当精纯。人人共知者，不可多得。仅收一百八首而韵之，分为十二剂，以便查阅。又采集罗东逸柯韵伯诸论，及余二十年读书，临证独得之妙，一一详于歌后。颜曰时方歌括，为中人以下立法，徐可引以语上之道也。

补可救弱

四君子汤 （局方）

治面色痿白，言语轻微，四肢无力，脉来虚弱。若内热，或饮食难化作酸，乃属虚火，须加干姜。

六君子汤 （局方）

下二方同。治脾胃虚弱，痞满痰多。
香砂六君子汤，治气虚肿满，痰饮结聚。脾胃不和，变生诸症者。
五味异功散 （钱仲阳）
健脾进食，为病后调补之良方。

> 参术苓甘四味同，方名君子取谦冲。
> 增来陈夏痰涎涤，再入香砂痞满通。
> 水谷精微阴以化，阳和布护气斯充。
> 若删半夏六君内，钱氏书中有异功。

（发明）陈修园曰："胃气为生人之本。"参术苓草，从容和缓。补中宫土气，达于上下四旁。而五脏六腑，再以受气。故一切虚证，皆以此方为主。若加陈皮，则有行滞进食之效。再加半夏，即有余痰宽胀之功。再加木香砂仁，则行气之药，多于补守。凡肿满痰饮结聚等证，无不速除。此犹人所易知也，而为数方之主，则功在人参。人皆曰人参补气补阳，温药藉之，以尽其力量。而余则曰人参补阴养液，燥药得之，则臻于和平。故理中汤内姜术二味，气胜于味以扶阳。参草二味，味胜于气以和阴。此汤以干姜易茯苓，去其辛而取其淡，亦阴阳兼调之和剂也。凡医家病家，俱重人参。全未识人参之性，皆不读神农本草经之过也。今录本草经原文而释之，或数百年之误，于兹而一正也乎。

按神农本草经云："人参气味甘微寒无毒。主补五藏，安精神。定魂魄，止惊悸悸。除邪气，明目开心益智。久服轻身延年。"原文只此三十七字。其提纲云：主补五藏，以五藏属阴也。精神不安，魂魄不定，惊悸不止。目不明，心智不足。皆阴虚为亢阳所扰也。今五藏得甘寒之助，则有安之、定之、止之、明之、开之、益之之效矣。曰邪气者，非指外邪而言。乃阴虚而壮火食气，火气即邪气也。今五藏得甘寒之助，则邪气除矣。细按经文，无一字言及温补回阳之性。仲景于汗吐下阴伤之证，用之以救津液。而一切回阳方中，绝不加此阴柔之品，反缓姜附之功。故四逆汤通脉四逆汤，为回阳第一方，皆不用人参。而四逆加人参汤，以其利止亡血而加之也。茯苓四逆汤用之者，以其烦躁在汗下之后也。今人辄云以人参回阳，此说倡自宋元以后，而大盛于薛立斋、张景岳、李士材辈。而李时珍本草纲目，浮泛杂沓，愈乱经旨矣。仲景一百十三方中，用人参者，只有十八方。新加汤小柴胡汤、柴胡桂枝汤、桂枝人参汤、半夏泻沁汤、四逆加人参汤、茯苓四逆汤、生姜泻心汤、黄连汤、旋仗代赭石汤、干姜黄连黄芩人参汤、厚朴生姜半夏人参汤、白虎加人参汤、竹叶石膏汤、炙甘草汤。皆因汗吐下之后，亡其津液。取其甘寒以救阴也，抑或辛刚剂中，取其养阴以配阳。即理中汤、吴茱萸汤、附子汤。三方之法也。

香砂六君子汤（局方）

（发明）柯韵伯曰：经云壮者气行则愈，怯者著而为病。盖人在气交之中，因气而生而生气总以胃气为本。食入于阴，长气于阳。昼夜循环，周于内外。一息不运，便有积聚。或胀满不食，或生痰留饮。因而肌肉消瘦，喘咳呕哕诸症蠭起，而神机化绝矣。四君子，气分之总方也。人参致冲和之气，白术培中宫，茯苓清治节，甘草调五藏。诸气既治，病从何来。然拨乱反正，又不能无为而治，必举夫行气之品以辅之。则补品不至泥而不行，故加陈皮以利肺金之逆气，半夏以疏脾土之湿气，而痰饮可除也。加木香以行三焦之滞气，砂仁以通脾肾之元气，而膹郁可开也。四君得四辅，而补力培宣。四辅有四君，而元气大振。相须而益彰者乎。

（备考）吴鹤皋曰：夫面色痿白，则望之而知其气虚矣。言语轻微，则闻之而知其气虚矣。四肢无力，则问之知其气虚矣。脉来虚弱，则切之而知其气虚矣。如是则宜补气，是方也。四药皆甘温，甘得中之味，温得中之气，犹之不偏倚之人，故名君子。本方加木香藿香葛根名七味白术散。治小儿脾虚，肌热泄泻作渴。以木藿之芳香佐四君入脾，其功更捷。以葛根甘寒，直走阳明，解肌热而除渴也。

补中益气汤（东垣）

治阴虚内热。头痛口渴，表热自汗，不任风寒，脉宏大。心烦不安，四肢困倦，懒于言语。无气以动，动则气高而喘。

> 补中参草术归陈，耆得升柴用更神。
> 劳倦内伤功犹擅，阳虚外感亦堪珍。

（发明）柯韵伯曰：仲景有建中理中二法。风木内干于中气，用建中汤。寒水内凌于中气，用理中汤。至若劳倦形气衰少，阴虚而生内热，表证颇同外感。唯东坦知其为劳倦伤脾，谷气不盛。阳气下陷阴中而发热，故制补中之剂。得发表之品，而中自安。益气之剂，赖清气之品，而气益倍。此用药相须之妙也。是方也，用以补脾，使地道卑而上行，亦可以补心肺。损其肺者益其气，损其心者调其荣卫也。亦可以补肝，木郁则达之也。唯不宜于肾，阴虚于下者，不宜升。阳虚于下者，更不宜升也。

（备考）凡东垣治脾胃方，俱是益气。去当归白术，加木香苍术，便是调中。加麦冬五味，便是清暑。此正是医不执方，亦是医必有方。

当归补血汤（罗谦甫卫生实鑑）

治男妇血虚，似白虎证。肌热面赤，烦渴引饮。脉来洪大而虚，重按则微。

> 血虚身热有奇方，古有当归补血汤。
> 五倍黄芪归一分，真阴濡布主之阳。

（发明）陈修园曰：凡轻清之药，皆属气分。味甘之药，皆能补中。黄芪质轻而味微苦，故略能补益。神农本草经以为主治大风，可知其性矣。此方主以当归之益血，倍用黄芪之轻清走表者为导。俾血虚发热，郁于皮毛而不解者，仍从微汗泄之，故症象白虎。不再剂而热已如失也。

（备考）吴鹤皋曰：血实则身凉，血虚则身热。或以饥困劳役虚其阴，则阳独治，故诸证生焉。此证纯象白虎，但脉大而虚，非大而实，为辨耳。内经所谓脉虚是也。五味之中，唯甘能补。当归味甘而厚，味厚则补血。黄芪味甘而薄，味薄则补气。今黄芪多数倍，而云补血者。以有形之血，不能自生，生于无形之气故也。

保元汤（东垣）

治气血虚弱之总方也。小儿惊痘家，虚甚最宜。

> 补养诸汤首保元，参芪桂草四般存。
> 大人虚损儿科痘，三气提纲语不烦。

（发明）柯韵伯曰：保元者，保守其元气之谓也。气一而已。主肾为先天真元之气，主胃为后天水谷之气者，此指发生而言之。又水谷之精气，行于经隧，为营气。水谷之悍气，行于脉外，为卫气。大气之积于胸中而司呼吸者，为宗气。是分后天运用之元气而为三也。又外应皮毛，协营卫，而主一身之表者，为太阳膀胱之气。内通五藏，司治节，而主一身之里者，为太阴肺金之气。通行内外，应腠理，而主一身之半表半里者，为少阳三焦之气。是以先天运行之元气而为三也。此方用黄芪和表，人参固里，甘草和中，三气治而元气足矣。昔东垣以此三味。能泻火补金培土，为除烦热之圣药。镇小儿惊，效如桴鼓。魏桂岩得之，以治痘家阳虚顶陷。血虚浆清，皮薄发痒，难灌难敛者，始终用之。以为血脱须补气，阳生则阴长，有起死回生之功，故名之为保元也。又少佐肉桂分四时之气而增损之，谓桂能治血。以推动其毒，扶阳益气，以充达周身。血在内，引之出表，则气从内托。血外散，引之归根，则气从外护。参芪非桂引导，不能独树其功。桂不得甘草和平血气，亦不能绪其条理。要非浅见寡闻者，能窥其万一也。四君中不用白术，避其燥。不用茯苓，恐其渗也。用桂而不用四物者，恶芎之辛散，归之湿润，芍之酸寒，地黄之疑滞故耳。如宜燥则加苓术，宜润加归，除烦加芍，散表加芎，斯文又当理会矣。

独参汤（景岳）

治元气虚而不支，脉微欲绝。妇人血崩，产后血晕。

> 功建三才得令名，脉微血脱可回生。

人参煎取稠粘汁，专任方知气力宏。

（发明）陈修园曰：阴虚不能维阳，致阳气欲脱者，用此方救阴以留其阳。若阳气暴脱，四肢厥冷，宜用四逆汤辈。故古人多用于大汗下之后，及吐血血崩，产后血晕诸症。

（备考）金鑑曰病兼别因，则又当随机应变。于独参汤中，或加热附补阳而回厥逆；或加生地凉阴而止吐衄；或加黄芪固表之汗；或加当归救血之脱；或加姜汁以除呕吐；或加童便以止阴烦；或加茯苓水化津生，以治消渴泄泻；或加黄连折火逆冲上，以治噤口毒痢。是乃相得相须以有成，亦何害其为独哉。如薛立斋治中风。加人参两许于三生饮中，以驾驭其邪。此真善用独参者矣。

四物（八珍）汤（局方）

治一切血虚血热血燥诸症。八珍汤：气血双补。

四物归地芍川芎，血证诸方括此中。

若与四君诸品合，双疗气血八珍崇。

（发明）陈修园曰：四物汤皆纯滞之品，不能治血之源头。即八珍汤气血双补，亦板实不灵，必善得加减之法者方效。

（备考）柯韵伯曰经云心生血，肝藏血，故凡生血者。则究之于心，调血者当求之于肝也。是方乃肝经调血之专剂，非心经生血之主方也。当归甘温和血，川芎辛温活血，芍药酸寒敛血，地黄甘平补血。四物具生长收藏之用，故能使荣血安行经隧也。若血虚加参芪；血结加桃仁红花；血闭加大黄芒硝；血寒加桂附；血热加芩连。欲行血去芍，欲止血去芎，随所利而行之，则又不必拘于四矣。若妇人数脱其血，故用以调经种子。如遇血崩血晕等证，四物不能骤补，而反助其滑脱。则又当补血生血，助阳生阴长之理。如失血过多，独参汤加童便，以固其脱。

十全大补汤（局方）

气血双补，十补不一泻法。

人参养荣汤（局方）

治脾肺俱虚。发热恶寒，肢体疲倦，食少作泻等证。若气血两虚，见诸症弗论其脉，但用此汤，诸证悉退。

桂芪加入八珍煎，大补功宏号十全。

再益志陈五味子，去芎辛窜养荣专。

（发明）陈修园曰：十全大补汤，为气血双补之剂。柯韵伯病其补气，而不用行气之品，则气虚之甚者无气以受其补。补血而乃用行血之药于其间，则血虚之甚者。更无血以流行，正非过贬语。而人参养荣汤之妙，从仲景小建中汤，黄芪建中汤套出。何以知之？以其用生芍药为君知之也。芍药苦平破滞本泻药，非补药也。若与甘草同用，则为滋阴之品。若与生姜大枣同用，则为和荣卫之品。若与附子干姜同用则能急收阳气，归根于阴，又为补肾之品。虽非补药，昔贤往往取为补药之主，其旨微矣。此方以芍药为君，建中汤内诸品具备。恶饴糖之过甜动呕，故以熟地当归白术人参诸种甘润之品。代饴糖以补至阴。然饴糖制造，主以麦芽。麦为心谷。心者化血而奉生身也，故又代以远志之入心。麦造为芽，能疏达而畅气也，故又代以陈皮之行气。建中汤内原有胸满去枣加茯苓之例，故用茯苓。细思其用意，无非从建中汤套来。故气血两虚，变见诸症，皆可服也其以养荣名汤。奈何！主营而苦缓，必得五味子之酸以收之，使营行脉中，而流于四藏。非若十全八珍之泛泛无归也。按神农本草经云：芍药气味苦平无毒，后人加以酸敛和阴之名，是没其苦泄攻坚之性矣。凡泄泻者必务去之，此圣法也。

天王补心丹（道藏）

主治心血不足，神志不宁。津液枯竭，健忘怔忡。大便不利，口舌生疮，等证。

　　　　天王遗下补心丹，为悯山僧讲课难。

　　　　归地二冬酸柏远，三参苓桔味为丸。

（发明）陈修园曰小篆心字篆文，只是一倒火耳。火不欲炎上，故以生地黄补水。使水上交于心，以元参丹参二冬泻火，使火下交于肾。又佐参茯以和心气，当归以生心血。枣仁柏子仁以安心神，远志以宣其滞，五味以收其散，更借桔梗之浮为向导。心得所养，而何有健忘怔忡，津液干枯，舌疮秘结之苦。

六味地黄丸（钱乙）

治肾精不足，虚火上炎。腰膝痿软，骨节疼痛，足跟痛。小便淋秘，或不禁，遗精梦泄。水泛为痰，自汗盗汗，失血消渴。头目眩晕，耳聋齿摇，尺脉虚大者。

桂附地黄丸（金匮）

又名八味地黄丸，原名肾气丸。治命门火衰，不能生土。以致脾胃虚寒，饮食少思，大便不实。或下元衰备。脐腹疼痛。夜多漩溺等证。

　　　　六味滋阴益肾肝，薯茱丹泽地苓丸。

　　　　再加桂附扶真火，八味功用九转丹。

（发明）陈修园曰：六味丸补肾水，八味丸补肾气。柯韵伯曰：命门之火，乃水中之阳。夫水体本静，而川流不息者。气之动，火之用也，非指有形者言也。然火少则生气，火壮则食气。故火不可亢，亦不可衰。所云火生土者，即肾家之少火游行其间，以息相吹耳。若命门火衰。少火几于熄矣。欲煖脾胃之阳，必先温命门之火。此肾气丸纳桂附于滋阴剂中十倍之一，意不在补火。而在微微生火，即生肾气也。故不曰温肾，而名肾气。斯知肾以气为主，肾得气而土自生也。且形不足者，温之以气。则脾胃因虚寒而致病者固痊，即虚火不归其原者，亦纳之而归封蛰之本矣。此方去附子加五味子，治肾虚而不寒者，名崔氏加减八味丸。严济生方，于八味外加牛膝车前子，以治水肿，名资生肾气丸。于六味外加当归五味柴胡，以治目暗不见，名益阴肾气丸。

（备考）喻嘉言曰：金匮用八味丸，治脚气上人，少腹不仁者。脚气即阴气。少腹不仁，即攻心之渐，故用之以驱逐阴邪也。又治虚劳腰痛，少腹拘急，小便不利者。则因过劳其肾，阴气逆于少腹，阻遏膀胱之气化，小便不能通利，故用之温养下焦，以收肾气也。治短气有微饮者。饮亦阴类，阻其胸中之阳，自致短气。故用之引饮下出，以安胸中也。治男子消渴病，饮水一斗，小便亦一斗，此肾气不能摄水。小便恣出，源泉有立竭之势，故急用以逆折其水也。夫肾水下趋之消证，肾气不上升之渴证。非用是以蛰护封藏，蒸动水气，舍此曷从治哉。又治妇人转胞不得溺，但利小便则愈。

还少丹

治脾肾俱虚。饮食无味，面少精彩，腰膝无力，梦遗。或少年阳痿等证。

　　　　杨氏传来还少丹，蓣茱苓地杜牛餐。

　　　　苁蓉褚实茴巴杞，远志菖蒲味枣丸。

（发明）陈修园曰：此交通心肾之方也。姜附椒桂，热药也。热药如夏日可畏。此方诸品，固肾补脾，温药也。温药如冬日可爱，故时医每奉为枕秘。然真火大衰者，断非此方可以倖效。且柔缓之品，反有减食增呕致泄之虞也。

龟鹿二仙胶（准绳）

大补精髓，益气养神。

> 人有三奇精气神，求之任督守吾真。
>
> 二仙胶取龟和鹿，枸杞人参共四珍。

（发明）李士才曰：人有三奇精气神，生生之本也。精伤无以生气，气伤无以生神。精不足者，补之以味。鹿得天地之阳气最全，善通督脉。足于精者，故能多淫而寿。龟得天地之阴气最厚，善通任脉。足于气者，故能伏息而寿。二物气血之属，又得造化之原，血肉有情，竹破竹补之法也。人参清食气之壮火，所以补气中之怯。枸杞滋不足之真阴，所以清神中之火。是方也，一阴一阳，无偏胜之忧。入气入血，有和平之美。由是精生而气旺，气旺而神昌。庶几龟鹿之年矣，故曰二仙。

圣愈汤（东垣）

治一切失血。或血虚烦渴燥热，睡卧不宁，五心烦热作渴等证。

即四物汤加人参黄芪。

（发明）柯韵伯曰：此方取参芪配四物，以治阴虚血脱等证。盖阴阳互为其根，阴虚则阳无所附，所以烦热燥渴。气血两为表里，血脱则气无所归，所以睡卧不宁。然阴虚无骤补之法，计在存阳。血脱有生血之机，必先补气。此阳生阴长，血随气行之理也。故经曰："阴虚则无气，无气则死矣。"前辈治阴虚，用八珍十全。卒不获效者，因甘草之甘，不达下焦。白术之燥，不利肝肾。茯苓渗泄，碍乎上升。肉桂辛热，动其虚火。此六味皆醇厚和平而滋润，服之则气血疏通，内外调和，合于圣度矣。

陈修园曰：此方为一切失血之良药，及血后烦躁，睡卧不宁，五心烦热作渴，可以兼治。其止血妙在川芎一味，其退热妙在黄芪一味，其熟睡妙在人参一味。柯韵伯以参芪为气分阳药，取配四物等语。亦未免为俗说所囿也。经云："中焦受气，取汁变化而赤，是谓血。血之流行，半随冲任而行于经络。半散于脉外，而充于肌腠皮毛。"凡一切失血之症，其血不能中行于经络，外散于肌腠皮毛，故从窍道涌出不止。妙得川芎之温，又有当归以濡之，俾血仍行于经络。得川芎之辛散，又有黄芪以鼓之，俾血仍散于肌腠皮毛。源流俱清，而血焉有不止者乎。至于血后燥热，得黄芪以微汗之，则表气和而热退，即当归补血汤意也。睡卧不宁，血后阴虚所致。五藏属阴，唯人参能兼补之。五藏之阴长，则五心之烦热自除。而津液自生，燥渴自止，诸症可以渐退矣。按五藏有血，六府无血。观剖诸兽腹，心下夹脊包络中多血，肝内多血，心脾肺肾中各有血，六府无血。近时以吐血多者，为吐胃血，皆耳食昔医之误。凡五藏血，吐出一丝即死。若吐血衄血下血。及妇人血崩，皆是行于经络与散于肌腠之血。溢于上为吐衄，渗于下为崩下也。

十味地黄丸

治上热下寒，服凉药更甚等证。即桂附地黄丸倍用桂附，加芍药元参各四两。

（发明）陈修园曰：此孙真人千金翼方也。芍药能敛木中之火气，以归其根。元参能启水中之精气，以交于上。故加此二味于八味丸中，一以束附子之下行，一以防肉桂之上僭。凡口舌等疮，面红目赤，齿牙浮动。服凉药而更甚者，此为秘法。

正元丹

治命门火衰，不能生土，吐利厥冷。有时阴火上冲，则头面赤热，眩晕恶心。浊气逆满，则胸胁刺痛，脐肚胀急。即四君汤加山药黄芪。

（发明）陈修园曰：此方出虞天益制药秘旨，颇有意义。张石顽医通之注解亦精。石顽云：方本千金方一十三味，劫去附子等辛燥之性，逐味分制，其力虽稍逊于原方一筹。然雄烈之味既去，真滓无形，生化有形。允为温补少火之驯剂，而无食气之虞。真千金之功臣也。

归脾汤（济生）

治思虑伤脾，不能摄血，致血妄行。或健忘怔忡，惊悸盗汗，嗜卧少食。或大便不调，心脾疼痛。及妇女月经不调。

归脾汤内术芪神，参志香甘与枣仁。

龙眼当归十味外，若加热地失其真。

（发明）陈修园曰：方中诸品，甘温补脾，即是补阴之剂。而命方不为补而为归者，归还其所固有也。妙在远志入心以治其源。即内经痿论所谓心主身之血脉，生成篇所谓诸血者皆属于心之旨也。木香入脾以治其流。本草经名为五香，五为土数，香又入脾。藉其盛气以嘘血归脾之义也。方虽平钝，颇得金匮要略。调以甘药，令饮食增进。渐能充血生精，以复其阴之不足。若加以熟地黄，则甘缓剂中。杂以壅滞之品，恐缓者过缓，壅者增壅。脾气日困，不能输精入肾欲补肾，反以戕肾矣。又有逍遥散加入熟地黄，名为黑逍遥散，更为无知妄作。

大补阴丸（丹溪）

治阴肾火旺，肺痿咳血，骨蒸盗汗虚劳之证。

大补阴丸绝妙方，向盲问道祇他凉。

地黄知檗滋兼降，龟板沉潜制亢阳。

（发明）朱丹溪云阴常不足，阳常有余，宜常养其阴。阴与阳剂。则水能制火，斯无病矣。今时之人，过欲者多。精血既亏，相火必旺。真阴愈竭，孤阴妄行，而劳瘵潮热盗汗骨咳嗽咯血等证悉作。所以世人火旺，致此病者，十居八九。火衰成此疾者，十无二三。是方能骤补真阴，承制相火，较之六味功效尤捷。盖因此时以六味补水，水不能遽生。以生脉散保金，金不免犹燥。唯急以黄檗之苦以坚肾，则能制龙相之火。继以知母之清以凉肺，则能全破伤之金。若不顾其本，即使病去，犹恐复来。故又以熟地龟板大补其阴，是谓培其本清本源矣。若食少便溏，则为胃虚，不可轻用。

虎潜丸（丹溪）

治痿神方

即前方加味。（黄柏知母熟地。各三两、龟板四两、加白芍当归牛膝。各二两、虎胫骨锁阳陈皮。各一两五钱、干姜五钱。酒煮精羊肉为丸，如桐子大。每服五六十丸，姜汤盐汤黄酒任送下。）

加味虎潜丸（石顽）

治诸虚不足，腰腿疼痛，行步无力。此方壮元气，滋肾水。

即前方再加味。（照虎潜丸方。再加入人参、黄芪、杜仲、兔丝子、茯苓、破故纸、山药、枸杞，去羊肉干姜。以猪脊髓蒸熟，同炼蜜为丸，如桐子大。服法照前。）

（发明）陈修园曰：观此二方，可知苦寒之功用神妙。喻嘉言谓苦寒培生气，诚见道之言也。

（备考）王又原曰：肾为作强之官，有精血以为之强也。若肾虚精枯，而血必隋之。精血交败，湿热风毒，遂乘虚而袭焉。此不能步履腰酸筋缩之证作矣。且肾兼水火，火胜烁阴。湿热相搏，筋骨不用。宜也。方用黄柏清阴中之火，燥骨间之湿。且苦能坚肾，为治痿要药，故以为君。虎骨去风毒，健筋骨，为臣。因高源之水不下，母虚而子亦虚。肝藏之血不归，子病而母愈病，故用知母清肺原，归芍养肝血，使归于肾。龟禀天地之阴独厚，茹而不吐，使之坐镇北方。更以熟地牛膝锁阳羊肉，群队补水之品，使精血交补。若陈皮者，疏血行气，兹又有气化血行之妙。其为筋骨壮盛，有力如虎也，必矣。

叶仲坚曰：痿原虽分五藏，然其本在肾，其标在肺。内经云："五藏因肺热叶焦发为痿躄。"又曰："阳气内伐，水不胜火，则骨痿髓虚，故足不任身。"骨痿者，生于火热也。若视为虚寒，而投以桂附，多致不救。是方以虎名者，虎于兽中，禀金气之至刚。风生一啸，特为肺金取象焉。其潜之云者，意在纳气归肾也。龟应北方之象，禀阴最厚。首常向腹，善通任脉，能大补真阴，深得夫潜之意者。黄柏味厚，为阴中之阴，专补肾膀之阴不足。能使足膝中气力涌出，故痿症必用二者为君。一以固本，一以治标。恐奇之不去，则偶之也。熟地填少阴之精，用以佐龟板。知母清太阴之气，用以佐黄柏牛膝入肝舒筋。归芍佐之，肝血有归。陈皮疏之，气血以流，骨正筋柔矣。又虑热则生风，逗留关节用虎骨以驱之。纯阴无阳，不能发生，佐锁阳以温之。羊肉为丸，补之以味。淡盐汤下，急于入肾。斯皆潜之为义。

全鹿丸（景岳）

能补诸虚百损，五劳七伤。功效不能尽述。人制一料，服之可以延年一纪。其法须四人共制一鹿，分而服之，逾年又共制之。四人共制四年，则每人得一全鹿。若一人独制一料，恐久留变坏，药力不全矣。

法用中鹿一只，宰好，将肚杂洗净。同鹿肉加酒煮熟将肉横切，焙干为末。取皮同杂，仍入原汤煮膏。和药末肉末，加炼蜜为丸。其骨须酥炙为末，同入之。

人参、白术、茯苓、甘草、当归、川芎、生地、熟地、黄芪、天冬、麦冬、枸杞、杜仲、牛膝、芡实、兔丝子、五味子、锁阳、肉从容、破故纸、巴戟肉、胡芦巴、川续断、覆盆子、楮实子、秋石、陈皮各一斤。川椒、小茴香、沉香、青盐各半斤。法须精制诸药为末。候鹿膏成就，和捣为丸，梧桐子大。焙干，用生绢作小袋，五十条每袋约重一斤，悬置透风处。用尽一袋，又取一袋。阴湿天，须用火烘一二次为妙。每服八九十丸，空心临卧姜汤盐汤送下，冬月用酒下。

（发明）陈修园曰：此方冠冕堂皇，富贵之家，无不喜好。然肥厚痰多之人，内蕴湿热。若服此丸，即犯膏粱无厌发痈疽之戒也。唯清瘦过于劳苦，及自奉淡薄之人，或高年瘦弱。用此早晚两服，以代点心，不无补益耳。

重可镇怯

磁硃丸（千金）

治神水宽大渐散，昏如雾露中行。渐次观空中有黑花，视物成二体。及内障神水淡绿色，淡白色。又治耳鸣及耳聋。

磁砯丸最媾阴阳，神曲能俾谷气昌。

肉障黑花聋并治，若医癫痫有奇良。

（发明）王又原曰：五藏六府之精，皆上注于目，则目之能视者气也。目之所以能视者精也，肾唯藏精故神水发于肾。心为离照，故神光发于心。光发阳而外映，有阴精以为守，则不散而常明。水发阴而凝结有阳气以为布，则洞悉而不穷。唯心肾有亏，至神水干涸。神光短少，昏眊内障诸证所由作也。千金以磁石直入肾经，收散失之神。性能引铁，吸肺金之气，归藏肾水。朱砂体阳而性阴，能纳浮游之火而安神明。水能灭火能烛，水火相济，而光华岂不四射与。然目受藏府之精，精悍于谷。神曲能消化五谷，则精易成矣。盖神水散大，缓则不收。赖镇坠之品，疾收而吸引之，故为救急之剂也。其治耳鸣耳聋等证，亦以镇坠之功，能制虚阳之上奔耳。

柯韵伯曰：此丸治癫痫之圣剂，盖狂凝是心肾脾三藏之病。心藏神，脾藏意与智，肾藏精与志。心者神明之主也。经曰："主不明则十二官危。"使道闭塞而不通，形乃大伤，即此谓也。然主何以不明也。心法离而属火，真水藏其中。若天一之真水不足，地二之虚火妄行。所谓天气者蔽塞，地气者冒明，日月不明。邪害空窍，故目多妄见而作此奇疾也。非金石之重剂以镇之，狂必不止。朱砂禀南方之赤色，入通于心，能降无根之火而安神明。磁石禀北方之黑色，入通于肾，吸肺金之气以生精，坠炎上之火以定志。二石体重而主降，性寒而滋阴，志同道合，奏功可立俟矣。神曲能推陈致新，上交民主神，下达肾志，以生意智。且食人于阴，长气于阳，夺其食则已。此内经治狂之法也。食消则意智明而精神治，是用神曲之旨乎。炼蜜为丸，又甘以缓之矣。

苏子降气汤（局方）

治痰咳嗽气喘。

降气汤中苏半归，橘前沉朴草姜依。

风寒咳嗽痰涎喘，暴病无妨任指挥。

（发明）陈修园曰：苏子前胡橘皮半夏降气，气行则痰行也。风寒郁于皮毛，则肺气逆而为喘。数药妙能解表，气以血为家。喘则流荡而忘返，故用当归以补血。喘则气急，故用甘草以缓其急。然出气者肺也，纳气者肾也，故用沉香以纳气入肾。或用肉桂之引火归元为引导。仲景云：喘家作桂枝汤加厚朴杏子佳。苏子降气汤，即从此汤套出。

朱砂安神丸（东垣）

治心神昏乱，惊悸怔忡，寤寐不安。

安神丸剂亦寻常，归草砂连生地黄。

昏乱怔忡时不寐，操存须令守其乡。

（发明）陈修园曰：此方用朱砂之重以镇怯，黄连之苦以清热，当归之辛以嘘血。更取甘草之甘，以制黄连之太过。地黄之润，以助当归所不及。方意颇纯，故节取之。

（备考）叶仲坚曰：经云神气舍心，精神毕具。又曰：心者生之本，神之舍也。且心为君主官，主不明则精气乱。神太劳则魂魄散，所以寤寐不安，淫邪发梦。轻则惊悸怔忡，重则痴妄癫狂也。朱砂具光明之体，色赤通心，重能镇怯。寒能胜热，甘以生津。抑阴火之浮游，以养上焦之元气，为安神之第一品。心苦热，配黄连之苦寒，泻心热也。更佐甘草之甘以泄之。心主血，用当归之甘温，归心血也。更佐地黄之寒以补之，心血足，则肝得所藏而魂自安。心热解，则肺得其职而魄宁也。

四磨汤（严氏）

治七情感伤，上气喘急。胸膈不快。烦闷不食。

<blockquote>
四磨汤治七情侵，参领槟乌及黑沉。

磨汁微煎调逆气，虚中实症此方寻。
</blockquote>

（发明）王又原曰：七情所感，皆能为病。然壮者气行即愈，而弱者气着病成。愚者不察。一遇上气喘急，满闷不食，谓是实者宜泻。辄投破耗等药，得药非不暂快。初投之而应，投之久而不应矣。夫呼出为阳，吸入为阴。肺阳气旺，则清肃下行，归于肾阴。是气有所收摄，不复散而上逆。若正气既衰，邪气既盛。纵欲削坚破滞，邪气必不伏。方用人参泻壮火，以扶正气。沉香纳之于肾，而后以槟榔乌药从而导之。所谓实必顾虑，泻必先补也。四品气味俱厚，磨则取其味之全，煎则取其气之达。气味俱到，效如桴鼓矣。

其下养正丹者，暖肾药也。本方补肺气，养正丹温肾气，镇摄归根，喘急遄已矣。

黑锡丹（本事）

治脾元久冷，上实下虚，胸中痰饮。或上攻头目。及奔豚上气，两胁膨胀。并阴阳气不升降，五种水气脚气上攻。或卒暴中风，痰潮上隔等症。局方有阳起石

<blockquote>
镇纳浮阳黑锡丹，硫黄入锡结成团。

胡芦故纸茴沉木，桂附金铃肉蔻丸。
</blockquote>

（发明）陈修园曰：此方一派辛温之中，杂以金铃子之苦寒为导，妙不可言。

喻嘉言曰：凡遇阴火逆冲，真阳暴脱。气喘痰鸣之急证，舍此丹别无方法。即痘疹各种坏症。服之无不回生。予（嘉言）每用一囊，佩带随身。恐遇急症，不及取药。且欲吾身元气，温养其药。藉手效灵，厥功历历可纪。徐灵胎曰：镇纳元气，为治喘必备之药。

全真一气汤（冯氏）

滋阴降火之神方

即生脉散（人参五分，麦冬八分，五味子九粒水煎服。）加熟地五七钱或一两。白术三钱。牛膝附子各二钱。水煎服。

（发明）陈修园曰：此方以熟地滋肾水之干，麦冬五味润肺金之燥，人参白术补中宫土气。俾上能散津于肺，下能输精于肾。附子性温以补火，牛膝引火气下行。不为食气之壮火，而为生气之少火。从桂附地黄丸套来，与张景岳镇阴煎同义。然驳杂浅陋，不可以治大病。唯痘科之逆症相宜。以诸药皆多液之品，添浆最速也。

二加龙骨汤（仲景）

治虚劳不足，男子失精，女子梦交。吐血下利清谷。浮热汗出，夜不成寐等证。即桂枝加龙骨牡蛎汤（方见真方歌括虚劳门）去桂枝加白薇一钱五分、附子一钱、白芍生姜各三钱、炙甘草一钱五分、红枣三枚、龙骨三钱、生牡蛎四钱、白薇一钱五分、附子一钱。水煎服。

（发明）陈修园曰：此方探造化阴阳之妙。用之得法，效如桴鼓。庸医疑生姜之过散，龙骨牡蛎之过敛，置而不用。以致归脾汤，人参养荣汤等，后来居上，洵可浩叹。

轻可去实

九味羌活汤（张元素）

一名冲和汤。四时感冒发散之通剂。

> 冲和汤内用防风，羌芷辛苍草与芎。
>
> 汗本于阴芩地妙，三阳解表一方通。

（发明）陈修园曰：羌活散太阳之寒，为拨乱反正之药。能除头痛项强，及一身尽痛。无汗者，以此为主。防风驱太阳之风，能除头痛项强。恶风，自汗者，以此为主。又恐风寒不解，传入他经。以白芷断阳明之路，黄芩断少阳之路，苍术断太阴之路，（多汗者易白术）川芎断厥阴之路，细辛断少阴之路。又以甘草协和诸药，使和衷共剂也。佐以生地者，汗化于液。补阴即讬邪之法也。

（备考）汪认菴曰：洁古制此汤，以代麻黄桂枝青龙各半等汤。然黄芩生地寒滞，未可权施，用时宜审。

人参败毒散（活人）

治伤寒瘟疫，风湿风眩，拘蹲风痰。头痛目眩，四肢痛，憎寒壮热，项强睛疼。老人小儿皆可服。

> 人参败毒草苓芎，羌独柴前枳桔同。
>
> 瘟疫伤寒噤口痢，讬邪扶正有奇功。

（发明）汪认菴曰：羌活理太阳游风，独活埋少阴伏风，兼能去湿除痛。川芎柴胡，和血升清。枳壳前胡，行痰降气。甘桔参苓，清肺强胃。主之以人参者，扶正气以匡邪也。加陈仓米三钱，名仓廪汤。治噤口痢。

（备考）喻嘉言曰：暑湿热三气门中，唯此方为第一。胡天锡曰：非其时而有其气，唯气血两虚之人受之。寒客荣而风各卫，不可用峻剂。故稍从其轻者，此羌活汤败毒散所由立也。九味汤（即九味羌活汤）主寒邪伤荣，故于发表中加芎地。引而入血，即借以调荣。用姜葱为此，使通体汗出庶三阳血分之邪，直达而无所滞矣。败毒散，治风邪伤卫。故于发表中加参苓枳桔，引而达卫，固讬以宣通。用生姜为使，使留连肺部，则上焦气分之邪，不能干矣。是方亦可用黄芩者，以诸药气味辛温，恐其僭亢。一以润之，一以清之也。

香苏饮（局方）

治四气感冒，发表轻剂。

> 香苏饮内草陈皮，汗顾阴阳用颇奇。
>
> 芎芥芎防蔓子入，解肌活套亦须知。

（发明）陈修园曰：仲景麻桂诸汤，从无他方可代。后人易以九味羌活汤，人参败毒散及此汤。看似平稳，其实辛烈失法，服之得汗，有二虑。一虑辛散过汗重则亡阳，轻则汗漏也。一虑辛散逼汗，动藏气而为鼻衄。伤津液而为热不退，渴不止也。服之不得汗，亦有二虑。一虑辛散煽动内火，致热伤其里，而为狂热不得寐。一虑辛散拔动其根，致邪气入阴，而为脉细但欲寐也。通于仲景之法，则无是虑。

升麻葛根汤（钱乙）

治阳明表热下利，兼治痘诊初发。

> 钱氏升麻葛根汤，芍药甘草合成方。
>
> 阳明发热兼头痛，下利生癍疹痘良。

（发明）柯韵伯曰：此为阳明初病，解表和里之剂。可用以散表热，亦可用以治里

166

虚，一方而两擅其长也。夫身热汗自出，不恶寒反恶热，是阳明之本证。仲景未尝立治表一方，见阳明初起，汗出多而恶寒者，便用桂枝汤。及无汗而恶寒者，则用葛根汤证同太阳而称阳明者。是阳明之表病，自太阳传来，故治仍同太阳也。此方治阳明自病，不用麻桂者。恐汗太过而亡津液，反致胃燥也。用升麻葛根发胃脘之阳，以散肌肉之表热。芍药甘草泻脾经之火，以解胃府之里热。无汗则发，有汗则止，功同桂枝。而已达于姜桂，且不须歠粥以助阳也。胃实为阳明之里证，仲景用承气三方。然阳明初病，往往有移热于脾而下利者。内经所谓暴注下迫，皆属于热也。此方即仿其义，去姜桂之辛热，以升麻代麻黄。便是阳明表剂，而非太阳表剂矣。葛根禀性甘凉，可以散表实。协升麻以上升，则使清阳达上，而浊阴下降可知。芍药收敛脾阴，甘草缓急和里，则下利自止可知。治里仍用表药者，以表实不利，而非里实故也。痘疹自里达表，出于少阴而发于太阳。初起则内外皆热，故亦宜于凉散耳。若无汗加麻黄，有汗加桂枝，渴热加石膏，咽痛加桔梗。头痛合芎芷散，头面肿合消毒饮。有少阳证加柴芩，火盛加芩连。凡邪在三阳，以此出入，无不利也。

小续命汤（千金）

通治六经中风。喎邪不遂，语言蹇涩，及刚柔二痓。亦治厥阴风泻。

> 小续命汤桂附芎，麻黄参芍杏防风。
>
> 黄芩防己兼甘草，风中诸经以此通。

（发明）陈修园曰：天地之噫气为风，和风则生长万物，疾风则摧折万物。风之伤人者，皆带严寒肃杀之气。故此方桂芍姜草，即伤寒论之桂枝汤。麻杏甘草，即伤寒论之麻黄汤。二方合用，立法周到。然风动则火升，故用黄芩以降火。风胜则液伤，故用人参以生液。血行风自灭，故用芎芍以行血，防风驱周身之风。为拨乱反正之要药。附子补肾命之根，为胜邪固本之灵丹。防己纹如车辐，有升转循环之用。以通大经小络。药品虽多，而丝丝入扣。孙真人洵仲景下之一人也。

（备考）汪认菴曰：此方今人罕用，然古今风方。多从此方损益为治。

地黄饮子（河间）

治舌瘖不能言，足废不能行，此谓少阴气厥不至。急当温之。名曰痱症。

> 地黄饮子少阴方，桂附菀苓并地黄。
>
> 麦味远蒲萸戟斛，薄荷加入煮须详。

（发明）陈修园曰：命火为水中之火，昔人名为龙火。其火一升，故舌强不语，以肾脉系于舌本。其火一升而不返，故猝倒不省人事。以丹田之气，欲化作冷风而去。方用桂附菀蓉巴戟以导之，龙升则水从之。故痰涎如涌，以痰之本，则为水也。方用熟地茯苓山萸石斛以安之。火迸于心，则神识昏迷。方用远志菖蒲以开之。风动则火发，方用麦冬五味子以清敛之。肾主通身之骨，肾病则骨不胜任，故足废不能行。方用十二味以补之，然诸药皆质重性沉，以镇逆上之火。而火由风发，风则无形而行疾。故用轻清之薄荷为引导。又续煎数沸，不令诸药尽出重浊之味。俾轻清走于阳分以散风，重浊走于阴分以镇逆。此刘河间制方之妙也。

刘河间曰：中风非外中之风，良由将息失宜。心火暴甚，肾水虚衰。不能制之，故卒倒无知也。治宜和藏府，通经络，便是治风。

（备考）医贯曰：痰涎上湧者，水不归元也。面赤烦渴者，火不归元也。唯桂附能引火归元，火归水中，则水能生木。木不生风而风自息矣。

资寿解语汤（喻嘉言）

治中风脾缓，舌强不语，半身不遂。与地黄饮子同义。但彼重在肾，此重在脾。

资寿特名解语汤，专需竹沥佐些姜。

羌防桂附羚羊角，酸枣麻甘十味强。

（发明）陈修园曰：此与前方相仿，但表药较多。外证重者相宜。方中一味羚羊角尤妙。

（备考）喻嘉言治肾气不荣于舌本，加枸杞首乌天冬菊花石菖蒲元参。

藿香正气散（局方）

治外受四时不正之气，内停饮食，头痛寒热。或霍乱，或作疟疾，吐泻。

藿香正气芷苓苏，甘桔陈皮术朴俱。

夏曲腹皮加姜枣，感伤岚瘴并能驱。

（发明）陈修园曰：四时不正之气，由口鼻而入。与邪伤经络者不同，故不用大汗以解表，只用芳香利气之品。俾其从口鼻入者，仍从口鼻出出。苏芷陈腹朴梗，皆以气胜，故能正不正之气也。茯苓术草，皆甘平之品，所以培养中气也。若邪伤经络，宜审六经用方。不可以此混用杀人。

按夏月吐泻，多是伏阴在内，理中汤为经方。时医因此汤有治霍乱吐泻之例。竟以为夏月吐泻通剂。实堪痛恨。

（备考）吴鹤皋曰：若病在太阳，与此汤全无干涉。伤寒脉沉发热，与元所本虚之人。并夹阴发热者，宜戒。又金不换正气散，即平胃散，加半夏藿香。凡受山岚瘴气，及出远方，不服水土，吐泻下利者主之。盖平胃散可以平湿土而消瘴，加半夏之燥以醒脾，藿香之芬以开胃。

香薷饮（局方）

治暑热乘凉饮冷，阳气为阴邪所遏。头痛发热恶寒，烦躁口渴，腹满吐泻者。

三物香薷藊朴先，若云热盛益黄连。

草苓五物还十物，瓜橘参芪白术全。

（发明）叶仲坚曰：饮与汤稍有别，服有定数者名汤，时时不拘者名饮。饮因渴而设，用之于温暑，则最宜者也。然胃恶燥，脾恶湿。多饮伤脾，反致下利。治之之法，心下有水气者发汗，腹中有水气者利小便。然与其有水患而治之，曷若先选其能汗能利用者用之。香薷芳草辛温，能发越阳气，有彻上彻下之功。故治暑者君之，以解表利小便。佐厚朴以除湿，扁豆以和中，合而用之为饮。饮入于胃，热去而湿不留，内外之暑悉除矣。若心烦口渴者，去扁豆加黄连，名黄连香薷饮。加茯苓甘草名五物。加木瓜参芪橘术名十味。随证加减，尽香薷之妙用也。然劳倦内伤，必用清暑益气。内热口渴，必用人参白虎。若用香薷，是重虚其表，而反济其内热矣。香薷乃夏月解表之药，如冬月之麻黄。气虚者尤不可服，今人不知暑伤元气，概用以代茶，是开门揖盗也。

（备考）五物香薷饮，加木瓜，名六味香薷饮。治湿盛。前方合香苏饮，名二香散。治外感内伤，身热腹胀。三物香薷饮，合藿香正气散，名藿薷汤。治伏暑吐泻。前方加葛根，名香葛汤。治暑月伤风。

五积散（局方）

治感冒寒邪。头疼身痛，项背拘急，恶寒呕吐，肚腹疼痛。及寒湿客于经络，腰脚骨髓疼痛。及痘疹子寒胜等证。

去麻黄酒煮。治痢后鹤膝风，甚效。

> 局方五积散神奇，归芎芍苍用更奇。
>
> 桔枳夏苓姜桂草，麻黄芷朴与陈皮。

（发明）陈修园曰：表里俱寒，外而头项强痛，内而肚腹亦痛。较桂枝症更甚者，宜服此汤。

（备考）除肉桂枳壳陈皮三味，用余药微炒，名熟料五积散。温中解表，散痞调经。

小柴胡去参加青皮汤

治疟病初起。

即小柴胡汤去人参，加青皮二钱。

（发明）陈修园曰：疟症初起，忌用人参。时医之伎俩也，然相沿既久，亦姑听之。第初起无汗者宜加麻黄二钱，多汗者宜加白芍桂枝各二钱。寒多者宜加桂枝干姜各二钱，热多者宜加贝母知母各二钱。口渴者去半夏，加括蒌根二钱五分。

小柴胡加常山汤

凡疟症三发之后，皆可服。天明时一服，疟未发前一时一服。神效。

即柴胡汤加常山三钱，生用不炒。

（发明）常山一味，时医谓堵截之品。误信李士材薛立齐之说，不敢用之。而不知是从阴透阳，逐邪外出之妙品。仲景用其苗，（名蜀漆）后世用其根。实先民之矩矱，即云涌吐。而正取其吐去积痰则疟止。

宣可决壅

稀涎散

一名稀涎千缗汤。治风痰不下，喉中如牵锯。或中湿肿满。

通关散

> 稀涎皂半草矾班，直中痰潮此渐关。
>
> 更有通关辛皂末，吹来得嚏保生还。

（发明）顽痰上塞咽喉，危在顷刻，当以此攻之然痰为有形也。痰厥，宜湧吐以出其痰。气无形也，气厥，宜取嚏以宣其气。二者皆所以开其闭也。若脱证昏倒，不省人事，亦用此法以开之，最速其死也。慎之。柯韵伯曰：攻邪有汗吐下三法。仲景于吐剂立栀子豉汤，瓜蒂散二方。所以导热邪之上出，逐寒邪而外散也。其有不因外感，因醇酒厚味，渐积凝结，变为顽痰。一日乘虚上塞咽喉，气不得通。忽然昏仆，目反直视。喉中声如牵锯，此为痰厥。先辈所云怪证多属于痰者此也。非用峻药以攻之，顽痰不能遽退。故用生姜半夏之辛以散之，甘草之甘以涌之，白矾之涩以敛之，牙皂之勇以开之。此斩关夺门之势，唯禀气素实而暂虚者可用。壅塞稍疏，续进他药，不可多用以伤元气。如平素虚弱者，又当攻补兼施。六君子汤中加牙皂白矾以吐之，则庶凡矣。若误作中风治之，去生便远。

（备考）严用和稀涎散，用皂角四挺去皮弦炙。白矾一两为末。每服五分。或加入藜芦，令微吐痰涎，续进他药。

越鞠丸（丹溪）

治藏府一切痰食气血诸郁。为痛为呕，为胀为利。

六郁宜施越鞠丸，芎苍曲附并栀餐。

食停气血湿痰火，得此调和顷刻安。

（发明）季楚重曰：经云："太阴不收，则肺气焦满。"又云："诸气愤郁，皆属于肺。"然肺气之布，必由胃气之输。胃气之运，必本三焦之化。甚至为痛为呕为胀为利，莫非胃气不宣，三焦失职所至。方中君以香附快气，调肺之拂郁。臣以苍术开散，强胃而资生。神曲佐化水谷，栀子清郁导火，于以达肺腾胃而清三焦。尤妙抚芎之辛，直入肺胆以助妙用。则少阳之生气上朝，而荣卫和。太阴之收气下肃，而精气化。此丹溪因五郁之法而变通者也。然五郁之中，金木为尤甚。前人用逍遥调肝之郁，兼清火滋阴。泻白散清肺之郁，兼润燥降逆。要以木郁上冲即为火，金郁敛涩即为燥也。如阴虚不知滋水，气虚不知化液，是又不善用越鞠矣。

陈修园曰：诸病起于郁者难医，时医每以郁金统治之，是徇名之误也。此药本经不载，唐本有之，唐本云气味苦寒无毒。主血积下气，生肌止血，破恶血血淋尿血金疮。原文只此二十四字。大抵破血下气，及外敷之品，无一字言及解郁。录此以为误用者戒。

（备考）金鑑云：气虚加人参，气痛加木香，郁甚加郁金。金懒食加谷蘖，胀加厚朴，痞加枳实，呕痰加姜夏，火盛加芩连。在临证者详审之。

逍遥散（局方）

治肝家血虚火旺。头痛目眩，颊赤口苦，倦怠烦渴，抑郁不乐，两胁作痛。寒热小腹重坠，妇人经水不调，脉弦大而虚。

逍遥散用芍当归，术草柴苓慎勿违。

散郁除蒸功最捷，丹栀加入有元机。

（此方本有薄荷陈皮煨姜）。

（正义）赵羽皇曰：此治肝郁之病。肝，性急善怒。故喜疏达，不宜拂郁，郁则火动而诸病生矣。发于上则头眩耳鸣，而或为目赤。发于中则胸满胁痛，而或作吞酸。发于下则少腹疼疝，而或溲溺不利。发于外则寒热往来，似疟非疟。凡人此诸症，何莫非肝郁之象乎。而肝木之所以郁，其说有二。一为土虚不能升木也，一为血少不能养肝也。盖肝为木气，全赖土以滋培，水以灌溉。若中土虚，则木不升而郁。阴血少，则肝不滋而枯。方用白术茯苓者，助土德以升木也。当归芍药者，益荣血以养肝也。薄荷解热，甘草和中，独柴胡一味，一以为厥阴之报使，一以升发诸阳。经云木郁则达之，遂其曲直之性，故名曰逍遥。若内热外热盛者，加丹皮解肌热，炒栀清内热。此加味逍遥散之义也。

道赤散（钱乙）

治心热口糜舌疮，小便黄赤茎中痛，热淋不利。

导赤原来地与通，草梢竹叶四般攻。

口糜茎痛兼淋沥，泻火功归补水中。

（发明）季楚重曰：泻心汤用黄连，所以治实邪。实邪则木之有余，泻子以清母也。导赤散用地黄，所以治虚邪。虚邪则水之不足，壮水以制火也。

（备考）赤色属心，导赤者，导心经之热。从小肠而出，以心与小肠为表里也。然所

170

见口糜舌疮，小便黄赤，茎中作痛，热淋不利等证，皆心热移于小肠之证。故不用黄连直泻其心，而用生地滋肾凉心，木通通利小肠，佐以甘草梢，取其易泻最下之热。茎中之痛可除，心经之热可导出。此则水虚火不实者宜之，以利水而不伤阴，泻火而不伐胃也。若心经实热，须加黄连竹叶。甚者更加大黄，亦釜底抽薪之法也。

五淋散（局方）

治膀胱结热，水道不通，淋沥热痛。或尿如豆汁，或成砂石，或为膏脓，或小便有血。

> 五淋散用赤苓君，归芍栀甘灯草心。
> 气化原由阴以育，调行水道妙通神。

（发明）柯韵伯曰：五藏之水火，皆生于气。气平则为少火，少火生气。而气即为水，水精四布，下输膀胱，源清则流洁矣。气有余则为壮火，壮火食气，则化源无藉，为癃闭涩。膏汁豆汁砂石脓血，而水道为之不利矣。总由化源之不清，非决渎之失职。若以八正舟车，禹功濬川等剂治之五藏之阴虚，太阳之气化绝矣。故急用栀苓治心肺，以通上焦之气，而五志火清。归芍滋肝肾，以安下焦之气，而五藏阴复。甘草调中焦之气，而阴阳分清，则太阳之气自化，而膀胱之水洁矣。此治本之计，法之尽善者也。

通关丸（东垣）

又名滋肾丸。治下焦湿热，小便点滴不通，以致腹闷欲吐。

> 溺癃不渴下焦疏，知柏同行肉桂扶。
> 丸号通关能利水，又名滋肾补阴虚。

（发明）陈修园曰：溺窍一名气门，以溺由气化而出也。气者阳也，阳得阴则化。若热结下焦，上无口渴之证，以此丸清下焦之热，则小便为涌矣。此证若口渴，宜济生肾气丸、金匮瞿麦丸主之。然又有巧法焉，譬之滴水之器，闭其上窍，则下窍不通。去其上窍之闭，则水自流矣。用补中益气汤，或吐法甚妙。又于利水药中，入麻黄之猛。能通阳气于至阴之地。配杏仁之降，俾肺气下达州都。此从高原以导之，其应如响。虚人以人参麻黄各一钱，水煎服亦妙。夏月以苏叶防风杏仁各三钱，水煎温服，复取微似汗亦妙。

六一散（河间）

一名天水散。治夏时中暑热伤元气，内外俱热，无气以动。烦渴欲饮，肠胃枯涸者。又能催生下乳。积聚蓄水，里急后重，暴注下迫者宜之。加朱砂三钱，名益元散。

> 六一散中滑石甘，热邪表里可兼探。益元再入朱砂研，泻北玄机在补南。

（发明）柯韵曰：元气虚而不支者死，邪气盛而无制者亦死。今热伤元气，无气以动。斯时用参耆以补气，则邪愈甚。用芩连以清热。则气更伤，唯善攻热者，不使丧人元气。善补虚者，不使助人邪气。必得气味纯粹之品，以主之。滑石禀土冲和之气，能上清水源，下通水道，荡涤六府之邪热，从小便而泄矣。甘草禀草冲和之性，调和内外，止渴生津，用以为佐。保元气而泻虚火，则五藏自和矣。然心为五藏主，暑热扰中，神明不安。必得朱砂以镇之，则神气可以遽复。凉水以滋之，则邪热可以急除。此清心之阳，热可通行也。至于热利初起，里急后重者宜之，以滑可去着也。催生下乳，积聚蓄，水等证，同乎此义故兼治之。是方也，益气而不助邪，逐邪而不伤气，不负益元之名矣。宜与白虎生脉三方，鼎足可也。

（备考）汪认菴曰：滑石气轻解肌，质重泻火。滑能利窍，淡能行水。故能通治上下表里之湿热。甘草泻火和中，又以缓滑石之寒滑也。前方（即六一散）加青黛，名碧玉散，取其凉肝。加薄荷，名鸡苏散，取其散肺也。

泄可去闭

邪盛则闭塞不通，以泄剂从大便逐之。

备急丸（金匮）

治寒气冷食，稽留胃中。心腹满痛，大便不通者。

<blockquote>
姜豆大黄备急丸，专攻闭痛及停寒。
兼疗中恶人昏倒，阴结垂危得此安。
</blockquote>

（发明）柯韵伯曰：大便不通，当分阳结阴结。阳结有承气更衣之剂，阴结又制备急白散之方。金匮用此治中恶，当知寒邪卒中者宜之。若用于温暑热邪，速其死矣。是方允为阴结者立。干姜散中焦寒邪，巴豆逐肠胃冷积，大黄通地道。又能解巴豆之毒，是有制之师也。然白散治寒结在胸，故用桔梗佐巴豆，用吐下两解法。此则治寒结肠胃，故用大黄佐干姜巴豆，以直攻其寒也。世徒知有温补之法，而不知有温下之法。所以但讲虚寒，而不议及实寒也。

三一承气汤（刘河间）

即大承气汤，加甘草二钱。

（发明）陈修园曰：仲景三承气汤，尽美尽善，无可加减。刘河间于此方加甘草一味，便蹈仲景矩矱。然意在调胃，于外科杂证等，颇亦相宜。视陶节菴六一顺气汤，更高一倍。

按张宪公云：（名孝培古人也）承者以卑承尊，而无专成之义。天尊地卑，一形气也。形统于气，故地统于天。形以承气，故地以承天。胃土也，坤之类也。气阳也，干之属也。胃为十二经之长，化糟粕，运精微。转味出入，而成转化之府。岂专以块然无形，亦唯承此乾行不息之气耳。汤名承气，确有此义。非取顺气之义也。

温脾汤（许叔微）

主治冷痼在肠胃之间，泄泻腹痛。宜先取去，然后调治。不可畏虚以养病也。

<blockquote>
温脾桂附与干姜，朴草同行佐大黄。
泄泻流连知痼冷，温通并用效非常。
</blockquote>

（发明）喻嘉言曰：许叔微制此方，深合仲景以温药下之之法。方中大黄一味，不用则温药必不能下。而久留之邪，非攻不去。多用恐温药不能制，而洞泄或至转剧。裁酌用之，真足法也。

（备考）千金方，温脾汤。用人参附子甘草芒硝各一钱，大黄五钱，当归干姜各三钱，煎服。本方除当归芒硝，亦名温脾汤。治久痢赤白，脾胃冷食不消。

防风通圣散（河间）

风热壅盛，表里三焦皆实。乃发表攻里并用法。

<blockquote>
防风通圣大黄硝，荆芥麻黄栀芍翘。
甘桔芎归膏滑石，薄荷芩术力偏饶。
</blockquote>

（发明）吴鹤皋曰：防风麻黄，解表药也。风热之在皮肤者，得之由汗而泄。荆芥薄荷，清上药也。风热之在颠顶者，得之由鼻而泄。大黄芒硝，通利药也。风热之在肠胃

者，得之由后而泄。滑石栀子，水道药也。风热之在决渎者，得之由溺而泄。风淫于膈，肺胃受邪。石膏桔梗，清肺胃也。而连翘黄芩，又所以祛诸经之游火。风之为患，肝木主之。川芎归芍，和肝血也。而甘草白术，所以和胃气而健脾。刘守真氏长于治火，此方之旨，详且悉哉。亦治失下发癍，三焦火实。全方除硝黄，名双解散。解表有防风、麻黄、薄荷、荆芥、川芎，解里有石膏、滑石、黄芩、栀子、连翘。复有当归、芍药，以和血，桔梗、白术、甘草以调气。荣卫皆和，表里俱畅，故曰双解。本方名曰通圣，极言其功用之妙也。

按河间制此：解利四时冬寒春温夏热秋燥。正令伤寒，凡邪在三阳，表里不解者。以两许为剂，加葱姜淡豉煎服之。候汗下兼行，表里即解。形气强者，两半为剂。形气弱者，五钱为剂。若初服因汗少不解，则为表实，倍加麻黄以汗之。因便硬不解，则为里实，倍加硝黄以下之。连进二服，必令汗出下利而解也。今人不知其妙，以河间过用寒凉，仲景伤寒，俱无下法。弃而不用，真可惜也。不知其法神捷，莫不应手取效。从无寒中痞结之变，即有一二不解者。非法之未善，则必已传阳明故也。

凉膈散（局方）

治心火上盛。中焦燥实。烦躁口渴，目赤头眩，口疮唇裂。吐血衄血，大小便秘。诸风瘛疭，胃热发癍发狂。及小儿惊急，痘疮黑陷。

> 凉膈硝黄栀子翘，黄芩甘草薄荷饶。
>
> 再加竹叶调蜂蜜，膈上如焚一服消。

（发明）汪认菴曰：此上中二焦泻实火药也。连翘薄荷竹叶，散火于上。栀芩硝黄荡热于中，使上升下行，而膈自清矣。用甘草生蜜者，病在膈，甘以缓之也。张洁古减去硝黄，加桔梗为之舟楫。浮而上行治上焦诸热，便不实者宜之。古方用凉膈散居多，本方加菖蒲远志，名转舌膏，治心经蕴热。加青黛蓝根，名活命金丹，治肝经风热，不可以此方过泻而轻訾之也。

（备考）潘思敬曰：仲景调胃承气汤，后人加味，一变而为凉膈散。再变而为防风通圣散。

失笑散

独胜散

治产后心腹绞痛欲死，或血迷不省人事，或胞衣不下。并治心痛血滞作痛。

> 失笑蒲黄及五灵，晕平痛止积无停。
>
> 山楂二两砂糖复，独圣功用更守经。

（发明）吴于宣曰：经云："心主血、脾统血、肝藏血。"故产后于血停滞，三经皆受其病。以致心腹瘀痛，恶寒发热，神迷眩晕，胸膈满闷凡兹者。由寒凝不消散，气滞不留行，恶露停留，小腹结痛。迷闷欲绝，非纯用甘温破血行血之剂，不能攻遂荡平也。是方用灵脂之甘温走肝，生用则行血。蒲黄辛平入肝，生用则破血。佐酒煎以行其力，庶可直抉厥阴之滞，而有推陈致新之功。甘不伤脾，辛能散瘀。不觉诸证悉除，直可以一笑置之矣。至于独圣散用山楂一味，不唯消食健脾，功能破瘀。止儿枕痛，更益以沙糖之甘，逐恶而不伤脾。童便之咸，入胞而不凉下。相得相须，功力甚伟，名之曰独圣。诚不虚也。

滑可去著

滑者润泽之谓也。从大便降之，视泄剂较轻。

芍药汤（张洁古）

治滞下赤白，便脓血，后重窘痛。

> 初痢多宗芍药汤，芩连槟草桂归香。
>
> 须知调气兼行血，后重便脓自尔康。

（发明）罗东逸曰：滞下起于夏秋，非外因湿暑。即内因生冷，湿蒸热郁酿成。初起府病，久则传藏。府病易治，藏病难治。府者何？病在大肠则从金化，故其色白。病在大肠则从火化，故其色白。病在小肠则从火化，故其色赤。所以赤痢多噤口，以小肠近胃。秽气易于上攻，而为呕逆不食也。藏者何？传心则热不休，下利血水。传肾则利不止，如屋漏水。传脾则水浆不入，哕逆不食。此汤治初病在府之方也。用当归白芍以调血，木香槟榔以调气。血和则脓血可除，气调则后重自止。芩连燥湿而清热，甘草调中而和药。又用肉桂之温，是反佐法，芩连有所制而不偏也。若窘迫痛甚，若服后痢不减者，加大黄通因通用，盖实痛必大下之而后已也。修园又有加减法。肉桂色赤入血分，赤痢取之为反佐。而地榆川芎槐花之类，亦可加入也。干姜辛热入气分，白痢取之为反佐。而苍术砂仁茯苓之类亦可加入也。

脾约丸（仲景）

又名麻仁丸。治肠胃燥热，大便秘结，小便数多。

> 燥热便难脾约丸，芍麻枳朴杏黄餐。
>
> 润而甘缓存津液，溺数肠干得此安。

（发明）成无己曰：约者，约结之意，又约束也。今脾藏燥结，约束津液，不得四布，但输膀胱，小便数而大便硬。故曰脾约。麻仁多脂润燥，故以为君。杏仁通利大肠，故以为臣。破结者必以苦，故以大黄之苦寒，芍药之苦辛为佐。行滞者必顺气，故以枳实顺气而除痞，厚朴顺气以泄满为使。以蜜为丸者，取其缓行而不骤也。

（备考）朱丹溪曰：此方唯燥热而禀实者可用。热微而虚者，宜滋阴降火，津液自生。若服此方，愈致燥涸之苦矣。

更衣丸

治津液不足，肠胃干燥，大便不通。

> 更衣丸用荟硃研，滴酒为丸服二钱。
>
> 阴病津枯肠秘结，交通水火效如仙。

（发明）柯韵伯曰：胃为后天下之本，不及固病，太过亦病。然太过复有阳盛阴虚之别焉。两阳合明而胃家实，仲景制三承气汤以下之。水火不交而津液亡，前贤又制更衣丸以润之。古人如厕必更衣，故以此命名也。朱砂以贡为体，性寒，重坠下达。芦荟以液为质，味苦，膏滑下滋兼以大寒大苦之性味，能润燥结。从上导下而胃关开矣。合以为丸，有水火既济之妙。两者相须，奏功甚捷。真匪夷所思矣。

礞石滚痰丸（王隐君）

治实热老痰之峻剂。虚寒者不宜用。

> 隐君遗下滚痰方，礞石黄芩及大黄。
>
> 少佐沉香为引导，顽痰怪症力能匡。

（发明）柯韵伯曰：脾为生痰之原，肺为贮痰之器，此无稽之痰也。夫脾为胃行其津液，以灌四旁，而水津又上输于肺焉？能凝结而为痰。唯肾为胃关，关门不利，故水聚而泛为痰也。则当曰肾为生痰之原。经云："受谷者浊，受气者清。清阳走五藏，浊阴归六府。"肺为手太阴，独受诸气之清。而不受有形之浊，则何可贮痰。唯胃为水谷之海，万物所归，稍失转输之职。则温热凝结为痰，依附胃中而不降。当曰胃为贮痰之器，斯义也。唯王隐公知之，故制老痰之方。不涉脾肺，而责之胃肾。二黄礞石，禀中央之黄色，入通中宫者也。黄芩能清理胃中无形之气，大黄能荡涤胃中有形之质。然痰之为质，虽滑而粘。善栖泊于肠胃曲折之处，而为巢穴。不肯顺流而下，仍得缘崖而升，故称老痰。二黄以湿润之品，只能直行而泄。欲使季曲而导之，非其所长也，故选金石以佐之。礞石之燥，可以除其湿之本。而其性之悍，可以迅扫其曲折依伏之处，使浊秽不得腻滞而少留。此滚痰之所由名乎。又虑夫关门不开，仍得为老痰之窠臼。沉香为北方之色，能纳气归肾，又能疏通肠胃之滞。肾气流通，则水垢不留，而痰不再作。且使礞石不粘著于肠，二黄不伤及于胃。一举而三善备，所以功效若神也。

指迷茯苓丸（千金）

治中脘留伏痰饮，臂痛难举，手足不得转移。

> 指迷最切茯苓丸，风化芒硝分外看。
>
> 枳半合成四味药，停痰伏饮胜灵丹。

（发明）柯韵伯曰：痰饮之本，皆水也。水入于胃，游溢精气，上输于脾。此自阳入阴也。脾气散精，上归于肺，此地气上升也。通调水道，下输膀胱，是天气下降也。水精四布，五经并行，是水入于经，而血乃成也。若阴阳不和，清浊相干，胃气乱于中。脾气难于升，肺气滞于降而痰饮随作矣。痰与饮同源而有阴阳之别。阳盛阴虚，则水气凝而为痰。阴盛阳衰，则水气溢而为饮。除痰者降气清火，是治其标。补阴利水，是治其本也。涤饮者降气燥湿，是治其标。温肾利水，是治其本也。此方欲兼两者而合治之。半夏燥湿，茯苓渗湿，风硝软坚，枳谷利气。别于二陈之甘缓，远于礞石之峻悍。殆攻中之平剂矣。

涩可固脱

当归六黄汤（准绳）

> 阴炎汗出六黄汤，二地芩连檗与当。
>
> 倍用黄耆偏走表，苦坚妙用敛浮阳。

（注）寤而汗出曰自汗，寐而汗出曰盗汗。阴盛则阳虚，不能外固，故自汗。阳盛则阴虚，不能中守，故盗汗。阴阳和平之人，冲气舒则行阳而寤，夜则行阴而寐。阴阳既济，病安从来。唯阴虚有火之人，寐则卫气行阴。阴虚不能济阳，阳火因盛而争于阴，故阴液失守，外走而汗出。寤则卫气复行出于表，阴得以静，故汗止矣。用当归以养液，二地以滋阴，令阴液得其养也。用黄芩泻上焦火，黄连泻中焦火，黄檗泻下焦火，令三火得其平也。又于诸寒药中加黄耆，庸者不知，以为赘品。且谓阳盛者不宜，抑知其妙义正在于斯耶。盖阳争于阴，汗出荣虚，则卫亦随之而虚。故倍加黄耆者，一以完已虚之表，一以固未定之阴。经曰："阴平阳秘。精神乃治。"此之谓矣。

（集注）吴琨曰：杂证盗汗与伤寒盗汗不同，伤寒是半表半里之邪未尽，杂证则阴虚有火而已。彼以和表为主，此以救阴为急。故以补阴之品，佐泻火之药。明者辨之。

耆附汤（济生）

> 卫阳不固汗汪洋，须用黄耆附子汤。

附暖丹田元气主，得者固脱守其乡。

陈修园曰：神农本草经云：黄耆气味，甘微温，无毒。主痈疽久败疮，排脓止痛。大风癫疾，五痔鼠瘘。补虚。小儿百病。本经只此三十三字。皆取其质轻味淡，偏走皮毛。故治大风痈疽，及一切外症脓血过多，用之补养皮肉之虚而已。又云主小儿百病者，以轻薄之品，大人不足倚赖。唯小儿经脉未盛气血皆微，不宜峻补。得此微补之品，百病可以概治也。细味经旨，安能大补元气以止汗。如六黄汤之大寒以除热，热除则汗止。耆附汤之大热以回阳，阳回则汗止。玉屏风之解肌以祛风，风除则汗止。三方不重在黄耆却得黄耆之轻快，径走皮肤，奏效更速。数百年以来，无一人谈及。甚矣，医道之难也。

平屏风散（元人危亦林世医得效方）

玉屏风散主诸风，止汗先求蓺蓺通。

发在耆防收在术，热除湿去主中宫。

（集注）柯琴曰：邪之所凑其气必虚。故治风者，不患无以驱之，而患无以御之。不畏风之不去，而畏风之复来。何则发散太过，元府不闭故也。昧者不知讬里固表之法，偏试风药以驱之。去者自去，来者自来。邪气留连，终无解期矣。防风徧行周身，称治风之仙药。上清头面七窍，内除骨节疼痹。外解四肢挛急，为风药中之润剂。治风独取此味，任重功专矣。然卫气者所以温分肉而充皮肤，腠理而司开阖。唯黄耆能补三焦而实卫，为玄府御风之关键。所以防风得黄耆其功愈大耳。白术健脾胃温分肉培土即以宁风也。夫以防风之善祛风，得黄耆以固表，则外有所卫。得白术以固里，则内有所据。风邪去而不复来，此饮散风邪者。当依如屏，珍如玉也。其自汗不止者，亦以微邪在表，皮毛肌肉之不固耳。

（订正）陈修园曰以黄耆为固表药，千古贻误。前贤用之不应，所以有有汗能止无汗能发骑墙之说。及庸辈有炙用能止，生用能表之分也。神农本经俱在，奈何舍而不读也。余于本条小注甚详，细心体认。如拨云见日，明者自知。

威喜丸（局方）

治元阳虚备，精滑白浊遗尿。及妇人血海久冷，淫带梦泄等证。

和剂传来威喜丸，梦遗滞浊服之安。

茯苓煮晒和黄蜡，专治阳虚血海寒。

玉簪三曰，抱朴子云：茯苓上万岁，其上生小木，状似莲花，名威喜芝。今以名方者，须择云茯苓之年深质结者。制以猪苓导之下出前阴。蜡淡归阳，不能入阴。须用黄蜡性味缓涩，有续绝补髓之功。专调断丧之阳，分理溃乱之精。故治元阳虚备而为遗浊带下者。若治肺虚淡火久嗽，茯苓不必结。而猪苓亦可不用矣。

济生乌梅丸

治大便下血如神。

下血淋漓治颇难，济生遗下乌梅丸。

缰蚕炒研乌梅捣，醋下几回病即安。

陈修园曰简。

斗门秘传方

治痢毒藏府撮痛，脓血赤白。或下血片，日夜无度。及噤口恶痢，他药不能治者，立见神效。

176

斗门原有秘传方，黑豆干姜芍药良。

甘草地榆罂粟壳，痢门逆症并堪尝。

陈修园曰：甘草黑豆，能解诸毒。毒解则撮痛除，赤白已。毒气不冲于胃口，而噤口之病亦瘳。又用地榆以燥在下之湿，芍药以泄在下之热，是正佐法。干姜之大辛太温以开在上之拒格，是反佐法。又用罂粟壳以止剧痛，制以白蜜之滑。以变其涩，是巧佐法。鸦片是罂粟之膏脂入土者，制造而成，名为阿芙蓉。令人喫其烟，多受其害。若以一二厘入药，止心腹之痛如神。所以取效倍于他药也。

圣济附子丸

治洞泄寒中注下水谷，或痢赤白，食已即出，食物不消。

附子丸中连与姜，乌梅炒研佐之良。

寒中泻痢皆神验，互用温凉请细详。

按原注云春伤于风邪气流连，至夏发为飧泄，至长夏发为洞泄。阴生于午，至未为甚。长夏之时，脾土当旺。脾为阴中之至阴，故阴气盛。阴气既盛，则生内寒而洞泄矣。

四神丸（准绳）

治脾肾双虚，子后作泻。不思食，不化食。肾水受时于子，弱土不能禁制，故子后每泻。

四神故纸与吴萸，肉蔻除油五味须。

大枣须向姜煮烂，五更肾泻火衰扶。

柯韵伯曰：泻利为腹疾，而腹为三阴之都会。一藏不调，便能泻利，故三阴下利。仲景各为立方以主之。太阴有理中、四逆。厥阴有乌梅丸、白头翁汤。少阴有桃花、真武、猪苓、猪肤、四逆汤散、白通、通脉等剂。可谓曲尽病情，诸法群备，然只为一藏立法。若三藏相关，久留不痊。如子后作泻一症，犹未之及也。夫鸡鸣至平旦，天之阴阴中之阳也。因阳气当至而不至，虚邪得以留而不去，故作泻于黎明。其由有四：一为脾虚不能制水。一为肾虚不能行水。故二神丸用补骨脂之辛燥者，入肾以制水。佐肉豆蔻之辛温者，入脾以煖土。丸以枣肉，又辛甘发散为阳。也一为命门火衰，不能生土。一为少阳气虚，无以发陈。故五味子散，君五味子之酸温，以收坎宫耗散之火。少火生气，以培土也。佐吴萸之辛温以顺肝木欲散之势，为水气开滋生之路，以奉春生也。此四者病因难异，而见症则同，皆水亢为害。二神丸是承制之剂，五味散是化生之剂也，二方理不同而用则同。故可互用以助效，亦可合用以建功。合为四神丸，是制生之剂也。制生则化，久泻自瘳矣。称曰四神，比理中八味二丸较速矣。

金锁固精丸

金锁固精芡实研，莲须龙牡蒺藜连。

又将莲粉为糊合，梦泄多遗久服蠲。

陈修园曰：此方汇集药品，毫无意义，即市中摇铃辈店上买药辈亦能制造。张景岳新方，亦多类此。若辈喜为平稳而说之，修园不阿好也。

封髓丹（金鉴）

治梦遗失精，及与鬼交。

妄梦遗精封髓丹，砂仁黄檗草和丸。

大封大固春长在，巧夺先天造化机。

陈修园曰：此方庸医每疑其偏寒少补而不敢用，而不知大封大固之妙，实夺造化之权。视金锁固精奚啻天渊之隔。宝鑑合三才汤料，名为三才封髓丸，则板实不灵矣。赵羽皇方论最妙，宜热读之。赵羽皇曰：经云："肾者主水受五藏六府之精而藏之。"又曰："肾者主蛰，封藏之本，精之处也。"盖肾为悭臟多虚少实，因肝木为子，偏喜疏泄母气。厥阴之火一动，精即随之外溢。况肝又藏魂，神魂不摄，宜其夜卧思交，精泄之症出矣。封髓丹为固精之要药，方用黄柏为君，以其味性苦寒，若能坚肾。肾藏得坚，则阴水不虞其泛溢。寒能清肃，秋令一至，则龙火不至于奋扬。水火交摄，精有不安其位者乎。佐之甘草，以甘能缓急。泻诸火与肝火之内烦，直能使水上合为一家，以妙封藏之固。若缩砂者，以其味辛性温，善能入肾。肾之所恶在燥，而润之者唯辛。缩砂通三焦，达津液，能纳五藏六府之精而归于肾。肾家之气纳，肾中之髓自藏矣。

真人养臟汤

> 真人养臟木香诃，粟壳当归肉蔻科。
> 术芍桂参甘草共，脱肛久痢即安和。

肛脱由于虚寒。参术甘草，以补其虚。官桂豆蔻，以温其寒。木香调气，当归和血，芍药以止痛，诃子粟谷以止脱。

陈修园曰：此汇药治病，市医得意之方。修园独以为否。然用木香之多，则涩而不郁，亦是见解超处。

湿可润燥

清燥救肺汤（喻嘉言）

主治诸气膹郁，诸痿喘呕。

> 救肺汤中参草麻，石膏胶杏麦枇杷。
> 经霜收下干桑叶，解郁滋干效可夸。

陈修园曰：喻嘉言制此方自注云。诸气膹郁之属于肺者，属于肺之燥也。诸痿喘呕之属于上者，亦属于肺之燥也。古人以辛香之品解郁，固非燥症所宜。即用芩连泻火之品而苦先入心，反从火化，又非所宜也。喻氏宗缪仲醇甘凉滋润之法，制出此方。名曰清燥，实以滋水。即易所谓润万物者莫润乎水是也。名曰救肺，实以补胃，以胃土为肺金之母也。最妙是人参一味仲景于咳嗽症去之者，以其不宜于风寒水饮之咳嗽也。昔医不读本草经。疑仲景之法而试用之用之增剧，遂有肺热还伤肺之说。以人参为肺热之禁药，不知人参为肺寒之禁药，为肺热肺燥之良药也。扁鹊云：损其肺者益其气舍人参之甘寒，何以泻壮火而益气故。

琼玉膏（丹溪）

> 琼玉膏中生地黄，参苓白蜜炼膏尝。
> 肺枯干咳虚劳症，金水相滋效倍彰。

陈修园曰：人参甘寒柔润，补助肺气。然肺本恶寒，凡咳嗽多痰。形寒饮冷。得寒润滋补之品，必增其咳。昔医误认为温补之性，故有肺热还伤肺之说。不知肺合皮毛，凡咳嗽从风寒外伤而起，宜用干姜五味细辛之类加减，忌用人参之寒。然肺气藏府之华盖。藏府之火。不得水制，上刑肺金。致肺燥干咳，有声无痰，与寒饮作嗽者不同。正宜用人参之润而滋燥，人参之寒以制热。琼玉膏所以神妙无比也。昔医凡清燥之方必用人参，可知其长于养津液也。

178

生脉散（千金）

治热伤元气，气短倦怠，口干出汗。

> 生脉冬味与参施，暑热刑金脉不支。
>
> 若认脉危通共剂，操刀之咎属伊谁。

陈修园曰：脉资始终肾，肾生于胃，而会于肺。仲景于手足冷脉微欲绝症，取通脉四逆汤，以扶少阴之真阳。于心下悸脉结代取复脉汤以滋阳明之津液，皆救危之方也。孙真人制生脉散，为暑热伤肺。肺伤则脉渐虚散为足虑，宜于未伤之前取人参麦冬之甘润，五味子之酸敛。无病之时，预服以保之。除暑月之外，不可以此为例也。今人惑于生脉之名，凡脉绝之证，每投立死。亦孙真人命名不正之贻祸也。一本作参麦散，较妥

燥可去湿

神术汤（海藏）

主治三时外感寒邪，内伤生冷而发热及脾泄肠风。

> 术防甘草湿家尝，神术名汤得意方。
>
> 自说法超麻桂上，可知全未梦南阳。

陈修园曰：仲景麻桂及葛根柴胡等汤，步步是法，而大旨在养津液三字。王海藏此方，燥烈伤阴，先涸汗源，多致留邪发热。正与仲景法相反。据云用代麻桂诸汤平稳可法，其实贻祸匪轻也。须知此方与三阳之症无涉，唯太阴之风湿可用。内经谓春伤于风，邪气流连，而洞泄。至夏而飧泄肠澼者，宜此燥剂，否则不可沾唇。

平胃散（东垣）

治湿淫于内，脾胃不能克制，有积饮痞膈中满者。

> 平胃散用朴陈皮，苍草合成四味宜。
>
> 除湿宽胸驱瘴疠，调和胃气此方施。

柯韵伯曰：内经以土运太过曰敦阜，其病腹满。不及曰卑监，其病留满痞塞。张仲景制三承气汤，调胃土之敦阜。李东垣制平胃散，平胃土之卑监也。培其卑而使之平，非削卑之谓也。苍术苦温，以能长于发汗，迅于除湿，故以为君。厚朴以辛苦温，能助少火以生气，故以为臣。湿因于气滞，故以行气之陈皮为佐。脾得补而健运，故以补脾之甘草为使。名曰平胃，实所以调脾矣。

五皮饮

> 五皮饮用五般皮，陈茯姜桑大腹奇。
>
> 或用五加易桑白，脾虚肤胀此方司。

陈修园曰：此方出华元华中藏经，颇有意义。宜审其寒热虚实，而加寒温补泻之品。

二陈汤（局方）

治肥盛之人湿痰为患痰喘胀满。

> 二陈汤用夏和陈，益以茯苓甘草臣。
>
> 利气调中兼去湿，诸凡痰饮此为珍。

陈修园曰：此方为祛痰之通剂也。痰之本，水也。茯苓制水以治其本。痰之动，湿也。茯苓渗湿以镇其动。方中只此一味是治痰正药，其余半夏降逆，陈皮顺气，甘草调中，皆取之以为茯苓之佐使耳。故仲景书凡痰多者俱加茯苓，呕者宜加半夏。古圣不易之

179

法也，今人不穷古训。以半夏为祛痰之专品，仿稀涎散之法。制以明矾，致降逆之品反为涌吐，堪发一叹。以此方为三阳解表之剂，服之留邪生热，至死不悟。余于真方桂枝汤下已详言之兹，不复赘。

萆薢分清饮（杨氏）

> 萆薢分清主石蒲，草梢乌药智仁俱。
>
> 煎成又入盐些少，淋浊流连数服驱。

汪认菴曰：萆薢能泄厥阴阳明温热，去浊分清。乌药疏逆气而止便数，益智固脾肾而开郁结，石菖蒲开九窍而通心，甘草梢达肾茎而止痛。使湿热去而心肾通，气化行而淋浊止矣。此以疏泄为禁止也。

肾著汤

治寒湿腰痛如带五千钱，此带脉为病。名曰肾著。

> 腰痛如带五千钱，肾著汤方岂偶然。
>
> 甘草茯苓姜与术，长沙老法谱新编。

陈修园曰：带脉为病，腰溶溶如坐水中。此寒湿之邪，不在肾之中藏，而在肾之外府。故其治不在温肾以散寒，而在燠土以胜水。若用桂附，则反伤肾之阴矣。

一味白术酒

治伤湿一身尽痛。

即白术一两酒煎服，不能饮者以水代之。愚按神农本草经云："白术气味甘湿无毒。主风寒湿痹死肌，黄疸，止汗除热消食。作煎饵，久服轻身延年不饥。"原文只此三十四字。

陈修园曰：白术主治风寒湿三者合而成痹，而除湿之功则更大焉。死肌者，湿邪侵肌肉而麻木不仁也。痉者，湿流关节而筋劲急也。疸者，湿乘脾土，肌肉发黄也。湿久郁而为热，湿热交蒸，故自汗而发热也。脾受湿则失其健运之常，故食不能消也。白术性能燥湿，所以主之。"作煎饵"三字，先圣另提，大费苦心。以白术之功在燥，而所以妙处，在于多脂，多脂则燥中有润。张隐菴解云：土有湿气，始能灌溉四旁。如地得雨露，始能发生万物。今以生术削去皮，急火炙令熟，名为煎饵。遵法修治，则味甘而质润，土气和平，故久服有轻身延年不饥之效。后人用土炒燥，大失经旨。叶天士临证指南竟用水漂炒黑，是徒用白术之名也，不得不附辨于此。

寒能胜热

泻白散（钱仲阳）

> 泻白甘桑地骨皮，再加粳米四般宜。
>
> 秋伤燥令成痰嗽，火气乘金此法奇。

季楚重曰：火热伤气，救肺之治有三。伤寒邪热侮肺，用白虎汤除烦，此治其标。内症虚火烁金，用生脉散益阴，此治其本。若夫正气不伤，郁火又甚。则泻白散之清肺调中，标本兼治，又补二方之不及也。

甘露饮（局方）

治胃中湿热，色黄溺赤，口疮吐血衄血。

> 甘露二冬二地均，枇杷芩枳斛茵伦。

合和甘草平虚热，口烂龈糜吐衄珍。

陈修园曰：足阳明胃为燥土，喜润而恶燥，喜降而恶升。故以二地二冬石斛甘草之润以补之，枇杷枳壳之降以顺之，若用连檗之苦，则增其燥。若用耆术之补，则虑其升。即有湿热，用一味黄芩以折之，一味茵陈以渗之，足矣。盖以阳明之治，最重在养津液三字。此方二地二冬等药，即猪苓汤用阿胶以育阴意也。茵陈黄芩之折热而去湿，即猪苓汤中之用滑泽以除垢意也。

左金丸（丹溪）

治肝藏实火，左胁下痛。或吐酸水。

香连丸（局方）

白痢治赤下。

茱连六一左金丸，肝郁胁疼吞吐酸。

更有痢门通用剂，香连丸子服之安。

陈修园曰：肝实作痛，唯肺金能平之，故用黄连泻心火。不使克金，且心为肝子，实则泻其子也。吴茱萸入肝，苦辛大热，善能引热下行，同气相求之义也。辛能开郁散结，通则不痛之义也。何以谓之左金，木从左而制从金也。至于香连丸，取黄连之苦以除湿。寒以除热，且藉其苦以坚大便之滑。况又得木香之行气止痛，温脾和胃，以为佐使。故久痢之偏热者，可以统治也。

温胆汤（千金）

治热呕吐，虚烦惊悸不眠。痰气上逆。

温胆汤方本二陈，竹茹枳实合和匀。

不眠惊悸虚烦呕，日暖风和木气伸。

陈修园曰：二陈汤为安胃祛痰之剂。加竹茹以清膈上之虚热，枳实以除三焦之痰壅。热除痰清而胆自甯和即温也，温之者实凉之也。若胆家真寒而怯，宜用龙牡桂枝汤加附子之类。

金铃子散（保命集）

治心腹痛及胁痛等证，脉洪数及服热药而增痛者如神。

金铃子散妙如神，须辨诸疼作止频。

胡索金铃调酒服，制方原是远温辛。

陈修园曰：金铃子引心包相火下行，从小肠膀胱而出。元胡索和一身上下诸痛。配合得法，所以神效。

丹参饮

治心痛胃脘诸痛多效，妇人更效。

心腹诸痛有妙方，丹参为主义当详。

檀砂佐使皆遵法，入咽咸知效验彰。

陈修园曰：稳。

百合汤（肯堂）

治心胃痛，服诸热药不效者。亦属气痛。

久痛原来郁气凝，若投辛热痛频增。

重需百合轻清品，乌药同煎亦准绳。

陈修园曰：此方余从金坛得来，用之多验。已上三方，皆治心胃诸痛，服热药而不效宜之。古人治痛俱用通法，然通之法，各有不同。调气以和血，调血以和气，通也。上逆者使之下行，中结者使之旁达，亦通也，虚者助之使通，寒者温之使通，无非通之之法也。若必以下泄为通，则妄矣。此说本之高士宗医学正传。士宗名世栻，浙江人也，著有灵枢直解等书行世。

滋肾丸（东垣）

治肺痿声嘶，喉痹咳血，烦躁。

即通关丸（见通剂）

罗东逸曰：此丸为肾家水竭火炎而设。夫水竭则肾涸，肾涸则下泉不锺，而阳盛于上。斯喉痹痰结烦躁之证作。火炎则金伤，金伤则上源不泽。无以蒸响布泅，斯声嘶咳血焦痿之症生。此时以六味补水，水不能遽生也。以生脉保金，金不免犹燥也。唯急用黄柏之苦以坚肾，则能伏龙家之沸火，是谓浚其源而其流。继用知母之清以凉肺，则能全破伤之燥金。是谓肺之雨而腾之露，然恐水火之不相入而相射也。故益以肉桂之反佐为用，兼以导龙归海，于是坎盈窨而流渐长矣。此滋肾之旨也。

柯韵伯曰：水为肾之体，火为肾之用。知肾中有水始能制火，不知肾中有火始能致水耳。盖天一生水者，阳气也，即火也。气为水母，阳为阴根。必火有所归，斯水有所主。故反佐以桂之甘温，引知柏入肾而奏其效。此相须之殷，亦承制之理也。

地骨皮饮（局方）

治阴虚火旺，骨蒸发热。日静夜剧者。妇人热入血室，胎前发热者。

即四物汤加地骨皮，牡丹皮各三钱。（四物汤见补剂）

柯韵伯曰：阴虚者阳必凑之，故热。仲景曰：阴弱则发热，阳气下陷入阴中。必发热，然当分三阴而治之。阳邪陷入太阴脾部，当补中益气以升举之，清阳复位而火自熄也。若陷入少阴肾部，当六味地黄丸以对待之，壮水之主而火自平也。陷入厥阴肝部，当地骨皮饮以凉补之，血有所藏而火自安也。四物汤为肝家滋阴调血之剂，加地骨皮清志中之火以安肾，补其母也。加牡丹皮清神中之火以凉心，泻其子也。二皮凉而不润，但清肝火，不伤脾胃。与四物加知柏之湿润而苦寒者不同矣。故逍遥散治肝火之郁于本藏也，木郁达之，顺其性也。地骨皮饮治阳邪之陷于肝藏也，客者除之，勿纵寇以遗患也。二者皆肝家得力之剂。

清暑益气汤（李东垣）

长夏湿热蒸炎，四肢困倦，精神减少。身热气高，烦心。便黄，口渴，而自汗脉虚者，此方主之。

清暑益气草参芪，麦味青陈曲柏奇。

二术葛根升泽泻，暑伤元气此为宜。

参吴鹤皋方攷。暑令行于夏至，长夏则兼湿令矣。此方兼而治之，炎暑则表气易泄，兼湿则中气不固。黄芪轻清散表气，又能领人参五味之苦酸，同达于表以实表。神曲青皮升麻和中气，又能佐白术甘草之甘温，消补互用以调中。酷暑横流，肺金受病。人参五味麦冬，所以补肺敛肺清热以去暑，扶其所不胜也。火盛则水衰，故以黄柏泽泻滋其化源。津液亡则口渴，故以当归干葛，生其胃液。清气不升，升麻可升。浊气下降，二皮可降。

苍术之用，为兼长夏湿也。

龙胆泻肝汤（东垣）

治胁痛口苦耳聋耳肿筋痿湿热痒阴肿血浊溲血。

> 龙胆泻肝通泽柴，车前生地草归偕。
>
> 栀芩一派清凉品，湿热肝邪力可排。

龙胆柴胡，泻肝胆火。佐以黄芩栀子木通车前泽泻，俾湿火从小便而出也。然泻之过甚，恐伤肝血，故又以生地当归补之。肝苦急，急食甘以缓之，故以甘草缓其急。且欲以大甘之味济其大苦，不令过于泄下也。

当归芦荟丸（钱氏）

治肝经实火，头晕目眩，耳聋耳鸣。惊悸搐搦，躁扰狂越。大便秘结，小便涩滞。或胸胁作痛，阴囊肿胀。凡属肝经实火，皆宜服之。

> 当归芦荟黛栀将，木麝二香及四黄。
>
> 龙胆共成十一味，诸凡肝火尽能攘。

陈修园曰：五藏各有火，而肝火最横。肝火一动，每挟诸经之火，相持为害。故以青黛芦荟龙胆，入本经而直折之。又以黄芩泻肺火，黄连泻心火，黄柏泻肾火，栀子泻三焦火，分诸经而泻之。而最横之肝火失其当援而乃平。然火旺而血虚，故以当归之补血者为君。火旺则胃实，故以大黄之通滞者为臣。气有余便是火，故以麝香之主持正气。神曲之化导积气，木香之通行滞气者为佐。气降火亦降，自然之势也。况又得芩连栀柏分治各经，青黛芦荟龙胆直折本经。内外应合以为之使乎，立法最奇。向来为庸医所掩，兹特阐之。

犀角地黄汤（王晋三）

主治吐衄便血，妇人血崩赤淋。

> 犀角地黄芍药丹，血升胃热火邪干。
>
> 癍黄阳毒皆堪治，或益柴芩总伐肝。

柯韵伯曰：气为阳，血为阴。阳密乃固，阳盛则伤阴矣。阴平阳秘，阴虚者阳必凑之矣。故气有余即是火，火入血室，血不荣经。即随逆气而妄行，上升者出于口鼻，下陷者出于二便。虽有在经在腑之分，要皆心肝受热所致也。心为营血之本，心火旺则血不宁。故用犀角生地酸咸甘寒之味，以清君火。肝为藏血之室，肝火旺则血不守。故用丹皮芍药辛苦微寒之品，以平相火。此方虽曰清火，而实滋阴之剂。盖血失则阴虚，虚则无气。故阴不足者当补之以味，勿得反伤其气也。若用芩连胆草栀柏以泻其气，则阳之剧者苦从火化。阳已衰者气从苦发，燎原而飞越矣。

四生丸

治阳盛阴虚，血热妄行，或吐或衄。

> 四生丸用叶三般，艾柏鲜荷生地班。
>
> 共捣成团入水化，血随火降一时还。

柯韵伯曰：心肾不交，则五藏齐损。阴虚而阳无所附，则火炎上焦。阳盛则阳络伤，故血上溢于口鼻也。四味皆清凉之品，尽取其生者而捣烂为丸。所以全其水气，不经火煮，更以远于火令矣。生地多膏，清心肾而通血脉之源。柏叶西指，清肺金而调营卫之气。艾叶芳香，入脾胃而和生血之司。荷叶法震，入肝家而和藏血之室。五藏安堵，则水火不相射，阴平阳祕而血归经矣。是方也，可暂用以遏妄行之血，如多用则伤营。盖血得寒则瘀血不散，而新血不生也。设但知清火凉血，而不用归脾养荣等剂，以善其后。鲜有不绵连岁月而弊者，非立方不善，妄用者之过耳。

热可制寒

回阳救急汤

> 回阳救急用六君，桂附干姜五味群。
> 加麝三厘或胆汁，三阴寒厥见奇勳。

陈修园曰：此市医得意方也，修园不释。

益元汤（石顽）

> 益元艾附与干姜，麦味知连参草将。
> 葱白童便为引导，内寒外热是慈航。

此阴盛格阳之症，面赤口渴，欲卧于泥水之中，为外热内寒。此汤姜附艾叶加知连等药。与白通加入尿猪胆汁同意，乃热因寒药为引用也。内热曰烦，为有根之火。外热不甯曰躁，为无根之火。故但躁不烦及先躁后烦者，皆不治。

济生肾气丸

> 肾气丸名别济生，车前牛膝合之成。
> 肤膨腹肿痰如壅，气化絪缊水自行。

张景岳曰：地黄山药丹皮，以养阴中之真水。山茱桂附，以化阴中之阳气。茯苓泽泻车前牛膝，以利阴中之滞。能使气化于精，即所以治肺也。补火生土即所以治脾也，壮水利窍即所以治肾也。水肿乃肺脾肾三藏之病，此方所以治其本。

三生饮（局方）

治卒中昏不知人，口眼喎斜，半身不遂。并痰厥阴厥。

> 三生饮用附乌星，香入些微是引经。
> 参汁对调宗薛氏，风痰卒倒效神灵。

柯韵伯曰：风为阳邪。风中无寒，不甚伤人。唯风中挟寒，害始剧矣。寒轻而在表者，宜在发汗以逐邪。寒重而入里者，非温中补虚，终不可救。此取三物之大辛大热者，且不炮不制。更佐以木香，乘其至钢至锐之气而用之。非以治风，实以治寒也。然邪之所凑，其气必虚。但知勇于攻邪，若正气虚而不支，能无倒戈之患乎。必用人参两许，以驾驭其邪。此立齐先生真知，确见立于不败之地，而收万全之效者也。若在庸手，必谓补住邪气，而不敢用。此谨热阴阳，无与众谋。岐伯所以叮咛致告耳。观其每服五钱，必四服而邪气始出。今之畏事者，用乌附数分，必制熟而后敢用。更以芩连监制之，焉能挽回如此危症哉。古今人不相及如此。

参附汤（世医得效方）

术附汤（济生）

芪附汤

> 阴盛阳虚汗自流，肾阳脱汗附参求。
> 脾阳遏郁术和附，若是卫阳芪附投。

喻嘉言曰：衞外之阳不固而自汗，则用芪附。脾中之阳遏郁而自汗，则用术附。肾中

184

之阳浮游而自汗，则用参附。凡属阳虚自汗，不能舍三方为治，三方之用大矣。然芪附可以治虚风，术附可以治寒湿，参附可以壮元神。三者亦交相为用，若用所当用。功效若神，诚足贵矣。

近效白术汤

即术附汤减半，加炙甘草一钱五分，生姜二片，红枣二枚。水煎服。治风虚头重眩苦极，不知食味。煖肌补中，益精气。

喻嘉言曰：此方治肾气空虚之人外风入肾。恰似乌洞之中阴风惨惨，昼夜不息。风挟肾中浊阴之气，厥逆上攻，其头间重眩之苦，至极难耐。兼以胃气亦虚，不知食味。故方中全不用风门药，但用附子煖其水藏，白术甘草煖其土藏。水土一煖则浊阴之气尽趋天下，而头苦重眩及不知食味之证除矣。试观冬月井水中暖，土中气暖。其浊阴之气，且不能出于地，岂更能加于天乎。制方之义，可谓精矣。此所以用之而获近效也。

陈修园曰：喻嘉言之解甚超，但于益精气三字而略之，犹未诚制方之神妙也。盖精者，天一所生之水也。一即阳也，阳即气也，气即火也。气为水母，阳为阴根。川流不息。水之行，即火之用也。故方中君以附子，俾肾中有火以致水，水自不穷。俗医以熟地枸杞之类滋润为补。譬之无源之水，久停则污秽不堪矣。况本方中又有白术甘草暖其土藏。俾纳谷多则津液旺，充血生精，以复其真阴之不足。难经所谓损其肾者，益其精。内经所谓精不足者补之以味，此方深得圣经之旨矣。故分而言之。经云："两神相搏，合而成形。"常先身生是谓精，附子补肾中之神，所以益精。经又云："上焦开发，宣五谷味，薰肤充身泽毛。若雾露之溉，是谓气。"白术甘草入脾而宣布其气，所以益气。合而言之。精由气化，气由精生，非一亦非两也。悟得此方之妙，便知六味丸退热则有余，补水则不足。八味丸化气行水则有余，补火致电则不足。他若张景岳自制大补元煎等方，竟云补血补精。以熟地黄为主，少则二三钱，多则一二两。无知妄作，误人匪浅。何陈远公之石室祕录，辨症奇闻。冯楚瞻锦囊，专宗此说。众盲为一盲所引，是可慨也。

附子理中汤（准绳）

即理中汤（见真方歌括太阴篇）加附子炮二钱。

陈修园曰：理中汤以参草补阴，姜术补阳。和平之药，以中焦为主。上交于阳，下交于阴。为吐泻等证之立法，原无加附子之法。若加附子，则偏重下焦，不可名为理中矣。然脾肾俱寒，吐后而大泻不止，须用附子回其真阳。而门户始固，必重加此一味，而后效。但既加附子而仍名理中，命名不切，此所以为时方也。又有再加肉桂，名桂附理中汤，则立方不能无弊矣。盖以吐泻阴阳两脱，若用肉桂宣太阳之腑气，动少阴之藏气，恐致大汗为亡阳之坏证也。

鸡鸣散

治脚气第一品药，不问男女皆可服。如感风湿流注，脚痛不可忍，筋脉浮肿者，并宜服之。

> 鸡鸣散是绝奇方，苏叶茱萸桔梗姜。
> 瓜橘槟榔煎冷服，肿浮脚气效彰彰。

槟榔七枚，橘红木瓜各一两，吴茱萸苏叶各三钱，桔梗生姜各半两。水三大碗，漫火煎至一碗半。取滓再入水两碗，煎取一小碗。两汁相和，安置床头。次日五更，分三五次冷服之。冬月略温亦可，服药至天明，当下黑粪水，即是肾家所感寒温之毒气也。至早饭时必痛止肿消。只宜迟吃饭，使药力作效。此方并无所忌。

陈修园曰：寒湿之气，着于下焦而不去。故用生姜吴萸以驱寒，橘红槟榔以除湿，然驱寒除湿之药颇多，而数品皆以气胜。加以紫苏为中气药，辛香扑鼻，更助其气。气盛则行速，取着者行之之义也。佐以木瓜之酸，桔梗之苦。经云："酸苦涌泄为阴。"俾寒湿之气，得大气之药，从微汗解之。解之不能尽者，更从大便泄之。战则必胜之意也。其服于鸡鸣时奈何？一取其腹空，则药力专行。一取其阳盛则阳药得气也。其必冷服奈何？以湿为阴邪，冷汁亦为阴属。以阴从阴，混为一家，先诱之而后攻之也。

《药剂学讲义》由赵根炎家中藏书提供

白喉决疑集

——嘉定张寿颐山雷甫撰集

缘　起

今兹春仲，见太原医学杂志，载有天津张相臣氏丸散真方尝录一篇。适不佞重订中风斠诠，校印甫毕，因驰函乞取，持赠斠诠以为失容。此书来，则媵以绍兴杜同甲氏之白喉忌表驳议，及杨州杜子良氏之白喉问答两种，并为一小册。读之，则驳议辨白腐白膜之异形，问答以表邪里热为分症。开门见山，一语破的。近来之辨喉症者，未有如斯之简当而要言不繁也。因忆四十年前，约在丁亥戊子间，吾嘉白喉疫，传染甚众，罹斯难者，数十人，市医无所措手。适得白喉忌表抉微传来，饮养阴清肺汤而起者，确有多数。唯时不佞甫届成童，固不知此病此药。其理何似？而养阴清肺之能愈是病，则已轰动一时。乐善之人，竟以忌表小册，广印分布，家喻户晓。迨其后之一二年，则沪上烂喉痧疫又盛行。医家病家，盛有忌表二字，深印脑经。相戒不敢用透痧之剂，而昧者竟率尔以清肺汤妄为尝试，于是死者接踵，殆逾万数。沪医聋道人张骧云，乃有烂喉痧痧辑要之作，则又大行于世。是二症者，原理固属绝对相反，方药适背道而驰，果其药病相符，自然桴杯奏效。设或南辕北辙，均为催命灵符。而市上浅学之医，见理未明，认症不审，那不彷徨无主，左右为难。岁若喉病真不易治，宁非刊布两家册子者，反以陷人于迷惘之中。泊乎不佞学医而后，则所见烂喉，或喉痧单双乳蛾诸症，何时蔑有。苟其已腐，无一不白，而可用大剂麦地之白喉症，则三十余年，竟未一见。犹记乙己仲秋业师朱阆仙先生长郎巽初，在嘉城外家患湿温病，（巽初为吾嘉戴氏东床。其外姑即寿颐之从娣。）其势颐剧。阆师间日进城诊视，且命寿颐参前。逐日辨证改方，旬日之后，身热始退。而喉间及两腮内，皮色尽成白膜，不痛不腐，但觉梗阻，舌苔尚腻，并不燥渴。寿颐明知其为痰热互阻之候，亦非当用养阴清肺汤之白膜喉病，只用化痰清热之法，以瓜蒌皮象贝连翘杏仁竹黄竹茹斗铃丝瓜络冬瓜子桑叶等药，出入为方。凡四五日，而白膜自脱，竟如豆腐皮一层，异常黏韧，其病遂安。则确是白膜喉之症，而滋腻润药，又在禁例。从可知适用大剂生地麦冬之燥疫白喉，竟是绝无仅有。特别病形，以则忌表驳议。并白喉问答之皆未论及者，须知病状变迁，无奇不有。临床治疗，全在手敏心灵。辨别原因何在？则自有确切对症之方药，可以应手有功。如欲于故纸堆中，寻求病态，而抄袭成方，希冀其幸图一效，窃恐未能有济。唯相臣氏刊布之驳议问答两种，以间尚少传布。而本校授课，于喉病犹无专集。爰为写录

186

一通时以拙见所及，稍稍疏通而证明之。更其名曰白喉决疑集，俾诸生于临症时，有所参考云尔。

癸酉初夏山雷自识于浙兰城中福山北麓
之中医学校时年六十有一岁

合刊白喉忌表抉微驳议及白喉问答序言

前清光绪中叶，愚施诊大沽时，友人刘湄舟孝廉，赠以白喉忌表抉微一卷。见纸版均佳，亟为披阅。唯其中所述方案，仅阴虚伏热症，尚可酌用。若遇外感之喉症，断不宜尝试。初犹疑一人之偏见，及检疫痧草、喉痧症治要略、张氏白喉捷要、白喉全生集、烂喉痧症治辨异等书，窃幸鄙见之非谬。且忌表作者，假名洞天仙谕，事涉迷信，尤不可为训。愚在津沽施医有年，凡遇服养阴清肺汤，及此等药膏者，莫不被其寒腻阴柔之性质，将温邪痼闭在内，轻症变重，重症致危，不胜枚举。本年世界图书局，代赠杜子良先生白喉问答一册，将白喉忌表抉微之瑕疵，指摘无遗。至其辨症之精详，疗法之完善，俱从体验得来，堪称善本。杜先生名钟骏（字子良），扬州人，以名儒而充清室御医。前总统冯公患病时，愚数与之晤谈，貌慈祥，言和蔼，一望而知为长者。又绍兴医学大家曹赤电君，邮赠杜同甲先生著白喉忌表抉微驳议一卷，引证尤属清晰，辨驳胥中肯要。愚恐北省同人，见此书者无多，不敢自秘，特将二书备录，亟谋出版，以公同好。俾二杜先生著书之苦心，济世之良能，不至湮没不传。医家之幸，亦社会之幸也。

民国二十一年夏历壬申四月望日张树筠相
臣氏识于天津紫竹林施诊所

王　　序

夏初闻吾友金仲丹死于喉，连带死者一家六人。朋辈聚谈，因言予四儿，昔岁亦患喉，治以养阴清肺汤而愈。徐君权荪曰：胡不传布其方，以救世人病喉者，徐君出资刊千部。杜君同甲知之曰：白喉病原不一，若不明辨症象，则抉微一书，实足以杀人。予乃瞿然，亟恳杜君速将白喉病理症象，详为发明，再刊一书以告世。杜君语焉，乃著驳议，适徐君刊抉微尚有余资，遂并刊之。予不知医，以治小儿幸愈，而信抉微，徐君勇于为善，并并刊布。今得杜君正之，徐杜二君，皆病喉者之福星也。予更自喜，若无予言，则白喉一症，安能阐发至此，予辄自居为首功矣。

中华民国十四年七月绍兴王世裕

白喉忌表抉微驳议

——浙江绍兴杜同甲氏原著　河北青县张树筠相臣氏重刊

近世喉症盛行，患者十死八九，非是症之必死，实白喉忌表抉微一书杀之也。山人家居浙东，生长南粤，遨游苏甯杭沪，北涉燕辽梁赵，西迄巴蜀荆湘。足迹所经，南北东西，岁半天下，目见耳闻，患喉病者死于是书，数十年中，奚正千万。微特南人误服，必无幸生，即在北方，亦鲜中肯。何以故？近今盛行之喉病，求其拍合是书所谓白喉者，每百人中不及三四。夫以百中三四之偶合，治疗印定呆法，迎合社会迷信，及好补之心理。

假托神权，舞弄文字，颠倒症因，创此谬论。使多数病人，误服其方，惨遭冤死。不知著是书者？何所仇于喉病之人，而必造此偏执之谬说，以尽杀之也。回忆幼年，习闻喉症死者不多，嗣后渐演渐烈，近日生全绝少。实为是书出于光绪中叶，风行各省之杀人成绩。语云：一盲引群盲，相将入火坑，此之谓矣。山人陋巷穷居，无心世事。唯睹此邪说横行，杀人如草，既已见闻确凿，宁忍缄伏不言。爰勤求古训，博采时论，谨为喉病立三大例：（一）感邪喉病。（二）疫痧喉病。（三）白膜喉病。第一为感受寒热燥湿之邪，而病及咽喉者，但治其感邪，酌加清喉之药而自愈。第二为疫痧症中之喉病（即下例各论所称时疫喉痧，及表列之猩红热），此病俗名红瘰痧，以痧疹为主症，喉病为附属症。但透其疹，不必治其喉，而喉自愈。若疹不能透，愈治其喉而病愈剧。且有喉虽痛甚，而诊出后，痛即痊者，更有喉忽自愈，而反疹陷病剧者。非但养阴清肺各方，毒如砒鸩，即西医所用白喉特效之血清注射，亦毫无效验。第三为该书之白喉，系独立喉症。（即下列各论所称时疫白喉，表中所列实扶的里），山人定名为白膜喉。病者因疫痧喉病亦有白点，或大片白腐，仅名白喉，殊嫌含浑。唯喉生义皮，为此症之特色。冠以白膜，知与白点白腐，显有区别。病名既正，则病因自明。不名时疫者，以此症有不传染，如何氏论中所谓肾阴虚燥一类，不得名为时疫也。（按第一喉病，与第三喉病，颇易分别，毋庸详辨。至第二第三两病，已于下列各论及表，详细辨别，参观自明。）山人虽粗窥医学门径，然仅致力于六气之新感伏邪诸病。至喉症一科，非特无所发明，抑且毫无经验。上立三例，诚不敢自信为确当，乃咨询中医何廉臣老友，西医徐经才姻丈，佥以此论为然。有好善友人，乐为宣传，嘱为文以匡正之。于是志其大略，并摘录各名家之论说四则，及廉臣老友之言论。徐子经才译述之表，载于后方。所有喉病原理，以及辨症求因用药，均已微细剖析，分别辨明，毋劳山人为复叠之饶舌。诸有智者，悉心而研究之。其于喉病之理，当能明悟了解，不致为邪说所陷溺，而同胞生命赖以保全。是则山人所馨香祷祝者尔。

（附记）山雷按：喉痛稍盛，即有腐点，其点皆白，即是腐肉。感冒轻症有之；双单乳蛾症皆有之；而烂喉痧症更多有之。可谓凡是喉病，十九必白。且此类各症，无一不舌苔浊腻，而喉间黏涎满布者。滋腻润药，均在禁例。耐修子假讬乩仙之白喉忌表抉微一书，浑浑然以白喉定名。一似凡有白点白腐之喉症，胥当从事于大剂麦地元参，宁非鸩毒。杜氏虽谓合于是书之白喉，百人中不及三四。山雷则谓是南人绝无仅有之事，而可白喉二字概之，则杀尽千万人之普通喉病。耐修子之立名不正，为祸固甚于洪水猛兽矣。杜氏为喉病立三大例。其一之感邪，则风寒燥湿外淫之邪，郁于肺胃。此为喉病之普通轻症，及双单蛾皆是。外邪宣疏，痰涎宜化轻开泄降四字，足以尽之。而不可驱其苦寒遏抑，更安有甘寒滋润助其闭塞之理。其二则为喉痧，痧不透则喉不开。辛凉以泄皮毛，最为正治。其毒盛者，一发即火焰如焚，则兼清火。杜氏谓有喉忽自愈，而反疹陷病剧一层，即是早用苦寒遏抑，以致邪不外达，而反内陷。此时有顷刻告危之虑，即再用辛凉开泄之药，亦恐无济。而如养阴清肺之麦地元参，无非滋腻恋邪，助其闭塞以速之绝耳。其三之所谓白膜喉，谓喉生义皮。则即喉间固有之皮，变为白色，实非其他喉病白点白腐之白。山雷窃谓此病可以传染成疫，而宜于养阴清肺汤之大剂麦地。当是肺胃燥火之疴，则喉必燥痛，必无痰涎，始为药病符合。惜乎当年嘉城流行此病之时，山雷尚未知医，且未一见病状之何以。迨后学医，而宜于是药之病，迄未一睹，至今不敢断。唯据杜君白膜之定名，而谓喉生义皮，是其特色，则是喉中固有之皮，因燥火而变色。与其他喉症之白腐，皎然不同。后之学者，皆当以此为据，而更参证其他现状。必有燥无痰，舌苔不腻，

188

而始合于耐修子之养阴清肺一法耳。杜氏又谓此症有不传染，如何氏论中肾阴虚燥，不得名为时疫一层，则又与吾嘉当年传染之疫不同。山雷所见朱巽初之白膜喉症，或为近似。非日本之所谓宝扶的里，有毒菌易于传染者。然则果是白膜而非白腐之症，其病状与原因，尚且不一其例，临症时胡可不慎思而明辨之。

（一）前清喉科专家过铸曰：白喉一症，南方罕见，北地患此甚众，率岁幼童。（体未充实，易于沾染。）其故皆由于冬用煤炕，煤毒熏蒸。而且地高风燥，常食煎炒之物，肺液受灼，其燥毒上冲于喉，故成时疫白喉。若象南地卑湿胜，迩年冬不藏阳，每多温暖，春则反行冬令。暴寒折伏温邪，收束而不能出，又复感触四时不正之厉气，酿成喉痧，互相传染，愈染愈重。或现白点，或有白腐，甚至满口皆白。（寻常喉症，数日后亦起白腐。）若认作白喉，误服养阴清肺汤，过于滋腻，温毒不得外达，多致不救。白喉忌表抉微一书，误人不浅，苏州伤人最多。以时疫之喉痧及喉疳之白腐，误为白喉也。余年六十有六，治喉不知凡几。患白喉症者，仅有二人，俱由京出传染而来。可见南方之患白喉者，鲜矣！至若白色喉蛾、白色喉痹、白色喉风、白色虚喉、白色喉痈、痨症白喉。此南方常有之症，皆非北方之时疫白喉也。

（附志）山雷按此条谓北方多白喉症，而南方罕见。又谓东南喉症之白点白腐，不可误认白喉。可见北方之白喉，其白色形态，确与白腐之白，截然不同。但不能详言其不同之状态，不如上文杜氏白膜及义皮二者之清晰。若其所谓白色喉蛾、白色喉痹、白色喉风三者，则皆白腐之白。至于白色虚喉、白色喉痈、痨症白喉三者，则阴虚于下，孤阳上浮，淡白不腐之喉痛。不可与白腐之白，浑作一气。详情见下：

（二）前清归安名医包岩曰：光绪朝有耐修子，讬名洞天仙谕。作白喉忌表抉微一书。浸淫十余年，流毒五六省。如宣统元年之喉疫，（即烂喉痧）一家连丧数命者，不知凡几，皆守抉微一书之误，非痛之必死也。读是书者，每鳃鳃然曰：吾当用正将也；吾当用猛将也；吾当用次将也。迨至大命已倾，将也何用？静言思之，痛心疾首。今特攻洞天之说，为天下苍生一援手。仲景云："干燥者，不可发汗。"盖为邪已入内，不可再以麻桂细辛等。辛温发表之品，非指荆防宣解之品也。奈何列入禁药乎？其过之宜攻一也。至于白缠喉风，旦发夕死，非针不活。而是书序言所载，某丁医瞿然曰：此白缠喉，是不识症也，其过之宜攻二也。若白喉混称也，其中有阴虚，有阳虚，阳虚白喉，并不痛痹，并不寒热，并不传染。起居一如平人，饮食偶或不利，望之不红不肿，症属阳衰火息，非附桂不能疗。奈何以时疫蕴毒之燥热白喉，混名之曰白喉。名不正则言不顺，其遇之宜攻三也。既系疫毒，非牛蒡不能解，非黄芩不能清。奈何指牛蒡为通十二经不可用，指黄芩属凉入细窍不可用。使服赝其说者，宽登鬼录。其过之宜攻四也。其自制之养阴清肺汤，首三味生地一两、麦冬六钱、白芍四钱，使白喉下咽，永不转红，未有不烂死者。其过之宜攻五也。呜呼邪说横流，不有人焉，起而攻之，则正道渐灭人命消亡，能不悲夫！

（附志）忌表一小册，专为燥疫白膜而设。吾嘉曾收其效，以事实之必不可抹煞者。但不能叙明病理，及白色之状态，浑以白喉标名。而白点白腐之普通喉症，似乎皆当用耐修之子成法，则举一以概其百，杀人已愈千万。而所列禁忌之药，又并荆芥牛蒡等，风热喉痛必须之物，一概罗列其中。束缚医生识力，限定病家眼光，势必使腐烂之一切喉病，无一不死，则为害尤厉。夫以特别发生之一种白喉，而可以概其他种种各别之病症，以耐修子不谙病理，并不能分别病状，明以告人之咎。若包氏此条所指阳虚白喉一种，则又是特殊之症。其所谓白，本非白膜之白，亦非白腐之白。不红不肿，亦不腐烂，但喉内皮色，淡白如纸。舌色唇色，亦必淡白无华。无寒热，不传染是也。但亦知枯燥而痛，喉间稍稍有红丝缠绕，其或作痒，望之有极细瘰疬，则是阳虚之喉癣。其足必冷，是以须用桂附，稍凉饮之。再用生附子吴萸末，打涂涌泉穴。山雷生平，曾二三次用过此法。可见其症之甚不易睹矣。

包又谓地麦白与下咽，白喉永不转红，无不烂死，则指普通红肿白腐之喉症而言。痰涎本多，而以此腻滞润药毒之，自必无一不坏。

（三）前清钱塘名医张采田曰：从来喉科无忌表之说，自抉微出，主郑氏养阴清肺法，创论忌表。世之言白喉者，遂举为圭臬矣。辛丑壬寅之交，吴下白喉盛行，（亦是烂喉痧。）传染相继，死亡者殆数百人，皆由俗医专家忌表抉微一书。每多因过用镇润，遏邪不出，火郁无从发泄，不能不返寇心经，内陷过毙。岂知白喉初起，不忌发表，特忌升提。论中升表不分，概为禁绝，贻害后人不浅。况白喉至于传染，皆系燥火壅盛，天行厉毒。故其治法，败毒清火，必佐以活血透癍，方为合辙。若一味重镇忌表，邪毒无从透出，轻者纷窜血络，而自发枯疹；重者直陷心脏，而骤变昏厥；甚有面色青惨，忽吐脓血而死者，此皆为抉微忌表之论所误。使早从温疫疗法，解毒透癍，何致如是，真不能不痛恨庸医作俑也。即所列白喉一切禁忌之药，表药与升提不分，表药中辛凉与辛温，亦相提并禁，尤误人之甚者。禁绝太严，白喉多死症矣。余著白喉症治通故，实为此发愤而作，阅者谅之。

（附志）山雷按张氏此条所称白喉，全为烂喉痧，及其他白腐之喉症而设。本与耐修子所谓忌表之白喉，马牛其风，不侫则谓喉痧始传。痧疹未透，自有恶风凛寒，则当轻疏肌腠，使毛窍通而痧毒透。斯喉肿及痛腐，无不随以轻减。唯牛蒡荆芥桑叶白蒺莉蝉衣马勃等药，辛凉开泄一类，亦不必逞谓是发表之法。恐初学一见发表二字，误用麻桂羌防，升麻葛根，即犯抱薪救火之禁。若其他本无恶风凛寒表证之喉肿白点白腐，及单双乳蛾等等，亦不必俱用荆旁桑蒺，只宜清火解毒，活血开痰。万不可与耐修子所说之白喉，混同立论。此条适以烂喉痧一门，笼统谓之白喉。颇易淆惑初学眼光，读者所当注意。

（四）上海名医丁甘仁曰：时疫白喉，与时疫喉痧，辨症最宜清楚，不容稍混。余临症数十年，唯时疫喉痧为最重。传染迅速，沿门阖境，竟有朝发而夕毙，夕发而朝亡者。暴厉夭折，殊深浩叹！试为二疫分晰其症治。时疫喉痧，即烂喉疹痧，发于夏秋者少，冬春者多。盖冬应寒而反温，春应温而反冷，内经所谓非其时而有其气，酿成疫厉之邪也。邪从口鼻，入于肺胃，咽喉属肺胃之门户。暴寒冻于外，疫毒郁于内，蒸腾肺胃二经，胆肝之火，乘势上亢，于是发为烂喉疹痧。疹与痧略有分别，疹则成片，痧则成颗。其治法与白喉迥然不同。白喉固忌升表，而时疫喉痧初起，则不可不速表，故先用汗法，次用清法，或用下法。须分初中末三层，在气在营，或气分多，或营分多。脉象无定，辨之宜确，一有不慎，毫厘千里。初则寒热烦躁呕恶，咽喉肿痛腐烂。舌苔或白如积粉，或薄腻而黄。脉或浮数，或郁数，甚则脉沉似伏。此时邪郁于气分，速发表散。轻则荆防毒散，清心利膈汤去硝黄，重则麻杏石甘汤。如壮热口渴烦躁咽喉肿痛腐烂，舌边尖红绛，中有黄苔，疹痧密布，甚则神昏谵语。此时疫邪化火，渐由气入营。即当生津清营解毒，佐使疏透，仍望邪从气分而解。轻则用黑膏汤，及鲜石斛豆豉之类。重则犀豉汤，犀角地黄汤。必待舌色光红，或焦糙。痧不布齐，气分之邪已达，当用大剂清营凉解，不可再行表散。此治时疫喉痧用药之次第也。假使早用清滋，则邪遏在内，必至内陷神昏，或泄泻等症，致成不救。至若时疫白喉，其病由少阴伏热升腾，吸受疫疬之气，与内蕴伏热相应为

190

患。若至音哑气喘，肺炎叶腐，危在旦夕间矣。抉微中养阴清肺，尚恐不及。宜加珠黄金汁，或救十中一二。苟误认时疫喉痧，率用表散开透，势必引动伏火，则火愈炽，伤津劫液，激动肝风，发为瘟厥等险象，多数夭枉。故同一喉疫，而烂喉痧与真白喉，不可不审慎详辨也。

（附志）山雷按：丁氏此条，以时疫白喉与时疫喉痧，相对并举。所谓白喉，固指耐修子抉微之白喉，而中间注重分时疫喉痧，辨症论治，尚为详密。盖喉痧之疫，三十年来，几于无岁不有，唯病势或轻或剧为不同，所见既多，则经验较富。是以言之易于透彻明了而诊白喉症治，立论尚嫌简单。则以疫之流布于大江以南，唯光绪十余年间，盛行一时。（即吾嘉罹此疫病之年，山雷时在南翔镇，此疫尚未波及。而颇闻苏沪及其他一二百里外各处，多遇斯疫。）但为时不久，大约二月之内，疠气已除。而其后则绝未闻再有大剂麦地可治之白喉症。考苏沪流行是疫之年，丁氏尚未到沪，盖亦未见是症，宜其约略点缀，无甚精义。所谓喉痧初起，不可不速表，先用汗法三句，尚有语病。痧属温毒，唯其温热时邪，郁于皮毛腠理之间，不得透出，故为发热。热毒上攻，故喉为红肿，甚至腐烂。痧毒是主症，烂喉是附属症。辛凉疏解，诚所必需，然只有荆荸薄荷夕利桑叶为宜。即有畏寒，止可重加荆荸。而一切温升辛发，如羌独柴葛川芎苏叶，成在禁例。然辛凉解肌，原与辛温发表不同，且荆荸效用，止以开通肌腠之闭塞，初不在乎得汗与否。唯皮毛气遏，固多有微汗自泄，而痧随以透者，则热郁得解，喉痛渐松。设或误与羌独柴葛、升麻川芎，温燥升散，无不如火益烈，速之燎原。而乃可谓宜用荆防败毒一方，则羌独柴胡，已是大失分寸。即使舌苔白腻，亦为肺胃痰浊之征。凡是喉症，未有不无痰滞者，所以化痰降气，皆不可缺。断不可如浅俗之见，妄谓苔白属寒，谬投温燥。至于音哑气喘一层，无论何种喉病，如果见此症状，已是肺绝，决无回生之望。宁独养阴清肺，必无效果。亦岂珠黄金汁，所可挽回救。又何苦说到珠黄贵价，希图尝试，浪费病家有用之金钱耶。

（五）绍兴医会长何廉臣曰：白喉忌表抉微一书，其辨症论药，授人指责之处甚多。试呈其要，一病名不确。盖白喉为喉病笼统之俗称，如白色喉蛾、白色喉痹、白色喉痈、白色虚喉、痨症白喉等症，俱可谓之白喉，皆南方常有之症。究竟何者是他种白喉，何者是时疫白喉，抉微但混名曰白喉，未尝确定其正名，其杀人以指责者一。

（附志）抉微一书，不辨症状，浑称白喉，诚是误人不小。若廉臣斯节之所谓白色喉蛾、白色喉痹、白色喉痈三者，则皆白腐之白。但腐处色白，而其未腐之处，固皆红肿，似亦不当以白色两字概之。读此书者，亦不可误认为此三者之满喉尽白，至于白色虚喉，则是淡白之白。不侫于上条已详言之。而痨症白喉，则亦有白腐及淡白两者之不同。白腐是虚火上突，未必无色红而稍肿者。唯淡白则是浮游无根之火，或稍有红丝绕之，而为燥痛，必不红肿为异。

二病源不清。时疫白喉，虽由于燥毒性、腐蚀性所酿成，而原因有二。一因于肾阴虚燥，浊热上蒸，肺气不清，而喉起白腐。其发也，每因风燥而诱起。法当大剂镇润，无参地冬之属。略佐凉散，如薄荷丹皮之属。郑氏养阴清肺汤，固属正治，其方连服，外吹锡类散等，病多速愈，且不至于传染。西医嘉约翰，所谓见于一人，而无别染受者是也。即有传染者，亦因误服温表升散，逼致腐烂喷痧。则亲近者，染其毒气，遂不能幸免耳。一因于胃热实燥，血毒内溃，肺系受灼，而喉乃白烂。其发也，或因风温时毒，或因燥热毒物，或因喉痧遗毒，法当重剂清解，如犀角大青金汁之类；参以峻泄，如生军西瓜硝之

191

类；并佐消毒制腐，如制月石人中白尿浸石膏之类。张氏神仙活命汤，尚难胜任。盖因血毒最盛，传染最速，病势与烂喉痧症同。西医嘉氏，所谓一二日即死，延至四五日者甚少。多则三人死一，少六七八人死一是也。抉微于少阴阳明两大来源，一虚一实，未尝分际清晰。其授人以指责者二。

（附志）此条谓时疫白喉。由于燥毒性，既原于燥，固即宜于麦地之白喉。乃又谓之腐蚀性者，则是症固亦多有腐烂。但既是腐烂，即当有痰涎粘滞。又非枯燥而可用大剂麦地之症。私心终是可疑，惜乎不佞生平。未尝一见是病而实地质证之也。此条所谓肾阴虚燥之一端，既是阴虚而燥，固然应用麦地元参；然又谓浊热上蒸，肺气不清，则又似浊腻黏痰，亦所恒有。窃谓养阴清肺一方，又非所宜。且又以为不致传染，岂非与当年吾嘉传染者，绝端不同，此又一大疑窦矣。至于胃热实燥白烂一症，纯是毒火蟠结之重症。所谓治法甚是，人中白一物，虽是秽质，治咽喉口舌腐烂甚佳。解毒清火，并可多服。不佞用清水漂研，换水多次，全无秽气。以合诸药，大有捷效。市肆中多用火煅，则失其真矣。

三病状不详。虚燥有虚燥现症，实燥有实燥现状，势即缓急不同，症亦轻重迥别。且类于此症者亦甚多，抉微未尝明辨详叙，使后学从何辨症。其授人以指责者三。

四诊断不精。凡白喉虚实轻重，症喉固相悬殊，即面目唇舌苔色脉搏状态，亦多各异，抉微未尝一一辨析。但论喉之露白不露白，暨白点之多寡，以定病势之轻重。审症既未详明，治疗焉能中肯。其授人以指责者四。

五疗法太简。内服汤方，固未周备。即外治如扫除含漱开关涌吐，涂布薄贴吸入针刺诸法，亦附阙如。而吹药两种，制腐防烂，远不如锡类散。清火消涎，解毒防腐，亦不及喉科秘药，及蓬莱雪。抉微均未筹及。吾愈此重大险症，能乎不能。其授人以指责者五。

六选方太略。白喉正方，一郑氏养阴清肺汤轻方，一张氏清瘟化毒重方，一张氏神仙活命汤。窃思时疫白喉，轻者方药简单，尚可奏功。重者变症峰起，危象叠呈，抉微只此三方，如何应手。其授人以指责者六。

（附志）忌表一书，本级简单。盖耐修子初无医学门径，何能抉摘详尽。此四段廉臣氏一一摘出，无一句不切中肯綮。

七禁药太严。时疫白喉初起，虽有憎寒发热，头疼身痛表证。药如麻桂羌防苏荆等辛温发表，细辛升柴等。辛燥直升，固当切禁。即轻剂如蝉蚕勃桔，亦与镇润法相抵触。射前豆根，降实火则可用，治虚燥则亦忌，自宜慎用，不可妄投。他如牛蒡之去风解毒，润肺利喉。花粉之生津止渴，润枯降火。桑皮之清金保肺，泻火补虚。杏仁之润燥下气，能开喉痹。黄芩之清肺降痰，利喉宣痹。何不可用。乃抉微谓杏仁苦降不可用，则清瘟化毒汤之木通苦降泄利，远胜于杏仁，何放胆而用之耶。况杏仁质含青酸，善于消痰润肺，滑肠，中西一致。故喻氏嘉言清燥救肺汤中用之，吴氏鞠通桑杏汤中重用之，皆为治秋燥之正方。佐温佐凉，无不适用。又谓黄芩过冷不可用，则神仙活命汤中之龙胆黄柏，皆大苦大寒之品，远过于黄芩，何不放任而用之耶？即紫荆皮之活血行气，消肿解毒，亦可佐入于清解血毒剂中，亦何不可参用。而白喉次将上层镇药中，反列葛根一味，岂知葛根清升解肌极伤胃汁，与镇润法自相矛盾。次层润药中，又列藿梗一味，岂知藿梗芳淡化湿，质燥而渗，与甘润法相龃龉。其授人以指责者七。

（附志）忌表所列禁药，全无秩序可言。终是秉笔之人不谙此道，信笔乱涂。遂致皂白不分，暗无天日。有经廉老稍稍洗刷一过，乃始有眉目可寻。确是治是病者不可不知之泾渭。但此书风行南北，已四十年。徒揭忌表二字作标榜，几令举世之医家病家，尽随此五里雾中，确是毒痛天下。直至适时而始得此南之鍼，辨出罗盘方位，盖亦劫运为之。于耐修子何怨，而杜同甲之此编，徇不可不与忌表元本，相辅而行。此不佞所以亟为复印之微意也。

有此七种缺点，而书中自夸，得此论流传，家喻户晓。则此症虽危不危云云，虽假名洞天仙谕，而于喉科学素有研究者，断不为其所蒙也。深原乐善诸君，既刊赠白喉抉微，则陈氏疫痧草，曹氏喉痧正的两书，亦必须刊行并赠。使阅者较有头绪，不致为一家言所误。庶几两大喉疫，其有豸乎。

（附志）忌表自夸，诚不可据。然无非耐修子不知医之咎。廉老谓吾刊赠忌表，宜并刊赠疫痧草等书，确是至理明言。吾愿好善之家而守之。

（杜氏结论）以上各家论说，指迷破惑，语重心长，医家读此，可免误人。病家读此，可免自误。山人犹虑患病之家，仓促之间，不及为精细之推求，来易定从达之标准，谨属简单之决定。以告我父老兄弟曰：凡感邪喉痛，宜照感邪治法。凡疫痧喉痛，宜照疫痧治法。均应循学者本源，深明六气之良医，对症治之，切不可为白喉抉微所误也。至白膜喉病，则莫若延西医照实扶的里，注射血清为最有效。若守旧之人，惮延西医，亦当按照丁甘仁氏何廉臣氏所谓治法。商诸中国良医，对症治之，病情千变，治法亦千变，亦决非呆服养阴清肺汤所能治愈。一言蔽之，则白喉抉微一书，实有百害而无一利。而其假讬仙谕，尤为诬世惑民，法当取缔。所望全国医家，开会公决，呈请政府，毁板禁印，绝此祸根。病喉之人，庶有豸乎？抑更有不能已于言者。庸劣喉科，所用探括各种器械，不知消毒，诊病既多，球桿各菌，充满存在。再诊他病，一经捺探，无异接种。喉病轻者，立时变重，喉无病者，亦即变成。又其诊室毫无设备，病痰满地，空气秽恶，健康之体，陪同往者，亦多传染。辗转传播，乃至滋蔓难图，沿门接址，酿成疠疫。死伤之多，过于征战，静言思之，不寒而慄。故曰有白喉抉微，而喉病多死，有庸劣喉科，而喉疫流行。事实如此，非好为过激之言也。山人退老洒身，弥自珍重。所有各种喉病，造庐来请。无论亲疏，一概拒绝。既不能为我入地狱以拯疾苦，是以不惮繁征博引，剀切指陈，深望医界同人，咸明此理。对于器械诊室，实施消毒方法，以防传染。并博考先哲喉科各书，分别研究。而尤宜考求六气之新感伏邪，及疫痧之症因传变。明晰辨别，而为正当之疗法。俾喉病之人，有所托命。而山人得藉以藏拙，其为福德，宁可称量。如或陋劣自囿，不读古书，执着一二死方，二三呆法，大言欺人，自诩专家，则杀人如草，冥报难逃。入阿鼻狱，无法超度，尔时悔之亦无及矣。倘有对于余言，犹怀疑惑，抑或赞同鄙见，更有发明，均请赐书。寄于绍兴大云桥利生堂药店，转交山人，即当分别答复，一并登入绍兴医药月报，以供众览。庶学理以辨难而益明，症治集众思而大备。喉病同胞，实利赖之。

附猩红热与白喉之鉴别　徐经才详述

山雷按：此节出于西学家之手笔，原文以猩红热与白喉两者，分列为对照表，共八类。兹以一二至七八条列之，而稍为按语以申明其余义。原文猩红热下，注以一名红痧症。（山雷按：此即向来之所谓烂喉痧。）白喉下注以日本名实扶的里。（山雷按：此则耐修子所谓忌表之白喉。但据杜同甲氏所说，则是白膜，而非白腐。细绎此表第二条及第八条不腐之象，可以想见。不佞所见朱异初之白膜喉，亦是不腐者。但所闻四十年前吾嘉之白喉疫，则亦有腐烂，而白膜之形态，且以闻之熟矣。）

（一）猩红热本病，不限地方随处可以发生，而以春夏之交为最多。

山雷按：烂喉痧疫，不限南北，发地无之。在三十年前，此疫发生。以春初至夏初为最多，秋冬绝少。但近二十年，则无时不有矣。白喉本病，多见于黄河以北诸省之天气寒冷地方，发生于冬冷为多。山雷按：前四十年，苏省各地，多遭此疫，且在秋令。据余氏此说，则当时此疫何来，竟是例外。宜乎一度之后，至今竟未一发。而不佞治医三十余年，亦绝未见有一人病此疫者。可谓奇矣！

（二）猩红热病原菌，为迭克氏溶血性链球菌。能于咽头检出之，白喉病原菌为一种白喉杆菌。可取喉间白膜，在显微镜下检得之。

山雷按：两症各有病菌，所以均能传染成疫。徐氏之所谓白喉，即疫病传染之症。若上文何廉老所谓不致传染之白喉，必另是一种病症。

（三）猩红热以反复恶寒，或寒战起病。并有呕吐，或空呕。过此节发四十度以上之高热与速脉，甚或谵语昏睡。

山雷按：痧毒郁于肌肤，无不发寒热者。唯或寒或热，轻重不同。则即随痧毒之轻重，而与为进退。是喉痧症初起，不可无辛凉透表之药。但不可强与辛温，升发太过，助桀为虐。其无症呕胸的，或咳嗽不扬，皆肺气窒塞之故。徐氏以为有呕吐，或空呕者，亦即肺胃痰浊使然。徐氏此节，反不言喉痛一层。盖此病以痧毒为主症，喉痛喉腐是附属症。能透其痧，即有喉痛，亦易治疗。若不透泄痧毒，而多用清凉或苦寒以治其喉，则遏抑适以助其闭塞，未有不败者。至于热度已高，而为谵语昏睡，则内热已炽，其表已罢，乃可专用寒凉矣。白喉以疲倦胃口不开头痛等症起病，既而吞咽困难，发三十九度四十度之热与速脉。山雷按：据此则白喉疫本无表证，病由内发。其有头痛，必非外感之头痛，而属于内热上陵可知。至于吞咽困难，则喉咽中已生白膜之义皮，那不梗梗不利，即此两端，则治法自不当表。凡稍能辨证用药之医家，皆当有此识力。始觉耐修子揭药忌表两字哓哓不休，竟是笛外之曲。而反致纷纭繁绕，束缚浅学庸医，害尽无数普通喉病之人。非所谓天下本无事，庸人自扰之耶。

（四）猩红热本病之唯一主症。即属全身发疹，疹为弥蔓性。红瘢殆与皮肤同其高低。初起于头胸背颜面，渐及于全身。唯额唇颐鼻尖反苍白，决不出疹。（高热昏睡疹稀，或缺无者多死。）

山雷按：徐谓发疹为主症，甚是。徐所谓诊，即是红痧。称这为弥蔓性者，以其通体皆发，无处不到。所以是症必须上至头面发内，下至股阴脚底。无有方寸不红，始为痧毒透泄。可庆安澜谓之弥蔓，名符其实。而又谓之红瘢与皮肤同其高低，则殊失真相。盖红痧之症，唯初发未透之时，红霞片片，现于皮肤之间，平而不高。若至遍身透达之期，则粒粒高起，大者如芥子，小者亦成细粒。岂独扪之有棱，亦是望而易识。吾吴之所以名为痧子，或称红痧者，正以其颗粒密布，有如砂砾之故，顾名思义，其状显然。而徐乃谓与皮肤同其高低，究竟其状若何？竟是无从索解。盖徐是治西学者，对于此症，所见或不甚多，而笔下又不能达其意，遂致出语含浑，不必复论。而又谓额唇颐鼻尖，反苍白，决不出诊，则又不然。红痧之透与未透，必以下达脚底，上遍面鼻，为之标准。而鼻尖鼻梁，尤不可独缺。假使他处都遍，而面鼻不红不发，吾吴医家，谓之白面痧，白鼻痧。其症必有变幻，甚者且发不能透，而肺窒气促以至于绝。且白鼻之痧，死者更多。徐为西学，尚少国医经验，立说颇嫌未允。有如乡里人谈官里事，多所隔膜，亦其宜耳。末谓高热昏睡，疹稀或缺无者多死。则郁热已炽，津液耗灼，而毒不透达，其症多危，固意中事也。白喉发疹者甚少，即有亦甚稀疏，仅见于胸部，面色常苍白。山雷按：白喉疫本非表证，那有发痧之事。而徐氏以为偶有之而甚稀疏，且仅见于胸部，面色常苍白云云，其状甚不

194

可解，以不佞之意测之。白膜喉疫，既以肺胃燥热而发，必与红痧一症，绝端不同。徐谓发诊稀疏，仅见胸部，似是江浙间之所谓白痦。凡肺有湿热而郁久不得泄化者，湿温症中恒发此白色颗粒，确乎多见于胸部，必疏而不密。苟其人津液犹未大耗，则明亮有神如水晶。如其津液将涸，则白如枯骨，最为坏症。徐氏此条，似与白痦尚合病理。盖白喉疫既无发红痧之理，似面色常苍白之面字，当是而字之误。白膜喉疫，既是肺热，其人面色，亦不当苍白。（今已通信天津张相臣，请为解释。俟得复函，再当补述。）

（五）猩红热咽头红肿，虽为本病常发之症，然不过为一种合并症而已。初起盖扁桃腺、咽头之黏膜，皆红肿作痛，（病重者痛反轻，或无痛。）甚或生污秽白癍，迅速蔓延成褐色薄膜。此膜柔软易破，易揩去。而决不蔓延至喉头气管，咽喉亦决不至有麻痹之事。山雷按：此所谓污秽白癍，蔓延以成褐色白膜，皆是腐烂之情状。唯是腐肉，所以柔软易破，易于揩去。红痧咽痛，多是相因。病重则痛势亦重，病轻则痛势亦轻，此理之常。而徐氏于此，乃谓病重痛反轻，似此症情，甚不可解。岂以痧毒内陷者言之耶，究竟此说不可为训。白喉则咽喉红肿生膜，为本病之唯一主症。初起盖扁桃腺，咽喉之粘膜，均红肿。次则仅扁桃腺之一部，生白点或线，迅速蔓延成灰黄色膜。此膜坚硬不易括破，不易揩去，强剥之则出血。不久即蔓延至喉头鼻腔气管，同时两侧扁桃腺肿大接触，现呼吸困难，甚或举口舌筋麻痹，而语代鼻音，食物易流至鼻腔。

山雷按：此谓膜，即杜氏之所谓白膜义皮，必与白腐之白不同。徐谓白点成线，即其白膜乍生时之景象。唯是黏著之膜，而非腐肉，所以不易括剥，不易揩去。读之须以此条与杜说合参，则白膜义皮之形态，盖已如在目前。至于呼吸困难，不特喉管之中，尽成白膜使然，亦肺气垂绝，不可救药矣。

（六）猩红热病时，全舌鲜红粗糙，呈杨梅状，白喉无此现象。

山雷按：红痧症而至全舌鲜红粗糙，形如杨梅者，必内热极炽之时，乃有此症，非乍起病时皆如此。

（七）猩红热经过中易合发骨节炎，白喉无之。

山雷按：西学家之所谓骨节炎，即肢节酸痛，甚至不可屈伸转侧，时病中恒有此症。伤寒太阳病之身体疼痛，是寒入经络；温热病则热入络脉，病状同而病因不同。红痧是热病，兼有此症固宜。但透泄痧毒，则痛自止，不必治其疼痛。凡治时病之支节痛，皆当知此理法。

分其时邪伏邪，松其毛窍，开其腠理，则邪有出路，而咽喉之围自解。不揣陋劣，贵其一得之愚。设为白喉问答，俾有疾之家，稍知审择。有厚望焉。

岁在壬子叠冬扬州杜钟骏自题

问曰白喉究系何痛？何害人之速也？曰：温病中之一症也。咽喉为要害之区，咽喉一烂，则汤水不能入，呼吸不能通，是以较他症为险也。

（附记）山雷按：此以咽痛白腐，统谓之白喉。非杜同甲氏所谓白膜喉。

曰白喉因何而起？曰：其因有二。一曰伏邪，伏邪犹伏莽也。感而不即发，四时皆有，（如冬伤于寒，春必病温。夏伤于暑，秋必痎疟之类。）不独白喉也。一曰时邪，时邪者，时令之邪也，感而即发。（如春温夏热秋燥冬寒之类。）时邪浅而伏邪深，时邪轻而伏邪重。曰伏邪伏于何处？曰：伏于膜原。曰膜原在何处？曰：藏腑之外，肌肉之内。人身膜原，犹城乡偏僻之地，易藏伏莽也。伏邪之作，有因内伤窃发者，有因外感引动者。

195

（附志）伏邪在内，郁而后发，诚有此理。然时邪之感，随感而发者为多。且医者治病，但当分析见症，随症用药，固不问其为伏邪非伏邪也。伏于膜原，乃吴又可温疫论之意见。借用《内经》募原二字，认作洞见隔垣，最是自欺欺人。究竟膜是何物，原在何处，毫不足征。山雷谓疟论本作募原，当指募穴原穴而言，并非果有一处，号称募原者。（不佞别有专论，已编入谈医考证集中。）杜氏此说，亦为吴又可所愚。

曰伏邪由何路而出？曰精虚之人，水亏火炽。伏邪由少阴上出于肺，子传母也。其由新邪引动者，则由少阳而出也。

（附志）山雷按：此是凿穴之谈。

曰白喉有见痧疹者，有不见痧疹者。何也？由腠理密者，邪难外达。腠理疏者，邪易外达。邪达则病解，邪不达化痧。是以有见有不见也。

（附志）山雷按：寻常之喉痛白腐，本不皆发红痧。此各属一种，何得谬认作同是一症。腠理疏密二层，都是蛇足。

曰见痧疹者，于喉有益乎？曰：分其势也，邪势既分，病势亦减，于喉大有益也。曰白喉必见痧疹乎？曰：治之得法，邪从肌解，不必定见也。

（附志）喉痧一症，痧透则喉痛亦松。此痧为主症，喉痛为连带之症。

曰白喉症何时居多？曰：冬春多，夏秋少。曰夏秋伏邪，化疟化痢者居多。亦犹冬春伏邪，为喉症痧症也。流虽异而源则同。

（附志）此症何时蔑有，亦何见得尽是伏邪。曰白喉有致命有不致命者何也？曰：体壮者轻，气虚者重，精虚者死。（《内经》云：病温虚甚死。）

（附志）以亦泛活。

曰咽喉属何经？曰：肺胃气通于喉，胃气通于咽喉为肺胃之门户。肺胃吸受温邪，则咽喉首当其冲亏。见白腐，白者肺经之本色，腐者腑之浊气也。

（附志）咽喉之病，外感实症，诚是肺胃热毒。唯亦有阴虚于下，浮火上陵者，不可知其一不知其二。白是腐烂，而可说到肺之本色上去，可笑之至。

曰治白喉以何法为善？曰：时邪浅，病在气分，宜辛凉轻解。经曰："风淫于内，治宜辛凉。"（如蜕白汤葱豉汤之类。）伏邪深，病在阴分，宜甘寒清热。（如养阴清肺汤之类。）曰白喉有口气臭秽者，有口气不臭秽者。何故？曰：伏邪深，蕴热亦深，口多臭秽。伏邪浅，蕴热亦浅，口不臭秽。

（附志）凡病皆有轻重，不可以时邪与伏邪，划为二起。可用养阴清肺汤之喉病，极是少数。伏邪深在阴分，本是空话。而乃引用此汤，尤其盲人瞎马矣。蕴热重者，自然口气臭秽，何必说到伏邪上去。曰白喉抉微，力诋发表之害。注重养阴清肺，究竟如何？曰抉微一书，著自北人，讬名乩仙。南北异宜，不可不知。北方高燥，地气较寒，腠理固密，俗尚火炕。表邪少而里热多，宜乎养阴清肺。南方卑湿，地气较温，腠理不密，易感外邪。外邪多而内热少，宜乎辛凉轻解。曰忌表之说确否？曰表有邪是当解表，表无邪自当忌表。吾抉微所指忌表之喉症，乃阴虚伏热之喉症，自当忌表。若南方之喉症，实有表邪，又何忌焉！且抉微忌表之表字，误作汗字解，措辞大谬，不可不辨。所谓表者，对里而言，即外字之义也。六气从外而入，未入于里，皆曰表邪。有表自当解表。解表者，解邪之在于肌表者，非发汗也。如伤风有汗，湿家多汗，暑邪火汗，温邪自汗。此四症皆有汗，有汗不得再发汗。桂枝汤解风邪之表，三仁汤解湿温之表，六一散解暑邪之表，银翘散解温邪之表。既非发汗，又何忌焉？今抉微误表字属汗字，世人信之深。一见解表之方，即哗然曰，犯忌表之禁矣。以致患喉症真有表邪者，医家恐遭谤议，相率缩手，辗转误事，岂非立言之不慎乎！当时吾曰白喉忌汗，则得之矣。然伏邪自内而出，清以达多，非发汗也。时邪从上而入，宜以达之，非发汗也。何者温邪本自有汗，汗多伤津，岂可再发。然邪解之时，往往自汗。所谓阴阳和汗自出，邃于医理者，无不知之。岂可与发汗同日而语哉。

（附志）果有外感，自当轻疏。若无外感，何用解表。此节谓温病解表，本无发汗，煞有至理。

曰治白喉者往往医家病家，愁索治喉之药而遍试之，仍无效者何也？曰：白喉系温病中之一症。若咳嗽、若口渴、若发热、若心烦等症，人皆以为不关紧要而忽之。乃一见白喉，方寸先乱，不求治温之法治之，而以治喉之法治之。题目看错，此所以愈治愈坏之也。若不治喉，但以清透温邪，疏达毛窍，使邪从腠理而出，或由汗解，或由痧达。咽喉之围，不治自解。夫咽喉为肺胃之门户，毛窍亦肺胃之藩篱。毛窍闭，则卫外之阳郁，而上薰之热炽。毛窍通，则卫外之阳疏，而上熏之热衰矣。奈何计不及此。此病家医家，日以治喉为事，置温邪于不顾，至死不悟，良可慨也。

（附志）此节之所谓白喉，全是红痧腐烂之白喉。

曰白喉辨别，生死脉象，以何为准？曰：有神者生，无神者死。浮大鼓指者，邪盛而正亦盛，虽重可治。大而无力者，邪盛而精神虚，虽轻难治。沉伏者，温邪深伏不能达也。模糊者，挟有浊邪，清气被郁也。两者虽重，治之得法，亦可转轻。唯身壮热，精神烦躁，而脉微细无力者，脉病相反，正虚不能却邪，危险之候也。

（附志）此条亦专为腐烂之喉痧而设。

曰关于咽喉，除肺胃两经外，更有何经？曰：三焦。《难经》云：三焦之气，通于咽喉，和别声鸣矣。三焦主气，外应乎腠理。腠理者，三焦通会，元真之处也。可见治咽喉者，不能独治肺胃，亦当兼治三焦。治三焦当先疏达腠理，俾温邪从腠理而出。咽喉之围，不治自解。此与治肺胃开通毛窍之义，似异而实同。夫上焦如雾，治上焦当兼宣肺气。中焦如沤，治中焦当兼宣胃气。下焦如渎，治下焦当兼宣膀胱之气。

（附志）三焦本是上中下三部之代表名词，通会元真，亦是空话。

曰白喉既属温热，则热为火象，理应色红，而色反白者何也？曰：肺属金而色白，在封为乾。乾为天，热蒸湿动。地气上为云，则天气失其清明。咽喉之白，犹在天之云。在地之霉，云出地气。霉由湿气，湿之腐物，必生白毛。而后霉烂，咽喉之白，亦由是也。善治白喉者，往往于清解湿热之中，佐以芳香之品，芳能解浊，源流俱清。

（附志）以亦白腐之白，其白色即是腐肉。而未腐之处，明明红肿，何苦扭扭捏捏，说到肺金白色上去，那不令人笑死。曰白喉有预防之法否？曰：内经养生之法：春夏养阳，秋冬养阴，阴平阳秘，何病之有。春日早起早卧，夏日早起迟卧，养阳之法也。秋日早起早卧，冬日迟起早卧，养阴之法也。今人不讲卫生，偏与《内经》相背。春夏不能早起，阳欲动而遏之。秋冬不能早卧，阴欲静而扰之。（此世俗之习惯，不知大有碍于卫生，俾昼作夜，上海之人尤甚。）本必先腐而后虫生，身必先亏而后邪入。预防之法无他。经曰："正气内存，邪不可干。"如不犯后开数则，庶可免矣。

一男女不节于欲，水亏火炽。

一深夜不睡，动作不息。或提神久坐，极耳目之好。

一小儿衣被过厚，身常带汗，面常带赤。

一常围炉火，及常食火锅。从饮不节，及恣啖煎炒厚味。

凡此四者，皆足以为白喉赤疹之媒也。

（附志）说到养生，洵是至理。

曰白喉由温邪而致，温邪原委，可得闻乎。曰：内经有二说，详列于左。

一冬伤于寒，春必病温。冬天严寒，时令之正。寒气愈严，闭藏愈密。何至春必病温？予谓冬伤于寒之句，当作冬伤于寒水藏解之，不当作冬伤于时令寒邪解。何者？寒水藏于肾，肾为封蛰之本，冬令应之。从欲不节之人，则寒水之藏先伤，伤则水亏火伏。严寒外束，病不即作。一交春令，阳气发舒，伏火内升，而温病作矣。设冬不严寒，而行春令之温和，则不待于春，而冬温先作矣。

一藏于精者，春不病温。此一节精字，不能专指肾精，应当活解，含有一切津液血汗之义。冬主闭藏，百虫居蛰。宜静不宜动，动则致病。所谓有动乎中，必摇其精。喜怒忧思恐，五志过动，皆足以使精气不藏。五藏皆然，不专指于肾也。其显然者，劳内泄精，劳外泄汗。（冬令小儿衣被过厚，身常带汗，面常带赤，亦不藏精之一端。）皆为不藏精之确证。封蛰不固，一交春令，阳升火发，水亏火炽之体，未有不病温者。

（附志）经文冬伤于寒，春必病温一节。山雷窃谓本不可解，不必曲为涂附。杜氏解说藏精一节，所见甚是，胜于喻嘉言之尚论后篇多矣。

曰白喉发热，须分时邪伏邪，何以为别？曰：时邪之热，退不复作。伏邪之热，退而复作。有至再至三者，如抽茧剥焦，层出不穷也。

（附志）病之轻者，发热既解，自然不复再作。而病之重者，屡解屡热，亦是常事。竟以此定病新感伏邪之分界，言虽动听，不可泥也。

曰白喉属于伏邪之阴虚者，固忌妄汗。设时邪之表实者，误用养阴清肺，亦有害否？曰：时邪表实之症，不用解表。而误投养阴，而邪被清润而伏，必致缠绵不解，化热内传，其害有不可胜言者。总之审症宜确，切不可草率从事，误人生命。

（附志）喉痛多有痰粘，地麦都是鸠毒。前已言之屡矣。

曰白喉往往无疹，疹瘖瘢白㾦。何以别之？曰：痧者砂也，细点如砂，而色赤也。疹者疹也，细粒出于肌肤之上。内含水气，抚之触手。而不甚红也。瘖即疹也，杭人谓瘖为疹。犹之歙人谓疹为凛也，方言不同，非另有一症。瘢者斑也，成片如云，红而起晕也。三者皆温邪所化。疹瘢属血分，偏于热疹。疹瘖属气分，偏于湿。近人痧疹不分，有称痧为赤疹者，然治法不甚相远，亦可不必改分。白㾦者，细如珍珠，色白如莹，见于胸头居多，汗发余邪所化，不甚紧要。唯色白如枯骨者为液脱，不治之症也。

（附志）痧疹与瘖，方言不同，且亦古今不同。

曰白喉外看之法，何以区别？曰：初起咽关左右，或见白点，或如绵絮，此肺气初郁，津结而盛。外色虽白，内肉未腐，以节里绵，蘸水揩之即去。然肺气不宣，旋去旋生，二三日后，腐及内肉，秽味出焉。此种白腐，不可全恃吹药，只要肺气一宣，立见消化。若误投寒凉，腐烂愈甚。误投辛温，大汗竭津。声音变哑，白块自落，则成不救之症矣。

（附志）此条前段，全是白腐之喉症。而末句说到白块自落，则是白喉之坏症。说得太不分明。

曰白喉覆于温病，有汗者多，其无汗者何也？曰：初起无汗，凉伏温邪，汗孔为闭。辛凉轻解，即可得汗。其日久无汗者，乃热闭也。热郁而亢，则肌干窍闭，汗不得出，愈

198

发愈无，须于松肌轻透之中，少佐清营和血，则热郁开而汗自出矣。更有一种不解事之病家，不知发汗之理由，一味以厚被重重压覆病者之身，裹束不令少动，气遏不宣，药力难作，不特汗不得出，抑且更增烦闷。要知发汗者，从里发表，藉药力以扬之气，发其在表之邪，使之从汗而去也。今遏伏其气，使不得宣，大有迫邪向里之意，宜乎汗之不得出也。夫轻可去实，盖覆出汗。寒暖失宜，过犹不及，不可不知。予曾治一吴姓之儿，年十二三岁，病白喉症，痧点隐于肌肉，亢热无已，经八九日，烦躁不宁，用辛凉轻透之法，汗闭如故。因察其所以，方知身着紧身之绵袄，盖以厚被三床，蒙覆不许少露，致令病者闷得气急面红，仍无滴汗。急令脱去绵袄，只穿单褂，覆以二被，仍前法，乃得大汗，退痧透，而喉症亦愈。附记一则，以儆过犹不及之敝。

（附志）此条说不可温覆太过，最有至理。

曰白喉初起，应用何药？曰：时邪初起，用蜕白汤。伏邪初起，用养阴清肺汤，时邪夹伏邪者，先进蜕白汤，解其时邪，热退后热者，再进养阴清肺汤，以清伏邪。如时邪重而伏邪轻者，蜕白汤酌加芩芍生地。伏邪重而时邪轻者，养阴清肺汤酌加葱豉蝉衣。无论时邪伏邪，均以蜕白散吹喉，漱白散漱喉，以蜕其白。

（附志）此条引用养阴清肺汤，大谬不然。

曰白喉转为黄腐，气分虽宣，火热转甚。心烦胸满，膈上如焚，便秘溲赤，有中焦症，可用下法否？曰：可，以凉膈散清而下之，导赤汤亦可酌量加入。其津液虚者，参以增液汤。

（附记）此说尚可。

曰辛凉轻解，与养阴清肺，固为治白喉之两大法，然温邪传化迅速，迟回顾忌，致令深入，应如何因应方妥？曰：气分之邪未解，（为发热不退无汗，或有汗，头痛身痛，咳嗽舌白，口腻等症。）不可早用寒凉，致令遏伏，必有真实热象可凭，方可转法。假如气分之邪未解，营分之热已深，（若心烦口渴，耳聋舌绛，舌黄溺赤之类）不妨于清透气分之中，佐以清营之品。大凡舌少苔者，须防竭阴。舌多苔者，须防夹食。舌不绛，不可用犀角生地。苔不黄，不可用芩连石膏。苔不厚，（苔厚则胃中有浊痰。）不可用枳朴查曲。如舌苔灰白之下，含露赤点者，虽面赤唇赤，仍须清透卫分之邪，卫分一宣，则热自散。此种热象，悉由郁遏以出，非真热也。若口淡或腻，仍宜透卫。寒凉投早，遏伏堪虞，遏之愈甚，则内热愈深，不可不知。气分之邪既解，审其热在营分，清营为先。（如增液汤、承气汤之类。）

（附志）此节俱为喉痧而设，则开口养阴清肺一说，终是蛇足。

曰白喉失治，而变谵语。邪入阳明之谵语，与邪入心包之谵语，何以别之？曰：心包谵语，自言自语，神烦不寐，舌绛而干，用清宫汤犀角地黄汤之类。阳明谵语，骂詈不避亲疏，腹满狂躁，舌苔厚腻，黄黑起刺，宜增液承气汤等急下之，以存津液。

（附志）温病谵语，是热盛而胸神经昏乱之故。阳明热病有之，亦热冲伤胸脑。神经变化，认作心包，终为叶天士所愚。

曰白喉有耳聋者何故？曰：耳聋有二。初起火郁不宣，耳窍为闭。疏达其邪，清解其火，则耳聪复矣。热烁真阴，致令精脱，亦成耳聋，急须复脉，以救真阴。

（附志）热病耳聋，分出虚实两症是也。实症是肝胆火炎，宜于清泄。虚症是阴伤，须为清养。此条误认实症为火郁，则必用柴胡发之。岂非教猱升木，于乃用复脉，庸极。

曰白喉退后，耳聋咽干，舌赤齿燥而少液，应用何法？曰：此液脱也，宜复脉汤，复其津液。

（附志）病后津液未回，自当清养。凡在医家，选药何难。而教人用复脉汤，何其执一不退，至于此极。

曰更有一种白喉，满喉糜白，上吐下泄，腹内绞痛，口噤神昏，肢厥面赤，舌苔灰腻。肌内隐有赤点，温邪扶有一种秽浊之气，直犯中焦。有类霍乱，最为危险，甚有朝发夕死。须用芳香逐秽，正气祛邪，藿香蜕白散主之。

（附志）此是一种特别之兼症，决不常有。

蜕白汤自制治白喉初起。因于时邪者，咽喉左右，或见白点，或如绵絮，肿痛，汤水难下，发热有汗。或恶寒肢冷，头痛而昏，骨节烦疼，面赤唇赤，心烦胸闷。或咳或渴，口淡或腻，或甜或苦。舌苔薄白，或滑或灰。以上诸症，不必悉具，均可用之。

蝉衣二钱　薄荷叶八分　淡豆豉三钱　竹叶甘片　连翘三钱　人中黄一钱五分　白茶菊一钱五分　牛蒡一钱五分　荆介一钱五分　苦桔梗一钱　葱白三个

如必须合栀子豉汤，咳嗽加杏仁；脘痞山栀子厚朴汤，腹痛下利加黄芩白芍；干呕合橘皮竹茹汤，膈闷加川郁金，呕吐加川连竹茹，夹食加山楂，透疹加紫背浮萍，无汗加葛根。

（药按）人中黄以自制者为真，如无真者，以金银花代之。竹叶宜淡竹，竹上者，平津药市名苦竹叶者是也。

蜕白者，以蝉蜕衣白茶菊为君而命名，且蜕咽喉之白也。蝉由蛴螬转丸而化，栖高钦露，以声鸣秋。由至浊而变至清，善于化喉中之白，其效自速。且蝉衣薄而且轻，能清在高之邪，而化清之中浊。白茶菊乘秋金之气，色白性平，能通肺气，解三焦之郁火，清气分之温邪。其气清芳，更能化浊开郁清金，允推妙品。佐以葱豉，解温邪之表，翘荷散温热之郁，桔梗开胸利咽，中黄解毒化浊，荆芥疏风解表，牛蒡透疹化痰，竹叶清心保肺，以免壮火食气。经曰："风淫于内，治以辛凉。"总此十一味，合成辛凉清解之剂。

（附志）方为感冒喉痛而设，大致尚妥。但人中黄污秽浊腻，教人吃粪清，大是可恶。解毒清火之药甚多，何苦如此。方解说蝉能鸣秋可笑，蝉之发声，果在何处，五尺童子皆知之，而杜君不知奇哉。

葱豉汤，《肘后方》治冬温风温温毒瘟疫四时杂感。初起恶寒发热，有汗无汗，头痛身痛，白喉痧癍疹瘄初起，脉见洪大浮数，及郁伏者，投无不应。询时邪之妙方，忽以其简而忽之。

豆豉五钱　葱白三枚　清水煎服

（附志）此感冒风寒之不谢方也。若是温热，亦有流弊。养阴清肺汤《白喉抉微》治白喉初起。因于伏邪者，咽喉左右，或见白点，或如绵絮，咽干而痛，心烦头晕，耳鸣口燥，溺赤。并未感冒，而突然发热，或午后热盛，或汗后热退复热，或有汗灼热不退。以上诸症，不必悉具，均可用之。

大生地一量　白芍四钱　薄荷一钱五分　麦冬六钱去心　川贝母四钱　元参八钱　丹皮四钱　生草二钱

清水煎服。蝉蜕衣白荷菊亦可加入。

（附志）合于此方之喉症，最不多有。而乃以伏邪两字，笼统说之。教人用之，则杀人必多。可为耐修子之化身矣。

藿香蜕白散治咽喉白腐。上吐下泄，腹内绞痛，神昏口噤，肢厥脉伏。舌苔灰腻，秽浊之邪，直犯中焦，脾胃两伤，急进此方，祛邪逐秽。

藿香叶　蝉衣　白芷　赤令皮　川朴　陈皮　炙草　生毛术　大力子　桔梗　菖蒲　半夏粬　地浆水煎，或灶心土一两，煎汤代水。

膈闷加川郁金一钱五分，腹痛加白檀香五分。如寒热重者，加葱头两个，淡豆豉三钱。

（药按）灶心土温燥不可用，且药肆无真者。地浆宜取地中之净土。放盆中，在新汲水搅之，澄清用。

（附志）喉病而兼霍乱，盖亦偶然有此病耳。亦须见症治症，不能预拟一方，教人凿足适履。

透疹青萍散，（自制）治白喉瘰疹，隐约肌肉而不显者。用此透之，瘰疹大见，则不可用矣。

大青叶　紫背浮萍　胡荽　清水煎服。

胡荽逐疹之功，捷于升麻葛根。北人呼为香菜，每食必需。世人畏其辛温，不敢轻用。今以大青之大寒为君，制其温性。佐以浮萍之轻浮，则无助热之弊，而有透邪之功矣。

（药按）胡荽即芫荽，大青北方药肆以蓝之茎叶代之，非真，颇亦可用。不知南方用大青系何样。

（附志）浮萍固可透疹，然大青太凉，非乍病时可以浑用。

化癍汤：（吴鞠通）治白喉瘰疹已见，一片如云，如锦纹，如细栗者，皆可用之。瘰疹未见，不可服也。

生石膏　知母　生甘草　元参　白粳米　犀角

（药按）白粳米即稻米也，一合用一两足矣。犀角现在价昂，用真者挫屑数分，调服亦妙。

（附志）温病发癍，其见症亦不一律，善治者自有随机变化之妙。鞠通制此一方，原是呆板，而杜君偏奉为典型，亦只见其执一不通耳。

黑膏：《活人书》治温毒发癍，大疫难救。

好豉一升　生地黄半斤切

右二味以猪肤二斤，合露之。煎令三分减一，绞去渣。用雄黄麝香如大豆者，内中搅和，尽服之。毒便从皮中出则愈。

（附志）此方亦见于外台，但究是何等之症，能与此药符合。吾吴医家，浑用黑膏不全之方，已经陆氏九芝揭破其谬。然如此全方，实亦无可用之处。吾谓果是发癍必用之剂，则真暗无天日矣。

凉膈散（刘河间）治白喉化热，白色渐转黄腐，心烦口渴，苔黄而燥，膈上如焚，便秘溲赤，口中糜烂者。

连翘　生大黄　芒硝　甘草　黄芩　苏薄荷　栀子

为末每服三钱，加竹叶生蜜煎。

张洁古减硝黄，加桔梗竹叶，名清心凉膈散。治胸膈与六经之热。

（药按）古方凉肺之用竹叶，石膏之用竹叶，皆用淡竹上之叶，非今之淡竹叶草也。

（附志）此方在温热病中，适用处甚多。虽用硝黄，而甘以缓之，欲其引膈上之热，缓缓下行。喉病内热，可用之候，确是不少。名曰凉膈，读者必须顾名思义，非与承气作一例观。

清宫汤（吴鞠通）治白喉热扰心包，神烦不寐，入夜谵语，舌绛口干者。

元参心　莲子心　竹叶心　连翘心　麦冬心　犀角尖　磨冲

（药按）犀角磨汁不易，不如用真犀角末，调服之为得。

（附志）果是燥热烁津，此等药诚不可少。凡用犀羚，入煎剂非一二钱不能有力，况今价值奇贵。则唯有水磨汁服，一成之质，功抵十成。若用细剉之粉调服，则仍是粒子，胃不足以化之，等于无用。相臣怕其难磨误矣。

增液汤（吴鞠通）治白喉口舌干燥，大便秘结者。

元参　连心麦冬　细生地

（附志）此亦治燥热之药，然终嫌甘腻助滞，用时宜审。

加减复脉汤（吴鞠通）治白喉退后，耳聋咽干，齿燥舌赤无津者。以此复其津液。

甘草　干地黄　生白芍　阿胶　火麻仁　连心麦冬

（附志）热痛善后，清养为宜。早投腻滞，一恐余邪未清，反增其壅。一恐健运未复，留恋碍化。此唯孟英案中，善用轻灵，乃无流弊。鞠通笨伯，焉知此理。

三露饮（自制）

银花露　菊花露　枇杷叶露

白喉口干，以之代饮。清芳化浊，蜕白生津，为无花露，以双白饮代之。

（药按）各露平津各大药肆，皆有制就者。

（附志）此法轻清，功效在增液复脉之上。

双白饮（自制）

白菊花　白茅根

色白入肺，清热生津，以之代茶，功与三露饮同。

（附志）此方亦清肺胃燥热，但力量淡薄，病重者未必可恃。

蜕白散（自制）此方吹咽喉，蜕白腐，愈红烂，消肿止痛，化毒生肌。并治痧癍痘疹，火毒上冲咽喉，及杨梅疮毒，结于咽喉。一切牙疳舌疳，口糜，喉蛾喉痈，已溃未溃，无不应手，屡试屡验。

蝉蜕衣　大贝母　去心　马勃　大梅片　人中白　煅龙骨　青鱼胆　大珍珠　豆腐内煮去油另研　炉甘石　煅

（用黄连一钱薄荷叶三钱荆芥穗一钱煎水制）上硼砂

右药各制细末，秤准再研和，磁瓶贮好，勿令泄气，时时吹之。蜕白者，以蝉蜕人中白为君，以蜕喉之白也。咽喉中之白，浊气所结，蝉蜕由至浊而变至清，其性喜蜕，能化清中之浊。人中白至秽至浊之物，以浊攻浊，同气相感，收效更捷。佐以鱼胆之清热，贝母之开郁，冰片涤秽，硼砂化痰；珍珠龙骨，化毒生肌；甘石马勃，退湿去腐。更有黄连之清火，薄荷荆芥之散风，面面周到，非寻常吹喉之药，所可同日语也。用者勿泛泛视之。

（附志）制方之意，未始不大费心思。但中白龙骨，一经火煅，即是石灰，反为燥药。且龙骨嫌涩，亦有流弊。甘石乃伤科之收口药，非喉科药。珍珠太贵，何如重用漂净中白为佳。此方不如拙编《疡科纲要》中治喉数方远甚。自谓面面周到，未也！若是喉中腐甚，则方中必用牛黄。但西黄过贵，广黄亦佳，不佞用之屡矣，亦复良效。总之药以愈病为佳，不以价值之高下分好坏。

漱白散（自制）用此漱喉，可以蜕白去痰，消肿定痛。

元明粉　白矾　寒水石　海浮石　薄荷叶

共研细末，每用五钱，滚水冲和。先以白蜜五钱，和水漱喉吐之。再以此药漱喉亦吐之。二者轮流互用，以痰去喉爽为度。每日约漱二三次。

（药按）此方消肿化痰外，兼能防腐杀菌止疼颇效。

（附志）喉有白腐，漱以去腐解毒，洵是必要一法。但白矾洗腐，其痛甚剧，制方者盖未知也。向来医家著述，每有不能体验药性之弊，而用方者，亦复浑仑吞枣，葫芦依样。此皆国医所以不振一大原因。且白腐徒漱无益，必用鲜绵花蘸药水揩洗，乃能净尽，再上药粉，庶几易效。西学家恒用五十倍硼酸水洗喉，尚好。

熨胸透诊法：（自制）以此熨胸，可以透斑疹，而达温邪。疹透胸开之后，不可再用。

芫荽如无鲜者（以子代之）大葱　浮萍　莱菔如无鲜者（以子代之）

四味共打烂，入锅内炒热，布包如碗大，掩覆胸口，冷则易之，以胸开身汗为度。

（药按）浮萍亦鲜者为佳，夏秋极易。

（附志）此法尚佳。

噀水起疹法：（噀者以口含水，细细喷之也。）经此噀身，可以起发瘖疹。　芫荽一两

酒水各半煎汤。以口噀肢体，勿噀头面。如不喜噀者，即以苎麻根蕉汤，细细揩擦肢体。疹出，不可再用。

（药按）如无苎麻根处，以夏布揩擦即可。（夏布即麻布）

（附志）此确可以透达痧疹，但口含噀水，怕受冷气，反添大害。宜于密室温暖处轻轻揩擦乃佳。

白喉备用方

栀子豉汤（仲景）心烦懊恼，可以参用。

栀子十四枚劈　香豉四合绵里

栀子厚朴汤（仲景）心烦懊恼，胸痞苔厚者。可以参用。

栀子十四枚劈　厚朴四两　枳实去瓤四枚水浸

黄芩汤（仲景）腹痛下利者，可以参用。

黄芩三两　甘草二两　白芍二两　大枣十二枚

导赤散（钱乙）口中糜烂者，可以参用。

生地　木通　甘草梢　竹叶

犀角地黄汤（王子接）邪入心包谵语者，可以参用。

犀角　生地　连翘　甘草

调胃承气汤（仲景）肠满便结，谵语者。可以参用。

大黄四两去皮酒洗　芒硝半升　甘草　一两

宣白承气汤（吴鞠通）气急多痰，胸痞便结者。可以参用。

生石膏　生军　杏仁粉　栝蒌皮

五鲜饮（陈耕道）清热救液，可以参用。

鲜沙参　鲜生地　鲜茅根　鲜芦根　甘蔗汁

清营汤（吴鞠通）热入心包，心烦口渴，夜寐不安，谵语，舌赤少津者，可以参用。

犀角　生地　元参　竹叶心　麦冬　丹参　黄连　金银花　连翘

（附志）凡此诸方，俱有适用之处。且应用成方，亦不止此。然固不必作抄书胥也。

白喉决疑集终

《白喉决疑》由赵根炎家中藏书提供

英医合信氏全体新论疏证

绪　言

生理学者，所以释有生之原理，本与病理医理，附丽以行，互为参证。所以西国谈医之士，咸以此为入手时唯一方针，盖生理不明，即病理亦末由详其源委，而治疗又将何所措手？乃回顾吾国医籍，竟无所谓生理学之专书。虽藏府经络，骨骼肌肤，以及五官九窍，支体百骸，素灵难经，未尝不略言一二。然考其所称部位形式，间或与彼剖验家所得之实在，大相径庭。（如灵枢肠胃篇：言回肠十六曲，长二丈一尺。别有广肠，传脊以受回肠，长二尺八寸云云。其实大肠止有三曲，故名回肠。每回长止尺许。灵枢旧说，殊属可怪。且其他类是之处，盖亦不可枚举。）盖内难等书，类皆出于秦汉间所撰集，本非一时一人之手笔。不佞研究频年，知其中有最精当之理论，确为上古所留贻，非战国以后所能复赞一辞者。（如"巅疾"二字，内经数见不鲜。谓之上实下虚，谓之气血并走于上。又谓之目冥耳聋，厥则暴死。气反则生，不反则死。其所以申明气血冲脑病情，形容如绘。又谓肾为胃关，关门不利则聚水。可知水道来源，必由于肾。此皆与西学家之发明，同符合撰。可知上古之时，生理病理，原是至精至密，初非模糊影响之谈。惜乎代远年湮，书缺有间。魏晋而降，动多空泛议论。遂致神圣心传，几成绝学。反令殊方异域，后起之秀，徒以检验所得，别有发明。遂谓驾乎吾上，能无浩叹！）亦多有秦汉间人，亡为羼杂，已非生理病理之真相者。良由吾国习惯，最重人道，久无剖解尸骸之法，即不能洞知胸腹中之实在状态。然臆想所及，随意谈谈，强不知者而妄以为知。扪烛知槃，遂为话柄。细绎内难两经，已多此弊，复何论乎两汉六朝以下。西医之学，重实验不重理想。其于藏府形骸，剖解检查，是其专职。加以器械之精良，推寻之细密，经验既久，信而有征。咸丰初元，英医合信氏，行其道于粤东之惠爱医局，撰有全体新论一书。南海陈君修堂相助为理，浅显明白，早已风行海内，可补吾国医经之不逮，确为治医者不可不读之书。本校创始以来，于今九载，诸科讲义，约略粗具。唯于生理一门，在己未开课之初，曾有某君编纂数十页，简略殊甚，不适于用。兹当第五届预科始业，爰采合信氏原书，重录一遍。删其浮词，节其要义，间亦以己意疏通而证明之。辞达而已，名曰疏证，以为初学习医入门之一助。唯是新学家之言生理者，近今译著，更益繁缛。治彼之学者，最喜新出之本，每谓愈详则愈明。合信氏此书，几如大辂椎轮，不复适用。要知新译诸书，剖析精细，而于吾侪临证，碍难适用。且名词太多，记忆不易。究其实在，犹不如合信氏尚能切合病理。兹录是编，徒贵此粗枝大叶为也。时唯中华纪元丁卯之岁，六月既望，嘉定张寿颐山雷甫属稿于浙东兰溪之中医专校。

合信氏原序

　　凡天下之物，莫不有理。唯理有未穷，即知有不尽。若能穷理有据，则不论何人言之，皆当信之。人同此心，而心同此理，固不得异其人而并异其理也。予来粤有年，施医之暇，时习华文。每见中土医书，所载骨肉藏府经络，多不知其体用，辄为掩卷叹惜！夫医学一道，工夫甚巨，关系非轻。不知部位者，即不知病源；不知病源，即不明治法；不明治法，而用平常之药，犹属不致大害。若捕风捉影，以药试病，将有不忍言者矣。然以中华大国，能者固不乏人，而庸医碌碌，唯利是图者，亦指不胜屈，深为惜之！予自弱冠业医，于人身藏府部位，历经剖骸看验。一切体用，倍悉其详。近得华友陈君修堂相助，乃集西国医谱，参互考订。将铰连骨骼，及纸塑人形，与之商榷定论。删繁撮要，译述成书。颜曰：《全体新论》。形真理确，庶几补医学之未备。若以为矜奇立异之说，则非予之素志也，是为序。

咸丰元年岁次辛亥季秋日合信氏识于惠爱医局

英医合信氏全体新论疏证　卷之上

嘉定张寿颐山雷甫疏证

第一节　身体略论

世上万类，以人身为最奇。不论内外，皆有皮肤。遍布外体为外皮，分布藏府为内皮。

（自注）内皮主生津液以润藏府。

外皮从口鼻入腹，与内皮相连。内皮由肛门下出，与外皮联合。外皮之里，俱有肥网脂膜，状如小孔连结，仿类网眼，其所以使浑身连贯圆满。若久病则肥网消减，筋骨现露，乃仅存皮肉耳。

（疏证）此所谓肥网脂膜，即是皮里之肥脂肪质一层，俗之所谓肥肉者是也。大抵肥人体胖，则肥网脂膜丰厚，瘦人则肥脂不多。若说文脱字说解之所谓消肉臞者，则非独肥网脂膜消尽，且并其坚韧之肉而亦消去之。今人俗语谓瘦极者曰："脱形"。是矣。

在面部之上，另有动皮活肉数对，自能触动，以显人喜怒忧惧之态，余处则无。

（疏证）人之颜色，喜怒哀乐，畏惧恐怖，悉现于面，令人一望可知，未由掩饰，而卒莫能言其所以然之理。今乃知由于肉之与皮，皆能自动为之，非仅颜色态度之各有变迁也。

唯禽兽因无两手之用，故遍体皆然。以助其收放毛羽，驱逐蚊蝇之事。

（疏证）以此观之，则禽兽遍体之肉，皆能助皮肤之舒缩自动。

人身肥网膜下，有动肉数层，其形圆扁，其色鲜红。周围里合，坚骨在其中，以辅佐之，使之有所附丽。

（自注）此动肉或曰："肌"。乃附骨之肉。

（疏证）此所谓动肉，乃坚韧成块之肉，能自伸缩者，皆有柔韧之筋膜以包裹之，联络之故，译书亦谓之筋肉。在不用力之时，则舒而软，用力则缩而刚。试观勇力之人，每当用力之时，其肉显露高耸，一望而知。实即俗之所谓精肉者是也。吾吴土语，谓之栗子肉。以其短缩之时，有如栗之隆起云尔。

在动肉与骨之间，有最要血管。及脑气筋藏聚之处，所以免其易于被害也。

（疏证）凡此书中所谓血管，皆是发血之管，本多深藏肉里。若皮肤间可见青色之血管，则回血管是也。盖发血之管，如至破裂，则血流不止，最为危险。故重要之大血管，必深藏于肌肉之里，使不易受外界之损伤，斯为造化之神妙。脑气筋，今东瀛译书谓之脑神经。以其灵敏不可思议，故谓之神。所以司全体之知觉运动者，凡肌肉之里，随处有之。如其一部分之神经受伤，即一部分失其知觉运动。故亦多深藏于肉里，庶可免于震伤，皆造物自然之妙用。唯皮肤之表，亦有纤维之神经，随在密布，故皆知痛痒而能运用。但止司局部，与大体尚无甚重要，其深藏于肌里者，则神经之较巨，而所司尤大者也。

此外另有筋带筋包不少，或以束连肌肉，或以包里骨节，皆所以保护联络，不使肌肉乖离，不使骨节脱陷。

（疏证）此所谓筋包者，即肌肉之分界处，皆有柔韧筋膜以包裹之，故谓之筋包。所谓筋带者，则肉与肉之连属，及骨与骨之连属，皆有坚韧之筋以连带之，故名以筋带。今东人译书亦谓之韧带。许氏说文筋，肉、之力也。从力从肉从竹，竹、物之多筋者。按太平御览，引作体之力也，于义为长。下文又有可以相连属作用也一句。盖一身之肌肉骨节，皆赖有力之筋以连属之，于是有动作之功用。疑今本说文有脱误矣。

凡遇两骨对合之处，俱有垫膈，质韧而滑，俗名脆骨，另有胞膜，生脂液以润泽骨节。助其转动灵敏，而不致有涩滞之患焉。

（疏证）骨与骨相接之处，不独有筋带以联属之，并有薄韧之骨膜一层，以为之间接。庶乎刚柔相间，以伸其运动。否则两骨直接，刚与刚遇，运动转折，必不灵活。且在骨节之间，又必有胞膜一层，自生脂液，以使骨节滋润，而转动便利。譬犹机器运动，其轮齿轴干，皆须时常抹油，乃不枯涩板滞。唯人之骨节间，能自生脂液，以常润泽，使其机齿枢转，恒自滑利。则天然之油润材料，而亦自然之膏抹工程，尤为造化之神妙作用矣。

以上所言，乃属人身四肢外部之略。至内部则有脑浆主使之经，五官应理外事之经，食饮消导之经，发血回血呼吸之经，主生津液之经，化去汗溺渣滓等类之经，更有延后广嗣之经，俱极精微，故逐款分析详列于后。使阅是书者，尤易于洞晓也。

第二节　全身骨体大纲

人身之内，骨为最坚，初生赤子，骨甚脆软，尚未坚全。迨日长一日，至二十余岁，而后坚牢稳定。统计全躯，长、短、圆、扁，其为骨二百余枚。另牙齿三十二枚。其在手足肉筋内，有小骨自六枚至八枚不等。各骨之中，无论大小厚薄，方圆长短，咸有衣包里。故曰："骨衣"，紧粘于骨。一切血管，皆由衣透入以养骨，比衣甚为紧要。衣若坏烂，则骨枯槁。骨虽断折，可生新骨，致两载复能相续，获成如旧也。男女浑身之骨，为数相似，形亦类同。但男骨竖而稍长，其纹亦粗，颇起稜芒。女骨则圆幼滑泽，至髋盆骨，男则狭而微深，女则阔而略浅，故易于产育。并无如中土所谓开阖之交骨也。

（疏证）圆幼滑泽之幼，正字通谓窑器色光滑者。俗曰："泑"，盖谓其色泽光润之意。寿颐按吾国医书，自宋以后，每谓女子前阴横骨，当分娩之时，能自开启，所以易于达生。迨既产之后，则其骨自阖。因名之曰："交骨"。遂谓难产者为交骨不开之故，宜服当归川芎龟版等药，能开交骨以催生，且名其方曰开骨散。晚近之妇科诸书，无不具载，相沿久矣。医者皆习为口头语。乃据合信氏此说，则并无此骨能开能阖之事。可见中医是法，竟是瞽言。夷考产科此方，原非中古所素有。千金方及外台秘要两书，备载六朝隋唐方药。其妇科临产门中，未尝有此种议论，亦并无此方剂。然后知此说此方，尚是后起，金元以来，乃始盛行，竟不知出于谁氏之笔。大抵吾国医界中之理想臆说，一人唱之，众人和之，而大失病理药理之真者。宋金元明，此风最甚。如治中风之有许多加味续命汤，女科之有许多六合汤，皆极可鄙。而皆出于金元间所谓医学大家之著作，授俗子以简便之方法，而医理乃长堕五里雾中，非徒无益，而又害之，此则不佞之所敢断言者。虽此归芎等药，原为活血行气治法。凡是临盆不易，大抵因气血迟滞使然，用当归川芎流动之品，则气随血行，达生自易，理有当然，尚非大谬。但名为开骨，则言过其实，总属可嗤。岂知本非吾国邃古医学之真谛，此亦当分别观之。万不可谓中古之世，医学原理，尽皆如是也。

207

兹论人身全骨，必先分头身手足六骸而列言之。

（疏证）以头部身部及四肢分叙，故谓之六骸。

第三节　头部诸骨

头部则分头骨、面骨二者。

头骨居上，共八骨凑合而成，以保护全脑，各骨俱互相陷入，交齿相错，使之坚牢，不致动移也。八骨谓何？一曰、额骨。二曰、左右颅顶骨。三曰、左右耳门骨，四曰、枕骨。五曰、蝴蝶骨，六曰、上水泡骨，颅顶耳门，俱各两骨，共成八数。其式长圆，居头之上半。自左眼窝上截，横过左耳门。至枕骨，越右耳门。至右眼窝上半止。上如盖而下有底，以盛大小脑者也。

（疏证）此节自其式长圆以下至此，乃合头部八骨而言之，皆在脑髓之上下四旁者也。额骨在眼窝起，至左右颅顶骨止。一边向外斜上为额，一边向内横入，以承大脑前叶。内中即上水泡骨，后与蝴蝶骨相连。当中近鼻脊处，稍厚。有两小窝藏气，下通于鼻。

（自注）即俗之所谓印堂。

左右颅顶骨，乃自头顶颢门与额骨互接处起，至与枕骨交合处止。两旁则接连左右耳门骨，而微联于蝴蝶骨之两翅尾，亦所以盖护脑者。

左右耳门骨，在颅顶骨下。上接颅顶骨，后连枕骨，其前则与蝴蝶骨翅连合也。形式参差，上如大鳞片，下则厚结成三角石形，耳孔在鳞片之下。三角石形之中，耳孔前有一横骨条伸出，状若桥栱，与颧骨弯入之支互接。在此栱及颧骨之内，皆有大肉牵连下牙床骨，以助咀嚼。耳孔稍后，近外有凸骨，如马乳之形垂下，粘连动肉一大条，斜落至锁子骨及胸骨，以助左右顾盼。左顾则左缩，右顾则右缩。若点首，则左右两肉皆牵动矣。紧贴耳孔前小窝，为下牙床颊车尾所安入，以为开合之咬，耳孔内有长尖骨下垂，状若锥颖，为舌本动肉所系。当马乳骨及锥颖骨之中，有小孔。为第七对脑筋一支所由出。而分布面上，以动各肉。倘此筋一坏，即有口眼歪斜之病矣。三角石形之骨，乃斜向入内，与枕骨连附，共有三孔。一透自颈，达上大血管以养脑。一透第七对脑筋，以达耳内窍。一透耳中窍，而为其气管之骨路也。枕骨在颅顶骨之后，包里脑后叶。在枕骨之下，有一大孔，恰居颈之正中。至禽兽则渐趋而后，故不能如人之只用两足直立而行。此大孔乃脊髓所由也。外孔两旁有凸节，以安放第一节劲骨，故能俯仰。孔稍前两横孔，乃第九对脑气筋所自出，以达于舌。髓孔外旁，与耳门骨连合处，左右各有一偏孔，以透脑内两大回血管以达于心。枕骨里面有四微凹处，其形如盆。近髓孔后之两大盆，乃盛小脑者。略上之两小盆，乃盛大脑之后叶也。在髓孔前，有扁骨一干，与蝴蝶骨相连。初生赤子，离而未合，久则自然生合，甚是坚硬。为头上各骨之总纲也。

蝴蝶骨，形如飞蝶，居头底当中。

（自注）中国无此名。

（疏证）此骨在脑之底，位居正中。项后则在枕骨之里，面前则在额骨之里，两旁则在鬓骨之里。头颅四围，俱不可见。故图形及所塑之骨骼模型，皆所不详。合信氏所谓居头底当中者，正是在脑底之当中耳。

余七骨皆与之连接。若计面部，共与十二骨相连。实为总辅，难尽其形。不过略言其身、翼、足、大概而已。其身分前后上下。前与额骨相连。中有薄骨隔分两窝，直通鼻孔

208

内以藏气。后与枕骨相续，质干坚实。其上腰如马鞍，盛大脑之小粒。其下与鼻孔间骨相合，乃咽喉之上顶。身旁左右有孔五对，第一对乃目系之路，第二对乃长孔，以传达第四第六并第五对之前支各脑气筋，及血管，皆会入眼。第三对乃第五对脑气筋中支之路，以达面部。第四对乃传第五对脑气筋后支，以达面部之下。第五对乃小孔，逼近第四孔之后，透血脉管以养头骨内层，及脑包衣。其翅之内，与耳门骨里，皆盛脑之中叶。翅之外，即鬓边，乃各动肉所藏之处。翅之前，乃眼窝一边骨界。其足乃贴近上牙床之后，为鼻孔内界。上水泡骨，在额内正中。

（自注）下亦有水泡骨，故此名曰上。

乃一骨峯，形如鸡冠，高二三分。峯之下，左右有小孔数十，如筛之眼。为第一对脑气筋分支所由出，以达于鼻，司闻气息。又有薄骨数片，中直边曲，垂插鼻间，以宽嗅闻之路。以上八骨，乃人头之上半，会合以覆保全脑者也。

第四节　面部诸骨

面上为骨共十四数，最要者乃上下牙床两骨也。上牙床左右，各分上下内外四面。外面为面珠肉，及唇上人中，当人中处，即相连合。外上则为鼻之外旁，在大眦边与额骨相连。略下又与观骨相接，眼稜之下有孔，乃第五对脑气筋之中支所由出也。内面即鼻孔底骨及边骨内，上有深穴，与鼻相通以藏气。穴之前有一骨路，以藏泪管。上面乃眼窝底之半，下面即上腭两旁。有牙窝十六以藏齿。

鼻梁骨两小片，与上牙床骨尾相并，其下甚薄，与鼻准脆骨粘连。

左右颧骨，乃长方形。上伸一支以接额骨，其下亦有骨栱。横弯于后，与耳门骨之栱，接连相贯。至大眦下，又与上牙床连合。

泪管骨二片，形薄如甲，在大眦略下，与上牙床骨尾连合，所以通泪入鼻。

鼻孔间骨一片，此骨甚薄。在鼻间分两孔，西国名之曰犁头骨，像其形也。上前连水泡上骨，后接蝴蝶骨。下前连上牙床骨后，合上腭骨。

左右下水泡骨，此骨脆薄，形似水泡。在鼻孔内侧之下，与上牙床骨相连，功用同上水泡骨。上腭后吊钟骨二片，横与上牙床骨平接。其后两旁，直连蝴蝶骨两足。两片合缝，上承鼻孔内间骨之末，而下悬吊钟者也。

（疏证）此所谓吊钟，即喉中之帝丁，字亦作蒂，盖状其形有如瓜果之蒂耳，吾国医书亦谓之悬雍垂。吴人土语：则曰："小舌头"。此曰吊钟，似是西人书中之土语，抑或粤语，未可知也。

下牙床骨形，如半围，有十六窝以贮牙齿。前窄而后宽，两端曲起，作一岐尾。前尾侧扁如峯，在颧骨栱内，与鬓肉相连。后尾圆横，安人耳前窝内，为开合之咬。岐下内有孔，透第五对脑气筋之后支。与血管同入，以养下牙。至下颔骨下始透出，分散于颔肉，此骨周围有动肉包里，以助开合，以便食饮。故扑击暴笑，则后岐尾时有脱咬之患也。

第五节　脊骨　肋骨并见

人身各骨节之中，最要莫如脊骨，因连贯全身上下之柱。其用有三，一则以辅佐骨肉藏府，上承头脑，下联腿足。二则使周身运动，得以左右扭转，前后俯仰。三则保护脊髓，及浑身各脑气筋之本也。设使脊骨只一柱直插全躯，则浑身不能转动屈伸。今乃以二十四骨凑叠连贯而成，互相磹合。故一节略动，则全柱所动甚多。况每节之间，皆有坚软之质，韧如象皮，以为间隔，使各节不致轧陷相击。

（疏证）凡支节大小各骨联接之处，可以弯转伸屈者。其骨端对接之处，必有薄脆骨一层，光滑圆转，（此节上文第一节中之所谓垫膈也，）所以使其利于转动。而脊骨联接之处，则但须稍稍盘旋，稍稍曲直，不须大弯大曲。则骨节间即无需光滑圆转之垫膈，而别有黏韧坚软之质一层，以为之间接，使之节节相维，则每节微旋，而全脊俱动，又是别有一种作用。凡其他骨节之间，皆无是也。

又每节左右，有横骨枝。

（疏证）此所谓每节左右之横骨枝，非节旁有枝。乃每节左右，各有如乳头之骨。左右伸出，向外斜上。所以维系肉筋，互相连贯。使劲脊各节，递相承接，益加巩固。自颈骨以下，节节有之。唯颈骨第一节，其上直接枕骨。故两旁伸出之形，尤其丰圆，而为平行。则即上文枕骨条中，所谓枕骨之脊髓孔外，两旁有凸节，以安放第一节颈骨者也。其第二节左右之枝，亦皆圆满，此两节上承头之全部。自当两旁较巨，使上载头骨，倍形安全。而其三四五诸节，则两旁骨枝，渐向上自耸。至颈骨第六七节以下，直至腰骨末节，（此腰骨末节，即西学家所谓脊骨之第二十四节，而中国旧说之所谓第二十一节。其部位在腰下两髋骨中央，下离尾闾，约有三寸，乃脊骨之尽处。其下则为尾骶骨，形扁而厚，不同脊骨之中有圆孔，以藏脊髓。素问骨空论所谓尻骨空。在髀骨之后，（空读为孔）扁骨有渗理腠，气孔者也。）凡十九节，则每节之两旁骨枝，又较为巨大，向外斜上。盖头间肌肉不多，故骨枝亦较小而短。至六节以下，已及肩背，膂肉较丰，故骨枝亦大而长也。且自第七节以下，两旁各有肋骨，其肋骨之端，即系在此脊骨左右骨枝之间。每一肋骨之端，其上部即嵌在此脊骨两旁骨枝之下廉，而肋骨微向下弯，又架在其下一节之骨枝上廉。即合信氏下文所谓每一胁骨，得附丽于脊柱两节之上者也。盖两节之间，互为联属，则得力尤多，所以使肋骨之端无动摇不固之患也。

后面当中，亦有枝伸出，以系各肉筋之连贯者。

（疏证）自颈骨第二节以下，每节后面正中，又皆有骨一枝伸出，如乳头而较长。所以与肉筋维系，而联络以贯通上下。唯颈骨之最上节，后面正中，只有如乳头一粒，尚不伸长。其下四节，皆有后枝。但较脊骨后面之支，稍细而短，以颈间之肉筋无多故耳。颈骨第六第七两节，则后面骨枝，己丰而稍长。扪之可见其第六一节，即吾国医书之所谓大椎者是。以下直至腰骨末节，皆有此枝。而腰骨五节之后枝，尤为巨壮。所以吾人在背后正中，扪之突起圆形，历历可数。吾吴俗语：谓之算盘子骨者，即此骨枝之伸出处。世人皆以为此即脊骨之椎，其实脊椎深藏于里，非可扪之即得者也。

在旁枝亦各有小干，与上下节相承。

（自注）相承处略滑，下向前，上向后。

（疏证）此则脊骨左右骨枝之间，其上下更另有小干亦使之上下两节，互为衔接，所以脊骨益形巩固。而肋骨系于其间，亦更为有力焉。

有坚实筋带连贯，故无脱离失陷之患。又每节与伸出各枝之中，合成圆孔，以藏贮脊髓。又在每枝节叠合之处，左右皆有一弯，两两相合，即成一孔。所以透脑气筋，传达浑身各处。二十四节砌成脊柱之形，并非直下，乃略弯曲。近胁则微弯于后，使胸腹广阔。至颈膊及腰下之处，则微曲于前。故人从高跃下，亦不为大害。不损脑筋，不损坏头脑也。优伶舞女，从小习练，能屈身向后，以首抵地，成弓月形，亦不脱铰节，不损脊髓，

210

脊柱之妙用如此。在二十四脊柱之中，分头骨七节，背骨十二节，腰骨五节。

（疏证）中医言脊骨，共为二十一节。西书则云二十四节，其所以不同之故，似乎中土之人，向来认作颈骨止有四节，而不知颈部实有七节。此则剖解尸骸，向为中国所不许。故中土之人，恒不能洞悉其真相，不得不从西人之说，藉资参证。且中医谓大椎为脊骨之第一节，以下数至尻尾骨，当为二十一节。其实项后正中，扪之可得之大椎，乃是颈骨之第六节。此节之下，两旁尚无肋骨，更下一节，则第一肋骨即在其下，自大椎数至第十二肋骨以下之节为止，计得十有四节。又其下为腰骨五节，脊骨至此而止，则仅有十九节。

不能符二十一之数，必合大椎以上二节计之，乃有二十一节。殊不知大椎以上，实有五节。但第一节紧接枕骨之下，后之正中乳头骨突起，尚不甚显。而第二节以至第五节，则后面正中，及左右两旁，实皆有乳头形之骨突出。所以使筋肉节节维系，以便于顾盼俯仰。但颈项之肌肉无多，故第二至第五节，三面乳头形突起之骨，亦不巨大，则项后扪之，不可得见。至第六第七两节，已及肩背，筋肉渐丰。则后面及左右之乳头骨，其形皆高耸而大，在项后乃扪之可得。吾国医学，遂误谓此扪得之骨，为脊骨之第一节。实不知项后耸出之骨棱，至此已是第六。特其上之五棱，较为深藏而不露耳。此东西学者所绘图形，及所塑骨模，皆相符合，不可诬也。

其三等之形略不同，然犹有可据以判别者。颈骨则于两旁横枝之中，各有小孔如鹅翎管，致可传达后脑血管于头以养脑。背骨节近孔之两旁有小凹处，如仰指甲形，以藏放肋骨之端。其左右旁枝之末，亦有此仰甲形，以安置肋骨之弯髆。

（疏证）肋骨即胁骨，"髆"字本作髆，原为甲骨之专名。髆义为大，以背甲之骨，其形博大，故名曰："髆"。其余诸骨，皆不当混用此字。说文髆字，训为肩甲。他书有以肩髆二字并称者，则肩之与髆，自相联属。故得连举成文，非以肩骨亦名为髆也。俗名臂骨为臂髆，已是相沿成误。本非应有之名义，乃合信氏于此，一则曰弯髆，再则曰胁髆，一似肋骨本有髆之名称者。此外国人不知吾国字义，误认臂骨可称臂髆，遂以髆字为凡骨之通称，此不可以不辨者。

如是肋骨端既藏置于上柱骨凹处，而胁髆又挨放于下柱旁枝之末。每一肋骨，得附丽于脊柱两节之上，则其为力尤胜也。腰骨五节，较颈背各骨尤为厚大。因上身甚重，咸赖腰柱之力故也。

颈骨第一节，乃承头之首节，其形与别节有异，因其功用不同也。其中孔大于下节，如葫芦之形，孔前近边有微凹，盖啣接次节之椎，使头转动利便也。此两节之所以异于余节者，因人首必须左右转盼，故次节有笋凸出，如门之枢。后有坚韧筋带，紧相缠缚，使首节转顾灵活，亦不坏孔中髓柱，可见造化于人之妙。当见人以两手挟把小儿头，而悬举以为耍乐者，殊未知其为极险可畏耳。盖下身之重，系于次节。若使筋带裂绝，则枢纽脱陷，而首节开离。一坏髓柱，即能害命。或骤然扭举，其害尤为甚焉。

肋骨左右共二十四枝，自第八节至十九节。

（自注）即背骨十二节。

（疏证）此从颈骨之第一节数起，以七节为颈骨。则谓第八节以下之十二节，为肋骨所属之脊骨。实则第一肋骨之上端，乃仰嵌于第七节颈骨两旁乳头骨形之下边，而其微向下弯之下廉。又附著第八节脊骨两旁乳头骨形之上端，是肋骨以一枝安置于脊骨两节之中间。其第十二枝之短胁，则在脊骨第十九节之上端。非每一枝肋骨，正当脊骨之一节也。

吴江沈彤果堂，有释骨一篇。谓妇人肋骨二十八枚，不知何本，要之必无是事。吾国经生家，不知生理之真，往往但据古人成言，动辄形诸笔墨，安得不为治新学者所白眼乎。

乃为肋骨附丽之处，各肋骨合成之围，上窄一宽，至第七肋而宽止。自第一至第七肋，皆粘连胸骨。至离胸骨一二寸之间，各肋之端，皆成软韧脆骨，如象皮之可以伸缩，入呼吸时，胸膛能开放者，职是故也。第八肋以下共五枝，不能直透贴合胸骨。是以只可谓为副肋，或季肋耳。八九两肋与第七肋脆骨连接，以达胸骨。余三肋则前端并无所附丽，至此则又递窄。然各肋之间，俱有动肌填满，使之互相连属也。

（正譌）象皮当乍橡皮，此西国人造之像皮，以树胶为之，故译者以橡字为名。盖言其源出于木，而有像于皮耳。

（疏证）肋骨后丽于脊，前拱于胸，合为环形，计有七骨。至第八肋骨，则前端即斜弯向上，以附丽于第七肋骨，而不联于胸骨矣。此第七八肋骨之中央，乃胸膛之最宽广处。离膜即在其间，上贮肺心二藏。膈下正中，即是胃府。左则脾藏，右则胆肝。所容者多，是以胠胁之围亦广。凡每枝肋骨将近胸骨之处，约有二寸许长软韧柔嫩之骨，联于胸堂。能随呼吸之气，稍稍舒缩。有如像皮之自然宽紧，所以胸膺之部，恒能自为翕张而不甚板滞者。即此软骨之伸缩使然，与他部骨节之纯属坚性者，绝然不同，其下五对，以次减短。合信氏所谓八九两肋，只可与第七肋脆骨连接，余三肋并无所附丽者是也。但考诸生理新书，及骨骼模型。咸以第八九十三肋连属，谓之假肋。余二对谓之浮肋，二说稍有不同。颐意骨格模型，当不致有误。合信氏此言，未免失检，是不可以不正。

第六节　胸骨　锁子骨　肩胛骨

胸骨宽约寸余，长约四寸，与肋端粘连。至连合肋骨尽处之下，复有垂下之脆骨一片，如舌之形。

（疏证）此胸前正中之骨，吾国医书，谓之蔽骨，言其蔽翳心藏也。其两旁，即肋骨端之软韧脆骨所连属处。其正中垂下之脆骨一片，上阔下锐，形如剑尖，即灵枢之所谓髑骬。其尖垂处，适当心下正中，任脉鸠尾穴之部位也。

在第一肋骨之上，胸骨之头。左右各有横骨一条，名锁字骨。其厚端附肋骨，其薄端连饭匙骨扁枝。所以锁压肩膊，使之开豁，并以助两手之运动。其骨与第一肋之间，俗名颈窝之处。乃为传各血管及脑气筋以达于手者也。

（疏证）胸骨上端，左右横骨，直达肩端，即医学书中之所谓缺盆骨也。手阳明经脉有巨骨二穴，在肩尖端，亦以此骨得名。合信氏谓之为锁子骨者，本是中土俗名。以缺盆之骨，形似而得此名。其所谓饭匙骨，则即肩背后之胛骨，亦以形似而有此俗称。若夫肩髃之髃字，古人专指胛骨而言，以其形薄而颇博大，乃名曰髃。许氏说文髃字之训，曰肩甲。正以甲骨连属肩下，因以肩甲二字，联举言之，尚无不妥。唯合信氏此节文义，乃从胸前而言，则不当以肩膊并称。吾所以谓外国人不明中国字义而误用者，此其明证也。颈窝在颈结喉下两旁，有窝陷之处，所以俗有是名。在吾国医经，则曰缺盆。西国学者，谓头上之发血回血大管，及脑之神经，无一不汇聚于此，从而上下。所以灵枢经脉篇，手足六阳之经，皆从缺盆而出，通达内外，即是此义。此又中西两家言生理学之可以沟通者矣。

在肩膊后下，附于肋骨之外，有肩胛骨者，即俗所谓饭匙骨也。此骨不与别骨相连，只有动肌包裹连结，其形三角。上面向前一角，有浅凹处，乃藏臂骨上端，以便转动。凹

212

处之上，有扁骨一枝伸出，以盖护臂铰，不使脱陷。凹处之旁，向内又有一小圆枝伸出，亦所以保护臂铰，并以系胸前动肌，亦以牵动肩膊。

第七节　手骨

左右上臂骨各一枝，古名臑骨，亦名肱骨，在肩膊下。其上圆端饭匙骨相附为铰，下端略大而扁。后有深窝，前有浅窝。末处如横圆枢轴，内接正肘骨，外接转肘骨也。

左右正肘骨各一枝，又名下臂骨。上端连接臂骨处，形如莺嘴开张，以唧上臂骨下端横圆枢轴之半。人若屈伸其手，则莺嘴入于臂端前后之深浅两窝。在莺嘴外角，亦有浅窝。以唧转肘骨，其下端则连于腕骨，向前有圆轴，以循转肘骨焉。

转肘骨左右各一枝，较正肘骨其大略同。上圆而滑，为筋带之辘轳。顶有微凹，以接上臂骨。其下端扁而大，内旁有微窝。以接正肘骨圆轴。末有大浅窝，以唧手腕。人若翻转其手，则转肘骨交扭于正肘骨之上。凡百工手艺，皆赖此骨也。

手腕骨左右各八枚，其形长短方圆不等。上连肘骨，下联掌骨。其八骨，分两层排列。

左右手掌骨各五枚，与腕骨相连，皆逼密不能转动。唯大指一节，可以开合。故能与四指对招，以拾掇鍼芥等物。五骨之末皆圆凸，以藏于指节之后窝也。

左右指骨，各十四枚。大指两枚，余四指各三枚。每节外圆内扁，头窝尾凸，以互相联续。至生指甲之处则尤扁，每节之长短，则次第匀杀焉。

第八节　尻骨盆

尾骶骨一箇，上承腰骨末节，两侧平阔而涩，接合左右髋骨。腰节之下，横阔三寸，中间横阔二寸，上下长约三寸，兜弯于前，连接尾闾小骨。其兜弯之内，即直肠依附之处，前后有八孔，平分四对，以出脑气筋之尾派也。

（疏证）骶者，谓骨之在低下处，犹言脊骨之底也。吾国古书，谓之骶骨。亦曰骨骶，亦曰尾骶，此骨上承脊骨，而形与脊骨大异。脊骨中有圆孔，以藏脊髓。此骨则形扁且长，两旁即与髋骨吻合。中有八孔，平分两行，即足太阳经之八髎穴。盖脊髓到此，亦已较细。与上不同，且即分支而从八孔中下行，为脑神经下达骹足之总汇。故合信氏谓为脑气筋之尾派。吾人坐时，在后阴后寸许，有骨一棱，扪之可得，即此尾骶骨之下廉。向来医家，皆知脊骨自大椎以下，当有二十一椎。每认此处作脊椎之第二十一椎误也。吾吴俗语，谓此为尾巴椿骨。此骨长方平扁，厚而有棱，上接腰骨。虽亦正直，而微弯向前。合信氏所谓兜弯于前，语气尚未明白。此尾骶骨之下，则更有小骨数枚，直接而下，渐小渐狭，所以成尖锐。则即下文之所谓尾闾骨矣。

尾闾骨，又名脊尾，有三四枚，亦兜弯于前。妇人临蓐时，必反展于后，以宽产门。男女中年以后，与尾骶总连一骨。故妇人年长，初产必难。其骨即在肛门后缝之内也。

（疏证）此则脊尾之最小骨，以三四骨连缀而成。上接尾骶入髎之下，阔约寸余。以下渐狭渐薄，遂成尖锐。兜弯向前，适在魄门之后。此数骨连接，在成年之时，尚未并合坚固。故妇人临娩之时，其兜弯之向前者，能舒展向后，以让儿生。而至中年，则此数小骨，竟与骶骨联合，共成一骨。接缝处即不能展动，是以妇人年初胎，达生之时，每不如及笄时之便易，此其事实。向来不知即是尾闾小骨之关系，恒误谓前阴交骨，不易开展。

213

不可不据彼中目验之实证，以正吾邦数百年相传之臆说矣。

左右髋骨二箇，人身众骨，唯此最宽大。左右两片，兜弯向内，上宽下窄，以贮藏府。

（疏证）此骨在全体之中为最大，古谓之髋，言其骨之宽广也。外面平铺而微凹，其大逾掌上丰满。下渐杀（去声）里则环拱，即大小肠膀胱直肠贮藏之处。

左右出一横骨，在前阴之上分界，俗名交骨。其下分岐弯作一栱，至髀臼之侧。作一骨圈，圈中宽一寸，栱脚圈下之处，骨略粗涩，凡坐之时，此骨乘于椅上，故名坐骨。坐骨之上，横骨之外，髋骨之下，三骨交会处，有一深窝，宽一寸五分，中深一寸，名曰髀臼。所以纳髀骨之杵者也。

（疏证）横骨在前阴之上，确为左右交界之会，但不能开阖。如宋以后医家者言：妇人临产自开，产后自合之事，髋之得名，取卑下之义。以其在腰之下，其体已卑，因名曰髋。贾生治安策，尝以髋髀并称。许氏说文谓髋在髀上，其实髋髀止是一骨。据上半宽广之处而言：则谓之髋，据下半臀部之骨而言，即谓之髀。合信氏之所谓坐骨者是也。髀臼乃髀骨外旁之凹处，所以容纳股骨上端之杵者。在灵枢经脉篇中，则谓之髀枢。是乃下体屈伸承接之大机关，故名曰枢。素问骨空论，所谓侠髋为机，亦即此处。在俞穴则又谓之环跳，但髀骨有臼无杵，今合信氏乃谓髀骨有杵，则误以股之大骨为髀，殊属非是。考许氏说文：谓髀为股外，盖谓在大骸之外侧，其意亦指股外上侧而言。礼记祭统，殷人贵髀。注、为其厚也。则言是处之肉，最为丰厚耳。自宋以后之说文，脱一外字。乃误以股骨为髀，由来已久。所以沈果堂释骨，亦谓在膝以上曰髀骨，曰股骨即承今本说文之误。近见上海丁福保仲祜氏，影印东瀛刊本。唐释慧琳一切经音义一百卷，髀字注解。屡引说文，皆曰股外也。知唐时旧本之可贵矣。

自髋骨横骨及尾骶相合处，状若一盘，总名曰尻骨盘。尻骨盘内，前藏膀胱，后藏直肠。若妇人则有子宫在骨盆正中，故女子骨盆上下宽大。斜度盘口，宽约三寸七分。盘底自尾闾骨至前栱，（自注、即交骨界下）宽约三寸四分。坐骨自左至右，宽约三寸。尾骶骨至尾闾骨，深四寸。盘之两旁，深二寸三分。盘之前，深一寸二分。盘口与盘底宽窄不同，故婴儿至此，头必略转，务与盘内宽处相合，然后能出。盆稍狭窄，或歪斜不称，则有难产之忧矣。

（疏证）中土相承旧说：咸谓胎儿在母腹中，头居上，足居下。如寻常之直立者然。迨至临盆，必转身向下，而后达生。设或尚未转正，则有横生倒产之虞。以人情言之，似乎可信。然观合信氏是书，所绘种种胎儿图形，则头在下者十之九，而头上足下者十之一。且谓如果胎儿头居于上，则生产时，必足先出。彼中剖解频仍，所见必确，断非欺人之语。然后知吾邦旧说，纯属理想，竟非事实。所以此节第谓婴儿临生，头必略转，使与骨盆内宽处相合，然后能出。而并不言胎儿转正其身之事，若使国中守旧之儒，乍闻此语。匙不谓西人所说，太觉荒唐，必无是理。抑知母腹之中，本非空旷，怀胎十月，更是满腹撑撑，万无可以倒转胞胎之理。况乎未生以前，儿在胞衣之中，手足拘挛，更问如何而可以并胞衣倒转之。静坐凝思，亦当知旧说之不可为训。或谓儿在母怀，常常倒悬，何以不败。不知胞衣未破之先，本与初生以后，生理不同，虽是倒悬，儿且并不自知，亦何足虑。爰备论之，以祛世俗之亡。

第九节　髀骨胫骨及足骨

大腿骨，左右各一枝，古史太椎骨，俗名大髀骨。

（疏证）腿古作骽，从肉从退者，俗字也，椎者，言其刚健而植立之意。素问骨空论，所谓辅骨上，横骨下为椎者是也。髀骨非大腿之股骨，此合信氏承今本说文之误。辨儿前条，众骨此为至长，约一尺以上。上端圆滑如杵，内于髀臼之内。

（疏证）内于之内，读为纳。

杵头正顶有小穴，生软韧筋带，连于髀臼之中。杵头又环生筋胞以固之，使不至脱出，亦不使其旋转无常。杵颈之外，有大凸骨。颈之下，有小凸骨，其肉与髋骨粘连，助其转动。骨干向前圆而滑，干之后，自上至下起微稜，以系大腿之肉。下端弯后，如双鸦髻形。两髻相并之中，有凹窝，为血管之路。故脚伸缩，不坏血管也。下端前向外略圆滑，为膑骨依附之处。

（自注）膑骨俗名膝盖骨。

（疏证）合信氏此书，独未明言膑骨之形状。寿颐按骨骼模型，膑骨形圆而扁，其下略锐。上下与股胫两骨，无门合之笋。盖以筋膜互为维系，所以连属股胫，使之健全有力之用。若去此骨，即足不能行，可以知膑骨之为用大矣。字又作臏，亦曰膝膑。

胻骨左右各二枚，大者名小腿骨，小者名辅腿骨，又名劳堂骨。

（疏证）胻亦作骱，字又作胫踁。从行者，言其能行。从巠者，则取其直立之义也。劳堂骨，于古未闻。以字义言之，当是粤中土语。盖陈氏修堂之说，非西国之名义可知。

小腿骨，较大腿骨约短两寸，上端甚阔，其顶略平而凹。中起两峯，间分左右。两峯生筋带，交结于上骨鸦髻之中。左右凹顶，乃乘上两鸦髻，为膝伸缩之铰节也。膝铰之中，有软韧脆骨以隔垫之，故上下两骨无相击之患。顶下向外，有圆滑小凹处，大如指甲，以接辅腿骨上端。骨干直起三棱，分内外后三面，内面无肉，外后两面则厚肉裹之。

（自注）此厚肉名脚囊肉。

（疏证）胫后厚肉。吾吴俗语，谓之脚肚，又曰鱼肚。则象其形而名之也。合信氏自注，名曰脚囊肉，盖亦粤中之俗语。古谓之腨，亦曰腓。若连而言之，亦曰腓腨，而古书中又多谓之腓肠，医家亦相承用之。寿颐谓此足胫之大肉，何缘而以肠名，真是百思而不得其解。考之说文，腓字训曰胫腨也。其下节继之以腨字，而训曰腓肠也。窃疑腨字说解中之肠字，即是腨字之讹。篆文既以腓腨连属，而腨字训诂。乃即以腓腨作解，其义极为明显。叔重本书，此例最多。自传写者误作腓肠，而诸书皆相沿承之，乃牢不可破。玉篇广韵以下各家子书，无一不然。盖即从误本说文而逐一校改之耳，窃疑顾野土作玉篇时，未必果作腓肠也。腨肠二字，其形相近，若作行草书之，尤易相混。鲁鱼帝虎，是其常例，此字傅讹，盖已在隋唐之上，所以唐释慧琳一切经音义。屡引说文，亦同今本。即所引三仓，亦作腓肠。今为正之虽是一人之私言，自谓确不可易。寿颐别有专论，考之极详，兹姑不赘。

下端之底有横窝，窝之内，有骨尖垂下。

（自注）俗曰内脚眼。

（疏证）此骨尖，即足之踝骨，在内者曰内踝，以其形圆突起，有似于果，因得此名。合信氏之所谓俗名内脚眼者，盖亦粤中土语。以其内外，各有此骨，有似两眼。虽是方言，亦自有理。合信氏此书，屡引粤语为本书作证。盖俗当地之人，易于领悟故耳。

215

窝之外有一骨路。以容辅腿骨下端，两骨相并，尽处即足坳也。

（自注）辅腿骨下端，即外脚眼处。

（疏证）合信氏之所谓外脚眼，即外踝骨，所谓两骨相并之尽处。则即两足踝之下，与足坳骨啣接处，所谓足坳，则系鞋处耳。

足坳骨，左右各一枚，上圆而滑，接承小腿辅腿两骨。下有窝与踭骨相衔，其前亦圆骨，逼附脚掌后骨。

（自注）踭骨，又名脚跟骨。盖与脚囊肉之大根相系，故名。

（疏证）踭字、字书所无，盖即跟音之转，粤地最多俗字，恒为他处所不能识者，此殆陈氏修堂所习用之俗体书耳。

脚掌后骨，每脚五枚。紧相逼合，与前掌骨五枚相接。前掌骨之前，又与众趾骨相系。趾骨每脚十四枚，以大趾骨为至大。部位骨数，如手之指。但手足功用不同，故指趾长短各别也。

（疏证）趾本训足，非足指之专名。手指足指，古所通用，未尝区别。今是书以趾字作足指之专名，不可为训。

第十节　骨骼总论

人身众骨，二百四十。部位层次，奥妙精微。大小方圆，靡不合用。实为众体之基，而血肉筋络所附赖者。骨节无恙之时，伸缩自如，人不自知其妙。一或生热生痛，或疔毒腐烂，或骨瘤等证，有一于此，即转动艰辛。凡人固当知其所以生，尤当知其所以用。不独学医之士，所宜推论也。但中土医学图书，只得其略，未究其详。兹将外国铰连人骨，逐件考订，详细量度。不揣冒昧，译撰成书。虽未尽悉其形，而其功用颇为详晰。阅者诚得人骨细心比度，自当了然心目。但中土人多以秽骨为嫌，故绘图首篇，使得按图披读，然不过助十分之一耳。人骨与兽骨大体相类，而位置功用，回不同科。缘人能坐立，兽须四足而行。细玩骨骼，即知其理。人头骨位置于脊骨之上，俯仰顾盼，不偏不倚，兽则不然。一也；口眼耳鼻，平直横向。若如兽以四足而行，则五官朝地，概不适用，故其势必须直立。二也；脊骨上尖下阔，平直相承，与兽脊不类。三也；指骨与臂骨，平排而出。股骨与胻骨，直下而生。至脚骨则曲扁而贴地，势非直立不能。四也。人兽之骨，如此不同。若人骨则无不同者，虽分处各方，各铰其骨，无从辨别。盖天下万国，古今贵贱，溯追其始，胥由一祖生生而来。可见造化之初，本源无二。

（疏证）全地球人，种族不一。西国学者，辨之极析。约其大纲，则为五色。然此五色之所由分，实由所居之地不一，而所受太阳光线亦不同，因有皮色黄白棕红黑之异。究其骨骼府藏，组织如一。故西人每谓最古之时，当出一本。语虽无稽，然其理亦差堪思也。

第十一节　肌肉功用

凡诸禽兽昆虫众类，皆有筋肉藏府之体，但不若人体之多用。夫肉者，所以运用其骨者也。各骨节必有筋带相连，尤须有肉辅之，始能运用。周身之肉，共有二百余对，或大小长短圆扁厚薄不等，最长之肉，约尺三寸。最短者约半寸，其功用皆同。必须赖血脉以养之，更受脑气筋驱使之，乃能动也。人死未久，割片肉看之，不觉其妙。用显微镜看之，见膜包裹肉丝，层叠不穷。若触肉内之筋，肉即缩动。

（自注）各肉之内，皆有脑气筋。

有生之类，分两大种。有脊骨者，即禽兽鱼类。无脊骨者，即虫介之类。有有皮无骨无壳者，蚯蚓水蛭之类。总论其所以能运动伸缩者，皆肉之功也。故世间无他物之性，可与肉同者。凡人之坐立行走，皆赖于肉。惜习焉不察，乃不知此要理耳。每肉皆有头尾，头尾之间生肉筋。

（自注）其筋坚韧光白，不类脑气筋。

（疏证）肉筋与脑经，本是截然两类。肉筋则坚韧光白，质实不空。所以为联属骨节，及肌肉之用。脑神经则发源于脑及脊髓中，渐渐分枝，愈分愈细，以遍布于肢体皮肉。其色亦白，而外有膜裹，内含髓质，实即脑髓之支派。合信氏所谓肉筋不类脑气筋者，盖其时西国学者，尚疑肉筋脑经，同属一类，因而有此疑窦。须知筋是实质，而脑神经则可灵敏之用，万不能疑为体用无别。乃知西国学者，其初名之以脑气筋三字，确乎犹未妥惬。迨其后东人定译为脑神经，而神化之功用始显，然后知定名之不可不慎。有如是者，且脊髓实是脑髓，与其他骨髓，亦非同等之质。此亦言生理学之不可不明辨者也。

各循其合用之纹，互相连属于众骨之位，又必有两肉相对之用。手足各肉，皆屈伸相对。他处之肉，则有伸缩相对者；有开阖相对者；有内外相对者；亦有左右相对者。耳门内有至小之肉，能微动耳窍中之四小骨以助听。气管头内有薄肉，以助声音。舌有肉四对相合，以助言语饮食。鼻亦有肉缩动，以助嗅闻。面上各肉，以表现七情。眼窠中七肉以运眼轮，眼胞及口，皆有开肉阖肉。胸胁各肉，能提高肋骨以宽吸气。肚腹各肉，能束大小肠膀胱以出二便。膈肉横隔胸中，上承心肺，下履众藏府。上下不息，以助呼吸。心体肉舒缩以行血脉，喉管肉舒缩以吞饮食，胃体肉舒缩以运食物，大小肠肉舒缩以传送渣滓，肛门圆纹肉司键闭，大便逼之乃开。故谓周身之力，皆在于肉也。试观壮健之人，能持重行远，其肉必实且大。垂手之时肉则纵，用力之时肉必促。凡人抽搐之病，乃脑筋之气紧急妄行，令肉用力太过所致。昔有妇人病惊痫，身如角弓反张，头足到地，而胸腹高拱，用物六百斤压之不直。又有癫狂人，忽能持数百斤之重，此皆脑筋之乱气，妄行于肉，实虽明其意者。如瘫痪之人，不能动作觉悟，乃其肉中脑筋之气不接。或因本肉之脑气筋坏，或因脑及脊髓之本源坏，或因肉中血少，不足滋养，肉渐弱坏。或因懒惰少动，或用力劳伤，其肉亦坏。有一于此，则肉之功用失矣。

人身肉性，分为两等。其一乃己所能自主者，其一非己所得自主者。盖手足五官，人得自主，而用以应理外事者也。然自得以主之，而不能使其无倦。如工多手疲，行久足痛。虽悦目娱耳之声色，视听过多，耳鸣目眩。即思虑过度，脑亦损神而头昏懵。故必须抖擞以安之，夜睡以息之。造物分设日夜，使人昼作夜息，正为此也。

（疏证）今人俗语，有精神抖擞之说，盖言其强健之意。若合信氏此节之所谓抖擞，则指振作而言，意谓体力已疲，而振动以舒适之，盖亦粤中之语。考抖擞二字，出扬子方言第六篇。铺须、索也。东齐曰铺须，犹秦晋言抖擞也。则寻索之义，与此不同。

何谓不能自主之肉，乃人身内心、膈、肺、胃、肠等是也。试思心之运行血脉，昼夜不竭。

（自注）每十二时，心跳十万八千次，一舒一缩为一跳。

（疏证）脉波一动，即心跳一次。心之所以跳者，即心房左右上下，自舒自缩，以鼓动血之运行也。常人之情，每谓脉之所以动者，即血液运行之所致。而不知血不自动，皆心房舒缩之力，激之使然。平常无病之人，一日一夜，呼吸定息，约得二万七千次。每一息以脉动四次计之，则昼夜十二时脉动之数，与合信氏此说合。详见拙编脉学正义第一卷第三节。此节合信氏原文，胃肠下，及试思心下，皆有经字。盖习见中医学说，多称某经之故。不知吾国医籍中之所谓某经某经，乃以十二经脉而言，非指某藏某府，即曰心经肺经，胃经肠经。此节合信氏论心肺肠胃膈肉之本体，而乃名以心经膈经，是外国人不明中医文义而生误会。寿颐为之节去两经字，庶几名实不紊。

膈肉之辅助呼吸，鼓动不停。

（自注）每十二时，膈肉鼓动二万七千三百余次。

（疏证）此数与平人呼吸之数相合。盖膈膜之肉，所以能鼓动者，即随呼吸之气为升降也。

其他如肠胃之消化，亦未见其或息。倘果唯人自主，势必疲惫难安，故造化以其神智全能，使之自行。其用不困不息，困息即死。

第十二节　脑为全体之主

凡人有藏府之司，各适其用，以互相济而养身形。而更有主宰觉悟动作之司，以应外事者，即脑是也。古人云："人为万物之灵"。万事皆发于心，实未知灵之在脑。又云"脑为元神之府"，亦未知脑之功用。盖人之脑最大，较万类之脑，或相倍蓰。足推人为万物之灵，而其灵则在脑也。或问脑即人之灵魂否？答曰：脑非人之灵魂，乃灵魂所用之机，以显其思虑行为者耳。初生小孩，无脑者死，脑少者痴。脑中或有脓血水胀，或生热，或骨压，则失本性而蒙昧不明。或卒遭跌磕震动其脑，则头目迷惜。推而言之，眼无脑气筋，则不能视。耳无脑气筋，则不能听。鼻无脑气筋，不分香臭。舌无脑气筋，不知甘苦，周身手足之能知痛痒冷热，软硬涩滑，及能记古今，应万事者，无非脑之权也。或问脑在头颅之内，何能运用遍身乎？答曰：脑在至高，为一身之主，但其气筋分派，如绳如线如丝者，总名之曰："脑气筋"。缠绕周身，五官百体，皮肉筋骨，藏府内外，无处不到。故全体听脑之驱使，无不如意。倘手足肉之脑气筋坏，即废而无用矣。然昆虫众类，亦必藉脑始有动觉。唯与人类兽类之脑不同形，有生于脊者，有数脑如珠相连者。百足之虫，节节有脑，故断其身，两半皆能走动也。

（自注）脑气筋色白，运传脑之气势者。

（疏证）向来吾国理论，无不谓心为知觉运动之主。今西说则悉归其功用于脑，而以心为漠然无知之物，此其理论盖亦未免偏见。彼谓脑司全体运动知觉，皆其神经为之驱使，事属实在，固已信而有征。唯心乃发血回血之总枢，实不至竟同机械，冥然罔觉。在吾人当静坐凝思之时，如果思索从前之事，则自然精神上注于脑海。抑或当时有新思想，新擘画，则亦自知精力凝聚于心头，方寸之中，自能分别。此可知脑乃记忆之府，心则谋虑之源。各有专司，各有分职。中西两说，俱有至理。止可合参，而必不可偏废者矣。

凡人自初生至二十岁时，脑随年长。至于二十四五长足之年，全脑约重三磅零。

（自注）一十一两六钱为一磅。

自三十岁至四十岁时，脑亦微长。四十至五十，脑定而不长矣。五十以后，年将老弱，而脑略轻减。女人之脑，约少男人五六两。西国书有量脑之法，以九十度为率。其法用一机矩，将一端自耳孔横度至鼻孔，又将一端由额骨上量至额，然后视两端相去几何。额之高者，约得八十五度。额斜削者，约得七十至八十度之间。大抵度愈多则人愈智，度

218

愈少而人愈愚。因度多者，而头骨阔而脑必大，若度少者其脑亦少矣。

（疏证）合信氏所谓量脑之矩，其详今不可知。大约额骨高爽，天庭开展之人，其量度必多，脑髓必大，其智能乃异于群众矣。

故智者之脑，必大且重。西国有上智之士，死后剖挖其脑秤之，共重五十七两。又有一智者，脑重五十四两，又一人脑重四十八两，斯皆脑之奇重者。其人聪明特达，巧思绝伦，无出其右。又有痴蠢之人，五十而死，脑重一十八两。又一人四十而死，脑重二十一两。人固以脑轻重为愚智，而兽类亦然。猩猩兽之最灵者也，以机矩度之，约得五十六至六十度，几与庸人相埒。若家犬则三十五度，羚羊得三十度，马得二十三度。他兽愈愚，度亦递减。下而鳞介，则无度焉。

人之脑最贵，在至高之位。周围有骨包护，诚不易受伤。西国医士，或观死人之脑，在额上半截。展割其皮肉，后锯其骨，见脑充满头颅之内，全无虚隙。脑外有胞三层，首层即骨内衣，坚韧略厚，紧粘于骨；次层双胞膜，中有湿润，一边连近骨衣，一边反包其脑；第三层有薄膜，随其浅深盘曲之缝皆到。脑纹与猪羊略相似，左右各有血脉管两支分布。

（自注）两枝在前，两枝在后。

此管由心而出，运血养脑。以全体之血计之，脑得七分之一。脑虽主使百体，还须赖多血养之，其管乃傍食喉栱上骨缝而上。

（疏证）此发血管上行入脑之两大支，傍食管骨缝而上。即古医学家所谓人迎大脉，在结喉两旁者是也。此脉管甚巨，比之两手寸口，大可数倍。若试以两指压结喉两旁，闭此脉管，使血行不利，则两三秒钟。即觉头脑胀闷不堪，殆将昏厥，是此支血管直行养脑，碻乎无疑。然则向来所谓十二经脉者，指此为阳明胃经人迎之穴。盖尚属想像得之，未必果是生理之真相也。

将至脑际，蜿蜒而入，故不冲激脑体。脑分左右两枚，胞膜间之，故左右不至相逼。两枚正中之下，有横纹筋丝相属。其下有水房，水房之中，有薄膜间分为二。反看脑底，则脑之左右皆有三叶。分前中后，而内实相连。脑底有脑气筋九对，第一对入鼻，司闻香臭。第二对入眼球，司观万物。第三四六对入眼肉，司运动。第五对每分前中后三大支，前首支从眼窠上骨孔而出，分布于头。中次支从眼窠下骨路而出，分布面上。亦分小支人上牙床，散布上齿。后第三支入下牙床，分布下齿，从外孔出分布下颔。又分一支入舌。此三支俱司觉痛痒。第七对分二支。一支入耳内司听声音，一支出耳门底，分布面部。司运动。此支若坏，则眼口俱歪。

（自注）口左歪则右筋坏，口右歪则左筋坏。

第八对傍气喉而下，入心肺与胃，司运用。第九对入舌，司运动，及辨别五味。

横割脑上小半，见其缝灰粉色，或阔又窄，中之色白。再横割大半，见两边各有水房。近前两角形，相反向外。近中两角形，曲向下。近后两角形，相对向内。左右房皆有水，故曰水房。大脑之下，蒂连小脑一颗。亦分两枚，其上有坚厚胞膜，与大脑相隔，故无压逼之虞。直割看之，灰粉色微红，有纹如扁柏，中有小水房。其重约得大脑七分之一。

脊髓者。由大小两脑直生而下，为脑之余。

（疏证）脊髓，即是脑髓下行之大干。凡自手臂肩背以下之神经，皆从脊髓分出。则脊髓实亦是脑神经之总枢，其源即从大小两脑而来。各有一干，合为脊中之髓，以分主知觉及运动。且全体之脑神经，分布内外，无论巨细，以至极纤极微，皆以两线相并而行。其源即一出自大脑，一出自小脑。所以全身左右肢体，无一处不有知觉，不能运动也。

盖承脑之驱使，分派众脑气筋之本也。西国医士，剖开脊骨考验，见胞膜三层，膜内有清水，环护脊髓，髓质与脑质同类。比手足骨内之髓，大相径庭，亦谓之髓者，盖中土无名，不得不沿其旧耳。其形如两柱并立，而中相连。前后有直缝分间，内灰色而外色白。自枕骨大孔下，垂过颈骨背骨，直至腰骨之次节而止，上下略大而中略小。自颈骨第三节至第六节，左右分派脑气筋入手，故髓柱略大。又自背骨第十节至腰骨第一节亦然，因左右分派脑气筋入足故也。每柱之旁各有竖纹，间分前后，故有柱前柱后之称，两柱左右，生出脑气筋三十一对。在颈骨里生八对，在背骨里生十二对，在腰骨里生五对，在尾骨里生六对，左右各穿骨孔而出。然每支皆有两根，长约四分，一根生于柱前，一根生于柱后。二根之功用不同，前根主司运动，后根主司觉悟，实以一种脑气筋而分任二者之用。凡人百体之能运动及有觉悟者，皆是脑气筋所为。而脑为之主使也。

（疏证）脊中有髓，本是脑之一系。下行以分布神经于肢体百骸者，原与臂胫骨中之髓，绝非同类。合信氏谓脊中髓质，与脑质同者，是也。若以其质而言，本不可同谓之骨髓。然吾国人向来心理，意谓脑固藏在骨中，则亦因而同名为髓。原不问其体用之有何区别，此诚是中古生理学之麤率，无可为讳。然合信氏是书，固译之于西学家者。彼中既知脑质与骨髓不同，则脊中一系，自当别有定名，决不与臂骽胻骨之髓，同一称谓。译书者侭可译其名义，特为命名，庶能昭示来兹，免生误会。而乃谓中土无名，不得不沿其旧，则彼国学者，盖亦未尝有区别之名称矣。此而同之固知其然而不能言其所以然耳。

寿颐案向来医学家言十四经者，每认督脉即是脊髓。余每疑督任同是经脉，不当督则显而可指，任乃渺乎无形。盖督任之说，唯能嘘吸运气者，自知通达何处，皆从气化得之。不在血脉之形质上考察，任脉未尝有形。则所谓督脉者，亦必非此脊中之脑系。此虽三千年来医界之所未言，而实可以理决之者。否则非独无解于胸腹中行之任脉，何以纂悬异？抑且督脉上项、环巅、循额、下鼻准，终于上唇齿龈缝中，皆不可通矣。

西国有人，尝将一兔，割开脊骨，见髓柱之前后根。试触其前根，兔必缩动，因前根司运动。若触其后根，兔必呼叫，因后根司觉悟而知痛也。又有一人，将一鸽割去其大脑，数月尚在，但无觉悟。饲之则食，抛之则飞，若不动之，则常如睡。观此，可知大脑为觉悟之主。又将一鸽割其小脑，亦生数月，但不能飞动，反其背于地，不能自转，则小脑当为动作之主矣。然有脑气筋常能自行其用，不待人意命之者。

（自注）如脑底之第八对脑气筋，入心肺与胃者是。又曰脊骨两旁，另生多节白筋，支布藏府。各经之能自行其运用者，意亦此筋之势欤。

（疏证）藏府亦自能运动，如心之舒缩以行血，胃之舒缩以运化，大小肠之舒缩，以传导渣滓，皆非顽然不动之物。且如胸腹胀痛，则亦有知觉，此可见藏府之间，无处无神经之支配。而近年译书，未有言其发源于何处者。唯合信氏此节，稍述其涯略。则各藏府神经之起点，亦在脊骨两旁可知也。

如肺常呼吸、心常舒缩、胃之消化、内肾生溺、外肾生精，皆是也。至若熟睡之人，纳水其口，自能吞咽。爬搔其足，彼必缩动。或展其目以火照之，其瞳人必缩小避光。若斯之类，乃脑筋自能感动以传其气力，亦非本人之意也。至若手足抽搐，牙闭口噤，以及小儿惊痫，却因脑筋气力妄行太烈所致。然有小肠生虫作痫者，有将出牙作痫者，有癫狗咬伤成痫者，其源皆同。他如中风、瘫痪麻木、发羊吊，思虑伤神、狂证、癫证、痴证、头痛、头晕等证，其源皆出于脑或脊髓之中。洋人有死是证者，剖验确有据也。

（疏证）手足抽搐、项背反张、口噤咬牙、头摇支震、左瘫右痪、麻木不仁、眩晕神迷、支体痿软、以及舌强言謇、口眼㖞斜、大人昏狂、小儿惊痫诸证。固无一非脑之神经，猝受震撼，而失其常度之病。古人不知此理，凡百议论，无一是处。所以药方繁多，卒无一验。至于合信氏所谓小肠生虫则发痫，将出牙，及瘈狗咬伤，皆发痫，其实皆是神经忽然扰乱所致。其源虽殊，其理则一。若如此节之所谓羊吊者，则即痫证之能作羊鸣，世俗谓之羊癫风。六朝唐人所谓五痫中之羊痫也。羊吊之名，当是粤中土语。唯癫病之癫字，古止作颠，本指颠顶而言。内经之中，颠疾二字，数见不鲜，古人以此命名，未尝不知其病源在脑，自后人孳生癫字，六朝以后，遂谓颠狂乃一种之病名。而不知即是颠顶之颠，此其咎由于不讲字学之弊。相沿至今，几无复知颠疾之即是脑病者。直至西国学家，据剖验而始发明脑神经猝然之受病。遂谓吾中土医者，不识此病之原委。其亦知吾国三千年前，固早已详晰言之，历历如绘耶。此必不可谓中医旧学，果逊西学者。说详拙著中风斠诠。

英国巡海兵轮，有一水手上桅卷帆，失足倾跌船上，昏然不省，仅存气息，日唯仰卧，十指腾颤不停。时或张嗋其唇，侍者即与之食，知其馁也。船中医士，莫究其源。及返国即邀名医治之，周身诊验，遍无伤损。唯于头上有小凹处，遂知为骨破压脑之由。即用一圆锯，锯一骨孔，钳起压骨，好加理复。约两时许，患者即能起坐。医士问其痛苦，以手反指其头。由是日渐省觉，过四日后，行动言语如常，自言为何处人，雇工于某兵船，如何倾跌云。计其受伤至全愈之日，共十三月也。又有某商，素有睡行之异。一夕忽于睡中起行，误以牕牖为门户，闯行而出，翻跌楼下，压一大石角上，折其背骨。其上半身，犹能言语饮食，动作如常。下半身痿，毫弗能动，无复便溺，不知痛庠。医士抚验，料是脊髓断折，无法可疗，七日遂死。剖而察之，果见髓柱断绝，如刀割然之。以上两证，事实创闻，脑及脊髓之机，无容少损，洵明证也。彼压脑者，沉迷罔觉，阅十三月而痊，命危几于不续。其髓柱断绝者，上身脑筋未坏，故动作如常，下身脊髓断绝，脑气不复联接，遂致身亡莫救。脑与脊髓，其要害若此。

第十三节　眼官部位

人具五官，目之用最为奇妙。夫目者，左右相应，启闭随心。大则能览视山川，小则能审察秋毫。其活动灵敏之妙，人不自知其何以能此。学医之士，欲治其证者，必先识其源，欲探其源者，非剖割究寻，无以识其中部位浅深之奥。然人目难得，须割犬羊豕目代之，取次详验，间有未明。又按图而推考之，未有不了然心目者。盖中华目科五轮八廓，藏府定位之说，概属无凭。故中土南北，人多目疾。今将西国究定真理，逐段详言。顾志士同心参考之，亦可以广医人之学也。

（自注）先言部位，次言功用。

（疏证）五轮八廓，近世专讲眼科诸书多有之。寿颐按五轮以五藏为说，谓瞳神为水轮，属肾；其黑珠之外圈，黑色稍淡者，为风轮，属肝；其白壳为气轮，属肺；内外皆为血轮，属心；上下眼胞为肉轮，属脾；犹为近似于理。然按之病状见证，以及治疗经验，则殊不尽然。可知此等胶柱鼓瑟之见，实是附会为之，不可拘泥不化。至于八廓之说，则涂附易学家八卦取象，强以天地水火，风雷山泽。分别部位，指为某藏某府，则一望而可知为欺人之饰说，全非病理之真。且轮廓两者之说，又有显相矛盾之处。如两眥为血轮，既以为心火主之，而八廓则以两眥为大小二肠，茫然无定，将谁适从。此盖金元以后，浅者为之。古者如病源千金外台等书，尚无此等言。可证中古医学，本无此固执不通之谬。今合信氏以概属无凭四字，一笔涂销，真是快人快语。学者须知吾国医书，似此涂附之处，本是不少，是当分别观之。既不可谓中古医学，历来如是。又胡可一概盲从，更留以为万古不灭之瑕玷。寿颐所愿读合信氏之论者，弗以近世眼科俗书，而遽疑其大异于中土之学说也。（眼眉）眉为目之上毛，其用所以遮尘悄之类，使之免入于目。其内有肉自额过顶，能令眉扬。眉头另有横肉，能令眉皱。

（眼胞）胞为目外之帘，俗名眼盖，其用有三：一以防目之伤，一以养目之神，一以抹睛令常濡润。其皮内外不同，外皮连于面皮。内皮弯里，与盖睛明皮一片相连。

上胞内有肉二层，外层带圆纹，与下胞相连，其力能令目闭。内层直纹，前广后尖。尾入目窠骨上，其力能令目开。下胞内有肉一层，即上胞圆纹之肉。因开目之力，下胞少用也。

（自注）上胞内层直纹之肉痿废，眼胞常垂不开。

眼上下胞之边为睫，其毛为护睛之用，上毛弯转朝上，下毛弯转朝下，故合眼时两不相碍。上下睫边之裹，有弯弓脆骨一片，形如半月。近毛处微厚，其余甚薄，睫边上下有二十余小管，常生津液，以腻润两睫，故扬揖无涩滞之虞。若眼胞久热，脆骨缩短，即有颧毛倒插之病。

（疏证）吾吴俗语，谓睫毛曰眼脸毛。寿颐按目之上下曰脸。义本说文，目科书中，则谓之拳毛。盖以上下两睫之毛，上者卷曲向上，下者卷曲向下故耳。若睫边纵驰，拳毛即有陷入目眶之病。眼科书中，谓之拳毛倒睫，最能伤目，无可医疗，老人多有之。北史姚僧垣传，所谓脸垂复目不得视者是也。而合信氏此本乃作颧毛，则有误会。颧是面骨，胡可相混。意者传写有误，亦未可知。扬揖当作扬抑，即是开阖耳。此本误抑作揖，亦属传写之讹。

两胞头尾曰目眥，俗名眼角。在内近鼻为内眥，在外向耳为锐眥。眥角上下，有两小孔，曰入泪管。

（左右入泪管）内眥上下角处，有两孔以接泪入管内，两管之末相通。近鼻处有泪囊如小豆大，囊下有单管通鼻。泪由双管入，藏贮囊内。囊满，复由单管入鼻。若泪生太急，孔不能接。或孔管闭塞，泪不能入，则泪流于面矣。

（眼泪核）锐眥之骨窠边，有核一颗。其质非脂非肉，长约五分余，阔约三分半，上凸下凹，有泪管七条，透出上胞之里，与锐眥相近约二分许。凡泪皆由核生，倘泪不生，即生干眼，失其光泽，而无所用。泪之来去，皆有孔管递相出入，其为用妙矣。

（罩睛皮）此皮与别体之皮不同。其质轻薄，光明柔润，罩于睛前。又盖白轮之半，在上下弯转至睫边而止，即为上下眼胞之内皮也。凡赤热轻重，胬肉板睛等证，皆由此出。

（明角罩）其质似角甚明，在罩睛皮之内。前房水前，圆凸如罩。与眼白相连而略高，本有数层。比眼白壳更厚，但不及白壳之坚。所以透光而见万物者，乃其用也。一切眼膜、眼点、眼翳，皆生于此。

（自注）明角罩质有数层，用水浸一二日可见。

（眼白壳）其圆如球，眼球本有三层，此乃第一层，其质坚韧。细观之，有筋络交结之状，以保固目内一切精微者。四围有肉六片牵连之，故能转动也。

（血络黑油衣）位在眼白壳之内，为第二层。其色黑，以收聚外入之光而不散者。其质乃一片微红薄衣，有小血络甚多，周匀于白壳之里。其上有黑油，如浓黑涂抹，可粘于手。将近隔帘之界，其黑油薄衣，反侧向里裹，作一车毂皱纹，以抹定睛珠。其皱纹六十至八十不等。

（隔帘）（自注即俗所谓瞳人）位在睛珠之前，形如圆帘，垂于水内。其中有孔为瞳人，前后有清水，即所谓前房水后房水也。外旁接连白壳及明角罩之界，有灰色筋带一圈固结之。隔帘虽薄，亦有脑气筋及血络在其内。且有细微肉丝两层，内层圆丝纹，外层直丝纹。所以令隔帘能大能小。若视太阳烈火，光芒眩目，隔帘立即收小以避之。或入黑暗之处，又能自开大以取光。瞳人时大时小者，即隔帘之孔舒缩也。人之目瞳正面圆，食草之兽，常观平地，其瞳长圆而横，牛马之类是也。食肉之兽，常观上下，其瞳长圆而竖，猫虎之类是也。中国医士，不知隔帘之妙用，云是风轮属肝经，误而不确。各国人眼帘之色不同，有蓝色、棕色、黑色、灰色不等，唯瞳人则必色黑，愈黑愈明。若瞳人黑减，或停滞不活，其目将坏矣。眼中各热，在隔帘为最重，不论虚实，皆足为害。若医士不明治法，三四日间，即成瞽目。

（脑筋衣）位在眼球之内，为第三层。其质柔软光亮，甚为微薄。源由脑出，即目根蒂。散点黑油衣之上，至于隔帘而止。此衣一坏，即有青盲之病矣。

（自注）脑筋衣之质，人死后色即变白。

（睛珠）睛珠之用，所以收束包物，成一小象，使恰及脑筋衣之上者也。其质如稠结明胶一粒，外软而中略实，体圆而扁，有薄明胎衣包之。衣内又微有清水，其珠向外稍平，向里圆凸。在隔帘之后，稍离一罅。四围有黑油衣，作车壳折纹一围扶定之。其前乃后房水，其后为大房水也。珠质若变，或黄或白，必须用鍼以拨之。

（自注）珠质变色，即俗称绿水灌瞳神之证。

（疏证）睛珠变色，以病理实在言之，是肝肾真液耗竭，不能上荣，万无可治之理。合信氏所谓用鍼拨之，乃所以治实火痰热，上乘清窍。目生医翳星点，蒙蔽瞳神者，西医目科专家，固有善用刀鍼，钩括翳翳，而不损瞳神，使能复明之伎。即中医专治是科者，亦向有此种手段，但止可医实证，而不能治虚人光散，及暗神变色。此以理推之，而万无可疑者。今彼乃谓鍼拨以治是证，必有误会。盖合信氏非眼目专科。习闻目科医家，有鍼治一法。而不审虚实两证，病理不同，非可一概论治者也。

（前房水后房水）水之为用，所以导明角罩所透之象。人于目珠者也，其水至清，满灌明角罩之内，为前房。透过隔帘孔后，又浸匀目珠之前为后房，故分为前后房水。

（大房水）此水导引目珠束聚之物象。至于脑筋衣，而转达于脑者，其质似明净稀胶，虽割破而不流散。因有极薄明衣甚多，内外密密裹结，充满睛珠之内。前至睛珠，后至脑筋衣，周围皆满，故曰大房水。水若变绿，实为绿水灌瞳神，其证难治。

（疏证）此条明言绿水灌瞳神，是关系于此水之变色，其证难治。可证前条用鍼一说，决非角实之事。

（牵睛肉）眼白四围，有牵睛直肉四片，皆前连眼球外半，尾连骨窠之内。在上之肉，能牵睛朝上以视高。在下之肉，能牵睛朝下以视低。在内之肉，牵睛向入。在外之肉牵睛向出。

眼白上下又转睛肉两条。上一条起自目窠底之上，出至眼棱上骨缺处。有筋钩之，如辘轳之索。其肉乃曲转向锐眥，能令目睛转入向鼻。下一条粘在白睛，近锐眥外。其尾横粘眼棱下骨，能令目睛转出。其用所以令目转动，助人关顾上下四旁。

又有绵脂填匀目窠骨内，其性柔软，使目转动轻便。肥人脂多，故目常满。瘦人脂少，故目常深。

（目系）目系俗曰目根，为一目之纲。前连睛球，如瓜之蒂，透过目窠骨孔，两系即相交贯。然后入连于脑，眼球向外，平正相对。唯两目根皆斜弯向中，如两菓并蒂者。盖两骨孔皆在目窠之尾，横入于中，两目所向相同，故见物之象入脑皆同。若两睛相反，同视一物而有两形。无病之人，以指按侧其睛，则视物亦乱。

（眼骨窠）此骨所以藏载目球，其围内之边，上下略有凹处。其窠深长，前阔而后尖。两窠之尾相配，平直鼻樑左右。乃七面骨接连而成。

（眼全球）厚约西国之一寸，作百分较之，其直径九十八分，明角罩厚四分，前房后房水共厚十一分，眼珠厚十七分，大房水厚六十六分。若匀作三分计之，眼珠在第一分界之间，珠前两旁约厚一分，珠后约深二分。

（自注）每寸约中尺七分。

第十四节　眼官妙用

人身之宝，无逾于目。能察阴晴，别五色，辨物像，分大小。欲视远，则瞳神远接于星辰。欲视近则瞳神近凝于襟袖。凡人之目皆如是，然鲜能明其理者。尝见眼科之说，或比之日月，或称为玉液金珠，或以为五藏精华，或说先天明窍。与夫神膏、神水、神光，究无一定之理，不过捕风捉影耳。今略晰其理，为同志者论之。目能见物，皆由物象映于目，而目系达于脑也。然目之视物，必藉乎光。而光之射气常直，唯透玻璃清水之中，则又变为曲射者。欲知此理，可将一厚大铜钱，放于碗中，退行数步，直望碗内，务使钱为碗透无遮掩，与眼恰不相见。然后令人注水碗中，初见钱边，渐注渐见，注满则全钱现矣。夫光射直行，故钱为碗边所隔。若碗中有水，则光射透水斜出，直达于目，此自然之理也。唯眼亦然，明角罩形凸而圆，各物之象透之，必略束小，撮入前房之水，其水至清，故又能束导其象。过于隔帘之孔，直过后房水，而入于目珠之间。过此，则又束小而尖，合成一中枢。使尖枢恰至脑筋衣之处，即能见也。脑筋衣本由脑出，即目之系。由眼后入白壳里，分展如衣者。人之脑比如一君，脑筋衣者，比之如臣，臣知之即达于君，故脑能识万象之变动也。然物象透至睛珠，必倒射而入，如箭形透眼之图。目外之箭，其镞向上，其翎向下，及至眼底，则倒转其象，缠达于脑，凡目皆然。有不信者，可将一兔目，割去眼后绵脂，以烛在眼前照之。人在眼后望去，必见烛象倒垂向下。猪宰之目亦可，但猪羊目白壳太厚，须用利刃割去眼底白壳，然后以千层纸贴之，勿泄眼内之水，始见烛象。或问物象倒入，看出不紊。其理云，何则非予之所解矣。

（疏证）物象影入眼中，其影必倒。盖由眼珠外之白壳及明解罩，皆是圆而凸形。故物象映入，皆能缩小，皆成倒竖，此光线之自然，不能说明其所以然之理也。试观照相镜中，以当其前者，有一凸形玻璃，以收小外边之形，则影入镜里，万象皆倒，此人所共见者。即取一中凸边薄之圆玻璃，对面视之，亦见玻璃如镜，照见相对之影。而其中映成之象，俱已缩小，无一不倒。盖即以玻璃之形，既圆且凸，则外物对映，即成倒影。但自凸玻璃后，直望出外，则所见之形，亦正而不倒。此即入目视物，仍见平正之理耳。中国眼科专书，确多浮泛话头，不能适用，致为外人轻视，固其所自取。而今而后，如欲专习此科，务宜从实在效验上，费一番工夫，弗更以前人之空话，自欺欺人。庶乎实至名归，彼局外人亦不能无端而轻蔑吾者也。

凡物分远近，直视不能同见者，目中盖有胧限改接之形，故观远转近，或观近转远，皆瞬息可见，诚难测其妙理。试观千里镜，亦不能齐见远近。欲视近，必收而短之；欲视远，必引之使长，疑亦此理也。人有生而近视者，因明角罩过高，前房之水凸出，使物影尖枢短促，不及脑筋衣之处，故视远而不真。须用一凹镜在前，先映阔万物之象，然后透入明角罩之里，则尖枢长而及脑筋衣之处，故亦能远视。若老人之目，血气衰弱，前房之水渐少，而明角罩过低，使物象尖枢略长，而过脑筋衣之内。故眼镜须凸，以先束小物象，然后透入明角罩之里，务使尖枢得中，无过无不及之弊，故见物如常。盖与近视之人，正相反其用也。然近视者，不可使眼镜太深。深则竭其目力，离镜即不能见。若用浅镜，明角罩有渐低之望，近视有变为不近视者。

（疏证）目之能视，以万物之影，适能映合目中之脑筋衣为度。若明角罩之高突太过，则物形短缩不及脑筋衣。故近影清明，而远影不显。老年之人，真阴已亏，前房之水渐少，明角罩随之低陷，则物影之尖枢，透过脑筋衣之后。是以视远如近，恒觉蒙蒙。合信氏之所谓胧限改接，即谓物影接触于脑筋衣之限度不同也。故近光眼镜，以明角罩之突，而配之凹。老光眼镜，以明角罩之陷，而配之突。则近视者亦能见远，昏蒙者亦能清晰。凡以调济其映合之程度而已，此人工制造，虽能补救造化，亦物理之自然而然者。唯近视者，配镜既凹，若常常戴之，则习惯为常。明角罩亦必渐突，非渐换渐深不可。合信氏谓不可眼镜太深，确有至理。但谓用浅镜而明角罩有渐低之望，则未必然矣。

禽兽鳞介昆虫之目，有平突软硬之别。又有在水在山、入云入土、极大极小、昼出夜出之不同。造化生成，大同而小异，使之各合其用。如猫虎之类，昼伏夜出，瞳人长竖，舒缩取光，故有如镜如线之别。牛马之类，唯视平旷，其瞳人横长也。兔鼠前后可观，因目睛高突也。鳅鳝能入泥土，目外有竖罩也。雄鸡日见而夜盲，蝙蝠夜见而昼瞑。鱼目平无睫而珠竖圆，故宜于水。蚊目小如尘，亦知光暗。鹰鹯高飞云外，能俯窥地上微物，又能近视于嘴吻之间。鲸鱼之目，底壳坚厚，故出入深渊，而猛水洪涛，击目无害。牛马各畜，常行沙尘之中，伤目最易。且无手以拭之，乃有抹睛肉一片，以司拭抹。万类目力，各得其宜，然止足以观望觅食而已。若人目之资见识，别善恶，博古览今，岂其他物类之所能比儗者哉。

第十五节　耳官妙用

耳者，採听之官，中有机窍以接声气。若无声气，则无所闻。犹目之无光，则不见也。然声之为气甚多，有四方之言，八音之乐；鸟兽之音，林泉之韵，千变万化，莫能穷状。耳则听而知之，斯亦妙矣。若力掩其耳，声气不通，即无所闻。

（自注）西国人置一乡铃于玻璃瓶内，用法搅出瓶中之气。气渐出，铃声渐细。及搅尽，即无所闻。复用法放气入瓶，渐放渐闻，放足则铃声如常。

（疏证）西人有抽取空气之法。罐头贮物，封闭虽密，而罐中空气尚存，经久必变。故必抽尽其空气，则虽储藏食物，可不败坏。其器名抽气节（见万国药方）。合信氏所谓搅出气者，即用此法，然名之为搅，殊不醒目。当改两搅字作抽字，庶能明了。

是耳所听者，气能传也。传声之气，譬如击鼓。力重则声大，力轻则声小。近听则声大，其至亦速。远听则声小，其至亦迟。比如投石水中，冲开一晕，晕渐大渐远而没。声如晕而气如水也。但传声之气，与传香臭冷热之气不同。气在空虚之处则易传，声音乃依

225

实处更易传。如两人对坐，相离数尺，细语不闻。一人以口向桌而言，一人又耳向桌而听，即闻其语。昔有聋人，见弹琴不闻其声。适因吸烟，偶置烟斗琴上，齿含烟嘴，忽佳音从口入耳，不觉大喜，此实处传声之证。缘其人外耳窍坏，而内窍未坏也。水中传声亦易。人试浸耳于水，令人击水而听，其响数倍。故鱼无外耳，唯骨中有窍，内有膜，膜内有水，膜上有脑气筋，近于脑际。若外水微响，应动耳中之水，即能闻听。至螃蟹虾类，时入水中，时出地上。亦无外耳，唯有外窍，与鱼类同。但其窍向外无骨，有薄膜扪闭，故水地皆闻。鳞介之有脊骨者，耳略相同，但不及禽兽之机妙，而禽兽又不及人之能别众音也。

人耳部位，分外、中、内三窍，今将其大略言之。耳外有轮以接声气传，传入内窍。其窍外有脆骨，内连耳门坚骨，合成一筒。深约一寸，阔约二分许，向前微曲而入，其中略窄。内生茸毛腻蜡，以防虫入。亦所以煖润其中，至耳膜为界。

（自注）耳中腻蜡，即耳中之垢。

（疏证）耳中所生蜡状柔腻之质，俗称耳垢。所以保护耳窍，使窍中柔嫩肌肤，常润不燥。设有飞虫扑入，亦不为害。此不可频频剔除，使失自然功用。唯吾国人习惯，恒喜不时挖弄，暂取一时爽快。偶有不慎，损伤内膜，其害甚大。

其膜有两层夹叠，乃外窍之皮，及中窍之衣，相倚而成，斜入向里。外凹内凸，西国称为耳鼓，因其扪闭如鼓也。中窍内，常有气，又有四骨极小。第一名椎骨，形似打铁之椎，贴在中窍之间，柄尾垂下，近接耳膜。第二名砧骨，形如打铁之砧，与椎骨相接，亦有砧尾下垂。第三名小珠骨，形如小珠。第四名马镫骨，甚如马镫。小珠骨接连砧骨之尾，马镫骨横放其环，接连小珠骨。其踏掩于耳窍内之，四骨皆递相连贯。中窍内复有四孔。第一连耳外窍，至耳膜底为界。第二连耳内窍，此孔如蛋形，内有薄膜，即马镫骨所掩处。第三孔微下，连螺纹骨之外口，有膜间之。第四孔斜向于前，有管透入食喉栱上之侧，在内鼻孔之后，无膜遮隔，可以通气，故名之曰中窍气管。耳内窍为收听之府，其中歧路甚多。兹分三处。第一如三角开，强名之曰三角房。第二为半圈骨管，其管三枚，一竖二平。第三节螺纹骨，形如旋螺，在三角房中，共有七孔。其一如鹅卵之形，与中窍相通。其二则透于螺纹骨，余五孔则达乎半圈三骨。所以独有五孔者，因第一二半圈骨，只有互通之同孔也。然七孔皆各相通连，俱有柔膜胎衣周遍于内。膜中有水，膜外咸有脑气筋丝散铺其上，乃第七对脑筋之支所由出。

（自注）以上部位，以下功用。

大概人在地面，声入于耳外窍，感动耳膜。耳膜传椎骨，椎骨传砧骨，砧骨传珠骨，珠骨传马镫骨，马镫骨传内窍水膜。感动脑气筋丝，脑气筋丝接众声递于脑而知之。若外窍破膜，或四骨有坏，气自传而入，则听而不真。人欲知其底膜存坏，可用闭密口鼻，鼓气于中窍。如底膜穿裂，则觉气从耳孔而出，否则觉耳中窍之膜紧逼矣。间遇感冒风寒，乍然聋聩。乃中窍气管近喉处，阻塞不通，不久自愈。大约中外两窍受病，袭犹可医。唯内窍受伤，及脑气筋坏而聋者，无法可治，故须分病在内外为要也。或言内窍上三圈别声高下，螺纹辨声远近，但无实证可考。

（疏证）聤子亥切音宰，扬子方言半聋也。梁益之间，谓聋为聤，秦晋听而不聪，闻而不达谓之聤。今本说文，聪认作闻，乃不可解。康熙癸未吴郡张氏千俊泽存堂重亥宋本玉篇，所引不误。乃知旧本书籍之大可宝贵也。

禽兽耳内之机，与人大同小异。犬耳之轮皆向前，因其守更出猎，当听面前之声气，鹿兔之类，本无自卫之能，常畏险危。两耳长大而向后，故易接声气。若安静之时，两耳垂下。稍有惊怖，则竖耳而听，迺即逃避，造物赋界之神，观此可以知矣。

第十六节　手

或问两手何以灵觉？曰凡人唇舌十指之内，脑气筋比他处尤密。若割开用显微镜细验，见真皮之上，有小尖粒甚多。每粒之内，有脑气筋纽屈如丝，层叠向外。故唇舌十指，动觉最灵。如遇损伤，倍觉痛楚。猩猩猿猴之手亦然。若无手之兽，则用唇舌，牛羊驼马是也。象不能用手舌，故有一拔。拔又生一指，灵觉异常。曾有人捉一蝙蝠，刺其目，塞其耳，然后纵之，犹能昼夜逃飞。穿窗绕户，不撞墙壁。缘其两翼脑筋甚密，故灵动如此。

人身真皮之外，有薄皮周围盖护，常生常脱。若手足用力之处，成胼胝。其真皮之中，另有微丝血管、发汗管、吸水管、毛管、油管极多。其下始有肥脂网膜，故手足指尖，必生爪甲以辅之。因末处肉软，否则把持无力，行动不便矣。

（自注）真皮外之薄衣，或名皮膜。

（疏证）人之十指，最为敏捷。而指尖螺纹，尤其灵敏如神。能于暗处摸索万物而辨别之，皆脑神经最为密布使然，其理实是可信。所以磕碰损伤，痛楚尤甚，谓非脑神经之作用而何。凡手指第一二节发生外伤，其痛势较之他处，必加倍蓰，亦此理也。

第十七节　鼻

鼻官之司，所以审辨众气者也。鼻准乃脆骨相合而成，内外皆有两孔。内孔阔大，透出吊中上以通气。中有间骨，两孔里另有上下水泡骨垂掛其间。各骨俱有软皮，第一对脑气筋分布其上，凡鼻之能审气者以此。禽兽之鼻，比人较长，故其功用尤胜。如腊人捕鹿必向逆风而往，恐其遥闻走避。犬寻其主遇人嗅之，曾不误认。黠狐之被逃脱者，虽旋曲绕走，犬能嗅气而迹获之。

第十八节　口

口为出纳之官，分别五味，则在于舌。舌乃数肉相合而成，有脑气筋密布其内，故舌面多作小粒。

（自注）脑之第九对并第五对之一支。

（疏证）舌上神经，近今译书者，又谓之味神经。谓此神经之末梢，蔓延于舌上之乳嘴形中。（寿颐按：乳嘴形者，即合信氏之所谓舌面小粒。人之乳头，亦多数小粒，组合而成。故舌面亦有此名。）所以舌尖舌边舌根三处，辨析物味，最为灵敏，皆味神经之妙用也。而此三处，又以其所食之异，所感亦随之而异。究其所以，乃舌前舌后之神经，并非同类者。前部之神经，作三叉形。后部则全系舌咽神经之所蔓。（寿颐按：盖谓舌之神经及咽中之神经）故前部之舌尖舌边，为感受甘味咸味酸味者。后部之舌根，乃感受苦味者。（寿颐按：舌尖舌根，知味固稍有不同也。）

然须六核生津以润之，否则不能知味矣（六核详见后咽喉条）。计其功有三用焉。分别五味，一也。传送饮食二也。助发言语，三也。三者之能，唯藉脑筋之势。然猿猱不食毒果，牛马不食毒卉，鸟雀非其可食者不食，不独人类为然也。

第十九节　牙齿

地上众生，除草木之外，凡有血气者，莫不饮食以养其生。或问曰？吾闻有辟谷炼气不食而生者。信乎？曰人之身命，不能自主，必赖饮食以生之。少年骨肉未定者，须赖饮食以长之。中年血气，日有损耗，必赖饮食以补之。年老衰弱，必赖饮食培养之。故一日不食则饥，三日不食不能行，十日不食则死矣。禽兽众类亦然。但牙齿肠胃不同，故所食亦异。有专食肉者、有专食谷者、有专食虫者、有专食草者、有专食果者。若非其所当食者，即不能食。如犬不食草、牛不食肉、羊不食虫、虎不食谷。是也。人则不然，谷肉果蔬，并皆适口宜胃。盖人齿三十有二，齚齧咬嚼，各合其用。

（疏证）人齿三十有二，亦未必尽然，特此为大多数耳。齚，陟栗切。（音窒）又大结切。（音经）说文。齿坚也。广韵齧声。寿颐按：说文当作齧坚也。光绪中武进史氏说文易检，已改正之。广韵则当作齧坚声。玉篇齚训齧坚儿，可证。（齧音臬）说文噬也，咬五巧切，古作齩，齧骨也。玉篇同。汉书食货志，罢夫羸老，易子而齩其骨。（罢读为疲）嚼即嚼字，说文嚼齧也，又连出嚼字。训曰嚼或从爵。寿颐按：齚齚齧咬嚼四字，连成一句，义实无甚分别。盖陈修堂意中，以为噬软齧坚，各有适用耳。

当中上下八齿名门牙，其旁上下四齿为贰牙，再入为齻牙。（自注）（上下左右共八齿。）其余为大牙。（自注共十二齿。）

（疏证）齿牙二字，古人辨之甚严。齿以人而言，其字从止得声。而以齿象口中齿之整齐，说文所谓象口齿之形者是也。如生齿年齿之类，皆属人事。而牙则以兽畜而言，说文谓象上下相错之形。盖所谓相错者，即指猫犬虎狼等类之牙，长出于口，不整齐者。易云一脚獜豕之牙，诗云鼠牙雀角。国策亦云：投之一骨，轻起相牙，以及爪牙之类，无一不指畜兽而言。证之古书，大率有别。唯左传偶言象齿耳。迨至近世，始不甚分析。盖宋元以降，小学最为荒芜。故字汇乃有上曰齿下曰牙之奇语。今人俗语，聊而言之，竟曰牙齿，实非古义。合信氏此书，唯求通俗，所以或齿或牙，错杂并用。要之人类固有齿无牙者，且门牙贰牙齻牙大牙之名，又皆以俗见为别。其齻字曾见之仪礼既夕，曰右齻左齻。郑注止曰齿坚。疏乃谓牙两畔最长者，不可为训。须知人齿奚有长短可言。至正字通乃谓男子二十四岁，女子二十一岁齻牙生，则附会素问真牙生而长极之义。其音则广韵都年切，集韵多年切。皆读如颠，不读齻。玉篇亦音丁千切，但曰牙也。

初生婴孩，未需牙用，其齔隐于牙闲骨中。六七月间，门牙始出。行年三岁，共有二十齿，俗名乳牙，其龈不深。因小儿牙状短窄，未能位置多牙。至七八岁，渐次齔换。二十以后，牙始齐足。

（疏证）齔，玉篇初产切。小儿齿，齔说文齿本也，语斤切。寿颐按：今俗以龈字为之，非是。齔说文毁齿也。男人八月生齿，八岁而齔。女七月生齿，七岁而齔。寿颐按：各本说文。齔字从七，读初忍初堇二切。段茂堂谓字从匕。篆作到人（到即后世颠倒之倒）即变化之化字。读差贵切，音如毁，其说甚是。旧本篆文及音读皆讹。

及其老也，血气即衰。齳然齿堕，牙窝渐销毁。若黄发齯齿，则万无一二。

（疏证）齳，说文无齿也。鱼吻切。读如运。齯古止作儿。诗黄发儿齿是也。唯尔雅已作齯齿，释名齯齿。大齿落尽，更生细者，如小儿齿也。寿颐按：老人齿尽，复生小齿，虽不多有，然确曾亲见之。

当小儿出牙时，口中多不觉不安。或牙肉红肿，头身有热。腹中作泄，日夜啼哭。非药可治。唯用曲刀，认定新牙之处，轻轻割破。使可透露，立愈。若妄加药石，转增剧耳。兽类之牙，有大小长短利钝不同。大概食肉之兽其牙利，上下交错如鬋，仅能一开一阖而已。食坚物之牙其齗深，此其大略也。

（疏证）齝，说文吐而嚼也。尔雅曰，牛曰齝。丑之切。（音痴）齝玉篇，羊嚼草也。尔雅羊曰齝。始制切。（音世）又私列切。（音薛）说文云羊粪。唐人讳世，又改作齛。

第二十节　咽喉

夫饮食养人，有次第消化之妙。凡物入口，先过于唇，唇者齿之垣也。齿之上为腭，齿之旁为颊，舌则居中以卷制之，使食物咀嚼糜烂，六核生津以软润之。六核者，两核在耳门之下，腮颊之后，有管横入颊中，管口与上大牙相对。

（自注）此大牙之第二只。

又两核在下牙床内侧，又两核在舌底，皆有管透出舌下，以出津液者。若无津液，舌不知味，且难吞咽。故人思食则津生，兽畜饥饿，口流涎沫也。凡食嚼烂，与口津和匀。

（自注）咀嚼未烂，须胃消化之力多，则胃渐弱矣。

舌乃抵于上腭，逼过吊钟肉帘之后，递至喉咙，人不能自主矣。吊中者，古名悬雍。两旁有薄肉如帘，为口之界。

（自注）有前帘后帘，中有核大如杏仁，生脂以润喉者。

其用所以遮掩鼻底两孔，免物错入鼻中。吊中之际，有七路相通，其前为口，其上为两鼻孔，鼻孔后有左右两气管通于耳。

（自注）鼻孔后，即食喉上栱。左右两气管，即耳之中窍气管口。

舌根之下，则为气喉，后为食喉，共七成路。食物至此，由食管渐趋而下，直入胃脘矣。

（疏证）咽之与喉，古有大别。咽亦作嗌，所以纳食。喉以喉气，即是肺管。其称喉咙，或称吭嗓，则喉嗌之通用者。今合信氏乃以气喉食喉，分而言之，亦为通俗计，非古语也。脘字在说文虽训胃府，寿颐谓叔重氏明言读若患，则声与管字极近。甲乙经任脉俞穴，有上脘中脘下脘三者。而外台秘要，径作上管中管下管。可知脘即管之孳生字，以其专主身体而言，故字从肉。

气喉在前，食喉在后。而食物不入气喉者，盖喉咙上阔下窄，四围有舒缩动肉数层，功用特妙。且气喉之口，有盖曰会厌。其体如软韧脆骨一片，微卷而滑，在舌根之下，掣指于后，其形略如兰舌。将吞食物之时，气喉挤拥上至舌根，使会厌密而盖之。食物一过，即复掣起，以通呼吸。若吞物之际，偶然笑语。使气喉不能掩密，或粒饭点水，误落其里。即觉痫瘈不安，须欬出乃定。

（疏证）会厌见难经四十四难，谓会厌为吸门。二字之义，粗读之，不易索解。盖会合而镇压之意。说文厌筓也，一曰合也。小徐谓筓镇也，厌也，一曰伏也，是厌字正义。本以密合镇厌为主，凡厌足厌憎等字，当作猒。后世假借义行，而厌之本义，乃无人能知。今合信氏竟以会厌为气管之盖，确合古人命名真旨。纳食之时，自能密合气管而厌定之，可使食物不致漏入，造物神巧。在古人取此为名，固无不知生理中之实在组织。然当汉魏六朝以后，苟非有今日之解剖家，则会厌二字之义，亦不可知矣。痫瘈音胡稷，玉篇痫瘈瘭也。物阻咽中也。（张氏泽存堂重刻宋本玉篇，物阻之阻误作蛆。近日商务书馆四部丛刊，影印元坊本玉篇。痫瘈两字注中，阻皆误作咀。唯瘭字下痫瘈喉阻不误。康熙字典癎字注引玉篇，亦不误。）集韵瘨瘏，物在喉。寿颐按：此是食物误梗气管，其他必作瘨瘏之声，以求其速出。此两字即所以拟其声。玉篇谓物阻咽中，盖传写之讹。集韵谓物在喉，是也。设或醒塞较深，竟不能出。则瘨瘏不已，大伤肺管。延至月余，即欬吐脓血，肺劳剧，而不可为矣。盖肺管皆柔嫩脆骨，组合而成。欬呛日久，震动不休，脆骨即坏。古人所谓肺为娇藏者以此。寿颐尝两见此病，在中医已无可救之药。然即令就教于西学家，亦是末由措手。此人当饮食之时，固不可不慎之又慎者。难经名曰吸门，明言此门止通呼吸。即此可知古人取义之精。

食管者，在气喉之后，脊骨之前，下透膈肉而通于胃。内皮润滑生涎，皮外有肉两层。腠理一横一直，自能舒缩以司传送。未吞之时，宽松而扁，食至即渐次拥动，下传至胃。

英国合信氏合体新论疏证　卷之上毕

英医合信氏全体新论疏证　卷之下

嘉定张寿颐山雷甫疏证

第二十一节　藏府功用

人身四肢五官，有应理外事者，既有主脑以动觉之。而其所以生养者，实为藏府之司焉。然藏府居内，目所难见。故西国业医之院，每领死人剖胸刳腹，搜脏渳肠，细心考较，详载于书。比中土耳闻臆断者，实不相侔。兹将其功用部位，略译于后。

（自注）中国风俗，素以毁残尸骸为大禁，故吾人胸腹中藏府形态，本无一人能知其涯略者。汉唐以后不必言，即如灵枢原出九卷，（九卷即黄帝内经十八卷之半。其素问之九卷，盖汉时已有定名。故仲景伤寒论自序，已谓撰用素问。而其余之九卷，则别无定名，遂以九卷为名。伤寒论序中所谓撰用素问九问者，本谓素问与九卷之两书。后人或谓之九墟，或谓之九灵。即今本灵枢之自出。皇甫士安甲乙经自序，所谓鍼经九卷者是也。）不可谓非先秦旧籍。然甲乙灵枢所载藏府形状，按之实际，殊多矛盾。向来谓是医学经文，又谁敢轻加评骘。而各注家如涂涂附，无一非随文敷衍。然说之愈幼，竟是痴人说梦，妄不可听。设非有欧化东渐，则吾侪说医，当作幻想。甯非扪烛扣槃，尽效盲人谈天之故智。此不可不他山借助，藉以得攻错之良资者也。寿颐按解剖人体，初非西人之初作，灵枢已有其死可解剖之一语。华佗在东汉季年，且有刳腹渳肠治愈疾病之说。而新莽亦曾以刑人尸体，命医家剖视以为证验。然其时风气未开，盖未能得其翔实，是以后世遂无所闻。洎乎近日，民国纪元，江苏公立医学专门学校，首先创议。谓各国医学，多注重于解剖。且以解剖之多寡，解剖标本设备之完否，定为医校优劣之标准。因以订定采集尸体办法，呈请行政长官核准。遂于癸丑年十一月，实行尸体解剖于该学校中。继之而各地西医学校，援案执行，是为国内医家实行剖争死尸之原始。其年内务部，且以医校之请，订立解剖规则五条公布之。兹附录原文，以资考核。第一条，医士对于病死体，得剖视其患部，研究病源。但须得该死体亲属之同意。并呈明该管地方官，始得执行。第二条，警官及检察官，对于突变死体，非解剖不能确知其致命之由者，得指派医生执行解剖。第三条，凡刑死体，及监狱病死体，无亲属故旧收其遗骸者，该管官厅，得将该尸体付医士实行解剖，以供医学实验之用。但解剖后，须将原体缝合，并掩埋之。第四条，凡志在供学术研究，而以遗言付解剖之死体，得由其亲属呈明该管官厅，得其许可后，送交医士解剖。但解剖后须将原体缝合，还其亲属。第五条，本规则自公布日施行。自此项规则公布后，浙江公立医药学校，因医校实习解剖，与法厅之仅寻致害情形者不同，须逐步细行检查。并须提制标本，永久保存，以供研究。若解剖后须将原体缝合，尚有窒疑，因呈请教育部，咨请内务部，于颁布外，准医校妥订施行细则。三年一月奉教育部令，谓前北京医学专门学校呈请变通，由本部函请内务部核复，嗣后函内开原体缝合一节。查尸体经多人解剖，其势固难于复原。唯其间肢体或藏府，若不留作标本，自应凑集一处，装置掩埋。如但为一部分之解剖，除留作标本者外，亦应仿照第四条，将原体为之缝合。至施行细则，可径由该校依据内务部解剖细则，妥为拟订云云。嗣内务部因京外各医校，对于解剖规则疑义，纷纷呈请解释。遂参酌各医校呈述意见，订定解剖规则施行细则十条，于三年四月公布。（原文与上述大旨无甚出入不录）是为吾国医士，得以实行解剖死体之法律规定时期也。

第二十二节　胃

（疏证）合信氏原书，凡藏府各节，其标题皆曰某经。如胃曰胃经，小肠曰小肠经之类皆是。而甜肉一节，标题亦曰甜肉经。彼盖有见于吾国医书，动称某经某经，以为医学通用之称，遂有此效频之举。不知所谓某经者，以经络言，不以藏府言。今合信氏此书，专论藏府功用，与吾国十二经络，毫不相涉。则心曰心经、小肠经，实是大有误会，不可不正。爰为删去经字，庶几名实不紊，以下藏府诸条标题皆准此。

（自注）见尔雅。

（疏证）尔雅无此文。汉刘熙释名释形体，胃围也。围受食物也。寿颐按此盖陈修堂氏失检之误。

故曰：食廪之官。

（自注）见三才图会。

（疏证）脾胃者，仓廪之官。见素问灵兰秘典论。寿颐按胃主容纳，谓为仓廪是也。素问合脾胃而言，似乎麤率。然两字异义，而有时浑合言之，亦古书所恒有，此不可执一不化者。其形纡曲如袋，容水三升许，横居膈下左方，肋骨护其半。

（疏证）胃能容纳汤水，但汤水入胃之后，即为微丝血管吸入回血管中，故胃中不能储存汤水，此亦合信氏之所自言，乃此节谓之容水三升许者。盖据胃之容量而约言之，非谓胃中常常容积汤水三升许。此与甲乙灵枢所言，胃肠盛谷几何？水几何者，其旨趣不同。甲乙灵枢及难经四十二难之文，实是先秦时臆想，不可与西国之实地剖验者同日而语。寿颐案今之三升，实当古之斗许。胃中能容之量，至多不过如此。即证之食量最大之人，盖亦止此而已。古人有所谓斗米十肉云云，本是形容过甚之语，不可为据。况所谓斗米者，仍是古时之量，则亦不过如斯而已。然则甲乙难经，言胃盛谷二斗水，水一斗五升者，确为古书讆言，决非古时食量，能比今人有三倍之多也。

头大向左，贲门上达食管。

（自注）贲门其纹最密，故食物易入难出，非呕吐不开。

（疏证）难经四十四难，有七冲门之名。谓胃之上口曰贲门，胃之下口曰幽门。合信氏此节，即用难经旧说。贲门之贲，向来注家皆读如奔。寿颐按借贲作奔，诸经虽有先例。然谓胃口为贲，滑伯仁难经本义，说得不妥。而徐洄溪之难经经释，且谓贲犹奔也，物入于胃，疾奔而太仓。更说得仓皇急遽，颇似老饕三日不食，见物涎流，咽中汩汩有声之态。古人命名，岂为饿鬼道中，描摹恶相。洄溪之言，可嗤可鄙。实则徐氏此书，尚是少年著作，所以如此不堪，本不足道。（徐氏难经经释自序，署雍正五年。其时此老年仅三十左右。）寿颐谓奔读如焚，其义为大。书盘庚用宏兹贲，传贲宏皆大也。盖此为胃之上口，食物可以直趋而入。此于幽门阑门之渐渐输送者不同，则必较彼为大，命名之义，当取于此。寿颐辑有难经汇注笺正，已详辨之。

尾小向右，幽门下属小肠。

（自注）幽门之纹圆闭。

（疏证）幽之为言远也。在胃之下，取幽深玄远之义。

其体三层。外层上下，有养血管四支。分布小支，密缠于内。因胃接血，比他藏尤多。中层之肉，有经纬两纹斜交，故能舒缩拥动，以匀转食物。内层牙色。

（自注）酒徒则红色。

（疏证）牙色言如象牙之色。于黄润之中，带有血泽色也。软滑多折叠纹，周围有小穴，以生津液。

（自注）用显微镜视之，见穴下有小管。

（疏证）此所生之津液，即是胃液，所以融化食物者。

胃体内外有脑气筋，及白节筋散布之。

（自注）此脑气筋，即第八对。白节筋，见脑论注。

故与百体关应。

（自注）百体有恙，即无胃口，不思饮食。

（疏证）合信氏所谓即无胃口四字。若以文义而喻，殊不可解。唯吴人俗语，谓能食之人，曰胃口好。谓不能食之人，曰胃口不好。此所谓无胃口者，盖即不思饮食，及食不知味之意。此则粤中土语，固亦与吴下相仿佛者耳。

胃之左为脾，右为肝。上为膈肉，下为大肠。另有甜肉一条。

（自注）中国无此名。以其味甜，故曰甜肉。

（疏证）此物似脂非脂，似肉非肉。在吾国医籍，诚无其名。盖古人以其与脾藏联属，因而统之于脾，不复别立专名。所谓脾属中央土德，其味为甘，其色为黄，唯此甜肉，足以当之。今西人学说，谓甜肉之汁，助胃消化。而中医旧说，则谓脾能为胃磨化食物，其旨正同。可见古人未必不知有此，特未为详著其作用。此若以古书缺佚，遂至失传。上古医学昌明，当无不知府藏之真，何至脱略如是。今东瀛译书，则特制一字，名之曰："膵"，亦曰："膵臟"，殊不知其何所取义。吾国字书，别有胰字，则专指豕而言。玉篇：胰余之切，豬胰也。广韵与之切，豕息肉也。正字通：豕脾息肉。（寿颐按但谓之豕息肉，其义殊不可知。迨正字通谓之脾息肉，则息本训生。可知此肉自脾而生，原是与脾藏有辅翼之功用，是脾也胰也。一而二，二而一。在古人亦隐隐有此同悟，特未曾一言道破之耳。此可证近人所谓脾藏统赅甜肉一说，实非臆见。）类篇亦作胰。今吾吴土语，则谓之胰脂油，生杵如膏，可以擦洗人体之黏腻。亦可洗衣，善去油垢，洁净无比。制肥皂者，若用此为原料，其质最佳。故布肆中所售之香皂，亦曰香胰。即指此原质以定名，可知其大有消化之力量。西人考验食物溶液，均是水质，而肥肉则是油质。（西国学家名之为脂肪质。寿颐谓菜油之类，均属此质。）水之与油，物理不能融洽。而唯此豕胰，则

232

能洗涤油垢于无形。可知甜肉之汁，斜入小肠上口之旁，即所以溶此油质，化为精液。同入淋巴腺中，成血液以养吾身。此虽西学剖验家，尚示有此明文。而寿颐以理推之，自谓此说必不可易。是则古人所谓脾主消化之实在研究，又安得谓上古经文，竟完全不知有生理作用也耶。

附于胃后。

（疏证）甜肉部位，据近今通行生理图形，多在胃下横铺，其形有如蕉叶。头大在右，尾尖向左，数见不鲜。颇疑合信氏此书谓在胃后一说，或有讹误。然据塑成之生理解剖模型，则胃之底下，未见有此。再参合东西国各种图，则亦有胃下不绘甜肉者。而合信氏本书所绘胃肠一图，乃于胃下露出极狭一条，不分头尾，旁边明注甜肉两字。以此推之，实在胃后无疑。且其尾亦不甚尖，直连左方脾藏。乃知古所谓脾藏专主助胃消化者，固并此甜肉言之。不分为二，更无疑义矣。

胃之本热，与他臟同。

（自注）俗曰胃火。

但消化食物之时，其热较烈。

（自注）以寒暑鍼论之，约多三四分。

（疏证）人之本体，皆有自然之热度。但内部藏府之热，应比皮肤肌表之热度稍增。而胃府中有食物供其腐作稀糜之时，其热又必稍增一筹，此造化自然之作用。盖非此则食物不能腐化也。唯合信氏谓胃中自然之热，即是俗语之所谓胃火，则尚微有区别。俗之所谓胃火者，以胃太甚，口燥舌干。或食量大增，如消谷证。或口有秽气者言之，非指平时无病之胃中本热而言。此亦外国人不明吾中土语气而误会者也。

胃津味酸，色如口沫，盖主消化食物者。

（自注）或说胃里有虫攒拥，故能消化食物。误也。

（疏证）人有蛔虫，乃湿热所生，原是一病。本非吾人肠胃之中，恒常有此。但吾国习惯，向来不知胸腹中究竟作何形态。所以俗人意中，每误认胃肠间，当常有此蠕动之物。以助食物消化，最为可笑。甚至医学家治蛔方药，且曰安蛔，不敢直曰杀虫。医家心理，即此可见。此亦数千年来医学黑暗之一端，正坐不知生理然之作用故耳。岂知胃中固自有一种津液，其味极酸，本以专供消化食物之用。有此津液，则食物入胃，自能化作稀糜，以下入小肠。若此种津液不充，即有食不消化，饭后胀满之病。凡吾人呕吐，或饱食噫气，口中恒泛出酸味，即此胃津之上溢。俗谓食不消化，变为酸味。比之鱼肉腐败，自成酸味者，亦是误会。

无食之时津不生，食至则渐生津以化之。若食多津少，物不能化，与夫消化未细者，胃脘下口，皆不容出。

（疏证）食物入胃，全赖有此味酸之自然津液，始能将一概谷肉蔬果，融冶无垠。内经之所谓热腐水谷，其力胥在乎此。此液不足，即有食不知味，或食后不饥，儿食不嗜等证。甚则完谷不化，或吐或泻，显然易知。若夫反胃噎隔，食不下咽，及食久呕吐谷粒如故者，皆其确证。今西国药品，有胃酸一物，能令人胃健引谷，即以犊牛胃液，制鍊为之，尚有捷验。但此种胃液，当是平人恒有之物。下文饿死之人，甚至能穿其胃，其理亦可想见。而是节则谓无食之时，此津不生，乃与下节不相顾矣。

胃本无化水之功，亦无出水之路。然茶酒入胃，少选即行摄去。

（自注）以水饱饮骡马，少选宰之，胃即无水。

233

（疏证）少选犹言须臾。吕氏春秋，少选发而视之。盖言少间耳，选间声近。古之假借字，宰屠杀也。见汉书宣帝纪，损膳省宰注。

人多不明其理。盖肠胃有微丝血管甚多，能摄吸茶水，以回血管。由回管过肺入心，使之运行周身。由肺升出为汽，由皮肤渗出为汗，余入内肾为溺。

（疏证）溲溺之源，由肾而之膀胱。西人知有输尿之管，然自肾以上，何由而能转展入肾，则西学家亦言之未详，盖必由微丝血管中转输而来。下文肾藏条中，差可参证。同治间，蜀人唐容川氏，创论三焦油膜，为运水之道。近之谈医者，咸宗是议，盖以两肾藏在油膜之中。故为此说，实亦理想之言，于理差为近是耳。下文所谓回血总管叠积肾内云云，语亦不甚显豁。总之由回血管导水入肾，以归输尿之管，直入膀胱，则无可疑耳。

然胃能消化肉食，而不能自化其肉者，何欤？盖胃津之力，能化死物而不化生物也。西国医士，剖割死人，时见胃穿一孔，初疑为致死之由，继知为死后胃津所化。当有某甲，被码子弹入胃中，幸得不死。唯有孔透出腹外，常以软物护塞之。医士每于食后，探试其胃，以验消化。辄见肉食易化于菜蔬，嫩物易化于老物。其尤易者，鱼肉、瘦猪肉、半生熟蛋、牛乳、面、饭等物。其难化者，果仁、花生、油腻醃腊等物。不能化者，菜根、果皮、果核、骨、角、毛、发等物，大概肉食烧煮易化于炝者，煎者易化于炒者。

（自注）炝、指久炝去味而言。煎者无油，炒者油多。

（疏证）此所谓烧者煎者，盖指清汤煮烂之肉食。犹苏杭人之所谓清炖白煮耳。非北人所谓烧烤之烧，及粤人所谓烧肉烧鸭等之干燥者。又吾乡之所谓油煎干煎，则皆指干燥者言之。与此节煎字之义大异，若此节之所谓炝，则指火上干烘而言。其所谓炒，则重油灼炸之义也。

各物不论五色五味，胃津化后，则总为一物，无区别矣。

（自注）色味俱无。

医士尝探出胃津，放于器内，以火煖炙。如胃本热，纳以面饭而匀转之，渐化为糜粥。纳以肥物，渐化为膏油。纳以醃实油腻之物，虽化亦迟。

（自注）变膏油之后，甚为难化。

（疏证）谷食化为稀糜，是水质也。肥肉化为膏油，是脂肪质也。兹二质者，原性大别，必能溶为一体，所以胃津竟无融化油质之能力。合信氏谓其既变膏油之后，甚为难化，宜也。寿颐以意逆之，胃津中尚无甜肉之汁，所以油质不化。迨稀糜传入小肠上部，得甜肉汁之力，则脂肪质与谷食之液，乃能沆瀣一气矣。醃者以盐浸渍之鱼肉，经久而其质坚硬，所以虽化亦迟。

予见华人多有胃病。或嗳气，或作闷，（自注、不消化。）究部其始，亦多食咸鱼、咸菜、咸蛋、腊味、油饼所致。故食不可不慎也。

（疏证）咸鱼醃肉，风干腊味之类，质坚碍化，理所易知。若油煎饼饵，似乎食品之常，不足为异。究竟重油灼炸燥而不柔，抑又坚劲，那有易化之理。善养生者，自当以此为戒。然则金华火腿，粤东香肠，鱼翅鹿脯之属，向来举国所视为珍贵美馔者，苟持此理以品评之，无一非碍胃之败类。然庸庸碌碌之宝贵家不悟也。此所谓病从口入，宜乎甘脆腥浓，古人命为腐肠之物矣。

大约人之体质，北人宜食肥腻，南人宜食果蔬，亦地土使然。调理病人之法，但当节其饮食，毋使太过可矣。若禁戒太苛，如俗所选戒口之物，是皆无益于胃者。贻误病人，日渐虚耳。

234

（疏证）此三句，文义殊嫌未顺。盖言禁忌太苛，则胃少滋养之助，反为无益而有害，以致日形其虚羸。每见病家过于谨慎，即有可口之物，概不使病人染指一尝。日以白饭干蔬，强令吞咽，且使能食之人，渐以恶食，转致病加，煞是可怪。又自明以来，医家创为伤寒病禁食之妄说，人多宗之，最为无理。概伤寒所以禁食之故，原指其人胃中本有宿食者而言。唯恐旧积未化，新积又生，则宜稍减其食，以冀消化自易。非概指能食者，而必断绝三餐也。近之治西国学者，则谓伤寒为肠膜炎，说是病人肠中有微生物。若使其人得食，微生者将更多而不可治，故必绝其纳谷，然未见彼之能治愈一伤寒病。又凡霍乱，西学家亦必禁绝其一饮一食。甚至其病已愈，而犹禁之。真所谓因噎废食，岂不造成饿鬼地狱。新学家之笃信守死，殊不可及。然试令若辈一读合信氏此节禁戒太苛，贻误病人两家，并不牢守此无意识之禁忌矣。寿颐寓沪之时，曾见有人，以霍乱病，就治于公众之所谓时疫医院者。西学之中国人治之，二日病愈。而日日禁不得食，且不准出院。其人百计逃遁，乃至余寓调理，则不得一勺米饮者八日矣。胃液干枯，舌色光红如镜，燥渴无拟。授以大剂甘润，峻养胃阴。并嘱其不可恣食干饭，只宜稀糜渐尝，缓缓进谷。盖人饥之后，猝得饱饭，胃不能化，必丧其生，至不可忽。此可谓之人造病，确是彼新学家实在经验。然渠辈方且自命为归化他人，即是西方骄子，居恒必嚣嚣然自诩曰：唯吾侪能知科学，亦唯吾侪可以防疫。然而频年结果，言者已多，来修方道，未知所居。如其果令若辈如法炮制，则所得成绩，又当如何，是不可不深长思之者已。

猫虎之类，胃小而窄。因肉食者，强而易化。牛羊麋鹿，食草之兽。腹有四胘，见有青草，即行采食，咽满第一胘。走眠静处，复自次胘。翻刍出口，齨齝糜烂，乃吞入三胘以润之。再入第四胘，生津以化之，然后传转于肠。盖牛羊麋，生长山林，常怀畏缩，且草质坚韧，嚼齝殊难。故生四胃，以便其用。骆驼常行沙漠旷野，得水不易，其第二胘内，另有数水胕，常贮清水十余斤，自备其用。每遇溪间清泉，即行饮饱，虽数日不渴。当有人乘驼远出，渴极无水，只得杀驼剖胃，取水自救。羽族之腔，腔皮坚厚有折纹，自能擦烂各物。虽吞玻璃磁器，亦不为害，渐能擦去锋稜。故腔中常存沙粒，以为擦化食物之本也。

（自注）胘亦曰膍，食草兽之胃也。

（疏证）胘音贤，玉篇牛百叶也。广雅：胃谓之胘。类篇引服虔说：有角曰胘，无角曰肚。寿颐按：盖谓有角之兽，其胃名胘。无角之兽，其胃名肚也。膍音毗。说文：牛百叶也。一曰鸟膍胵，韵会，百叶，牛肚也。李时珍曰：牛羊食百草，与他兽异，故其胃有膍，有蜂窠，亦与他兽异也。齝音臬。说文：噍也。胵音鸥。说文：鸟胃。尔雅：亢鸟咙，其粮嗉。嗉音素。寿颐按：粮训食米。盖言鸟之食米者，其胃名嗉。

第二十三节　小肠

（自注）见素问。

（疏证）医家理想，咸谓胃能容物，似乎受盛之名，唯胃足以当之。若食物传入小肠，已在消化之后，则素问反以为受盛之官，颇觉不甚确切。然据新学家剖验所得，则胃之受食，仅能腐作稀糜。而精华犹未吸收，渣宰犹未分泌，即已递入小肠，始有无数吸取食物精液之管，（即所谓淋巴腺者是。）以为变化生血之作用。乃知小肠一部，确是受盛食物之一大器官。百年此身，所以能取精用宏者，胥赖于是。此诚非秦汉后之医学家所能悟到。而二三千年以前之素问，独以"化物出焉"四字，表襮小肠真相。然后知上古神

235

圣，早已洞见藏府生化。至精至微，言之凿凿。特非有今日之解剖家言，则古人虽有斯言，而读者亦复末由悟入，置诸不求甚解之例而已。此中西两家所以相助为理，宜于合参，而不容偏废者。异苔同岑，异斯之谓欤。

周回叠积，长一身有葰。上口通胃，下口横接大肠。外皮光滑，内皮折叠其纹。以显微镜窥之，纹上有尖粒甚密，即吸管之口端。吸管者，吸噆食物之精液管也。百派千支，散布肠后夹膜之间，与膜同色，细微难见。食后少顷，内有精液，始见如白丝然，夹膜有小核甚多，即吸管回旋叠积所成者。一切吸管，渐至附近脊处，乃合为一，名曰精液总管。附脊骨而上，至颈骨第七节，即屈转而下。左入颈手回血会管，直达于心。食物由胃至小肠头，即与胆汁甜肉汁会合。渐落渐榨，榨出精液。色白如乳，众管吸之，初甚稀淡，渐入渐浓。运至会管，即混为血。

（自注）精液总管，在腰骨第二节间。会管者，即颈与手之两回血管相会合处。榨者、取榨油榨糖之义。意谓榨取食物之精液也。

（疏证）此所谓吸管者，近之译书，谓为淋巴腺。所谓精液总管者，近之译书，谓为淋巴管。是乃食物精华，化作血液，以养吾身之来源。向来医学，谓脾为后天生命之本者，实即指此。内经谓中焦变化而赤，以奉生身，莫贵于此。古人何尝不知生血之源，即在此谓小肠之间。小肠上口，直接胃之下口，适当脐上中央，故特明言中焦。所以确指其部位，经文真义。自可与欧西学说，参互考求，取得实证。但经言不及彼说为详，则上古旧籍，失传已多，残缺不完，亦固其所。奈何后生小子，未尝于旧学稍稍研求，偶得西说皮毛，竟敢嘐嘐然，妄谈古书之一无可信。是何异于谓他人父，而自昧其宗派者耶。

小儿疳积症者，乃吸液管受病。液核凝大，积闭不通，故多食犹瘠。

（疏证）疳积为病，良由所食过多，胃津力少，不足以供消化之用，则食物未尽成糜，即已透出胃下口而入小肠。斯乃吸液管不能吸收其精液，而血之来源匮乏。所以食虽多，而其人反瘦。且小肠之功用已失，则运送亦艰。斯腹乃膨脝，而积滞益剧。苟其病未甚重，则减其食，而禁绝其再食碍化及冷物。别以行滞导气药力助之，亦多有效。合信氏谓液核凝大，积闭不通一层，似未可信。又有中消一症，食量兼人，少顷已饥，并不积滞，而亦愈食愈瘦。则胃火太炽，灼烁食物，尽成渣滓。而小肠吸管，乃无精液可吸，则亦不生血。是宜峻与清润胃阴，而病亦可瘳。此又食物不生精华之一种，亦不可谓吸液管之病，皆理之有可凭者。西人之学，必以自见为真。而不能推求其所以然之故，则所说或反不能尽确。所谓各有所长，各有所短，不当一例盲从者也。

第二十四节 大肠

大肠者，传导之官，变化出焉。

（自注）见素问。

（疏证）食物递入大肠，则精液之吸收殆尽，已为废弃之糟粕。但传导之而资排泄可也。素问谓大肠为传导之官，自有至理，但变化出焉四字，已觉无谓。岂即指食物变为糟粕而言耶，果尔。则未免孩子气矣，得母可哂。

分上中下三回。

（自注）每回长约尺许。

（疏证）此西学家据所见而言，自大肠直达肛门，合共约得三尺。

由右髋骨倒行而上，上回与小肠横接，名曰阑门。

（自注）其口如唇，渣滓可出不可入。

中回在肝下，横过胃底。下回至脾下，从左软胁斜落至肛门，乃直肠也。上中两回，犹有精液管，吸其余液，递传渣滓。以至下回，精液竭矣。合较大小两肠，长于身六倍。食肉之兽，如猫虎及狮子，其肠长于身三倍。食草之兽为最长，如牛羊鹿类，肠长于身共二十八倍。若蛇类之肠，长于身同而已。

（疏证）大肠上口，即小肠下口，其承接处，已在小腹右角髋骨之里。但由此倒行向上，至肝藏之下，乃横行向左，过于胃下，至脾藏之下。左边软胁骨之里，斜行向后而下，直达魄门，是为三回，故灵枢谓之回肠。其第三回，则容积较大，灵枢又谓之广肠，但止有三曲，每回皆长尺许。此则西学家剖验目睹，古今中外，必无异形。乃甲乙经及灵枢，竟谓回肠当脐左环回，周叶积而下，回运环反十六曲，长二丈一尺。又谓广肠传脊，以受回肠，左环叶脊上下辟，长二尺八寸云云。其所谓叶积环反，及叶脊上下辟等句，无理无义，不成文字，而不可索解者，姑置勿论。（叶脊据近今东瀛抄本。桐庐袁氏、武昌萧氏、两新刻太素，脊俱作积。）而所谓当脐左环回，则按之实在部位。上下左右，皆得其反，亦颇可怪。然犹可谓此是传写者无心之讹。唯谓回肠已长二丈一尺，而乃又有广肠之长二尺八寸，岂古人竟有如是大奇之肠度。乃知甲乙经此篇，已在周秦之世。生理真相，簒蒙昧之时。不知何等妄人，逞其臆见，造作荒诞不经之说，窜入上古经文。其所谓回肠十六曲者，则即从上肠十六曲之说而依附言之，以为小肠既有如此多曲，则大肠亦若是，岂非扪烛扣盘之故智。若在上古之世，医学昌明时代，甯有不知此大肠之真相者。奈何今之腐儒，犹谓灵枢一书，尚是轩岐以来相传真本。其安往而不一盲群相，相将入坑耶，是则大可嗤者也已。杨上善太素注，谓小肠附脊而在后，大肠近脐而在前，亦是臆说。但大肠之中间一回，则确在小肠之上。是乃周秦以后之医家所全未梦见者也。

第二十五节　肝

素问曰：肝者，将军之官，谋虑出焉。非也。

（疏证）肝胆两字，吾国文学家言。久以为有谋有虑，敢作敢为之义。勇胆猛戾、语出荀子。披腹心，输肝胆，语出史记淮阴侯传。汉书路温舒传：亦言大将军受命武帝，股肱汉国。披肝胆，决大计。文人辞藻，其来有自。而素问一书，固亦秦汉间之笔墨居其多数，习俗相沿。遂有肝为将军之官，谋虑出焉。胆为中正之官，决断出焉之语。盖亦当时惯用之文辞，此不可以生理中实在作用解者，存而不论可耳。

肝居膈内右方，其色赤。约重四十八两，左右两叶。向上圆满，贴承膈肉。下锐披离，外凸内窝。左靠肾而左枕胃。窝内横隙，透入下部回血合管，以生胆汁。另有胆管两支，一透小肠头，一透胆囊。

（自注）肝之两叶，左小右大。下部回血合管，指脾胃大小肠而言。胆管两支，在左右肝叶，各出一支。相合为一寸许，复分为二。

（疏证）肝有两叶，难经四十一难亦云。但四十二难又谓左三右四，共七叶。向来以为即是两叶中之分歧。然据解剖模型，及生理标本各图，则肝之两叶，实无分歧。盖古人即据所见畜类之肝而云，殊未可信。即如肝之重量，据四十二难，只有二斤四两。今合信氏乃谓有四十八两之多。寿颐谓：肝藏之体，本极坚实，且体积不小。合信氏之言，当属可信。若如难经所言，则古称今称，三分之一。二斤四两，止合今称之一十二两。终是太轻，必非实在。况乎肝之与肺，肝则厚重，肺则轻清。证之畜类，一望可知。然难经言肺

237

之重量，反有三斤三两，是肺之轻者。反此肝之重者加半，太不近情。以此知难经所说，尽是臆见，必不足征。

切肝一脔，以显微镜窥之，有纹如密叶，每叶大如一黍。有回血合管绕之，散布小管于叶内，与本体回血管相通。又有血脉管小胆管环之，以养肝体而接胆汁。故肝内分行者，有四管焉。肝之为用无他，主生胆汁而已。

（自注）本体回血管，在叶之中心。四管者，一为生胆汁之回血合管；二为本体回血管；三为小胆管；四为血脉管。

凡肝有病，最为要害。或肝体发大，或肝内有热，以致各管凝滞不通。使下部回血拥胀，即有血水溢渗夹膜之里。渐溃渐深，终成皷胀，故治其证者，以理肝为本。

（自注）心脾两藏，亦有此证，须辨其源。

（疏证）中古旧说，谓肝为藏血之臟。若仅依字面呆相而言，唯心为血脉总汇，可称藏血。而肝藏之中，则止有血管循行其间，周流不息，颇似藏血之义，不能确实。今西学家检验所得，且谓肝之体用，唯在生出胆汁，以助消化食物为主。则更与旧学家藏血两字，马牛其风。此中西两说之各道其道，最为暌隔，而必不可以沟通者矣。然即据合信氏此节，又谓肝体之内，含有发血回血大小之管甚多。所以肝体发热，诸管皆能凝滞不通。即为肝胀，终成鼓病。以此知肝之与血，确有最密切关系。古人谓之藏血，其义固亦在是。犹之脾称统血，亦言其中之血管繁多云尔。观夫合信氏又谓回血壅胀，即有血水渗溢。心脾两藏，亦有此证云云。则回血之管，凝滞不利，变生诸证。实唯心与肝脾首当其冲，而肺也、肾也，不生此病。然后知医经所谓心生血、脾统血、肝藏血者，亦不及肺肾两藏。中西两家之言，正是同条共贯。特苦于经文简净，言之不详，苟非有新学家实地证明。则吾侪终日研经，势且到老而莫名其妙，必也。他山攻错，相得益彰。异苔同岑，终是吾辈谈医之快事。又谁得谓中西学说之必不可以两通。若读他人书，而不知于此等肯綮处细心理会。徒知脾生血轮，肝生肝汁，拾人唾余。自出矜创获，纵使确有心得，仍是舍其田而芸人之田，只可以作他家之孝子顺孙而已。唯能采集彼之实验，以为祖国旧说作确诂。而不必寄人篱下，作异族之顺民，则吾道其庶有豸乎。

第二十六节　胆

（自注）胆与肝同体用，不能自为一经。

（疏证）十二经脉，中古旧说。学医之士，童而习之，久已深印脑海。谁不知肝为足厥阴经，胆为足少阳经。循行之部，各有分野。则肝病胆病，自当各成一队，断不敢谓此一藏一腑之病，全无区别。乍读合信氏此节，胆与肝同体用，不能自为一经之说。孰不惊而且骇，以为西学奇特。真与吾国旧学，分道扬镳，不可同日而语。寿颐初见是议，未尝不窃窃然疑之，继而仰首寻思。肝胆病状，究竟如何而可以分得明了，则又百思而不能得其措辞之法。虽欲以两者经脉所过部位，强为剖析，譬如两胁侧部，搘撑瞋胀，气滞不舒。人皆知为肝络不疏为病，则以肝足厥阴之脉，经过胁肋故也。然胆足少阳之脉，又何尝不循行胁侧，则两胁之病，究竟属肝属胆，已是难言。至于少阳之脉，环耳前后，上去鬓角，直达顶巅，凡此诸部，为痛为肿，又无人而共知为少阳相火之病。然肝阴不充，而肝阳不藏者，头痛必上攻巅顶，而两额角，两鬓角，无一不痛。医家亦复相率而目为肝病，授以涵阳育阴，潜藏泄降之法，又无不应手辄效。则凡此诸证，又不可谓仅是胆腑之病，而与肝无与。一言道破，当无不恍然大悟。然后知肝之与胆，其体原是连属，则其用自无殊途。西学此说，真是悬之国门，而不能增损一字。吾国旧说，必以一藏一腑，互相联属，终是为十二经络六阴六阳分配所拘，实未免执而不化。须知藏之与腑，生理真相，何必五雀六燕，彼此停匀，作两两之对照表耶。寿颐每谓十二经之支配，颇有不可胶柱鼓瑟者，此亦其一端。确非故炫新奇，盲从异说，而喜翻三千年之成案。平心思之，似此议论，必以彼之所见为是。际此开明时代，自当挹取他族之精华，藉以纠正旧学之未逮，庶可折衷一是，而旧说始有昭信之声价。否则人云亦云，只作古人之应声虫，又何苦妄费此无谓之笔墨。总之百年以前，医学界之见解，每视古人为高不可攀。凡有成说，只可随声附和，例不敢自创一持平之正论。此虽习俗移人，贤者亦莫能自拔。然终是识力未到，奚能振作。斯道不昌，弊正坐此。寿颐不敏，窃愿与好学深思之士，刬除此千百年盲从之恶例。可乎。

胆乃肝液之囊，存贮其汁以待用者。素问以胆为中正之官，决断出焉。实未知胆之为用也。胆色绿，味极苦，系连右肝内旁之下。其汁乃下部回血入肝所化，主榨食物之精液者。凡人食后，小肠饱满，肠头上逼胆囊，使其汁流入小肠之内，以榨化食物而利传渣滓。若无胆汁，或汁不足用，则小肠中之食物，粗粗不分，粪色白结而不黄矣。如胆汁过多，上呕苦涩，下泄青瘕，是也。若胆管闭塞，胆汁入血，即有疸病，溺色黄赤。胆汁之用，实以得中为贵焉。人曾剖验饿殍，见其胆汁满甚。盖无食物可榨，汁无所用。小肠久空，亦不能逼之使出也。若谓勇果关乎胆大，乃相传之误耳。

第二十七节　肌肉

甜肉者，中土无名，长约五寸，横贴胃后。形如舌，头大向右，尾尖向左。尝其味甜，故曰甜肉。正中有一汁液管，斜入小肠上口之旁。所生之汁，如口津水。未详其用，意乃胆之将伯歟。

（自注）甜肉汁液管，入小肠上口之旁，与胆管入小肠同路。

（疏证）诗：将伯助予，据此节所言，则合信氏当日，尚不知甜肉之汁。斜入小肠上口，功用何若。盖胃中消化食物成糜之后，即已递入幽门以下，而入小肠。小肠之中，专以吸收食物化成之精液，而运行为血。胆汁入此，即所以助吸液之用。唯食物中之膏油一类，再化而为精液，最是不易。盖精液乃液质，而膏油为油质。油之与液，必无浑溶之理。唯甜肉之汁，能溶化此膏油之质，以为精液。是为甜肉汁之绝大功用，正与胆汁相助成功，造物神妙。每生一种之材，以供一种之用。变化神灵，真是不可思议。

第二十八节　脾

脾居胃之左，在第九节至十一肋骨之内，上半有膈肉盖之。形如竖掌，外边半圆向胁。内边深窝向胃，窝中有稍壮发脉管入之，其内有回血管，由胃后入肝。脾质甚软，可大可小。其用大率聚集往来余剩之血，为动脉宽闲之地也。人有疟疾，脾每胀大。盖身体发冷，血脉不行于外，即缩于内。无所归藏，则聚于脾，所以脾大耳。脾内回血管壅滞，即有血水渗泄于下，膨胀之源，间发于此。

（疏证）中医旧学所谓脾为统血之藏，其真旨盖亦约略如是。但古书不完，所以言之不详耳。而近今西国医家研究所得，则谓脾以产生白血轮为职。然合信氏此书，尚无此一说。可知七十年前，彼中犹未有此觉悟。以此知西学进步，瞬息变动。所谓别来三日，便非吴下阿蒙者耳。

第二十九节　心

心者，运行众血之府也，位处胸中，左右有肺，周围夹膜裹之。

（自注）名曰心包。

（疏证）合信氏谓心之周围，有夹膜裹之。盖谓心藏外廓，必有极薄之衣膜一层，此盖各藏各腑所同有者，非心藏所独具之奇。若谓心藏外周，别有夹膜，显然与其他藏腑不同。则不独图形者，及造为人体模型者，皆无此夹膜。即观诸屠肆，猪之心肺，尽人所见。亦未见其心之外周，果有夹膜也。合信氏独予此节著此一句，正以中医学说有心包络之一名，因而以附会之。自注且即以心包二字，为之证实，原以趋合华人心理之意。其实心藏四周，皆极光洁，何尝有包而络之者。观下文外体圆滑四字，当可恍然大悟。寿颐每谓古人十二经络之说，欲以配合为手足三阴三阳，盖未免有附会之处。须知吾人胸腹之中，本不必一藏一腑，一表一裏，恰恰平均。有如五雀六燕，铢两悉称。合信氏既知肝胆同一体用，不能别为一经。则中古十二经之说，已在隐隐之中，不能圆满。寿颐窃谓古侪治医，唯求在病理药理上有实在之治验，本不必涂附古说，反致自蹈空虚，立足不稳。心包三焦二经，不才怀疑者多年，每谓于实验上无从证实。向最佩服难经三焦有名无形一句。自谓心包一经，亦当存而不论。奈何晚近译书，又附会此说，更造出心囊二字，以为合信氏遥遥佐证，则又新学家之三人市虎矣。要之，此不足为吾国古学增长声价，而徒以滋后人之疑，未免无谓。不才创为此议，非敢妄自矜奇。故翻三千年成案，致蹈于荒经蔑古之嫌。但为实事求是起见，心有所疑，亦不愿涂附古书，食而不知其味。正如骨梗喉头，必求一吐出之后而快。知吾罪吾，俟之来哲。

色赤而鲜，下尖上阔。

（自注）心尖略向左，在第五第六肋骨之里。

外体圆滑，内空如囊。四壁嶙峋，或凹或凸。当中有直肉隔之，故称为左房右房。左右半截之间，又有横肉间之，故有上下房之号。四房大小相若，可容血一两。上房肉薄，下房肉厚。每房有户，下房有门。右三右二，质韧而薄。一角向下，有筋丝数条牵连。凸壁自能开阖，血落不可复上。生死枢纽，机巧天然。右上房有回血总管二支，其一向上，其一向下。右下房有大血管一支，为赤血之总路。

（自注）心左下房，发血力大，其肉为最厚。右上房有三户，右下房有两户。左上房有五户，左下房有两户。右下房之大血管，即入肺血脉管。左上房之回血管四支，即出肺血脉管，左右各二支。

（疏证）此所谓心房，有门有户，盖即血管之出入。内经亦谓心有七孔三毛，是必古人曾取人心剖而观之，见此多孔，因有此说。且不能知是血管出入之孔，所以立言不能详实。唯所谓三毛，则不知其何所取义。或者传写有讹，亦未可知耳。

心体另有血脉管。脑气筋，白切筋，密缠于内，以行其用。心房出纳，常有血一两六钱。

（疏证）此所谓一两六钱，以发血回血总管之直接心藏者言之，其管最巨。则每一搏动，而血之行者，当有此数。此外各血管，渐分渐细，即愈分愈多。但以脉至一动计之，则通身各管经过之血。其合成之数，亦复大略如此。此皆理之有可信者。

血入上房，则下房缩闭。血落下房，则上房缩闭。互相舒缩，以轮递流行。用手按心，便观肋里跃动。以时表验之，每一瞥昵，心跳七十五次。血之经过心房者，约计一百二十两。人身之血重比全体五分之一，由此递算，则三瞥昵之久，浑血众血，恰运行一周。若以中国时辰计之，运行四十周为一时也。

（自注）心跳一次，心房出入过血一两六钱。一百二十瞥昵为一时辰。人重百斤，血重二十斤。

（疏证）此所谓一瞥昵，即一分钟也。每一分钟，人之呼吸，大约在十八息十九息之间。寿颐静坐数之，其数不减。每一呼吸，以脉来四动计之，正合此数。所谓心跳，即脉动也。中人之体，以重量一百斤为率，共有血二十斤。以每脉一动，行血一两六钱除之，则脉动二百至，而全身之血，运行一周，计时仅三分钟耳。灵枢乃谓一日一夜，营卫之气五十周于身，相去太觉悬殊。又谓一吸一呼，脉行三寸。周身之脉，凡十六丈二尺。皆是瞽言，不足徵矣。

西国医士，较量心力大小。尝以一玻璃筒，插入马颈之血脉管内，血射一尺有余去。

（自注）人或伤破大脉管，则赤血喷出甚远。

凡心有两种声音，一缓一急。缓者，其音散以长。急者，其音利而速。附耳静听，了了可辨。心若受病，即有变声矣。

（自注）声之缓者，乃血冲心户，及心尖击肋之声。其急者，乃血由下房过两大管口，其门开阖撞击之声。

第三十节　血脉管回血管

血脉管者，运行赤血之管也。其径常圆，本体三层。内层薄滑，中层略厚，色黄质软，自能舒展，外层纹理交结。总管及入肺管近心处，均有三门，形如半月。门闭之时，微窝向上。门边正中，有脆骨一粒。品字相对，小如芝麻。

（自注）以三圈相并，当中必有漏处，故生三粒以补之。

门后管体有小坳，贮血少许。使门不粘于管，以助开闭之机。心血过此，可出而不可入。其总管由心左下房生出，直插上房而上，约二寸许。即回屈而下，弯作一栱。下至膈膜，分布小支，入左右两胁，透过膈膜，分布大枝，散行藏腑之内。再下至腰，即分歧为二。散布小支，密缠股足之间。

（自注）膈下脾胃肾肠，皆有血脉管大支分布其内。腰间血脉管，分歧在腰骨之第四节间。

血脉总管弯栱之上，又生三大支，左二右一。右支约寸许，复歧分为二。一由颈右达脑，一由右肩达手。其左二支，一由颈左达脑，一由左肩达手。皆散布小支密缠于内，周身骨肉，无处不到。支上枝，仿佛如树。

（自注）各处脉管旁支，上下互通连。故有时正支虽塞，血脉可从旁运也。

回血管者，回导紫血入心之管也。管内有门，门无定位。

（自注）头脑藏腑之管皆无门。唯四脚之门，深处更密。

其体比脉管稍薄，其径稍宽。有血则圆，无血则扁。总管二支，由心右上房而出。一支向下，以接下身肝脾胃肠及足部之回血。一支向上，以接上身头脑及两手之回血。散布小支，一如血脉管之状。但脉管深居肉内者多，而回管深浅皆有，蓝色无脉者是也。另有一种，名曰微丝血管，目力不及见，以镜显之，见密结如网，骨肉内外，遍体皆然。与血脉管回血管两尾相通，故赤紫两血，通行无碍。其理详见下节。

（自注）血脉管之受力，比回血管更多，故管体之厚薄不同。微丝血管，其细已极。约以微丝管二千条平铺，其阔一寸。唯肌肉之间，皆有微丝血管，故以针刺血，随处皆有血出。回血及血脉两管，其头在心相通，其尾在微丝管相通。

（疏证）此节之所谓血脉管，即发出赤血之管也。所谓蓝色无脉，即皮肤下隐隐可见之青脉管是。以不跳动，故曰无脉。

第三十一节　血脉运行

血以赤色为正，而乃有紫色者。何也？凡赤血运行，由心左下房发源，直出血脉总管，流布周身之内，以长骨肉而养生命。然渐行渐改其性，迨由微丝管入回血管之中，其色已全变为紫。于是紫血由回血管而行，将近至心，统归总管。以达心右上房，转落右下房。过入一管，直入于肺。运行肺内，紫色复变为赤。更由一大管，同入心左上房。即落左下房，复出血脉管。往来行运，如环不绝。人身百体，赖血以生，生生不已。血必有减无增，故须饮食以补之。食物精液，由吸管递运至颈，入会管与回血。达心右房，混然和合。乃由右房过肺，化为赤血。返心左房，运养身体。凡人食少则血弱，绝食则身亡。曰：民以食为天，其是之谓欤。西国有借血之法，或人失血病危，及产妇濒死者。医士知其血少罔救，尝用机巧水桶，借取壮人之血，约半斤许，勿使空气浑合，灌入病者回血管内，移时复苏，以是活者数矣。先是用禽兽之血试之，其人虽甦复死，始知血非同类，不合身体之用也。昔人屡剖死者观之，见脉管无血而空，疑为气管。盖未悟人死之时，心力不能发血，而脉管其行余力，渐拥渐尽，故血聚于回管之内。唯验雷火殛死之人，脉管犹见有血。却因全体瞬息尽绝，而血脉止于倏忽之间也。前二百年，西国医士，尚未知脉管回管之理。有哈斐医生者，致知格物，慧悟绝伦。每割死人，辄将心房回管脉管口各门，互相比验，遂悟其理云。

（自注）人试以带系缚于手臂，即见回管壅现。何也？盖脉管深居肉内，不被带缚，故赤血通流。而回管则内外皆有，其在外者，为带所压，回血不能上行，故壅现若蓝筋然。

凡人脉至跃动，乃心藏逼血发出之势。百脉管齐应，徧体皆护。故用手按摩，不觉跳动。大约男女老少，脉至略异。以时表较之，每一瞥晀，常人七十至，或七十五至。孩提之年，有一百三十至者。老人每有六十至，或五十至者。妇女比男人，约多十至。若以一人而论，起坐行走，脉自不同。起比坐时，快七八至。坐比卧时，快三四至。他如食快于饿，日快于夜，顾亦随时变更耳。如走动惊恐酒醉之后，更无定至也。中土医学，分寸关尺，以属藏腑部位。三指齐下，竟作数样脉理。讵知脉形于血，血源于心，周身脉管，流行贯通，并无有专属一经之理。凡切脉一道，不过辨其浮沉迟数，以定寒热虚实而已。若庸医诊脉，绝无望闻问切工夫，妄谓据脉定证。诚有如笔花医镜所云：然手足颈胸皆觉脉动，而独切手脉者何也。盖手脉之下，有骨乘垫。可以重抑轻按，可以对面望问。且伸缩便捷，左宜右有，取乎施诊之便耳。若必求部位以实之，则脑舍元神，竟无所属，是至要者犹有未备也。

（疏证）吾国医学，诊脉之法，在上古之时，本不独取寸口。是以素问有上中下，天地人三部之说。然凡诊一病，必徧身察其上下各处脉状，亦太繁琐。唯两手掌后寸关尺六部脉部，诊断病状，是为难经发明之绝大经验。然素问尺内两旁一节，亦已导其先路。虽某藏某腑，分别部居，诚有不可十分拘泥者。使必按定右手寸部，而曰肺即在是。按定左手寸部，而曰心即在是，固属胶柱刻舟之见。然孰虚孰实，在上在下，则确乎有凭者，断然十知七八。即有病证如是，而脉象相反，亦必有其相反之理，俟可研求而得。明知寸关尺三部，长仅寸。本是一条发血之管，以理言之，必无寸部如此，而关尺乃如彼之理。今之习西学者，每以此说诮吾旧学，冷嘲热讽，嬉笑怒骂，无所不用其极。岂知研究中学之人，工夫纯熟，得心应手，则寸关与尺，形状确乎不同。彼局外人，未尝有实验工夫，安能知此妙蕴。昔人所谓自是君身有仙骨，世人那得知其故者。不佞窃谓脉理之学，竟然如是。其理精微，虽非数十百言，可能决其神髓。寿颐请举一最显最浅之脉法，为若辈一谈。当亦举国之治中医学者，稍有临证工夫，皆能恍然大悟。如仲景伤寒论谓太阳病之脉，阳浮而阴弱。阳，即寸部；阴，即尺部。寸主上焦，亦主表病。尺主下焦，亦主里病。病在太阳，原是表病。虽已发热，止是表热。其时里本无病，故脉之浮露，止在阳分之寸部。而里且无热，则阴分之尺部，仍当柔缓而弱，决不与寸脉俱浮。凡外感身热之病，其里未热者，脉皆如此。信而有征，必至其热里传，其里亦病，而关尺之脉，乃渐不弱而大，或且有力。然下焦犹未甚热，则尺脉亦不必下浮。此皆临证之时，常常如此者。岂非寸许长之一条脉管，而应指之状，乃竟三指之下，截然不同如此。唯伤寒例中，不知何时妄入，竟谓尺寸俱浮，太阳受病，疑误后学，真是可剐可杀。此明明与仲景所说，大相刺谬。而后之人且有谓伤寒例等篇，亦是仲景元文者。一盲群盲，诚可叹耳。原夫寸关尺部，寸许地位。而脉搏应指所以不同之理，正以此处血管。寸关之位，脉管下有骨垫之，而尺部则已在空虚之位。大约寸部之血管，浅在皮下，而尺部之血管，已稍稍深入。是以指下按之，形势必异，其理亦浅显易明。合信氏既能知手脉之下有骨乘垫，而不悟寸关尺三部乘垫之骨已是不同。盖彼固西学者，未尝以吾国诊脉之法，用心研究，乃作此论，实非切理厌心之语。而近今俗子，亦多有执是说。以为中学诊病者，则止是彼之梦呓耳，岂足以尽旧学诊法之渊奥也哉。合信氏又谓诊脉无诊脑之说，诮为未备。要之，脑有神经，本不在血脉之例，是以察脉不足以诊断脑病。但合藏腑气血，阴阳上下言之，则脑之盛衰，亦何尝不可以脉理求之耶。

凡铍割之法，割断回管，血流少许，自能止闭。若割断脉管，赤血节节喷射。小者，须用药止之。亦有截竹寸许，卷以软纸，压贴脉管，以带缠之。其大者，须用线绑之，绑住断管两口，使血不行。否则血流不止，少则成疾，多则丧命。奏刀之技，关系匪浅。

（疏证）近时西医割证，于发血管之割断者。有一种小钳，一一将各断管钳住，则血不流溢，名曰脉管钳。而合信氏此书，无此钳法知其时尚未用此也。

凡人挑担走动，用力过度，或脉管受病。管体内层，时或迸裂，渐成脉囊，血逗于内。须用法截断本管上流，使血脉从旁支运行，则脉囊消释，裂管渐塞如筋，方无后患。不尔，管囊一破，止血无方，命斯绝矣。凡人羞耻面赤，惊恐面青，乃微丝血管舒缩之故。舒则血多，缩则血少，此其理也。

第三十二节　血之总论

宇宙之内，一切生类。凡有脊骨者，血色皆红。固人所同知，目所共见者也。熟知其中有微妙之物，目力不能及见者乎。西国以显微镜之，见血内有二物。一为明汁，一为粒子。粒子者，其形圆扁如轮。中空而赤，内贮红液，浮游于明汁之中，名曰血轮。精壮之人血轮多，故血色浓而赤。虚弱者血轮少，故血色淡而稀。譬如以千分血计之。壮者，血轮得一百四十分。明汁得八百六十分。人渐弱，血轮渐少。弱之甚者，血轮只得二三十分，余皆明汁耳。凡明汁之内，又有数物。一为蛋清、一为肉丝、一为肥脂、一为卤物、一为铁锈。此如明汁百分，大约蛋清得七八十分，肉丝得三四分，肥脂得二三分，卤物六七分，铁锈约一分之间。皆能用法取出，确凿有据。凡血在管中，运汇流行，不结不实。若离管以出，则渐凝结而分，一为实红，一为黄水是也。知贮血一杯，以杆搅之，肉丝凝聚，粘连如带。取出放于玻璃片上，以镜显之，见肉丝缠结血轮，仿如网眼。或欲观血轮走动，可取一大蛤，撑其足膜。窥以显镜，便见无限血轮，随明汁流走于微丝管内。管径宽者，即有二三血轮，并行而过。管径狭者，便见血轮束长而过，迤逦纷纷，仿佛支江流水泛春花也。

（自注）明汁中之蛋清，以火煮熟。色如蛋白，故云。凡禽兽鳞介之类，有脊骨者必有心，有心者必有房，但有两房三房或一房不等。唯有乳之类，必有四房。洋海鲸鱼，鱼类之有乳者也。西国医士，尝剖验之，见其血脉总管径宽八寸。以此类推，每一动脉，心发血入总管，约一千四百两云。

第三十三节　肺

肺主呼吸，位居诸藏之上。体窝向内，中央有心管隔之。

（自注）即血脉总管回血总管。

质轻而松，周围有夹膜裹之，状若悬磬。系以气喉，色如缟映红，错杂相间。叶右三左二，披离下垂。后面丰圆，粘附背骨。前边则薄，逼近胸膛，及左右两胁。顶尖而圆，略出首肋之上。底窝而阔，贴乘膈膜。右肺大于左，因心尖向左，微占其位。左肺长于右，缘肝藏在右，稍高于脾故也。大概胸膛阔者，其肺必大。凡呼吸之时，胸肋舒张，膈膜鼓动。诸藏相随以应之，摸沫濡润以助之。故割剖肺体，见有痰沫在内，拭去痰沫，便见管窍甚多，即难经所谓二十四空也。但难经以为分布诸藏之气，而不知其为气血两管，固与诸藏无涉。

（疏证）二十四空，难经无此文，即内经亦无此文，不知陈修堂氏何因而有此误。但肺司呼吸，未尝不与藏腑息息相通。吾人一呼一吸，自知深入小腹。道家所谓元气出于丹田，固亦未可厚非。西国学者，亦有所谓深呼吸之说。乃合信氏竟谓气血两管，与诸藏无涉。则仅据肺藏中所见之气管而言，实非笃论。且与上文自己所谓诸藏相随以应之一句，不相照顾矣。

凡人气喉，自吸门以下，脆骨共二十五节至二十节不等。

（自注）气管径阔五分许。

前圆如玦，每节有韧膜相连，后平而韧，因与食喉逼近之故。长四寸许，分歧为二，名曰气管。

（自注）分歧处，在背骨第三节之前。

左管约二寸许，斜入左肺里窝之上。右管略阔而短，约一寸许，横入右肺之里。由是大管分小管，渐分渐多，愈多愈微。密行两肺之内，形如气喉，节节有环。以显微镜窥之，见每管之未，皆有一圆薄气胞。大小气管，另有两支相附而行，一为紫血支，一为赤血支。行至管末，散布网支，缠罩气胞之外，两相连属。凡紫血由总管到肺，即由紫血支循环至气胞之上，运行网支，化为赤血，即入赤血支。总归一大管，以返心左上房。欲知气胞过化之神，且看下文分解。

（自注）左管约二寸许，即在肺顶下二寸许。

244

第三十四节　肺之呼吸

氤氲煦育，散漫坤与之上者，生气也。人但知地之有气，而不知气有之二。二气云何？一曰养气，二曰淡气，是也。然淡气多而养气少。设以百分计之，养气得二十有一，淡气得七十有九。二气常相调和，乃能发育万物，故曰生气。虽昆虫草木之微，亦所不能免者。然既有养气以养之，又何须淡气为哉。盖养气浓烈，必须以淡气淡之，始成中和之气，而万物化醇也。夫人身百体，日有消长。其合骨肉用者，固赖众血以生之。不合骨肉者，尤须赖血以出之。所以渐行渐改，变为紫血，其中有炭气故也。炭气者，乃身体无用之物，杂化为气，与养气相合，其性有毒。与炭同类，故曰炭气。凡人一呼一吸，合写一息。呼者，吐炭气也，吸者，接生气也。生气入血则赤，赤为正血。炭气入血则紫，紫为不好之血。生气能养人，炭气能杀人。故紫血必须入肺，运至气胞之上，泄炭气于胞内。气管即递而出之，是为一呼。炭气既出，复递生气以入，直抵胞内，血随摄之，是为一吸。呼吸不停，以轮流改换。故屏息少顷，即怫郁不安，必作长嘘而后可定。盖赤血运行，必变紫血。紫血必须入肺，以吐炭气。炭气不出，众血受坏。血坏身死，势所必然。兹将其有据者略言于后：昔者，天竺都城，例禁甚严。有同时犯禁者百四十六，酋长囚于密牢，牢室四方，丈有八尺。室壁一面，有小窗二，生气不通。锁门移时，犯者呼吸不接，互相争近窗户。约两时许，数人急喘瘭痧，昏仆地上。总过三时，死者九十六人。次早启视，生死狼藉。咻咻望救者，二十三人而已。酋长悯悔，遂尽放还。其内又病死数人云。凡人缢死及溺死者，却因生气不接，炭气混行，毒攻百体，故手足掣动，唇舌于黑。剖骸看验，见肺内及心左房，血皆紫色。欲验其据者，可将一鸟纳玻璃罐中，密缄罐口。初见呼吸如常，继见咪哧频数。养气吸尽，翛然羽化矣。若启验罐中，气仍如旧。但养气变炭气耳，鱼类亦然，但鱼无肺用，呴气以腮。因水地两气，多少不同。若以冷汤畜鱼，始则洋洋噞㗇国倾鳞，渐见圉圉然欲死不死。不几时，即悠然及肚。盖煮熟之汤，已去其生气故也。如鲸鲵江豚之属，有乳者必有肺，有肺者，必与水气不合。故不能久潜潭渊，片刻之间，须出水面，以接生气。所谓长鲸吸川，江豚吹浪，航海之人屡见焉。致昆虫之无腮肺者，身十旁另有管窍，以接生气。化育之中，气比于食为尤重要也。

（自注）或谓元气出自丹田者非。

（疏证）呼吸之气，虽止在于肺藏。然吐故吸新，亦未始于各藏腑全无关系。西国吹者，但据解剖所可见。则丹田元气，本非器械所能明了，终是胶柱刻舟之故智耳。

凡烧炭之地，炭气甚浓，近炉密睡，多令人死。或疑炭气无凭，可取白灰少许，将盘水搅之，掌以竹筒，水即变白。因肺出炭气，与灰相合。盖炭气遇灰，如磁石之引铁也。或以碗贮血，过两时许，血必上红下紫，缘碗面之血，得近生气。碗底之血，炭气浓聚。若用法放生气入内，则碗中之血，彻底鲜红。如独用养气放入，则更鲜红，此皆炭气之明据也。凡住屋卑湿，睡房狭窄。或日光不入，或无窗通气，或沟渠于积，粪草污秽，每有内伤肺疾瘰痨时证等弊。故省会繁华之薮，不及山村清爽之区，良有以也，故凡人烟稠密，屋宇卑狭，人每死于疫证。须多开窗户，高填地板，勤洒扫，自然安居无恙。难经谓："心主血，肺主气，血为荣，气为卫，相随上下，荣周于外"。其说近是。盖心肺相关，肺内受病，气管壅塞，心血即窒碍不行。若心房受病，肺经即呼吸喘急。大概每一瞥眄，平人呼吸一十八息。每一息，心跳四次。第一呼吸，肺经受生气一升，出炭气一升。禽兽昆虫，比类增减。有膈膜者，出纳以鼻，无膈膜者，吞气以喉，羽族蛇蚧是矣。若飞

245

禽，则胸腔阔大，束胸取气，与人相反也。或疑以升计气，其语不论，殊未知西国有量气之法。风雨寒暑，以轻重测之，上下高低，以厚薄算之，百不失一。近年有氢气球者，其下悬以栏床，可容数人。乘气上腾，直凌霄汉。御风而行，与云霞并驶。然不能出廿里之上，大约十五里许，即多口垄息，嘘喘不安。缘渐上渐薄，气尽一百五十里，过此，则高人苍冥，缥缈虚无而已。故乘球之人，在空际以礴取气，而下与地气相较，觉上下气同。但上气薄于下气，以此递算，便知其界。或问火藉养气而明，人藉养气而生。数千年来，生齿日繁，呼吸不绝，灯烛炊火，皆烧养气。则地上生气，将无渐为炭气所坏耶。肇自开辟以来，地上生气，今古皆同。虽呼吸焚燎，日有所耗，而秦凉俗凯，造化自有以调剂之。盖地上众生，有血者，吸养气，吐炭气，若草木之类，藉日暄而生者，摄炭气而出养气。彼草木之叶，如人之肺也，互相消长，风以散之。气之于风，如水之于潮也。水无潮则死，气无风不和。西国博物之士，用法考较，深知其理，诚难尽述，此不通举其大略耳。

第三十五节　人身真火

人身本热，常比寒暑鍼百度之时，万国皆同，四季不易，故能奔走四方，随遇而安。若如金木土石，遇时更变，则四体不仁，蠢然死物。考究其热，乃呼吸相感，血气相交而成。凡走动用力，则呼吸频数。呼吸频数，则身体愈热，此其明验也。若谓心经为君火之主，命门为相火之司，失之远矣。

（自注）人欲自验本身热度，口含寒暑鍼便知。寒暑鍼者，制一玻璃小筒，外刻度数，内实水银。水银之性，遇寒则结，遇热则镕。镕则上升，结则下缩，以验寒暑，不论何处。寒暑鍼三十二度，则水冰河结，雨雪霏霏，粤省地处南离，盛夏每至九十度，隆冬不下四十度，人不知冰雪。凡热有干湿不同，湿热能伤人，干热不伤人。如沸水之中，其热二百十二度，人无敢试者。西国炕麭局炉，其热四百度，有人能骤入骤出试之，身无损害。缘热不沾身，而汗能去热故也。

（疏证）中国医学，恒谓心为君火，此以五藏比附五行，诚是不可拘泥。盖五藏之于五行，特其情性偶有符合，因而有此儗。如必呆执是说，胶柱不化，则心即是火，肺即是金，清液扪心，亦当发喙。宋金以后医书，最多此类相生相克，固执不通之论。苟以病理生理言之，洵属可晒，实为吾国医学中之最黑暗时代。究竟汉唐以前，亦无此可鄙可嗤之医说。至近时世界文明，局外人不能深知吾国医学之真相者，恒以此涂附之语，作为话柄，嬉笑怒骂，无所不用其极，寿颐亦无可为之回护。其实三千年此道真传，本不在此。合信氏谓心为君火之失，其说固是，凡吾同道，皆当知此他山攻错。初非有蔑视若吾华国学之见，但又谓命门相火，亦非真理，则立说似未允当。须知肾藏含有水火二气，氤氲蕴蓄，确是太极先天，包孕万有之至理。此不可以解剖家目不能见，而一概抹煞，认作竟无此事者也。

第三十六节　内肾

肾有左右两枚。难经以左为正肾，右为命门。诸神精所舍，原气所系。男子藏精，女子系胞。神名玄冥，字育婴。状玄鹿而两头，主藏志。如此所云：固未知肾之体，尤不知肾之用。

246

（疏证）难经左为肾，右为命门，本是奇语。此盖周秦之间，好为异想天开，特树一帜。尤属子书之常例，亦犹识纬家五天帝赫熛怒神威仰之类。怪不可识，止当存而不论，尚与医理生理，无甚关系。至谓男子以肾藏精，女子系胞，亦是理想之语，原不可与今之解剖家言同日而语。寿颐于拙编之难经笺正，已辨之详矣。若谓神马玄冥，字曰育婴，状玄鹿而两头云云，则尚非难经所固有。唯正统道藏本，有宋人李子埜注本之黄帝八十一难经纂图句解七卷，卷端附有图说。则有所谓内景之侧面一图，绘一人形，而朱鸟玄武青龙白虎姹女婴儿等等，无不奇形怪状，罗列全体之中。可谓牛鬼蛇神，无奇不有。甚至鹿车羊车，亦有其形。而七魄三尸之神，妖魔异相，咸列纸上。原是左道旁门，异端之说，本不当与医学理论浑为一气。是以寿颐编辑难经笺正，绝不援引一字，即所以严伪学之防。而合信氏此节云云，则不可不为之划开界限者耳。

内肾乃司溺之道，与外界藏精，回不相及，兹将其体用略言之。肾位自背骨十二节至腰骨第三节，在大小肠夹膜之后，左右相对。右肾略大，上有肝肠盖之，左肾略长，上有脾胃及大肠盖之。

（自注）右肾之上，小肠上端，及大肠上回。左肾之上，大肠是下回。

周围有肥网包裹，形与猪腰相仿佛。长约三寸，阔约寸半，厚七八分。人高肾大，人矮肾小。其重自二两五钱至三两六钱，素问谓两枚共重一斤二两，亦奇语也。

（疏证）肾两枚重一斤二两，语出难经。古之权量，较今为轻。以古之三，当今之一。则古之十八两，止合今之六两。合信谓自二两五钱至三两余，则两枚亦约在六两左右。此则难经之说未为奇，合信氏盖未知吾国权量古今不同耳。寿颐有古仿权量不同考，言之甚详，已刊入拙著谈医考证集第一卷。

肾质颇实，乃溺管血脉管回血管及筋膜互相叠裹而成。以显微镜照验，了了可辨。所谓肾系，即溺水血脉回血三总管也。溺管直透肾内，成一溺囊，样如酒漏，边有尖角十二，颇类奶头。每角有小管数十，直展如折扇之形。每一小管，直长三分许。即回曲分行肾边，其上有微丝血管驾之，其末略阔，与脉管衔接。凡茶水入血，运行徧体，乃由血管导尾液齐入内肾，运行肾里，由管末渗漉以入。渗有未尽，复由微丝管摄入众溺管，汇流而达溺囊，即出溺水总管，截滴而下斜，入膀胱。

（自注）溺水总管，长一尺许，大如鹅翎管。

（疏证）此溺水总管，出于两肾，而直达膀胱，乃吾国医界之所未及者。所以宋元以后，言膀胱者，上口下口，各逞臆见，说得怪不可识，且言人人殊。初学见之，但觉莫明其妙。是亦吾国医界之大黑暗者。唯素问有肾为胃关，关门不利则聚水一语。然后知上古医家，固未尝不知溲溺来源，本于肾藏。特以古人旧籍，散佚者多，遂觉言之不详。而秦汉以下，更莫能推详其源委。此则再赖有今日之解剖家言，差堪为上古经文作确诂者矣。尾字，见集韵。音奴弔切。即溲溺之俗体字，说文本止作尿。

第三十七节　膀胱

膀胱之于内肾，犹胆之于肝也。素问以为州都之官，液水藏焉。位居两胯骨盘正中，即前阴交骨之里。其肉三层，肉层牙黄色，软有皱纹。中层肉理交结，外层即大小肠夹膜。体圆如盘，舒缩自如。无溺则缩，有溺则舒。积溺太多，则涨至脐上。内底有两小孔，斜接溺管。其上口，与前阴相联，溺水出焉。难经以膀胱上口，即小肠下口，水液由是渗入者非。

（疏证）液水藏焉一句，素问本作津液藏焉。寿颐谓津液本以滋养取义，而膀胱所储之水，乃是废料，止宜排泄，非可养身之物。而素问乃竟谓之津液，本属可笑。此必浅人传写，有所点窜，当非上古原文。今合信氏此节，改作液水。盖有心知津液两字之不妥而擅易之，非渠在粤中所见之内经。果然如此，读者不可为其所愚。其所谓膀胱上口与前阴相联，上字当即下字之误。又谓难经以膀胱上口，水液由是渗入者非。则虽难经本文，虽无是三句。但三十一谓下焦者，当膀胱上口，主分别清浊，确是隐隐然小肠下口。自有两道，清者入膀胱为溺。浊者，入大肠为屎之意。寿颐谓此周秦之世，吾人生理真相，彼此梦梦之时，乃有此臆想之语。确非生理之实在，宜其招合信氏之讥。而寿颐拙著难经笺正，亦已辨之详矣。

第三十八节　溲溺

凡血运行百体，犹水分流百江。水有清浊咸淡之不同，溺者有黄咸辛臭之各别。因溺由血以出也。为气者，由肺而出。为溺者，由肾而出，皆百体中应消之物。

（自注）肾经血管，比他藏尤大。如人服利水药，少顷即入溺内，其明验矣。

（疏证）溲溺之源，据合信氏所说，为胃中有微丝血管甚多。茶水汤饮，总入于胃，即由微丝血管吸入回血之管，上行入肺，呼出为气，外达皮肤，泄出为汗。而其余却传递入肾为溺，是溺水未至于肾之先，确在回血管中无疑。为气为汗，凿凿可凭。凡吾人多饮暖水，则吸气及汗，皆可立见。而既入于肾，即传膀胱，为时又极迅速。凡饮茶汤，可以一二十分钟，而小溲即多。正以血脉周流，回归通达，三分钟而内外无不普偏之故。且其未入溺管之时，则水固运行于全身血管之内。所以水道不利，溢于肌肉之间，即可化为肿胀，此又显而易见者矣。

溺水之内分两物，一为清水，一为液水。比如以千两溺算之，清水得九百三十三两，液水得六十七两。液水之内，又有数物。其至要者，半为尾物，半为卤物、黄物、臭物、辛物、灰物，皆能澄汰分之。

（自注）尾物，西国名呐喇哑，此物有毒，不出则死。

（疏证）尾，即溲溺之溺。吾国字义，初无分析其质若何之意。而西学家研究物质，知溲溺中有此种种质地不同。第以中国文字，既无此种种字义可用，不得不以清水液水尾物等字，借作辨别之词，读者须当知其会通。不可拘泥本字本义，反致以文害辞，以辞害义。臭字，仅一见于类篇。音读如勃臭气也。

凡溺多少，寒暑不同。暑天汗多，则溺少。寒天汗少，则溺多。平人之溺，以琥珀清色为正。与水互较，千两之中，溺重于水二十两。轻重失宜，多少无常，皆为有病。有沙粉者，或成沙淋；有蛋青者，内肾受病；色黄赤者，肝胆受病。暂且无妨，久则为患。若有油腻胶涎脓血甜味，俱为病溺。医者所宜细辨也。

（疏证）溲溺之中，本含有卤质灰质。如其人肾与膀胱，热度太过。则溺管传入膀胱，已燔灼此卤质灰质，变结成块，此沙淋石淋之病所由。甚者，且结块颇巨，窒塞膀胱溺道，而点滴不通。此则非中医煎药所能有功，唯西学家力割手术，始有捷效。中医学理，谓为湿热郁结，理亦不谬。若所谓油腻胶液，则即中医之所谓膏淋肉淋者也。

第三十九节　全体脂液

人身百体，脂液甚多。有用者，留以养身。无用者，化出于外。如口津以软润食物；

248

胃津以消化食物；胆汁以榨化食物；眼球内水以束导物象；眼眥泪水以濡润目睛；睫边生脂滑之；耳窍生蜡以护之；骨了生胶液以利屈伸；皮肤生脂汗以御风日；胞膜生水液以辅助藏腑；奶胞生乳汁以养育婴孩；外肾生精以传种类；内肾生溺以消水湿。种种津液，赖血以生，色味不同，功和亦异。各随其位之宜，多则为患，少则无功。大约难生者，其源深远，如胆汁管，外肾精液管是也。易生者，其源浅近，如胃津及汗管是也。人身众管，以汗管为最多。西国医士，以显微镜自照其掌。每方一寸，有三千五百二十八孔。每孔之下，管长二分。汇而祘之，共长三丈三尺。若以全体而论，一寸登方者，有二千五百处。合计管孔，八百万有零。续而长之，远九十里。凡外感寒热，汗管壅闭，大病多由此而起。发表之剂，为治标之急务也。至若暑天积汗，不洗不抹，多有皮病热痱之患。

（自注）人身各液，二十余种。有酸、甜、咸、苦辣。有香、臭、毒、浓、稀。禽兽亦然，液之酸者，胃津是也。液之苦者，胆汁是也。咸液者，汗也。臭液者，溺也。他如乳汁味甜。蜒液味辣，蛇涎性毒，獐麝气香，皆属一血所生，诚难洞悉其理，顺笔记之以备参考。

第四十节　外肾

外肾俗曰卵子，为生精之府，延嗣之官。阉之割之，音容顿改，生育之权绝矣。位悬两髋当中，双垂肾囊之内。肾囊者，内外两皮，中有间隔，别两卵子为两房。每房之内，双胎夹膜。一边与囊内皮相连，一边为卵子胞衣。两膜之中，常有水濡润。若水过多，囊即肿亮，是为水疝。卵子者，形如鸟蛋而扁，长约寸许，阔八分。一卵之重，自四钱至五钱不等。胞衣之内，另有单膜一唇，由外入内，所以间隔精管。剖而察之，见一卵之内，间分十余层，仿以葵扇之纹。每层有精管数十，状若行蛇。每管之上，有微丝血管驾之。精管渐行渐大，合为直管二十余。行出卵外，又合为十余管。复蜿蜒叠积，有膜裹之，是为卵蒂。

（自注）骊手摸索，觉卵外有实肉便是。

由是总合一管，与血脉管回血管并行而上。行至交骨栱上，即与血管分路独行，而入尻骨盆中，附于膀胱之外。循行至膀胱之底，即另成一精囊。囊长一寸五分，大如小指。由囊口入膀胱蒂内，复行七分许。左右两管，并入溺管底，与溺同路，是为精溺总道，循阳茎之底而出焉。卵内小管，引而伸之，长一尺有零。或算二卵共八百四十余管，汇而续之，长几百丈。精出无多，精之生也难矣。阳茎者，肉质松软，分连交骨左右。有血脉管回血管，脑气筋，循行其上。血至而火炽，即自舒。血返而情遏，则渐缩。其管与膀胱之蒂相连。膀胱者，其质颇实，似栗而扁，两精管透而过之。精中白水，是其所生也。

（自注）精溺总管，自膀胱上口，是其所生也。

（疏证）精道亦是左右两管，在膀胱蒂之内，再入膀胱泄溺之管，始为精溺合道。由是度至茎头，长约七寸许。

第四十一节　阳精

精者，血脉所生，液体之精奇者也。以显微镜照验，见精内有活物甚多，状如蝌蚪而长尾，游行甚疾。一日尚生，禽兽众类亦然，但形差别耳。男子未成丁之前，血不生精。丁年以后，赤血运行至外肾，即由微丝血管摄入众精管，由精管渐运而出。精液之化生甚难，耗失甚易。少年血气未定，百体未坚，若纵情恣欲，轻则有虚弱之忧，重则有夭札之患。戒之在色，养身莫善于寡欲也。若手淫自泄，伤身更甚，每有青盲聋瞆之证。至于拥妓宿娼，花柳之害尤酷。伤残身体，毒及妻孥。不知自爱者，谁为惜之。

（疏证）精生甚难，耗失甚易。合信氏一再叮咛，必书此为座右之铭。不佞窃谓此即古人之所谓真阴真水，能自保守，则百年供养而不竭。不知爱护，即顷刻亡身而有余。不仅阳道为然，即阴道亦何莫不然。近闻西国医家，有以泄出之阳精，设法养育。确能渐以成人，且能饮食。但无知识，则以未得母子孕妊。虽有是形，而不成材。从可知阳施阴化，理无二致。则合信氏之谆谆告诫，亦岂为男子言耶。

第四十二节　子宫

女子尻骨盘内，前为膀胱，中为子宫，后为直肠。膀胱溺管，长约一寸。其下为阴道，阴道之口为户，内宽外狭。童女有薄膜扪闭，膜有小缺，通流月水。初与男子交合，膜破微血出。故俗曰破身，及生子，则名为产门也。

（自注）人阴道曲。禽兽之阴道直。

产门之体，有如直肠，肉理横生，可宽可窄。内有折皮，外有连膜。其底唧接子宫之口，阴水生焉。子宫者，状若番茄，颇似葫芦上截，倒挂骨盆之内，长二寸，底阔一寸三分，厚七分。内空为三角房，一角在口，两角在底。一在底之左，一在底之右。底角有小孔，可通猪毛。底之外，有两筋带悬之，一圆一扁，筋系于交骨。扁筋节大小肠夹膜，与髋骨粘连，若筋带无力，或产后行动，即有子宫下坠之忧。凡未嫁童女，子宫之口，小如目瞳，共重八钱。怀孕之后，积月渐大。妊胎三月，渐长四寸。妊胎五月，底圆如瓢。妊胎七月，胀至脐上，渐长六寸。妊胎九月，直至胸下，长尺有零。重四十两，圆如西瓜。生子之后，复缩而小，重只二两而已。子宫之底，左右各出子管一支，与底角之孔通连。长二寸五分，管尾略阔，披展如丝，不即不离，垂于子核之侧。子核者，在子宫左右，约离一寸。向内有蒂，与子宫相连。向外有筋带，与子管相系。如雀卵，薄膜裹之。内有精珠十五颗至十八颗不等，其质甚薄。剖而看之，内贮清液，是为阴精。女子入月之年，精珠始生。暮年月信止，精珠化为乌有。凡夫妇交媾，男精泄入子宫，透于子宫，子管胚珠，是为成孕。由是子管渐大，胚珠渐行。数日之内，行至子宫。子宫接之，血入渐多，顶生新膜。又生胶粒，以塞子宫之口，是谓受胎。

（疏证）自此节以下至四十七节，同治中。浙医王孟英录入沈氏尧封女科辑要中，稍有论说。寿颐曾为沈氏是书作笺正两卷，于此数节，亦略有发明。其书总于今岁印行，兹已全书告竣，藉以问世。是以于合信氏此数节，不再加以疏证，以省重复。读者请互参拙编之沈氏女科辑要笺正可也。

第四十三节　受胎

凡受孕数日，成一胚珠。珠内有清水，初见无物无形。至十二日，胚珠大如白豆，重二三釐。珠胞之外，茸生丝毛。

（自注）如水缸中发毛之饭粒。

剖而看之，见双膜包涵清水，有小物两粒浮其中。一圆一长。长者渐变形为人，积日弥大，是名为胚。圆者养胚之物，积日弥小，及生胎盘，则茫然乌有。历二十日，胚珠渐大。珠内胚形如大蚁，重约一分，长约三分，似有头身之意。至三十日，珠内胚形长四分，大如牛绳。身首显然可见，首上具有眼模。三十五日，脐带始生萌芽。四十二日，头上有口。四十五日，胚重一钱，长八分。初长四肢臂股。六十日，手足俱全，骨点始生。上有耳鼻，下有肛门，是为成形之始，长一寸许。六十五日，腹内粗有五藏。九十日见全形，男女可辨。长二寸许，重二两许，胎盘成。由是月大一月，至四月周身内外皆备。重五两五钱，长四寸。五月长五寸，孕妇胎动。六月长六寸，重十三两，髪甲生。七月长八寸，骨节粗成。壮者，生出可活。八月长尺一寸，重五十五两，卵子由腹落肾囊。九月眼始开，长一尺二寸。十月胎足，重五六斤。人具百体，心最先生。

（自注）雌鸡伏蛋，总十三时辰。蛋黄内已有跳点，渐成鸡心。

（疏证）吾国医书，每谓人在有生之初，两肾先生。观于合信氏此节，然后知中国旧说，纯是臆说，全不足凭。盖腹中如何景象，本非其人之所能知。而向来好以理想之见，说得明明白白，如有掌上罗纹，了了可数，自欺欺人，最是恶习。此诚吾国医界之一大蔽。当今之世，虽欲曲为祖护而不能。宜乎圣人有言，君子子其所不知。寗以阙如为是，而惜乎治医者之未闻斯义也。

及终世之时，百体先死，心死最后。婴儿在胎之中，肺小肝大，不须呼吸地气，其血色及运行功用，皆与出世者不同。妊胎二十日，心已成模，初见一管，渐分两房，又渐而成四房。上两房有户相通，出世之后即闭塞。否则紫血混行，儿死而身蓝矣。胎儿之血，来自胎盘，由脐带透脐而入。一半入肝，运行肝内即入心房。一半入回血总管，上达心右上房。即过左上房，而落左下房，由左下房入血脉总管。先上两手头脑之内，由回管返心右下房。即自入肺管，透血脉总管之栱。

（自注）此入肺之管，与血脉总管之栱。出世后即不相通。

然后落下身两足之间，胎儿上身大，下身小者，因上身先接好血故也。于是血落下身，行至髋骨盆上，即分一半入足，一半入双管，绕脐带而达胎盘。以胎盘为肺之用，改换不好之血，复由脐带而回，轮流不息。直待生出，呱呱以啼，肺即开张以呼吸，血顿更改而运行。造化之工妙如此。

（自注）胎儿乍生，气即入肺，以通呼吸。西国有验死儿者，投肺于水，以验浮沉。即知儿死腹中，抑或产后故杀，以定其罪。

凡男子阳精壮健，成孕倍易。若精出无势，精液稀淡，成孕必难。或阳茎受病，杨梅结毒，皆不成孕。女子阴中受病、子宫受病、子管闭塞、子核有恙、核无精珠，概不受孕。子核之内，裂一珠，成一孕。裂双珠，即孪生。如妇人中年病死，剖验子核，可知其生前受胎次数。西国接生之事，皆以医士主之，取其谙识血脉藏腑部位。不如中国之用稳婆，仅取狡媪愚妇为之也。故成孕受胎，及胎前产后事宜，医士无不深明其理者。

（疏证）吾国接生，向来为风气未开。仅以老妪充任，而无女医家专司其事，诚是缺点。然稳婆经历已久，亦有世传其术者，未必无稳健多识堪供信任之人，但不可多得。而我国人必概以狡与愚称之，亦太过矣。

第四十四节　胎盘

胎盘名曰包衣，俗曰胎衣。乃胚珠胞外丝毛，粘连子宫内膜，丝毛渐变为血管。始胎三月而成盘，形圆如碟，经阔五寸，中厚一寸许。盘之体，半为孕妇血管，半为胎儿血管。婴儿在胎，不饮不食。故孕妇脉管甚大，唧接胎儿脉管，渗泄精液以养之。盘之中，与脐带相连。脐带中通，是约一尺三寸，外有两脉管绕之。胎儿肺藏甚小，不能呼吸地气，故血脉管运入胎盘之内，直以胎盘为肺用，是一盘而兼二用也。凡婴儿生下移时，子宫渐缩，胎盘划然而脱。孕妇血管与之相连者，皆截然分张。于斯时也，脉管断口紧闭，血脉即拥而流。间有胎盘未离，血管半断，或盈盆已出，子宫松展，血溢如注，晕然而绝者。所以产后必须安睡床上，不可妄动，宜用布带束缠小腹，旬日后方可解开。慎之慎之。

（疏证）初产之后，产母或有顷刻鲜血陡注，暴崩而绝者，虽不多见，然寿颐已闻有是证三次。不独无药可治，亦且急不可待。中国医家，止以为暴崩而脱，实不知产母之胎盘血管断口不闭使然，此则无法可救者。虽属千万中之一，然亦是医治者不可不知之病理。合信氏所谓产后不可妄动，及布束小腹之法，尚是为普通产后之调摄，亦非所论于此证者也。

第四十五节　乳汁

乳者，赤血所生。乳头有管，渐入渐分，如树分枝。行至乳核，即与血脉管相接，乳汁由是渗入。产后初出之乳甚稀，其性泄，所以泄儿腹中之黑粪者。如产母无乳，而又不能雇用乳娘者，可以牛羊之乳乳之。但牛羊之乳汁太浓，须以甜热水调匀，方合儿胃。否则消化艰难，致生热病。

第四十六节　月水

月水者，乃子宫所生之液，以备胎孕之需，似血而非血也，以依期消长为安。色红不结为正，来去失时为弱，色杂而凝为病。女子红潮之年，约历三十年而潮止，其来早者绝亦早。若十岁起，四十岁止。十五岁起，四十五岁止。各国风土不同，迟早各异。地热者早，地冷者迟。有十一二岁生子者，有拜寿之年生子者。印度国地处赤道之中，风土最热，竟有八岁生子者。太早太迟，皆非理之正也。

（疏证）拜寿句不可解，且未知所本，姑付阙疑。西国学者，佥谓月事非血，盖据幼年及老年者无月事而言。则幼女老妪，其人固未尝无血。遂谓此为胎孕之所需，亦是持之有故。然何以柔脆孱弱之人，其月事必色淡而少，康健坚强之体，其月事亦色赤而多。则径认月事与络脉之血不相贯通，亦正难说。且观于崩漏之病，所去已多。神色必顿觉皎白，唇舌即无华采。岂非以脉络好血，随波逐流而去之故？又凡治崩漏之法，无一不同于失血诸证。然则彼中人为是说法，盖必有不可尽信者在。若旧学咸谓月事隶于冲任，虽以解剖法言之，固未尝确见此络脉之痕迹。然以血管循环之理求之，亦必有不可偏废者。第谓平常无病之人，月以时下。仅属子宫一部分之关系，则未始说不过去耳。月信之年，约以三十年为断，亦仅据多数言之。而有余不足之体，自有赢绌，亦且大是不同。至于生育迟早，虽曰地土关系，然亦风气使然。中国在南北朝时，婚嫁最早。徐孝穆庚子山集中妇人黄昌太志。多十一二而于妇，十二三而生子。隋之两恭帝名侑名侗者，皆隋帝之孙。试考其年龄，则少汤帝二十四五岁耳。合信氏谓印度生子最早，以赤道火热之故，此正未必尽然。北魏周隋，地非赤道，又何以说之。唯谓太早太迟，非理之正，则是确论。苟求体育强健，其何可不三复斯言。

第四十七节　鸟兽虫鱼木

鸟兽孳尾，皆如其期，期至则热生。有一周来复者，有一年两度者，不时不交。若鸡鸭之类，不雄而卵，伏而不孵。蟾蜍蛙蛤之类，常雌生卵，出其精以护之。身虽相负而行，而精不入雌腹。若昆虫之类，间有自为雌雄者。蚯蚓相交，两皆成孕。此造物之奇也。草木含仁结实，亦有雄雌之意焉。百化开时，心中蕊为雌，旁须粉为雄。或蜂蝶游戏花间，或和风吹拂，花上须粉散落，花蕊出胶液以粘接之，乃能含仁结子。故遇烈风甚雨，花而不实者多也。一处有雌雄树，雌树结实，雄树不花。春风摇曳，雌雄相拂，方能结果云。

第四十八节　百年略论

结胎之后，十月而成。有生之初，不知不识软弱无为，饥不知食，啼而无泪。历两月后，渐知孩笑，觅乳饮。一年之外，骨节长成，初学行站。两年之内，生牙龄，学语言，不乳可活。五六岁后，喜耍玩，乐奔走。七八岁后，启蒙习读。及成丁之年，学事业，习工艺，为谋生觅食之基。二十至五十，乃壮年努力之时。五十以后，气力渐衰，骨肉收涩，所谓视茫茫发仓仓者，其在斯乎。年老一年，渐而手足颤，渐而牙齿摇。强记者变为善忘，轻利者翻成迟钝。临风玉树，都作经秋杨柳观矣！迨夫七十以后，血脉沈迟，衰朽特甚。杖而能行者有之，不行而不起者有之。有生之体，修短随天。大约殀者多而寿者少。寿之长者，英国有二人。一人寿长一百五十二岁，白髮红颜，精神壮健，行年一百二十，尚娶妻生子。有贵官奇其寿，敬而延之府中，供给丰隆，恣其所欲。行年一百四十，老不能起者。垂十二年，没后剖验，身无病状，见者皆谓为老死云。又一人寿长一百六十九岁。各国之人，寿夭相同。高矮不定，大约平人四尺上下。欧罗巴洲人，曾有高者六尺五寸，又有矮者一尺五寸。过高过矮，皆不合宜。麦西国古者，葬以石椟，实以香物。迄今三千余年，塚中骸骨犹存，不殊今世。人面各有不同，人骨固无不同也。天下分为四洲，人分五等。欧罗巴洲人，面长圆，皮色白，鼻高颊红，髮有数色。亚细亚洲人，须髮黑直，观凸鼻扁，面色赤，眼长斜。亚非利加洲人，皮黑如漆，髮卷如羊毛，头骨厚窄，唇大口阔，鼻准从，下颌凸。米利加洲士人，皮肤红铜色，髮黑硬而疏，额阔，眼窝深。吗唎海洲人，皮棕色，髮黑密。人之外貌，如此不同。至若藏腑功用，众血运行，则无少差异者也。

（疏证）合全地球五大洲之人，皮肤口鼻，须发目睛，各有不同。则以日光寒暖，及地土风气使然。而骨骼藏腑，完全无一少别。唯以饮食各有不同，体质亦因之而略有差等。然生理既同，则患病及治疗之术，亦无异药。不佞寓沪有年，亦尝为欧美人治病定方，效力亦复相等。近年美国且盛行华医药，此已见于报纸，非霅言也。唯西法制药，性较猛烈，有不堪适宜于吾中土人之体质者。东瀛自明治维新以来，禁用汉医者已七十载，而今年乃有东洋医道会之组织，许多医官，相率而又研究汉医。可知吾华国粹，实不可磨灭者在。而局外之人，粗习新学皮毛，未尝于国学之医理药理。稍稍窥见门径，则群起而狂噬焉。竟谓旧学无一顾之价值，亦只见其不知量耳。

英医合信氏全体新论疏证　下卷毕

《全体新论疏证》上下卷，由赵根炎家中藏书提供

五、张山雷自撰并已公开发表的医学论文

（一）黄墙朱氏私立中国医药学校宣言书

内容提要

本文为清末民初名医、著名中医教育家张山雷先生于 1914 年任黄墙朱氏私立中国医药学校教务主任时，代其业师朱阆仙先生所撰写的办学宣言书。张山雷先生面临当时西学东渐，中医日受歧视的社会现状，又目睹当时我国学医，漫无规范，流弊极多。故张氏在宣言书中首先列举了当时学习中医所存在的种种弊端。认为之所以产生这些弊端，由于中医办学未开风气，人自为师，家自为政，而不善学者自误之，并非中医之不可学。并提出了对中医古典医著淘澄渣滓，提撷精华，以启迪后生的教育方法。张氏在宣言书中还表示了自己矢志扶持中医，认真办学，艰苦创业，毫不动摇的决心，并预见今后的中医教育事业必定能够发扬光大。全文言书，目前对广大中医教育工作者仍具有一定的现实意义与参考价值。

说　明

先生姓张，名寿颐，字山雷，嘉定（今上海市嘉定县）人，生于清同治十二年（公元 1873 年），卒于民国二十三年（公元 1934 年）。先生禀赋聪颖，自幼好学，十九岁入泮，为邑痒生（秀才），平时于诸子百家之书靡不涉猎。后因母病风痹，遂弃儒学医，对古典医著及历代医家著作朝夕钻研，不数年，学业大进，求治者日众。先生有感于疾病变化多端，为求深造，乃负笈于同邑黄墙村名医朱阆仙先生之门。朱氏乃五代世医，精通各科，对疡科尤为专长，望重一时。先生亲聆教诲，学识益臻精湛。当时西学东渐，中医日受排挤，岌岌可危。朱氏叹我国习医，漫无定轨，流弊极多，乃自出家资，于 1914 年筹设中医学校于黄墙家塾，并委先生为教务主任撰写宣言，制订教学规划，编纂课堂讲义，从事教育工作。黄墙中国医药学校是全国创办最早的中医学校之一，为我国中医办学之先河。今将张山雷先生之学生、女婿、浙江中医学院邵宝仁老师珍藏五十余年，由张山雷先生亲自撰写的《黄墙朱氏私立中国医药学校宣言书》全文公之于众，供广大中医教育工作者研究。

由于《宣言书》文义古奥，不易理解，这次发表前由整理者标点、注释。

黄墙朱氏私立中国医药学校宣言书

张山雷遗著　浙江中医学院　邵宝仁　连建伟整理

慨自欧风美雨浸灌亚东，凡百学术竞趋新化，唯兹医药亦复崇拜新名，鄙夷旧学。在开明之彦，岂不曰："吾邦医学墨守成方，侈谈理想，远不如东西多士，研求实验，确有发明乎"？

甚且有鉴于乡曲席流，漫无规范，国家不设取缔之条，学子竟乏履行之轨。士商失业，动辄悬壶；朝读方歌，夕已行道。《素》《灵》《内》《难》，本未知何种书名；张、李、刘、朱、雅不识何时人物。解得二、三汤剂，公然自诩万能。此不学无术，误己误人，其蔽曰妄。

亦有名贤门下，负笈[3]从游，弟子籍中，策名标榜，随同诊视，已是传心，敷衍年华，便称高足[4]。耳未闻时贤之通论，目不见古今之专书，入主出奴，眼小似豆，依门傍壁，心塞于茅[5]，豹窥管中，蛙藏井底，遂谓能是已足，毋乃故步自封。厚赘[6]虚縻[7]，光阴坐误。此借重师门，不遑[8]参考，其蔽曰偏。

又有父传其子，弟绍其兄，一系相承，辄矜家世。要知留候同祖，学问与门第何干[10]？赵括读书，知兵乃覆军根本[11]。敢夸家法，已昧渊源，既诩先型，遑言研究。虽属先天之血统，难为临证之指南。此则谨守高曾[12]，未闻大道，其蔽曰陋。

更有枕中玄秘，海上奇方，药到病除，覆杯得效，乃或则私为孙子贻谋之燕翼[13]，或则恃为一生吃著之满谟[14]。心地不公，渐多讹误，施行不远，浸至无稽。亦知天地精灵，岂容终闭，龙宫禁药，本是謽[15]言。与其藏之一家，辗转有失传之虑，曷若公之万众，流行有普及之时。此则所见不明，褊心未泯[16]，其蔽曰愚。

且有时下扁、仓，人中叶、薛[17]，臣门如市[18]，客坐不空，目送手挥，应接已虞[19]，无暇疏方处药，心力何以能周？晷影[20]如金，劳劳于车尘马足；盛名为宝，兢兢于浅近和平。价愈重而术愈穷，病益深而药益淡。既限于精神时刻，毋宁敷衍为良，雅不愿担荷仔肩[21]，唯以轻浮塞责。味清似水，力薄于云，乃名下之专长，而时贤之贯技已。此又闻望日高，趋避日巧，于世何补，问心可诛，其蔽曰荒。

别有文坛健将，儒林文人，饱读群书，涉猎方伎。恃其渊博，无往不前，逞其聪明，何坚不破。视方书为余事，借民病以发挥。《内》《难》《伤寒》，原原本本；四家八阵，炳炳麟麟[22]。运气阴阳，随笔锋为鼓荡；经络气血，凭妙语以斡旋。立案固殚见洽闻，用药亦有条不紊。惜乎脏腑无语，不能迎合玄机；病证多歧，未必切中肯綮。此又壁间画饼，纸上谈兵，闭门造车，凿足适履，其蔽曰迂。

综此数端，爱莫能讳，世风湔[23]染，贤哲同污。借玄钞之专家，作逋逃之渊薮[24]；恃活人之奇术，开杀人之旁门。劫数[25]使然，良心欲死。帝阍[26]谁问，冤雾难开。当局心盲，旁观齿冷。无胡太酷，我道其亡！

起而视彼东西各国，设立学堂，栽培后进，必由普通知识，循序以入专门。迨至毕业如期，证书在手，虽未必遽臻神化，尽契玄微，而于浅近机宜，寻常学理，固已胸有成竹。目无全牛，自能措置裕如；左宜右有，何致方针乖谬。北辙南辕，以彼较此，孰能孰失，相去已不可以道里计。无惑乎风潮震撼，天演[27]难逃，致令明眼通人，趋时英乂[28]，行将有舍此就彼之概。而中华医药，望而却步，几欲退就于淘汰之列也。

夫吾邦医学，导源于上古，阐发于汉唐。巢氏《病源》，王焘《秘要》，实综自古不传之玄奥；葛洪《肘后》，思邈《千金》，允推后来学步之良规。金元四家，声名焜耀[1]乎既往；朱明张缪，余泽沾被于方来。前清二百余年，尤多杰出闻人，不拘故步，独辟新畦。长洲石顽，《医通》萃杂病之法理；吴门天士，创开论温热之权舆。继以寄瓢[2]《湿温》，师愚《疫疹》，皆能发明精义，洞达时宜。至王氏孟英《经纬》成书，而荟萃群言，畅舒宏议，允为热病不祧[29]之大宗。骎骎[30]乎！蹳宋跞唐[31]，直与仲景《伤寒》齐驱并辔，分道扬镳，不其伟欤！其他杰作，更仆难终，虽有可讥，要多可采，果能择善，皆我良师。唯以鄙意言之，群籍太富，辨别宜严；议论太繁，折衷贵当。前贤引其绪，后人扬其波，寻流溯源，因端竟委，是其长也。而竞逞其辞锋，虚构其意想，未徵实在，反启疑端，亦其蔽也。苟非淘澄渣滓，提撷精华，奚以启迪后生，同趋觉路？

至于外科一门，汉唐以上未有分科，本无专帜。金元以降，区别门径，尤非大家。而宋、金、元、明，虽有成作，皆未免疏而不切，杂而不纯，如窦氏[9]之《经验》，顾氏[9]之《大全》，无论矣。即齐氏[9]之《精义》，汪氏[9]之《理例》，王氏之《准绳》，《金鉴》之《心法》，成书具在，方杂言庞；半属空谈，谁探精蕴？徒多名目，难饮上池[32]。唯洄溪老人于此道似有心得，而所批之《正宗》，所著之《医案》，又皆引而不发，故为惝恍迷离之境，以费人寻思，则又天仙化身，不肯轻以色相见示，未免大而无当，高不可攀，何以惬理餍[33]心，引人入胜？后生小子，无能学步，徒叹望洋。未得津梁[34]，何从问渡？吾五世祖钧石先生兼擅斯术，虽半重于外用之膏丹，而于内服煎剂，要亦自有方寸，别具心裁，似非通行诸书所能包举。近仅见余氏听鸿辑刻青浦陈学山《外证医案》，准以近今病情，最为吻合，惜其太简，未是完书，此外佳章，竟不数觏。

甚矣！吾国医书，汗牛充栋，而精确不磨之作，亦若无多。要之国粹在斯，岂容泯没。凡诸可讥，类皆不善学者自误之，非华医之不可学也。果能弃瑕用瑜，集长舍短，自足应世而有余，已不必乞灵于邻家，借材于异地，又何苦喜新厌故，舍己从人，震惊城外之奇观，而诧为人间之未有乎?！

徒以未开风气，未立学馆，人自为师，家自为政，坐令良法美术，普及为难，洵是缺憾。鄙人绍五传之家学，经册载之研求，内外诸科，稍窥症结，古今载籍，粗识源流。但自愧人云亦云，因物付物，曾不能独标新异，卓绝人寰。是以素未尝广收门徒，恐贻好为人师之诮。乃近承好学深思之士，多以鄙人为识途老马，时欲负笈从游。且谓医本活人之术，仁人之心，与其传之一家，何如公之一世，籍以推广家学，宁不溥济群伦。鄙人因之窃有感焉！然使仍守向来侍坐抄方之陋习，则但凭口讲指画，终未易心与神归。因率同儿辈及门人，悉心商榷，别具畦町。撷旧籍之精华，准历来之经验，编辑讲义，排列课程，分目别科，限以时日，归诸实用，无取辞繁。规仿讲舍仪型，开辟医林门径。举凡频年心得，数世家珍，内症方书，外疡膏散，悉以公之同志，以冀传之后来。上以发扬国粹之精神，下以表暴个人之意见。虽天荒乍破[35]，何能遽抵纯全；而私意胥孅[36]，终当大弘法教[37]。此日筚路蓝缕[38]，且与二三子芟荑荆榛[41]；他年切磋琢磨，尚望千万人扶持国学。士各有志，愚见如斯，天听有灵，吾言不食。只以风潮湃澎，外界纷乘，环顾中原，殆如绝学，不觉言之过激，开罪良多。要知流弊太深，刷新不易，狂澜欲倒，揖[42]挂伊谁？学术荒芜，国魂将落，纵无外表来之刺激，犹恐愈歧愈裂，终致沦胥[43]。况重以抵

256

隙蹈瑕[39]，如火之炎，如风之煽乎？

唯一人之见闻有限，斯世之俊杰无穷。济济群生，畇畇禹甸[40]，度必有默会斯旨，不以鄙人为丧心病狂者，同声相应。吾道不孤，尚幸时锡箴言，以匡不逮。掬心相告，不能择辞，知我罪吾，统希公览。

嘉定黄墙六十五老人朱成璈阆仙甫谨识

注释：

[1] 焜：音昆，光明。

[2] 寄瓢：即薛雪。

[3] 负笈：负，背也；笈，书箱。即寻师之意。

[4] 高足：犹言高才。《世说新语·文字》："郑玄在马融门下，三年不得相见，高足弟子传授而已。"后常用来尊称别人的学生。

[5] 心塞于茅：《孟子·尽心下》："今茅塞子之心矣"。借此比喻人的思路闭塞或愚昧不懂事。

[6] 贽：zhi 音置，古时拜见尊长所送的礼物。

[7] 縻：浪费。

[8] 遑：huāng 音皇，闲暇。不遑，没有功夫。

[9] 窦氏：金代医家窦汉卿，著有《疮疡经验全书》。顾氏：清代医家顾世澄，著有《疡医大全》。齐氏：元代医家齐德之，著有《外科精义》二卷。汪氏：明代医家汪机，著有《外科理例》《石山医案》等书。

[10] 留候同祖，学问与门第何干：汉张良家祖五世为韩国宰相，但至张良时韩被秦灭，张良逃亡在外求学，后为刘邦谋士，佐汉灭秦楚，因功封留候。

[11] 赵括读书，知兵乃覆军根本：赵括，战国时赵将赵奢之子，空谈其父所传兵法，实际不会指挥作战。赵孝成王六年，赵中秦反间计，用赵括代廉颇为将，在长平大举出击，被秦将白起包围，赵括突围不成被射死，赵军都被俘坑死。

[12] 高曾：高祖、曾测。谨守高曾，意指继承祖业。

[13] 燕翼：《诗·大雅·文王有声》："诒厥孙谋，以燕翼子。"后称善为子孙谋虑曰燕翼。

[14] 鸿谟：鸿，大也；谟，计划、谋略。

[15] 䜢：同伪。

[16] 褊心未泯：褊心，心地狭窄；泯，灭。

[17] 扁、仓：指扁鹊，战国时名医；仓公，汉代名医。叶、薛：指叶天士、薛生白，清代名医。

[18] 臣门如市，形容马车盈门，访者众多。

[19] 虞：忧虑。

[20] 晷影：日影，引申为光阴、时间。

[21] 仔肩：担任、负责。

[22] 炳炳麟麟：光明显赫。

[23] 湔：通溅。

[24] 渊薮：比喻事物会聚的地方。《书·武成》："今商王受无道，暴殄天物，害虐丞民，为天下逋逃主，萃渊薮。"《传》："渊府薮泽"，疏："水深处谓之渊，藏物谓之

257

府，水钟谓之泽，无水则名数。"

　　[25] 劫数：由梵文音译而来，意为厄运。

　　[26] 帝阍：阍，hūn 音昏，宫门。《旧唐书·韩思复传》："夫帝阍九重，涂远千里"。

　　[27] 天演：进化的旧称。

　　[28] 乂：yi 音义，才能出众。才德过千人为俊，过百人为乂。

　　[29] 不祧：祧，tiāo 音挑。古代宗法立庙祭祖，因世数过远而迁庙称作"祧"，只有始祖庙永远不迁，叫作不祧。后来用以比喻永久不可废除的事物。

　　[30] 骎骎：qīn 音侵，骎骎，马走得很快的样子。比喻进行得快。

　　[31] 躏宋跞唐：躏音邻，跞音历，二字都是行动的意思。比喻清代医家的学术成就，很快地超越了唐宋诸家之上。

　　[32] 难饮上池：《史记·扁鹊仓公传》："出其怀中药与扁鹊：'饮是以上池之水，三十日当知物矣'。……扁鹊以其言饮药三十日，视见垣一方人"。上池之水指未曾沾及地面的水。难饮上池是指难以学到很好的东西。

　　[33] 餍：yàn 音厌，饱足也。

　　[34] 津梁：桥梁。

　　[35] 天荒乍破：即破天荒，用以泛指前所未有的新事物。

　　[36] 蠲：juān 音捐，祛除。

　　[37] 大弘法教：弘，通宏，大也；法教，法制教化。比喻发扬光大中医学术。

　　[38] 筚路蓝缕：《左传·宣十二年》："筚路蓝缕，以启山林"。筚路，柴车；蓝缕，敝衣。疏：以荆竹织门，谓之筚门，……以荆竹编车，故谓筚路为柴车；蓝缕，谓敝衣也。此言驾柴车，衣敝衣，以开辟山林也。今谓创始事业为"筚路蓝缕"，即艰苦缔造之意。（《史记》作"筚露蓝蒌"）

　　[39] 抵隙蹈瑕：隙，间隙；瑕，玉病。意谓针对别人的弱点进行指摘或攻击。

　　[40] 畇畇禹甸：畇畇，恳地平整貌；《诗·小雅·信南山》："信彼南山，唯禹甸之，"后人称中国九州之地为禹甸。

　　[41] 芟蒯荆榛：芟，音 shán 山。删除杂草。蒯，剪也。全包谓去除障碍。

　　[42] 搘：音 shi 支，支撑。

　　[43] 沦胥：胥，音 xū 虚。相率，皆也。意为相率沦丧。

（《中医教育》1983 年 4 期）

（二）黄墙朱氏私立中国医药学校编制课程商榷意见书

张山雷遗作

　　民国三年，岁在甲寅，暮春之初，吾师黄墙阆仙朱先生，以门下从游日众，概念于吾国习医，漫无定轨，以致学术谫陋，流弊滋多，雅不欲随俗浮沉，仅以侍坐写方为能事，思有以振刷激厉，造成通今学古之真才，因创设医药学校于家塾，率同贤郎巽初亲家，暨心肺、詠幽、海澄诸同学，分科授课，务达完美之目的。以寿颐从游有年，于医药源流，师门家法，研究有素，学力稍深，委以编辑讲义之任。指示以制定课程，按部就班，循序渐进之宗旨，俾诸生且学且行，以为实地练习之用。颐也不才，自问于医家门径，爱博而情不专，泛滥而识未定，涉猎所及，几于走马看花，尚无真鉴，何敢侈言抉择，自诩心裁。颐自弱冠弃举子业，寝馈此中得二十余年，回溯负笈黄墙，从吾师游时，亦一星终矣。继以萍寄沪滨，与当事医界闻人相过从，则已老成凋谢，硕果无多。仅见吴门黄氏本醴泉，暨同邑候氏春林，法理清晰，学识俱优，足为吾道准则。惜又晤对未久，皆归道山。而颐因得于亲炙师友之余，默识其绪论，以为参考群书之轨范。历时稍久，经验渐多，愚者千虑，不无一得。兹者吾师创兹医校，开辟宗邦千古未有之奇局，昭示后来悠久不易之正宗，体大思精，愿弘气壮。颐虽樗材，敢不本其所学，竭尽愚忱。用效土壤细流于百一乎！谨按吾华医学，未入讲堂，编制课程，茫无成法，向来俗尚，止有李氏《必读》、汪氏三书，似为学子问津之初步。此外则各不相谋，随意自择，从未有通行规则，以何者为必备之书，必由之道，此吾邦医学所以纷乱淆杂而莫可究诘也。颐愚以为李氏本一时名手，出其经验，示人津梁，至理名言，固多可诵。然一家之学，终属简单，且尚有泥古未化之弊。汪切庵则能读医书，未精医理，所辑《本草》《医方》，语皆浮泛，绝尠精神，犹幸本是文人，尚多通论，然已自矛自盾，数见不鲜。而《汤头歌诀》掇拾百十成方，编为鄙俚辞句，虽意在利便初学，然毫无抉择，信手拈来，反授人以因陋就简之法，致开庸愚轻率谈医之恶习。盖以危微精一之专门学术而粗浅言之，吾邦多不学之医，非即汪氏阶之厉而作之俑乎！徒以此二家之言，浅显易晓，遂多借以为入门捷径。要之二千年来，名贤继起，著作如林，其不可见而不易得者无论已，即通行而习见者，已苦美不胜收，难于鉴别，夫岂三五小册所能包举。循是以思，则讲堂授课，不亦难之又难，而编制课程，裒辑讲义，可不慎之又慎欤！兹校宗旨，意在纲罗见闻，研求确当，取材不容不富，甄录不得不严，参考成书，折衷实验，要必归诸切用，岂敢剽窃芜辞。头绪虽繁，指归则一，意有所主，不可不言。纵凭一手以经营，冀蒙博雅所许可。敢掬私衷之成见，逐条陈列于左方，就正弘通，征求指示。表此嘤鸣之志愿，倘亦大匠所裁成，伫企教言，无任感纫。

一宗旨之需求实用也。医书烟海，遍读既苦其难；病变万歧，条举终嫌于漏。倘欲搜罗完备，终且游骑无归。况授课必有毕业之限期，则立校须守不移之宗旨。虽分科别目，论症辨方，本不能苟安陋略而计事程功，先因后果，亦讵容妄事铺张。兹拟不炫高深，不矜泛滥，上稽古籍，下采新方，维求体贴真情，以冀效归实在，务必徵诸经验，庶几切实可行。

一书籍之当知区别也。古今医籍，充栋汗牛，苟欲博采广搜，岂独力有未能，抑亦势必不可。何况鄙人家寒学浅，所见本是无多，奚敢信口侈谈，谬矜渊博。第仅就所见言之。书有言明且清，可为步趋之准则者，有碎金美锦，可供良工之剪裁者；亦有图书之府、宝藏之林，储蓄宏多，而不能悉为我有者；更有别具匠心，独开生面，偏锋陷阵，而时亦立奏奇功者。主义既殊，功效自别，倘令一陶同冶，益复眩目盲心。兹则通就行诸书，择其尤适于用者，以鄙见区而别之，分为主用、采用，参考三类。盖著者既有纯驳之等差，即读者当知缓急之次序也。编制课程，裒辑讲义，悉本斯旨，撮其要目，列表于后，附以拙见，就质高明。

一古书之不可拘泥而新书之不可不知也。凡百事业，无不今古异宜，南北异辙，矧兹民病，自然与气运相推移，随方宜为变化。虽古方大可以治今病，然对病乃可以用成方，断不能印定古书，漫无权变。加伤寒自应温散，桂、麻、柴、葛，本是专家，乃今则时病多温，纵宜辛解，而温升悬为厉禁矣！如中风古用燥烈，桂、附、续命，成方尤多，乃今则纯是阴虚，岂宜刚燥，而潜镇遂为大家矣！其余杂病，皆有变迁，以古准今，殊难吻合。他如痧胀则发明于清初，霍乱则流行于清季，而鼠瘟核疫尤为自古未有之名词，妄用古方，即是杀人利器。盖学医者本以疗治今人之病，岂笺经者必须墨守古人之言？况病变必随时局而递更，斯读书尤以近今为切用。兹则博采新书精义，冀与古籍相辅而行，非敢蔑古以伸今，籍以信今而传后，倘亦救世识时之要务，聊为食古不化之针砭。

一医经之不可不读也。《灵》《素》《难经》，终是谈医之鼻祖，《脉经》《甲乙》，亦为吾道之大宗。虽皆采集于后人，要自贻传于上古。微言隽义，层出不穷，赏奇析疑，钻研无尽。维是几经编辑，大都搜集于断简残编；况复辗转传抄，尤多讹误于鲁鱼帝虎。注疏家失之穿凿，益滋附会支离，自用者谩肆诋諆，何异因噎废食。过于拘执，洵是太遇，竟欲破除，得毋太妄。兹拟削肤存液，卖椟留珠，下为后学昭示准绳，上为往哲保存精粹。断章取义，诚难免续凫断鹤之讥；纲举目张，或亦为酌古准今之用。

一《伤寒》《金匮》之止可节取也。医之有方，以仲景《伤寒》《金匮》为最古，至今沿用，效验昭彰，洵吾道中百世不迁之宗也。顾《伤寒》自成氏作注以后，继起者数十百家，各抒胸臆，不脱注疏家如涂涂附之习，若欲寝馈此中，恐废十年心力，亦难融会贯通，此徐洄溪《伤寒类方》最为斩绝葛藤之无等等咒矣。兹为学者应用起见，不欲好高骛远，引入迷途，仿洄溪意，径集成方，不读全论，唯采取其用方后主治，而划除其六经之繁文。《金匮》则古名《玉函》，今称《要略》，书出于南宋王洙所手录，其非全帙无疑。清初徐彬首为之注，而后起者亦以十数，晦涩之处，终难索解。兹亦以方为主，与《伤寒论》一例，廓清滋蔓，同履康庄。虽不无荒经蔑古之嫌，而颇得挈领提纲之要。若其论证之精义，则采入杂病各门，以详古人论病之规模，以备后学诊病之准则。

一巢氏《病源》之宜知涯略也。《病源》一书，论症最详，而病名亦最多。虽时失于支离繁碎，要不愧于殚见洽闻。试观《千金》《外台》，宏篇巨著，皆采此书以为冠冕，其为圭臬可知。即徐洄溪之高视阔步，吐弃一切，而《兰台轨范》尚采及于巢氏，则其精确又可知。不见此书，终嫌陋略。兹则删尽繁芜，独存精蕴，庶能开拓胸臆，免讥孤陋寡闻。

一全体生理之借徵欧化也。欲阐病源，须明生理。官骸之结构，骨肉之枢机，气血之循行，藏府之体用，吾邦医籍，但详其理，未尽其形。且以书缺不完，更难徵信。流传辗转，讹误滋多。乃自欧化东渐，精于解剖，穷形尽态，辨析毫芒，参互考求，推详确当。是以醉心西学之徒，群指华医之隙而揭其谬。实则吾华旧学，自具精微，彼国新名，备详体验。苟不师其确实，而犹信吾残编，几乎不为古人所欺，而更授人以谗慝之口乎！兹则采集剖解之标本，备陈制造之模型，博考新图，载稽旧译，取彼实测，证比传闻，集人之长，补吾所短，正可相观而善，是为借助他山。

一藏府体用之参合中西也。藏府为内部之枢机，关系于生理者尤巨。部位之定体，功用之运行，《内》《难》诸经，言之已多，揆诸病态，宁尽无徵。乃剖解详于西人而形状更多实证，较吾旧籍，殊有不侔。盖由中土谈医，半由理想，较彼剖验，固自难符。然一由心理而体贴夫真情，一由目覩而备穷其状态。吾研其理，彼究其形；互有专长，岂宜偏重。虽分途而竞胜，要异苔而同岑。苟非融合为一家，奚以排解夫纷乱。兹拟化除畛域，撷取精神，融洽中西，务求翔实。非敢眩骑墙于两可，冀以溶成见于一炉。

一经络穴俞之不废旧说也。经络十二、八脉奇经，《内》《难》开其源，至今沿其绪，实即气血流行之经隧。初不知据何徵验，而分隶于藏府，剖别乎阴阳。则虽遍读医经，究竟莫明所以。来源未析，疑窦潜滋。是以解剖之学昌明，而是说遂大受维新派之攻讦。要之，显分藏府，于事实诚属难徵；而指定阴阳，于部位未为无据。况乎循经用药，寒热绝殊，按穴寻俞，险夷攸别。古今陈迹，效验昭彰。凡在医家，敢言无据。良由中土医经，溯源上古，几经表乱，残阙已多，致令西爪东鳞，莫能探源于星宿之海。所以经络之源委，俞穴之定名，依样葫芦，未由诠解。要之，诸经流注，如环无端，上下交通，内外递嬗，即证以西学之所谓发血管、回血管、大循环、小环循诸说，亦复息息相通，若合符节。岂能以无谓之讥评而谩与随声为附和乎！兹必备详其流注，考订其穴俞，于以见气血循行，确堪实指，病机变化，自有真源，可以参造化之精微，可以补西学所未备。

一脉法之最宜明辨也。望问闻切，谓之四诊。但言切脉，犹为俗学。然望色闻声，备详经旨，临床问证，端贵知机，是在神明，难以言喻。唯辨脉一法，则微而知著，显而有徵焉。《内》《难》具其端倪，仲景示以涯略，至《脉经》出，而始罗罗如掌上之纹。然古籍所传，专言脉者，名家数十，今则自叔和以外，已少传书，而崔紫虚之《脉诀》、滑伯仁之《枢要》、李东璧之《脉学》、张路玉之《三昧》，尤为后来之佳著。二十八脉之定名，非胸中详悉，指下神明者，奚以决其疑似？苟不明为指示，何能默契心传？兹必博采名言，详徵实验，参诸病证，不为浮光掠影之谈，剖晰纤微，冀收明辨笃行之效。

一舌色之确有实据也。医家四诊，本重望色。然色泽荣枯，须参神化，不能拘泥于迹象，岂易形容于语言。唯舌为心苗，苔为胃气，内有是病，即外有是苔。如鼓随桴，如响斯应，百端变化，信而有徵。是以近今诊病者，无不注重于辨舌一端，实则形态百异，变迁万殊，果欲悟彻其真情，洞达其源委，亦非易易。考自古辨舌之法，仅仲景偶一言之，而《金镜录》《观舌心法》等书，非繁而不要，即简而不明。张氏诞先有《伤寒舌鉴》一卷，又多怪诞不经，未切时用。直至叶香岩《温病论》详析言之，而学者始有准绳可守。寄瓢子章实斋又递有发明，则皆翔实可信，然亦止偶举一隅，未能遍及。且又注意于时病，而杂病尚阒尔无闻焉。兹必罗列其状态，佐证以病情，本诸耳濡目染之精神，条列见舌知病之定理。虽非独开生面，要亦自具心裁。果能于辨舌中洞悉其玄机，吾知其诊病时十全八九矣。

一本草之宜参活法也。用药治病，首重药性。然本草繁多，岂易记忆？况复愈多而愈歧，甚至自矛而自盾。苟唯古书尽信，势必执一难通。非临证之功深，终食古而不化。兹就诸本之翔实可信而切近于时用者，撷其要义，加以证明，准诸吾生阅历，一一衷其效力，着之于篇。外人尝谓吾国药物学不能考察性质，止知空言气味。要知历经徵验，穿凿者固自难免，而精确者宁尽无徵。愿与同志研求至当，庶几一雪言此。

一内科证治之宜审源固也。凡百病证，胥有来源。但知头病治头、脚病治脚，此俗刻《药性赋》之徒滋流弊，而必不可以治病者也。夫外因于天风寒暑湿燥火，内因于人喜怒忧悲恐惊。致病既殊，治疗斯别，况复气血痰食六欲七情之纠结纷乘者乎！徒曰头痛用川芎、臂痛用姜黄，宁不以死药治活病，而病之害人犹浅，药之病人更深矣！兹必审度其源委，详著其情形，既不欲泛滥而无归，又不敢胶柱而鼓瑟，庶不致因陋就简，敷衍塞责，贻误后生。

一外科证治之宜挈纲领也。痈疽疮疡，名称繁多，顾名思义，目眩心惊。实则审定阴阳，判决虚实，已于此道得其涯涘，而犹有所最宜注意者，则不以形势辨重轻，唯以部位定夷险。果在肌肉，虽巨疡亦无碍生机，倘属枢要，即小疖亦多所变幻，此则临症时所历验不爽者，惜乎书籍流传，动多泛论，未抉精微，致令徐洄溪有"疡医必得秘授"之说。

要之因物付物，见病治病，亦不过惬理厌心，应有尽有而已。唯吾师门，承五传之家业，历册载之见闻，四方络绎求诊，经验最称富有。虽自问随宜疗治，本无甚奇诡惊人，而较之世俗流行，则实是别开生面。况复疡医诸书，罗列名目，既无提纲振领之指归，更少切实可行之方药。如果昔贤之秘不肯道，抑何所见之私而未公。要亦古今之气体不同，遂觉旧籍之不切时用。兹必指示来源，敷陈状态，备详其步骤，佐证以药方。内用汤丸，外敷膏散，悉以近今之应验，冀传斯世以流通，昭示大公无我之襟怀，用广救苦济危之要术，岂独为疡科树兹模范，倘亦为吾道开放光明。

一女科之证治特殊也。妇女杂病，本与男子无异。自经带胎产外，当无分别疗治之法。特以妇女数脱血，故恒有余于气，不足于血，所以女科百病皆与血病息息相关。良由心生血、脾统血，肝藏血，血分不充，斯心脾肝病又常相因而至。则疗治妇女者，又当于此加之意焉。且不独杂病门中每多是症，即时病中亦恒与此数者相互倚伏，伺隙环生，万不能与男子各科相提并论。兹于女科中经带胎产既详证治，而于血病肝脾诸病尤为反复阐明，备采前贤成法，疏通其治疗之用意，俾学者有举一反三之用，当于妇女一科，思过半矣。

一幼科之门径宜别也。幼科夙号哑科，古称难治。精于此者，全在神色上用工夫。较成人之凭脉辨证，显分畛域，固不仅麻痘疳惊为幼科之专门技术也。况乎稚阳未充，稚阴未长，即同一病情，而用药亦显与成人有别。试读钱氏小儿之方及叶氏幼科之论，此中条理，当已了然。苟非预为研求，则临证将何所审择。兹于幼科之辨症用药，大同小异、几微疑似之间，备陈源委，剀切详明，既不贻儿童以稚龄重药之忧，或亦挽斯世于札瘥夭昏之域。

一喉科之证情宜审也。咽喉乃内病之一门，而有时须用刀针吹药，则又近于外科，是以专于内外者，类皆能治之。然病情之奇，变化之速，非审证明白，急起直追，则虽治法不差，而亦同归无救。按近今盛行白缠喉，烂喉痧二症。虽曰一清一表，治法天渊，实则有时宜表，有时宜清，先后缓急之时间，最宜审慎。乃白喉之疫，以误表死者无算。至翌年而喉痧风行，医家鉴于白喉表药之误，而误于失表以死者又无算。岂天公之故作狡狯，以应浩劫耶！要亦医者之审证未确，胸中无主，有以铸成大错也。究之风毒、火毒，外盛既殊；肺热、胃热，内证又别；且更有少阴水衰，虚火上浮之候。来源本异，见证攸分。苟非辨别于先机，奚以审决于俄顷。死生反掌，冰炭殊途。兹必博考群书，辅以阅历所得，备详其病状，敷佐以药方，俾学者识见既明，庶足为临时救急之用。

一古方之须知用意也。古人立方，具有真宰。对症用药，成绩昭然。乃后人则随意集合数味，便定一方，方愈杂而用愈微矣！苟不为之别择，则初学贪多务得，奚以探骊求珠？兹则采集名贤方论，必以功效章明，独树一帜者入选。而后人之随意加减，丛杂无纪者，万不滥竽其间。俾知一方自有一方之主裁，一药必有一药之功力，并非信手写来，三五药物即可嘤嘤然自号于众曰：吾用某方为加减也。上之可以为昔贤阐扬其作用，下之亦以为学子显示其方针。

一今方之间有可采也。宋元以降，医方尤多，浅陋杂揉，诚属不少，然亦有戛戛独选，补古人所未有，开后学之法门也。况近今西学东来，彼国成方，亦大可以供吾人之研索，他山攻错，供助良多。兹凡近人撰述，果属信而有征，成效卓著者，亦必一例采辑，为之证明其功用，以广流传，以裨实验。

一疡科丸散膏丹之别有效力也。外疡治疗，半重丹丸。内服则化毒止疼，退消提托；

外用则软坚定肿，拔国呼脓，以至化腐生肌，无不依赖于膏丹丸，以之与煎剂相辅成功。考之市肆所流行，书籍所记载，叠床架屋，几于美不胜收。就中似是却非，大同小异，亦复所在多有。况更有泥用古法，配合不良，非徒无益，而反为害者。盖内服之丸散，随经络为转移，上下浅深，已无一致，而外敷之药物，与血肉相粘合，和平猛烈，更难同科。从未有执一普遍之品，而可以偏疗外疡百病者。苟非用之有素，深知其功力运用，岂宜漫然轻投，转滋弊窦。而世间习惯，则一遇疮疡大症，无论病家医家，率以六神丸、小金丹、醒消丸、点舌丹等肆中套药，庞杂遍尝，不独功效无闻，辄至耽误迁延。症情益剧，疗治益难，所见良多，殊为撚掀。兹就师门习用，万全无弊各方，为之笺释其性质，指示其功能，申明配合之机宜，各详宜忌之区别。虽仅百十成方，而内服则消毒化肿，固膜护心，清血定痛，外用则温散凉散，围毒移毒，以及提脓化管，去腐生新诸法，固已巨细毕备，左右咸宜，莫不应手呈功，覆杯得效。与世俗通行诸品实已显分畛域，别具畦町。

一医案之可知权变也。医书论证，但纪其常，而兼证之纷淆，病变之递嬗，则万不能条分缕析，反致杂乱而无章。唯医案则恒随见证为迁移，活泼无方，具有应变不穷之妙用。俨若病人在侧，謦欬亲闻，而为之诊察其痛痾，调剂以药饵焉。所以多读医案，绝胜于随侍名师，直不啻聚集古今之无限良医而相与晤对一堂，以上下其议论，何快如之！唯非精于鉴别，亦难审择瑕瑜。兹特于课程中附列医案一科，务选古今杰作，示学者以随机应变之方。可以见因时损益之化裁，可以悟参互错综之运用。

一新学之可资考证也。东西医药，日进高明，效验在人，固自不少。惜与吾华源流既别，体质又殊，致难一道同符，齐驱并轨。唯其所已发明者，则论证透彻，制药精良，固已有口皆碑，有目共赏。虽其内容缜密，非寝馈此中，未由窥其底蕴，无庸吾辈门外汉代为表彰。而第就译书所记述，求药品于舶来，功效既明，正可与吾人以研究。兹就耳目所及，取其治疗简捷，足以辅佐吾之所不逮者，随证采集一二，以扩见闻，以资多识，籍以考见彼中涯略，或亦为媾通界限之先机。如欲精究西医，醉心欧化，则功深费巨，非专心致志不为功，自有专家之学校，鄙人未达，敬谢不敏。

一花柳病之治疗勿贪速效而坏心术也。花柳之病，始于经络而终于骨髓。当其发病之初，淋浊疳疮，毒在下焦，荡涤尚易。即渐至疮疡遍体，臭腐流脓，亦仅蔓延血络，搜逐犹易为力。唯江湖术士炼一种金石劫毒之药，外形固易见功，实在毒未外泄，反劫入骨髓之中，如面和油，不可复出。速则数月复发，缓亦数年再滋。则伏之愈深，发之愈重，不仅疗治甚难，多至沉痼莫起。甚且毒传妻女，祸延子孙。虽曰孽由自作，无可惋惜，然劫药酿成，医者之罪，亦上通于天矣！良心已死，因果奚逃？稍有人心者，当必不忍出此。吾师本长于疡科，治疗是症，自有和平良剂，可起危疴。兹亦吾无隐尔，愿与学者共知之，以杜术士险狠之心，以救青年沉沦之苦。

一附设牛痘一科以冀普及也。痘科为人生一大关系，种痘之法，原本吾华。乃自英医改创牛痘而稳妥万全，迥出吾国鼻苗之上，久经定论，本为有识者所同钦。顾自通商以来，其道虽已大行，然亦唯邻近口岸者，始渐通行无阻，而内地未开化之区域，殆难偻指。有良法美术而不知用，反陷赤子于危涛骇浪之中，讵不可痛？尝考牛痘布种之法，手术本是最易，而既种之后，变化亦复无多。苟肯稍稍讲求，不难人人皆精此术。寿颐亦曾研究及此，布种不少，成竹在胸，久已洞窥此中真相。兹亦编入课程，详示以来源去委，非仅为俗子学医多一糊口之捷径，实欲为穷乡僻壤筹一保赤之良方。

一学期假期之稍为变通也。按学校定章，学期假期，胥有定制。然自实业学校以上，亦许随宜变通，以冀有裨实际。况兹医学，自应随病证之盛衰为休业之制限，庶于实地练习不致相妨。而暑假时间，天时炎热，民病最多。唯冬季春初，气候严肃，病人较少。因于暑假期中，休息课业，而留诸生在校，随同诊视，以资实验。唯于冬春之交，稍与延长年假时间，以为挹注。而一年之间，遂因此定为上下两学期，非敢故背定章，唯冀实事求是，请以质之明达君子，或不以为妄作聪明。

一特设函授一科，以期推广医学也。医学乃斯民生命所寄托，显以为救苦济危之用，即隐以为卫生调摄之方。苟能普及斯人，岂非与国运民生大有裨益。固不当仅视为间接生利，足为实业之一部分也。吾师创立斯校，本欲渐图推广，以济斯民之厄，以扬国学之光。第念躬亲入校者，既无多人，则校外之有志未逮者，必非少数。因为附设函授一科，廉其纳费，寄以讲义，与在校者一体授课，果能潜心研究，其成效当与躬自入校者无甚差池。倘能因而普及多人，俾知吾国谈医，本非无用，正不必侈言改革，亦未尝不可跻吾民于仁寿之途。则从此中原医药渐以昌明于斯世，树自立之基础，以实学为竞争，固非独本校之幸，抑亦邦家之休也。濡笔至此，曷禁神往久之。

右列诸条，仅就管见所及，纪述编制课程之缘起，是为本校创立之权舆。冀与斯世斯民，相摩以学识，相见以真诚。唯是华医立校，犹在草昧之天，况复仅恃一家之心思才力，以为缔造经营，虽以竭尽智能，不遗余力，终恐识见谫陋，贻笑方家，奚敢妄诩万全，侈然自满。尚望医林泰斗，学界通儒示以方针，指其缺点，俾得随时修上，渐次廓充。藉以构成吾邦医校之雏形，昭示学子问津之准则。虽此日椎轮大辂，甫披荆棘而斩蒿莱，愿异时继长增高，同履康庄而循正轨。上追往哲，下诏来兹，于以振新国学之精神，于以拯救斯民之疾苦。而颐以菲才，忝受吾师委任，竟得手定规模，为之先导，不其幸欤！望风想怀，不尽欲言。

（三）张山雷自撰医学论文

（这部分内容，引用于中国中医科学院中国医史文献研究所王咪咪研究员所收集汇编的张山雷医学论文史料，今全文收入，并向王教授对本书的关注与支持，致以谢意）

一、训诂、校勘、考证、研究

1. 三三医书第三集第三种疡科纲要之纂辑大旨

疡科本是医学之一子目，晚近来高明之士，大都薄此不为，而号为专科者，遂自囿于浅近。唯以剪割刀针，去腐生肌为能事，似乎卑之无甚高论矣。抑知证虽外发，病本内因，固不仅大痈大疽，非通乎内科学者，不能措手，即常寻疮疖，亦无不与内证息息相通，岂可专治其外，而谓可有全绩。且内病外疡，更多相因，为患有内外交病而为疡者，有内病变迁而为疡者，亦有内科误治，而酿成外疡者，有内科兼症，不知兼治，而成疡者，是知有外，不知有内者，固未免自安于谫陋，而知其内，不知其外者，亦殊是医学之缺憾矣。寿颐尝谓汉唐以上，未闻分科论治，读《金匮》《病源》《千金》《外台》等书，岂非内科学之总汇，而痈疽疮疡皆其子目之一，是内外两科，并不分途之明证。迨至宋金以降，始有疡科专书，得毋小道伎俩，道愈下而术愈陋乎，观夫市肆通行之外疡诸书，非不卷帙繁重，而精切合用，可以救危证而起沉疴者，颇难其迁，盖自有治疡之专科，而所见小，学术已疏，宜乎多皮相，而少精蕴矣。如李氏之集方，齐氏之精义，窦氏之经验，王氏之准绳，顾氏之大全，金鉴之心法，皆举世所奉为疡医之金科玉律者也。然按之实

264

验，何尝有确切之发明，此外俗书，更无论矣。又如脑疽背疽，固是疡门大症，其部位属于太阳寒水之经，虽外形亦或红肿焮发，而病皆脉细舌白，于法必当温经宣托，方免内陷，误投凉药，危证立见，此与唐人之喜服金石药，而蕴毒之发背大异。然古近各书，皆乃金黄色石发之，治法悉宗凉解，此则误尽苍生之尤者，仅见荆溪余氏听鸿，辑刻青浦陈学山医案（书名《外证医案汇编》），注重内证论治，一洗外科通用套方之陋，理法精密，独得治疡正轨。唯其书仅录煎剂，未详外治方药，尚不足为学者益智之宗。此外虽多传书，直如废纸。寿颐业师同邑黄墙村朱阆仙先生，世以兼治外疡著名，久为东南物望，家学渊源，诚非庸俗可比，而亦非通行之外科各书能尽其奥。于此始信徐洄溪谓治疡必得秘授之说为不虚，尽见症治症，亦不过理法清晰，措置合宜而已，非必有不可思议出人意外之奇异也。寿颐又出而访之闻人，则近日珠阁陈征君之治疡，亦颇与敝师门合辙，而余听鸿之持论，陈学山之方案最多，心心相印，于此知至理自在人间，疡医中固有此正法，本非一家独得自秘。惜乎庸俗之治疡者，多未能明见及此，此则自安于浅近，而不求精进之过也。寿颐习之二十年，久思自吾得之，必欲自吾传之，庶乎疡医虽小道中之末伎，而亦得树之正鹄，传之通人，可以起废疾而拯危疴，是一绝大快事。于是本诸师门心法，而益之以半生经验，务必说尽精微，一泄此中真理，誓不以家秘自私，蹈俗人恶习。而古人恃论之切中肯綮者，必开录之，示不敢墨守一家之学，致有蔑古之嫌。唯《甲乙经》所载，痈疽诸名称最多，怪诞不可索解，亦复无理可求，后人其为《灵枢》所有，以为此是医家圣经，无不因其名称，特立一条，而敷衍之，如甘疽、井疽之属，皆不可信。而《巢氏病源·疽疽》一篇，亦多奇异名词，平心论之，殊无意义可据，且亦寿颐临症二十余年所未曾一见者，则不敢从事抄胥，肆其空议，以自欺欺人。要之，古书中亦未免有欺世之语，似不当墨守陈言。如涂附，毋宁缺乏，免得一盲群盲，相将人坑，是则寿颐务求切实有用，不欲以空言惑世之本旨也。或谓西学日昌，治疡久推独步，已几为当世之公认，又何必守此故物，敝帚自珍。颐谓新法刀圭询精神伎，独是剖割之后，绷带包扎，止有防护肌肤之能力，未闻有外治之药，速其生长，而亦无内服良剂，助其化源，故必赖其人气血尚充，自能发育滋养，则剖割之后，方有收功之望。若在屡弱之躯，既受极大痛苦，又且失血必多，往往不胜其任，驯至变幻者，则适以速其危耳。又西学绝少消毒退毒之法。如何守吾故步，未成可消，已成可敛，退毒围毒，拔毒止痛，去腐生新，各有分量，可以按部就班，悉收实效，而内服外敷，各有法度之利多害少乎。

（见《三三医书》1925）

2. 疡科纲要之论阴证阳证

　　节录《三三医书》第三集第三种疡科辨证，首重阴阳，而阴阳二字，所包者广，不仅以热症为阳，寒症为阴，红肿焮起为阳，平坦坚硬为阴也。王洪绪《外科症治全生集》，龈龈然以痈疽二字判分阴阳，谓高突红肿者为痈，为阳证。坚块不红者为疽，为阴证。世之治外科者，多宗之。虽曰借此字面，以示区别，亦无不可，然顾其名，必思其义，一字有一字之正义，必须切合字义，而后名正言顺，可为后学法守，亦知痈疽二字之本义。痈者壅也，疽者止也，皆是气血壅闭、遏止不行之意，本是外疡笼统之名词，无所轩轾于其间，何尝有一阴一阳之辨别。岂可自我作古，强为分派，谓古人制字当如吾意独具见解。此土豪劣绅，武断乡曲之故智，大不可也。《医宗金鉴》《外科心法》不问阴阳，统称痈疽，最是通论。凡古书之外疡名词，或称某痈，或称某疽，皆当认为笼统之辞，断不可误信王氏之说，而执痈疽二字，妄为分别。唯阴阳二证，虽无代表之字面，而未尝无界限之可言。但取义亦非一端，必须融会贯通，悟彻至理，而后见微知著，直决无疑。有可以经络之部位分阴阳者。如头面为阳，胸腹为阴，股阳为阳之类是也。有可人体之向背分阴阳者，如面前及胸腹之部多阳证，脑后及腰背之部，多阴证是也（圣人南面而立，向阳而治，故面前属于阳，背后属于阴）。有可以病因之寒热虚实分阴阳者，如热病皆阳证，寒病皆阴证，实病多阳症，虚病多阴证是也。有可以病势之迟速分阴阳者，其来也疾，三日、五日而其形已巨者，皆阳证。其来也缓，旬日匝月而无甚变迁者，多阴证是也。有可以病形之浅深分阴阳者，发于肤表之间，不着者皆阴证是也。有可以肿势之坚软分阴阳者。如其肿坚凝，按之如石者，多阴证，其肿柔和，按之绵软者，多阳证是也，有可以痛势之缓急分阴阳者，如暴肿迅速，掣痛猛烈者，多阳证。顽木不仁，痛反和缓，或但觉酸楚牵强，竟不作痛者，多阴证是也。乃或者必以焮赤高肿为阳，温肿不红为阴，但就表面言之，似亦未尝不确。不知疡患之皮肤殷红者，其病最浅，仅在腠理之间，所以肤表易于变色。如暑月热麻疹疿痧之类，皆非外疡重要之病。或则肌肉柔软之部，如臑疡腋下股阴腘中诸处，及其人之骨小肉脆，肌肤柔白者，生疡往往发红，此则阳症虽多红肿之候，究之红肿一症，未可以为阳证之代表，且亦有明是阴证，而皮必肤发红肿者。如脑疽、背疽病，在太阳寒水之经，脉多细小，舌必白腻，均是阴证之确候。而外形亦或高突发红，则以此病初起，必先发现黍米一粒，头白根坚，病即在于肌肤之间，故能皮肤变色，此红肿不足以概阳证之确据也。若夫疡于肌肉之里，去皮毛尚远，则内纵成脓，而肤表必不改色，或肩背肌肤致密之处，及其人之色苍皮老者，发疡虽浅色，亦不变。又何得因其不红，而概谓之为阴证。要之，见证论证，分别阴阳，全在观其人之气体虚实及病源浅深，而始有定论。察色辨脉，兼验舌苔，能从大处着想，则为阴为阳，属虚属实，决之甚易。若仅以所患之地位为据已非通人之论，而顾拘拘于皮肤之形色可乎。

（见《三三医书》1925）

3. 论难经所言狂癫病理显与《素》《灵》不符

《素问》癫疾二字，数见不鲜。亦间有以狂巅并称者，未尝言其有彼此之大别也。今西国学者，则谓之神经病，盖此病根源，皆由所思不遂，郁结之气，凝聚生痰，积痰成热，气火挟痰，有升无降，上冲犯脑，激乱神经，因而知觉运动，渐以改常，西人审察是病，最得真理。愿吾国生理病理之学，向无所谓神经者，乍聆其名，同不谓新说确凿，绝非吾旧学所能窥见其毫末，其亦思《内经》巅疾之义云何？岂非即指顶巅言之，疾在顶巅，岂非与西学所谓脑经为病，同符合撰。盖巅本作颠，说文顶也。至于病名，则字加疒旁，而少去其页，乃作瘨字，但曰病也。似许叔重氏尚未明言其为何等之病（寿颐案：此字说文说解，盖病字上脱一瘨字，许书之例，每于篆文之下，复出某字，连下读之，段大令注六草部，谓凡草名，篆文之下皆复举篆文某字，曰某草也，浅人不知，尽以为赘而删之。不知葵菜也，尽草也。及水部河水、江水之类，皆为后人删去一字，其说甚是，则瘨字篆文之下，必以瘨病也三字说之，正是许君常例，无可疑者，瘨音同颠，谓非《内经》之巅疾而何）。至《玉篇》瘨都贤切，则曰狂也。《战国策注》及《广雅》皆曰瘨狂也。《广韵》一先都年切，瘨病也，癫上同，于是始风癫字。知后世之癫，古书止作瘨，而瘨即是狂，两病不分。又皆古人所共言，正不独《内经》为然，唯《难经》五十九难，则曰狂癫之病，何以别之，其答辞乃谓狂疾始发，少卧而不饥，自高贤也，自辨智也，自倨贵也。妄笑，好歌荣，妄行不休是也。癫疾始发，意不乐，僵卧直视，以两者病状，各为之描摹情态，曲尽形容，于是两证显有彼此之分。然今本五十九难，固未尝明言二者之一阳一阴也。唯二十难先言脉之阴阳，而忽以重阳者狂，重阴者癫两句继之。则狂阳癫阴，又是确有明文。后人以其说出《难经》，实是秦汉以来相传古本，又谁敢谓为不然，以自贻离经叛道之恶名，而授俗子以口实，至滑伯仁之《难经本义》，且直以二十难中重阳重阴等句，认为五十九难之错简，一转移间，而《难经》两节文义，居然各得其宜，颇似无缝天衣，至当不易。于是阳狂阴癫，狂动癫静，乃定为实在之病理，一若铁案已成，牢不可破。晚近医家，徒见夫患是病者，自有或动或静之异，又谁不以为阳动阴静，自有至理。寿颐窃谓病情之有阴阳，盖乃罗盘之子午，地球之两极，彼此对峙，各据一隅。故阳病为热，阴病为寒，冰炭殊途，虽在妇孺，亦所共晓。况乎一属重阳，一属重阴，则阴阳之偏，又是各踞其极，更无今日本是阳盛，至明日而即可转为阴盛之理，乃观夫狂癫之人，则有由动而渐静者，亦有由静而渐动者，且更有忽焉而动，忽焉而静，循环往复，变幻无常者。若曰阳病日久转入于阴，阴病日久转出于阳，始传末传，或自有此。剥复回旋之情势，然又何解于时动时静，起伏往来，不一其状者？此断不可谓为忽寒忽热，亦阴亦阳，互为乘除，迭相消长。究之世间此病，何地蔑有，方且以忽动忽静，进退变迁，不可思议者居其多数。而《难经》乃以一阴一阳，强为定断，理想之辞，盖已不攻自破。要之，狂癫为病，属于脑神经之失其常度，今已悬之国门，久有定论，圣人复起，而斯言不易。实即《素问·调经论》所谓血之与气，并走于上，则为大厥之候（医经厥字，本作逆字解，凡在反常之病，皆可谓厥。故寒亦称厥，热亦称厥，"调经论"大厥之厥，非以四支厥冷言也）。当其气火方张，阳焰甚盛，则动而歌哭笑骂，不避亲疏，及其事过境迁，晓之以理，有气火已息，则静而缄默僻处，无嗅无声，其由静而忽动者，则本于忧思积久，郁极乃申，其势遂一发而不可复遏，于是气火上燔，激乱脑神经，而失其知觉运动之常度。及其冲激已久，脑之神经，皆失效用，势必知觉运动，渐归泯没。而其人乃终至于不识不知，此又始动终静者之实在症情。若夫有时而动，有时而静，则即其气火之忽升忽降，时盛时衰，故当其阳焰偾兴，自必怒骂狂歌，无所不至。迫夫气平火降，则又深居独处，呓语喃喃，此必随其人之体力及气候之升降，而相与变迁。试观病狂之人，每发作于三春阳旺之时，若至秋冬二令，则较为安静。其为血与气并，交走于上之理，尤其明著。又安得谓春夏而其病即为重阳，至秋冬而其病又转为重阴者？然则二十难之所言，宁非一孔之儒，徒以臆见妄为分析，知其一而不知其二。间尝以《素》《灵》之所谓狂巅疾者，汇而考之，当以"脉解篇"太阳所谓甚则狂巅疾者，阳尽在上，而阴气从下，下虚上实，故狂巅疾也一节，最为明白晓畅。盖其所指为太阳者，本以阳气极盛言之（此太阳即易学家之所谓老阳，非十二经中之太阳，不可误认，近人莫枚士《研经言》癫说一篇，谬谓病自足太阳经来，为可治，正以读此太阳二字，作为太阳之经，是以所说全篇，皆成呓语）。唯其阳盛而尽在于上，故为狂巅之疾，正合西学家血冲脑经之义。在《素问》固明明谓之下虚上实，则阳盛于上，尤为显著（"脉解篇"，此节唯阴气从下四字不可解，太素亦同，盖传写有误）。古人且恒以狂巅疾三字合而言之，此胡可以两字联属之病名，强认作水火阴阳，彼此对待。厥论谓阳明之厥，巅疾走呼，妄见妄言，则所谓阳明者，亦阳盛之义，如正月二月为少阳，三月四月为阳明，五月六月为太阳之例，亦非十二经脉之阳明。《通评虚实》谓癫疾，脉搏大滑，久自已，脉小坚急，死不治。王注谓脉小坚急为阴，阳病而见阴脉，故死不治，则启玄亦知癫疾为阳病。"宣明五气篇"谓邪入于阳则狂，又谓搏阳则为巅疾。《灵枢·九针论》第七十八，亦言邪入于阳，则为狂。又曰邪入于阳，转则为癫疾（《灵枢》此节，上下文与《素问·宣明五气篇》大同小异，则

267

转字盖即搏字传写之讹）。凡此诸节，皆《内经》狂癫同为阳病之确据，且与"调经论"血之与气，并走于上二句，同一病理，更证以西学血冲脑经之说，无不同条共贯，此岂得仅据其一时之情状，而可谓此疆尔界，判如霄壤者。是以《金匮》亦谓阴气衰为癫（此所谓阴气衰，正是阳气盛而阴不能涵敛之义，亦与《难经》重阴之旨，判若天渊）。至《千金方》又谓邪入于阳，传则为癫痉，则又后人之明知癫为阳病者，从而可知《难经》重阳重阴之说，既失《内经》本旨而又大非病理之实在。即五十九难以二者之名，分析为动静两层，亦必非古人命名之真义，此必浅人推测，姑妄言之，谁谓越人竟能为此独断独行，敢以其尽天下后世，而谓他人皆不知考证《内经》，以来相诘责耶。然《脉经》本之，则曰阳附阴则狂，阴附阳则癫。《巢氏病源》本之则曰：风邪入并于阳则为狂，入并于阴则为癫（见第二卷风癫候，及风狂病候，又妇人病癫狂亦同）。孙氏《千金》本之，亦曰风入阳经则为狂，风入阴经则为癫，皆以一盲而引群盲，实即《难经》始作之俑，是胡可不远证之"素问九灵"，以正二千余年相承之谬耶。《素问·宣明五气篇》谓阳入之阴则静，阴出之阳则怒。虽与狂癫二者同为一节，然各有主义，非即以静承上文之癫，而以怒承上文之狂也。其上文谓邪入于阳则狂，邪入于阴则癫，搏阳则为巅疾，搏阴则为瘖，固明明以阳之狂对阴之癫，又以之巅疾对阴之瘖。《素问》文义未始不轻轺呈露。明明狂癫二者同是阳，万无可以指鹿为马之理。然则《难经》必以癫为重阴者，宁非离经背道之尤，医学恶魔，误尽天下后世。而五十九难又以两者病态，显分彼此，各为曲绘其阳动阴静之情状者，岂即误"宣明五气篇"阳入之阴，阴出之阳两句，而以为承上狂癫言之，遂有此无知妄作也耶。果尔，则断鹤凫，谬戾已不可究诘，窃怪夫周秦间之医家者言，何已鄙陋至于此极，岂上古神圣相传之心法，至战国而已扫地尽耶，又何惑乎六朝隋唐诸书，更多穿凿附会，而不可尽信也。噫，尚何言哉。

（见《三三医书》1926）

4. 释《难经》任脉为病其内苦结男子七疝女子瘕聚

《素问·骨空论》谓任脉为病，男子内结七疝，女子带下瘕聚。《难经·二十九难》亦曰任之为病，其内苦结，男子为七疝，女子为瘕聚，立言虽不必尽同，而大旨约略相似。寿颐窃谓《难经》言简而赅，标示病理，实出《素问》之右，良以任脉发源于下，循腹上行，以升举为担任之职，故任得其宜，则升发元阳，布护大气。而任失其职，则升其所不当升，气血循行，有乖故道。结滞窒塞，即升非所升之咎。廿九难以其病苦结四字，为任病之大纲，见得其先之结，尚在气分，则疝痛犹属无形。继而并及血分，则瘕聚乃为有象。疝与瘕聚，无非气血结塞，为之厉。爰以结字为之总括，以视《素问》之七疝言结，而瘕聚独不言结者何如？且还下为病，乃带脉之不能约束，开而不合，正与结之为病，两得其反，本不可相提并论，《难经》于此，略去不言，尤为有条不紊，此虽同为中古经文，或各有所受之，而参互以观。读古人书，正不可不自具只眼，以识透此淄渑之臭味。唯疝之与瘕，一浅一深，在气在血，病固不同，而经文以男女分析言之，似犹未确。徐氏洄溪《难经经释》，况谓男属阳，女属阴，故病之气血有殊，则以气血分说是矣。若以气阳血阴，而为经文男女二字作确诂，则胶柱鼓瑟，殊嫌拘执，未详绎古人论病之真旨。岂男子不当有血病，而女子不当有气病耶？未之思耳，所见太浅。须知疝以气言，古人本非专男子睾丸为病，《巢氏病源》详列疝病诸候，凡十一论，无一字及于男子之阴丸，是可为男女同病之确据。而金匮妇人杂病篇，则曰妇人之病，在中盘结，绕脐寒疝云云。且为妇女病疝之明文。若夫男子之癥瘕积聚，则固时有所见者，夫人而能言之矣。洎乎宋元以降，七疝名称，乃始有癫疝、狐疝两种，专为男子阴丸之病，近世俗子遂因此而误认疝病为男子所独有。然隋唐以上，固未闻有所谓癫疝、狐疝也。洄溪号称渊博者，何亦等于里巷之所见。盖望文生义，信手挥毫，而不自知之其误会耳。然今之乡曲医生，固无不知疝为男子之病名，若告以女子亦多疝病，当未有不哗然狂笑，引为话柄者，岂皆受教于洄溪老人者耶？亦可见医学荒芜，而能读古书者之难其选也。

5. 《难经》七冲门《内经》魄门合解

《难经》四十难有七冲门之说，命名既属新颖，取义亦复精当，考之《内经》，唯魄门二字，一见于"五脏别论"，曰魄门亦为五脏使，水谷不得久藏，盖言此为秽浊驱使之处，所以食物渣滓，不得久藏。读法当于使字绝句，与《难经》下极为魄门相合，其余六者皆不见于《素》《灵》《甲乙》，此在当日必为医学通用之名词。只以中古医籍，散亡殆尽，今乃无复可以取证耳。夷考其义，唯唇为飞门，齿为户门二者，词旨浅显，夫人能知，无烦多赘。其他则为《难经》作注者，间亦各有说解，似尚粗疏，未尽合训诂条理，今姑以一得之见，分而说之。会厌为吸门者，则以肺管之专司呼吸者言之。会厌有门，英医合信氏《全体新论》，所说最详。此门当吞食之时，自能紧闭气喉，密无罅隙，一俟食物乍过，其门即开以通呼吸，故气喉位在食管之前，而食物下咽，乃无误落气管之患。若偶不慎，微有滴水半米，杂入气喉，即梗塞难堪，痫瘷不止（按痫瘷见《玉篇》，曰物阻咽中，痫音胡，瘷音获，即物梗气管，其人必作痫瘷之声，以求其速出，此两字即所以拟其声，张氏泽存堂重刻宋本《玉篇》，阻误作蛆，今商务馆四部丛刊影印元坊本《玉篇》，痫瘷两字注中，阻皆误作蛆，唯瘷字下痫瘷喉阻不误）。设或竟不能出，则痫瘷不止，大伤肺管，延及二三月之久，即成肺劳不治。颐尝两次见有是病不仅中医无可用药，即就教西医，亦叹为未由措手。《难经》名以吸门，明言止通呼吸，大有深意。贲门之贲，古今多读如奔，滑伯仁《本义》，谓物之所奔响，虽未始不合于食物入胃之意，然食物非能自奔，则奔响之说，已非训诂之真，至徐洄溪《难经经释》，又本伯仁旧说，而申言之曰，物入子胃，疾奔而下太仓，则说得仓皇急遽，描摹太恶，几于老饕三日不食，喉中汩汩有声之态。如此说经，抑何可笑乃尔。岂得谓古人命名真旨，竟至若是。寿颐窃谓贲读如本，训为大，此乃胃之上口，食物所入，其口较大，不比胃之下口，及小肠下口，须得食物成糜，缓缓得传递，则胃上口之大于胃下口可知。诗贲鼓，训为大鼓，书盘庚用宏兹贲，传曰宏贲皆大，即其义也。至胃之下口，则以其幽深玄远，故名曰幽。若小肠、大肠交会之处而名曰阑门，固亦取于遮拦之义，然非以分别水谷，须知胃无消水之能，亦无泄水之路，汤饮人胃，先从胃中微丝血管吸入回血之管，此亦合信氏之所已言（详见《全体新论》）。考任脉有分水之穴，本在脐上一寸，其名极古，此穴正在胃下，古人当亦知水分于胃，所以有此俞穴之名。而小肠下口，直接大肠，其部位乃在少腹右角，与溲溺之水全无关系，奈何洄溪之说《难经》，竟曰小肠之下，大肠之上，纳滓秽于大肠，泌津液于膀胱，水谷如此而分别，故曰阑门，谓拦截分别，不得并出云云。则竟说成小肠有二下口，一通大肠，一通膀胱，最堪捧腹。虽膀胱上流，有输尿之管，其来自肾，本于西人剖验，初非吾国医界所知，然强不知以为知，无中生有，随手写来，造成莫须有之说，以疑误后学，徐老亦果于师心自用矣。若夫肛门之名魄门，向来均谓肺与大肠相为表里，经言肺藏魄，故大肠下口，即名魄门。是说也，举国宗之，莫敢异议。颐则独期期以为未可，假使果以肺与大肠表里之故，而大肠下口，因名魄门，则小肠与心亦为表里，

269

经言心藏神，何以小肠下口，不名神门，比例最近，此非魂魄之魄甚明。尝考庄子"天道篇"，然则君之所读者，古人之糟粕已夫。陆德明音义引司马云，烂食曰魄，一云糟烂为魄，本文作粕，音同。始知魄门之名，固即食料糟粕，由此而出之义。以魄为粕，古有明征，岂不恍然大悟。然则古今之读《难经》者，宁非尽在梦中，且因此而悟及《内经》有所谓开鬼门者，与下句洁净府，属成文，盖亦开泄糟粕之意。疑鬼字即此魄字之伪，当时传写者误脱其半，遂致不可索解，而说者咸谓乃是发汗之意，以肤腠玄府之义，勉强比附言之，亦属无可奈何之意想。而岂知古人真义，固未尝如是也耶。

（见《中医世界》1929）

6. 论三十难肝沉肺浮之义

肝位于下，故谓之沉。肺位于上，故谓之浮。即以五脏本体言之，浮沉之义，一言而决，无余蕴矣。故诊脉之法，肺应在寸而取之于浮，肝应在关而取之于沉。本乎天者亲上，本乎地者亲下，亦自然之理。至浅至显，无待深求者也，即欲进一步而言，以阴阳消长之说解，则肝应乎春，由阴而初出于阳，阳气犹微，阴气甚盛，经所谓肝为阴中之少阳，通于春气者是矣。肺应乎秋，由阳而乍入于阴，阴气犹微，阳气甚盛，经所谓肺为阳中之少阴，能于秋气者是知。《难经》于此，更推本少阳、少阴之义，而申言之曰：肝行阴道多，肺行阳道多，则肝为阴而所以当沉，肺为阳而所以当浮之理，愈其昭然若揭。何以三十三难发问之辞，则拘泥肝木肺金，而有疑于木不当沉，金不当浮，已未免胶柱刻舟，执而不化。而所以为之答者，乃又以木金之故，势不有直说木之可沉，金之可浮，则又远引五行化曜，借乙庚丙辛，强为联合。竟谓乙木化于庚金，辛金化于丙火，于是肝不为木而为金之沉，肺不为金则为火之浮，迂远其辞，似未尝不言之有物。然肝木肺金，尽人能知，乃一变而肝能乐金，肺能就火，则金必克木，火必刑金。试以肝肺德性思之，将畏之唯恐不及，而顾能就而乐之，以从其化，仇敌也而反能忘其本性，舍己从人，类乎不类。盖化曜一说，虽亦出于古之五行家言，然其理究难推测，彼习子平学者，必以甲遇己，以乙遇庚，乃始有从化之法。若其有甲无己，有乙无庚，即不当化，是可说也。奈何医家之言五运者，则曰甲己之年为土运，乙庚之年为金运，两不相值，化从何为，所见已出子平之下。而《难经》是节，则肝本木也，而竟能从金，肺本金也，而竟能从火，离奇已甚，绝非事理之当然。纵能粉饰其辞，附会阴阳夫妇，藉以自圆其说，究之穿凿太过，斯未敢信。且所谓木得水而浮，金得水而沉，以木金之本质言之，可也。而乃曰肝得水而沉，肺得水而浮，已是多一水字，似不于伦。肝肺为脏，何待于得水而始知其沉浮。若曰取此二者，置诸水中而实验之则盗跖行为。肝人之肉，言生理学者，不当作如是想。而此节之末，又曰：肺熟而复沉，肝熟而复浮，则肝也肺也，何由而熟，又百思而不得其解。善乎徐洄溪作《难经经释》，改作热字，而解之曰，肺气热则清气下坠，肝气热则相火上升。言明且清，庶为斩绝葛藤之唯一妙法。此盖古人传写，无心之讹，奈何向之注家，皆从热字转展附会，愈说愈杂而其义愈不可晓。岂将以此肝肺二脏，煮而熟之，作盘中羹乎。是黄巢闯献之轶事，不图医学家言，骇人听闻，乃至于此。然凡为《难经》作注者，偏能侃侃而谈，窃于著作之林，亦焉往而不误尽天下后世耶。《素问·六节藏象论》肺为阳中之少阴，能于秋气，今本王注《素问》，少阴误作太阴，宋人校语引《甲乙》《太素》皆作少阴，此启玄本之误，不可不改。

（见《三三医报》1925）

7. 论《素问》经文疑窦及诸注家同异得失

一经文之可议者，王注本"上古天真论"第一，昔在黄帝，生而神灵，弱而能言，幼而徇齐，长而敦敏，成而登天。颐按生而神灵五句，原出大戴礼五帝德篇，而龙门子长五帝纪因之，其第五句本是成而聪明，乃《素问》则改聪明为登天。以医学最古经文，而开卷即是杳冥恍惚之辞，岂非后学之附会点窜，考首山铸鼎，群龙下迎，乘龙登天，攀龙乌号等说，出于子华子，本是伪书，皆秦皇汉武时，方士迎合时君嗜好而作，胡可认作事实。史迁于五帝纪中，独于黄帝一节，大书葬桥山一句，说者谓子长作史之时，正文成五利辈，侈谈神仙，托始黄老之日，故特书葬地。隐隐然示以成仙之谬，其说最有至理。而后人之借左经以惑众者，且转以此而创为桥山葬黄帝之衣冠云云。怪妄之尤，岂容存而不论。近时新学昌明，事事当求实践，吾国医学，恒为近人薄视者，即因此荒诞不经，有以授之口实，此宜切实深明者一也。张隐庵注谓登天是登天位，亦曲为之说。

"热论篇"伤寒一日，巨阳受之，二日阳明受之，三日少阳受之云云。虽曰撮举病情之次第，树之标准。借一日、二日而言其步骤，似无不可，然究竟六经传变最是无定，断不能呆执次序，以卜进退。近人论此，已谓病之轻者，多日尚在一经，未必皆传。重者一日可以传数经，其说最确，且仲景本论，必以太阳篇居首者，亦以伤寒之大概言之。则寒邪为病，必多由太阳经始，其实起病之初，亦必有不在太阳，而在阳明、少阳者（温病热病更多如此）。且更有直中三阴者，必谓六经递传，按部就班，不得逾越，已觉言之太板。而七日太阳病衰，八日阳明病衰，逐步进者，又复逐步而退，更是呆之又呆，岂可为据？然此仅泛论其造进层次，尚无大害。最奇者，帝问治之如何？而答辞则曰：未满三日者，可汗而已，其满三日者，可泄而已，则凡是伤寒温病，治法止须或汗或下，而全体大用，无不可赅。仲景又何必多事，编为伤寒一论，此理之所必不可通者。而谓上古医学，竟有如是之简易直诀，从而可知此类文字，必有为门外人，妄为窜改者矣。

一王注本之经文讹误者。据宋校王注，所引全元起本，及《太素》《甲乙经》，其有异于王本者已不少，若更考《脉经》等书，则同异更多。而据近袁刻之《太素》不全本，则有异于王启玄本者，且不胜数，虽《甲乙》《脉经》《太素》诸书，或有改字，未可全据以校改启玄之本，然明明彼是而王者确有可指，而启玄皆不能正，兹略举之。

"六节藏象论"心者，生之本，神之变也（据宋校引全元起本，及《太素》皆作神之处是）。为阳中之太阳，通于夏气。肺者，为阳中之太阴，通于秋气。肾者，为阴中之少阴，通于冬气。肝者，为阳中之少阳，通于春气。宋校云，肺为太阴，《甲乙经》并《太素》作少阴。肾为少阴，《甲乙经》并《太素》作太阴。肺在十二经虽为太阴，然在阴分之中，当为少阴，肾在十二经虽为少阴，然在阴分之中，当为太阴。又云，肝为阳中之少阳，全元起本并《甲乙经》《太素》，作阴中之少阳。又谓王氏不引鸡鸣至平旦天之阴，阴中之阳为证，则王注之失可见。

寿颐按：此言阴阳太少，即学易者之所谓老阳、少阳，老阴、少阴，是两仪生四象之义，与十二经脉之太少阴阳，不可牵混。春令由阴而出于阳，阳气未盛，故曰少阳，即曰阴中之少阳。至夏令则阳极盛矣，故曰太阳，即曰阳中之太阳。秋令由阳而入于阴，阴气未盛，故曰少阴，即曰阳中之少阴。至冬令则阴盛极矣，故曰太阴，即曰阴中之太阴，而肝、心、肺、肾四脏之应乎时令者，其阴阳太少之义如此。本与十二经脉之阴阳无涉（《金匮真言论》谓平旦至日中，天之阳，阳中之阳也。日中至黄昏，天之阳，阳中之阴也。合夜至鸡鸣，天之阴，阴中之阴也。鸡鸣至平旦，天之阴，阴中之阳也。其阴阳盛衰之理，亦是如此）。《难经》七经，冬至之后，得甲子，少阳王。复得甲子，阳明王。复得甲子，太阴王。复得甲子，少阴王。复得甲子，厥阴王。王各六十日，六六三百六十日，以成一岁，此三阳三阴之王时日大要也（此以四时阴阳，分作六节，虽与四时之阴阳太少，微有不同，由阴出阳，由阳入阴之渐，层次尤为明晰。但太阴、少阴，亦是互伪，必当先少阴而后太阴、厥阴。昔人谓厥阴为阴之尽，即为阳之始者，其义即在此）。《金匮要略》亦言冬至之后，甲子夜半，少阳起，少阳之时阳始生，天得温和。《脉经》三卷心、小肠条中，双行小字，亦曰阳得春始生，名曰少阳，到夏洪盛，名曰太阳，互说尤为明白。则王本《素问·六节藏象篇》肺为太阴，肾为少阴，明是浅者不知此义，谬谓即是十二经脉之太阴、少阳，而妄改之。遂与肝为少阳，心为太阳之义，彼此不通，浅人目光之短，尤其可鄙。宋校《素问》，于"刺禁论"肝生于左，肺藏于右二句下，引杨上善说，谓肝为少阳，阳长之始，故曰生。肺为少阴，阴藏之初，故曰藏。是杨氏之《太素》注文，杨能知肝为少阳，肺为少阴。而启玄则竟据误本，曲为敷衍，此王不及杨之明证。颐所谓启玄所据之本，已非善本，固全书中之数见不鲜者，而此其尤为显著者也。又"四气调神大论"，逆春气即少阳不生，逆夏气则太阳不长，亦即此义。则逆秋气必是少阴不收，逆冬气必是太阴不藏。而今本太阴、少阴亦已互伪，虽宋校不言，似其误尚在宋校之后，然王注竟谓少阴行气，生化上焦，则王所据者，又明是误本，此盖宋校之忽略亦当正之。

"四气调神大论"少阴不收，肺气焦满，盖谓秋不肃降，肺气不收，所以有肺热叶焦，窒滞胀满之变，此焦字指肺热而言，最是明白晓畅，启玄乃能认为上焦之焦何其迂曲，总之王注误者甚多，不可枚举。

"脉要精微论"浑浑革至如涌泉，病进，而色弊绵绵，其去如弦绝者死。启玄注革至者，谓脉弦而大，实而长也。绵绵言微微似有而不甚应手也。又谓病候日进而色弊恶，如此之脉，皆必死也。是王所据之本，确是如此，毫无可疑者。马玄台等诸家，无一不从王本，然宋林亿等新校正云，《甲乙经》及《脉经》作浑浑革到至如涌泉，病进而色，弊弊绰绰，其去如弦绝者死（浙局本如此，宋人校语亦是色字）。按今本《甲乙经》四卷，固同浙局本之宋人校语，亦是色字。然义不可通，且不可断句。而考之《脉经》一卷第十三节，则色乃是危字，余如浙局本之语，乃始恍然。王本之误，一至于此，而启玄亦能望文生义，如此作注，可嗤孰甚。其宋人校语是之色字及今本《甲乙》亦是误明矣。虽弊弊二字，尚不可解，然浑浑革革者，言其浑浊刚劲，无胃气和缓之意，故为病进而可危，若至绰绰去如弦绝，则真脏脉也，故可断其必死。设如王本，皆不可通矣。然马氏吴氏辈，无不从王氏，即号为博通之张隐庵，亦不复参考他书，而祇知有王启元之一本，皆能随文敷衍，不顾其理难安，医家眼界，何其固陋至此，而谓诸家注文，尚有可信之价值耶。

一经义之至精至确，而汉唐以后，讹以传讹，不能悟彻原理者。"水热穴论"帝问：少阴何以主肾？肾何以主水？岐伯曰：肾者至阴也，至阴者盛水也，肺者太阴也，少阴者冬脉也。故其本在肾，其末在肺，皆积水也。颐按此言积水之由，肺与肾交受其病，虽至阴盛水，太阴、少阴之义，尚未说明理由，而其本在肾，其末在肺二句，已言明水肿根萌在此二脏。故有头面先肿，而后跗肿，以及四肢腹背者，亦有足跗先肿，而后肿上头面，以及肢体胸腹者。昔人固曰：面肿宜开泄肺气，足肿则通利小溲，是肺与肾之治法，尤其凿凿有据。至喻氏嘉言，更以禽与畜证之，谓有肺者有溺，无肺者无溺，盖可知小水之

272

分，确以肺脏为其枢纽，而肺热者溲且不行，证以诸家治案，固有历历可指者。知水出高源四字，非同臆说可比。则"经脉篇"，所谓少阴脉上入肺中者，其机括或正在是。然汉唐以逮元明，治水肿者，固无一人能推就到此矣。近有据西学解剖说，谓禽类有骨附着处，有之质，即是禽类之肺，以驳嘉言者。究竟此点，亦推测之辞，而其形实不分明，即或作用有近于肺，而究不可竟谓之肺。况无肺者，小水不分，最其显而此说，必不可诬。又帝问肾何以能聚而生病？岐伯曰：肾者胃之关也，关门不利，故聚水而从其类也。上下溢于皮肤，故为胕肿。胕肿者，聚水而生病也。颐按水入胃肠，清浊不分，水道不利，则为肿胀，近世之治此者，明知由于脾肾阳衰，谓脾不能健运，而水不分，肾不能蒸气，而水不利，其法似从崔氏八味丸用附桂悟出。顾未明言其何以而系于肾脏者，而"水热穴论"，乃有肾者，胃之关也一节。王注止言关者，所以司出入，肾气化则二阴通，二阴阂则胃填满，关闭不利，聚水云云。全是架空立论，无以说明其真相焉。马玄台亦从启玄旧注，敷衍一遍，毫无实在。张隐庵则曰，此言水由中焦入胃之饮而生，从下焦决渎而出，故关门利，则聚水而从其类。盖肾者主水，水不顺流，则水亦类聚矣，仍是一片空话。其子兆璜，且谓关是关戾，即《金匮》之所谓了戾，不利则不得溺，重读关字，而与肾脏提开，更非经意。其实肾之与胃，何以有此一重关系，则吾国医家，竟是从古莫名其妙。所以经文肾为胃关一节，亦复何能悟彻至理。盖缘吾国医家之言小溲者，金元以降，恒自小肠而来。脐下一寸水分之穴，即是分泌小水而入膀胱之路，无奈小肠下口，即是大肠上口，一路衔接而下，确与膀胱不相联属。于是借气化二字，演出无数幻影，遂致膀胱上口、下口各为一说，彼此攻讦，奇奇怪怪，可谓牛鬼蛇神，无奇不有。而终不能悟到小水何以而入膀胱。更可知《素问》有肾为胃关一说，直至近今，西学东渐，始知膀胱上口，原有输尿之管，本自两肾而来，全与小肠无涉。则千百年来，皆谓小水出于小肠者，岂非梦话。且知水之所以入肾者，本于胃中无数微丝血管，吸引水质，尽入络脉，行于周身，遇热则肌腠开泄而为汗，否则传到肾脏，即入输尿之管，直达膀胱。始悟经言膀胱气化之理，其源如是。而经言肾为胃关之真旨，乃始大白于天下。可见水之所以不行者，即由肾气无权，输尿之管，不称其职，于是水在脉络之中，积不能行，愈聚愈多，安得不上下溢于皮肤，发为胕肿。《素问》本文，何等明白晓畅。即可知八味肾气一方，温养肾阳，分泄利水，制方之旨，即为是证而设，方名肾气，早已揭诸正义，明诏后人。而仲景书中，凡是肾气丸主治，几于每条皆有小水不利四字，是小水之所以不利者，其本无不在肾。中古以上，固是尽人能知，而自唐以降，久已若明若昧，逮金元，尤其昏昏默默，暗无天日矣。以上古医学之为不可及，而唐宋以来医家之言，有未可恃者也。

"调经论"，血与气并，则为实焉。血之与气，并走于上，则为大厥。厥则暴死，气复反则生，不复反则死。颐按此节启玄无注，观马氏谓专并于上，则气上而不下，当为大厥之证云云。隐庵谓血之与气，并逆于上，则为大逆。逆则暴死，气复反则生，不反则死，此血与气共并于上，则为实也。两家注文，不过随文敷衍，无甚发明而人之读此者，都谓此是昏厥之病，终不能悟其血气并走于上之故。唯西学家言，则以为中昏瞀之病，号为血冲脑经。据其剖验所得，凡死于是证者，其脑中必有死血及积水，因知是血之上冲，致脑间血管暴裂，故又谓之脑失血、脑溢血，甚有径称之脑血管破裂者。彼以所见之实在证据而言，岂不确凿可信。然病之来源，血何以而上冲脑，何因而溢血，则治彼之学者，亦未闻其有切实之发明，因而亦不易有迅捷之经验，仍是知其然而不知其所以然。而中国医家，乍闻此血冲脑经四字，更是莫名其妙。唯有摇头咋舌，存而不论。独蓬莱张伯龙雪雅堂医案，谓脑有神经分布全体，以司运动知觉，唯其人阴虚于下，不能涵阳，以致气火俱浮，肝阳陡动，气升血升，上迫冲脑，扰动神经，乃为昏厥暴仆，或失知觉，或失运动，或为全体瘫痪，或为半身不遂，或为喉舌謇强，或为口眼喎斜，或则肢体不仁而知识未泯，或为神志昏愦而运动犹能，皆其脑之神经为病。故其发猝暴，顷刻而来，虽病者亦莫知其然而然。"调经论"所谓血之与气并走于上，则为厥者，正与西学血冲脑经之理，彼此若合符节，此其融会中西两家医理，沆瀣一气，说明此病真情，确是揭破二千年不传之秘。始知从前之为《素问》作注者，正如雾里看花，蒙蒙莫辨。颐窃谓血冲脑经之理，在彼以剖验得之，固与吾国旧学，分道扬镳，方以为彼之新有发明，而初不谓吾国古籍早已于三千年前，言之如是透彻。上古虽未闻有脑经之说，然试问并走于上之谓何，岂非病在于脑，古人早已明言。而惜乎读者不悟，蒙蒙昧昧者数千年，直至西学东渐，而始得此确凿之佐证。且彼仅据脑中死血而言，遂谓是血之上冲。然试问或有积水者何故？则其人病发之时，本是气与血并交走于上，迨其人既死而气冷化水，存积脑中，亦固其所。然彼中之学者，介能据有形之死血为证，而不复悟及气亦上冲，又何若《素问》之气血并讲尤为至精至当乎。且寿颐因之而悟及《素问》之论是证，固已数见不鲜，试为举之如下。

"通评虚实论"，谓仆击偏枯，肥贵人则膏粱之疾也。此指富贵之家，肥甘酒醴，积湿凝痰，声色姜媵，斫丧元气，因而虚阳猝动，暴厥猝仆，如有所击，非血冲脑经而何。

"玉机真藏论"谓春脉太过，令人忽忽眩冒而巅疾也。眩是头目眩运而旋转，冒是神志迷冒而昏瞀，谓之巅病，则病在顶巅，已不啻明言其病在脑经矣。

"脉要精微论"，谓厥成为巅疾。厥为巅疾，非脑经之病而何？王启元注，厥谓气逆也，气逆上而不已，则变为上巅之疾，似启元亦能知是病在于脑者。

颐按巅顶之巅，古止作颠，如广则作瘨，《说文》瘨病也。许叔重尚未说明瘨为何者之病，迨《广雅》则谓，瘨，狂也。《玉篇》瘨都贤切，狂也。是瘨音同颠，又瘨小儿痫病，是瘨即癫字。故《素问》巅疾，他书亦多有作颠疾者，至广韵乃有癫字，为瘨字之重文，注曰上同，尤其瘨、癫同字之明证，则凡瘨、狂、癫诸病，在古人造字之时，固无不知其病在顶巅者。正不独医学家知其病在于脑，奈何后人止知是癫痫、癫痴、癫狂，而不能知有巅顶。此乃汉唐以降，字学之不讲，反觉西人血冲脑之说为可异，而彼亦止知是特别之发明，如其小学皆精，则一见此字，当无不知其病在头脑者，此古学必不可不讲，孰谓医果小道而可不博览群书乎。

"生气通天论"，谓阳气者，烦劳则张，精绝，辟积于夏，使人煎厥。目盲不可以视，耳闭不可以听，溃溃乎若坏都，汩汩乎不可止。此节煎厥二字，不甚可解，然谓人之阳气以烦劳而其焰愈张，是即气火俱浮，肝阳暴动之义。精绝者，盖言阳焰既旺，而阴精欲竭耳。更遇夏令阳盛之时，则阳气辟积，发而为厥。盖与"调经论"大厥之义，同一病理（辟积者，复叠重累之意，其字亦作襞积，如今女子之裙折裥者是。故辟字有积义，论语乡党帷裳，朱注谓腰有辟积，而旁无杀缝者是也）。目盲不可视，耳闭不可听，则即"五脏生成篇"之所谓徇蒙招尤，目冥耳聋，已是天旋地转，日月无光之候。更申之以溃溃乎、汩汩乎二句，无非形容其昏然无识，莫名其所苦之状，谓非气血上冲，眩晕昏瞀，猝厥暴仆之病而何？奈何古今注家，未悟此意，说得惚恍迷离，不复可晓，适以贻误后人。而《素问正义》反以愈注而愈晦，亦何贵乎有此点金成铁之笺注耶。"脉解篇"又有善怒者，名曰煎厥一条。盖怒则火气上升，因而暴厥，其状亦犹是也。

274

又阳气者，大怒者则形气绝，而血菀于上，使人薄厥。

颐按菀即郁结之郁，诗都人士，我心郁结。郑笺，犹结也，积也。薄，迫也。《左传》薄诸河，楚河，楚师薄于险，皆逼迫之义。以大怒而血积于上，迫之使厥，其为血冲入脑明甚。宜乎西人解剖所见，间致脑血管破裂，而脑中有死血矣。

"脉要精微论"，浮而散者为眴仆，言气火上升，有升无降，故眴仆之脉，且浮且散。眴，本训目摇，与瞚字、瞬字音义相近，非眩晕之眩。然古多能用，剧秦美新臣尝有颠眴病，已借眴为眩矣。

"五常政大论"发生之纪，其动掉眩巅疾。又厥阴司天，风气下临，目转耳鸣。"六元正纪大论"，太阳之政，壬辰壬戌，其病掉眩目冥。少阳之政，壬寅壬申，其病掉眩。又厥阴司天，三之气，民病耳鸣掉眩。又木郁之发，耳鸣掉眩，目不识人，善暴僵仆，火郁之发，瞀闷懊憹，善暴死。又少阳司天，三之气病昏愦。又少阳所至，为瞀昧暴病，为瞤瘛暴死。颐按：此皆厥阴风木，及少阳相火用事，致有上述种种病变，无一非肝阳煽动，气升火升，迫血冲脑之病。发生之纪，所谓木运太过，即壬年是也。此乃脏气之应乎天气，而风火自动者，病皆在耳目顶巅，岂非气血并走于上之血冲脑经病耶。"脉解篇"，太阳所谓甚则狂巅疾者，阳尽在上，而阴耗从下，下虚上实，故巅疾也。颐按此太阳者，盖言其人阳气太盛，所以气血上菀而为狂妄，是即在巅之疾。阳气在上四字，说得何等明白。又申之以下虚上实一句，则气升火升，迫血冲脑之义，尤其昭明皎著，与十二经络之太阳经病何涉。然启玄作注，竟以太阳之脉上额交巅，妄为附会，而后之学者，遂莫不误认为太阳经病。莫枚士研经言，且谓巅病自太阳经来者为可治，究竟不能明言其如何治法，岂非信手拈来，而实则自己亦莫名其妙。只为王注一误，而至今莫能是正。颐窃谓此经注家，甚多点金成铁之谬，此医经之所以愈不易读也。厥论巨阳之厥，发为眴仆，阳明之厥，则巅疾欲走呼。颐按此巨阳阳明，亦以阳气之盛而言，唯其阳盛于上，巅受其病，故或为眩运而倾仆，或为狂悖而走呼，皆即气血冲脑之症，必非太阳、阳明之经可知，亦犹"平人气象论"之太阳脉至，阳明脉至。"至真要大论"之太阳之至，阳明之至，皆以时令之阳而言。本非太阳、阳明之经脉，而《难经》七难，冬至之后，得甲子少阳王，复得甲子阳明王，复得甲子太阳王，则阳气以渐而旺，尤其明白。此胡可以经络之义，强为比附者。虽厥论此节下文有以经取之一句。似乎经义以经络立论，确为明文，然与眩晕昏狂之病情，必难符合，恐经文已有为浅人篡改者。而王氏之注，专以经脉作解，则此公固惯于望文生义者，亦不足征也。

"宣明五气篇"，搏阳则为巅疾。搏阳，言阳气盛而搏击，犹言重阳为狂云尔。"方盛衰论"，有余者厥，一上不下，又气上不下，头痛巅疾。颐按此言气盛于上，故曰有余，曰一上不下。又曰气上不下，则病情尤为显著矣。

"著至教论"太阳者，至阳也，病起疾风，至如霹雳，九窍皆塞，阳气滂溢，嗌干喉塞。颐按今霹雳作霹雳。此节文义虽不甚条畅，字句间恐有伪误，然大旨则尚明白，可以通之以意。不必拘拘于逐字逐句，尤其熨贴。盖谓太阳是阳气之至盛者，所以病发猝暴，迅如疾风霹雳。以致阳尽上浮，九窍皆塞，嗌干喉塞，则与煎厥、薄厥、大厥之义，情状皆符，谓非气血并走于上而何。观此节以至阳之二字，为太阳作注解。则上数条之所谓太阳、巨阳、阳明者，其犹堪相证。又安得误认作十二经中之太阳、阳明耶，且十二经之太阳，人皆共知为寒水之经，则且可谓之至阴，而《素问》直目之为至阳，其故可深长思矣。

"阴阳别论"，阴阳虚肠辟死。颐按肠辟之辟，今旨作澼，独浙局重刻明顾氏影宋嘉祐本，此处作辟，尚无水旁。且有宋校语曰，全元起本辟作澼，是宋人所见此本，确无水旁之明证，而当时之全元起注本亦已作澼。颐谓此是辟积之辟，本有积义，此病属于积滞，无人不知。正当用不从水旁之辟字，加水作澼，明是后人之孳生字，初非别有一义，此与庄子所谓洴澼之澼字两不相涉。然自有水旁之肠澼，而是病之正义遂晦。幸得宋本《素问》，尚存此一辟字，而积辟为病，几可推相知，绝无仅有，竟如鲁之灵光，非常可宝。此古本书籍之所以名贵，而集韵之训澼为肠间水者，得毋即以肠澼之故而附会为之，则亦望文生义，反以疑误后人矣。王注于此，谓为辟阴，舍直捷爽快辟积之正义而不讲，反以索之空虚，亦何贵有此注解。马氏、张氏虽知是辟积，而正文皆有水旁，亦当以宋本正之（今袁氏刻《太素》残本三卷二十二叶亦得肠辟，又十五卷二十六叶。肠辟三见。又二十六卷七叶，亦作肠辟，皆不作澼，真古本也）。

一经文本义明白晓畅，而反为注家说得牵强不可能者。颐按《素问》注本，所见不过王启玄、马元台、吴鹤皋、张隐庵、高士宗等家，此外则如张景岳之《类经》、薛生白之《原旨》、陈修园之《节要》、汪切庵之《类纂》而已。汪固不足道，即其余亦止觉敷衍者多。若曰发明，竟不敢谓谁氏足以当此二字（《原旨》亦甚粗略，似非薛氏手笔）。且不独无甚发明也，颇似经文本极明白，而反为注家说得晦不可解者，则随在而是，不胜枚举，兹姑略述一二，以博高明一哂。"阴阳应象大论"善诊者，察色按脉，先别阴阳，审清浊，而知部分，视喘息，听声音，而知所苦，观权衡规矩，而知病所主。按尺寸，观浮沉滑涩，而知病所生。以治无过，以诊则不失矣。寿颐按此节，善诊者察色按脉，先别阴阳，是总提纲。以治无过，以诊则不失矣。是总结中间四排句，文义极明白，知部分，知所苦，知病所主，知病所生，排句一律，尽人能知。而启玄作注，乃以治断为一节，则知病所生以治，六字已不成句，而无过以诊四字，尚复成何句法。此公颟顸实是可笑已极。宋校引《甲乙经》，以治下多一则字，尤其显豁。盖以治无过四字，治字一读，过字一句，亦与以诊则不失矣。两则字，《素问》无之，是省字法，古书中亦甚多此例，不料启玄竟能读得如此不堪，可见此公文理实在浅率，全书中谬戾甚多，本是不可偻指，而此其尤甚也。知病所生，据宋校引《甲乙》知病所在，则王本生字亦误。

"五脏生成篇"，色见青如草兹者死。寿颐按：此兹字当作兹，从二玄，今本皆作兹，伪也。按《说文》兹，草木多益也。从草，丝省声，音子之反，引申其义，转为干草制成之席。《尔雅》释器，蓐谓之兹，注兹者，蓐席也。兹，说文黑也，从二玄，会意。朱骏声《说文通训定声》曰，玄亦声。许叔重引"春秋传"，何故使吾水兹。今本左氏哀公八年传已皆作滋。阮文达校勘记引叶抄释文则尚作兹。陆德明亦曰，音玄，阮刻左氏注疏，尚有此音，而广韵、集韵胡涓切，中皆有兹字。颐按兹之与兹，真书最相似，其实则形音义三者皆大异，正以兹字习见，兹字少见，遂至汉唐以后，多混为子之切之一音。《玉篇》及徐鼎臣之说文音切，徐楚金之说韵谱（据冯桂芬手写刻本，然音则虽为子之切，而其形固仍是二玄也），皆以黑色之兹字，读如草丝声之兹，小学名家，犹有此误，复何论其他。是以《康熙字典》兹字，亦先列子之切之一音，且谓兹兹二字，音同义别，是即踵《玉篇》二徐之误，可见从二玄之兹字，当读为玄音者，几于无人能知。然试思字从二玄，何以有从草丝省声之音读，六书之学，岂有是例，一语道破，则其误最是显而易见。朱氏骏声为许叔重补出玄亦声三字，确当不易。且左哀公八年传，释文音玄，字典亦引之。此唐之旧读原是不错，则误读子之切者，尚在唐后，二徐之误，必不可从。《素问》此篇此字，王启玄注兹，滋也。言如草初生之青色也。王氏不识此字，本无足怪，然谓如草初生，已非许氏兹字草木多益之正解。唯似皮附古说，实则杜撰训诂，何可为据？一果如其说，如草初生之青，则芊绵柔嫩，润泽异常。昔人所谓草色如油者，正其生意盎然，郁郁葱葱之象，何可反以为将死之色。为古书作注，而说来适得其反，尤为可笑。马玄台注则曰，如草之滋汁，其青沉夭，则改兹作滋，而添出一个汁字，亦从王注而敷衍为之，正如五十步与百步，可以为启玄之应声虫，究竟亦是杜撰。且草汁之色，亦未必沉夭（夭读为杳，《素问》中有所谓色夭不泽者，言其色之杳冥晦暗而不润泽也）。张氏隐庵则曰：兹，蓐席也。兹草者，死草之色。青而带白也，虽用《尔雅》旧诂，然蓐以干草为之，已无青色，于义实不可通，乃复以死草之色青而带白，为之申明一句，须知干草色白，岂经文青字本意，是以古人之书，随意谭谭，左之右之，无所不可。隐庵之从心所欲，固觉爽快，其亦思训诂体裁，有此法度否耶。颐谓此字，明是从二玄之兹。凡从玄之字，皆有黑义，草色而兹，方是青中多黑，黝黯陈腐，晦滞不明，所以为其人将死之朕兆。"脉要精微论"亦言青欲如苍璧之泽，不欲如蓝，此蓝是染色，即今之靛，深青黑黯，望之如墨，但觉晦浊，全无精神，与此节草兹同义，亦可借作旁证。更《史记·仓公传》齐丞相舍人奴病，望之杀然黄（张守节"史记正义"杀所亥反）。察之如死青之兹，今各本《史记》虽皆误作兹，独毛子晋汲古阁刊，《史记》集解本，正作二玄之兹，金陵书局重刻毛本亦然，则所谓死青之兹者，义与《素问》合，而其字从二玄，乃是确证。岂颐之好奇，而妄与王启玄等辨难耶。

经文篇次：《素问》篇次据宋校引全元起注注本，不独前后次序与王注本彼此绝异，即篇目名字，复多不同。甚者一篇之中，错综离合，不一而足，更何论乎字句间之两不相合。启玄自序，明言迁移以补其处，加字以昭其义，区分事类别目以冠篇首云云，则重定篇名，自为编次，绝非唐时固有之旧，更何论乎六朝以上，而其中"天元纪"等七篇，据宋校与全元起注本所无者，林忆等谓《素问》第七卷，亡久矣，皇甫士安序《甲乙经》已言有亡失，《隋书·经籍志》载案七录，亦云止存八卷。全元起隋人，所注本书乃无第七，王冰乃唐宝应中人，上至晋皇甫谧甘露中，已六百余年，而冰自以为得旧藏之卷，今窃疑之。观"天元纪大论"等七篇，篇卷浩大，不与《素问》前后篇卷等。又且所载之事，与《素问》余篇，略不相通。疑此七篇乃"阴阳大论"之文，王氏取以补所亡之卷云云（见王本注序文宋人校语）。颐按《隋书·经籍志》，医方之首，虽载《黄帝素问九卷》，而注曰梁八卷，是即据梁之七录，已存八卷而亡其一，则隋时何以复得九卷之全，盖仍其旧而言之，其实则止有八卷耳。故其后又载《黄帝素问》八卷，注曰全元起注，是即宋校所见之全元起注本。起字作越，盖传写不同。今据宋人亲见是书，皆作起不作越，则是误字。全注既止有八卷，而宋校且谓所缺者是其第七卷，则此一卷，确是亡之已久。不应至唐中叶以后，反得其全。启玄自谓旧藏，实是欺人，断不可信。其"天元纪大论"等七篇，专言五运六气之太过不及，诚与《素问》各篇皆不相通，别是一种学说，显然可指。盖亦古者医学之一派。然林等谓此篇即是"阴阳大论"，则亦揣测之辞，未尝确有所据。考"阴阳大论"之名，仅一见于仲景之《伤寒论》序，而《汉志》《隋志》俱无是书，则已在若存若亡之列，未必启玄果得其本。伤寒例中亦一言之，而文义粗浅，似出依托，《外台》亦一引之，则即伤寒例也。此外曾未见有援引及之者，盖其书亡亦久矣。但此七篇，推究运气盛衰，发为诸病，而并及治疗大旨，其理甚精，当必有所受之。但本是何书？而启玄不言，乃以之混入《素问》篇中，诬古人而欺来哲，是即其不学无术之咎，甚且伪托先师秘本，尤其可鄙（见王注自序）。然既以别种文字，附入本经，则编书体例，自当先录本经。而后以所附者，并列在后，亦可以稍示区别，使后学知其异同。而乃列之于六十五篇之后，七十五篇以前，横梗其中，尤为不伦不类。颐初亦莫测其义理所在，迨细读七十五篇"著至教论"以后，则多辞旨晦涩，不可明之语，竟无一节舒畅文字。意者启玄以其若断若续，不甚可解之故，而汇集于末，隐隐然示以此是断简残篇之义，未可知也。但《素问》之旧缺者，本是九卷中之第七一卷，启玄虽以"天元纪"等七篇补之，尚不能符合古人《素问》八十一篇之数。故今之王注本，尚有"刺法论"、"本病论"二篇，有录无书。颐窃谓此二篇之目，更有大可疑者。盖全书所缺者既为九卷中之一卷，则佚文又何止二篇。如曰别有篇目，则此二篇以外之篇目云何？纵为王启玄所不取，而全氏注本当有其全。今宋校本未言及之，则可知古本《素问》，别无总目，然则此"刺法论"、"本病论"二篇，既在亡失之中，启玄何以而知其目，又何以所知亡失之目，止有二篇。此则王氏既"补天元纪"等七篇之后，嫌其未满八十一之数，而伪此二篇之目，正未可知。盖王氏既可随意补缀，伪托秘本以欺人，亦何不可假设此二篇书目，以充八一之旧说乎。作伪伎俩，何所不至。颐窃恐古人真本《素问》，未必果有此"刺法"、"本病"二篇也。其后宋人有刘温舒者，又因王氏篇目，而伪托遗篇复出，文尤其鄙俚，更不值识者一笑。而近今尚有盲目盲心之流，竟谓温舒所传，确是《素问》真本，又其陋之愈陋者矣。且王氏以此二篇之目，列为第七二、第七三之两篇。更有极可笑者焉，启玄此本，既是其一手编列次序，何以缺之二篇。必次在"天元纪"等七篇之问，无理无义，已臻其极。岂不令人百思而不得其解。乃观其于病能篇末节注语，谓世本既缺第七二篇云云，当指所缺之第七卷中二篇言之。然既缺其第七之一卷，则缺佚者本不止二篇，而王氏必认为止阙二篇，已并其补入之"天元纪等篇"而计之，终是自吾作古，岂可为据，乃又因所缺者是第七二篇一句，遂以"刺法论"作为第七二，本病论作为第七三，何其可笑一至于此。且即果如所言，篇名一名"刺法"，一为"本病"，又必与其前后之"天元纪"等七篇大是不类。则此二篇必非专言五运六气者，观此篇名，亦当可想，而刘温舒则又因此二篇之目，错杂于"天元纪"等七篇之中，竟认作亦论运气者，乃有所谓《素问遗篇》之伪本，居然假托运气，怪不可言。而不悟两篇之名，一日刺法，一日本病，顾名思义，与运气何涉，此又作伪之尤拙者。尚有人焉，能信刘氏为真本，则吾国医学，宜乎每况愈下，自堕于万劫不复之地位矣。

（见《如皋医学报》1930）

8. 致恽铁樵论宋本《素问》并及经文同异注家得失书（一）

报载贵处影印宋本《素问》，索得样张古色古香，冲溢眉宇，一望而知为宋人版式，洵可宝贵，附载征稿条例。知先生有《群经见智录》之作，汇集经义，以与是书参互商榷并及经文同异，注家之得失，苟非先生探讨已勤焉，能道及只字而又虚心博采，欲与天下之士共商危微精一之心传，抑何识之真而愿之宏欤。不才早岁以慈闱多病，始稍稍研求医药原理，似乎此中微义差有领悟，心乎爱之在廿五六岁时，已抛弃一切旧学，浸馈于古今医籍之中。于是书涉猎已久，颇觉心中渐有一得之见，迨迩年谬任医校教席，昕夕与从古名家妄为辨难，悟到邃古医经发源最早，虽轩岐问答未必信而有征。而《灵》《素》原文必本于周秦之旧，其精当处迥非汉唐以下所能参替一字。然吾国习惯向来以医学为伎术之一，恒与卜筮星命家言目为小道，高明之士薄此不为，一听之浅俗庸流自为研究，则虽是医经，亦恒有肤浅鄙俚之词，参错互见，此必秦汉之间已多为浅人点窜羼杂。所以《内》《难》两经尚多浅率庸陋不合情理之议论，更何论乎"针经"。以下是在善读者，

278

以阅历经验参证，信其所可信，疑其所可疑，切实发挥，折衷至当，而后上古医学始有实在声价。若仅依据原文敷衍一遍，自诩笺注功臣，则当今新学奋兴时代，窃视吾侧者，行将拊其背而扼其吭。如果听其瑕瑜不掩，苗莠同畴，适以授人为口实，启末学之鄙夷，窃恐终有天演淘汰之虑。此以古医经数种之大段言之，而不能不有绝大商榷之问题者也。若论《素问》版本则近日印刷术精，石印铅字遍地都是，然最旧者止有王注启玄注一家之言，而所谓王注者，又止有浙局重刻前明顾氏仿宋一本。据宋人校语，则王本字句实与全元起注本及《甲乙》《太素》同异颇多。按其文义，启玄之本往往不及别本为长，然今则全注不可得见，《甲乙》虽有流传，仅见坊刻，未得善本，讹误最多，又与宋校所引往往不合，则亦不足为据。《太素》旧本久已无传，近袁爽秋得海外传抄残本，刊于芜湖道署，虽不能见其全，而隋人之旧复传于今；颇堪与王注互资校勘，至可珍也。若顾氏仿宋之王注旧本今固尚有存者，前十年时曾于沪上见过一本，中多挖改痕迹，每页皆有数处挤紧放宽，触目而是，经文亦多有之，注文尤甚。颐用以校浙刻确是一字不易，以其残破已多故未全校。今商务书馆新印四部丛刊，仍据顾氏此本影印，则世上殆已无王注之第二本。以言校勘颇苦，少所依据，然顾本挖改既多，当即所据之宋本，如是未必出顾氏之手，则宋在未挖之先，其原文必大有同异。而今亦不可得见矣。兹据贵处宋本样张，完全无一挖改痕迹，则是刻确非顾刻所自出，虽文字无所异同，而版本实是两副，确乎有凭可宝。孰甚鄙人即以样张三页，借校浙局刻本，而又一字不易，可知此两种宋本用是一本，且可知顾本之所据，以挖改者即是尊藏之本，则此本尤为彼所自出。惜乎彼时未挖之本无复存者，不得一勘其同异。而今则辗转流传，实是异流同源，则当今之世真不复有第一之王注本，更何论其他乎。若论王本同异，则据《甲乙》《脉经》《千金》诸书已是不可枚举，而袁刻《太素》残本亦足参证。且即据王注中所引《本经》，又或有不符合者，则传抄有误实所难免，而启玄所据之本似已非最善之本，观《太素》及宋引全注，已可概见。寿颐频年探讨，颇思细核一遍作为校勘。自恨所见无多，未敢泐为定本，而随时笔记所得亦已不少。兹见先生博闻多识，撮举数条另纸录呈，非敢谓土壤细流有裨高深于万一，聊以自附于举尔所知之例，以博大雅一哂。基其琐屑校勘之仅在字句间者，则不敢覙缕上渎也。壬戌十月张寿颐敬白。

兹将《素问》经文疑窦及诸注家同异得失略举数则上尘清听。

一经文之可议者。王注本“上古天真论”第一，昔在黄帝，生而神灵，弱而能言，幼而徇齐，长而敦敏，成而登天。颐案：“生而神灵”五句原出大戴礼五帝德篇。而龙门子长五帝纪因之其第五句本是成而聪明，乃《素问》则改聪明为“登天”，以医学最古经文而开卷，即是杳冥恍惚之辞，岂非浅学之附会点窜。考首山铸鼎，群龙下迎，乘龙登天，攀髯乌号等说，出于子华子，本是伪书，皆秦皇汉武时，方士迎合时君嗜好而作，胡可认作实事。史迁于五帝纪中独于黄帝一节，大书葬桥山一句。说者谓子长作史之时，正文成五利辈侈谈神仙托始黄老之日，故特书葬地隐隐然，示以成仙之谬，其说最有至理。而后人之借左道以惑众者，且转以此而创为桥山葬黄帝之衣冠云云。怪妄之尤，岂容存而不论。近时新学昌明，事事当求实践，吾国医学恒为近人薄视者，即因此荒诞不经，有以授之口实，此宜切实声明者一也。张隐庵注谓登天是登天位，亦曲为之说。“热论篇”伤寒一日巨阳受之，二日阳明受之，三日少阳受之云云。虽曰撮举病情之次第，以树之标准，借一日二日而言，其步骤似无不可，然究竟六经传变最是无定，断不能呆执次序以卜进退。近人论此，已谓病之轻者多日尚在一经，未必皆传，重则一日可以传到数经，其说最确。且仲景本论必以太阳篇居首者，亦发伤寒之大概言之，则寒邪为病，必多由太阳经始。其实起病之初，亦必有不在太阳而在阳明、少阳者（温病热病更多如此），且更有直中三阴者。必谓六经递传，按部就班不得逾越已觉言之太板，而七日太阳病衰，八日阳明病衰，逐步进者，又复逐步而退，更是呆之又呆，岂可为据。然此仅泛论其进退层次，尚无大害。其最奇者，帝问治之如何，而答辞则曰未满三日者可汗而已，其满三日者可泄而已，则凡是伤寒热病治法止须或汗或下，而全体大用无所不赅，仲景又何必多事，编为伤寒一论，此理之所必不可通者。而谓上古医学竟有如是之简易直诀，从可知此类文字必有为门外人妄为窜改者矣。一王注本之经文讹误者。据宋校王注所引全元起本及《太素》《甲乙经》，其有异于王本者已不少。若更考《脉经》等书则同异更多。而据近今袁刻之《太素》不全本则有异于王启玄本者，且不胜数。虽《甲乙》《脉经》《太素》诸书或本有改字未可全据以校，改启玄之本，然明明彼是而王误者确有可指，而启玄皆不能正，兹略举之。"六节藏象论"心者生之本，神之变也（据宋校引全元起本及《太素》皆作神之处是）。为阳中之太阳，通于夏气。肺者阳中之阴，通于秋气。肾者为阴中少阴，通于冬气。肝者为阳中之少阳，通于春气。宋校云，肺为太阴，《甲乙经》并《太素》作少阴，肾为少阴，《甲乙经》并《太素》作太阴。肺在十二经，虽为太阴，然在阴分之中当为少阴，肾在十二经虽为少阴，然在阴分之中当为太阴。又云肝为阳中之少阳，全元起本并《甲乙经》《太素》作阴中之少阳，又谓王氏不引"鸡鸣至平旦天之阴"，阴中之阳为证，则王注之失可见。寿颐按此言阴阳、太少即易学者之所谓老阳、少阳、老阴、少阴，是两仪生四象之义，与十二经脉之太少阴阳不可牵混。春令由阴而出于阳，阳气未盛，故曰少阳即曰阴中之少阳。至夏令则阳极盛矣，故曰太阳即曰阳中之太阳，秋令由阳而入于阴，阴气未盛，故曰少阴即曰阳中之少阴。至冬令则阴极盛矣，故曰太阴即曰阴中之太阴。而肝心肺肾四脏之应乎时令者其阴阳太少之义，如此本与十二经脉之阴阳无涉（《金匮真言论》谓平旦至日中天之阳，阳中之阳也，日中至黄昏天之阳，阳中之阴也。合夜至鸡鸣，天之阴，阴中之阴也。鸡鸣至平旦，天之阴，阴中之阳也，其阴阳盛衰之理亦是如此）。《难经》七难冬至之后得甲子少阳王，复得甲子阳明王，复得甲子太阳王，复得甲子太阴王，复得甲子少阴王，复得甲子厥阴王，王各六十日，六六三百六十日以成一岁，三阳三阴之王时日大要也（此以四时阴阳分作六节，虽与四时之阴阳、太少微有不同，由阴出阳，由阳入阴之渐层次尤为明晰。但太阴、少阴亦是互伪，必当先少阴而后太阴、厥阴，昔人谓厥阴为阴之尽，即为阳之始者，其义即在此）。《金匮要略》亦言冬至之后，甲子夜半少阳起，少阳之时阳始生，天得温和。《脉经》三卷心、小肠条中双行小字亦曰：阳得春始生，名曰少阳；到夏洪盛名曰太阳；立说尤为明白。则王本《素问·六节藏象篇》，肺为太阴，肾为少阴，明是浅者不知此义，谬谓即是十二经脉之太阴、少阴，而妄改之。遂与肝为少阳，心为太阳之义彼此不通，浅人目光之短尤其可鄙。宋校《素问》于"刺禁论"肝生于左，肺藏于右，二句下引杨上善说谓肝为少阳，阳长之始，故曰生肺为少阴。阴藏之初，故曰藏，是杨氏之《太素》注文。杨能知肝为少阳，肺为少阴，而启玄则竟据误本曲为敷衍，此王不及杨之明证。颐所以谓启玄所据之本已非善本，固前书中之数见不鲜者，而此其犹为显著也。又"四气调神大论"逆春气则少阳不生，逆夏气则太阳不长，亦即此义。则逆秋气必是少阴不收，逆冬气必是太阴不藏。而今本太阴、少阴亦已互伪，虽宋校不言似其误尚在宋校之后，然王注竟谓太阴行气主化上焦，则王所据者又明是误本，此盖宋校之忽略，亦当正之。

"四气调神大论"少阴不收，肺气焦满，盖谓秋不肃降，肺气不收，所以有肺热叶焦，窒滞胀满之变，此焦字指肺热而言，最是明白晓畅。启玄乃能认为上焦之焦，何其迂曲。总之王注误者甚多，不可枚举。"脉要精微论"浑浑革至如涌泉病，进而色弊绵绵其去如弦绝者死。启玄注革至者谓脉来弦而大而长也，绵绵言微微似有而不甚应手也。又谓病候日进而色弊，恶如此之脉皆必死也。是王所据之本确是如此毫无可疑者，马玄台等诸家无一不从王本，然宋林亿等新校正云《甲乙经》及《脉经》作浑浑革革至如涌泉病进而色弊弊绰绰其去如弦绝者死（浙局本如此，宋人校语亦是色字），按今本《甲乙经》四卷固同浙局本之宋人校语亦是色字，然义不可通，且不可断句。而考之《脉经》一卷第三十节，则色字乃是危字，余如浙局本之宋校语乃始恍然。王本之误一至于此，而启玄亦能望文生义。如此作注可嗤孰甚。其宋人校语中之色字，及今本《甲乙》亦是讹误明矣。虽弊弊二字尚不可解，然浑浑革革者，言其浑浊刚劲无胃气和缓之意，故为病进而可危，若至绰绰而去如弦绝则真脏脉也，故可断其必死。设如王本皆不可通矣。然马氏、吴氏辈无一不从王氏，即号为博通之张隐庵，亦不参考他书，只知有王启玄之一本，皆能随文敷衍，不顾其理之难，安医家眼界何其固陋至此，而谓诸家注文尚有可信之价值耶。一经义之至精至确而汉唐以后讹以传讹不能悟彻原理者。"水热穴论"帝问：少阴何以王肾？肾何以主水？岐伯曰：肾者至阴也，至阴者盛水也，肺者太阴也，少阴者冬脉也。故其本在肾，其末在肺，皆积水也。颐按此言积水之由肾与肺交受其病，虽至阴盛水，太阴、少阴之义尚未说明理由，而其本在肾，其末在肺，二句已明言水肿根萌在此二脏。故有头面先肿以及四肢腑背者，亦有跗足先肿而后肿上头面以及肢体胸腑者。昔人固曰：面肿宜开泄肺气，足肿则通利小溲，是肺与肾之治法，尤其凿凿有据。至喻氏嘉言更以禽与畜证之，谓有肺者有溺，无肺者无溺，益可知小水之分，确以肺脏为其枢纽，而肺热者溲且不行。证以诸家治案，固有历历要指者，知"水出高原"四字非同臆说可比。则"经脉篇"所谓足少阴脉上入肺中者，其机括类正在是。然汉唐以达元明，治水肿者固无一人能推究到此矣。近有据西学解剖之说，谓禽或脊骨附着处有血肉之质，即是禽类之肺以驳嘉言者，究竟此亦推测之辞而其形实不分明，即或作用有近于肺，而究不可竟谓之肺。况无肺者小水不分，最其显而有据，嘉言此论必不可诬。又帝问：肾何以能聚水而生病？岐伯曰：肾者胃之关也，关门不利，故聚水而从其类也。上下溢于皮肤，故为浮肿。浮肿者聚水而是病也。颐按水人胃肠，清浊不分，水道不利，则为肿胀。近世之治此者，明知由于脾肾阳衰，谓脾不能健运而水不分，肾不能蒸气而水不利，其法似从崔氏八味丸用附桂悟出，顾未有明方。其何以而系于肾脏者，而"水热穴论"乃有肾者，胃之关也一节，王注止言关者，所以司出入，肾气化则二阴通，二阴闭则胃填满，关闭不利，聚水云云。全是驾空立论，无以说明其真相。马玄台亦从启玄旧注敷衍一遍，毫无实在。张隐庵则曰：此言水由中焦入胃之饮而生，从下焦决渎而出，故关门不利则聚水，而从其类，盖肾者主水，水不顺流则水亦类聚矣，仍是一片空话。其子兆璜且谓关是关戾，即《金匮》之所谓了戾不利，则不得溺。重读关字而与肾脏提开，更非经意。其实肾之与胃何以有此一重关系，则吾国医家竟是从古，莫明其妙，所以经文肾为胃关一节，亦复何能悟澈至理。盖缘吾国医家之言小溲者，金元以降，恒谓自小肠而来，脐上一寸，水分之穴即是。分泌小水而入膀胱之路，无奈小肠下口即是大肠上口一路，衔接而下确与膀胱不相联属，于是借气化二字演出无数幻景，遂致膀胱上口、下口各为一说，彼此攻讦，奇奇怪怪，可谓牛鬼蛇神无奇不有，而终不能悟到小水何以而入膀胱。更何知《素问》有肾为胃关一说，直至近今

281

西学东渐，始知膀胱上口原有输尿之管，本自两肾而来，全与小肠无涉，则千百年来，皆谓小水出于小肠者，岂非梦话。且知水之所以入肾者，本于胃中无数微丝血管吸引水质，尽入络脉行于周身，遇热则肌腠开泄为汗，否则传到肾脏即入输尿之管直达膀胱，始悟经言，膀胱气化之理，其原如是，而经言肾为胃关之真旨，乃始大白于天下。可见水之所以不行者，即由肾气无权，输尿之管不称其职，于是水在脉络之中积不能行，愈聚愈多，安得不上下溢于皮肤，发为胕肿。《素问》本文何等明白晓畅，即可知八味肾气一方，温养肾阳，分泄利水，制方之旨即为是病而设。方名肾气早已揭诸正义，明诏后人。而仲景书中凡是肾气丸主治，几于每条皆有"小水不利"四字，是小水之所以不利，其本无不在肾中。古以上固是尽人能知，而自唐以降，久已若明若昧，下逮金元，尤其昏昏默默暗无天日矣。此上古之医学为不可及，而唐宋以来医家之言有未可恃者也。"调经论"血与气并则为实焉，血之与气并走于上，则为大厥，厥则暴死，气复反则生，不反则死。颐按此节启玄无注，马氏谓专并于上，则气上而不下，当为大厥之证云云。隐庵谓血之与气并逆于上，则为大逆。逆则暴死，气复反则生，不反则死。此血与气共并于上，则为实也。两家注文不过随文敷衍，无甚发明。则人之读此者都谓此是昏厥之病，终莫能悟其血气并走于上之故。唯西学家言则以类中昏瞀之病，号为血冲脑经。据其剖验所得，凡死于是证者，其脑中必有血及积水，固知是血之上冲致令脑部血管爆裂，故又谓之脑失血、脑溢血，甚有径称之为脑血管破裂者。彼以所见之实在证据而言岂不确凿可信，然病之来源血何以而上冲脑，何因而溢血，则治彼之学者，未闻其有切实之发明，因而亦不易有迅捷之治验，仍是知其然而不知其所以然。而中国医家乍闻此血冲脑经四字，更是莫名其妙，唯有摇首咋舌存而不论。独蓬莱张伯龙"雪雅堂医案"谓脑有神经分布全体，以司运动知觉，唯其人阴虚不能涵阳，以致气火俱浮，肝肠陡动，气升血升上迫冲脑，扰动神经，乃为昏厥暴仆，或失知觉，或失运动，或为全体瘫痪，或半身不遂，或为喉舌謇强，或为口眼㖞斜，或则肢体不仁而知识未泯，或为神志昏愦而运动犹能，皆其脑之神经为病。故其发猝暴顷刻而来，虽病者亦莫知其然而然。"调经论"所谓血之与气并走于上则为大厥者，正与西学血冲脑经之理彼此若合符节。此其融会中西两家学理，沆瀣一气，说明此病真情，确是揭破二千年不传之秘。始知从前之为《素问》作注者正如雾里看花，朦朦莫辨。颐窃为血冲脑经之理在彼以剖验得之，固与吾国旧学分道扬镳，方以为彼之新有发明，而初不谓吾国古籍早已三千年前言之，如是其透彻，上古虽未闻有脑经之说，然试问并走于上之谓何？岂非病在于脑。古人固已明言之，而惜乎读者蒙蒙昧昧者数千年，直至西学东渐而始得此确凿之佐证。且彼仅据脑中死血而言，遂谓是血之上冲，然试问或有积水者何故？则其人病发之时本是气与血并交走于上，迨其人既死而气冷化水，存积脑中，亦固其所然。彼中之学者，但能据有形之死血为证，而一复悟及气亦上冲又何？若《素问》之至精至当乎。且寿颐因此而悟及《素问》之论是证固已数见不鲜。试为举之如左。"通评虚实论"谓仆击偏枯，肥贵人则膏粱之疾也。此富贵之家，肥甘酒醴，积湿凝痰，声色妄媵，斫丧元气，因而虚阳猝动，暴厥猝仆，如有所击，非血冲脑经而何？"玉机真藏论"谓春脉太过令人忽忽眩冒而巅疾也。眩是头目眩运而旋转，冒是神志迷冒而昏瞀，谓之巅疾，则病在顶巅已不啻明言其病在脑经也。"脉要精微论"谓厥成为巅疾。厥为巅疾，非脑经之病而何。王启玄注厥谓气逆也，气逆上而不已则变为上巅之疾，似启玄亦能知其病在于脑者。颐按巅顶之巅古止作颠加广则作癫，《说文》癫病也。许叔重尚未说明癫为何者之病，迨《广雅》则曰癫狂也。《玉篇》癫，都贤切，狂也，是癫音同颠。又病

282

小儿瘨病是瘨，即癫字。故《素问》巅疾，他书亦多有作巅疾者，至"广韵"乃有癫字为瘨字之重文。注曰：上同，尤其瘨、癫同字之明证。则凡癫、痫、狂诸病在舌人造字之时，固无不知其病在顶巅者，正不独医学界知其病在于脑，奈何后人止知是癫痫、癫痴、癫狂，而不能知有巅顶。此乃汉唐以降字学之不讲，反觉西人血冲脑之说为可异，而彼亦止知是特别之发明。如其小学皆精，则一见此字当无不知其病在头脑者，此古学必不可不讲，孰谓医果小道而可不博览群书乎。

9. 致恽铁樵论宋本《素问》并及经文同异注家得失书（续）

"生气通天论"谓阳气者烦劳则张，精绝辟积于夏，使人煎厥，目盲不可以视，耳闭不可以听，溃乎若坏都汩汩乎不可止。此节"煎厥"二字不甚可解，然谓人之阳气烦劳，而其焰愈张，是即气火俱浮，肝阳暴动之义。精绝者盖言阳焰既旺，而阴精欲竭耳。更遇夏令阳盛气辟积发而为厥，盖与"调经论"大厥之义同一病理（辟积者复迭重累之意，其字亦作襞积，如今女子之裙折裯者是，故辟字有积义。论语乡党帷裳，朱注谓腰有辟积，而旁无杀缝者是也）。目盲不可视，耳闭不可听，则即"五脏生成篇"之所谓徇蒙招尤。目冥耳聋，已是天旋地转，日月无光之候，更申之以溃溃乎，汩汩乎，二名无非形容其昏然无识，莫名所苦之状。谓非气血上冲，眩晕昏瞀，猝厥暴仆之病而何，奈何古今注家未悟此意，说得惚恍迷离不复可晓，适以疑误后人。而《素问》正义反以愈注而愈晦，亦何贵有此点金成铁之笺注耶。"脉解篇"又有善怒者名曰煎厥一条，盖怒则气火上升，因而暴厥，其状亦犹是也。又阳气者大怒则形气绝，而血菀于上，使人薄厥。颐按菀即郁结之郁，诗采葛我心菀结，郑笺犹结也、积也，薄，迫也。左传薄诸河楚师薄于险，皆逼迫之义。以大怒而血积于上迫之使厥，其为血冲入脑明甚，宜乎西人解剖所见竟致脑血管破裂，而脑中有死血矣。"脉要精微论"浮而散者，为眴仆，言气火上浮，有升无降，故眴仆之脉且浮且散。眴本训目摇，与瞚字、瞬字音义相近，非眩晕之眩，然古多通用。剧秦美新臣云，颠眴病已借眴为眩矣。"五常政大论"发生之纪，其动掉眩巅疾。又厥阴司天，风气下临，目转耳鸣。"六元正纪大论"太阳之政，壬辰、壬戌，其病掉眩目冥，少阳之政，壬寅、壬申，其病掉眩。又厥阴司天，三之气民病耳鸣掉眩。又木郁之发耳鸣掉眩，目不识人，善暴僵仆，火郁之发瞀闷，懊侬善暴死。又少阳司天，三之气病昏愦。又少阳所致为瞀昧暴病，为膹满暴死。颐按此皆厥阴风木及少阳相火用事，致有上述种种病变，无一非肝阳煽动，气升火升，迫血冲脑之病发生之纪，所谓木运太过，即壬年是也。此乃脏气之应乎天气，而风火自动者，病皆在耳目顶巅，岂非气血并走于上之血冲脑经病耶。"脉解篇"所谓甚则狂巅疾者，阳尽在上而阴气从下，下虚上实，故巅疾也。颐按此所谓太阳者，盖言其人阳气太盛，所以气血上菀而为狂妄，是即在巅之疾。"阳气在上"四字说得何等明白，又申之以下虚上实一句，则气升火升，迫血冲脑之义尤其昭明皎著。与十二经络之太阳经病何涉？然启玄作注，竟以太阳之脉上额交巅妄为附会，而后之学者遂莫不误认为太阳经病。莫枚士研经言且谓，巅病自太阳经者来为可治，究竟不能明言其如何治法，岂非信手拈来，而实则自己亦莫名其妙，止为王注一误，而至今莫能是正。颐窃谓此经注家甚多，点金成铁之谬，此医经之所以愈不易读也。"厥论"巨阳之厥发为眴仆，阳明之厥则巅疾欲走呼。颐按此巨阳、阳明亦以阳气之戕而言。唯其阳盛于上，巅受其病，故或为眩运而倾仆，或为狂悖而走呼，皆即气血冲脑之症，必非太阳、阳明之经可知，亦犹"平人气象论"之太阳脉至阳明脉。至"至真要大论"之太阳之阳明之至，皆以时令之阳而言，本非太阳、阳明之经脉。而《难经》七难冬至之后，甲子少阳王，复得甲子阳明王，复得甲子太阳王，阳气以渐而旺，尤其明白，此胡可以经络之义，强为比附者。虽厥论此节下文有以经取之一句，似乎经义以经络立论，确有明文，然与眩晕昏狂之病情必难符合。恐经文已有为浅人窜改者，而王氏之注，专以经脉作解，则此公固惯于望文生义者，亦不足征也。"宣明五气篇"搏阳则为巅疾。搏阳言阳气盛而搏击，犹言重阳为狂云尔。"方盛衰论"有余者厥一上不下，又气上不下头痛巅疾。颐此言气盛于上，故曰有余。曰：一上不下，又曰：气上不下则病情又为显著矣。"著至教论"太阳者至阳也，病起疾风至如霹砺。九窍皆塞，阳气滂溢，嗌干喉塞。颐按僻砺，今作霹雳。此节文义虽不甚条畅，字句间恐有讹误，然大旨则尚明白，可以通之，以意不必拘拘于逐字逐句，求其熨帖，盖谓太阳是阳气之至，盛者所以病发猝暴，迅如疾风霹雳，以致而阳尽上浮，九窍皆塞，嗌干喉塞，则与煎厥、薄厥、大厥之义情状皆符，谓非气血并走于上而何。观此节，以至阳之二字为太阳作注解，则上数条之所谓太阳、巨阳、阳明者其旨尤堪相证。又安得误认作十二经中太阳、阳明耶。且十二经之太阳人皆共知为寒水之经，则且可谓之至阴，而《素问》直目之为至阳，其故可深长思矣。"阴阳别论"阴阳虚肠辟死。颐按肠辟之辟今皆作澼，独浙局重刻明顾氏影宋嘉祐本此处作辟，尚无水旁，且有宋校语曰：全元起本辟作澼，是宋人所见，此本确无水旁之明证。而当时之全元起注本亦已作澼，颐谓此是辟积之辟，本有积义，此病属于积滞，无人不知，正当用不从水旁之辟字，加水作澼，明是后人之孳生字，初非别有一义。此与庄子所谓洴澼洸之澼字两不相涉，然自有水旁之肠澼，而是病之正义遂晦。幸得宋本《素问》尚存此一辟字，而积辟为病，犹可推想而知，绝无仅有，竟如鲁之灵光，非常可宝，此古本书籍之所以名贵。而集韵之训澼为肠间水者，即以肠澼之故，而附会为之，则亦望文生义，反以疑误后人矣。王注于此，谓为辟阴，舍直捷爽快辟积之正义而不讲，反以索之空虚，亦何贵有此注解，马氏、张氏虽知是辟积而正文皆有水旁，亦当发宋本正之。今袁氏刻《太素》残本三卷二十二页亦作肠辟。又十五卷二十六页肠辟三见，又二十六卷七页亦作肠辟，皆不作澼，真古本也。

一经文本义明白晓畅，而反为注家说得牵强不可通者。颐按《素问》注本所见不过王启玄、马元台、吴鹤皋、张隐庵、高士宗等数家，此外则如张景岳之类经，薛生白之原旨，陈修园之节要，汪讱庵之类纂而已。汪固不足道，即其余亦止觉敷衍者多。若曰发明竟不敢谓谁氏足以当此二字（"原旨"亦甚粗略，似非薛氏手笔）。且不独无甚发明也，颇似经文本极明白，而反为注家说得晦不可解者，则随在而是，不胜枚举，兹姑略述一二以博高明一哂。"阴阳应象大论"善诊者察色按脉，先别阴阳，审清浊而知部分，视喘息听声音而知所苦，观权衡规矩而知病所主，按尺寸，观浮沉滑涩而知病所生，以治无过，以诊则不失矣。寿颐按此节，善诊者察色按脉，先别阴阳，是总提纲；以治无过，以诊则不失矣是总结中间四排句，文义极明白。知部分，知所苦，知病所主，知病所生，排句一律尽人能知。而启玄作注，乃以治断为一节，则知病所生以治六字，已不成句，而无过以诊四字，尚复成何句法，此公颟顸实是可笑已极。宋校引《甲乙经》以治下多一则字尤其显豁，盖以治无过四字，治字一逗，过字一句，亦与以诊则不失矣。两两排比，《甲乙》多一则字，盖皇甫士安之所加。《甲乙》全文本与今本《素》《灵》同异不少，未必古本，《素问》果有一则字，《素问》无之是省字法，古书中亦甚多此例。不料启玄竟能读得如此不堪，可见此公文理实在浅率，全书中谬戾甚多，本是不可偻指，而此其尤其者也。知病所生，据宋校引《甲乙经》作知病所在，则王本生字亦误。《五脏生成篇》色见青如草兹者死。寿颐按此兹字当作兹，从二玄，今本皆作兹，讹也。按：说文兹，草木多益也。从草，丝省声，音子之反。引申其义，转为干草制成之席。《尔雅》释器蓐谓之兹，注兹者，蓐席也。兹说文黑也，从二玄，会意。朱骏声《说文通训定声》曰：玄亦声。许叔重引"春秋传"，何者何故使吾水兹。今本左氏哀公八年传已皆作滋，阮文达校勘记引叶抄释文则尚作兹。陆德明亦曰，音玄。阮刻"左氏注疏"尚有此音，而广韵、集韵胡涓切，中皆有兹字。颐按兹之与兹真书最相似，其实则形音义三者皆大异，正以兹字习见，兹字少见，遂致汉唐以后多混为子之切之一音。《玉篇》及徐鼎臣之《说文》音切，徐楚金之"说文韵谱"（据冯桂芬手写刻本，然音则虽为子之切，而其形固仍是二玄也）。皆以黑色之兹字读如草丝省声之兹。小学名家犹有此误，复何论其他。是以《康熙字典》兹字亦先列子之切之一音，且谓兹兹二字，音同义别，是即踵《玉篇》二徐之误。可见从二玄之兹字，当读为玄音者，几于无人能知，然试思字从二玄，何以有从草丝省声之音读，六书之学，岂有是例，一语道破，则其误最是显而易见。朱氏骏声为许叔重补出玄亦声三字，确当不易，且左哀八年传释文音玄，字典亦引之。此唐人旧读原是不错，则误读子之切者，尚在唐后，二徐之误，必不可从。《素问》此篇此字，王启玄注兹滋也。言如草初生之青色也。王氏不识此字，本无足怪，然谓如草初生，已非许氏兹字草木多益之正解唯以皮附古说，实则杜撰训诂，何可为据。且果如其说，如草初生之青，则芊绵柔嫩，润泽异常。昔人所谓草色如油者，正其生意盎然，郁郁葱葱之象。何可反以为将死之色。为古书作注，而说来适得其反，尤为可笑。马玄台注则曰：如草之滋汁，其青沉夭，则改兹作滋，而添出一个汁字，亦从王注而敷衍为之，正如五十步与百步，可以为启玄之应声虫，究竟亦是杜撰。且草汁之色，亦未必沉夭（夭读为杳，《素问》中有所谓色夭不泽者，言其色之杳冥晦暗而不润泽也）。张氏隐庵则曰：兹蓐席也。兹草者死之色，青而带白也，虽用《尔雅》旧诂，然蓐以干草为之，已无青色，于义实不可通，乃复以死草之色青而带白，为之申明一句，须知干草色白，岂经文青字本意。是以古人之书随意谭谭，左之右之无所不可，隐庵之从心所欲，固觉爽快，其亦思训诂体裁，有此法度否耶。颐谓此字明是从二玄之兹。凡从玄之字皆有黑义。草色而兹，方是青中多黑，黝黯陈腐晦滞不明，所以为其人将死之朕兆。"脉要精微论"亦言青欲如苍璧之泽，不欲如蓝，此蓝是染色，即今之靛，深青黑黯，望之如墨，但觉晦浊，全无精神，此节草兹同义，亦可借作旁证。又《史记·仓公传》齐丞相舍人奴病，望之杀然黄（张守节史记正义杀所亥反）察之如死青之兹，今各本《史记》虽皆误作兹，独毛子晋汲阁刊《史记》集解本，正作二玄之兹，金陵书局重刻毛本亦然，则所谓死青之兹者，义与《素问》合，而其字从二玄，乃是确证。岂颐之好奇而妄与王启玄等辨难耶。经文篇次《素问》篇据宋校引全元起注本，不独前后次序与王注本彼此绝异，即篇目名字复多不同，甚者则一篇之中错综离合，不一而足，更何论乎字句间之两不相合。启玄自序明言迁移以补其处，加字以昭其义，区分事类，别目以冠篇首云云，则复位篇名，自为编次，绝非唐时固有之旧，更何论乎六朝以上。而其中"天元纪"等七篇据宋校与全元起注本所无者，林亿等谓《素问》第七卷亡已久矣，皇甫士安序《甲乙经》已言有失，《隋书经籍志》载梁《七录》亦云止存八卷，全元起隋人所注本书乃无第七，王冰乃唐宝应中人，上至晋皇甫谧甘露中已六百余年，而冰自以为得旧藏之卷，今窃疑之。观"天元纪大论"等七篇，篇卷浩大，不与《素问》前后卷等，又且所载之事与《素问余篇》略不相通，疑此七篇乃"阴阳大论"之文，王氏取以补所亡之卷云云（见王本注序文校语）。颐按《隋书·经籍志》医方之首虽载《黄帝素问》《九卷》而注曰：梁八卷，是即据梁之七录已存八卷，而亡其一。则隋时何以复得九卷之全。盖仍其旧而言之，其实则止有八卷耳。故其后又载《黄帝素问》八卷，注曰：全元越注。是即宋校所见之全元起注本。起字作越，盖传写不同，今据宋人亲见是书皆作起，不作越，则越是误字。全注既止有八卷，而宋校且谓所缺者是其第七卷，则此一卷确是亡之已久，不应至唐中叶以后反得其全。启玄自谓旧藏实是欺人，断不可信。其《天元纪大论》等七篇专言五运六气之太过不及，诚与《素问》各篇皆不相通，别是一种学说，显然可指，盖亦古者医学之一派。然林等谓此为即是"阴阳大论"，则亦揣测之辞，未尝确有所据。考"阴阳大论"之名仅一见于仲景之《伤寒论》序，而汉志、隋志俱无是书，则已在若存若亡之列，未必启玄果得其本。"伤寒例"中亦一言之而文义粗浅，似出依托。《外台》亦一引之，则即《伤寒例》也。此外曾未见有援引及之者，盖其书亡亦久矣。但此七篇推究运气盛衰发为诸病而并及治疗大旨，其理甚精当，必有所受之，但本是何书而启率不言，乃以之混入《素问》篇中，诬古人而欺来哲，是即其不学无术之咎。甚且讹托先师秘本，尤可鄙（见王注自序）。然既以别种文字附入"本经"，则编书体例自当先录"本经"，而后以所附者并列在后，亦可以稍示区别，使后学知其异同。而乃列之于六十五篇之后、七十五篇以前，横梗其中，尤为不伦不类。颐初亦莫测其义理所在，迨细读七十五篇"著至教论"以后，则多辞旨晦涩，疑不可明之语，竟无一节舒畅文字，意者启玄以其若断若续不甚可解之故，而汇集于末，隐隐然示以此是断简残篇之纂，未可知也。但《素问》之旧缺者本是九卷中之第七一卷，启玄虽以于元纪等七篇补之，尚不能符合古人《素问》八十一篇之数，故今之王注本尚有"刺法论"、"本病论"二篇，有录无书。颐窃谓此二篇之目更有大可疑者，盖全书所缺者既为九卷中之一卷，则佚文又何止二篇？如曰别有篇目，则此二篇以外之篇目云何，纵为王启玄所不取，而全氏注本当有其全，今宋校本未言及之，则可知古本《素问》别总目，然则此"刺法论"、"本病论"二篇既在亡失之中，启玄何以而知其目，又何以所知亡失之目止有二篇？此王氏既补"天元纪"等七篇之后，嫌其未满八十一篇之数，而伪造此二篇之目，正未可知。盖王氏既可随意补缀，伪托秘本，发以欺人，亦何不可假设此二篇旧目以充八一之旧说，作伪伎俩无所不至。颐窃恐古人真本《素问》未必果有此刺法本病二篇也。其后宋人有刘温舒者，又因王氏篇目而伪托遗篇复出，文义尤其鄙俚，更不值识者一笑。而近今尚有盲目盲心之流，竟谓温舒所传确是《素问》真本，又其陋之愈陋者矣。且王氏以此二篇之目列为第七二、第七三之两篇，更有极可笑者焉，启玄此本既是其一手编列次序，何以所缺之二篇必次在"天元纪"等七篇之间，无理无义已臻其极，岂不令人百思而不得其解，乃观其病能篇末节注语，谓世本既缺第七二篇，云当指所缺之第七卷中二篇言之。然既缺其第七之一卷，则缺佚者本不止二篇，而王氏必认为止阙二篇，已并其补入之"天元纪"等篇而计之，终是自吾作古，岂可为据。乃又因所缺者是第七二篇一句，遂以"刺法论"作为第七二，"本病论"作为第七三，何其可笑一至于此。且即果如所言篇名，一名刺法，一为本病，又必与其前后之"天元纪"等七篇大是不类，则此二篇必非专言五运六气者，观此篇名亦当可想，而刘温舒则又因此二篇之目错杂于"天元纪"等七篇之中，竟认作亦论运气者，乃有所谓《素问遗篇》之伪本，居然假托运气，怪不可言，而不悟两篇之名一曰刺法，一曰本病。顾名思义，与运气何涉？此又作伪之尤拙者，而尚有人焉，能信刘氏为真本，则国医学宜乎每况愈下，自堕于万劫不复之地位矣。

（此二篇见《三三医书》1923）

10. 伤寒少阳病柴胡证之拙见

向来之谈少阳病柴胡证者，多因热病论，一日太阳，二日阳明，三日少阳次序。盖以伤寒论六经编次，少阳病篇，亦次阳明之后，无不谓少阳见证，当在既传阳明已后。特是阳明传热，兼有少阳证状者，诚属多数。但皆缘肝胆热炽，气火升腾，致有口苦咽干目眩，及胸胁满痛，不欲食但欲呕诸证。则小柴胡汤全方，岂仅参、甘、大枣，助呕增满，即柴胡一物，禀春升之气者，是否为虎傅翼，藉寇兵而赍盗粮。顾何以仲景且谓柴胡证，但见一证便是，不必悉具，岂仲景时之肝胆相火肆虐者，果可径与柴胡，以助其发扬猛厉耶。不佞尝以本论太阳、少阳两篇全文，仔细读之，而有以知其故矣。盖仲师之所以用小柴胡者，洵是少阳证之至方，原为伤寒系之少阳证而设。其所以口苦咽干目眩，及胸腹满痛欲呕，皆是寒束其表，少阳阳气不申，故必须柴胡升清解表，以达少阳升发之气而诸恙自解。是为太阳、少阳之合病，是必在寒邪尚未化热之先，非阳明传热兼见少阳阳旺诸证，所可同日而语。后世东垣制有火郁汤方，所谓火郁发之者，即是此意。苟如其火已发露，而更用升扬宣发之药，病随药变，当可翘足而待。是以病温病热，少阳热最多，其证亦为口苦咽干目眩，及胁痛欲呕等等，则本无寒邪外束，纯是肝胆阳升，猖狂肆虐。治此证者，清之降之犹恐不及，设或误与柴胡升腾，为害又当奚若。读仲师本论，谓伤寒脉弦细，头痛发热者属少阳。又曰本太阳病转入少阳者，胁下硬满，干呕不能食，往来寒热，尚未吐下，脉沉紧者，与小柴胡汤。可知仲景之所谓柴胡证者，明是伤寒系之寒，寒在太少两经，尚在阳明未热之先。所以本论自有柴胡、桂枝之一法，如其阳明热盛，而兼少阳，则阳邪横逆，脉且弦大数劲，必不弦细沉紧，自在意中。吾知仲师处此，亦不主以柴胡，盖可推测而定。所以本论少阳诸证，及小柴胡主治各条，多列于太阳篇中，更可见太少合病，原在阳明传热之先。而少阳篇中，所叙本经证治，反是寥寥无几。仲师宗旨，早已剀切详细。读古人书，须当于无字处寻求真理，是为参互考订之唯一要诀，且最为旁证之绝好资料。如其徒于字间呆板读去，那不拘执不化，非徒无益，害又甚焉。自宋以后，直至有清乾嘉之世，凡治温病热病之少阳证，咸谓柴胡成法，即是仲师定例。相率沿用，变幻无穷，犹复不知觉悟，即如"名医类案"正读两编，已可考其大略。仲圣有灵，当亦不料后人误读古书，贻害一至于此。呜呼，此果仲圣之误尽天下后世耶，抑亦徒读父书之赵括，自误以误人耶。徐氏洄溪老人，自诩聪明绝世，犹谓疟病必用小柴胡汤，乃是天经地义。而不知正犯莫枚士研经言之大禁，于以知伤寒论之真不易读。而自金以来，凡为伤寒论作注者，且无一非梦中说梦，此国医之学，所以每况愈下也，是可慨已。

（见《神州国医学报》1932）

11. 再谈谈伤寒论少阳病柴胡证之新研究

世之治少阳病者，习见夫《内经》热病论及伤寒论三阳次序，均是阳明居先，少阳为后，必谓阳明为病已是里热，而少阳且在阳明之后，当属肝胆火炽之证。而本论之所谓往来寒热，胸胁苦满，默默不欲食，心烦喜呕，胁下痞鞕，种种见证，仲景明明以小柴胡汤主之。又见夫伤寒中风柴胡证条中，且谓但见一证便是，不必悉具。而上文所举各证，则皆为温热病中所恒有。自宋以来，仲景书盛行于世，凡此诸证，当然援引本论但见一证，不必悉具之例，无往而不可径授小柴胡汤，仲师心法即在此中，笃信好古学者不当如是耶！然每览前人治案，凡用大小柴胡汤以治热病诸证，在作者自谓如何得效，然亦多自叙服药之后，时有变幻加剧见证。间尝平心思之，明是柴胡误表误升之弊（孟英案中，所载柴胡坏证不少）。而参以半生经历，则所见时病坏证，凡为柴胡酿成者，尤其指不胜

287

屈。是以不才临证，苟其表寒尚盛，里未化热，寒热往来，而尚未得汗者，间或一用此药，设使热盛脉动，则凡是表药，无不畏之如鸩。而仲景之小柴胡全方，且为时病中绝无此对药之证，未尝不怀疑于仲景之所谓柴胡证者究属何等证候。思之二十余年，终是莫名其妙，参考群贤伤寒论注，纵使各抒伟论，大费心思，而以愚观之，均觉雾里看花，黯然莫辨天日。唯是伤寒之论，有如日月经天，江河纬地，而小柴胡一方，尤为仲师习用要药。本论反复申明，不嫌词费，必不作欺人之语，不才未能窥透奥旨，究竟所识未到。继而仰首遐思，读书之法，凡遇必不可通之处，苟能放大眼光，四面参证，当自有豁然贯通之一日，或且须于无字处求之，时能悟出古人未言之隐。因以本论小柴胡汤各条细为寻绎，则少阳篇明有本太阳病不解转入少阳一节，所叙见证，则胁下鞕满，干呕不能食，往来寒热，尚未吐下，而是证之脉则为沉紧，治则小柴胡汤。乃始恍然于柴胡所治之少阳，是为太阳表寒未罢而与少阳合病，非唯内无郁热，抑且表寒入里，遏抑阳气，闭不得宣，所以于脉应之，不仅为太阳之浮紧，而沉部亦紧，宁非太少合病里亦有寒之明证？则斯证之胁下鞕满，干呕不食，均为寒气窒塞而然，自然宜于温升疏散，柴胡轻扬，庶为合辙。若在阳明既热以后，而与少阳各证并见，则肝胆阳焰俱已横逆恣肆，其脉必无沉紧之理，仲景处此，当然不用柴胡温升散表之药。逮乎宋金元明诸公所治温病少阳各证，胸胁苦满，心烦喜呕，无非痰病交结，肝胆阳升之候，斯时之脉，必不且沉且紧，而复以柴胡升之，参甘大枣腻之，宁不助桀为虐？嗟乎！辨脉认证原是治医之吃紧关头，奈何宋后诸贤，止知有少阳病之但见一证便属柴胡，而皆若未见有少阳脉沉紧一条者，则又何往而不偾事（少阳篇更有少阳之脉弦细一条，亦是此旨，学者苟能合而观之，会而通之，当必有恍然大悟者，必不以山雷斯言为向壁虚构）。夫以仲景明明确确有指示之证据，而读其书者，皆若未尝一见，且许多注家，亦无一人体会及此，随手敷衍，都为呓语，乃使柴胡一药，竟作害人毒品，夫岂仲师当日所能逆料，此不才之所谓四面参证一旦贯通者，或在斯欤。若谓于无字处求之，则本论中更可觅得一无形之暗证。盖仲景既以太阳、阳明、少阳三者各为篇次，苟其少阳病柴胡汤证必在阳明大热之后，则皆当编入少阳篇中，自成一队，何以仲景所用柴胡汤诸节，多在太阳篇中，而少阳本篇反是寥寥无几？即此可知太阳篇内之柴胡证治，均为太少两阳合病之寒证，而绝非阳明少阳合病之热证。然则凡遇热病之少阳见证，而妄引仲师成例，浪投柴胡者，直是抱薪救火，为虎傅翼作用。宜乎病随药转，变幻滋多，此层至理，竟是古今名贤未有一人悟到。不佞为此创论，得毋好奇太过，然证以三十年之见闻阅历，窃谓药理病情必如是而始能针对，爰抒所见，为学者告，是乃读伤寒论之一大关健，庶乎而今而后，少阳热病，不致复为柴胡所苦，或亦足为不佞治医之小小贡献云尔。

（附识）柴胡一物，不可误用于温热病热势已炽之时，似乎大江以南皆当守此禁例。即如往来寒热之证，或已分清成疟，果其寒少热多，轻率与之，亦多变幻。王氏孟英，温热专家，而亦治疟能手，所著医案全部，须观其所用此药，果有几回。若在北地，则不可概援是例。盐山张寿甫氏，行道多年，治案大有可诵，则所用柴胡不少，且分量亦不如吾吴之只有几分，此地理既异，即气候亦复不同。唯仲景书中脉沉紧脉弦细两条，当必为柴胡证不刊之圣法。不佞此稿，虽为吾江浙人言之，亦未必非为一概之柴胡证而言也。不佞此意，上年已草一稿，曾为神州国医学报采入第二期中，今嫌其意有未尽，重草一过，再登报端，应请阅者诸公谅此为减省病家痛苦起见，弗骂鄙人之刺刺不休为幸。壬申九月。山雷再志

（见《神州国医学报》1933）

12. 伤寒论辨脉法第三节阳不足阴不足两层之一误再误歧中又歧

阳虚则外寒，阴虚生内热，语出《素问·调经论》，古今读医之士，无不知之。唯其所以外寒内热之理，则今本《素问》虽有其说，然立言未免颠顶，甚非病理之真相。此则当是秦汉以后，书缺有间，而浅者补之，乃致空廓无味，一至于此。窃谓上古医经，不当若是膈膜，山雷不敏，请以己意粗浅解之。正唯其人阳气不旺，则阳不胜其阴，热度恒不及他人，故外每畏寒。正唯其人阴液不充，则阴不胜其阳，孤阳每致于偏旺，故内乃生热。此其原理，岂不一言而决。然皆以杂病言之，本是两种病理，两个病情，非谓恶寒发热，同时并作之病，而古人所以连类及之者，原以教人见其病而探其原，乃是辨证之一大要诀，断无有一人之身而同时具此寒热两证者，此其理盖亦极浅极显。苟其稍具医学知识，当亦夫人而能悟之矣。若以此两者之一寒一热，较诸仲景《伤寒论·太阳病篇》之所谓洒淅恶寒而后发热者，真是马牛其风，远不相及。乃辨脉法既以恶寒而复发热联为一气，则明明是太阳病之恶寒发热，而可妄以为阳不足阴不足，岂非牛头不对马嘴，其大谬者一。如何谓外感之恶寒为阳不足，则凡是治太阳病之恶寒，直须必用四逆姜附为大壮元阳之唯一要诀，岂不成为绝大笑话。如可谓外感之发热为阴不足，则凡治太阳病之发热，且须以地黄、知柏为填补真阴之无上妙药。无怪乎大名鼎鼎之叶氏《临证指南·温热门》，治席姓一案，竟以右脉缓弱，认作阴液渐涸，而开手必用熟地、生地、五味、麦冬，竭力以送入鬼门关也（此案陆九芝世补斋文，已有专论，山雷又申而言之，畅发其谬，极为详尽，已编入拙著医论稿中）。且阳不足而恶寒是指阳气，阴不足而发热是指阴液，皆以病理言，不以脉状言，而辨脉法又能糊里糊涂说到脉理上去，则凡阳虚之外寒，阴虚之发热，即可据脉以为断，而不必参考诸其他之见证，势必教人以囫囵吞枣，鲁莽灭裂，无往而不败。后之读者，见其指出寸口脉微，名曰阳不足，尺脉弱名曰阴不足两句，似乎有是脉当有是证，未尝不脉证相合。其亦知此脉此证，杂病固有之，却是两种病态，必不能合为一人同时之病，而乃硬拍到太阳病之恶寒发热上去。独不知仲景固谓太阳病脉缓者，名为中风；太阳病脉阴阳俱紧者，名曰伤寒。以此知寻常太阳病之恶寒，何尝寸口脉微，若太阳病之脉微无阳而不应发汗者，乃其特殊之证，岂可质直言之，竟曰阳不足则为洒淅恶寒，是必未知有仲圣本论者为之，宁有号为医家者言，而乃东牵西扯，向壁虚掏，随意杜撰，如此之荒谬已极（或者谓其人卫阳不固，所以感寒而恶寒，似乎伤寒者未尝不可谓之阳不足，究竟伤寒脉紧，明是有余之证，有力之脉，胡可瞎说阳脉不足）。且仲圣之所谓太阳病阳浮阴弱者，正以太阳发热，热在皮毛，故阳分之寸脉独浮，而里未传热，下焦无病，故阴分之尺脉犹弱（此弱字非软弱内虚之弱，唯其里尚无病，所以脉不强劲。陆九芝谓无病为虚，有病为实，义与此同。而本论又谓阴弱者汗自出，一似阴液虚而不能自守者，则不佞心窃疑之，以为此非仲景笔墨。又伤寒例篇，竟谓尺寸俱浮，太阳受病，则明明与仲景之旨大相矛盾，此必浅人抄《素问·热病篇》而妄增者，皆别为一论以申明之）。此太阳病之尺脉弱，万万不可误疑为阴不足者，而又质直言之曰，阴脉不足则发热，则又牵合外感内伤两证为一，是乃仲景书之绝大蟊贼，罪不容诛者也。非特此也，阴气上入，阳气下陷两层，尤其歧中有歧，错中更错，更不知为是说者，作何感想，是何肺肝。盖所谓气上入阳中，是为阴寒上逆，下焦寒水泛滥之病，当用真武汤、黑锡丹之类，以镇摄阴霾者。其证或有恶寒，而其脉且外有余而中不足，何尝是寸口脉微。如果寸脉独微而证有外寒，是乃仲景之所谓其人荣血不足，而表阳不固者，斯当养阴以先益其血，何可误认作下寒上逆，而妄投纯阳刚燥之药，以劫烁阴津者。此寸微恶寒之别有一证，而非下焦阴霾之上逆明矣。若其所谓阳气下陷入阴，是为东垣所论脾胃内伤，清阳下陷之证，当用参芪升柴以补中升气者。其脉必寸关软而两尺滑盛，重按有神，乃可提出中焦陷下之阳，而无虑下焦根本之拨动，何尝是尺脉独弱。如果两尺脉弱而为发热，是为肝肾阴虚之潮热，亟亟滋填下焦真阴，方可冀其津液旺而热自已，然犹恐其或鞭长莫及也。若或误以下元阴虚之病，而认作阳陷，妄投升举，则木已摇而复振撼拨动之，是为揠苗手段，杀之唯恐其不速矣。不佞细按此节全文，恰如大雾漫天，莫辨南朔，一误再误，怪不可言，是不知何等佞人，作此呓语。而乃历代注家，尚能依样葫芦，喃喃点缀，此则医学之所以难言也，可不惧哉。

（见《中医世界》1930）

13. 柯韵伯《伤寒来苏集》书后

仲景伤寒论，本名《伤寒卒病论》，卒言伤寒之病，猝然而发，其势孔急也。仲景自序标题，今本尚多有作卒病者。《四库书目提要》亦曰《伤寒卒病论》皆其明证。乃今本于仲景序中为《伤寒卒病论》合十六卷一句，卒字误作杂，遂令后之学者，或谓《伤寒论》与《金匮要略》，各自为书，合成一十六卷，或谓《伤寒论》中即有杂病，合为一十六卷。疑是疑非，颇多误会。韵析柯氏伤寒论注自序，谓仲景伤寒杂病，合而为论。自王叔和编次，伤寒杂病分为两书，于本论刺去杂病，然论中杂病留而未去者尚多，颇似今本伤寒论中，即有杂病掺乎其间。盖亦为仲圣序中"伤寒卒病"四字，讹为"伤寒杂病"而云然。颐谓人之有经络腑脏，等于树木之有本根枝干：经络以腑脏为本根，腑脏以经络为枝干。凡百病状，轻者则在经络，重者则入腑脏。伤寒如是，杂病亦无不如是。唯仲景本论之六经，固专为伤寒而设，本未旁及于杂病，故谓本论六经，论伤寒而旁通于杂病，则可。竟谓伤寒之六经，实已概括乎杂病，则不可。柯氏序中谓仲景之六经，为百病立法，不专为伤寒一科。伤寒杂病，治无二理，咸归六经云云。所见最大，实发前人未言之蕴。又谓伤寒中亦最多杂病参错而见，则教人因伤寒而悟及杂病，尤能融会贯通，守其常而且明达其变，允为学者开无限法门。唯其大旨，竟谓仲景杂病，即在伤寒论中，则必非仲景本意耳。虽然自叶氏论温，谬托河间有三焦之说，而世之治温病热病，几无一人更知有六经者，数典忘祖，竟谓医学中一大怪剧。又有内风类中一证，则本是气升火升，激乱脑神经之病，独不在十二经络例中，而论者偏能深信，洁古之加减续命汤，硬派为某经某经之证。一则明明有六经条例，而无端破坏之。一则明明不入六经范围，而反欲比附之，均是吾道之大蔽。乾嘉以来，已不易有笃信六经，而旁通于杂病如韵伯者，则非特仲景之罪人，抑亦韵伯之所不屑教诲者已。

（见《三三医报》1924）

14. 腓腨之腨经籍字说多伪作"肠"字说

腓，一名腨，是为吾人两胫骨后之大肉。许氏《说文》：腓，胫腨也。《广雅释亲》腓，啓，踹也。《灵枢·寒热病》三十，亦曰腓者，腨腨也。《素问·至真要大论》王注，谓腨为前后软肉处，皆是。考腓字最古，易咸卦曰，咸其腓。艮卦又曰，艮其腓。咸释文，谓荀爽本腓作肥。艮释文，谓腓本作肥，是腓且与肥同字，质而言之，即以肉之当肥而名之耳，音转则字又作啓。肥，腓也，硏也，实即一字之孪生。而腨则字异而义同，独是《说文》腨篆说解，乃曰腓肠。《山海经》海外北经，无硏之国，郭注：亦曰硏，肥肠也。咸释文，引王廙注，亦曰腓，肠也。艮其腓正义，亦曰腓，肠也，在足之上。《说文》新附，亦曰硏，肥肠也。应一切经音义三卷，引三苍，亦曰腨，腓肠也。又十四卷

290

引《字林》，亦同。窃思此是肌肉，何缘而以肠名，且径以肥肠作训诂，岂不一变而为大肠、广肠。顾其名必思其义，直令人百思而不得其解。实则腓腨二字，可单语，亦可连语。单语，则腓为胫腨之定名；连语，则即曰腓腨。许叔重以腓腨二篆相连，腓篆既训之以胫腨，而腨篆即以腓腨作直解，许书凡二篆连语，多用此例。寿颐因此悟到腨篆说解腓肠之肠字，当即腨字之伪。盖遄字行草写法，与易字行草形似，致有此误，是亦亥豕、鲁鱼之常例。《广雅》《灵枢》，皆以腨字作腓字说解，腓腨连语，亦可旁证。但腓腨为作腓腨，由来已久，不独《说文》为然，几于经典字书，无一不是。是以乾嘉以来，经学家老师宿儒，订正诸书误字最多，而独于此字，无人注意，正以所在皆然，触目即是，遂亦视为习惯，不假思索。寿颐则谓咸释文，引王廙注，腓，肠也。艮其腓正义，腓，肠也，在足之上，此二者之肠字，皆即腨字之伪，尤其顾然易见。明明以腨字为腓字说解，与《广雅》《灵枢》同，是为训诂恒言，与其他各书之腓肠连语者不同。若谓王氏、孔氏，皆以肠字说腓，则腓即是肠，肠即是腓，究竟与肠胃之肠何涉，古人何尝有此大奇绝怪之异诂，一朝揭破，当可恍然大悟。然则为《说文》《玉篇》之训腨为腓肠。《玉篇》又训胫为腓肠前骨，易咸其腓正义，足之腓肠，又引王廙注，动于腓肠。《山海经》郭注，及《说文》新附、《广韵》上声十一齐，皆谓砳为肥肠，一切经音义引"三苍字林"，皆谓腨为腓肠。众经音义卷十，及慧琳一切经音义卷四十五，皆谓江南言腓肠。凡此诸本之肠字，皆当认作腨字之伪，而后名正言顺，辞达义明。固未尝与《广雅》腓砳腨也一条，有所歧异。此虽寿颐一人之私言，窃谓必如是订正，而后诸书训诂，无一不迎刃而解。若夫其他各书，又间有以腨肠两字作连语者，当是既为腓肠之后，又因之而一误再误。如慧琳一切经音义三十七卷，引《说文》腓、腨肠也。今本《说文》，何尝有此肠字，其为妄人窜入，盖亦不言而喻，则易咸其腓之郑注，腓，腨肠也，盖亦为妄人增一肠字。又《广韵》上平八微，腓，脚腨肠也。去声十二霁，砳引林云，腨肠。又皆衍一肠字可知。又众经音义卷十，云中国言腨肠，又慧琳一切经音义卷四十五，亦同，是又古所谓无稽之言矣。《灵枢》上踝五寸，别入贯腨肠云云。《甲乙经》及《外台秘要》、"明堂俞穴卷"中，膀胱足太阳经承筋穴，竟谓一名腨肠，一名直肠，又承山穴，谓在兑腨肠下者，尤其错中之错，斯为歧之又歧者已，请以质之博通明哲诸君子，静而思之，何如。

（见《医界春秋》1928）

15. 新考正经脉俞穴记诵编（一）

绪言：十二经脉，其源盖本于古之《针经》九卷，而《甲乙经》《脉经》《太素》《千金》诸书，皆从之出。今本《灵枢》，尤其晚矣。故近世医家者言，辄谓今之《灵枢》，即是古之《针经》。几若周秦旧籍，相沿未改，皆由目光太短，未尝合诸本而校核之耳。盖《灵枢》之出最晚，并未经宋仁宗朝诸医官校正，故伪误最多，触目皆是。试合《甲乙》《脉经》《太素》《千金》诸书而一考其文义，则凡有异字，《灵枢》每不如各本为长，或谓《灵》之成书，即出于王氏启玄之手。然据王注《素问》所引诸经脉之循行，又多与今之《灵枢》不符，则今本《灵枢》犹在启玄所见之后，讹舛固已不可胜言。而俗子犹误认为上古旧物，何其陋耶。兹录经文，参用各本，而附之考正，疏其得失，兼采诸书之长，以校正其讹误，皆有实在证据，不敢参以一毫臆见。其心有所疑而未得确证者，则别为存疑，绝不妄改一字，而经脉之循行，及穴俞之分寸，皆难记忆。自前明马氏莳编为歌括，颇便学者，但惜其甚多诘屈，亦不易读。不揣鄙陋，重编一通，唯以浅显明旨，易读易解为主，庶几为初学入门之一助云。时上元癸亥孟秋之月山雷重订旧稿于浙兰之中医专校。

肺手太阴经脉循行经文

肺手太阴之脉，起于中焦，下络大肠，还循胃口，上鬲属肺，从肺系横出腋下，下循臑内，行少阴心主之前，下肘中，循臂内上骨下廉，人寸口，上鱼，循鱼际，出大指之端。其支者，从腕后，直次指内廉出其端。

（考正）鬲各本皆作膈。○唯《太素》八卷经脉篇，皆作鬲，不从肉旁，最是古文真本。今从之，后仿此。○（寿颐按《太素》久佚，四库馆亦未著录。光绪丁酉，袁爽、秋昶始以海外传抄之不全本刊行，其第八卷已缺首页，手太阴经在叶中，乃从《灵枢·经脉篇》补入，所以此节上鬲亦作上膈，唯据以后诸鬲字，皆无肉旁，知《太素》元本固鬲字也）。○《脉经》无肘中二字。寿颐案此是《脉经》佚文，肘以上为臑，肘以下为臂，若无肘中二字，便不分明。○次指内廉，今本《灵枢》上有出字。寿颐案此是《灵》之衍文，下有出其端句，已极晓畅，若再衍一出字，则叠床架屋矣。《脉经》《千金》皆无此出字是也，今从之。

肺手太阴经脉循行歌

手太阴经起中焦，来源直接肝经交，下络大肠联表里，还行乃与胃相遭，复上贯鬲属之肺，本经本藏相维系。出之乳上三肋间，再上外行腑肉际，过腋乃循臑内廉，二阴在北太阴南，下来过肘行于臂，上骨下廉仔细探，臂内前廉脉大会，寸关尺部近手腕，既经寸口直上鱼，掌边大肉是鱼际，乃循拇指出其端，爪甲内侧本经完，支脉别从腕后出，抵于次指阳明看。

（注）肺手太阴经出于中焦，乃接肝足厥阴经而来，下行以络大肠，则大肠与肺相为表里，凡一表一里之经，必互相联络。手太阴经络大肠，乃还而上行，循胃上鬲，以属于本经之肺脏，乃循肺系而出于乳上三肋间之中府云门二穴（肺系即肺管）。复向外而行腋内，循臑之内廉，而下行于手厥阴、手少阴二经之前（廉侧边也，南北以人身南面而言，太阴行于前，二阴在其后也）。以下肘中，循臂内，入寸口，上鱼际，皆在臂内之前廉，循大指内侧，直出爪甲角之少商穴。其支者则从腕后本经络穴列缺别走阳明，从次指内廉，直出指端，以交于手阳明经。

肺手太阴经脉俞穴分寸歌

肺手太阴十一穴，中府原从乳上出，华盖两旁六寸开，三肋之间动不辍，上行寸许到云门，巨骨穴下脉堪扪，璇玑任穴旁开六，气户旁边二寸真，从此行手取天府，腋下三寸应手处，经行厥少两阴前。臑内上廉君记取，肘上五寸是侠白，循臑下行有动脉，再行直到约纹中，筋骨罅间寻尺泽，腕上七寸有孔最，上骨下廉陷中候，去腕寸半列缺来，络别阳明此处走，经渠寸口关之前，掌后横纹会太渊，经属太阴统百脉，朝宗大会此探源，上鱼拇指节后侧，鱼际隆然肉白色，指端内侧是少商，爪甲角际韭叶识。

肺手太阴经脉俞穴分寸考

中府，一名膺中俞，一名膺俞。在任脉华盖穴旁六寸，乳上三肋间陷中，动脉应手，手足太阴二脉之会。云门，在中府直上，隔一肋骨，即手阳明经巨骨穴下，动脉应手，亦即任脉、璇玑穴旁之六寸，足阳经气户穴旁之二寸也。日本人原子柔经穴汇解曰：胸部诸穴，各在骨间，不待言分寸。按原氏之说甚是，诸本于胸前各经之穴，分寸多不一致，即此理也。天府，在腋下三寸，臑内前廉动脉中。侠白，在肘中约文之上五寸，臑内前廉动脉。尺泽一名鬼受，一名鬼堂，肘中动脉，在屈肘横纹中，两筋骨罅陷者。孔最，在腕前约纹上七寸，旬缺手太阴之络，别走阳明者也，在腕上侧，去腕一寸五分。经渠，在寸口中动脉，按此即切脉之寸部也。太渊，一名鬼心，在掌后横纹头陷中动脉。鱼际，在手大指本节后内侧白肉际，按指之本节，盖谓指节之本，即大指之第二节及四指之第三节是也。诸俞穴之言本节前、本节后者，皆当以此推之。手大指之后，大肉隆起，其形如鱼，因名曰鱼，而穴在其间，即名鱼际。少商，一名鬼信，在手大指内侧爪甲角白肉际，如韭叶。《经穴汇解》曰：去爪甲如韭叶者，其肉形如韭叶耳，非谓离去爪甲尚有韭叶许也。寿颐案古书本谓如韭叶，原氏之说甚是。自后人加一许字，遂滋疑窦，读古人书，不可师心自用如此。

16. 新考正经脉俞穴记诵编（二）

大肠手阳明经脉循行经文

大肠手阳明之脉，起于大指次指之端，循指上廉，出合谷两骨之间，上入两筋之中，循臂上廉，入肘外廉，上臑外前廉，上肩，出髃骨之前廉，上出于柱骨之会上，下入缺盆，络肺下膈，属大肠。其支者从缺盆上颈贯颊入下齿中，还出夹口，交人中，左之右，右之左，上夹鼻孔。

（考正）次指之端，《甲乙经》《脉经》下皆有外侧二字，《千金》则下句作循指外侧上廉。寿颐案是经起于次指端之商阳穴，在内侧不在外侧，循指上廉，即二间、三间两穴，既曰上廉，其非外侧明甚。况肺太阴经明言支者直次指内廉乎？《甲乙》《脉经》《千金》皆误，《太素》《灵枢》无外侧二字是也。上臑外前廉，《甲乙》作上循臑外廉。寿颐案《灵枢》有前字，较为明白。《太素》亦有前字。《脉经》作循臑外前廉。○上肩出髃骨之前廉，《太素》作上臂肩出髃前廉，入下齿中。王注《素问·上古天真论》五七阳明脉衰节，作入下齿缝中。《脉经》《千金》皆同，王注坊本《甲乙经》作入齿中。寿颐案是经从缺盆上颈贯颊，先入下齿，下又云还出侠口交人中，其自下而上甚明。《太素》亦作入下齿中，《甲乙》误。又王注《素问·诊要经终篇》阳明终者一节，亦作下入齿中，则误者固不止一本也。○侠，今本《灵枢》皆作挟，《甲乙》《脉经》《太素》皆作侠。寿颐案此借侠作夹，汉书叔孙通传，殿下郎中侠陛，华山亭碑吏卒狭路，皆以侠为夹之明证。《甲乙》《脉经》《太素》是也。兹据以订正，后凡侠字皆准此。

大肠手阳明经脉循行歌

大肠之部手阳明，食指端接太阴经，从指上廉出合谷，直循臂外上廉行，过肘到臑外上侧，肩中髃骨前廉得，行过肩端义骨间，脊中直会大椎节，下入缺盆络于肺，是谓表经络之里，从兹下膈属大肠，本经之府须援击。其支别自缺盆分，上颈贯颊入于唇，既抵下齿还侠口，交互人中左右伸，渐向旁行只半寸，少少斜上位亦近，本经尽此水沟边，胃足阳明来相引。

（注）大肠手阳明之脉，起于大指、次指之端，乃大指之次指，上接手太阴经之支脉。在次指内廉端者，既食指内侧爪甲角之商阳穴也。循食指上廉，上行二间、三间，以出于虎口两歧骨间之合谷穴，直上循臂外上廉，抵肘外上廉横纹中之曲池穴。又直上臑外前廉，以达肩头正中之肩髃穴，乃出于髃骨前廉肩尖骨罅之巨骨穴，又自肩前直上，斜向后行，抵天柱骨下大椎之六阳经大会处（脊骨第一节其椎较大，故名大椎，手足六阳经皆会于此，故曰会上），乃从大椎绕项，前至缺盆，下行入内，以络于肺，复下膈联属于本府大肠，其支脉即从缺盆上行于颈，经天鼎、扶突二穴入于下齿龈中，复出环唇，上交于督脉之水沟穴，又左右斜向外行，以达禾髎、迎香二穴而终。

大肠手阳明经脉俞穴分寸歌

手阳明经属大肠，二十穴兮始商阳，食指内侧爪甲角，二间、三间本指旁，上廉内侧循经过，本节前后陷中量，上入虎口探合谷，两歧骨罅相连属，腕中上侧取阳溪，试张两指陷中瞩，腕后三寸偏历来，别入太阴络穴开，复三寸兮记温溜，臂外上侧此安排，肘下四寸是下廉，上行一寸上廉兼，更去一寸手三里，肘纹头上曲池谙，肘胶肘骨外廉逢，曲池微后陷者中。上寻五里离三寸，再行四寸臂臑从，复上三寸肩之髃，肩头下跌举臂虚，巨骨肩尖两骨罅，会于阳蹻比相须，循肩到颈问天鼎，缺盆之间胃经并，气舍旁开寸半真，侠任天突三寸认，直行上颈有扶突，颊下一寸脉所发，人迎大脉寸五旁，中抵结喉三寸达。禾髎近侠水沟旁，鼻孔双双正对当，斜上外行侠鼻孔，本经尽处是迎香。

大肠手阳明经脉俞穴分寸考

商阳一名绝阳，在食指内侧端爪甲角。二间，一名间谷，在食指本节之前内侧陷者中。寿颐案内侧一作上廉，其义一也。三间，一名少谷，在食指本节之后内侧陷者中。合谷，一名虎口，在歧骨罅间陷中。阳溪，一名中魁。在腕中上侧两筋间陷中，张大指次指取之。偏历，手阳明之络，别入太阴者也，在腕后三寸上侧。温溜，一名遂注，腕后六寸上廉。下廉，在曲池下四寸臂上廉。《医宗金鉴》云：在温溜穴上二寸五分。上廉，在曲池下三寸臂上廉。三里，在曲池下二寸臂上廉。寿颐案是穴古名上三里，后人亦作手三里。所以别于足之三里穴也。曲池，一名阳泽，以手拱胸，在肘上廉横纹头是其穴。肘胶，《外科枢要》谓之肘尖，在曲池外旁肘尖骨前廉陷中。寿颐按俞穴之髎字，《甲乙经》皆作窌，《外台》皆作郎。五里，《灵枢》作尺之五里，在肘上三寸前廉大筋中。臂臑，在五里上四寸。肩髃下三寸，两骨罅陷中。乃手阳明、手足太阳、阳维之会。肩髃，一名扁骨，一名中肩井，一名肩尖，在肩端上两骨罅陷处，举臂有空，乃手阳明、少阳、阳蹻之会。巨骨，在肩夹端上行两叉骨间陷中，乃手阳明、阳蹻之会。天鼎，在颈缺盆中，与胃经之气舍穴。中行任脉之天突穴相并，去气舍两旁各寸半，去天突三寸。扶突，一名水穴，在天鼎直上，当曲颊下一寸，颈中大筋之后，在人迎两旁中，与结喉并行，去结喉三寸。禾髎，一名顿；一名长频，直鼻孔下，侠水沟两旁各五分。迎香，一名冲阳，在歧禾髎斜上外行鼻孔外廉，鼻下孔旁五分，乃手足阳明之会。

17. 新考正经脉俞穴记诵编（三）

胃足阳明经脉循行经文

胃足阳明之脉起于鼻交额中，旁约太阳之脉，下循鼻外，入上齿中，还出侠口环唇，下交承浆，下络颐颔出大迎，循颊车，上耳前，过客主人。循发际至额颅，其支者从迎前下人迎，循喉咙入缺盆，下膈，属胃络脾，其直者从缺盆下乳内廉下侠脐，入气街中。其支者起胃下口，循腹里下至气街中而合，以下髀关，抵伏兔，下膝人膑中。下循胫外廉，下足跗，入中指肉间。其支者下膝三寸而别，以下入中指外间。其支者别跗上，入大指间，出其端。

（考证）起于鼻，交额中，今本《灵枢》鼻下衍之字。寿颐案：是经起于鼻孔两旁之迎香穴，上接于阳明经之交，而左右上行，以交互于鼻额之中。六字作两句读，本极明白。《甲乙》《脉经》《太素》诸书皆无之字，即王注《素问·上古天真论》阳明脉衰节，引《灵枢经》亦无之字，今本衍文更在启玄所见之后，然衍一之字，则交额二字，遂似有一部位，其义乃不可解矣。旁约太阳之脉，《甲乙》《脉经》皆如此，唯《太素》则无此一句。今本《灵枢》约作纳。寿颐案：是经交于鼻额，与足太阳之脉起于目内眦者相近，故有此一句。然非容纳太阳之脉于阳明脉中，则《灵枢》纳字非是。下络颐颔。诸本皆作却循颐后下廉，唯王注《素问·五脏生成篇》过在足太阴阳明节，作下络颐颔。寿颐案：上言下交承浆，后言出大迎。大迎之穴在曲颔前廉，尚在颔骨之上，不得云颐后下廉。盖各本皆误。兹依王注所引订正。○齐各本皆作脐，唯《太素》作齐。寿颐案：齐、脐，古今字。许氏《说文》本作齋。经传多以齐字为之。齋在人体，居上下左右之中。凡经传齐字作中字解者，皆即齋字之假借。《尔雅·释言》齐中也，书天齐于民。左文十八年传齐圣广渊，又《尔雅》中州曰齐州，《列子·黄帝篇》中国曰齐国皆是，兹从太素。○起胃下口，今《灵枢》作起于胃口下。王注《素问》引一作从胃下口，一作起胃下口。《脉经》亦作起胃下口。寿颐案：此句接上文，属胃络脾一句而言，已在膈下，则作胃下口是也，盖指胃与小肠承接处言之。《灵枢》作胃口下误，唯《太素》亦同《灵枢》，知其误已久。○气街，《千金》作气冲。寿颐案：各书或作气街，或作气冲，此以字形相近，而淆乱不可复正。以下髀关，抵伏兔，《甲乙》《脉经》皆同。《太素》作以下髀，抵伏菟，盖此以髀枢言之。古人只名为髀，唯菟字则后出字耳。○下膝入膑中，今《灵枢》无入字，《脉经》则作下入膝膑中，兹从《太素》。○下循胫外廉，《脉经》胫作胕。通，《太素》无此一句，似脱佚。寿颐案：是经行于胫骨之外廉，即三里、巨虚、条口诸穴之部，无此一句，似太脱略。○下膝三寸而别，今《灵枢》膝作廉。寿颐案：廉是误字。此言膝下三寸，即三里穴。若云下廉，则莫可究诘矣。且是经由上而下行，无所谓上廉、下廉也。《甲乙》《脉经》《太素》皆作膝，王注《素问》引亦作膝。今本《灵枢》必不可从。《金鉴·刺灸心法》乃以下廉为下巨虚穴，则三寸仍不可晓，且以针刺经验言之，三里下针，则足跗足指皆到，正以本经下行，由此分支，故相应最捷。益知《甲乙》经脉《太素》之不误。○以下入中指外间，今《灵枢》无以字，佚文。寿颐案：此是别一支脉，若无以字，文义未足，《脉经》《太素》皆有以字，兹据以订正。○中指外间，各本旨同。寿颐案：是经陷谷、内庭、厉兑三穴，皆在次指外侧，上云中指内间，不误，则此之中手指外间，当作次指外间。《金鉴》谓足阳明是足大指之次指，不是中指，必传写之讹。

胃足阳明经脉循行歌

胃足阳明起鼻旁，大肠经络接迎香，出于目下交鼻额，旁约小肠手太阳，上循鼻外入上齿，却又盘旋口吻际，环来唇下交承浆。颐颔前廉大迎次，折上旁行耳前下，复上动脉耳前届，更升发际额颅间，胃脉上支抵此罢。一支额前下颈侧，项间大脉人迎即，循喉直下缺盆间。内趋脾胃相连结，直行原自缺盆中，直下长趋到气冲，内络更经胃下口，循行腹里再相逢（此经自缺盆分支，一行于内络脾属胃。一行于外直抵气街，而后内外二支相合为一）。气冲之部内外合，循股下行膝膑接，过膝仍从外侧行，胫外前廉次第及，外踝之上复前趋，正面中行隧道纡，复下乃经跗骨上，出之中指内廉隅，歧指别出三里下，径行次指骨外罅（此支行足次指之外间，故以为骨之外罅）。直出指前外侧端，阳明经络终输泻，别支更自跗中分，行向内侧大指循，径达指端爪甲角，渡过脾土太阴论。（平声）

（注）胃足阳明之经，起于鼻下两旁，上接手阳明经于迎香穴，是以本经之穴，起于目下承泣，以及四白、巨髎，而交于鼻额之中，与小肠手太阳经脉起于目内眦之睛明穴者最近，故曰旁约太阳，即由鼻额以入于上齿龈中，又环唇下行，交会于任脉之承浆穴（上下齿龈及环唇四周，为手足两阳经之部位）。又承浆循颐颔向后，出于曲颔前廉之大迎动脉。又向上行，出于耳下曲颊端之颊车穴。乃循耳前上行，过本经之耳前动脉下关

穴。又上过足少阳经之客主人穴（是穴亦名上关），乃抵额角发际之头维穴（是穴去中行督脉神庭穴四寸五分，足阳明经上行者至此而止）。其支脉即从颐颌前廉之大迎，直下颈中之人迎，乃循喉咙（即食管）。由缺盆内行，下过膈肉，属胃络脾，以联合于本经之表里腑脏（此行于胸腹之里者无俞穴）。其直者即从缺盆本经之穴直下，历本经之气户、库房、屋翳、膺窗、乳中、乳根诸穴（皆去中行任脉四寸）。又斜向内，去中行任脉二寸，行本经之不容、承满、梁门、关门、太乙、滑肉门、天枢、外陵、大巨、水道、归来、气冲诸穴（以上十二穴，皆去中行任脉二寸）。至此则行于内之络脾属胃一支，即从胃之下口，直下腹里，达于气冲之部。内外二支，复合为一，乃行于股前正中。微在外廉之髀关、伏兔、阴市、梁丘四穴，乃入膝膑行于膝下外廉、膝眼之犊鼻穴。复直下行于胻骨外侧大筋内之三里、上巨虚、条口、下巨虚四穴（上巨虚亦名巨虚上廉，下巨虚亦名巨虚下廉）。乃微向后折，过于外踝上八寸之丰隆穴，又直下过外踝，行足腕上前廉系鞋处之解溪穴。复行跗上高骨间动脉之冲阳穴，以入足中指之内间，即次指本节后岐骨外间之陷谷穴。其一支则从膝下三寸之三里穴而别，由是下行以入大指次指之外间内庭、厉兑二穴。足阳明经脉至此而终。又其一支，则自跗上之冲阳穴而别，以入大指内侧之端，所以交于脾足太阴之经脉也。

胃足阳明经脉俞穴分寸歌

胃足阳明四十五，承泣目下七分数，直下三分四白联，巨髎鼻孔两旁布，地仓夹吻四分平，曲颌前廉到大迎，微折后行耳正下，颊车主动定其名，上出耳前度下关，头维发际额旁攀，中去神庭四寸五，高下原来一例看，支自大迎下循颈，人迎大脉最堪认。结喉两旁寸五开，直下水突气舍定，气舍原如天突齐，外傍手经天鼎并。舍下横开抵缺盆，项旁凹骨陷中扪，下窥气户璇玑准，去任中行四寸论（天突、璇玑皆任脉穴，天鼎手阳明穴，气舍与天突、天鼎相并，气户与璇玑平也）。直下徐行抵库房，复循屋翳启膺窗，相离寸六无盈缩，到乳中分寸许量，乳下寸六乳根别，离中四寸直行毕，复去中行二寸开，巨阙之旁不容列（巨阙任脉穴，足阳明穴自不容以下，直至气街，皆去中行任二寸），下当承满过梁门，关门太乙滑肉门，各行寸许天枢运，枢与齐中神阙邻，枢下五分过外陵，更五分兮大巨承，复寻水道行三寸，再到归来二寸凭。不容至此十又一，直下垂来详且悉，离任中行言者殊，以此推之可无失，下来脉出气街中，横骨两端号气冲，腿折鼠蹊上一寸，离中二寸脉憧憧。髀关膝上尺有二，关下六寸伏兔起，下三寸来阴市中。更一寸兮梁丘递，四穴虽云正面求，股外前廉应切记。膝膑骨下如犊鼻，穴在外廉膝眼谛，鼻下二寸膝下三，行外筋间是三里，三里行三上巨虚，下行一寸条口俱。巨虚下廉复寸许，外廉筋骨陷中储，斜行微后到丰隆，踝骨相离八寸中，渐向前行足腕上，解溪鞋系正相逢，溪前寸半取冲阳，高骨隆然动未央，跗面后天根本处，古人握足费评章，冲前二寸到陷谷，次指节后外间属，谷前二寸内庭过，厉兑指端外侧独。

附胃足阳明经脉腧穴分寸考

承泣一名溪穴，亦作鼷穴，一名面髎。在目下七分，直目瞳子，阳跷脉、任脉、足阳明之会。四白在目下一寸，亦直瞳子。巨髎侠鼻孔旁八分，直瞳子，阳跷脉之会。地仓一名胃维，亦作会维，侠口吻旁四分有微动脉处，手足阳明、任脉、阳跷之会。大迎一名髓孔，在曲颌前廉，当两肩动脉。颊车一名机关，在耳下曲颊端陷中，开口有空，下关耳前动脉。头维在额角发际，去中行神庭四寸五分。人迎一名天五会，侠结喉旁之大动脉也，在颈大筋之前。水突一名水门，在颈大筋前直人迎下。气舍直人迎下，侠任脉天突穴，外与手阳明天鼎穴，三穴如平行线。缺盆一名天盖，在肩上横骨陷中。案缺盆象其骨间皮肉凹下如盆也，今俗谓之油盏骨，亦谓之琐子骨，皆以形得名。气户在巨骨下，去中行璇玑四寸。库房在气户下一寸六分。屋翳在库房下一寸六分。膺窗在屋翳下一寸六分。乳中直膺窗下，当乳头之中。乳根《千金方》谓之薛息，在乳中直下一寸六分，即乳下第一筋间。不容当任脉之巨穴旁二寸，当肾足少阴经之幽门穴旁一寸五分。承满直不容下一寸。梁门直承满下一寸。关门直梁门下一寸，太乙直关门下一寸。滑肉门直太乙下一寸。天枢一名长溪，一名谷门，亦作谷门，直滑肉门下一寸。侠脐两旁各二寸。外陵直天枢下一寸。大巨一名掖门，掖亦作腋，直外陵下一寸。水道直大巨下三寸。归来直水道下二寸。气冲即气街，在少腹毛际横骨两端。动脉应手宛宛中，直归来穴下，鼠溪上一寸，去中行两旁各二寸。寿颐案：鼠鼷，即大腿上股阴折缝间之肉核，非穴名也。髀关在膝上一尺二寸，伏兔肉起之后交纹中。寿颐按：两股目膝以上正中，有大肉隆起，如兔之伏，因名伏兔。髀关之穴，在此大肉外侧，故曰伏兔之后，而下文伏兔之穴，则正当此大肉之际耳。伏兔在膝上六寸起肉间。阴市一名阴鼎，在膝上三寸伏兔起肉之下。梁丘在膝上二寸。寿颐按：此上四穴，据古书似以股前正面求之，然观于犊鼻穴，取膝眼外侧，则可知足阳明经本行股外，当从骨外前廉衣之为允。犊鼻在膝膑下胻骨上陷中，此处两旁有空，状如牛鼻，故有此名，俗谓之膝眼。《外台》谓穴在膝盖外角，故《金鉴》遂谓犊鼻之穴在外侧也。足三里一名下陵，一名鬼邪，在膝下三寸，胻骨外侧大筋内。巨虚上廉一称上巨虚，在三里下三寸。条口在上巨虚下二寸。巨虚下廉亦称下巨虚，在条口下一寸。丰隆足阳明之络，别走太阴者，在下巨虚微向后折，外踝上八寸胻骨外廉。解溪在足腕上前廉系鞋处。冲阳一名会源，仲景谓之趺阳在足跗上高骨间动脉，古人握足察脉处也。陷谷在足大指之次指本节后，歧骨外间陷中。内庭在足大指之次指本节前外侧陷中。厉兑在足大指之次指外侧端爪甲角。寿颐按：足阳明脉行于足跗之上。"经脉篇"明有三歧：一支入中指肉间，即次指本节后外侧之陷谷穴也。一支从膝下三寸而别入次指外侧间，即本节前之内庭，爪甲角之厉兑也。其又一支，则别于跗上，入大指间出其端者，所以交于足太阴。《医宗金鉴》所谓大指之次指歧骨外间，固未尝误，但以内庭为在本节前歧骨外间，则误矣。盖本节之前，指已分歧，不当更谓之歧骨，淡若于陷谷穴条中，注以次指本节后歧骨外间为妥，兹订正之如上。

18. 新考正经脉俞穴记诵编（四）
脾足太阴经脉循行经文
脾足太阴之脉起于大指之端，循指内侧白肉际，过核骨后，上内踝前廉，上腨内循胫骨后，交出厥阴之前，上循膝股内前廉入腹，属脾络胃。上膈侠咽，连舌本，散舌下，其支者复从胃别上膈，注心中。

（考正）核《太素》作窍，古通。杨上善曰：足大指本节后骨，名为窍骨也。○腨，《甲乙》《脉经》《太素》皆同，唯今本《灵枢》作踹。寿颐按：此字但以字形观之，似从肉从足，可以通用。盖从肉从足之字，本有可以相通者，如跗本训足上（寿颐案：此言足之上面，今谓之足面，亦曰足背）。字亦通趺，而集韵跗字音肤，曰与跗通，是其例也。然《说文》有腨无踹，腨训腓肠。《素问·至真要大论》腨如别。王注：胻后软骨肉处也。盖本以肉言，自当从肉。至《玉篇》乃有踹，明系后出之字，然训白足跟，其别为一义又明。《素问》《甲乙》《脉经》《太素》皆从肉是也。○上循膝股，今《灵枢》无循字，于义未足。兹从《甲乙》《脉经》《太素》。

297

脾足太阴经循行歌

脾足太阴起大指，内侧爪甲经穴始。循行指后白肉中，有似肺经上鱼际，白肉之内有核骨，形如果核高突兀。经过其间向后行，内踝前廉腓腨出。此经循行胫骨后，本从内踝渐上走。初行厥后少之前，上踝三寸三阴沟。从兹交出厥阴前，胫内前廉复上延。更入股阴寻动脉，上来横骨约纹边。少腹之上阴维会，入内属脾复络胃。两乳外边直上行，一似肺经中府贯，上焦之部侠喉咙，连于舌本少阴同。复行舌下经分散，太阴正脉此其终。一支复从胃家析，循脘上行亦贯膈，膻中部分注心中，交手少阴又分划。

（注）脾足太阴之脉，起于足大指内侧端爪甲角，上接胃足阳明之支脉，循足拇指内侧上行，当本节之后，大肉隆起，经文谓之白肉际，其部位正如手之有鱼际。足太阴脉行于此处，亦与手太阴之上鱼际同，此手与足之生理，固大略相似者也。此大肉隆起之中，有骨形圆突起，如果之有核，经文谓之核骨。过此向后在内踝之前上入腨内，经行于厥阴之后，少阴之前，又上行踝上三寸之本经三阴交穴，乃在胫骨之后，三阴同会。而后交出于厥阴经前，上行过膝，行于股阴皆在股阴之前廉，复循股阴上入少阴，在横骨之两端约纹中动脉，即本经之冲门穴也。去腹中行任脉三寸半，其内行者从此人腹，属脾络胃，复上膈上。其支者即从络胃之处，别行上膈，以注于心，而交于手之少阴经。其行于外者，则冲门直上，以至本经之腹哀。又上行向外，去中行任脉六寸，为食窦、天溪、胸乡、周荣四穴，皆在乳外廉二寸。其周荣一穴，一似上与手太阴之中府、云门直接者然。又自周荣外折向下，至本经之大包穴，是为本经经穴之终。而经文循行皆无之，盖缺佚也。

（存疑）寿颐案：经文本经循行，自入腹以上，止言内行之脉，属脾络胃，上膈侠咽，而无在外一支。则本经自府舍、腹结以上诸穴，皆无根据。十二经脉各条，绝无此例，其为缺佚显然。盖本文连舌本，散舌下之后，其支者必已夺去一节。考《甲乙》《脉经》《太素》以及《千金》诸本，无不如是，则古书之残缺固已久。而马玄台以后诸注家，不能悟到夺佚，凡为《灵枢》作注者，辄以人腹属脾络胃一节，截作数段，而以诸穴逐段砌入，遂使本文之一气贯注者，变为断鹤续凫之局，究穿凿为之，不能使经文融合无间，反觉杂乱无章，徒乱人意，殊可哂也。

脾足太阴经俞穴分寸歌

脾足太阴主中州，二十一穴拇指陬，内侧甲角起隐白，本节骨缝大都筹，太白核骨白肉际，本节之后公孙至，脾经络穴踝之前，别走阳明此其是。商丘之穴最近踝，踝下陷中微偏颇，上踝三寸认前廉，三阴经穴交相过，复上三寸寻漏谷，胻骨后廉离踝六。从兹行到厥阴前，膝下五寸地机续，辅骨之下阴陵泉，去膝寸许记真诠。再过膑上二寸五，血海骨后筋之前，箕门海上又六寸，股内前廉脉堪诊，乃行少腹抵冲门，横骨两端动脉准，此行离任三寸半，直上七分府舍贯。又上三寸腹结来，又寸三分大横判，更三寸兮至腹哀，上承日月胆经来。太阴行内复上膈，两乳旁边相对排，食窦天溪下寸六，天溪当乳平如轴，再上胸乡复周荣，短长相去无伸缩，直行四穴乳之旁，去乳二寸去中六，再上直似手经联。中府云门如接续，更有大络名大包。腋下六寸肋之交，下量季胁更六寸，是当侧胁正中爻。

脾足太阴经脉俞穴分寸考

隐白在足大指内侧端爪甲角如韭叶，《千金方》一名鬼垒。大都在足大指内侧本节后，骨缝白肉际陷者中。太白在足大指后内侧，核骨下陷者中。公孙在足大指本节后一寸，内踝前陷者中，别走阳明、太阴络也。商丘在足内踝下，微前陷者中。三阴交在内踝

298

骨尖上三寸，夹骨陷者中，足三阴之会。漏谷在三阴交上三寸，夹骨陷者中。地机一名脾舍，在膝下内侧五寸，夹骨陷者中，伸足取之。阴陵泉在膝下内侧，辅骨下陷者中，伸足乃得之。寿颐案：此穴与足少阳胆经之阳陵泉相对，彼在膝下外廉一寸，各本皆同。故此穴《甲乙》《外台》皆曰在膝下，内侧辅骨下。自前明杨氏《针灸大成》，误以为在曲膝横纹头，而《医宗金鉴》承之，非也。曲膝横纹头，乃肝足厥阴经之曲泉穴。彼此互参自知。血海在膝膑上内廉。箕门在阴股内廉动脉应手。寿颐案：此穴《外台》谓在鱼腹上越筋间，鱼腹乃腓腨之别名，是胫骨后之大肉，非股肉之称。而越字更不可解，然《外台》又曰一云在股上起筋间，则越字之伪误可知。《甲乙》乃作越两筋间，加一两字，仍不可晓。又王注《素问》六卷"三部九候论"篇，下部人足太阴节，则曰在鱼腹上趋筋间，直五里下，箕门之分云云。其所谓鱼腹，亦承《外台》之误，而越又作趋，究之越起与趋，三者皆不可解，此古书之伪必不可通者，何如姑阙所疑，免得无数葛藤，徒滋缭绕之为愈乎。冲门一名慈宫，在少腹横骨两端约纹中动脉，去腹中行三寸半，在肝足厥阴经期门穴下尺五寸分，足太阴阴维之会。府舍在冲门上七分，足太阴阴维之会。腹经一名肠窟，在府舍上三寸。大横在腹结上一寸三分，足太阴阴维之会。腹哀在大横上三寸半，即胆足少阳经日月穴下一寸五分，亦即肝足厥阴经期门穴下二寸，足太阴阴维之会。食窦在腹哀向外斜上三寸，在两乳外二寸，直下一寸六分，与胃足阳明经之乳根穴，任脉之中庭穴相并，去中行任脉六寸。天溪在食窦上一寸六分，与胃足阳明经之乳中穴，任脉之膻中穴相并。胸乡在天溪上一寸六分，与中行任脉之玉堂穴相并。周荣胸乡上一寸六分，与中行任脉之紫宫穴相并，上直肺手太阴经之中府穴，亦一寸六分。大包从周荣穴向外斜下行，在胆足少阳经渊液穴下三寸，上至腋下六寸许，出九肋间季胁端，脾之大络，布胸胁中。

19. 新考正经脉俞穴记诵编（五）

心手少阴经脉循行经文

心手少阴之脉，起于心中，出属心系，下膈络小肠。其支者从心系，上侠咽，系目系，其直者，复从心系却上肺，上出腋下，下循臑内后廉，行太阴心主之后，下肘内廉，循臂内后廉，抵掌后兑骨之端，人掌内后廉，循小指之内，出其端。

（考正）下膈，《甲乙》《脉经》膈作膈，袁刻《太素》亦作膈。寿颐案《太素》此篇。凡膈字皆无肉旁，唯此有之，盖亦传写者之误，兹依前后例，订正作膈。上出腋下，《甲乙》《太素》及王注《素问》所引皆同，唯今本《灵枢》作下出腋下。寿颐案是经由心上肺，而出行于腋下，实即西学家所谓心脏发血管之行于手臂者，明是上行人臂，不可误作下字。今《灵枢》作下，大谬，兹从《甲乙》《太素》改正。下循臑内后廉，《甲乙》《太素》同。今《灵枢》循上无下字。寿颐案此是由腋行臑，故谓之下，《甲乙》《太素》是也。行太阴心主之后，今《灵枢》行下有手字。寿颐案是经行于臑内，其为手经明甚，《甲乙》《太素》无手字，固不待明言者也。下肘内廉，《灵枢》无廉字，《太素》同。《甲乙》则作下肘中内廉，《千金》则作下肘内廉。寿颐案此当作肘内后廉，是即肘内下侧屈肘横纹头之少海穴也，不嫌与下句臂内后廉复逆。兑骨，今本《灵枢》作锐骨，《甲乙》《太素》作兑骨。寿颐案兑、锐古今字。兹订从古。人掌内后廉，《太素》无后字。寿颐案此是《太素》之脱佚，《灵枢》有之，较为明显，《千金》作掌后内廉，则不可解，是必传写者误倒之。

心手少阴经脉循行歌

心手少阴起心中，血脉来源此大宗，出属心系发血营，下络小肠表里通，支从心系侠

299

于咽（平声），复上直行目系联，此是睛明真液注，营阴强弱辨媸妍。直者从心即上肺，心肺循环呼吸器，上出腋下臑内廉，少阴在后应须记，下肘到臂复抵掌，内侧后廉兑骨上，过掌乃循指内廉，爪甲内角差堪想。

（注）心手少阴之脉，直起于心中，与其他十一经脉之不起于本脏本腑者，皎然不同，正以经脉循行。本皆血管，唯心脏为血之总汇，周身脉络，从此发源本不可与诸脏腑作一例论。杨上善注《太素》，谓十二经脉之中，十一经脉，皆起于别处，来人脏腑。唯此少阴经起自心中者，以心神是五神之主，能自生脉，是心神最为长也云云。空中立论，最是无谓，岂不知心之生血，本是经文。固不待近今新学解剖，而始知心房为发血之大源也，出属心系，非即发血之管而何。下膈以络小肠，虽曰阴经联表，亦是十二经脉之常例。然发血管之行于下肢者，亦即此脉；其上行之支，则侠咽直上，以系于目系。盖即发血管之行于上窍者，经文独言目系，盖以目为真液所灌注，其人阴血之盛衰，皆可于瞳神审之焉，其直者从心系上肺，盖即西学家所谓发血回血之小循环。心之与肺，固息息相通者，其出于腋下而循心臑内，则即血管之行于手臂者焉、手三阴皆循臑臂内廉而少阴在其后。自肘至掌，皆在内侧之下廉，唯少冲一穴，在小指之端，则是小指内廉之爪甲角。经文循小指之内出其端，内字最当注意，不得依上文掌内后廉，一直推测，而误认为亦在爪甲外角。其小指端外侧爪甲角之穴，乃小肠手太阳经之少泽，盖手少阴经自神门以至少府，则在掌内后廉，而自少府以前，则行于手小指之内廉，以直出于指端内侧之爪甲角也。

心手少阴经脉俞穴分寸歌

心手少阴九穴联，臑内后廉起极泉，肘上三寸青灵至，少晦屈肘横纹边，灵道腕后一寸五，下行五分通里数，少阴郄又离五分，掌后脉中认无误，神门兑骨陷者中，少府掌侧直劳宫，更循小指内廉出，爪角之端记少冲。

心手少阴经脉俞穴分寸考

极泉，在腋下臑内筋间，动脉引胸中。青灵，在臑内后廉肘上三寸：少海，一名曲节。在肘内下廉横纹头，屈肘向头取之（案此在肘内下廉之横纹头，与大肠手阳明经之曲池穴，在肘外上廉之横纹头者，一内一外，一下一上，彼此相对）。灵道，在腕后一寸五分，臂内下廉。通里，在腕后一寸，即灵道下五分，手少阴络，别走手太阳者。少阴郄，一作阴郄，在掌后脉中，去腕半寸，当小指之后。神门，一名兑冲，一名中都，在掌后下廉兑骨之端陷者中。少府，在手小指本节后陷者中，直营宫。少冲，一名经始，在手小指内廉之端，去爪甲如韭叶。

20. 新考正经脉俞穴记诵编（六）

小肠手太阳经脉循行经文

小肠手太阳之脉，起于小指之端，循手外侧上腕，出踝中，直上，循臂下骨下廉，出肘内侧两骨之间。上循臑外后廉，出肩解，绕肩甲，交肩上，入缺盆，络心，循咽下膈，抵胃，属小肠。其支者从缺盆循颈上颊，至目兑眦，却入耳中，其支者，别颊上颐抵鼻，至目内眦。

（考正）循臂下骨下廉。《甲乙》《脉经》《灵枢》俱作臂骨下廉，唯《太素》复下字。寿颐案臂有两骨，此经循手小指而上，行臂外侧之下廉，确在臂下骨之下。《太素》称下骨下廉甚是，他本无之，盖皆佚文。两骨之间，《甲乙》《脉经》《太素》《千金方》皆如此，唯今本《灵枢》骨作筋。寿颐案此在肘外后廉转折处，当肘骨承接之位，无所谓两筋，诸本皆作骨是也。肩甲《甲乙》《脉经》《灵枢》皆作肩胛，唯《太素》则作肩甲。寿颐案《说文》无胛字，而髆字之训曰肩甲也。知背胛之胛，古只作甲，兹从《太素》。入缺盆句下，《甲乙》有向掖下三字，《脉经》《千金方》皆有向腋二字。寿颐案此是从缺盆直入以络于心，不当外行向掖。《太素》及今本《灵枢》无之是也。目兑眦，今本《灵枢》兑作锐。《甲乙》《太素》皆作兑。寿颐案兑、锐古今字，兹订从古。至目内眦下，《甲乙》《脉经》及《灵枢》皆有斜络于颧四字，唯《太素》无之。寿颐案颧即是頗，上文先言别颊上頗，则手太阳之脉，固已络于颧頗矣。乃由頗抵鼻，至目内眦，所以交于膀胱足太阳者，何得复曰络颧，既多此重复，又以横梗手足两太阳脉之交接，其谬甚矣。此必衍文，《太素》是也，兹删之。寿颐又案，王注《素问》引作至目内眦抵足太阳，似启玄亦知斜络于颧一句之不妥，而强改之，未必启玄所见之本，果有抵足太阳四字。以十二经脉各条，眦未明言某经行抵某经也，宋人于王注抵太阳句后，有校语曰：《甲乙经》作斜络于颧，宋校《素问》，凡引《甲乙》，皆不言及《灵枢》，可知今之《灵枢》，并未为宋仁宗时人所见矣。

（存疑）寿颐案，本经自臂至肩，经文出肩解，绕肩甲，交肩上三句，迭有肩字，其所谓肩解者，指臂骨上端，与肩骨相连接处，即本经之由臑外后廉，上至肩骨下者，肩贞、臑俞二穴之部是也。肩甲是背上大骨，本经绕行甲骨之间，即天宗、秉风、曲垣、肩外俞、肩中俞诸穴之部是也。其肩中俞一穴，在甲骨内廉，《甲乙》《外台》皆言去脊二寸，后人直谓在大椎两旁各二寸，其去脊骨中央甚近。而经文于此，乃直接以交肩上三字，一似至此而复却行至肩上者，则所谓交字，漫无着落。寿颐谓手足六阳之经，皆会大椎、大肠手阳明经脉条中。所谓出于柱骨之会上者，明是左右两经会此，而复交互以出，则手太阳经之循行，在绕肩甲以后，自必直会大椎，交互以行，正与手阳明经同例。今经文止言绕肩甲，交肩上，而独遗交会大椎一层，文义殊嫌晦涩，窃疑交肩上之肩字，即是会字之讹。经文本作交会上，则由肩甲内廉，径会大椎，乃互以入缺盆，岂不明白晓畅，此交肩上之肩字，乃传写者沿上肩解、肩甲二句而误，读者不察，莫能是正耳。虽今本《甲乙》《脉经》《太素》诸书无不尽同，已不能得一确证，而以意逆之，必当如是。爰志所疑，以审诸博物君子何如？杨注《太素》，亦言绕肩甲已，会天大椎，还入缺盆，而独不以交于大椎为然。盖杨氏以为经言交肩上，不言交于大椎，尊经之义，笃信好古者，理当如是。然何不思交字以交互为义，由肩甲而交肩上，如何交互，义不可通。若以绕肩甲，交会上，两句连贯成文，岂不直截明显，然据杨氏云云，亦可知经文论伪，固已久矣。

小肠手太阳经脉循行歌

小肠之经太阳手，小指外侧直到腕，出自踝中臂外行，下骨下廉径上肘，循行臑外后之廉，上腋斜趋乃至肩，绕过（平声）肩甲交于脊，六阳齐会大椎边。缺盆之部行于内，络心循咽胃之系，下来贯膈属小肠，本经本府原相丽。支者即从缺盆别，循颈上颔抵于頗，目外眦边折下行，直入耳中本以毕，歧支复自颊旁分，上过（仄声）两颧鼻额邻，复上至于目内眦，膀胱经脉此其根。

（注）小肠手太阳经脉，起于手小指外侧爪甲角，循指外侧，过掌外侧，上行于腕骨外侧下廉，出于踝中骨下，直上臂外，行于臂下骨之下廉，出于肘骨外之下廉。又循臑外后廉，上至肩解，即肩臂两骨相接处，乃绕行甲骨，自下而上，又自外而内交会于小肠。此其内行之联络脏腑者。其外行者，即从缺盆上行于颈，过颔骨，上两颊，至目外眦两

旁，乃却行入耳中。本经之脉，至此而终。其又一支，则从两颊别出，上于两颧，抵鼻旁，上行至目之内眦，以交接于膀胱足太阳经。

小肠手太阳经脉俞穴分寸歌

手太阳穴一十九，少泽爪甲叶如韭。前谷后溪指外廉，但寻本节分前后，腕骨腕前骨陷中，腕后骨罅阳谷逢。养老腕上又一寸，复四寸兮支正从，肘尖外侧取小海，肩髃骨后肩贞在，臑俞肩后骨下求，甲骨上廉维蹻会，肩尖骨下号天宗，秉风肩上举臂空，曲垣仍认肩尖上，应手扪来宛宛中。肩外肩中有两俞，试从督脉细揣摩，中俞去脊寸之二，大抒乎开是外俞（肩中俞在督脉大椎两旁二寸，肩外俞与足太阳经大杼穴平两旁各开寸五，与大杼相去三寸）。天窗颈侧曲颔下，耳下突后天容屈（天容直两耳下颈侧，在手阳明经扶突穴后），颧髎颅骨下廉求，耳内听宫珠子样。

附小肠手太阳经脉俞穴分寸考

少泽一名小吉，在手小指外侧端爪甲角，前谷在手小指外侧，本节前陷者中，后溪在手小指外侧，节后陷者中。腕骨在手外侧，腕前起骨下陷者中。阳谷在手掌外侧，腕中兑骨之下陷者是。养老在腕后一寸陷者中。支正在腕后五寸，手太阳络走少阴者。小海在肘内大骨外，去肘端五分陷者中，屈肘乃得之。肩贞在肩曲甲骨下，肩髃后陷者中。臑俞在肩髎后大骨下，甲骨上廉陷者中，手足太阳阳维蹻脉之会。天宗在秉风后大骨陷者中。秉风在侠天髎外肩上，小髃骨后，举臂有空，手太阳阳明、手足少阳之会。曲垣在肩中央曲甲陷者中，按之动应手。肩外俞在肩甲上廉，去脊三寸陷中，与大杼平。肩中俞在肩甲内廉，去脊大椎旁二寸陷者中。天窗一名窗聋，《甲乙》作窗笼。在颈大筋前，曲颊下，扶突后动脉应手陷者中。天容在耳下曲颊后。颧髎一名兑骨，在面颅骨下廉，兑骨端陷者中，手少阳太阳之会。听宫一名多所闻，在耳中，珠子大如赤小豆，手足少阳、手太阳之会。

21. 新考正经脉俞穴记诵编（七）

膀胱足太阳经脉循行经文

膀胱足太阳之脉起于目内眦，上额交巅上。其支别者，从巅至耳上角，其直者从巅入络脑，还出，别下项，循肩转内，侠脊抵腰中，入循膂，络肾属膀胱。其支者从腰中下会于后阴，下贯臀入腘中。其支者从转内左右，别下贯胛，过髀枢，循髀外后廉，下合腘中，以下贯腨，出外踝之后，循京骨，至小指外侧。

（考正）交巅上，今本《灵枢》作交颠，《脉经》则作交巅上。寿颐案颠、巅古今字，兹从《太素》订正。下颠字两见准此。〇其支别者，各本皆无别字。寿颐按王注《素问·五脏生成篇》，过在足少阴、巨阳节，引此有别字。盖此支从巅至耳上角止，有支络而无俞穴，故谓之别，姑从之。〇会于后阴，《甲乙》《脉经》《千金》皆有此一句，《太素》则无之。《灵枢》作侠脊二字。寿颐案此即挟脊骨两旁各一寸半，之本经大杼穴以下两行，直下至白环俞，又至脊骨第二十一椎之下尾骶骨，中有左右各四孔，为本经之上髎、中髎、次髎、下髎四穴。乃至阴尾骨两旁五分许之会阳穴，是本经之所谓会于后阴者，《甲乙》《脉经》《千金》是也。兹据以补正，其不言侠脊者，上文固已有之，无烦复赘耳。〇下贯臀，今《灵枢》无下字，兹从《脉经》《太素》。〇贯胛今本作胂，而下有挟脊内三字。《太素》作胛，《脉经》作髋，一本亦作胂，下皆无夹脊内三字。寿颐案夹脊之肉曰胛（见许氏说文），髀上大骨曰髋，此即侠脊骨两旁各三寸之本经附分穴以下两行，直至秩边，皆在夹脊内间，则作贯胛者是也。《脉经》一本作髋亦误。今《灵枢》又作胂，则浅者并不识胛字而妄改之耳。王注《素问·刺疟篇》足太阳之疟节，引足太

302

阳脉，亦作贯肿。又"厥论"巨阳之厥节，王注亦同，皆可证。坊本《甲乙》亦作胂，非（王注《素问》据浙局重刻明武林顾氏影宋嘉祐本、今俗本且有作贯肺者，更大谬矣）。杨注《太素》，胂、侠脊肉也。而今之《灵枢》下有夹脊内三字者，是可为旧本亦作贯肿之明证。唯其本是肿字，故后之读者，即以夹脊肉三字注于其旁，乃传写者不知此三字为肿字之旁注，遂误入正文。而浅者又妄改为夹脊内矣。《脉经》《太素》皆无之是也，兹据以订正。○髀外后廉，今《灵枢》外下有从字，兹据《甲乙》《脉经》《太素》《千金》删。○腨，今《灵枢》作踹，非也，说已见前。兹据《脉经》《太素》订正。而《灵枢》此字之下，更有双行注文六字曰都玩切，足跟也。则妄人不知字本从肉，而谬引踹字之训诂，尤其一盲引群肓矣。今坊本《甲乙经》亦作踹，亦有双行注三字足跟也，亦伪。○《灵枢》腨下衍内字，《脉经》《甲乙》皆有，兹据《太素》删。

膀胱足太阳经脉循行歌

足太阳脉起内眦，上额交颠百会至，支趋耳角是分歧，此络乃无俞穴识（俞音舒，识音志）。直者从颠入络脑，侠督并行向后绕，双行齐过大椎旁（双行之行音杭）。循肩髆内都明了，下来侠脊抵于腰，一线长垂脉道遥，入里络肾联于府，外又分支直到尻，更下贯臀入于腘。一支复从肩髆擘（擘分也），左右旁开亦下趋，直贯胂兮肉夹脊，髋髀大骨髀枢过，髀外后廉认无误，此经原自髆中分，直达委中乃连锁，合并两支下过腨，外踝之后跗外转，循京骨外抵爪端，小指外角本经贯。

（注）膀胱足太阳之脉，起于目之内眦，即眦旁一分之睛明穴也。直行上额，历攒竹、眉冲、曲差、五处、承光诸穴。以达顶颠百会穴旁之通天穴，而交互于百会。其支者则从颠顶百会而左右以至耳之上角，此有是支脉而无俞穴者也。其直者，自顶颠入内以络于脑，即还出而向后下项，即络却、玉枕、天柱诸穴，双行皆夹督脉并行，至大椎两旁，直循髆骨下行，离脊骨一寸五分，去正中督脉各距二寸（离脊骨止有一寸五分，而去中行督脉曰二寸者，以脊骨阔同身寸之一寸也，其附分类穴一行，离脊骨三寸者准此）。侠脊下行，直抵腰中，即本经大杼诸穴一行，直至白环俞者是也。其入里之络，即从腰臀中间，本经肾俞穴之部，以内络于肾，联属于膀胱之府。其支者又从腰中直下，行于脊骨第二十一椎之下，尾抵骨之左右各四孔，是为上、次、中、下四髎穴。而下至于尻尾骨旁之会阳穴，以交会于后阴。乃自后阴向下，左右贯臀，即本经臀下横纹之承扶穴。又下至殷门、浮郄、委阳三穴，以达于曲腘约纹之委中穴。又其一支，则自大椎两旁大杼穴而分，别为左右两支，各离脊骨三寸，去正中督脉各距三寸半，下行贯侠脊之肉，即本经附分、魄户等穴，下至二十一椎下两旁之秩边穴，乃向股外下行，过髀枢大骨胆足少阳之环跳穴（环跳一穴，乃足少阳、太阳两经所会，见《素问》王注中），循股外后廉下至膝腘中之委中穴，与大杼诸穴一行会合，乃直下胫后正中之合阳、承筋、承山三穴。又斜出胫骨外廉，行外踝直上之飞扬、跗阳二穴，又至外踝后之昆仑穴，直下跟中之仆参穴，又斜向上行出于外踝下之申脉、金门二穴，乃循足跗外侧前行，出于小指本节后之大骨下赤白肉际京骨穴，又微前之束骨穴，又至本节前之通谷穴，以达于小指端外侧爪角至阴穴而终。

膀胱足太阳经脉俞穴分寸歌

足太阳俞六十七，膀胱经穴多莫匹。目内眦边始睛明，眉头陷中攒竹别，眉冲相近亦相承，曲差发际侠神庭，此去中行一寸五，五处平开侠上星（神庭、上星皆中行督脉穴，曲差与神庭平五处与上星平也）。复上承光一线连，再高寸五到通天，最近正中邻百会，入行络脑互交巅，渐向后来寻络却，玉枕更从枕骨索（索求也，音山戟切，读近释）。天

303

柱乃循项后边，大筋外廉发际核，从兹直下脊椎旁，两两齐垂脉道长，脊骨距离寸又半，中开二寸正相当。第一椎下大杼到，第二风门以次量，脏腑诸俞一以贯，寻椎细数弗彷徨，肺在第三厥阴四，心俞督俞五六商，膈俞记取七椎下，独空第八义难详。肝胆之俞九与十，脾胃三焦肾俞及，气海大肠关元来，小肠膀胱次第迭，中膂内俞二十椎，廿一椎下白环接，大杼双行到此完，下寻尾骶四髎连。上次中下自有孔，合观西说费钻研（上髎、次髎、中髎、下髎四穴，在脊骨末节之下尾骶骨中，自有八孔，平分两行，行各四孔，西医学家骨骼图形，此八孔显然可见，参考自知说详后）。循序下趋尻骨尾，会于后阴此真谛，尻尾旁开各五分，会阳之穴君须记，直下行兮乃贯臀，承扶臀下认横纹，复行六寸殷门在，股后筋间脉道循，折外斜上取一寸，浮郄别络差堪认，郄下寸许委阳联，又到委中腘内准，肩髆分支更别行（音杭），贯肿直下亦垂长，中开脊骨距三寸，连脊须加半寸量（量平声，此两行离开脊骨三寸，若连脊骨计之，则曰去中行三寸五分）。最高先取附分穴，第二椎下认两旁，三椎曰魄户，四椎是膏肓，神堂譩譆第五六，七椎之下膈关当，九下魂门十阳纲。十一二椎意舍胃仓，肓门志室十三四，十九节下曰胞肓。秩边直到廿一下，长行（音杭）腘贯亦双双。此下乃循髀外侧，环跳之部少阳识，股外后廉复下趋，乃与前行（音杭）腘中合（委中一穴，是侠脊二行直下之会合处），腘下二寸合阳来，承筋承山腓腨排，斜到飞扬离踝七，太阳络穴弗疑猜，附阳亦在踝直上，去过三寸筋间彷（彷去声、附也），昆仑更循踝后求，跟骨仆参昆下向，折上微前有申脉，踝下五分陷中得，直下寸许问金门，阳维之脉此中出，转向前循跗外廉，小指节后足底边，骨下白肉寻两穴，京骨在后束骨前，通谷本节之前取，至阴爪角穴俞全。（未完）

22. 新考正经脉俞穴记诵编（八）

膀胱足太阳经脉俞穴分寸考

睛明一名泪孔。《甲乙》作洎孔。案：洎即泪之俗，始见《字汇》，在目内眦外一分宛宛中。手足太阳、足明阳、阳跷、阴跷五脉之会。○攒竹一名圆柱，一名始光，一名明光，在眉头陷者中。《素问·气穴论》眉本即此。○眉冲在眉头上曲骨间（《甲乙》《外台》无此穴，故《金鉴》亦无之，兹从《明堂图》补）。○曲差一名鼻冲，侠神庭一寸半，在发际。○五处人发际一寸，侠上星一寸半，承光五处后一寸。○通天一名天白（俗本作天白，似误，兹从《甲乙》）。承光后一寸五分，侠百会傍一寸五分。○络郄一名强阳，一名脑盖，在通天后一寸半。○玉枕在络郄后一寸半，夹督脉旁一寸三分枕骨上，入发际三寸（案：玉枕在通天后三寸，正与督脉百会后三寸之强间穴相等，亦与足太阳之脑空穴相并，《外台》《千金翼》以为侠脑户旁非是）。○天柱在项后发际大筋外廉陷者中。○大杼在项后第一椎下两旁，去脊中各二寸陷中，督脉别络，手足太阳、手少阳之会。素气穴论背俞，启玄以为即此。○风门一名热府，在第二椎下两旁去脊中二寸，督脉足太阳之会。王注"水热穴论"以风门热府为背俞。○肺俞在第三椎下，对乳引绳度之。又以手搭背，左取右，右取左，当中指末是穴，正坐取之。○厥阴俞在第四椎下，去脊中二寸（《甲乙》《外台》无此穴）。○心俞在五椎下，去脊中二寸。○督俞在第六椎下，去脊中二寸（《甲乙》《外台》无此穴）。○膈俞在第七椎下，去脊中二寸。○肝俞在第九椎下，去脊中二寸。○胆俞在第十椎下，去脊中二寸。○脾俞在第十一椎下，去脊中二寸。○胃俞在第十二椎下，去脊中二寸。○三焦俞在第十三椎下，去脊中二寸。○肾俞在第十四椎下，与脐平，去脊中二寸。○气海俞在第十五椎下，去脊中二寸（《甲乙》《外台》无此穴）。○大肠俞在第十六椎下，去脊中二寸，伏而取之。○关元俞在第十七椎下，去脊中二寸，伏而取之（《甲乙》《外台》无此穴）。○小肠俞在第十八椎下，去脊中二寸。○膀胱俞在第十九椎下，去脊中二寸。○中膂内俞在第二十椎下，去脊中二寸，侠脊起肉。《甲乙》《外台》作中膂俞，无内字。《医宗金鉴》侠脊下衍胂字，乃从《灵枢》误本之贯胂，而不知本是贯胂，乃合侠脊四行而言，非仅指一二俞穴，岂可独系之于中膂俞一穴。且所谓胂者，在脊骨上部两旁，妇孺皆知，而是穴已在二十椎下，又安得复以为在胂骨之间？《金鉴》之谬甚矣。颐案：《甲乙》此穴独有侠脊起肉一句者，盖此在脊骨二十椎下两旁，已在腰下髁上髋大肉两旁隆起，与以上数穴在腰中空软处者不同，起肉二字，自有至理，亦非《脉经》《太素》贯胂之意，而《金鉴》乃妄增一胂字，尤其一误再误。○白环俞第二十一椎下，去脊中二寸，伏而取之（此穴已在脊骨末节之两旁，下接尾骶骨，正坐已不可取穴，故加伏而取之一句）。○上髎在第一空，腰髁下一寸，侠脊陷者中，足太阳少阳之络（案：此曰髎穴，《甲乙》《千金》《外台》所谓第一空、第二空、第三空、第四空者，言之不详，颇令人莫能指实，而又以为皆在侠脊陷者中，则上之白环俞已在二十一椎下）。脊骨已尽安得更以侠脊求之，而宋以后之绘明堂孔穴图者，又不知何据，皆以系之于第十七椎下每节之两旁，而《甲乙》诸书之所谓一空、二空者，益复不可索解。所以遍考古近医书，此四穴几在五里雾中，莫可究诘。唯证以西医学说之言骨骼者，则合信氏《全体新论》谓尾骶骨，上承腰骨末节，其两边接合左右胯骨，腰骨之下。横阔三寸，中间横阔二寸，上下长约三寸，兜弯于前（颐案：当作兜弯向前，此骨形扁，与脊骨之形圆者不同，上阔下狭，其下端兜弯向前，又接连有小骨三形如蚕尾，乃成尖锐，则更弯向前。合信氏新论作兜弯于前，其义不甚明了，此盖译者之小误，当为正之）。连接尾闾小骨（此小骨即接尾骶骨下以成尖锐者，合信氏谓此三小骨为尾闾骨。又谓此尾骶骨及尾闾骨，至中年以后，则总连为一骨）。其兜弯之内，即直肠依附之处，有八孔，平分四对，以出脑气筋之尾派云云。则两行八孔，每行各有四孔，即此四髎之穴无疑。且因此而知《甲乙》《外台》《千金》之所谓第一空、第二空、第三空、第四空者，确有实在部位。空即孔字，古多通用。可见古人立言，未尝不知此中自有八孔之二行，但惜其不能指定尾骶骨中之孔穴，遂令后人莫明真相，此则上古书策，所传最少，盖已久失其详，亦非古昔神圣不肯明以告人，故留此缺憾，以陷后学于迷惘之域。今得西人学说，证以剖解所见，乃与古书彼此合符，岂不大快。唯《甲乙》《外台》于四髎穴皆有侠脊陷者中一句，则侠脊二字即是疑误后人之滥觞。须知尾骶之骨，已在脊骨之下，"骨度篇"明言自脊骨以下至尾骶可证，此穴在尾骶骨中，则必不可仍谓之侠脊。古人盖以两行八穴，亦夹正中督脉两旁，因承用以上诸穴之侠脊二字，究竟尾骶非脊，终是小误，不可不正。近今西学和生理各书，印有尾骶骨写真，莫不双行八孔，极明极显，最堪依据。实则《素问·骨空论》已曰：尻骨空在髀骨之后，相去四寸，扁骨有渗理（扁骨今袁刻《太素》十一卷末作遍骨，盖传写之伪）。试以西医写真互为参考，始知上古经文亦未尝不如指诸掌且明言扁骨有渗理，则此骨扁而有孔，古人何尝不由目睹录之，更可与西学解剖彼此参考，特非有近今西法诸书，见经文尚在若明若昧间耳。王启玄注"骨空论"，亦曰是为尻骨上八髎穴，说极简明。近商务书馆新编之《中国医学辞典》于尾骶一条亦曰此骨两旁各有四孔出，名曰八髎，正可补六朝以下诸医书之未备。唯八髎误作八胶，则亥豕之讹，是其大可哂者。且此书于八字条中，更有八胶一节，释之曰即八髎，则竟以讹为是，贻误后人，尤其大谬。要知髎字《甲乙》作窌，外台作窌，固未有作胶字者。如其坊本有之，则为谬耳，何可为据。颐又案：西医学家之所谓腰骨末节，即

305

中医学家之所谓脊骨第二十一椎。西医学家谓脊骨共为二十四节，分为颈骨七节，背骨十二节（每节皆有肋骨附之）。腰骨五节（即腰中脊骨之无肋骨者）。与中国医籍言脊骨共为二十一椎者不同。盖中医以颈之大椎为第一节，其实大椎之上尚有三节。《甲乙·骨度篇》明言项发以下至脊骨长三寸半，可知此三寸半之间，亦自有骨，而不数于二十一节之内。此中西两家之似异而不异者，西说颈骨七节，则连大椎之上三寸半之三节合计之耳。故合信氏之所谓腰骨末节，即为脊骨之最低一节。又《甲乙》诸书之所谓腰髁，即合信氏之所谓胯骨，乃腰下髀上大骨。全身之骨，唯此最大，亦谓之髋，以宽大为义。许氏《说文》，髁，髀骨也，髋，髀上也。贾生治安策所谓髋髀之所者即此。是骨在背后中间，即连缀于尾骶骨之两旁，而在髀枢之上，则圆形隆起，此尾骶骨微高，故《甲乙》谓上髎穴在腰髁下一寸，盖以两侧腰下隆起之髁骨高处量之，则此上髎二穴，正在其下之一寸。"骨空论"谓在髀骨之后相去四寸者，则以髀枢言之。此四穴适在髀枢之后，上下相去四寸，盖每穴距离各一寸耳（髁骨当两侧中间有一臼形，即与髋大骨上节连合处谓之髀枢，即环跳穴之部位，合信氏谓之髀臼）。古人以腰髁二字联属成文者，以髁骨在两侧之高处，正当腰下，遂谓之腰髁。实则腰部空虚，本是无骨之处，《字林》直谓髁为腰骨，殊有语病。沈果堂（名彤吴江人）注释骨，则曰骶骨之上侠脊十七节至二十节起骨，曰腰髁骨亦误，须知此骨只在骶骨两旁圆形隆起，不过一寸余，断不能高至十七节两旁。西学家绘骨骼图形可证，且十七节正当肋骨之下一节，假使髁骨达到此处，则腰间皆有此髁骨包围，无软肉之一部矣。〇次髎在第二空侠脊陷者中。〇中髎在第三空侠脊陷者中。〇下髎在第四空侠脊陷者中。〇会阳一名利机，在阴尾骨两旁五分许。〇附分自大杼别脉，其支者从肩膊内循行第二椎下，附项内廉，两旁相去脊中各三寸半，手足太阳之会。〇魄户在第三椎下，去脊中各三寸半。〇膏肓在第四椎下，去脊中各三寸半，《千金》谓正坐曲脊，伸两手，以臂著膝前，令正直，手大指与膝头齐，以物支肘，勿令臂得动，从胛骨上角摸索至胛骨下头，其间有四肋三间，中间依胛骨之里，去甲骨容侧指许，肋间空处，按之自觉牵引于肩中是穴。《外台》同）。〇神堂在第五椎下，去脊中各三寸半陷者中。〇譩譆在第六椎下，去脊中各三寸半。〇膈关在第七椎下，去脊中各三寸半。〇魂门在第九椎下，去脊中各三寸半陷中。〇阳纲在第十椎下，去脊中各三寸半陷者中。〇意舍在第十一椎下，去脊中各三寸半陷者中。〇胃仓在第十二椎下，去脊中各三寸半。〇肓门在第十三椎下，去脊中各三寸半。〇志室在第十四椎下，去脊中各三寸半陷者中。〇胞肓在第十九椎下，去脊中各三寸半陷者中，伏而取之。〇秩边在第二十一椎下，去脊中各三寸半陷者中，伏而取之。〇承扶一名肉郄，一名阴关，一名皮部，在尻臀下，阴股上约纹中。〇殷门在承扶下六寸，腘上两筋之间。〇浮郄在委阳穴上一寸，展膝得之。〇委阳在足大阳之前，少阳之后，出于腘中外廉两筋间，承扶下六寸。〇委中一名血郄，在腘中约纹中动脉。〇合阳在膝腘约纹下二寸。〇承筋一名腨肠，一名直肠，在腨肠中央陷者中。〇承山一名肉柱，一名鱼腹，在兑腨肠下分肉间陷者中。〇飞扬一名厥阳，在足外踝上七寸，足太阳络，别走少阴者。〇附阳在足外踝上三寸，太阳前少阳后筋骨间，足阳蹻之郄。〇昆仑在足外踝后五分，跟骨上陷者中，细动脉应手。〇仆参一名安邪，在足跟骨下陷者中，拱足得之。足太阳、阳蹻脉所会。〇申脉在足外踝下陷中，容爪甲许，阳蹻所出。〇金门一名关梁，在足外踝下，足太阳郄阳维所别属。〇京骨在足外侧大骨下，赤白肉际陷者中。〇束骨在足小指外侧本节后陷者中，赤白肉际。〇通谷在足小指外侧本节前陷者中。〇至阴在足小指外侧爪甲角如韭叶。

23. 新考正经脉俞穴记诵编（九）

肾足少阴经脉循行经文

肾足少阴脉，起于小指之下，邪趣足心，出于然骨之下，循内踝之后，别入跟中，以上腨肉，出腘内廉，上股内后廉，贯脊属胃络膀胱。其直者从肾上贯肝膈，入肺中，循喉咙，侠舌本。其支者从肺出络心，注胸中。

（考正）邪趣足心。今《灵枢》趣作走，《太素》作趣。《素问·阴阳离合论》少阴之上名曰太阳节。王启玄注引《灵枢》亦曰邪趣足心。颐按：广韵去声十遇，趣七句切，趣向是趣有向义，当以作趣为长。今《灵枢》作走，传写之误，已在启玄所见之后。然骨《灵枢》作然谷，《甲乙》《脉经》《太素》皆作然骨，王注《素问》引亦作然骨。颐按：然谷乃本经穴名，不可谓本经脉，出于本经俞穴之下，其为伪字明甚。杨注《太素》谓然骨在内踝下近前起骨是也。○腨，《灵枢》作踹误。

肾足少阴经脉循行歌

肾足少阴起小指，邪走足心经穴始，出内踝下微近前，有骨起处然骨是。循踝之下后入跟，先天火本树之根，上抵腨内又出腘，委中内廉寻动脉。股内后廉复上行，属肾络胱贯于脊，直者从肾即贯肝，果然乙癸此同源。又上贯膈即入肺，金水之脏相联系，肾气虚时喘嗽多，下元摄纳求真理，直上行兮循喉咙，侠于舌本声音通。一支从肺络心脏，交手厥阴注于胸。

（注）肾足少阴之脉，起于足小指之端，是上承膀胱足太阳经来者，而自小指以斜向足底心，是为本经所出之涌泉穴，乃向足底内廉，在内踝骨下微前有骨耸起者是名然骨。经脉出于此骨之下，即本经之然谷穴。又循踝下向后，即本经之太溪穴。其别者直入足跟中，即本经之大钟穴。足跟为人身先天之本，亦如树之有根，正以肾脉流注此中之故，所以足跟有病皆属肾之不足。其上行者，则从内踝之后，直上腨内，即本经复溜、交信、筑宾诸穴之部，又出于腘中内廉，有动脉应手，即本经之阴谷穴。其经脉之行于内者，则从此上循股内后廉直上夹脊而至腰中，以内属肾脏，络于膀胱之府，又其直者，即从肾脏上行，贯于肝脏，所以肝肾为病最多相因，古所谓乙癸同源者有自来矣。又上则过膈膜而人肺脏，此又金水二脏，亦多相因，为病之理，凡肾气不纳冲激上乘，为哕为喘皆与肺金同病。读此所悟上肺下肾，息息相通。是皆中医生理学之上乘禅也。又其上者，则即循肺管上至喉中侠于舌本是即肾气上承，发为声音之原理。如其少阴之气不能上承，则声音不出，舌本强矣。又其支者，则从肺以络于心，是又即西学家心肺互为循环之理，而少阴经络，即注于胸中，以交于手厥心包络矣。

（存疑）颐案：经文本经循行，自上股后廉以上，止言贯脊属肾络膀胱。又言直者从肾上贯肝膈，人肺循喉，侠于舌本，皆言其行于腹中、胸中者，此脉从股内后廉上和贯脊，明明从背后入内，然本经穴俞则自横骨大赫以上，直至或中、俞府，皆在腹部、胸部，必与背后之贯脊一支分道而驰，乃《甲乙》《千金》《外台》诸书皆无一字及之。正与脾足太阴之脉，自人腹以后，止言入内，而不及府含、腹结诸穴之部位者同，盖亦夺佚一节，致令内行之经络，不能与在外之穴俞互为引证，其阙文亦与脾足太阴一条相等，则马元台等诸注家，皆以贯脊属肾络膀胱及上贯肝膈一节，与横骨大赫以上一十七穴参互并讲者，亦必不能一线贯注矣。

肾足少阴经脉俞穴分寸歌

肾之经兮足少阴，脉起小指趣足心（趣音娶向也），跰指宛宛涌泉出，踝前骨下然谷寻，太溪踝后大动脉，先天根基此其宅，大钟络穴足钟中，转到水泉溪下窍（水泉在太溪下），踝下一名照海，阴跷之源记所在，更自太溪向上求，复溜、交信双双逮。前者傍骨后傍筋，踝上二寸两无碍（复溜、交信二穴俱在内踝上二寸，但复溜在前傍骨，交信在后傍骨）。更直上行交三阴，腨肠之内有筑宾，相离内踝已五寸，抵膝辅下阴谷临。从此上升径人腹，阴上横内形如轴，穴去中行只五分，循和直上齐蠹蠹。大赫气穴四满承，中注肓俞过商曲，石关复阴都，通谷幽门续，幽门正当巨阙旁，肓俞横与脐心属。冲脉相依并道来，一十一穴距离寸许无盈缩，复上乃离寸六分，任脉中行各开二寸，弗浑论步廊、神封、灵墟、神道、彧中、俞府以次循，二十七穴到此分，巨骨穴下璇玑邻（俞府正在大肠手阳明经巨骨穴下，与中行任脉璇玑穴平）。

肾足少阴经脉俞穴分寸歌

涌泉一名地冲，在足心陷者中，屈足蹋指宛宛中央。○然谷，一名龙渊，在足内侧踝起大骨下陷者中。○太溪在足内踝后，跟骨上动脉陷者中。○大钟在足跟后钟中，足少阴络，别走太阳者，经文所谓别入跟中者即此。○水泉足少阴郄，去太溪下一寸，在足内踝下。○照海，阴跷脉所生，在足内踝下一寸。○复溜一名伏白，一名昌阳，在足内踝上二寸后傍筋，阴矫之郄。○筑宾在足内踝上五寸腨分中。○阴谷在膝下内辅骨后，大筋之下，小筋之上，按之应手，屈膝得之。○横骨一名下极，在大赫下一寸，冲脉、足少阴之会，去中行旁开五分。○大赫一名阴维，一名阴关，在气穴下一寸。冲脉、足少阴之会。○气穴一名胞门，一名子户，在四满下一寸。冲脉、足少阴之会。○四满一名随府，在中注下一寸，冲脉、足少阴之会。○中注在肓俞下一寸，冲脉、足少阴之会。○肓俞在商曲下一寸，直脐旁五分。冲脉、足少阴之会。○石关在

阴都下一寸，冲脉、足少阴之会。○阴都，一名食宫，在通谷下一寸。冲脉、足少阴之会。○通谷在幽门下一寸陷者中。冲脉、足少阴之会。○幽门一名上门，在巨阙旁半寸陷者中。冲脉、足少阴之会。○步廊从幽门上行一寸六分陷者中，去中行旁开二寸，仰而取之。○神封在步廊上一寸六分陷者中，亦去中行旁开二寸，仰而取之。○灵墟在神封上一寸六分，亦去中行旁开二寸陷者中，仰而取之。○神藏在灵墟上一寸六分，亦出中行旁开二寸陷中，仰而取之。○彧中在神藏一寸六分，亦去中行旁开二寸陷中，仰而取之。○俞府在巨骨下，侠任脉之璇玑旁各二寸陷中，仰而取之。

24. 新考正经脉俞穴记诵编（十）

心主手厥阴经脉循行经文

心主手厥阴之脉，起于胸中，出属心包，下膈，历络三焦。其支者，循胸出胁，下腋三寸，上抵腋下，下循臑内，行太阴、少阴之间，入肘中，下臂，行两筋之间，入掌中，循中指出其端。其支者别掌中，循小指次指出其端。

（考正）心主手厥阴之脉，今本《灵枢》手厥阴下，有心包络三字。《太素》有心包二字，唯《脉经》则止作心主手厥阴之脉，兹从之。下循臑内。各本作循臑内，唯《太素》循上重下字，盖上句抵腋下，尚在胁肋之间，此句重下字，言由腋下而下行于臑内，较为明白，兹从之。

（存疑）心之包络一称心主，原出于《素问》九灵，而《难经》《甲乙》《脉经》诸书，并皆有之。其原最古，久为吾国医界生理学之金科玉律，固已万无致疑之余地。唯颐窃以生理之实在证之，则所谓心包络者，盖即心脏外廓之脂膜。在本脏外膜之内不能析而为二，并非此心之外，更有一重脂膜，包而络之（心之为体，下尖锐而上硕大，上部周

308

围，确有油膜，而下半则无之。然此之油膜，仍在心脏外膜之内，初非别有一层包裹其外，如大小肠外之油膜者然。今自有解剖家之脏腑模型在膈上心肺二脏，四围皆极光洁，绝无油膜粘连，是其确据。所以西学生理各书，从无言及心脏之外更有包络者，试更浅而言之，参观屠肆之猪心，亦复如是，则又妇孺咸知无庸辞矣。寿颐又案：近之西学生理书，亦有所谓心囊者，盖即因中医心包之说而衍为之。合信氏《全体新论》本无是说，以此知心囊之名，非西学所固有）。而说者乃谓心有脂膜，即是心之外廓，所以护卫吾心，如君主之宫城，使外邪不致侵犯心脏者，岂非纯是理想，而乃竟以此莫须有之事，名曰心主。岂心之为脏，不可不主，而唯此织微之脂膜，乃为吾心之主。轻其所重，重其所轻，最是生理学中绝大障碍。寿颐窃谓下十二经络，分配脏腑，在古人恐已不无附会。盖脏者藏而泻，腑者主受盛而司消化传导，以至排泄滓秽，如府库之司出纳，曰脏曰腑，其义极确，则五脏五腑，各有实在形形色色，确然可数。然以之分系于十二经络，则脏属阴，腑属阳；六阴六阳之经，各余其一。不能铢两相称，而吾身胸腹之中，又不能更有二物，可以名之脏腑，系以经脉者。若仅就此十者，配以十经而止，则手足阴阳更不平均。于是古人不得不寻出心包、三焦二者，以分配此一阴一阳之经，终是无聊之极思，未免矫揉造作。以视五脏五腑之纯任自然者，岂不显有区别，乃谓此心脏中之脂膜，可以别有经络，与吾心并辔分驰，得毋骈拇支指。且"经脉篇"所言手厥阴脉之循行，曰起于胸中，循胸出胁，抵腋下，循臑内，入肘，下臂，入掌中，循指出其端。盖亦与手少阴之脉，并道而行，其为骈枝，更不待言，即所述是经为病，曰手心热，掌中热，臂肘挛急，腋肿，胸胁支满，则以经脉所过之分野而言，固无与乎心之为脏及心之包络也。曰心中澹澹大动，善笑不休（澹澹，今《灵枢》作憺憺，《脉经》《太素》皆作澹澹。寿颐案：澹澹动貌，澹为正字，憺乃假借字。善笑，今《灵枢》作喜笑，盖误。《脉经》《千金》皆作善笑，于义为长，兹从之）。烦心心痛，则仍是心之为病，不能以此属之心包，而谓与心脏无涉也。岂非两经不啻一经，而为病亦无以异之明征乎。今以西学家言，恒谓肝之与胆，体用皆同，为病不能区别。治中学者，乍闻其说，未免为之可异。然试以病情病理反复思之，始觉西医此说，确不可易。则旧学十二经中之足厥阴、足少阳两经，尚在一陶同冶，无所判别之例，而此手少阴、手厥阴之两经即以经脉所过而言，亦是两两并行，无所歧异，而为病更不能有此疆尔界之辨，益足以证经分十二难以尽信，始悟古人经络分属脏、腑一说。盖自五脏肠胃数经以外，固自有不可拘泥不化者，而尤必以手厥阴之心包，手少阳之三焦两经更是凭空结撰，无中生有（三焦经络之可疑，详见后三焦手少阳经脉存疑条）。夫以生理之真相言之，凡诸经脉皆是血管，其源固发之于心左下房，遍行周身，而回归于心右上房，其贯于诸脏腑者，皆其路径之循行，而必非各脏各腑自有血管，各行其道，以彼此独开一径，此在今日解剖之学大昌，固已尽人能知，圣人复起，而不可移易（此即旧学之所谓十二经互为连接，如环无端，周而复始之理）。唯血管既必贯穿脏腑而过，则各脏各腑固有之功用，亦必藉此血管之流通，以传达于肢体，故脏腑即以经脉为之支干，而经脉亦即以脏腑为之根本，此理亦必不可复易。观于"经脉篇"所称某经生病，则为某症，即属之于某脏某腑。其确而可指，信而有征者，恒觉有息息相关之至理。凡在有阅历有经验之医家，谁不心领神悟。是以颐亦恒谓经脉腑脏之说，确有旧学家精神荟萃之处，必不可醉心欧化，一概抹煞。竟以为大辂椎轮，不复适用。独于心包、三焦一者，则胸腹中本无此一脏腑可指，而乃附庸于脏腑之列，试问所谓手厥阴、手少阳之经者，将以何处本根之所，总之血管周流，因未尝实有此十二支之大经大隧，则断章取义，信其所可信，疑其所可疑，即使缺此两经，不满十二之数亦无不可，际此开明之世，又何能处处为古人曲护，致贻国学之玷，而授人以口实之资。且吾侪治医，只欲求确当之生理病理耳，亦正不可徒受古人之愚。是以《难经·二十五难》独谓心主三焦，皆是有名无形。盖已有见于此二者之无从指实，特为此实事求是之论。可见先秦之世，理有此确切之表示，不肯如涂涂附，最是名正言顺，斯乃古人之不可及处。何以后之学者，反谓心本无为，而包络相火，代君行事，岂非专制时代推崇君主，工于媚灶之妄想。其亦知心脏乃血脉之总枢，安得谓之无为，即欲以人君为喻，则贤君响明而治，唯日孜孜，亦安有端拱无为一任权相代其行事之理。此唯秦二世、明熹宗之为君，而赵高魏阉用事之景象，乃始有此怪状。而言医之士，犹复一盲群盲，更唱迭和，何其鄙陋龌龊，一至于此，殊可骇矣。

心包手厥阴经脉循行歌

手有厥阴号心包，心家派衍是分条，起于胸中下贯膈，经历中下络三焦，上支循胸即出胁，下腋三寸抵两肱（音去劫切读如怯），乃循臑中正中行（音杭）。太少之间此安插，既到肘中又下臂，两筋中间寻统系，循过（音戈）手腕掌中心，直出中指君须记。支即自掌中分，第四指侧是其痕，更出指端交阳络，少阳手脉此中抢。

（注）手厥阴之经脉，旧学虽曰心之包络。寿颐每谓心本无此包而络之之物，则仍是心经之派衍，分此条目耳，起于胸中，亦即心脏之发血管也。下过膈膜，以联络于中下二焦，经文于络三焦之句，独用一历字，则以经历遍历为义，可见三焦有上中下之分，并不在于一处，特以历字明著之，则三焦非独有一物可知，何以后之说者，偏欲自生一义，强指一处以名之乎。其上行之支，即由胸而出于胁肋之间，下腋三寸天池之穴，即其由胸中而横出于肌肉间之部位，乃上行以抵腋下，而行于臑内正中。在太少两阴经之中间，由此入肘内以下到臂过腕，抵掌皆出正中，直循中指，似出爪甲内侧之端，本经之脉至此而终。其又一支，则自掌中而分，以出第四指无名指之侧，直至指端爪甲外角，所以交于手少阳经也。

心主手厥阴经脉俞穴分寸歌

手厥阴穴九易知，腋下之寸起天池，乳后寸许脉所出，阴阳厥少同相依，绕行过腋到臑内，去腋二寸大泉会。直下正中一线寻。屈射陷中曲泽贯。郄门去腕有五寸，下行二寸间使准，复一寸兮内关来，厥阴络穴最堪认。大陵掌后记横纹，掌内劳宫屈指抢，直出中指甲内角，井穴中冲此处扪。

手厥阴经俞穴分寸考

天池一名天会，在乳后一寸，腋下三寸，着胁直腋，撅肋间，手厥阴、足少阳脉之会（撅，崛起之貌）。天泉一名天湿（《甲乙》作天温。颐按：湿字、温字俱可疑，姑从《外台秘要》）。在曲腋下二寸，举腋取之，曲泽在肘内廉横纹陷者中，动脉屈肘得之，郄门在掌后去腕五寸，间使在掌后去腕三寸，两筋间陷者中。内关在掌后去腕二寸，两筋间手心主络。大陵在掌后横纹两筋间陷者中。劳宫一名五里，在掌中央动脉，屈中指、无名指取之。中冲在手中指之端，去爪甲如韭叶陷者中。寿颐按：此穴《甲乙》《外台》俱不言在手指内侧或外侧，然阴经行于内，指端内侧爪甲角者为多，依此推之，当补内侧二字。

编者曰：读张君此论，发挥《难经》心主三焦有名无形之说，睥睨古今，淋漓痛快极矣。三焦究竟有形无形，本杂志采登诸作不一而足。窃以为越人曰：有名无形，并非有名无物。若竟实无其物，何以称为脏腑，且有物则有形，其所谓无形者，谓包络为心之脂膜耳，而非如心、肝、脾、肺、肾之有脏形也。三焦为通体之油膜耳，而非如胆、胃、大

310

小肠、膀胱之有腑形也，此其脏腑与其他脏腑之形异，故于心包一脏名之为包，而心包之形难以言传。三焦一腑名之为焦，而三焦之形难以言尽，是以曰无形也。愿质高明。

（以上十篇见《医学杂志》1924、25）

25. 寸关尺三部脉形所以不同之实在理论

国医诊脉之法，《素问》有天地人、上中下三部之说，可知上古之世，本未尝独取寸口中，但其术繁碎琐屑，颇不足以握其要而会其通。"脉要精微论"尺内两旁一节，已隐隐然标明左右两手六部，分诊脏腑内外，而言之未尽轩豁。且亦未尝明示人以寸关尺三字，其独取寸口以决五脏六腑死生吉凶之候者。"八十一难"一书专家之学，盖亦上古之世精于脉理学者独创之发明也。夫寸关尺三部寸许间之脉搏，虽曰肺手太阴一经之所过，然确是表里脏腑，上下内外，前后左右，虚实逆从，真假寒热，无不悉见于三指之下。凡治国医之学者，果有阅历经验，得诸心而应诸手，皆能知其凿凿有据，绝非随声附和，人云亦云可比，宜乎举国宗之，遂为百世不祧之大经大法，自汉以来二千余年，俱无异议（仲景《伤寒论》序，尝以人迎趺阳三部不参，握手不及足，讥诮其时医家之陋。盖仲师笃信好古，仍守《素问》天地人三部诊脉旧法，是以伤寒论中，时以人迎、趺阳、太溪三者并重，然即据仲师此说，已可见当时医界，固皆独取寸口，不参三部，不握足矣。是为东汉时代，"八十一难"学说，已通行之确证）。洎乎近世，欧化东渐，治新学者，乃以彼中习惯，注重器械，不讲脉理，遂谓祖国脉书多由臆造，意欲一概抹煞，藉以张皇异国之旗帜。自谓归化泰西，非常荣宠，蔑视旧学，冷嘲热讽，无所不为。甚至戟手谩骂，如醉如狂，一人唱之，十人和之，异口同声，几成风气。其所持之理，最为振振有词者，则曰寸关尺三部之脉，只是一条血管，仅仅三指之间，血行脉搏，形势缓急，全体一律，哪得寸许地步，而有寸脉如何，关脉如何，尺脉如何，节节不同之理，岂非向壁虚构，尽是伪言。况又谓某部主心肺，某部主肾肝，一似胸腹中各脏各腑，全露于两手掌后者，无一非欺人之语。是说也，以局外人心理断之，言之有物，未有不信以为确当者。不佞试以血脉生成之真相，为彼耳食之徒正告之，可乎。盖三部之脉，诚不过寸许地步，且确是一条血管所搏动，貌视之，似必三部若一，左右不殊。其亦知人身血管，原非平行于肌肉之间，其中深浅，本是节节不同，则搏动形势，在脉管中固未尝有大小刚柔之异，而在皮外以指按之，即因其脉管之深浅有殊，而指下所得之状态，自然节节各别。且掌后诊脉之处，有骨垫于其下，则寸尺与关，唯关上独有骨节，显而易见，尽人皆知。其关前之寸部，已在高骨之侧，夫岂关上可比，而关后之尺部，更属空虚，乃在骨缝之间，完全无所垫者。三指所按之处，在势既如是其不等，纵使此中脉管，平置于皮肉之里，亦必因其皮下所垫骨骼之不同，而指下所得脉形之气势，显然大别。况乎三指之下，脉管浅深亦复有异，盖尺部脉管比之寸关较为深藏，是以无论何人，两尺脉状，率皆形小力弱，必与寸关两部显形不同之态，苟非其人肝肾相火猖狂，万无尺脉独为洪大之事（"十九难"尝谓女子尺脉恒盛，乃是周秦之世好为新奇者之独创一说。不佞谓是理想家凿空虚构，以为男女禀赋阴阳有别，于脉应之，当有显然不同之状态，而未尝有诊脉之实在功夫，遂尔铸此大错，绝非知医者之笔墨。向来注者，望文敷衍，皆中呓语。不佞所撰"难经笺正"已详言之。又"褚氏遗书"亦尝谓女人之脉与男子相反，则本"十九难"而空泛言之，更不足征，且原是伪书，尤其无研究之价值矣）。仲景所谓太阳病，脉阳浮而阴弱者，原是自然之脉状，盖尺主下焦，肝肾之气深藏于密，必不暴露于外，正合天然之情势。此三指之下，寸许地步，脉搏应指，所以三部不同之实在理由，而亦即其三部不同之实在形态。治医之士，苟能于临证时细心体验，自能悟彻源委。彼局外人未尝有丝毫阅历，何从识得此中三昧，而乃山高如豚，妄逞狂瞽，适以自彰其陋，于吾道亦复何损。若夫左右两手，六部脉位，分主脏腑上下内外左右，原以气化桴应而言，虽不可过于拘执，然亦何能废除。且某病当有某种脉形，见于某部，固甚多确有可据者，但亦非心粗气浮，率尔操觚者流所能明辨及此。彼俗子手到腕上，而闭目喃喃，辄谓心肺如何，脾胃如何者，诚未免痴人说梦，妄不可听。究竟铜山西崩，洛钟东应，无情金石，尚能彼此感孚，何况人为万物之灵。有诸内必形诸外，则身有是病而脉状为之变迁，原属理之所必然，而亦事之所固有，特非埋头十年，深造有得，正不易到此境界，启此灵机，所谓此中人语不足为外人道者，门外汉其乌乎知之。"合信氏全体新论"，亦谓中国医学分寸关尺以属脏腑，三指齐下竟作数样脉理之不确，则彼是外国学者，未尝以中医脉理用心寻绎，而作此皮相之批评，原不足怪。独是今日寻瘢索垢之徒，则犹是吾国种子，眼未尝碧，鼻未尝高，但学得窄袖短衣，履声橐橐，即已自视为西方骄子，开口便说他国之物无一不良，祖国之事无一不坏。岂知人之所以为良者，渠且未曾梦见，而已之所以不良者，渠又不识真情。依傍他人之门楣，居然倚势作威福，亦多见其不自量耳。

（见《神州国医学报》1932）

26. 新纂中国医学史述略

近代东西各国，医药进步，莫不有其国之医学史、疾病史等书，所以记载历代民病之变迁，治疗之准则，且以医学史一门，定为学者必需之科学。凡以绍往哲之心传，示后来以规范，法至善也。吾国医学，道源中古，分职姬周，其医经、本草等书，盖亦流传于春秋战国之世，而汉季吾家长沙太守，手定《伤寒》《金匮》，彪炳千古，继往开来，先圣遗型，赖以不坠，允为百世不迁之大宗。嗣是而后，代有作家，治验彰彰，未尝不灿然具备。独是方书则汗牛充栋，而记载医学之史，则仅仅二十四史方伎传中，寥寥数人，何能窥见历代学术之沿革。此外又有唐人甘伯宗之名医传百二十八人，明人李濂之医史十卷，至清代官撰《图书集成医学典》一门，更有医术名流列传数十卷，可谓巨帙。然皆采之通行志乘，野史稗官，秉笔之人，大都不谙医理，新奇者每失之怪诞，浅近者又太半肤庸，平心论之，断不足以标示三千余年医学正轨。近十年前，丹徒陈氏邦贤，曾有中国医学史之撰述，搜集秦汉以下医官掌故，至为赅备。度以著名医家，及行世书目，各按时代，鳞次排比，按图索骥，朗若列眉。伍连德博士序之，谓其征引繁博，考核精详，诚哉向来吾国医界中未有之创作也。顾不佞读陈氏书，犹有所期期以为未可者。

盖以吾国历代医学，各有独到之处，苟非于此道中埋头廿年，必不能阐明其固有之原理，发扬以光大之。今者和国咸有其国之医学史，伍序陈氏书，谓外国医学史中，间亦涉及中国医事，而往往多所乖误，未能得其真相，因吾国本无医学史可为外人借鉴之故。今者陈氏以无锡丁仲祐氏高足，所学以泰东西诸说为宗，而于国学医药之实用，及古来医家分量，盖犹未尝详加研究，辨别淄渑，是以叙述古人，凡有论断，难免隔膜。且所收医书目录，则偏僻者触目皆是，而寻常通行诸本，当为学子所不可不知者，反多遗漏。又于后幅编列中国医事年表，兼载医家名氏及著作，则仅仅扁鹊、仓公、仲景、叔和、士安、稚川、褚澄、弘景、元方、思邈、苏恭、王焘等数十人，及书名数十种，尤其挂一漏万，随手拈来，去取之间，颇觉不可索解。窃恐以此书而令外人观之，非特不可以见国医妙谛，且使此中精义，隐而未宣，反致局外人一览无余，竟谓吾国历来学识，不过如斯，其何以供外邦之借鉴，昭国学之精义，岂但不足以言表彰，宁不转以自形其谫陋，甚非伍氏为此书作序之本旨。要知三千年来，代有发明，固未可专据陈氏一编，据以为挈领提纲，包涵万有者也。抑不佞更有不能已于言者，陈氏叙述民国医事教育，胪举西学医校，颇为详悉。诚以彼时国中，中医专校方在萌芽，成绩未备，所以记载仅至于此。止可为推广欧化之医学史，颇与标目之中国医学史不堪相称。其实陈氏编书之年，上海城内之中医专门学校、麦根路之神州医药专门学校，及杭州药业私立之中医专门学校、兰溪中医专门学校，俱已成立。而陈氏竟无一字记载，则未免粗于所习，知其一未知其二，固不暇为中国医学谋发展也。乃者近十年中，国医学校渐以浸盛，斯为未有之破天荒，苟欲为中国医学编史乘，又胡可以不说。今兹长夏，沪上医药总会，有编辑中医学校教材之举，不佞忝列一席，决议以中国医学史，定为必修科目之一。将所以述旧德，示来兹。苟非握要胪陈，奚以发挥国粹。伍连德氏意中，固以为此类编品，当为国学之渊薮，庶可以备国外之人参考，非仅供后生研究而已也。用是不揣固陋，略仿陈氏体例，另为排辑，明知读书无多，固未能包涵无漏。然举尔所知，是亦孔氏各言尔志之义，藉以就正通方，匡我不逮。尚其有以纠绳而指导之，则不佞之幸多矣。

（见《中医世界》1931）

二、对莫枚士《研经言》之商榷

1. 莫枚士研经言释癫篇申义

莫枚士曰：癫之言蹎，蹎仆也。凡物上重下轻则仆，故人病气聚于头顶，则患蹎。"素脉解"太阳所谓癫疾者，阳尽在上，而阴气从下，下虚上实，故癫疾也。与"厥论"巨阳之厥，发为眴仆同义，是明以癫为仆也。"癫"经文作"巅"，故注云：顶上曰"巅"，古字无"巅"，止作"颠"，后人加广旁，遂作"癫"，亦或省作"瘨"。《玉篇》：瘨，小儿瘨病也，是也。且据《玉篇》：知癫、瘨实一病。"病源"亦云，十岁以上为癫，十岁以下为瘨，然则二字之分，分于年之长少也。金匮风引汤方下云，治大人癫小儿瘨，即此意。近世不晓此义，专指古之风邪为癫，而以别之于瘨，执古之名，检古之书，无怪乎其谓古方不可治今病矣（以上莫氏原文）。寿颐按许祭酒说文，有"颠"、"蹎"、"瘨"字，无"巅"、"癫"字，颠训顶也，是即后世所谓巅顶之巅。蹎训跋也，是即后世所谓颠覆之颠，唯瘨训病也。初不知许意果是何病，然许书例于篆言之下，复出某字而连下读之，如江水也，河水也，葵菜也之类。段大令注，谓今本多为浅人，误认重出而删去者也，则此"瘨"字篆文之下，许例亦本作瘨病也，三字句，瘨病乃一种之病名，非泛指为疾病之通用名词。《玉篇》则"瘨"音都贤切，其训为狂，是即后世所谓癫狂之癫。又《玉篇》瘨字，训为小儿瘨病，又是癫、狂、瘨三者同为一病之确证。而许氏瘨字之训，又有一曰腹张，则假借为䐜，䐜胀之䐜，非瘨字正义（说文有䐜字，训起也。《玉篇》：䐜引起也，是肌肉引起之意，即医家之所谓䐜胀。太玄，䐜如，注、大也）。"广韵"先韵，瘨亦训病，而又连出癫字，注曰上同，则癫之同瘨，确乎无疑，且可知癫瘨、瘨狂、蹎仆、巅疾诸病，皆缘颠顶一义，转展引申。诚以癫狂瘨病，本由脑受激刺而成，即猝然癫仆者，又无非气聚于头，脑神经受震，失其知觉连动所致。《素问》巅疾二字，数见不鲜，"玉机真脏论"则曰：春脉如弦，其气来实而强，此谓太过，则令人善忘（宋校正谓当作善怒，是也），忽忽眩冒巅疾。"五常政大论"则曰：掉眩巅疾。"方盛衰论"则曰：气上不下，头痛巅疾。正不独枚士所引"脉解篇"有下虚上实之巅疾一条绎《素问》之义。因明明言其气聚于上，上盛下虚，病在巅顶，则凡眩晕猝仆诸病，吾国上古医家，固

313

无不知是脑部受病可知。近今西学，皆以此病为血冲脑者，虽从解剖所得，据脑中死血而有此定名，确为彼之创论，岂知与中医旧学，隐隐合符，异苔同岑，最是谈医之一则快事。枚士之为此文，虽尚未知有西说脑神经之病理，而能识得癫即癫仆之踬，又申之以上重下轻，其物则仆。又谓人病气聚于头顶，则患瘨，确是《素问》所谓巅疾之正旨，亦即西学所谓血冲脑经之实在病由。须知诸家所谓巅疾、踬仆、踬狂、癫痫等病，情状虽似有别，且病名之字，又各各不同，而在古人命名之时，实无不知此等病状，息息相通，所以字义皆同条共贯，此是中古小学家，皆能洞知病理之明证。且古者文字之学，尽人能知，则读其书者，望见癫狂、癫痫诸字，又无不知病在巅顶。枚士六书之学，颇有门经，故能有此神悟，绝非汉唐以下谈医之士，所能梦见。而二千余年，对于此等病情，论者最多，则无一不梦中说梦。《难经》重阳者狂，重阴者癫，尚是妄为分别，更何论其他。于是浅显易知之病，沉埋于黑暗地狱，永永不见天日，正不知枉死几多民命，斯诚吾国医界中之极大障碍。今得枚士此说，揭破真情，不独昏愦暴仆之内风类中，必有可治之理，即癫狂、癫痫等频发不已之沉疴，苟其为巅疾二字，一再思之，其庶有发墨守而起废疾之一日，是则病家之大幸。而寿颐频年疗病，凡颠狂痫，及眩晕神昏者，恒用潜镇化痰，通宣泄降之药，辄得捷应者，确已不鲜。几可谓千年来中国医界中未有之发明，而其源由医人不识"癫"、"瘨"、"踬"字即是巅顶之故。孰谓医果小道，可以不学无术也乎。又按莫氏此篇，于踬仆、巅疾、癫痫、癫狂数者，认得一气贯通，从小学中悟彻病机，最是晚近来医学之别开生面，无一字说得不真切，极堪细玩。然《研经言》第二卷中，别有癫说一篇，则又强以眴仆之癫，昏乱之癫分别为二，谓是一自足太阳经来为可治，一自心肝两脏来，必不可治云云，全篇三百字，直无一句可解，竟与此篇释癫，如出两手，大是可骇。可见经生家一时兴到，摇笔为文，竟有不顾前后，大相矛盾之谬。须知医理病理，止有一端，必无二致，岂容信手挥毫，朝三暮四，是亦不可以不辨。

（赞臣附识）《难经》之所谓重阳者狂，重阴者颠，强以颠狂二字，判分阴阳，大与《素问》矛盾，实为臆说，不可书信。

2. 莫枚士研经言释代脉篇书后

枚士此篇，谓乍疏乍数，属于代脉。因其疏数不匀，已有间断疾迟之态，遂谓后人引申其意，乃专以为歇止之称，立说甚新，自有意味，未尝不可以备一解。唯寿颐之意，则谓脾脉代之代字，当从景岳四时禅代之说为允。唯脾土寄旺于四季，不主一时，故四季脉象，仍当有合于春弦夏洪，秋毛冬石，不能独自别成一种脉形。此脾脉必以代为平脉之正义，实与歇止之代脉，名同而义必不同。若以乍疏乍数而谓为脾家平脉，又何解于乍疏数者死之一义。且观《素问》，但代无胃曰死一句，更可知虽随四季为转移，亦必以和缓有神为最要，如无胃气，而春则但弦，夏则但洪，秋则但毛，冬则但石，又为真藏独见之象，此非乍疏乍数，有类歇止之代，尤其显而易见。合而参之，其义益明。今枚士必以脾脉之代，与歇止之代，合而为一，终是未妥。

3. 莫枚士研经言玉屏风散方义解后

寿颐按：玉屏风散一方，说者皆以为止汗普通之剂，名曰屏风者，亦止谓得此药以屏蔽肌腠，则外风自无从而入。然以方中药物言之，芪专走表，方书每谓善于固表，用之止汗，人所知也。故防风则为发表祛风之猛将，今欲固护肌表，而反采用发表之药，岂非自盾自矛，说不过去。所以向之为是方作解者，无不模模糊糊，勉强敷衍，卒莫能说其究竟。今枚士即以方下主治二语，断定为风留肌表，因而自汗之病，唯其表有风邪，故以防风祛之，原非表虚自汗者，所可混同主治，并以黄芪亦为治风，非作补虚之计，引证切实，推勘明确，断推制是方者之第一知己。然则此散之所以止汗者，在术而不在芪防，章章明矣。虽似翻陈出新，却能鞭辟入里，见解独超，最是上乘。莫氏自注耆字训致，见于周颂耆定尔功，毛传耆致也。又左氏宣十二年传，耆昧也，注亦曰耆致也，致讨于昧，实非本于皇矣。诗之传笺，此枚士盖记得毛诗传中有此训诂，而误以皇矣篇当之耳。陈修园时方歌，谓玉屏风散主诸风，止汗先求萦萦通，发在芪防收在术云云，与枚士此说，相得益彰，学者欲用古方，必须自有灼见，识得个中作用，断不可于汪切庵之《汤头歌诀》《医方集解》中求生活也。

（见《三三医报》1926）

4. 莫枚士研经言桂枝加芍药生姜人参新加汤解书后

寿颐案成聊摄之，解人参新加汤症云：汗后身痛，表邪未尽，所以仍用桂枝汤方，以解未尽之邪。唯脉沉迟，则为荣血不足，故加芍药、生姜、人参，以益不足之血。其说以桂枝汤本方，与新加之三物，分作两面主治，貌视之，似乎无甚悖谬，唯以太阳病例详绎其旨，邪果在表未尽，脉当仍见浮紧，而身犹疼痛，则为表证确据。今在得汗之后，脉之浮者转而为沉，紧者转而为迟，可知表证已解。是成氏所说，殊有未允。故成又自谓脉沉迟为荣血不足，且引仲景书中其脉沉者荣气微也，及迟者荣气不足，血少故也两条，以证此之身痛，为汗后血液受伤。则聊摄意中，亦知此症不当仍用桂枝解肌之法，岂不与前一说自相矛盾。枚士此论独以身痛属之血痹，唯其汗后津伤，血液失所荣养，以致周流迟滞，而身为之痛，不当复与表证之身痛浑作一例。其用桂枝原方，而加重芍药，既以滋助阴液，即能监制桂枝之辛，使不走散，而桂枝、生姜且皆为和血之用，方见得脉症药物溶治一炉，绝无扞格。并可见桂枝原方一经点染，则止以调和荣卫，而与原方之解肌作用毫无相涉，说理极为精析，能令药物分量一一显出切实效用，丝丝入扣，是为解释药剂学之无等等。凡欲研究古人方剂，固不可不具有此精锐之目光也。仲师本论此条之脉沉迟，各本无异，而枚士此篇乃作沉细，未详所本，更考之。

（见《绍兴医药学报》1926）

5. 莫枚士研经言肠覃解篇书后

寿颐谨按"覃"之篆文从卤，字从咸省得声。故《说文》训为长味，引申其义，即作延长解。诗葛覃传，延也（《尔雅》释言同）。又生民实覃实訏传，长也（《广雅》《释诂》二同）。"水胀篇"肠覃之覃，自不可作延长说解。然既生息肉，稍以益大，则附肠而生，自能长大，其状可知。枚士谓义当作"簟"，其说甚确。盖"簟"字从覃，本取其自然长大之义。古人通用，一望可知，此在粗知字学源委者，皆能悟到。但不识古书假借之义，则茫然不可解耳。唯莫氏谓此覃字即当读如"簟"字（大徐说文引唐韵慈衽切，与《玉篇》广韵之荏反同），则殊不必。此本一声之转，古人初无平仄之分，既为古书作训诂，正不可拘泥六朝以后之音，强古人而同我，此又读其书不可不知其世之要务也。

（见《绍兴医药学报》1926）

6. 莫枚士研经言释膈篇书后

寿颐按："膈"字从阜，以障塞为义。《说文》："障"也，《玉篇》："塞"也，而古书多通作"鬲"。荀子大略篇，鬲如也。杨注谓鬲绝于上。《史记·大宛传》：鬲汉道焉。

《汉书·薛宣传》：西州鬲绝。又五行志，鬲闭门户，皆鬲同于隔之明证。若格之本义则为树之高枝长，《说文》：格木长貌，然因其为高长之树枝，则引申其义，即有抵牾阻塞之意。周语穀洛斗，韦昭注曰二水格。是即后人格拒阻格之义所从出。医学之所谓关格病本此。绎其意义，已与隔塞之隔，无甚分别。而从肉之膈字，则《说文》所无，《玉篇》有之，训为胸膈。考《素问》胸膈之"膈"，今诸书多有作"鬲"者，是膈为后出之字无疑，即为鬲膜之孳生字。吾人胸腹之间，有膈膜一层，后人以噎鬲之病，阻塞在中，有似于鬲膜之意。遂以膈为病名，其意仍与《素问》之所谓隔阳，仲景、巢元方之所谓关格，同以膈塞为义，亦无彼此可分。唯古人所谓"鬲"、"膈"之病，未必皆属死症。而今所谓噎膈，则津液耗竭，无药可医，案其症状确有轻重。此则习俗相沿，定名各异。非隔、鬲、格、膈四字之训诂有殊也。枚士小学颇有见地，而独于此四者强为分析，是以各家医书之病状为断，实非字义应有，寿颐于此，殊不敢阿其所好。

（见《绍兴医药学报》1926）

7. 莫枚士研经言天雄散解书后

寿颐案：同是一病，而古今病情，甚至有寒热两得其反者。读唐人以上医书，此类不一，面其最为明显易知者，尤莫如虚损劳瘵一门。古之虚劳，多属虚寒，《金匮》《病源》《千金》《外台》同为一例，用药多主温热，而今之虚劳，则孰不知是阴虚生热，此非独时世变迁，民病亦为之递嬗。盖古者地广人稀，肃杀之气较盛，抑且古之医家，皆非南人，宜乎所见所闻，与今之大江以南，不可同日语也。仲师《金匮》，以桂枝汤加龙牡治淫梦失精，而天雄散又以天雄为主药，此必不可与今之相火不藏，肝肾无摄纳之权者相提并论。枚士断为阳虚失精之祖方，诚是确论。又以《病源》所引之文一条，谓王氏《外台》，即以天雄散方系于其下，皆其读书之得间处，唯以梦遗为因于风邪，故用桂枝，则于古无征，抑亦于今不信。盖拘泥本论，桂枝之主治太阳中风耳。此则枚士之奇悟，殊不可训，存而不论可也。

（见《绍兴医药学报》1926）

8. 莫枚士研经言隐指解书后

寿颐案：《脉经》隐指二字，貌视之殊不可解，且二字联属，几不成文。寿颐所辑《脉学正义》，遂以为隐当作应，虽未免擅改古书，近于无知妄作，然窃嫌《脉经》本文太为晦涩，不如直作应指，岂不轩豁呈露，一望可知。乃读莫氏此篇，以为隐在指下，则颇有意味可玩。盖脉之实者，必浮中沉三候皆实，固不谨轻按之，见其长大有力，即重按之而指下隐隐然。觉得充畅有余，则所谓坚实之象，乃昭然而若揭。脉之虚者，必浮中沉三候皆虚，亦不仅轻按之，知其软弱不足，即重按之，而指下隐隐然，觉得柔靡不及，则所谓空虚之态，乃了然而易知。枚士论虚实二脉之真际，皆待按之而见，为隐字推求用意，未尝不可姑备一说。唯谓不得发扬一层，则殊属未是。使但为虚脉言之，则不得发扬犹可说也，若脉之实者，将无往而不见畅茂条达，又安所谓不得发扬也耶。

（见《绍兴医药学报》1926）

9. 莫枚士研经言古方用法论书后

寿颐案：方有主药，有是主而后成是方，莫氏所称理中桃花等汤是也。然古圣经方，又有同是主药，而辅佐不同，或方量轻重不同，则其方之效用，即因之以大别者。如大小青龙二方，同以麻黄为主，然一乃麻黄独重，而佐之以石膏，则为烦躁无汗之大发汗剂，而名之以大青龙。一乃麻黄较轻，而佐之以姜夏辛味，则为肺家寒饮之开肺涤饮剂，而名之以小青龙。凡类是者，又不得仅用其一二味主药，而即可自附于古方者也。又如桂枝汤方，与小建中汤药味无别，但倍加芍药，佐以胶饴，而调和荣卫之表药一变而为建立中气之主方。此其同中之异，固不仅在乎桂枝、芍药之并行，更可知矣。六朝以后成方乃繁，今可见者，即以《千金》《外台》两家所集而言，已觉重叠复累，十而八九唐宋以降，方名愈多，乃至恒河沙数。然若求其能自树立，卓然可以独成一方者，则千百之一二而已。生今之世，欲师古法，固不患无成方之可用，特所虑援用之方，仍是古方之附庸，则数典忘祖，适足以令通人齿冷耳。推而言之，不独师法古人，不可不知君臣佐使之相配，即治寻常多病，先用数味，亦不可随手写来，而无主宰之药物。如果笼统无纪，即其方亦必无用。犹忆二十年前，寿颐治南翔人封治平，初冬劳力受寒，猝患足痛不可屈伸，病已经旬，服药无应，甚至全身不能转侧，颐定方以桂枝、附子为主，余则独活、寄生等，普通之和血宣络而已。方固平平无奇，人尽能之，而定方之后，始见前者所服之方亦是独活、寄生、当归、川断、灵仙、红花等十一味。而颐方中竟同用其十，唯加桂枝、附子而已，乃服是方三剂，而患已全瘳。始悟前医之无效者，只以方中无主药耳。譬如治兵，军中无主，则哗变堪虞，又安望其师出有功也耶。

（见《绍兴医药学报》1926）

10. 莫枚士研经言论河间说伤寒之误篇书后

寒邪在表，则为伤寒；寒邪彻里，则为中寒。金元以来，始有传经直中之分，似乎二者截然两途，各成一种病候。究竟病源皆属于寒，以病症分，不能以病名分，以经络脏腑分，不可以病理分也。故仲景条析六经，每经各有实在之见证，则有是证即用是药，不问伤寒、中寒，但能见证治证，而病无不应。四逆、理中、白通、通脉等药，证自传经来者以之，即证自直中来者亦无不以之，此仲景书之所以能总挈大纲，而后人劈分两事之未免小家伎俩矣。喻氏《医门法律》，专以中寒自立一门，未尝不轩爽醒目，然试问其所用之药，所选之方，有能超出乎四逆、理中、白通、通脉之外，而别开一条理者否？是可知仲景之书，固已包涵统括，而无余义。枚士于两证指出虚实两字，其说甚确。唯其实也，故寒邪止伤其经络。唯其虚也，则寒邪直达乎五脏。河间指通脉理中等证，谓自寒药误下而来，以传经言，何尝不是，亦即枚士所谓虚者之一层。河间岂有不知寒邪直中之亦必用是药乎？若论伤寒二字，古人本以为温热凉寒四气病之统称，《难经》伤寒有五一条，显有明证。陆九芝谓伤寒有五，是其总纲。而下列五者，则其子目，说得极为条畅。所以仲景之百十三方，不问四时之气不同，苟有是证，即不能不用是方。何以枚士意中，反谓伤寒四气病之统称，岂仲景之论，仲景之方，必俟冬三月而始能适用耶。此在稍知事理者，当有以知其必不然矣。若夫先夏至日为病温，后夏至日为病暑二言，则《素问》只以当时之病，指定病名，何法谓此皆上届冬令所伤之寒，至伤寒例中，乃有中而即病，及不即病之分。是有意舍浅求深，必非《素问》真旨。然例之言曰：寒毒藏于肌肤，则所藏亦非深邃，乃谓可以历春及夏，当阳气发泄之令，而肌肤中之感邪，寂然不动，此理安在。且又以经文为病温、为病暑两句，各加一至字、变字，乃始以随时发现之病，一律指为伏邪，竟不许世间有新感之温病、暑病，岂非武断？而例中且更有变为温疟，变为风温，变为温毒，变为温疫等句。从此千变万变，乃无一种不自冬伤于寒，感而不即病之变化。可谓杳冥恍惚，怪诞离奇，实是信手拈来，何可为训。河间续之，遂有秋变为病，冬变为正伤寒云云。则肌肤所藏之寒毒，至此已偏历四时矣。试为反言以诘之曰，如其不变，则凡伏藏之寒，直将不知不觉，与人偕老，岂不愈藏愈久，愈说愈奇，以伤寒病演成神怪学

317

耶。此东坡所谓李斯师荀卿之故智也。

11. 莫枚士研经言原胎篇书后

胞宫自有生机，有所感即有所成，其论最确。但蛇虫怪异之胎，均是感触乖戾之气，似不可径谓蛇虫等物，果能与人接近，若夫气血痰水四者，流注胞中，令人经闭腹膨，其形果与胎元无甚歧异。胎元之结，有真气以相贯注，故脉必流动活泼，所谓滑主有胎是也。而假胎则气滞血凝，其脉不论大小，无不涩滞而格格不爽。此临证时之显有可据者，且更有证象可别，色泽可察。而经闭数月以后，胎元能动，假胎不动，尤其一询可知，独至怪胎，亦是有生之物，亦必能动。然其动也，必有倔强悍戾之态，不同胎元自动，和缓安舒。若夫鬼胎二字，隋唐以来，皆有是说。其实鬼是异物，安有成胎之理。古人迷信，造此邪说，以欺后世。今当文明进化时期，更不容此等荒唐之辞，复存于世。唯自有一事，在胎元既结之后，孕妇气血，偶违常度，致令其胎不长，而亦不堕，历八九月十余月，经不行腹不显者，问之亦有时而动，脉之亦平顺无他，妊母又复无甚病状，似此是胎非胎，最易眩惑。而岂知其胎元介于不生不死之间，在瘦弱人往往有之，实非奇事，幸而调理得法，气血流通，则其后胎元亦复长成，逾月而产。凡哄传某人怀胎十几月而生，某人怀胎二十几月而生者皆是。以颐所闻，甚至有妊三十六月而始诞生者，其人今已长成，且复强健，人皆诧以为奇。颐谓是必初受娠时之有所伤也。若其不幸而不知调摄，则终于必堕。而在堕胎之时，屈指受妊，已逾达生之候，然胎盘之形，仅如三四月者，是即古人假托鬼胎之由。近贤王孟英有枯胎一说，其论甚正，即此类耳。

12. 莫枚士研经言论疟篇书后

疟为四时外感之一种病名，柴胡为治邪在少阳经中之一种药物。然疟乃病之总名，而少阳则仅疟病中之一种见证，有是证必用是药，无是证不得混用是药，此医药之常。药为证而设，不为病而设，断不能因一笼统之病名，而可谓某药之必当用、必不当用者，理也，亦情也。然即以证而言，有是证矣，而证情虚实，又复不同，则应用药物，亦且随时更动，并不能因一显见之症状，而不问虚实，直谓某药之必不可有、必不可无者，亦理也，亦情也。原夫疟之为病，寒热虚实，始传末传，进退无常，源委各别，故为杂病中一大门类。见症既万有不齐，则当用之药，自必因症而异。即曰寒热往来，确是少阳一经独有之症。然此症之寒多热多，孰虚孰实，孰重孰轻，病者又各各不同，则所用之药，又必随机而变，运化无穷。所以古人论疟，从未闻有执定柴胡一物。而龂龂以争者有之，则皆出于有清乾、嘉以后之书，斯亦谈医之一则魔道矣。徐灵胎之评《临证指南》，直以叶老治疟，不用柴胡为可怪，且谓小柴胡汤治疟，为天经地义，不可改易之主方。而当时传说，又谓治疟必不可用柴胡，则为叶老独得之秘诀，于是叶徐两家，遂以柴胡一味，造成门户之见，卒之百年以后，二老皆负盛名。后生小子，窃附门墙以矜派别者，乃各据一说，自为标榜，俨成旗鼓相当之局，流风余韵，至今犹存。二老有灵，亦当含笑九泉，自夸鼻祖，何其盛耶。莫氏之学，固亦瓣香叶老者，遂以《外台》治疟鲜用柴胡为据，竟谓秋间寒热不用柴胡为是。莫氏意中，直认伤寒一论，必待冬三月中始能适用，是以并不许秋间有《伤寒论》中之少阳经症。推此旨也，虽谓三时之寒热往来，皆不要用柴胡，亦复何所不可，奚必专以秋间寒热立论，此其根本之大误，固不待言。唯谓伤寒邪从表入，其里无根，故以柴胡提之，则邪出而表解。疟病新邪在外而蕴暑在中，其里有根，故

318

以柴胡提之，则外邪解而内热炽。是二说者，实能分析伤寒疟病之原质，而勘透其隐微，且于柴胡之实在作用，亦已说得明白晓畅，却非碌碌之流。只知有柴胡之可用不可用，而并不识其情性力量何若者可比。是其见识之胜人处，诚不可没。独是凡论病情，亦必须面面顾到，方能洞瞩渊源，不为疑似所眩惑。疟病之正面，固是蕴暑积湿，痰热胶固于里，而外邪乘之者，居其多数。治此症者，只知柴胡达表，势必并其湿热痰积，一例提之上升，而横决泛溢，变幻乃不可思议。此即莫氏所谓不用柴胡之是也。若以反面言之，亦有本无痰湿蕴暑，但以脾气疲馁，清阳无权，偶触感邪，亦有寒热往来，淹久不已，则治此者，苟非助脾健运，而少佐以升柴，振动其清阳之气，别无第二法门。又如病疟既久，暑湿蕴邪，皆已泄化。而正气既伤，不能自振，疟发日晏，寒热交盛，汗多神疲，舌无腻苔，胸无痞闷者，亦非治如上法不可，此则东垣补中益气汤之成法。古今医林，皆知为久疟、虚疟之绝妙神剂，设使莫氏处此，亦将拘泥于柴胡之必不可用，真是因噎废食，惩羹吹齑之流亚矣。莫氏岂只知有纸上之谈兵，而未尝有临状治验之实在阅历者耶，即以伤寒少阳证之宜于柴胡者言之，亦必如莫氏之说，其邪在表，其里无根者，始为针锋相对。即如仲景本论所举少阳诸证，胸胁苦满，默默不食，心烦喜呕，目眩耳聋，口苦咽干，胁下痞硬等，皆以少阳阳气，为外来寒邪遏抑束缚，郁而不伸所致。故必以柴胡春升之性，助其振动，解散外束之邪，而诸证自己。若其少阳肝胆之火，自旺于里，上升则为眩为聋，为呕为渴，横恣则为满为痞，为硬为痛，或且兼挟痰热，蟠结胸胁，发现少阳诸证，而亦妄援仲师成例，浪投柴胡，则亦必有如莫氏所言，横流冲决，不可复制之祸。奈何徐氏、莫氏，皆浑浑言之，知其利而竟忘其弊，举其一而不反其三，其亦何往而不绝人长命也耶。若夫正疟、时疟之分，则本非古人所固有，仲景明言少阳寒热往来，有如疟状，则少阳经症，原非正确之疟病，寻绎仲师原文，岂了如指掌，何以后人反有少阳为正疟，三时为时疟之谬说。然贤如王氏孟英，犹牢执此说而不知悟，更何论其他。盖疟之为病，以及柴胡之可用不可用，亦唯问其见症之何如，而复可决，固不能泛举一疟字而妄为聚讼。且在治疟之时，亦唯有见症治症，而问其疟与非疟，则其方药始能有效，而疟自可罢。彼其胸中横一疟字，而徒于故纸堆中，搜索千百治疟之成方，以求侥幸于万一者，吾未见其能有济也。夫以灵胎、枚士之贤，而皆渐称一疟字之病名，且各执一味柴胡，以辨其必用与必不用，此近今疟病之所以最不易治也。善夫王氏孟英，自谓治疟如有独得之秘，学者试以孟英治案，疗疟诸条，深思而熟玩之，其亦可以憬然有悟也夫。

（见《三三医报》1925）

13. 莫枚士研经言用药论第一篇书后

阳刚之药其力迅，故回阳者奏功于俄顷。而用之不当，则为祸必捷于影响，予人以共见共闻。阴柔之药其性纤，故补阴者不能有近功，而用之不宜，则其害亦隐于无形，相处于不知不觉。此物理自然之性质，全在用药者之量能器使，因证而施，固不容先设成见，嗜好一偏，而遗人夭殃，绝人长命者也。若其中无所主，谬以刚柔并用为得计，欲其互相钳制，以为模棱两可之术，则其害亦必如枚士所言。顾世自有寒热错杂之病，不得不阴阳互用，如仲景乌梅丸之例者，后人宗之亦有左金法之连萸，交加散之姜连，此其制之有法，投之辄应，诚非骑墙派之所可妄为借口。而更有上热下寒，阴阳格拒之证，昧者视之，方且止见其热，不见其寒，而在仲景例中，则曰先救其里，然唯恐浮热在上，以火济火之捍格不相入也，于是更有四逆胆汁之规范。说者谓病宜于温，而无根之火，发现于外，则唯有以苦寒之同气相求者，引之透彻此关。而入腹以后，但知有温，不知有寒，然后可收奠定之效。是说也，颐窃惑之。盖既以苦寒和入辛温之中，则寒者温者，亦已混合而无间。奚以见其入胃之时，可使苦寒先行，一过而无余，然后徐徐以达下焦，独有辛温能奏其绩。窃恐冰炭同途，方且縻贲育而缚乌获，未免两败伤，尚安有战胜之望。似不如后人热药冷服一说之入情入理也。此似不得不谓古人理想之疏。又有上实热而下虚寒者，则紫雪理中之变法，亦必能上下分治，先后异宜，终胜于四逆胆汁之交互杂糅。然而仲景圣也，凡在学者，当无置喙之余地，汉唐之治经学者，例不能驳斥本师而生异议。唯在今者文明进化之时，须存实事求是之旨，敢书所见，以与好学深思之士共商之。知我罪吾，听之而已。

（见《三三医报》1925）

14. 莫枚士研经言用药论第二篇书后

药物非食物也，食物所以养生，故五谷五蔬，五果五畜，皆择其性质之冲和而无偏胜者，然后可以为恒嗜之品。若五味各有所胜，则虽人之嗜好各有不同，亦必知其所弊而有所节。而药物则不然，温凉寒热，本秉五行之气化以生，其性固各有所偏胜，而尝药者，即利用其偏胜之性情，以救人之疾苦。于是金石、草木、鸟兽、虫鱼之属，亦唯其性之独偏者，中病最准，而奏功亦最捷。若夫甘淡冲和之物，虽有补养之功能，亦止可以为服食之品，而当病势孔急之秋，断不可以御大灾而去大患。无如富贵之家，嗜欲不节，饮食不均，在平居无事之时，恒觉志昏气惰，常在病中。于是乞灵于草木根荄，欲以补其斫丧，而为之医者，唯有投其所好，竟以药物作服食之用。卒之五味偏胜，积之悠久，利未必见而害即随之。药之为病，往往有甚于本然之为病者。斯时纵有明者，方且以药治药之不遑，更何有余暇以兼顾其本然之病。如是之流，即使终其身无日不药，实已大非古昔圣贤尝药之本旨，且也不病而药，则胃肠之中久已浸润于药力之灌溉，果其一朝抱病，更服应得之药而脏腑性情，且既与药俱化，则药亦不能为功。此富贵家之服药，往往不及藜藿人之捷效者，其因实由于此。而反归咎于医师之不良，药物之无力，其亦知医药两者之均不任其咎也耶。世又有喜服补品之人，即使已病痰食、气结之实证，而亦非补不肯饮，遂有好为迎合之医，为之异想天开，别出奇计，于是熟地也则可炙炭，杞子也亦必炒黄，夙闻吾吴市上，更有所论人参炭者，以有用之材，置之无用之地，而反谓此亦治病之药，药如有知，能无叫屈。此皆用药之魔，究不知何时作俑，而其弊伊于胡底也，是可慨已。

（见《三三医报》1925）

15. 莫枚士研经言释淋篇书后

《说文》："癃罢病也"。《汉书·高帝纪》：年老癃病，注疲病也。"淮南览冥训"，平公癃病，注笃疾，是古之癃字，皆无小便不利之训诂。独《素问·刺疟论》，言小便不利如癃状，绎如癃之义。似癃字尚非小便不利之专名。然《宣明五气篇》则是言膀胱不利为癃矣。是以《本草经》等，皆有五癃癃闭之病名。若淋病之本字，据《说文》当作痳。今本《说文》：痳训疝病，而一切经音义二十，则引《说文》，作小便病也。声类亦谓痳，小便数也。《玉篇》：痳，亦训小便难也。义皆与《素问》《本草经》合。莫氏引《毛诗》临冲，韩诗作隆冲为证，是一声之转，古人确在通假之例。莫氏又谓癃者一日数十溲，则膀胱之胞罢疲，于义亦合。徐氏《兰台轨范》，强分绝不便为癃，小便不利为淋两层。真是杜撰训诂，此乃灵胎小学之疏，诚不可信为确论。唯淋字本义，《说文》谓以水沃也，是以淋漓酣畅为正义，正为小便不利之状相反。然此物经水沃之后，亦必有滴沥不已者，其义似相反而实相因，此则后人所以借淋作痳之缘起也欤。

（见《三三医报》1925）

320

16. 莫枚士研经言释疝篇书后

疝乃气结作痛之总名。《说文》疝训腹痛。《素问·长刺节论》：病在少腹，腹痛不得不大小便，病名曰疝。又方奇论，肾脉大急沉，肝脉大急沉，皆为疝。王注疝者，寒气结聚之所为也。此似专指腹痛而言。然《汉书艺文志》有五脏六腑疝十六病四十卷，注心腹气病。释名，心痛曰疝，疝亦诜也，气诜诜然，上而痛也。阴肿又曰疝，亦言诜也。诜诜引小腹急痛也，是心痛古亦谓之疝。正不仅腹痛之专称，而阴剜亦之疝者，正以上引小腹急痛，而得此名。此疝之字义，以痛为主，不以前阴睾丸之肿为主，古人正旨，可想而知。是以《金匮》腹满寒疝一门，止言寒疝绕脐痛，寒疝腹中痛，并未及一阴字（金匮附外台乌头汤，乃言治寒疝腹中绞痛，使人阴缩）。而《病源·二十卷疝病诸候》谓疝者痛也，或少腹痛不得大小便，或手足厥冷，绕脐痛，自汗出，或冷气逆上抢心腹，令心痛，或里急而腹痛云云。又有寒疝心腹痛，及心疝诸条，亦未说一阴字。即其历叙七疝、五疝病名，唯七疝中之狼疝谓是小腹与阴相引而痛（后人所谓狐疝，似即因此）。又五疝中有阴疝一条，然亦并不指明为男子之阴丸。又三十八卷妇人杂病，亦疝瘕一候，则妇女且有疝痛矣。独于第四卷中有阴疝肿缩一候，乃曰疝者气痛也。众筋会于阴器，邪客于厥阴、少阴之经，曰冷气相搏，则阴肿痛而挛缩，然特与疝病诸候，分别部居，不相杂厕，以明疝与阴疝各是一种病候。而疝为心腹结痛，本属男女共有之病。其男子睾丸之痛，则名阴疝，止是疝之一端。王氏外台宗之。于第七卷寒疝腹痛，寒疝心痛，及七疝、心疝诸方。唯文仲有卒得诸疝，少腹及阴中相引绞痛一条，此外不及前阴一句。又二十六卷别有疝气及癫等方，乃有核肿，阴囊肿，阴癫，癫疝，阴卵偏大等症，亦与寒疝、心疝诸条，不相联属。迨至金元，乃别以寒疝、筋疝、水疝、气疝、血疝、癫疝、狐疝七种，名为七疝，显与《巢氏病源》《王氏外台》不合。遂似凡此七疝，无一非前阴睾丸之病。而俗医遂不知古人疝病真旨，并不知妇女有病疝一证。假令今之医者，诊视妇女心腹诸痛，指为此是疝痛，吾不仅病家笑以为诞，即在医家，亦必相与哄堂，传为话柄。不学之陋，其弊至此，能无浩叹。枚士释疝，指出《医通》《轨范》合狐疝、寒疝为一门之误。窃恐俗医读之，亦必瞠目而莫名其妙。唯此是气病，苟不气滞，痛从何来？在古人本多寒证，温药是其师承，而今人则阴虚不能涵木，肝胆之络气结不宣，为病亦正不少。近贤谓治疝不知治气，即无近效可言，实是阐幽发微，不刊之论。而枚士反谓浅者目为肝气，此则枚士之误也。颐又案七疝之名，已见《素问·骨空论》。然《内》《难》二经，并无七疝之目。至《巢氏病源》，始有七疝、五疝二条（近商务书馆《新编中国医学辞典》，竟谓《素问》以冲疝、狐疝、癫疝、厥疝、瘕疝、㿗疝、癃疝为七疝。而考之《素问》，何尝有此明文。且㿗即癫字，古书时时互见。乃编者谬以㿗疝、癫疝并列为二，不学之陋，尤其可哂）。至丹溪书中，乃以寒疝、筋疝、水疝、气疝、血疝、狐疝、癫疝，定为七疝，而至今仍之。是以狐疝、寒疝并作一门者，其误实自丹溪始。今枚士乃以为石顽、灵胎之咎，要知《医通》《轨范》，不过袭俗学之口头语耳，非其所作俑也。

（见《三三医报》1925）

17. 莫枚士研经言释痰篇书后

痰字不见于《说文》，并不见于《玉篇》，是仲景时尚无此字之确证。考阮孝绪"文字集略"，淡，胸中液也。至"广韵"二十三，始有痰字。注曰：胸上水病，又是淡、痰同训之确证。所以《素问》《甲乙》以及仲景书，皆有饮病，而绝不见一痰字，独《金匮》痰饮条中见之，最是可疑。其四饮条中之痰饮，旧本间有作淡饮者，嗜古之士读之，方且深信以为古者真本，理当如此。而抑知淡为淡薄之义，饮在肠间，为淡为浓，何可悬拟。莫氏驳之，最为爽捷。又引"病源"流饮一条，谓所叙流饮症状，正即金匮之淡饮。隋时《金匮》不误，则四饮中之痰饮，当依"病源"作流，所谓流走肠胃之间者，引证甚确，绝无可疑。唯晚近医林，误认痰字从炎，乃谓其病属火，遂以古书痰饮二字，判分一寒一热。须知仲景书中，本无痰字，凡所谓饮，皆水寒为病。绝无肺胃热症，错杂其间。《金匮》本篇，历历如绘，可是淡饮本义，以二字为一病之名，必不能分作两层，妄生异议。则近人认痰属热，宁独师心自用，直是厚诬古人。盖痰字之源，实从淡字而来，不当附会从炎，望文生义。但病证古多属寒，今多属热，痰病在今，又最多肺胃炎熻，煎津液而成浓厚者，亦万不得依托《金匮》名义，谬投温药。窃谓今人痰病，谓之从炎会意，固是确凿有理，万古不灭。但不能执今之病，以读古之书。此医之为学，所以贵于因时制宜，而不容食古不化也欤。

（见《三三医报》1925）

18. 莫枚士研经言药学论书后

寿颐按服药治病，常人之情，鲜不谓药果中病，未有不随手桴应，病魔即当退三舍者。然在阅历已多，富有经验者言之，中病之药，其不遽见效，而实以暗中具有效力者，诚属不少。莫氏指出三层，所谓拒之使然，托之使然者，原是确有所见而云然。洵未易为局外人道其所以，盖其所谓第二验者，以药攻病，病与药斗之时，见症必有变动，旁人不知，误谓加剧者，固时有之，然此特片刻之事耳，一转瞬间，药力得申，转机即见，尚不至遽启人疑。唯所谓第三验，则在久病之躯，邪已深入，即使药能胜病，而病根固结，不易骤达，即能达之，其以积之邪，果被迫逐，亦不易遽奏廓清之绩，甚至借经发泄，而病态又且加剧，此则并非三日五日所能恢复者，苟无定识定力，谁不为淆惑。成讷所进豨莶丸方，许叔微之《本事》，及唐慎微《证类本草》皆载之，云治中风身体不仁不遂，极言其效（李濒湖《本草纲目》，谓韵书楚人呼猪为豨，呼草之气味辛毒为莶，此草气臭如猪，而味莶，故有此名。广韵上声、七尾虚岂切，豨字解曰：楚人呼猪），寿颐案：猪为水畜，其气腥躁，通乎人之肾气，凡肾家蕴湿生热，蒸灼上燔，诸病蜂起，中风瘫痪，多有湿热蕴酿所致，豨莶具有豕之气臭，入通于肾，若达至阴，导去湿浊，则精邪泄化，而诸恙可已。乃谓服至二千丸，所患愈加者，正在驱除湿浊，导达于表，而肢节之病，似乎加剧，此在积久病深者，容或有此一候，过此则积邪渐去，乃得坦途矣。然唯蒂固根深之病，偶然有之，必非有验之药，多有此种状态，何以枚士竟谓日见耳闻，第三验最多，则太不可晓。即如所言伤寒初起，疟痢方盛之时，投以中病之药，往往加剧云云。颐谓伤寒乍起，一二日间，其势方张，药难猝应，服药病加，理固有之，而痢即积滞，初起症实，法贵攻通，而服导滞之药者，则所下转加，亦属常态。若曰疟疾，必不当服药病加，莫氏此说，岂可轻信。且又谓第一验之，所谓一剂知，二剂已者最少，则治寻常之病，皆无应手得效之望，又何贵乎有此医者？枚士舍其常而侈言其变，得毋可骇。实则此公本是读书种子，见解时失于拘迂，今读其研经言四卷，得失参互，瑜不掩瑕，已可概见。以此治医，恐多纸上谈兵，必不能到活泼泼的境界。窃意当时治效，尚是无多，爰作此论，聊以解嘲。凡在行道者，自有经验，当读以枚士此言，引为知己。唯世间自有此一种不能责以捷效之治法，则医家病家，固亦不可不知。若谓凡治百病，皆不当有复杯之效，则彼草菅人命，动辄得咎之庸医，亦何不可以枚士此论，而借作藏拙之护符，授俗子以卸责地步，

322

使得有所借口，宁不陷吾道于黑暗地狱。失言之咎，吾不敢为枚士曲恕矣。

（见《三三医报》1926）

19. 莫枚士研经言仲景法非北学辩篇书后

寿颐案：仲著书，本是裒集古圣相承之成法，泐为定本，示学子以法守之资。初非自出心裁，特创一局，故《伤寒卒病论》自序，谓宗族死亡，伤寒十居其七，感往昔之沦丧，伤横夭之莫救，乃勤求古训，博采众方，撰用《素问》《九卷》、八十一难、阴阳大论、《胎胪药录》，并平脉辨证，为《伤寒卒病论》合十六卷，虽未能尽愈诸病，庶可以见病知源，若能寻余所集，思过半矣云云（此皆仲景《伤寒论》序原文，寿颐按卒读为猝，言伤寒为外感之病，其来猝暴，非若内伤诸症之由渐而发，故曰猝病，其义甚显，今坊本多有作杂病者，盖浅人妄改）。则书中之病情药剂，无往而非往昔之成言，仲景固自道之，而后人乃皆以为仲景圣之书者，诚以建安之前，有方医书，悉已无传，唯此则集成于仲景之手，而遂谓伤寒百十三方为仲圣之方，本无不可，读者苟能明见及此，则三百九十七法，必非一人手笔，更何有南学北学之可言，固不待证以仲师一生履历，而始知其非专为北方之治法也。但古今气候，本有不同，以仲景本文建安十稔推之，迄今固已一千八百二十余载（《伤寒论》仲景自序，谓建安纪元以来，犹未十稔），大率古时地广人稀，气候多寒，厥后生齿日繁，人烟稠密，气候渐燠，由是古多病寒，今多病热，此则人事之变迁，尚不全系乎地理。纪文达笔记，称乌鲁木齐旧极荒凉，迨人聚渐多，即有痘疮，宛如内地，此可知数十年间，地气已随人踪为转移，复何论乎二千年之悠久。况乎大江以南，本属温暖之域，而生齿之多，又是最称富庶，近人恒谓江南无正伤寒者，虽不可十分拘泥，其实大青龙汤之证，确是不可多得，此固见症治症之所不可知者，正不在乎仲景非北方人之一说也。枚士此辩，论仲景生长之地，不在极北，其说固确乎不易，然必谓病证同而用药即无不尽同，则寿颐亦不敢轻于附和，虽有是证必用是药，洵为医学之至理名言，究之佐使必有权变，分量必有斟酌，亦岂可呆读父书，竟作马服之子。莫氏又谓古人权量，不及今十之一，则其说本之于王朴庄，最为奇特，实是莫须有之事，与诸书中古三今一之说，大为枘凿。寿颐别有古今药剂权量考一条，已详言之矣（考古今权量，通行各书，无不谓自隋以上，皆以古之三当今之一。寿颐前尝引证诸书，刊入上海神州医药报中，今亦编于医论稿之第一册，其王氏朴庄之说，尝载于《吴医汇讲》，乃谓神农时之药称，与周秦汉魏不同，荒渺无稽，何所取证，陆九芝辈皆盛称之，此好奇之过也）。

（见《三三医报》1926）

20. 莫枚士研经言诊诀书后

寿颐按：诊者，察也，亦审也，言审察而明辨其病症以施治疗之法也。古者望问闻切，谓之四诊，固非如今之庸俗，止知有诊脉之一说。凡诊百病，表里虚实逆从六字，固足以赅之。但虚实逆从四者，《内》《难》两经，言之最详，唯表里二者，确为《内》《难》所未及，至仲师表里界限，慎思明辨，尤为谆谆不倦，仲圣书所以补《内》《难》之未备者，此其一大关键。今枚士谓《灵》《素》论针，故详六经，不详表里，虽亦可备一说，实则《灵》《素》论药，数见不鲜，莫氏是论，犹嫌武断，不如谓《内》《难》略于表里，至仲师而始详，则立说乃为圆通。至谓药化于胃，必无专走一经之理。寿颐向持此议，读此而知古人先得吾心。然则近今之编本草者，必谓其药专人某某经者，附会穿凿，不待言矣。其论虚实，专以病言，不以病人体质言，有邪为实，无邪为虚，最与陆九芝《世补斋》文，同符合撰，盖医之为用，原以治病，非以补虚，此与伺候于公卿之门，

323

日以人参、熟地为献媚计者，不可同年而语也。

（见《三三医报》1926）

21. 莫枚士研经言汤液论书后

汤液治病，必待入胃以后，胃气输化，而清者上升，浊者下降，乃能随其气味性情，以与气血鼓荡而及病所。酸苦甘辛无异道，温凉寒热无异宜，汤液由是，即丸散醪醴，亦莫不由是。补者泻者由是，即行气行血，亦莫不由是。枚士引经文："饮入于胃，游溢精气"一节，而申言其彻上彻下之源委，亦可谓既明且清，无微不着矣。故何以晚近方书，言服药之法，辄有食前后之分，说者谓病在上部，则宜先食而后药，欲其易于上行，若病在下部，则当先药而后食，欲其易于下达，为是说者一似凭藉胃中食物，可以为上行下行之机械，殊不知药能愈病，所赖气味纯粹，方能游溢精微，以通百脉。如果食后服药，药后纳食，则胃中食药杂糅，即使药本中病，亦已锐减其量。更复奚能呈效，何如饥时服药，胃气清灵，输送有权之易得其力乎。仲景桂枝汤法，明言服汤，须臾啜热稀粥以助彻汗，讵非饥时服药之确据。奈何后人妄作聪明，欲使胃气庞杂，自败其事。此即以仲师成法证之，而可知食前食后两说之必不可训者也。若夫某药专入某经，兼入《别录》元无是议。虽有时未尝无此理，然必不当划定鸿沟，显分界限。须知水精四布，五经并行，本是无微不至，而必使虚灵活泼之运行，认作拘守一隅，窒而不化，抑亦凿矣。

（见《三三医报》1925）

22. 莫枚士研经言制药论书后

制药，非古也。《本经》《别录》，为吾国药物学之鼻祖，既绝不一言监制之术。仲师本论，又是汤液疗病之权舆，方中唯附子有炮，甘草有炙，此外亦始终未见一制字。诚以附是回阳，炮之所以长其焰，甘能养液，炙之所厚其膏，盖以一物有一物之情性，用之适当，犹恐其力有未逮，于是始有焙炙之法，正欲增益其自然之作用，使其益臻醇厚，而后可以有功。若谓性质偏胜，而监制之以去其偏，则适以锐减其利胜之能力，是犹鸢能飞而截其翼，鱼能跃而剪其鳍，縶贲育手足以临大敌，亦安有不败之理。而谓用药治病者独宜于裁制其有用之专长，此大将出师而中官监军之故智也。成败利钝，固不待覆亡之日，而已彰明昭著矣。不谓刘宋时有雷敩者，创为炮制之论，无药不制。而天然之情性，皆已改变。纵使自有法度，亦必大异其固有之作用。然试读其书，不过故费手术以困难采药、藏药之人，实于物理、病理无甚关系。且书名雷公，欲以自附于上古之人，而售其欺世之术，盗窃名义，其心更是可诛。不意俗人无识，竟以雷公之名而盲从之，堕其术中，遂能行世，吾不能不责东璧李氏之爱博而不知审择也（濒湖《纲目》采雷敩说最多）。自是以来，遂更以药制药，层出不穷，假令世之药物，必当如是制作，而后可用，则汉魏以前，方药皆当无效。且将使全国无一自然之真药，宁不可骇。后又有好奇之士，别开生面，自矜独得发明之花溪老人，制药秘旨诸方，乃其矫揉造作之尤甚者。至于近世名流，亦欲藉此以求新异，盖其人心目之中，无非以世人为可欺，且又能炫其博学以自高声价，而药物之实在功用，从此变化尽矣，夫孰非治药物学之一大魔障耶。近今欧化东渐，药皆制炼，去其滓而取其精，能以少许胜人多许，其获效者捷于影响，人多艳称之。以视吾国药剂，草木根荄，杂然并列，诚不免自惭形秽，所以有新知识、新思想者，恒欲步武西法，采用化学原理，以为中药改良。借助他山，夫孰非进步之阶级。故寿颐窃谓化学炼药，宜于金石而不甚切于草木，诚以金石矿质，无生之物，提而炼之，不独取其精华，质尤纯粹，且能变易其犷悍之性，较为驯良，可与吾人血肉之躯，易于同化。若夫草木茎叶，具有生机，则花实根茎，性情各异。中医药理，往往花叶异用，本末分途，经验昭昭，如响斯应。若亦以理化法度言之，但须质地相符，又安有此条分缕析之繁琐，岂不使固有之灵机，一变而为呆滞。物质之呈效，终不如性灵之易于感通，所以泰西之药物，未尝不用草木原质，而取为吾人治疗，其功力且有远逊吾固有之成法者，岂不以提炼之余，天然之情性已变，而混熔根、实、花、叶于一炉之中，不如上下本末，分途施治，各适其宜之为愈乎。此则已制之药，不若天生原料之又一说也。唯吾国通行之丸散，向以金石草木，血肉蔬果，一陶同治，合和为剂，渣滓多而脂液少，其能治病，效乃无几。粤省丹丸，熬膏搜和，较为醇厚，是乃制法之不可不改变者，而要非雷敦之所能知。爰识所见，并发为世之治药物学者告焉。

（见《三三医报》1925）

23. 莫枚士研经言释癫篇书后

许祭酒《说文》，有颠、蹎、癫字，无巅、瘨字。颠，训顶也，是即后世所谓巅顶之巅。蹎，训跋也，是即后世所谓颠覆之颠，唯瘨训病也。初不知许意果是何病？至《玉篇》则瘨音都贤切，其训为狂，是即后世所谓癫狂之癫。又至篇痫字，训为小儿瘨病，又是癫、狂、痫三者同为一病之确证。而许氏瘨字之训，又有一曰腹张，则假借为膜胀之膜，非瘨字正义（《说文》有膜字，训起也。《玉篇》，膜，引起也。是肌肉引起之意，即医家之所谓膜胀。太玄，膜如，注大也）。广韵先韵，瘨亦训病。而又连出癫字，注曰上同，则癫之同瘨，确乎无疑。且可知瘨、痫、瘨狂、蹎仆、癫疾诸病，皆缘颠顶一义，会意而来。诚以癫、狂、痫病，本由脑受激刺而成，即猝然蹎仆者，又无非气聚于头，脑神经受震，失其功用所致。《素问》巅疾二字，数见不鲜。《玉机真脏论》则曰：春脉如弦，其气来实而强，此为太过，则令人善忘（宋校正谓，当作善怒是）。忽忽眩冒而巅疾。《五常政大论》则曰：掉眩巅疾。《方盛衰论》则曰：气上不下，头痛巅疾。正不独枚士所引"脉解篇"，有下虚上实之巅疾一条，绎《素问》之义，固明明言其气聚于上，上盛下虚，病在巅顶，则凡眩晕猝仆诸病，吾国上古医家，固元不知为脑部受病。可知近今西国医家，皆以此病为血冲脑经者，虽是解剖所得，据脑中死血而有此定名，确为彼之创论，岂知早与中医旧学，隐隐合符，异苔同岑，最是谈医之一则快事。枚士之为此文，虽尚未知有脑神经之病理，而能识癫，即蹎仆之蹎。又申之以上重下轻，其物则仆。又谓人病气聚于头顶，则患蹎。确是《素问》所谓巅疾之正旨，亦即西学所谓血冲脑经之实在病由。须知诸书中巅疾、蹎仆、癫痫等病，情状虽似有别，且病名之字，亦各各不同。而在古人制字之时，早知诸般病状，息息相通，所以字义皆同条共贯。此是中古小学家皆能洞知病理之明证，且古者文字之学尽人能知，则读其书者，望见颠狂、癫痫诸字，又无不知病在顶巅。枚士六书之学，具有渊源，故能有此神悟。绝非汉唐以下谈医之士，所能梦见。所以二千年来，对于此等病情，论者孔多，无一不梦中说梦，遂令浅显易知之病，沉埋于黑暗狱底，永永不见天日。正不知枉死几多民命，斯诚吾国医界中之极大障碍。今得枚士此说，揭破真情，正不独昏愦暴仆之内风类中，必有可治之理，即癫狂、癫痫等频发不已之沉疴，苟其为巅疾二字，一再思之，其庶有发墨守而起废疾之一日。是则病家之大幸矣夫。又按莫氏此篇，于蹎仆、巅疾、癫痫、癫狂数者，认得一气贯通，从小学中悟彻病机，最是医学之无等等咒。虽似别开生面，却无一字说得不真切，极堪细玩。然"研经言"第二卷中，别有癫说一篇，则又强晌仆之癫，分别为二，说是一自足太阳经来为

325

可治，一自心肝两脏来为必不可治云云。全篇三百字，直无一句可解，竟与此篇释癫，如出两手，大是可骇。可见经生家一时兴到，摇笔为文，竟有不顾前后，自相矛盾之谬。须知医有出生入死之权，岂能信手拈毫，唯吾所欲，是亦不可以不辨。

（见《三三医报》1924）

三、评述陆九芝《世补斋医书》

1. 陆九芝论温热病篇书后

伤寒初起，感邪在表；温热初起，感邪亦在表。但伤寒是寒邪，则初感为太阳经寒病；温热是温邪热邪，则初感已多阳明经温病。成注伤寒论，于太阳病发热而渴不恶寒者为温病一条，注曰"阳明也"三字，最是干爽醒目，即此可知病在阳明之表，已无一而非温病，则凡阳明、少阳之经热府也，又何一而非温病热病。九芝论中所谓芩、连、膏、黄，皆以治温，非以治寒，只除去起首桂、麻二物，则《伤寒论》中方，大半皆治温热之方，其用至显，其理又至浅。一朝揭破，谁不恍然。无如二百年来，论温热者，名贤辈出，未闻有肯从此浅显二字着想者。岂非明察秋毫而不能自见其睫，且伤寒、温热之所以异者，在乎气化之不同，究竟同是外因为病，同是感受时邪，自明以前，无不知有四时之外感。盖时令之温凉寒暑，恒有愆期，即气候之燥湿雨旸，更无定轨。人在气交之中，感而为病，其理又至浅至显，尽人能知。不意自明季以来，有喻西昌之论温三篇，偏谓能读《素问》之冬伤于寒，春必病温，及藏于精者春不病温二节，说得离奇怪诞，想入非非。而后贤之接踵以起者，乃皆借用平脉篇中伏气二字，作为温病一定不易之资料，遂使春温夏热为病，止许有伏气之内发，不准有新受之外感，笔锋所指，各逞其长，可为谓极纵横家之能事。实则按之病情，无他谬巧，武断乡曲，至堪赅诧。原夫诸家之所以倡此高论者，无非以外感为病，平易近情，从此落墨，恐无以表异于庸众，遂不惜过求其深，借重伏气一门，发回惊世骇俗之论。然后可以自炫其过人之才智，方是鸡群鹤立，卓尔不凡。究之所论病源，则五花八门，各呈异彩。而至于用药非疗病，犹是见证治证，了不异人，却与自己所论之伏气为病，彼此各不相涉，则好为高论，宁非玉卮无当不适于用。此近贤所论温热之一大弊窦，不可不揭其隐。九芝论温，注重阳明，实事求是，浅显易知，脱尽诸家妄谈伏气之恶习，最是学者益智之宗。而此篇犹有温热由里出表一句，未免为近人伏气二字所误。要之为温为热，初起无非外感，无非表邪，阳明亦是表病，不得谓太阳是表，阳明是里。不过太阳之表，宜于辛温祛寒；阳明之表，宜于辛凉泄热耳。篇中又谓寒与温皆称汗病，病之初皆当汗解，以论伤寒之太阳病，固无不可。若移之于温热阳明病，殊多弊窦。要知《素问·热论篇》所谓三阳经络，皆受其病，而未入于脏者，可汗而已一节，颐颇疑其为浅人点窜，必非上古医学之真。盖三阳为病，各有条理，安可一以汗法概之。读仲景书，三阳之病治法多端，何尝以一汗为能事。已可知热论此条，大不可训。今乃曰寒之与温，皆当汗解，此则乡曲妇人之见。凡有发热，每每盼得有汗，以为大病悉去，额手可庆。似此俗说，何可出之于医家笔下，而九芝先生能言之，殊所不解。须知温病在表，唯以轻疏泄化，如荆芥、牛蒡、桑叶、蒺藜、薄荷、豆卷之属，疏风泄热，即是解表。并不以取得汗出为必要之诀，此稍有临证功夫者，皆能知之。颐恐九芝既有此言，而后学误会，必有从事于柴葛解肌，九味羌活等方以误人者，是不得不为之更申一义者也。○又按温病初起时，多有微恶寒而头晕者，若以仲景理法言之，亦何尝非太阳之病。但既是温邪，则恶寒必不盛，或初恶寒而旋即发热，迨一发热而并不更有恶寒之证，此时治法，辛凉以泄风热，其病易解，既非仲景所谓太阳病之桂枝汤麻黄汤证，亦非阳明病之葛根汤证。盖肌表轻邪，并未入于经络，固不必以太阳病、阳明病高谈阔论也。○又按伏气为病，是其人先有伏邪在内，积久而后发者，其将发也，先觉昏昏嘿嘿，无情绪，无神采，即病者亦不能自言其苦，迨迟之五日，或八九日，而寒热乃作，此则其病之确乎由里达表者。平脉篇之所谓伏气，是专指此等言之。然仅为温热病什伯中之一二耳，初不料自喻嘉言误读冬不藏精之精字，乃以春必病温之温属之少阳，而后人之言温热病者，遂无一不依傍伏气立论。舍其常而侈言其变，无非好奇之见，有以误之，其尤拘执而不化者，则王孟英之《温热经纬》也。将《素问》《伤寒论》诸书许多病证，几于无一条不纳入伏气病中，而世间竟不容有新感之温热病，岂非咄咄怪事。然孟英虽如是说，而生平治案，亦唯温热最多，试问其医案四集十余卷中（"孟英医案"本有三集，又"归砚录"四卷之后二卷亦其治案），果属伏气为病者，能有几条？以子之矛陷子之盾，即可证经纬之专言伏气，未尽精确，而余子录录，复何足道。颐非敢谓世间必无伏气之病，然其所以能伏者，最多伏暑而不多伏寒，盖夏季所受暑邪，容有尚未发泄，而秋凉束之，则更无透泄之路，遂致郁遏日久，而为病愈剧。此秋令伏邪之病，所以发于早者，治之犹易，而发之愈迟，则治之益难。若夫冬令之寒，虽间亦有伏藏而不即发病者，然至春时，地气发泄，草木萌动，人在气交之中，纵有伏邪，亦必随气化而透泄，安有久久蕴伏，不即为病之理。《素问》凡病伤寒而成温者，先夏至日为病温，后夏至日为病暑一节。盖言温病暑病，其因亦伤于时令之寒，但病在夏至之前，则曰温病，在夏至之后，则曰暑病。本以新感之邪而言，随时令而别其病名，初非谓冬令所伤之寒，直至夏至先后而始发病。但依本文直解，其义极为明白，何必过求其深，多所空凿。最奇者，《伤寒论》中之伤寒例篇，竟将《素问》此节二十二字，衍作中而即病者名曰伤寒，不即病者，寒毒藏于肌肤，至春变为温病，至夏变为暑病云云。乃以四时新感之病，都作冬令伏藏之寒，然即如其说以解之，虽曰寒毒，亦仅伏藏于肌肤，伏之并不甚深，何以竟能久伏久藏。经春历夏，而毫不为患，及至悠久之后，乃始一变而为温病暑病。其藏也，既藏得莫名其妙，其变也，更变得光怪离奇，竟是《西游记》中孙行者本领，当其伏藏不动之时，纳须弥于芥子，无臭无声，必至久藏之后，乃忽然摇身一变，顿觉气焰万丈，不可向迩。玩其用一藏字、一变字，颇觉二字中大有作用。然以此论病，得毋索隐行怪，太不近情。试读仲景六经各篇，何尝有似此奇怪文字，而世顾有龈龈然必以伤寒例认作仲师手笔者，岂非厚诬古人（颐尝谓是篇文义，浅陋最甚，恐并非叔和旧文，试以叔和脉经，与此互证，文笔亦殊不类也）。唯此节确为近贤喜言伏气之鼻祖，敢疏拙见，以博高贤一粲何如。○颐又案《素问·疟论》温疟一节，亦有温疟者，得之冬中于风，寒气藏于骨髓之中，至春则阳气大发，邪气不能自出，因遇大暑，脑髓烁，肌肉消，腠理发泄云云。其措辞命意，颇与伤寒例此节如出一手，所谓藏于骨髓，且较伤寒例之藏于肌肤者为深，所以至春阳气大发，而邪气尚不能自出，必至大暑脑髓烁，肌肉消，而后腠理始能发泄。喻嘉言、王孟英诸贤，莫不引为伏气病之确证，然既谓冬中于风，则不过仲景太阳病之桂枝汤证，何致寒气竟至深藏于骨髓之中。其言已觉不类，至春阳气大发，而伏藏之邪，犹不能自出，则其病之深可知，所以必至大暑之时，而始发泄，然上文则曰藏于骨髓，下文则曰腠理发泄，则骨髓之深，又不知何时而变为腠理之浅，其文又不可通，且脑髓烁矣，肌肉消矣，而后腠理乃能发泄，恐其人已无可生之望，然下文所谓其气先从内出之于外者，又不过阳盛则热，阳虚则寒，先热后寒云云。却又是寻常之证，试问与骨髓之大病，类乎不类。说详拙记读

327

《素问》随笔中。

（见《三三医报》1924）

2. 陆九芝论哕逆篇书后

字书哕字有去人之音，在去声泰韵，则音呼会切，训为鸟声，读若翙。在入声月韵，则音于月切，训逆气，读若黦。又薛韵音乙劣切，亦训逆气，则其读近于噎，是哕逆之哕，当读入声，与去声字义皎然不同。九芝引证最详，辨别最细，毋庸再赞一辞。唯哕字见于诗礼，皆读去声，似甚习见，乃并医书中逆气之哕，亦读去声而其义始晦，所以历代医家，遂有干呕咳逆等许多不经之说，岂知一读入声，正与呃逆之呃，音近义同，孰不恍然大悟。吾吴俗语有所谓打呃者，小儿及高年人，中气不充，偶吸冷气，即气为之逆而作呃，其自然之声，亦正如呃字，此哕字之音必当读如呃者，即证以呃逆之声，而尤为明显。可知哕之与呃，本是一字，哕为古文，而呃即后人之孳生字。但吸冷打呃，初非大病，气渐调而其呃自止，且无待于服药。唯久病胃气欲绝之哕，及热病胃热闭塞之哕，均是重症，一属虚寒，一属实热，却是遥遥相对。古书治哕，止有丁香、柿蒂之温，而无清热涤胃之法，亦中古人之缺点。九芝此篇，补出承气一条，是从古未言之秘籥。若吾苏冷呃一语，则专指老人、小儿吸冷发呃而言，亦是确论。与大病之呃本不相涉，俗人谚语，何知大病中有此冷热两途，此不可与医学家一例观也。

（见《三三医报》1924）

3. 陆九芝论黄坤载"贵阳贱阴"篇书后

易有太极，是生两仪。阳之与阴，本是对峙，安有可贵可贱之理。道长道消，以喻君子小人，乃是断章取义，藉以借鉴，本非气化之阴阳，所以阳可贵而阴可贱，若谓天子当阳，一人可贵，而臣妾亿兆，无一不贱；则在昔君主专制时代，阿谀献媚之言，更与阴阳之真理无涉。然为人君者，因之趾高气扬，自谓神圣不可侵犯，卒之自周以降，二千余年，竟无三百年不亡之国。所谓贵阳贱阴之效，当亦班班可考。而谓治病之道，可以不问虚实，抱定一偏主义，何其冥顽不灵，一至于此，尚何足与言阴平阳秘四字。坤载著书，自言自语，无一不梦中说梦，固不足责。夷考其自述身世，一唱一欢，希荣慕贵，怨艾咨嗟，最是猥鄙无耻。盖阴柔宵小之尤，得意而假托著述，聊抒怨愤，何尝有一毫医学知识，而胆敢自矜予智，薄视昔贤，谓之丧心病狂，尚嫌过誉，吾国古今医籍，虽曰瑕瑜互见，然似此怪诞不经之作，自窦材之《扁鹊心书》、陈士铎之《石室秘录》以外，极少此不堪入目之言。得黄坤载而可与窦陈鼎足而三，均是吾道之蟊贼。此等邪说淫辞，初无辩论价值，所最不可解者，竟有阳湖张氏，为之重付手民，雕刻精美，而无识之人，遂以厕于医林之列。颇闻近今京津之间，竟有用其言而杀人不悟者，盖亦劫运使然。盗贼刀兵，固亦造物所莫可挽救者也，九芝此论，心化证经，言之精警，独是为黄氏而言。颐窃谓黄氏万不足以语此。孔子曰：不可与言而与之言，失言，得毋为九芝先生惜此名言否耶。

（见《三三医报》1924）

4. 陆九芝论程郊倩麦地治温篇书后

慨自乾嘉以降，叶香岩之温热论，吴鞠通之《温病条辨》，盛行于时。凡治温热，辄以玄参麦地，滋腻恋邪，为祸不可胜言。无他，以温热在阳明之时，每多胸中痰浊，窒塞不宣，不去其痰，而反助其腻，未有不愈窒愈闭，转瞬加剧者。观《指南医案》及《叶案存真》数条，病随药变，捷于影响，其弊盖即在此。然使病人而本无痰浊，则如玄参、麦、地之清滋，甘寒退热，似亦未始非对病之一法。何以新安程应旄氏，既以麦地治温，活人甚多，而又自谓此即骨蒸劳热之源头，是叶吴之麦地，杀人于旬日之间，而郊倩之麦地，杀人于几月以后，同工异曲，其理又复安在？盖温热之邪为阳耶，而麦地之药是阴药。以阳邪病在阳分之时，不撤其阳，而反滋其阴，则阴药自走阴分，而直领三阳之邪，深入三阴，如油和面，不可复出。其时阳分之邪，陷入阴中，表面热炽，得以少杀，病家何知？未有不以为热势既减，而深喜其药之果能中病者，抑知其人之阴分，初未受邪，而遂为阴药领之直人，升堂入室，据为窟宅。而劳瘵之根，从此巩固耶。此与犀角、牛黄、麝香、龙脑之引入心家者，为害不同，而同为献门迎贼之巨奸大慝。然郊倩固终其身不之悟也，世有所谓伤风不醒便成劳者，又有麻疹之后，潮热起伏，绵延岁月，而终于不治者，夷考其缔造之初，皆不过十剂、五剂之麦冬、五味、玄参、生地等耳，吁，可畏哉，可畏哉。

5. 陆九芝论霍乱篇书后

霍乱一症，有寒有热，其因于寒者，则盛夏之时，饮冷贪凉，风露不谨。脾肾真阳，先已受困，迨奄忽之间，大吐大泻，而此身元阳，已随吐利消耗殆尽，故目陷螺瘪，大肉俱脱，肤冷脉绝，色白如纸，唇舌无华，甚则青黯，腹痛如绞，抽搐转筋，治此者非大剂四逆吴萸，不能挽回阳气于百一，此即仲景伤寒论少阴、厥阴之吐利四逆诸证。后人所谓直中三阴之中寒也，其因于热者，暑湿交结，阴阳之气，倏尔乖误，亦令上吐下泻，此则但当理其蕴积之湿浊，芳香泄化，而其乱可定，是霍乱中之较轻者。九芝所谓病非寒也，而亦非尽用寒药二语，最是治此症之无上真谛。唯干霍乱一候，则气结不通，故胸腹大痛，甚于刀搅。而欲吐不能，欲泻不得，其苦尤甚，此则暑湿痰食，胶结郁塞，而气闭不通，脉亦结伏，体亦厥逆，内蕴热而外发厥，热深厥深，治宜通其闭塞，而针刺挑刮外治诸法，皆不可缺。非彼上吐下泻、肢厥脉伏之寒厥可比，浅者见之，亦以理中四逆孟浪投之，则九芝所谓同治癸甲间之沪上大医日毙数人而不悟者矣。唯此是时行之疠气，远或数年而一作，近或比年而频作，屡寒屡热，本非一致。九芝在同治癸甲所见者，多属热病，故有热九寒一之语。同时王孟英亦避乱寓沪，《重订霍乱论》一书，亦谓多是热病。所见皆同，则皆暑湿交结之宜于芳香泄化者，观于九芝所谓薷藿平陈胃苓等剂，及孟英所制燃照蚕矢连朴诸方，则当时发现之症情，自可想见。而近二十年来，此疫不时频作，几于无岁无之，则多是伤寒论少厥篇中吐利厥逆之四逆吴萸证。猛投姜附连萸大剂，可救十之七八，绝非薷平陈燃照连朴诸阳之轻描淡写，可以倖中。此是疫疠之气，其发生也，随阴阳之气化而变迁，必不可执一而论。吾如九芝生今之时，当必曰霍乱一证，寒者居其九，热者居其一矣。若夫热深厥深之霍乱，则唯不吐不泻者有之，九芝此谓中段一大节，全为此证发明源委，最为详尽。而既吐且利之支逆脉绝者，要皆直中之寒，必不可与九芝所论之干霍乱，相提并论。而湿热蕴结者，亦间有吐泻交作之病，则读孟英《霍乱论》，以所吐之秽恶清澈，及所下之恶臭稀水，辨其为寒为热，必无遁情，况更有舌苔之黄腻淡白，尤可援据。正不必以支逆脉绝，而遽谓孰寒孰热之易淆视听也。颐以孟英、九芝两家，止据当时所见，皆侧重于热症一边，敢书所见以证寒者之亦非少数，庶乎临证之时，见病治病，自具只眼，而不为前贤之论所拘束也乎。

（见《三三医报》1924）

6. 陆九芝论临证指南温热门席姓等案申义

席姓　脉左数，右缓弱（陆曰：此为温热病脉。颐按左为人迎，右为气口，人迎主外，气口主里，此病左脉数，右缓弱，似热尚在表，未入于里，所以右脉初不数大。然痰热内蒙，气机不利，右脉亦不能滑大流动。观下文喘促及晡热神烦呓语，烦躁热蒸等症，可见此时阳明热盛，痰窒肺胃，所以右脉反见缓弱，此案误实作虚，即在此缓弱二字），阳根未固（陆曰：温热与阳根无涉。颐按此殆以右脉缓弱，认作右尺之相火无力，故以阳根为说。若然则当温补肾阳矣，岂不与温热病相去万里），阴液渐涸（陆曰：阳邪之甚。颐按痰热互结于里，而津液不生，亦有喉舌干燥之症，然舌必有腻苔，燥必不引饮，观下句舌赤微渴四字，可见此人虽渴而不能嗜饮，谓非痰结中脘而何，乃竟以微渴认为液涸，那不铁铸六州之错），舌赤微渴（陆曰：亦阳邪也。颐按此云舌赤，必尖边赤而中有腻苔。观后第三诊案中苔白一语可知。唯其略觉燥渴，故曰微渴，假令舌赤无苔，无不渴而引饮，尚何渴可言），喘促，自利，溲数（陆曰：三焦大热：颐按热病喘促，非特肺热气壅，亦是痰窒上焦），晡刻自热，神烦呓语。（陆曰：日晡所，阳明王时也。初诊只有晡刻神烦。颐按晡时烦热呓语，正是阳明里热，挟痰蒙蔽性灵之确证。此时只须泄热开痰，一举手而神清热解矣）。夫温邪久伏少阴（陆曰：此沿喻氏之说，其误即始于此。颐按喻氏好奇，倡此邪说，而此案适以右脉之缓弱，遂认下元本虚，竟堕喻氏术中。于是阳根未固，邪伏少阴，以及真阳不纳，下焦根柢等说，煅炼周内，颇似一一相符，竟将此人活活药死。伏邪二字，为害如是其烈，讵非嘉言作俑之孽，奈何一盲群盲，章虚谷辈，犹复吠声吠影，自矜叶派，侈谈伏气。而高明如王孟英，善治温热，能超出叶天士、吴鞠通之上，不染甘寒腻邪之恶习，何以经纬一编，犹恋恋于伏气而不悟耶），古人立法，全以育阴祛热（陆曰：古人治温不育阴，全以下语气未了。颐按果是热炽烁阴，育阴亦未尝不是。但此是阳邪之盛，不以苦寒祛其邪热，即阳益肆而阴益伤，况乎喘促呓语。明是痰热互阻，蒙蔽性灵，而乃谓育阴甘腻之品，可以祛热，则痰得腻补，愈以胶固，宁不热势愈炽，阴液愈伤，所以病随药变，捷于影响）。但今见证，阴分固有伏邪（陆曰：阳伏于胃，病在阳分：颐按纵使邪在阴分，亦必先去其邪，万无用滋补以恋邪之理，况乎此病之邪在于阳分乎），真阳亦不肯收纳（陆曰：乃阳邪之充斥，非真阳之不纳。颐按以阳盛痰热之喘促，认作阳虚肾阴上泛之喘促，所以谓为真阳不肯收纳，而药用熟地、五味也。嘉言论温，附会少阴，毒流后世，竟致如此），议仿河间浊药轻投（陆曰：河间从无此法。颐按药既浊矣，不知如何而可以轻投，试问此四字如何连贯得下，而吴子音之伪撰三家医案，且奉此四字作为秘宝，屡屡见之，那不令人作三日恶），不为上焦热阻（陆曰：独此未用一药。颐按既用浊药，则上焦痰热，安有不阻之理。按语则上句不接下句，用药则更与此句背道而驰，荒谬一至于此。而后且谓此是叶老之言语妙天下，终不知若辈拾人唾余，果从何处索解），下焦根柢自立（陆曰：与下焦根柢无关。颐按以阳明协热之自利，误作下焦虚脱之自利，而熟地、五味，可以立下焦根柢，乃能与真阳不纳之句，双双关合。此老心思，未尝不巧，惜乎病不中药，下焦之根，不必自立，而上焦痰热，乃得立定根基，且牢不可拔矣。请观下文病变，何一非用药之效力耶）。冀其烦躁热蒸渐缓（陆曰：不去其热，热何由缓。颐按滋腻酸敛，助痰恋邪，无不烦躁有加，热蒸益剧，而乃曰冀其渐缓，真是梦中说梦），熟地炭、茯苓、淡苁蓉、远志炭、川石斛、五味饮子煎法（陆曰：方谬。颐按此方用药六物，盖以河间之地黄饮子，除去桂、附、麦冬、菖蒲、萸肉、巴戟耳。要知河间此方，是治肾家阴阳下脱，而无气以动，瘖不成声，痰涎上泛之急症。故以桂、附、萸、戟温养肾气，熟地峻补，五味收摄，菖、远、茯苓，开泄痰壅，其意本极周到。古今医书，列于中风篇中，是内风类中之虚脱类。灵胎徐氏谓类中而宜于温补之症，极为少见，可知类中风之果属少阴虚症，始能用此一法，而肝阳内扰之类中，皆

330

不适用。今乃减去其温肾之品，则似此六物，不伦不类，正不知其合用之病何若？而乃欲以治痰热窒塞之温病。奚啻去题万里，索隐行怪，想入非非，最堪骇咤。且即以按语核之，既误认自利为下焦之不固，故用熟地、五味，而曰真阳不肯收纳，曰下焦根柢自立，则苁蓉滑利，最伤阳气，岂能收纳真阳，而立下焦之根耶？以子之矛，陷子之盾，已不可通，是药之与案，且不能印合，更何论乎案中议论，复与实在之病情，无一不谬耶）。此方此案，大谬不然。而乃谓出自大名医之手，奇极怪极。方下且有饮子煎法四字，尤是杜撰欺人，不值一哂。何尝见古人饮子诸方，而有所谓异样之煎法也耶。

又再诊：晚诊阴中伏邪（陆曰：阳伏于胃。颐按误认到底，可谓至死不变），晡时而升（陆曰：的是阳明。颐按阳明病日晡发热，是仲圣论中最要关键，而叶老犹谓是阴中伏邪，直是未见有仲景书者，似此名医，可谓古今无二），目赤羞明（陆曰：睛不和也。颐按此亦阳邪充斥于上之确证），舌绛而渴（陆曰：渴为温病。颐按果然舌绛无苔，大渴引饮，则此方中生地、玄参、麦冬、石斛，亦是不差。但此时此病，吾知其舌之绛者，仅在尖边，中心必有腻苔，且所谓渴者，亦未必引饮。胃家全是痰涎痼结，窒塞不通，所以一用此方，而下一案即云喘促蒙闭，又是病随药变之确据。且证以下案之舌干苔白四字，益可知此时亦必有白苔，盖干白之苔，必不能忽然而无中生有也），与育阴清邪法（陆曰：以阳邪而育阴，阴愈育，阳邪愈痼，而云法乎。颐按阳明痰热内蒙之时，而投育阴，是谓恋邪之法，正与清字相反，然叶派名家，终无一人知此理者，此温病热病之所以多归不治也）。

生地炭（陆曰：生熟地之所贵在滋膏，而炒为炭则无用。亦断无先熟后生之理。颐按前案谓邪伏少阴，则滋补少阴，自然当用熟地。而此案则曰阴中伏邪，晡时而升，殆由少阴升上一步矣，故不用熟地而用生地，此殆叶老治伏邪之秘诀乎。颐作此创解，若令叶派诸公见之，必曰解得的确。能得叶氏不言之蕴，呵呵）、玄参心、川斛、炒麦冬（陆曰：麦冬无炒用者。颐按生熟地且可炒炭，麦冬又何必不可炒。吾苏大医，且有用人参炒炭者，三家伪案又有蜜炙石膏，皆是吴下名医之最新发明品。种种怪剧，皆出叶派，魔高十丈，医学那不扫地净绝）、犀角、石菖蒲（陆曰：二味并开心窍，送邪入心。颐按犀角是心家主药，胃热用之，确是开门迎贼，导邪热入犯心宫。唯石菖蒲之芳香，能开泄痰浊，不比硇、麝之烈，直开心窍，痰证用之，犹未见其弊。力芝所言，尚一致此）。

又三诊：脉左数右软（陆曰：此时脉尚未变。颐按右软之脉，又是下文肾阴不承四字之所由来也），舌干苔白（颐按此之舌干，亦是痰热胶结，液不上潮使然，况有苔白为痰结之确据乎，即此可知上二案虽不言苔，而其实皆即此痰闭之白苔也。三方只有浊腻恋邪，全不知开痰泄热，又安得不轻病日重），小溲淋沥（陆曰：腻涩之效。颐按育阴而津液更竭，岂非黏腻助痰，壅塞不通之明效尤验），吸气喘促（陆曰：呼气促是脱，吸气促是闭。颐按更是痰塞中州之确证），烦汗（陆曰：的是阳明。颐按此时脉证，犹未大坏），乃肾阴不承（陆曰：非也。颐按全是胃家痰热窒塞，而必牵入肾阴，明明以实证，硬作虚病论治，必令其含补而亡，总是受少阴伏气四字之害），心神热灼蒙闭（陆曰：一去胃热，蒙闭即开。颐按此六字已较之初诊时晡热神烦呓语，病势加剧，然尚是痰热胶固，未为死证。苟能转投开痰泄热，亦必应手有效。而仍一口咬定阴虚，竟不知病随药变，其害已著。何其冥顽不灵，至于此极），议以三才汤滋水制热（陆曰：岂阴虚而火炎耶，此时之邪热，非滋水所能制。颐按上条育阴清邪，既已阴不可育，邪不可清，苟有天良，当亦觉悟。而犹曰滋水热，仍是与育阴清邪。一般作用，自然水不可滋，热不可制，而病人乃

331

不我待矣）。三才汤加茯神、黄柏、金箔（陆曰：邪必益痼。颐按天冬、地黄、人参，三物并用，方名三才。呆笨不灵，尚是蛮补方中之下陈，再加三味，不伦不类，亦与第一方之熟地、五味等，随意杂凑，毫无法度可言。纵使有一二味能合病情，亦未必有效力可纪。况乎实病而投补剂，正犯《内经》实实之戒乎），晚进周少川牛黄清心丸一服（陆曰：助犀角送邪人内。颐按三才蛮补，助痰增热，害已不小。再以此丸大开心窍，又安得不引邪内陷）。

又四诊：昨黄昏后诊脉，较之早上左手数疾顿减（陆曰：脉象陡变。颐按第二方用犀角引热入心，脉犹未变，迨一用牛黄而脉数顿减，是热邪直陷入内，而脉且不能数。可见牛黄引邪内陷，且视犀角尤捷，而昧者且谓脉数已减，即是内热之退舍，尤以坏象为吉征。所以认作秘诀，恒喜用之，频频杀人而终其身不悟也），唯尺中垂而仍动（陆曰：阳邪内陷矣。颐按尺脉垂长而动，是邪热内陷入心，且陷入下焦矣。所以神明为蒙，下利稀水，皆阳邪陷入中下见证。牛黄之祸，如是之速，此时病状，其危何如），呓语不已，若有妄见（陆曰：胃热蒸心益甚矣。颐按此时之呓语妄见，因服牛黄丸而来，则已引热入心，非仅胃热）。因思肾热入心（陆曰：胃热而非肾热。颐按此时邪热已陷入心宫，是犀角、牛黄之效力，犹谓肾热，终是为嘉言少阴温病所误），膻中微闭，神明为蒙，自属昏乱（陆曰：全不识阳明病。又曰：自属二字何解。颐按此时痰热，俱已内陷。膻中哪得不闭，神明哪得不蒙，昏乱固宜。然抑知其所以致此之由，只为早时不能开痰泄热，反以滋腻助之于先，又以开窍引之直入，而反谓此病自应有此昏乱之候。可见此老此法，固已屡用之，而此症亦已屡见之矣。是即其以药造病，确有经验之亲供也。自属二字，叶老意中，必作自然应有之解。九芝尚欲以文义为之纠正。岂不知其指南医案及叶案存真中，本多有半通不通之句耶）。随进周少川牛黄丸一服（陆曰：领邪入心）。俾迷漫无质之热（陆曰：热本无所为质。颐按单是热邪，本属无质，然病者喘促呓语，必有痰涎，窒塞胸脘，却是有质之热，所以腻补开窍，愈滋而邪愈结，愈开而邪愈深，以致膻中闭塞，神明昏乱，而尚谓是迷漫无质之热，其亦知所以迷漫者，即此有质之痰涎，蟠踞肆虐乎），暂可泄降（陆曰：并未一用泄降之药。颐按果能开泄痰热，岂非病家大幸，无如一路之二地、五味、参、麦、三才，滋填窒塞，无一物不与泄字相反，至此而始知泄降，已嫌其晚。然方且以开心窍者作为泄降，则开门揖盗，引贼破家，乃尤败坏而不可收拾。病家又何不幸而竟误于此泄降之二字耶），服后颇安（陆曰：并不能烦躁矣），辰刻诊脉濡小（陆曰：脉又变矣），形质大衰（陆曰：生熟地炭，既立根柢，何至形质大衰？颐按邪益陷而益深，正愈衰而愈竭，所以外貌安静而并无烦躁，脉来濡小而并无弦数，形神痿顿而并无呓妄。盖已几几于不言不动，无臭无声矣。试为平心静气以思之，似此病情，更有何法可以挽救），舌边色淡，下利稀水（陆曰：邪下陷矣。颐按观此三句十二字，可见真气式微，阴阳俱脱）。夫救阴是要旨（陆曰：撤热是要旨。颐按此症之误，全误在起手二方，阳邪极盛之时，不撤其阳，而妄与甘腻救阴，以致痰热得所凭依。阳愈肆而阴愈耗，直可谓救阴是杀人之要旨，至此而阴已垂绝，虽欲救阴，亦已无及，而所用之桃花汤，又救阴之药，一路自相矛盾，岂非医学界中绝大邪魔），读仲景少阴下利篇（陆曰：太阳阳明亦有下利。颐按此时之下利稀水，若是热陷于内，热结旁流，尚有大承气急下一法，撤热存阴，可以背城借一，希冀一二。奈何事已败坏至此，而犹附会少阴，谬投温涩，必欲置之死地而后快。矢人不仁，何图于医籍中见此狠戾手段），上下交征（陆曰：此句如何接得上。颐按此即余之所谓半通不通者也），关阑尽撤，必以堵塞阳明为治（陆曰：昨日

332

犀角，昨晚牛黄，尽开诸窍，一变而为堵塞，况阳明无堵塞之理。颐按二地、五味，早立下焦根柢，何以反致关闸尽撤，到此不堪地步，无法可施，而唯求堵塞以应目前之急。可以想见其心慌意乱，急遽无措之丑态，然上句则引少阴下利，下句则曰堵塞阳明，又是两不相顾，此老此时，方寸乱矣），以阳明司阖（陆曰：阳明之阖，不如是讲。颐按以阳明为阖四字，牵入温热病中，则仲景三承气汤，得毋离经背道，然叶氏则竟以此而不敢一泄阳明之热矣，误解经文，弊必至此）。有开无阖，下焦之阴仍从泄矣（陆曰：生熟地炭之功何往？颐按一路育阴，而阴仍走泄，药误可知）。议用桃花汤（颐按谬引经文，以为文过饰非之地，医者之巧，病者之厄也，哀哉）。

人参、赤石脂、干姜、粳米（陆曰：此方补涩而温，适与清泄苦降相反）。

又五诊：晚服照方加茯苓（陆曰：此时病已垂危，药之出入，必不在一味茯苓。颐按此时此病，盖已不动不言，奄奄一息，出生入死，最是紧要关头。而乃加一茯苓，聊以塞责，庸陋之尤，复何足道）。

又再诊：脉左沉数，右小数和（陆曰：堵塞后脉又变矣）。暮热微汗，时烦，辰刻神清（陆曰：只有辰刻神清矣。颐按病势象如此，皆在弥留时矣）。虚邪仍留阴分（陆曰：实邪仍留阳分。颐按此时病状，属阳属阴，为虚为实，盖有未可悬断者）。议用清补（陆曰：当用寒泻。颐按清补二字，乃大病将愈，善后之治法，又安有病在垂危而可以清补得效之理。况乎在先，则三才二地一路腻补，而临了属纩之时，乃转而清补，实是荒谬已极。然观其所用清补之药，则茯苓、石斛、豆衣、稻须耳。味清如水，力薄于云，直是不负责任之欺人法耳。似此大医，真正一钱不值）。

人参、茯苓、川斛、炙草、黑穞豆衣、糯稻根须（陆曰：二物何用），金匮麦门冬汤（陆曰：全与温病无涉）。

温热门：再有张姓一案，初仅形象畏冷，用复脉汤去参、姜，加甘汁。及三诊阴液尽涸，阴气欲绝（陆曰：复脉汤有麦地，何以阴涸阴绝。颐按此案第二诊，明言热病，误投表散消导。而第一案即曰舌张裂纹，面色枯槁，全无津泽，心中热焚云云。本是误汗后阴液欲竭之坏症，所以三方皆用复脉，未为不是，不可以叶氏素有妄用甘寒滋腻之弊，而一例攻讦之）。

再有顾姓一案，初尚饮酒纳谷，用犀角、生地。再诊目瞑舌缩，神昏如醉（陆曰：心开窍于舌，犀角送邪入心，故舌缩。颐按据指南此案，初诊谓偏中于右，诊脉左弦且坚，肌腠隐约斑点，面色光亮而赤，舌苔灰黄云云。明是肝上越，气升火升痰升，上冲脑神经之内风类中病。华邵辈不辨症情，妄编入温热病中，此是华邵之陋，但血冲脑之病，止有潜摄气火、化痰泄降一法，可以急救，迟则痰壅所窒，脑经愈受其累，必不可挽。此案既云舌苔灰黄，则热痰室塞，已是显露。叶氏不知镇坠涤痰，而反与生地、玄参，助其胶固，所以第二诊即已目瞑舌缩，神昏如醉，非犀角送邪入心之罪，不可与阳明温热，误投犀角者，一例而论，辨详拙编《古今医案评议》，内风脑神经病篇中闭症本案）。

再有陈姓一案，初不过夜烦无寝，不嗜汤饮，亦用犀角、生地及三诊阳升风动（陆曰：用生地，阳当不升，用犀角，风当不动，何又升动若此？颐按此案初诊云夜烦无寝，舌绛而干，不嗜汤饮，亦是痰热互阻之候，而医用犀角、鲜地、玄参、连翘、菖蒲、远志，开痰太轻，甘腻太过，已助痰肆虐。再方又是鲜地、玄二冬，助其室塞，所以热愈炽而风动也）。

陆氏总评曰：凡此所用药后，种种变相，皆指面所自言，何以用其法者，皆不一问其药之取效，固有如是者乎。

（见《三三医报》1924）

7. 陆九芝论世补斋医语申义

寿颐不敏，治医家言垂三十年。即屏弃一切经史子集于脑后，而专事医学者，亦二十余年于兹矣。然于近贤著述，所最为服膺，而拳拳弗失者，厥唯两家，一则王氏梦隐之医案四集，一则陆九芝封翁之世补斋前集数种而已。陆氏擅长温热，学识与梦隐相等，而文辞倜傥，笔锋锐利，则非梦隐所能及。其最有功于病家，而揭破近世陋习者，断以《不谢方》一卷及《世补斋文》十六卷，尤为救时之良药。古所谓针膏肓而起废疾，殆不是过。其第十六卷医语数十百条，看似浅近无文，插之无甚高论，要之包罗万象，涵盖一切，学者能是，是亦足矣。而浅者读之，辄不谓淡而无味，束置高阁，其亦知赅括宏深。初学固必以是为入手之始基，而仰之弥高，钻之弥坚，即聚古今大医于一堂，亦莫能外是。非有真学识、真功夫者，乌能道得此中只字。寿颐讽籀再四，窃以为沉浸浓郁，言有尽而义无穷，实是医家不可不读之书，且亦多为市医不知之法。爰为摘录十之七八，而以拙见所能及者，申明之，旁证之。颇觉玄酒太羹，醰醰有味，虽有时未必尽合九芝之旨，然引而申之，触类而长之，固皆吾道中之布帛菽粟，不可一日缺者也。千虑一得，贡此愚忱，请与同嗜者共商之。

医之为道，莫要于不使病大。不使病大，莫要于先分虚实。虚实之不分，则一错到底。

颐按百病初起，多非大症，果能于初起时治之得法，虽有大病，亦多化大为小，而小病何致酿成大病，则医者之能事毕矣。虚实两层，洵是要诀。颐谓寒热真假四字，亦要认得清楚。能于此六字识得精、辨得透，然后选方用药，头头是道。故治病非定方之难，唯认症为难。如是认证不清，自己心中已觉辘轳无定，直是一药都写不出，势必杂凑数味藉以塞责，则方不成方，病何能应。然而为医者人多于鲫，其能分别此六字者果有几人？

谚云十个医十个法。此言不然，病者只有一个病，自当只有一个法。

颐按病有一定之理，即用药自然有一定之方法。然病家果于一日之中延到十个医生，则十纸方药未有不言人人殊者。所以近今之治新学喜用新名词者，每诮中医之非科学也。虽其间尚有大同小异两不相背之方，而君臣佐使亦必各道其道。如果与病相合，则此大同小异之中，去病已有缓急难易之别。譬如行路然，其最熟识者，必行直径，必先达到。其他或则旁趋，或则迂曲，虽尚有可到之望，而其到已迟。若其余之背道分驰，临歧长叹者，果何如耶？故此学苟有昌明之日，必以共趋一路方是准则。殊途同归四字于其他学术皆可言之，唯治病时，万不能存此心以偶图侥幸。

学医者从《伤寒论》入手，始而难，继而易。从后世分类书入手，初若甚易，继则大难矣。

颐按从《伤寒论》入手者，非有其他捷诀，不过先识六经之证，而能辨别脏腑经络病情之深浅治法而已。百病皆不能离此六经之范围，轻者则在经络，重者则入腑脏。伤寒是然，杂病无不皆然。此从《伤寒论》入手者，所以亦能治杂病而无难了。若从后世分类之书入手，则枝枝节节而为之，不识六经腑脏之条例，即不能提纲挈领，寻流溯源，一遇危疑之症，辄不彷徨无措矣。颐于二十年前见一老医，勘一滞下重症，慨然曰：余读书临症五十年，凡遇疑难重症，无不分门纂录，以资考证。滞下一门，录有八十多条，可谓备矣。而今日之症，则非八十多条所有，岂不难治！此老用心，不可谓不挚，然不能从脏腑经络中勘透病源，而止知从外候上分别轻重，是为无本之学。则证状多端，变化无定，岂独八十条不能备举，即多至八百八千亦俱无用！颐当时未尝不窃笑于其旁。今读九芝此论，非所谓从分类之书入手，初若甚易继则大难者耶，学者又乌可舍本而逐末！

六经之病以证分，于读书时先明何经作何证，则于临证时方知何证为何经。病者不告我以病在何经也，故必先读书而后临证，乃能明体达用。

颐按六经见症，有显而易辨者，亦有似是而实非者。如少阴病，但欲寐，而风温之多眠睡则属阳明。少阴病身重，而阳明亦有身重之类。大同小异，千里毫厘。有即可据症以审其病在何经者，亦有症不足据必合之脉色，以审其病在何经者。故辨证时，必先识得六经各有之症，而尤必辨得数经同有之症。非然者，指鹿为马。喻嘉言论风温，尚以为一一皆显少阴经症，又何往而不误尽苍生。是以古语曰，脏腑而能语，医师面如土。

案者，断也。必能断乃可云案。方者，法也。必有法乃可云方。若非步武前贤，安得有此学术。

颐按病者本有一定之病理。识理毕真，认症确当，自然敢下断语。案无遁情，则所立之方亦必配合停匀有条不紊，而后药能中病。此种功候，半在读书立其根底，亦半在阅历广其见闻。而尤必于临证时细心研究，复诊时一一探究其成绩，何者桴应，何者变爻，渐渐炉火纯青，方能隔垣洞见，是之谓真经验，是之谓真功夫。万不可徒读父书，师心自用。否则笃信好古，守死善道，方药虽好，病症却非。医者方以为无上妙法，而病不对药，反是病人之自误矣。况乎旧藉纷纭，无奇不有，杀人捷诀，亦何莫非古人已往之陈言耶？

（见《三三医报》1924）

四、临证探讨研究

1. 时疫病之确实经过

辛未春季，时疫流行，兰溪市上，有人分送传单，称中医杨仰山说，实是急痧之一种。又说清乾隆时，亦有同样之病，初起头痛心闷，顷刻人事不知，脸青手抽（山雷按，有发热极盛，面红目红，或加呕吐的。更有恶寒面青，额上冷汗的，其病更凶）。杨氏说用五虎汤一服（山雷按：五虎汤方，尚未查明是用何药，今用后开刮痧针刺，及拔痧方法，皆有速效，即无此五虎汤亦可）。紫金锭三块吃之，必能开口要茶吃之，屡试屡验，神效无比云。山雷家有十四岁女儿，三月二十日（夏建二月三日）下午三时，稍有不安，自去眠睡，至六句钟家人唤之，已身热如焚，神昏乱语，其时山雷出席中央国医馆筹备会未归，内子惊惶，即用拔痧法，将其项前提拔三行，肤紫如墨，顷刻清醒，但云头痛甚厉，项后亦强硬作痛，因延医校蔡济川君，投以清解柔肝活血之药，得以渐安（山雷按：拔之法，江浙两省妇女习惯用之，以治暑热痧闭，法用右手食指、中指，屈曲提拔病人项下皮肤二三十回，自正中渐及两边，三行五行皆可，提拔之时，两指须染菜油，则病人不甚痛楚。若神昏之人，提出紫色，立时清醒。又有刮痧一法，用磁杯光边，或择铜圆之光滑者，亦染菜油，刮病人两肩作横行，又刮背后肋骨缝中，两边作人字式，皆治急痧之要诀，极简单，极灵验）。此杨氏所谓脑膜炎，即急痧中之一种，的确无疑矣。至国历四月初，外间相传，用此拔痧刮痧之法，治好脑膜炎急病，不一而足。至四月七日，山雷内子（今年四十二岁）早起微觉畏风，咳嗽不爽，午后稍有头痛身热，至日暮时身发大热，面红目赤，脚冷，头痛益剧，尚未服药，至夜九时，竟目瞪不能识人，言语昏乱，牙关渐紧，亦急用拔痧法。只拔项前三行，肤色深紫，而渐知痛楚，索茶能饮，又以三棱针，刺其肩胛上面，横行四五针，深不到一分，稍稍挤出恶血，立时人事清醒，面目之红皆退，脚亦暖。但稍有身热头痛，至明日上午，能进粥饮，比日暮而身热全退。完全未请西学家一望，且亦未吃国药一滴，其事尤奇，此杨氏所谓急痧之的确治验也。山雷意中，此证治法，一拔一刮，或刺血之后，如手有抽搐，可刮尺泽，亦可刺出少少恶血（尺泽穴即臂弯屈曲中央略偏上边）。脚若抽筋，刺刮委中（委中穴即脚弯屈曲正中）。内服之药，辟温丹、紫金锭、痧气蟾酥丸、行军散、红灵丹皆好，鼻中取嚏，则通关散亦好，此皆治急痧之唯一妙药。现在是病尚在盛行，人人只知是脑膜炎，几乎无法可治，鄙人实地亲验，所见如此，敬以告之同人。

二十年四月九日述于浙江兰溪之中医学校

（见《神州国医学报》1932）

2. 论弱人感冒发汗养阴之两误

　　东南土薄水浅，人体屡弱，肌肉柔脆，固不待言。病家自认为虚，似亦不差。但质之柔者，虽有外感，亦不甚重，良由腠理本疏，稍有感触，即易发觉。不比坚实之流，轻邪不能侵犯，即使病在肌腠，亦尚不觉其患，直至感受渐深，乃始形而为病，则其病已非寻常可比。此柔脆之人，所以易病而病亦易治。强壮之人，所以少病而病亦多剧也。凡治弱质之感冒，止宜少少轻疏，其效最捷。古人九味羌活、柴葛解肌诸方，虽曰以代仲圣之桂、麻等方，似乎已较桂、麻为轻，实则刚燥温升，非常猛烈，决非桂麻之轻淡和平者，所可等视。善乎陈修园之言曰，仲景麻桂诸方，本无他方可代，后人制冲和汤败毒散等方以代之，貌似平稳，实则辛烈失法，服之得汗有二虑：一虑辛散过汗，重则为亡阳，轻则为汗漏；一虑辛散逼汗，动脏气而为衄血，伤津液而为热不退，渴不止。服之不得汗亦有二虑：一虑辛散煽动内火，助邪气入里，而为狂热不得寐；一虑辛散拨动肾根，致邪气伤阴，而为脉微细但欲寐。若用仲景之法，则无是虑。颐习见误投表散者，大汗之后，最多此弊。大率柔弱之人，而阴液素虚，及高年真阴已衰者，尤易致此。就中尤以拨动肾根一层，或为昏瞀，或为汗脱、喘脱者，其祸更捷。纵使更医得见到此，急为摄纳，亦不及救。修园此言，真是阅历有得，见到之语，试读古今治案，以误表而变幻者，胡可胜数。大率皆偏于温升燥烈之为害。近贤如王孟英等，痛恨柴胡、葛根，几如砒鸠，实有所见而云然，并非惩羹吹齑，言之过甚。唯至表热入里，挟其胸中固有之湿浊痰涎，胶结不解，则不可不放手开泄，甚者必决壅而荡涤之。盖邪热在里，即凭此痰垢，营为巢穴，据为山险，不去其依据之窟宅，则邪热无自解之法，纵曰病人体质不坚，然果能早一步涤其病邪，即多一分留存正气。此苦寒开泄之法，必不可畏虚而留贼败家，养痈贻患者也。不谓自叶老倡育阴清邪四字，而吴鞠通辈踵事增华，竟从事于清宫增液复脉一路，适以助其痰垢，长其邪热，坐令真阴日伤，内风肆动。养其阴而反以耗其阴，畏其虚而更以成其虚，当亦创此法者所不及料，是古人之误，误在温燥，洵为虚人之矛戟。而今人之误，误在滋养，又为虚人之仇雠。柔润养液之害，亦不异于刚燥劫阴，斯诚医界中之一则怪剧矣。续苏谈归咎于病家之畏虚，极力为若辈开脱，于事实上不为无因，然为医者相习成风，日从事于操刀杀人而不知悟。苟非忍心害理，终是所见未真，有一于此孽何可道。窃顾后之学者，不以续苏谈有此宽恕之辞，而终其身长处于梦中也。

（见《三三医报》1924）

3. 昏晕猝厥不可概用痧药说

时当长夏，天气下降，地气上腾，湿浊熏蒸，空气潜秽，感触之者，往往猝然眩晕，目黑昏花，甚则人事不知，遽尔僵仆。吾吴俗谚，谓之痧闭，亦曰痧气。治此症者，习用通关散、红灵丹、诸葛行军散、痧气蟾酥丸之属。或则搐鼻取嚏，或则开水调灌，利在速治，迟且不治救。其得嚏者，顷刻来苏，神志清醒，诚以秽浊之气，胥由口鼻吸人，肺胃首当其冲，其昏晕厥仆者，则恶浊之气，由肺胃处入脉络，血液为之停滞，气血周流，因之阻碍。故患此症者，初觉胸脘窒塞，旋即目眩头昏，周身肌肉，淫淫如虫，甚则唇舌皆麻，全体顽痹，而立者倾，坐则仆矣。斯时病者唇舌面色，无不淡白如纸，甚则灰黯有死气，脉亦即停伏，设令不为急救，则不十分钟而血脉皆停，气亦随闭，其人又安有生理？唯行军散诸药，芳香走窜，斩关夺门，实能宣通气机，开泄浊秽，是于应手辄效，药到春回。而通关散之辛皂并行，气雄力锐，喷嚏一声，肺胃之窍道通达，而全身脉道，胥为一震，斯血随气行，自然神识清明，风波大定。所以此症外治，别有刮拍针刺，挤取恶血等法，无一非开宣脉络，助其流通之意。斯则急痧之捷验要诀，而向来医书，谓之中暑，亦曰中暍，皆以为暑热蒙蔽性灵，议论尚属肤庸，未尽窥透此中机括，唯制此行军散、蟾酥丸等方者，能利用脑麝，大香大开，而更以皂荚之辛烈，蟾酥之迅行，既能扫荡毒氛，又以解除秽恶，抑且无坚不破，无闭不通，是皆所谓痧药之绝大效力。固已遍行全国，妇孺皆知，任者不疑，生死肉骨，痧药功绩，亦伟矣哉。而独至外无感触之恶秽，内非血脉之不通，亦有忽然神糊，目花眩晕，驯致陡失知觉，仆不能兴者，虽其状况，未尝不与痧闭之昏瞀，同一形态，而究其情实，则为阴虚于下，阳浮于上，气血陡升，冲激入脑，震扰神经，而失其知觉运动，此《素问》之所谓薄厥，即新学家之所谓血冲脑经，病在神经陡乱，而不在肺胃浊蒙。虽病此者有虚实两证，虚者目闭口开，气息奄奄，二便自遗，汗流头角，是为脱证。实者目张手握，气粗息高，面泽如油，痰鸣如鼾，是为闭证。两者亦相处于极端对峙之地，而其为神经之病则一。昧者不知，亦习见于痧药开窍之屡奏奇迹，而唯亟亟焉大剂频投，续续不已，则芬芳之气，适以助气血之上冲，而闭者益闭，脱者大开，顷刻之间，遂为不治，是亦孝子慈孙之所万不及料者。而要之猝晕之病，气升冲脑，最为多数。静以待之，犹有生机。唯误服脑、麝，误嗅通关者，则根已撼而揠之愈浮，木已摇而速之立蹶，直无异于教猱升木，救火抱薪，催命灵符，含药即逝。此其理唯王氏孟英医案中，曾约略言之，而仅露端倪，未申奥义，阅者亦不能知此中真相。其他医书，虽如烟海，从未一言及此，无怪乎世俗之号为知医者，一见是证而望之却步，瞠目直视，无所措其手足，更何论乎不识医理之家人、妇子也耶。然因此而误殒其生者，实已不可胜数，故备论之，以告世之有心者。正不仅为庸庸之市医，垂涕而道也，若夫血冲脑经之病理治法，则尚非一二千言之所能详尽，余已有《中风斠诠》一编问世，固言之备矣，兹姑从略。

（见《三三医报》1925）

4. 老年服补药之讨论

中年以后，大气渐衰，秋冬之季，恒多畏寒喜暖，老翁曝背，习惯为常，此俗情之所以偏喜温补也。抑知年之高者，阳气固衰，而阴血津液，亦无一不随之以俱衰。无阴则阳无以化，但知补阳，非唯孤阳不当偏补，即曰补阳，而阳气果能自旺，则阳之亢者，适足以烁其既耗之阴，试问老年人血液几何，而堪洪炉鼓铸，镇日煎熬乎。自明季以来，张介宾书盛行于世，温补二字，几成医家秘授。对于壮者尚多此为献媚之计，更何论乎老年之

337

本自畏冷。此全鹿丸等，所以通都大邑，无不利市三倍。而庞眉皓首者服之，非唯不能春回黍谷，抑且并其垂竭之津液，灼烁尽绝，譬如灯火不为盏中添油，而但为灯芯助焰，炎炎者灭，宁不翘足可待。灵胎著论，曲尽情状，已隐隐为老人添海屋之筹，陆九芝而更勘进一步，见得阳虚之候，无非阴竭之候，正唯其阴液渐耗，所以阳气失其凭依，而亦呈不足之象。盖阳无阴而不生，亦犹火无薪不烈，灯无膏而不明，然则高年畏寒喜暖之时，果宜助其阳以灼其阴，抑宜毓其阴以生其阳，其理亦可不辨而自明矣。九芝推重寿丹一方（何首乌七十二两，豨莶草十六两，菟丝子十六两，杜仲八两，牛膝八两，女贞八两，霜桑叶八两，忍冬藤四两，生地四两，桑椹膏一斤，金樱子膏一斤，黑芝麻膏一斤，旱莲草膏一斤，酌加炼熟白蜜捣丸），养阴而不失于滋腻，清灵可喜，洵是良方。颐读缪仲醇《广笔记》之集灵，魏玉璜《续名医类案》之一贯煎二方，亦皆流动活泼，高年之服食良法也（集灵膏：西洋参、甘杞子、怀牛膝、天冬、麦冬、生地、熟地、仙灵脾。一贯煎：沙参、麦冬、生地、归身、枸杞子、川楝子）。无如举世滔滔，尚多偏嗜温燥，而近则欧风东渐，西药大行，通商口岸之所谓补血、补精、补脑、补肾者，丸子药汁，层出不已，服之者无不精神骤长，骨轻节灵，因而嗜痂成癖之人，所在多有。而鄙人寓沪多年，所骤见吐狂血及气血上冲，陡为血冲脑之昏厥暴仆者，亦复所在多有，试一扣其致病之源，大率皆向之服新药而精神骤长，骨节轻灵者也，是乃茉莉之所谓兴奋剂提神剂，取快一时，奏效奇捷。俗人无识，乐此不疲，譬犹火上加薪，那不轰轰烈烈，无如拔苗助长，害即随之，则又较之向来温补二字，呈功尤速。而壁垒一新，别开生面者，善养生家，其可不慎之又慎也耶。

（见《大众医药学报》1933）

5. 小儿惊风之研究

小儿惊风，实即风痉。风是内动之肝风，痉是颈项之强直。古书上有痉病，初无所谓惊风者。陆九芝谓痉变为惊，以声而讹，最是确论。实则风痉之风，亦犹大人类中之风，亦是西医所谓血冲脑经病。而小儿偏多病此者，则稚龄阴分未充，孤阳偏旺，气升火升，挟痰上涌，冲激脑经，失其知觉运动，是以种种见证，无一不与大人之类中病，一一吻合。《千金》引徐嗣伯论风眩，谓痰热相感而动风，风火相乱则闷瞀，故谓之风眩。大人曰癫，小儿则为痫。其实则一，治以紫石散，万无不愈云云（方即金匮附方之风引汤，以龙牡潜阳，石药镇坠，抑降其上升之气火，而脑神经之扰乱可定，其效自可操券。但方中干姜、桂枝，温热助虐，不可不去）。此六朝时人已发明病情证治，最是正宗。而如仲景伤寒、金匮之治痉方法，则为外来寒风而设，正与风火内动之痉，两相对峙，不可误认。此急惊风病也。若九芝谓惊风为即伤寒中之温病，热病则指发热病中之传变为痉而言，亦犹大人热病有痉厥抽搐，瘛疭昏愦诸证，其实亦是热甚风生，气血上冲，激动脑神经之病，与暴病之急惊，猝然之眩仆无异。所谓三阳证者，亦即指此。而三阴症之慢惊风，则脾肾两亏，土败水竭，脏气欲绝，肝失所生之母，木无附丽之土，以致猝然暴动，震掉牵掣，面色㿠白，肢冷唇青，不旋踵而大随之。其证尤重，非温补脾肾，不能挽回元气于百一。此虽与急惊之候，一阴一阳，两两相对，而为肝木上扰，震动脑经，其理则一。俗传种种惊风之名鄙俚可嗤，本不值识者一哂，亦犹夏月急痧昏瞀，亦有三十六痧，七十二瘟之俗名，皆不能考其出处，语其理由，医学之陋，至斯而极。然血冲脑经之真情实理，本是从古医界所未闻。所以九芝论中，正谓风之即窜入筋中则挛急，流入络脉则反张，尚是理想而云，然不知此即神经之作用。然急惊为热为实，宜清宜泻。慢惊为寒为

338

虚，宜温宜补。两言则如日月丽天，江河行也，亘万古而必无异辞。唯急慢惊风四字，则溶冰炭于一炉之中，断断不可为训，药肆之丸药，主治中有之，本是市招恶习，谈医之士，胡得形之笔墨，自昭其陋。而九芝竟谓急慢惊风，不定其为寒热虚实，宜用温清合法，补泻兼行，则骑墙之见，未免失言矣。

（见《卫生报》1928）

6. 柴胡

柴胡芳香馥郁，气味俱薄。禀春升之性，能提邪外达，味虽微苦，然与其他苦寒泄降者，性情功用，大相径庭。其主治约有两端，一为邪实，外邪将陷入里，引而出之，使还之表，而外邪自散。一为正虚，清阳陷阴，举而升之，使返其里，而中气自振。故仲师立小柴胡汤，以治伤寒少阳寒热往来之症。东垣立补中益气汤，以治劳倦伤脾，清阳下陷之症，盖亦有取于是耳。此外则有肝络不疏，在上为胁肋搘痛，在下为脐腹作痛，实皆阳气遏郁，木失条达所致。于应用药中，少入柴胡，以为佐使，奏效亦捷，此皆柴胡之实在功用，以外别无奥义。凡古今各家之议论，苟有不合此三层作用者，纵说娓娓动听，终是玉卮无当，不适病情。兹就管见所及，缕晰言之。

凡治外邪寒热之病，则必寒热往来，邪气已渐入于里，不在肌表，非仅散表诸药，所能透达，则以柴胡之气味轻清，芳香疏泄者，引而举之以祛邪，仍自表而解，故柴胡亦为解表之药。据日本近今研究，亦谓柴胡为风之特效药。然与麻、桂、羌、防专主肌者不同。学者不可因其可以达表，遽认为发表之品，一见发热，信手拈来，流弊百出，误人不少。

仲景小柴胡汤主治，以胸胁满痛，心烦喜呕等为柴胡症。本为外感之邪遏抑正气，肝胆刚木，不得条达，故以柴胡疏散其邪，使肝胆之气条畅，而诸症自安。乃浅识者误认柴胡能统治肝病，凡肝火凌厉，化风上扬之头痛眩晕，耳鸣耳聋，胸胁作胀等症，亦复援用柴胡，则外无感邪之遏抑，内系木火之鸱张，法宜藏龙相、镇摄阳气为亟，妄与升散，教猱升木，张其烈焰，不至痛彻顶巅，痞塞胸膈不止，是又藉寇兵而赍盗粮，治病反以增病。粗心读书知其一，不知其二之弊。然洁古亦止谓柴胡治心下痞，胸胁满。濒湖《纲目》且谓平肝胆、三焦、包络相火，及头痛眩昏晕，目昏赤痛障翳，耳聋头痛。又皆囫囵吞枣，最易有抱薪救火之祸，俗医之不知辨别，即诸先辈有以教之也。

仲景于少阳寒热往来用小柴胡汤，后人目光浅短，错读本论，见疟病之寒热往来，概以柴胡通治之。夫疟之为病，虚实寒热，始传未传，进退无常，源流各别，为杂病中门类，见症既万有不齐，用药宜因之而异。安可拘执不化，浪用柴胡？所以古人论疟，从未闻执定柴胡一物，而断断以争者。有之皆出乾嘉以后之书，斯亦谈医之一则魔道矣。徐洄溪之评《临症指南》，讥叶老治疟不用柴胡为可怪，且谓小柴胡汤治疟，天经地义，不可移易者也。于是叶徐两家，遂以柴胡一物，造成门户之见，实则皆一偏之见，未能允当也。夫疟病凡蕴暑积湿，痰热胶固于里，外邪乘之者，居其多数。治此症者，徒知柴胡之达表，势必并其痰热湿浊，一并之于上，而横决泛溢，变幻莫测，此叶老不用柴胡是也。若寒热发作，而日至日晏，则邪入已深，正气不足，清阳下陷之候，所谓阳病渐入于阴，非柴胡升举清阳，提邪外达，不能奏功。又病疟已久，暑湿痰浊，皆已泄化，邪势已衰惫，所谓清阳不振之候，亦必以柴胡升举中气，使其清阳敷布，而后寒热可止。须与补脾诸药，并辔而行。东垣之补中益气最为合拍，是乃虚疟之宜柴胡者也。学者不可因噎废食。

（见《大众医学月刊》1934）

7. 一个头上生头的奇案

光绪季年，先业师嘉定黄墙内外科世医朱阆仙先生，治一苏州乡人，年三十余，初起头顶坚块，渐大渐高，不痒不痛，亦不顽木，相安无事者五年余。乃浮皮渐腐，稍有脓水，亦不甚痛，而饮食起居，诸无所苦。百里内外医家，几于遍试，莫识何症，乃诣苏垣天赐庄美国医生柏乐文处就医。柏谓外虽腐而内则大坚，若用割法，血出必多，且内是脑盖，坚块附著脑盖骨，割之必有流弊，宜以腐烂之药，渐渐掺之，使蚀去坚块，方可收功。而西法则无腐化之药，闻中国治疡家，有腐蚀恶肉之法，能不伤好肉，汝可访求中医之长于外科者，请其用药，将满头块硬顽肉，渐渐腐脱，则余当以西法为汝收口。其人乃访得黄墙治疡，素有声誉，始拿舟来阆师处，则外形几于头上另有一头，高逾二寸，径三寸有余，其帽摇摇不掩其发，使登龙山，必效孟生故事。视其腐处，确在浮皮，但有滋水，而无脓无血，按之则坚如石，亦不作痛，确不能识是何病，抑必不能言其病理若何？初亦止用普通化毒之药，无甚进退，后病人述柏医生说，乃掺以枯痔散（此散即《外科正宗》旧方，但不用天灵盖，方见后）。果渐渐蚀去坚硬，并无痛苦，乃放胆用之，积半年余，坚硬已尽，露出脑盖，完全光滑干燥之骨，四围毫无余硬，直径至四寸余。师谓如此光滑，无丝毫肉质，虽无变症，饮食起居，俱如无病（溃口亦不流血，但微有脓水。盖骨中合缝如犬牙相错者，微微按之，稍有稀脓，幸毫不痛痒，脑中亦不觉有病，诚以脑盖之骨，虽不甚厚，而两面硬骨，中夹一层，如海绒之质，天然生理，所以保护脑髓者本极周到，所以外皮蚀尽，而脑不受伤，此症之所以终护安全者，亦正在此）。然收口必难，彼美医柏氏，既谓蚀去之后，彼能收功，姑且令其求治于彼，则西法治外，素以神妙见称，当必视吾家旧学较易一筹，于是嘱其再往柏处，以践曩日之约，乃不数日而其人又来，述见柏之后，历叙一路用药之法，并陈中医收口必迟，请其施展妙腕，早竟大功。讵柏一见顽肉果尽，俯首沉思，谓中国医学确有殊功，汝既遇此能手，则渠既有此术，蚀尽恶腐，渠亦必有收口妙药，以成全续，固无待余之越俎代庖，此亦君子不夺人功之意云云。所以复来求治于我公，柏医之言婉转得体，大是善于辞令。阆师乃以自制之橡皮膏与之（此药方见山雷编辑之《疡科纲要》），复于四围接连皮肉处，加用生肌药末，初则渐渐有新肉丝丝，逐次蔓延骨上，而四旁缓缓收缩，但巅顶光滑之骨如故，积一年许，收至阔二寸余，前后尚三寸许，则常贴此膏，而丝丝之新肉不复上延，更掺生肌药粉，亦复不应，授以补剂内服，又隔多时，形仍如故，师乃谓此正顶光骨，历久不收，药力无效，则欲收全绩，殆已难之。而病者必再四敬问，是否别有法子，虽费稍巨尚可勉办。师因忆及古人有天灵盖入药一层意，此症部位相合，或能收效，乃告以此症有此一法，但扰及枯骨，天乃说不过去，理所必不忍为，无已，则试以狗骨代之，当能有济。又阅数日，其人竟持片骨来，请以合药，乃烘焦以和入生肌末药中，嘱掺在四周，仍以橡皮膏盖之，竟渐以涨满，甫二三月而全功就绪，初则新肌光滑，不能生发，迟至年余，乃新发渐布，不复如牛山之濯濯，此人往来于黄墙村上者，前后凡三年余，俨如旧友。山雷时至师处，曾三四见之，厥后病愈而岁时馈问不绝，此是大奇之症，虽不能沿嘱病机，说明真相，而前后治验，确有可传。橡皮膏之效亦可概见。爰为追述始末，附识简端，可见吾师家法渊源，固自有加人一等者，黄墙医学寿世济人，平生自制药品，甫及患处，功效捷见，家传至今已及七世，洵非浪得虚誉云尔。

（见《绍兴医药学报》1925）

8. 古今医案评议（一）

神昏证案（临床诊断学之一）症最重要，故首列之昏迷狂惑，谵语郑声，时病中最多有之，不独温病之热盛为然，即伤寒之传里者，亦何莫不然。此固阳明热炽时恒有之兼症，良由气火俱盛，熏灼上攻，而脑之神经，为之震扰，因而知觉变其常度，即进一步而或为瘛疭抽搐，口噤舌卷，或为目反肢僵，静卧尸寝，何莫非神经受激，运动皆失其常。而向来医家，不知有神经为病之理，每以昏瞀瘛疭，詈骂谵语诸证，认为热入心包，又以牵掣震动，目闪头摇诸症，谓之肝风自煽。此其毫厘千里，貌似神非，见理不真，诚不必为吾道讳。所以清心凉血，平肝息风，种种治法，非不言之有物，而卒至病与药进，什不一效者，其故盖已可思。此九芝封翁世补斋文，注重阳明，允推暗室一灯，断为五百年来一大作家者也。颐辑是编，即以昏狂谵妄，瘛疭抽搐诸症，一律并入阳明篇中，亦足以正二百余年叶派手经心包之失，而为九芝封翁引申阳明之正旨，非敢依草附木，借重世补斋以自高价值。窃谓欲为天下后世示以正则，不得不翦除荆棘而共履康衢，庶乎易学易行，餍心切理，而亦复可以与人共喻，圣人复起，当亦不易斯言。

神昏者，不识人而发神经病状也。《内经》谓头为天谷，以藏神，神藏在脑也。又谓心藏神，神明出也。故道学家谓脑主元神，心主识神，是脑与心同司灵机，脑为觉动神经之主，心为交感神经之主也。就予临症检验，神昏之病，因有胃热蒸心而昏狂者，有小肠热蒸心而昏妄者，且有肝胃热盛风动而挟痰上壅，妨碍脑与心出入之清窍而为昏厥昏痉者，即平时心虚有痰，外热一陷里络就闭，痰热阻窍，致心筋质炎而昏迷者。如温暑上受犯肺，不先开达以宣肺热，内陷而逆传心包者，亦未尝绝无其症也。全在临症时分际清晰，对症发药耳。廉臣谨按

许叔微本事方案

嘉定张寿颐僭议

一士人家病者二人，皆旬日矣。一则身热无汗，大便不通，小便如涩，神昏如睡。诊其脉，长大而实，用承气汤下之而愈。一则阳明自汗，大便不通，小便利，津液少，口干燥，其脉亦大而虚，作蜜煎导三易之，下燥粪得溏利而解。其家曰皆阳明大便不通，何以治之异。许曰，二证虽相似，然自汗小便利者，不可荡涤五脏为无津液也。然则伤寒大证相似，而两证稍有不同者，要在变通，仔细斟酌。

（评议）此条辨证察脉，颇为精当，然蜜导尚是古法，且有不应者。既已津少口干，则古有黄龙汤之法，而近人吴鞠通之增液承气，亦可参也。

许叔微本事方案

一人病伤寒八九日，身热无汗，时时谵语，时因下后，大便不通三日矣。非躁非烦，非寒非痛，昼夜不得卧。但心中无晓会处，或时发一声，如叹息之状，医者不省是何证。许诊之曰：此懊恼怫郁，二证俱作也。胃中有燥者，承气汤下燥屎二十余枚，得利而解。仲景云：阳明病下之，心下懊恼微烦，胃中有燥屎者可攻。又云病者小便不利，大便乍难乍易，时有微热怫郁，不得卧者，有燥屎也，承气汤主之。《素问》云，胃不和，则卧不安，此夜所以不得眠也。仲景云，胃中燥，大便坚者必谵语，此所以有时发谵语也。非燥、非烦、非寒、非痛，所谓心中懊恼也，声如叹息，而时发一声，所谓外气怫郁也。燥屎得除，大便通利，胃中安和，故其病悉去也。

（评议）阳明结实，中气闭塞，故有懊恼难言之苦，大便不通，则气火郁蒸，有升无降，夜不得卧宜矣。诠解仲师本论，亦皆能丝丝入扣，今法当加开泄化痰之品。

卫生宝鉴

罗谦甫治静江府提刑李君长子，年十九岁，至元壬午四月间，病伤寒九日。医作阴证治法，与附子理中丸数服，其证增剧，壮热不寐，神昏夜叫，更一医作阳证，议论差互，不敢服药。决疑于罗，坐有数人，罗不欲直言其证，但细为分解，使自度之。凡阳证者，身须大热，而手足不厥，卧则坦然，起则有力，不恶寒，反恶热，不呕不泻，渴而饮水，烦躁不得卧，能食而多语，其脉浮大而数者，阳证也。凡阴证者，身不热，而手足厥冷，恶寒，蜷卧，面向壁卧，恶闻人声，或自引衣盖覆，不烦渴，不欲食，小便自利，大便反快，其脉沉细而微迟者，皆阴证也。今诊其脉，沉数得六七至，夜叫呼不绝，全不得睡，又喜饮冰水，阳证悉具。且三日不见大便，宜急下之，乃以酒煨大黄六钱，炙甘草二钱，芒硝五钱，煎服，至夕下数行，去燥粪二十余块，是夜汗大出．次日身凉脉静矣。

（评议）阴证、阳证之辨，娓娓可听，须知此症属阳，尚非难识，其或误认为阴者，殆以脉沉之故，然既服附子理中而益剧，则真脏已获，夫复何疑。其脉之所以沉者，正是热结在里之明征，又安得呆读沉脉属阴四字。

江氏类案

虞恒德治一人，三日间，得伤寒证。恶寒发热，小便淋沥，大便不行，初病时，茎中出小精血片，如枣核大。由是众医皆谓房事所致，遂作虚证治，而用补中益气等药。七八日后，热愈甚，大渴引饮，胃中满闷，语言错乱，召虞诊视。六脉俱数燕雁代飞，右三部长而沉滑，左手略平，亦沉实而长。虞曰：此大实大满证，属阳明经，宜大承气汤。众皆惊愕，虞强作大剂，连服进二剂。大泻后，热退气和而愈。十日后，因食鸭肉太多，致复热来问虞，教用鸭肉烧灰存性，生韭汁调下六七钱，下黑粪一碗许而安。

（评议）初病溲淋且涩，精血自流，未必非在房劳之后，但治法仍须见症治症，不必东牵西扯，反置现状于不问。且既补而热愈甚，自当随风转舵，况脉证皆有可据乎，末后食复，即用所伤之食，炙炭消之。同类相求，甚有至理，今吾乡人颇多此法，花溪是案，殆即其肇端欤。

又：一人四月间得伤寒证恶寒，发大热而渴，舌上白苔，三日前身脊百节俱痛，至第四日，唯胁痛而呕，自利，六日来请虞治。诊其脉，左右手皆弦长而沉实，且数甚。虞曰：此本三阳合病，今太阳已罢，而少阳与阳明仍在，与小柴胡合黄连解毒，服三服胁痛呕逆皆除。唯热犹盛，九日后，渐加气筑，痰响声如拽锯，出大汗，退后，而身复热愈甚，法当下。视其面上有红色，洁净而无贼邪之气，言语清亮，间有谵语，而不甚含糊，虞故不辞去，治用凉膈散，倍大黄二服，视其所下，仍如前自利清水，其痰气亦不息，与大承气汤，合黄连解毒汤，二服。其所下亦如前，虞曰：此盖热结不开，而燥屎不来耳。后以二方相间，日三四服。每药又各服至五贴，始得结屎，如肥皂子大者十数枚，痰气渐平，热渐减，至十五日热退气和而愈。或问曰，伤寒谓下后不可再下，连日用此峻剂而获安者，何也？曰燥屎未下，而脉尚实，故不妨再下，是故为医者，不可胶柱而调瑟也。

（评议）病起恶寒身背痛，诚从太阳袭入，然旋即大热发渴，至四日而胁痛呕利，则虽曰三阳合病，其实太阳已罢，唯阳明少阳俱在。然胁痛且呕，脉又弦长，证属少阳，谁曰不是。须知此之少阳，已是胆肝阳邪极旺，气火升浮，且挟痰浊，舌白作呕，胸满可知。花溪老人乃投小柴胡，则柴胡之升，实已抱薪救火，而方中参甘大枣，与痰浊泛呕者，是否相反，此则明人读书太呆，反受伤寒论之累，固不如近日开痰泄降之为捷。案中虽曰胁痛呕逆皆除，而热且尤甚，渐加气筑痰声，溯自六日服药，而九日病加，宁非小柴胡汤之害。此则花溪自言之，非颐之好为寻斑索垢。大汗之出，亦是害处，而花溪尚不能知，差幸病人体质尚佳，不至拔动肾本，而面赤怫郁，阳浮已露端倪，所喜改弦更张，从阳明下手，凉膈清降，急图挽救，而升腾鼓涌之势，尚难遽平，则药力犹轻，骤难中病，直至承气解毒，急进直追，始得开泄阳明实结，此段惊涛骇浪，何莫非三服之小柴胡汤，有以造成之。然前明一代医者，皆不悟也。陶节庵书，真不知杀人几许，中唯识破自利清水一层，知为热结不开，尚算见得到，耐得住耳。病造极中之极，盖亦危乎其危，必至此而始足以见大医能力，顾终以为焦头烂额之上客，与曲突徙薪者，相去远矣。

又：江应宿治休宁潘桂，年六十余，客淳安，患伤寒，亟买舟归，已十日不更衣，身热如火，目不识人，谵语烦躁，揭衣露体，知恶热也。小便秘涩，腹胀，脉沉滑疾，与大柴胡汤。腹中转矢气，小便通，再与桃仁承气汤，大下黑粪，热退身凉而愈。

（评议）脉证皆当用承气，而必投大柴胡汤，终是前明风气，究意气火升浮之症，柴胡必非所宜，况脉沉滑疾，里结明证，而必以柴胡发之于外，古人之愚，真不可及。

魏氏续类案

卢不远治来熙庵侄，身体丰硕，伤寒已二十八日，人事不省，不能言语，手足扬掷，腹胀如鼓，而按之热烙手，目赤气粗，齿槁舌黑，参、附、石膏、硝、黄、芩、连，无一不服。诸医告退矣，诊之，脉浊鼓指，用大黄一两，佐以血药，一剂下血一二斗，下至四剂始清，盖此证寒邪人胃，盖血在中，其昏沉扬掷，是喜妄如狂之深者也，当时大黄未尝不用，而投非其时，品剂轻小，不应则惑矣，宁望放胆哉。

魏玉璜曰：以血药佐下，稳健微妙，其先时虽用大黄，仍是失下，合脉与证，复大下之，非高手不能。

（评议）腹胀如鼓，而脉浊鼓指，目赤气粗，齿槁舌黑，阳明府实，脉证俱符，急下存阴，最是要著，必谓此是蓄血，而佐以血药，恐是下之得血而附会言之。盖所叙各证，何尝有血瘀明征，实则府气既闭，血即结焉。原是相因而至，大黄且正是破血专剂，殊不必事后追述，以博先见之明，但谓昏沉扬掷，即是喜妄如狂，言之亦尚近似。究竟昏沉扬掷，皆从闭塞不通得来，断不能指为此是血瘀明证，唯病势孔急，苟非大剂，必不胜任，有胆有识，是其力量，此所谓王翦虏荆，非六十万人不可者。案中寒邪入胃一句，其意谓此是伤寒之证，故以为寒，要之传入阳明之府，何一不是大热，以本条所述如此之脉证，而乃寒字为之总括，岂不误尽苍生。

又：张令韶治一妇人，患伤寒十余日，手足躁扰，口目瞤动，面白身冷，谵语发狂，不知人事，势甚危笃，其家以为风缚其手足，或以为痰迷心窍，或以为虚，或以为寒，或辞不治。张诊之，切其脉全无，问其证不知，按其身不热。张曰：此非人参附子证，即是大黄芒硝证，出此人彼，死生立判。因坐视良久，聆其声重而且长，曰若是虚寒证，到脉脱之时，气沉沉将绝，哪得有如许气力，大呼疾声，久而不绝，即作大承气汤。牙关紧闭，挖开去齿，药始下咽，黄昏即解黑粪半床，次早脉出身热，人事亦知，舌能伸出而黑。又服小陷胸汤，二剂而愈。

（评议）此人昏狂躁扰，而脉全伏，且不身热而面白身冷。据此数者，诚难定其为热深厥深，及阴虚厥逆，所谓参附证与承气证之别，实是霄壤，而外候大同，至此最宜细心休会，询其便通否，秽气重否，舌苔若何，齿色唇色。干燥湿润，当亦大有可审之法，但以声重且长，认为实证，亦正难信。所以玉璜谓亦有中焦停食而气息奄奄似不续者，亦下之而愈。缪仲淳治姚平子案，已言之矣。颐谓缪案之奄奄不续，亦以闭塞太盛，几邻于

343

绝，其所以识是实结者，正以其余症辨之，亦非凡属奄奄不续者，皆可下也（附录广笔记）。姚平子伤寒，头疼身热，舌上苔，胸膈饱闷，三四日热不解，奄奄气似不续者，一医以其体素弱、病久虚证意欲投参。仲醇曰：参入口死矣。亟以大黄一两，瓜蒌二枚，连子切片，黄连、枳实下之，主人惊疑，减大黄之半，二剂便通，热解而愈。

又：参俞东扶本，王肯堂治余云衢太史，形气充壮，饮啖兼人。辛卯夏六月，患热病，肢体不甚热，时或扬手掷足，如躁扰状，昏愦不知人事，时发一二，语不了了，而非谵语也，脉微细如欲绝，有谓是阴证宜温者，有谓当下者，取决于王。王谓若是阳明病见阴脉，法在不治，然素禀如此，又值酷暑外炽，过啖醴炙，宜狂热如焚，脉洪数有力，而此何为者。岂热气怫郁，不得伸而然耶。且不大便七日矣，姑以大柴胡汤下之。用熟大黄二钱，而太医王雷庵力争以为太少，不若用大承气。王曰：如此脉证，岂宜峻下，待大柴胡不应，而后用调胃承气、小承气，以及大承气未晚也。服药大便即行，脉已出，手足温矣。继以黄连解毒，数剂而平。七月初，典试南京。明年王请告归里，偶得刘河间《伤寒直格》论读之。中有云：蓄热内甚，脉须疾数，若其极热畜甚，而脉道不利，致脉沉细欲绝，俗未明造化之理，反谓传为寒极阴毒者，或始得之阳热暴甚，而便有此证候者，通宜解毒，加大承气汤下之。下后热少退而未愈者，黄连解毒汤调之。或微热未除者，凉膈散调之。或失下热极，以致身冷脉微，而昏冒将死者，若急下之，则残阴暴绝而死，盖阳气竭而然也。不下亦死，宜凉膈散，或黄连解毒汤。养阴退阳，积热渐以宣散，则心胸再暖，脉渐以生，然后抚卷而叹曰，古人先得我心矣。余太史所患，正失下热极，以致身冷脉微，而昏冒欲绝也。下与不下，大小与微下，死生在呼吸，间不容发，呜呼，可不慎哉。宜表而出之，以为世鉴。

（评议）身不甚热，而躁扰昏愦，脉细欲绝，固有真寒假寒两者之分，此当以唇舌口齿之润泽枯燥及二便通闭，口气冷暖，便泄气色辨之。此人体充壮，已不应一发热而倏变阴证，况复饮啖兼人，则未病之先，当已有积食未化，即此二端。已可知阳明实结于里，闭塞不通，致为热厥，况乎大便不行者已七日，自当先通其府，而内外之气始得接续，金坛谓郁不得伸者，以阳气闭遏于里，不达于外而言，故不用承气而用大柴胡，盖以柴胡通达阳气，此在热深厥深之症，颇有一举两得之妙。较之许学士以大柴胡与承气作一例观者，更为亲切有味，但此症闭结已甚，且质又壮实，何以大黄止用此数，乃一服而便已行。又可谓膏粱之体，攻泄断不可太过。直格所谓失下热极者，不可急下，确是至理名言，盖以受灼已深，阴液已耗，不胜荡涤之猛。读吴又可及余师愚书者，尚其三复斯言。

俞东扶古今医案按

一人夏月远行，劳倦，归感热证，下痢脓血，身如燔炙，舌黑而燥，夜多谵语。林北海视之曰：此阳明病也。不当作痢治，但脉已散乱，忽有忽无，状类虾游，殆不可治。其家固请用药，林曰：阳明热甚，当速解其毒。在古人亦必急下之，以存真阴之气，然是证之源，由于劳倦，阳邪内灼，脉已无阴，若骤下之，则毒留而阴绝，死不治矣。勉与养阴，以冀万一。用熟地一两，生地、麦冬、归芍、甘草、枸杞佐之，戒其家曰：汗至乃活，服后热不减，而谵语益狂悖，但血痢不下，身有微汗，略出即止。林诊之，则脉已接续分明，洪数鼓指，告之曰，今生矣，仍用前方。去生地，加萸肉、丹皮、山药、枣仁，连服六帖。谵妄昏热不减，其家欲求更方，林执不可。又二日，诊其脉始敛而圆，乃用四顺清凉饮子，加熟地一两，大黄五钱，下黑矢而诸证顿愈。越二日，忽复狂谵发热，喘急口渴，举家惶惑，谓今必死矣。林笑曰：岂忘吾言乎，得汗即活矣。此缘下后阴气已至，而无以鼓动之，则营卫不洽，汗无从生，不汗则虚邪不得外达，故内沸而复也。病从阳入，必从阳解，遂投白术一两，干姜三钱，甘草一钱，归芍三钱，尽剂汗如注，酣卧至晓，病良已。

俞东扶曰：此证疑难在于初末，初时脉类虾游，若援张景岳证实脉虚之说，而用白虎承气亦必危，此案见解用药俱佳。然其得生处，在于养阴而血痢顿止，脉即应指耳。中间连服六帖，谵妄昏热不减，幸不见手足厥冷，尤幸不至声瘖不语，绝谷不食也，则以脉之敛而圆故也。但白术一两，干姜三钱，以治狂热喘渴，殊难轻试。

（评议）此案得力，固在下手之时，识得到，认得定，真阴大耗，毒焰陡然。不下固热无所泄，然而阴液垂竭，脉且散乱，尚何有背城借一之能力，所谓骤下阴绝，实是必然之势。乃不得不大剂养阴，则貌似新奇，实为至理。但此是甘霖膏泽，灌溉灵根，初非为求汗退热计，何以必曰汗至乃活，最不可晓。盖犹有身热如焚，非汗不解之俗见，梗于脑中，而全案中遂为此一个汗字，弄得五花八门，莫名其妙，迨至脉已分明，而谵语不减。是为阴渐复，而阳不退舍之明征，终是阳明实结，非薪抽釜底，即无扬汤止沸之理，真至脉敛而圆，阴液充畅，乃一鼓作气，泄而去之。高掌远蹠，诚非胸有成竹，不易臻此卓识，其后之复有狂热，而昏谵喘渴者，仍是阴不胜其阳，余焰更燃，尚是应有之义。然只宜峻养真阴，方有以敌此炎炎之燔灼，何又误认到发汗上去，且反以干姜助其炎熇，热病中哪得有此情理，是真节外生枝，画蛇添足，乃医者之一则昏狂谵语，实无可信之价值，东扶正谓其难于轻试，尚未免堕其术中耳。虚邪二字，拾马元议《印机草》之唾余，大是无谓。

陆氏医验

叶能甫万历乙卯七日，患外醒内伤之症，或用煎剂解表，丸药攻里，泻数次，而胸闷口干，潮热谵语，舌有黑苔，手足微冷，陆祖愚诊之，其脉左三部沉细而涩，右寸关沉滑，尺脉空虚，曰阳证见阴脉也。若再一泻，必然不治，乃用陈皮、甘草、山楂、柴胡、木通、泽泻、厚朴、炮姜。先温消分利，三剂后不泻，但两手俱沉实。改用黄连、枳实、山楂、黄芩、厚朴、瓜蒌，五六剂，忽转矢气。投润字丸二钱，少顷去燥矢二三次，前证悉除，遂投养血健脾之药，调理一月而安。

附润字丸方，橘红一两，杏仁二两，牙皂一两，前胡、天花粉、枳实、山楂肉各二两，甘草三钱，槟榔七钱，半夏一两，生大黄十二两，水泛为丸。

（评议）是症胸满潮热，谵语黑苔，已皆是阳明实结之征。况更证以右寸关之沉滑，胃有宿食，显然可知。此皆祖愚所自言，则开口所谓外感内伤之症一句，究竟是外感是内伤，抑何庸陋卑劣以至于此。其所以左脉沉细且涩，右尺空虚，而肢冷泄泻者，乃前医不知开泄消化，而过于荡涤，伤其阳气，非本然之虚馁，则遽谓内伤，且直以为阳证阴脉，法在不治者，岂非张大其辞，言之太过，此亦庸医自为卸责地步之恶习，有学识而能肩大任者，必不屑作此语。幸而投药恰当，升清分利，温养脾胃，而仍参用楂朴，泄满消食，尚是应有尽有，宜其泻止而脉转沉实，仍显出阳明实结现状。又继之以清热泄满，导滞消食，迨矢气自转，府实昭著，即为因势利导，一鼓荡平。始终治法，无一非阳明府实之正鹄。在陆氏书中，最为精切有味之作，至手足微冷，陆氏原本如此，玉瑛本改作厥冷，则言过其实，病情有大不同者，宜从原本。润字丸方，在陆氏医验中止九味，有白术、无牙皂、杏仁、甘草，其力较轻。魏录此方，出于李修之《证治汇补》，考丁元薦所《缪仲醇广笔记》，有润字号丸药，传方不真之说，故并著之。绎陆氏每用此方，其行甚速，当以

345

有牙皂、杏仁之方为近是，若无牙皂而加白术，则反力缓矣。

又：长兴顾玉严，六十岁，伤寒经数医，头疼骨痛已除，而身热烦躁，发赤斑，渐至如狂。祖愚诊之，六脉沉有力，目瞪直视，口噤无声，舌黑芒刺，四肢冰冷，询其大便，二十日不行，年虽高而脉有神，径投大承气汤，目闭昏沉，阅三时，腹鸣下燥屎，仅有一息，乃以人参、麦冬、归、芍、芪、术调理而安。

（评议）阳明热结，而不知清解其里，再与发表，则胃中郁热，游行于表而为发斑。人多以为阳明胃热之应有，颐则谓此皆多服表药，里热外溃之坏症，故善治里热者，决无发斑之候。仲景书中无此字，正可见古人竟未有此之病名，迨至里热不得泄化于里，而随表药发现于外，斯其道途迂远，舍近行远，病已在不可知之数。况乎阴液灼烁殆尽，故恒人事昏迷，直视谵语，或竟嘿嘿安卧，不动不言。已邻于太上忘情，无声无臭，所以发斑之证，多死少生，不易施救。此案先经数医，未始非柴葛解肌、九味羌活诸方，连啜多天，而变幻如是。所幸老身犹健，经得诸公攻错，尚未本实先拨，阴虽大耗，而脉未脱根。则虽热深厥深，口噤目瞪，犹堪背城借一，死里逃生。祖愚治法虽亦平常，而投药恰当，要算有胆有识。

又：祖愚治朱明宇子妇，年二十，未出痘疹，患痰证类伤寒，脉之右手气口洪滑而数，左三部沉实，蒸蒸内热，五六日不大便，腹满气喘，用黄连、枳实、山楂、厚朴、花粉、前胡、桔梗、瓜蒌、生姜两服后，通身发斑，或云石痘，乃用炒黑麻黄、柴、芍、荆、防、甘草、牛蒡、蝉蜕、黄芩、薄荷等味，服后即痰声如锯，气不转舒，谵语发狂，不时昏晕，又用姜汁、竹沥、牛黄、通关散探嚏，吐浓痰数口方醒。仍灌前药，又复昏晕，如是三日，细斑转而成片，呕血数碗，后闻已死。陆以邻居往唁之，身虽冷而脉未绝，即以牛黄丸、竹沥灌下，少顷，手足微动，又灌一丸，有呻吟声，四肢微温，两颧红色，脉大起，反觉洪数而滑。陆谓此时不宜纯攻纯补，用人参、瓜蒌、枳、黄连、黄芩、大黄、元明粉，徐徐温服。用炒麸皮熨腹上，约两时，腹痛异常，即下燥矢十余块，白痰稠积若干，再用独参灌之，以防其脱，六脉弱甚，四肢厥冷，口不能言，精神恍惚，用参、附、归、芍、苓、术之类，元气复，饮食进，调理月余而愈。

杨素园评魏氏类案曰：此非痰，乃温病也。热盛于肺，故现证如此。乃以枳、朴、姜、桔伤其阴，故发为斑疹。又以麻黄等辛温之剂发之，火得风而炽，故痰随气上而昏晕，下之太骤，元气必伤，不得不转用参附以救误。后半治法，均未中肯，观孟英治翁笠渔案，是何等手眼，知前人于温病治法尚疏矣。

（评议）此症热在陆初诊时，右脉洪数而气喘，固是温病，热在肺胃，然左脉亦沉实，而腹满便闭，则里已结矣。祖愚用药，殊未大误，唯清泄肺胃，尚嫌不及，且可用润肠通泄，以涤其实，而仅用山楂、瓜蒌力量太薄，又枳、朴、黄连稍失之燥，生姜则不着落耳。杨氏遽以伤阴责之，竟谓发斑即由此药所误，必不足以服祖愚之心。况是药甫及两服，而已发斑，其人之不大便者，又五六日，则前手投药，或更有柴葛表药在其先，致令胃热提出于表，亦正难言。迨幼科误斑为疹，专事温升发泄，宜乎提起痰涌，谵语昏狂，且致呕血，升散治斑，为祸如是。可知宋元明人，惯用葛根升麻汤之害。而近人书中，犹有称升葛可治阳明发斑者，岂非杀人利刃，厥后昏晕几绝，计唯有大剂清胃解毒，如紫雪、至宝之类，庶为近似。祖愚止用牛黄丸，尚嫌力量未逮。又其后之三黄加参，尚不甚谬。而杨谓下之太骤，却亦自有其故，即以王金坛治余太史例观之，始知河间直格一案，非人有阅历者，不能道其只字。及至燥矢已去，脉弱肢厥，自然非参附不能并挽垂绝之阴阳，病则十死一生，极到可惊可噩之地位。药则硝、黄、参、附，费尽九牛二虎之精神，杨谓未尽中肯，固亦持之有理，然亦未免吹毛求疵，责备太过。要之就事论事，此案要自可传，正唯硝、黄、参、附，辉映后先，观其大推大扳之由，即知因物付物之妙，素园所谓前人温病，治法尚疏，实是吾国医学进步之阶级，非粗心人所能知也。

孙文垣治张二官发热头痛，口渴，大便秘结，三日未行，脉洪大。曰：此阳明、少阴二经之证。用大柴胡汤行三五次，所下皆黑粪。夜出臭汗，次日清爽，唯额上仍热，用白虎汤加葛根天花粉。因食粥太早，复发热咳嗽，口渴殊甚，且恶心，用小柴胡加枳实、山栀、麦芽，次日渴不可当，改以白虎汤加麦冬、花粉，外与辰砂益元散，以井水调服五钱，热始退，渴始定，不虞夜睡失盖，复受寒邪，天明又大发热，人事不知，急用小柴胡汤加升麻、葛根、前胡、薄荷，汗出热退，神思大瘁，四肢皆冷，语言懒倦，且咳嗽，以生脉散加石斛、百合、大枣、白芍，服后，咳嗽寻止、精神日加，饮食进而愈。

（评议）头痛口渴，脉洪大而便秘不行，多是阳明见证，当与白虎合凉膈散法，已是应有尽有。必谓与少阴合病，而投大柴胡，终是明人执一之见。究竟柴胡升阳，不宜温病，所以大解通，臭汗出，而额热未退。再投白虎加花粉是矣，何以必杂之葛根升提胃气，则发热咳嗽，而渴甚恶心，柴葛升多降少之咎，岂不彰明较著，乃以归咎于食粥太早．虽足为自己解嘲，终是所见未到，而复以柴胡升之，试问咳嗽恶心，气火上升者，又当何若？至次日而渴不可当，柴胡升阳之功力显矣。玉璜于此，仅谓半夏、枳实、麦芽，皆耗阳明津液，而不及柴胡，犹非擒贼擒王手段。乃改用白虎等清降之法，而始热退渴解，药与病应，理有可凭。至次日而又发热昏愦者，或前此小柴胡之性，乘时而动，未必果以复感得之。如果又受新邪，当其畏寒，且热亦不当如是之剧，而乃又是柴胡、升麻，大提特提。窃恐屡经反复之余，当不起。此一派升阳鼓动之力，以理言之，此方必有大害，而乃自谓汗出热退，恐是自欺欺人，实则热甚神昏而无寒者，此药必无悻效之事。且此之大热，亦岂可以汗解者，是皆明人习惯，自道其道，万不可听者。读元明人书，最难尽信，如是勉强效颦，无不偾事之理。

丁长孺先醒笔记：朱远斋治从祖近湖公少年，因房劳食犬肉伤寒，诸医以其虚也，攻补兼施，至发狂登屋，奔走号呼，日夜令壮夫看守，几月余矣。急走使延朱，朱先令煎人参膏二斤以待，用润字丸药数钱下之，去黑粪无算，热遂定。奄奄一息，邻于死矣，徐以参膏灌之至一百二十日全瘳。

（评议）此案止言狂走号呼，叙证未尽明晰，但用润字丸而可去黑粪无算，则此丸之力量必重。可知今所传方，未必果真。《先醒斋笔记》者，本丁氏采仲淳治案为多，后缪氏又增入诸方，遂名广笔记。今共称为缪氏书者以此，而是案称从祖近湖公，则是丁氏之人，不可误认仲醇，故题以丁名，昭其实也。

张氏医通：王公峻子四月间感冒，昏热喘胀，便秘，腹中雷鸣，服硝黄不应，图治于石顽。其脉气口弦滑，按之则芤，其腹胀满，按之则濡，此痰湿挟瘀，浊阴固闭之候，与黄龙汤去芒硝，易桂、苓、半夏、木香，下瘀垢甚多。因宿有五更咳嗽，更以小剂异攻，加细辛润之，大抵腹中奔响之（缺页）

（见《绍兴医药学报》1926）

9. 古今医案评议（二）

虚人感冒类

感冒新邪，法当疏泄，仲圣桂枝麻黄之法，虽曰主治太阳病之中风伤寒，似与今之感冒不同，实则初感之风寒，邪在太阳，至轻至浅，亦即感证之一。仲圣既立桂麻解肌发汗之大法，而即曰尺中迟者，不可发汗，知真阴素弱之人，纵使有表当疏，自有不可不迟洄审愿者，后人因此而立参苏饮、补中益气等汤，以为补中兼发，可以两合机宜。岂知病情各殊，变化不一，颐不敢谓虚人外感，必无巧合参苏、益气之症，然亦胡可拘守呆板之方，以应无穷之变。读古人治案，自有条理可寻，然且未免得失互呈，瑕瑜不掩，则虚之字，所赅者广，而感受新邪，亦必各有不同之点，如执死方以治活病，是赵括徒读父书，可操必败之券矣。爰集旧案，以于准绳，即江篁南魏玉璜内伤一门之旧例也。

许学士本事方，丘生者，病伤寒，许诊之：发热，头痛，烦渴，脉虽浮数而无力，尺以下迟而弱。许曰，虽麻黄证，而尺迟弱。仲景云，尺中迟者，荣气不足，血气微少，未可发汗，用建中汤加当归、黄芪冷饮，翌日脉尚尔，其家煎迫，日夜督发汗药，言几不逊矣。许忍之，但只用建中调荣，至五日，尺部方应，遂投麻黄汤，啜二服。发狂，须臾稍定，略睡，已得汗矣。信知此事为难，仲景虽云，不避晨夜，即宜便治，医者须察其表里虚实，待其时日，若不循次第，暂时得安。亏损腑脏，促寿以限，何足贵也。

（评议）既曰此是麻黄症，则必畏寒无汗可知，脉浮且数，发汗因宜，唯尺中迟弱，则下元素虚，妄与升发，摇动肾根，为变必巨（案中尺以下三字，当作尺中）。黄芪建中加归，滋血液而立中州阳气，使砥柱有权，必至脉已振，表证未除，然后一鼓驱之，乃无回愿之虑。然且服汗药而先狂后汗，尚是正与邪争之象，设不预为之防，岂非得汗与否，尚在不可知之数，而变且莫测耶。读古人误表变剧诸条，正可与此案互相对勘。

朱丹溪治案：从俞东扶古今医按本。一人素嗜酒，因暴风寒，衣薄，遂觉倦怠，不思饮食，至夜大发热，遍身疼痛如被杖，微恶寒。天明诊之，尺脉浮大，按之豁然，左为甚，因作极虚受风寒治之。人参为君，黄芪、白芍、归身为臣，苍术、甘草、木通、干葛为佐使，大剂与之，至五帖后，通身汗如雨。凡三易被得睡，觉来诸证悉除。

（评议）发热身痛恶寒，诚是仲景之所谓麻黄证。然脉大而空，左手尤甚，本实先拨，显有明征。仲景说尺中脉微，此里虚也。须表里实，津液自和，便自汗出愈。又说尺中迟者，不可发汗，慎重叮咛，最宜注意。然仲师虽有是论，尚未明示治法，得学士、丹溪二条，其亦可以隅及矣。但仲师所说应发汗者，唯取絷絷微似有汗为佳，而此条竟谓汗如雨，二易被，宁非大谬。

（又）从俞氏古今医案按本。卢某年四十九岁，自来大便下血，脉沉迟涩，面黄神倦者二年矣。九月间因劳倦发热，自服参苏饮二帖，热退，早起小劳遇寒，两手背与面紫黑，昏仆少时却醒，身大热，妄语，口干，身痛至不可眠。丹溪脉之，三部不调，微带数，重取虚豁，左手大于右手，以人参二钱半，带节麻黄、黄芪各一钱，白术二钱，当归五分，与三五帖，得睡，醒来大汗如雨，即安。两日后，再发热，胁痛咳嗽，若睡时，嗽不作而妄语，且微恶寒，不思饮似前，诊其脉而左略带紧。丹溪曰，此体虚，感寒也，仍以前药，加半夏、茯苓，至十余帖，再得大汗而安。后身倦不可久坐，食用补中益气去凉药，加神曲、半夏、砂仁，五七十贴而安。此丹溪治案，魏玉璜误用许学士，今王孟英校刻本，虽已注明，而尚有许曰二字，非也。

（评议）素有便血，中气大伤，津液已耗，初之发热，亦是感冒新凉，故服参苏饮而热退。再因劳感寒发热身痛，仍是虚人之伤寒。虽有手面紫黑、昏仆妄语不情之症，而自知身痛至不可眠，则乍昏即醒。非类中之猝仆，脉既不调，重取虚豁，自当以极虚受寒，治其所重，以参、芪、归、术，合带节麻黄并投，补而且发，又是一定规范。至再发热而脉带紧，确又感受外寒，诚以内伤不足之人，得汗之后，卫阳气衰，表不自固，腠理一开，感寒更易，仍守前方，不为摇感，定识定力，尤其可师。而后之神倦不食，连授益气，正以此人便血已久，面黄神倦者二年，脾胃清阳下陷，东垣成方，本为此症而设，是治其向来宿恙，非是病后调理通套之方，读者断不可与薛立斋诸案，混作一例观。但麻黄必无可用三五帖及十余帖之理，且一则曰，大汗如雨；再则曰，再得大汗，亦误会。

（又）从古今医案按本。一老人，饥寒作劳，患恶寒发热，骨节疼，无汗，妄语时作时止，自服参苏饮取汗，汗大出而热不退。至第四日，诊其脉，洪数而左甚。朱曰，此内伤证。因饥而胃虚，加以作劳，阳明虽受寒气，不可攻之，当大补其虚，俟胃气充实，必自汗而解，遂以参、芪、归、术、陈皮、甘草，加附子二片，一昼夜尽五帖，至三日，口稍干，言有次绪，诸证虽解，热尚未退，乃去附，加芍药。又两日，渐思食，颇精爽，间与肉羹。又三日，汗自出，热退，脉虽不散，洪数尚存。朱谓此脉洪当作大论，年高而误汗，以后必有虚证。又与前药，至次日，自言病以来，不更衣十三日矣。今谷道虚坐努责，进痛而如痢状，自欲用大黄等物。朱曰，大便非实闭，乃因误汗，而虚不得充，仍用前药，间以肉汁粥，及苁蓉粥与之，翌日浓煎椒葱汤浸下体，方大便。诊其脉，仍未敛，此气血仍未复。又与前药，两日小便不通，小腹满闷，但仰卧则点滴而同。朱曰，补药未至，与前方倍加参、芪，两日小便方利。又服补药，半月而安。

（评议）高年气液两衰，而饥寒作劳，感邪易入，参苏饮虽专为虚人感冒而设，然苏叶辛散，葛根升泄夫始非发散猛剂，汗大出而热不退，已引起虚阳升腾莫止。第四日之脉，但言洪数而左甚，似尚是阳明热盛之实症，然下文一则曰脉虽不散，再则曰脉仍未敛，可见当初洪数之中，不任寻按，外似有余而谿然中空，宁非过汗而阴液大泄，浮阳飞腾几有欲脱之虑。丹溪谓当大补其虚，俟胃气充实必自汗而解。正与仲圣须表里实，津液自和，便自汗出愈之一条，同符共轨，而参、芪、归、术之中，引以少许附片，是预为亡阳防闭，目送手挥，尤甚心细，连授三日而言语有绪，养阴涵阳，魂魄精神，始返其宅，而热犹未退，仍是阴液未充，附去芍加，惠顾阴分，至胃气昭苏，更以血肉有情，助其布濩。又三日汗出热除，脉乃不散，可见老人阴津本少，伤之甚易，调复大难，过汗变端，思之可畏，其十三日不更衣者，无非汗后液伤，胃肠枯涸，虚坐努责，岂可与滞下齐观。误与通肠，必使前功尽弃。此又不仅在识之既确，而全在守之能坚，方不有始鲜终，功亏一篑。案中叙述症情，曲折明白，无一模糊浮泛之辞，是古书中最不多得者，断不可草草读过，食而不知其味。

魏氏续类案：陈三农治一老人，患头痛恶寒，骨节疼痛，无汗谵语，自服参苏饮取汗，脉洪数而左甚，此胃虚作劳，阳明虽受邪气，不可攻击，当补其虚，俟胃气充足，必自汗而解。以参、芪、归、术、陈皮、炙草，加熟附子，四五剂诸证虽减，但口干热未退，遂去附子加白芍，渐思食，汗出而安。

（评议）此条完全抄袭丹溪治案，而删节不完，即议论多所不妥。且令用药俱不允当，开首无饥寒作劳一层，则胃虚作劳一说，全无根柢，又删去汗大出热不退，则参、芪、归、术、附，已无一为当用之药。脉但言洪数左甚，后文又无不散未敛二层，则既洪且数，又左为甚，安见非气升火浮，肝胆之阳，上扰肆虐，阳明受邪四字，直同呓语，而补虚诸味，岂洪数左甚之脉所宜，再加附子，独不虑火上添油，益张其焰乎。而附子又无分量，大失丹溪翁斟酌尽善之旨，须知要抄袭前人成作，亦必稍有学问识见，然后悟得古人佳处，即使偶有雷同，或尚能为识者所谅，似此不问理由，陈编盗窃，且将古人精义，

349

抛弃无余。岂仅买椟还珠，真是点金成铁，吾不暇为三农惜，不禁叹吾国医学，黑暗之不可问也。

又：龚子才治一妪，年七旬，伤寒初起，头痛，身疼，发热憎寒，医以发散数剂，不效。淹延旬日，渐不饮食，昏沉口不能言，眼不能开，气微欲绝（魏曰纯见阴证。又曰凡实证而见此，亦宜独参猛进，贫者以重剂杞地，少入干姜），与人参五钱，煎汤徐徐灌之，须臾稍省，欲饮水，煎渣再服之，顿愈。又十年乃卒。

（评议）高年阴液本衰，虽有表证，万不能浪投发散，乃数剂不效，虽不言误汗之害，然淹延不食，神昏不语，气微目闭，无非汗后阴阳两竭，邻于欲脱，独参养阴，不易之理。玉璜谓是阴证，须知此是阴虚阴竭之阴，绝非阴盛阴寒之阴，浑言阴证，尚虑学者认证不清，则毫厘之差，千里之谬，甚且有以人参为回阳上将者，则阴阳颠倒，终其身堕五里雾中矣。观玉璜又谓贫者用重剂杞地，少入干姜，其旨自见。但魏谓实证见此，亦宜独参，则证情到此，诚无实理，且实症又安有用独参之法。魏意盖谓其先纵是实证，而变化如此，亦当峻补耳。然立言究欠分明，爰为申其大旨，庶令人一览了然。

江篁南名医类案：项彦章治一人，病发热，恶风自汗，气奄奄弗属，医作伤寒治，发表退热而益剧。项诊脉，阴阳俱沉细（江曰阴脉），且微数（江曰论证宜桂枝汤，然脉当浮缓，今沉细，又无头痛，内伤何疑），以补中益气进之，医曰表有邪而以参芪补之，邪得补而愈成，必死此药矣。项曰，脉沉，里病也，微数者，五性之火内煽也，气不属者，中气虚也，是名内伤。经曰，劳者温之，损者益之，饮以前药而验。

（评议）此是太阳病之桂枝症而气息弗属虚证固也，既经发表而热益剧，脉反沉细微数，阳证阴脉是气虚阴液不足，仲圣谓须表里实，津液自和者。东垣益气一方说者谓是阳虚外感之妙方，对于此证间为允协，篁南谓无头痛，遂直以为内伤，其意将谓此无感邪则殊，未允益气之升柴，即为兼感而设，如果纯是内伤，则升柴亦胡可一例乱投。

（续类案）李怀兹治一妇，素禀羸弱，产育过多，常患头痛，背上畏寒之极，夏月必用绵絮裹首，复衣掩背，初冬伤寒发热，头痛异常，周身痛楚，膝下与手臂背不温，而手心独热，胸膈无恙，二便如常，或用表药，热势不减，畏寒转增，胸膈迷闷，二便艰涩。李用补中益气汤加蔓荆子，微汗而安。盖此妇素常阳气不升，而头痛背寒，复与发散，伤其卫气，所以热不除而转加畏寒也。用补中益气汤以升举清阳，卫得参芪之力，自能祛邪外散。此东垣之微旨也。

（评议）果属脾胃阳虚之体，清气不升，而微感寒邪，则东垣益气成方，可谓天造地设，针对良药，是案中所谓胸膈无恙，二便如常两句，更是用参芪术之要诀。盖必如是，则胸无痞结，并无浊垢，补中乃不碍中，然据李某此案，则虽是阳虚有证，而又曰素禀羸弱，产育过多，常患头痛，手心独热又俱是阴虚确据，浪投升柴必有流弊，况又在用过表药之后，胸膈已是迷闷，二便已是艰涩，则明明表药升散扰其浊阴升多降少，而乃谓参芪术甘之腻补，升柴之升提，可以有功。其胡可信此，必浅者妄为之，而玉璜不察。一例采之，几乎其不误尽天下后世也耶。

林观子《伤寒折衷》，从续类案本：一人头痛，身热体痛，伤寒证也。然舌干燥，好沉睡，诊之，脉豁大无伦次，知其劳于房，欲复感邪也。与补中益气汤，入人参一钱五分，服之得汗热减，三日内进八剂渐起食粥而安。初服彼甚疑之，见药入口，必小汗漐漐，周身和畅，始信而服之。

（评议）头痛身热体痛，太阳证也，而兼有嗜卧，则似是少阴，然少阴脉当微细，而反豁大无伦，设使果是少阴证，又是阴虚于里，而阳浮于外，似此脉症相反，而可径投升柴，速其立蹶。此其药理病理，宁不预口已极。纵有人参，亦必不妥。而乃可服八剂。此其信口雌黄，响壁虚构，盖亦可想而知，况又谓知其劳于房欲，则肝肾阴虚，补中益气，最是毒药。嗟乎！阴虚阳虚，薛立斋着书盈尺，尚在梦中，固不当责之自郐以下，然玉璜既录而不删，则亦胡可以不辨。

《缪仲淳广笔记》：梁溪一男子，素虚，春中感冒，头痛肌痛发热。

羌活二钱，麦冬三钱，炙甘草一钱，紫苏一钱五分，北细辛七分，前胡一钱五分。

次日头痛止，热未退，口渴。缪用白芍、五味子。人曰，风未退，遽用酸敛，何也？曰，因人而施尔，一杯即愈。麦冬三钱，甘草一钱，括蒌根二钱五分，干姜一钱五分，桑皮三钱，桔梗一钱，白芍一钱，五味子五分。

（评议）此虽亦是虚人感冒之例，然叙症不能明晰，又不言脉，未可为后世法。广笔记多有此弊，读者亦胡可不辨淄渑，模糊学步耶。

陆氏医验：从魏玉璜节本，养愚治丛邑宰，烦劳忿怒，饮食不思，已数月矣。初春患左胁痛不能向左眠，又感冒，遂咳嗽喘促，汗出恶风，呕恶饮冷，胸脘痞塞，烦躁泄泻，耳鸣，手指肉瞤，振摇不已，脉之，两寸微浮而涩，关尺微虚不固。曰：凡靠左不得眠者肝胀，靠右不得眠者肺胀，及咳嗽自汗，喘促下泄，俱难治。况涩脉见于春时，金来克木亦可畏，幸神气尚未乏，两寸带浮，尚有微阳，小便稠黄犹长，面色焦黑而微有黄气，犹可疗也。仲景云，脉虚微弱下无阳，又云微虚相搏，乃为短气。又云微浮伤客热。东垣云，阴先亡阳欲得去，乃见热壅口鼻，谓之假热之证。此盖得之七情伤阴，烦劳伤阳，风寒乘虚入客，胸膈痞塞，因邪在半表半里，又为冷水停凝，证似支饮结胁，侧不能卧，寐觉痛作，虽饮留肝实，亦是元气不充不调合之诸证，俱属正气已伤，宜调养气血，使邪自散，用顺气养荣汤，加桂枝、甘草，二剂诸证顿减，易以补中益气，少佐小青龙汤一二分，以和荣卫，一剂，自汗喘呕病已除，第痞塞胁痛不甚减，更以六君子倍半夏、陈皮，少佐蔻仁、木香，胸痞胁痛亦止，又与四神丸实脾，肾气丸固本，调治月余而痊。

（评议）此是膏粱之体，春寒外袭，水饮内留，汗出恶风，明是新感，喘嗽胁痛，呕恶胸痞，皆是饮证。泄泻一层，泛言之，则曰脾胃两虚，质言之，仍是引流于下，水走肠间，漉漉有声者耳。凡痰饮浸渍，遂络不宣者，侧卧则络脉更窒，气愈不舒，故喘嗽益甚。向左向右，无甚辨别，昔人左为肝胀，右为肺胀之分，本是误会。《内经》肝生于左，肺脏于右，造此臆说，岂不知肝之部位，正在右偏，而肺为华盖，左右无异耶，苟以理想言之，毋宁谓左卧则肝气不能升，右卧则肺气不能降，似犹近是，然尚是空言，何如屏而去之。专以化饮宣络，运行气滞，而其恙自愈之为佳乎。此证治法，只宜轻疏新感，温和涤饮，初无奇巧可言，且积饮渐化，则泄泻自己，亦可一举两得。唯胁痛而兼烦躁饮冷者，颇似肝胆郁热，然脉无弦劲数大，即饮冷一层，可置弗论。养愚议论虽多，完全浮泛空疏，竟无一句切当可听，且气滞饮凝之候，脉涩不利，是其常态。浮则感邪在表，尤其浅近易知，而必行春得秋脉，金来克木，大言吓人，岂不可哂。即曰肺脉浮涩，则新感而兼有停饮者，病本在肺，有是病而有是脉，亦正相合，何足为怪，至引东垣阴阳亡去，热壅口鼻，谓之假热云云，则是阴虚戴阳之症，而此人忿怒烦躁，确有肝火，亦当并顾，乃只知有七情伤阴，烦劳伤阳，邪在半表半里，元气不充不调，正气已伤，宜养气血。一派空空洞洞，不着痛痒话头，实是庸陋之尤，一钱不值。须知此等通套语，是八股时代之滤墨卷，看似无处不可用，实则必无切用之处。有学识者，必不肯出此，唯薛立斋、冯楚瞻、赵养葵等书中最多，而景岳亦有时未能免俗，前明学警之陋，即此可见一斑，学者一染此习，即终其身淘汰不净，而学问见识，亦必无清澈可言，最宜慎之。且须有此眼力，以为读书之法。凡医书中无此通套恶习者，其书必有发明，苟有此等论调，则必谫陋不足观矣。陆民顺气养荣汤，是归、芍、芎、苓、木香、陈皮、蔻仁七物，书专喜以此类方药，治膏粱辈之轻微外感，特为独得之秘，其意以归、芍和血，余则行气，质直言之仍不脱通套之陋，殊不足法。而此证以归芍治水饮喘咳，呕恶胸痞，尤觉不伦，幸有桂枝，尚能合法。然甘草虽是古法，而痞满作呕者，必不可服。仲景服桂枝汤吐者一条，不可不知也。更方用补中益气，则对于喘满呕恶诸证，当得效力如何？病升药升，不知渠何以想得到，写得出，佐之小龙，以治水饮，本是圣法。而又妄谓以和荣卫，可笑孰甚，至末后之四神肾气，居然认作善后之妙剂，吾不知饮家多服五味，利害又当何如，小青龙汤之五味，非专将也。

又：养愚治吴子玉病发热头痛腰疼，烦躁，口渴无汗，有主麻黄汤者，有主羌活冲和汤者，脉之，阳部浮数，而不甚有力，阴部沉弱而涩。曰，此证时脉，有两感之象，必重有所用力，兼之房劳而得者，不可轻汗，宜先投补剂托住其气血，待日期而汗之。或曰，太阳证而用补，仲景有此治法乎？曰，虽无此治法，而未尝无此论。太阳证宜汗，假令尺中迟，不可发汗，何以知之？以荣气不足，血少故也。今才脉浮数而无力，表证甚急，尺脉沉弱而涩，则里虚可知，伤寒有失汗而传里者，亦有误汗而传里者，此证是矣。众不决，姑服羌活冲和汤，一日夜二剂，前证俱剧，仍不得汗，拟麻黄汤，亡阳谵语即见，毙可立俟也。乃用补气养荣汤二剂，病未减，亦不剧，诊之寸关如故，两尺稍有神，再二剂，又约一日夜，方以参苏饮微汗之，汗后诸证悉愈。

（评议）此案曰从许学士得来，然阴脉涩弱，不过荣血不足，津液不充而已。何以谓之两感？两感之症，乃谓一阳一阴，两经俱受外邪，感而成病。非为阳经受邪，而血虚不胜表汗者言，且又附会有所用力，乃房劳二者，为捕风捉影之辞。既能危言耸听，复以予智自雄，操术虽工，而市井之态，未免可哂。试问两经俱感外邪，而可以专于投补，补住外邪乎，仲圣有不可发汗之禁，亦何尝有托住气血之谬。学士建中，仍是桂枝，可师可法。若养愚为之，则唯有大补气血而已。误汗传里，变证固多，然此案尚未服表药，尚未有里证，何得遽曰此证是矣。语气不合，尤为可笑。至服冲和汤而加剧，本是应有之变，设再大汗亡阳，又岂仅谵语一证，仍是拟不于伦，补气养荣汤者，亦是此君自制。方乃八珍去草、地，加木香、蔻仁，不过呆补之中，参以行气，亦是七寸三分之帽子，随便都可以合得上去，非切当之药，许学士嗜建中加归，不如是之浑浑也。

又：养愚治丘全谷：年方刚，九月间，忽身微热，头病痛，心神恍惚，有时似梦非梦，自言自语，医谓轻伤寒也，当发散之，用解表剂，汗不出，热反甚，妄言见鬼，前医因无汗欲再表，病家疑之。又延一医，因妄言见鬼，谓热已传里，欲下之，而大便之去未久，不能决，陆脉之，轻按浮数而微，重按涩而弱，微数者，阳气不足也。涩弱者，阴血不足也。此阴阳俱虚之候，不可汗，尤不可下。主表者曰，汗既不出，何谓阳虚？曰，此证虽有外邪，因内损甚，气馁不能通邪外出而作汗，法当补其正气则汗自得而邪自去，若再发，徒竭其阳，而手足厥逆之证见矣。其主下者曰，仲不云，身热谵语者，有燥矢也，何不可下。曰，经谓谵语者，气虚独言也，此证初止自言自语，因发散重虚其阳，所以妄言见鬼，即《难经》所谓脱阳者见鬼也。王海藏曰，伤寒之脉，浮之损小，沉之损大，或时悲笑，或时太息，语言错乱失次，世疑语狂言者，非也，神不守舍耳。遂用补中益气汤，加附子姜枣煎服，一日二剂，至晚，汗溅溅而来。清晨身竟凉，头不痛，第人事未甚省，此阳气少复，阴气未至耳。仍用前汤吞六味丸，旬日犹未精彩，调理月余而愈，盖此人因房室之后，而继以劳也。

（评议）阴虚阳旺之体，稍有发热，无不似睡非睡，似梦非梦，自言自语，喃喃不绝，而睡梦中则恍惚变幻，如有所见，大率心思灵敏，而骨干柔脆多火之瘦人，无不如此。若愚钝无知者，必不多梦，以即脑中之影，虽无是景，而未尝无是影，即其人平素幻想，诚未有此。而偶尔冲动，昙花一现，脑经中已含有景象，睡中偶尔发现，即可随机变化，演致不可思议。吾人穷年矻矻，坐拥书城，脑之用尤多，则此中幻景尤为不可思议，所以梦境亦是不少，昔人谓至人无梦，愚人无梦，诚是确论。迨至身有发热，则气火上乘，脑承其焰，而变幻尤为奇特，更非平时可比，必至热解之后，则梦境亦恬。此何常有虎物凭之，特非个中人，不能自言其底蕴，而旁观者，因疑生惧，附会必多。更有庸医为之敷左，则市虎三人，已成确证，而彼此皆鬼话连篇矣。此东坡之续，究非医理正宗，是案因身热而恍惚呓语，本不足怪，妄投解表汗不出，自然气火益浮，热愈炽而乱梦愈多，故证情虽是阳明，然热在经而不在府，又安有妄下之理。陆谓脉之微涩弱，是阳气阴血不足，一味泛辞，此公惯伎，最是可厌。当补正气一句，空空洞洞，全无着落。若误汗徒竭其阳，又岂仅用手足厥逆之一端变证，可见陆氏识力，断不能说出真谛，又谓谵语是气虚独言，则以伤寒论中之谵语郑声二者，混作一气，尤甚可嗤。须知阴虚人发热时之独语，但观情状，颇似昏倦之极，势殊可畏。抑知身热一解，神思清明，并非阳明热实之谵语可比，料不当误认郑声，断作大虚，妄投补阴腻药，是可置之不问，任其自然。寿颐屡有经验，绝无变幻可危之候，设与腻补，则助桀矣。而更以脱阳见鬼，强为比附，则失真愈远，疑幻愈多，不可信也。王海藏神不守舍四字，岂非为阴虚阳浮写照，而可谬授补中益气，试问浮者愈浮，当得若何变象，况既认病是房劳，则肾阴伤者，如何可用摇动肾根之法，且既解表而汗不出，附子又是何意？离经背道，荒谬极端，邪淫辞，误人不小，果有此案必无获效之理。

又：陆祖愚治曾邑幸，因隆冬出入劳顿，感冒发热，骨痛而极倦怠，气难布息，脉之左弦右缓，与疏气养荣汤二剂，病者见用归、芍，谓伤寒何以递投滋补。陆曰，此家传治类伤寒之方，毫无差池，不必疑也，服后其病如失。

（评议）感冒发热，而骨痛倦怠，亦是恒有之事，凡初感在表，右脉本不必洪大有力，以气口主内，表病未传者，右脉未必皆同左手，亦犹舌苔本于胃气，凡初感而胃痰浊者，舌皆不腻之例，正不得以脉之左弦右缓，而递谓本虚也，陆氏疏气养荣汤，今本三世医论中无之，然归、芍、芎、苓、木香、豆蔻六物，则陆氏养荣之秘本，竟谓家传良法，谓毫无差池，谵痴符耳，尤其可鄙。

魏氏续类案：冯楚瞻治刘君乡试入都，长途冒暑，气已伤矣，复日夜课诵，未几壮热头疼，咳嗽干哕，不寐神疲。脉之，两寸俱洪，两尺俱弱，右关沉取则无，此犯无胃气之证矣，非温补脾肾无济也。而以暑天热病，坚不肯服，乃坐视数日，热益甚，复延诊，其脉转躁涩无力，此久热阴阳愈伤也。与大剂熟地、人参、白术、麦冬、五味子、牛膝二剂，诸证渐愈。唯哕声间作，胃脉不起，犹不喜食，乃早以生脉饮送八味丸，去丹皮、泽泻，加鹿茸、五味子、牛膝，晚以归脾汤去木香、甘草，加五味、肉桂一补先天，一补后天，痊愈。又同时彭公子亦患是病，身热两月，服补中益气加减，已数十剂，不知此方乃为虚人发散而设，不宜久服。且时当夏月，阳气外浮，致令阴阳离决，精气乃绝，面青浮

353

肿，肚腹胀硬，心下痞隔，咳嗽咽痛，口多甜涎，壮热畏寒，五心燥热，口干不渴，足胫常冷，脉则两寸乍洪乍数，两关无力，两尺更微，上盛下虚已极，以前方重剂，另煎人参一两冲服，旬余渐愈，复感旁言，再用发散消疾，及补中六君加减，遂不起。

（评议）刘症是阴液素虚之体，烦劳动火，津液更伤，壮热头疼，而奔走劳神，势必饮食不调，则胃液亦耗，此干哕而右关所以不应之故，此时若明告以养阴涵阳，滋润胃液，病者无不首肯之理，乃开口即曰冒暑，而谓药非温补脾肾无济，则既冒暑邪，而再投温补，自相矛盾，谁不生疑。无怪乎病人自谓暑天热病，不肯服温补二字之药，迨至因循数日，热愈炽而阴愈伤，脉躁者，盖洪数益甚之象，然既躁矣，则数疾可矣，何竟又谓之涩？此即当初立言不慎，启人疑心，以致病情加剧，然症状仍是阴伤，而尚谓阴阳愈伤，冯氏认证不清，终是生平之累，所幸药用参、术、麦、地、牛膝五味，补脾养阴，摄纳敛降，与阴虚阳越，胃津消耗之症符合，自然病魔退舍。然试问与温补脾肾四字，是否针对，窃恐冯氏亦无以自解。然哕犹不除，脉犹不起，纳谷犹未知味，则生脉饮养胃生津，归脾汤补脾健运，已是应有尽有，不假他求，而桂附补阳，终是蛇足，又用鹿茸，则升阳猛将，独不虑头痛哕逆，助长滋甚耶。乃徒知先天后天，泛滥浮辞，以欺不学，适以自彰其陋。总之皆坐辨证不清之弊。彭案身热，亦是阳浮于外，而更以升阳之方，连服至数十剂，遂将湿热痰浊，鼓激升腾，尽壅于上，酿成种种怪象，止有开宣展布，而佐之以摄纳浮阳一法，或尚可疏通壅塞，纳气归元，全真一气，虽去附子，而白术、熟地之壅，殊未合宜，重用人参虽能养阴，亦得小效，然终嫌蛮钝，必非尽善之法。俗子更投发散，又杂以补中，不死不休，滥用东垣法者，弊必至此。世有好读立斋书者乎，当以是案为鉴，此条两案，皆是阴虚于内，阳越于外，虽有头痛壮热咳嗽诸症，本非外感之例，但俗医见此，易认外感，则投药一错，变幻莫测，姑附于此，以为辨症之鹄。

又：冯又治某高年，患足疾初愈，乃途中遇雨，疾趋而回，遂身热自汗，头疼咳嗽，继而吐血，饮食不思，精神狼狈，脉之两寸皆洪大而数，右关两尺甚弱，此劳伤中气，脾不统血也。咳嗽者，火燥于肺也。身热者，元阳浮越也。自汗者，气虚不能摄液也。头疼者，血虚火冒也。与熟地一两，麦冬四钱，炒白芍六钱，牛膝一钱，五味子一钱，制附子一钱二分，另煎人参汤冲服，数剂，咳嗽吐血俱止，早晨生脉饮，送加减肾气丸，午后加减归脾汤，服之痊愈。

（评议）高年本有足疾，遇雨疾趋，劳伤中气，虚阳徒浮，身热头疼，自汗咳嗽，皆阴虚阳无所附，外越上升，凌属肆虐。虽曰遇雨，却非外感，纯是内伤，吐血亦气升火升，失其故道，上行逆满，高年得此，精气神几无一不散，狼狈固宜。脉寸洪尺弱，又是有升无降，显而有据。冯谓劳伤中气，脾不统血，尚是泛辞，不甚切当，药用参、麦、地、芍、牛膝、五味，大剂滋阴敛阳，摄纳下降，于法最合。唯附子温燥，对此气火升浮之失血，殊非良治。且即使多汗，而在发热自汗之时，尚不到亡阳地位，遽投参附，亦嫌太早，冯氏自信全真一气阳太过，往往囫囵吞枣，不事增减，终是呆钝不灵，且本方有白术，无白芍，据案中脾不统血一句，楚瞻且专为方中白术设法，似其意仍用一气全方，决不以芍易术，今魏玉璜本则作白芍。寿颐意中，谓是证法当养阴敛阳，用芍为宜，因从魏本，然非楚瞻本意，至末后加减肾气，加减归脾二方，亦未脱囫囵吞吐之旧习者耳。

又：马元仪治安氏子，年二十，初得恶寒发热身痛证，诊得内伤之脉，而显阳微之象。曰，此病枝叶未害，本实先拔，乃阳虚受邪证也。若误行表剂，则孤阳飞越，而危殆立至。常用参术等大培元气，以摄虚阳，加桂枝透表以散外邪，不信，越四日发热不休，

354

自汗不止，神气外扬，或且欲用柴胡解表之剂，乃曰，此证似太阳而得少阴之脉，当是平素下虚，故真阳上越耳，遂定参芪建中汤而别，或复谓外邪初人太阳，表散即愈。若徒进参芪，适助邪而滋患也，越三日证变危笃，再诊脉几微欲绝，汗出如雨，昏沉欲绝，此非大剂温补，不能挽回，以人参六两，合附桂理中汤，连进三剂，汗渐收，脉微续，神气尚未安和也。复用人参三两，附子五钱，方得阳气内充，余邪尽从外达，两颐透发渐调而安。

魏玉璜曰，此症起初固虚，而原有邪热，至汗止脉复之时，第宜大剂养阴，其危立已，乃久用桂附，遂致发颐，尚得为善治乎哉。

（评议）阳证阴脉，仲景所谓荣汗不足，血少故也。建中护阴而兼泄感邪，最是正当。较之参术加桂枝，更高一筹。其后变证危笃，脉微而大汗错觉，必是误服柴、葛、羌、防等所致，斯时阴阳俱亡，已成脱症，参附救急，必不可少。然苟药与病应，汗收脉续，即当去阳药，加阴药，专收溃散之阴，方是正治。附桂久服，诚非所宜，发颐余毒，未尝非温药太过所致，魏评极是。即据马氏自言余邪尽从外达一句，可知此病当初，自有邪热，则连用附、桂，更非所宜。

黄醴泉治案：张云伯夫人，病后未复，春寒特甚，加以劳动伤阳，痰饮内扰，昨夜陡然寒起四末，形凛发战，脊背竟如水泼，继即发热如燔，微微自汗，今日表热虽解，头痛未蠲，凛寒未撤，胸闷腹胀，溺少便闭，病久液亏，不任多汗，与寻常感冒，法应轻疏解肌者不同，况复怒木支撑，升多降少，更不可误投温散，触动危机，议宣肺化痰，调和营卫，而疏肝胆之气。

霜桑叶、白蒺藜各三钱，桂枝木四分，湖丹皮一分五同炒，陈枳实四分，淡竹茹一分五同炒，黄玉金一钱，旋覆花、生紫菀各三钱，白芍、乌药、半夏各一钱五分，生牡蛎四钱，橘皮络各一钱，原枝金钗解劈，先煎三钱。

（评议）虚人感冒，原有外邪，亦宜疏泄，所谓忌表者，忌羌防柴葛等，辛温升散之燥药，虑其过汗劫津，扰动气火，横逆莫制耳。非并辛凉开肺解肌诸味而禁之。此症凛寒胸闷，桑叶、蒺藜疏风泄肺，原是正治。桂枝用木，制肝木而兼顾表寒，分量极轻，不虑辛燥，旋覆花、紫菀宣肺气以助肃降之令，抑左升而顺右降，于溺少便闭一层，下病治上，大有巧思。牡蛎开结，于痰饮胸闷腹胀，俱能兼顾。其余柔肝行气，化痰泄满，应有尽有，是亦虚感至当之治法，以视古人但知补药者，尤为灵变活泼，此又非建中呆法，所可等类齐观矣。

再诊，新寒引动肝气上逆，加以立春节届，木火内扰，上冲阳明，呕吐酸苦，下侮脾络，腹痛绵延，便闭溲少，凛寒未除，左脉弦滑，右脉细小，口不渴饮，舌白垢腻，再疏新风而和中气，宣通络脉以泄肝家之滞。

川桂枝四分，大白芍一钱五分同炒，淡吴萸三分，川连二分，全白蒺藜、沙苑子各三钱，川楝子、仙露夏、旋覆花、丝瓜络、海石、竹茹各二钱，黄玉金、橘皮络各一钱五分，乌药一钱，枳实、杜兜铃各八分。

（评议）证是体虚感寒，内挟肝阳痰饮，上凌为呕为满，下侮为痛为胀，方本建中，内外两顾，而泄风柔肝，止呕通滞，涤痰宣络，面面都到。

（见《医学杂志》1934）

10. 古今医案评议（三）

太阳经病

太阳病者，《伤寒论》中之最浅最轻者也。治之合法，一剂可愈。是以古人成案无多，盖以为轻而易治，无以自成家数。薄此而不存，非古书之缺漏也，然使有是病而不用是法，或无是病而妄用是法，则毫厘之失，害亦不可胜言，欲为学者立一正鹄，亦胡可略而不书，舍近求远，采录数条，实不外乎仲景本论之大经大法，且亦止是感冒之轻浅者耳。行远自迩，登高自卑，胥于是乎权舆焉，弗以其仲师轨范而高远视之，则荡平正直之路，尽人可行，吾道其庶有豸乎。

许叔微《本事方》：一人病伤寒身热，头痛无汗，大便不通，已四五日，医者将治大黄朴硝等下之。许曰：子姑少待，予为视之，脉浮缓，卧密室中，自称甚恶风。许曰：表证如此，虽大便不通数日，腹不胀，别无所苦，何遽便下之，大抵仲景法，须表证罢，方可下。不乐，则邪乘虚入，不为结胸，必为热痢也。作桂枝麻黄各半汤，漐漐汗出，大便亦通而解。仲景云，凡伤寒之病，多从风寒得之，始表中风寒，入里则不消矣，拟欲攻之，当先解表，乃可下之。若表已解，而内变，不可胜数，轻者固笃，重者必一死矣。

（评议）密室恶风，此表未罢。不大便腹不胀，是里未急，本非当下之证，桂麻各半，原是仲景之轻剂，以脉浮缓，与麻黄汤症不同，亦是仲师家法。唯仲师法下不嫌迟，正以病自伤寒来，寒邪入里，传变为热，非旦夕间事，如里未结而早用苦寒，药与病反，故多利下，而自明以来，又有所谓温热下不嫌早者，则以病是热邪，里结较易，当下之症必多，总之必有是病，然后可以用是药，无是病必不能用是药，所谓不嫌迟不嫌早者，皆非中肯语。

又：一武官为寇执，数日得脱，乘饥恣食，又解衣扪虱，次日遂伤寒，自汗而膈不利。一医作伤食而下之，一医作解衣中邪而汗之，虽治数日，渐觉昏困，上喘息高。许诊之曰：太阳下之，表未解，微喘者，桂枝加厚朴杏仁汤，此仲景法也。指令医者急治药，一啜喘定。再啜，漐热汗出，至晚身凉而脉已和矣。医曰，某平生未常用仲景方，不知其神捷如此。

（评议）大饥大饱，伤食故也。又加伤寒，本非专是表证，迨既下之后，食伤已去，虽汗之而表未解，又加喘，正与仲景桂枝加厚朴杏仁之法吻合，盖为既汗之后，故不用麻黄而用桂枝，亦仲景师心法也。

坊本《医宗必读》：李士材治张尔和，伤寒第二日，头痛发热，正在太阳。李曰，方令正月，时令犹寒，必服麻黄汤，两日愈矣。若服冲和汤，不唯不得汗，即便得汗，必致传经。遂以麻黄汤热饮之，更以滚水入浴桶，置床下熏之，得汗如雨，密覆半响易被，神已爽矣。晚索粥，家人不与。李曰，邪已解矣，必不传里，食粥何妨，明日果愈。设令不以麻黄汗之，传变深重，非半月不愈也。

（评议）叙症止有头痛发热四字，已非麻黄汤之完全证，竟谓必当用是汤，已未免颟顸有弊。冲和汤辛温尤剧，诚不如仲景法之轻灵。然何以见其不得汗，又何以见其得汗则必传经。糊涂说去，而不能言其所以然。其理安在？且仲景法即用麻黄汤发汗，亦不以大汗为然，而乃曰得汗如雨，岂非俗子之见。又谓邪解则不妨食粥，一似表证未解，则必不可进食者，此是明季清初恶习，古人何常有此禁例，末谓不用麻黄，则传变深重，非半月不能愈，皆是空空洞洞，大言欺人。士材必不若是浑沌。陆九芝据《图书集成医部》，李氏论吐血破瘀一条，谓误列吐血于虚劳门中，非士材手笔。颐按是书议论，无一不庸，即治案亦无一精义，明是浅者托名。盖书贾藉以牟利者，而魏玉璜且全收入续类案中。学者不能识破其谬，今苏人习闻士材大名，初学习医，无不捧必读一编，等于枕中鸿宝，欲医学之无陋，得乎。

陶尚文治案：从俞东扶古今医案按本。陶节庵治一人，伤寒四五日，吐血不止，医以犀角地黄汤、茅花汤治反剧，陶切其脉，浮紧而数。曰，若不汗出，邪何由解，进麻黄汤一服，汗出而愈。

江篁南曰，或问仲景言衄家不可汗，亡血家不可汗，而此用麻黄，何也？璜曰，久衄之家，亡血已多，故不可汗，今缘当汗不汗，热毒蕴结而成吐血，当分其津液乃愈。故仲景又曰，伤寒脉浮紧，不发汗，因致衄者，麻黄汤主之。发其汗，则热越而出，血自止也。

魏玉璜校刻江氏类案，有注语曰，赵食葵用此法而效，以见血即汗，汗即血之理。

俞东扶曰，经文衄字，向来只作鼻衄解，不知吐血为内衄。仲景原不鉴定鼻衄也。自非节庵，活书都作死书读耳。但麻黄汤虽为太阳经正药，然非其时，非其经，非其人之质，足以当之，鲜不为害，请勿轻试。怀抱奇术一医者，素自矜负，秋月感寒，自以麻黄汤二剂饮之，目赤唇焦，裸体不顾，遂成坏证。一药客感冒风寒，用麻黄五钱服之，吐血不止而弊，此二证亦进黄连解毒，犀角地黄汤解救之，终不挽回，大可骇也。

杨素园曰，余见伤寒多矣，当邪在太阳时，用麻黄一啜即解，其效甚神。但从未有用至一钱外者，且不须与桂枝同用，若非其经，非其人，诚有如俞氏所言者，曾见一温病，误服麻黄，两颐暴肿，竟溃烂而死，可畏也。

（评议）麻黄质本轻清，而温通上行，其力极速，故开宣肺闭，发散皮毛，奏效甚捷。若有吐血，则邪热入营，逆行上涌，气升火升，已极可畏，降逆镇纳，犹虞不及，本非犀地、茅花一路寒凉，所能有效。况犀角在上，隐含升发之性，茅花又极轻扬，治吐血多不应手者，颐见已，盖暗中尚有升腾之力，是前贤未曾道及者，若能治以开泄下达，或兼破瘀导滞，则血自止。仲景伤寒脉浮紧，不发汗，因致衄者，麻黄汤主之一条，虽似有理可方。然既衄而更与升扬，助之激越，于心终觉难安，否则何以自解于衄家不可发汗及亡血家不可发汗两条。尚文是案，盖既因本论有此一条，比附为之，殆难轻信。篁南、东扶、玉璜诸公，虽欲为尚文表扬，颐终期以为未可。即养葵亦何必非欺人之语。王三阳于脉浮紧不发汗因致衄者条下，亦谓夺血者无汗，即致衄则不可轻用麻黄汤，或点滴不成流者可耳，是可为辨证审慎之一助。夫衄血成流，势已不可，妄授麻黄，而陶且用之于吐血不止之候，宁非妄语。若本论又有太阳病脉浮紧，无汗，发热，身疼痛，八九日不解，表证仍在，此当发其汗，服药已微除。其人发烦，目暝，剧者必衄，衄乃解，所以然者，阳气重故也。麻黄汤主之一条，则麻黄汤主之五字，必在上文服药已三字之上，所谓服药者，即指麻黄汤而言，文义甚为明了。此传写者脱于上而误缀于下，《金鉴》改正，极是。安有得衄乃解之后，更与麻黄之理？且又明言衄为阳气之重，而更投麻黄升阳发汗，仲景书中，何尝有此条理？尚文作是治案，岂不自托于仲师本论之此两条，无如揆之情理，种种矛盾，颐唯恐学者不察，效颦西家，则大错铸成，方且窃附圣经，归狱仲景，是丹非素，正义莫伸，关系医学前途，实非浅尠，故敢不嫌辞费，备录诸家旧说而申言之。要知俞东扶引证事实两条，及杨素园之说，不可不熟思而审处之也。

俞东扶古今医案按：怀抱奇治一人，积劳后感寒发热，医者好用古方，竟以麻黄汤进。目赤鼻衄，痰中带血，继以小柴胡汤，舌干乏津，怀诊之：脉虚数无力，乃劳倦而兼阴虚也（杨素园曰，伤寒无虚数无力之脉，颐按初感而脉虚数无力，即是阴虚本色。但此案既在表汗失血之后，虚火升浮，又服柴胡，上愈实而下愈虚，脉象如此固宜，若未服麻黄、柴胡之时，或不如此），误投热药，能不动血而竭其液耶，连进地黄汤一二剂，血止，神尚未清，用生脉散，加当归、枣仁、茯神、远志，神虽安，舌仍不生津。乃曰，肾主五液，而肺为生化之源，滋阴益气，两不见效，何也？细思之，因误麻黄，性不内守，服之而竟无汗，徒伤其阴，口鼻虽见血，药性终未发泄，故津液不行，仍以生脉散加葛根、陈皮引之。遂得微汗，舌果津生，后以归脾汤，六味丸而痊。

俞东扶曰，地之水土不同，怀氏就松江所见而言，推之嘉苏，亦复如是。若南京人患伤寒，用麻黄者十有二三，若江北人不用麻黄，全然无效。况直隶陕西乎！所以《内经》有散而寒之，收而温之，同病异治之论也。赵养葵曰，太阳之人，虽冬月身不须绵，口常饮水，色欲无度，大便数日一行，芩、连、栀、柏、硝、黄，恬不知怪。太阴之人，虽暑月不离复衣，饮食稍凉，便觉腹痛泄泻，参、术、姜、桂时不绝口，此两等人者，各禀阴阳之一偏，又天令地气所不能拘，故立方用药，总贵变通，不独麻黄一味，令人推敲也。

王孟英曰，萧建廷秋月患感于归安，医进麻黄汤，汗透衣衾，奄奄一息，改用参、芪、术、附等药，汗虽止而舌无津，神昏沉寐，所亲顾味吾亟为买棹送归，延余视之。脉来细软，睛赤唇焦，小溲全无，皮肤燥热，不食不便，懒语音低，灌以大剂西洋参、生地、麦冬、杞子、甘草、葳蕤、当归、花粉、藕汁、童便等药，三剂神渐醒，而舌润溺行，略啜稀粥。药不更方，旬日后身热始净，音亦朗爽，粥食渐加，半月后始更衣而脉和，月余能下榻矣。复于方内加熟地、天冬、牛膝、仙灵脾，令熬膏服之而健。此条见孟英所选俞东扶古今医案按中。

杨素园曰，怀案用麻黄而未得汗，邪尚未去，故复用葛引之，此案汗已大出，止是伤津，故纯以甘寒生津。

（评议）观怀案王案，麻黄之害，如是其烈，即可知陶尚文案，断不可信。东扶谓地土不同，用药不一，洵是确论。但北人体伟，脉证亦自不同，有是证即有是脉。南人岂无强健雄伟，可胜发表攻里猛剂者乎，总之辨证投药，必以脉证参合，确有可据，亦不能以其南人、北人，而预设成见也。

江氏类案：篁南治一壮年，七月间伤寒，人迎脉紧盛，恶寒，肢节痛，指甲青。乃以九味羌活汤，去生地、黄芩，加姜、枣、葱白（魏刻有校语曰，此方可商，证见指甲青，理宜温散）。一服未解，兼腹疼饱闷，再与全方一服。外证悉解，然腹痛膈痞未除，盖五日矣，乃以小柴胡去参、芩、半、枣，加芍药牡蛎瓜蒌，亦不应。其人曰，予乃夏间食牛肉颇多，是食积宿滞而然。江曰，乃表邪传至胸中，未入于腑，证虽满闷，尚为在表，乃以小柴胡对小陷胸，加枳实、桔梗、大黄一钱，同煎服之，更衣一度即愈。

（评议）九味羌活，本以发散寒邪，即杂生地、黄芩，殊不可解。是案确是寒证，加减甚是。仲景小柴胡，参、芩、甘、枣，以治呕而痞满，本亦可疑，篁南师古而不泥乎古，均可法也。

马元仪《印机草》，发热喘急，头痛下引胸胁，昼夜不安，面赤不渴，二便如常，左脉弦虚，右脉空大，此无形之感，挟有形之痰，表里合邪，互结于胸胁之位也。口不渴者，外邪挟痰上逆，不待饮水自救也。二便调者，病在胸胁，犹未扰乱中州也，仲景治伤寒不解，心下有水气，咳而微喘，发热不渴，小青龙汤主之。今仿制此治。

（评议）此太阳有表，而挟寒饮之证，面赤乃热郁于表，不得发泄，必有恶寒见证，

358

则小青龙诸药，乃无一不合。唯左脉弦虚，右脉空大，若无恶寒，恐有浮阳上越一候，此则可商者耳。

曹乐山治案，旧抄本：戴某，头痛咳嗽，身热无汗，舌红苔白，左脉浮紧，右脉弦滑，风寒与湿痰交阻，就凛寒畏风论治，必解表佐以化痰。麻黄汤、二陈。

（评议）此必畏寒甚，合以浮紧之脉，故用麻黄。曹是常熟人，意者此症咳嗽，必是声重不扬，肺气闭塞，则麻黄尤为合辙。

复诊：进麻黄汤，恶寒已除，头痛已止，唯身热得汗不解，咳嗽不爽，苔白舌红，脉息浮弦且滑，尚须解表。桂枝汤、二陈、杏仁、葛根。

（评议）麻黄汤得汗不解，更用桂枝，原是仲景家法。唯咳嗽不爽，仍当开泄肺气，葛根升胃解表，尚是古法。以近今理法言之，宜去葛根，加桑叶、瓜蒌、兜铃、九孔子等为佳。

柳选张仲华爱庐医案：发热恶寒，头项强痛，无汗胸痞，脉浮紧（细），症属正伤寒，南方所罕见。询系连朝营墓辛苦，时届严寒，又居旷野，太阳表证悉具。宗仲圣不汗出而烦躁者，大青龙汤主之。

麻黄、桂枝各五分，防风一钱，杏仁三钱，甘草四分，羌活七分，生石膏三钱，生姜五分，大枣二枚。

柳谷孙曰，证在初起，似不必遽用石膏，就案中所述乃麻黄汤症。

（评议）仲景小青龙证，为无汗恶寒而烦躁者设，表寒未解，里已郁热，故用石膏。是案有不汗出而烦躁一句，石膏未始不合，但脉浮紧之下，着一细字，大有可议。唯据第三诊脉转细小一句，则初诊时决不细小可知。此传写之误，然一字之讹，病情出入，关系甚大，医家者言，传抄校印。不可不慎。

再诊：病甫两日，太阳证未罢，而阳明少阳证已悉具，可知南人禀赋柔弱，其传经之迅速若此，汗既未畅，拟三阳并泄。

麻黄、柴胡各四分，白芷、葛根各七分，羌活五分，杏仁三钱，连翘、黑山栀各一钱五分，姜渣五分，大枣三枚。

（评议）三阳并病，表未罢而里已热，故并用栀、翘，轻而且灵，视冲和汤中杂以生地、黄芩，苦寒厚腻者，有上下床之别，此亦今人之胜于古人处。而麻、羌、柴、葛、姜、芷，分量皆轻，又南有之定例，与淮北兖冀不同，但生甘草可以缓麻黄之迅疾，不可不相辅而行。

三诊：汗畅热解，烦躁已除，脉转细小，形疲体酸，嗜卧思纳谷矣。其发也凶悍，其传也迅速，其退也亦易，究属质弱者，易感易达。不若北方风气刚劲，禀赋厚而腠理实，必主传遍六经乃已，是证若宗三时六气治之，势必淹缠几候耳，拟相营卫法。

桂枝四分，橘白一钱，姜渣三分，防风七分，茯苓三钱，桑枝五钱，秦艽一钱五分，大枣二枚。

柳谷孙曰，南方少正伤寒证，方案虽平浅，宜存之以扩闻见。

（评议）证已汗出热除，脉小神疲，怠倦思食，是外感悉解，胃气昭苏，止宜双和气营，养胃健运，如归、芍、石斛、陈皮、香砂等物，和平中正，不倚不偏，方是善后良策。再授桂枝、防风，岂非蛇足。橘白淡泊无用，姜渣亦无着落，即日肢节酸疼，宜和营卫，则桂枝亦必与白芍同行，方中唯桑枝、秦艽宣通脉络，稍为近是耳。张柳皆谓此是正伤寒，南方罕有，要之仲景太阳篇证治，本不过风寒之邪，侵于肤表，至轻至浅，既麻桂青龙等方，亦是轻疏肌表，清灵淡薄之药，何必震而惊之，视为绝大题目，反令初学见之，误认仲师本论，高不可攀，不敢学步。大率伤寒论之不得盛行于世，皆此种论调，骇人听闻，有以阶之厉也。陆九芝谓医学之盛衰，必视仲师本论之兴替为进退，最是廉顽立懦之正宗。颐窃愿后之学者，弗复视本论为难若登天，不可几及，则此学昌明，必在指顾间也。仲华本案，竟谓北人禀厚，必至传遍六经，最堪骇异。岂一部《伤寒论》三百多条，病者必须一一经过耶？又谓宗三时六气治之，势必淹缠几候，则此案感寒，直是屏在六气之外，何其立言不慎，至于此极。

孟英案续编一卷：马某年三十余，素用力，患发热恶寒，肢振自汗，少腹气上冲胸，头疼口渴。王诊之曰卫虚风袭，而脉络久伤，肝风内动，与建中去饴，加龙、牡、石英、苁蓉、楝实、桑枝数帖而痊。颐案肾气上奔，仲景法宜加茯苓。

王案有眉评曰，发热恶寒，头疼自汗，皆桂枝证。此人必津液素亏，因汗出而益耗其精液，故肝失所养而上冲，肺胃失所养而口渴。

（评议）少腹气上冲胸，是肾气本虚，因邪热引动，冲激上奔，即仲景之所谓奔豚之一法。而肾虚气不摄纳，非龙牡摄阴敛阳，不能导归元海。案中虽曰肝风动，然龙牡、石英，是镇纳肾气，并非平肝，故方中亦无息风之药。苁蓉亦是补阴安肾，合之桂枝汤，标本两顾，皆合经旨，此汗多阳浮，扰动肾气之正法，头痛一症，亦是气机上逆使然，而评者以肝风一句，竟谓肝失所养而上冲，受孟英之愚矣。

丹溪案：一人项强，动则微痛，脉弦而数实，右为甚，作痰热客太阳经治之，以二陈汤加酒洗黄芩、羌活、红花而愈。

魏玉璜本十六卷，亦有此案，作项强痛不可忍，不可以回顾，余则与江本同，盖即一案而各书所引有异故耳。

（评议）项强在仲师本论，本是桂枝汤证。风寒袭入太阳之络，甚有别无所苦，而牵掣板硬，毫不可动者，近人谓之邪入风池，当分风寒、风热两层，风寒则桂枝一剂即愈，仲景所谓先刺风池、风府，却与桂枝汤者，此证正可借用其法，风热挟痰，则此案是也。是证猝然而起，用药如法，应手即痊。然俗子且以为奇，百治而不得一当，疑痉疑痹，莫衷一是，小题大做，反不得效，最是可嗤。

薛立斋案：一妊妇颈项强直，腰背作痛，此膀胱经风邪所致，用拔萃羌活汤，一剂而愈。又用独活寄生汤及八珍汤，以祛邪固本而痊。

（评议）此即邪入风池证，薛用羌活汤甚合，故项强即愈。其独活寄生汤、八珍二汤，则其人血虚络痹，兼有腰背之痛，所以调养，非尚为项强计也。玉璜不识是证，乃录此案于子痫门中，盖以为绝大之奇特，无怪乎庸俗之不能举其名矣。

雪雅堂医案：张伯龙治刘信翁，外感寒热，发于午后，脉浮弦尺甚，颈项强直，不能转侧，仍以太阳论治，与桂枝汤加羌活、细辛，一剂而痊。

（评议）此风寒项强之正治，加二味切当。

黄醴泉案：风阳上巅，天柱风府，酸掣不适，肝胃不降，气不顺调，脉浮且弦，咯痰不滑，咽喉不利，此外风引动痰热，宜疏泄清降，宣络化痰。

桑叶、蒺藜、白茯苓各三钱，白菊花、旋覆花、紫石英、白芍、川象贝母、川楝子各二钱，瓜蒌皮、竹茹、丝瓜络、黄射干各一钱五分，橘络八分，羌活四分。

（评议）此亦邪入风池，然是风热袭络，而兼痰滞气升，则桂枝成法，不适于用。观其以辛凉泄风，而多用通络化痰为辅，轻清活泼，一片灵机，视食古不化者何如，加羌活

360

少许以泄太阳，亦是恰到好处。邪入风池一症，得此数案，宜古宜今能事毕矣。

（见《医学杂志》1934）

11. 古今医案评议（四）

太阳腑证

经络之病，深之则入腑脏。十二经无有不然，太阳之腑，是为膀胱，清而不浊，为病最少。然气不化，则溺闭而不通，血不行，则为狂而急结。仲师成例，具有专条，汇而集之，以见能用活法者，虽未必尽囿于古人之成法，然试为之寻流溯源，亦万不能离仲师规范，而别开奇局，以此知先圣模型，大经大法，固取之无禁，而用之不竭者也。

魏氏续类案：张意田治甬江焦姓人，七月间，患壮热舌赤，少腹满闷，小便自利，目赤发狂，已三十余日，初服解散，继则攻下，俱得微汗，而病终不解。诊之，脉至沉微，重按疾急，夫表证仍在，脉又沉细者，邪陷入于阴也，重按疾急者，阴不胜其阳，则脉流转疾并乃狂也。此随经瘀血，结于少阴也，宜服抵当汤，乃自为制虻虫、水蛭，加桃仁、大黄煎服。服后下血无算，随用熟地一味，捣烂煎汁，时时饮之，以救阴液，候其通畅，用人参、附子、炙草，渐渐服之，以固真元，共服熟地二斤余，人参半斤，附子四两，渐得平复。

（评议）脉沉且微，是病在里，重按疾急，则蓄血仍是热瘀在里，故药宜大黄，案中陷入于阴，结于少阴二句，大非仲师真旨。后用参地以滋阴液，固是正治，而附子一味，仍踵少阴而来，亦非不熟仲景本论，则落笔便误，动手便错，学者当知所从事矣。

陆氏医验从魏玉璜本：陆祖愚治董蔚如姪，饱餐面食，树下纳凉，困倦熟寝，遂头痛身热，骨节烦疼，胸腹否塞，医以丸药下之，表证未除，胸满兼痛，又行表汗，头痛减，胸痛更甚，或消导，或推逐，其痛渐下，而未得舒畅。几两月，诊得六脉涩数，面容白黄，舌苔灰黑而润，按其胸腹柔软，脐下坚硬，晡时微热，夜半始退，小水自利，大便不通，此蓄血证也。乃用桃仁承气汤，服后，满腹搅刺，烦躁欲死，其父母哭泣詈骂不可堪，至夜半下黑粪污血若干，遂腹软神爽，调理而痊。

（评议）是案虽无甚奇特，而叙症明白，深合病情，其服药而腹痛者，荡涤垢秽，多有此候。然苟其气体大衰，亦可一蹶不复。陆氏本书，谓心知无妨，则自许太过，事后而说满话，骄矜已甚，不足道也。虽曰药不瞑眩，厥疾不瘳，究宜相体裁衣，笔下斟酌，必不可猛剂太过，反以肇祸。若夫庸夫俗子，识力不到，或一味谬记小心谨慎，不敢一用去病之药，则又祖愚之罪人矣。

又：同上。陆祖愚治凌东阳患伤寒，已经汗下，身体外不热，扪之则热极，不能食而饥不可忍，反强进稀粥，即胀不可忍，必用力揉之。一二时始下大腹，甫下又饥不能支，大便五六日不行，而少腹不硬满，医以汗下身谅，而用开胃养血顺气剂，病日甚，诊之两寸关数浮，两尺沉数力，曰此蓄血证也。因下之太早，浊垢难去，邪热尚留，致血结成瘀，胃中饥甚者，火也，食即胀者，邪热不杀谷也。揉下仍饥者，胃中空涸，邪热尚在也，法宜清上焦之热，去下焦之瘀，而后议补。或曰，许学士谓血在上则喜忘，血在下则发狂。今云瘀血，何以无此证也。曰成无已固深于伤寒者也，谓不大便，六七日之际，无喜忘如狂之症，又无少腹硬满之候，何以知其有蓄血，盖以脉浮数故也。浮则热客于气，数则热客于血，下后浮数俱去则病已。如数去而浮仍在，则邪热独留于卫，善饥而不杀谷，潮热及渴也。浮去而数仍在，则邪毒留于荣，血热下行，血得泄必便脓血，若大便六七日不行，血不得泄，必蓄在下焦而为瘀，须以抵当汤下之，此前贤之成案也。乃用淡盐汤送抵当丸三钱，取咸走血之意，以去荣中之结热，随浓煎人参汤调凉膈散五钱，以去卫中之结热，用人参汤者，病久数下，恐元气不能支也。如此两日，结血去，浮热解，饮食进，后以清气养荣汤，调理旬日而愈。

（评议）两尺沉数有力，谓之蓄血可也，然小腹不硬满终非辨证论治之法。又论饥不能食，及引许学士浮数二脉皆未免理想空谭，此案不及乃孙治董氏一条远甚，姑并录之，非误倒其祖孙之伦次也。

叶案存真二卷：脉濡涩数，至暮昏乱，身热未尽，腹痛便黑，阳明蓄血，拟仲景桃仁承气以逐其邪。

桂枝木，大黄，甘草，芒硝，丹皮，桃仁。

（评议）腹痛便黑脉涩，可谓蓄血之确证。日暮昏乱，即仲景之所谓其人如狂，以身热未尽，是为太阳随经入府之蓄血证。桃仁承气中有桂枝，仍为太阳而设，仲师少腹急结，桃仁承气一条，明言太阳证，即抵当汤丸主治三条，其二条有太阳病明文，且言太阳病六七日，表证仍在，脉微而沉，反不结胸，其人发狂者，以热在下焦，少腹当硬满，小便自利，下血乃愈。太阳随经，瘀热在里，论证尔等明白，何以叶氏竟指为阳明蓄血，须知仲师本论，自明以来，虽各家随意编次，互有出入，然蓄血四条，无有移入阳明篇中者。饲鹤山人《贯珠集》且立一太阳传本证治之目，随经入腑，谁不谓然。其阳明经蓄血证治二条，一则其人本有瘀血，一则热并于胃，先有消谷善饥，而后血瘀不行，皆用抵当，不用桃仁承气，尤其显分畛域，不容含混，而叶氏于此，证则阳明，药则桃仁、桂枝，岂非指鹿为马，以此知其于仲师本论，涉猎不精，所以治伤寒温热，动辄贻误，孰谓仲师成法，可不细心寻绎也乎。

续类案：吕东庄治董雨舟，夏月捣膏劳力，致感头痛发热，服解表之药不效。其长君方白来问。吕曰，子不观东垣脾胃论乎，服补中益气加五味、麦冬自愈矣。如言，服之顿安，复起作劳，仍发热头痛，别用清解药增甚。因同弁御生往诊之，四肢微冷，胸腹热，甚烦闷，腰坠下，小腹胀痛，不能小便。时旁观者，以为重感风邪所致，力主发散。吕曰：虚邪内郁，正以劳倦伤中，生气不足，不能托之使尽去，又遇清凉，其水下逼膀胱，责及本府故然，安可攻也。请以滋肾饮子，合生脉散，与之何如。御生论与吕合，竟投之，得睡，醒热解，小便通矣。留方补之而别，翌日方白至，曰内热时作，烦闷头痛亦发，恐邪不尽，曰余火未消，移热于上也。用软柴、人参、白术、黄连、丹皮、甘草、茯神等自愈。

（评议）此案先用益气，未必果是。纵是内伤，而已服解表，复投升柴，发热头痛又作，安知非升动浮火为患，末段自谓移热于上，何以仍用柴胡，故激余火，此明人习惯，为陶节庵诸书所误，必不可学。唯中间小腹胀痛，小便不通一症，谓水逼膀胱，责及本府，正是太阳入腑之膀胱蓄水证。滋肾丸通关利水，知柏清其蕴热，而以肉桂通膀胱阳气，此通关之所以得名也。

又：万密斋治一门子伤寒，医与发汗，七日后不愈，小腹满而痛，欲下之未敢。万脉之，沉弦而急，问曾渴饮水乎。答曰，甚渴，虽饮水渴不止。曰，此蓄水似疝证，不可下也，乃用五苓散以利其水，加川楝子、小茴香，以止小腹之痛。一服洞泄四五行，皆清水。次日再求诊，曰不必再药，水尽，泄自止矣。一二日后果安。

（评议）此亦太阳随经，瘀热入里之蓄水证，膀胱积水，而气化不通，故小便不出，小腹硬满而痛，脉沉且弦急，气与水俱结为患，四苓通水，而桂枝通阳气，且以解未解之表，加川楝、小茴调肝肾气滞，极有巧思，但此证此药，当得小便畅行而愈，无大便洞泄之理，此必传写之误，或传闻之失实，须知病情病理，不能矫揉造作者也。

又：陈三农治一妇霍乱，饮阴阳水，左腹坚硬痛极，作留饮治，以半夏、旋覆花各三钱，泽泻、青皮、枳实、白术、生姜各一钱，吴茱萸二分，一剂愈。

（评议）此又一膀胱蓄水证，以半夏、旋覆、青皮、枳实降气，加姜萸温而行之，亦可谓五苓之变法。

张洛钧治刘水泉案：四十四岁，丙辰二月，春寒外袭，先则畏寒壮热，迨绵延浃旬，外热锐减，但未净尽，而咳嗽不爽，声音不扬，痰涎薄沫，咯吐艰难，二便闭塞，三日不行，遂胸膈胀闷，腹又撑撑，脐下硬满且痛，喘急气冲，形势孔急，脉乃沉细，重按鼓指，舌苔白垢，后根尤为浊厚，此肺气闭塞，皮毛不宣。本是太阴太阳并受其病，而两经之气不行。太阳表热久留，似解未解，渐以传里。止缘郁不化热，故不传阳明少阳，而随经入里，聚于膀胱之府，亦缘壮热之时，饮水太多，水积不消，即不能蒸化作汗，遂与太阳寒水之气相合，致令膀胱气化不通，加以肺闭高原，失其肃降之职，乃积不能行，反而逆行犯上，脉亦为之遏抑不扬。窒塞已甚，不为不危，本当疏凿下流，以通壅塞，然肺家郁结，气不通调，但与泄降，则徒多遏抑，愈增闭塞之苦，此前医淡渗利水之剂，所以无功，而反助胀结也。从古学者，止知肺与大肠相为表里，而喻西昌有肺有溺，无肺无溺，独辟生理之秘论，其说尚未得学者信从，所以对于是证，遂无捷效，兹以宣通太阴为主，佐以温化太阳之经，冀得上窍启而下窍自通，经气行而府气亦化，则小溲一泄，大便亦即随之以行，是可开利水之一大法门。请以是病为嘉言之左券可乎。

生紫菀五钱，瓜蒌皮、光杏仁、白茯苓、柔白前各三钱，九孔子去刺二钱，苦桔梗、杜兜铃、干乌芋苗、整段桂枝各一钱五分，葶苈子一钱，去节麻黄五分。

再诊：前方服后才三小时，即觉胸脘疏达，气机转旋，而少腹沉沉，已有欲泻之意，但尚未畅解耳。此上源已动，府气已运，转上逆者而为顺降，决流疏壅，当即在指顾之间，所谓水到渠成，本无所用其急，不能改弦易辙，但病者本是至交，顺道过此，亟索第二步方案，不忍重拂其意，姑参五苓，通关滋肾意，以为因势利导之法。仍不外上午原方宗旨。

紫菀三钱，桑白、白前、猪苓、茯苓各三钱，知母、泽泻各一钱五分，炒川柏一钱，安桂末四分，药汁调吞。

三诊：第二方服后，不及一餐时，小溲连解三次，畅而且多。继则大便随行，润而不燥，腹鸣漉漉，上下膨胀，顷刻蠲除。貌似四苓滋肾之功，实则午前泄肺大剂。早以斡旋机轴，敷布有权，即无第二方，亦无不通之理，是谓治病必求其本，视向之八正加味何如？脉来轩爽，流动有神。亦已陡然起色，舌根厚腻已化，唯肺胃久窒，邪去而正亦虚，液亦耗，舌质遂形光燥，是当滋养太阴，并苏胃气，清而不浊，方能资助化源。亦不可滋补遽投，转生窒碍。

干霍斛、沙参、生紫菀、小生地各二钱，炒知母、炒白扁豆、陈皮各一钱五分，焦谷芽四钱，砂仁二钱四分。

（评议）病性原委，案中叙述已详，不烦再赘。第三方清微淡远，不事呆补，尤见灵机。洛钧氏少年好学，源本极清灵，十年苦志，成就不凡。不意天不假年，中途捐弃，而不自知其年之不永。治案亦无留遗，此是得之当年畅谈，偶尔记录之稿，追叙一过，能不黯然。

（见《医学杂志》1934）

12. 医案评议（五）

叶案存真一卷：舌音强缩，干涸无津，邪气已入膻中，神识昏蒙，积劳心血及虚致热竟入矣。诊脉虚小无力，但补则热闭，今晚以至宝丹三分，凉开水调化，匀五六次服，明日再议。

（评议）神识昏蒙，而但曰舌音强缩，干涸无津。如果光燥鲜红，全无润泽，方是燥火灼阴，法当凉润甘寒，亟顾胃液，则石斛、知母、犀角、地黄，皆为对症要药。至宝丹芳香镇重，清心降火，何尝不是。然热病神昏，最多痰热互灼，蒙蔽清灵，以中医旧法言之，则陆九芝所谓胃热蒸心，胃病而尚非心病，早与看开，引邪深入，直犯心君，是为献门迎贼。以新学家病理言之，则气火上盛，冲激脑经，而知觉失其常度，脑麝香烈，其气上升，更以助其扰乱而有余，虽有金石重坠，不敌升腾之香气，是为藉寇兵而赍盗粮。此案不言舌色何若，似不可谓即痰热互灼，蒙其神志之症，然下案明言舌刺欲缩，色仍白晦，可知此时白而且晦，其腻何如？是与鲜红光燥者，截然不同，岂非湿痰窒塞，闭遏不通之确据。而乃不知化痰宣络，亟亟开通其壅塞，反以至宝丹之犀角、牛黄，引入心经，脑麝安息，耗散正气，金箔、银箔、朱珀、雄黄，强为镇坠。徒增抑塞之苦，全无宣化之功，自以为开，而不知适助之壅，南辕北辙，遂令邪热本传心者，得此药之香开走窜，自谓致热竟入者，原来如此。所谓明日再议，果至明日而渐以枯涸窒塞，岂非送入而加以镇压之功效。此叶老之所自言者，郁火愈炽，燔灼愈加，此老治湿热，几乎无一案不以杀人为能事者，咎在犀黄脑麝，而不用一味痰药耳。凡痰热窒塞之甚者，脉必不大，甚则伏而不见，此案开口说一虚字，总为脉小所误，此后文三才复脉之根本也。

再诊：心气久耗，营液暗伤，渐枯涸窒塞。小肠火府，失其变化传导。溲溺欲痛，舌刺欲痛，色仍白晦，岂是血滞实火，当滋液以救燔燥，仍佐苦味，以通火液。

鲜浙江生地，元参，竹卷心，人参，川连，菖蒲，百部，桔梗。

（评议）至宝丹芳香开窍，何以服之而渐致枯涸窒塞。且犀角、牛黄、玳瑁，无一非清心凉肝解热之药，何以反溲涩舌缩，则送热入心，加以镇坠，真是落井下石。热邪更无出路，而愈闭愈深之明证也。自谓岂是血滞实火，颐则谓舌白晦，明是痰热实火，仍不开痰，而但知滋液，鲜地、玄参，不足以救燔燥，而更以助痰凝。又有人参，则不使之窒闷以死，此老心中，终觉不快，岂真忍心害理，性与人殊耶，总是见理不明，认贼作父，养痈为贻巨患耳。虽有菖蒲、桔梗，力能开泄，而不敌鲜地二参之助虐，互为牵制，有贲育而无所展其长。试思舌苔白晦者，何以有需于玄参、鲜地，且当用菖蒲、桔梗者，亦何可与鲜地、玄参为伍，古今有如是之配合乎。

火液二字，怪不可识，周澄之刻叶案，且可谓火中之液，更奇。盖此老意中，谓通心气，生心液耳。然以火字代心字，则大不妥，似此半通不通之名，叶老案中，数见不鲜。呜呼，文辞之不能通，而谓能通医理，虽在名家，终不可恃。然此老当时，名震海内，果操何术以致此耶。

三诊：神气消索，五液枯寂，此昏躁妄言，乃阴阳不肯交纳，欲作脱象，不忍坐视。议三才汤，以滋水源，掺入磁朱以宁神志，三才加磁朱、金箔。

（评议）人参、元参、鲜生地，非补益元神，滋养津液之专药耶。乃服之而神气消索，五液枯寂，病又进一步矣。人参、鲜地之功用，又到何处去？况又昏而且躁，妄言不已，此不仅心液欲干，而肾液亦竭。心烦肾躁，古有明文，至此而阴愈灼愈绝。痰涎愈塞愈实，其人固亦闭极欲死。而反谓之脱，又陆九芝之所谓人死气绝，固不妨名之曰脱者。究竟闭塞以死，与虚脱以死者不同，唯叶老到底认闭为脱，故病到如此不堪，则一筹莫展，而强以三才为敷衍之计。又谓可滋水源，岂知此人欲死，已全赖老先生之早用生地，而至此则生地尚嫌其闭塞之力太薄，乃更之以熟地、天冬大腻，又加磁朱金箔，助其窒塞，庶可使之早绝须臾，少受几时苦楚，是亦叶老之仁心仁术也，殊可笑已。

四诊：吸短欲躁，午后至更深为甚。热人阴中，子后清阳，用事稍和，自云心中不舒，热熏则楚，仿邪少虚多例，用仲景复脉汤。

炙草，生芍，人参，生地，麦冬，麻仁，阿胶，鸡子黄。

（评议）吸气独短，又是窒塞确证。午后热甚，又是阳明旺于申酉，确是阳实之热，而必谓是阴虚之热，阴阳虚实四字，乃辨证之最当着眼处。不谓名满海内之大医，而竟有如是之适得其反者。病人至此，乃只有子后一时之稍和，而其余十一时，皆在沉困迷惘之中矣。自云心中不舒，讵非痰热交窒之为患，热熏则楚，里热又极为明白。而用药只有窒塞，全不为之清解开泄。明明邪多，而必谓邪少，明明实多，而必谓虚多，此老天昏地暗，一至于此。总是病人命运该绝，死于名人手下，当亦无憾。究竟自始至终，全未用一当用之药，而所用者，竟无一而非鸩毒。合是苍生劫运，借渠毒手，一力送入鬼门。此老原是勾魂大使，奈何后之学者，犹复一盲群盲，共推叶案为矩矱，此则颐之百思而不知其故者。岂手民之劫数，至今犹未尽耶。那得不为之废书三叹。阳明热病，挟痰最多，痰热壅塞，即令神昏，皆是气火上浮，有升无降，冲激脑经之候。叶老毕生大误，全在谬信温热传手不传足一语，必以手经足经，龈龈分辨，遂置阳明于不问，乃自创首先犯肺，逆传心包二句，竟以温热伤寒，作为鸿沟界限。于是一现昏蒙，必从心包主治。至宝、犀黄、鲜地、元参，是其惯伎，初不料阳明经热，即由此药引导，直窜入心。如醉如痴，不知不寐，抑且芳香太过，其气上升，愈增脑经之病，而昏乃益甚。其痰少者，则热由犀黄送入心经，犹可即以此药连服三剂，则热得少解，引之复出，而昏迷可醒。陆九芝语，虽近于谑，确是实情，前阳明府证中，王旭臯一案，岂非明证。迨其神识渐清，医者方且据以为功，谓此病人心，极危极险，赖有犀黄之力，而始起九死于一生。病者亦孰不拜其再生之大德，而第一服之所以送入者，则举国医家，直是至今不悟。于是信为独得之秘，屡试屡验，自诩能手。其不应而毙者，则此人之命数当绝耳，亦于医家无尤焉。此已成为医界之一种流行病，叶氏温热论，即其发源之滥觞处。而吴鞠通之条辨，吴子音之赘言，皆其嫡派之孝子慈孙，子音尤以赘言为未足，更伪撰三家医案以证实之。今之号为习医者，孰不家有其书，而此派之流行病，乃遂毒敷四海。直至近三十年，陆九芝封翁世补斋文行世，而使纠其谬，则叶氏之误尽苍生者，固已二百余年。我陆氏书至今犹未能家置一编，则叶氏之流毒，尚无止境。此仅属无痰者言之，其弊已至于此，而热病之挟痰者，且又十必八九。如其经之热，兼有痰浊窒塞胸脘，而胸满气痞者，亦用牛黄至宝、犀角、鲜地，则不独引热深入，并将窒塞之痰浊一律送入心家，而昏冒无知，尤加闭塞，其病必更深一层，使至此而医者知为痰浊痼塞，能用泄痰重剂，如竹沥、菖蒲、胆星、礞石、竺黄、紫雪等物，犹可补救什一。若但知为热，而止有犀、羚、地、斛、麦味、知母等药，则愈腻愈窒，必致神识全蒙，九窍闭塞而死。其死也，群知其热之甚，陷之深，而终不悟痰之实，药之祸，且谓聚集许多大凉大润要药，而无济于沃焦救焚，则热陷入心之病，固无可治之理。果谁知其所以不治者，即此甘寒凉润，滋腻养阴为之乎。今之俗子，凡治时邪热病，其始则不当表而必表，柴、葛、羌、防，皆不可少，或则鲜地与豆豉同打，自谓黑膏，可以解表。而其时固舌苔薄白，里未有热也。继其热渐炽，而舌犹白腻，遂谓热已太盛，必用大凉。乃鲜地斛、元参、知母、犀羚、至宝，牛黄清心，不问病情，不论药力，信笔涂鸦，无施不可。而病者至此，无不谵督昏狂，气粗痞满，则更有珠黄、琥珀、朱砂数物，作为末了之一，舍此别无良药，始终皆不知有开发宣通之法，甚至并杏贝二陈而有能用，医道更何复问。伊谁作俑，岂非首先犯肺，逆传心包八字，认定手经，遂不许有阳明足经一说，阶之厉阶乎。此案开手即曰邪入膻中，而用至宝丹。如能药与病合，宜其效矣。乃第二案依然枯涸窒塞，则至宝丹不能开之使出，而反以引之深入，其弊立见。且曰舌刺，色仍晦白，于晦白上用一仍字，知昨日之舌苔，固犹是晦白也。此苔明是痰浊，乃犹不知开泄，而唯以鲜地、元参、川连，一派清凉养阴，如果液耗，此药亦应有效。何以第三案而且神气消索，五液枯寂。试问鲜地、元参、人参之滋液退热，其功何在，岂非痰浊内陷，得此甘腻，而愈窒愈塞。其人已重重关闭，行将塞死，而按语犹谓欲作脱象，所见悖谬，至于此极，最堪骇诧。三才复脉，在此老为无聊之极思，又不料皆是病人之砒鸩。认实作虚，弊与指南温热门之席姓七诊同。故药用三才，彼此亦复合辙，此二案之所以同归于尽也，是可怜已。又按至宝中有犀黄，弊与王旭臬十四诊一案同。乃彼能连用三贴，一唯于九芝封翁之说是从，自送之入，而又自引之出，所以犹有可救，此则只用一次，转手即为玄参、鲜地，但送之入，而补以塞之，唯恐其热有出路而幸免于死也。且王案能两用硝黄，而此案则三才复脉，一通一补之异，即为病人出死关头，后之学者，其将何所适从耶，是亦不可不辨之于早矣。

（见《医学杂志》1934）

13. 医案评议（六）

又：伤寒六七日，谵语狂妄，不知人事，时自喘嗽，两脉微弦，按之坚涩，此邪热内炽而火邪入肺也，脉应数大，而反弦涩。是为阳证得阴脉，法在不治，所异者津液虽亏，而元气犹堪支持，或可背城借一耳。

瓜蒌仁，桂枝，枳实，半夏，苏子，杏仁，黄连，秦艽，陈胆星。

（评议）谵语昏狂，而脉不数大，反为涩滞，痰凝气窒，遏抑不宣者，时常有之，止不必以阳证阴脉，法在不治吓人。观其用药，一路开痰破结，则证情可知。唯用桂枝，尚是相称，以视孟英治案，选药虽未尽精密，然能不以脉涩津亏，径投滋补养液已高出叶案之上。若令叶氏处此，苟非犀、黄、生地，即是元参、麦冬矣。

黄醴泉治案：田祥芝翁，湿温表热起伏，绵延一月余，神识时清时蒙，大府五天未行，小水短少，不安寝，目赤唇焦，舌黄中垢，渴不多饮。空恶撩舌，茎短囊缩，饮食不进，吃语喃喃，头摇支震，中州湿痰，弥漫不化，而热盛烁液，已深扰营络而侵心宫。抑且津液欲枯，木失水养，病传厥阴，内风煽动，殊有内闭外脱之虑，所欣脉尚滑数，正气犹存。勉议息风清心，养胃液而开痰浊，唯冀稍效，以盼转机。

乌犀角尖六分，羚羊角尖八分，俱水磨浓汁冲，竹叶卷心、卅针、鲜金石斛各四钱，带心连翘、赤小豆皮、润元参、象贝母各三钱，陈胆星各一钱五分，天竺黄、怀牛膝各二钱，黄射干、莲子心各七分，枇杷叶四片，去毛包，生左牡蛎八钱杵，玳瑁片五钱，先煎。另竹沥一茶杯调紫雪八分，分之三四次和匀服。

（评议）痰涎蒙蔽，窒塞不通，而津液欲枯，风阳煽动，气火交炽，上冲脑经，知觉已失其常，大便不行，小溲亦少，加以空恶，有升无降，岂不了如指掌。此亦由前手不能早为清降泄化之守，此时大剂沃焦，以救焚如，而舌垢不多引饮，则痰药亦不可少，合以潜阳镇摄，吊之下行，法极周密，无一不到，置之前人案中，自王孟英以外，最是不可多得之佳构。

复诊：渐进咸寒熄风，潜阳摄降，兼以滋液化痰，清肝泄热，服后安睡片时，内风煽动之势，于焉少息，呓语遂少。小溲较清而长，今日午前大便亦行，但不甚多，色黑气秽，痰热下行，皆是佳象。所以神识已清，撩知亦撤，囊缩得伸。热势因而轻淡，午后阳明旺时，阴虚已甚，不敌亢阳，热状复盛，神志又迷，沉睡无言，头颤揭破，脉且较大于昨，右部滑数，左手稍逊，而弦劲之象，比昨为柔，此痰塞，有松动之机。故脉虽旺而应指较和，舌干微黄，甚乏津液，唇茧焦燥，嗜饮亦多，是湿邪渐化，而阴液大伤，所虚风阳陡升，猝不及备，用药仍须虚实交顾，弗令液涸变迁，扶得人事清醒，瘛疭不作，庶为出险。

前方去胆星、赤豆皮、射干、枇杷叶、象贝，减紫雪三之一。以鲜铁皮斛易鲜金斛，加白芍三钱，另万氏牛黄丸一颗。仍以竹沥、灯心汤化服。

定方后重按脉，病人安睡，外热稍减，周身微微有汗，脉滑数依然，再加地骨皮二钱，鳖甲四钱，青蒿子去净，留一钱五分，以清营中之热。

（评议）气火稍降则神即清明，冲脑之理最为显著，小溲较长，大便已解，诸险象皆能退舍，先药精切效力，自不可诬其午后热甚者，所谓阳明旺于申酉本是热病常态，但能诸证有减无增，断无虚风猝动之理，以脉之滑数正合病机，虽曰津伤而其人之正气尚可恃也。

三诊：夜得安眠，醒来神志楚楚，热势大减，舌苔渐化，糜粥渐安，脉象亦静风未动，今日午后，未见热加，证情平顺，差算安澜，唇舌亦稍稍润矣。仍踵滋液宁神，须得热净，则诞登彼岸矣。

前方去犀角，减羚角三之二，去牛黄、紫雪、竹沥、竹黄、青蒿子，加鲜地二钱，花粉三钱。

四诊：诸恙皆和，大便又通，自知舒畅，身热已净，胃纳，亦如雨过天晴，云开日出矣。改方清养，弗劳弗怒，善自和调，可无变幻。

干霍斛，新会，焦谷芽，生鳖甲，白芍，鲜竹茹，丹皮，焦苡皮，生牡蛎，小生地，云苓。

卫生宝鉴：罗谦甫治丑厮兀澜病，五七日，发狂乱，弃衣而走，呼叫不避亲疏，时人皆言风魔，巫祷不愈，而增剧。罗诊之，脉得六至，数水不更衣，渴饮潼乳。罗曰：北地高寒，腠理致密，少有病伤寒者，然夏初时，乍寒乍热，因此触冒寒邪，失于解利，因转属阳明证，胃实谵语。又食羊肉以助其热，两热相合，是谓重阳狂。阳胜宜下，急以大承气汤一两半，加黄连二钱，水煎服之。是夜下利数行，燥屎二十余块，得汗而解。翌日，再往视之，身凉脉静，众皆喜曰，罗谦甫医可风魔也。

（评议）狂乃阳明实热证，既不更衣，下之是矣。然何必以为触冒寒邪，此古人狃于伤寒二字。遂觉前后，自得矛盾。

孙文坦三吴医案一卷：金姓妇三月患头痛，身热口渴，水泻不止，身重不能反侧，日渐昏沉，耳聋眼合，梦多乱语。诸医有以补中益气汤进者，有以附子理中汤进者，二药已煎成，未服。诊之，六脉洪大，观其色，内红外黑，口唇干燥，舌心黑苔，不知人事，曰此疫症也，法当清解，急以小白汤进之犹可生也，若附子理中汤杀之耳。安可用问小白何

367

汤也？曰小柴胡、白虎汤合而一之是也。泄泻昏沉，如此恐石膏不可用也。曰此挟热下利，但使清阳上升则泻止，急热退而神气自清也。服讫，夜半神气苏醒，唯小水不利，热渴不退，思仲景法，谓渴而身热不退，小水不利者，当利其小便，乃以辰砂六一散一两、灯心汤调服之，两帖而瘳。

杨素元：魏氏续类案评曰：此阳明少阳合病，用白虎、柴胡是矣。但仲景柴胡汤条内原有渴者，去半夏，加瓜蒌根之法，曷不遵而用之。此亦三阳合病之类，一白虎汤足以了之，兼用小柴胡，原不甚谬。但柴胡、半夏究嫌升燥，故热渴而小水不利，待六一散之清热而后解，非因其利小便也。读者勿因其依傍仲景遂为所惑。

（评议）发热口渴，昏谵耳聋，协热自利，谓为阳明少阳合病，似矣。然六脉洪大，燥渴引饮，舌心已黑，柴胡升动肝胆，是否可用，此明是理法之未尽精密者，亦不仅半夏，助燥为不妥。而犹自谓清阳上升，泻利可止，似是实非，颇有毫厘千里之误，此虽不可以求全责备于孙氏，然小白之名，抑何可笑乃尔。辰砂六一，滑重下行，故能有效。若曰利水，则自利之后，胡可更伤津液，比附仲景而不自悟其谬。文垣终是知其一，未知其二，杨谓一白虎足以了之，是极。

江氏类案：江应宿治何氏仆役时疫，目不识人，狂言妄语，投以地浆、童子小便，浸白额蚯蚓，捣，新汲井花水滤清汁，任服一二碗，即知人，三日愈。

（评议）阳明热甚，气火冲激，而为昏狂，清之降之，无不应者，此可为乡僻深山，一时不易购药之一助，然苟非大渴引饮，亦恐尚有流弊。

《缪仲淳广笔记》：四时虞吉卿因三十外出疹，不忌猪肉，兼之好饮，作泄八载矣。忽患伤寒，头疼如裂，满面发赤，舌生黑苔，燥烦口渴，时发谵语，两眼不合者七日。洞泄发注，较前益无度，脉之洪大数，为疏竹叶石膏汤方。因其有腹泻之病，石膏止用一两，病初不减。此兄素不谨，一友疑其虚也，云宜用肉蔻、附子。或以其言来告。缪曰：诚有是理，但前者按脉，似非此证，岂不数日而脉顿变耶。复往视，仍洪大而数，曰此时一投桂、附，总发狂登屋，必不救矣。一照前方，但加石膏生二两，或曰得毋与泻有妨乎。曰邪作祟，此客病也。不治立殒，渠泄泻又八年，非暴病也。治病须先太甚，急治其邪，徐并其夙恙除之。急进一剂夜卧遂安，即省人事，再剂而前恶证顿去，数日霍然。但泻未止耳，为疏脾肾双补丸。更加黄连、干葛、升麻，以瘕痢法治之，不一月泻竟止。八载沉疴，一日若失。

（评议）泄是旧病，而阳明热证具备，脉舌皆符，则洞泄确为协热。石膏分量，貌视之似嫌太重，然此是石质，水煮为易，依然无气无味，因不可与草木作一概观。

玉璜续类案：卢不远治蜀孝廉阮太和，病寓吴所下，召诊，披衣强坐，对语甚庄，神气则内索也，身热进退，舌苔黄而厚，盖自吴门受寒剖以肉羹为补，而时啜之，遂缠绵匝月，用疏散轻剂，热退，又复强啖，再热，不能起坐，越五日。诊之，谵妄呼笑，不识人已三日，形骨立，汗雨下，而内热特甚，胸胁之热，扪之烙手，第脉尚有神，乃用人参八钱，加四逆散中，一剂谵妄定，三剂而热邪清矣。自言其神魂穷天之上，极地之下，飞扬奇变，得太乙神符召之，始得反生。曰此完全心气荏苒厥深而凑于胸也。以不第南旋，病淹中道，骨肉辽远，药石弗周，则心已伤矣。又反复再四，汗液多亡，内无主宰，热遂入胸，胸为心主之宫城，精神因而涣散，是以游魂为变也。用四逆，使热外出，加人参，裨神内凝邪气散，是以主耳。

（评议）既曰舌苔黄厚，又曰强啖再热，则谵妄呼笑，汗多热甚，明是阳明经府大热大实之证。且云脉尚有神，此非开泄疏导不能治者，药用人参，已大不妥。四逆散乃治热淫于内，而经气不利，四肢反冷者，故以柴胡发而通之。此证且云胸胁之热，则再得发扬疏散，为利为害，当亦不问可知，而更说出寒伤心气四字，复与见证之甚汗多涉，再谓使热外出，及散邪气，亦何能与游魂为变，作一气贯串，自矛自盾，始终无一句可解。作者已自病谵妄呼笑，不知人事矣。不图医案中见此奇语，殊可异也。

又：万密斋治沈大禄病伤寒，汗下后，病不解，身无大热，不惺惺。医者但云谵语，以证论之，乃错语也。缘汗下之后，元气未复，神识不清耳，与补中益气汤去升柴，出麦冬、生地、熟附子，服一而愈。

（评议）大病乍退之后，元气已虚，精神不振，而为错语，此必无其他兼证。脉象舌色，必有可参，故用药如此，亦可备临证时参互之用。

（雷少逸时病论）城东章某：得春温时病，前医不识，遂谓伤寒，辄用荆防羌独等药，一剂得汗，身热退清。次剂罔灵，复热如火，大渴饮冷，其势如狂。更医治之，谓为火证，竟以三黄解毒为君，不但热势不平，更变神昏、瘛疭。急来商治于丰，诊其脉，弦滑有力，视其舌，黄燥无津。丰曰：此春温病也。初起本宜发汗，解其在表之寒，所以热从汗解，惜乎继服原方，过汗遂化为燥，又加苦寒遏其邪热以致诸变丛生，当从邪人心包，肝风内动治之。急以祛热宣窍法，加羚角、钩藤，服一剂，瘛疭稍定，神识亦清，唯津液未回，唇舌尚燥，守旧法，除去至宝、菖蒲，加入沙参、鲜地，连尝三剂，诸恙咸安。

（评议）证是感寒，初投辛散，汗出热清，已不可谓为春温。果是温病，则防风、羌、独，尚嫌过度，此亦病名之不当含混者。汗后连服，升发太过，乃生变幻，是误汗之所恒有。亦既大热大渴，势且如狂，治以三黄解毒，于法未为大误，但一味苦寒，失之呆笨，所以不效。雷谓春温本宜发汗，已失温病正旨，且谓解其表寒，则温病解寒，如何说得过去，脉滑有力，舌黄且燥，此非宣通开泄不能治者。雷之所谓祛热宣窍法，药用犀角、连翘、川贝、菖蒲四味，合至宝丹一粒，尚合，但川贝终不如象贝为佳，而化痰亦可更加数味。苦寒遏其邪热六字不妥，既有邪热，何尝不宜苦寒。

伪本李氏《医宗必读》：儒者吴君明，伤寒六日，谵语狂笑，头痛有汗，大便不通，小便自利。众议承气汤下之。士材诊其脉浮而大，因思仲景曰伤寒不大便六七日，头痛有热，小便清者，知不在里，仍在表也。方今仲冬，宜与桂枝汤。众皆咋舌，以谵狂为阳盛，桂枝入口必毙矣。李曰：汗多神昏，故发谵妄，虽不大便，腹无所苦，和其荣卫，必有愈耳。遂违众用之，及夜而笑语皆止，明日大便自通，故病变多端，不可胶执，向使狐疑而用下药，其可活乎。

（评议）三阳之头痛不汗，本当分作两种。太阳之头痛为外寒，而阳明少阳之头痛为内热。太阳之自汗为卫气不谐，而阳明之自汗为经热外泄。此必有其他兼证之截然不同者，必不能但据头痛有汗，而即守为太阳，为阳明也。仲景谓头痛有热，在表而主桂枝汤，本以桂枝证言之，然桂枝证安得有谵语狂笑。既有谓汗多神昏，此四字与桂枝证不啻天渊之隔，而可谓和其荣卫，则谵语狂笑，汗多神昏，诸症皆愈，请读者掩卷思之，有是理否。此八股家之所谓无情搭截题，而医理中乃有此奇事。作伪者太觉暗无天日，附录之。俾习是学者，知读之不可不慎。

明外史葛乾孙传：一书生伤寒不汗，发狂，循河走，乾孙猝置水中良久，出之裹以重绵，乃汗出而解。

（评议）乾孙即可久之字：著《十药神书》者，此誓言也。纵是阳盛，亦安得有此治病之法。凡志乘笔记中多有似此之奇语，皆文人不谐医理，姑妄言之，断不可信。嘉定县志亦言唐杲字德明，治陈进志父病热而狂，踰垣上屋，壮夫不能制，杲令贮水浴器中，令有力者捉而投之。方没股，不复跳跃，因遍沃其身，遂倦惫归卧，汗出而解，则即从明外史而变化为之，志乘中似此陈陈相因者，更不可枚举，并录之以著其妄。

（见《医学杂志》1934）

14. 古今医案评议（七）

自汗证

太阳桂枝汤证，以有汗为提纲。盖其人卫气不固而风邪乘之，风为阳邪，即助其疏泄，自汗频频。桂枝汤以桂枝治外侵之寒，即以芍药敛阴液之散，其主要在是。夫风寒之感，尚能自汗，则风温、风热之侵袭肌表者，两阳相搏，为汗更多，（温、热皆是阳邪，而风亦阳邪，是为两阳），所以温热病最忌表散。诚以阳袭肤腠，已足令其疏泄无度，若更用发散，则变象复当若何，宜乎误表之害，不可方物。此近贤论温，所以谆谆焉，最严发汗之禁也。然读前人治案，固已自古同然，非近人始发明之新例。特明人盛行陶氏六书，蒙其害者，最极一时之盛耳。汇而集之，即可知三阳受病未入于府可汗而已一说，虽出《素问》，实与仲师成法，大为反背，绝非上古医学之正轨。唯汗出一证，有亡阳之为同。其初热盛汗多，尚是阳证亡阴，治宜清热以存阴液，必至汗冷支清，方是阴亡而阳与俱亡，乃为参附回阳，至不可缓之候。此唯徐氏灵胎辨之最明，识之最确，兹师其意，先录自汗亡阴为一类，而别以亡阳之宜于真武、参附者，自成一队，并录于后。其杂病中之自汗、盗汗，则非伤寒、温热之证，可以一例论治，必当别出一门，自成机轴，不复掺入此中，藉以分析门径云。

俞东扶古今医案按：滑伯仁治临安沈君彰，自汗如雨不止，面赤身热，口燥心烦。居楼中，当盛暑，幕帷周密，自云至虚亡阳，服术附药已数剂。伯仁诊其脉，虚而洪数，视其舌上苔黄，曰前药误矣。轻病重治，医者死之。《素问》曰：必先岁气，毋伐天和，术附之热，其可轻用以犯时令耶。又曰：脉虚身热，得之伤暑，暑家本多汗，加以刚剂，脉洪数，则病益甚。悉令撤幔开窗，初亦难之，少顷渐觉清爽，为制黄连、人参、白虎等汤，三进而汗止大半，诸证稍解。又兼以既济汤，渴用冰水调天水散，服七日而病悉去。后遍身发疡疹，更服防风通圣散乃瘳。

（评议）此是阳明热证，自汗面赤，烦热燥渴，舌黄而脉洪数，何以谓是亡阳？且服术附，此病家粗知医药，而全不识证之咎，妄投药饵，宁不自杀有余。凡绅衿家案有数册医书，往往蹈此习气，可笑亦最可怕。伯仁人参白虎之法，对证发药，亦是平平无奇，但三进之后，何以反用竹叶石膏加附子三五分之既济汤（方见石顽《医通》十六卷白虎汤条）。岂仍迎合病家之意耶，后发疮疡，则附子之毒尤其确据。然热毒外泄，尚是此人之幸，设内攻变证，祸必更剧，防风通圣，泄热下夺，独为正治。然方中防风、麻黄亦非夏秋热病所宜。

许叔微本事方：一士人得太阳证。因发汗，汗不止，恶风，小便涩（江笔南曰：肾与膀胱为表里，故恶风而小便涩也，所以用桂枝加附子）。颐按：俞东扶本录此案，今石印本作小便数，误。此是仲景之漏汗、小便难症，涩则滞不能通，病在膀胱，而恶风仍在，用桂枝以解恶风，即以通太阳府之阳气，一举两得，与下文小便数一症绝然不同（读《伤寒论》本文自明，笔南之注亦精当）。足挛急，屈而不伸。诊其脉，浮而大，浮为风，大为虚。许曰：在仲景方中有两证，大同小异。一则小便难，一则小便数。用药少差，有千里之失。仲景第七证云：太阳病发汗，遂漏不止，其人恶风，小便难，四肢微急，难以屈伸者，桂枝加附子汤。第十六证云：伤寒脉浮，自汗出，小便数（江曰：脉浮自汗表也，小便数，邪已入里，故不可攻表）。心烦微恶寒，脚挛急，反与桂枝汤欲攻其表，此误也，得之便厥，咽中干，烦躁吐逆（江曰：十六证仲景本文便厥咽干云云，处以甘草干姜汤，须与本文参看。恶风用桂枝汤，恶寒则不可用桂枝，所以小便数，在仲景治以甘草干姜汤）。一则漏风（江曰：汗漏不止，恶风），小便难。一则自汗，小便数，或恶风，或恶寒，病各不同也。乃用第七证桂枝加附子汤，三啜而汗止，佐以芍药甘草汤，足便得伸。

（评议）此是发汗太过，汗漏不止，恶风则桂枝证仍在，故脉仍浮，而汗多则表阳已虚，膀胱之阳气不化，故小便涩而难行，亦津液已伤之故，是以脚挛屈而不伸。桂枝汤所以治恶风仍在之桂枝证，亦以通膀胱之气化，治小便之涩。加附子以回阳止汗漏，亦以温下焦，皆一举而两得其宜。但脚挛则阴液既伤，非汤药所能即愈，故必以芍药甘草汤益其阴血，皆仲师本论之大经大法。

孙文垣三吴医案：王祖泉乃眷，朝饭后稍寒，恶风发热（魏玉璜曰：伤风恶风）。遍身疼痛，大汗不止（魏曰：伤风则有汗）。口中热，腹中不知饥，小水短（魏曰：肺金不利而汗多也）。六脉皆涩（魏曰：营卫不和），以白芍五钱，白术二钱，桂枝、黄芩各一钱，甘草八分，二帖汗止，寒热除。去白术，加当归，身痛亦愈。

（评议）症是伤风自汗，仲景法原属桂枝汤证治。此之身痛，是素来血液不足，而汗多脉涩，小水短，口中热，则两轻之治，即唐人之所谓阳旦汤，此亦仲景法中之法。孰谓手经、足经，必不可同病耶。身痛加当归，养血舒络，原是正宗。此非麻黄汤证之骨节烦疼，不可与呆读伤寒论者同日而语。

又：费一吾六弟妇，遍身痛，发热，汗大出，昏昏如醉，卧不能起。孙诊之，两寸脉短弱，馀皆数而无力，此劳倦之余，故汗大走也。

黄芪三钱，白芍四钱，甘草一钱五分，桂皮八分，当归一钱，石斛二钱（魏玉璜曰：与前条俱建中加减，孙于杂病多用此方）。一帖热除，痛汗皆止，唯倦不起，前方加人参、陈皮，两帖而瘥。

（评议）必有畏寒，故用建中法。证似外寒，而脉虚数，即仲景所谓荣气不足，血少故也。此身痛非麻黄症，再加倦卧，阴阳两虚可疑，建中加当归、黄芪，再加人参于大汗之后，无一非仲景心传。

陆氏医验：从魏玉璜节本，肖愚治陆南洋方伯年近古稀，十一月间，天气有非时之热，患时气咳嗽，医以芎苏散汗之，汗出不止，咳嗽不绝，饮食不进，昏愦经旬，脉之浮大无力，以五十动脉法按之，二三十动间，觉常有止意。曰：此高年劳倦，即有微邪，止宜扶正气以胜之，岂可妄汗。今虽昏愦喘急，尚可图安，第寿算恐不出三年外耳。用补气养荣汤，加枣仁以助参术敛汗，又枇杷、桑叶白皮、苏子、石斛以降气定喘，二剂汗止，四剂咳亦减矣。服至五十剂而安，后报讣，果不出三年。陆氏补气养荣汤，乃参、术、归、芍、芎、苓、木香、蔻仁。

（评议）误汗而升提气火，以致咳剧神昏，清肃降逆，与参、术、归、芍同用，尚是近情，但方有川芎，不可囫囵吞吐。

其以脉之歇止，决寿之几年，虽曰确有古书可证，然终是附会之谈，说详拙编《脉学正义》。

（马元仪印机草）沈康生夫人、病经一月，两脉浮虚，自汗恶风，此卫虚而阳弱也。与黄芪建中汤，一剂汗遂止。夫人身之表，卫气主之。凡所以温分肉，实肤理，司开阖者，皆此卫气之用。故《内经》曰：阳者，卫外而为固也。今卫气一虚，则分肉不温，腠理不密，周身毛窍，有开无阖，由是风之外入，汗之内出，其孰从而拒之，故用黄芪建中汤以建立中气，而温卫实表也。越一日，病者叉手自冒心，脉之虚涩特甚，此汗出过多，而心阳受伤也。仲景云：发汗过多，病人叉手自冒心，心下悸者，桂枝甘草汤主之，与一剂，良已。

（评议）此又一建中止汗之法，以有恶风故也。

又〇偶患风寒，误投麻黄，汗出不止，语音短怯、神气不收，面色枯白，时有寒热。诊其脉，微涩而虚，虚则气少，涩则阴伤，此元气津液两伤之候也。盖麻黄辛温，为发汗重剂，不当用而用之，不特劫其津液外亡，元气亦从之内脱，以胃中元气，即寄养于津液之中。神失不收者，汗为心之液，心者神之宅，汗多则并伤其脏而神为之不收矣。时有寒热者，气入而阳往乘阴，阴虚不胜则热，顷之气出而阴复乘阳，阳虚不胜则寒，阴阳两不足则更实更虚，而不循尺度也。今之治法，当阴阳两补。

人参，茯苓，制首乌，炙草，广皮，半夏曲，白芍，丹皮。

（评议）此亦汗出神昏之症，养阴以敛阳，能治汗多，恐不能治昏愦，宜加降逆重镇，潜阳乃佳。

江篁南名医类案：江少微治黄三辅，年逾四旬，醉饮青楼，夜卧当风，患头痛发热，自汗盗汗，饮食不进，医治十余日罔效。诊之，得六脉浮洪，重按豁然，曰此饮酒当风，名曰漏风。投以白术、泽泻，酒煎而热退，汗仍不止，心口如水，此思虑过多所致。与归脾汤加麻黄根、桂枝，十数服而愈，头痛不已，用白萝卜汁，吹入鼻中立止。

（评议）此酒后受困，卫阳不敛，故汗泄不止。白术、泽泻，虽是极古之法，然揆之药理，安得有此效力。更方用归脾加味，较为切近，然何以不用固涩一味，岂惧风邪在表，而不敢敛乎，要之汗泄已多，不虑涩恋外邪也。

魏氏续类案：陈三农治一人，感寒，用麻黄汗，汗遂不止，用建中汤，汗出愈多，痰喘有声，此伤寒损血兼用药之过，乃阴虚而阳无所附也。遂用川芎三分，白芍、生地各二钱，当归一钱，玄胡索、香附各三分，再服而愈。

魏玉璜曰：四物是矣，加香附、玄胡，是所不解。王孟英曰：芎归尚有可议。

（评议）建中本为畏寒未罢而设，岂是表病止汗之通用套方。此症必已不恶寒而恶热，再与桂枝，复扰其阳，岂不令其阳气更浮，多喘逆。伤寒损血一句，尚是空话，而阴虚阳无所附六字，则至理名言，确不可易。但即知阴虚于里，阳越于外，自当滋阴潜阳，补填涵敛，何以又用川芎之疏泄。四物虽是成方，临证时自可裁减，古人本无必用全方之禁约，何必食古不化，至于此极。且汗出既多，阴药本可重用，芍地分量，尽可倍之。唯归本辛温，行而不守，不宜太多耳。魏谓玄胡、香附不解，不独药性病理，马牛其风，渺不相涉，即仅用三分，亦复有何力量，真不可解者也。

俞选古今医案：卢子由治梁秀才，于三月间作文受寒，服发散药十余帖，热盛汗多，蒸蒸如云雾，高一二尺，湿透衣被，日易十数番，十四日昏不识人。舌短眼瞀，脉浮大无伦，乃先以温粉扑周身，使汗孔收敛。次用人参五钱，生附三钱，煎服，便能识人。唯言语谵妄，七日始苏。有客问曰：浮表脉也，热盛神昏，舌短眼瞀，邪盛也，何竟以温补收功。曰：凡治病先求其本，不可泥其形证，如寒水为邪，必然心火受病，此病原从思虑受寒，正为心火不及，而受水侮，是谓之本，况多行发散，重虚其心，心液既已散漫，精神便无主宰，故用黑附顺从水色，而横助火力，人参转回阳气而保定精神，然非先固其外，则内无旋理，此治法先后之旨也。

俞东扶曰：思虑受寒，为心火不及，而寒水侮之。议论颇新奇，治法却平正。至谓黑附形从水而性助火，反陈腐矣。

（评议）汗多亡阳，宜于参附，唯在汗出不已，身冷而汗不流，如珠如油之时，是为阴液大脱。而阳气随之以亡，故必以人参大力滋养阴液，而以附子辛烈，急回元气，非当热盛汗多之时，可以不辨证情，皆用温补，即为止汗之无上妙剂。此案明言热盛汗多，蒸蒸如云雾，高一二尺，描摹热势，唯恐不及，正是应用甘寒，养阴退热之时，早投附子，以火济火，杀之有余，何能有效。即温粉扑汗，虽是古法，然止是外治，复何足恃。此是耳食之徒，好为大言，以欺局外不学之人，不值识者一笑。谬谓心火不及，寒水来侮，比附五行，岂可以谈病理。又谓人参转回阳气，全是俗子之见，毫未窥见医药堂奥。又内无旋理一句，语气不完，以文言文，尚是不通，竟敢自负诩诩，情殊可鄙。果出子由手笔，则未免所见，不如所闻。东扶止以黑附之水火二句，诮为陈腐，而反谓其议论新奇，治法纯正，亦未之思耳。

孟英案初集一卷：黔人叶殿和，庚寅（道光十年）秋患感，旬日后汗出昏瞀。王曰：此真阴素亏，过服升散，与仲圣误发少阴汗同例，下竭则上厥，岂得引亡阳为比，而以附桂速其毙耶。以玄参、地黄、知母、甘草、白芍、黄连、茯苓、小麦、龟板、鳖甲、牡蛎、驴皮胶为大剂，投之得愈。

（评议）此所谓亡阴而未至亡阳，止宜滋填潜降，养阴为主，而不可误投刚燥者。颐于二十年前，季秋偶感寒热，三日后，热炽而寒已除，唯时习医而未敢自信。延里中某世医诊治，方用淡豆豉三钱，连服三剂，汗出三四日，烘热不已，几至昏瞀。盖未知肆中豆豉，含有麻黄，致启此祸。舌蜕全光红润不燥，而渴饮频仍。乃自服玄参、鳖甲、石膏、知母、参、麦、龙、牡、龟板等，大剂滋填摄降，渐以即安。然胃纳健而不能离床褥者百日，正合孟英此案真阴素亏，误发少阴汗之论，是不可误认少阴宜温者。卢氏上条，证亦同此，而谓参附可治，宁非大谬。

又同卷：无棣张柳吟封翁，道光乙未夏，道出武林，家人郑九途次染恙，前医用药后，汗出昏狂，精流欲脱。孟英切其脉，数且乱，沉取极细，曰此证颇危，亦斯人之阴分素亏，不可竟谓附桂之罪。封翁曰：长者也，不斥前手之非以自伐，不以见证之险而要誉。王用玄参、知、柏、桑枝、龙、牡、生地、白芍、甘草、百合、石斛、栀子、盐水炒淡豆豉，为大剂灌之，下咽即安。次日去栀、豉、甘草，加龟板、鳖甲、盐水炒橘红，十余帖而安。

（评议）此以阴虚之体，误服桂附，而变证如此。药用龙牡，仍是为潜镇止汗，昏瞀狂越，双方兼顾之计，非独治精滑，仍与上条同此一理，唯豆豉既有麻黄汤在内，此证大非所宜。岂孟英当时，杭垣药肆，尚不以麻黄制豉耶。

又初集二卷：胡秋纽于酷热时，偶有不适，医以柴葛香薷饮散之，反恶寒，胸痞，更医用枳、朴、槟榔以泻之，势日剧。王视之，自汗不收，肢背极冷，奄奄一息，脉微无神，曰禀赋素亏，阳气欲脱。此必误认表证使然，与救逆汤，加参芪，服之渐安。继以补气生津，调理匝月而愈。

（评议）脉微肢背冷，已是大汗亡阳之候。然孟英止用桂枝、龙牡，不投桂附，以时令酷热，津液已伤，刚劫燥津，理当知避，此又黄芪建中治汗多畏冷之正法。彼一见汗多，即投辛热者，其亦可以疾然知返乎。自汗不收，本可不必去芍，孟英盖以其在既泻之后，故避阴药，即仲景所谓胃气弱易动者，当减芍药之例，且本论自有去芍之救逆一法，则援应成例，固亦恰合病机耳。

又二集一卷：余某年三十余，发热数日，医投凉解之法，遂呕吐自汗肢冷神疲。孟英诊之，脉微弱，曰内伤也，岂可视同伏暑而一概治之，不详辨其证耶。与黄芪建中去饴，加龙骨、生姜、茯苓、橘皮，投剂即安。续加参术，愈旬而愈。

（评议）此脾胃素馁之人，中阳无权，而为发热，正合东垣补中益气之证，所以误服凉解，而呕吐自汗，肢冷脉微，王谓内伤，即指清阳不振而言。然既已自汗，则东垣成法又不可用，改授黄芪建中，立中气，温分肉，而固表阳。去饴以避甘满，加龙骨以敛阴液，生姜、陈皮温胃定逆。继加参术，专补中虚，选用各物，无不丝丝入扣。

又三编三卷：叶茂栽年三旬余，寒热时形，身振多汗，医从疟治，数日而危。孟英视之脉微欲脱，语难出声，舌光无苔，筋惕肉瞤，及宜救逆合建中灌之，覆杯即安。续以多剂培补而起。

（评议）此本阳虚，又作疟治，当是柴葛升散，遂致脉微欲脱，言语无神，舌光筋惕，此必汗出更多，阴阳两竭，真武似亦可用。殆以舌光津耗，故避刚燥，并忌茯苓渗泄，其用救逆、建中，与上二条，同一轨则。

（见《医学杂志》1935）

15. 古今医案评议（八）

亡阳证

《许叔微本事方》：一人年三十，初得病微汗，脉弱恶风，医以麻黄药与之，汗遂不止。发热，心多惊悸，夜不得眠，谵语不识人，筋惕肉瞤，振振动摇。医又进镇心药。许曰：强汗之过也。仲景云：脉微弱，汗出恶风，不可服青龙汤，服之则筋惕肉瞤，此为逆也。非真武汤不救，遂进三服，继以清心丸、竹叶汤，数日遂愈。

（评议）汗出太多，阳升太过，心液耗竭，以致引起肾水泛溢，更以凌心，所以惊悸不眠，谵语昏妄，筋惕肉瞤，振振动摇，虽似心虚为病，实则北方水气，横逆莫遏，此非镇定水邪，无以救急，故真武之治。以筋惕肉瞤，身振动摇为主证，与参附之专主肢厥冷汗者不同。

江氏类案：滑伯仁治一人，七月内病发热，或令其服小柴胡汤，必二十六剂乃安，如其言服之。未尽二剂，则升发太过，多汗亡阳，恶寒甚，肉瞤筋惕，乃请滑诊视。脉细欲无，即以真武汤进，七八服稍有绪，更服附子七八枚，乃愈。

江篁南曰，汗多亡阳，则肉益虚，恶寒甚，而肉瞤筋惕者，里虚甚而阳未复也。故宜真武汤，多服附子而效。

（评议）小柴胡汤而谓必连服二十余剂，可见医学黑暗，自昔已然。无怪今之乡曲庸愚，止知发汗，柴葛等剂，连用十余帖而不知变计也。此案筋惕肉瞤而更寒甚，则非真武一剂可愈，以视上条症情轻重，固自不侔。

魏氏续类案：滑伯仁治一人暑月病身冷自汗，口干烦躁，欲坐卧泥水中，脉浮而数，按之豁然空散。曰脉至而从按之不鼓，诸阳皆然，此为阴盛格阳。得之饮食生冷，坐卧当风所致，以真武汤冷饮，一进汗止，再进躁除，三服而安。

（评议）身冷自汗，已是阴盛无阳，则烦躁口干，反而喜冷恶热，尤为内有真寒，逼阳外越之候，况脉浮数无根，更是浮阳无依之确据乎。真武汤冷服，不致为假热格拒不入，用法之巧，似在白通加胆汁之上。回阳之剂一帖可效，不须多服，以其尚有浮阳在外，招之可以即来，不比上条恶寒已甚，内外皆寒，非多服附子不为功也。

江氏类案：孙兆治一道士患伤寒，发热汗多出，惊惶目眩，身战掉欲倒地，众医有欲发汗者，有作风治，有用冷药解者，病皆不除。孙至，曰：太阳经病，得汗早，欲解不解者，因太阳经欲解，复作汗，肾气不足，汗不来，所以心悸目眩身战，遂作真武汤服之，三服微汗自出，遂解。盖真武汤，附子、白术和其肾气，肾气得行，故汗得来也。若但责太阳者，唯能干涸血液耳。仲景云：尺脉不足，不可以汗，以此知肾气怯，则难得汗也。

（评议）汗多战振，阳亡确证，真武回阳，本以镇定肾水上凌。症情药理，针锋相对。亦甚直截爽快，而孙乃行战汗之例，谓肾阳虚不能作汗者，则此人先固汗多，继则战振而反无汗，正以前之汗泄太过，阳气已亡，致令肾阴上泛，寒水漫天，元阳已泊没净尽，此与上三条方药同，病理同，而见证微有不同，学者亦不可走马看花，粗心略过。

罗谦甫治案：从《卫生宝鉴》参魏氏续类案本，齐大哥十一月间因感寒邪，头项强，身体痛，自用酒服灵砂丹四五粒，遂大汗出，汗后身轻，至夜前病复发，以前药复汗其病不愈，复以通圣散发汗病添，身重，足胫冷而恶寒，是日方命医，医者不究前治，又以五积散汗之。翌日身重如石，不能反侧，冷及腰背，头汗如贯珠，出而不流，心胸燥热，烦乱不安，喜饮西瓜、梨、柿、冰水之物，常置左右，病至于此，命诊之，六脉如蛛丝，微策欲绝，乃以死决之。主家曰：得汗多矣，焉能为害。曰夫寒邪中者，阳气不足之所致也。而感有轻重，汗之岂右失其宜哉。仲景曰：阴盛阳虚，汗之则愈，汗者，助阳退阴之意也，其寒邪不能自出，必待阳气泄，乃能出也。今以时月论之，大法夏宜汗，然亦以太过为戒，况冬三月闭藏之时，无扰乎阳，无泄皮肤，使气及夺，为养脏之道也。逆之则少阴不藏，此冬气之应也。凡有触冒，宜微汗之，以平为期，邪退乃已，急当衣暖衣，居密室，服实表补卫气之剂。虽有寒邪，勿能为害，此从权之治也。今非其时，而大发其汗，乃谓之逆。仲景有云：一逆尚引日，再逆促命期，今本伤而并汗，汗而复伤，伤而得汗，汗出数四，使气亟夺，卫气无守，阳泄于外，阴乘于内，故经云：独阳不生，独阴不长，不死何待。虽卢扁不能治也，是夜将半，项强身体不仁，手足搐急，爪甲青死矣。《金匮要略》云：不当汗而妄汗之，夺其津液，枯槁而死。今当汗之证，一过中亦绝其命，况不当汗而强汗者乎。

（评议）此亦过汗阳亡之证，烦躁喜冷，亦是假热。证固可危，然急投参附等热药冷服之法，或尚可希冀什一。此古人朴实，不谙活变，似未免拘执不化，但据案中引冬三月闭藏一段，则此病必在冬时，而谓喜食西瓜、梨、柿，非时之物，恐是言之太甚，未尽事实。罗案多嫌繁重，颇少精警，而是案说理犹为切当，是可存也。

太函集：吴桥治方生，年二十五，内而早起，枵腹而服劳，无何而发热头痛，医以为内热，乃用清凉，三日汗流昏愦欲绝。桥诊六脉皆不应指，甚则微若蛛丝，语其父曰，郎君甚危，此虚脱也。急宜重剂温补，即稍缓无及矣，父唯唯唯，一剂而愈。

（评议）脉证至此，四逆通脉，真武附理中等，谁不能用，玉璜录太函集吴桥、吴洋二人治案，多怪诞不经，不足为法，且不可信，而此案尚是平易近情，姑录一则，以存涯略。

玉璜续类案：裴兆期曰，凡人偶得潮热往来之候，未可遽执为外感风寒，辄服发表之药，盖其间亦或有元气内损而然者，一或少差，则阴证立至，多死少生矣。吾乡一高年绅，只一子，年三十余，素恃形气强伟，不知节慎。六月间因母寿，连日宴客，应酬劳倦，遂发往来潮热，渠宿与一医相善，即邀治之，值医他往，其徒代为之视，辄投以羌活、紫苏、防风等药，一剂后汗大出不止，乃求治于余，六脉已细数无伦矣。方用人参、黄芪各五钱，桂附各二钱，当归三钱，浮小麦一撮，令急煎服。药剂甫煎成，而所善之医适至，亦认为外感，倾弃予药，仍以前药表之汗更大出，深夜而毙。须知膏粱子弟，外强中干，不可见其气强形伟，而遂视之为大桩也。

（评议）此亦阴虚过汗亡阳之证，参附固是正治，然读上文孟英诸案，则阴液大伤之后，刚燥亦不可太重，须以养阴恋阳，潜摄为上，而回阳次之，此又近有之精密，胜于往昔者也。

薛立斋案：一男子热烦渴，时或头痛（江篁南曰：此头痛为内伤），服发散药，反加喘急腹痛，其汗如水，昼夜谵语，此劳伤元气，误汗所致。其腹必喜手按，询之果然，遂与十全大补加附子一钱，服之熟睡。唤而不醒，举家惊惶，及觉，诸证顿退，属内真寒而外假热，故肚腹喜暖燥，口畏冷物，此乃形气病气俱不足，法当纯补元气为善。

（评议）是亦阴虚之体，误汗而阴阳俱亡。十全加附，方药甚合，薛乃自谓法当纯补元气，终不肯摆脱囫囵吞吐之陋习，立翁可谓食而不知其味者。

喻氏寓意草：袁继明素有房劳内伤，偶因小感，自煎姜葱汤表汗，因而发热，三日变成疟疾。余诊其脉，豁大空虚，且寒不成寒，热不成热，气急神扬。知为元阳衰脱之候，因谓其父曰：令郎光景，窃虑来日疟至，大汗不止，难于救药。今晚急用人参二两，煎浓汁频服防危，渠父不以为意，次日五鼓时，病者精神便觉恍惚，扣门请救，及觅参至，疟已先发矣。余甚彷徨，恐以人参捕住疟邪，虽救急无益也。只得姑俟疟势稍退，方与服之。服时已汗出沾濡，顷之果然大汗不止，昏不知人，口流白沫，灌药难入，直至日暮，白沫转从大孔遗出。余喜曰：沫下行可无恐矣。但内虚肠滑，独参不能胜任，急以附子理中汤，连进四小剂，人事方醒，能言，但对面谈事不清，门外有探病客至，渠忽先知，家人惊以为祟。余曰，此正神魂之离舍耳，吾经独参及附子理中，驷马之力追之，尚在半返之界，以故能知宅外之事，再与前药二剂而安。

（评议）葱姜汤表汗，亦能使阴阳俱亡，正以其人真阴未耗，最易拔动肾根。喻论极精当，此《寓意草》中之最剀切详明，绝无一句空泛语者，唯此疟既寒不成寒，热不成热，脉又空大，气急神扬，即在疟发之时，独参何可用，本无外邪，何患补住，嘉言一节，尤以感邪言之，殊可不必，末后离魂一说，虽似奇谈，实则阳气外越，神必飞扬，亦在至情至理之中，不可误认神怪，辟为诞妄。颐廿年阅历，所闻所见，已有数起，另录离魂一门于本编中，此当加龙牡大剂，潜阳镇摄之药，以招纳斿魂者也。

陆氏医验：养愚治朱少湖，仲冬夜间，忽头项微强，身体微痛，疑是伤寒。用紫苏二大把，生姜十片，浓煎热服。厚覆大汗之，身体觉轻，自谓愈矣。至明日之夜，复觉拘急，反增沉重，复如前取汗，不解，身体如石，烦躁口干，睡卧不安。医谓脉极浮数，冬月伤寒，非麻桂不解，姜苏轻剂，岂能疗此大病。拟用大青龙汤，病家疑之。延陆诊，脉浮数而微细如珠丝，按之欲绝。曰：阳虚证也，原不宜汗，况经谓冬三月闭藏之令，无扰乎阳，无泄皮肤，使气亟夺，一之为甚，其可再乎。彼医曰，仲景云阴盛阳虚，汗之始了愈，既曰阳虚，何为不可汗？况麻桂青龙，正为冬时虚寒而设，如拘闭藏之令不宜汗，则仲景此等汤剂，必待春夏伤寒，而后用乎。陆曰：议论甚高，第此脉不相应（魏玉璜曰：

此驳未尝无理，陆不径指为内伤，而泛行经文，致招如此驳语，又不肯明指其失而喻之。第含糊其辞以示意，亦名医之习气也）。当用建中、生脉。彼医谓邪在表而补敛之，不死何待，陆竟投之，烦躁仍剧，噫气不绝，足胫逆冷，身不能转。陆曰：误汗已多，药轻病重，故未效耳。仍前方倍人参，加附子浓煎冷服。少顷烦躁顿定，数剂诸证悉除，月余时虚汗不能起，用人参数两而安。

（评议）此以阴虚之体，大汗伤液，阴亡而阳与俱亡。陆谓阳虚原不宜汗，本以大汗之后而言，固是正论，乃俗子反行阴盛阳虚，寒之则愈一说，来相诘责，遂令陆无辞可答，实则伤寒例之所谓阳虚阴盛，以外寒为阴，重在阴盛，不在阳虚，唯其阴寒外盛，乃为当汗之证。何可妄指阳虚二字，作不可汗，况彼之所谓阳虚者，更与大汗亡阳之阳虚，判如霄壤耶，陆行冬令闭藏一说，诚是造化自然之至理。天寒发蛰，安有不死之理，而昧者乃又谓麻黄、青龙，正是冬寒之主方，须知冬令发汗，为有是病者立法，岂尽人而皆可概投此药。且即有当汗之证，亦有不可如水流漓之禁，是胡可与大汗之后，同日而语，魏谓养愚不肯明言，是名医之习气。盖彼方谓似此病机，唯吾独识，断不肯直扶其微，与人共喻，小人之腹，未免有之，故曰习气。须知至理自在人间，稍有学识，辨之亦易，其认作秘诀，不肯示人者，徒令人笑其所见之不广耳，然所述烦躁口干，尚在阳盛之时。外无恶寒，建中犹非针对之药，所以得之而烦躁益剧。足胫逆冷，阳浮于上，桂枝之误，亦有明征，必至重剂人参，以养真阴，少加附子，热药冷服，始得阴渐振而阳乃藏，此可证病理本极细微，而药之切病与否，投之后，如影随形，皆极缜密，具有丝毫不肯假借者也。

玉瑛续类案：冯楚瞻治洪氏子，因劳伤发热，头疼、咳嗽、胁痛。医谓伤寒，大用发散，一剂汗大出，热更甚，神昏见鬼，燥渴舌黑，身重足冷，彻夜不寐，困顿欲绝。脉细数无伦，胃脉微极，此劳伤中气发热。东垣补中益气汤为此等病设，令阴阳气和，自能出汗而解。今更虚其虚，阳气发泄殆尽，所以身愈热而神愈昏，阴阳既脱，自尔目盲见鬼，津液既亡，所以舌黑足冷。至于身重异常，此尤足少阴极虚之证。盖肾主骨，骨有气以举则轻，否则重也，与熟地二两，麦冬四钱，乳炒白术五钱，牛膝三钱，五味子一钱，附子二钱，浓煎人参一两，煎汁冲服。口渴，另用熟地二两，麦冬五钱，人参八钱，浓煎代茶。三四剂后，汗收热退，汗收热退，舌润神清，嗽止食进。后用生脉饮，送十补丸四五钱，再以归脾加减，煎膏成丸，弹子大，圆眼汤化服痊愈。

（评议）劳伤固是内伤，然有脾胃之虚，有肝肾之虚，此症起初头疼胁痛，已是肾肝阴弱。气火上凌，即不发散汗出，亦非东垣成方，所可妄试。冯氏为立斋之续，反谓补中益气，可令阴阳气和，须知本是阴虚，而再升提其阳，为害亦与发散大同小异。其汗后之热甚神昏，妄言妄见，无非气火俱浮，脑经昏瞀，附会脱阳脱阴，仍是模糊浮泛之论。舌黑燥渴，确是津液之亡，但足冷亦以阳尽上越，自然下现阴寒。身重者，津液已枯，脉络空涸，尚何能举动自如，此时尚在身热汗多之时，原不能妄认少阴真寒之证。全真一气汤，阴药极重，附子极轻，治此症身热足冷，本是相称。舌黑亦焦燥之黑，观燥渴二字可知。而楚瞻必一一说到少阴虚寒上去者，意中尚以人参一两，认为回阳之重剂耳。

石顽医通：吴氏子二十余，素有梦泄，十月间患伤寒，头痛足冷，发散消导，屡汗而昏热不除，反加喘逆，更医投麻黄头面大汗，喘促益加，或以为邪热人里，主芩连。或以为元气大虚，主冬地。张诊之，六脉瞀之，按之欲绝，正阳欲脱亡之兆，急须参附，庶可望其回阳（魏玉瑛曰，此喻嘉言所误治致阳虚也），遂与回阳返本汤（方见本书四逆汤下，云治阳虚躁渴，面赤戴阳，欲坐卧泥水中，脉来无力欲绝者，四逆汤加人参、麦冬、一味腊茶、陈皮）。加童便以敛阳，三啜安卧，改用大剂独参汤，加童便调理数日，频与糜粥而安。

（评议）是亦阴虚之人，误汗而阳随阴以俱亡者，先则屡汗而加喘逆，继服麻黄而但头面大汗，喘促益加，虚阳上浮，本根已拔。脉微欲绝，岂独阳亡，阴亦先竭。石顽以四逆与参麦同用，本是阴阳两顾，法极周密，而按语乃止称参附回阳，反觉言之不顺，加童便者，取其顺下，以降上浮之虚阳，下气最捷。原是驾轻就熟，投之有功，而乃谓之敛阳，用字亦不切当，岂唯恐人知，而不肯揭出真义耶。秘不示人，毋乃太吝，至善后之时，以独参与童便同行，佛头着粪，哪不为人参叫屈，即欲潜阳摄纳，则本草中药物多，何苦蒙西子以不洁耶。

徐洄溪案：毛履和之子介堂，暑病热极，大汗不止，脉微肢冷，面赤气短，医者仍作热证治。徐曰，此即刻亡阳矣。急进参附以回其阳，其祖有难色。徐曰，辱在相将，故不忍坐视，亦岂有不自信而尝试之理，死则愿甘偿命，乃勉饮之。一剂而汗止身温，得寐，更易以方，不十日而起。同时东山许心一之孙伦五，病形无异，徐亦以参附进，举室皆疑骇，其外舅席际飞笃信徐，力主用之。亦一剂而复，但此证热病所变，因热甚汗出是亡，苟非脉微足冷，汗出舌润，则仍是热证，误用即死，死者甚多，伤心惨目，此等方非有实见，不可试也。

王孟英曰舌润二字，最宜切记。

（评议）阳未亡时，不可早投阳药，即阳已亡时，必不可复投凉剂，本是至理名言，显而有征，确而可指，然唯独庸俗辨不到此，即证之旧籍，殊多模糊混合之弊，岂医学之果不易言耶，亦只见其识理之未确耳。洄溪脉微足冷，汗出舌润之辨，固是金针度世，心苦分明，颐请为申一义曰，脉纵不微，必重按空豁，足不独冷，必身亦凛寒，汗出不热，必如油黏腻，如珠不流，舌润不燥，必苔白滑泽，质淡无华，此则非独附子辛温，至不可缓，即人参滋液，更不可轻，而余如涵敛养阴，摄纳潜泽诸药，皆当大剂猛进，急起直追，亦不能仅恃参附二物，遽谓全体大用，不过如斯也。

又：洞庭姜锡常长郎佩芳，体素弱，而患久疟，时徐应山前叶氏之招，便道往晤。佩芳出疹，色大脉微，而动易出汗。徐骇曰：汝今夕当大汗出而亡阳矣，或可挽回。其父子犹未全信，姑以西洋参三钱，偕附子饮之，仍回叶宅。夜二鼓，叩门声甚急，启门而锡常以肩舆来迎，至则汗出如膏，两目直视，气有出无入，犹赖服过参附，阳未遽脱，适余偶带人参钱许，同附子、童便灌入，天明而汗止阳回，始知人事，然犹闻声即晕，倦卧不能动者两月，而后起坐。上工治未病，此之谓也。如此危急之证，不但误治必死，即治之稍迟，亦不及挽回，养生者医理不可不知也。

（评议）此案可与《寓意草》袁继明案同观，亦可虚脱在即，不必拘守补住疟邪成例。

玉璜续类案：马元仪治鲍坤辱病经半月，两寸独鼓，两关尺虚微，头痛如斧劈，汗出不止，谵语神昏。日寸大尺小，为上盛下虚之候，况头痛如破者，虚阳上僭也。汗出不止者，虚阳外散也。谵语神昏者，孤阳气浮，神失其守也。非人参、附子无以追散失之元气，非童便、猪胆、葱白无以通僭逆之阳气，法当用白通以急救之。时夜半，特宰猪取胆，比药成，牙关紧急，不知人事，乃挖而灌之，黎明神气渐清，此阳气已渐归原，但欲其深根固蒂，非大剂温补不可，用人参四两，附子一两，肉桂五钱，合附子理中汤，连投数剂，痛定汗止，调理而安。

（评议）脉则寸鼓关尺虚微，证则头痛如劈，自汗不止，以致谵语神昏，明明气火上冲，脑经瞀乱之候，孤阳独充，止有养阴涵敛，摄纳而潜降之。人参、童便、猪胆未尝不是，岂可合以辛温燥烈，反助阳热而烁阴津，且非阳郁不申，何用葱白以通阳气，是岂虑其浮阳之尚未激烈，而欲鼓动之，使迸出泥丸宫耶？此必误会附桂引火归原一说，而姑妄言之者。考是案不见于叶刻《印机草》，恐未必马氏真本，不知玉璜何自而来，姑存之以俟再核。

又：马元仪治陆太史，时值秋暑，偶发热头痛，诊得脉大而虚，谓中气大虚，非补不克，彼云伤暑小恙，况饮食不甚减，起居不甚衰，何虚之有？但清暑调中去邪即已，何用补为。乃勉与清暑益气而别，翌晨复诊。脉之大者变为虚微，发热如故。曰：今日不唯用补，更当用温，宜亟起图之。迟则生变矣，遂用理中汤，服下少顷，出汗如涌泉。午后复诊，两脉虚微特甚，汗如贯珠，乃连进人参四两，附子二许，日夜约用人参十两，汗止精藏，渐调而愈。

（评议）东垣清暑益气汤，本非暑令大补中气之套方，此案谓脉大而虚，中气大虚，非补不克，而乃引用此方。则升麻葛根，那不脉益虚而热益甚，即此一方，已可见作者之脑经不清矣。更何论一日一夜，参用十两，附用四两之昏狂呓语耶，此案亦不见于《印机草》，似马氏不应荒谬至此。

又：陈三农治夏一夫人，年已八旬，尤思不已，偶因暑浴，遂患发热头痛。医者以为伤寒，禁其食而肆行解散，越三日气高而喘，汗出如洗，昏冒发厥。诊其脉大而无力，乃为之辨曰：外感发热，手背为甚，内伤发热，手心为甚，外感头痛，常痛不休，内伤头痛，时作时止，今头痛时休，而手背不热，是为虚也。遂用参芪各五钱，白术、半夏各二钱，橘红一钱，甘草六钱，一剂减半，后倍参术而痊。

（评议）八旬高年，误表而汗出如洗，喘厥昏冒，此非大剂潜阳养阴，摄纳固涩，何能有效，乃用药若此，虽不大谬，亦是病重药轻，乃行东垣辨内伤外感头痛发热数句，以示渊博，只觉陈腐满纸，此亦陋者之笔，不尽可信。甘草当是六分，此传写之误。

陆定圃《冷庐医话》：程杏轩治农人，患伤寒数日，寒热交作，自汗如雨，脉虚神倦，舌苔白滑，分开两歧，宛如刀划，询知误服凉药。与六味四汤饮，服之有效，继进左右二归饮，数剂，舌苔渐退而安。

（评议）此本中寒之体，误服凉药，更伤中气，因而汗流欲脱，舌白滑润，神倦脉虚，是其确证。故必阴阳两补，数服即安，此又亡阳中别有渊源者，固不必悉由误服麻桂柴葛来也。

（见《医学杂志》1935）

五、其他

1. 医学易诵随笔（一）

五行生克三言

木生火，火生土，土生金，金生水，水生木。

木克土，土克水，水克火，火克金，金克木。

五行干支五色五音五味五臭　五言

木东干甲乙，其支寅卯匹，火南干丙丁，其支己午并，土中干戊己，支辰戊丑然，金西干庚辛，支在申酉分，水北干壬癸，于支亥子汇，木火土金水，五行的生次，青赤黄白黑，以次配五色，角徵宫商羽，五音变分主，酸苦甘辛咸，分司五味兼，膻焦香腥臭，顺配及五臭。

五脏所主　五言

五脏肝属木，其腑胆相配，心火腑小肠，脾土腑曰胃，肺金腑大肠，肾水腑膀胱。肝心脾肺肾，次与五行准，目舌口鼻耳，在窍次亦顺，筋脉肉皮骨，所主以次列。魂神意魄精，所藏以次明。怒喜思悲恐，五志各分用。温热和凉寒，五气各分宜，泪汗涎洟唾，五液各分布。握忧哕咳溧，变动更可别。呼笑歌哭呻，其声亦可分。

（备考）一作肾藏志。洟，《素问》本作涕。寿颐按涕即泪，是目之液。洟则鼻之液，古书自有区别，不可混淆，近今俗语，乃有鼻涕之名，古人不当有此，宜订正为是。盖《素问》为传写者误改也。

十二经脉奇经八脉　七言

脏加心包府三焦，脏腑各六经分条。心肾少阴包（包谓心包络）肝厥（厥谓厥阴经），肺脾太阴手足别，小膀太阳焦胆少（小，谓小肠；膀，谓膀胱；焦，谓三焦；少，谓少阳经），大胃阳明阴之表（大，谓大肠），十二经外奇经存，跷维各二阴阳分，督任冲带合八脉，别经诸络不具论（平声）。

（说明）五脏并心包络，皆阴经。五府并三焦，皆阳经。心肾少阴，谓心与肾皆少阴经也；包肝厥，谓心包络与肝，皆厥阴经也；肺脾太阴，谓肺与脾，皆太阴经也。手足别者，言三阴三阳，皆有手足之别。心肾少阴，包肝厥阴，肺脾太阴，皆上一字为手经，下一字为足经。如心为手少阴，肾为足少阴。心包络为手厥阴，肝为足厥阴。肺为手太阴，脾为足太阴是也。六阳经准此。阴之表者，言六阴经皆属里，六阳经则为六阴经之表也。一里一表，各以次相配，如心与小肠为表里，肾与膀胱为表里，心包与三焦为表里，肝与胆为表里，肺与大肠为表里，脾与胃为表里，奇经在十二经络之外，有奇零之义，音读如羁，或谓十二经皆有偶，而奇经有无偶者，故读为奇偶，奇才，非是。盖阴跷、阳跷、阴维、阳维，未尝无对偶也，二跷二维，督任冲带，是为奇经八脉。

十二经循行起止　七言

手阴从脏行于手（手之三阴经，自本脏起，行于手臂内廉，至手指而止，以交于手之三阳经），从手行头是手阳（手之三阳经，白手指起，行于手臂外廉至头面而止，以交于足之三阳经），足有三阳头走足（足之三阳经，自头面起行头面而直下至足，循股胫外廉，出足跗上，达足指以交于足之三阴经，太阳行于背，少阳行于侧，阳明行于胸乳），足阴上腹易推详（足之三阴经，自足指起，上行胫股内廉，直上入腹，以交于手之三阴经）。

十二经气血注　七言

肺寅大卯胃辰宫，脾己午心小未中，膀申肾酉心包戌，亥交子胆丑肝通。

（存疑）以一日十二时分配十二经，谓某时气血注于某经，其说已旧，古今医籍往往引之。寿颐窃谓人之气血，无一时不遍行于周身，岂有某时独注某经之理，若谓一时必在一经，严若其他之十一经，竟无气血注之，此必不可通者也，要知气随血行，循环脉络，本无一息之停，今西学家所谓发血管、回血管者，最为可信。吾国医学，每有胶执太过之弊。虽曰自古相承，莫敢遽废，究竟当此科学开明时代，必以确实可证为信，断不能拘泥古书，反为所蔽。近今中医旧学，有为新学家诟病者，其借口处，实即在此。唯医学家十二经脉，联属循环，即以肺、大肠、胃、脾、心中、小肠、膀胱、肾、心包、三焦、胆、肝为次，姑录此以备一说。

十五络

肺经列缺穴，偏历属大肠，胃则丰隆是，脾则公孙详。心经络通里，支正是小肠，肾曰大钟穴，膀胱有飞扬，内关手心主，外关手少阳，胆则光明取，肝是蠡沟商，任脉络尾翳，督脉络长强，更有大包脾大络，胃络虚里左乳旁。

（订正）虚里在左乳旁，即是心家发血管之大络，故右乳旁无之，古书以为胃络，似非生理之真相，说详拙编《脉学正义》。兹姑存旧说，以为胃家之大络尔。

古之一日十二时　七言

子时夜半丑鸡鸣，平旦日出寅卯名，食时为辰禺中巳，日中日昳午与未，申则晡时酉日人，黄昏人定戌亥及。

（说明）古人地支十二，初不用以纪一日之时，故古书之夜半鸡鸣平旦等称，即古之十二时也。《素问》中多有之不知者几不能解，附录之以助博闻。又古有分一日为二十四时者，汉魏以下间有之，则即罗盘方位之甲卯乙，辰巽巳，丙午丁，未坤申，庚酉辛，戌乾亥，壬子癸，丑艮寅之二十四方也。日在某方，即是某时，知今之时钟，分一昼夜为二十四小时者，非西人之创法。

五运化曜

甲己化土乙庚金，丁壬年干木运临，丙辛化水戊癸火，逐年主运细推寻，有余不及阴阳别，及少从兹配五音。

（说明）此五运主年，从年干而年年递变者，是为化曜。甲己之年属土，乙庚之年属金，丙辛之年属水，丁壬之年属木，戊癸之年属火。甲丙戊庚壬为阳干，属有余（是为太过）。乙丁巳辛癸为阴干，属不及。五音有太有少，阳干为太，阴干为少，此太角少角，太徵少徵，太宫少宫，太商少商，太羽少羽之所以定名也。

（存疑）化曜之说，本于《素问》，其说极旧（《素问》此说，见"天元纪大论"、"五运行大论"等篇，本非古本《素问》所固有，宋校正引全元起注《素问》，无此数篇可证。林亿等谓是王启玄别采"阴阳大论"，以补《素问》之缺佚者，其说近是，然启玄所录，亦是古之医书。必非王氏所伪撰，但专论五运六气，终是医学之别一派，不可尽泥，兹姑从今本，以为出于《素问》云尔）。然丹天之纪，黅天之纪云云，义理实不可解，前人为五运作注，说其理由，凡有三解，皆穿凿附会，极为可鄙，断不足证。颐按今星命家推算人之命理，以八字中有甲遇己，有乙遇庚，乃有化曜之法。若有甲无己，有乙无庚，即不能以化曜论，犹言可也。乃医家竟谓甲年属土，乙年属金，必不可通，其智犹出星命家之下，殆子平之不如，此万万不可墨守者。而五阳干为太过，五阴干为不及，则十年之中，竟无平和之运，尤其不通。岂非变医之魔道，以备一解可也。只以附入《素问》，尽人能知，似已久在有举莫废之例，姑存旧说。

（说明）此五运分主四时，年年如此而不变者，是为主运。以大寒节为始交木运，至清明节前三日交火运，至芒种节后九日交土运，至处暑节后六日交金运，至立冬节后三日交水运，盖以一年三百六十五日有奇，五分之，每一运当旺七十二日有奇也。

六气分主四时

风火暑湿燥寒次，阴阳五行合六气，风木君火相火挨，湿土燥金寒水备。一气二月周四时，初气乃从大寒起，厥阴风木大寒寻，君火春分主少阴，小满少阳相火届，太阴大暑湿浸淫，阳明燥令秋分起，小雪太阳寒水深。

（说明）风火暑湿燥寒，是为天之六气，风为风木，属厥阴；火为君火，属少阴；暑为相火，属少阳；湿为湿土，属太阴；燥为燥金，属阳明；寒为寒水，属太阳。此天之气化，与时令而推移者，然言其常耳，不可太泥，唯与手足十二经之三阴三阳，各明其义，不可以彼例此。

六气分主四时，亦年年如此而不变，是为主气。亦以大寒节为始，寓于厥阴风木主气，至春分节交入少阴君火，至小满节交入少阳相火，至大暑节交入太阴湿土，至秋分节交入阳明燥金，至小雪节交入太阳寒水，亦以一年二十四节气六分之，则每气当旺六十日有奇也。

六淫客气

子午少阴为君火，丑未太阴临湿土，寅申少阳相火王，卯酉阳明燥金所，辰戌太阳寒水司，己亥厥阴风木主，三气司天终在泉，准此推求轮流过，司天在泉各半年，左右间气亦堪敷。

此六气司天之客气，随年支而年年递变者，其次序与主气之六气，微有不同，彼以风火暑湿燥寒为次，君火之后，继以相火，次以湿土，兹则子午君火，丑未湿土，寅申相火为异，一年六气，每气之中，各有客气加临，所谓司天者，即其第三气之客气，其第六气之客气，则曰在泉。司天主上半年，在泉主下半年，而初之气、二之气、四之气、五之气，名曰四间气，不甚注重，然此皆言其理耳。其实百里之间，寒暖各别，千里之外，燥湿绝殊，不可拘也。唯此是古说，相传已久，宜备一说，以资谈助，免得贻人口实耳。其推算之法，即以每年第三气之司天为主，而前后准此节之次序求之，如子午年少阴君火司天，则其年二之气之客气，即己亥年司天之厥阴风木也，其年初之气之客气，即辰戌年司天之太阳寒水也，其年四之气之客气，即丑未年司天之太阴湿土也，其年五之气之客气，即寅申年司天之少阳相火也，其年终之气之客气（即是在泉），即卯酉年司气之阳明燥金也。年年依此例推之，亦易领悟。所谓左右者，即间气之谓也。

《四言脉诀举要》

自高阳生脉诀不理于众口，而南阳《崔氏四言脉诀》与之代兴，世之学者，无不宗之。自明以来，删改润色之本不少，《濒湖脉学》及《医宗必读》二者，尤其熟在人口。寿颐讽籀之余，颇撺其尚有沿误，未尽美善，且后幅主病及删节之。甲寅秋仲，业师同邑朱先生璈成创立中医学校于黄墙家塾，实开近时是医立校之先声。寿颐与于襄助，谬任编纂，即以是诀为脉理学之基础，于旧本之讹者正之，泛者删之。又择名贤著作中之阐发脉理，编成韵语者，以附益之，虽未必完备，似尚有千虑之一得，所采前贤成作，不专一家，不注出处，以少繁冗，但有改订者，必说明之。此仅脉学之涯略，故不作注释语，且别有拙编之《脉学正义》，固不宜叠床加屋，贻骈拇之诮，唯于崔氏旧本，芟薙不少，遂以举要为名，昭其实也。

庚申春仲重订于浙省兰江之中医学校

脉乃血管，百骸贯通，大会之地，寸口朝宗。

诊人之脉，令仰其掌，掌后高骨，是名关上，关前为阳，关后为阴，阳寸阴尺，先后推寻。

胞络与心，左寸之应，唯胆与肝，左关有定，小膀肾水，左尺是审。胸中及肺，右寸昭昭，胃与脾脉，属在右关，大肠肾火，右尺班班。

（存疑）肾有两枚，真水与相火皆属焉。旧以肾水与相火，分隶左右，似非能论，说详《脉学正义》。

神门属肾，最重关后，有无二脉，必不可救。

脉有三要，胃神与根，沉按及尺，缺一难存。

经言七诊，曰浮中沉，上下左右，消息推寻。又有九候。即浮中沉，三部各三，合而为名，每候五十，方合于经。

寸候胸上，关候膈下，尺候脐腹，下至跟踝。右脉候右，左脉候左，脉随病迁，必见本部。

五脏性情，各有本脉，按部就班，反常则厄。

浮为心肺，沉为肾肝，脾胃中州，浮沉之间。

左寸心浮，浮大而散，右寸肺浮，浮涩而短（浮大而散，浮涩而短，两句要看得活不可泥，说详《脉学正义》）。左关肝沉，弦长可按（胆腑亦候于左关，其平脉亦弦而长，但肝为脏而胆为腑，则肝之平脉当沉著，胆之平脉不甚沉重耳）。左尺肾水，沉实而软，右关脾土，脉象和缓，右尺相火，肾水同断。

（订正）肾水同断句，旧作左手同断，又作与心同断，古人盖谓相火当与心火无异耳，须知尺脉，宜沉着而不宜浮，即相火宜闭藏而不宜露。着曰与心同断，则心脉如何，岂不曰浮大而散耶，既浮且又申之以散字，几若无根之坏脉，夫岂尺部所宜，肾家平脉，安得如此，是不可以不正。兹改为肾水同断，庶几沉实而软，肾中相火，蕴畜不露，譬犹炉中炽炭，护以细灰，方能经久不灭，肾家元气絪缊，涵养蕴藏，不当如是耶。

若夫时令，亦有平脉，春弦夏洪，秋毛冬石，土旺四季，和缓不忒（土分旺于四时之季，各有十八日与五运主时之芒种后，土运七十三日各是一说），太过实强，病生于外，不及虚微，病生于风，春得秋脉，死在金日，五脏准此，推之不失。

四时百病，胃气为本，脉贵有神，不可不审。

凡察病脉，平旦最准，凝静调神，数息细诊（上声，此字无平音）。一呼一吸，合为一息，脉来四至，平和之则，五至无疴，闰以大息，三至为迟，迟则为冷，六至为数，数即热证，更迟更冷，更数更热。

2. 医学易诵随笔（二）

迟数既明，浮沉须别，浮沉迟数，辨内外因，外因于天，内因于人。

天有阴阳，风雨晦冥，人喜怒忧，思悲恐惊，外因脉浮，则为表证。

沉里迟阴，数则阳盛，内因脉浮，虚风虚火，沉气迟冷，数则多祸。

（说明）内因多虚病，最忌数脉，故曰多祸。不比外盛实证，数大为宜也。凡内伤之病，脉数大者，已恐元气之乖离，若见细之脉，去泉路近矣。

浮脉主表，于象为阳，轻手即得，形态彰彰，浮而有力，洪脉大长。

浮而无力，虚脉正伤，浮而虚甚，散脉靡常，浮如葱管，脉芤血泱。

浮如按鼓，革脉外强，浮而柔小，软脉湿妨，浮兼六气，疑似当详。

（订正）旧说谓浮脉属府，在有语病，兹删之。详《脉学正义》。奥今作软，医书有所谓濡脉者，亦即软字之变。软脉本以力量不足言之，不论部位之浮沉，不论脉形之大小，学者须知此意。

沉脉主里，其体属阴，重手寻按，始了于心，沉而着骨，伏脉病深。

沉而坚硬，牢脉寒淫，沉而细软，弱脉难寻，沉兼三脉，具有规箴。

迟脉属阴，一息三至，二损一败，病不可治，迟而有神，缓脉最美。

缓中三层，和缓胃气，柔顺调匀，春柳相似，怠缓纵缓，阴阳之异。

迟而不利，涩脉气滞，迟而偶停，结脉歇止，迟止有定，代脉多死。

迟中四脉，视此条理。

说明）缓脉亦一息四至，和缓有神，是胃气之正，故曰最美。古人称其若三春之柳，悠悠扬扬，不刚不柔，亦形容其难名之妙耳。如怠缓不前，则偏硌一阴寒。然阳病亦间有脉缓者，则热伤气分，而弛纵无力也。此以缓脉分析三层，其义极精，然非指下神明，而参合见证，不能分辨，此脉理之化境也。

数脉属阳，一息六至，七至热极，八九则死。数而流利，滑脉如珠。

数而坚凝，紧脉绳似。促脉急遽，数如欲止。数而动摇，与豆无异。数中四脉，请看奥旨。

（订正）自王叔和《脉经》及辨脉法，谓脉紧者如转索之无常，后人无不宗之。然紧即《素问》之所谓坚，不当牵转，又叔和以促脉为数中一止，后世亦多用其说。然促字本义，实无歇止之意。乾隆时日本人丹波元简《脉学辑要》独宗《高阳生脉诀》，谓促乃急促，不必歇止。寿颐细参古籍，知其说极精而确，故一此订之曰数如欲止，二说俱详《脉学正义》。

大主诸实，形巨易知，体魄素伟，无病亦宜。若是阳盛，邪实可思，大而汹涌，洪脉热司，大而坚硬，实脉邪持，大兼二脉，虚证忌之。

小主诸虚，一线其象，脉理属阴，病情可想，小不显明，微脉气殆。小而力薄，软脉湿长，小而如沉，弱脉失养，步中三脉，辨之朗朗。

（说明）医书别有细脉，即是小脉。

长主素强，得之最罕。上鱼入尺，迢迢不短，正气之治，长而和缓。

若得阳邪，指下涌沸，长而劲直，弦脉可治。短主素弱，不由病伤。

上下相准，缩而不长，诸脉兼此，宜补阴阳。寸尺可短，关短必亡。

动脉属短，最异寻常。

（总论）此以浮沉、迟数、大小、长短八脉为纲，而即以其余之十种脉象，分隶于八纲之中。陈修园之旧本也，最为明白可诵，兹从陈氏本润色而录之。寿颐按二十八脉之象，有极浅显而易知者，亦有极疑似而难别者，学者必须会之以意，而不能拘拘于形迹之间。如浮沉者，以下指之轻重求之。迟数者，以来去之速率准之。大小者，以形状之巨细判之。长短者，以寸尺之部位定之。滑涩者，以形势之态度决之。虚实者，以力量之强弱审之。皆浅而易分，显而可据，不待智者而后能辨。余如洪之与微，则言其气焰之盛衰。紧之与弦，则状其形体之坚硬，革与牢皆有力，而有浮沉之分，芤则指下未尝无力，而浮沉可见，中候独空。结与代皆歇止，而结之甚而无力，且有散乱之势。伏则沉之甚而难见，几有闭塞之虞。一经说明，尚觉易晓，唯促则言其短促迫急，动则言其厥厥动摇，此二者最不多见，而确乎有此脉象。至于软弱二者，不过言其力量之薄，不以形状言，亦不以浮沉言，其实必与他种脉兼见，如或大而软，或小而弱，或浮而软弱，或沉而软弱之类，不能单行，古书必以浮小为软，沉小为弱，似未免胶泥太过。若缓脉则有平脉，有病脉，全在神而明之，自有分辨，而非可以言语形者矣。

有覆溢，皆属阳实，上盛则溢，鱼际超轶。下盛则覆，尺后进出。溢是肝阳，覆是相火，上者抑之，潜降最别。下者导之，清理则可，难经真藏，言之太过。

（说明）覆溢之脉，皆阳邪甚盛，故上或溢出鱼际，而下或覆至尺后，溢则肝胆之阳上僭，覆则龙相之火鸱张，上盛者抑而降之，下盛者导而清之，皆有可治之理。《难经》乃与关格之脉，阴竭阳亢者，同谓之真藏脉。盖据其极重者言之，要知或溢或覆之脉，时常有之，未必皆属不起也。

脉有反关，动在臂外，别于列缺。阳明相会，禀赋之奇，于人无害。一脉一形，各有主病，脉有相兼，是宜细审，浮脉主表，感冒最多。有力必热，无力血杜，浮迟气馁，浮敷风浮，浮缓风湿，浮虚伤暑，浮芤失血，浮洪虚火，浮微阴竭，浮软中虚，浮散短折，浮弦痰饮，浮滑痰热。

沉脉主里，为寒之积，有力痰食，无力气郁。沉迟寒深，沉数热伏，沉紧冷痛，沉缓水畜，沉牢痼冷，沉实痞结，沉弦寒饮，沉滑宿食，沉伏吐利，阴霾机阻（此阴寒之霍乱吐泻）。

迟为阴脉，冷气相干，有力结痛，无力虚寒。

数为阳脉，甚则昏狂，有力热炽，无力正伤。

滑脉痰多，或伤于食，尺滑蓄血，寸滑吐逆。

涩脉少血，亦主寒湿，反胃结肠，汗多津竭。

脉长气盛，脉短气衰，小则血涸，大亦正亏。

浮长痉痫，沉短宿食，血虚脉虚，气实脉实。

洪脉阳实，其阴已伤，细脉湿郁，脾运不良。

缓大主虚，缓滞主湿，缓涩血耗，虚滑虚热。

软小阴亏，弱小阳竭，阳虚朝寒，阴虚暮热。

弦为阴盛，寒饮相干，劲直而急，则属肝胆。

弦数皆然，弦迟皆寒，阳脉头痛，阴脉腹疼。

紧主诸寒，亦主诸痛，浮紧表寒，沉紧里壅。

阳微畏寒，阴微发热，男微虚损，女微无血。

阳动汗出，或痛或惊，阴动内热，崩中失血。

虚寒相搏，其脉为革，男子失精，女人漏血。

阳盛即促，痈肿热毒，阴盛则结，病瘕五积。

代则正竭，阴阳离绝，暴病得之，脓血大泄。

（旧说女科有胎三月，其脉为代，不确，删之。）

更有怪脉，见者大逆，雀啄连连，止而又作。

屋漏直滴，蓦然一落，沉弦紧搏，宛如弹石。

乍密乍疏，散同解索，静中忽摇，鱼翔相若。

虾游冉冉，有时一跃，釜沸空浮，杳无根脚。

古称十怪，生机已迫，指下得之，莫筹一策。

质直而言，反常之格，《内经》真藏，唯此是责。

妊娠之脉，两尺最准，尺脉涩微，经期有顿。

三部如常，经停莫恨，尺部调匀，胎元定论。

古称有娠，断在左寸，亦取神门，察之不遁。

《内经》明言，少阴动甚，左大占男，右大占女。

滑疾安和，怀麟可许，月断病多，流脉不病。

体尚无形，有胎可庆，尺内数弦，亟日猛省。

亡血崩中，如形有影，将产之脉，号为离经。

百脉偾动，自异常形，指端脉现，顷刻娩身。

（说明）临产之脉，异乎经常，以周身之百脉震动，则脉形自当与寻常不同，人之指端，本有动脉，唯常人之脉动极微，似有似无，不足注意。而产妇临盆，则两手中指端之脉动颇大，但执其指，指端脉显，则立刻分娩。若中指端之脉未见，则未必即产也。

新产阴伤，脉应虚小，弦大刚劲，吉凶莫保。

尺弱且涩，血耗虚寒，年壮有此，得妊良难。年长见之，绝产血干，

幼科之治，脉法又别。三岁以前，寸口难决，食指三关，脉弦最切。

热现紫纹，伤寒红象，青惊白疳，验如影响，隐隐淡红，无病可想。

黑色必危，徒为怅怏，纹现风关，病轻弗忌，纹到气关，病重留意。

直透命关，危急须记，再参见证，精求条理，古书绘图，蜃楼海市。

三岁以上，可诊脉位，一指三关，反侧辗转，脉行较速，大率六至，

多则热门，减则寒类，仿佛大方，求之以意，更有变蒸，气粗身热。

食减汗多，或吐或渴，是有定期，与病分别。脏腑气充，聪慧日关，俗称长智，岁余而毕。又有继病，乳母怀孕，儿为消瘦，面青粪艵（音干定切）。脾胃之病，乳薄之应，温养补中，效操必胜。

（说明）乳母怀胎，而儿饮其乳者，恒有消瘦便溏色青之患，古人名曰继病。盖谓其母继续得胎，而儿为之病也，亦有谓之魃病者，盖不明其理，而伪托之神鬼，最是可笑。考继病之由，古人未有申明其源委者。寿颐窃谓妇人经血，未受胎时，则月以时下。偶尔不月，即谓之病。迨既怀身，则既留而不下。经为养胎之资至娠后，则血化为乳汁，是以乳子之时，其月事亦多有不以时下者，不得即以为不月之病。若至复有娠时，而犹乳子，则其人之血，止有此数，既必赖以养胎，而复欲化乳以饲子，可知此时乳汁，质地必薄，所以儿饮之者，必多瘦弱伤脾之病，此理之有可信，而实古人所未悟者。治法但当温养健脾，其效立见。则亦已历验不爽，非臆说也。痘疹将萌，四末寒彻，目汪含泪，耳后冷冽，面赤气粗，身热弗彻，苟非疫疠，治宜透泄。

（以上二篇见《三三医报》1925）

3. 兰溪中医专校第二次正科毕业告诸生

寿颐不才，滥竽本校讲席，倏逾五年，其自预科始业之初，即以拙稿作诸生引喤者。厥唯第二班之同学为权舆，今届第二次毕业期间矣。回溯此五年中，课堂讲授，各科课本，几无一非不才手笔，此非不才之敢于师心自用，忘其丑拙，而好为诊痴符也，诚以医林成作，充栋汗牛，选择数家，终嫌挂漏，且古今著述，各有专长，如读全书，则必有不甚精密之处，未尽适用者，若摘撷数章，又恐断鹤续凫，几如七宝楼台，拆散而不成片假。况乎卒业有定限，随意掇拾，徒作抄胥，或且游骑无归，莫衷一是，所以不才于甲寅之秋，曩助先业师敝邑朱阆仙先生创始黄墙医校时，即拟以生理、病理、脉理、药物、药剂、诊断、卫生七者为之经，而以素以研习之内、外、女、幼、针刺五科为之纬，综撷往哲精英，分途纂集，冀以握二千余年国学之纲领，间亦旁及新学说，以与古训互为参考，乃知古人所见，未始不与新发明之理论，彼此符合，止以书缺有间。《内》《难》经文，言之不详，苟不疏通证明，每觉断简残编，不可猝读，迨以译书所有，借作旧学笺疏，往往涣然怡然，迎刃自解，频年以来，屡有奇悟，辄谓至理自在人间，偶尔创获，顿觉心目

为之轩爽，从此中外沟通，庶可为吾党辟一正直荡平之路。特是体大物博，明知非一手一足之力，可冀成功，只以中医立校，无五师承，草昧初开，不得不贡其愚忱，'略标门径，则必有大雅宏达，踵事增华，以竟全功者。不才苟得以大辂椎轮，抛砖引玉，或者频年伏案，犹贤于无所用心，自顾鳅生，差堪忻幸。是以庚申春初，承乏本校是席，即以此七经五纬，质正同人，仰蒙许可，爰出从前旧稿，稍稍整理，作为课本，日积月累，于今年内约略告成。为目凡二十有余种，为册得七十余，向之所谓七经五纬者，至此乃粗有眉目。虽不敢谓国学三千年之精粹，果能搜集无遗，然微引前贤绪论，引而申之，触类而长之，必以实有经验为依归，雅不欲放言高论，自欺欺人，抑或旧说相承，与近今民病时有枘凿者，则必加以纠正，亦不敢如涂涂附，姑与依违，唯其法理两端不悖于古，而于今坐而能言者起而可行，堪以质证明哲，唯是分科撰集，各自成编，以著述体例言之，或尚近于参考书之资料，殊未合教科成法。盖教科书之编制，只须撷举纲要，不应过于辩论，反嫌琐碎。而愚昧之见，终谓此中疑似，千里毫厘，转展传讹，动多误会，苟非备陈源委，必不能剖析精微，是以反复引申，时失之冗，此则明知其失当而姑存之者。本非欲以此数种复瓿之材，竟敢望诸当世之设立医校者，遽以拙稿作蓝本也。况迩来海内贤哲，多有伟论，表暴于各家医报，如绍兴何君廉臣，同安吴君黼堂，泰兴杨君如侯，盐山张君寿甫诸先生，通函商榷，且风端倪，医校教科，行将有定本问世，吾知十年之后，必有完全杰作，足供世用者，则不才旧稿，聊以存一家之言，不足贵也。所望诸同学分袂之后，留意于当世名贤新著，则日知所无，获益奚止倍蓰，慎弗以此五年中之戋戋者，视如兔园册子，庶乎学识精进，乃不可量耳。爰书拙见为临别之赠言，原吾同学诸子自勉焉。时，民国十有四年夏五月嘉定张寿颐山雷甫谨焉。

（见《三三医报》1926）

4. 兰溪中医专门学校同学录序

吾国医学发明最早，迹其嬗衍源流，自汉以上不可知，而魏晋以降，则父传其子，师诏其弟，私家授受，固未闻有学校设置，集多数生徒而按日课功者，所以唐宋以后，隐隐然有家数派别，而未能树之以定准则者，其故盖亦在是。二十年来，兴学之风，遍于全国，农工商业，各有专门，唯医药一途，实为人身必不可缺之事，而其始之立校者，只有西法，初不闻四千年固有之国学，设为专科，盖缘西医之校，早有成规，仿之最便，而中医则书籍太富，选择为劳，不易适用于课堂程序。苟非删繁举要，集腋成裘，必不足以立之模范，则知难而退，乃其一大原因。（寿颐）尝于甲寅初秋，随侍先业师同邑朱阆仙先生，创中医学校于敝邑之西乡朱氏家塾，不揣固陋，辑有脉学本草医家数种，作为课本，冀以大辂椎轮，为抛砖引玉之计，庶乎中医立校，开其先声，果不数年，而沪上之丁氏及神州医药总会，皆有中医专校之设，而杭垣又继之，国学之光，浸浸盛矣。兰溪之有中医学校，创始于共和己末，前邑尹南海盛公，首先提倡，赖以成立。庚申春前校长诸葛君小卿命驾莅沪，以神州医药会之介绍任（颐）以教务主席，唯时（颐）以拙稿数种，多未竣事，得藉校务鞭策，可以相与有成，乃遂骤然就道，抵校后商之同人，定议以生理学、卫生学、脉理学、病理学、药物学、药剂学、诊断学七者为经，而以（颐）素习之内、外、女、幼四科为纬，此外各科，非颐所能，姑付盖阙。窃以目附于孔氏举尔所知之义，不敢贪多务得，徒骛虚名，荏苒光阴，于今三载，所纂数种，约略粗具，而第一班同学，已届毕业之期，行将各以所学，散之四方，则叙首同堂，已无多日，爰有同学录之刻，藉志雪泥鸿爪，以留永久纪念，问序于（颐），（颐）窃为学校之卒业有定期，而学力深造无止境，况乎病理药理，以愈加探讨，而愈得证明，岂仅仅三五年间所能兼容并包，终始一贯。即就所授课程言之，尚粗枝大叶，举其一隅，发其端绪，奚敢谓古人精义，尽在此中。尚赖诸同学，引而申之，触类而长之，庶乎中医一家，始有振兴之望。所冀同学，循此而往，博览以扩见闻，守约以求实践，坐而言之，起而行之，保存国粹，在此一举。若徒守此三五十册校中成作，以为能是已足，抑亦未矣。吾知十年已往，诸同学中，必有声名鹊起，为吾道后来之俊者，亦恐或有故步自封，无以异于今日者，何去何从，唯吾可畏之后生，好自为之。异日者，展此录而稽之，必可得其大概，敢书此以为吾同学勖。

民国第一癸亥仲夏之月嘉定张寿颐序

（见《三三医报》1926）

5. 致中央国医馆理事诸公函

顷展国馆公函，猥以不才，厕名于学术整理之列，所系甚重，闻命悚惶。诚以此番举动，一言而当，济世之航，一字而讹，殃民之刃，自惭袜线，殆弗能胜。唯是诸同仁眼光远到，愿力宏溥，将以扫除浊世之秕糠，共跻生民于寿宇，斯诚千载一时之盛举，挽回劫运之天机，抑亦颠连无告之病家所祷祝而呼吁者。凡有血气，畴不同情，矧在吾曹，尤殷素愿。特是整理二字，万绪千头，一部十七史，果从何处说起。再四思维，确有不可不尽之义务，而亦实有不易贯彻之苦衷，请以管窥蠡测之愚，与大君子平心一商榷之。盖国医之所以不为新知识界信任者，岂不曰言人人殊，各道其道，乍聆绪论，已惝恍而莫可凭依，即饮药汤，亦迁延而难图近效，甚者且病随药变，尤加剧焉。此在饱览世故者，谁不共见共闻，虽欲勉为国学护法，而事实俱在，曲讳莫由。诚不若新学家之诊断，大致相符，其用药，则热病有阿斯匹林，疟病有金鸡纳霜，悉归统一。此其故，一由于习国学者之程度不齐，一由于伊古来之书籍芜杂，虽数千年神圣心传，与夫吾侪阅历经验，未始不尽在卷轴之中。无如成作太富，陈陈相应，苗莠同畴，瑕瑜不掩。《内》《难》圣经，伤寒贤传，犹有不甚可解，而唐宋金元以降，更多肤廓，徒乱人意，求其适用，几等于百分之零。今当开明时代，而以整理为职志，是必从实在功用着手，一洗向来空言敷衍，如涂涂附之陋。此须每一部书，加以精密之论断，细为抉择，判别是非，如《四库馆提要》之例而加详焉，揭诸正义，树之宗风，乃可以保障狂澜，斡旋气运。秉此笔政者，不仅以学力文采为难能，尤必在实验上剀切发挥，然后坐可言而起可行，俾通国后生，咸知准则。唯是一部燕许文章，已非少数人才所易脱稿，纪晓岚、陆耳山之不作，此愿殆不易偿。至于《素》《灵》、"八十一难"、《伤寒》《金匮》数种，向来号称圣经，为之注者，只有望文生义，串解了事。然试放开眼界读之，颇有诘屈聱牙，必不可通者，且有附会穿凿，绝非病理应有者。此在秦汉之间，以为此非普通文学之书，盖已多为浅人掺杂，绝非中古医学果真如是。加以自汉而迄宋仁宗朝，始有校定之本，中隔千有余年，传写万家，无心之讹舛，及有意之更张，当然不在少数。近今犹有笃信好古之儒，且谓今之所读《内》《难》，即是秦政未火之书，得毋所见犹隘。唯既已尊为圣经贤传，是似不容鲰主后学妄议妄参，如竟听其以讹传讹，则仍无整理之成绩，抑或加以抉摘，指点瑕疵，尤恐骇人听闻，等于怪物。不佞尝有《难经笺正》一编，于原文时有非议。若准以汉唐经疏体裁，自知已犯绝大之不韪。而读《素》《灵》随笔诸条，尚未敢草率问世。此则古医经中之芜杂处，在事实上固亦不可不加以整理，而艰巨更不易言。若论近今，印刷进步，文明大启，国医界中，应时世潮流作投机事业者，正如雨后春葩，怒芽齐放。东瀛有《皇汉医学》一编，沪上竟至重译，不佞仰慕大名，购而读之，初不料内容幼稚，难得取裁，

388

浪费金钱，徒呼负负，凡在初学，那不长堕雾中，反受其累（敝处校友录中，尝论及一二，附呈数册，藉博诸公一粲）。且也国内英才，多长著述，风发飙举，日异月新，甫尔杀青，遽腾报纸。《伤寒》《金匮》之注，最近三五年中，已见多家出版，其余杂者，更仆难终。果能推陈出新，轩爽豁目，一洗从前迂腐气象者，未尝不大有其人。寿颐心切喜之，以为革故鼎新，最是国医学之大好景象，从此实事求是，彼此皆知注重经验，免得陈陈相因，徒授他人话柄，庶乎轩岐坠绪不致终堙，哪不极端钦佩。然苟谓凡是新书都有价值，则纵欲竭诚延誉，容或未敢轻言。今者捧读国馆东电，征集各家著作，当然咸在整理之列。一朝会议，同堂济济，都是作家，若付审查，如何置喙？苟其谀词借重，一例恭维，则推波助澜，窃恐误尽苍生。抑或量加评骘，稍事抑扬，宁不开罪群贤，负吾良友。诸君子见闻所及，当必有同样之感怀，宁非议场中一大难题。苟不能打破此关，则不才自问戆愚，亦何敢冒昧相将，等于好恶拂人之性。要之，国馆以转移风气为天职，中流砥柱，端赖群公，断不容随俗浮沉，与时俯仰。鄙见所及，最好在未集会前，请在京诸君子征求陈代馆长同意，发一剀切代电，揭破此中曲折，申明必以扫尽肤浮，折衷实用为宗旨，庶几整理大纲，得有相当效果。不辞冒渎，贡此愚忱，若梗在喉，吐之为快。语云：狂夫之言，明者择焉。敢罄所怀，伫闻明教，措词拉杂。颐某顿首。

6. 绍兴何氏校补通俗伤寒论序

　　国医之学，导源于四千年以前，虽秦汉所传，轩岐、《内》《难》、炎帝本草，未必果为上古神圣所手定。要之，天生烝民，既得衣裳粮食，一变邃古茹毛饮血，穴居野处之风，未免脏腑官能，渐以柔脆，肌肤腠理，渐以通疏，于是疾疢聿兴，疴痒间作。圣人忧之，为之医药，济其夭死。采取草木金石，偏颇之性质，以救阴阳燥湿，偏胜之侵凌。纵使杂病繁多，或非一二人之天亶聪明，遽能贯彻其症结。然而既开其端，必有其继，作者为圣，述者为明，数百千年，其道大备。盖亦犹在唐虞三代之先，是以后之学者，推本穷源，必归其功于在昔制作明备之圣皇，是为中古医药家言，署名黄帝、神农所缘起。惜乎载籍留贻，百无一二，几令先圣危微精一心传，无以昭著于天下后世。其幸而承先启后，俾吾侪生平今日，犹得窥见秦火以前，国学一线余绪，未坠于地者。独赖有建安纪元，吾宗长沙太守，手集之《伤寒卒病论》一编，差堪想象三千年前，审脉辨证，选药制方，典型具在。而后四时六气之沴戾，犹可藉人力以补救天灾。仲师之功，不在禹下，暨乎六朝隋唐，宋金元明，群贤继起，一脉相传，谁不祖述仲师，笃信唯谨。独是运会迁流，古今不能无递嬗之变化。山河修阻，南朔不能无疾寒燠之分途，加以人事日繁，嗜欲日胜，其足以干天和而召戾气者，尤其层累叠出，变幻靡穷。是以晚近病情，太半都非仲师本论固有之症状，假令生乎二千载后，而必食古不化，一例步武建安旧制，得毋大辂椎轮，何以出而合辙。试观六朝隋唐，已以温病时行，特标一目，藉以区别于伤寒，表示同中有异。然试推敲其治疗门径，则桂、麻、柴、葛，犹然谨守南阳规模，洎乎金元，复有九味羌活、防风通圣诸方，风靡一世，自谓通治四时，虽药量固视经方为轻，然而辛燥温升，竟以劫汗为能事。名为变则能通，实已自犯太阳禁例，学者童而习之，因仍接踵，往往利未可，而害即旋生。凡时病温热，证随药变者何莫非羌、防、柴、葛等方，有以阶之成厉。此固千百年来，国医之朱紫相淆，瑕瑜不掩者，陈迹可考，无庸讳言。逊清一朝，人才辈出，凡百学术，胥有以驾前代而上之，谈医之彦，亦复远迈近古，康乾之际，有如喻氏嘉言，徐氏洄溪诸公，著书垂教，其精警处，已非宋金元明，所可几及。最近百年之内，更有浙之王氏孟英，吴之陆氏九芝，温热专家，审证精详，经验丰富，尤推独树一帜。虽较之自唐以前不可知，而六百余年，断然未有其匹，国医学识，叹观止矣。寿颐于二十年前，得读绍兴何廉臣先生《增订广温热论》《感证宝筏》两书，皆注重近世之病态变迁，究其所因，详其脉证，救偏补弊，阐发靡遗，不拘拘于《伤寒论》百十二方定法，而错综变化，无往不合仲圣遗型，差堪与孟英、九芝颉颃，鼎峙成三，无所愧色。盖求当代作家，几几有不可无一不易有二之感想。嗣后中华纪元五六年间，裘吉生氏校印《通俗伤寒论》出版，承惠一份。寿颐受而读之，书为乾隆时绍医俞氏根初。哀其毕生阅历，发抒心得，笔之成书，而同时同邑，何秀山先生，手录俞稿，参加按语。厥后秀山文孙廉臣氏，又为之勘断，渐成一篇，不才始知浙绍何氏，家学渊源，芝草灵根，其来有自。所叙兼证变证，脉状舌苔，罗罗清疏，若指诸掌，悉与《广温热论》《感证宝筏》同一条理，而又加密焉。后有学者，果能从此入手，埋头十年，以治时病。岂仅事半功倍，亦必举一反三，取则不远，将所以针膏肓而起废疾者，胥于是乎在。抑且言皆浅近，取之无尽，用之不竭，智者见智，仁者见仁，宿学老医，可因此而廓充其智慧，即在后生末学，又何往而不一览了然。心领神悟，可谓愚妇愚夫，能知能行，白香山诗，老妪都解，尤为是书之独擅胜场。金针度世，而适合时宜，凡在医林，谁可不读。惜乎裘氏所传，仅源本之上中二卷，戛然中止。二十年来，未见续成全轶，而此雅俗共赏，有用之书，等于神龙见首不见尾，海内学子，颙颙引领，渴望久矣。曩岁中央国医馆成立之初，不才参与筹备之役，始识廉臣先生、次郎幼廉君，暨炳章曹先生于秣陵旅邸，晤言之顷，即叩以廉老先生全稿所在，怂惠刊行。冀得拯斯民于仁寿，则幼廉及曹先生，俱毅然以校刊自任。乃韶华逝水，今又裘葛屡更，癸酉初冬，始得幼廉手翰，谓已偕同曹君，校订就绪，厘为一十二卷，付诸手民，行将竣事，以不才久读廉臣先生著述，略谙何氏家学源流，谆嘱序言，欲以表襮此中结构。寿颐不容以不文辞，爰为参考国医学家，累代变迁之涯略以及秀山、廉臣两先生，殚心竭虑，作述贻谋，有以成此救世之慈航，为读者告，须知山阴何氏，阴德在民，世泽绵长，固未有艾。语有之曰：读三世书，其在斯乎，其在斯乎。时中华纪元，甲戌春季，望后三日。嘉定张寿颐山雷甫属稿于浙东兰溪城中天福山之麓。

（见《神州国医学报》1934）

7. 四明周氏新编伤寒汲古叙言

宣圣有言，述而不作，信而好古。诚以春秋之季，世道陵夷，邪说诐辞，所在多有，荒经蔑古，道统将湮，圣人忧之，特为揭诸正义，昭示愚蒙，是以赞易删诗，修史正乐，无一非远绍往昔神圣之遗绪。尼山笃好，如是而已，推而言之，守道宜然。即在艺术之末，亦何莫不然。国医之学，导源最远，唯是邃古载籍，留贻无多，几若阙然不可概见。《内》《难》两经，渐成于秦政未火之先，而已苗莠同畴，雅郑迭奏，盖亦久为谫陋者有所搀杂。吾侪学子，生今之世，所赖以窥见西京而上之证治涯略者，本草经文以外，止有南阳张氏之《伤寒卒病论》一帙（卒病之卒字，当读为猝，古书通假，最是习见）。诚以外感为病，其来至暴，猝然而发，情状与其他诸病之渐次而进者，确有不同，仲圣名以猝病，大有深意。今通行各本，卷端仲师自序，首行标目，皆作《伤寒卒病论》，是其确证。近时商务书馆四部丛刊所收是书，其序文从日本复宋治平本抄补者，首行亦作卒病，是为宋刻最先之真面目。唯序中为《伤寒杂病论》合十六卷一句，则各本皆伪卒为杂，此乃传抄者不识卒病意义，妄作聪明，强为改易之伪字，而首行犹仍其旧，浅人目光之短，即此可见。然自此一字传讹，而后人议论，乃纷如聚讼。又通行之成氏注本，卷首有洛阳严器之序文，亦称《伤寒卒病论》。今之诸本皆同，更可证金时尚存真相，而近三百年各注家，或伤寒之外，别有杂病，或谓伤寒之中，即赅杂病。许多臆说，亦均不足辨矣（存三古一线之坠绪，守缺抱残，仲圣之功，宁不至伟，顾其书撰集于建安之年，下逮典午，历时未久，何以西晋之太医令王叔和氏，已有重为编次之事）。相传王叔和尝为西晋太医令，则上距建安十稔，当有数十年之久，然今章太炎菿汉微言，引《御览》七百二十。高湛《养生论》称王叔和，高平人。谓人曰：食不欲杂，杂则或有所犯，当时或无灾害，积久为人作疾一节，而《千金方》二十六卷"食治篇"引河东卫泛记曰，高平王熙，称食不欲杂云云，与《御览》引王叔和说一节，大同小异，据此知叔和名熙，是向来医界中未知之事。章氏又引《御览》七百二十二。张仲景方序曰，卫泛好医术，少师仲景，有才识，撰四逆三部厥经，及妇人《胎藏经》《小儿颅囟方》三卷，皆行于世。章谓卫泛得引叔和语，则叔和与泛同时，疑其得亲见仲景，然则叔和身世，不过稍后于仲景，其间相去，更无多时。考仲景名机，见宋人高保衡、林亿等上校定伤寒论表，引唐甘伯宗名医录，称仲景南阳人，举孝廉，官至长沙太守。晁公《郡斋读书志》引《名医录》同。是唐代所传仲师爵里止此，而其他皆不可知。考《太平御览》七百二十二，引"何颙别传"，称同郡张仲景，总角造颙，颙谓之曰：君后将为良医，卒如其言。何颙见《后汉书党锢传》，与荀爽同时，诚为仲景之先进，颙乃南阳襄乡人，而仲景为其同郡，正与《名医录》符合。据本论自序，谓建安纪年，未及十稔，宗族死亡三分有二，伤寒十居其七，乃勤求古训，博采众方，为《伤寒论》云云。则仲圣著书之时，在建安五年以外，十年以内，确乎有征。虽范氏《后汉书》、陈氏《三国志》，建安中之长沙太守，皆无张机其人。范书"刘表传"，称建安三年，长沙太守张羡，率零陵桂阳三郡畔表，表遣兵攻围，破羡平之。陈志"刘表传"，则云表围之，连处不下，羡病死，长沙复立其子怿，表遂攻并怿，叙事较范书为详，唯羡之卒，怿之败，史无年月可考，而景升卒于建安之十三年，则具有明文，是长沙之破，必在十三年以前，而张羡病卒亦必在建安十载左右。与《伤寒论》自序所记年岁，极为吻合。是以今人郭象升允叔氏，有仲景姓名事迹考一篇，载于太原《医学杂志》之第二十九、三十两期（民国十五年出版），谓羡即仲景。据范书"刘表传"李注，引英雄记曰，张羡南阳人，先作零陵桂阳守，甚得江湘间心，然性崛强不顺，表薄其为人，不甚礼也。羡因是怀恨，遂畔表。陈志"刘表传"裴注，引英雄记，与范书李注同，郭氏谓籍则南阳，官则长沙太守，年则建安，其为仲景何疑，且谓羡字训慕，而景亦训慕，名羡字景，于义允协。寿颐谓郭氏此说，颇堪征实。据此知仲景当时，编辑《伤寒论》于戎马仓皇之际，兵连祸结，频岁不已，且未几竟以病终。然其子能为治民拥护推戴继守，则仲师致绩，必能感孚物望，正不得以英雄记崛强不顺四字为定评。至于畔表一事，浅人见之，似乎以下犯上。唯考《魏志·桓阶传》，称太祖与绍相拒于官渡，表举州以应绍，阶说其太守张羡曰，夫举事而不本于义，未有不败者也。故齐桓率诸侯以尊周，晋文逐叔带以纳士，今袁氏反此，而刘牧应之，取祸之道也。明府必欲立功明义，全福远祸，不宜与之同也。羡曰，然则何向而可。阶曰，曹公虽弱，仗义而起，救朝廷之危，奉王命而讨有罪，孰敢不服。今若举四郡，保三江，以待其来，而为之内应，不亦可乎。羡曰善，乃举长沙及旁三郡以拒表，遣使诣太祖，太祖大悦，会绍与太祖连战，军未得南，表急攻羡，羡病死，城陷（阶传不言长沙立张怿事，则史有详略耳）。寿颐谓当时袁术称帝，而绍附之，不为汉臣，刘表从绍，而张羡畔之以应曹，确有忠汉之志，则畔表不足为羡咎。郭氏亦谓曹操虽为汉贼，而建安初年，未有逆迹，叛表应曹，未可为非，最足为仲师表彰大节。以此推之，《伤寒论》一书，本是草创于干戈之中，或为未及整理之本，所至今尚有病理晦涩，不甚可解之处。抑且曾几何时，病没城陷，家族之存亡，尚不可知，则其书沦于兵燹，当有散佚凌乱之事，所以叔和得之，且需重为编次，否则书成孔迹，手泽犹新，叔和亦何为不惮烦而多此一举。唯是既经王氏重次则后，建安旧帙，世固无复并存，洎乎宋仁宗朝，始命医官校定刊印，则上距西晋，又七百余年，万手争抄，传伪何限。又可知嘉祐淛成之本，更非复叔和之真。今之学者，果能得魏晋旧物，而稽核同异，审订文辞，宁非博古家之至愿。无如世传晋唐医籍，可为仲圣本论参证者，自《王氏脉经》所录诸条以外，唯有《千金翼方》之伤寒两卷，尚是宋校以前之旧，而大体多同，仅仅字句间小有出入，或未能餍嗜古者之奢望。近闻长沙省府主席何氏，印有古本《伤寒论》一书，颇与今本时相歧异，而其书流布无多，寿颐未获一见，近得四明周氏岐隐，驰函相告，谓何氏此书，已据其异文各条，一一缮录，编为《伤寒汲古》单行之本，付之手民，冀得广播国中，为吾道一新耳目。且嘱不才叙述笃信好古之意，弁言简端，以诏学才。寿颐半生寝馈于医事之中，本有喜读未见书之一癖。亟思先睹为快，俾得寻绎症结。或者谓迩来地不爱宝，往古卷轴，时有发现，如敦煌石室所得旧藏，虽已残破不完，皆是无上珍品。然一考其储存时间，尚在李唐之世，从未闻有魏晋六朝，已佚旧籍，竟能完全复显者。今兹古本伤寒之出，贻传源流，未尽明了，当是古者三坟六韬之故智，而亦宋人刘温舒《素问遗篇》之流亚，不佞则谓古今病理，本无二致，读者能以阅历治验为根据，而明辨其淄渑之臭味，庐山面目当可一览了然。岐隐氏怀古之遐思，要自有令人钦敬者在。爰为略考仲师成书之源委，并及历代传书之沿革，而书此以贻岐隐，虽自愧无文，不足为斯编生色，亦聊以报岐隐氏不耻下问，殷殷谆嘱之盛情，而明哲之彦读之，其必有以鉴定此中真相也夫。时中华纪元第一癸酉冬十月嘉定张寿颐山雷甫属稿于浙省兰溪福山之麓。

（去疾按）何芸樵主席印行之伤寒古本，海上三马路来青阁有售，附志于此。以答问者。

（见《神州国医学报》1934）

8. 谈医一得集自序

寿颐不敏，年五岁，严侍下始识之无，六岁入家塾，至十一岁四书五经，约略成诵，十三岁习帖括。顾性不嗜八股，成童之年，偏喜涉猎百家言，藉消永昼。光绪甲子慈亲春秋已高，患肢体不遂病，迎医尝药者，乙期有半，乃时与医界相往还，始购置医家者言，聊备参考。初非有专习一艺之志，迨讽籀稍多，自以为尚易领悟，乃渐好之。乙未戊戌，连遭大故，无心乡举，间尝稽核各医籍同异，欲以求其通贯，而殊不易言，但研摩稍久，于杂病粗有头绪，戚斂间时以疾苦相告，索方而去，尚能桴应。洎乎庚辛之间，问病者渐多，而自思于时病变化，竟是茫无端绪。乃于壬寅午月，负笈于同邑黄墙郑朱阆仙先生之门，所见内外女幼各病，日以百计，亲承提命，言其然而并为阐发其所以然之原理。盖吾师当弱冠年，黄墙朱氏冠千先生，望重一时，就诊者无日不座为之满。师为冠千胞再侄，侍诊十载，临证最多，复杂疑难，无不处之有素。悉以生平经验，一一为不才指示，故虽侍坐不及三年，而饮我上池，不啻洞垣有见。寿颐三十年来，所能笔之于书者，盖无一本诸吾师当日之挥尘清谈也。厥后岁在甲寅，吾师创设中医学校于黄墙家塾，实开国医立校之先河，即命寿颐为之襄助。于是始以向之所受于吾师者，编纂课堂讲义，为目凡十余种，所惜者，甫及两载，吾师遽归道山，黄墙医校，遂尔中辍，师之素愿未尝，不无遗憾。而寿颐幸以吾师之绪余，来游东浙，岁历一星，各种旧稿，次第就绪。亦聊以告慰吾师在天之灵，庶乎不负传薪之一脉。兹者头童齿豁，甲子已周，回忆卅年经过，读书心得，零编散简，盖亦不尠，听其散佚，未免可惜，曩岁汇集考古诸条，编为《谈医考证集》一卷。兹更录其余，另成一帙，以其尚有独抒所见，不拾前人牙慧者，因颜之曰《谈医一得集》，而并书半生治医之涯略于简端。时中华纪元第一壬申中秋后四日山雷甫自识于兰溪之中医学校。

（见《神州国医学报》1934）

9. 致绍兴何廉臣书

（上略）王氏改错，持论太怪，即所论医理药理，强半空谈，诚不足道。而黄氏之八种，就中未必无见到语，唯专崇温燥，补阳抑阴，主见太谬，遂觉瑜少瑕多。平心论之，寿颐所谓无一语不在情理之外，尚觉言之太过，近世颇有崇拜黄氏书者，若见颐此论，当不谓然。然此公书中甚多嗟贫怨贱，希冀利禄之语，学养全无。故所著书，殊不足重，鄙人终不欲谬为恭维。附记数言，请以质之推崇黄坤载者，以为何如。

（见《如皋医学报》1930）

六、对张山雷部分医著的研究述评

(一)《谈医鸿雪》述评

朱定华　邵志锋　杜晓明

《谈医鸿雪》是张山雷先生的亲笔手稿，成书于1915年，距今已100年了。由于是目前唯一现存，又从未见诸于报刊，或公开发表出版的医学遗著，故尤显弥足珍贵。

《谈医鸿雪》是一部谈医论病一类的医论著作。1914年夏，张山雷先生的老师朱阆仙在江苏嘉定开办黄墙私立中医专门学校，张山雷全力协助一手操办，并着手为学校撰写了建校宣言书。然由于学校地处偏僻，交通不便，报名求学者廖若辰星，于是便办起了中医学校函授部，通过信函往来为学生通函问难，解疑答惑，这项工作皆由张山雷先生担任。在通函解答医理病证的过程中，张山雷对能够运用尺书裁答，独抒己见，畅所欲言地阐述各类提问而饶有兴致，颇感佳趣。他认为这些医学解答信函虽属一时之兴的阐发，但若要"推阐入微，必有见道之处"，为防日后"散而不聚，得无可惜"，故他把这部分只言片语的师生信函稿亦予以留存，而谓之"鸿雪"。

《谈医鸿雪》部帙不大，全书共载录十五篇，其中还包括一部分临证医案，从整部书的篇幅来看，似乎由于黄墙中医学校在1916年中辍停办，而函授部亦戛然而止，反映在手稿上拟或有未竟而止的痕迹。下面予以分析研究，不当之处，祈望同道不吝指正。

在回答苏州学生郁潜卿所谓江浙派与引火归源说等问题上，张山雷认为：所谓"江浙派"，是指发源于苏南、浙江一带的中医学派。江浙派"始于吾吴叶氏香岩，其用药皆轻微淡远"，即临证用药轻灵而起病甚捷，这是因为"吾乡土薄水浅，人体孱弱，不任重药"。然当他来到上海行医，"所见病家南朔东西各省皆有，所用方药，唯是守吾所学而呈效亦同"。他曾见黄醴泉、侯春林两位名医，见其唯精唯一之治疗心法亦即在此。所以他说"轻灵一法，固不独江浙之人合宜，即推之各地生人，亦无不应"。张山雷进一步指出：常人之病，轻灵则可，大病重病，自然要用大力刮磨不可，古方厚重扑实治法不可尽废。"近人有谓今之医派，江浙最轻，两湖最重，各有偏颇，俱不可训。余则谓江浙清灵，有利无弊；两湖举重，利少害多。盖亦重剂治轻病，纵使对证，亦嫌过火，而轻剂之效力自宏……"。张山雷以轻灵、厚重两种治法不可偏废，而重剂治轻证利少害多；轻剂则效力自宏的观点回答了郁潜卿的问题。

在解答郁潜清"引火归源"问题时，张山雷反以"火从何来？源在何处？如何引法？如何而归"四句诘问予以诠释。他认为：火之有源可归者，为阴火，为虚火，亦就是肾藏龙相的那么一点真火，而非人体热病所产生的实火，或者说是有余之火。真火宜潜越而藏而不露，一旦真水不足、真阴不充而龙相虚火飞腾，就足以灼烁万物，而肾内所藏的无根之火亦容易熄灭。有余之实火当灭，无根之虚火当护。所以张山雷说："所谓引火归源者，则于潜阳育阴队中少加桂、附，取其同类相求，使之返其窟宅，苟其对证取效如神"。

至于郁潜卿问到"医有温手凉手之俗称"以及"误温可救，误凉难挽说"，张山雷认为这是临证医生医术未精，学识未到的一偏之见。如果医术精良，经验丰富，自然见证治证，宜温宜凉，何致以自成一种特别见解而陷入自圆也不能其说的怪圈。他说："温药之误，顷刻即见燥烈灼烁，津液耗枯，其弊易显，尽人皆知，犹可立刻转帆投以凉剂，故曰易救。若凉药之误，则一时断不显露，唯不知不觉之中渐渐大气不振，胃减脾败，或遂溏泄遏中，驯至不起……，卒之中气已败，补救实难"。凉药若过用于虚弱之体，尤易惹祸，所以张山雷先生告诫学生"虽曰六气之病多从火化，五志之变皆为火证，用药自必以凉润为多，而能用凉药者，亦不可不知此弊"。

在谈到学生函询临证"用药分两"一篇时，张山雷指出："病情有夷险浅深，用药有君臣佐使"，怎么能随意定准，刻舟胶柱？一般说来，病浅而轻者用量宜轻，病重而危者用量宜重。病轻而药重者则力量太过，反伤及无病之处；病重而药轻者，即便用之得宜，亦必不能去病而情势日甚，挽救更难。所以他要求学生临证用药之分两，应该重视君臣佐使的作用。他说："大约临证治病，其人必有许多见证，若欲见一证处二、三药，则见证已多用药庞杂，势必自相矛盾，不成为方而其方亦必无效；则必择其吃重之一证，先为疗治而方始纯正，药乃有功；即病者服之，重证一效，而其余轻证亦能相应见松，此临证时第一要诀也"。这就是说，要依据病人临床证候表现，通过四诊合参的辨证方法，抓其表现突出的重要证候处于君药、次要证候处于臣药等顺序，药两适当由重至轻，逐步递减，从而形成方药君臣佐使的应用规则。篇中还列举了张山雷本人的临证用方经验予以进一步阐发。

中西医学各有自己不同的理论体系，中医注重宏观整体来看待人体，西医则从微观并见微知著地分析人体，两套不同的理论体系各有长处，同时各自也存在着某些不足。从"中西医学各有得失说"一篇，张山雷针对民国初年西方科学文化的大量传入，也看到了西方文化的文明与进步。在反对部分文化人士借此轻中重西，甚至诋毁中医等民族虚无主义思潮泛滥的同时，也对固步自封，将一切外来科学文化皆排斥于外的人士予以批评。他说：那些"积学能文之士，笔机活泼，辞锋澜翻，动易弄幻成真，无中生有，遑论辨自负，有不可一世之概，且令见者、闻者咤为得未曾有，又何敢再加一辞指其谬误"。针对上述思潮，张山雷指出："中医重说理，能参天地之气化，察病用药，息息与气化相关，固自有独到之处。如病之寒温燥湿，药之花叶根实，辨析最严，神而明之"。"西人之医，有模型有图像，冷热有表，脉动有表，肺之气、心之血有声可闻，皮之里、骨之外有光可照。事事切实，岂非与吾之理想派针锋相对，而能实事求是者乎"？他进一步指出："唯念彼中人方，力求进步，而吾国同道诸公则皆嚣嚣然，自以为是，诚恐数十百年后一盛一衰，不可思议，则四千余年之国粹，必有不易保存者"。反映了张山雷在当时既崇尚、捍卫中医，同时也颇能接受、学习西方医学知识的一位比较务实的医学家。

"轻淡之药亦能杀人说"与"中病之方亦有不效说"两篇，主要介绍医生的医德与医术。作为一名医生，倘若医德不纯，医术不精，或诊病漫不经心，故弄玄虚，组方处药，信手拈来，所谓"一病到手，但求写成数味，聊以塞责，不求有功，但求无过"，那么即便是轻灵淡药，若药不对证，同样能把病人的病情由轻转重，甚至死亡。在后一篇中，张山雷例举自己诊治痰热咳呛病案，处方中规中距，然因病人服药每呷一口，剂量甚少而导致疗效不佳、病情迁延加重，以此告诫医生诊病处方，乃至病人服药等情况，务必怀揣治病救人的良好医德，仔细入微地询问了解。由此说到病人若因伪药、单方、符咒、魔道等所误导致病情加重者，皆是医生非能所料的事情。

"中医源流略说"一篇，主要概述了中医发展源流及历代文献传承。张山雷将自汉代以来至金元明等历代中医文献传承加以归纳，认为诸如《伤寒论》《针灸甲乙经》《诸病源候论》《千金要方》《外台秘要》等文献"皆经后人纂集，未免残缺不全，已不易洞见古人著述之本相，后有识者纵能择善而从，恐亦鉴别不易"。而对金元四家之书，除朱丹溪外，谓之"文辞未甚条达，又精切者少"。他说："读书稽古之士"，若能"阐明精蕴，启发现闻，不独于古籍中透彻渊微，亦必有新发明洞窥癥结"。所以他推崇清代张石顽之《张氏医通》、柯韵伯之《伤寒杂病》、薛生白之《湿温条辨》以及王孟英之《温热经纬》，尤其崇尚陆九芝的"论热病独重阳明一经"以及张伯龙的"论类中风认定气血冲脑"等临床学术见解。认为他们"皆独出牛眼，不袭前人巢穴而真实确切，卓然成家"。因此张山雷进一步强调："欲治医学，固非多读古书，不足以树根柢而旷见闻。然既能读书，尤必自具只眼，方能辨得古书中学术之纯疵，理想之真赝，乃可以集其所长，弃其所短，而后古书堪为吾用，吾亦不为古人所愚"。

在谈到"张子和、张景岳攻补两法合论"一篇时，张山雷指出："攻补皆治病之法，所贵因应咸宜，断难胶执一见"。他认为，阅读子和《儒门事亲》，见其以汗、吐、下法见长；读《景岳全书》则见其又以六味、八味，左归、右归补法为主，难道他们两人所处的时代，所见的病证相差是那么的悬殊。拟或是张子和所见病人皆是黎藿百姓，而张景岳所见则皆达官贵人？"终不能不谓二人之所见太偏也"。因此，他告诫学生，子和之攻法临床虽能取效，但医术未到日臻精湛的地步，断不能冒然使用；景岳之补法虽不中病亦且快意，迎合了世人口味，但误补则滋腻生痰，刚燥耗液，为害更烈。说明张山雷对临证运用攻补两法持审慎的态度。

关于"论病之传变"，源于《伤寒杂病论》之六经传变，但张山雷先生对此却持不同意见。他说："病有传变，各各不同，原不能预定范围，谓病情必当如此。虽自《素问》《难经》《金匮》《千金》诸书，皆言之五脏五行若何传法，亦是姑言其理，非必为病之必如此也。岂有一病而必牢守五行次第，按部就班，层层都到如递解犯人，必按定程途逐站交替，缺一不可之理"。他认为，我国医家为生克传变四字拘泥太甚，往往说得纠缠不清，生出无数葛藤缠绕而无法解脱，都因为"传变"之说所受累。他强调，只有时邪表病才具有传变的特征，"若时邪表病传经之说，则病变之此第，即症情之浅深逐渐进行，由外入里由轻及重"。其余则"不必拘煞传经二字也"。

"论针法之有泻无补及宜针不宜灸说"一篇，是张山雷于1915年夏在上海水木业公所任医生时，求教于同道针刺医师赵芸台先生而记述。针法有泻有补，古医书皆有记载。而赵芸台却谓："针法以宣通气血为主，一针直入，随手旋转，自能彻上彻下，脉络经隧顷刻贯通，痹者开而塞者泄，纯以鼓动气机为唯一妙用。古人虽谓左旋右旋法分补泻，实则皆是助其流动，是有泻而已，何所谓补"？张山雷通过观察并亲身体验，感觉旋动其针，即觉脉络直贯，无论左旋右旋，其流动之势同是一致。若遇体弱者旋动过甚，则有晕眩昏扑者，这就是开泄气机，有泻无补的明证。张山雷默认了赵芸台的学术观点，但传统医学又有针多兼灸，古今通理的论述。然而赵芸台却又谓：针有益而灸有害，且针与灸并行操作尤为不妥，故善用针者不用灸。对于赵君的上述观点，张山雷认为"针灸二字，并行久矣，而此君作此论可为独创，且正与王氏《外台秘要》用灸不用针之法，彼此相背。要之赵君确有真传，其说决非无见。而颐半生来所见针家信乎不灸者颇有功效，而用灸者有害无利，则赵君固深知此中微妙者"。说明张山雷对于同行业中不同的学术见解，采取了兼收并蓄的科学态度。所以他感慨地讲："凡有真实学问须得真传，方有实用，而书籍所传尚难尽信也"。

"古今药剂权量不同考略"一篇，亦见于《谈医考证集》一书，两篇中的主要内容基本相同，只是在文字叙述上略有出入。需要说明的是，《谈医鸿雪》中这一篇完稿时间为1916年7月，比《谈医考证集》的那篇要提早一个月，显然后稿已经过张山雷的修改。本篇主要阐述古今药剂权量不同的历史发展沿革。他说："盖度量权衡之制，皆古小而今大，唯尺寸则以古之十当今之八……，而权之与量，则皆以古之三当今之一"。为此他查证了《魏书·食货志》《隋书·食货志》《左传正义》《皇朝通考》《考工记》以及《千金方》《外台秘要》《校正伤寒论》《本草纲目》等古代文献予以明证。他以《伤寒论》麻黄汤、桂枝汤举例，"麻、桂各用三两，准以古三今一，每剂犹得一两，即再以三服分之，而每服犹得三钱有奇"。他还对王朴庄提出的所谓："古之一两，准今七分六厘"，又说："古之一升，准今六勺七抄"等似是而非、含混不清的观点，"诚不知其何所见而云然"而提出了批评。因此张山雷着重指出："善学古人者，所贵能师古人之意，而不必拘泥于古人之陈迹，岂有斤斤较量于古今分量，而可自诩为直造古人堂奥者"。

其余则为"脾胃病医案"、"陈如深君类中治验"、"凌姓治验"三篇临证治案。前篇为李时珍医案记录，张山雷予以了客观点评；中下篇为张山雷临证治验，反映了张山雷在治病过程中运用辨证与辨病，加减化裁、圆机活法的证治风格，同时也对西方医学的脑神经、脑血管以及脑溢血等病症证治有了一定的认知。

综上所述，《谈医鸿雪》所记载的部分医论、医案，是张山雷先生在1915年至1916年期间函授教学与临证治病的心得与体会。书中的每一篇均体现了张山雷治学严谨、诊病认真、尊古不泥，颇能吸纳新鲜事物并为我所用的学术风格。《谈医鸿雪》遗著的发现与问世，为我们又增添了张山雷先生的一部新作，同时也为后人留下了宝贵的中医学术文化遗产。

（二）《张山雷医案》述评（一）

蒋福海

张山雷先生是我国近代著名中医学家，中医的教育家之一。他胸怀振兴祖国医学事业，致力于中医教育事业，毕生继承和发扬祖国医学，培养中医人才呕心沥血，竭尽全力。张先生著作等身，博览众书，手不释卷，精通各科，尤长疡科，临床经验宏富，学术上融贯古今，平时诊务繁忙，求诊者众。在他著作中列举众多的临床案例，留下大量医案。由浙江省中医管理局《张山雷医集》编委会编校，人民卫生出版社1995年7月1版1次。上册1303千字，下册1488千字，收集了张氏著作15种，下集927~990页编辑了《张山雷医案》。

张山雷潜心于教学与著述，同时亦多为人诊治，勤于著录，留下了许多临证手录的原始医案稿。此外，在他编写的各种医著中，亦收录了不少医案。今据以系统整理，编写了这本《张山雷医案》。

本《医案》以病为纲，分感冒、风温、湿温等数十类，每类收入若干案例。这些医案大多详细记载了患者姓名、年龄、门诊日期、症状、舌苔、脉象，并有病理分析，治疗原则，具体用药等，确能反映张氏的学术思想和治疗经验，于现今临床诊治，不无借鉴作用。

张氏原案系临诊实录，不讲求体例的规范，本医案编写时，在不影响原貌的前提下，对个别手录案例在文字上作了移动处理，如感冒中的蔡麟钧案，原作"……左项疲，微似有核，此风热在表，引动肝阳痰热上扰，宜泄风化痰，清燥宽中。脉数，舌红无苔，且有咳嗽。"其中的"脉数，舌红无苔，且有咳嗽"，显系补述症状，特移至"此风热在表"之前，以顺文理。医案手稿用了一些不正规的简写，如川石斛作"川斗"，旋覆花作"全覆"，及少量异体字，均径予改正。又因张氏录案的初衷在于自参，故部分医案不注明药量，整编时凡遇全案均未标明剂量者仍从原貌；凡处方中部分药物未标剂量的，则由张氏门人根据乃师的习惯用量或参考张氏的其它医案酌情补上，以利阅读。（《张山雷医集》下册928页。）

下举同一案例的三种编写成果，不加一字评议。"货比三家肚里明"，识者自有公鉴。张山雷就是张山雷，不服不行。

张山雷原著本：附录解颅症治验　庚申（1920）秋季，有以解颅症来校就诊者，儿才二岁，顶巅之大，逾于七、八龄童；囟门宽陷，阔如两指；面唇惨白的，毫无华色；头不能举；声嘶而直，不类儿啼。气营两惫，一望可知。苟非病本于有生之先，何以致此？询之则父逾大衍；母亦几及七七矣。似此根本竭蹶，纵有神丹，何能炼娲皇上五色之石，以补到鸿濛未阙之天？寿颐辞不能治，而乃母痛极欲号，则半百之龄，膝下因止此呱呱在抱耳。无己，令以鹿茸血片研末，每日饲以三四厘；外用古方封囟法，干姜、细辛、肉桂为末，热陈酒调敷囟门。止图敷衍过去，聊胜于无药应付，重伤二老之心。乃后月余，是儿复来，居然面色有华，笑啼活泼，项能举，颅稍敛。乃授以大补真阴稍参温煦为煎剂，仍令日（《医集》为"曰"）服鹿茸末二厘。虽此孩日久，有无变幻，必难预料；然就当时言之，不可谓非药力之扶持者也。（据《张山雷医集》下册237页）

专辑本：解颅　某幼　病起呕吐，天柱软倾，面色㿠白，渐以解颅，头大如六、七岁之人，哭声不扬。父母年逾知命，先天之弱，恐无治法，姑与鹿茸0.3克研细末分三日服；外用旧法，细辛3克，肉桂3克，干姜15克研细温开水涂囟门。

二诊：神色稍振，头能举动，形已缩小，笑颜可掬，肤润泽，面有血色，但囟门虽起，而软处大逾径寸以外，未可乐观。

潞党参6克　黄芪6克　冬术4.5克　甘草3克　紫河车1.2克　明附片1.2克　鹿角片1.8克　陈皮4.5克

前方子母同服。

另用鹿茸血片0.6克研分十日服，外敷药如前。

按：该例之治，先生载入钱仲阳《小儿药证直诀笺正》之中。先生指出：解颅是大虚证，确系先天不足，即投大补，也必无及。然究治法，也只宜补肾。该患有鹿茸片研末分服合调敷囟门，乃后月余，颈项能举，颅稍敛，收效颇著。再诊参以大补具阳、温煦真元之剂，也必桴应。患儿日久有无变幻虽难料定，然就当时之效，也不谓非药力之扶持也。（《张山雷专辑》238页）

医集本：解颅　某幼八个月。四月：病起呕吐，天柱软倾，面色

㿠白，渐以解颅，头大如六、七岁之人，哭声不扬。父母年逾知命，先天之弱，恐无治法，姑与鹿茸一分研细末分三日服；外用旧法，细辛一钱，肉桂三钱，干姜五钱，研细，温水涂囟门。

五月三十日复诊：声色神振，头能举动，形已缩小，笑颜可掬，肤润泽，面有血色，但囟门虽起，而软处大逾径寸以外，未可乐观。

潞党参二钱　黄芪二钱　冬术一钱五分　甘草一钱　紫河车四分　明附片四分　鹿角片六分　陈皮一钱五分

前方子母同服。

另用鹿茸血片二分，研，分十日服。外敷药如前。

（《张山雷医集》下册989～990页）

本《医案》以病为纲，分感冒、风湿、湿温、咳喘、癃闭、消渴等数十类，涉及中医内科有39种疾病，儿科有4种疾病，妇科有7种疾病，外科有12种疾病，还有耳鼻喉等科4种疾病。每类收入若干案例，这些医案详细记载了患者姓名、性别、年龄、就诊日期、症状、证候（型）、舌苔、脉象，并有病理分析、治疗原则、具体方药等，确实反映张山雷先生的学术思想和治疗经验，因此再列举"咳喘"、"癃闭"、"消渴"案例，于现今临床诊治，不无借鉴作用，也阐明张山雷先生临床学术思想。现谈点体会：

一、张山雷先生在临床上辨证精明，病理病机分析清晰。例如《咳喘》医案：孙右肺失展布，咳嗽痰稠，脉小弦，舌苔薄黄，先以泄化。

瓜蒌皮二钱，广郁金一钱五分，象贝母二钱，杜兜铃一钱五分，生紫菀三钱，胡大海二个，路路通（去刺）二钱，生打代赭石三钱，苏半夏一钱五分，薄荷四分，霜桑叶二钱。

二诊：痰热未楚，咳嗽减而未净，姅事逾期，腹笥稍有胀。此气火上行致令经尚未行，舌根黄腻，脉则右弦。是宜柔肝泄降，化滞通经。

生玄胡二钱，四花青皮一钱五分，苏半夏二钱（打），当归尾一钱五分，生光桃仁（打）三钱，泽兰叶二钱，楂肉炭二钱，生紫菀三钱，杜兜铃一钱五分，炒黑荆芥一钱五分，茺蔚子三钱，瓜蒌皮二钱。

三诊：经事未净，腹胀已蠲，胃纳已醒，鼻流浊涕，脉右弦搏，舌心薄黄，是肺有郁热。再以育阴培本，清肺治标

炒萸肉一钱五分，甘杞子二钱，厚杜仲二钱，象贝母一钱，杜兜铃一钱，生桑白皮二钱，霜桑叶二钱，鲜竹茹一钱五分，荆芥炭一钱五分，生紫菀二钱，熟女贞子四钱，天台乌药二钱五分，泽兰叶二钱。（《张山雷医集》下册936页）

根据《素问·大奇论》说："肺之壅，喘而两月去满。"《玉机真脏论》也说："秋脉不及则令人喘，呼吸少气。"张景岳即认为"喘者有邪，邪气实也；虚喘者无邪，元气虚也。"分别指出了肺经之喘，有虚实两种不同情况。由此可知，张山雷先生在《咳喘》病案中指出"肺失展布，咳嗽痰稠，脉小弦，舌苔薄黄，先以泄化。"故为实喘在肺，而虚喘则当责之肺肾二脏。

二、张山雷先生临床上理法清晰，治疗原则明确的学术思想。例如《癃闭》医案：童叟　七十四岁。三月二十日：小水不摄，时且若癃。脉极沉，却弦劲有力，舌中光，两旁黄腻。明知高年中气已馁，然此脉此舌，湿郁下焦何疑？专与补中，反为助虐，议扶中

清导。

党参一钱五分，升麻四分，紫菀三钱，茯苓三钱，砂仁带壳一粒，白术一钱五分，川柏一钱五分，桑白皮三钱，益智一钱，黄芪一钱五分，牛膝一钱五分，车前子三钱，乌药一钱五分。（《张山雷医集》下册954页）

癃闭的发生，根据《内经》："膀胱者，州都之官，津液藏焉，气化则能出矣。"以及"膀胱不利为癃"的理论，可见膀胱气化不利，可以导致本病。在本医案中，张先生说："明知高年中气已馁，然此脉此舌，湿郁下焦何疑？专与补中，反为助虐，议扶中清导。"由此可见，张山雷先生在此案中理法清晰，治疗原则明确，故用扶中清导等治疗原则以党参。茯苓、白术、升麻、砂仁扶中再用川柏、车前子、乌药、桑白皮、牛膝等清导药，由于中焦气虚，升运无力，影响下焦气化不足，致小便闭难以排出，正如李李垣所说的"脾病能使九窍不通。"

三、张山雷先生在临床上用药灵活、简炼，选药纯粹并清轻之长的学术思想。例如《消渴》案例：朱　约三十岁。二月十九日：能食而瘦，引饮溺白，病几及期，脉右弦左细。是上焦有火，下焦无火，宜分治。

石膏、知母、粳米、元参、瓜蒌皮、生草、天麦冬、象贝、生地、煨益智。

水药日服，夜临卧吞八味丸。（《张山雷医集》下册955页）

消渴之名，始见于《内经》。首先谓"二阳结，谓之消"并指出"五脏皆柔弱者，善病消瘅"，以及"胃热则消谷，谷消则善饥"的理论。张山雷先生提出"此案是上焦有火，下焦无火，宜分治"的用药灵活，性和简练性，选药纯粹并清轻之长，故用《伤寒论》的白虎加人参汤，方中用石膏、知母、粳米、生草、元参、泻上焦之火加生地、麦冬等清肺胃、生津止渴。下焦无火用八味丸夜卧吞服。

总之，研读张山雷医案时，深感张先生诊察文字之朴实简练，古色古香，自有一种浑穆气象。辨病案内容选择谨严，持论公允，先生临床辨证，病理病因，足见深察经旨，说理明确，识力不凡，独具见地这对于指导临床具有重要价值。

张先生对药物的性能、主治在临床应用，体现了先生敢于创新的思想，根据先生的临床经验，认为当辨证而施，不可滥用。张先生多年临床经验，别开生面，理法方药，均有精细独到之处。诸如此类的医案，不胜枚举，对后世学者，大有裨益。

（本文得到林信彦先生的指导和协助，特表谢忱！）

（二）《张山雷医案》述评（二）

兰溪市中医院　颜永潮

杏林巨匠，一代宗师张山雷，名寿颐，毕生从事中医事业，献身教育，培养后继，著书立说，为后人留下了大量宝贵的学术资料。既是一位近代名医，又是著名的中医教育家，学验俱丰，在医林享有盛名。他教学之余，诊治病人无数，治愈病人无数，活人无数。他学识广博，除精通中医内科外，还涉猎中医针灸科、妇科、儿科、儿鼻咽喉科、外科及皮肤、肛肠、口腔等专科，他留下了许多临证手录的原始医案稿，1995 年浙江省中医药管理局会同人民卫生出版社等，据此系统整理研究，编纂了《张山雷医案》，该书是《张山雷医集》之一，并按现中医内科学的疾病分类进行分类。全书温病有风温、湿温、热病伤阴。中医内科病的肺系病证有感冒、咳喘、咳嗽、肺痿；心系病证有惊悸；脑系病证有头痛、中风、内风缓动、癫痫；脾胃病证有胃脘痛、腹痛、反胃、吐酸、痞胀、泄泻、痢疾；肝胆系病证有癥瘕积聚、肿胀；肾系病证有癃闭、遗精白浊；气血津液病证有汗证、虚劳、咯血、便血、消渴、痰饮；肢体经络病证有痿证、痹证、痉证；杂病有疝气、奔豚气。耳鼻咽喉科病有鼻渊、失音、喉痹、聍耳。皮肤科有下疳、风疹、脚癣。外科病有疔疮、痈疽、流注、瘰疬、失荣、臁疮、横痃。口腔科有牙疳。妇科病有乳癖、月经不调、崩漏、带下、恶阻、产后病、妇人杂病。儿科病有麻疹、急惊风、疳积、解颅。从这些病案中反映出张氏的学术思想和治疗经验，于现今临床教学和诊治有很大借鉴作用。今笔者择其部分典型病例，介绍分析，举隅如下，如有不当之处，请予指正。

1. 痹证病例

某左　劳顿经伤，左环跳疼痛，入冬益剧。脉颇弦动，舌苔白满，宜温润以宣经隧。原附块一钱，川桂枝五分，厚杜仲一钱五分，全当归二钱五分，豨莶草二钱，桑寄生三钱，广地龙一钱五分，大元地四钱，川独活一钱，钻地风一钱，怀牛膝一钱五分，海风藤一钱五分，油松节八分。

按：患者劳顿经伤，脉络空虚，易感受风寒湿邪而以寒邪偏胜，寒为阴邪，其性凝滞，气血闭阻较甚，故见左环跳疼痛较剧；得热则气血较为流畅，遇寒则气血更为凝滞，故疼痛入冬益剧，得热痛减，遇寒痛增；寒主收引，筋脉不利，故关节屈伸不利；舌苔白满，脉弦动则为寒邪偏胜之象。张山雷以原附块，桂枝温经散寒，除湿止痛；油松节祛风燥湿，强筋骨，止痛；钻地风祛风除湿、行气止痛；杜仲、桑寄生、怀牛膝、独活、地龙、豨莶草、海风藤补肝肾，强筋骨，祛风湿、活血通络止痛，引药下行；全当归、生地活血，补血，养阴，止痛。张师辨证准确，选药精当，尤以用油松节及少量钻地风二味药专治痹痛，堪称有独到之处。

2. 湿温病例

胡左　湿温经旬，表已淡而里亦不热，前昨大腑溏泻，嗳气泛恶，明是中洲尚未舒展，脉右软、左较数，舌苔薄腻。虽有盗汗，未可投补，仍宜开展宣化。

藿梗一钱五分，郁金一钱五分，枳壳四分，菖蒲四分，乌药一钱五分，佩兰一钱五分，带皮苓三钱，象贝三钱，沉香曲一钱，苏半夏一钱五分，益元散三钱，旋覆花（包）

三钱。

按：湿温经过十多天，表已渐解，里亦不甚热，嗳气，脘痞呕恶，大便溏泄，脉右软，左较数，苔薄腻，虽有盗汗，此也为湿热中阻。张山雷认为湿邪内郁气分而成温，重点在湿，不在于温，湿邪一去，其温热也迎刃而解。故治湿温证不必急于清热，而需理气化痰，使气机通畅，湿去而热孤，这时方可寒凉清热。张师以益元散渗湿利小便安神；苏半夏、藿香梗、佩兰开泄脾湿，苦辛并进；菖蒲芳香化浊；同时旋复花、沉香曲、郁金、乌药、象贝、枳壳、茯苓皮等降逆化痰，开郁理气。湿邪化，其病乃愈。

3. 胃脘痛病例

章左　胃脘当心而痛，入春则发，入暮则剧，肝气为应，大气不司旋运。脉小迟而弦，舌根垢腻，胃纳呆滞，大腑不行。法宜温养泄化，行气滞而柔肝和脾。

金铃子二钱，乌药一钱五分，天仙藤一钱五分，煅瓦楞子五钱，广木香七分，北细辛二分，姜半夏一钱五分，炒瓜蒌一钱五分，玄胡索二钱，枳壳炭五分，查肉炭一钱五分，青陈皮各一钱五分，带壳砂仁二粒。

按：寒邪犯胃，或饮食生冷，寒积于胃，寒凝气滞，发病迅速，故见胃脘当心窝而痛，胃痛暴作；寒遇胃肠温则寒散，寒则增其邪势，以方测症可见肢冷，畏寒喜暖，痛则汗流肢冷，脘痛得温则减，遇寒则甚；寒遏胃肠，和降无权，故胃纳呆滞，大腑不行，纳胀，呕恶呕吐苦水；舌苔薄白，脉弦迟为寒痛之征。张山雷根据此病案及其他类似病案用药以细辛，可选加炮姜、川椒、吴茱萸、高良姜、丁香、肉桂祛风散寒，温胃止痛；广木香、乌药、枳壳、天仙藤、玄胡索、金铃子行气活血止痛；可选加制香附、郁金、香橼皮理气解郁止痛；陈皮、青皮、甘草、姜半夏、砂仁、山楂肉及可选加沉香曲、白术、苍术、藿香、佩兰共奏理气燥湿，止痛，健脾和中；煅瓦楞，可选加吴茱萸合黄连、旋复花止酸、止痛、降气消痰止呕；瓜蒌仁滑肠通便。张师方药具有疏通气机，化瘀通降作用，能对慢性胃炎（中医胃痛）患者的血液浓、粘、凝、聚性有程度不同的改善，可使血脉流通，增加胃肠动力，解除胃肠痉挛，从而达到"通则不痛"胃脘痛自除的治疗目的。

4. 臌胀病例

张左　单腹胀，形巨为鼓，其势已极，小便不畅，纳食呆化，脉弦搏指，舌则红滑无苔。症入危途，殊难俘应，勉议疏化，以尽人力。

全瓜藤三钱，生白芍三钱，陈枳壳六分，生玄胡二钱，车前子三钱，干蟾蜍一只，川紫朴八分，另木香槟榔丸三钱（分两次服）。

大便通而不畅，加黑丑二钱，建曲二钱，地榆二钱。

按：肝郁脾虚，湿浊中阻，故单腹胀，形巨如鼓，按之不坚；肝失条达，络气痹阻，以方测症，可见胁下胀满有时痛；气滞中满，脾失健运，故纳食呆化，易胀，嗳气；气壅湿阻，水道水利，故小便不畅，短少；舌质红苔白腻，脉弦为肝郁湿阻之象。张山雷以玄胡、枳壳可选加柴胡，制香附疏肝理气解郁；白芍，可选加川芎活血行气柔肝；全瓜蒌、厚朴除湿散满，理气宽胸，滑肠通便；车前子，干蟾蜍可选加猪苓、茯苓利水渗湿，清热解毒，消胀；木香槟榔丸行气导滞，攻积泄热。张师消胀利水通便善用干蟾皮、黑丑，笔者遵循用之，效果确实不凡，不过该二味药均有毒，应用时多加注意。

5. 惊悸病例

洪　五月二十二日，夜不寐，心惊惕跃。阳不归阴，痰蒙中焦。

瓜蒌皮、黄连、肉桂、象贝、郁金、石决明、制半夏、远志、夜合花、元参、茯神、

402

牡蛎、龙骨、夜交藤。

十七日复诊：夜寐已安，惊惕减，脉细，此肝心阴液已亏，参清养。前方去郁金、石决明、制半夏、元参、加沙参、磁石、旋覆花、枣仁、白芍。

三十日复诊：昨夜又不能寐，去肉桂，加元生地、当归身、石决明。

按：因痰火扰心，心神不安，故心惊惕跃，夜不寐，多梦；痰火内蕴，灼伤心气，阻遏气机，以方测症，可见胸闷烦躁；痰火内郁，津液被灼，可见口干苦，大便干结；舌心腻，脉弦滑为痰火扰心之征。张山雷以黄连、郁金清心降火，开郁除烦；合肉桂引火归原，交通心肾则安心神；以制半夏，旋复花选加橘红、茯苓、枳实、竹茹、燥湿化痰，行气降逆止呕；以象贝、瓜蒌皮选加焦山栀、黄芩清心化痰；熟枣仁、合欢花、夜交藤，远志宁心安神，祛痰开窍；以硃茯苓、牡蛎、龙骨、磁石、石决明镇惊安神。北沙参、玄参、白芍，补心肝之阴，生津养血。原案未标明药量，临床时可参照张山雷习惯用量或当今的用量标准试用。药后能使痰热得以清化，心神得以安宁，气血运行，心脉通畅，故心悸、失眠多梦等症获愈。

6. 中风病例

叶　四十岁。六月初三：病起口歪舌謇，筋掣不时走窜，病延四月。述家庭勃溪，是其病源，脉涩舌光，姑先柔肝镇定。

天麻四钱，石决明一两，牡蛎一两，龙齿二钱，宋半夏二钱，杞子一钱五分，代赭石五钱，远志二钱，菖蒲一钱，莱菔子二钱，白芍三钱，礞石滚痰丸三钱。

初十二诊：述清涎多，大腑不溏，手足痠痛，腹胀语难。

天麻四钱，石决明一两，宋半夏一钱五分，远志二钱，杞子一钱五分，代赭石五钱，白芍三钱，萸肉三钱，巴戟肉一钱，熟地三钱，五味子四分，木香六分，青陈皮各八分，龙齿二钱，牡蛎五钱。

按：本例患者痰湿素盛，肝肾阴虚，引动肝风，夹痰上扰，横窜脉络，蒙蔽清窍。治疗当以标实为急，标本兼治，主以化痰湿，滋肝肾，熄风通络开窍。张山雷用天麻、石决明、代赭石、龙骨、牡蛎平肝熄风，镇惊安神；宋半夏、陈皮、青皮、石菖蒲、远志燥湿化痰理气，通络开窍；礞石滚痰丸降火逐痰；杞子、白芍滋补肝肾，养血敛阴，平抑肝阳，二诊时再加了萸肉、巴戟肉、熟地、五味子等药，加大了补益肝肾，养血滋阴，益精髓，收敛固涩的作用；佐以木香行气调中。全方以标为先，为急，标本同治，故能收到显著的效果。

7. 痢疾病例

章左　休息痢起已两年，劳累复作，腹胀甚剧，红白并见，脉左小数弦搏且浮，右则细软，舌尖红中燥。根本大亏，甚非轻渺，姑与和调木土。

炒贡潞一钱五分，广木香八分，生鸡内金一钱五分，侧柏炭二钱，炒川柏一钱五分，四花青皮一钱五分，绿升麻四分，当归全一钱五分，焦冬术一钱五分，生芪皮一钱五分，海南槟榔七分，大白芍二钱，炒沉香曲一钱五分，另用苦参子仁每十粒作服。

二诊：休息痢昨授扶中运化，稍减一筹，脉左弦，右浮按软，重按亦弦，舌薄白不腻，仍守昨意。

炒贡潞二钱，淮山药二钱，生鸡内金二钱，广木香八分，四花青皮一钱五分，炒建曲一钱五分，地榆炭一钱五分，柏叶炭二钱，绿升麻六分，生黄芪一钱五分，大白芍一钱五分，炒山萸肉三钱，春砂仁四分（打），另服苦参子二钱。

按：该病例为痢疾中的休息痢。西医的肠道易激综合征等也归这个范畴。因正虚邪恋，寒热错杂，传导失司，故下痢时发时止，劳累复作，迁延不愈；脾气虚弱，神气不充，以方测症可见乏力嗜卧；湿热余邪不尽，可见腹痛，里急后重，大便夹有赤白粘冻；脾胃虚弱，运化失司，故饮食不当，受凉，劳累复作，腹胀食少；舌尖红中燥，苔薄白，脉左小数弦搏且浮，右则细软，均为湿热留连，正气虚弱且有伤阴之征。

张山雷以炒党参、炒白术、黄芪、炒沉香曲、选加甘草、茯苓、炮姜，健脾温中，行气止痛，止呕；黄连、黄柏、苦参、地榆炭、紫草、侧柏炭、选加赤芍，清除肠中湿热余邪，凉血泄热燥湿，收敛止血；佐以广木香、青皮、花槟榔、蔻仁、选加乌药、苍术、佩兰行气化滞、芳香化湿运脾；升麻升阳举陷，清热解毒；当归、白芍、山茱萸、淮山药补肝肾，益气阴，收敛固涩；佐以生鸡内金，炒建曲消食和胃化滞。张师用药标本同治，又佐以升麻升清举陷兼治表病，由于用药周到全面，竟获全效，值得推广应用。

《张山雷医案》一书，为张山雷先生自 1920 年由上海神州医学总会推荐，应浙江兰溪中医专门学校聘请委先生为教务主任，他自编教材，边教边门诊，边带教学生实习，朝夕如是 15 年，直至逝世为止，该书搜集了这 15 年间的部分医案。张氏原医案系临床诊录，不讲求体例规范，又因张氏录案的初衷在于自参，故有部分医案不注明药量，症状也不全，此次述评举隅病例时根据以方测症，进行分析，酌情补上，以利阅读。同时，在该书目录和病证分类上，笔者建议按现中医内科学教材进行统一，如咳喘病分为咳嗽、喘症两个病证；肿胀病分为水肿、臌胀两个病证，水肿列入肾系病证，臌胀列入肝胆病证；癫痫病分为癫狂、痫症两个病证；惊悸统一为心悸；内风缓动纳入中风病证中；胃脘痛统一为胃痛；反胃列入噎膈病附篇中；吐酸列入呕吐病附篇中；痞胀统一为痞满；癥瘕积聚统一为积聚；遗精白浊统一为遗精，白浊作为附篇，这样读者可以更清晰一些。

（三）《难经汇注笺正》述评

叶敏瑞

1. 著书的动机与目的

该著是张山雷先生在 1923 年农历正月定稿，是当时兰溪中医专门学校的经典教材课本之一。

先生以为：祖国医学的经典著作除了《灵枢》和《素问》以外，应该说《八十一难经》是首屈一指的，然而纵观当前的《灵》《枢》读本，其实都是通过唐代文人之手重编的。典籍的混乱是确确实实有据可寻的。但是，唐代以前的旧本，自打宋代以后，都难以寻找到善本、真本了。只有《难经》这一部著作，即使常常有所不同，也都是因为先秦时代，学说风气比较浓厚，百家争鸣，百花齐放，必然会有各师各法，有所偏爱的缘故。但又不可以一概而论。《难经》的最大也是最重要的发明，就是以独取寸口之脉，用来判断各种疾病的虚与实，以此来确定后人的死生，比《素问》所谓天、地、人三部，更能提纲挈领，言简意赅，有普遍的指导意义，是最适宜作为全体医学同行所效法的大经大法之一。这里面所简述的医理，可以说已经远远地超过了《素问》当中的内容。只是其中把右肾称为命门这一学说，好像要把二个肾脏区别为左肾主水属阴，右肾主火属阳，二种各有对立的学说，在同一种脏器当中，其功能却完全相反的。这就较大地违背了人体先天"天地絪缊，万物化醇"的变化生长规律。难免画蛇添足，这就是后人各持己见，争论不休的争端。然而，正因如此，这才是这部著作自成一家之言的价值所在。仔细研究分析，这确实是瑕瑜互见，但或许也这正是它独树一帜的特色。至于其他瑕不掩瑜的小小过错，也时不时地存在着值得商确的地方，只是后来的学医者往往从中撷取其精华的部分，而屏弃其中认为是糟粕的部分，这又怎么又可以因此过分地责怪古人的一些细枝末节呢？据传《难经》是秦越人编撰，查阅了《唐志》，其中确确切切有明显的依据，但是在《脉经》当中所引述的关于扁鹊的种种学说，大多数都不在《八十一难》之中，其中所引用《难经》的文章，又都与扁鹊无关。虽然有人提出在古代的时候就曾经有这类书籍，却偏偏又不能作为是秦越人（扁鹊）撰写的证据。又在班固所撰的《汉书·艺文志》中也没有见到有关这方面的记录，即使到了东汉时期似乎也还没有在世面上流行开来。一直到了《隋志》才有所记载，称其是《黄帝八十一难》二卷，但并不注明是秦越人（扁鹊）所著。《隋志·双行分注》又称："梁有《黄帝众难经》一卷，吕博望注，亡。"且在那个时期称呼为《黄帝难经》，其实质应该还是属于《内经》的范畴，也并没有说明是越人（扁鹊）所著。一直到了《旧唐书·经籍志》才把它称为《黄帝八十一难》三卷，并注明是"秦越人撰"四个字。到了宋·欧阳氏撰的《新唐书·艺文志》干脆直接把它叫做《秦越人·黄帝十八一难》二卷，这才是近代公认为秦越人撰《难经》的开始，众所周知，在汉代定本毫无疑问，所以到了唐代张守节所著《史记·正义》当中所引用的《难经》的内容，与近代版本并没有什么差别，并不是说现代的《素》《灵》与王启玄（王冰）一手所编撰的著作和其中注解此书的作者可以同日而语的。其中注解此书的作者，据（寿颐）研究：品博望本，在《隋志》当中虽然说此本已经丢失了，而明代的王九思等人集体注解的《八十一难经》开始署有吕广其名，在这本书中记录说明是吕广的注释也有不少篇幅，另外又从抄录的杨玄操序义当中，可以明确说明是吴（三国）太医令吕广为这本书作过注解。其中又说："吕广没有作解释的地方，现在一起注释，对于吕广未解释详细的地方，也再进一步作了内容阐述。"这就充分说明了吕氏的注释本确实从来没有散失过。从《隋志》注释说明的《黄帝众难经》一卷当中"吕博望注，亡。"也亦没有说明吕博望即是吕广其人，但是却认为：博望即应该是吕广的另一个名号，他们应该是同一个人。（注：据《中医人物词典》115页载：吕广，三国时吴医学家，一作吕博，后人因避隋炀帝杨广讳，以"博"代"广"，一作吕博望，或为其字。）王氏（九思）的《集注》本除了吕广之外，又有丁德用、杨玄操、虞庶、杨康候等四位医家。到了元代，在滑伯仁所撰的《难经本义》书中都引用了以上多位医家的论点。后世又有周与权、王宗正、纪天锡、张元素、袁坤厚、谢缙孙、陈瑞孙等七家著作。其中单独发行本，正统道藏本有宋代李子野的《句解》，清代雍正朝有吴江（江苏）徐大椿泂溪氏的《难经经释》；紧随其后接着又有四明（浙江宁波）张世贤的《图注难经》；云间（上海松山）丁履中的《难经阐注》；清·光绪中叶皖南建德周学海的《增辑难经本义》。以上种种版本现如今都还存在。其注释家也不可谓不多。但是研究其中文章的主要意义，也只是摘录了认为是精华部分，其实看起来也大多数都是望文生义，缺乏精炼升华。比较而言，又是滑伯仁的《本义》，徐大椿的《经释》，在文字方面比较通顺而已，至于其他的名家注释都还比较一般化，很少能够见到独到之处。这大概由于滑伯仁、徐灵胎（大椿）都是在文学造诣方面比较突出之故。好像说明还比较能够达到亲切而别有风味。在本医校教材当中，一直都有《难经》这一课程，这是因为这本书是中医的鼻祖，学医者万万不可以数典忘祖。如果直接把他们的书拿来给学生授课，难免太牵强附会，又怎么能够完完全全地符合医学的原理，从而满足学生们的求知欲望呢？但是，在民间滑伯仁氏的《本义》已不容易找得到，而徐灵胎、周澄之两家，又都没有单行本。我（寿颐）勉为其难地汇集了各家注释，并且专门挑选其中的精华部分，选择性地加以采用，并且删除了一些空谈阔论不着边际的理论，再加上自己的一得之见，为了经文的文字通畅而证明其中的道理，都标以"笺"字；或者碰到经文中明显说不通的地方，也都一定会直抒己见，并不希望牵强附会，以盲引盲的地方，就会另外以"正"字标出。因此把本书取名《难经汇注笺正》，在本书中有些理论，或许很多地方可能会与本经原著和各注家的学说有相左的地方，如果以汉唐《经疏》标准来规范的话，就有违背先师，犯下不可饶恕的错误了。但是我们都生活在这样一个开明时代，更应该自觉地坚持真理，期望得到切实可用的医疗技术，又怎么可以人云亦云。更何况医学是人人必需的学术，尤其一定要以符合生理，病理为样板，这样临证时才有功效，又怎么能够依照旧学说，暂且作违背心理之论，致使自己陷入自欺欺人的境地呢？必须明确的是《八十一难》本文，大概成书于战国秦汉之间，各论各的道理，一定不是一人之手笔所能完成的。所以各条意义，都各自有所肯定和应该肯定的东西，却否定其认为应当否定的东西，这又好像孔子以下各门学派各叙己见，仁者见仁，智者见智，对于孔圣人的光辉形象又有什么影响呢？我（寿颐）并不是故意标新立异，误导各位同学离经背道。只希望社会上如果有高明的通才，能够明明白白地告诉我，教导我，如果能够纠正我的错误，那么不但是我（寿颐）个人荣幸之至，这大概也是全体爱好中医学说的学者所期盼的吧。（以上参考张山雷《难经汇注笺正自序》）

2. 内容

《难经》的内容是非常广泛的，正如《难经汇考》所说"《难经》八十一篇，辞若甚简，然而荣卫度数、尺寸位置、阴阳王相、脏腑内外、脉法病能、与夫经络流注、针刺俞穴、莫不该尽。"的确《难经》的牵涉面不仅广泛，而且在某些具体问题上，比《灵枢》《素问》越发深刻。滋就张山雷氏所著《难经汇注笺正》内容，分述如下：

（1）卷首

①杨玄操序。

②李子野《难经句解》序。

③张翯《难经本义》序。

④日本人天瀑山人活字版本佚存丛书《难经集泛》跋。

⑤徐洄溪《难经经释》序。

⑥《四库全书·难经本义提要》。

⑦周澄之《难经本义增辑》序。

⑧凡例。

⑨难经汇考。

⑩汇考引用诸家姓名。

⑪本义引用诸家姓名。

⑫增辑引用诸家姓名。

⑬阙误总类。

（2）卷之上

一难至二十二难为上卷，主要在论脉。诊病独取寸口、关分寸尺、阴阳关格、五脏主脉诸象，脉来轻重，阴阳盛衰，脉随四时阴阳消长而运行，原气为脉之根，迟数判脏腑寒热，一脉十变，候五十动，脉绝分内外，色脉色形相参，察脉损至，四时脉常变顺逆，内外证脉变，切脉知生死，三部分四经，男女脉逆顺，阴阳更乘，形脉病相应诸理，皆有精深的简述，其中尤以别寸尺辨轻重，论原气诸端，均为《灵枢》《素问》所不言，而又最关切要，至二十二篇言"是动"和"所生"病，直指为"是动者，气也；所生病者血也……气留而不行者，为气先病也，血壅而不濡者，为血后病也，故先为是动后所生也。"这种解释为《素问》《灵枢》之所未发为后来许多医家所遵守。

（3）卷之中

二十三难至四十七难为中卷。

先是论经络，三阴三阳脉度长短之转相灌溉，阴阳经脉气绝之外候，手心主与三焦配为表里，以及十五络，奇经八脉之起继，为后等。其次论脏象，凡营卫之相贯，三焦之禀生；心肺而独居膈上，肺肝而各自沉浮；神藏各别，声色臭味即随之而殊；脏腑皆近，心肺与两肠何独去远？左右分而肾与命门判，脏腑别则气与阴营殊；三焦主持诸气，肺生于已而主臭，肾养于申而能闻，脏腑有长短大小之不同，窍穴有七冲八会之互异；人老少而瘰瘰有多寡，头颈面之经脉会诸阳等等，不仅都吸取了《灵枢》《素问》的精华，同时还突出地发明了"左肾右命门"之说。

（4）卷之下

四十八难至八十一难为下卷。

这一部分先论病机诊候。凡三虚三实，正经自病与五邪所伤、虚、实、贼、微、正五邪之辨，寒温与阴阳之判；脏腑发病之殊；七间传脏之胜；难易治之分；积聚病之别；下利有五泄；伤寒有五苦；癫狂病之察阴阳；头心痛之分厥真；望闻问切之神圣工巧等；对辨证审因作了精当的发挥。

次论脏腑营俞及针补泻之法。其中包括五脏五俞、六腑六俞，而有阴阳终结之不同；十二经皆以俞为原之义，募在阴而俞在阳之别；虚实母子补泻之先后，春夏秋冬针刺之浅深；刺病贵无伤，调气在迎随；五俞系四时，诸井皆气少；东方实而西方虚，泻南方即补北方；补泻不同，取置各异；呼吸出内，信其左右；迎夺随济，定其虚实；以及上工治未病；毋实实，无虚虚之理。虽系以针刺言，而药治的方法亦不出其范围。（以上参考《任应秋论医集·如何学习＜难经＞》）

本书的著述特点是以滑寿（伯仁）《难经本义》和徐大椿（灵胎）《难经注释》为蓝本，结合后世及西洋学观点加上作者自己的见解，笺之正之。主要学术思想摘录其中一部分以说明之。

3. 笺正刊误的勇气

·徐洄溪《难经经释》序

（笺正）寿颐以为持论纵各有不同，唯医学为人生必不可少之事，但求切合于生理、病理，而能施之于临床实验者，即与《内经》所言显相皆谬，亦何往而不可？

·《四库全书·难经本义提要》

（笺正）《本义》之作，诚为金元间医学中不可多得之书，会所采集旧注，亦唯此本为最多，唯间亦有拘泥太过者，寿颐雅不欲随文涂附，必以拙见所及时为辨正，以窃附于诤臣诤友之谊云乐。

· 《难经汇考》

（笺正）病能之"能"，当读为态，似亦古书通解之恒例。《说文》"态"或从人作"能"，是其旁证。

· 《十一难》云：肝有两叶。《四十一难》云：肝左三叶，右四叶，凡七叶。一脾形象马蹄而居中，土之义也。

（正曰）形之七叶，肺之六叶，实是附会之误，伯仁所谓阴阳奇隅，未免穿凿，斯不可泥。若谓脾形象马蹄，尤其笑话。

（笺正）《内经》恒有俞气、穴俞之语是其例矣，项氏此条，概以取水之义，太嫌含浑，殊乖训诂体例。而荥象水之波，俞象水之窦二句，尤不可解。且曰窦即窬字，更是可怪。

· 又曰：脏五而腑六、藏穴五而府穴六，犹干五支六、声五律六皆阴阳之数，自然之理。

（笺正）脏穴五，即上条之井荥俞经合也。六阴经无原穴，故谓之五。而六阳经则有所过为原者，故谓之六。然质直而言之曰藏穴五，腑穴六，岂不使人无从索解？干五支六，亦是奇语，且皆无谓之至，似此泛讲五行阴阳毫无实在见解！

· 本义引用诸家姓名

· 庞氏，安时，字安常，宋绍圣间蕲州蕲水人，著《补伤寒书》

（正曰）庞氏所著有《伤寒总病论》，不闻有所谓《补伤寒书》也。

· 李氏，果，字明之，金明昌大定间东恒人，著《内外伤辨》等书。

（正曰）李氏生于金，金亡入元，真定人，别号称东垣老人，东垣非地名，不可谓东垣人也，所著有《辨惑论》等书，亦不称《内外伤辨》。

· 杨氏，玄，字玄操，吴歙县尉，著《难经注解》

（正曰）杨玄操非吴人，辨已见前，亦未闻其名为玄也。

· 四十八难"诊之虚实"下"濡者为虚，牢者为实"八字，《难经》无之，杨氏以为衍文，……。

（笺正）此"濡者为虚，牢者为实"二句，既为《难经》所无，且明与上文"脉之虚实"节复叠，其为衍文无疑。

· 六十难"其真心痛者""真"字下有一"头"字，盖总结上两节也

（笺正）此句诚其总结上文真头痛，真心痛两者，但伯仁仅补"头"字，则"真头心痛"五字，殊不成句，此必须其字下补出"真头痛"三字，文义始为充畅……。

· 七十五难"金不得平木""不"字疑衍，详见本篇

（笺）"不"字衍文，诸注家皆有此说。

· 五脏不和，则九窍不通；六腑不和，则留结为痈

（笺正）……且腑不和而留为痈，更是信手拈来，岂有当于生理、病理？试问六腑为痈，为内痈乎？抑外痈乎？岂凡为痈疡者，皆属六腑之病乎？伯仁之解，已是望文生义，随意敷衍，而灵胎更说得离奇，语气之间，似乎脏不和之病犹轻，而腑不和之为病为重，尤其堕入五里雾中。

4. 洋为中用的思想

· 一难曰：十二经皆有动脉，独取寸口以决五脏六腑死生吉凶之法何谓也？

408

（笺正）脉者，全身之血管，发于心旁，渐以分支而遍达于肢体，百骸，乃更由肢体，百骸迴旋归束而还，入于肺心二脏，此西学之所谓大循环。……至于结喉两旁之人迎脉，以西学生理言之，是心房发血上行之两大支管，其管极巨，故其动也皆大而有力，必不可与手太阴寸口之脉管，互为比拟，万无人迎反小于寸口之事。然：寸口者，脉之大会，手太阴之脉动也。

（笺曰）……窃谓脉是血液循行之道，内而百骸脏腑，外而肌肉皮肤，必无纤微之隙，不为血脉所贯事。肺亦五脏之一，何以独朝百脉？此必自有息息相通，一定不易之关系。而二千年之治医者，皆莫能详，迨至西学东渐，始知心房发血，本与肺脏互相贯通，大小循环周流不息，固是心肺二脏特殊之关系，而后经文肺朝百脉一说，乃得实在证据。

·人一呼脉行三寸，一吸脉行三寸，呼吸定息，脉行六寸。

近之西学家言，则谓每分钟当得 18 息，平人脉动，以七十至与八十至为中数，英医合信氏《全体新论》亦言一瞥昵（即一分钟）心跳七十五次（即脉动七十五至）。又谓每一瞥昵，常人七十至或七十五至。孩提之年，有一百三十至者；老人每有六十至或五十至者；妇女比男人约多十至。彼以时表分秒屡经实验，信而有征。寿颐亦尝静以数之，每分钟得十八呼吸良确。西学家谓脉动七十至、八十至、正与古说一息四至或五至之数相符。又谓：孩提之年，至数特多，亦与旧说小儿之脉一息七、八至相合。

5. 实践第一的精神

·卷首，李子野《难经句解》序

（笺正）其卷中所有之图，大都穿凿附会，实与生理病理无甚关系。徒已其满纸阴阳五行，卦画节气，竟无从推究其命意之所在。岂独无所用，抑且徒乱人意。其十九难之图，则曰：三阳从地生，故男子尺脉沉也；三阴从天生，故女子尺脉浮也，更觉向壁妄谈，宁有是理？须知二尺之脉，所主在下，肝肾之气，宜藏不宜露，无论男女，安见有无病而尺脉常浮者？乃偏能造此邪说，疑误后人可恶已极……又有所谓内境侧面一图，更绘出三尸七魄之神，及青龙白虎，姹女婴儿等等，奇形怪状，斑驳陆离，竟如牛诸燃犀，照见异族，尤其可骇，岂非医学界中绝大魔障？……一律删除净尽，斯为斩绝葛藤之无上神咒已。

·十一难曰：《经》言脉不满五十动而一止，一脏无气也，何脏也？然：人吸者随阴入；呼者因阳出。今吸不能至肾，至肝而还，故知一脏无气者，肾气先尽也。

（笺正）《难经》此节竟谓肾气先绝，直是泛指百病而言，何可为训？此盖因根结篇而衍成之，说得太呆，适以铸成大错。至叔和《脉经》，且更因《难经》此节，而又衍为一脏无气，肾气先绝，后四岁死；二脏无气，肝气不至，后三岁死亡之，则其人脏气已绝，而犹有三岁、四岁之寿算，尤为可笑之甚者。一误再误，愈衍愈幻，真魔道矣！

·二十五难曰：有十二经，五脏六腑十一耳，其一经者，何等经也？

（笺正）中对于"左为肾，右为命门"之说认为：肾脏属水，而真阳之窟宅，即寓其中，所谓生气之源者，即此间之动气，所以肾之真水，能生万物。若水中无火，则何以为生生之本？故圣人画卦，故为水，以一阳居两阴之间，是即肾脏之真相，所谓以水为体，以火为用者。一脏中固有此阴阳二气，然此二气又包含于两肾之中，亦如先天太极，阴阳未分，必不能析为两路。一水一火，《难经》"左为肾，右为命门"二句，原是奇谈，胡可为训？

·《经》言小肠者，受成之脏也；大肠者，传泻行道之腑也；胆者，清净之腑也；

……膀胱者，津液之腑也。

（笺正）……《全体新论》已谓《素问》"胆为中正之官，决所出焉，"实未知胆之为用。又谓勇果关乎胆大，乃相传之误。若谓膀胱为津液之腑，则寿颐以为大有语病。盖所谓津液者，液中含有滋养之意，如食物精华，化为血液，方可以津液为名。而膀胱之溺，直是清泚之废料，何足当之？《素问》亦谓，膀胱者州都之官，津液藏焉。立说皆有可议，不得不谓古书之未尽妥惬者。向者每谓古之经文，谁敢轻加评骘？须知吾辈谈医，为实用着想，不得不判别是非，自具只眼，岂可徒作古人之应声虫耶？

·三十六难曰：脏各有一耳，肾独有两者，何也？然，肾两者，非皆肾也，其左者为肾，右者为命门……男子以藏精，女子以系胞……

（笺正）……然必谓左水右火，已非《难经》本旨。而又以《黄庭经》为证，则左道旁门，即从《难经》附会为之，岂可为据？考西学家言生殖器官，女子有子宫，而阴精则聚于外肾，且与内肾竟无关系，可知男子藏精，女子系胞之说，本是理想之辞……则所谓命门者，不过悬拟言之，原非确有此一物。而灵胎必欲求其处以实之，亦只见其穿凿附会耳。

总而言之，张山雷先生汇选诸家之言，以滑寿《难经本义》和徐灵胎《难经经释》为主，考证其异同，辨正其缪误，并引证当时一些西医学说，于1923年（癸亥）撰成《难经笺注》一书。本书探源溯流，从《难经》的书名、作者、沿革以及流派入手，不囿旧说，自出机杼，对《难经》理论颇多发挥，并以临床经验加以论证，是一部学习和研究《难经》的很好的参考书籍。据上海林信彦氏考证：《难经汇注笺正》上海科技出版社1961年4月"内部发行版"，封面为"兰溪中医专校校"石印本的书影，其《内容提要》第三小节云："本书对《难经》虽有一定的研究，但对于中医医学理论作出不正确的批评，故本书仅在内部发行，供研究《难经》者参考。"彦按：这是"以政干医"的典型事例之一。1961年前后，卫生部中医司司长吕炳奎先生借"五老上书"，提出"四大经典动不得""掀起复古主义妖风"（"文革"初，京、沪大字报内容用语）。

1995年《张山雷医集·难经汇注笺正》内容提要：这次整编是以1932年兰溪中医专门学校石印本为底本，以上海科技出版社1961年版为校本，并参考其他有关医籍进行校注。彦又按：把上海科技出版社1961年版《难经汇注笺正》粗粗对勘了一下，1963年版删除了许多皆是"援引西医学说，对祖国医学理论作出不正确的批评。"凡批评中医的语句都删掉。草木皆兵。有些删法，实在煞费苦心。读书太多，性喜不同版本对比……读书求知既难又苦，自讨大苦吃。纵向比，现在好多了。利用旧版，可纠正新版许多莫名其妙无法读通的错处。

又据林信彦考证：

现存本子：

（1）1923年兰溪中医专门学校石印本。

（2）1934年邵版《难经汇注笺正》三卷，卷首一卷，石印大连史纸肆册，实银叁圆。

（3）1961年4月上海科技出版社《难经汇注笺正》"内部发行"版。

（4）1995年《医集》本。

（5）2010.3版，天津科技出版社。

作者认为：作为一个对中国古典文史哲造诣很深的老学究，嬉笔怒骂成文章的中医教

410

育工作先驱者，对中医古籍有着狂热挚爱的张山雷，其见解往往别出心裁，语言风格独树一帜，文章使人耳目一新，振聋发聩，他的根基始终生长在中医古代文化的土壤中，同时放眼世界，吸收一点西医学的基础知识，虽然说是初趟浅水，说不上中西汇通，更谈不上中西合璧。但在当时的历史环境条件下，能够突破禁锢，批评其中一些陈腐甚至是迷信的糟粕部分的学术观点，尝试接受外界一些新的科学知识，这样做，本身就需要一定的胸襟与胆识，这不能不说是张山雷先生的一小步，却是当今乃至将来中医界的一大步，这就是历史上的张山雷先生吧！

（四）《全体新论疏证》述评

兰溪市中医院　　汪定华

《全体新论疏证》一书，是先生在兰溪中医专门学校任教时，为第五届预科班开设生理科而编写一本教材。他在序言中说"采用《合信氏全体新论》原书，重录一遍，删其泛词，节其安义，间亦附以己意，疏通而证明之，辞达而已，名曰疏证。"作为初学医者，入门之一助，而编写而成。

生理学本与病理、医理互为参证，生理不明，即病理亦未由详其源委，而治疗又将无所着手。先生认为"吾国医籍，竟无所谓"生理学只专书。历代医家虽略言一二，但部位，形态与现代解剖大相径庭。"虽内，难等中医经典中也不泛有所记载。如"肾为胃关，关门不利则聚水"知道聚水来沉必由于肾。这和西医理论是相吻合的。由此可知历代医家对人体生理，病理关系紧密相关是有一定认识。但由于受历史条件限止，历代医家对生理解剖知识，都知之甚少。有些呈凭主观臆想，人云亦云。正如先生在书中指出："吾国习惯，最重人道，久无解剖尸骸之法。既不能洞知胸腹中之实在状态，然意想所及，随意妄谈，强不知者而妄以为知。扪烛扣槃，遂为话柄。"先生认为中医解剖理论虽不及西医解剖精细确切。但中医历数千年之临床观察，对脏腑功能及机体内在联系的生理，病理方面有较完整的学术理论。在临床诊断，治疗方面，历验不爽。这种理论是西医单从尸体及实验中断然不能得出的。故先生认为西医及解剖知识，可弥补祖国医学之不足。从而认为生理解剖，必须中医合参。借助西学知识未提高中医认识疾病，诊断和治疗疾病的本领。因此他在教育实践中，把该书列为他教生理课讲义而授之于学生。

全书从人体外在皮毛，内在肌肉骨骼，头部五官所处位置及大，小，长短及其功用，用简短通俗文字加以阐述。而对五脏、六腑在全身所处位置，大小及功能和相互联系，描述又更详尽。特别对"脑为全体之主"，通过脑神经，骨髓和心血管，血液运行，指挥和协调全身各脏器官和四肢，骨骼，皮，毛，肉，筋功能来共同完成人体生理活动。

本书分为上，下两卷，共48节。上卷1至10节主要内容为全身骨骼系统组成及所处位置，大小形态和五官，脑，肌肉，皮毛部位和功能。下卷21至46节，主要内容为五脏，六腑功能及在人体内所处位置和它们之间相互联系。以及人体气，血，津，液，产生及功用。下卷47至48节从人和天地相应，动物，花草，树木也有生，长，老，死的自然规律和人，生，老，死亡也是自然规律所主导是相一至的。全书分为二卷，但上、下两卷论述内容又相互影响而不能断然分开，这也充分体现了中医整体观和辩证唯物论思想。

本书著述特点及学术思想主要体现在以下几个方面。

（1）本书在生理解剖名词中用通俗易懂，深入浅出语言文字，先言部位，后言功用，甚至用方言（粤语）来阐述身体皮，毛，肉，筋骨及脏腑，气血津液组成，所处位置及功能，使初学医学之人能较快掌握生理解剖知识，运用到临床学习。正如先生在绪言中所说："合信氏此书，唯求通俗。要知新译诸书，剖析精细，而于吾侪临证，疑难适用。且名词太多，记忆不易，究其实在，就不如合信氏尚能切合病理，兹录是编，取其简而能明，易于了解。"如"胫后厚肉，吾吴俗语谓之粟子肉，以其短缩之时，有如粟子隆起云尔。"合信氏此书屡引粤语为本书作证，盖欲当地人易于领悟。本书用"发血管"形容动脉血管。以迴血管形容静脉血管，用"脑气筋"来形容脑神经。以筋筋来形容韧带，用算盘子骨来形容颈椎，胸椎，腰椎等等，不胜枚举。

（2）提倡中西医结合，用西医解剖知识来验证中医经典理论：

书中用大量中医古典理论来阐述生理解剖中脏腑功能，组成及相互作用。如用素问十二官为标题来阐述五脏六腑生理功能。例如本书第二十六节：胃：胃之为主围也，围受食物。古曰仓廪之官。先生在《疏证》中说："脾胃者仓廪之官，见素问君兰秘典论，寿颐按胃土容纳，谓为仓廪是也。"又如胃形状，书中指示"头大向左，贲门上达食管。"先生在《疏证》中说"难经四十四难，有七衝门之名。谓胃之上口曰贲门。胃之下口曰幽门。合信氏此节，即用难经旧说。"又如第二十三节小肠：小肠为受盛之官，化物出焉，"合信氏＜自注＞见《素问》。先生在＜疏证＞中解释为"医家理想，咸谓胃能容物，似乎受盛之名。唯胃足以当之。若食物传入小肠，已在消化之后。则《素问》反以受盛之官，颇觉不甚确切。然新学家解剖所得，则胃之受食，仅能糜作稀糜。而精华犹未吸收，渣滓犹未分泌，即已递入小肠，如有无数吸取食物精液之管，以为变化生血之作用。乃知小肠一部，确是受盛食物之一大器官。而言此身，所以能取精用宏者，胥赖于是……《素问》独以化物出焉四字，表襮小肠真相。然后知上古神圣，早已洞见脏腑生化，精至微，言之餐之。"再如"大肠者，传导之官，变化出焉"等文。

（3）突出"脑为全体之主"：通过脑气筋即脑神经，脊髓，血管分布全身，协调全身各脏器，器官，皮，肉，筋，骨生理功能。如本书第十二节"脑为全体之主"中指出"脑在至高，为一身之主。但其气筋分派，如线如丝者，总名之曰脑气筋。缠绕周身，五官百体，皮肉筋骨，脏腑内外，无处不到。故全体听脑之躯使，无不如意。"书中又指出："脑虽主使百体，还须赖多血养之。"，"脊髓者，由大，小两脑直生而下，为脑之余。"三者共同完成脑气筋生理功能。综上所述，大脑在人体生命生理过程中，确实起到了主导和主宰作用。

本书先生选用西方医学教材书《合信氏全体新论》进行诠解，笺疏或补正，作为初学中医之人，学习生理解剖知识一门必备教科书。该书大量引用中医经典理论来解释西医生理解剖知识。中、西医理论，互相引证。便于初学中医理论之人，加深了对祖国医学宝库理论的认知感。中医理论在我国当代的唯物论和辨证法思想的影响和指导下，通过长期的医疗实践，逐步形成，并发展成为独特的中医学理论体系。现代西医解剖知识和古代中医理论中脏腑生理功能描述是相吻合的。这也坚定了他们学习中医信心。这也说明了祖国医学历经千百年，尚能立足于世界医学之林，而未淘汰之真理。

本书通俗易懂，简明而又详尽介绍了人体生理解剖知识和生理功能。确是一本初学中医之人必读之书。先生在《疏证》中引用了大量中医古典医籍理论来论证西医生理解剖知识，他对西医理论，既肯定又不否定中医。这在当时他所处特殊历史时代，确是难能可贵的。

当时随着我国门户开放，西方医学刚刚传入我国，加上反动政府认为中医不科学，民族虚无主义思想严重。甚至提出废除中医法令，使祖国医学日受排挤，政府任其自生自灭。在此危急关头，先生在创办中医学校时以"发扬国粹，造就真材"为目标，以中医教材为主，又选用西方医学教科书《合信式全体新论》，以运用西方医学科学知识来补充学生西医理论知识。这说明先生既能维护祖国医学之精粹，又举重西方医学科学知识。既古为今用，洋为中用。尊古而不泥，与时俱进思想，这在当时社会确是难能可贵，也是本书宝贵之处。

（五）《疡科纲要》述评

赵根炎

《疡科纲要》为兰溪中医专门学校的主要教材之一。初稿是张山雷先生为助师朱阆仙创办的黄墙中医专校而亲撰之教材，并于1927年重新整理修订而正式出版。是一部最早论述中医疡科病因脉证，理法方药的系统教材。

解放前中医药人才的培养，均以以师带徒，口传心授的方式，代代相传。没有全日制学校，更缺乏规范系统的教材。张山雷在绪言中深有感触地指出："疡医……，古无专书，散见于宋金元明诸家医集，大都言之不详，不甚习据。盖疡医自有一层特殊功用，诚非专于内科者，所有体会。而各家著述，自皆不足语此。且其模模糊糊多浮泛而不实"。当时办校之难题，就是缺乏系统规范的教学材料。因此张先生在总结朱阆仙祖传治疡的基础上，开始编写疡科教材。他为"今校中同学，为实地练习，谓病来诊，而此中病理，尚未了了。则虽学习而不能悟其作用，暗中摸索，何所取症。固草成《疡科纲要》一编，示以涯略。于脉因证治者，亦已挈领提纲，粗见规范。而一症自有一症之源委，则《纲要》二卷，尚不能详析辨明，乃即以余氏（即常州疡科名医余听鸿）江纶为蓝本，撷其佳案，申以评议。而并集古近诸书之专属治疡者，随症附入，合为一书。"张山雷在完成《疡科纲要》一书后，为便于教学，又编著《疡科医案》上下二卷。

《疡科纲要》上下二卷共四章，即外疡总论，外疡脉状，治疗药剂和膏丹丸散。每章冠以总论。

外疡总论：主要论述各种外疡症状、病因、肿、痛、脓的辨证等。如在《论肿》中曰："若但以外形论之，大率肿在皮肤之表，肌肉之间，虽有大疡，尚多易治；若在筋骨之间，大节之中，病起虽微，亦多难治"，"古所谓头面肿为风者，此病是也"，"又古有脚肿为湿之语，亦是确论。但辨真寒湿与湿而已"。在《论痛》中指出："凡先肿而后痛者，其病浅。外疡之常态，而亦外疡之轻恙也。先痛而后肿者，其病深，非附骨着节之大证（如附骨疽，环跳疽，穿骨穿踝，骨槽鹤膝等皆是）即流痰、流注、内疽之属也（如腰疽、肋疽、肾俞疽、肺痈、肚痈、肠痈皆是）"。在《论促疡辨脓之法》中则有"若按之已痛，而以指端正按一处，其痛最盛者，其中必已成脓。但深在肉里，未便即动刀针，多血多痛。……则外必以围药束其四周，而内服透达之剂，提脓透达。一二日而其肿较高，其脓较浅，再按之而指下已软，可以奏刀矣"。看是教材，实为多年临床经验上总结也。

外疡脉状： 本章节主要论述各类疡证的脉理证状，为治疗立法用药提供依据。疡科中辨脉象之虚实尤为重要。在论《虚实之脉》中张山雷特别指出："虚实者，亦脉学之纲领也……"。"故肿疡脉虚虽曰病有余而脉不及，然苟非大症，而其人形神未馁，则微见虚软，未必遽为大害。唯疡患甚巨，而脉来虚弱已甚者，是脉证相及，必多不治。而肿疡脉实，虽曰病是实邪，脉证相合，然果坚劲异常，则大毒盘踞，蒂固根深，宁不可虑？溃疡脉虚，是为气血乍泄，于法为顺。然必风波大定，余浪不兴，清养扶持，始登彼岸。……如脓泄太多，脉反坚实者，必难善后也。"

治疡药剂： 具体介绍治疡退消剂，外溃清热剂，溃后养胃剂等疗法在疡科病证中的应用。如在《论肿疡退消之剂》中明确指出："治疡之要，未成者必求其消"。就是说痈疡刚一开始，要首先清热解毒，消炎之药物，将肿疡消而退之。在《论外疡清热之剂》中曰："外疡为病……而以最普通者言之，则热病其多数也"。在《论溃后养胃之剂》中强调肿疡溃后轻养胃的重要性，"彼治伤寒大病善后之法，知能清养和胃者，必是伤寒名家；而治疡科溃后调理之时，能守轻养胃者，亦是疡医老手"。并强调外治药在治疡中的作用和地位："疮疡为病，多见于外，外治药物尤为重要。凡轻浅之证，专恃外治，固可以收全功；……此疡医之学，虽曰理法必本于治内，煎剂是其基础而薄贴，末子、洗涤等事，允为专门学术，非研究有素，阅历深而细心体会者，亦不能悟此中神化也。"

膏丹丸散： 全书共收膏丹丸散计七十一方，均有详尽著录。现录其中有代表性三方，摘录如下：①清解薄贴：治阳发红肿及溃后脓水未净者，各以应用末药，掺上用之。大生地一斤，全当归八两，羌活，黄芩，川黄柏各三两，玄参，苦参，甘草各四两，赤芍，白芷各二两，锦纹川大黄六两，木鳖子一两（其余略）。②温煦薄贴：治阴发大证，形巨肿坚，酸痛沏骨，皮肉如故者；或但骨节酸楚，尚无形块者，及肚痛，肠痛，坚块深邃等证。凡内伤，跌扑，风寒湿邪三气痹者，肢节酸痛，举动不利等症皆效。鲜风仙茎，连枝叶花蕊根荄（洗净曰曝半干约二斤许），大生地六两，当归须四两，急性子五两，大南星三两，川乌，草乌，干姜，羌活，独活各二两（其余略）。③橡皮膏：治顽疮久不收口，脓水浸溜，浮皮湿痒，并不深腐之证。若足胫湿臁久年不愈者，此膏最佳（其为朱阆仙自制药方，用之四十余年，极有奇效）。真象皮三两（若无真象皮可用驴马剔下之爪甲代之，可用四五两，当归全，壮年人发（洗净垢）各二两，大生地，龟板各四两，真麻油五斤（其余略）。

《疡科纲要》虽为疡科的教科书，实为当时各家疡科各医的经验总结。张山雷深得朱阆仙多年的治疡心德和朱家五代从医之精髓，且广泛收集各流派治疡之经验、案例，并加上议评。张氏在《疡科医案》绪中曰："……光绪辛卯，常州余氏听鸿，始有外证医案汇编四卷刊行，所录以青浦陈学三之案为主，而旁及于叶氏《临症指南》，吴金寿之三家医案。颐续陈氏案，理精法蜜，确是此科之折肱老手。非叶案之肤浮者，……陆九芝谓薛之兴叶，学识大别，岂肯摹仿叶派，作应声之虫。又谓谬氏乃吾所自出，不闻其有此一书，其说正是可信，……颐辑古今医案，属稿屡矣"。张山雷博集广学、求真务实、兼收并蓄、独树一帜的精神。正是我们后辈的学习之处。

张山雷在《疡科纲要》尊循八纲辨证，重视分析机理，内治外敷并重的辨证施治原则。在《外疡总论》中曰："疡科辨证，首重阴阳。然阴阳二字，所包者广，不仅以热症

414

为阳，寒症为阴；红肿焮起为阳，干塌坚硬为阴也……"；又曰："要之见证论证，分别阴阳，务必审察其人之气体虚实，及病源浅深，而始有定论。望色辨脉，兼验舌苔，能从大处着想，则为阴、为阳；属虚、属实，辨之甚易，而不能为所患部位为据，亦不为部位形色所拘"。同时在《治疡药剂总论》中指出："疡家药剂，必随其人之寒、热、虚、实，七情，六淫，气、血、痰、湿诸症而调剂之，故临证处方，无论外形如何，要必以内证为主。此疡医之上乘也。苟能精明乎内科治理，而击其绪余，以治外疡，虽有大症，亦多应手得效。试观近今内科各手，本非治外专家，而偶治外疡，亦复时有奇效……。"上述强调"外病内治"以及内科基础对疡科临床的重要性。又说："寿颐秉师门家法，参以生平阅历，颇觉一病有一病之方剂，尚必随人之气体，而相与变迁。已非板方所能必效。更安有预备数方，可以泛应曲当之理？……考之古书，成方千万，而可供实用者，竟百不得一，甚者且贻误无穷"。张山雷在此十分强调中医辨证用药，是其证用其方。即使成方卓著，亦得随证加减才是，不可执"板方"而治活病。在《论外疡补益之剂》中又指出："俗传疡科诸书，鲜不谓痈疽大证，利用补托。所以举世之治疡者，凡见证候较巨，无不参术芪苓，蛮补是尚。而素习景岳者无论矣。不知疮疡大毒，气血壅滞，窒而不行，留而不去，一经补托，其象何若。清夜门心，亦当觉悟。"揭示了疡病之其本的矛盾和用药原则。对于补托，投之必须慎之又慎。在《论肿疡退消之剂》中曰："唯是消肿之法，最为细密，一病有一病之来源，七情六淫，三因各异。若不能于病之本探其源而治之，则断无消散之希望。"在《论痛》中曰："若坚块既久，初不焮发，而忽然膨胀，时觉掣痛者，乳岩，石疽，失荣之证；郁之日深，势且迸裂矣。若肿势漫散，而痛及不甚者，毒已旁流，由夷入险，如疔疮之走黄，如脑背疽之内陷，觉痛者吉，不痛则凶。此性命之机也。而昧者，反以不痛为苟安，则谬矣！"此为疡病危殆之状，凶险之判，实为临床之多年结晶也。

总观《疡科纲要》一书，对外疡的诊疗，从整理上讲，证因脉法提纲挈领，确为疡科之"纲"；从处方用药上来看，主精主细，是疡科治疗的"要"。是一部来自实践的疡科经典。就某种意义上来讲，它是中医疡科学既有深度，又有广度和高度的总结。其中的一些论述和观已经超越疡科的范畴，函盖了许多中医核心的学术思想。

由于受历史条件影响，《疡科纲要》一书也留下一点遗憾！在介绍处方用药时，有相当一部方验方的药物组成时，都出现"其余略"。而"其余略"中的"略"，确是验方的精华部分。由于受"秘方不外传"，"传子不传女"等传统落后思想束缚，致使中医学的大多临床实践经验和经方，验方，煙灭在历史长河中，甚为惋惜！

随着社会的发展，人民经济，生活水平的提高和医疗卫生知识的普及。《疡科纲要》中的许多病证，如今已消声灭迹，难以见到。《疡科纲要》中治疗外疡的一些机理和治疗法则，仍对中医临床各科是有一定的参考价值和指导意义。尤其是治疗疡科病证的一些外用药（膏、丹、丸、散），都是历代疡医多年临床实践的结晶，在当时没有抗生素的情况下，是治疗外疡的灵丹妙药。如兰溪中医专门学校一期毕业生胡品瑜先生，游埠上方顶胡素姣是当时中医外科的名医，在兰溪和周边县市都有较高的知名度。胡品瑜家传的一些疡科外用药，如"三品一条抢"、"拔毒散"、"呼脓散"、"生肌收口散"等在治疗外疡各个不同阶段的病证中，均能收到得心应手之功，效果十分灵验。这些祖传的验方、秘方是祖国医学宝库中的一部分，值得我们进一步去发掘、整理，认真研究，使其发扬、广大，使之更好地造福于民。

（六）《沈氏女科辑要笺正》述评

兰溪市人民医院　朱文仙

《沈氏女科辑要笺正》一书，是张山雷先生在1922年为兰溪中医专门学校撰写的中医教材之一，又名《妇科学讲义》《沈氏女科辑要笺疏》。原著名曰《沈氏女科辑要》系沈尧封辑录，后经徐蔼辉补注，王孟英读按，是一部重要的妇科专著。张山雷先生认为，妇科方面的著作，自从南宋陈自明（1190～1270）著的《妇人大全良方》以后，以明代王肯堂（1549～1613）的《女科证治准绳》最为丰富，而武之望所撰写的《济阴纲目》虽依据《准绳》分门别类，但所集前贤议论大多理论空泛，而缺少新意。据此，学者却希望在临床上收效快捷，实在是比较难以达到的事情。张氏认为："自宋、金、元、明以来，各家学说都难免陈陈相因，腐气满纸，这不仅仅是妇科一派如此，也可能是整个中医界的弊病。"张山雷先生早年诊治妇科疾病是参考沈尧封编撰的《女科辑要》，他认为该书虽"寥寥数十页"却是精当绝伦，切中肯綮，发前人之所未发，实践经验也堪称第一，读之使人耳目一新。加上王孟英先生深入浅出的按语，更能刻进一层，洞见癥结，原书虽然只有区区二册，却大有取之不尽，用之不竭之妙。

然后鉴于近几年来旧刻本极不易得，上海新的石印本都分散在王孟英的《潜斋医学丛书》十四种之内，且校刊不精，错误，脱落，甚至文理不通者往往有之，张先生一一为之校对，并且引申其余义，在临床实践中加以验证，一一为之笺正，作为医校之妇科讲义。

主要内容：

全书分上、下两卷。卷上为经水、月事不调、带下、妊娠病等共三十一节，笺正凡一百六十五条；卷下临盆，产后诸病及女科，书大略及诸方共五十一节，笺正凡一百五十四条，对原书提及的书目，引文均一一作了考正，校核，对论述精当处，加以阐发，对谬误处提出了自己的见解或参阅其它书籍、补苴、罅漏，以正其讹……力求客观反映原著原貌，使义隐能明，异见能正，后学有章可循。

笺正条目举例：

（一）诸论

（1）经水：男以气言，女以血言，但就阴阳二字本义，仿佛想像，似不可谓为不足。然吾人之身，气血两者，果可以分道而行，不相联属否？即此一端，已觉其立言之不妥，如谓月事时下，亦不得谓为血满而溢出，此说极谬。

（2）月经不调：月经不调乃妇科临床常见病，多发病。沈尧封引用赵养葵之语，经水不及期而来者，有火也，月经后期量多谓气虚，过期而来谓火衰，治则上以滋水为主，随证加减。张先生不同意此说，认为先期有火，后期火衰，是固有之，然特其一端耳。如气虚不能摄，则虽无火，亦必先期，或血液渐枯，则虽有火，亦必后期。所以治疗月经不调，不能仅用六味滋水为主，更何况"六味"之丹、苓、泽泻、渗泄伤阴，岂滋养之正将。不及期而经多，肝气疏泄无度，固摄犹虞不及，而赵氏欲以柴胡疏肝，为害奚若。他批评赵氏所论，无一句不庸陋肤浅，开口便错，语病百出，甚不足道。更重视王孟英

"当审其所禀不同，实从阅历经验而来，无妄之药，不可妄施"的经验之谈。

（3）闭经：对于闭经一症，张氏认为有虚有实，虚证：治疗以补水、补火、补中气为主，他说："补水必以魏柳洲一贯煎为主。"又可择选"高鼓峰之滋水清肝饮，薛一瓢之滋营养液膏，心脾双补丸，陆九芝之坎离丸等；补火则用刘河间之地黄饮子；补中气用归脾汤；同时又指出，血不足则月事不至，无少腹瘕痛等症，必不可妄投攻破，希图速效，误攻则崩漏之祸作矣，且即有腹瘕腹痛等证，亦是血少而肝络不疏，宜滋养肝肾真阴，兼之宣络以疏达气滞，方是正本清源之治，亦未必皆是瘀滞而胀痛，寿颐治此，唯养阴和肝，稍参行气宣络，俾胃纳甦而色泽转，自有水到渠成之妙，浅者不知此理，每用通经，岂徒竭泽而渔，孤注一掷，抑且砻糠打油，亦必无效，甚则激动血管之血，陡然暴崩，要知崩中大下之血，皆络脉中好血，失其故道，横决无度，本非月事应下之血，诛伐太过，那不扰动气营，演成惨剧。"至理明言，对于实证，治宜理湿化痰。张氏的这些论述，对后世临床治疗有很大的指导意义。

（4）崩漏：崩中为妇科之重症，张氏认为多为气不摄血，妄行无度，且因火者多，因寒者少，然即使是火，亦是虚火，非实热可比；所以崩中一证，多为虚阳妄动也。他主张治疗在辨证基础上，务必加入介类药物潜阳，收摄横逆龙相之火，如生龙齿、生牡蛎、生玳瑁之属，俗子每谓一味兜涩，蛮封蛮锁，甚至望而生畏，不知血之所以妄行多是，龙相之火，疏泄无度，唯介类有情，能吸纳肝肾泛滥之虚阳，安其窟宅，正本清源，不治血而血自止，非强为填塞之法，视莲须、败棕、石榴皮等之酸收苦涩者不同，故取效捷而无流弊。

（5）子悬：张氏认为，子悬是胎元之上迫，良由妊妇下焦气分不疏，腹壁逼窄，所以胎渐居上而胀满疼痛乃作，用济生紫苏饮，方中紫苏、大腹皮、橘皮、芎归疏通下焦之气，再加葱姜亦是通阳作用。并举了一例，沈尧封曰：陆检修正室，子上撞心，江稳婆教磨代赭汁服，遂产二子，一子在上，横于心下，一子撞着上子，故经一昼夜，不至撞心，得不死，产下遂安。笺正：此条所谓"一条在上，横于心下，一子撞着上子三句，亦是理想云然，谁能入其母怀，认得清楚如是。"

（6）妊娠肿胀：妊娠肿胀，多因脾虚，或肾虚，或气滞引起。张氏认为"良由真阴凝聚，以养胎气，肾家阳气，不能敷布，则水道泛溢莫制，治当展布肾气，庶几水行故道，小便利而肿胀可消，此唯仲景肾气丸，最为正治，而附子最是碍胎，苟非病势危急，似难轻率援用，以贻口实，但原方丸子，分量甚轻，尚无大碍，其头面肿者，则肺气不降，上源不清，而水道乃不利，是当开展肺气，复其肃降之常，面即不浮。"

又举了一例：脚肿主男胎，宋少主微行，徐文伯从，见一孕妇不能行，少主脉之，曰："此女形也"文伯诊之曰："此男胎也，"在左则胎色黑，少主怒，欲破之。文伯恻然曰：臣请针之，补合谷，泻三阴交，应手而下，男形而色黑。笺证：寿颐窃谓文士言医，不讲此中真理，每每侈诩新奇，而实无理可喻，二十四史方技传中，不可解者，十恒八九。更何论乎各家文集，及古今志乘。江氏魏氏名医类案，不知芟薙，以多为贵，可笑者不知凡几。而有请官撰《图书集成》中医术之末数卷，搜辑医家名流列传，专采省县志书，奇奇怪怪，复叠重累，甚至前后十余条，如出一手，文伯此条，亦其一耳，必不可信。寿颐又按：脚肿何以主男胎，其理殊不可言。

（7）子淋，转胞：张氏认为：子淋是妊娠小便频数，不爽而痛；是阴虚热炽，津液耗伤者为多；转胞是妊娠小便频数，不能畅达，但不热、不痛，则胎长而压迫膀胱，府气

417

不得自如，两者必不可竟认作同是一病。张氏又曰：淋则小溲热痛，转胞则小溲不痛，辨证甚是，所谓胎火压迫膀胱，及气虚不举两层，並是确论，浪投通剂，无益于病，至理名言。

（8）产后泄泻：沈尧封曰：产妇恶露不行，余血渗入大肠，洞泄不禁，或下青黑物，的奇散极验，荆芥大者四、五穗……。

笺正：洞泄不禁，不可谓是血证，且恶露非肠中之瘀，何以而渗入大肠，以生理学言之，殊难符合，此盖是古人理想之辞，不无误会。荆芥炭本可治便血，则所谓大肠青黑者，实即其人大肠之中，有此瘀血，不可误认恶露之瘀，果真渗入大肠也。

（9）妊娠腰痛：《大全》云：妇人肾以系胞，腰痛甚则胎堕，故最为紧要。张氏认为：腰痛皆肾虚，最易堕胎，凡肝肾阴分素亏，及房事不节者，胎最难保，此非医药之所能治。凡妊娠，腹痛漏红，胎元墜滞，势将半产者，腰不疫痛，胎尚可安，一有腰痛腰疫，则未有不堕者。

（二）诸方

（1）生化汤：张氏认为：治产后恶露不行，生化汤诚非必用，然炮姜尚是无多，故《达生篇》风行一时，生化二字，几于妇孺咸知，尚不甚见其弊害，其新产发热，亦是阴虚阳越，并有因蒸乳而生热者，生化汤能和阴阳，寻常轻热，一剂可已。唯在温热病中，是为大忌。孟英温热专家，所见产后大热者必多，故深恶此方，不为无见。

（2）保产无忧散：张氏曰：近世所传催生诸方，以保产无忧散为佳，貌视之，方极杂乱，而程钟龄《医学心悟》解之极妙，用诸亦恒应验。但非临盆时，必不可早投。而《达生篇》竟以为安胎之用，适得其反，常人何知？以耳为目，寿颐见之屡矣。二十年前，吾嘉老儒某先生，动辄以此安胎，而自己家中，数用之数堕，偶而闲谈及此，寿颐乃以《医学心悟》原文示之，始恍然叹息不已，此光绪戊戌年事也。附识于此，以为有家者告焉！保产无忧散，亦作保生无忧散，其为催生之义明矣，乃《达生篇》易名保胎神效方，误人非浅。

（3）四物汤：四物汤治一切血虚及妇人经病。张氏曰：若夫临证之时，随宜进退，病偏于阳者，宜减归芎；病偏于阴者，宜减地芍，本非教人拘守此四物一成不变。汪本之"一切血虚妇人经病"二句，终是浑漠无垠，不可为训。

（4）六味：张氏在笺正中曰：最可笑者，汪切庵《医方集解》竟列六味于补养方中首屈一指，俗学见之，那不视若无价之珍，其书于六味方下，谓治肝肾不足，真阴亏损，精血枯竭等。凡七十余字，丛杂繁芜，可鄙之极，可怪录此方者，更于汪氏书中截取其肝肾不足十二字，作为六味主治，则果是精血枯渴（对照甲戌本当为"竭"字，刊误）而可以丹皮、泽、苓、清凉渗泄，抑何谬戾至于此极！

（5）小柴胡汤：张氏曰：妊娠腰痛，肝火既动，理宜清肝，而反以小柴胡升提之，滋补之，岂非助桀为虐！立齐惯伎，滥用古方，误尽后世。又曰：热入血室，则凡是瘀血，皆以小柴胡汤，更是大不可训。又说：热入血室，而皆用小柴湖增剧，妄升妄补，无一非热病鸩毒，呆读古书者，以其殷鉴。

（6）小续命汤：张氏曰：中风之身体缓急，口眼㖞斜，牙关紧闭，角弓反张，皆是内动风阳，气血冲脑，扰乱神经之证。即《素问调经论》之所谓："血之于气，并走于上，则为大厥，厥则暴死，气复反则生，不反则死。"《生气通天论》之所谓："血苑于上，使人薄厥。"金元以降，以知其为火、为气、为痰，病本内因，故谓之为类中风，所以别于汉唐人专用辛温升散之真中风，犹教人用小续命汤，实是大惑不解。而产后血虚，犹谓仍须用此防风、麻黄，岂不知仲景有"亡血家不可发汗"之禁耶！唯此误已久，通国医书，靡不依样画葫芦，描摩一遍，非数十百言所能说明者。寿颐别有《中风斠诠》一书专论之，兹姑从略。

（三）诸药

（1）当归：张氏曰：按当归一药，富有脂凝，气味俱厚，向来视为补血要剂，因亦未可厚非，在阳气不足之体，血行不及，得此温和流动之品，助其遍行，未尝非活血益血之良药，唯其气最雄，走而不守，苟其阴不涵阳而为其血，则辛温助动，实为大禁。然俗子何知，心目中只有当归补血，归其所归之空泛话头，深印脑海，信手塗鸦，无往不误。张氏又曰：当归当归何以竟不为其所归，此中奥窔，大有意味……。

（2）艾叶：张氏曰：六朝以前，医者论病，皆多寒证，正以中原之地，高旷多寒，不比大江以南多温暖也。《巢源》谓胎堕为风冷伤子荘，本是当时所固有，丹溪南人，未之思耳，然人体不同，各如其面，丹溪是谓熟艾是安胎妙药，则艾岂寒凉？可见丹溪亦恒用之矣。

（3）黄芩、白术：方约之曰：妇人有妊则碍脾，运化迟而生湿，湿生热，丹溪用黄芩白术为安胎圣药。张氏曰：相体裁衣，本是医家真谛，亦岂仅为妊身而言？奈何一孔之见，竟以"黄芩、白术安胎圣药"八字，作为自始至终一成不变之局，亦只见其不知量耳！

（4）桔梗：张氏曰：若如洁古张氏竟因仲景甘桔治咽，而谓桔更是升浮之药，且曰此如丹檝，载药上浮，诸药中有此一物，则药力专治其上，不能下行云云。试以通脉四逆加桔梗思之，咽痛已是格阳之上，若果桔梗能载姜，附上浮，岂不助桀为虐？《本经》具在，岂有此说，洁古之言，宁非大误？

（5）益母草：张氏曰：益母草虽曰去瘀生新，而苦燥有余，亦不应太过。吾乡俗尚，产母饮此，多多益善，必以四五斤为则，大锅浓熬，大碗代茶，日灌十余次，嫌其苦，则以红砂糖和之，故产家至戚，皆以砂糖为投赠之品，产母亦必服数斤，虽曰尚是和血良品，究竟苦者太苦，甘者太甘，一则助燥而舌茧唇焦，一则滋腻而易致满闷，若在炎天，流弊不小，此是土风，当思有意变通之。

（6）延胡：张氏曰：元胡一物，血中气药，能通气滞，虽曰能走，能运动血中之气，亦与香附相近。世皆以为破血行血猛药，殊觉言过其实。

（7）半夏：张氏曰：肥人多痰，二陈，温胆最是要药，古虽谓半夏碍胎，然今市上药材，无不制之半夏，尽可不忌。

（8）核桃肉：张氏曰：核桃肉功能补肾，其妙专在皮之涩，方是固护肝肾真阴要药，若去其皮，则反为滑泄肠胃。

（9）蓖麻子：张氏曰：蓖麻子治胞衣不下，岂用以内服耶，仅能清肠，且缓不济急，此但凭理论之空谈，必不足恃。

（四）该书对后世的影响

1934年，邵宝仁先生在书跋中云："《沈氏女科辑要笺正》二卷，先外舅公山雷公为医校讲授诸生而作也。原书第四板于戊辰季冬印行，不数年，坊间争售一空，而外地书函频至，敦促再印，公以原稿未尽妥惬，思加厘订，以臻完善，因编辑校课，鲜暇晷，未果。去冬忽婴胃疾，入春未瘳，急自点笔，期早杀青，乃未及半，而病剧，犹欹枕披阅不稍懈。迨精气日颓，心知不起，爰命（乐山）以赓续其事，并自挽云："一伎半生，精诚所结，神鬼可通，果然奇悟别闻，俾助前贤，补苴罅漏。孤灯廿载，意气徒豪，心肝呕尽，从此虚灵未泯，唯冀后起，完续残编。张公平生所著述，约为二十余种，皆苦心孤诣，不落恒蹊，兹编则其绝笔书也，印成，附识数语，曷胜泫然。"

又据《张山雷先生传》印证："此年以来，校之所肄，大抵皆先生之书，其他通都大邑，医校依次而立，于先生之书，亦都采取，邮递络绎而不绝。"可见此书在解放前已供不应求，起码印刷四次以上。解放后有 1959 年由上海科技出版社出版的《沈氏女科辑要笺正》，1995 年 7 月浙江省中医管理局将该书收集在《张山雷医集》中，2010 年 10 月由山西科学出版社出版的影印、点校本等。正如《张山雷医集内容提要·沈氏妇科辑要笺正》中所指出的，该书为后人研究沈尧封、王孟英妇科学术思想及历代妇科医著提供了翔实的资料，该书适宜于科研、临床工作者学习，也是一本颇有价值的中医妇科教学参考书籍。

（七）《谈医考证集》述评

程良骏　杜晓明

《谈医考证集》系张山雷的中、晚年之作，大部分写于上世纪 20 年代。书分两部分，其一对《素问》《难经》《伤寒论》等古医籍中所载述的某些医学理论，或不同的学术见解，独抒己见，予以阐发；其二为张山雷与同时代的儒学医家莫枚士撰著的《研经言》内某些观点，进行学术方面的商榷、探讨，并对中医古籍中存在的古奥、孤僻、谬误，或易误导后人的词句，运用文字学、训诂学知识加以考证、补充与发挥做出正确解释。全书共收集医论 27 篇，除第一篇"古今药剂权量不同考略"已见于《谈医鸿雪》遗著外，其余大多已发表或见诸于民国时期的各类医药学期刊之中。今择其要，分析评述如下。

1. 《难经》"七冲门"《内经》"鬼门"合解

本篇撰写于 1925 年农历 3 月，发表于 1929 年《中医世界》。主要介绍《难经》的"七冲门"，并对"鬼门"实为"魄门"传抄之误等问题予以阐述。

《难经·四十四难》有七冲门之说，包括"唇为飞门，齿为户门，会厌为吸门，胃为贲门，太仓下口为幽门，大肠小肠会为阑门，下极为魄门"。张山雷认为"命名既属新颖，取意亦复精当"。但对历代为《难经》作注者，则"间亦各有说解，似尚粗疏，未尽合训诂条理"。尤其对徐灵胎所注之"贲门"则提出批评。谓之"'物入于胃，疾奔而下太仓'，则说得仓皇急遽，描摹太恶，几于老饕三日不食，喉中汩汩有声之态。如此说经，抑何可笑乃尔"。难道古人命名贲门的真实旨意竟然是这个样子？所以他进一步指出："颐窃谓'贲'读如'焚'，本训为大，此乃胃之上口，食物所入，其口较大，不比胃之下口，及小肠下口，须得食物成糜，缓缓传递，则胃上口之大于胃下口可知"。他通过训诂考证曰："《诗》'贲鼓'训为'大鼓'；《书·盘庚》：'用宏兹贲'；传曰：'宏、贲，皆大'"。说明"贲门"就是"宏门、大门"之义，而并无"快奔疾走"的意思。

在阐述《内经》"开鬼门，洁净府"一句，张山雷认为"《内经》有所谓'开鬼门'者，与下句'洁净府'联属成文，盖亦开泄糟粕之意。疑'鬼'字即此'魄'字之讹，当是传写者误脱其半，遂致不可索解。而说者咸谓乃发汗之意，以肤腠玄府之义，勉强比附言之，亦属无可奈何之意想，而岂知古人真义，固未尝如是也耶"。由此联想到当今各中医药大学教师，于此句讲解不提"开魄门，通大腑"，而仍在延用"提壶揭盖、发汗利尿"之意，实在是应了张山雷"无可奈何之意想"的谬误。

2. 《素问·疟论》"横连募原"考

本篇撰写于1927年农历4月。主要阐析"募原"非指"鬲膜"，从而引发张山雷对吴又可《温疫论》之"疫厉之邪······，舍于伏脊之内，去表不远，附胃亦近"，乃至"达原饮"方的争论。

《素问·疟论》载有"内薄五脏横连募原"之句，唐·王冰注："'募原'谓'鬲募之原系'"。张山雷认为"语颇恍惚，似乎鬲膜之间，果有所谓'募原'一物者，有邪居之，所以为疟。"他依据经宋·林亿校正医书局整理的王冰注本《素问》《黄帝内经太素》《诸病源候论》等医著，发现"膜、募"古时通用，系古人音近假借之常例，遂提出"不可据此以为即鬲膜之确证"。由于"募原"就是"鬲膜"等众说纷纭、莫衷一是的现象历时久远，所以明人吴又可《温疫论》谓："疫厉之邪，从口鼻而入，舍于伏脊之内，去表不远，附胃亦近，乃表里之分界，即《内经·疟论》所谓横连募原也"等等。吴又可的这番论述，张山雷认为其吸纳引申了王怀祖的"鬲膜之原系"一句，而且又发挥出"去表不远，附胃亦近"两句，欲以证实其部位确实在鬲膜之间，用来指定为表里分界。为此张山雷予以严厉批评："以一时凭空结撰之词，竟似洞见隔垣，言之凿凿，此土豪劣绅武断乡曲之故智。读古人书，岂可蛮横一至于此？又以自制治疫之方，名之曰'达原饮'。由是'募原'二字，居然成为物质，遂若已有确实证据者……，至今日几若已成定论"。导致后人著书，皆以疟论"募原"二字作"鬲膜"等解释。针对既成定论的吴又可温疫病治疗理论，以及古籍文献如此以讹传讹的现象，张山雷唯有对天长叹，无可奈何。他说："可知读古人书，不可不博考以求其是，而尤以见古本书籍之大可宝矣"。

3. 论《难经》狂癫病理大与《素》《灵》不符

本篇撰写于1925年农历8月，发表于1926年《三三医报》。主要对《难经》及其注释者于"狂癫"一证，分为"狂者为阳证，癫者为阴证"的说法，阐明了自己的学术见解。

"狂癫"一证，《素问》谓之"癫疾、狂癫"。其病因病机，"皆由所思不遂，郁结之气凝聚生痰，积痰成热，气火挟痰，有升无降，上冲犯脑，激乱神经，因而知觉运动渐以改变，西国学者则谓之神经病（精神病）"。然而《难经·五十九难》则云："狂疾始发，少卧而不饥，自高贤也，自辨智也，自踞贵也。妄笑好歌乐，妄行不休也"。又在二十难中说："重阳者狂，重阴者癫"，也就是说，狂癫病无非是"狂阳癫阴"的病理机制。而元代的滑伯仁在《难经本义》中却撰文认为，上述论述或有不当之处，而擅自对《难经》文字进行了改动，于是把"阳狂阴癫，狂动癫静"，作为癫狂病证病因证候之铁案而牢不可破。然而张山雷并不赞同滑伯仁将狂癫病的证候表现框定在"阳狂阴癫"的说法。他辨析说："病情之分阴阳，盖如罗盘之有子午，地球之有两极，彼此对峙，各据一隅。故阳病为热，阴病为寒，冰炭殊途……。况乎一属重阳，一属重阴，则阴阳之偏，又是各踞其极，更无今日本属阳盛，明日而即可转为阴盛之理"。他进一补指出："观夫狂癫之人，则有由动而渐静者，亦有由静而渐动者，且更有忽焉而动，忽焉而静，循环往复，变幻无常者。若曰阳病日久，转入于阴，阴病日久，转出于阳，始传末传，或自有此剥复菹旋之情势，然又何解于时动时静，起伏往来，不一其状者？此断不可谓之忽寒忽热，亦阴亦阳，互为乘除，迭相消长"。他认为"狂癫"为病，属于脑神经失其常度，气火上燔，激乱脑神经，而失其知觉运动之常度。也就是《素问·调经论》所谓"血之与气，并走于上，则为大厥"。以及《素问·脉解篇》"所谓甚则狂癫疾者，阳尽在上，而阴气从下，下虚上实，故狂癫疾也"。张山雷认为这"正合西学家'血冲脑经'之义"，体现了张山雷先生在传统中医理论的基础上，吸纳西学科学，追求实事求是，注重实效的治学精神。

4. 论任脉为病，其内苦结，男子内结七疝，女子带下瘕聚

本篇撰写于1930年，发表于当年的《如皋医学报》。主要为了阐明疝气与瘕聚为男女皆可罹患的病证，而非男子不患瘕聚，女子不患疝气，从而对徐灵胎的学术观点予以争辨。

"任之为病，其内苦结，男子为七疝，女子为瘕聚"，这段载述见于《难经·二十九难》。张山雷认为"其病苦结"四字当为任脉病之大纲，因"其先之结，尚在气分，则疝痛犹属无形；继而并及血分，则瘕聚乃为有象"。他说："疝与瘕聚，无非气血结塞为之厉阶，爰以'结'字为之总括……"。认为疝症与瘕聚，一浅一深，疝在气而瘕在血，病位不同，但男女皆可罹患。然而《难经》却以男女分析言之，似乎不太确切。导致清·徐灵胎在《难经经释》中亦云"男属阳，女属阴，故病之气血有殊，以气血分说是矣"。也把气阳血阴，作为男病疝，女病瘕的理论依据。针对上述论述，张山雷辨析说："须知疝以气言，古人本非专指男子睾丸为病，《巢氏病源》详列疝病诸候凡十一论，无一字及于男子之阴丸，是可为男女同病之确据。而《金匮·妇人杂病篇》则曰：妇人之病，在中盘结，绕脐寒疝云云，且为妇女病疝之明文"。因此，张山雷认为徐灵胎的经释：不免"胶注鼓瑟，执而不化，亦等于里巷之所见。岂男子不当有血病，而女子不当有气病耶"？反映了张山雷先生在研读古书，或著书立说方面，"必以实有经验为依归，不欲放言高论"，或望文生义，自欺欺人的审慎态度。

5. 归脾汤论（方出严用和《济生方》）

本篇主要阐述归脾汤的出处与主治功效，以及该方在临床上的具体应用。由于汪昂在该方主治功效方面的文字改动，遂引来张山雷先生的严厉批评。

归脾汤一方，由南宋·严用和《济生方》所首创，为补血的主要方剂。之所以命名为"归脾"，意谓脾胃受五味之精微，中焦化赤，是生血之源。故张山雷赞其"精气归脾，斯血之补益，自不待言，制方之旨，确有见地"。并进一步赞曰："药用参、芪、归、术为主，而佐以木香、远志，颇能流动活泼，龙眼肉亦不甚呆滞，有滋养而无黏腻，尤其卓识"。归脾汤的主治功效，为忧思伤脾，血虚发热，食少体倦，或脾虚不能摄血，致妄行吐下，或健忘怔忡，惊悸少寐等等。然而清代的汪昂却在《医方集解》中对此方的主治功效"删节原文，不甚妥惬，但'脾虚不能摄血，致血妄行'十字，犹然照录，未尝删改"。尤其是汪昂将此方从'补养门'中移至'理血'一类，似乎此方主治专为失血诸病而设，导致"古人灵动活泼之佳方，而只认作统治失血之专剂"。为此，张山雷评述汪昂乃"胶柱鼓瑟，歧路亡羊"。然而汪昂又在此方主治下加以'妇人经带'四字，意谓'固谓经带当属血分之病，此方既可通治血证，又何不可以治妇人经带'？对此，张山雷先生不客气地指出：妇人"经前经后，以及带下各病，虚实寒热，始传未传，变化万殊，不可纪极，安能指定一个板方作为笼统治疗之法？似此谈医，何等简便，何等真捷爽快"。无怪乎时医们手抱一册《医方集解》，咸捧汪昂为开山祖师，习医诊病若多象这样

的按图索骥，则医学永无光明所见，且误尽天下后世。为此张山雷对汪昂做出严厉批评。"此公之《医方集解》《本草备要》二书，无一句不作通套笼统话头，真是医药学中第一黑暗世界。不佞之予汪氏，初非有九世深警，而必为此申申之詈，在不知者见之，宁不以为太过？只以俗医恶习，害尽病家，多由此公笔墨，实阶之厉，此道坠落，切庵确是作俑中之一人。恶莠不除，良苗不长，苟欲为吾道阐明真义，正不得不严非种之锄，世有知音，当不以鄙言为诞妄"。张山雷对此十分感慨，他说："古人制一方剂，自有专治病证，所述病理病状，本有实在，而后人采辑入录，则各各随意点窜，渐失庐山面目……，如此方主治，几经点染，竟可以养血之药，一变而为通治带下百病。初学读此，谁不坠入五里雾中，此岂严用和制方之时所能预料者"。

莫枚士，名文泉，浙江吴兴人，与张山雷先生为同时代的儒家兼医家。莫氏少时习儒攻举业不第，遂致力于研究古代小学（文字学、训诂学）与经学，后改习医学。对中医经典著作，运用其渊博的文字学、训诂学知识来阐释中医药学，其治学有方，钻研尤深，著名的著作有《经方例释》《研经言》《校注伤寒论》《金匮方论》《校注神农本草经》《证原及脉法》等。莫枚士的人生经历与张山雷颇为相似，而张山雷之所以敬重莫枚士，在于莫枚士十分精通文字训诂之学，能追本求源，考证古人命名真义。所以张山雷在《考证集》中收录了对莫枚士《研经言》申义文章达14篇（未包括全部），内容包括"癫、淋、疝、痰、膈、覃、下利、鼠瘘、疟、服、解㑊以及桂枝加芍药生姜人参新加汤、玉屏风散、天雄散"等。所谓"申义"，是指张山雷先生对莫枚士的精品之作，不仅赞同，然又觉意犹未尽，而加以补充发挥，谓之"征引前贤绪论，引而申之，触类而长之"。这也是他一贯的撰文著述风格，既体现了张先生的所论渊源有自，同时又能在前人的基础上，进一步地有所发挥补正。今择选数篇予以评述，以飨读者。

6. 莫枚士《研经言·释痰篇》申义

本篇发表于1925年《三三医报》。主要介绍自隋·《诸病源候论》以前之古医籍并无"痰"字，凡"痰"皆以"淡"字表述，当今《金匮》中之"痰"字，实系后人擅改。反映在《金匮要略》中的"溢饮、悬饮、支饮、痰饮"四饮中的"痰饮"，古本《金匮》中当为"淡饮"或"流饮"。张山雷为此予以补充申义。

莫枚士指出："仲景书有浊唾，有涎唾。涎唾后人或称淡唾，淡言其薄，以别于浊唾也。古人名病，必名其所可见，薄唾称淡，有淡可见。因之《金匮》四饮中之痰饮，虽本一作淡，而走于肠间之水，淡不淡尚未可卜，仲景亦必不凭空名之"。意谓张仲景之所以命名为"淡"，是在当时见到了这一病状证候。然而莫枚士又云："淡饮之淡，当为流字之误，走在肠间，正为其流，与溢字、悬字、支字，皆是状其水行以为别。水之行象，必得此四者方备"。莫氏还作了进一步地阐述，他谓：《诸病源候论》所述的饮病，皆依据以《金匮》，然在四饮中独无淡饮，而有流饮，所述流饮的症状，也正是《金匮》所阐述的淡饮。这是因为"流"字似"淡"，大多因传抄所误，于是后人又将其擅改为"痰"。为此张山雷进行了考证，他说："'痰'字不见于《说文》，并不见于《玉篇》，是仲景时尚无此字之确证。考阮孝绪《文字集略》：'淡'，胸中液也。所以《素问》《甲乙》以及仲景书，皆有饮病而绝不见一'痰'字，独《金匮·痰饮篇》中见之，最是可疑……，乃后人所妄改"。他告诫后人：痰字的由来，实由"淡"字所孳生，原本就不认为是顺从"二火"之意，所以也就不必附会从"炎"字来望文生义地解释。莫、张二氏，一唱一和，足见俩位前贤在中医学术上的珠联璧合，锦上添花。

7. 莫枚士《研经言·释膈篇》申义

本篇发表于1926年《绍兴医药学报》。主要阐析"隔、格、鬲、膈"四字的字义，以及古今运用衍化、考证，及其在中医药古籍中的具体应用。

莫枚士认为："《素问》有'隔'，《伤寒论》有'格'，《病源》《千金》《外台》有'鬲'，音义皆近。而要非今之所谓'膈'也，何以言之？'隔'为不便，即仲景书之关、元方书之内关外格也；'格'为吐逆，义取格拒；'鬲'为鬲气，不过寒食气结所为，皆与'膈'轻重悬殊"。治疗上，莫氏谓："治隔可利其二便，治格可平其胃气，治鬲可运其阳气。若今之所谓膈，乃吴江徐氏所谓胃口枯槁，不能受食，实噎与反胃之症"。所以莫氏指出，不能因为鬲、膈字同；隔、格、膈音同而牵强附会在一起。对此，张山雷予以考证。他说："'隔'字从阜，以障塞为义，而古书多通作'鬲'。《荀子大略篇》：'鬲'，如也；杨注谓：鬲绝于上。《五行志》：'鬲'，闭门户。皆鬲、隔一字之证。若'格'之本义，则为树之高枝长枝，引申其义即有抵牾阻塞义，亦即后人格拒阻格之义所从出，医学之所谓关格本此。而从肉之'膈'，则《说文》所无，《玉篇》训为'胸膈'。考《素问》胸膈之膈，今诸本尚多有作'鬲'者，是'膈'为后出之字无疑"。张山雷作了进一步阐述：他说人的胸腹之间有一层膈膜，后人以噎膈之病阻塞其中，于是就以"膈"为病名，而《素问》所说的"隔阳"，仲景、巢元方所述的"关格"，同为隔塞的意思，并无彼此可分。所以"隔、格、鬲、膈"四字的应用衍化，多为习俗相沿，而并无训诂方面的特殊之处。而"枚士小学，颇有见地，而独于此四者，强为分析，是以各医书之病状为断，实非字义所应有，寿颐于此，殊不敢阿其所好"。说明张山雷先生即便很敬重莫枚士的文字训诂学识，但对其牵强附会的阐述，不仅不随声附和，而是客观地指出其存在的不足，体现了先生在学术研究方面的执着与严谨。

8. 莫枚士《研经言·下利解》申义

本篇主要介绍"下利、下痢、泄泻、肠澼"等病名，在中医古籍中古今字义的衍义，中医学的临床称谓等。

莫枚士认为，古书多言下利，下即是泄，利言其快，后人加广字旁即为"痢"。下利与吐利义同，吐利为快吐，下利即为快泄，严重者则称之为洞泄、肠澼。何为"肠澼"？唐·王冰注谓"肠门开辟"，也就是下利之意。所以莫氏说：王冰"所云肠澼下白沫，即今之白积，肠澼下脓血，即今之红白积，肠澼下血，即今之赤痢肠红等。近世分下为泄泻，利为痢疾，于是今之'痢'异于古之'利'也。岂知今之痢，即《难经》五泄中之大瘕泄也"。莫氏进一补指出：《难经》所言五泄，至隋唐时有称之谓滞下，或称重下，皆离不开"下"字。而清代徐大椿在《兰台轨范》中泛指肠澼为肠红，《难经》五泄皆谓泄，仲景下利概称痢，莫氏深感考古论今之难。为此张山雷予以考证补充，他说："利字本义原以通利滑利为主，凡《灵》《素》所谓下利，无一非泄利之利，皆今人之所谓泄泻、水泻也，后乃加以广旁，制为痢字。《玉篇》《广韵》皆曰泻也，则其字虽殊，义犹未别"。张山雷还对莫氏"肠澼下白沫、肠澼下脓血、肠澼下血"，即今之白积、红积、肠红三种病证，认为分析犹为近似。但白积、红积等病证，虽日泄数十次而皆不能爽利，难道莫氏就不能明辨其临床症状，所以就误以为快泄、洞泄、肠澼为同一病证。所以张山雷感慨而言："枚士谓今之'痢'异于古之'利'，其说甚是，此不可不为庸俗正其谬者"。然而对莫氏所谓古医籍所涉及的"下"，皆谓之今日之"痢"，则犹不能与其苟同。这是因为"下"字可包括滞下，而"泄"字必不可概括肠澼。若不是张山雷临证经验丰富，断难下此高论。

通过对上述几篇文章的研究分析，足可以了解张山雷先生判断中医古籍的重要标准，在于其能否经得住临床实践检验，或有确切的发明。有些名医大家，虽有巨著存世，因所论皆系抄袭前人，毫无一己之见；或断章取义，擅改古书原意而贻误后人，先生均提出严厉批评。反到有些当时名气不大而临床经验丰富的医家，诸如王孟英、陆九芝、张伯龙、莫枚士等，皆因他们学有专长，见解独特而获得先生的青睐。由此看出，张山雷性格耿直，爱憎分明，且溢于言表，体现在著作上则畅所欲言，文采飞扬、言辞犀利。由于本书篇幅较多，加上笔者水平有限不能一一述评，故只能选择数篇，以作抛砖引玉。

（八）《医事蒙求》述评

兰溪名中医馆　严以恭

《医事蒙求》一书是张山雷先生早年自撰教材，既是浙江兰溪中医学校课本，也是学习中医的入门必读之书，内容丰富。书中贯串中医基础理论，包括阴阳五行、脏腑、经络、诊断、治疗、病理、生理、药物、方剂和内、妇、儿等科，突出了中医整体观念，辨证论治的特点，并以三言、五言、七言歌诀形式，让初学者易读、易记、能背诵。我在上世纪60年代习医时所背诵的方剂，至今还记忆犹新，并用于临床，真可谓受益非浅。

全书分列五行生克，五色五音五味和脏腑、经络，以及诊断的问诊、切脉，伤寒论方剂，五运六气等15个部分，成书于1920年2月（庚申仲春）。他说：1920年仲春，他初来兰校，就把此书作为课本，因该书言简而赅，可助记忆，因此童蒙学子可将此书作为入门必读之书。1934年2月，由其婿邵宝仁教授主持出版，是第5次重订本。

张山雷先生目睹世上许多医学歌赋书籍，虽有歌诀者也多难于上口，颇难记诵，使初习者兴趣大减，而感到遗憾。遂将自己平时所编歌诀，积久成书。1920年张师从上海来兰溪，被聘为中医专门学校教务主任兼老师，主持教学工作，就把这本《医事蒙求》作为中医入门第一课的教材。

下面从以下九个方面给予分析述评。

一、五行学说

五行学说是中医学的一个重要组成部分，是人民群众长期同疾病作斗争的丰富经验总结。它用朴素的唯物论与辨证法，通过长期的医疗实践，逐步形成发展而成的医学理论体系，为我国人民的健康保健和中华民族的繁衍昌盛作出了巨大贡献。张先生认为：宇宙间的一切事物，都是由木、火、土、金、水五种物质的运动变化所构成，它具有相互资生，相互制约的关系。他说："须知天生五材，民并用之，本所公认，初非以医药而始，创此五行之说，且宇宙之大，虽曰无所不有，然诚试问凡动物之外，有一不属于五行者否？其实所用药物，能超出五行之外否？那治病条理，能脱去此五行者之原理否？况乎彼之木工，亦用刀锯，彼之救火，亦必汲水，彼之筑堤防湿，亦不能不用土石之属。凡此种种，果真不在五行生克中"。

张先生用渊博知识和尊崇科学、实事求是精神，以示天地生成原理，五行学说用于医学领域，藉以说明了人体生理、病理、诊断、治疗和药物的道理。他还以严厉的口吻，断然驳斥专习新学之医家，以五行为吾国医药之瑕点，诋其笑骂，无所不至，公然废止五行学说的傲然态度。

二、五脏所主

张山雷先生这篇五脏所主五言歌诀，主要讲述五行学说在中医学中的运用。就是用事物属性的五行分类方法，具体解释人体、生理、病理现象，以指导临床诊断治疗，如"五脏肝属木"，说明肝喜条达有疏泄的功能，木有生发的特性；心火指心阳有温煦作用，火有阳热特性；脾土指脾为生化之源，土有生化万物的意义，故以脾属土；肺金，指肺主气主肃降，金有清肃、收敛的特性，故以肺属金；肾有主水、藏精的功能，水有润下的特性，故以肾属水。

至于歌诀中下一句，"其腑胆相配，心火府小肠，脾土腑曰胃，肺金府大肠，肾水腑膀胱"，巧妙地用五言把脏与腑关系表突出来，让初学者能记忆背诵。只要把歌诀熟记，就能清楚掌握什么是脏，什么是腑，脏为阴，府为阳，阳主表，阴主里，并由其经脉互为络属构成表里关系。并与五窍目舌口鼻耳，五体筋脉肉皮骨，与五脏相配，如肝开窍于目，肺开窍于鼻，肺主皮毛，肾主骨，脾主肌肉，心主血脉，舌乃心苗。如感风邪，肺经受邪则肺气不利则鼻塞，肺主皮毛，我们就用发汗解肌的治疗方法，通过发汗使风邪从皮毛外达。五志怒喜思悲恐，五脏中肝与五志怒相配，怒则伤肝。大怒则肝火旺，肝阳上亢，都能从临症中反映出来。再如五味就是酸、苦、甘、辛、咸，代表药物作用标志。酸能收、敛，苦能泻、燥，甘能补益，辛能散、行，咸能软坚散结，泻下的作用。如辛味药，能疏散风邪，治疗感冒和气血阻滞的疾病。酸味药能治虚汗和泻泄等例子不胜枚举。

张先生重视脏腑学说，五脏的功能是产生和储藏精气，其特点是"藏而不泻"，六腑的功能是腐熟水谷（消化），泌别清浊（吸收），传化糟粕（排泄），其特点是"泻而不藏"。唐容川说："业医不知脏腑，则病源莫辩，用药无方。"目前我们从事临床治疗，就是从脏腑的生理功能联系病理表现，作临床辨证、治疗的理论依据。

三、经络学说

张先生用三个部分来讲述经络学说、十二经络、奇经八脉、十二经循行起止，均用七言歌诀，十五络用五言，末二句用七言来表述。

如在十二经脉奇经八脉篇中说五脏加心包府三焦，五脏加心包络是阴经，六府加三焦是阳经，脏与腑各6条经，心与肾经是少阴经，心包络与肝经是厥阴经，肺脾太阴手足别，是说肺与脾皆太阴经，手足别者，是说三阴三阳皆有手足之分，上一字是手经，下一字是足经，如心为手少阴，肾为足少阴，心包经为手厥阴，肝为足厥阴，以次类推。

又如大胃阳明阴之表，谓大肠和胃都是阳明经也，阴之表者，是说六阴经为六阳经之里，六阳经则为阴经之表，一里一表，各以次相配，如心与小肠为表里，肾与膀胱为表里。

歌诀又讲到除十二经外，还有奇经八脉，就是阴蹻、阳蹻、阴维、阳维、督、任、冲、带。张先生把十二经脉循行起止用七言歌诀，手阴从脏行于手，从手行头是手阳。

足有三阳头走足，足阴上腹易推详。十五络用五言表述，肺经列缺穴。张先生十分重视经络，它内属于脏腑，外络于肢节，将人体各部门的组织器官联系成一个有机整体，并藉以运行气血，营养全身，使人体各部功能活动得以保持协调和相对平衡。

四、十二时气血流注七言歌诀

肺寅大卯胃辰宫，脾巳午心小未中。膀申肾酉心包戌，亥焦子胆丑肝通。张先生气血流注歌编入蒙求，是让初学者对十二经脉联属循行更好了解，便于记忆。他本人认为，以一日十二时分配十二经脉，谓某时气血注于某经，则其它十一经，竟无气血注之，此必不可通之说。须知气为血帅，血随气行，脉络环周恒无须臾之可闲，西学家发血回血，大小循环一之说，确无可疑，吾国旧学偏于理想，凭空臆说，应淘汰删除。

张先生用辨证唯物的态度，尊古而不弃西学，实事求是，尊重科学，值得我们后辈学习。

五、张心在问诊歌七言

一问寒热二问汗，三问头身四问便，五问饮食六问胸，七聋八渴俱当辨，九问旧病十问因，再参服药观机变，妇女尤必问经期，迟数闭崩皆可见，新产须知瘀有无，应攻应补随宜转。

张先生说，此歌诀来自陈修园《医学实在易》一书，今录入，确为临症时必不可少之资料。

问诊是中医诊法四种（望闻问切）中的一种。通过询问，以了解病情病史的一种诊察方法，在四诊中占有重要地位。问诊涉及范围是较广泛的，究竟如何进行询问才较适当，从明代张景岳后，都认为《十问歌》比较全面而有重点，临床实用价值高。笔者现在临床均以十问内容为主，在问诊中自己背诵一遍，防止问诊内容遗漏，确是学医者必背之歌也。

六、四言脉诀举要

这是张先生编撰的中医专校脉学课本，将脉理学基础编为歌诀，且易读、易记，绝无浮光略影之谈，对于初学医者可获事半功倍之效，亦为学子入门之一助。至1934年2月已第四次重订于兰溪中医专校。该举要以歌诀形式，把切脉的方法、部位、脏腑相配及正常脉象、病脉和主病均详尽论述，给初学者能全面了解，尽快入门。如脉乃血管，百骸贯通，大会之地，寸口朝宗，诊人之脉，令仰其掌，掌后高骨，是名关上，胞络与心，左寸之应，唯胆与肝，左关有定，小膀肾水，左尺是审，胸中及肺，右寸昭昭。胃与脾脉，属在右关，大肠肾火，右尺班班，经言七诊，曰浮中沉，上下左右，消息推寻。又有九候，即浮中沉，三部各三。

凡察病脉，平旦最准，一呼一吸，合为一息，脉来四至，平和之则，五至无疴，三至为迟，六至为数，迟则为冷，数则热证。

浮脉主表，沉脉主里，小主诸虚，浮数风热，浮紧风寒，浮缓风湿等脉的主病。

最后指出，妇人之脉，男子同等。

如三部如常，经停莫恨，尺部调匀，胎元定论，故称有娠，断在左寸，滑利安和，怀麟可许。以及妇人临产之脉，号为离经，指端脉象，顷刻娩身。张先生对儿科脉诀也有论述。如：幼科之治，脉法有别。三岁以前，寸口难决，食指三关，脉纹最切，热现紫纹，伤寒红象，青惊白疳，隐隐淡红，无病可想，黑色必危，纹现风关。病轻勿忌，上透气关，病重留意，直达命关，危急须记。

三岁以上，可诊脉位，一指三关，反侧辗转，脉行较速，大率七至，多则热门，减则寒类。仿佛大方。更有变蒸，气粗身热，食减汗多，或吐或渴，是有定期，与病分别，脏腑气充，聪慧曰开，俗称长智，岁余而毕。又有继病，乳母怀孕，儿为消瘦，面青粪青，脾胃之疴，乳薄之应，温养补中，效操必胜。

痘诊将萌，四末寒澈，目汪含泪，耳尻冷冽，面赤气粗，身热勿澈，苟非疫疬，治宜

427

透泄，此小儿将发天痘之诊法。治痘初起，必开发腠理，宣达皮毛，为必要之诀，但不可过于温升表汗。唯时行疫疠《急性流行性传染病》热毒炽盛，当以清热解毒为主，不可再事透发，助纣为虐耳。

七、仲景伤寒方歌括

张先生在《医事蒙求》中把《仲景方歌括》编入，并分为 10 剂（轻、重、濇、通、泻、宣、补、润、寒、热）论述，共 118 方，其目的很明确，让初学医者掌握经典名方，为今后临症治疗打基础，可谓用心良苦。《伤寒论》是一部阐述多种外感热病辨证论治的临床医书，是我国第一部理、法、方、药比较完善，理论联系实际的经典著作，是东汉医圣张仲景根据《素问·热论》六经分症的基本理论创造性地把外感疾病错综复杂的证候及演变加以总结，提出较为完整的六经辨证体系，还把《内经》以来的脏腑、经络和病因等学说，以及诊断、治疗等方面的知识有机地联在一起，还运用了汗吐下和温清消补的治疗方法，使祖国医学的基本理论和临床实践密切结合起来，从而奠定了辨证论治的基础。书中所载的方药，尤其是许多有名方剂，皆经过长期的实践考验，至今还在临床广泛运用，而且行之有效。如小柴明汤主治少阳病，伤寒五六日，中风，往来寒热、胸胁、苦、满，嘿嘿不欲饮食，心烦喜呕。从临床实际看，它除了能治少阳证，也能治各种发热性疾病，如流感、肺炎等发热不退者，以及原因不明发热，或长期低热，妇女经行发热、产后发热，以及消化系统疾病，如胁痛、黄疸、急慢性胆囊炎、慢性肝炎、慢性胃炎和精神系统疾病，如眩晕、头痛、郁症，外科瘰病、乳痈等。临床可根据病情，对小柴胡汤进行加减，如治胆系感染，多加栀子、龙胆草、茵陈、银花、连翘、地丁草等清热解毒药，或加枳壳、香附、青皮、大黄等理气攻下药。胆结石加金钱草、法内金、郁金等清热利湿化石的药物，胁痛加金铃子、元胡索，湿热发黄多加茵陈、栀子、滑石等清热利湿药。治妇女热入血室加益母草，在临症均能收到明显疗效。再如真武汤出自《伤寒论》，临床只要出现脾肾阳虚，水泛症状，如头眩、心悸、浮肿，尤以下肢肿为甚，四肢厥冷，气喘，不能平卧。口唇青紫，小便不利，舌淡苔白，肾心系病症，腰痛水肿、慢性肾炎、肾病综合症、充血性心力衰竭、风湿性心脏病、冠心病、心动过缓等加减治疗，都能取得满意疗效。加黄芪、桂枝、细辛可治肾病综合症，加葶苈子、车前子治疗肾阳虚水肿。

再如桂枝汤，也出自《伤寒论》，主治太阳表虚症，太阳中风，阳浮而阴弱，脉浮，汗自出。能治内科病的感冒、风湿痹症，自汗、心悸、咳喘，和妇科病的更年期综合症、月经不调、痛经、产后感冒、外科的荨麻疹、血栓性脉管炎，儿科的小儿感冒，均能治疗。

其它如苓桂术甘汤治疗痰饮、慢支肺气肿咳喘，炙甘草汤治疗心脏病等等均能收到满意疗效。

八、《医事蒙求》一书的著述特点

张山雷先生把深奥难懂的中医基础理论用自己深厚的文字功底编撰成通俗易懂，能记忆能背诵的三言、五言、七言歌诀，能让学医者不觉枯燥乏味，提高学习兴趣，以增强学习效果。如五脏肝属木，其府胆相配，只要把歌诀背下来，就知肝胆的表里关系。

再如《伤寒论》小柴胡方歌括：呕多胸满小柴胡，寒热往来胁不舒，柴半参芩姜枣草，少阳经症是规模。他把少阳病的主症半表半里，寒热往来胸闷呕心，胁胀的主症全写在歌诀里，并把小柴胡汤的药物组成"柴胡、半夏、人参、黄芩、生姜、枣、甘草"写在内。这样使初学者能明确掌握小柴胡汤的适应症方剂药物，对临床治疗有着现实的指导意义。

再举一方来说明，如真武汤的歌诀是：汗多心悸水凌心，头目身瞤动不宁，真武苓姜术附芍，回阳优肾有神灵。

九、对后世的学术影响

张山雷先生是近代著名中医学家，中医教育家，毕生致力于中医教育和医疗事业，学验俱丰，在医界享有盛誉，他精通小学、文字功底扎实，他对古医籍中存在的不少歧义或难解文字，运用训诂、音韵学知识，作了笺注和训释。

张先生嗜书成性，手不释卷，上自《内》《难》《神农本草》《伤寒杂病论》等经典，下至明清乃至近代诸贤之作，广泛涉猎，无所不读，诚读书破万卷者也。群书博览，择善而从，师古而不泥古，努力创新。张先生编写《医事蒙求》，作为习医的入门必读之书，就是明显例子，讲究实用，易背诵，内容生动活泼，易读易记，很有特色。所以说张先生是近代中医课堂教育的创始人、开拓者，他在学校设有门诊部，作为临床实习基地，学生随师侍诊，并在实践中巩固加深课堂所讲知识，学习老师的实际经验，强调学用结合，学以致用。这种集传统带徒与课堂讲学一体的教学方法，实践证明是行之有效的。可说张山雷为传承，发扬中医事业，培养中医接班人，作出巨大的贡献。他严谨治学、实事求是的精神，永远值得我们学习。我是他的徒孙，今后更要努力认真研读他的著作，不断提高自己中医理论，提高自己诊疗水平，更好的为病人服务，为发扬光大中医事业奋斗终身。

（九）《读素问识小录》述评

程良骏

弁言

《黄帝内经》十八卷，见于班氏《艺文志》，《素问》九卷始见于张仲景《伤寒论·序》，其以《针经》九卷、《素问》九卷，当《艺文志》之《内经》十八卷者，晋·皇甫士安《甲乙经·序》悬拟之言，未必即班氏所见之书也。然皇甫氏已言《素问》有亡失，是以《隋志》亦云只存八卷，而隋·全元起注本无第七卷（全元起注本，今亦未见，兹据宋校正序而云然），至唐宝应中，启玄子王冰乃谓先师秘本，撰注以传，复有八十一篇之全本。何自得之，本属可疑。（启玄注本，亦缺第七十二、第七十三两篇，观《病能篇》未节注文可知。宋·刘温舒有《素问遗篇》，辞句鄙陋，伪撰也。）

宋校正谓："天元纪大论、五运行大论、六微旨大论、气交变大论、五常政大论、六元正纪大论、至真要大论等七篇，不与《素问》相类，乃王氏取《阴阳大论》之文，以补《素问》之缺者"。（宋校正又引仲景《伤寒论·序》云："……撰用《素问九卷》《八十一难经》《阴阳大论》，是《素问》与《阴阳大论》明是两书，乃王氏并之于《素问》中也。《阴阳大论》虽亦古医经，终非《素问》第七卷矣。"）今按宋校正本于各篇篇目下，注明全元起本在第几卷，唯此七篇无知之，则此七篇者，确为全元起本所无之文，其为启玄并合，已无疑义。而《素问》自启玄作注，勒为定本以后，更无其它古本可资参考，唯全元起注本，间存一二于宋校正注文中，同异之处，犹堪考证。是今之《素问》，不独非班氏《艺文志》之《黄帝内经》，而亦非张仲景、皇甫士安诸人所见之《素问》矣。

　　泥古之士，犹笃信为轩岐谈医之鸿著，诚未免受启玄之愚。然书虽重编于宝应，而义实传述于周秦，辞句高洁，多非秦汉之后所能摹拟，而古字古义，所在多有，尤非浅学所能融贯。虽自启玄注后名贤继起，代不乏人，章句训解，疏通证明，固已十得八九，独于古字之假借，古义之仅见者，甚少诠释，遂致一字误解，章节皆为晦涩，几令初学茫无所措，亦读是书者之一大蔽也。鄙人讽籀之余，就识见所及，触类而引申之，随笔札记，积之成帙，大率字义为多，片词只句，补苴罅漏，于书中大旨，无甚发明，爰定其名曰《识小录》；又刺取名言隽句，仿杭氏《两汉拾蒙》之例，别成《素问拾蒙》一编，皆信手拈来，殊少抉择，甚不足博通人一哂。然虽无裨于著述，或尚有益于发蒙，脑力为疲，奚忍弃置，爰录一通，而略考《素问》之源流，著之简首。虫雕小伎，獭祭之讥，在所不免。然仁者见之谓之仁，智者见之谓之智，只以写其心得已耳，非欲推倒前贤，求于是书注疏家中厕一席也。用贻来者，敢质通方。

　　时在光绪三十三年岁次丁未仲春之月嘉定张寿颐山雷甫自识于遯盦

　　[研究述评]

　　《读素问识小录》是张山雷先生于1903年拜师习医后的早年之作，约成书于1907年（清光绪33年，其时先生35岁），以后略有增订，但内容仅涉《素问》81篇中的35篇，而后半部分篇章次第又间隔不相衔接。皆因教学、诊务工作繁忙，因而对此或作或辍，未能如愿完成。张先生生平的前30年，主要为取得举业而攻读儒学文化与诸子百家，所以使其儒学文化的根基十分坚实。光绪二十一年（1895）他为了治疗母亲所患的风痹病证，而对医学产生了兴趣，大约在26岁时便开始自购自习医书，以了解医学的原委。即便成医之时已年届31岁，但广博的国学基础，是促成其对医学理论的领悟与临证治病疗效卓著的助力，此皆非一般常人能所为。故张山雷先生作为近代著名儒医，可谓名至实归。

　　《素问》一书，传于先秦，辞句高洁，文理深邃，且古字古义，所在多有，尤非浅学者所能通读融贯。然而此时的张山雷先生，距离拜朱阆仙为师习医仅仅4年，可以想象，作为一位初习医者，若无坚实的儒学文化底蕴，在当时是断然不能读懂《素问》一书的，然而先生于此书中甚至还能找出其中存在的问题，这充分说明张山雷在年轻时所打下的儒学功底，为他日后成为一代医学大家，打下了坚实的基础。

　　《读素问识小录》为张山雷先生早年的读书笔记，他择选了《黄帝内经·素问》的相关篇章，对其中存在的"鲁鱼亥豕"或"乌焉成鸟"等错、讹、脱、衍之处，运用文字学、训诂学以及古籍校勘学等渊博的国学知识，在汲取前人之长，引证近人资料的基础上，对书中的古字通假、晦涩、义奥以及文句之含义等方面，予以训诂、诠释与校勘，并加以引申发挥。所谓"辨章学术，考镜源流"，以助后学理解，以冀纠正"由于一字之误解，章节皆为晦滞，而令初学者茫无所措"的弊端。他说："鄙人讽籀之余，就识见所及，触类而引申之，随笔札记，积之成帙，大率字义为多，片言只句，补苴罅漏，于书中大旨，无甚发明，爰定其名曰《识小录》"。今笔者择选其中数篇章节，介绍分析，不当之处，祈望指正。

　　1. **上古天真论篇**　"颐按：'黄帝生而神灵，弱而能言，幼而徇齐，长而敦敏，成而聪明'，语见《龙门本纪》及《大戴礼·五帝德篇》。《素问》开卷，引用成语，而妄改二字，即已走入荒诞一流"。先生所说的后世'妄改二字'，即指将'成而聪明'改作'成而登天'。他认为，秦汉时期的方士门，总喜欢把神仙不死，托辞给黄老。起初以为

430

《素问》乃医家圭臬之书，怎么一开卷就见到如此荒渺不经的言辞。从中即知《素问》一书，虽然自先秦时代传承而来，但经后人搀杂窜改的地方，已经不少了。所以他呼吁"读者于此，必当分别观之，不得转展附和，为一盲之引众盲；亦不可因其不纯，而一概致疑，遂谓医真小道也"。

"女子二七而天癸至，丈夫二八肾气盛天癸至"一句，先生认为所谓"天癸"，即指人身天乙所生之水，也就是肾脏所藏所主之水。所以无论男女，皆言"天癸"。然而唐代的王冰在为《素问》作注时，却"于女子则属月事，于丈夫则言模糊"，导致后世皆为男精女血为天癸，或更有专指女子月事为天癸者。被先生怒斥为"盲人扪烛，大是可嗤"。有关"天癸"一辞，明代医家马莳在《黄帝内经素问注证发微》的注文可谓客观公允，书中注云："天癸者，阴精也，盖男女之精皆主肾水，故皆可称为天癸也"。笔者以为，先生当时若能见到马莳之书，断不会对王冰所作的注释动此肝火。

2. **四气调神大论篇** "逆春气则少阳不生，肝气内变；逆夏气则太阳不长，心气内洞；逆秋气则太阴不收，肺气焦满；逆冬气则少阴不葳，肾气独沉。"先生认为，此节太阴与少阳互讹。盖以一年之四时分配阴阳太少，即易学之两仪生四象。春令由阴而出阳，阳气未盛，故曰少阳，亦曰阴中之少阳；至夏而阳气大盛，则曰太阳，亦曰阳中之太阳；秋令则由阳而入于阴，阴气未盛，故曰少阴，亦曰阴中之少阴。此与十二经络之阴阳太少，各自一义，两不相蒙者。乃浅者读之止知肺旺于秋，肾旺于冬，遂谓肺之太阴，肾是少阴，而妄改之。其亦知上文春之何以为少阳，夏之何以为太阳乎？合四通八达时而统观之，则人窜改之迹，亦已显而可据。《六节藏象论篇》阳中之太阴通于秋气，"阴中之少阴，通于冬气"太、少二字亦互伪，亦是浅人妄改。宋校正据《甲乙经》《太素》及全元起本。已明辨之。而于此《四气调神论篇》则无校语，未免疏漏。又《六节藏象论》"阳中之少阳，通于春气"，宋校正亦据全元起本，及《甲乙》《太素》。谓当作阴中之少阳。而王启玄注，于此数节，无一不随文敷衍，陋矣！先生认为"秋气不收，则肺气不肃，肺热叶焦，气壅胀满故曰肺气焦满王注以为上焦，非也"。从中可见先生博览群书，严谨治学，书中考校，言必有据之一斑。

3. **生气通天论篇** "高粱之变，足生大丁"一句，在当代《医古文》教材中作为例句经常出现，谓之常食肥腻之物，易生痈疽一类病患。张先生认为"高粱"属"膏粱"的假借字，《通评虚实论》有肥贵人则高粱之疾也"，就指此意。先生对王冰于"高粱"一词仅作训诂而不明言其假借，甚感不满；批之"甚非注家体裁"。"丁"俗本作"疔"，考疔字始见《集韵》，古止作丁，此即后人膏粱无厌发痈疽之意而王氏训"足"。为手足之"足"，亦即"手足生大疔"。先生批之为"真是令人喷饭"。

"溃溃之乎若坏都"。先生认为：于校"都"字盖作陼（音煮）。陼、都二字……隶书同作阝，……移陼左旁在右，即成"都"字。然二字并谐者声，论假借之例，亦无不通。《说文》皀部；"陼水渚者，陼邱，水中高者也"。字通作渚。《诗·江有记篇》毛传云：渚小洲也。盖渚者，水中高地之名，坏之则水溢，故下文云"汩汩乎不可止"。其说是也。

"劳汗当风，寒薄为皶"。先生谓："'薄'，读为'迫'。'皶'，《玉篇》作'齇'。今作'齈'。《类篇》曰：俗作'皶'。《康熙字典》引《素问》此句于'齇'字注中，则所据本亦作'齇'。王（冰）注：俗曰'粉刺'，其说甚详，甚是"。清代医家张志聪

431

在《素问集注》中于此句注谓"面鼻赤瘰"。《正字通》所谓红晕似疮浮起，著面鼻者曰酒皶，方书所讲的酒齄即指赤鼻者，俗称"酒糟鼻"。先生指出："今按酒皶是郁热外浮之症，与此条'劳汗当风寒薄'之义不合，当从王（冰）氏为长"。说明先生对王冰所注，并非一概排斥，而是褒贬并重，体现其治学严谨，实事求是的学术风格。

4. 金匮真言论篇 "衄衊"一词，先生谓"俗本皆作'衄衊'，为俗书的变体字。《篇海》又随意将'衄'作'衄'，今世俗更有读'衄'为'刃'音者，尤其可哂。《集韵》又有'䶊'字，从鼻从血；《篇海》又有'䶊'；《正字通》有'䶊'字，从鼻从刃，由来虽旧，然皆从血从丑一字之讹也。"先生从古文字训诂学角度予以考证，还原了'衄衊'二字的本来面目。

5. 阴阳应象大论篇 "善诊者，察色按脉，先别阴阳，审清浊而知部分，视喘息、听声音而知所苦；观权衡规矩而知病所主；按尺寸，观浮沉滑涩而知病所生。以治无过，以诊则不失矣"。先生认为，此一句文义、句逗都很清楚，既知疾病与病者之所苦，同时也知病之所主，病之所生以及治病则必无过，诊病则必不失误。所论显而易见，并非玄奥。让先生未料到的是"王（冰）启玄误读句逗，将'以治'二字属上为句，遂令上下文皆不可解，注语乃成呓语，无异痴人说梦"而大为不满。同时指出：《甲乙经》明作"以治则无过"补一"则"字尤其轩豁呈露岂诸公皆未之见耶？

6. 阴阳别论篇 "其传为息贲"一句，王冰注为"传入于肺，为喘息而上贲"。先生再注曰："贲，读为奔。《孟子》：'虎贲三千人'，贲亦读为奔。虎贲，勇士之称，言其如猛虎之奔也。此言息贲，则喘息而气急上奔耳"。先生虽同意王氏之注释，但仍觉其有意犹未尽，言之不明之处。

7. 脉诊乃临床论断要素之一，历代医家均为注重。先生在《识小录》中选用"脉要精微论篇""平人气象论篇""玉机真脏论篇""三部九候论篇"等篇，参考名家的注解不同版本，对其不同的辞句、字义提出自己的见解，加以纠正,，或引证古人的注解而评其得失，纠正某些注家的偏见或错误，力求阐明原文的真义，让后学者免入歧途。

"平人气象论篇""人一呼脉三动，一吸脉三动而躁，尺热曰病温；足不热脉滑曰病风。脉涩清曰痹"。先生认为，脉之涩者必滞。此节既言呼吸皆三动而躁，则流利不滞，可知安得更有涩象，其脉涩曰痹一句。盖因下文脉滑曰风，脉涩曰痹二句而误衍于此节者也。要知下节以滑涩对待立论，若此节则呼吸既六至，且言之以躁急，岂得更兼涩脉，此四字明是衍文，宜删。

先生对《素问》中疑难文字解释极为认真，如"尽脉缓涩，谓之解㑊；善食而瘦入，谓之食亦"先生认为解㑊二字，义疑索解。陆九芝《世补斋医语》谓"《内经》言解㑊者五，解音懈，㑊音亦，此倦怠病也；余疑'食亦'亦为能食反倦之义"，考㑊字为字书所无，仅一见于《字汇》，而《康熙字典》引之，仅有《素问》解㑊、食㑊二条，并不能为㑊字作确诂。先生对陆九芝的倦怠说，认为"虽曰以意逆之，然合观数条，其义均合，推之食亦一条，则能食反怠为训，自然可通，若谓亦字字义定当以倦怠为训，则未敢信也。"同时先生对莫枚士《研经言，解释㑊》一文称"㑊当作亦"，引据经传亦字通借数条，谓"亦通于射。"《诗·大雅》"矧可射思，射，训为厌。《素问》所谓解㑊云者即懈怠厌事之意"所见甚是。并批评王冰所注"寒不寒，热不热，弱不弱，壮不壮，佗不可名，谓之解㑊。"所说病状不甚可解，甚非训诂之例。认为莫氏"食亦，即临食不甚喜好之义。"则从厌字着想，皆能切合病态，最得训诂之正。"先生考证经史，认为"亦

432

通于射、射义训庆，本是古人常诂，数见不鲜"。综上所述引证了先生精于训诂，博采众长，言而有据，治学严谨精神。

成书于先秦时期的《黄帝内经·素问》，其传本、注本在经历了南北朝的全元起，唐代的王冰，北宋校正医书局的林亿等医学大家的整理传抄，以及明清医家的注释发微，反复刊刻，距今已有二千余年。传世久远，内容真伪混杂，文字也正讹难辨，其间必然存在着诸多文理倒置、错讹脱漏等问题。先生尊崇经典，认为其是"谈医之鼻祖"，"传于上古，微言隽义，层出不穷。"但也颂"赏奇析疑，钻研无尽"，只有详加考证，方能正本清源。先生精于小学，擅长训诂，运用释解古代词义，分析古代书籍中的语法、修辞中的训诂学，结合病理、药理与临床经验，补正文字错误，校出古书中字、句或内容上的异同，以使人们获得较为可靠的、较接近于原始著作的校勘学知识，在前人研究、校释的基础上，来对《素问》进行训诂与校勘。由于先生于当时教学、编纂，诊务繁忙，故对此亦只能"信手拈来，殊少抉择"，而只选择了其中的 35 篇，谓之"就识见所及，触类而引申之，随笔札记，积之成帙，大率字义为多，片词只句，补苴罅漏，……"。即便如此，也足以反映了张山雷先生博大精深、学富五车的国学基础，以及在治学方面的刻苦、严谨与审慎。

（十）《小儿药证直诀笺正》述评

兰溪市人民医院中医科　徐铁华

《小儿药证直诀》是北宋儿科名家钱乙所著、我国现存最早的儿科专著，由其门人阎季忠搜集整理而成，在中医儿科发展史有着里程碑式的重要地位。《小儿药证直诀笺正》则是近代名医、著名中医教育家张山雷先生编撰的，用作其任教务主任的兰溪中医专门学校的儿科教材。张山雷先生自 1920 年起受聘但任浙江兰溪中医专门学校教务主任，历时15 载，直至其生命结束，呕心沥血，为江浙地区及其它省市培养了大批中医专门人才，成为中医教育的先行者，从而名垂医史。《<小儿药证直诀>笺正》就是这一时期的著作，集中反映了其严谨的治学态度、深厚的学术造诣以及兼收并蓄、融会贯通的医学理念。笔者读来，有如拨云见日，受益良多。今试就其写作缘由、主要内容、著述特点、学术思想及对临床实践的指导意义作一介绍，笔者浅陋，难免管窥，不足之处，恳请指正赐教。

在该书缘起中，山雷先生详细介绍了写作的缘由。"承本校前校长诸葛少卿君，谬采虚声，延任中医专校主席"，办学之初，仅有完整校舍及草药园圃，其他一切均需从头开始，特别是师资教材严重缺乏，先生于是日间授课诊病，带教后学；夜则编撰著述，批改教案。先生自谦"自问半生学问，不过内、外儿科，稍谙门径，何敢妄称专家。若至儿医，则不晓推拿手法，岂敢靦颜以编撰幼科专书，贻讥大雅"。在历代儿科经典中，先生尤为推崇宋代钱乙的《小儿药证直诀》一书，无奈本为学生阎季忠搜集整理，且历经传抄，多有错漏；限于年代，亦不免有浅陋之识，古方今病颇多不宜。先生遂以之为蓝本，结合自己半生经验，融汇古今，逐条进行笺正，又名《幼科学讲义》，勉励诸生以此参幼科学之上上禅，足见先生拳拳之心。

《小儿药证直诀》全书共3卷，上卷脉证治法，论及小儿的生理、病理，五脏辨病论治，列举常见小儿病证81条；中卷记尝所治病，记录经钱乙治疗的危重疑难病案23个，充分展示了他的医学观点；下卷诸方，介绍了钱乙经验方122首。书后附有《阎氏小儿方论》《董氏小儿斑疹备急方论》。山雷先生逐条进行笺正，其中，"脉证治法"部分尤为详尽，共有155条，对所录81条病证进行深入分析解释，对文意晦涩凌乱，疑为错讹者大胆舍弃，论述精到之处大加赞赏并联系实际进行发挥。也有直接指出仲阳之不足，特别对拘泥五行之说，机械刻板之论尤为鄙夷，可谓发先贤之精粹，同时虚心吸取西医学之长处，融会贯通。"记尝所治病"部分23条，也是客观独立地进行辩证分析，吸取其辨证用药合理部分，对牵强附会、自相矛盾之处一一指出并提出自己见解，对初学者颇多裨益；诸方部分129条，或言简意赅，或追本溯源，对各首方剂之方义、用途甚至出处进行分析阐述。总之，对《小儿药证直诀》进行了全方位的剖析、正误和完善，使得成书年代久远的经典名著成为切合当时临床实用的教科书。内容涉及训诂、本草、识证用药，甚至近代西医病理及药物化学等等，博大精深，又条理清晰。纵使临证千头万绪，读之仿佛先贤在侧，循循善诱，一目了然。笔者初步总结了以下几方面学术精华：

1. 长于训诂，释文精到

张氏精于小学训诂，常对经典中的难字、经义进行阐释，利于后人理解，避免发生歧义，在本书中亦有体现。如上卷《脉证治法》第31节"五痫"中说："痫即是癫。《素问》谓之颠疾，以气上不下，聚于顶颠，冲击脑经而然。古人命名，本极精当。字亦作瘨。《玉篇》：'瘨'，都贤切，狂也。又痫小儿瘨病。《千金》引徐嗣伯风眩论，谓痰热相感而动风，风火相乱而闷瞀，故谓之风眩。大人曰癫，小儿则为痫，其实则一云云。""《巢氏病源》亦曰，十岁以上为癫，十岁以下为痫，是癫痫癫狂之病，六朝以前，未尝不知病在于脑。""惜乎宋金以降，不复知癫痫乃顶巅之巅，遂有五痫五兽，分属五脏之说。"指出分脏论证，穿凿附会，可鄙可嗤。还原病名本来意义，使后学者拨云见日，不致谬误。又如上卷第61节"腹中有癖"，笺正曰：癖即积也，古字当作"辟"，本是借用襞积之义，以其病名，后人乃制癖字……"辟积"二字，《素问》屡见，可知古人只用辟字。后汉书张衡传注，襞积，衣褶也。朱骏声《说文通训定声》谓襞布帛之广而折叠之，苏俗所谓打裥，此借辟作癖，乃有积义。

2. 完善诊法，务求实用

在开篇"小儿脉法"中，先生指出小儿三岁以内脉极难辨，当察指纹为据。具体描述了察看指纹的正确方法，同时摒弃历代通行医书中各种奇形怪状之纹形，主张以纹色、显现部位等作为判定寒热虚实之据。认为红紫为热、青者为惊、白着为疳、黑色不治；风关为轻、气关为甚、命关危重，纹以隐隐不露为佳。今日临床指纹虽为辨证参考，但仍遵循红紫辨寒热、淡滞定虚实、三关测轻重之原则，提纲挈领，言简意赅，不可谓非先生之功。三岁以上则察其脉，提出一指定三关的独特诊脉方法，切合儿科实际，至今沿用。对文中脉象含义一一解释，同时补充"仲阳所未言者，皆当以大人脉理推测求之"。至此，小儿脉法得以完备，后学者有法可依。在"变蒸"一条中同样体现了先生师古不泥、务实求真的作风，认为变蒸为小儿脏腑筋骨发育滋长气血运行而生变化，羸弱者或有发热等具体见证，体旺健全者未必皆然甚至毫无征兆，对原书中计日而算及拘泥五行更是严加驳斥，告诫后人不可呆读古书。

3. 识证用药，缜密精当

张氏虽对《直诀》倍加推崇，但对其中含糊错漏之处绝无盲从，其识证往往直指要害，了然于胸；用药更是斟酌推敲，唯求精当。如"心热"条中指出睡中口气甚热当属胃火有余，目上视则为惊搐之变，非心热使然；"目内证"条中目赤当属肝火内郁，心热之说拘于五脏无色，实不可取，治用导赤散虽无大弊，但失之太泛；对目色青者用泻青丸、目色黄者用泻黄散亦不赞同，认为前者羌、防、川芎升泄太过，无助横逆之肝气，后者防风为君，风燥之药治湿热为患，必助其鼓动而有流弊；对肾虚证的治疗，更有深入体会，认为仲阳心法地黄丸并非大补，其中苓、泽、丹皮，清热渗利，尤为不合。在"肺病胜肝"条中，指出补肝肾之阴，必须"峻与滋填，如《广笔记》之集灵膏，魏玉横之一贯煎之类，始有效力可言"，批驳薛立斋、赵养葵囫囵吞枣、不辨真味。实为历经临证历练者之体会，是先生宝贵的经验结晶。在"肾虚"条中列举亲历解颅验案，以鹿茸血片研末内服，古方封囟法外用，月余获效，对后人治疗该病症有极大启发。

4. 论病详尽，学贯中西

《笺正》中对儿科痘、麻、惊、疳四大症论述详尽，辨治法度严明，仅以"惊"证为例说明。山雷先生著有《中风斠诠》一书，对惊搐之证颇有心得。在"肝有风甚"条中说：幼科惊搐即是大人之内风类中，赞同喻嘉言以"热痰风惊"四字定名，谓因热生痰、因痰热而生风动惊。引《素问·调经论》"血之与气，并走于上，则为大厥。厥则暴死。气复返则生，不返则死"。同时吸收西医学对本病的认识，"西国学者谓之血冲脑经"，阐述其病机为内热既炽，气火上扬，冲激入脑，震动脑之神经，遂令知觉运动，顿失功用，无非阴虚于下，阳浮于上之病。小儿稚阴未充，其阳偏盛，尤为易病。在此后的急惊、慢惊、发搐诸条中对惊搐的症状、治疗进行了详尽的论述。钱氏谓急惊"无阴"，治法"当下"，先生诠释无阴指"其孤阳偏旺之意"，当下"原是下行为顺，使其气火不冲而惊搐可已"。"须知顺气降火，开痰潜阳等药，无一非下字正义"。相对于原文中用利惊丸，扩大了下法的含义，使之更符合病情实质，对后人的影响不言而喻。慢惊者无阳，实乃阴阳两竭之候，治当大温大补，推崇清代江南名医庄在田《福幼编》之论证用药，明确指出钱氏括蒌丸不适今人之用。日晚发搐、晚间发搐一派虚寒见证益黄散用之颇宜，文中泻青、导赤、凉惊诸方，断无应用之理。伤食发搐"当先定搐"的治法亦提出相反意见，认为食不去则搐不可定。伤风后发搐为外感之变证，当以清热熄风为主，发散之法，大谬不然。笔者在临床中曾有小儿热证用柴胡等升散之品致生惊变之例，何况本已发搐，岂非助纣为虐，先生见识之精准令人叹服，非临证大家万难有此见地。

5. 精熟药性，敢为正误

山雷先生不但精于临床，对本草药性更是烂熟于心，造诣极深，著有《本草正义》，《笺正》中亦有体现。如"甘桔汤"中释曰："方为肺热而设，然桔梗只能开泄通气，不能清热。""手掐眉目鼻面，是气闭于上，络脉壅滞"，"桔梗开泄，海藏所谓味厚气轻者，其用如是，非即以甘桔之微温者清肺热也。"反对张洁古"桔梗上行，可为诸药舟楫"之说，认为桔梗功能疏通，不仅上行、亦能下达。"《本草经》称其治胸胁痛，及腹满肠鸣，明是彻上彻下"，所谓"载药上浮，药中有此一味，专走上焦，不能下行，大非《本经》真旨"。

综上所述，先生博学，笔者难窥其一。《小儿药证直诀笺正》可谓中医儿科临床之瑰宝，必当反复研读，以资后用。

（十一）《籀簃谈医一得集》述评

姜黎平

《籀簃谈医一得集》一书系张山雷先生在晚年时期——"头童齿豁、甲子已周"时编写和整理的著作，为张山雷先生"三十年来读书心得"和"半生治医之涯"的临床经验总结。反映了张山雷先生对医学理论的研究和临床医学的建树，造诣颇深，其思想"颇有独抒所见，不拾他人牙慧"。

全书共有医学文章二十七篇，每篇内容互不相联，均为"零编只简"各自成篇，文本多以质疑问难和临床解惑的形式为手笔，客观深入地探讨医学理论知识之奥秘和临床辨证、处方用药的体会和经验。今笔者择其部分篇章，介绍分析，若有不当之处，祈望指正。

1. 求本溯源，尊崇经典

中医源自轩岐，《内》《难》《伤寒》等经典，经义精深隐奥，又因年代久远，难免存在着散失、脱漏、讹误等复杂情况，经后人重集，点窜、讹误所在多有，遂觉不可卒读。学习中医经典，张山雷先生提出："读书之法，凡遇必不可通之处，苟能放大眼光，四面参证，当自有豁然贯通之一日，或且须于无字处求之，是能悟出古人未言之隐"。深谙其中三昧。

伤寒有广义、狭义之分，张山雷先生推崇广义伤寒，提出"伤寒为阳邪"，"《伤寒论》非专治冬伤于寒"等观点，认为四时外感六淫中人，通称伤寒。《伤寒论》诸方，为治四时伤寒所创，"仲景所录百十三方，其宜用于冬令寒邪为病，而不宜于春夏秋者，唯麻黄、桂枝二类，若三阴篇中四逆、通脉诸方，则为寒入三阴所设，其证亦三时所恒有，不得以其姜附而谓必于冬月用之。若其芩、连、白虎、承气、泻心诸方，固无一非治温热病之主剂，其证又为四时所恒有。"但明清以后，温病学派崛起，"妄分温热伤寒两事"，"摒弃仲师成法，谬制新方，滋腻恋邪，有百害而无一利"。

对于明清时期的著述，先生则更有潜心研究，体会尤多，推崇陆九芝、王孟英、莫枚士的著述。湿热一证，张山雷尤为推崇王孟英湿热治法。先生认为：湿邪为病，分清邪中上，浊邪中下之两途，治上者，法宜清扬开泄，以芳香疏达其气，治下者，法宜顺导宣通，以清淡渗利之品通调水道。且"南方卑湿，痰浊本多"，"无形气热，有形痰湿，互为蟠结"，治疗应以开泄痰浊，疏通积滞。而历代医家不识，多遵仲景太阳病篇，投以辛散，又或近代新学认为时病发热，多投清凉，无疑是"救火抱薪、资粮助寇"。

2. 释疑析义，不囿旧说

张氏整理古籍，不仅能辨难释义，发蒙解惑，而且还善于分析，批判地继承前人的论点，不囿于旧说。如柴胡汤证条文中所述"但见一证便是，不必悉具"，先生览前人治案，多有服药后变幻加剧见证，遂细为寻绎柴胡汤各条，才恍然大悟，"柴胡所治之少阳，是为太阳表寒未罢而与少阳合病，非唯内无郁热，抑且表寒入里，遏抑少阳阳气，闭不得宣，所以于脉应之，不仅为太阳之浮紧，而沉部亦紧，宁非太少合病里亦有寒之明证？则斯证之胁下鞕满，干呕不食，均为寒气窒塞而然，自然宜于温升疏散，柴胡轻扬，

436

庶为合辙"

又如太阳蓄血证，蓄血脏腑为何，历代医家尚无定论，多推崇尤在泾"太阳随经入府之说"，先生查观古今医案，发现"凡蓄血之证，皆是小水自利，大便反难，甚或不通，且其服药后所下之瘀血，悉自大便而出"，他尊崇叶天士所论阳明蓄血，"不曰膀胱蓄血者，其意亦谓桃仁承气汤仍是硝黄以通地道，"同时考据新学，生理阐明，认为其理显然而确有所据。

先生认为：临证察病，注重辨脉识证，精析脉理，细究病机，明辨伤寒脉证方药，以求正伤寒之本义。书中对《伤寒论》中"有汗用桂枝无汗用伤寒"、"太阳病篇有汗脉缓无汗脉紧"做了阐述。

3. 融贯中西，多有创新

近代之后，西学东渐，废除中医之说甚嚣尘上，嘲讽抨击中医脉理生理多由臆造，张山雷先生引经据典，据理驳斥。

先生认为中医脉形乃脏腑气化桴应，并以其亲身体验，指出诊取寸口确能使表里脏腑，内外上下、前后左右、虚实逆从、真假寒热悉见于三指之下，得之心而应之手。进一步发挥了独取寸口的理论依据和临床意义，指出《内经》关于寸口为百脉之总汇的理论是《难经》独取寸口的基础，诊脉独取寸口大有至理。又根据西学解剖生理概念，指出肺手太阴之脉（桡动脉）原非平行于皮下，且脉管下之骨骼也有高低之不同，指下诊得脉形、脉势必然随之而异，故人之尺脉恒觉形小而力弱，与寸关两部显有不同之态，是很自然的道理。

又有新学指斥"国医旧说并脏腑部位而未之审，遑论乎病理药理之适用与否"，先生认为：中医脏腑生理讲究"以德性言之，以运用言之，唯究其气化之周旋，而初非指定其形骸之位置。"不可等同西医之形体解剖。

先生整理文献，研究各家医案，对时证、新病多有阐发，不拘门户，能融汇新学，参合当时西医有关理论，中西学说相互参证，又结合个人经验体会，加以发挥，颇多创新，补充了中医理论。如"时证新治验"所述"脑膜炎"，先生参用类中风之治法，作肝风痰浊上冲脑经，以潜阳熄风，开泄痰浊为主，不可用辛温劫汗，升散助阳之品。又如"昏晕猝厥不可概用痧药说"描述"忽然神糊，目花眩晕，驯至陡失知觉，仆不能兴者"之症，为《素问》中薄厥，西医谓之血冲脑经，不可治以芳香开泄之痧药，恐助其血气上冲，加重病情。

4. 整理古籍，薪火相传

近代中医进步迟迟，日渐退化，先生多有担忧。他十分推崇古代医籍，但主张必须加以整理，使散乱者完整之，错误者纠正之，隐奥者发明之，从而达到取其精华，去其糟粕，推陈出新，古为今用的目的。故为此，他身体力行，耗尽心血，积极编纂教材讲义，多方倡议出版中医经典书籍，以教后学，以期中医学说能薪火相传，推陈出新。

先生更谆谆告诫后学者，医之为学，"病理之错综，本无限量，病情之变幻，奚有穷期"，不可浅尝，须当"厚培基础，取精用宏，而更广之以见闻，深之以经验，则临时诊察，有脉可变，有舌可征，以兼证为旁参，以形色为实据，纵曰脏腑无语，亦不难了如指掌，饮水上池。"

《籀簃谈医一得集》一书为张山雷先生"三十年来读书心得"和"半生治医之涯"的临床经验总结。虽为"零编只简"，仍能从中一窥先生治学之严谨、审慎精神，也反映了先生释疑探奥、师古不泥古，学习现代医学而不蔑视祖国医学的精神。当然由于时代和条件的限制，先生在学术上也有偏执之处，因此在评议各家时，难免有失偏颇，对此我们应该有所分析，客观地予以评价，择善而从。

（十二）《脉学正义》述评

北京地坛医院　叶　航

《脉学正义》一书是张山雷先生搜集历代脉学理论，详加条理类编，并予正义评述之力作。此书上自岐黄、仲景，下至明清各家，凡诊脉之有理而可为后学启迪者，靡不收撷评论。全书凡六卷。卷一评论脉学纲领，列脉源、寸口、寸关尺三部定位，脉合五脏、四时、胃神根以及阴阳虚实、表里上下、人迎气口、奇恒太素等共十九节内容，讨论阐述有关脉学的基本原理。《张山雷医集·脉学正义·内容提要》

在卷一绪言中，张氏认为：望闻问切四诊之中，脉是最后定夺疾病的依据。因此，不能仅仅依靠脉象来诊断疾病，必须四证合参。况且脉象只有二十八种，而临床上疾病则千变万化。一种疾病既可以有多种脉象的兼见，而一种脉象也可以在各种疾病中分散出现。如果不结合声色、症状，即使再高明的医生，也不能仅凭一脉而断吉凶。因此在临床中还要反复实践，才能指下灵敏，功夫娴熟，大彻大悟。如果仅仅在表面上作文章，这也不是上等医生之所为。而其中脉理之中出神入化的精髓，却只能意会，不能仅凭三言二语可以描述得清楚的。但是在初学者，不与他们谈一些表象的东西，却与他们谈及神化奥妙的精髓，又怎么帮助他们，使之登堂入室呢？所以历代医学大家所论述的脉学之书，又不得不从表象入手，这并不是浅显的表现，却恰恰是作者对读者负责和怀着对医学高度负责任的深厚感情所为。近年来有建德周学海（澄之）先生，著有《脉义简摩》一书，其文章虽然精美绝伦，却偏偏喜欢讨论其中一些玄奥的东西，这样反而使原有的基本理论侮涩难懂而莫名其妙，使初学者往往有望洋兴叹之憾。张氏以为：如其这样，还不如以浅显的语言来描述脉象，却反而可以使读者透过现象看本质，从而探索到其中奥秘之真谛。于是作者博采先贤之学，集成精义，录为一书，从而疏通、阐发其中的原理。先以纲领为提要；其次以临床诊断而证明；而诸脉之形象又位居其次，最后讨论诸脉之主病。虽然不敢说是溯流探源，包括赅尽。但这都是作者竭心殚虑的精神，在这其中挂一漏万，在所难免，希望得到读者的宽恕。至于妇、儿主脉当中精辟之处，也都分散在各篇之中，不另立篇章。只是疡科病的主脉脉理，与内科有所不同。另外在《疡科纲要》中体现，不再重赘。

卷二详论诊法操作要领，有平旦诊法、调息、举按推寻、诸家诊法大要和久病脉象、老人脉象、问症、望色、闻声等二十节有关脉诊应用的具体事项和纲领性内容《张山雷医集·脉学正义·内容提要》。与此同时，张氏又指出，根据人的先天禀赋、后天调养的不同，及气候的变化，脉象往往也会随之变迁，而且在临床上有时候有余的证候会出现细小脉，不足的证候也会出现盛大的假象脉，所以就有从脉不从证，从证不从脉的区别，学者当灵活掌握、运用之。

卷三论述诸脉形象之辨别，详细罗列了浮、沉、迟、数、长、短、滑、涩等二十余种脉象的具体表现，辨别要点。同时对临床上并不加注重而历代医论有所记载的清浊脉象等

亦作了附录阐述。《张山雷医集·脉学正义·内容提要》

附录：《新订四言脉决与1934年版（张山雷甫六十二岁重订正本）《医事蒙求》互校

《脉学正义·卷三·考证》云："《四言脉诀》原出宋人崔氏。崔名嘉彦，号希范，别号紫虚。南康（今江西九江）羽士（即道士），故诸家或称《紫虚脉法》，或称《崔真人脉诀》。明人李月池以后，多有改本。唯诸家之本，以视崔氏原文，亦复互有短长，未必后来居上。寿颐此编所录，或依崔氏，或从别家，推择其善者取之。是以浑言《四言脉诀》，不署崔名，所引非专主一家，欲以省繁冗耳……。"

举例一：浮脉主表，于体（象）为阳，轻按（手）即得，形象彰彰，浮而柔细（小）。

注：凡括号中，均在《医事蒙求》中改动字样。

《医事蒙求·订正》旧说谓浮脉属腑，大有语病，兹删之，说详《脉学正义》。顿：今作软，医书有所谓濡脉者，亦即软字之变，与濡湿、濡常之濡，两不相涉。软脉本以力量不足言之，不论部位之沉浮，不论脉形之大小，学者须知此量。

例二：沉脉主里，属脏（其体），属阴……伏脉邪（病）深，牢脉寒侵（淫）。

例三：迟脉属明，一息三至……迟而不怠（有神），缓脉最美；缓中三层，和缓胃气，（柔顺调匀，春柳相似）……迟中四脉，各有（视此）条理。

注："柔顺调匀，春柳相似"二句为《医事蒙求》添入。

《医事蒙求·订证》，旧说谓迟脉属脏，更不可通，详《脉学正义》。

又：迟脉亦定一息四至，如其和缓有神，是有气之正，故曰最美。古人称其君三春之柳，悠悠扬扬，不刚不柔，所以形容其难名之妙耳。如其怠缓不爽，则偏于阴寒，而阳病亦间有脉缓者，则热伤元气而驰纵无力也。此就"缓"之一字之中，分析三层，其义极精，然非指下神明，而参合见证，不易辨别，此脉理之微妙处，心粗气浮者，不可以语此。

例四：数脉属阳，一息六至……数中四脉，请参与（奥）旨。《医事蒙求·订正》：自王叔和《脉经》及《伤寒论》之辨脉法，谓紧者，如转索之无常，后人以为语出仲景，无不宗之。然紧脉者，即《素问》之所谓坚，绝无牵转之义，《辨脉篇》决非仲景手笔，不可信也。王氏又以促脉为数中一止，后世亦多用其说，然"促"字本义，确无歇止之意。乾隆时，日本人丹波元简著《脉学辑要》，独宗高阳生《脉诀》，谓促乃急促，不必歇止。寿颐细考古籍，知其要极精而确，故于此说数如歇止，二论俱详《脉学正义》。

例五：细（小）主诸虚，丝（一）绒其象；细（小）不显明……细（小）而小浮，细（小）而小（如）沉……

《医事蒙求》，诸书中别有所谓细脉者，即是小脉，不能析而为二，说详《脉学正义》。

例六：短主素弱……诸病兼此，宜补阴阳；（寸尺可短，关短必亡）；动脉属短，治法另商（最异寻常）

注："寸尺可短，关短必亡"二句为《医事蒙求》添入。

《医事蒙求·总论》，此以浮沉迟数，大小长短，八脉为纲，而即以其余之二十种脉象，分隶于八纲之中，陈修园之旧本也，最为明白可诵。爰从陈修园本润色而录之。寿颐按二十八脉之形态，有极浅显而易知者，亦有极疑似而难别者，学者须会以意，而不能拘于形迹之间。如浮沉者，以指下之轻重求之；迟数者，以来去之速率准之；大小者，以应指之形式判之；长短者，以寸尺之部位定之；滑涩者，以气势之态度别之；虚实者，以力量之强弱审之。皆浅而易分，显而可据，不待智者而后能辨。余如洪与微，则言其气势之盛衰；紧之与弦，则状如形体之坚硬；革与牢，皆有力，而有浮沉之分；芤则指下未始无力，而浮沉可见，中候独空；结与代，皆歇止，而结则偶然一停，代则止有定候，故有生死之异；散则浮之甚而无力，且有乱之象；伏则沉之甚而难见；几有闭塞之虞。一经说明，而犹易晓。唯促则言其短，促进急动则言其厥厥动摇。此二者最不多见，而确乎有此脉象，临证多者，亦间一遇之。至于软弱二者，不过言其力量之薄，不以形状言，亦不以浮沉言。其实且必与他种脉兼见，或伏而软，或小而弱，或沉而软弱之类，势不可单行。古人必以浮小者为伏，沉小者为弱，则未免胶泥太过。若缓脉则有平脉，有病脉全在神而明之，自有分辨，而要非可以言语形容者矣。

卷四、卷五、卷六为诸脉主病，共三十节，分述各种脉象主病，及辩证应用。集历代医家有关理论，结合临床经验加以注释校勘。

其中又在卷四绪言中指出：浮沉迟数各脉主病。并深刻阐述，脉之所以能够应病，能够预测气血之虚实盛衰。病机之温凉寒热，有是证，当有是脉，初看起来，好象是脉随病变，所以脉证相合，如影随形，一定是先有是证，然后才现脉象的变化；殊不知，脉象却是气血变化，正邪分争的真实反应，若气血一乖违，必定先在脉象之中变化，只有脉已变迁，而后才有病状以应。亦不是病先发动，而后才有脉象的显露。但是，医生在诊断疾病的时候，确实好象是在病状显露后才诊脉，以辨别疾病的程度，好象一定是先有症状而后脉才出现异常。他们哪里会知道，在病机刚刚萌动之时，病人的脉理，早已初露端倪，所以高明的医生往往能够未卜先知。在临床症状还没有出现时，就能根据脉象而判断疾病的趋向，预测疾病的吉凶。这就是脉的真谛。然而现有的二十八种脉象，在书中又罗列了数百上千种变化，也不能完完全全地阐述清楚。临床上病情瞬间变化，以有限的脉形，难以应无限的病态。此时此刻，谈论脉理的学者，往往者会遇到理屈词穷的境地。就是同一种脉象，也往往因为虚实寒热的不同，有时会兼见，有时会并见，不能一一辩明。（寿颐）查阅古书自《内》《难》以下，各申辨其中义理，分别预以主论，又都饱含精蕴。初学者如果不细细地体验，就会对于多种学说的大相径庭之处而惊讶不已。所以辑录各条，一一为之疏注，务必使学者明白古人的学术观点虽然不同，却都是各有特色的。再加上引申、注释其中的意义，才可以使读者触类旁通，以有限之脉形，应无限之病情。对于历朝历代的医家都不能够说理透彻和不够精细的学术观点，有的甚至于有旁门左道，带有迷信色彩的，都一概予以删除。

根据叶显纯《中华医史杂志》1987 第 1 期第 17 卷《张山雷年谱暨生平考证》一文考证，《脉学正义》即《脉理学讲义》改名出版者，底页有云"中华纪元第一辛未浙兰协证书庄承印：辛未即 1931 年。据《张山雷医集》第 332 页《内容提要》介绍，"此次是以张氏体仁堂本（1931 年）为底本，以兰溪中医专门学校（脉学讲义）（未标明出版年月）为校本。"又在民国二十三年（1934 年）甲戌仲春第五次订正本《医事蒙术·校补》后记有："《脉学正义》六卷，铅字大本连史纸六册，实银元六圆正"字样，后在 1965 年、66 级金华卫校兰溪中医班重新印刷，作为中专讲义之一。1995 年浙江省中医管理局《张山雷医集》出版，2006 年 6 月福建科学技术出版社出版等。正如《张山雷医集·脉学正义·内容提要》所云："此书取舍有度，有褒有贬，立意不落俗套，正义多有新意，辩证提纲挈领，论脉注重实践，是脉学著作中集大成者，对后世研究脉学具有很高的学术价值。"

（十三）《本草正义》述评

兰溪市中医院　蒋立标

《本草正义》是张山雷先生在兰溪中医专门学校任教时所用之教材，成书于 1920 年。全书共七卷，卷一为山草类上，卷二为山草类下，卷三为湿草类上，卷四为湿草类下，卷五为芳草类，卷六为蔓草类，卷七为毒草类、水草类、石草类、苔类，载药 285 种。

《本草正义》在每味药名之下，首列《本经》《别录》原文，下列诸项有："正义"，是阐发原文之义。"广义"是《本经》《别录》以后各家论著之功用。"发明"是张山雷先生对该药的见解。"正讹"、"纠缪"两项，是纠正诸家论药不切之说。"考证"、"考异"、"备考"等项，是对前人所述的考证。"音义"是训诂考据内容。"附识"收录张山雷先生对该药的见闻。"存疑"，是对有疑义药物的叙述，有待进一步考证。"禁忌"，是对临床用药注意事项的提示。

《本草正义》初稿撰写于甲寅之岁（1914），乃专为黄墙中医学校教材之用，后复于兰溪数度修订，本书有兰溪中医学校的油印本，还有 1932 年的排印本。《本草正义》所述"皆本积学心得，不拾他人牙慧，发前贤未言之奥，破诸家涂附之迷"。正因为如此，书中阐微申义，颇多发明，有不少精辟之论。本书是中国近代史上第一部中药学教材，对后世影响较大，《中华本草》和全国高等医药院校教材《中药学》多引其所述。下面试就该书"正义"、"广义"、"发明"、"正讹"等内容予以分析研究，不当之处，敬请专家指正。

"正义"项下内容中，多汇集《本经》和《别录》对本草的精辟论述，并加以阐发。如桔梗条，张山雷先生认为"疗咽痛者，盖即仲景治少阴咽痛之意，辛温能通少阴之结气，非泛指温热扰上之咽痛。"黄芩条，张氏认为"其子专治肠澼脓血，则苦寒泄降，而子又坚实，直达下焦故也"。象贝母条，张氏认为"乳难之乳，即孳乳之乳，指产难也。贝母滑降，且能散结，故催生而治产难。"麦门冬条，张氏谓："'消谷'二字，当指中消之善食易饥而言。凡消谷能食，无非胃火极旺，为此甘寒大剂清胃解渴，麦冬固在必需之列者也"。生地黄条，张氏谓"然凡跌仆敲扑，肌肉血瘀发肿青紫者，自有天然作用，不可误认其腻滞物质，而遂疑古人之言。唯唐宋以降，破血逐瘀诸方，已无复用及此者，盖亦嫌其厚腻有余，终非攻坚陷阵之将，此读古书者所以不可执而不化也。"川芎条，张氏认为"芎藭味辛气温，气颇芳烈，而味不甚厚，以气用事，升发之力殊猛，能上达头目，直透顶巅。又质不坚凝，其多空窍，故旁行肢节、贯通脉络、透达腠理、开泄肌肤"。青蒿条，张氏谓："今以为长夏时解暑之用，则苦寒清热而又含芬芳清冽之气，故能醒脾胃而理湿热。子则专治骨蒸，盖凡子皆重，故主里证，且清芬又能疏解血中之滞，则与大苦大寒伐除生生之气者，亦尚有间"。瓜蒌条，张氏谓"茎叶治中热伤暑，以其清芬凉爽，故善涤暑。又其味微酸，自能振刷精力，以御酷暑之炎热，亦犹孙真人所谓'季夏之间，困乏无力，宜服五味子汤以收耗散之气，使人精神顿加也'"。葛条，张氏认为"葛谷，即葛之实，质地重坠，则入下焦，而萌芽未露，则所禀春升之气，犹未发泄，其力独厚，借以升脾胃陷下之气，尤有专长，故能治十年之久利，此以滑泄不禁之自利而言，固即仲师葛根汤主治阳明自利之义"。

"广义"项下内容中，多有真知灼见，对临床用药具有重要的指导意义。如淫羊藿条，张氏认为"仙灵脾酒止可以治风寒湿痹之不遂，并不能治气血两虚之不遂，而血冲脑经之不遂，更万万不可误用"。柴胡条，张氏谓"柴胡能升清气，是举脾胃之气，而肝胆之气必不可升。教猱登本，为害最厉"。充蔚条，张氏认为"其子性温，能明目益精，水亏而瞳仁缩小者宜之，火盛而瞳仁散大者弗用，以辛散能助火邪也"。芍药条，张氏认为"泄泻与滞下，固皆是太阴脾病，故皆有腹痛一候。芍药能收脾气之散漫而养脾阴，故为太阴腹痛主药而并治泄泻滞下之腹痛。仲景于腹痛例加芍药，此是上古相传之圣法。《本经》主治特提'腹痛'二字，即是此旨。可见仲圣用药，固与《本经》若合符节，唯泄泻之腹痛，多由太阴之虚寒，芍药虽能补益太阴，而酸寒与脾寒不合，是以小建中汤专治中虚腹痛，重用芍药，而以桂枝温养，建立中州元气，且能泄散阴寒，此经方之妙用，固泄泻腹痛之神丹也。若滞下之腹痛，则多湿热积滞，虽亦是太阴失职，乏健运之力，而证是实热，宜清宜通，且宜破滞导浊。"川芎条，张氏认为"芎能温经升发，确是脑背疽漫肿无脓时之万金圣药，助其气血，聚而不散，必无不起内陷之变，此近世脑背疽寒凝经络者一定治法，非唐代金石发之宜于清凉解毒者可比。而俗医不知，误认红肿等于热毒，辄授清化，无不应手败坏"。五味子条，张氏认为"唯小青龙汤专治寒饮喘嗽，则麻与桂、甘、半夏、姜、辛诸物，温辛大队，泄散有余，而特以五味调剂其平，即古圣制方之妙用，与单用、独用者，不可同日而语"。泽泻条，张氏认为"上古所谓饮邪，本指水停不化而言，仲景所谓'心下有水气者'，皆是此证。故治痰必用滑利泄降之药，如半夏、贝母、杏仁等物，皆以滑利见长，泽泻能治痰饮，理亦如是"。

"发明"项下内容是该书的精华所在，有不少精辟论述，对临床用药多有启迪。如白术条，张氏认为"白术、苍术在古不分，而今已各别。则凡古人所称燥湿逐水之用，今必以茅山苍术当之；其补益脾胃，则宜用白术。"远志条，张氏谓"《三因方》治一切痈疽，最合温通行血之义。而今之疡科亦皆不知，辜负好方，大是可惜。寿颐恒用于寒凝气滞，痰湿入络，发为痈疽等证，其效最捷。"苦参条，张氏认为"苦参大苦大寒，退热泄降，荡涤湿火，其功效与芩、连、龙胆皆相近。而苦参之苦愈甚，其燥尤烈，故能杀湿热所生之虫，较之芩、连，力量益烈，近人乃不敢以入煎剂。盖不特畏其苦味难服，似嫌其峻厉而避之也。然毒风恶癞，非此不除。"柴胡条，张氏认为"约而言之，柴胡主治，止有二层：一为邪实，则外寒之在半表半里者，引而出之，使还于表，而寒自散。一为正虚，则清气之陷于阴分者，举而升之，使返其宅，而中气自振。此外则有肝络不疏一证，在上为胁肋撑撑，在下为脐腹膜胀，实皆阳气不宣，木失条达所致，于应用药中，加入少许柴胡，以为佐使而作向导，奏效甚捷。此则柴胡之真实功用，以外别无奥义"。独活条，张氏谓"寿颐业师朱氏家法，恒以独活治下，凡自腰及小腹以下通用独活，不仅风寒湿气、痿痹酸痛可以立已，即疡症之发于阴分者，未溃易消，已溃易敛，功绩显然，确乎可信，此古人未尝明言之奥旨也。"豨莶条，张氏认为"此物生时，气臭味涩，多服引吐，盖性本寒凉，而气猛烈，长于走窜开泄，故能治热烦痈毒而吐痰疟。及其九次蜜、酒蒸晒，和蜜为丸，则气味已驯，而通利机关，和调血脉，尤为纯粹，凡风寒湿热诸痹，多服均获其效，洵是微贱药中之良品也。"马兰条，张氏认为，"马兰甘寒，最解热毒，能专入血分，止血凉血，尤其特长。盖其茎深赤，干而煮之，其汁深紫，故能从其类而清利血热。凡温热之邪深入营血，及痈疡、血热腐溃等症，尤为专药。内服外敷，其用甚广，

442

亦清热解毒要品也。"百合条，张氏谓"百合之花，夜合朝开，以治肝火上浮，夜不成寐，甚有捷效，不仅取其夜合之义，盖甘凉泄降，固有以靖浮阳而清虚火也。"土茯苓条，张氏认为"此物蔓生，而根又节节连贯，性又利湿去热，故能入络搜剔湿热之蕴毒。其解水银、轻粉毒者，彼以升提收毒上行，而此以渗利下导为务，故为专治杨梅毒疮深入百络，关节疼痛，甚至腐烂，及毒火上行，咽喉痛溃，一切恶证。虽西学亦以为梅毒唯一良剂，濒湖《纲目》言之最详。但淡而无味，极其平和之物，断非少数所能奏绩。"石斛条，张氏认为"石斛清热降气，专泄肺胃虚火，而味亦不薄，故为益胃强阴之品。且此物最耐久煮，一味浓煎，始有效力。若杂入他药中仅煎沸三四十分钟，其味尚未出也。若肺胃火炽，津液已耗，舌质深赤干燥，或焦黑嗜饮者，必须鲜斛清热生津，力量尤伟。"骨碎补条，张氏谓"寿颐先业师阆仙朱先生，尝用以治寒痰凝滞，牙关不利，颊车隐痛之骨槽风重证，甚有捷验。又凡阴虚于下而肝胆浮阳挟痰上凝之齿痛，牙槽不利及阴寒逼阳上浮之喉痛、喉痹诸症，用此亦颇有效，皆即濒湖用治牙痛之意。而阳邪实盛者，类皆不可妄试。"

"正讹"项下内容也是该书的特色之一，对临床用药多有警示作用。如巴戟天条，张氏谓"甄权《药性本草》谓其主夜梦鬼交精泄，景岳并谓治浊，则因巴戟之强阴益精而欲以补助其虚弱也。不知淫梦失精皆至阴不摄，相火肆扰为害，滋阴摄阳最为正治，而反用辛温兴阳之品，则火愈炽而魂愈不安，抱薪救火，反以助其嚣张，为祸更烈，胡可为训？近人颇有以温肾之品治肾阴不充者，岂不曰此皆补肾之主药？然扰动龙雷，而长其欲焰，未有不速其毙者。冤鬼夜嗥，医者不悟，大可痛也？"这对某些滥用补阳药者，应是当头棒喝。白前条，张氏认为"白前之与前胡，功用颇近，皆有下气止嗽之效。然前胡兼能散结，白前止以顺肺，乃俗医以前胡色白，或则混称白前胡，或则竟误认为白前、前胡为同用无别，亦可怪也。"对混用、乱用药物者提出批评。象贝母条，张氏谓"贝母之于半夏，俗医恒以为通用之药，一见咳嗽有痰，往往互相更换，庞杂乱投，实则一燥一润，一以健脾，一以清肺，各有专长，岂容相混？"确为临床经验之谈。牛膝条，张氏认为"牛膝乃流利之品，古人称其治痹痛、起痿弱，盖指湿热壅积者言。疏通而宣导之，则湿热去而痿废起，且下降滑泄之质，气味必偏于寒凉，苟非湿火郁滞，岂宜妄用？"颇有见地。充蔚条，张氏谓"充蔚枝叶扶疏，生长极易，故其性迅速，为活血捷利之品。经前导滞，产后通瘀，皆其明验。然走而不守，有攻无补，血滞血瘀者宜之，而血虚血脱大忌。乃俗医以为破瘀生新，而妇孺又谓女科必服之药，三吴习俗，尤为酷嗜。凡属经病产后，不问虚实，无不恒服。医者信手涂鸦，服者志心皈命。须知导滞之药，岂是一例可用？"令庸医读之汗颜。半夏条，张氏认为"古书每谓半夏善治风痰，说者辄以辛能散风作解，遂谓治大人中风、小儿惊痫，皆其祛风搜风之功。其实半夏泄降，唯积痰生热，积热气升，而内风自动者，此能降气开痰，则风阳自熄，决非可以发散外感之风。"如无临证经验，决无此经验之谈。郁金条，张氏曰"丹溪谓：郁金之性，轻扬上行，古人以治郁遏不能升者，命名因此。寿颐按，此药是根，质坚沉重。洁古谓其气味俱厚，故纯以下行为用。唯入血行气，亦能破坚散结。所谓开郁者，本以宣通解散为义，郁不能升一层，大是误会。况丹溪亦自谓其治吐血、衄血及逆经诸症，则专以下行为顺，当亦可于言外得之，反谓上行，宁不自相矛盾？"张氏不人云亦云，敢于对前贤不切之论提出质疑，难能可贵。

综上所述，张山雷先生所著《本草正义》对中药学之研究造诣颇深，该书内容丰富，论述多有阐发，不失为学习、研究中药学之重要文献。然限于时代、个人知识面等因素，书中亦有某些不足之处，如某些立论似过于偏颇，某些药物来源描述失之不实，对某些药物性能之解释存在唯心之见等。然瑕不掩瑜，张山雷先生对中药学的继承与发展确实做出了突出贡献。《本草正义》一书是张氏最有学术价值的著作之一，对后世影响深远，深受后人称道。

（十四）《中风斠诠》述评

吴恨非

一、张山雷的著述动机

《中风斠诠》为张山雷先生于 1917 年撰写，于 1933 年重订，是中医学史上一部重要的中风专著。

张山雷先生编著此书，其动机是发现从《伤寒论》以，中医对中风的内因和外因概念的完全混淆，导致中风的疗效无法提高。于是编撰本书，系统阐述古代对中风的认识偏差，明确提出了和传统"外风"完全不同的"内风"的治疗思路，并对历史上几乎所有的治疗中风的药方逐一进行评价。

张山雷先生发现，唐宋以前，所以中风皆为外风。"中风"一词在《伤寒论》中描述为，"太阳病，发热汗出，恶风，脉缓者，名为中风"，到《金匮要略》《针灸甲乙经》等所述中风为外感之寒风，以至《千金方》《外台秘要》等书中一错再错，多用小续命汤等辛温发散之方，治疗事实上无表证的中风，疗效往往适得其反，众医家皆束手无策，于是感叹世间万病，唯中风最不可治。

金元四大家论中风，开始侧重内因，从虚，火，痰等论治，但都没有明确的提出内风的概念，也没有完全抛弃祛风药物的使用。

明清时代对中风的病因病机认识有进一步的进展，尤其是山东医家张伯龙著《类中秘旨》，提出中风之内风一说，既申明《素问》中，中风气血并走于上的真义，又与西医中"血冲神经"理论相结合，说理明了清晰，开创了中风治疗的新方向。

《类中秘旨》给张山雷先生以很大启发，于是正式提出"内风"之名，大开中风新说，结合丰富的临床经验，引证诸多古籍精华，取其精华去其糟粕，补苴罅漏，最终编纂成《中风斠诠》，成为中医历史上第一本中风的专著。书中明确中风有二，一为外风，一为内风。内风和外风的病理病机与用药治疗大相径庭。治疗上摒弃了古代外风疏风散寒的基本思路，提出以潜镇，化痰为主要方向的中风治疗八法。后世医家，以此指导临床，取得明确的效果。

二、本书的主要内容，卷篇数，每卷的内容

此书分为三卷，主要探讨了中风概念之误，中风之真正病因病机，中风之脉因证治，中风之古方评议等。

第一卷分为十五节，首先强调前人中风病论与治概念之误，论证首先应区分内风和外

444

风，反复申论《素问》气血上苑的本旨及其与中风的关系，为内伤中风正名；介绍张伯龙的《类中秘旨》，赞同伯龙所述中风病机，吸收"血冲神经、脑溢血、脑贫血"之说，完善内风病理病机；论述中风先兆，强调未雨绸缪，防患于未然。

第二卷分为十一节，主讲内风之脉因证治。强调治疗时以"潜镇摄纳"为总原则。在此基础上，按其病情，分为闭证和脱证两大类，并根据临床种种表现，系统提出辩证治疗八法：闭证宜开，脱证宜固，肝阳宜于潜镇，痰涎宜于开泄，气逆宜于顺降，心液肝阴宜于培养，肾阴渐宜于滋填，偏枯宜于宣通。

第三卷分为十一节，主讲治疗方药，皆取古方进行增减。前八节和第二卷的中风八法相应，分别介绍了开关之方、固脱之方、潜镇之方、化痰之方、顺气之方、通络之方。最后两节分别介绍药膳以及同治中风诸方之辩证。

全书结构严谨，思路清晰，立论新颖，颇多创见，对中风进行完整的阐述和总结，在中医医学史上具有重大意义。

三、著述特点以及学术思想

《中风斠诠》反映了张山雷对于中风的卓见，也可通过此书来进一步探讨张山雷对于中风的学术思想。

（一）纠正历代对中风的认识。张山雷平生广泛涉猎诸子百家之书，小学功底深厚，学医后大量研读医籍并对散佚、讹误之书加以整理以证其讹。有关"中风"名称的记载，最早见于《黄帝内经》，但其所述之中风为外感风寒，非后世中风的所谓猝暴昏仆之病，此类猝暴昏仆之病在《黄帝内经》中被称为"大厥"、"薄厥"等。至《金匮要略》《伤寒论》《针灸甲乙经》讲外感风寒与猝暴昏仆之病统以中风之名称之，其病因也统归于外风。虽宋代以前，也有医家在临床实践中看到了内火一面，但人们对《金匮要略》一书奉为圭臬，始终不敢立内风一说，也更加深人们对中风的误解和混淆。直至金元时期，对中风病因认识才有眉梢，认识到内因之致，河间主火，东垣主气，丹溪主痰，立斋倡"真火虚、真火竭"，景岳倡"内伤颓败"，但落实到治法始终不离外风之药，自相矛盾。张山雷针对古人之错误进行了批判，提出外风、内风乃"异病同名"，一针见血，提出猝暴昏仆径之中风称为"内风"。使人顾名思义，易得归旨。

（二）中西结合，创立中风病机新说。张山雷在张伯龙《类中秘旨》的基础上，参用西学"血冲神经"之说，提出"肝阳上升，气血奔涌，冲激入脑，扰乱神经"是中风发病的最直接病机；结合临床经验以及古人之论，认为中风亦可携痰、气、火三者共同为病，为以后的治疗提供了新的病机理论基础。

（三）创立治疗中风八法。张山雷通过对中风病因病机、脉象症候的广泛分析，提出以潜降摄纳，降气化痰为核心，提出八大治疗原则，每法单独详解，并不冒然拟方。八法结构明确，说理清晰，通晓易懂。

四、客观的学术评价，临床体会，后世的学术影响

《中风斠诠》对中风病的研究深入详尽，逻辑严谨，是张山雷在前人经验的基础上，结合功底深厚的理论和丰富的临床经验，呕心沥血编纂的一部严谨而重要的著作。它扭转了几千年中医对于中风的概念性错误，使中医界重新认识中风病症，为中风的中医治疗方法开辟了新思路，大大提高了后世医家的临床疗效，是患者以及医者的福音。该书集中反

映了近代中风病的学术水平，代表了在民国时期，中医在专病研究方面的卓越成就。

为续先生"中西汇通"之弦，不负先生"唯冀后起，完续残编"之望，本人在张山雷先生的中风理论的基础上，结合近代中西医的发展成果，汇总当代几位中风治疗医家之见，集本人治疗该病的数十年所得所悟，对中风的中医治疗做进一步的思考和总结。补充于后，权作发挥，供同仁们参考。

（一）中风病当有"血冲脑经"与"脑缺血"之不同

张山雷先生论中风病以《素问·调经论》"血之与气，并走于上，则为大厥"为旨，参用西学"血冲脑经"之说，其临床表现为突然昏仆、不省人事、祸僻不遂，疾病之危重属中风入腑入脏，治疗重潜降，这无疑是正确的。但是，临床上人们还可以观察到大量的无神志改变，但有口眼㖞斜、语言不利、半身不遂之中风。借助现代仪器检查，可以明确知道该类中风基本属脑梗塞、脑栓塞、脑血栓引起脑局部缺血（缺氧）继而引起脑神经功能失调而发生的，这与《中风斠诠》中的"血冲脑经"之病理有着显著区别。"血冲脑经"一般属中脏腑；"脑缺血"一般属中经络。"血冲脑经"危重；"脑缺血"较轻。"血冲脑经"当以"降"法为主治疗，"脑缺血"应以"通"法为主治疗。"脑缺血"的病理揭示为活血化瘀药的应用提供了理论依据，也是《中风斠诠》之后，中风的理论体系的再完善。

（二）中风病应及时运用活血化瘀药

鉴于脑血管阻塞或脑梗引起的的这一类中风病的病理揭示，为"脑缺血"型中风病人应用活血化瘀药提供了理论依据，有学者还认为就是对"脑溢血"病人，亦应把握时机应用活血化瘀药。如临床家吴士元曾强调说"血管梗塞不通、中风便一日无望可愈。血肿一日不消，险境则一日难脱，若脑疝形成，病人就雪上加霜，危殆立致矣。"临床家郭士魁提出"对于中风病人，脑血栓形成的病人应立即用有力的活血药活血通络。对脑溢血者急性期过后或一周以后也可使用活血药，促使血肿尽快吸收。"本人在临床治疗中亦善用活血化瘀药，对于脑溢血病人出血是否已止，结合 CT 复查，中西合参，经验和数据相结合，辩证地运用如熄风化瘀、养阴化瘀、益气化瘀、痰瘀并治等法，常获满意疗效。

（三）虫类药对中风病的治疗具有特殊功效

虫类药是动物药的一部分，由于它是"血肉有情""虫蚁飞走""有的含有毒素"，具有独特的生物活性。现代对虫类药最是深入研究、最有研究成果者当属临床家朱良春。朱氏对虫类药治疗八大系统疾病将神经系统疾病的治疗列为首位，足见虫类药对中风病之疗效。郭士魁临床家对于中风病每选用全蝎、蜈蚣、僵蚕、乌梢蛇等虫类药。他认为虫类药对大脑功能的恢复有良好的作用，因此不论急性期、恢复期都应用才好。临床家吴士元亦精于虫类药的应用，他曾说："补身体血肉有情为上，用虫类药治疗中风病效果也属上乘，特别是有些有毒之物更是有特别的效果。"

本人对虫类药的运用亦相当有收获。最使人欣喜的是某些中风病人，辗转各处就医不愈，视其既往处方，理法方药，浑然一体，当属上乘。我仅在前方的基础上，加用全蝎、地龙、蜈蚣、地鳖虫一类，即效验大显。

（四）"补阳还五汤"在中风后遗症治疗中的缺陷

中风经过救治神志转清后，或中经络者，经过一定时间治疗后的仍出现半身不遂、言语不利、口目不正，称为中风后遗症，因患病时间较长，其症多属本虚标实。清代医家王清任创立了补阳还五汤，方中重用了黄芪四两，合当归、赤芍、地龙、川芎、桃仁、红花活血化瘀药组成，治疗中风后遗症效果卓著，治此症者多宗之。对于中风后遗症，似有言必称补阳还五汤。殊不知此乃为"气虚挟瘀"而立，临床运用应当对症，不能板方僵化。依临床所见，中风后遗症中属于"阴虚挟瘀"类型并不少见。其实本有原委，一则该病本为肝阳暴张，阳升风动，气火上冲迫血充脑，若得救治，虽然神识转清，但阴津大耗，炉火未灭；二则中经络一类，属五志化火，损伤津液；肾水不充，木少滋荣；临床占数不少。先哲有云："血有如舟，津有如水，水津充沛，血始能行，若津液为火灼竭，则血行淤滞"。这与气虚无力运血而致血瘀阻滞迥然不同，一阴一阳，大相径庭，临症不可不辨。每当此，我采用魏玉璜之一贯煎加赤芍、丹皮、桃仁、地龙等收效较佳。有人对中风后遗症病人随机统计60例，并按中医分类属"气虚挟瘀"的32例，属"阴虚挟瘀"的28例，这在数据上亦支持"阴虚挟瘀"类型病人在中风后遗症治疗中不可忽视的观点。

（五）中西医汇通之续

张山雷先生认为"若《素问》所论内风自动，眩晕昏仆之病，则通评虚实论所谓仆击偏枯，肥贵人则高粱之疾也（高粱读为膏梁）。以富贵家肥甘太过，酿痰蕴湿、积热生风，致为暴仆偏枯、瘁然而发，如有物击之使仆者，故曰仆击。"时至今日，物质丰盛，吃喝过度，大腹便便之人比比皆是。现代医学揭示，此类人每有血脂、胆固醇、血压偏高，血粘度过稠以及脑血流的异常，列为中风高危人群，这与两千年前认识的富贵人家、高粱、仆击、偏枯之疾，遥相呼应，合拍汇通。又如张氏对中风病机一再强调肝阳不潜、风从内生、气血上苑、血冲脑经。这与现代医学所表达的血液对血管壁压力过大，对脑血管冲击增剧，脑血管容易破裂溢血甚为吻合。张氏主张的潜降镇逆治疗之法亦有明显的镇静和降压作用。虽然说法不一，但实际治疗意义是一致的、相通的，是彼此合符的。正如民国医家陆渊雷先生所指出的"表面看来，中医和现代医学是无法统一，也无需统一，其实留心一下社会发展，中医学的发展过程，就可显见双方是可以统一，也必须统一的。"我非常赞成这样的话，并坚信这一天的到来。

主要参考书

《中风斠诠》张山雷著；

《实用中医内科学》　黄文东总审　黄星垣等主编。

备注：

（1）郭士魁：临床家，曾任中医研究院西苑医院副院长；

（2）吴士元：临床家，曾任浙江医院副院长；

（3）朱良春：临床家，曾任南通市中医院院长。

（十五）《脏腑药式补正》述评

俞大毛

张山雷先生主编《脏腑式补正》是原从金代张洁古所编著的原名《脏腑标本寒热虚实用药式》依据经典结合临证心得，对《脏腑药式》逐行笺正，并予补缺正讹。内容提纲挈领，以脏腑为纲，标本寒热虚实为目的，分列病证，病机及主治药物，逐条对病因病机、药物主治功能逐条加以剖析，透彻，条理清晰，颇有独立见解。参阅张山雷所著《脏腑式补正》本着既反映张洁古、赵术堂等前辈医家的学术思想，更体现张山雷先生在内科杂病及病理，药理学方面的学术贡献和严谨的治学精神为后世中医内科诊治探讨提供重要价值的贡献。张山雷所著《脏腑式补正》全文共12万余字，全书共分上、中、下三卷，卷上主讲肺与大肠，本病、标病，气实泻之，气虚补之，本热清之，本寒温之，标热散之。脾，本病，标病，土实泻之，土虚补之，本湿除之，标湿渗之。卷中解绍心，本病、标病，火实泻之，神虚补之，本热寒之，标热发之；小肠，本病、标病，实热泻之，下虚补之，本热利之，标寒发之。肾，本病，标病；命门本病，木强泻之，水弱补之，火强泻之，火弱补之，精脱固之。卷下，三焦，本病，标病，实火泻之，虚火补之，本热寒之，标热发之。胆，本病，标病，实火泻之，虚火补之，本热平之，标热和之。肝，本病，标病，有余泻之，不足补之，本热寒之，标热发之。以上张山雷对卷上论述，肺与大肠相表里，脾与胃相表里。一脏配一腑相互学术表术。卷中，心与小肠相表，肾与膀胱互为表里。卷下，肝与胆相表里，三焦与命门又为单独论述，具有中医的整体观念。张氏认为"凡疾病，自然与运气推移，随方宜为变化。"学医者本。以疗治今人之疾病，岂笺注者必须墨守古人之言，况病变必随时局递更，斯读书尤以近今为切用"。今特张氏内科学讲义——采用洁古《脏腑药式》原著。（清、高邮赵双湖注）。张式认为洁古老人脏腑标本寒热虚实用药式，向无单行本。仅见于李濒湖东壁氏本草纲目序列中，止有某脏某腑标本虚实寒热虚实各条目。而以应用诸药，分条附注，朗若列眉，为学者示以仪型，树以标准。最是有条不紊，罗列清疏，初学得之，譬如握罗盘而根方位。自无暗中摸索之苦，金针度世，其意甚良，所惜言之不详，引而不发，言其然而未尝言其所以然。……况一类中所列各药，性情分量，各有专长，功效所趋，何尝一致。设不为之指示其同中有异，则陋者方且宝若免园册子，信用拈来，食不知味，反授庸俗以简易捷径，而为害且不可胜言。歧中有歧，每滋误会，是岂作者初意所及料，况乎寻绎诸条，尚有偶沿昔人之误。未尽纯粹者。则亦宜稍为更正，以成全璧。张氏在每条之后加以疏通。笺正，编成《脏腑药式补正》正义。现笔者将张氏在内科学讲义有关独特见解的经验略加整理以窥一斑。

一、有关脏腑论述

1. 赵氏曰：肺脏、属金，总摄一身元气，主闻，主哭、主皮毛。张氏曰：肺为诸气之主者，以其司气之呼吸，主出纳之门户耳。若易之曰元气，则以此身阳气而言，蒸动于肾，而输化于脾。殊不与肺之呼吸同类，先天根本，后天发育，非肺家华盖之脏所能总摄，洁古此言，殊有误会。虽人之一身，循环上下，本无二气可言，然肺仅司其出纳呼吸之职。而摄纳之令则在肾之盖脏，布护之权，则在脾之旋运，究竟各有所至，必不可径谓肺为元气之总摄也。主闻者，盖以鼻闻鼻五臭言之。肺开窍于鼻，肺气通调，则鼻观灵敏，而五臭自分。肺气闭塞，则鼻窍窒滞，而不闻香臭，非两耳闻声之闻也。凡鼻之病，皆肺之病，肺脏主哭，经有明文，然义无所征。只可存而不论。肺位最高，故气通于皮毛，亦肤表之第一层。又经言肺病在肩背，似当补一句，曰主肩背。

2. 赵氏曰：咳嗽上逆。张氏曰：咳嗽气逆，固多肺病，而亦有肾虚不能纳气，浮阳上冲一证，其源虽不在于肺，然气火上冲，扰及肺络，，然气火上冲，扰及肺络，然后作咳。如不扰肺，即不作咳，故咳嗽虽各有其源，而皆以肺为总路，经脉篇有咳上气一证。

3. 泻子赵氏曰：水为金之子，泻膀胱之水，则水气下降，肺气乃得通调。张氏曰：

肺与膀胱于生理上自有一气贯通之功用。肺气清肃，则水道通调，膀胱自无壅滞之患，而膀胱蕴热，则水气横溢，肺金亦失肃降之常，故肺家闭塞，气室不宣，有宜疏通肺窍，以恢复下行为顺者。亦有宜泄导膀胱，以决去下流之壅者。病情既异，治法亦是殊途。但谓实则泻其子，淌是拘泥于五行之相生旧说，而未尽活泼之灵机也。

4. 补母赵氏曰：土为金母，补脾胃，正以益肺气。张氏曰：虚是本气之微，法应用补，自当补益本身，庶为直截了当。经虽谓虚则补其母，得母舍近求远，失之迂曲。唯肺禀金寒之气，其体清肃，故肺气果虚，皆兼寒证。凡是肺家补药，又多合肺金肃降之令，尽是清滋凉润，可以治肺家燥热，而不可以治肺家虚寒。所以古人补肺，恒用补土之法，培其以荫其子。似经文虚则补母一说专为肺脏立论。凡是健脾养胃之药，皆足以补益肺虑，亦不独洁古所举之参芪甘草数物，而肺病善后良法，如气虚少气干咳诸证，但已脉细舌清，面白唇淡，纯现虚象者，又无一不赖补土以收全绩，而滋肺清润诸药悉在禁例矣。

5. 气、赵氏曰：气塞则壅，行气破气，则滞自下。张氏曰：大肠之所以窒塞不通者。虽有热结，实结之分，然其源皆由于气滞不宣，而后为壅。但攻其积，不理其气，甚且有愈攻愈窒，反不能下者，则大气不行，而重遂猛压，适以捣渣滓为坚块，闭塞堕道。而更不可通，所以泄热破结，皆须以气药为之先导，相辅而行。则气机流通，而实热均化。且有反为行气，无事攻破，而滓秽自去者，更有虚人老人，不胜峻剂攻击。而只宜于运行气化者，此拨动其机括，而攻力自有可观，较之专宗子和一流者，岂非王道霸术，治理不同，而利弊随之，效果自异耶。

6. 痰饮赵氏曰：脾不为胃行其津液。张氏曰：经脉篇无此一症，盖洁古有补出，按停痰聚饮，其标虽在于肺，其本实源于脾，健运失司以致饮食不化津液，而留滞成饮，煎灼为痰。洁古补此一症，诚是既所谓脾为生痰之源是也。盖脾主健运，果能周流不息，乾运无疆。则水精四布，何至凝痰积饮，唯大气失于斡旋则胃中水谷不得及时消化，当留腐败积壅，薰蒸于肺，因而过热则灼烁成痰，过寒则凝聚为饮。此古人所谓脾为生痰之源，肺为贮痰之器，诚是万劫不磨之确论。唯柯韵伯翻陈出新，欲改作肾为生痰之源，胃为聚痰之器，则空凭理想、自持聪明，须知胃主容受，旋受而旋即下行，不能贮积痰垢，人敬于咯痰之时，自知留意，既可识其纯从肺管咳出，与溢津之食管，显然异路。且甚有咯至喉间，而即从食管咽下者。更可征其一出一入各有一道。此肺贮痰诞之确症也。

二、有关药物论述

1. 当归：赵氏曰：和血养血治一切血证，阴虚而无阳附者。张氏曰：当归辛温柔润，入血和血，而流动宣通，故为血家主药，然走则有余，宁则不足，俗子谓为补血主药，颇有毫厘千里之辨，洁古列入阳药队中具有至理，赵谓阴虚而阳无所附，则孤阳已将飞越，使之犹虑不及，尚欲以辛温升动之药，助其民扬，是唯恐其散之不速，而钦使之颖脱而出，岂非痴人说梦，妄不可听。

2. 丹参：赵氏曰：色赤入心，破宿血，生新血。张氏曰：丹参色赤，活血行瘀，含有温通作用。虽非如生地，无参之专于寒凉者。唯即能入血导滞，则谓之能泻血分。亦无不可。凡行血疏络之药古人多谓之去瘀生新。以瘀滞既通，则来源自洁。斯斯血清冽，而流动自如，实非真能补血益血液也。

3. 白术：赵氏曰：甘温和中，同血药用则补血。张氏曰：白术多脂，淘是滋阴养血之药，然以气胜，芳香流动，振作清阳，具有阳和功用。唯脾喜燥恶湿，喜温恶寒，白术温和，且补且行，益阴血能辟湿，最为脾家无上妙品。

4. 白芍：赵氏曰：泻肝安脾，为太阴行经药。张氏曰：白芍禀性阴柔，而质坚实，能收摄肝脾涣散之阴气，故太阴脾病，如胃脘痛，腹痛，胸胁肿胀，腹满著撑等症，皆脾气散漫，肝气横逆为患，唯芍能驯调刚木，敛阴而非补阴，故未必有余者最宜。而脾阴不及者大忌。促景说太阴为病脉弱，其人续自便利，当行大黄，芍药者减之，以脾气弱易动故也。可不深长思乎！赵注泻肝安脾，太阴行经二句，皆嫌似是实非，殊觉膈膜。

5. 木香：赵氏曰：木香气味皆浓，是运行气滞，最为灵通之妙药，双湖泄肺实肠二句，太不可解，岂有宣通者而反为实肠之理。要之木香能降能升，彻上彻下，以治大肠，则通滞气举下焦，固专治里急后重之无上神丹也。张氏全书不拘古人成见，别开生面，要求谨严，在论述上颇多发明，不但是后世学者的良好文材，又是临床实践较好的参考资料。

下 篇

一、已发表的研究张山雷医著、中医教育以及临证经验的论文

（一）张山雷生平及学术思想研究论文

张山雷先生

汪仲清

兰溪之有中医学校，肇自共和之己未，诸葛少卿名超者为之长。规模草创，生徒落落，得师为难，以医家派别，失所统宗，而能原原本本，殚见洽闻，堪为人师者殊尠，明年冬，先生来自上海，学者欣然，以得所依归，互相庆幸。先生每日，晚餐毕就寝，夜漏未尽即起，纂辑讲义，率二千余言，提要钩元，兼综条贯。达诸笔，宣诸口，能使听者心领神会，欢忻鼓舞，骎骎而不容以已。先生没而校存，分任教授者，皆受业之弟子。先生姓张氏，江苏嘉定人，讳寿颐，字山雷，清诸生，学有根柢，于经史百家言，靡不涉猎，以亲疾而习医，遂辍举子业，游同邑朱阆仙之门，阆仙于黄墙家塾课医学，先生与焉。抵先生始行医于沪上，曾居神州医校之讲席。少卿往求师，遁应聘而来。阅十余年，多所造就。体仁堂医药丛刊二十余种，殆皆素所口讲而指划者，精加手订以成之。比年以来，校中所肄，大成先生之书。其他通都大邑，医校以次成立，于先生之书，亦多采取，邮递络绎不绝。其卒也，以甲戌之夏，权攒于城北三里之新亭。元配沈袑，岁逢寒食，门弟子必拜扫于其墓。汪葆元曰：先生于校，固薪尽而火传，而其学说复风行渐远，偿所谓不朽之业非耶。先生之所著常存，胸襟识力，非声音笑貌，优彷彿遇之。谓先生至今存可也。旅瘗于兹土，而被其泽者，咸思报称而护持之，即以蓝皋为桐乡，亦何不可。（先父汪葆元遗著）

（《新中医药》1957 年 12 期）

张山雷年谱暨生平考证

叶显纯

张寿颐（1873～1934），字山雷，嘉定县（今属上海市）人，1920 年起定居浙江省兰溪县，直至谢世。先生幼而好学，弱冠以后，因母病而自习医学，后又从同邑五代世医朱阆仙研习黄农之术，曾在本邑、上海市区及兰溪悬壶设诊，于临床各科均具丰富诊疗经验：并先后执教于黄墙中医学校、神州中医学校以及兰溪中医专门学校，对中医教育事业作出巨大贡献，且，于课余诊暇撰写讲义、专著二十余种、论文数十篇，所述"皆本积学心得，不拾他人牙慧，发前贤未言之奥，破诸家涂附之迷"（郑召棠：《疡科纲要》序），颇为世人所重，与当时名医盐山张锡纯（寿甫），慈溪张国华（生甫）为何廉臣先生誉之为"三达"（见张生甫《医学达变》序），实近代中医界之医学家、理论家、教育家。然其生平踪迹，虽《张山雷专辑》《中医大辞典》《浙江中医杂志》《新中医药》等书刊有所介绍，惜非仅语焉未详，抑且间有失实，出于对前贤景仰之衷，为特有初步探索之举，编此年谱以供同道参考，并予考证藉以澄传误之说。

1873 年（癸酉，清同治十二年），虚年 1 岁（以下均为虚年从略）：出生于嘉定县。

《张山雷专辑》（浙江省中医药研究所、浙江省兰溪县医科所编，1983 年 10 月人民卫生出版社出版，以下简称《专辑》）："先生……生于清同治十二年七月三十日。"原文未注明阴历抑是阳历，如是阴历则当为阳历 9 月 21 日。

浙江中医学院邵宝仁先生认为，先生原籍嘉定县城厢南门大街，父字伟甫，家庭门阀为普通商人（邵老为先生及门弟子，昔日闲谈中听到，似为开旧衣铺者），先生为独子，无兄弟姐妹。

1885～1887 年（乙酉～丁亥，清光绪十一～十三年），13～15 岁，就学。

《籀簃谈医一得集》小序："寿颐不敏，十三岁始习帖括，顾性不嗜八股，成童之年偏喜猎百家之言，籍消永昼。"（按：成童，即十五岁。）

1891 年（辛卯，清光绪十七年），19 岁；入泮，为邑庠生（秀才）。

《专辑》："禀赋聪颖，自幼好学，十九岁入泮，为邑庠生（秀才）。"

1894 年（甲午，清光绪二十年），22 岁；母病肢体不遂，渐以致力于医。

《籀簃谈医一得集》："光绪甲午，慈亲春秋已高，患肢体不遂病……。"《医事蒙求》又述："寿颐弱冠之后，因慈亲抱恙，渐以致力于此（按：指医学）。"然当时尚未树以医为业之志，语见《籀簃谈医一得集》："迎医尝药者乙期有半，乃时与医界相往还，始购置医家之言，聊备参考，初非有习以营业之志……。"

1895～1898 年（乙未～戊戌，清光绪二十一～二十四年），23～26 岁；父母相继故世；进一步自习医学，并能初步为人拟方，收集历代医家名言，是为《医事蒙求》之蓝本。

《籀簃谈医一得集》小序："乙未，戊戌连遭大故……。"按《辞源》（1933 年商务印书馆版）："大故：犹宫大事，谓父母之丧也。"张氏椿萱之年岁已失稽考。二老逝世时间

452

于此明宫一在乙未、一在戊戌，据前所述母病时"迎医尝药者乙期有半"，则推知其母当作古于 1895 年，而其父则是于 1898 年去世。

同文续称：父母双亡后"无心乡举，间乃稽核各医籍同异，欲以求其通贯而颇不易言，但研究日久，于杂病粗有头绪，戚邮间时以疾苦相告，索方而去，尚能桴应。"

《医事蒙求》："医虽小道，然初学之时门径来清，辄有望洋兴叹，昔贤间有编为歌诀者，引人入胜，用力少而成功捷，寿颐……渐此编撰，自备遗忘，积久盈册。"

1902 年（壬寅，清光绪二十八年），30 岁；阴历 5 月起，从同邑朱阆仙习医，秋，患湿温病；撰《脏腑药式补正》。

《籀簃谈医一得集》："洎乎庚辛之间，问病者渐多，而自思于时病变化竟是茫无端绪，乃于壬寅午月负籍于同邑黄墙村朱阆仙先生之门。"（按："午月"，即阴历 5 月。）

《专辑》："……弃儒习医，……随当地老中医俞德珲、侯春林及吴门黄醴泉诸先生学习。"按：此说似有不确，盖张氏极其尊师，在著述中一再提及朱氏教育之恩德，如《籀簃谈医一得集》："凡寿颐近十余年所笔之于书者，盖无一非本诸吾师（指朱阆僊而言）当日之挥尘（注：疑为"麈"字之误）清谈也。"而对俞氏除著有《读俞德砰师医学入门及书后》外，在所著各书中几无一语提及，至侯春林氏则更未能见到任何叙述；均有待进一步证实。关于从黄醴泉习医之事肯定可以除外，可以《治疗学讲义》所述为证："醴泉，皖籍，久寓沪上，中年以丧明之痛，发愤习医，……年逾大衍（按：即 50 岁），方始行道，颇负时名。颐同学友张洛钧文彦从之游者六年，尽得其前后二十余年治案十余巨册，颐借读一过，用法活泼，选药精粹，兼轻、清、灵三字之长。……颐寓沪十余年，所见成名鼎者大有其人，然心折者当以醴泉首屈一指。"

《湿沮病医案平议》："自卅岁秋间湿温药误，至今未有大病……。"按：所谓"药误"，即《药物学纲要》豆豉条下所述："寿颐在壬寅秋仲，偶感新凉，微寒发热，病本不重，唯时虽已习医，不敢自信，乃延同邑之世医某君定方……。"

《脏腑药式补正》："时辛酉良月山雷重订壬寅旧稿于兰江客次。"（按：良月，即阴历 10 月。）

1905 年（乙巳，清光绪三十一年），33 岁；在朱阆仙处习医结业。

《籀簃谈医一得集》："壬寅午月负籍于同邑黄墙村朱阆仙先生之门，……虽侍坐不及三年，而饮我上池，不啻洞垣有见。"

1908 年（戊申，清光绪三十四年），36 岁；秋，自治长女兆顺之病。

《治疗学讲义》："……戊申初秋，颐长女兆顺患此，痛不可动者旬日，颐为治愈。"

据邵宝仁老先生函告：张氏先后娶妻二人，原配沈氏，继室陈氏，有一子二女。长女巽宜（注：兆顺之名，渠并不知晓），次女乳名阿囡均系沈氏所出；子名家兰，1924 年于兰溪出生。

1910～1914 年（庚戌～甲寅，清宣统二年至民国三年），33～42 岁；开业行医（在上海。1914 年在嘉定）；撰《中风斠诠》（1912 年）；协助朱阆仙氏创办黄墙中医学校，并编写各种义（1914 年）。

《疡医纲要》："寿颐于庚戌八月在沪治一妇人，病大痛，形已膏（注：疑为"高"字之误）突……。"《今医案平议》："甬人胡氏妪，年七十有四，寓上海克路永年里，白晰丰硕，素多浓痰，癸丑十一月方与家人午餐，忽口角流涎、头不能举，……亟延颐诊，

453

以寓居伊迩，即往视之……。"按：张氏自习医结业之后，即丛事临床工作，虽历年执教医校，然始终未曾辍诊，以是本文嗣后各年均不再列述"开业行医"之句，以节篇幅。

《中风斠诠》自序："拙编《中风斠诠》，于壬子仲春乍见伯龙氏类中之海，心有所悟，遂以属稿，殆至丁巳整理甫就。"（按："伯龙氏"，即张伯龙。）

《疡医纲要》："昔在甲寅之岁，先师创设中医专校于家塾，命颐襄助为理。"《治疗学讲义》又云："唯时环顾通国中医立校尚在草昧之天，讲堂课本全无凭藉，爰倡以卫生、生理、病理、脉学、药物、药剂、诊断为七大纲，冀以握内、外、女、幼之要领，先师颔之，遂不辞谫陋，草创编纂，籍以开通风气，为梅内创，庶几抛砖引玉。"

1916 年（丙辰，民国五年），44 岁；上半年，执教于黄墙中医学校；下半年，朱阆仙逝世；黄墙中医学校停办，即赴沪行医；撰论文《古今药剂权量不同考异》《类中风治验》。

《籀簃谈医一得集》小序："岁在甲寅，吾师创设中医学校于黄墙家塾，……所惜者，甫及两载，吾师遽归道山，黄墙医校遂尔中辍。"

《论医考证集》："丙辰八月，时寓沪西。"

所撰《古今药剂……》等二文，均发表于《神州医药学报，等 30 期。

1917 年（丁巳，民国六年），45 岁，《中风斠诠》整理定稿。

《中风斠诠》自序："迨至丁己，整理甫就……。"

1918～1919 年（戊午～己未，民国七～八年），46～47 岁，执教于神州中医学校；《中风斠诠》作为神州中医学校课本，铅印问世。

《中风斠诠》自序："戊午八月，包君识生以神州医药总会名义创办神州中医学校于沪上，……草昧经营，遽而开课，讲堂资料仓卒无徵，猥承下问，谆嘱赞襄，乃以此稿授之，遂有医校之铅印本。"

1920 年（庚申，民国九年），48 岁，阴历 2 月，到兰溪，任县立中医学校教务主任，并编写各种讲义。

《专辑》："1920 看夏，由上海神州医学会介绍，应浙江兰溪中医专门学校聘请，赴兰溪担任教务主任之职。"但到兰月日，《医事蒙求，自述："庚申仲春，乍来兰校……。"仲春者，阴历二月也。

注：自此以后，先生任教兰溪，直至谢世，故以后诸年不再赘列。

《新中医药》（1957 年 12 月）："先生……夜漏未尽即起，纂辑讲义串二千余言，提要钩元，兼综条贯，达诸笔，宜诸心，能使听者心领神会，欢忻鼓舞，娓娓而不容以已。"是年，张氏著有《医家名论选读》，重订了《医事蒙求》及《本草正义》，分别见于各该书籍自序或注。

兰溪医校持续十余载，《专辑》："受业学生达六百人，遍布江、浙、皖、赣、沪等省市，莘莘学子均是慕先生学识而来，其声誉之大，可以想见。"

在《医家名论选读》中，张氏对其体质作了简述："中年以后，大气渐衰，秋冬之季，恒多畏寒喜暖，老翁曝背，习惯为常。"后在《湿温病古今医案平议》中又作了补充："寿颐生平，亦是瘦人多火，阴液不充，虽自向骨干尚非甚弱，自卅岁秋间湿温药误，……至今廿五年来有大病，体力尚不可谓不健，然偶尔感冒，小小身热，则必倦怠嗜寐，动辄睡去，亦恒自言自语，旁人必误以为昏谵，实则自己但觉梦寐纷纭，恒若有多人

454

相对与语，以至有此状况，苟得热解，神即清明，三十年来，常常如此，家中亦咸知之，不以为怪矣。"

1921年（辛酉，民国十年），49岁；撰《古今医案平议》，重订《脏腑药式补正》。

《古今医案平议》："辛酉余月之望山雷记。"按："余月"，即阴历四月。鉴于此书第一种卷一，卷二之中缝有"治疗学"字样，第二种卷三及第三种卷一之中缝有"诊断学"字样，可以推断当是合《治疗学》与《诊断学》两者编纂而成。

《脏腑药式补正》前言："时辛酉良月山雷重订壬寅旧稿子兰江客次。"

1922年（壬戌，民国十一年），50岁，撰《沈氏女科辑要笺正》《小儿药证直诀笺正》。

《小儿药证直诀笺正》："监学建德沈湘涣先生……嘱于女科、幼科、疡科三者择其简明切用之本辑为专书，以寓分科之意。……爰以业师朱氏阆仙先生家法，辑为《疡医纲要》二卷，女科则以王氏孟英刊行之《沈尧封女科辑要》附参拙见，撰为《沈氏女科笺正》二卷；幼科则宗之仲阳钱氏医林共推圣手《小儿药证直诀》一书，……缮录一过，附之拙言，稍稍疏通而证明之。"在《沈氏女科》绪言及《小儿药证》缘起中，均注有"壬戌仲春"字样。

《小儿药证直诀笺正》："寿颐……任中医专校主席，于今再易寒暑，……拙编生理、脉学、药物、药剂诸种，于医药普通学识，固已约略粗具。"足见张氏在两年之内所纂讲义为数甚多。

1923年（癸亥，民国十二年），51岁；撰《难经汇注笺正》；《小儿药证直诀笺正》刊行出版。

《难经汇注笺正》"上元癸亥孟陬之月嘉定张寿颐山雷甫叙于浙东兰溪之中医专校。"（按："孟陬之月"，即阴历正月。）

《小儿药证直诀笺正》："民国十二年兰溪中医学校初次刊行。"

1924年（甲子，民国十三年），52岁；任《绍兴医药月报》名誉编辑。

见当年《绍兴医药月报》。

1925年（乙丑，民国十四年），53岁；撰《药物学纲要》。

《药物学纲要》绪言："寿颐尝有《本草正义》之纂述，……在胸有成竹者观之，自能深得指归，大开觉悟；而在童蒙视之，则愍不病其繁重，望洋兴叹。今者本校第四届预科始业矣，……不佞旧稿颇易凿足以适履，……因此拟为《药物纲要》一编，撮其大凡，便于记诵，略如坊间药性赋之例。……共和十有四年仲秋月吉嘉定张寿颐属稿子浙江之中医学校。"

上述："今者本校第四后预科始业矣……。"而《小儿药证直诀笺正》则又有"诸生在正科第二年级……"之语，可见兰溪医校当年曾有"预科"、"正科"之分。《专辑》对该校学制、课程设置述之较详；先生"在黄墙办校初期，当时编拟教学计划已粗具规模。后至兰溪主持教务工作，对课程的设置渐趋完善。学制分正科，预科二种：预科二年、正科三年（共五年制）。共课程内容：预科以基础为主，有《内经》，《难经》《伤寒杂病论》《神农本草经》等，正科在预科基础上分别增设临床各科，如内、外、妇、儿（后期概括为生理、病理、诊断）等七大类。先生主张预科课程安排重点在经典著作，其中除编有《难经汇注笺正》讲义、《读素问识小录》外，余均原著讲授，此外还编写《医事蒙求》《十二经脉俞穴新考正》等初学启蒙之用……。"

1926 年（丙寅，民国十五年），54 岁；撰文《莫枚士研经言天雄散解书后》《莫枚士研经古桂枝加芍药生姜人参新加汤解书后》，冬，福建军队驻踞兰溪医校，手抄张醴泉医案遭焚毁。

莫枚士研经二文，均发表于《绍兴医药月报》（1926 年 6 月）。

《湿温病古今医案平议》绪言："醴泉治案稳妥清灵，而能无投不应，……昔年手抄全帙，凡得十册，乃丙寅冬季兰溪医校为闽来军人驻踞一星期，存校书籍大半供丘八太爷御寒烤火之用，此案全部亦化劫灰，幸同学佘子枚笔借去抄存，兹特辗转录入。"

1927 年（丁卯，民国十六年），55 岁；撰《疡医纲要》《湿温病古今医案平议》，重订《经脉俞穴新考正》；7 月，创办《中医求是月刊》；撰文《素问疟论横连募原考证》。

《疡医纲要》自序："丁卯之岁春仲之月。"

《经脉俞穴新考正》自序："民国纪元十有六年岁在丁卯孟秋之月嘉定张寿颐山雷甫第四次重订旧稿……。"

《六十年中医报刊目录》（上海中医学院医史博物馆，1965 年 12 月编）："《中医求是月刊》，兰溪中医求是学社编（张山雷），1927 年 7 月创刊，馆藏 1～4（7～10）。"

"素问疟论横连募原考证"一文，发表于《医界春秋》第 16 期（1927 年 9 月）。

1928 年（戊辰，民国十七年），56 岁；重订《沈氏女科辑要笺正》；撰文《腓腨之腨经籍宇书多讹作肠字说》。

《沈氏女科辑要笺正》："中华民国十七年十二月第三次订正出版。"

"腓腨之腨……"一文，发表于医界春秋第 25 期（1928 年 7 月）。

1929 年（己巳，民国十八年），57 岁，任《中医世界》特约撰述者；

撰文《伤寒论阳明脉证篇太阳阳明正阳阳明少阳阳明解》《谈谈时行痉证之病理及治法》《谈谈国医治病对症用药其效最捷何尝不合于科学原理》，《难经七冲门内经鬼门合解》。

任《中医世界》特约撰述者，见该刊 1929 年 6 月号。

"伤寒论阳明脉证篇……"、"淡淡时行痉证……"、"谈淡国医治病……"等三文，分别发表于《医界春秋》第 32 期（1929 年 2 月）、第 35 期（1929 午 5 月）、第 37 期（1929 年 7 月）。

"难经七冲门……"一文，发表于《中医世界》192 年 8 月号。

1930 年（庚午，民国十九年），58 岁；

任中央国医馆常务理事，重订《钱氏小儿药证直诀笺正》，撰文《论伤寒辨脉第三节阳不足阴不足两层之一误再误》。

《医界春秋》第 92 期（1934 年 8 月）周柳亭："先生于中央国医馆任常务理事，荏苒四载，建议良多……。以 1934 年推溯四载，是知任国医馆常务理事当在是年。

《钱氏小儿药证直诀笺正》："民国十九年重订正铅字再印。嘉定张氏体仁堂医药丛刊第四种。"

"论伤寒辨脉……"一文，发表于《医界春秋》第 49 期（1930 年 7 月）。

1931 年（辛未，民国二十年），59 岁；重订《病理学读本》《脉学正义》；撰文《新纂中国医学史述略》。

《病理学读本》："中华纪元第一辛未长夏嘉定张山雷重订旧稿并识缘起"。

按：《专辑》介绍《病理学读本》："序言：爰为选录其尤，集为四册，颜之曰《病理学读本》。"而在"编者按"中又说："《病理学读本》原名《国医针肓集》，已出版二册，余稿尚未完成。"现查《病理学读本》虽仅二册，然此书自卷1第29页起以及卷2，皆是陆丸芝医论，与《医家名论选读》卷1~2相同；而《医家名论选读》则共为4卷，卷4均为莫枚士医论，卷3来见，未稔是否列入《病理学读本》卷1第1~29页中的喻嘉言、徐灵胎医论，若是，则"集为四册"当属无误。唯四卷本当改称为《医家名论选读》方为适宜。

《脉学正义》，即《脉理学讲义》改名出版者。底页有言："中华纪元第一辛未浙兰协记书庄承印。"

论文"新纂中国医学史述略"发表于《中医世界》1931年2月号。

1932年（壬申，民国二十一年），60岁；8月，《籀簃谈医一得集》出版；9月，《籀簃医话》出版，重订《本草正义》。

《籀簃谈医一得集》中缝有《医论集》字样，可见两名实为一书。此书乃张氏继《谈医考证集》之后所纂第二本论文集，收论文25篇（另版亦为25篇，但其中一文不同，故当加之）。小序曰："寿颐……来游浙东，岁历一星，各种旧稿，次第就绪，……回忆三十年来读书心得，零编只简，盖亦不匙，听其散佚，未免可惜，曩岁汇集考古诸条，编为《谈医考证集》一卷，兹更录其余，另成一帙，……四颜之曰《谈医一得集》。……时中元壬申中秋后四日山雷甫自识。"

按：《读医考证集》收论文27篇，未著出版年月。由于其中部分论文题下有自注年月者，最早为丙辰（1916年），最晚为丁卯（1927年），可见此书出版时日，必不早于1927年、晚于1931年。

《籀簃医话》一卷，书眉有《中医求是月刊》字样，并分别注明第8册至第15册，底页则注明："壬申年季秋月出版。"

《本草正义》自序："是稿也，肇始于甲寅之秋，……越六载而游浙之兰溪，忝任医校讲席，重订旧稿，印刷讲授，今又一星终矣，再为润饰，付之手民，盖距属稿之初，历十八寒暑，……成立之难如此，能不感喟系之。时在壬申仲秋嘉定张寿颐山雷甫三订旧稿子兰江寓次。"

1933年（癸酉，民国二十二年），61岁；重订《中风斠诠》。

《中风斠诠》自序："癸酉仲春识于兰溪城中福山之麓。"

1934年（甲戌，民国二十三年），62岁；重订《医事蒙求》；阴历五月初八日，因胃病复发，不治身死，卜葬于兰溪城北之新亭村。

《医事蒙求》缘起："时在甲戌春月重订旧稿……。"

按：嘉定张氏体仁堂国医丛刊本称："民国廿三年甲戌仲春第五次订正本"，而文中"张心在问证歌"下又注称："时在甲戌春仲第四次重订旧稿于浙东之兰溪中医专校。"同在一书之中，同为甲戌之年，而所云重订次数则有所不同，有待进一步确定。

《医界春秋》第92期（1984年8月号）周柳亭："江苏嘉定医界泰斗张山雷先生因胃病复发，于六月十九日作故久居浙江之兰溪，海内知交，同深悲感。"《浙江中医杂志》述之更详："农历五月八日（端阳节后第三日），先生卒于兰溪世德路寓所，时年62岁，卜葬于城北新亭村。及门第子汪仲清，蔡济川等发起每年寒食节上坟祭扫。"

按：周柳亭所述"于 6 月 19 日作故"，经查是阳历日期，与阴历 5 月初 8 日两说相吻。

张氏著述等身，生前身后各种著述陆续刊行出版。《浙江中医杂志》："体仁堂医药丛刊十五种：《重订中风斠诠》三卷、《沈氏女科辑要笺正》二卷、《钱氏小儿药证直诀笺正》《经脉俞穴新考正》二卷、《本草正义前集》七卷、《难经汇注笺正》三卷、《张洁古脏腑药式补正》三卷、《谈医考证集》一卷、《疡医纲要》一卷、《脉学正义》六卷、《籀簃医话》一卷、《重订医事蒙求》《全体新论》二卷、《湿温病医案平议》一卷、《病理学读本》二卷。此外，尚有《伤寒》《温热》《虚人感冒》《阳明经病》《阳明府病》《瘰疹》《疟疾》《痢疾》《内风类中》《古今医案平议》，《白喉抉疑集》《皇汉医学平议》《药物纲要》等十余册，均为当年医校讲义油印本，未曾正式刊行。"而《专辑》"附张山雷先生著作目录"则有 25 种："《难经汇注笺正》三卷、《脏腑药式补正》三卷，《中风斠诠》三卷、《疡医纲要》二卷、《沈氏女科辑要笺正》二卷、《医事蒙求》一卷、《合信氏全体新论疏证》二卷、《病理学读本》二卷、《脉学正义》六卷、《本草正义前集》七卷、《小儿药证直诀笺正》二卷，《经脉俞穴新考正》一卷、《古今医案平议》十八卷、《白喉抉疑集》一卷、《谈医考证集》一卷、《籀簃医话》一卷、《医论稿》一卷、《药物学纲要》一卷、《皇汉医学平议》二卷、《读俞德琈师医学入门及书后》一卷、《读素问识小录》一卷、《疡医治案心诠》一卷、《谈医鸿雪》一卷、《正统道藏本寇氏本草衍义校勘记》一卷、《晦明轩政和本草总目》一卷。"

两者相校，都予收录者计有《中风斠诠》等十八种。而不同者则有如下两种情况：

1. 收载书目不同：《专辑》所载《医论稿》（即《一得集》）等 7 种书刊为《浙江中医杂志》所不载，而有《湿温病医案平议》一种，若加入其中，总数当为 26 种。

至于《浙江中医杂志》所谓："尚有伤寒、温热、……内风类中"等，实皆《古今医案平议》所载内容，不应另立。

2. 部份书籍卷数有异：《专辑》中《疡医纲要》《小儿药证直诀笺正》均为二卷；而《浙江中医杂志》则皆作一卷。

此外，尚有以下两点说明：

1. 两种目录均只收列《病理学读本》二卷，而对《医家名论选读》四卷，则来予注明。

2. 关于《古今医案平议》卷数，《专辑》作"十八卷"，而该书文中则作"十六卷"，因未能窥及全豹，难以作出定论。

综上所述，张氏一生约可分如下四个阶段：

第一阶段：1873～1894 年（1～22 岁）。即自出生、经求学、为邑庠生，乃至母病风痹时期。在此期间，张氏勤奋求学，奠定了扎实的基础。

第二阶段：1894～1905 年（22～33 岁）。即自母病风痹、长期迎医伺药，引发了研究医学的动机，在自学的基础上，复感于时病变化竟是茫无端绪，遂从师朱闽仙学医将近三年。在此时期，张氏既能认真学习祖国医药学知识，又继承了朱氏的学识经验，获得了丰富的医学知识。

第三阶段：1905～1920 年（33～48 岁）。即自从师朱氏习医毕业后，开业行医，并两度短期执教于中医学校时期。在此期间，张氏不仅积累了临床经验，而且经过了中医办校的实践，撰写了部分讲义，为以后长时期从事中医教育工作奠定了基础。

第四阶段：1920～1934 年（48～62 岁）即自上海赴兰溪任职该县县立中医学校，直至逝世时期。在此期间，张氏除仍担任临床医疗工作外，还培养了大量中医后继人才，新撰及重订了大量讲义与专著，给后世留下了丰富而宝贵的文献资料。

本文承浙江中医学院邵宝仁老先生提供部份宝贵资料，深表谢忱。

（《中华医史杂志》1987 年 1 期）

新发现的《张山雷先生传》及有关资料

叶敏瑞　叶航

张山雷先生（1873～1934 年）是上个世纪早期著名的中医学家与教育家，晚年在浙江兰溪中医专门学校执教、写作与临床。在其殁后 2 年，即 1936 年，由其门生蔡济川、汪仲清等发起，刊行《浙江兰溪中医专门学校学生自治会会刊》。该刊版面大小为 259mm×155mm，共 196 页，内容约 7 万余字。其栏目有"仲景学说研究"（内载汤溪张作舟《续伤寒正名论》等论文，共 18 篇）、"学说"（内载兰溪叶建寅《疟疾不可概用柴胡论》等论文，共 31 篇）、"研究"（内载金华朱则方《内经脏腑表里诠证》等论文，共 28 篇）、"文艺"（内载《新校舍落成记》《岁暮志感》《国医兼习国文说》《送同学晋省应试序》《国医歌》《学医有感》等散文、诗词、联语）及"余兴"（内载"药物谜语"、"药物趣联"等涉及中医药内容的趣味文字）。其中在"文艺"栏内的汪葆元《张山雷先生传》及《张山雷先生自挽联》，张岳《悼张山雷先生》，为研究张山雷先生的珍贵史料，现移录如下，以飨读者。

1. 张山雷先生传

兰溪之有中医学校，肇自共和之己未（1919 年），诸葛少卿名超者为之长。规模草创，生徒落落，得师为难，以医家派别，失所统宗，而能原原本本、殚见洽闻、堪为人师者殊鲜。明年冬，先生来自上海，学者翕然以得其所归，互相庆幸。

先生每日晚餐毕就寝，夜漏未尽二十刻即起，纂辑讲义，率二千余言；提要钩元，兼宗条贯，达诸笔，宣诸口，能使听者心领神会，欢欣鼓舞，骎骎而不容已。先生殁而校存，分任教授者皆受业之弟子。

先生姓张氏，江苏嘉定人讳寿颐，字山雷，清诸生。学有根柢，于经史百家业靡不涉猎。以亲疾而习医，遂辍举子业游同邑朱阆仙之门。阆仙于黄墙家塾课医学，先生与焉。旋罢，先生始行医于沪上，曾列神州医校之讲席。少卿往求师，乃应聘而来。阅十余年，多所造就

《体仁堂医药丛刊》，都为二十余种，殆皆素所口讲而指画者，精加手订以成之。比年以来，授之所肄，大抵先生之书；其他通都大邑，医校以次而立，于先生之书亦多采取；邮递络绎而不绝。

其卒也，以甲戌之夏（1934 年），权攒于城北三里之新亭，元配沈衬。岁逢寒食，门弟子必拜扫于其墓。

汪葆元曰：先生于校，固薪尽而火传，而学说复风行渐起，倘所谓不朽之业，非耶？先生之所著常存，胸襟识力，并声音笑貌，犹仿佛遇之，谓先生至今存，可也！旅瘞于兹土，而被其泽者，咸思报称而护持之，即以兰皋为桐乡，亦何不可。

丙子（1936 年）兰溪汪葆元艮庵撰

2. 张山雷先生自挽联

一伎半生，精诚所结，神鬼可通，果然奇悟别闻，尽助前贤补苴罅漏；

孤灯廿载，意气徒豪，心肝呕尽，从此虚灵未泯，唯冀后起完续残编。

3. 悼张山雷先生

张　岳

我来未见先生面，但见群书列案前。

开卷恍如亲指示，始知薪尽火犹传。

（《浙江中医杂志》2004 年 9 期）

杏林巨匠　一代宗师

颜永潮　　应志华

张山雷，名寿颐（1873～1934 年），江苏嘉定人，毕生从事中医事业，献身教育，培养后继，著书立说，为后人留下了大量宝贵的学术资料。既是一位近代名医，又是著名的中医教育家，学验俱丰，在医林享有盛名。为了继承和弘扬张氏之学，浙江省中医药管理局受卫生部之托，组织浙江中医学院、浙江中医药研究院、兰溪市医科所等单位对张氏的著作进行全面系统的整理研究，编纂了《张山雷医集》，约 260 万字，现已由人民卫生出版社出版发行。

1995 年 9 月由浙江省中医药管理局会同人民卫生出版社、浙江中医学院、浙江省中医药研究院、兰溪市科委、市卫生局、医药局等 8 家单位主办召开全国性的张山雷学术思想研讨会暨《张山雷医集》首发式，在素有江南"中医药之乡"美誉的兰溪市举行，来自全国各地的代表 60 余人出席了会议。参加会议的主要领导有人民卫生出版社社长刘益清，省中医药管理局局长王坤根，金华市卫生局副局长李伟，兰溪市政协主席张燕翔，市政府副市长包端田，市人大副主任唐广书等同志。会议录用学术论文 50 余篇，与会代表中医界专家教授，张山雷生前学生等，就有关张山雷生平事迹、著作考证等课题进行了广泛深入的研讨与交流．特别是对张山雷治疗中风的经验、论述颇感兴趣。

张氏生平史迹简述

张先生，禀赋聪颖，自幼好学，19 岁就考上了秀才。平时于诸子百家之书靡不涉猎，后因母病风痹，历久不愈，痛苦异常而弃儒立志学医，乃时与医界交往，对古典医著及历代医家著作，朝夕钻研苦读，坚持自学并拜上海名医俞德琈、侯春林、黄醴泉、朱阆仙为师求教．取各家之长，不数年，学业大进，于1910年（清·宣统2年）开业行医于上海，求医者日众。1916年名医朱阆仙创办最早的第一所中医学校，深知张先生基础雄厚，聘请他担任教职。从事教育工作2午后，朱阆仙病逝，医校停办，先生旋即去沪行医，并开始著书立说。1918年至1919年，又执教于上海神州中医学校．在此期间，他所著的《中风斠诠》一书就已问世，并作为该校的课本之一。1920年由上海神州医学总会推荐，应浙江兰溪中医专门学校聘请委先生为教务主任，主持教务工作达15年。教材自编自救，日以继夜，不辞辛苦，先后完成各种教学讲义及论著25种66册．对前人著述多有阐发，为后人留下了珍贵的中医学术经验资料．张氏立论皆源于积学心得，博古融今，中西合参，尤精于训诂，对经典著作与各家学说均能发其要义，取其精华。一生中特别对中风病的研究颇深，总结历代医学之精华，而遇有谬误之处则加以纠正，系统地总结编写出《中风证治八法》，引起中医界的轰动，当今全国各中医院校教材都推广运用他的中风治疗法则。移居香港的著名中医陈存仁，1934年所编著的《中国药物学辞典》中就很多采用张山雷之说。张山雷的著作有部分抗日前就由上海千倾堂书局出版了，未出版的多系油印本，到现在已成为具有保藏价值的珍本。张山雷1927年还创办过《中医求是月刊》，自任主编。先后共办学12期，毕业学生达600余名，分布在江、浙、皖、赣各省。学生中有的已成为中医学院教授、博士生导师及各级中医医院主任医师。如浙江医院副院长吴士元主任医师（1995年病故）；南京中医药大学教授、博士生导师、针灸专家邱茂良，现兼任卫生部医学科学学术委员会委员，世界针灸学会联合会顾问，香港针灸学会名誉会长，阿根廷针灸学会顾问，全国政协委员；浙江中医学院教授叶德铭；浙江中医学院伤寒温病教研室主任邵宝仁（系张山雷女婿）等。

张山雷在兰溪中医专门学校任职期间，编写讲义每至深夜未息，夜编日教，达诸笔、宣诸口、朝夕如是者15年，积劳成疾，竭尽全生，直至逝世为止，享年62岁。在病中对其尚未完成的部分手稿仍殷切关注，曾自挽一联："一伎半生，精诚所结，神鬼可通，果然奇悟别闻，尽助前贤，补苴罅漏；孤灯廿载，意气徒豪，心肝呕尽，从此虚灵未泯，唯冀后起，完续残篇。"诚是壮志未酬身已故，常使门生泪满襟。

（《中医教育》1997年6期）

近代名医张山雷

佚名

张山雷（1873～1934），名寿颐。江苏省嘉定县（今属上海市）人。张氏19岁入泮，为邑庠生（秀才），平时广泛涉猎诸子百家之书，尤精于国学训诂。后因母病而弃儒习医，并随当地老中医俞德埁、侯春林学习，后又拜吴门名医黄醴泉为师。为"发扬国粹，造就真才"，1914年张山雷协助嘉定县黄墙屯朱氏疡科传人朱阆仙创办了"黄墙医校"，担任教务主任，亲自编写各种教材；1916年到上海，执教于神州医药专科学校；1920年应聘浙江"兰溪医校"，任教务主任之职，所用教材多为张氏边教边写而成。张氏很重视经典著作的心得体会，又紧密结合临床实践，先后编纂了《病理学讲义》《内科学讲义》《女科学讲义》《外科学讲义》《儿科学讲义》《古今医案平议》等10多种教材，深受医界推崇。在黄墙办校时期，教学计划的编拟已相具规模。后来张氏到兰溪主持教务，其课程设置渐趋完善。如当时的学制为五年制、预料2年以基础为主，有《内经》《难经》《伤寒杂病论》《神农本草经》等课程；正科3年在预科基础上，增设内、外、妇、儿以及生理、病理、诊断等临床各科。

张先生擅长经典医籍的考证，注重研究各家学说，编著有《难经汇注笺正》《经脉俞穴新考正》等专著，所编写的《读素问识小录》《谈医考正集》《医论选》《编制课程商榷意见书》《黄墙朱氏中医学校宣言》等资料，也从多方面反映了张氏的学术思想和治学方法。

张山雷在临床各科以及诊断、药物等方面都有深厚的造诣，与张锡纯、张国华有"三张三达"的美誉。他重视临床实践，各科均有建树，在其所编的许多临床专著和讲义中，以《中风斠诠》《疡科纲要》《脉学正义》三书最具学术价值。

张山雷一生致力于振兴中医，临证、治学、著述不间寒暑，为编写讲义，张氏每至漏夜未息，夜编日教，朝夕如是者10余年，直到逝世，为我国近代中医教育事业做出了重大贡献。

一代名医张山雷

陶继明

云山葱翠，碧水晶荣。风光秀丽的浙江省兰溪市北郊高家村，有一座圆形坟墓坐落在满山翠绿的橘树林中，远远望去，蔚然壮观。这座坟墓中安卧着一代名医—张山雷。

张山雷，名寿颐，清同治十年（1873）出生于马陆镇石冈。天资聪颖，自幼好学。19岁就考上了秀才。中秀才之后，张山雷更加勤奋读书，他博览群书，诸子百家无不涉猎，准备参加乡试，希冀在仕途上取得一席地位。

就在张山雷二十多岁时，他的母亲患上风痹的顽症，久治不愈，此事深深地刺激了年轻的张山雷。张山雷深感医药治病救人的重要，遂决定弃儒学医。经过对中医经典和历代名家著述的朝夕钻研，并随当地老中医俞德琈、侯春霖以及吴门名医黄醴泉等学习，没几年，医术大进，求医者日多。为求深造，师从方泰黄墙名医朱阆仙，朱氏视张山雷为得意门生，以生平经验，一一传授指点，张山雷学识益臻精湛，三载后，在城中张马弄悬壶济世。张山雷为人谦虚低调，他的诊所张贴仅书"张山雷知医"五个字，不写科目。由于他医术高明，对病人认真负责，不久就在嘉定名噪一时，看病就医者络绎不绝。

清宣统二年（1910），张山雷移居沪上，并在上海开设诊所行医，以具精湛的医术享誉沪上，并加入上海神州医学会。

1918年至1920年，张山雷襄助业师朱阆仙创办了全国最早的中医医学校——黄墙中医学校。张山雷感到祖国医学数千年来，名贤继起，著作如林，自清初以来，医学中更多

462

通品。然其间有的说理未尽透彻，有含意未申之处，且医之与其他学说不同，辨证有伪，选药必悖，为功为罪，捷于桴鼓。因此在黄墙执教时，他就着手著书立说，务使学生门径既清，则临证制裁，自能良心。由于张山雷学养精深，执教有方，来自四方就学者达七八十名，黄墙中医学校声誉卓著。

在此期间，张山雷还在上海神州中医学校执教，他所著的《中风斠诠》一书就已问世，并作为该校课本之一。他穿梭于上海市区、嘉定之间，倾其全心培育中医后人。1920年，由于他的业师朱阆仙逝世，黄墙中医学校停办。张山雷应浙江兰溪中医专门学校之聘，来到三江之汇、山清水秀的兰溪，任该校教务主任，直至病逝。

张山雷胸怀振兴祖国医药学的抱负，为了培育后继人才，在兰溪中医专门学校的15年中，更是孜孜不倦，著书立说，夜编日教，经常漏夜孤灯写作，有时直至黎明。他的著作共25种66册，其中在兰溪著有《医家名记选读》，并重订《医事蒙求》及《本草正义》。他在《本草正义》一书中，对不少药物有其独特的见解和发挥。张山雷治学严谨，对自己的著作精益求精，《医事蒙求》第三次重订时，他已沉疴在身，依然一丝不苟，重订结束后，不久就病故了。

张山雷的著作立论源于积学心得，博古融今，中西合参，尤精于训诂，对经典著作与各家学说均能发其要义，取其精华。对内、外、妇科、中风、本草、外疡等均有独特的阐发。当时医学家将他誉为全国名医"二张"（南有张山雷，北有张锡纯）之一，并以他的深厚造诣任中央国医馆常务理事。

张山雷身材清瘦，声音洪亮，所编教材，必先亲自讲解，旁征博引，滔滔不绝，而且有问必答，能使学生心领神会。他批改学生的作业也非常认真，并组织临床侍诊，以提高学生的临床医疗水平。1927年，他创办了《中医求是月刊》，自任主编。在他15年苦心孤诣下，毕业学生600余人，分布于江、浙、皖、赣、闽和上海等五省一市，形成了别具一格的张氏学派。兰溪中医专门学校一时享誉江南。时任中央国医馆馆长的徐相任因敬佩张山雷学识渊博，教导有方，也特地让儿子千里迢迢，负笈到兰溪求学。在各期毕业生中，不少佼佼者成为一代名医，向来兴旺发达的兰溪中药业，也因此而更加通四海达三江。

张山雷致力于中医教育事业，鞠躬尽瘁，死而后已。1934年病危时，他曾亲自撰写一副自挽联：

一伎半生，精诚所结，神鬼可通，果然奇悟别闻，尽助前贤，补苴罅漏；

孤灯廿载，意气徒豪，心肝呕尽，以此虚灵未眠，唯冀后起，完续残编。

挽联表达了他壮志未酬身先死的遗憾，也表达了他希望早日完成全部著作的心愿。

如今，张山雷的愿望终于实现了，他的全部著作《张山雷医籍》已由人民卫生出版社出版，全书上下两大卷，共达280万字。

张山雷的后半生是在兰溪度过的，他热爱兰溪，他死后，他的后代和弟子们按他生前的遗愿，将他安葬于兰溪。从此，风景秀丽的兰溪又多了一处人文景观——名医张山雷之墓。

张山雷先生的学术思想和医疗经验

邵宝仁

浙江兰溪中医专门学校教务主任张山雷先生事迹，已见于本刊第 17 期（1958 年 4 月号）。兹再补述先生对经典医籍的见解、对金元四大家的看法、对清代名医的评价、对叶汪二氏的批判以及阅读医书的方法和临床医疗的经验六部分。

经典医籍的见解

（一）内经：先生认为"今之素问，不独非班氏艺文志之黄帝内经，而亦非张仲景、皇甫士安诸人所见之素问矣。泥古之士，犹笃信为轩岐谈道之鸿著，诚未免受启玄之愚。"[1]"灵枢尤为晚出，其文气更非素问可比，强作诘屈聱牙之处，愈以增其丑态，伪譔之人，必非六朝初唐之通品，昔人有谓王启玄割裂甲乙经诸书以成之者，殆为近之。近人习医，每尊为圣经而不敢经加评隲，盖震于内经二字，耳食者多，固不知其内容果何若也。试细读之，可取之处甚少，姑择其较有理者，用硃笔点出，以备习此者笔下敷佐之用，其未点者，以废纸视之可耳。"[2]因此先生对内经一书提出"削肤存液、卖椟留珠"[8]的原则，主张选择其中比较重要的篇文，仿李氏知要、汪氏类纂之例，编为教材，并加以注释，供初学阅读之用。内经的注家，以王冰和马玄台较好，其余诸家备作参考。

（二）难经：先生认为"其理论与素灵时有出入，盖当先秦之世，学说昌明，必各有所受。"[4]"如诊脉之独取寸口及昌言心主、三焦之有名无形，皆其独到之处。本非借径素灵，以经疏体例，依草附木、人云亦云者可比，然则与素灵鼎峙而三，亦何不可。"[4]并认为难经"非一时一人手笔，所以诸条意义，各有主张。……不必视为圣经贤传，遂谓一字一句，不容立异，则是其所当是，而非其所当非，又何害于孔门各言尔志，举尔所知之义。"[4]至于难经的注家，"当以滑氏（伯仁）本义、徐氏（灵胎）经释，较为条畅，而余子碌碌，殊不足观"[4]

（三）本草经：先生指出"读本草者，必以本经为主，而别录辅之。"[5]认为"洄溪百种录提纲挈领，融洽分明，……识见之超，非恫饤小家所能望其项背"[5]。

（四）伤寒论：先生认为"全部伤寒论百十二方，可解而对证可用者十之七八，其不甚可解而竟无绝对之证可用者，亦十之二三。向来注家，皆以尊崇仲景之故，全以本论认作圣经贤传，以为一字一句，不容妄议。即遇本文之必不可通者，及病理药理之不可思议者，虽自己莫明其妙，亦必随文敷衍，空说几句，究竟糊里糊涂，徒今后之读者，更加一重障碍。"[6]指出"仲景伤寒论，自明以来，注家尤多，无不随意窜改，唯金成无已注本，犹存旧时面目，差堪依据。"[7]"尤在泾贯珠集，虽亦别开生面，重为注次，……而于诸经中分析种种治法，眉目一清，能今学者豁然贯通，有条不紊……断为近三百年作者第一。"[8]此外，如柯氏伤寒来苏集和徐氏伤寒类方，也认为是学习伤寒论较好的资料。

（五）金匮要略：先生指出"金匮古名玉函，今称要略，顾名思义，岂是完书。"[9]因此主张初学金匮，以方为主，结合论证精义，互相对勘。本书的注家，认为除徐彬的论注外，以"金鑑集注，最为轩豁"[7]。

对金元四大家的看法

金元四大家的张子和，除李士材医宗必读指为张仲景，已经陈修园、陆九芝指正外，而先生认为金元四家之张氏，当指洁古，"易老学说，终比子和为醇。"[9]是先生根据张洁古在祖国医学上的成就所提出的个人意见。对于四大家的学说经验，认为"张子和儒门事亲，专以汗泄下三法治百病，非浅学所敢尝试。唯识见既真，则奏效奇速，固亦应有之一道。刘河间治医，多主寒凉，盖亦当时气运使然，未必偏见若此；昔人尝谓守真以霜雪为雨露，利于松柏而害于蒲柳，然用之得当，自不可废，盖亦一家之学也。东垣出洁古门下，以培补脾胃为宗旨，且昌言寒凉峻利之害，盖承河间、子和之后，流弊已多，乃以温补为之挽救；且值金末大兵大疫之际，故创用升柴诸方，以为升清降浊之枢机，是因时代环境而成其一家之学。……丹溪受业于罗知悌之门，原出河间一派，爰以补阴为主，习用知柏；且谓局方温补香燥，而专著一书以为攻讦，矫枉者亦不无过正之嫌，至其创一'郁'字以论病，则开医家未有之法门"[7]。

对清代名医的评价

先生认为"有清二百余年，文人辈出，凡百学术，胥有以驾前人而上之，医学中乃多通品。如喻嘉言、徐洄溪辈之撰述，固文学之最擅胜场者；而柯韵伯、张石顽、尤在泾诸君子，学有实验，文亦精详，试与六朝唐宋元明诸大家度长挈大，恐丹溪、景岳之流，咸当退避三舍，更何论乎东垣、洁古、子和、立斋、献可？最近则吴有陆九芝，浙有王孟英、莫枚士，治疗既独树一帜，颇能纠正近世之恶习，而辞旨清晰，畅所欲言，……殊觉二千年来，斯道中极尠此醰醰文字。"[6]尤其"最为服膺而拳拳勿失者，厥唯两家：一则王氏梦隐之医案四集，一则陆氏九芝封翁世补斋前集数种而已。"[9]对王孟英医案更有极高的评价，说他"临床轻灵，处方熨贴，亘古几无敌手。"[10]此外，对张伯龙、黄醴泉的评价亦高。他说："张伯龙雪雅堂医案，论证处方，理法清晰，而用药亦朴茂沈着，精切不浮。……其论中风，参用西医血冲脑筋之说，……用药专主潜镇，遂为此病拨云雾而重见青天，寿颐一见此论，不觉低首至地。"[7]"黄醴泉案，用法活泼，选药纯粹，兼轻清灵三字之长，寿颐于同时前辈诸家中，最为服膺……自王孟英以外，最是不可多得之佳构"[10]。

对叶汪二氏的批判

先生颇同意陆九芝批判叶天士的论点，认为"阳明热病，挟痰最多，痰热壅塞，即今神昏，是皆气火上浮，有升无降，冲击脑经之候。叶老毕生大误，全在谬信温热传手不传足一语，必以手经足经，龈龈分辨，遂置阳明于不问，乃自剙'首先犯肺、逆传心包'二句，竟以温热伤寒，作为鸿沟界限，于是一见神昏，必从心包论治，至宝、犀黄、鲜地、玄参，是其惯技，初不料阳明轻热，即由此药引导，直窜人心，如醉如痴，不知不寐；抑且芳香太过，其气上升，而昏乃益甚。"[10]但先生虽一面批评叶氏，另一方面又从实际出发，肯定犀地的作用，指出辨证用药的方法："若问犀角、地黄与白虎、承气各证，究竟从何辨别，从何认清……只须从王孟英全部医案中，将其用此三方诸案，逐条录出，各以类从，看其脉症舌苔，有何异同，果能研究一二个月，当必有涣然怡然，一朝觉悟者，此又读九芝书者不可不有此一番刻苦工夫者已"[6]。

先生自己勤学，痛恨医人但求捷径而不肯多读医书，因此对汪讱庵的学医入门书大加批判。认为"汪讱庵所辑本草医方，语皆浮泛，绝少精神……而汤头歌诀，掇拾百十成

465

方，编为鄙俚辞句，虽意在便利初学，然毫无抉择，信手拈来，反授人以因陋就简之法，致开庸医轻率谈医之恶习。"[3]又详："此公之医方集解、本草备要二书，无一句不作通套笼统语头，真是医学中第一黑暗世界"[11]。

阅读医书的方法

先生对于阅读经典医书，主张独立思考，刻苦钻研。他指出"今本素、灵、难经、伤寒、金匮，只可就原有白文细读去，而参之以自己治医经验，将其明白了当、病理药理彼此符合之处，详加探索，确有妙悟可得而言。其有不甚可解者，则姑置一边，留待后日再读再解；或者自己工夫日进，治验日富，则必有昔日之不可解者，候至异日而一旦豁然者"[6]。

先生读书，还重视某些古字古义的考据。例如素问五脏生成篇中"色见青如草兹者死的'兹'字，今本均作'兹'字，先生反复考证，确定为兹（音玄、从二玄会意）作色黑解"[1,11,12]。

先生读古书，颇珍视原始版本，并不嫌其烦加以考证核对。例如他曾将浙江书局木刻本内经和道藏本、顾氏影宋原刻本内经及通行本甲乙经等，逐字逐句详加校对，具见先生认真读书，一字不苟的精神。先生除精读古书外，还多习新知。他说："凡百事业，无不古今异宜，南北异辙，矧兹民病，自然与气运相推移，随方宜为变化，虽古方大可以治今病，然对病乃可以用成方。……况病变必随时代而递更，斯读书尤以近今为适用。"[8]同时又主张多读古今医家治案，认为"医书论证，但记其常，而兼证之纷淆，病源之递嬗，则万不能条分缕析，反致杂乱无章。唯医案则恒随见证为迁移，……俨如病人在侧，謦欬亲闻。……所以多读医案，绝胜于随侍名师。"[8]先生具有这些读书经验，故在教学、临床及编著等方面，就能头头是道。

临床医疗的经验

先生继承黄墙朱氏之学，对外科学有相当造诣，强调外科须以内证为主，内外科断不宜分途论治。又如脑疽和背疽，古人治法，多尚清凉，先生认为温经宣托为唯一原则。谓"无论何病，莫不各有寒热虚实之别，必不能执一病名，而谓此症皆热，此症皆寒；亦不能谓某病必用清凉，某病必用温补，内症尽然，即外症亦何莫不然。独疡科中之脑背二疽，部位虽异，而形色情状，始传末传，无不彼此如一。颐所见者，可以百计，而从未有一热症当用清凉之药者。……虽亦有红肿焮热之症，然脉必弦紧，舌必白腻，只宜温化，最忌寒凉。……亦并不以时今冬夏而有异治，实是此症唯一秘诀。故用药如桂枝、羌活、川芎、鹿角之类，皆为必须之品；倘属虚证，则宜温补，轻则黄芪、桂枝，重则理中加味"[13]。

先生对内科病亦富经验，理论衷中参西，用药颇见胆识，录内风类中案一则为例：

"南翔陈君如深，年甫三旬，躯干素伟，忽然四肢僵痛，不可屈伸，虽神志未蒙，而舌音已蹇，其脉浑浊，舌苔浊腻，大府三日不行，此为肝火不藏，气血挟痰，上冲激脑，震动神经之病，治以清肝潜降，泄热涤痰，疏通大府。方用羚羊角五分（水磨冲），生石决明、生牡蛎、紫贝齿各一两，生玳瑁、青龙齿、生磁石各六钱（以上七味先煎），陈胆星、仙半夏、生白芍、莱菔子各三钱，石菖蒲、盐水橘红各一钱，礞石滚痰丸五钱（布包煎）；另用淡竹沥三两，加生姜汁三、五滴，分三、四次服。本方服一剂，四肢僵痛大定，二便畅行，坐立自适，继以潜阳化痰，调治旬余，即以康复"[14]。

466

结语

（一）先生的学术思想体系，是以古代经典医学文献为基础，同时把理论和实践相结合，不断地反复印证，来求得真理。对后世医家著述，则根据时代、气候和病变递更的关系，明确其学说形成的渊源，从而博采众长，兼收并蓄，故理论或实践，都能左右逢源，言之有物。

（二）先生学问渊博，学术上的成就亦丰富多彩，本文介绍的仅属举例性质，其他如妇、儿各科以及学术上某些论点，不能备载。

（三）先生竭毕生精力，为发扬祖国医学和办理中医教学事业而奋斗不懈，其精神和毅力是伟大的。尤其是打破迷信古人的思想及名家观点，对经典著作及先辈学说，大胆提出自己的见解，以及深入钻研的读书方法，都值得我们后辈认真学习的。

（四）为了便于说明先生的观点与原意，本文引用较多的原文辞句，俾读者得以窥见庐山真面。

（五）本文原有一万多字，曾在杭州市中医学会术报告中作过介绍，兹再加以修改和精减，错误之处，仍所不免，希同道给予指正。

参考张山雷先生原著

1. 读素问识小录，亲笔稿本。
2. 灵枢，光绪三年浙江书局木刻本，张氏藏书篇首亲笔评语。
3. 编制课程商榷意见书，黄墙朱氏中医学校 1914 年铅印本。
4. 难经汇著笺正，卷上，兰溪中医学校石印本。
5. 读俞德珩师医学及门书后，亲笔稿本。
6. 病理学读本，兰溪中医学校 1931 年铅印本。
7. 编辑讲义引用书目提要，黄墙朱氏中医学校 1914 年铅印本。
8. 医论选，卷三，兰溪中医学校油印本。
9. 籀簃医话，兰溪中医学校石印本。
10. 古今医案平议，兰溪中医学校油印本。
11. 读医考证集，兰溪中医学校石印本。
12. 脉学正义，卷二，张氏体仁堂铅印本。
13. 疡科医案平议，卷一，兰溪中医学校油印本。
14. 重订中风斠诠，1933 年铅印本。

（《浙江中医杂志》1963 年 1 期）

张山雷先生的学术经验和治学方法

邵宝仁

先生姓张名寿颐，字山雷（1873～1934），江苏嘉定人，博学多闻，尤精小学训诂（是研究文字解释的学问）。因母病风痹，经常迎医服药，引起他研究医学的动机，于是一面自己看书学习，一面又向当地老中医俞德珩、侯春林及吴门黄醴泉诸先生学习内科，而后又向同邑外科专家黄墙朱阆仙先生学习，通过实践，积累了丰富的学术经验。

1920年下学期由上海神洲医学总会介绍，应浙江兰溪中医学校聘请，任先生为教务主任。以后主持兰溪医校教务达十五年，先后完成各科教材和其它著作二十余种，对前人著述多有阐发，而遇有缪误之处则加以纠正。同时主张参考现代医学"取长补短以扩见闻，为媾通界限之先机"[*1]，体现了先生在学术上实事求是的科学态度。

笔者对先生的学说经验缺乏系统和深刻的研究，以前虽曾作过一些介绍，但未能表达先生发扬祖国医学的成就和深远的影响。今应《学报》编辑室之约，在原稿的基础上加以修改补充，内容分为：一、学术指导思想和治学方法；二、主要学术成就及其部分著作；三、对近代中医教学事业的影响；四、医案举例。

一、学术指导思想和治学方法

（一）对经典医籍的见解

1. 《内经》素问、灵枢

《内经》是古代医学的经典著作，历代医家一致公认为习医必读之书。先生也提出初学要首先阅读医经的主张。他说："《灵素》《难经》终是谈医之鼻祖，《脉经》《甲乙》亦为吾道之大宗。虽皆采集于后人，要自赆传于上古，微言隽义，层出不穷，赏奇析疑，钻研无尽。是以历代名贤，递相研索卒莫穷其精蕴……[1]"但是他又感到《内经》传世久远，内容既真伪不一，文字亦正讹难辨，学习上存在一定的困难。他指出："《素问》与《本草经》其源最古，必在秦火以前。文字之朴茂简练处，古色古香，自有一种浑穆气象，迥非魏晋六朝人所能募仿。……然其间为浅人羼入者，亦正不在少数，则传写之误，考订尤难。……盖是书之真伪杂遝，固已二千余年矣……"。

《灵枢》一书，其出最晚，南宋史崧始传于世，并未经林亿高保衡等校定。晁公武《读书志》已谓："好事者于皇甫谧所集内经仓公论中钞出之。（原注：盖即指甲乙经）名为古书。其以《灵枢》谓即汉志《黄帝内经》十八卷之九者，即是王冰。（原注：此说亦见晁氏《读书志》），且唐人医学诸书，皆未引及《灵枢》唯王氏《素问》注中引之独多。则是书之出，出于启玄，已无疑义。……是以杭世骏《道古堂集》中《灵枢》跋语，直谓其"文义浅短，与《素问》不类。断为王冰伪托，已有定论。但书虽集于王氏，而文则本于士安（即皇甫谧）试以《甲乙》《灵枢》两两对勘，无一节不在《甲乙》卷中……此则钞胥技俩，尤其可鄙之浅而易见者。"[2]

*1 本文注释，以文后参考张山雷先生原著及其他资料目录的次序为定，即注1是指参考的第一篇文章，其余类推。

从这里可见先生对《素问》和《灵枢》有独到的见解。他在谈到学习《内经》时曾提出："削肤存液，卖椟留珠"的原则。主张选择其中比较重要的篇文，仿李氏知要，汪氏类纂之例，编为教材并加注释，供初学者阅读之用。

《内经》的注家，他认为以王冰和马元台较好，初学读经，宜以二家为主。至删节经文以便检阅之用，则《类经》最为详晰，而薛生白的《医经原旨》，陈修园的《素问节要》亦简明切用。[4]

2. 《难经》

《难经》也是古代医经之一，内容上具有独特的风格，足与《内经》相媲美。后世医家往往尊重灵素，而把《难经》仅仅看做《内经》的羽翼。杨玄操、滑伯仁、徐灵胎等，都是抱着这种观点来评价《难经》的。徐灵胎还肯定《难经》不是经书。他说："《难经》非经也。以灵素之微言奥旨，引端未发者，设为问答之语，俾畅厥旨也。"[5]先生则不同意这种看法。他指出"吾国医经，素灵以外，断推八十一难，……孙吴时吕广已有注解，行世最早，远在今本灵素之先，是真医书中之最古者。其理论与灵素时有出入。盖当先秦之世，学说昌明，必各有所受之。如诊脉之独取寸口，及昌言心主三焦之有名无形。皆其独到之处。本非借径灵素以注疏体例，依草附木人云亦云者可比。"[5]

至于为《难经》作注解的，先生曾列举他所见注本的书目约二十家。他说："诸本至今并存，注家不可谓不多，然考其文义，绎其辞旨，甚少精警。……就中彼善于此，当以滑氏（伯仁）之本义，徐氏（灵胎）之经释，较为条畅，而余子碌碌，殊不足观。……是以颐辑此编（指先生所著的《难经汇注笺正》）虽曰汇集古注，而所录诸家，自滑伯仁本义外亦唯洄溪之说为独多，盖各注家唯此二氏为最优……。"[5]

先生以上见解，既肯定了《难经》在医学发展史上的价值，又指出内容的特点和注家的优劣，选择谨严，持论公允，足以纠正前人的偏见，作后学之南针。

3.《神农本草经》

《本草经》是祖国医学中一部最早的药物学。先生认为和《素问》一样"其源最早"，都是"秦汉"以前的古代文献。他指出："《本草经》言简意赅，含蓄者富，非精心寻绎，难得其真……。""不佞寻绎经文，不揣鄙陋有《本草正义》之作，撷本经别录之精华而逐句为之疏通证明，……凡古书精义，悉以经验所得引而伸之，偶有相沿成讹之处亦细辨其同异。似乎尚能适用"。[6][17]（先生本书以《本经》《别录》原文为主，凡二书中所没有的药品，则采取后世本草书中所有者补之，异仅完成草部二百余种，其他各类未及续辑。）

《本草经》的注释，前人已有著述，先生独推重徐洄溪《本草经百种录》。他说："洄溪百种录，提纲挈领，力据题巅，不沾沾于字句，而融洽分明，曲中肯綮，识见之超，诚非饾饤小家所能望其项背，而又义精词显，有利初学，最是杰作。惜其止此百种为憾"。[7]盖先生认为："本草一类古书复杂，不易记忆，……洄溪百种录，虽极简略，多中肯语……"。[4]因此对有这样高的评价。但对张隐庵、叶天士、陈修园辈拘泥经文，空谈气化，则为先生所不取。所以先生又指出："读本草者，必以《本经》为主，而《别录》辅之，后人杂说，徒多纷乱，不可不分别以观"。[7]

4.《伤寒杂病论》《金匮要略》

仲景《伤寒论》和《金匮要略》为医方之祖，它继承和发展了古代医家的学说经验，为祖国医学辨证论治奠定了基础。但是由于某些注家对疑难条文和方药也一例强作解人、敷衍过去。对此先生明白指出："全部伤寒论百十二方，可解而对症可用者十之七八，其不甚方解而竟无绝对之证可用者，亦十之二三。向来注家，皆以尊崇仲景之故，认作圣经贤传，以为一字一句，不容妄议。即遇本文之必不可通者，及病理药理之不可思议者，虽自己莫明其妙，亦必随文敷衍，空说几句。究竟糊里糊涂，徒令后之读者，更加一重障碍"。[6]众所周知，某些注家的缺点诚如先生所批评，但对其中部分较好的注家则择优选取并肯定了他们的贡献。他指出："仲景《伤寒论》自明以来，注家尤多，无不随意窜改，唯金成无已注本，犹存旧时面目，差堪依据。……[4]《金鉴》集注，明白晓畅，绝少穿凿之弊，即其改正处，亦自灼然可信。[4]徐洄溪《伤寒类方》芟净荆榛，遂成坦道"。[4]而对尤在泾的著作则有更高的评价。他说："尤氏《伤寒贯珠集》虽亦别开生面，重为注次，而于诸经中分析种种治法，眉目一清，能令学者豁然贯通，有条不紊……断为近三百年作者第一"。[8]

"《金匮》古名玉函，今称要略。顾名思义，岂是完书。陈振孙《书录解题》谓此书由王洙于馆阁蠹简中得之。则断简残偏，更可想见。……又非《伤寒论》之重次于王氏可比……"[2]因此他主张初学《金匮》"宜以方为主，结合论证精义，互相对勘"，[4]以求得理解。

本书的注家，认为自徐氏（徐彬《金匮要略论注》）注后，继起者亦复不少。其中以《金匮》集注，最为轩豁……。[4]此外，尤在泾《金匮心典》也认为是学习《金匮要略》较好的资料。

在提到学习方法时，他指出"今本《素灵》《难经》《伤寒》《金匮》，只可就原有白文细细读去，而参之以自己治医经验，将其明白了当、病理药理彼此符合之处，详加探索，确有妙悟可得而言。其有不甚可解者，则姑置一边，留待后日再读再解；或者自己工夫日进，治验日富，则必有昔日之源可解者，俟至异日而一旦豁然者"。[6]

以上观点，反映了先生对经典著作在独立思考深入钻研的基础上，从实际出发，明确提出自己的见解和阅读方法，批判传统的遵经守旧的习惯，提倡敢想敢说的创造精神，裨益后学，实非浅解。

（二）对金元四大家学说的看法

刘河间、张子和、李东垣、朱丹溪是祖国医学史上著名的金元四大家。他们继承了历代医家的学术思想和成就，创造性地提出了具有独特见解的医学理论和治法，不受古代学说所局限，开创医学上学术争鸣的先例，后世医家称为金元学派。他们的学说经验各具有代表性一面，如刘河间的偏重寒凉；张子和提倡汗吐下三法；李东垣主张调补脾胃；朱丹溪的滋阴降火。他们都有其独到之处，丰富了医学的内容，对后世医学的发展有着推动和促进作用。先生对四学家派的主要成就，给予恰如其份的评价。他指出："张子和《儒门事亲》专以汗、吐、下三法治百病，非浅学所敢尝试，唯识见既真，则奏效奇速，固亦应有之一道；刘河间治医，多主寒凉，盖亦当时气运使然，未必偏见至此。昔人尝谓守真以霜雪为雨露，利于松柏而害于蒲柳。然用之得当，自不可废，盖亦一家之学也；东垣出张洁古门下，以培补脾胃为一生宗旨，且昌言寒凉峻利之害，盖承河间子和之后，流弊已多，乃以温补为之挽救。且值金末大兵大疫之际，故创用升柴诸方，以为升清降浊之枢机，是因时代环境而成其一家之学。乃宗之者辄以升柴统治肝肾之虚，则贻害亦烈；丹溪受业于罗知悌之门，原出河间一派，爰以补阴为主，习用知柏。且谓局方温补香燥而专著一书以为攻谦，则矫枉者亦不无过正之嫌。至其创一"郁"字以论病，则开医家未有之法门。[4]又指出："金元四家之称，由来已旧，所谓张氏，当指洁古。易老学说，终比子和为醇……"[2]这是先生根据张洁古对医学上贡献而提出的个人意见。

以上评述，虽似简略，然已可说明先生对四家学说的态度。

（三）清代医家学说对先生学术思想的影响及其评价

清代医家著述，在历代医家革新思想的启示鼓舞下，学术上有进一步的发展。所以先生对他们的评价也很高。例如：喻嘉言、张石顽、徐洄溪、尤在泾、莫枚士、陆九芝、王孟英…等诸家学说对他的学术思想有很大影响。特别是陆九芝、王孟英的著述，在他思想认识上印象更为深刻。他指出："有清二百余年，文人辈出，凡百学术，胥有以驾前人而上之，医学中乃多通品。如喻嘉言、徐洄溪辈之撰述，固文学之最嬗胜场者，而柯韵伯、张石顽、尤在泾诸君子，学有实验，文亦精详，试与唐宋元明诸大家度长絜大，恐丹溪、景岳之流，咸当退避三舍，更何论乎东垣、洁古、子和、立斋、献可？最近则吴有陆九芝，浙有王孟英、莫枚士，治疗既独树一帜，颇有纠正近世之恶习，而辞旨清晰，畅所欲言，…殊觉二千年来，斯道中极题此醒豁文字。…"[6]又说："寿颐不敏，治医家言逾三十年，……所见近贤著述，最为服膺而拳拳勿失者，厥惟两家，一则王氏孟英之医案四集；一则陆九芝封翁世补斋前集数种而已。陆氏擅长温热，学识与梦隐相等，而文辞偶傥，笔锋锐利，尚非孟英所能及。"[2]

先生对《王孟英医案》更有推崇备至的评价。他说："王孟英临症轻灵，处方熨贴，亘古几无敌手。"[9]

此外，张伯龙和王醴泉二先生的医案，亦素为先生所心折。他说："张伯龙《雪雅堂医案》论症处方，理法清晰，而用药亦朴茂沉着，精切不浮；[4]王醴泉治案，用法活泼，选药纯粹，兼轻、清、灵三字为长，寿颐于同时前辈诸家中，最为服膺……自王孟英以外，最是不可多得之佳构。"[10]

大家知道，清代医家之享有盛名的，以叶天士为最著，而医书传播之最普遍的，首推汪讱庵医书三种——《医方集解》《本草备要》《汤头歌诀》。但先生对于以上二家的学说，不仅无所采取，而且提出批判。关于先生批评叶天士的论点，在下面有关温病问题中介绍，这里先介绍他对汪讱庵三书的批评。他指出："汪讱庵能读医书，未精医理，所辑本草医方，语皆浮泛，绝少精神……而《汤头歌诀》掇拾百十成方，编为鄙俚辞句，虽意在便利初学，然毫无抉择，信手拈来，反授人以因陋就简之法，致开庸愚轻率谈医之恶习"。[1]

以上这些意见，在一定程度上不妨认为是先生学术思想体系的重要组成部分。

二、主要学术成就及其部分著作

（一）中风病因症治的创新

中风为病猝然昏仆，痰壅涎流，㖞僻言塞，肢体偏废，甚则不动不言，危症迭至。祖国医籍，在《素问》有此病而无此名。而其中标"中风"之名者，详其症状和《难经》《伤寒论》中的中风相同，皆由外感风邪所致，与上述症状无涉。由此可知二者实为异病同名，必不可混为一谈，漫无区别。考其致误的由来，则首先滥觞于《金匮要略》中风篇，以"㖞僻不遂，昏不识人"，指为风邪在经在络，入脏入腑；至《甲乙经》亦以"击仆偏枯，猝然暴死"指为"偏中风邪"。于是《千金》《外台》诸书，相率以温散风寒之小续命汤为治疗中风之专剂，贻害已不知几许，习俗相沿，医家家病，彼此梦梦！金元医家，知病属内因非由外感，因而有主火，主气，主痰之说，并提出"类中风"的名称，不可谓非一大进步，然治法仍不出前人成法，续命愈风诸方，如出一辙。宜乎后世医家有中风难治之慨了！

清末，蓬莱张伯龙，根据《素问》调经论"血之与气并走于上，则为大厥"一节经文，并参用当时西医血冲脑经之说，著有《类中秘旨》一书，指出本病即"肝火自盛，化风上扬，迫令气血上逆，冲激入脑，震动神经而失其知觉运动之病。治法以潜阳镇逆为主，使血不升，则厥可定而脑神经之功用可复……"[12]其说衷中参西，既阐明《素问》大厥的病理，又指出血冲入脑的病机，于是中风病的症治，才有了正确的准则。先生认为张伯龙这一创造发明，实能勘透渊沉，精当确切。

先生更由此而悟及《素问》生气通天论中的"煎厥""薄厥";至真要大论的"诸风掉眩，皆属于肝";通评虚实论中的"仆击偏枯，肥贵人则膏粱之疾也。"以及《素问》中有关"巅疾"等章节。他指出："此皆近世之所谓中风病也，然在《素问》未尝明示以此即内风陡动之病，而《金匮》《甲乙经》始以内风误认外风，讹以传讹，竟如铁案而牢不可破……。"[12]

在以上认识的基础上，先生广征载籍，上自《内经》《金匮》《甲乙经》《千金》《外台》《巢氏病源》，下迄宋元明清历代医家有关中风病的论述，参证西医学说，根据临床实践著成《中风斠诠》三卷，从病名的辨正，病因脉症的分析，以至应用方剂的选评，纲举目张，令人一目了然，为祖国医学开一新记录。

先生对张伯龙此书信仰之深，评价之高，已如上述。但对其中某些关键问题，也不肯苟同，而提出自己的见解加以讨论。

例如：张伯龙首创的"潜镇摄纳"一法，原为治疗此病的唯一主要原则，但在具体应用上，第一章即主张在猝倒昏瞀，气升痰壅之时"即当镇摄培补"。对此，先生认为伯龙这一提法，在治疗上缓急不分，次序颠倒，是不适合的。他说："此病这最着重处，在痰浊壅塞一层，盖阴虚于下，阳浮于上，必挟其胸中浊阴，泛而上溢，蔽塞性灵，上蒙清窍。以致目瞑耳聋，舌蹇语塞，……是以昏瞀之时，痰壅涎流，十恒八九。愚谓潜降急矣！而开痰亦不可缓。则半、贝、胆星、竹黄、竹沥之属，皆不可少。而伯龙于此，独无治痰之法，其意专为阴虚之人设法。然阴虚于下，亦多痰壅于上，不备此法，终是缺点。……奈何伯龙于此，反欲用阿胶，二地于发病之初，则滋填黏腻适以助痰为虐。……此则寿颐所不敢随声附和而阿私所好者矣。"[12]于是先生进一步指出："必至气逆已平，肝火已戢，痰浊不升，脉来缓和，然后徐图培本，以为善后之计，于是滋阴养液之法，始可渐渐参用，方能顾及病本之虚。若果不分次序而于气火升浮，痰浊窒塞之初，即用滋腻与潜阳并进，方且以缓摄纳之力，助浊阴之凝，适以偾事而有余。罪且难辞，功将安在？"[12]

先生从临床角度上，首先指出化痰的重要性和滋阴之害，这样把潜阳化痰与滋养肝肾两法的适应阶段严格区别开来，说明急则治标，缓则治本的道理，层次井然，是最明白晓畅。

（二）关于温病学说中几个问题的商榷

1. 对温病成因新感与伏邪的看法

新感与伏邪，是温病发病因素的两种类型。伏邪原称"伏气"。先生对于这个问题，认为伏气温病"最多伏暑而不多伏寒。盖长夏所受暑邪，容有尚未发泄，而秋凉束之，则更无透泄之路，遂致郁遏日久而为病愈剧。此秋冬伏邪之病，所以发于早者，治之犹易，而发之愈晚，则治之益难。若夫冬令之寒，虽问有伏藏而不即发病者，然至春时地气发泄，草木萌动，人在气交之中，纵有伏邪，亦必随气化透泄，安有久久蕴伏不即为病之理？"[6]

根据这种观点，所以他又指出："温病之成因。按之病情，新感为病，毕竟最多。"[6]

但是另一方面，也并不完全否认伏气温病的存在。他说："伏气为病，是其人先有伏邪在内，积久而后发者。其将发也，先觉昏昏嘿嘿，无情绪，无神采。即病者亦不能自言其苦，迨迟至三五日，或八九日，而寒热乃作。此则病之确乎由里达表者。《平脉篇》之所谓"伏气"是专指此等而言。然仅为温热病什百中之一耳。"[6]

先生又说："不意明清以来医家，往往根据《素问》'冬伤于寒，春必病温'与《平

472

脉篇》中'伏气'二字，作为温病一定不易之资料。即如王孟英所著《温热经纬》，亦竟将《素问》《伤寒论》等书中许多病症，一律归入伏气病中，不许世间有新感之温病热病，岂非咄咄怪事?"⑨

由上之说，可知先生对于温病成因新感与伏邪的意见，可概括为以下两个方面：

（1）温病的形成，以新感为主要因素。

（2）伏气温病，以伏暑发病为多。而伏寒成温，临床上极为少见。

2. 心病、胃病和犀地羔黄与白虎承气：

神昏谵语，是温热病发展过程中常见的一种症候，叶氏温热论称为"逆传心包"，治疗上习用犀角、地黄、安宫、至宝等清凉开窍之剂。而陆九芝则以伤寒论中凡神昏之症，皆隶于阳明条下为根据，断定"从来神昏之病，皆属胃家。"[13]主张用白虎承气等清下实热，同时一再指出叶氏误认心包和滥用犀地等药的错误。先生复因陆氏之说而引申之。他说："阳明热病，挟痰最多，痰热壅塞，即令神昏，是皆气火上浮，有升无降，冲激脑经之候。叶老毕生大议，全在谬信'温热传手不传足'一语，必以手经足经，龈龈分辨，遂置阳明于不问，乃自创'首先犯肺，逆传心包'二句，竟以温热伤寒，作为鸿沟界限，于是一见神昏，必从心包主治，至宝犀黄，鲜地元参，是其惯技。初不料阳明经热，即由此药引导，直窜入心，如醉如痴，不知不寐，抑且芳香太过，其气上升，而昏乃益甚。……岂非'首先犯肺，逆传心包'八字，认定手经，遂不许有阳明足经一说为之厉阶乎?……"。⑨

但是经验证明，犀地至室对于神昏谵语，临床上也有一定的疗效，问题在于是否适合病情。因此先生又指出："若问犀角地黄与白虎承气各症，究竟从何辨别？从何认清？则不佞笔下，必不能三言两语，剖解清楚。但有一条简单门路，可为学子告者，只须从王孟英全部医案中，将共用此三方诸案，逐条录出，各以类从，看其脉症舌苔，有何异同。果能研究一二个月，当必有涣然怡然，一朝觉悟者。此又读儿芝书者，不可不有此一番刻苦工夫者矣。"⑥

至于犀角地黄与白虎承气三方的适应症，先生启示我们须从脉症舌苔上去辨别同异。言下之意，已经明白指出犀角地黄并不是绝非所宜，而是应当在辨症的基础上，随宜使用。以视九芝先生的偏重白虎承气而不及其它者，涵义根本不同。先生最后两句，提示读者应根据临床实践，提高识别能力，不可拘守一家之言，束缚自己思想。语意深长，对后学尤多启发。

（三）外科学的成就和贡献

先生继承了黄墙朱氏之学，对外科学有相当的造诣。他感到通行的外科医书，多粗浅而少精当。于是根据师门家法，结合自己的临床实践，著有《疡科纲要》一书。把外科学方面的脉、因、症、治、理、法、方、药等，毫无保留地介绍出来（一九五八年上海科技出版社重校印行时对本书有较好的评价）。

本书在学术观点上，强调外科须以内症为主，内外科断不宜分途论沿。他说："症虽外发，病本内因，固不仅大痈大疽，非通乎内科者不能措手，即寻常疮疖，亦无不与内症息息相通，岂可专治其外，而谓可有全绩。且内病外疡，更多相因而至，……彼其知有外，不知有内，固未免自安于谫陋，丽仅知其内不知其外，亦殊是医学上之缺憾矣。"⑭

其次，在辨证上主张提纲挈领，掌握全面，而反对拘泥传统的局部名称。他说："痈疽疮疡，名目繁多，顾名思义，目眩心惊，实则审定阴阳，判决虚实，已于此道得其要

领，而犹有所最宜注意者，则不以形势

辨轻重。唯以部位定夷险，果在肌肉，虽巨疡亦无碍生机，倘属枢要，即小疖亦多所变幻，此则临证时所历验不爽者……。"[①]

在治疗上，亦别开生面，不拘守古人成法。例如，脑疽和背疽，都是外科大症，古人治法，多主清凉。先生根据师门家法及历年临床经验，证明此病治法必须以"温经宣托"为唯一原则。他指出："脑疽背疽……其部位属于太阳寒水之经，虽外形亦或红肿掀发，而病者皆脉细舌白，于法必当温经宣托方免内陷，误投凉药，危证立见。应用药物，如桂枝、羌活、川芎、鹿角之类，皆为必须之品，倘属虚证，则宜温补，轻则黄芪桂枝，重则理中加味。并谓："无论何病，莫不各有寒热虚实之别，必不能执一病名，而谓此症皆热、此症皆寒，则亦不能谓某病必用清凉，某病必用温补，内症尽然，即外症又何莫不然？独疡科中之脑背二疽，部位虽异，而）臣色情状，始传末传，无不彼此如一，颐所见者，可以百计，而从来有一热症，当用清凉之药者，故每见古人治法，往往以为不然。……虽亦有红肿掀热之症，然脉必弦细，舌必白腻，止宜温化，最忌寒凉。……亦并不以时令冬夏而有异治。实是此症唯一秘诀……。"[⑬]

这是先生的临床心得实录，故提出介绍，以供研习外科学的同志们参考。

（四）古今医案平议

先生对于古今医家的治疗纪录，极为重视。他认为："医书论证，但纪其常，而兼证之纷淆，病源之递嬗，则万不能条分缕析，反致杂乱无章。唯医案则恒随见证为迁移，活泼无方，具有应变无穷之妙。俨如病人在侧，謦咳亲闻，……所以多读医案，绝胜于随侍名师，直不啻聚集古今之无限良医，而相与晤对一堂，以上下其议论，何快如之!"[①]

他本着这一愿望，博采古今医家治案，依类纂辑，并逐条详加评论，从而使每一治案的是非得失，及其前因后果，原原本本，如指诸掌，定名为"《古今医案平议》"。

先生在这方面所费的精力不少，已成的有：伤寒温热、湿温、疟疾、痢疾及儿科、女科、疡科等十余种。他在致绍兴何廉臣先生书中提到："至颐之所注重者，则在《古今医案平议》一种，分门别类各自为书。……于案中佳处，必加诠释以叙其源委，或有与病理药理相悖谬者，亦必说明其所以然，不敢随声附和，人云亦云，贻误后来。"[⑰]很多同志认为这是一部指导临床实践较好的参考资料。兹附二例如下，以资豹窥：

《王孟英归砚录》："钱塘张韵梅茂才室人，自去年夏间娩后，虽不自乳。经亦未行，方疑其劳也。四月间患感，医进升散，遂腹膨气逆，肢瘈欲厥，或义疑其娠也。孟英诊之，脉弦巅痛，乃营虚肝郁，微挟客邪，误投提表耳。以清解轻宣之品，数剂而愈。继参养阴，月事亦至，人皆诧为神治，其实非大病也。"

［平议］膏粱柔脆之体，元阴多虚，肝阳易扰，误投升散，变幻最多。此案不自乳子，而月事经年不行，营阴亏乏，显而易见，一得升提，肝气未有不横逆者。孟英"清解轻宣"四字，尚须加以柔肝潜摄一层，方与瘈厥巅痛吻合。读王氏案，每以清微淡远之药，治愈疑难各证，无非轻灵活泼，能宣郁滞而利气机，自与呆笨者截然不同，古今治案中，实鲜其匹，宜乎时人之诧为神治矣。[⑨]

黄醴泉治案："湘如弟，风邪温热，郁阻气分，渐延营分，表热不扬，鼻衄点滴，四肢瘈痛，防发风疹，先以轻疏清泄"。冬桑叶　白蒺藜　杏仁　象贝　茅根（各 10 克）大力子　竹茹　丝瓜络（各六克）滑石　苡仁（各 12 克）　　焦栀皮　桔络（各 5 克）白茅花（3 克）。

474

［平议］此又柔脆之质，感受风热，正气不充，不易透泄，虽表热不炽，而已内郁营络，以致流衄，其时肌陜未开，最忌寒凉遏抑。选药轻疏表热，不犯温升，于宣络中稍参凉血，而又择轻清不腻之茅根、茅花、栀子，不杂重浊一物，是为良工辛苦。"⑨

（五）中医经典文献中某些古字、病名及辞句的考证

中医古籍中，有部分古文辞句和病名，由于传写之误或后人误解，以致失去原来的意义。先生精于小学训诂，所以他在这方面有相当研究。他把《内经》《难经》《伤寒论》《金匮》等书中的某些文字和病名，根据字书及经史传记，或结合病情药理，详加考订，从而纠正了习俗相沿的错误，使古文奥义，得以复显于后世。例如：

1. 《难经》中的"魄门"和《内经》"开鬼门，洁净府"的解释。

《难经》四十四难中的"魄门"，向来注家大多认为肺与大肠相表里，经言"肺藏魄"，所以大肠下口名为"魄门"。先生则谓"假使果以肺与大肠相表里之故而以大肠下口名为'魄门'，则心与小肠亦为表里，经言"心藏神伺以小肠下口不名为'神门'？比例最近，其非魂魄之'魄'甚明。"对此，先生乃根据《庄子天道篇》中以"糟粕"作"糟魄"及其它有关"魄"字的解释，证明"魄"即"粕"字，是古字假借通例。从而说明以肛门为"魄门"，即从食物糟粕由此而出取义。先生更由此而悟及《内经》中的"开鬼门，洁净府"二句，古人注解均以前者指发汗解表，后者指攻下通里。先生指出："疑'鬼'字即此'魄'字之伪，亦是开泄糟粕之意。盖传写者误脱其半，遂致不可索解。其实'开鬼门，洁净府'只是一义，前人注解，无一不议。"⑤⑮

2. 《素问阴阳别论》"阴阳虚，肠辟死"句"辟"字的考证。

先生说："宋校正曰：'全元起本''辟'作'澼'。颐按：肠澼之名，《素问》屡见不鲜，其病即下痢脓血之滞下病，其字则前后皆作'肠澼'，唯此处仿宋本尚无水旁。……以滞下之病而名'肠澼'，颇难索解。今按，'辟'有积聚之义，此病实因肠有积聚使然。幸仿宋本此处尚有一不加水旁之'辟'字，而命名之义昭然若发蒙。自后人概用水旁之'澼'而名义遂晦。此古书之所以不易读，而宋以后之书所以不足征欤！？"⑯

3. 《素问五脏生成篇》"色青如草兹者死"句"兹"字的考证。

先生指出："草兹之'兹'，今本皆作'兹'。……盖兹、兹二字，楷书形近，其实则形、义、音三者皆大别。"先生乃根据经史字书等古代文献反复考证确定为"兹"字。他说："须知此字明是从二玄之'兹'。凡从'玄'之字，皆有黑义，草色而兹，则青而兼黑，晦黝陈腐，滞而不泽，所以为将死之朕兆……。"⑪

4. 《素问疟论》"横连募原"考正。

《素问疟论》"邪气内薄五脏，横连募原"二句，据宋校正称："全元起本'募'作'膜'"。王冰注"募原"即鬲肓之原系。"其言不甚了了。明代吴又可《瘟疫论》首先提出："疫疠之邪从口鼻而入，舍于伏脊之内，去表不远，附胃亦近，乃表里之分界，即《内经》所谓'横连募原'也"的说法。并以他自制治疫之方名为"达原饮"，于是"募原"有了明确的部位。吴氏以后医家，多从吴说，一似"募原"意义已成定论而不可复易。先生根据袁爽秋复刊隋杨上善《太素》注"五脏皆有募原，其邪气内著五脏之中，横连五脏募原之输"一段文字，认为"输即俞穴之'俞'，亦古所通用。杨氏以募穴原穴而言，盖诸脏腑各有募穴，六阳经各有原穴，……疟邪既内薄（原注：'薄'读为'迫'，近也。《左传》'薄诸河，薄而观之'皆是此义）于脏腑，自当连及于经脉俞穴。此义至显无庸别为奇说。"由此可知所谓"横连募原"者质言之，盖即疟邪侵入于脏腑经络俞穴之意耳。"⑪

此外，先生曾将《素问》中部分辞句或章节，按照原书次序逐篇提出，加以考正，或引证古人注解而评其得失，名为《读素问识小录》。这是先生早年的作品，内容仅涉及《素问》全书半数左右。虽属残编断简，但在学术上仍有参考的价值。选录一则如下：

《阴阳应象大论篇第五》"善诊者察色按脉先别阴阳审清浊而知部分（句）视喘息听声音而知所苦（句）观权衡规矩而知病所主（句）按尺寸观浮沉滑涩而知病所生（句）以治（逗）无过（句）以诊（逗）则不失矣。"颐按：本节文义句逗甚明，既知病之部分，与病者之所苦，及病之所主，病之所生，而以治病则必无过，以诊病则必不失。显而易知，并非玄奥。特治字下少一"则"字，颇似费解，实则古书文法，似此甚多，亦非晦滞。不意王冰误读句逗。将"以治"二字属上为句，遂令上下文皆不可解。注语乃成呓语。无异痴人说梦。而马元台张隐庵诸人皆从王氏，大是怪事。且《甲乙经》明作"以治则无过"补一"则"字，尤其轩豁呈露。岂诸公皆未之见耶？⑯

三、对近代中医教学事业的影响

祖国医学，在反动统治时代的旧社会里，是在被轻视、排挤，甚至压迫、摧残的恶劣环境下，苟延残喘。这是人所共知的事实。先生身当其境，有鉴于"中医学术荒芜，致贻人以口实。"⑲毅然表示了以"讲求进步，实力竞争"⑲为职责，协助其师创办厂我国近代医学史上第一所中医学校，思有以"发扬国粹，造就真才"。⑲他在该校的宣言书里说："……虽天荒乍破，未必遽抵纯全，而私意胥靡，终当大弘法教。此日毕路蓝缕，且与二三子芟翦荆榛；他年切磋琢磨，尚望千万人扶持国学!"⑲充分表现了他对中医教学事业前途的抱负和展望。因此，我们认为解放前全国各地中医院校的创立，和黄墙朱氏医校的开辟，不无声应气求的关系，从而没科施教培植人才，使中医学术初步改变了"因循简陋，故步自封"⑲的落后面貌。这又是今国中医药界有志之士，敢于和反动派坚持斗争的胜利成果。

四、医案举例

1. 内风类中

南翔陈君如深，年甫三旬，躯干素伟，忽然四肢僵痛，不可屈伸，虽神志未蒙，而舌音已謇，其脉浑浊，舌苔浊腻，大府三日不行，此为肝火不藏，气血挟痰，上冲激脑，震动神经之病，治以消肝潜降，泄热涤痰，疏通大府。羚角尖水磨冲服（1.5克）、生石决明、生牡蛎、紫贝齿（各30克），生玳瑁、青龙齿、生磁石（各20克），（以上六味先煎），陈胆星、仙半夏、生白芍、莱菔子（各9克），石菖蒲、盐水橘红（各3克），礞石滚痰丸（15克布包煎）。另用淡竹沥（60毫升），加生姜汁三五滴，分三、四次温服。本方服一剂，四肢僵痛大定，二便畅行，坐立自适。继以潜阳化痰，调治句余，即以康复。

2. 痛痹

南翔人封治平，初冬劳力受寒，猝患腿痛不可屈伸，病已经旬，服药无应，甚至全身不能转侧，颐定方以桂枝附子为主，余则独活寄生等，普通之和血宣络而已。方固平平无奇，人尽能之。而定方之后，始见前者所服之方，亦是当归、独活、寄生、川断、灵仙、红花等十一味，而颐方中竟同用其十，唯加桂枝附子而已。乃服是方三剂，而患已全瘳。始悟前医之无效者，只以方中无主药耳。

3. 脑疽

丙辰夏午下旬，天气酷暑，吾嘉老儒朱莪士，年踰古稀，患脑疽，乍起甫四五天，形势已巨，……先有某医敷以凉药，肿胀愈甚。余君伯陶，嘱延颐诊，迨往视，则旁至两耳，上入发际，下及大椎，纵三寸余，横五、六寸，漫肿无垠，皮肉黑暗，皆隐隐欲腐。中间一道横约四寸，纵亦寸许，粟粒白点，簇簇十余处，而坚硬顽木，几不知痛，平塌不高，毒尚未聚，脓亦未成，其势甚张。而如此年龄，情殊可畏。所幸身不发热，脉犹有神，舌则淡白薄腻，人则橙风而不畏寒。余诊脉时，汗流浃背，病者则犹今人闭塞窗牖，可知酷暑炎天，而症本虚寒，了无疑义。是必温补升阳，苟得相应，方有希冀。即投党参、黄芪、桂枝、鹿角、羌活、香附、半夏、归、断、远志、砂仁等味。外则漫肿坚硬者，敷以温煦丹（方见拙编《疡科纲要》），其中间粟点欲腐处，掺以天仙子合少许三仙丹（天仙子乃广东药肆中物，非本草书中所有，研为细末，提脓妙品）。两天后脓毒稍聚，胃纳尚安，而畏风不撤，脉舌如故。乃以别直（6克）易党参，毛鹿角（3克）易寻常鹿角，更加附子，炮姜（各3克），外用前药同治。五六日后，脓聚腐化，计溃烂者，不过中间一道，而上下四旁之黑暗顽木坚肿者，蜕去浮皮一层，中已新肉莹然，红活鲜嫩，其入发际处，并发根蜕去，牛山濯濯，宛然柔嫩肌肤。乃一路温补，不及两旬全愈。……寿颐前后所治此证，已不胜枚举，唯以温经宣络者多。若此案之大温大补，亦不恒有，则高年气血本虚，非此不可。固不当与年富力强者，作一律观也。

4. 解颅

某儿：八个月。病起呕吐，天柱软倾，面色恍白，渐以解颅。头大如六、七龄童，哭声不扬，父母年喻知命，先天本弱。恐难为力。姑与鹿茸血片（0.3克），研细末，分二天服，外用古法：细辛、肉桂（各3克），干姜（5克），研细末，温水调涂囟门。

复诊：音出神振，头能举动，形稍缩小，笑颜可掬，肌肤润泽，面有血色，但囟门虽起，而软处大踰径寸，未可乐观。

处方：熟地、党参、炙芪（各10克），紫河车、炒于术（各6克），炙甘草（5克），毛鹿角、明附片（各3克），当归（6克），川芎（5克）。煎方母子同服，外用药如前。另鹿茸血片（0.6克）研细分五天服。

结语

1. 先生的学术思想，是以古典医学文献为基础，同时把理论和实践相结合，不断地反复印证，来求得真知。对后世医学著述，则根据时代、气候和病变递更的关系，明确其学说形成的渊源，从而博采众长，兼收并蓄，故理论或实践，都能左右逢源，言之有物。

2. 先生竭毕生精力，为发扬祖国医学和办理中医教育事业而奋斗不懈，其精神和毅力是值得称道的。尤其是打破迷信古人的思想及名家观点，对经典著作及先辈学说，大胆提出自己的见解，以及深入钻研的读书方法，都值得我们学习。

3. 为了体现先生的学术思想，本文引用较多的原文辞句，俾读者得以窥见庐山真面。

4. 先生学问渊博，学术上的贡献亦丰富多采。本文所介绍的仅仅是先生著作中的部分内容。其它如妇，儿各科及学术上某些论点，不能备载。

参考资料目录

1.《编制课程商榷意见书》黄墙朱氏小医学校1914年铅印本。

2.《籀簃医话》兰溪中医学校石印本。

3.《灵枢》浙江书局木刻本篇首亲笔评语。

4.《编辑讲义引用书目提要》黄墙朱氏中医学校1914年铅印本。

5.《难经汇注笺正》兰溪中医学校石印本。

6.《病理学读本》兰溪中医学校铅印本。

7.《读俞德孚师'医学及门'书后》先生亲笔稿本。

8.《医论选》兰溪中医学校油印本。

9.《古今医案平议》兰溪中医学校油印本。

10.《湿温病医案平议》兰溪中医学校油印本。

11.《读医考证集》兰溪中医学校石印本。

12.《重订中风斠诠》1933年铅印本。

13.《陆九芝世补斋医书前集》石印本。

14.《疡科纲要》兰溪中医学校铅印本。

15.《本草正义前集》兰溪中医学校铅印本。

16.《读素问识小录》1907年先生亲笔稿本。

17.《绍兴医药月报》第三册一卷五号。

18.《疡科医案平议》兰溪中医学校油印本。

19.《黄墙朱氏中医学校宣言书》1914年铅印本。

(《浙江中医药》1979年3期)

医林巨擘张山雷

吴中云

浙江省兰溪县（今兰溪市），位于风景绮丽的富春江上游，是近代中医教育事业的发祥地之一。由张山雷先生任教务长的兰溪中医专门学校，与丁甘仁创办的上海中医专门学校及施今墨创办的华北国医学院齐名，都是近代中医教育颇有名气的学府。张山雷先生作为杰出的中医学家和教育家，在代近中医史上享有崇高的地位。

锲而不舍　投身中医教育

张山雷（1873～1934），原名张寿祥，字颐征，后改名寿颐，字山雷，出生在浙江嘉定一个普通商人家庭。

少年张山雷天资聪颖，勤奋好学，遍读经史及诸子百家之书，19岁时考取秀才。因为母亲患有风痹病，张山雷开始阅读医书，以便护理母亲。后来，他弃儒学医，潜心钻研历代中医经典，同时拜名医俞德孚、侯春林、黄醴泉等为师。1904年，张山雷又拜师于名医朱阆仙先生门下。朱阆仙是五代相传的名医，精通各科，医名远扬。朱先生对张山雷极为器重，将生平经验及家传秘方都毫无保留地传授给了他。得到朱先生的教诲，使张山雷的医术更加精深，学识更臻丰厚。1910年，张山雷开业行医于上海，求医者日众，医名渐盛。

478

1912 年之后，北洋政府对中医实行摧残扼杀的政策，激起全国中医界的愤慨和反抗。身处中医面临危亡的紧要关头，张山雷决心以振兴中医教育来拯救中医。1914 年，他协助恩师朱阆仙先生在嘉定创办了私立黄墙中医药学校，并担任教务主任之职。时年 41 岁的张山雷，将他兴办中医教育的理想和抱负都寄托于黄墙中医药学校。然而不幸的是，两年之后朱阆仙先生溘然辞世，学校停办，同仁们各奔东西。张山雷壮志未酬，黯然神伤，遂再次前往上海行医，等待着重振中医教育的机会。行医之余，他开始著书立说。

1918 ~ 1919 年，张山雷又执教于上海神州中医学校。此时，他已完成了自己的学术力作《中风斠诠》，并将此书作为学校的教材。不久，上海神州中医学校因经费不足，被迫停办。

1919 年，兰溪县知事盛鸿焘有感于当地缺少名医，倡议成立了兰溪中医专门学校，首任校长为诸葛少卿先生。学校建成了，却苦于师资难觅。1920 年，诸葛少卿专程到上海寻访名医。经神州医药总会介绍，诸葛先生见到了张山雷。开展中医教育乃张山雷朝思暮想、梦寐以求之事，他当然欣然应聘。张山雷在兰溪中医专门学校担任敬务主任，任职 15 年之久，直至他生命的最后一息。

到校后，张山雷遇到的第一个问题就是课程设置和教材编写。经与同仁磋商，确定以生理学、卫生学、脉理学、药物学、药剂学、诊断学等学科以内、外、女、幼四种为纬，进行课程设置。教材编写工作则由张山雷自己承担起来。

张山雷日以继夜地编写教材，且边写边教，不辞辛劳，经常是漫漫长夜，在孤灯下伏案写作，翌日，又登上讲坛，循循善诱地为学生授课。他讲课生动活泼，能使听者心领神会。除渊博的学识之外，张山雷还以其胸怀旷达、平易近人的人品，受到本校师生和当地群众的敬重。

执教 15 年间，张山雷先后编写各种教材和论著 25 种 66 册。为完成这一规模浩大的工作，他倾注了毕生的心血。这些著作不仅满足了兰溪中医专门学校的教学需要，而且成为具有珍贵学术价值的中医典籍。正是这些著作，使张山雷先生不仅作为一代名医和教育家，而且作为著作家名垂医史。

古为今用 评论百家医书

张山雷在编写教材时，首先注重文献资料的选取。他的治学思想是注重实用，认为："学医者本以疗治今人之疾病，……读书尤以近今为切用。"本着这一古为今用的指导思想，他从众多的中医书籍中精选出 108 种，作为编写教材和学生学习的资料，并区分为主用书、采用书、参考书三大类。张山雷编写的教材，有数十篇是采摭名家名论，附以编者评语而编成的。这些教材以古医籍为蓝本，融入编者的心得体会，内容生动活泼，很有特色。

张山雷认为，中医古籍在漫长的岁月中流传至今，难免存在散佚、脱漏、讹误等情况。因此，他虽然十分推崇古代医籍，但主张必须加以整理，达到取其精华、去其糟粕、推陈出新、古为今用的目的。他的著述中，有相当一部分是对于古代文献的整理研究。采用的方法，包括校勘、笺正、训释、评议等多种形式。张山雷整理研究过的古代中医文献，包括《内经》《难经》《神农本草经》《钱氏小儿药证直诀》等众多医籍。他在这一领域所作的卓有成效的工作，堪称是业绩辉煌，并产生了深远的影响。

张山雷执教兰溪 15 载，为中医教育和古代医籍的整理研究而耗尽了心血。1933 年冬，张山雷的胃疾复发，仍抱病修改《沈氏女科辑要笺正》。1934 年 3 月，他久病不愈，自知将不久于人世，遂自拟一挽联："一伎半生，精诚所结，鬼神可通，果然奇悟别闻，尽助前贤，补苴罅漏；孤灯廿载，意气徒豪，心肝呕尽，从此虚灵不泯，唯冀后起，完续残编。"其中"尽助前贤，补苴罅漏"概括了他在古医籍整理研究领域的理想和追求，"唯冀后起，完续残编"则表达了他对后来者的殷切希望。

1934 年 6 月 19 日（农历五月初八），一代医林巨擘张山雷先生与世长辞。从 1914 年协助朱阆仙先生创办黄墙中医药学校起，他为中医教育整整奋斗了 20 年。"孤灯廿载，心肝呕尽"正是他的奋斗史的缩影。

名垂医史　桃李遍布天下

张山雷先生作为一代名医，在临床医学方面有着卓越的建树。特别是对于中风病的研究，造诣颇深。他编纂的《中风证治八法》等著作对近代中医学有着深远的影响。在当今的中医院校教材中，仍在运用他的中风治疗法则。

作为一位教育家，张山雷创建了不朽的业绩。他在世时，前来求学者遍及相邻省份；乃至他去世后数年中，依然有人慕名而来。兰溪中医专门学校开办的 19 年间，共办学 12 期，培养学生 600 余人，遍布于江、浙、皖、赣、沪等省市。学生中有少人后来成了中医院校和医院的骨干力量，其中包括浙江医院已故副院长吴士元主任医师、南京中医药大学邱茂良教授（著名针灸专家）、浙江中医学院叶德铭教授、浙江中医学院伤寒温病教研室主任邵宝仁教授等。

为继承和弘扬张山雷先生的学术思想和经验，浙江省中医药管理局受卫生部之托，组织有关单位对张山雷的著作进行了全面整理，编纂了 270 万字的《张山雷医集》，由人民卫生出版社出版。1995 年 9 月，浙江省中医药管理局等单位在兰溪隆重举办了张山雷学术思想研讨会暨《张山雷医集》首发式。

张山雷先生为中医事业作出了巨大贡献，他培养造就了诸多知名医家，给后人留下了丰厚的学术遗产，还使兰溪作为江南中医药之乡而享誉四方。重温历史，人们不能不对呕心沥血、苦苦奋斗的先行者所创立的卓著业绩深表敬佩。

（《科技潮》1999 年 4 期）

张山雷学术经验评述

沈仲圭

张山雷，名寿颐，江苏嘉定县人（1873 ~ 1934）。幼攻儒学，后习医，负笈于黄墙朱阆仙之门，得其薪传。一九二〇年应兰溪中医专门学校之聘，任教务主任达十五年。其间边教边写，编著讲义著作二十余种，对医学理论及内、外、妇、儿和脉学，本草等均多心得。最近，读了浙江省中医药研究所等所编《医林荟萃》第五辑——《张山雷学术经验专辑》颇有所获。兹略述如下。

张氏著有《中风斠诠》一书，对中风的病因证治有其独到的见解。张氏赞同清末张伯龙《类中秘旨》对中风病机的认识，认为中风之症，皆由阳虚于下，肝风挟痰浊上逆，亦即西医所谓的血冲脑筋之病。并从临床实践出发，概括了中风证治八法，依次择列古今成方，并附加阐述，以供后人参考选用。其八法为闭证宜开、脱者宜固，肝阳宜于潜镇，痰涎宜于开泄，气逆宜于顺降，心液肝阴宜于培养，肾阴渐宜滋填，偏瘫宜于宣通。如开关之方，选用《本事方》稀涎散（皂角、晋矾）等开痰泄壅，为治气火挟痰上逆致闭之必需品，唯其气味俱烈，宜于实火，脱者忌用。潜镇之方则以《本事方》珍珠母丸为最胜，方用珍珠母、龙齿质重潜阳，枣仁、柏子仁、茯神清养摄纳，党参、当归、熟地滋养气血，犀角（或羚角）清心肝之火，共奏滋阴潜阳，清心宁神之功。又如所列滋养之方如集灵膏、一贯煎、滋营养液膏等。张氏之意，中风在风定痰开之后，宜投滋养，以培其本。笔者管见，滋肝益肾之方以薛一瓢滋营养液膏、首乌延寿丹为胜，临床应用，常有显效。张氏对中风的病因病机，见解卓著，论治有法有方，详悉靡遗。然惜其信古太过，所选之方，也有欠妥贴之处者。

张氏对妇科病的治疗也很有体会。如对月经不调，认为先期为火，后期火衰，只是一个方面，如血不能摄，则虽无火亦必先期；血液渐枯，则虽有火亦必后期。经来淡，是气血交亏，所以不能化赤，宜益阴养血为主，少加温药以疏通，王孟英清养之剂（青蒿、白薇、黄柏、当归、柴胡、龟板、鳖甲、白芍、乌贼骨、枸杞、地骨皮）疗效卓著。笔者体会，本方滋阴养血、清热凉血，更宜于素体阴亏火旺，月事先期、色淡无块，脉象细数、舌嫩少苔之证。对月经不来，提出宜补火补水补中气之法，确是提纲挈领，最为要诀。补火宜河间地黄饮子，补水为魏柳洲一贯煎，补中气用归脾汤加减，皆堪效法。笔者还喜用《医学心悟》益母胜金丹加味方，方用熟地、当归、白芍、川芎、人参、白术、茯神、丹参、远志、枣仁、黄芪、河车、香附、茺蔚子、益母草，功能补气血，养心神、少加调气通经之品，补而不滞，补中寓通，最为平妥有效。

对《难经》的研究，著有《难经汇注笺正》，认为风格独特，足可与《内经》媲美。同时，对其中某些论点也大胆提出商榷。如《难经·三十六难》说"两肾者，非皆肾也，左者为肾，右者为命门。"张氏意谓"立说离奇，最堪骇诧"。他说："以后天言之，亦如坎卦之三画，以两阴合一阳，水为其体，火为其用，乃有生生不息之功。假令果如三十六难所言，一阴一阳，各据一隅，不相融洽，则天地为否，闭塞成冬，坎离不交，水火未济。独阳不长，孤阴不生，而进化之生机已绝，斯人之生机索然矣。"此议颇为中肯。两肾为真水，两肾之中皆偶命门真阳，此即张氏"坎卦三画"之说。

（《浙江中医杂志》1983 年 1 期）

略述张山雷先生的外科学术思想

许芝银

近代已故名医张寿颐，字山雷、生于 1873 年，江苏省嘉定县人（今属上海市）。随同邑以外科著名、五代世医，东南物望的朱阆仙先生治医，从学有年。一生精研医学，医论高超，曾主持兰溪中医学校，并执教十多年。撰有《中风斠诠》《藏府药式笺正》《难经正义笺正》《经脉腧穴考》，《籀簃医话》等。不但能畅发经旨，阐述精微，而且积一生经验，启发后学。因此，在中医界颇具影响。其中《疡科纲要》为其杰作之一。该书定稿于 1977 年，当年梓版。全书共二卷，四章。立论简要，辨证精确。诚如郑召棠在该书《郑序》中所说"疡科之总纲，治疡之要领"。现就此书，略述张山雷先生的中医外科学术思想。

证虽外发　实从内出

张氏在《自序》中，一开始就针对当时社会上有些人以中医外科"唯以剪割刁铖，去腐生肌为能事，似乎卑之无甚高论"的错误观点，严肃指出：在发病原因方面，"抑知证虽外发，病本内因"。人体外有皮毛，中有经络，内有脏腑。因此，发于皮、肉、筋、脉、骨的疮疡，与内在脏腑有着十分密切的关系。并谓"有内外交病而为疡者，有内病变迁而力疡者，亦有内科议冶而酿成外疡者，更又有内科兼证而业生于疡哲"。如果仅"知有外，不知有内，未免安于谫陋"。为此，张氏认为在诊断方面，无论是辨阴证、阳证，还是辨肿、痛、痒、脓、溃疡、酸胀、麻木等都应以审察其人之气血盛衰，脏腑虚实为基础。在治疗方面，应辨证施治。所谓"疡家药剂，必随其人之寒热，虚实，七情六淫、气血、痰浊等诸证而调剂之"。这里不难看出，张氏是从多方面强调人是一个统一的整体，疮疡虽发于体表，但与内在的脏腑、气血关系密切。告诫我们对疮疡的辨证施治，既要重视局部的病变，又要重视整体的情况，才不致舍本逐末。

阴阳辨证　全面权衡

外科辨证，首重阴阳，虽非张氏所创，但张氏对辨阴证，阳证的方法有所阐发。在《论阴证，阳证》一节中，有关阴阳辨证论述颇详。他既不同意王洪绪《外科证治全生集》以痛疽二字判分阴阳，也不同意《医宗金鉴·外科心法要诀》不问阴阳、统称痈疽。张氏不但明确提出了要以经络之部位，病因之寒热虚实，病形之深浅。肿势之坚软，病势之迟速，痛势之缓急，来判分阴阳，而且在审辨阴阳时应局部与全身相结合。"要之见证论证，分别阴阳，务必审察其人之气体虚实及病源深浅而治有定论，望色辨脉，兼验舌苔，能从大处着想，则为阴为阳，属虚属实，辨之甚易。若以所患之地位为依据，已非通人之论"。就局部审证而言，张氏认为也应深入分析，分清主次，因人而异，因部位而异。所谓"究之红肿一端，未可定为阳证之代表，且亦有明是阴证，而皮肤必发红肿者，如脑疽、发背，病在太阳寒水之经，脉多细小，舌必白腻，均是阴证之确候"。若痈疡发于肌肉之里，距皮毛尚远，则"内纵成脓，而肤表必不变色，或肩背肌肉致密之处，及其人之色苍皮老者，发病虽浅，色亦不变，又何得因其不红，而概谓之阴证"。因此说张氏判分阴阳，不但能把握原则，而且又能灵活运用，了解实质，去伪存真，为外科审辨阴阳提供了宝贵的经验。

强调早治　求其消散

张氏在《论肿疡退消之剂》，《论肿疡内已成脓之剂》等节中指出："未成者，必求其消散，治之于早，虽有大证而可以捎散于无形"，强调治之宜早，以消为贵。临证时审证求因，并针对不同原因选用不同的治法。提出："唯是消肿之法，最为细密，一病有一病之来源，七情六淫，三因各异，若不能于病之本，探其源而治之，则断无消散之希望"。又说："退肿消毒之大法，以治外感，则有风者疏其风，有热者清其热，有湿有寒者理其湿祛其寒。以治内伤，则气滞者理其气，血瘀者行其血？痰凝饮积者导其痰涤其饮，正本清源，无一非退消之剂……"。

有关肿疡初期的消散，张氏亦禀前人之旨、强调行气。因为"疡之为病，必肿必痛，其故无他，气血壅滞，窒塞不通而已"。张氏从这一根本病理出发，以天人合一的哲理阐述了万物化生、须赖大气之流行鼓荡，而"疡患明：是气滞不行、苟不振动气机何能有济，此固治疡者始终利赖之捷诀。面凡通达经络，宜导经脉之法，无一不在行气二字之中者矣"。对于因五志之火，七情之郁为疡者，则主张在理气散结的同时，应不忘"破除烦恼，怡情悦性，颐养太和"的精神疗法。

清热解毒 随证而异

疮疡以热证为多，清热解毒为其大法已毋庸置疑，但张氏认为清热解毒亦须辨证，他指出：凡风热证，因风而生热者，头面诸疡和面避风之类，于清热之中应先辛凉竦风，不得早用苦寒之类，"否则热虽退而坚块犹存，久留不消"，凡湿热证，因湿而生热者，如湿痒诸疮及臁疮，流火等，"虽宜清解，但尤须淡渗导湿，不持芩，连等味，否则热势渐解；而湿积不化，肿腐难瘳"，对疔疮的治疗，张氏认为疔疮乃毒火之证，因其来努迅疾，易散难聚，热毒不仅直入血分，并与心、肝二经有直接关系，因此，须急用"鲜地，芩、连、犀、羚、丹、芍等清热凉血解毒"重剂急进，否则"杯水车薪，反致顷刻炼原"，对湿热火毒为患之水疗，张氏除用犀、羚、芩，连清热解毒外，还用淡渗之晶，与上述专治毒火则微分门径。至于疮疡溃后，张氏虽主张有火宜清，但又强调清解时必须"顾其元气，谓和胃气"，因为若只知苦寒清解，"必然败胃，且耗真元"。张氏的剖析对我们掌握运用清热解毒法有指导意义。

疮疡溃后 重视养胃

张氏认为疮疡溃后以虚为主，应重视养胃。在"论溃后养胃剂"一节中载："疮疡脓毒未决之先，痛苦备尝，正气虚惫，胃纳呆滞，生化乏源"，因此，外疡溃后，脓毒已泄，其势已衰，宜清其余毒，但其要者，应"扶持胃气，清养胃阴"。因为脾胃乃后天之本，但得胃气一调，运化正常，纳谷旺，则自能化生水谷精微，濡养肌肤，纵有巨大溃疡，亦能生肌长肉。张氏还认为，养胃"不方早投蛮补"。厚腻又非所宜，否则碍胃减食。故强调只宜轻清养胃，同时养胃不忘食补，尤其在脓去疮定之后，余肿渐消，可用性味甘寒，有清热化毒功用的鲜猪白肉炖取清汤以养胃阴，助津液，所谓"血肉有情之品，竹破竹补。"凡此论述，启示我们在疮疡溃后不仅应注意用药物清养胃阴，扶持胃气，同时也要注意食补。

处方用药 求其验廉

张氏不但精于外科辨证，而且在治疗用药方面亦以有效、价廉为宗旨。在"生肌诸方"一节中，张氏强调：能不用药，尽量不用，如疮疡溃后、腐尽新生之时，"其人有滋养能力，即不用药，亦无虑其不能收口"。能代用者则选用代用品。如生肌收口药中，以用珍珠粉等贵重药为上品，但其价格昂贵，张氏则选用"大块牡蛎洗净泥垢，杵散，用清水漂出细粉，去其粗滓"代用，功同而价廉。华而不实者则删去不用。如张氏所载收口药珊瑚粉方，止用血褐，赤石脂、牡蛎、龙骨、海螵蛸、冰片等，不用珊瑚、玛瑙、珠黄等费而不惠之品。在当时的社会，张氏不以医药为敛财之计，治疗用药不以贵为奇，唯求其有效，价廉，这种全为病人着想的高尚医德、在今天仍是值得我们学习的。

至于张氏对肿、痛、痒、脓、酸楚、麻木、溃疡等审辨，以及在化痰、理湿、温养、补益等施治方面，均有阐发，这里不一一赘述。

（《南京中医学院学报》1984 年 4 期）

试论张山雷对中药学的贡献

叶显纯

摘要：张山雷对中药学之研究造诣颇深。如对中药疑窦之处，每能旁征博引，澄清古字含义，指出古籍误录，予人以启迪；临床上，注重继承和发扬古人及前辈用药经验，躬身实践，体验入微。

张山雷（1873～1934 年），名寿颐，嘉定县（原属江苏省，今隶上海市）人，自1920 年起定居浙江兰溪直至谢世。曾在本邑及上海市区悬壶设诊，并先后执教于黄墙中医学校、神州中医学校以及兰溪中医专门学校，不仅于临床各科积有丰富经验，对中医教育事业作出显著成绩，而且对中药学亦颇多发明。撰写讲义，专著 20 余种，包括《脏腑药式补正》（1902 年），《本草正义》（1914 年）及《药物学纲要》（1930 年）三书，所述"皆本积学心得，不拾他人牙慧，发前贤未言之奥，破诸家涂附之迷"[1]。正因为如此，张氏不少精辟之论述，一引于《中国药学大辞典》（前世界书局版），再引于《中药大辞典》（江苏新医学院），深为医家所赞许。为了对张氏在中药学的贡献有所了解，兹特略予归纳，以见其概。

一、训诂考据　发皇古义

张氏于古文学殊具功底，对历代医籍阐微申义，颇多发明，而于中药文献之研究亦孜孜不倦，未遗余力，对其中某些问题之探讨，予以训诂考据，旁证博引，每能释人疑窦，予人启迪。

1. 澄清古字含义：古代医籍恒有一字多义或借鉴而用者，若非明辨，每易误入歧途，而药物之主治病症，影响病家预后，关系至巨，曷容轻忽。张氏有鉴于斯，对前人释之而非是者，辄掘药物性能力予纠正，以澄视听。例如其论番休治"瘨"，即曰，"瘨，即巅顶之巅，字亦作颠，谓是肝风上凌，直上顶巅之病。……惜乎汉魏六朝以降，误以巅便之巅，认作颠狂之颠，而惊痫昏仆等症之真旨遂晦，是病乃不复可治。"[2]经其阐明，则古义始明，非仅医家可以由此获得正解，抑且霖及病员，其功可殚言哉！

2. 指出古籍误录：古代本草文献由于年代遐远，每有抄录舛讹、手民误植等情，以致真义泯灭，令人茫然。对此，张氏凡有发现，辄详加追索，参校他籍，指出谬误所在，为之驳正。例如其论射干之主治"不得消息"则曰："不得消息，当作'不得息'，言其咳喘气急，不得呼吸之常度也。古医书言喘逆不得息甚多，《本草经》此条，作'不得消息'，义不可解，恐系衍文。"[3]言之有据，是在情理之中，若非博览群籍，且又独具卓见，何能作若是精辟论述耶！

此外，张氏还认为本草古籍所载某些内容，当视其具体所指而进行分析，领会，未可执一而言。例如其对"邪气'二字之义，即阐明："凡《本经》《别录》'邪气'二字所赅最广，其实各有所言，并非泛辟，读者当以意逆之，自能悟到，不可混作一例看。"[4]

二、重槐缠承　尤姥发扬

张氏对前人之经验至为重视，上自古代医家之育，下迄业师阆仙朱氏之学，靡不采撷，以为己用。尤可贵者，对药物理论之阐述既多有创见，而于临床之应用复又有所发展。

1. 在继承古代医家经验方面：例如阐述用远志治疗疮疡则曰："《三因方》治一切痈疽，最合温通行血之义。而今之疡科亦皆不知，辜负好方，大是可惜。颐恒用于寒凝气滞，痰湿入络，发为痈疽等症，其效最捷。唯血热、湿热之毒，亦不必一例乱投，无分彼此耳。"[5] 又如阐述用姜蚕治疗喉痹则曰："苏颂《图经》则谓治中风喉痹欲绝，下喉立愈。……中风两字，必不可泥，唯此药专治喉痹，则偭有可征。"[6] 阐述用蒲公英对乳痈的治疗则曰，"治乳痈、乳疖、红肿坚块，尤为捷效。……苏恭《唐本草》谓甘平无毒，治妇人乳痈、水肿，煮汁饮及封之，立消，洵不诬也。"[7]

2. 在继承业师经验方面：例如阐述用独活治疗阴性疮疡则曰，"颐业师朱氏（阆仙）家法，恒以独活治……疡症之发于阴分者，未溃易消，已溃易敛，功绩显然，确乎可信，此古人未尝明言之奥者也。"[8] 又如阐述用骨碎补治疗牙槽风则曰："寿颐先业师阆仙朱先生尝用以治寒痰凝滞、牙关不利、颊车隐痛之骨槽重症，甚有捷验。"[9] 阐述用草麻子治疗疮疡之经验则曰，"寿颐先业师朱氏，世以兼治外疡名，凡拔毒提脓药中从不用此，唯退消阳毒红肿及发颐、瘰疬、乳痈等症，有家制千槌膏一方，专用草麻子仁杵细，和乳香、胶香、银殊、麝香成膏，即有红赤掀高，势且酿脓者，亦可十消八九……。"[10]

3. 在发展祖国医药学方面，张氏重视以传统理论指导实践，并于实践中有所创见。例如对前人认为芍药忌用于产后则曰："丹溪谓产后不可用芍药，以其酸寒伐生发之气故也。寿颐谓……虚寒者固不可用，然尚有小建中之成例在，……是是非非，各有所当，非可执死法以困活人者也。"[11] 对前人认为淫羊藿可用以治疗偏风不遂则曰，"石顽谓一味仙灵脾酒，为偏风不遂要药。寿颐按：不遂之病有二因，一为气血俱虚，不能荣养经络，或风寒湿热痹着之病，古之所谓痹症是也，其来也缓，一为气血上冲，……今之所谓类中风，……其病也暴。仙灵脾酒止可以治风寒湿痹之不遂，并不能治气血两虚之不遂，而血冲脑经之不遂，更万万不可误用。"[12] 又如阐述葶苈子临床运用之适应范围则曰："《别录》：'久服令人虚。'本是至理。然肺家痰火壅塞及寒饮弥漫，喘息气促，或为肿胀等症，亦必赖此披坚执锐之才，以成捣穴犁庭之绩。"[13]

张氏坚持祖国医学之用药经验，在阐述当归的功效时曰："昔人每谓身能补血，头能止血，尾能行血，全能和血，彻上彻下，可补可攻，头尾之情性不同，斯攻守之取效自别，吾国药物学精细，所以异乎西人之专沦物质，而无投不利者，其神髓在是。"[14] 此一论述，经现代实验研究证实具有科学性。为此，张氏又进而批评忽略继承之现象："《本经》主咳逆，则苦泄，温通，辛敌，斯寒饮之咳逆自平，此远志又能消痰饮，止咳嗽之功，……今东瀛医者专用以化痰止咳，颇有奇功，而中医多未之知，可谓数典忘祖，能不令人齿冷。"[15]

张氏也能汲取当时科学发展的新成果。例如在樟脑项下即云："濒湖虽谓无毒，然古人从未以为内服之药，唯四国医家，谓能治泄泻霍乱转筋，……寿颐自制霍乱药酒亦用之。"[16]

三、长期实践　体验入微

张氏长期从事临床，对药物实效了如指掌，又每亲自尝试，辨其性能，积有深刻体验。

1. 关于药物功效方面，张氏阐述对藿香之认识曰："芳香而不嫌其猛烈，温煦而不偏于燥热，能祛除阴霾湿邪，而助脾胃正气，为湿困脾胃、怠倦无力，饮食不甘，舌苔浊腻者最捷之药。……然究是以气用事，唯舌有浊垢而漾漾欲泛者最佳，若舌燥光滑。津液不布者，咸非所宜。"[17]又如介绍自己对党参之体验："力能补脾养胃，润肺生津，健运中气，……其尤可贵者，则健脾运而不燥，滋胃阴而不湿，润肺而不犯寒凉，养血面不偏滋腻，鼓舞清阳，振动中气，面无刚燥之弊。"并且进一步指出："特力量较为薄弱，不能持久，凡病元虚，每服二三钱，止足振一日之神气，则似乎中正之规模亦有不耐悠久者。"[18]非仅显示其词汇丰富，形容跃现于字里行间，具有充分说服力，而且切中肯綮，示人以投药之客观指标。设非临床观察之细致，积累丰富之经验，何能发如是深湛之论述乎？

2. 关于药物性能方面：张氏阐述牵牛子之性能曰："试细嚼之，唯其皮稍有辛味……又苤气戟人喉舌，细味之亦在皮中，所谓有毒，盖即在此。古方中凡用末子，均称止用头末，正以其皮粘韧，不易细碎，只用头末，则弃其皮，而可无辛苤之毒，颇有意味可思。"[19]又如阐述草乌之性能曰："此药虽经甘草汤浸、姜汁制透，然入口尝之，喉舌即刺痛异常，少顷且麻木热肿，猛热莫与等论。"[20]足证张氏为了解某些药物之确切性能，曾屡次口尝身试，以取得亲身体验也。

3. 关于药物炮制方面：张氏阐述豆豉之炮制方法曰，"古之豆豉……止取蒸罯，质松、轻而能散，而今之江浙肆中又以麻黄汤浸过，则发汗之力乃陡加倍蓰。寿颐在壬寅秋仲，偶感新凉，……用淡豆豉三钱，初服一二剂无甚变动，迫服至三剂，则烘热燕蒸、汗出如浴，历三日后不论癗瘭淋漓不息，几致神志迷惑，……此必市肆中之制法不善，误用过量之麻黄所致。然亦可知今之豆豉已非古书中之豆豉所可等量齐观者已。"[21]通过亲自服药之经过，论证豆豉古今制法不同，其药效亦由此而异，特书之以警告世人。

张氏对草本植物之来源丰富、过去视为"微贱"之品，而临床每具显效之药，辄予倍加赞扬。其对豨莶草之评价曰："凡风寒湿热诸痹，多服均获其效，洵是微贱药中之良品也。"[22]又如论述土宵木香曰，"其味甚苦，而气极清芬，力能舒郁开胸，醒脾胃，清湿热，……草药中尤不易得。"[23]对此一认识，实针对当时喜用贵重药物以抬高医家身价之风气有感而发也，而对令人每用贵重药以取悦病家者，实亦寓一定教育意义焉。

综上所述，张氏对中药学之研究造诣颇深，然囿于时代局限性，个人知识面有限等因素，在有关中药学著述中亦存有某些不足之处，诸如某些立论似有过于偏颇，某些药物来源描述失之不实等。然功疵相较，小疵何能蔽其大功，张氏对中药学的继承与发展确实作出了巨大的贡献，不愧为近代中药界之巨椽宗匠。

参考文献

[1] 张山雷. 疡科纳要. 郑序，上海卫生出版社，1958年.
[2] 张山雷. 本草正义. 卷4，81~82页，兰溪中医学校油印本，1920年.

[3] 同上，卷3，83～84页，上海中医学院图书馆手抄本，未注年月.

[4] 同上，卷6，21页.

[5] 同上，卷1，68页，兰溪中医学校油印本，1920年.

[6] 张山雷. 药物学纲要. 31页，兰溪中医学校油印本，1915年.

[7] 张山雷. 本草正义. 卷477页，兰溪中医学校油印本，1920年.

[8] 同上，卷2，52页.

[9] 同上，卷7，65页，上海中医学院图书馆手抄本，未注年月.

[10] 同上，卷4，83页，兰溪中医学院油印本，1920年.

[11] 同上，卷4，70页.

[12] 同上，卷1，76～77页.

[13] 同上，卷3，66页，上海中医学院图书馆手抄本，未注年月.

[14] 同上，卷5，23～24页，兰溪中医学校油印本，1920年.

[15] 同上，卷1，67～68页.

[16] 张山雷. 药物学纲要. 70～71页.

[17] 张山雷. 本草正义. 卷5，54页.

[18] 同上，卷1，25～26页.

[19] 同上，卷6，81页，上海中医学院图书馆手抄本，未注年月.

[20] 张山雷. 药物学纲要. 16～18页，兰汉中医学校油印本，1915年.

[21] 同上，42页.

[22] 张山雷. 本草正义. 卷3，15页，上海中医学院图书馆手抄本，未注年月.

[23] 同上，卷6，101页.

(《上海中医药杂志》1986年6期)

张山雷先生《中风斠诠》学术思想探要

李德成

一、内风类中病因水亏木旺

张山雷先生为近代名医，对中风的研究有独到见解，在其所著《中风斠诠》一书中倡明中风病因乃肾水亏耗，肝木横恣（水亏木旺），为气升、火升、痰升。崇尚内、难、仲景，旁参诸家之学说，对内风类中病机阐述详明。

二、治分八法尤重镇潜摄纳

张氏指出：内风类中初起治法当守镇肝熄风、潜阳镇逆佐以开痰泄浊，至于培本滋阴只可渐渐参用。若不分次序，而于气火升浮、痰浊壅塞。之初，即用滋阴与潜阳并进，既缓镇摄主力又助浊阴之凝。并撰方90首进行评议，列举八法分途施治：即开关、固阳、潜阳，镇纳、化痰、顺气、清热、滋养、通络。在八法治疗方药中，镇潜摄纳、清热、开痰三法撰用方药几乎占八法方药总数的一半。笔者多年来对内风类中之汪囟肝木横恣者投

487

以平肝镇潜、清化痰热的方药每收捷效，无怪后人评价潜镇摄纳四字为"探骊得珠"之治。先生治类中并作了经验性的总结："要知凡百病变，肝阳最多，而潜镇柔肝之治收效亦最奇捷，果能善训其肝使不横逆以百病胥有事半功倍之效"。并在评价王孟英的治疗经验时说："孟英治案……其生平最得力者，多在柔肝泄化四字之中。可见镇潜摄纳、清热、化痰对内风类中治疗的重要作用。

三、肾气式微，内夺而厥与大厥、薄厥迥异

在《中风斠诠》中，张氏对类中与其它疑似症状作了不可混同的解释。指出："素问脉解篇之所谓内夺而厥则为瘖痱，少阴不至之厥是指肾气式微不能上行以致失音痿废之病，即房劳过度、百脉废弛、元气以动。瘖不能声乃肾气下脱，而素问亦名之为厥与大厥、薄厥、煎厥元阳盛于上者，其病大不相侔"。并说："补中益气汤治肝阳犹木摇犹拔之，补阳还五汤治肝阳犹如抱薪救火"。

四、镇潜为主，余法并行施治

张氏指出："肝阳上扰用芳香疏散反以开泄则气火愈浮，猝中痰壅误投大辛大热是速其毙"。采用气逆宜于通顺，偏瘫宜于宣通，心液、肝阴宜于培养，肾阴亏宜滋填，必以介类镇潜为主，清热开痰并施。其用药特色如：

1. 潜阳镇逆：珍珠母、紫贝齿、玳瑁、生牡蛎（牡蛎生用则咸寒沉降），石决明、生龙骨、生龟版、鳖甲之类。

2. 镇坠收摄：生龙齿、磁石、紫石英、寒水石、玄精石、青铅、生铁落、代赭石、辰砂。

3. 甘寒熄风：竹沥、生地、生梨汁、麦冬、瓜蒌、玉竹、麦冬、胡麻仁之类。

4. 清热镇坠：生石膏、寒水石、生龙齿等。

5. 凉润敛阴：（以治肝阳上浮）羚羊角、玄参、白芍、五味子、麦冬之类。

6. 凉润抑降：生石膏、龙胆草、羚羊角、黄芩、白芍、紫贝齿、生鳖甲等。

7. 潜阳敛阴益液：于潜降药队中加入人参、阿胶、鸡子黄、天麻（潜纳虚风，滋养阴液）、山萸肉等。

8. 轻泄外风，疏达肝木：菊花、蝉蜕、桑叶、蒺藜、胡麻仁等。

9. 清热平肝，熄风化痰：羚羊角、生石膏、茯苓、竹沥水、猴枣之类。

10. 开痰泄浊，涤除垢腻：对形气壮实，痰浊壅滞采用荡涤之法。如稀涎散、礞石滚痰丸、控涎丹、青州白丸子之类。

至于胆星、天竺黄、竹沥、荆沥、桑沥性最和平，无论证之虚实皆可用之。石菖蒲根芳香化浊，涤除垢腻，直抵巢穴。远志味辛微温，最是化痰良剂。对于痰塞喉间，欲咯无力，药不能下者，用石菖蒲煎服猴枣平其冲逆之势以镇浮阳；至于温养下元、坠痰定逆用黑锡丹。

（《中医药研究》1990 年 5 期）

张山雷对中风病学的贡献

张均克

张寿颐，字山雷（1873～1934），江苏嘉定人，近代著名中医学家和中医教育家。一生著述宏丰，其中《中风斠诠》系中风专著，不仅最能代表其学术特点，也反映了近代中风证治的最高成就，是中风病学的重要里程碑，试述其主要贡献如次。

一、辨正病名，昭示内风正轨

中风列四大难症之首，向为历代医家所重视，然其病名义混乱，莫衷一是。山雷认为"是病之所以号称难治者，其实皆不能识病之咎也。"

1. 首分内外二因　是书首篇即列风病以外风内风为两大纲，指出"大率自外感受者，由浅入深，自经络而脏腑……此外因之风邪，为害固已甚厉。凡古人祛风方药，恒主疏邪解寝者，诚以外感为病，仍须治之于外，泄而散之，此外因证治之一大纲也，"而"大率自内而发者，因静生动……此内因之风火，恣肆又最难驯。凡古人息风良法，必以潜阳镇定者，诚以内因为病，务必治之于内，安而宅之，此内因证治之又一大纲也。"此一外一内；大旨燎然可辨。继而强调了明辨外内二因的重要性，"假使病是外因而不为疏泄，则坐令深入，病是内因而妄与发散，则狂飚益肆……此则谈医者必明辨于机先，而不能混淆不清，指鹿为马者。"并谓"诚能刺别此外内二因之来源去委，则千古今中风证治，思过半矣。"

2. 纠绳致误之源　中风病名导源内经，而其含义为外风，《难经》"伤寒有五，之一日中风"，《伤寒论》太阳中风之桂枝汤证，皆属外风。《金匮》之中风，"竟以内风暴动之不遂不仁昏愦吐涎等证，指为风邪之在经在络入腑入脏。而后之千金外台，乃无不以祛风散寒之药治昏愦猝仆之内风。是外因内因之混合不清，即由金匮开其端。"迄金元，"河间主火，东垣主气，丹溪主痰，持沦虽各不同，而皆知病由内发。"然而，河间虽以将息失宜、心火暴盛立论，"而其论治，则又曰，中风既为热盛，治之者或用乌附等类热药，欲令热气开通经络，使气血宣行而无壅滞，则又未脱古人专治寒风之窠臼。"东垣以本气自病立论，但治法仍用法古保命集旧说，分三纲论治，用续命羌活愈风三化汤等外感风寒之套药。明之薛立斋以内因立论而倡真水竭真火虚之说，"避开赵养葵专用六味八味之陋。"景岳以非风立论，倡内伤颓败说，"持论既笼统不切，用药又偏于腻补"，"独有缪仲淳谓真阴亏内热生风，猝然僵仆，初宜清热顺气开痰，继则培本，"治分两层，方为合拍。

由是观之，中风名义不符，概念混乱的根源即出于《金匮》。从病因上看，中风一证，自唐以前，既一误于只有外风而无内风，金元以下，又再误于中经络中腑中脏之三大纲，究竟皆是凿空，百无一验"。

3. 昭示内风正轨　猝仆昏瞀痰壅语謇瘫痪不仁之病名中风，乃汉唐以后之通称。《内经》对是病不称是名，所称是名非是病。如"中恶风者，阳气受之"（脉要精微论），"不从内、外中风之病，故瘦留着也"（通评虚实论），"皆因于外受风邪也"。进而胪列

《内经》有关内风症状及病机的条文，逐一辨析，寻绎真旨，昭示内风正轨。"若素问所论内风自动、眩晕昏仆之病，则通评虚实论所谓仆击偏枯，肥贵人则高粱之疾也……名以高粱之疾，明言其人声色嗜好，甘脆肥浓，壅塞胃肠，戕贼元气，病本内因，何等显著，此素问所谓昏仆偏枯之正义也。"并据此以正金匮之误。对于"阳气者，大怒则气绝而血菀于上，使人薄厥"（生气通天论）及"血之与气并走于上则为大厥，厥则暴死，气复反则生，不反则死"（调经论）二条，则认为"盖与新学家之所谓血冲脑经同一明白，而读者皆不觉悟……遂令古人精义几于泯没不传，可为叹息，今即证明此薄厥大厥即是内风昏瞀之病。"进而指出，"以素问而论，内风为病，固已数见不显，唯散在各篇之中，忽略读过，每不知其即：是肝风内动之证……面后人之读古书者，唯于中风之字面上，以求古人之所谓中风，而更不能寻绎其未言之意，遂使古人精义之流霦于字里行间者，皆不能领悟其旨趣。""是必以内风二字，郑重读之，而后此病之真情实理事庶几大白于天下后世也。"至此，中风名义昭如云汉，炳着日星，二千年来中风之阴霾，一扫而廓清之。

4. 规范中风名称　金元医家王履提出了真中与类中的痛名，这概念虽然区别了内外二因，较之汉唐更进一步，但类中并未突出中风的本质，山雷指出"此晚近医家所谓真中类中之界限，实即外风内风之畛域。"故"与其仍类中之名，泛而不切，不得其要领，毋宁以内风二字，揭橥天下，而故名思义，易得指归。……即以内风挈其纲领，庶几名正言顺"。

二、发明病机、倡内风血冲脑经说

晚清以降，明贤辈出，中风领域尤以山东蓬莱人张伯龙最为突出。伯龙通过"以两兔用铁椎伤其脑"的实地试验，"悟及素问血气并走于上则为大厥，厥则暴死之病，即今所谓中风猝仆，不知人事之病。益信西医血冲脑气筋之说，与素问暗合，可以互相引证"。由此提出了中风"皆由木火内动，肝风上扬以致血气并走于上，冲击前后脑气筋而为昏不知人，倾跌猝倒，肢体不用诸证"的内风血冲脑气筋说。山雷对此服膺最深，评价极高，称赞"是论之屏绝浮言，独标真义，尤为二千年来绝无仅有之作。"并在此基础上，彰其精义，正其误弊，补其所不逮，形成了更臻完善的内风血冲脑经说。

山雷指出"唯经字是经脉之经，吾国医学本以十二经络及奇经八脉为全体气血循行之道路……，当作脑经为长：知甲译之作脑气筋者尚未尽稳惬"。且"脑是受病之部位，而非酿病之源，病源为何，则肝阳不靖，气火生风，激其气血上冲犯脑，而震扰脑之神经耳。故谓是病为血冲脑经则可，而直以为脑病则不可。"然"内风之动，病本于肝，则悬之国门，必不能增损一字。"这就更突出了中风的发病机理。

山雷还在病机立法上完善了伯龙的理论。伯龙认为中风属上实下虚，"而上实由于下虚，上虽实亦为假实，而其下之虚，确是真虚。治疗即当镇摄培补"。但"寿颐则谓肾虚肝脏四字，必须分作两层设法，然后病情之标本知有缓急可分，治法之先后乃有次序可定。盖肾水之虚耗于平时，为是病之本，肝木之旺肆于俄倾，为是病之标。急则治其标，缓则治其本，先圣仪型，久有明训。"强调治分两层，与伯龙"必以木旺水衰四字，扭作一气，纠结不开，以镇肝滋肾两法并为一路"的治法截然不同。此外；山雷特别强调化痰，慨叹"伯龙于此独无治痰之法，虽其意专为阴虚之人设法，然阴虚于下，亦多痰壅于上，不备此法，终是耿定"，且其"开宗明义第一章即用生熟二地，则与痰涎壅塞一层，不无流弊。"指出"此病最著重处，在浊痰壅塞一层，盖于阴虚于下，阳浮于上，必

490

挟胸中浊阴眕而上溢，蔽塞性灵，上蒙清窍……是以昏瞀之时，痰塞涎流，十恒八九，愚谓潜降急矣，而开痰亦不可缓"。因此，"治此证者，皆当守定镇肝熄风，潜阳降逆一法而佐之以开泄痰浊，方能切合病情"。

三、提出内风治疗八法

其中，开闭与固脱为治疗中风猝仆一实一虚两大法门。务须明确"闭者是气火窒塞，皆属肝阳肆虐，无不以清泄为先。而脱者是元气式微，苟其已见亡阳，尤必以回阳为急"。而"降气化痰，潜镇摄约诸法，凡治闭证皆不可少"。

1. 开闭　"必以开闭为急务，而潜阳降气，镇逆化痰，犹在其次"。其法有：①通关散搐鼻取嚏；②针刺水沟、合谷以回知觉；③乌梅肉擦牙以酸收肝火、化刚为柔。俟其：声出牙开，而急进潜阳镇逆化痰之药，乃能有济。"并谓中风闭证与其它闭证不同，中风闭证属"气火升浮，上冲入脑""只是痰气郁窒，与夏令暑疫秽浊及南方山岚毒瘴不同"，凡芳香遂秽，斩关夺隘要药如诸葛行军散、红灵丹等"宜如砒鸩"，皆在禁忌之列，用药力避芳香走审，以免"助其激动，为害更烈，必速其毙"。为此极力推崇菖蒲根，"唯葛菖蒲根之清芬，可以化痰，而不致窜散太甚，用以引作响导"。

2. 固脱　对"真元式微，龙雷暴动之脱证，治法尤必以摄纳真阴，固护元气为当务之急，而恋阴益液之剂，即当与潜镇虚阳之法双方并进"。其用药"则如人参、阿胶，山萸肉、鸡子黄等恋阴滋养，必与龙蛎，瑇瑁、龟板、鳖甲等大队潜降之晶浓煎频灌，庶有效力"。"而开泄痰涎诸药，亦且不可掺杂其间，以减其滋填之力"。若属阳随阴亡，则非参附不可"。对于痰塞喉间药不能下者，"以真猴枣研末煎石菖蒲根汤先服，暂平其逆涌之势。而局方黑锡丹之镇纳浮阳，温养下元，最能坠痰定逆，又是必不可少之要药"。然而，"此虽亦有痰涌喉关一证，似与人参、阿胶等之滋腻不合，须知此乃真阴既竭子下，是为、肾虚上泛之痰，与实火之热痰不同，苟非养液恋阴，必不能救垂绝之真元。此与肝火之上扰者，见证若或相似，面赋因皎乎不侔"，临证不可不辨。

3. 潜镇肝阳　用子肝阳上越。中风无论闭证脱证为肝为肾，"皆浮火之不安于窟宅，斯潜藏为急要之良图。潜藏之法，莫如介类为第一良药"。药如"此真珠母、石决明，毒瑁，牡蛎、贝齿、龟板、鳖甲数者，并为潜阳无上妙剂"。并认为"数分真珠母，远不如龙牡盈两之煎剂"，而石类中之磁石、龙骨，其用亦同。至于金石类之黑铅、铁落、赭石、辰砂等，以重坠见长，"唯痰火上壅、体质犹实者为宜。"余为石英，玄精石，寒水石等，可为辅佐。此外指出辅佐药应随证而变，如闭证"开闭之初即用大队潜降，镇定其逆上之势，而重坠劫痰，亦所不忌。""而脱证纯属子虚，则入手之始即须固液恋阴，参合此潜阳之品，而金石重坠，不容妄试。"而"萸肉、首乌等之可以收摄真元者，又必并行不悖矣"。

4. 开泄痰涎　中风"治痰之法，首在量其虚实。"其形壮气实者荡之涤之，稀诞散、滚痰丸、青朴白丸子之类皆可用之，但仅为权宜之计。其形馁气衰者泄之化之，如二陈、杏贝、枳实、竹茹之属。化痰药中，"唯胆南星，天竺黄、竹沥数者，则性最和平，而力量尤堪重任，无论为虚为实，皆宜用为正将。"尤喜用石菖蒲和远志，乃其特色，谓前者气芳味雄，既能涤除垢腻又不致窜散太过，无伤正之虞。而远志"味微苦气微温，最是化痰良药，寿颐每喜用之，甚有捷验，则亦治痰之要药。"对世俗辄用牛黄脑麝之流弊尤多抨击，谓其"芳香猛厉，泄散无度，反助气火上越，耗垂尽之元阴也。"勘透药性，极

491

尽精微。

5. 顾气降逆　山雷遵调经论"气血走于上"之旨及"气反则生、不反则死"之训，尤重顺降气逆，指出"治此者，不顺其气则血亦无下降之理，而痰即无平定之时，肝阳无潜藏之法。"但"顺气之药亦正无多，顺气之理亦非一法。"如潜阳镇逆，摄纳肝肾及化痰开泄，无一不是顺气之要诀，至如二陈、温胆之属，亦可为消痰降逆辅佐之品"。

6. 培养心液肝阴　此为培本之法，而培本"必以育阴养血为良图。""唯真阴之盛衰系于肾，而血液之枯菀系于心。"养心用枣仁、淮小麦、柏子仁、茯神，养心宁神，清而不滞，淡而不浊，"无助痰之患，有养正之功。"培养肝阴则用滋水清肝饮和一贯煎等方，"苟其痰浊巳化，亦可参用"。

7. 滋填肾阴　养水滋肾一法，原是治肝阳者所必不可少。然而"唯在潜降摄纳之后，气火既乎，痰浊不塞，乃可徐图滋养。"倡用魏玉璜之一贯煎及薛一瓢之滋营养液膏、心脾双补丸，谓其"选药灵动，不嫌呆滞，最堪则效"。

8. 通经宣络　此法治疗中风瘫痪，用之既不能太早也不可太晚，因为："凡属宣络通经之药，动而不静，行而不守，"手中风初期用之必助其气火升浮，促其速毙，然瘫废日久，疏通无望，"虽有神丹，亦难强起矣。"并指出此法于中风后苟月之间施之最宜。

山雷对以上八法的运用强调两点，一是证有轻重缓急标本，治疗上"次序步骤，不可紊乱。"二是提出了"肝阳浮越，气焰横肆"时治疗用药之六禁："禁风药升散，以助其气火之猖狂，禁表药疏泄，以速其亡阳之泞多，禁芳香走窜，以耗散正气，禁温补刚燥，以消灼真阴，禁滋腻养阴，以窒塞痰浊，禁呆笨补中，以壅遏气化"。

四、平议古方

山雷之治中风，自制方剂不多。其原因于是书卷三《古方平议·中风成方总论》中可知。"爰为选择旧方，分类编次，而申言其治方要旨，颜曰平议。不欲别立新方，等于自炫，以见学理虽似有新发明，而治法仍不外乎古人所固有。庶乎古之精义，不致泯没无传，而后之学者，亦不敢师心自用，蔑视往哲，是则寿颐阐扬国粹，申旧学以励新知之微意也。"其对中风成方之平议凡90首，分属11类。对其制方之旨，药物用法，剂量之考证，其精切或不合处，均为阐明驳正，以辨良窳。"所录各方，注解精当，故"虽不自制一方。而何去何从一一扶摘净尽，无一不是自具锤炉"。

如真珠母丸，许叔微"以此方列为中风门第一方，盖亦知是病为内因，非潜镇清热不可，枣柏茯神，清养摄纳，辅佐最为得力，参归熟地则为滋养阴液者设法，苟无热痰上壅，是为培本上策。唯犀角专清心火，凡治肝热动风，宜易羚角，此方大旨，本以镇摄内动之风阳。……近世平肝熄风之法，知有真珠母者，实自叔微此方开其端"。一贯煎中，独加一味川楝，以调肝气之横逆，顺其调达之性，是为涵养肝阴为第一良药……方下舌无津液四字，最宜注意。"正是点睛之处。

张文仲疗一切风乃至十年二十年不差者方中，以生地杞子滋养阴液、牛蒡根、牛膝宣通经络，药只四味，而朴茂无华，力量浓厚……唯牛蒡根今皆不用，要之亦是通经活络队中一味要药，古方用之者不少，亦治医者不可不知。"以枕中方"借治肝风内动，狭痰上升之证，必以此方首屈一指"。

诸方之后，又有通治中风诸方之辨正一节，乃对续命、愈风辈加以辨难，揭谬以"矫正千年沿误"而设。

492

总之，山雷对古方的平议中，表达了不少他自己的用药经验，后之学者于此必能探骊得珠，受益匪浅。

五、结语：近代中风病学之集大成者

张山雷对中风病学的贡献，一是正名，二是完善了内风血冲脑经说，三是提出了内风治疗八法，四是平议古方。这些成就的取得，除了他自己的经验外，或许更重要的是因为他受到西学的启示，吸收了近代名医特别张伯龙的中风证治经验，其中风理论主要是在伯龙《类中秘旨》一书基础上的发挥，扩充和完善，可以说是伯龙开其源，山雷导其流，正如他自己所说，是：伯龙氏倡之于前。寿颐申之于后。"因此，内经之大厥，薄厥说，西学之血冲脑说与伯龙氏内风血冲脑气筋说，为山雷中风病学理论的三大学术渊源，其所著《中风斠诠》一书，熔古今中外于一治，使中风病学术结束了千年徘徊的局面而有了质的突破，集中反映了近代中风病学术水平，是近代中风病学之集大成者。

但或许是历史的局限，山雷只知西医之"血冲脑"，而不知有"血塞脑"，难免以偏概全，处处以血冲脑作简单类比，有时难免牵强附会。

（本文承蒙我院各家学说教研室万碧芳副教授审阅，谨致谢意）。

（《中医药学报》1991 年 6 期）

试论张山雷妇科学术成就

王锡贞

[关键词] 张山雷　妇科

张山雷编撰的《沈氏女科辑要笺正》一书，集中反映了张氏在妇科学方面的高深造诣和严谨的治学精神。将张氏的妇科学术成就弘扬于世，于教学、临床、科研都有裨益。

一、洞察经旨，发其奥秘

张氏精于小学训诂，他把所引经典的难字、经义释难，以利后学。如《素问》："小腹冤结而痛，出白曰蛊。"先生说"冤，读为菀，实即郁塞之郁。唐释玄应一切经音义二，引广雅，冤，抑也。故郁结之郁。可假冤字为之。"其它如"疛"、"泣"、"产乳"等均予释难。

张氏洞察经旨，结合临证经验，对内经早孕脉作了精湛的论述。《素问》："妇人手少阴脉动甚者妊子也。"手少阴心，经有明文，注家王冰、马蒔均认同。然丽张氏认为手少阴之手应为足字。因"少阴主肾，当从全元起本为是，胎结下元，自宜应之于尺。启玄本误足为手，必不可通。"他又与《素问》："阴搏阳别谓之有子"对校，说"所谓搏者，乃应指迫迫有力，而形势分明，与动甚妊子之意相合。但见于阴分之尺部，与阳分寸部，显然有别。……启玄注此，亦知以尺中立论。则动甚妊子一节之作手少阴其为误字，更可知矣。"对于动甚脉从态势、孕初生理特点、出现的时间以及与滑脉之不同一一分析，发前人之未发。张氏说"胎元乍结之时，气血运行，理当有滞，脉象应之而不条达。其形如豆如珠，一粒突起，指下厥厥动摇，因谓之动。但必结胎数日之间，乃有此象；若为日

稍久，则胎孕已有明征，生机洋溢，何致更有结塞之态形之脉上。滑脉亦主妊身，即是生气盎然之显象，唯滑脉必于一二月后，始可见之。"又说："盖动之与滑，一为蕴蓄不行，一为活泼爽利，形势态度适得其反。"张氏对早孕的潜心探微与析微是他博涉知病、多诊识脉之结晶。诚如其自喻："故孕脉最难认，不才也留心卅年而始敢为此说。"张氏教诲征之临床，对停经40天左右的已婚妇女，用无名指尖重按尺部，时间稍久，指尖有动甚之感，越按此象越显。切得此脉，嘱尿妊娠免疫试验，阳性率颇为符合，若非早孕，脉无此象。

二、辨证缜密，思路清澈

张氏对妇科经带胎产诸病，或辨证阐释，或为驳正，反复剖析，思路清澈。对于月经病，张氏认为先期有火，后期火衰。如虚不能摄虽无火亦必先期，血渐枯虽有火亦必后期。经色淡，多为虚寒。张氏认为气血交亏其色不能化赤，是虚字为重，寒字为轻，经色黄混浊为湿热，宜清理，不得以色淡同论，妄以滋补，参以舌苔脉证。经行有块，气滞瘀为多。需参以见证人之色泽、体质、舌色辨之。体虚当需补养，若作实证治疗反增其困。

对于痛经辨证，经前脐腹绞痛概指寒湿，肝络为病郁热亦不少；经前腹痛乍痛乍止，当以脉证合参方有寒热虚实可辨。血虚是肝肾阴虚之虚，是阴虚于下，不宜升，川芎须慎用，气虚是大气之滞而不利，所以结痛；而腹痛连足是肝肾之阴虚，肝络不能条达，以养阴涵阳为主，不用香燥气药，治本不治标。对崩漏产后腹痛，张氏认为"血瘀不通，腹有结痛，为其常。失血太多，则气亦虚，出现滞而痛。从血色辨，血色虽紫瘀，而为虚证，因血不循经，已离脉管，必黑必瘀，不能紫块皆为实结，而用攻导；从脉象辨，失血多，脉多刚劲不和，不可误认为脉力坚搏，而误视为实，血少肝强，腹痛弦急。"足见先生辨证之缜密。

带下病病因，张氏分析简洁明了，而且扩大了"任脉为病"的含义。任脉为病并非即指冲任不固，带脉无权之虚证。他说："或不能固摄，则带下作矣，此证有湿热胶结，清浊混淆而淫溢者；有相火亢甚，疏泄太过而渗滑者，又有肝肾阴虚，不能固摄之证。而任脉为病一句，实兼此三者而包涵其中。"

不孕为历代医家所重视，治法虽多。但亦有求治无效者。张氏揭开了"诸贤持论。纵使脉证近似，不能一索而得"的生理之真。他指出，艰于生育者大率斫丧过度，自损天真，以欲求孕。"提出"生育之机，不以人欲乱性，唯有节欲二字"的立论。这对"以欲求孕者"确是非常有益的指导。

三、治无板法，必求其故

论治法用药，张氏语重心长地告诫："古人制方，本是立之大法，示以仪型，须于临用时，相体裁衣，随其人之体质而斟酌量度，审其增损。"而方必洞悉其理，药须精通其性。遣方用药以去病为主，唯在对症。将药以"和平取用"指责为"尝试敷衍手段，更何况有医学价值可言。"

月经病治疗以中和柔顺，调养肝脾，运行气血为主，不可偏寒偏热，大攻大补。经色淡以益阴养血，少少加温和之药以流通化育之。至于芳香理气不能频用，容易耗液滞气，日以益甚，脉反细弱、舌红光燥。此乃孟英所谓"频服香燥。营阴暗耗"之明证。张氏推举一贯煎，他指出"魏柳洲一贯煎是为阴虚有火而设，滋养肝肾，培植真阴，亦当少

494

少参加气药。"川楝子功在调肝木之横逆。顺其条达之性，为涵养肝阴之无上良药。张氏治月经病无板法，用药因证加减，活泼灵动。处处遵循月经以月月如期流通下行为顺。对于耗液伤阴，血脱于下忌用升柴拔动根本。对于崩证必以介类潜阳收摄，如龙齿生牡蛎生玳瑁之属，反对一味兜涩，蛮封蛮锁。

张氏用当归独具慧眼，当归富有脂液，气味具厚，为补血要剂，但"阳气不足之体，血行不及，用它可温和流动，为活血益血之良药，但其气最雄，走而不守，阴不涵阳而为失血时，则辛温助动实为大禁。"笔者深受启发。更年期肾阴不足之体，经量过多或崩漏难净，用当归并非"归其所归。"若方中撤去当归则血净。

张氏深谙治奇经法应通补，提出"草木无情，滋填收涩，最无近功。"以海金砂合川柏末两味，有鲜生猪脊髓打和丸，治阴虚有火之浊带，引清利之药直入督任。

四、中外并蓄，发扬国粹

张氏认为"西学以解剖为实验，显微有镜所见最真。"常引证新学、力辟其非，弥补对妇科病理解释之不足。本着"取长补短以扩见闻，构通界限之先机。"在当时环境下，革新医学，融会中西、发扬祖国医学做出了不懈的努力。绍兴何廉臣氏称张山雷、张锡纯、张生甫"鼎足而成"三达"，被誉为"海内三张"并不夸张。

(《浙江中医学院学报》1994 年 3 期)

略评张山雷对经络腧穴学的贡献

冯禾昌   叶明柱

摘要张山雷著《经脉俞穴新考正》为"兰溪中医学校"之教材，该书对《灵枢经脉》及腧穴的内容作了详尽的考正。勘正了一些误字；纠正了穴名、部位名之误；指出了经脉走向中阙漏的文句；并融汇中西医学说认识脊柱的解剖及邻近腧穴。

张山雷（1873～1934），名寿颐，上海市嘉定区人，曾任"兰溪中医学校"教务主任，期间编写各种讲义十余种。《经脉俞穴新考正》二卷（以下简称《新考正》）为其中之一，先生鉴于"经脉十二以及奇经，实是吾国医学生理之精粹"，"其源盖本于古之《针经九卷》"，而"今本《灵枢》……为传写者乱之，讹舛盖已不可胜言"，特"用力颇勤，引证翔实"，"爱录经文，汇参诸本，附之考正，疏其得失，兼采《甲乙》《脉经》《太素》《千金》之长，以校定其讹误"[1]。因而《新考正》乃学习经络学说的一部重要文献。笔者不揣谫陋，特将阅读《新考正》所获点滴体会述之于下。

1. 正一字而涵义乃确

《新考正》对《灵枢经脉》关于经脉循行路径的考正极为详尽。如手太阳经，《灵枢》："出踝中，直上循臂骨下廉，出肘内侧两筋之间……"而"《太素》作'循臂下骨下廉'。"先生认为："臂有两骨，此经循手小指而上，行臂外侧之下廉，确在臂下骨之下，《太素》作'下骨下廉'是也"，所以应"从《太素》作"循臂下骨下廉"；至于"两筋之间"，《甲乙》《脉经》《太素》《千金方》皆作"两骨之间"。先生认为："此在肘外后廉转折处，当肘骨承接之位，无所谓两筋"，故应"据诸本订正"作"两骨之间"。[3] 此两处经文粗看似仅一字之差，但细细揣摩，此一字之正含义颇深。"下骨"即尺骨，手太阳小肠经在前臂"沿尺骨下边"[2] 上循，所以"循臂下骨下廉"方为贴切；及至肘部经过"肱骨内上髁和尺骨鹰嘴之间"[2]，显然不是"两筋之间"，而应是"两骨之间"方允。续后"出肩解，绕肩胛，交肩上"句，先生认为："所谓肩解者，指臂骨上端，与肩骨相连接处，即本经之由臑外后廉，上至肩骨下者，肩贞、臑俞二穴之部是也。肩甲是背上大骨，本经绕行甲骨之间，即天宗、秉风、曲垣、肩外俞、肩中俞，诸穴之部是也。其肩中俞一穴……在大椎两旁各二寸，其去脊骨中央甚近，而经文于此，乃继之以'交肩上'三字，一似至此而复却行至于肩上。然所谓'交'者，实不可解。"而"手足之（三）阳之经，皆会大椎。大肠手阳明条中，所谓出于柱骨之会上者，明是左右两经会此，而复交互以出，则手太阳经之循行，在绕肩甲以后，自必直会大椎，交互以行，正与手阳明经同例……窃疑交肩上之'肩'字，即是'会'字之讹。"[3] 又如足厥阴肝经的"过阴器"，订正为"环阴器"[4]。均仅一字之差，但一字之考正，涵义就非常确切了。

2. 补不足则疑简始明

先生在书中还对经脉的具体走向做了认真的考证工作。如足三阴经从大腿内侧上行至腹部后，《灵枢》的经文都只有内循段，而缺外循段的走向。《新考正》对足三阴经的这一缺失提出了"存疑"。并引述"《甲乙》《外台》于任脉曲骨穴，明言任脉足厥阴之会，于中极、关元二穴，又谓是任脉足三阴之会，则足三阴经脉，皆循腹而上，与在内之支，原是并辔分驰，各有其道，岂非一大确证？"[5] 对《灵枢》经文外循段的缺失，作了确切的论证。

对足少阳胆经在头颞部的走向，先生更具独到见解。《灵枢经脉》："起于目锐眦，上抵头角，下耳后，循颈行手少阳之前……"由于其中包含了20个穴位，仅此几字，显然过于简略。对此先生认为："足少阳脉，起于目兑眦旁之瞳子穴……自此上抵于头角，向后而行，即颔厌、悬颅、悬厘、曲鬓、率谷诸穴之部，乃环过耳上角，以下耳后，循颈，行于手少阳经之前，即天冲、浮白、窍阴、完骨诸穴，乃至肩上之肩井穴。"而各书"于瞳子穴之后，继以听会、客主人二穴，而后及于颔厌诸穴者，皆非也。经文明言起于目兑眦，即上抵头角，不当以听会、上关二穴杂厕其间。"这二穴应是在"其支者……"的循行段中，因为本经的"一支则自耳后而分，以入耳中……又出于耳前本经之听会穴，乃上过客主人穴，以至目兑眦后。"先生还觉得经文在此"戛然而止，未有下落，且不能与下连贯。考本经腧穴，有侠神庭旁三寸之本神穴，又有眉上一寸直目瞳子之阳白穴，复自阳白直上，有临泣、目窗、正营、承灵诸穴，乃环过顶颠，以达脑后，有脑空、风池诸穴，而经文循行，无此一段，按其次序，盖经行客主人后，当即循行于本神、阳白、临泣诸穴，是经文此间，必有阙佚……试以经文与俞穴，参互考证，脱节显然。"[6] 确实《灵枢》经文与现行胆经头部腧穴的排列对照，颇有牵强之感，先生的这些精辟见解，值得针灸界予以重视。

3. 考穴名使误衍皆纠

《新考正》对经文中经穴或部位名称使用得不妥之处，也作了严格的考证。如"气冲"穴，先生考证的结果是："各书或作'气街'，或作'气冲'。盖二字之形相近，而传写有不同，致令文义两通，不可复正"[7]。又如承筋穴"一名腨肠"穴，在小腿部位何以用胃肠之肠称之？先生考据始明："腨是胫骨后之大肉，王注'至真要大论'所谓

'腨'，骱后软肉处是也。考《说文》'腓'训腨，而'腓'篆之下，即继之以'腨'篆，乃训以'腓肠'。窃疑此是肌肉，何缘而名为'腓肠'，顾其名必思其义，直是百思而不得其解。实则'腓'二字，可单语亦可连语。单语则'腓'为胫腨之定名，连语则即曰'腓腨'。叔重氏'腓腨'二篆相连，'腓'以胫作解，而'腨'即以腓作解。许书凡二字连语，此例最多。则'腨'篆说解中腓肠之'肠'，当即为'腨'字之误，盖'肠'字行草写法，与'易'之行草相似，致有此误，是亦亥豕鲁鱼之常例。"[8]以上二例皆出于传写之误，得先生考证始能"正千年相沿之讹"[18]了。

先生指出《内经》中凡论及"经脉循行，例以部位言，不当举一俞穴之名。"胃经的经文中有"以下髀关"的语句。先生按语："此以髋髀大骨而言，古人只谓之'髀'，许氏《说文》所谓'髀'，股外者是也。《太素经脉篇》作'以下髀'。王注《素问刺热篇》亦作'以下髀'，皆无'关'字"[7]。所以今本《灵枢》中的"以下髀关"显然是衍了一个"关"字。先生既指出了《灵枢》的行文原则，又旁征博引考证了该处为衍文，是我们学习的楷模。

4. 汲新知以汇通中西

针灸学限于历史原因，在涉及解剖学内容方面略嫌欠缺，所以有些骨性标志的表达就欠清晰，尤其是表现在对脊椎的认识上。鉴于此，先生在当时西医甫传入不久的时代，他已能运用西医的解剖知识来解释两种学说之异同："西医家谓脊骨共为二十四节，分为颈骨七节，背骨十二节，腰骨五节，与中国医籍言脊骨共为二十一椎者不同。盖中医以项后之大椎为脊骨第一节者，据其骨枝突出，扪之可得而言之耳。其实据今东西医学者，所绘骨骼之图，及塑成全体骨骼之模型而考之，颈骨七节及背骨十二节，腰骨五节，每节向后，皆有骨枝伸出，但颈之上四节，向后伸出之骨支，不大不长，则藏在肉筋之中，扪之不显，自颈骨第五第六以下，则骨支伸出者，较长也较巨，由是项后扪之，显而易知，中国医家遂指此为脊之第一椎，且为之曰大椎。而不知大椎以上，尚有四节，大椎以下则只有十九节，非大椎为脊骨之第一节，而其下尚有二十节也。"[9]"《甲乙骨度篇》已曰：`项发以下至脊骨，长三寸半'，可知此三寸半之间亦自有骨，而不数于二十一节以内，此中西两家之似异而不异者。"[10]而对腰椎以下的骶尾骨及八穴同样也是阐述得非常清楚："上承腰骨末节，其两边接合左右胯骨，腰骨之下，横阔三寸，中间横阔二寸，上下长约三寸"，"上阔下狭，其下兜弯向前"，"连接尾闾小骨"。"其兜弯之内，即直肠依附之处，有八孔，平分四对……则两行八孔，每行各有四孔，即此四髎之穴无疑。"[9]再看古代文献，用"第一空、第二空、第三空、第四空"，"侠脊陷者中"来定穴，事实上骶骨部位"脊骨已尽，又安得更以侠脊求之？而宋以后之绘《明堂孔穴图》者，又不知何据，皆以系之于第十七椎下每节之两旁"，"令人无从指实"[11]。所以先生运用西医的解剖知识，来把这骨骼与穴位的关系交代清楚，自此针灸界对大椎穴附近的骨骼组成及八髎穴有了清楚正确的认识与定位了。

参考文献

[1] 浙江省中医管理局《张山雷医集》编委会. 张山雷医集. 北京：人民卫生出版社，1995：605.

[2] 李鼎，等. 经络学. 上海：上海科学技术出版社，1984：45.

[3~11] 同1，612~644.
               （《中国针灸》1999 第 1 期）

张寿颐辨治风温之经验

付婷婷　指导：秦玉龙

张寿颐，字山雷，浙江兰溪人，清末民初著名医家。《张山雷医案》[1]是其临床诊疗记录，反映了他的学术思想和临床经验。书中收录的风温治案四则，数量虽不多，但却各具特点。张氏辨证准确，论治灵活，用药精当，于今风温的诊治，不无借鉴作用。兹分析如下。

一、风温新感，辛凉解表

1. 风热挟痰，透表宣肺化痰：患者潘某，幼，新感痰窒，身热夜甚，鼻燥，唇口红赤，苔有白垢。症情颇匪轻渺，姑以宣展，如能应手，庶几有瘳。处方：白蒺藜、浙贝母、陈皮各4.5g，制半夏、郁金各3g，马兜铃1.8g，九节菖蒲1.5g，防风、枳壳各1.2g，路路通（去刺）、薄荷各0.9g，胖大海1枚。

分析：患儿感受温邪，病发于表，故曰"新感"；风热袭表，卫阳郁闭而发"身热"；"夜甚"则因痰热郁闭，只需辛凉透表祛邪为治，不可误认为热入营血之里热，而早用"寒凉遏抑，滋腻助痰，必使肺益窒塞"；温邪上受，首先犯肺，肺开窍于鼻，又温为阳邪，最易伤津化燥，故见"鼻燥"；"唇口红赤"亦是热邪为患；"苔有白垢"必有痰郁于里，肺气窒塞，故曰"痰窒"。此案虽是新感，但患者年幼，稚嫩之质，感邪易于传变，况有痰浊壅窒肺气，故张寿颐认为"症情颇匪轻渺"，急需透泄风热，宣展肺气，泄化痰浊，开郁通窒。方用白蒺藜、防风、薄荷辛凉解表；马兜铃、路路通、胖大海展布肺气；陈皮、半夏、浙贝母、菖蒲开泄痰浊；枳壳、郁金行气解郁。张氏还指出：白蒺藜"尤为轻扬，则泄散在表之风热"，是其辛凉解表常用之品。马兜铃"味固稍苦，而气甚清……形质空虚，中虽有实而亦片片如纸，有若木蝴蝶之临风飞扬，故同为宣通肺气，化痰开闭之药"。他临证时，宣展肺气常用马兜铃、路路通、胖大海，不仅因其气味轻清，亦因其形质像肺。此案为风温初起，但病情较重。张寿颐立法，散风热、泄肺郁、化痰窒、通气机面面俱到，选药轻灵活泼、独具特色。因患者年幼，药量较成人更少，"可知弱人治法，用药最贵轻灵"。

2. 风热化燥，泄风化痰清燥：蔡麟钧，凛寒身热，尚在初萌，头痛，咽燥痛，且有咳嗽，左项酸，微似有核，食后饱闷，脉数，舌红无苔。此风热在表，引动肝阳痰热上扰，宜泄风化痰，清燥宽中。处方：白蒺藜、浙贝母、杏仁各9g，连翘壳、牛蒡子、玄参各6g，射干、荆芥、栀子皮、制半夏各4.5g，枳壳3g，桔梗1.2g，薄荷0.9g。

分析：患者"凛寒身热，尚在初萌"，系邪犯卫表；"头痛，咽燥痛"是风热上攻常有之症；肺失宣肃而见"咳嗽"；"左项酸，微似有核"，此为痰核流注经络，"皆肝胆之火，灼痰凝络"而成；"食后饱闷"乃是痰阻气机，中焦运化失司；"脉数"亦是热象。患者可能素体阴虚，稍感热邪，即易化燥，故"舌红无苔"。张寿颐认为："此风热在表，引动肝阳痰热上扰，宜泄风化痰，清燥宽中"。药用白蒺藜、荆芥、薄荷散风热；浙贝母、杏仁、半夏、射干、牛蒡子化痰核；连翘壳、栀子皮、玄参清燥热；桔梗、枳壳宽中气。其中薄荷、射干、玄参、桔梗、牛蒡子均可利咽喉疗咽痛。张氏治此燥热只用清法，以其邪热去而阴自复，不用甘寒滋腻之品，恐其助痰恋邪碍中，故曰"清燥"而非"润燥"。清热当用寒凉，唯"肤腠未开，最忌寒凉遏抑"。故连翘、栀子皆用皮壳，取其轻清之质；玄参"禀赋阴寒，能退邪热，而究非滋养之品"，"寒而不峻，润而不腻"，无虑苦寒滋腻伤中之弊。此"外感风热，内引肝气，痰滞络脉不舒，亦非易调之证"。张氏处方熨帖，选药纯粹，不杂一物重浊，最是初写黄庭，恰到好处。

张寿颐治疗风温新感，唯轻清疏表，用药只以辛凉，不犯温升助热，不以苦寒遏抑气机，亦不用甘寒滋腻碍胃恋痰、助其胶固、增其壅塞。又谓"吾苏土薄积湿，人体柔脆多痰，一有感冒，胸痞痰粘，十而八九，故杏、贝、二陈、瓜蒌、枳、桔等，恒为常用之品"。以上两案，可窥张氏治疗风温表证的经验。

二、热邪入里，清泄阳明

1. 阳明痰热生风，清热化痰息风：患者尤某，58 岁，病起十多日，昨日大汗，神昏，手舞咬牙，齿垢舌燥，咳痰不活，大便昨日一解，脉中候滑大有力。阳明热盛，将有动风瘛疭之变。处方：生石膏24g，瓜蒌皮、瓜蒌子、浙贝母、知母各9g，胆星、郁金、牛蒡子、黄芩各4.5g，马兜铃3g，黄连2.4g，枳实1.8g，紫雪（吞）1.2g。

分析：患者"病起十多日"则表证已无，热邪入里，肺胃热盛，阳明证见。"大汗"为热迫津液外出；"神昏"，正缘痰之塞，原非心病，"亦痰热阻塞，蒙蔽性灵之候"，是"阳明热盛时之常态"；痰热生风，则"手舞咬牙"；胃热炽盛伤津，则"齿垢舌燥"；肺热痰窒隧络，则"咳痰不活"；"大便昨日一解"则腑气尚通；"脉中候滑大有力"系阳明痰热壅盛之证。综此推断为阳明热盛，将有动风瘛疭之变，治以清泄阳明、化痰息风。方中石膏辛甘大寒，味淡质重，可清泄肺胃之热；复加知母、黄芩、黄连以除动风之本；瓜蒌、浙贝母、胆星、马兜铃清化热痰；郁金、枳实、牛蒡子降气导滞；紫雪息风。其中牛蒡子"颗粒坚实，则重坠下行，亦顺肺金右降之令，能通大腑，使肺家蕴热下移，从大肠而泄，故大便不实者禁之，而温热感证不忌，以地道既通，即为邪热辟一出路也"。紫雪"虽曰芳香，专能开闭，究竟全体大用，功在朴、硝……通腑导浊，急下最佳"。此方用之有釜底抽薪之效，使升腾的气火痰热速降而风定神清。本案肺胃痰热炽盛，虽腹不坚满，但脉滑大实，且有动风先兆，则升浮之势焰已张，而又有痰浊蒙蔽，故苦寒泄降的同时轻投下剂，只以破其痰窒，俾痰热气火一鼓荡平，使热邪失所凭依，自可迎刃而解，肤功捷奏。

2. 阳明热结肠腑，泄热化痰通腑：患者张某，男，昨夜二进白虎大剂加味，今早神志尚未恢复。此刻小溲畅行，渐渐了解人事，语言尚算清晰。曾纳米饮，午后诊脉未免三五不调，顷诊左手弦中带涩，右手尚觉不调，舌苔滑腻，又发身热，但不甚炽，目有赤色，大便未行。仍守昨意而减其量，参以宽中抑降，再觇进步。处方：生石膏18g，延胡索、生代赭石、苏木、白前各6g，制半夏、陈皮、郁金、天竺黄、竹茹各4.5g，桔梗3g，枳壳1.8g，黄连1.2g，吴茱萸0.6g。

分析：根据此次就诊时所描述的病情，可知之前有身热炽盛，神昏，或有二便不畅等阳明热盛之症，所以用"白虎大剂加味"治之。服药后身热减，神清语出，能纳米饮，小溲畅行，即是前方之功。诊时仍有身热目赤，可见阳明之热未蠲；"大便未行"仍是气

499

升多降少，肺胃肃降之令未复；"舌苔滑腻"可知痰浊内壅；脉先是"三五不调"，"顷诊左手弦中带涩，右手尚觉不调"，热盛之证而脉反涩滞有歇止，"是必有痰涎结塞于中，所以脉道不利……盖热是无形之邪，必不能阻塞经髓，而使脉管窒滞……则所以壅之者，必实有其物，苟非痰食，何致于此"。此阳明痰热窒塞之证未除，治以清热化痰，"参以宽中抑降"。方用生石膏、黄连清热；二陈、竹茹、天竺黄、桔梗、白前化痰；生代赭石、郁金、枳壳、左金降逆；延胡索、苏木行气活血通络。张寿颐指出：延胡索"活血而能行气分之滞，疏通气血，流动化机，情性与香附相近，俗子仅知其能破血，畏之而不敢用，诚有负此活泼灵通之妙药"。竹茹"世恒以为宣络化痰之辅助品，似乎无足轻重，然入络以助气血之运行，实是无微不至，亦肝脾气滞之良导师也"。

二诊：昨夜寐已安澜，稍能进粥。刻诊脉象尚形弦大，左手略小，苔仍白垢，唯小便仅下午一行，大腑未通，而有矢气，身无发热。此宜清降，展肺润肠，庶几二便通调，即是善后之能事。处方：生石膏15g，浙贝母、神曲各6g，怀牛膝、桔梗、陈皮各4.5g，马兜铃、枳壳、生大黄各2.4g，芒硝（冲）2.1g，路路通（去刺）1.2g。

分析：患者寐安、纳粥、热退，皆前药泄降气火之功，脉弦大亦是开闭通滞之效。"左手略小，苔仍白垢"，乃痰浊未尽泄化；"大腑未通，而有矢气"则因热结于腑；溲少为"肺气窒而失其下降之常也"。故治以"清降，展肺润肠"，待肺气下行，腑气已通，二便调畅，方能善后。继用生石膏清肺胃之热；少量生大黄、芒硝清泄腑热，通导腑垢；浙贝母、桔梗、陈皮化痰；枳壳、牛膝、神曲降逆消导；马兜铃、路路通宣肺开闭，促其肃降，遂其下行为顺，而二便自通。

三诊：昨日眠食均安，大便已行，不甚舒畅，至此可谓已登彼岸。口有热疡，喉关殷红，蒂丁悬赤，诊脉稍带弦搏，舌苔白垢，余无所苦。显见阳明痰热未楚，仍清阳明为主。处方：生石膏18g，玄参、白芍各9g，浙贝母、金银花、连翘壳各6g，天竺黄、竹茹各4.5g，射干3g，枳壳、生大黄、芒硝各1.8g，藏青果（打）1.5g。

分析：阳明痰热几经清降泄化，邪气已除大半，故脉道通利、眠食均安、大便已通，张氏谓"至此可谓已登彼岸"。但"口有热疡，喉关殷红，蒂丁悬赤，诊脉稍带弦搏"是余热尚炽、气焰嚣张之象；大便虽通，但"不甚舒畅"，且"舌苔白垢"仍是"阳明痰热未楚"，继以"清阳明为主"。药用生石膏、少量芒硝、大黄清泄阳明；金银花、连翘、藏青果、玄参、射干清热解毒、利咽治疡；浙贝母、天竺黄、枳壳、竹茹化痰；白芍"气清味薄"，"虽号酸收而实则酸味最薄。但纯阴沉降，能收摄肝脾肺肾涣散之阴气，降逆而固护脏真，厥功殊伟"。此处用之，可收敛余焰、固护真阴而不嫌滋腻酸收恋邪，与呆补滋养之品自是不同。热病后期，虽有阴液耗伤，但痰浊未尽泄化，不可谓其阴虚而浪投甘寒养阴助痰，恐邪热得所依凭，痰热复炽，留恋不去。张氏谓"病势既解，尚须清涤而不可遽补者，正以烈焰初平，真液大耗，骤投补剂，恐无消化之权，适以滞其机轴，则死灰有复燃之虑，此热病善后之最吃紧处，先清余热，继养阴津，两语足以尽之"。

以上两案是风温病发展的中、末期，皆见热盛神昏。张寿颐认为："热病神昏，痰证最多"，而"阳明热证，挟痰最多"，将其归入阳明热证中，皆以清泄阳明、开泄痰浊、降逆导滞为治，用药恒用白虎、承气类，参以化痰降逆之品。而不提"心包"一字，亦不用犀角、牛黄、麝香、龙脑等清心开窍，此论与叶派所论"热入营分"、"邪陷心包"不同。

综上所述，张寿颐辨治风温，先分表里轻重缓急，重视舌脉，治疗总以祛邪为主，并

500

注重化痰，用药灵活多变，切中病机，对后世诊治风温颇多启迪。

参考文献

［1］张寿颐．浙江省中医药管理局《张山雷医集》编委会编校．张山雷医集［M］．北京：人民卫生出版社，1995．

（《浙江中医杂志》2011 年 7 期）

从《病理学读本》探张山雷学术思想

俞欣玮　姚真敏

张山雷先生是我国近代著名"中西汇通"派大家，浙江中医教育的先行者。先生生活于清末民初，正是西学东渐，中医日受排挤之时，在这民族医学生死存亡的关键时刻，他既不崇洋媚外，也不厚古薄今，盲目排外，而是以科学的态度，努力接受新思想，新文化，走"中西结合"之路，用毕生的精力，兢兢业业于中医教育和医疗事业，学验俱丰，著作等身，对培养一代又一代的中医新人，对祖国医学的发展，厥功甚伟。笔者细读和研讨了先生的《病理学读本》，感受颇深，获益良多，在此略述管见。

1. 博览群书　治学严谨

先生自幼好学，平素嗜书，手不释卷，于诸子百家之书靡不涉猎，习医后对古典医经及历代医学著作，朝夕钻研。协助其师朱阆仙先生开办中医学堂后，为编教材、讲义更是众览群书，博引广集，上自《内经》《难经》《神农本草》《伤寒杂病论》等经典，下至明清乃至近代诸贤之作，广泛涉猎，无所不读。就其编写的各类教学讲义所引中西医书籍就有 108 种之多，仅《病理学读本》一书也有 40 余家之说被引用，可见先生读书之勤，学识之博。然三十余年的读书也使他深感吾国医学，发源上古，三千余年所载各家议论固已充栋宇而汗马牛，独惜先秦古书，所传无几，其仅存者皆为后人重集，点窜，讹误所在多有，遂觉不可卒读。故他虽十分推崇历代医籍，然又能做到学古而不泥于古，择善而从。即便是经典医著他也不认为字字金玉良言，故不敢随便轻信。就是医圣张仲景的《伤寒杂病论》，他认为可解而对证可用者只有十之七八，而其不甚了解而竟无绝对之证可用者，亦有十之二三。而向来注家又皆以尊崇仲景之故，全以本论认作圣经贤传，以为一字一句不容妄议，即遇本文之必不可通者及病理药物之不可思议者，虽自己莫名其妙，亦必随文敷衍，空说几句。对于这些墨守古训，拘泥不化，不负责任的治学态度，先生极力反对，痛加驳斥。并坚持对历代医学著述，必须抱以实事求是的科学态度。自己著述、持论更应十分慎重，以免令今后之读者，更加一重障碍。故他说："不才二十年之持论，每谓今本素灵难经，伤寒金匮，只可就原有白文，细细读去，而参之以自己治医经验，将其明白了当，病理药理，彼此符合之处，详加探索，确有妙悟，可得而言，其不甚了解则始置一边，留待后日再读再解，或者自己功夫日进，治验日富，则必有昔日之不可解之处，侯至异日而一旦豁然。"这种实事求是、严谨的治学方法，充分反映了他师古不泥，一切从实际出发的科学态度和求实思想，确是后生学习之楷模。

501

2. 倡先议病后用药说

祖国医学之精华，在于辩证论治，而唐以后由于本草、方书的大量涌现，及宋金元时期大量药局的开设，某些欲求功利的习医者逐轻医理而重方药，弃经典医籍于不顾，略谙药味一二种，便轻率地从药架上取药为患者治病，故在习医者中逐成议药不议病之势。为纠时弊，金元以河间、东垣、丹溪、从正为代表的四大家，他们各自立足于自己的临床实践，对《内经》等医经在某一方面进行了理论上的阐述与发挥，大大丰富了中医理论，促进了祖国医学不断发展。然而至清仍有一些习医者对灵素、甲乙、难经等无方之书，全不考究，而对后来一切有方之书奉为灵宝。为正医风、学风，先生特将喻嘉言《寓意草》中"先识病后用药说"录于《病理学读本》卷一之首，以告诫习医者首重识病。所谓"识病"就是要掌握辨证论治之本领。他还在喻氏"先识病后用药说"后附以"书后"，重申识病之重要性，他说"治医之道，本非处方为难，最苦于认证不清，"认证不清"则医者心目中，便已辘轳无主，选药尚复何所标准，果其识得病情，斯有是证，当有是药，药病相符，效果自可立待，此其成败利钝之分途，即在识病与不识病之间。"阐述了疗效好坏，关键是辨证准确与否。能识得病情，就能对症下药，否则将会延误病情。故他说："嘉言先认病后用药说，非特为俗医病下针砭，实是学医者不可不知之秘蕴。"

在西药、中成药大量应市的今天，如何保持中医特色，弘扬祖国医学，先生之说仍有现实意义，也是我们当今习医者不能不守之规矩准绳。

3. 运气为推阐病机之一助

运气学说是古代探讨气象运动规律的一门学科，古代医家用它来研究四时气候变化规律及对人体健康和疾病的影响。自王冰注《黄帝内经素问》补入七篇大论后，运气学说在中医界得以流传，至宋以后研究者颇众。然而，在这些研究者中也不乏有些医家机械地运用运气学说，认为某年、某月、某日、某时，必生某病，必用某药。先生对此提出异议，他认为用阴阳五行，天干地支推算疾病，是古人治病之一种支流，要知天下至大，土宜燥湿；寒燠不一其途，天气之风雨晦冥，各异其候，而谓可执一定之干支指为某年某月，当得何等病状，其谁敢言。故他虽对喻嘉言诸多论述极为赞赏，而对嘉言《寓意草》"与门人定议病法"中将某年、某月、某地、某人、年纪若干置于"议病法"之首则大发异议，他说："以运气四时作入手方针，未免蹈胶柱刻舟之故智。"所以他认为医生治病当以见病治病为实验，而不宜凿空推算，泥定干支时日。再说："究竟遍读医书果能从病情病理，说得透彻者，其书必有实用，且能使人易读易学，若徒于五行胜克中说空话或从运气胜复上骋诡辨者，其说必不足证。"

然而，先生又不完全反对用运气来研究医学，因为人生活在自然之中，必受自然之气的影响。他说："以天地化育言之，气候斡旋，必不能离乎五行为消长。而人在气交之中，息息相通，自必随此阴阳而为翕合，则凡气化之盈虚消息而民病之，亦是理之所当然，事之所或有，泥之者愚，劈之者妄。"故他在反对机械运用运气说的同时也化了不少功夫将"陆九芝六气大司天下篇"研究了一番，并将古今医家一一与之相对，结果发现古今名家或尚清凉，可宗温补，各有专主，几若天渊，初亦不解其嗜好之偏，抑何至于此极，追考其著作时代则与表中之所谓燥火寒湿主气竟无一不合符节。如河间著素问玄机，为金世宗二十六年即宋孝宗淳熙十三年乃绍兴甲子之四十三年，燥火用事，故主寒凉；东垣值守宁宗嘉泰四年，为六十六甲子，寒湿用事，故以脾胃立论，专事升阳，宜于温法；丹溪生于至元卒于至正，值泰定元年第六十八甲子，火燥用事，故以知柏治肾，专事补

502

阴，宜于清法。由此始知"天地之大，运气迁流，隐隐然自有此一定不移之气化为之主持。而诸名贤身历其间，所见民病，本随当时气运与为转移，则在燥火令中者，自不得不用寒凉，而在湿寒令中者，亦不得不宗温热。"古圣昔贤，著书立说，都是各随其运，补偏救弊。因此，他认为对运气学说既不能机械硬搬，也不可全盘否定，不妨姑备此说，以为推阐病机之一助。先生这种对运气学说取其精华，去其糟粕的科学态度，是我们后世学习的楷模。更值得一提的是他用运气学说对金元四大家的学说作了精辟的评述，道出各家的学术特点符合各家所处时代的客观实际，可谓至当至精。

先生《病理学读本》内容相当丰富，有治学经验、脉案规范、病理药理、阴阳运气等探讨，也有伤寒、温热、内、外、妇、儿等疾病的病机分析。我们这里所述只是其中一小部份内容，以冀与同道们进一步研究、探讨。

（《浙江中医学院学报》第 20 卷）

张山雷《药物纲要》的学术特色

钱俊华　杨欢庆

《药物纲要》，又名《药物学纲要》，是张山雷先生编著的一部提纲挈领介绍药物的著作，成书在张氏《本草正义》之后，原意为初学入门者编著，正如《药物纲要·绪言》所说：《本草正义》"在胸有成竹者观之，则能深得指归，大开觉悟，而在童蒙观之，则鲜不病其繁重，望洋兴叹……因此拟为《药物纲要》一编，以为习是学者，启蒙之初步。"本书从其药后歌赋形式的归纳而言，比较适合于初学者诵记；但就其论述药物的深度来说，则已超出了张氏编著此书的原意。本文将该书的学术特色分析如下。

1. 深明医理　师古不泥

《药物纲要》讲解药物善于继承前人的宝贵经验，又能独出己见。该书介绍药物五十余味，一般都先引述《神农本草经》等经典性本草著作的原文，然后夹叙夹议，将各药之功用一一展示。如五加皮条云："《本经》列于上品，谓主心腹疝气，腹痛，益气，疗躄，小儿不能行。"但张氏对古代本草著作中的缺略、错误从不拘从，同是五加皮条，张氏作了如下补充：《本经》"虽尚未言及去风胜湿，然皮以行皮，故治皮肤之风湿寒最验。"当然，"皮以行皮"乃比类取象，便于读者掌握，非皮药悉具祛风散寒胜湿之功。至于古书之错误，张氏更不盲目依从，而是结合具体疾病的发病机理，一一予以纠正。譬如古书记载产后中风、口噤发痉、角弓反张、血晕不醒的治疗，有采用豆淋酒的方法，即用防风、羌活、荆芥等药炒研为末，另用黑大豆炒热，酒淋乘热调药冲服，"意谓此是产后卒然受外风，故宜风药酒服，温升疏散之法，无论何书，往往称为大效，甚且托名于华元化，称之为华佗愈风散"（见荆芥条）。张氏分析了产后噤厥、角弓反张之机理为阴脱于下，阳浮于上，一针见血地指出此病"虽曰中风，明是内动之风……镇而降之，犹恐不济，妄投风药，加以热酒，是为教猱升木，火上添油，杀之尤速，安有得效之理？"（同上）。措辞严厉，分析得体，显然得力于张氏精深之医学理论。

2. 探隐索微　发皇古义

从非本草类医著中撷取精华，丰富与完善本草学理论，是《药物纲要》又一特色。

503

张氏认为，本草学的一些精华，有时不是见诸本草著作，而是蕴藏于其它各类医著之中。一般而言，本草著作作为专著，对本草的表达比较直观，往往是有意识的表述，读之即能自明；非本草类医著则相对含蓄，常常在具体运用的实例中得以体现，多隐而不露。纵观张氏《药物纲要》揭示之用药新意，非本草类医著反映的本草内容大都深刻、生动，既可弥补本草专著记述之缺略，又能赋予某些经典性本草著作的条文以更深一层的含义。这从张氏对《伤寒论》葛根升发脾胃清阳之气作用的推论中，不难窥其一斑："《伤寒论》以为阳明病主药（指葛根），正唯表寒遏郁于外，胃家阳气不能敷布，故以此轻扬升举之药，振动清阳，捍御外寒，斯表邪解而胃阳舒展。所以葛根汤中仍有麻黄，明为阳明表寒之主药，非阳明里热之专司。若已内传而为阳明热症，则仲景自有白虎诸法，非葛根汤之所宜用。其葛根黄芩黄连汤方，则主阳明协热下利，貌视之，颇似专为里有实热而设，故任用芩、连之苦寒，则葛根似亦为清里之品。抑知本条为太阳病桂枝证，医反下之之变。邪热因误下而入里。里虽宜清，而利遂不止，即是脾胃清阳下陷之侯。葛根只以升举陷下之气，并非为清里而设，此皆仲景选用葛根之真旨"（见葛根条）。并由此推导，得出《本经》葛根主消渴的道理在于本病发生与燥令太过、降气迅速有关，葛根之用"非特润燥，亦以升清"（同上）。张氏丝丝入扣的推论，不但丰富了《本经》葛根主消渴的内容，而且改变了葛根仅为"清里生津，甘润退热之普通药剂"（同上）的传统观念。

3. 论药害利　不可偏废

古代医家有言："药以治病，以毒为能"（《景岳全书·类经》）。这里的"毒"，乃指药物气味之偏胜。然而从以"毒"言"偏"之用词看，药物不良作用之有害一层意思显然也隐含其中。既然药物以"毒"为能，也就无药不"毒"了，"毒"的有害一面（不良作用）与有利一面（正常功用）一样，应该成为讲解药物不可缺的内容。但是从古代本草著作看，正常功用的论述无不洋洋大观，不良作用的描述几近惜墨如金，更多的则是略而不论。张氏不然，他认为药物集害利于一身，只有洞察害利的双重作用，知其可用与不可用，才能正确指导临床用药。因此，《药物纲要》讲解药物总是害利并提，不但乌头、半夏等毒剧药物如此，极具平和的荆芥、防风等药也概不例外。譬如防风一药，历代有"风药中之润剂"之喻，凡"新感，即产中发痉，疮患破伤，皆为专司"（见防风条）。但张氏以为毕竟为外风之药，内风误用，不但无益，抑且有害："倘若内虚，则慢脾抽搐，类中反张，咸为大禁"（同上）。又生姜一味，药食并用，原来并无大害，外受风寒、内停水饮、呕吐胃寒，皆可选用。但张氏告诫，用之失宜，也会祸不旋踵，"唯在燥咳风温大忌辛辣升散，若是阴虚劳嗽，且教咯血失音"（见生姜条）。由此可见，《药物纲要》论药害利并举，几无轻重之别，除《本草害利》一书外，历代罕见。

4. 搜寻共性　昭示捷径

《药物纲要》作为初学入门之书，就其整体内容而言，可谓条理清晰，简单明了；特别是药后歌赋形式之归纳，尤其适合初学者之诵读与记忆。但本草之学乃庞大体系，初学者倘不辨门径，仅靠博识强记，学习之难固无待言。张氏认为，洞识药物的共性，化其繁为简，变其难为易，可以弥补记诵之不足，此诚学习本草之捷径。譬如花卉多升轻；子仁多沉降；气烈之品，走窜有余，不当重用等等，只要识其共性，便可执简驭繁，起到事半功倍之效果。因此，《药物纲要》对于药物之共性，每予昭示，并处处强调，不惮辞烦。例如，凡芳香类药物，芳香气胜，张氏以为用量宜轻，重则伤正；又不宜久煎，煎久则气泄，药力顿减。故谓薄荷叶"入药止可轻用，大率三四分至六七分而已极；又宜后下，少煎则气在，久煎则气泄矣。凡芳香之药，以气胜者，皆当准此"（见薄荷条）。又对世人不顾芳香特性而草率使用的陋习，提出尖锐批评："（紫苏叶）轻用三四分至五六分，重则七八分至钱许，芳香气胜，万无多用之理。俗人只知发汗，每撮一把，浓煎顿服，流弊不少"（见紫苏叶条）。又子仁类药物性偏沉降，多主里证，青蒿"其子则为治虚劳内热之专品。盖凡子皆重，故主里证"（见青蒿条）。由于子仁的沉降特性与花卉的升轻截然不同，故对辛夷之花以仁命名，张氏竭力反对："此蕊入药，须剥去外层之有毛者，故药中亦名之曰白辛夷仁。颐窃谓命名不正，非可与果核中之仁作一例观也"（见辛夷条）。从对辛夷仁命名所持异议中，我们不难窥见张氏严谨的治学作风。

总之，《药物纲要》虽是一本为初学入门编著的本草著作，但内容包含了不少研究本草的精华，具有一定的学术价值。尽管该书某些议论未免过于偏执（如僵蚕条、蝉蜕条），但白璧微瑕，仍不失为一本值得研读的好书。

（《浙江中医学院学报》1996 年 5 期）

《本草正义》论炮制

孙凌波

《本草正义》系近代著名医家张山雷所撰。张氏对中药的研究，重视《神农本草经》和《名医别录》的文献价值，认为两书"言简意赅"内涵丰富，故撰《本草正义》7 卷，收载药物 285 种，列两书之论于首。张氏博众众长，详加考证，又依据其丰富的临床经验，融入自己独特见解，不仅对诸药的性味、功效和主治作了深入阐发，而且对本草的采集、炮制和用法也有精辟论述。笔者阅读张氏《本草正义》一书，现就其中有关药物加工炮制的内容浅述如下。

1. 博采众法，古为今用

《本草正义》列有正义、考证、正讹等项，广征博采古代有关药物学著作，汲取先贤的药物炮制经验，古为今用，他为我用。如谈到熟地时指出："虞抟谓熟地补血而痰饮之人恐其泥膈，宜用姜汁炒"。认为熟地经姜汁炒后可除碍胃之弊（见《张山雷医集》上册，北京：人民卫生出版社，1995 年第 1 版下同）又"濒湖引陶隐居方，谓缩砂和皮炒黑研末"，可安胎止痛。对于《开宝本草》中提到葛根作粉止渴解酒、去烦恼的说法，张氏认为"去滓澄粉，尤其精华所粹，解渴解酲，宜也"。有关古人的炮制经验，张氏并非全盘照搬，而纠正谬误，去粗存精，有批判地采纳。如大黄生者走后阴，熟者走前阴的说法是错误的，"亦有谓生者走后阴，熟者走前有，殊是不确"。古人主张麦冬的加工要去其心，"甚谓不去其心，令人心烦"，张氏认为这是荒诞不经之说，"而麦冬去心，则仅存黏腻之质，更何有通结宣络之力"！

2. 躬亲实践，改进制法

对于中药的加工炮制，张氏注重实践，常对药物进行实地考察，亲身体验，了解其炮制前后的性味变化，总结民间用药经验，改进药物制作方法。对于炮制上的时弊。批评也是入木三分。如天花粉应是栝蒌根的粉，最宜捣细澄粉，"法于冬月掘取蒌根，洗尽其外褐色之皮，带水磨细，去滓澄清，换水数次，然后曝干，精莹洁白，绝于纤尘"。"然药肆之所谓天花粉者，即以蒌根切片用之，有粉之名，无粉之实"。张氏在《本草正义》中还介绍了土茯苓可疗杨梅毒疮的经验，但要"采取鲜根熬膏常服"并经 10 余年亲验，确有良效。鸦胆子善治下痢，但"其味极苦"，旧用龙眼肉包吞，而龙眼温补，易助湿热，张氏"改用豆腐衣包，更妙"对于金钗石斛，张氏主张"每用其原枝不炒者，劈开先煎，庶得真味"，"但市肆中欲其美观，每断为寸许，而以砂土同炒，则空松而尤为壮观。要之一经炒透，便成枯槁，非特无以养阴，且恐不能清热，形犹是而质已非"。

3. 生制有别，提高疗效

张氏对中药加工炮制的深入研究，甚至通过亲自尝服，了解炮制对药物的作用，其目的是使药物"全其所长，去其所短"，提高临床疗效。张氏指出："附子辛温大热，真有大寒重疾，可用生品，然一般寒病，则宜炮制，较为温和。附子制用，毕竟药力大减，处方中应有他药相助或适当增加剂量，方为有效。书中写道:"唯此物善腐，市肆中皆是盐渍已久，而又浸之水中，去净咸味，实则辛温气味既受制于盐之咸，复受制于水之浸，真性几于尽失。故用明附片者，必以干姜、吴萸等相助为理，方有功用。独有钱许，其力甚缓。寿颐尝于临证余，实地体验，附片二钱尚不如桂枝三五分之易于桴应"。如何首乌的生用和制用，药性有变，功效有别，张氏认为其生用"宣布脾阳"，久蒸久晒，味厚入阴，则能"专补下焦"，经验可贵。张氏崇尚"医药以切合实用为主"，其《本草正义》中丰富的中药炮制经验，对当今临床仍有一定的借鉴意义

从《本草正义》看张山雷的药学成就

忻家础

《本草正义》为近代名医张山雷所著。原拟撰成一部较为完整的药物学专著，惜仅完成草部七卷。张氏学识渊博，经验宏富，论述本草注意临床实效，阐发颇多创见。现就其药学成就总结如下。

学识博古通今

凭借其坚实的文化功底，渊博的医学知识，对历代本草进行疏理搜剔，旁证博引，通古论今，辨误纠偏。如言贝母一药，认为今人重视川贝，忽视象贝，实为误解。事实上从药名、产地、性味、功效、主治各方面看，《神农本草经》（简称《本经》）所言的贝母应是象贝。张氏追溯至《诗》《尔雅》，所载"虻""蒚"即今之贝母，"齐衡之间本多此物，其时蜀道未通，必非川产"，"诸家本草详载贝母出处，并未及于川蜀"。再以气味言之"则《本经》称其辛，《别录》谓其苦，又唯象贝苦而有气犹近于辛，若川贝则绝淡，强名之苦已大不然，而辛于何有?"；"更以《本经》《别录》所言之主治证，则伤寒烦热、腹中结实、心下满、咳嗽上气，皆唯象贝苦寒泄降，是其正治，断非川贝轻微淡远所能胜任"。故把古来贝母之主治都归属象贝，而另立川贝附录于后。

论述颇多创见

张氏论述本草尊古而不泥古，读书独具慧眼。引录古代本草绝不全盘照搬，认为不妥的则进行必要的删节修正，并加以说明。如柴胡条中把《本经》载"推陈致新，久服轻身，明目，益精"之句删去，认为此本不属治病本旨，易使人误为功效，"且升清之药过

服为害亦烈，故删之"。同样牛膝条，张氏以为应以疏利泄降为主，主治气血壅滞之病，言功效不可过分强调补益，故《名医别录》（下简称《别录》）中"补中，续绝，填骨髓"说法不妥。"然通利之品，非养血益阴者可比，必是无理"。

阐发本草药理

张氏认为《本经》，其源最早，言简意赅，故尊为主，并从《别录》条文中撷取精华，结合其长期医疗、教学实践，参考众多医药著作，进行疏通证明，论述本草药理更是发前人未言之秘，发明多多。如言葛根治消渴的机理，认为消渴不仅胃火炽盛，更由于胃气有降无升，葛根既能胜热，又升脾胃清气，故最合宜。指出："葛根气味俱薄，性本轻清而当春生长迅速，故最能升发脾胃清阳之气，气又偏凉则能清热……。消渴为病虽日胃火炽盛，然其病机不仅在于火旺，而在于燥令太过，胃气下行，有降无升，所以饮虽多而渴不解，食虽多而人益羸，多饮多溲病皆因于降之太速。唯葛根既能胜热，又升清气，助胃输化而举其降之太过"。

注重临床实效

张氏讲解本草，重视临床实效，不拾他人牙慧。如述大黄认为下瘀血血闭，破癥瘕积聚宿食，荡涤肠胃通利水谷道，是其主治大纲，另推陈致新，调中化食，安和五脏亦是大黄的重要功能，不要因为有人将其归入毒草门而弃之不用。注重临床实效还表现在张氏不嫌微贱之品。只要有确凿的实际疗效，即使是路旁山涧的野草树皮，张氏亦将它们视作珍品。如示豨莶草"微有臭味，故得其名，豨者豕也，言此草之气其臭如豕"，"九次蜜酒蒸晒，和蜜为丸则气味已驯，通利机关，和调血脉，尤为纯粹，凡风寒湿热诸痹，多服均获其效，洵是微贱药中之良品也"。又如乡野生长极多的天名精，能消痰解毒，消热降火，开结利窍，为微贱药中极有灵验者，张氏亦加以推介。

（《浙江中医杂志》）

《中风斠诠》学术思想撷菁

宋培瑚

摘要：清代医家张山雷在《雪雅堂医案·类中秘旨》的基础上，引证古籍，并参考部分西医学知识，进一步阐发而著《中风斠诠》。该书对中风进行了深入详尽的研究，其所述"猝暴昏仆，皆是肝阳上升，气血奔涌，冲激入脑，扰乱神经所致"的理论，为中风的中医治疗开辟了新的思路。此书的主要成就有，提出"内风"之名，总结中风脉象，创立中风病机新说，创立中风治疗八法，明确提出中风之初用药禁忌。

《中风斠诠》是张山雷在《雪雅堂医案·类中秘旨》的基础上，引证古籍，并参考部分西医学知识，进一步阐发而成。该书对中风进行了深入详尽的研究，其所述"猝暴昏仆，皆是肝阳上升，气血奔涌，冲激入脑，扰乱神经所致"的理论，为中风的中医治疗开辟了新的思路。现将其学术思想介绍如下。

1. 诠释中风病名提出"内风"之说

有关"中风"名称的记载，最早见于《黄帝内经》，但其所载之中风指外感风邪而言，非张山雷所谓猝暴昏仆之病，猝暴昏仆之病在《黄帝内经》中被称为"大厥"、"薄厥"等。至《伤寒论》《金匮要略》《针灸甲乙经》将外感风寒与猝暴昏仆之病统以"中风"名之，但属"异病同名，不可相提并论"（张氏语）。金元时期，辨治猝暴昏仆之病乃识内因，如河间主火，东垣主气，丹溪主痰，始有"类中"之名。明代张景岳又提出此病由"内伤颓败"所致，并创立"非风"之说。张氏则认为，猝暴昏仆之病以"中风"、"类中"、"非风"名之，皆不足取，"以内风二字，揭诸天下，而顾名思义，易得归旨"，明确提出了"内风"之名。

2. 精研脉学　总结中风脉象

张山雷通过长期的脉学研究和临床验证，将中风常见的脉象归结为，"弦劲"、"滑大"、"浮数"、"浑浊"，甚者"上溢促击，虚大散乱"。并对上述脉象的形成机理做了进一步的阐释，"弦而劲者，肝木之横逆也；滑而大者，气焰之嚣张也；浮数者，阳越不藏，其势自不能沉着安静；浑浊者，痰阻气机，其形自不能清晰分明。且也气血奔腾，横逆犯上，脉象应之，而上溢入鱼，促数搏指，亦固其所。尤其甚者，则脑之神经，既为震动，而脉络周流，失其常度，或为豁大而无神，或且散乱而无定。"

3. 融汇中西　创立中风病机新说

张山雷在《雪雅堂医案·类中秘旨》的基础上，参合西医学知识，提出"肝阳上升，气血奔涌，冲激入脑，扰乱神经"是中风发病的最直接病机，亦可挟痰、气、火三者共同为病，为中风病的治疗奠定了新的病机理论基础。

4. 创立中风治疗八法

（1）**闭证宜开**　闭证症见神志模糊不醒，"目瞪口呆，牙关紧闭，喉中拽据，鼻鼾气粗"，或面赤唇红，"神采奕奕，胜于无病"，二便不通，脉多"洪数弦劲，搏指不扰"，或"粗浊滑大"，此由"气火升浮，痰塞隧道"所致，治宜"开其闭塞为急务，而潜阳降气，镇逆化痰，犹在其次。"可根据不同情况，选择合适方药，如通关散搐鼻取嚏以出其声，乌梅肉擦牙以开其关，亦可针刺合谷、水沟以回知觉，声音一出，关窍得开，神志得醒，纳药可也。用药可选猪牙皂角、白矾、瓜蒂、藜芦、石菖蒲等以开泄痰浊，"绝不杂入龙脑、麝香"等辛香走窜之品，否则气火升腾益甚，其毙更速。

（2）**脱证宜固**　脱证症见"忽然痉厥，目合口开，手不握固，声嘶气促，舌短面青，甚则冷汗淋漓，手足逆冷，脉伏不见，二便自遗，气息俱微"，痰声低弱，或面白无华，唇色淡白，甚则青黯，或两颧色红如妆，脉多"微弱无神，或且不能应指"，此由"真阴虚竭于下，致无根之火仓猝飞腾，气涌痰奔，上蒙清窍"所致，治宜"摄纳真阴，固护元气"，"滋液育阴，潜镇摄纳"之药并进，尚能挽回一二。方选地黄饮子、参附汤、黑锡丹、三生饮、资寿解语汤、星附散等，药用人参、阿胶、枸杞子、鸡子黄、生地、熟地、制首乌等之滋养，龙骨、牡蛎、龟板、鳖甲、石决明等之潜镇，阴虚及阳者，可选生附子、炮附子等以回阳救逆，兼有痰（肾虚上泛之痰）者，真猴枣、石菖蒲等为其所宜。

（3）**肝阳宜于潜镇**　张山雷认为，中风闭脱二证，虽虚实不同，病状各异，但"无论为肝为肾，皆相火之不安于宅窟"为其根本，故潜镇肝阳为急要之良图。治宜风引汤、五石汤、铁精汤、珍珠母丸等，药物当选介类之珍珠母、石决明、牡蛎、紫贝齿、龟板、鳖甲等，石类之磁石、龙骨、龙齿等，金石类之黑铅、生铁落、代赭石、白石脂、赤石脂、辰砂、金箔、银箔等，此外紫石英、白石英、寒水石、生石膏、玄精石、滑石等亦可选用，同时张氏指出，金石类药物对于闭证属实可选，脱证属虚者，宜滋液育阴，参合潜阳之品，"金石重坠，不容妄试"。若此证兼痰热者可加真猴枣、竹沥、瓜蒌等，肝火明

508

显者，可用龙胆泻肝汤、泻青丸、凉隔散、当归龙荟丸等，用药可选羚羊角、龙胆草、栀子、黄芩、黄连、黄柏、大黄等。

（4）痰涎宜于开泄　张山雷认为，"卒中之证，肝阳上扰，气升火升，无不挟其胸中痰浊，陡然泛溢，壅塞气道，以致性灵蒙蔽，昏瞀无知"，表现为喉中痰声辘辘，满口流涎。若"不治其痰，则无形之气火，亦且未由熄降"，故当以开泄痰浊为第一要务。治痰之法，首量虚实，实者"荡之涤之"，可选稀涎散、滚痰丸、控涎丹、青州白丸子之类，药宜猪牙皂角、礞石、甘遂、大戟、白芥子、白附子等；虚者"泄之化之"，唯平和之剂，乃可无虞，如二陈汤、温胆汤、导痰汤、涤痰汤、《千金》枕中方等，药宜制半夏、陈皮、橘红、杏仁、茯苓、川贝、枳实、竹茹等，至于胆南星、天竺黄、竹沥、石菖蒲、远志等性味平和之药，无论虚实，皆可选用。

（5）气逆宜于顺降　张山雷认为，"卒中之病，火升痰升，喘促不止，皆气逆之为患也"，所以"治此证者，不顺其气，则血亦无下降之理，而痰即无平定之时，肝阳无潜藏之法"，故顺气亦此证当务之急。顺气之方可选乌药顺气散、八味顺气散、匀气散等，顺气之药可选乌药、青皮、陈皮、枳实、枳壳、苏梗等。

（6）心液肝阴宜于培养　张山雷指出，"卒中之患，其病标皆是肝阳之暴动"，"肝阳之肆虐者，无非血耗液虚，不能涵养"，故"治肝之法，急则定其标，固以镇摄潜阳为先务；而缓则培其本，必以育阴养血为良图。"因此，卒中"培本之计，虽宜滋肾之水，补母以及其子，亦必生心之血，助阴以涵其阳，此养心一层，以治疗肝阳者所必不可忽也"，养心正药有炒枣仁、淮小麦、茯神等；"培养肝阴"一法亦不可少，方选滋水清肝饮、一贯煎等，用药可选白芍、沙参、麦冬、生地、枸杞子、炒川楝子等。

（7）肾阴渐宜滋填　张山雷指出，"肝阳之病，肝为标而肾为本，苟非肾水不充，则肝木亦必不横逆"，故"养水滋肾"是治肝阳者所必不可少，但"非治疗见症之急务"。"唯在潜降摄纳之后，气火既平，痰浊不塞，乃可徐图滋养，以固护根基，庶几木本水源，滋填培植，而肝阳可无再动之虑，是亦此证中善后之要着。"滋填肾阴，非厚腻不为功，方选集灵膏、滋营养液膏、心脾双补丸、左归饮等，药用生地、熟地、山茱萸、山药、枸杞子、玄参、女贞子、旱莲草、黑大豆、黑芝麻等。

（8）偏瘫宜于宣通　张山雷认为，中风数日之后，气火上升之势少息，而肢体偏废如故，则知经络隧道之中，已为痰浊壅塞，气机已滞，血脉不灵，为偏废之痼疾，可用活血通络之剂以疗之，但旬月之间，或有效力，若其不遂已久，则无痊愈之望，活血通络之法，亦仅是聊尽人事而已。可选用独活寄生汤、桑枝煎、豨莶丸、大活络丹等，常用药物有独活、羌活、桑寄生、秦艽、防风、杜仲、桂枝、桑枝、萆薢、牛膝、木瓜等。

5. 明确提出中风之初用药禁忌

张山雷指出，在治疗中风时用药应有所禁，当"肝阳浮越、气焰横肆之时，禁风药升散，以助其气火之猖狂；禁表药疏泄，以速其亡阳之汗脱；禁芳香走窜，以耗散正气；禁温补刚燥，以销铄真阴；禁滋腻养阴，以窒塞痰浊；禁呆笨补中，以壅遏气化。"

（《辽宁中医药大学学报》2009 年 10 期）

张山雷《中风斠诠》学术思想研究

刘冬玲　吴鹏亮

摘要　目的：探讨张山雷《中风斠诠》的学术思想。方法：归纳相关文献资料对命题进行论述。结论：张山雷强调中风病论治应首先区分内风、外风；阐发中医中风"厥"、"非风"、"内风"理论，力主中风病乃内因之风；指出前人中风病论与治之误，为中风病正名；吸收血冲脑筋、脑充血、脑贫血之说，完善了内风血冲脑经说；重视防治，强调未雨绸缪，事半功倍；评议古方，总结内风八大治则；提出：镇肝熄风、潜阳降逆治疗大法，临证选方用药介类第一。

张山雷是近代著名中医学家和中医教育家，临证经验极为丰富，尤其是对于中风的研究，能力排旧说、推陈出新，在学术上有很高的建树。其专著《中风斠诠》，集中地反映了这方面的经验。《中风斠诠》共三卷，卷一为总论，分列十五个标题，对中风病进行了详细的论述，每论必阐述自己的观点，对前人的错误观点给予纠正，正确观点给予补充和发挥；卷二为内风暴动之脉因证治，阐述了内风之病因分型证治、常用大法等；卷三为古方评议，分列八法对中风病进行选方用药，每方必有证治、药物以及煎服方法，共选方94首，其中附方2首，食疗方5首，通治方6首。其学术贡献如下。

1. 强调论治首先区分内风、外风　张氏开卷首篇即列风病，以外风内风为两大纲，指出"大率自外感受者，由浅入深，自经络而脏腑……此外因之风邪，为害固已甚厉。凡古人祛风方药，恒主疏邪解表者，诚以外感为病，仍须治之于外，泄而散之，此外因证治之一大纲也。"而"大率自内而发者，因静生动……此内因之风火，恣肆又最难驯。凡古人息风良法，必以潜阳镇定者，诚以内因为病，务必治之于内，安而宅之，此内因证治之又一大纲也。"[1]此一外一内，大旨厘然可辨。继而强调了明辨外内二因的重要性，"假使病是外因而不为疏泄，则坐令深入，病是内因而妄与发散，则狂飚益肆……此则谈医者必明辨于机先，而不能混淆不清，指鹿为马者。"并对以上论述进行了总结："故古之中风，皆是外因，治必温散解表者，所以去外来之邪风也．今之中风，多是内因，治必潜降镇摄者，所以静内动之风阳也，诚能判别此外内二因之来源去委，则于古今中风证治，思过半矣。"

2. 指出前人中风病论与治之误　张氏分析上至《内经》，下至隋唐《千金》《外台》等著作，皆言中风病病因为外因。中风病名导源《内经》，而其含义为外风；《难经广伤寒有五，之一曰中风"，《伤寒论，太阳中风之桂枝汤证，皆属外风。《千金》，《外台》首推小续命汤，仍是仲景之麻桂二方加味。虽其证与仲景之太阳中风不同，但制方之意，与《伤寒论》用药同出一辙。张氏认为《金匮要略》"竟以内风暴动之不遂不仁昏愦吐涎等证，指为风邪之在经在络，入腑入脏。而后之《千金》，《外台》，乃尤不以祛风散寒之药，治昏愦猝仆之内风。是外因内因之混合不清，即由《金匮》开其端[1]。"综观《病源》《千金》《外台》治疗中风之方，所论证用药，几无一不从外风立法，皆用辛温散风泄表之药，如麻、桂、羌、防、椒、辛、乌、附等，虽间有芩、连、石膏，终是无多，其实已无一非内风暴动，气血上菀，激扰脑神经，失其功用之病。金元以降，"河间主火，东垣主气，丹溪主痰，持论虽各不同，而同以为病由内发[1]。"然而，河间虽从将息失宜、心火暴盛立论，"而其论治，则又曰，中风既为热盛，治之者或用乌附等类热药，欲令热气开通经络，使气血宣行而无壅滞，则又未脱古人专治寒风之窠臼[1]。"东垣以本气自病立论，但治法仍用《洁古保命集》旧说，分三纲论治，又用续命、三化、羌活愈风汤等外感风寒之套药。明之薛立斋以内因立论而倡真水竭真火虚之说，"遂开赵养葵专用六味八味之陋[1]。"景岳以非风立论，倡内伤颓败说，"持论既笼统不切，用药又偏于腻补[1]。""独有缪仲淳谓真阴亏而内热生风，猝然僵仆，初宜清热顺气开痰，继则培本，分作两层治法，乃有次序可言[1]。"可见，中风名义论治不符，概念混乱的根源出于《金匮》。自唐以前误于病因上只有外风而无内风，金元以后又再误于中经络中腑中脏之三大纲论治，"即河间、东垣、丹溪、立斋、景岳诸大家，虽各明一义，无不可取，皆瞠乎后矣。"

3. **简述中风病乃内因之风** 张氏认为昏瞀猝仆、痰壅涎流、语言蹇涩，瘫痪不仁即举世共知之中风病。然《素问》言中风者却不多见，唯《脉要精微论》"中恶风者，阳气受也"。《通评虚实论》"不从内、外中风之病，故瘦留着也"以及《风论》之"饮酒中风"、"入房汗出中风"、"新沐中风"等，无一非外感之风，所以今之所谓中风，必不能援引《素问》之中风为据，以致《千金》《外台》《病源》《甲乙》诸书，皆是外感之风，而绝无肝阳化风。张氏对《素问》有关内风症状和病机（不以中风名之）逐一剖析，如《通评虚实论》"仆击偏枯，肥贵人则高粱之疾也。"《五藏生成篇》"徇蒙招尤，目冥耳聋，下实上虚，过在足少阳、厥阴，甚则入肝。"《玉机真藏论》"……则令人善忘（怒），忽忽眩冒而巅疾也。"《脉要精微论》"上实下虚，为厥巅疾"以及"煎厥"、"薄厥"、"大厥"等。张氏认为皆是："肝胆火升，浮阳陡动，扰乱神志，或为暴仆，或为偏枯，或为脑晕昏厥，或为目冥耳聋，或更瞤动瘈疭，强直暴死，诸般病状，俱已历历如绘，此皆近世之所谓中风病也[1]。"批评汉唐医家，墨守中风二字，意用风药以治内风之错误，指出金元以真中、类中区别内、外二因，虽有所进步，但仍未言出中风实质。张氏认为："与其仍类中之名，泛而不切，不得其要领，毋宁以内风二字，揭橥天下，而故名思义，易得指归……即以内风挈其纲领，庶几名正言顺[1]。"

4. **论中风病病机为血冲脑经** 张氏椎崇张伯龙言中《素问》"大厥"之旨，气血并走于上即西医冲脑气筋。张伯龙力主内风血冲脑气筋说，认为中风"皆由木火内动，肝风上扬以致血气并走于上，冲击前后脑气筋而为昏不知人，倾跌猝倒，肢体不用诸证"。张山雷对此服膺最深，评价极高，称赞"是论之屏绝浮言，独标真义，尤为二千年来绝无仅有之作。"张氏对伯龙气筋之论给予补正为脑经。缘"西学脑经之论，其始译西人之书者，译之为脑气筋。或称为脑经者，以其发源于脑，而分布于全体也[1]。"并且指出："唯经字是经脉之经，吾国医学本以十二经络及奇经八脉为全体气血循行之道路……当作脑经为长，知旧译之作脑气筋者尚未尽稳惬[1]"。且"此病发现之时，脑是受病之部位，而非酿病之源，病源为何，则肝阳不靖，气火生风，激其气血上冲犯脑，而震扰脑之神经耳。故谓是病为血冲脑经则可，而直以为脑病则不可[1]。"并在此基础上，通过临床验证和发挥，形成了更臻完善的内风血冲脑经说。如认为"其内动之中风，则中字当读平声，是为肝风自中而发，由于水亏木动，火炽风生，而气血上奔……若激扰后脑，则昏不知人，激扰前脑，则肢体不动，激扰一部，则口眼喝斜，或为半身不遂，左右瘫痪等证[1]。"张氏在病机立法上也完善和补充了伯龙的理论。伯龙认为中风属"上实下虚"，

511

"水亏火旺"。"卒发之'和风'证是上实，而上实由于下虚，则其上虽实亦为假实……而其下之虚，确是真虚，苟无实证可据，即当镇摄培补。"又言"肝木自旺之火为实火，肾水不能制火之火为虚火，而以小儿之急惊风，属于实火一类，大人之类中属于虚火一类，"而张氏则强调肾虚肝旺四字，必须分作两层设法，然后病情之标本知有缓急可分，治法之先后乃有次序可定。"盖肾水之虚，耗于平时，为是病之本；肝木之旺，肆于俄倾，为是病之标，急则治其标，缓则培其本。"这与伯龙"必以木旺水衰四字，扭作一气，纠结不开，以镇肝滋肾两法并为一路"的治法截然不同。张氏则根据习医十余年的临证体会，提出了镇肝熄风，潜阳降逆而佐以开泄痰浊之治疗大法，如今在临床亦广泛运用。

5. 提倡未雨绸缪，事半功倍 张氏认为内风的发生虽举动如常，眠食无恙，但必有先机，为之征兆。"肾水之亏，耗于平时"，"病根潜伏，藏气变化，酝酿者深，乃能一触危机"，可以看出中风（内风）的防治不可忽略，书中告诉人们凡有如下任何一种先兆，均可提示内风欲煽，将要变动。（1）神志不宁；（2）虚阳暴露，颊热颧红；（3）步履之玄，足轻头重。并要求人们善以养生，慎为护持，静加调摄。于危机乍露之初，疗治于未病先防，当可收到事半功倍之效。

6. 提出内风八大治则（附以方剂） 张氏通过对内风病因，病机，证候、脉象等广泛分析，提出了内风八大治疗法则，由于真阴之虚，有微有甚；木火之焰，有轻有重。所以闭、脱二证，一虚一实，生死关键，不可详辨。认为一阴一阳，一虚一实，标本缓急，层次顺序，辨别证情，释其功用，方能得心应手。提出了如下八大治疗法则，每法下均有方药、主治、服法及加减变化或方解：（1）闭证宜开；（2）脱证宜固；（3）肝阳宜于潜镇；（4）痰涎宜于开泄；（5）气逆宜于顺降；（6）心液肝阴宜于培养；（7）肾阴渐宜滋填；（8）偏瘫宜直通。张氏对此八法洞见症结，说理清澈，特别指出：肝阳浮越禁风药以助气火，禁表药疏泄以速亡阳；不宜芳香走窜以散正气，不可温补刚燥以耗真阴；滋腻养阴，必须切合；呆笨补中，反壅气化等。

7. 镇肝熄风，潜阳镇逆，介类第一 张氏根据习医十余年的临证体会，提出了镇肝熄风，潜阳降逆而佐以开泄痰浊之切合实际的治疗大法，如今在临床上广泛应用。张氏在治法上以潜镇摄纳四字为主，在临证选方用药之时，"潜阳镇逆必选介类为第一主药，如珍珠母、紫齿、玳瑁、石决明、牡蛎之类，咸寒沉降，能定奔腾之气火，而气味俱清，不碍痰浊……"。分清主症兼症，标本虚实，灵活用药。李德成[2]从药物选择的角度，对张氏用药经验归纳为如下十类，临床可参。（1）潜阳镇逆：珍珠母、紫贝齿、玳瑁、生牡蛎（牡蛎生用则咸寒沉降）、石决明、生龙骨、生龟板、鳖甲之类。（2）镇坠收摄：生龙齿、磁石、紫石英、寒水石、玄精石、青铅、生铁落、代赭石、辰砂。（3）甘寒熄风：竹沥、生地、生梨汁、麦冬、瓜蒌、玉竹、胡麻仁之类。（4）清热镇坠：生石膏、寒水石、生龙齿等。（5）凉润敛阴（以治肝阳上浮）：羚羊角、玄参、白芍、五味子、麦冬之类。（6）凉润抑降：生石膏、龙胆草、羚羊角、黄芩、白芍、紫贝齿、生鳖甲等。（7）潜阳敛阴益液：于潜降药队中加入人参、阿胶、鸡子黄、天麻（潜纳虚风，养阴液）、山萸肉等。（8）轻泄外风，疏达肝木：菊花、蝉蜕、桑叶、蒺藜、胡麻仁等。（9）清热平肝，熄风化痰：羚羊角、石膏、茯苓、竹沥水、猴枣之类。（10）开痰泄浊，涤除垢腻：对形气壮实，痰浊壅滞采用荡涤之法。如稀涎散、礞石滚痰丸、控涎丹、青州白丸子之类。至于胆星、天竺黄、竹沥、荆沥、桑沥性最和平，无论证之虚实皆可用之。石菖蒲根芳香化浊，涤除垢腻，直抵巢穴。远志味辛微温，最是化痰良剂。对于痰塞喉音，欲咯无力，药不能下者，用石菖蒲煎服猴枣平其冲逆之势以镇浮阳；至于温养下元、坠痰定逆用黑锡丹。张氏的学术思想，不仅在于他对中风的独到见解，更在于结合实际，吸收新知，贯通中西的思想。阐发中医中风"厥"、"非风"、"内风"理论，为中风正名；推崇伯龙，对比研究，效仿尤怡，平议古方，亦列八法；吸收血冲脑筋、脑充血、脑贫血之说，完善了内风血冲脑经说。其所著《中风斠诠》一书，熔古今中外于一治，使中风病学术结束了千年徘徊的局面而有了质的突破，集中反映了近代中风病学术水平，是近代中风病学之集大成者。其中风理论主要是在伯龙《类中秘旨》一书基础上的发挥、扩充和完善，可以说是伯龙开其源，山雷导其流，正如他自己所说，"伯龙氏倡之于前，寿颐申之于后。"因此，内经之大厥、薄厥说，西学之血冲脑说与伯龙氏内风血冲脑气筋说，为山雷中风病学理论的三大学术渊源。但或许是历史的局限，山雷只知西医之"血冲脑"，而不知有"血塞脑"，难免以偏概全；处处以血冲脑作简单类比，有时难免牵强附会。诚如冉雪峰先生所云："张氏笃信内风，拘拘于肝阳化风一说，局局于潜阳熄风一义，不知外风、内风，不过脑病因素之一，脑之所以能致此等证象者甚多[3]"。然统观全书，白璧微瑕而已。

参考文献

[1] 张山雷. 中风斠诠. 见：陆拯，近代中医珍本集 [M]. 杭州：浙江科学技术出版社，1991：318-319；321，322，329，362，377.

[2] 李德成. 张山雷先生《中风斠诠》学术思想探要 [J]. 中医药研究，1990；(5)：40~41.

[3] 徐泉玉. 张山雷治疗中风学术思想探析 [J]. 浙江中医杂志，1996；(8)：364.

(《陕西中医》2008 年第 10 期)

发皇古义　充实新知——《本草正义》评议

盛增秀　李安民

《本草正义》为近代著名医家张山雷撰，初稿写于 1914 年，经重订后，曾由浙扛兰溪中医学校刊行。是书凡七卷，载药 240 余种，各药分正义、广义、发明、正讹、纠谬等项予以讨论，所述皆本积学心得，不拾他人牙慧，多发前人所未发，是张氏研究中药学的重要著作之一，深为后世医家所赞赏，影响较大。兹就其主要学术思想和成就，评议如下：

师古不泥　畅述独到见解

张氏对药物的研究，崇尚《神农本草经》和《名医别录》，他认为《本草经》是秦代以前的药学大成，其源最早，且言简意赅，内容丰富翔实；《别录》汇集了《本草经》以后的诸家本草著述，也有极高的价值。他撷取两书之精华，在《本草正义》书中，每

513

味药大多以两书时药物性能、主治的论述为主，并结合后世一些药物学专著的有关论述，加以阐发评述，足见其对前入经验的高度重视。但张氏对古人的著述，并非一味盲从，敢于提出自己的不同见解，他说："读古书之不可死于字句间者。若不分虚实，不辨病因，而昧然从事，亦何往而不为古人所误耶。"（卷五·藁本条）又说："吾国医书，止逞一时臆说，而不顾其理者，所在多有，"（卷二·黄连条）他举例说："《本经》上品诸药，不饥不老轻身延年等说，数见不鲜……皆方士附会之谬说"。（卷二·甘草条）应予以大胆删节，申言是书虽"干《本经》正文，倒不更改一字，而独节去此等字句者，非荒经也。去其可疑，正欲以坚其可信。"（卷一·甘草条）这种继承与批判相结合，师古而不泥古的科学态度，值得我们学习和发扬。

《本草正义》对药物的性能、主治和临床应用等方面，除了广征博采古代有关文献外，还作了大量颇有见地的充实和发挥，体现了张氏敢于发明创新的思想。如对远志的化痰止咳作用，根据《本草经》"主咳逆"的论述，着力予以阐发，认为本药有消痰饮止咳嗽之效，"今东瀛医者，专用以化痰止嗽，颇有奇功。"还对《三因方》有关远志能治痈疽的记述，也加以发挥，指出"《三因方》治一切痈疽，最合温通行血之义，而今之疡科，亦皆不知，辜负好方，大是可惜。寿颐恒用于寒凝气滞，痰湿入络，发为痈肿等证，其效最捷。"又如对柴胡、大黄等药，发挥尤为精辟，认为柴胡的功用，约而言之，止有二层："一为邪实，则外邪已在半表半里者，引而出之，使还于表，而寒邪自散；一为正虚，则清气之隐于阴分者，举而升之，使返其宅，而中气自振。"至于肝络不疏，"实皆阳气不宣，木失条达"使然，于治疗剂中，"加少许柴胡，以为佐使而作向导，奏效甚捷"。并强调指出"此则柴胡之真实功用，以外别无奥义"。对大黄一味，张氏力辟后世本草著述称其有毒的说法，称本品能推陈致新，调中化食，安和五脏，"盖肠胃之消化，血脉之周流，本在以通为补，苟有宿垢留滞，则秽浊不去，即新生之血，亦易蓄积，……唯能推荡陈腐，然后可以致新，庶几中气和调，食不碍化，而五脏皆赖以安和。……近时西国医学，亦谓此药是补胃妙品，其旨正同。"这种既引经据典，又验之于临床，且融以心得体会的阐述发明，最能令人信服。

正讹纠谬　批评荒诞之说

《本草正义》对部分药物的论述，设正讹、纠谬两项，其内容主要是评议各家论点，纠正讹误，摒弃芜诞不经之说。尽管有些批评持论有所偏执，不免有矫枉过正之嫌，但总的来看，大多切合实际，击中弊端，对于正确的认识药物的性能和主治，合理的用药，很有裨益。如对丹参一药，濒湖《本草纲目》引《明理论》有一味丹参散，功同四物汤之说。云治妇人经脉不调，或前或后，或多或少，产前不安，产后恶血不下，兼治冷热劳。张氏对此大加非议，指出"四物一方，通治妇女，已属盲人扪烛之谈，乃更出一物（指丹参）之方，宁非绝大笑话！世又安有不问寒热虚实，而用一药一方，可以统治万病之理？"（卷一·丹参条）又如对丹溪"产后不可用芍药，以其酸寒伐生发之气故也"的观点，张氏也力斥其非，"芍是酸寒，虚寒者固不可用，然尚有小建中之成例在。若是实热当下，硝黄芩连，且皆不避，又安有独禁芍药一味，而乃曰产后不可用芍，则凡是娩身之后，独忌此一味，其理安在？"（卷四·芍药条）如此辨证地谈医用药，纠正前人立论之偏，确能发人深思，有益于临床。

对于荒诞不经之说，张氏则据理驳斥，主张扬弃。如对使君子的应用，针对世俗有

"杀虫至尽，无以消食"的说法，指出"凡是诸虫，皆当杀之使尽。今俗人之见，似乎肠胃当有此虫，则食物乃能消化，其说最是可嗤。濒湖《纲目》亦曰俗医谓杀虫至尽，无以消食，鄙俚之言也。树有蠹，屋有蚁，国有盗，祸耶福耶？可知世俗相传不经之说，亦已久矣。"（卷六·使君子条）这种坚持科学，摒弃异端邪说，是难能可贵的。

此外，张氏对时弊的批评，亦是入木三分。如对桔梗一味，他说自洁古创桔梗升提，缪仲淳、景岳、石顽等宗之，认定为咽痛专药，但对风热实火喉咽病，"正是火势上壅之候，更与温升，宁不抱薪救火，而益其炎？奈何庸俗之流，扰昧然盲从，而执定甘桔为咽痛之普通药剂耶！"（卷一·桔梗条）又举俗医对黄芪"无不节取《本经》排脓止痛四字，泛指为疮家必用之药，所以庸俗之书治疡各方，类皆不问虚实，插入黄芪一味……不知毒势方张而用实表之药，为虎傅冀"。（卷一·黄芪条）在批评俗医以益母草作为产后套药时，言辞尤为尖锐．指出此药"为活血捷利之品，经前导滞，产后通瘀，皆其明验。然走而不守，有攻无补，血滞血瘀者宜之，而血虚血脱大忌。乃俗医以为破瘀生新，而妇孺又谓女科必服之药，三吴习俗，尤为酷嗜，凡属经病产后，不问虚实，无不恒服，医者信手涂鸦，服者志心皈命。须知导滞之药，岂是一例可用？……所见过于宣导，遂成虚怯者，亦所时有，安得家喻户晓，为吾邦一洗其恶俗耶！"（卷三·茺蔚条）这些都是俗医"呆读古书，不辨药理之咎矣。"（卷三·青黛条）

注重实践　努力充实新知

在药物研究上，重视实践是张氏的一大特色。他说："医药以切合实用为主。"（卷一·人参条）要"以实验为主。"（卷一·黄芪条）在这种思想指导下，他对药物性能、主治、炮制等方面的论述，往往从临床实际出发，结合自己或他人的实践经验，予以深入的探讨阐发，使理论紧密联系实际，如对外科痈肿等症，医者遣药，每嘱用酒和服，以行其药力，张氏根据自己的临床经验，对此未敢苟同，认为当辨证而施，不可滥用，尝谓"乳痈乳核单方，古法多用酒服，盖欲其迅行及于患处，然此唯坚块初起，其形未大，肌肤亦未变色时，间或可施，而乳症多兼肝胆阳邪，酒能助火，未可概投。若形势渐巨，本欲酿脓者，适以速其成溃耳。"（卷四·薄公英条）在论述党参补益作用时说："特力量较为薄弱，不能恃久，凡病后元虚，每服二三钱，止足振一日之神气……故凡古今成方之所用人参无不可以潞党参当之。即凡百证治之应用人参者，亦无不可以潞党参投之。"（卷一·潞党参条）凡此，皆本诸实践的有得之见。更值得指出的是，张氏还广泛吸取他人的用药经验或自己的心得体会，扩大药物的应用范围，充实新知。如对忍冬一药，认为治痈疽疮疡的功效，其藤叶尤胜于花，尝谓"今人多用其花，寿颐已谓不如藤叶之力厚，且不仅煎剂之必须，即用以煎汤洗涤亦大良。到处都有，取之不竭，真所谓简、臣、贱三字毕备之妙药也。"在论述骨碎补功效时，据其业师朱阆仙先生的经验，补充了本品"治寒痰凝滞，牙关不利，颊车隐痛之骨槽风重证，甚有捷效。"（卷七·骨碎补条）他还善于吸取民间的用药经验，以充实药物的作用，如论述白毛藤时指出："吾乡人恒用以治支节酸楚等症，甚有捷效。"（卷六·白毛藤条）

张氏注重实践，还表现在他对药物的实地考察、亲身体验上。如对药物的性味，他常口尝身试，确切了解药物性能。如牵牛子，他作了如下详尽的描述："试细咀之，唯其皮稍有辛味，……又荄气戟人喉舌，细味之亦在皮中，所谓有毒，盖即在此。古肯中凡用末子，均称只用头末，正以其皮粘韧，不易细碎，只用头末，则弃其皮，而可无辛荄之毒，

515

颇有意味可思。"（卷六·牵牛子条）

对药物的炮制，张氏也有深入的研究，甚至通过亲自尝服，了解炮制对药物作用的影响。如他对附子的炮制方法影响药效作了详细介绍："唯此物善腐，市肆中皆是盐渍已久，而又浸之水中，去净咸味，实则辛温气味，既受制于盐之咸，复受制于水之浸，真性几于尽失。故用明附片者，必以干姜、吴萸等相助为理。方有功用。独用钱许，其力甚缓。寿颐尝于临证之余，实地体验，附片二钱，尚不如桂枝三、五分之易于桴应。盖真性久已淘汰，所存者寡矣！是以苟遇大证，非用至二、三钱不能有效，甚者必四、五钱。"（卷七·附子条）又如对石斛的加工炮制与药效的关系，亦有精辟的论述，指出金钗石斛"市肆中欲其美观，每断为寸许，而以砂土同炒，则空松而尤为壮观，要之一经炒透，便成枯槁，非特无以养阴，且恐不能清热，形犹是而质已非……所以吾吴医家，每用其原枝不炒者，劈开先煎，庶得真味，且此物最耐久煮，一味浓煎，始有效力。"若非实地考察，亲自体验，断难有此真知灼见。

认真考据　发皇古字正义

张氏精于小学，有扎实的文字学功底，因此他时古医籍中费解或有歧义的文字，常通过训诂、注释等方法，深入地加以考据，探微阐幽，析疑解惑，这对澄清古文字的含义，使之准确、真实地指导临床实践，起到良好的作用。如肠澼之"澼"字，他据古本《素问》"阴阳虚，肠辟也。"其字作辟，辟字是不加水傍，"犹可知其为辟积之义。盖此病实由肠中积滞使然……而后人加以水旁，反不可解。而《集韵》澼字，乃训为肠间水，且因肠澼而附会为之，非古义也。"（卷二·黄连条）又如"支满之支，读如揸拄揸撑之揸，古书本多通用。"（卷二·白薇条）再如"中风者，即角弓反张之风痓，痓是古字，痉即痓之隶变。《玉篇》虽有痓字，训恶，然汉隶至、圣不别，数见不鲜，实即一字。"（卷五·当归条）举凡这些，足见他对古医籍中费解或歧义的文字，能辨其真实含义，而明白医理。

此外，对《本草经》和《别录》等古医籍的文字讹误，张氏也有很多发现. 如射干主治，《本草经》中有"不得消息"一语，他则曰"不得消息，当作不得息，言其喘逆气急，不得呼吸之常度也。古医书言喘逆不得息甚多，《本草经》此条，作不得消息，义不可解，恐系衍文。"（卷三·射干条）经此一指，疑窦顿解，医理自明。

综上所述，《本草正义》是张氏药物学研究的精华，后世的《中国药学大辞典》《中药大辞典》等药学书籍，都引用过其不少内容，足见其学术上的影响。但是，由于作者知识面和时代的局限，书中对某些药物的立论过于偏执，有些药物作用（如蓖麻等）的描述也有失实之处，然瑕不掩瑜，本书仍不愧为近代中药学中较有特色的著作之一。

（原载《辽宁中医杂志》1989 年 12 期，本文略有修改）

张山雷《本草正义》之学术思想述要

董利利　李绍林　王春峰　张恒娟　刘毅

【摘要】　《本草正义》是张山雷研究中药学主要著作之一，在体例上清晰完备，在内容上博采诸家学说，并详加考订，纠正谬误。书中体现了张氏辨证用药的主要特点，反映了其应用药物的实践经验和对一些药物研究的独到见解，进一步丰富中药药性理论的内容。张氏也对古今多种药物的炮制方法提出了自己的看法，列举了一些滥用炮制法的谬误。全书处处体现着张氏辨疑纠谬，严谨求真，勇于批判，在批判中创新的治学态度，堪称中医药工作者治学之楷模。

张山雷（1873～1934 年），字寿颐，江苏嘉定（今属上海市）人。因母病侍奉汤药，遂喜爱医学，师从俞德玶、朱阆仙等修习内外科。受当时西学影响，主张中西合参，先后在嘉定黄墙中医学校、上海神州中医专门学校浙江兰溪中医专门学校任教。对历代医家学术均有研究，且结合自己临床实践，著有《体仁堂医药丛刊》15 种。《本草正义》成书于 1920 年，刊行于 1932 年，是张山雷研究中药学主要著作之一，为张氏在黄墙中医学校任教时所撰讲义。曾先后作为嘉定兰溪中医学校课本，后收入《体仁堂医药丛刊》。全书7 卷，分山草、隰草、芳草、蔓草、毒草、水草、石草、苔 8 类，共载药 250 余种。每种药以《神农本草经》《名医别录》原文为纲，根据各药的不同情况，酌情列有"备考""存疑""音义""考异""考证""正义""广义""发明""正讹""纠缪""禁忌"等名目，对各药物的性味、功用、主治、炮制、用法及宜忌等，博采众家论说，详加考订，又旁通己见，融入经验而成。

一、《本草正义》学术特点

1. 体例完备，清晰明了：据 2006 年福建科学技术出版社出版的程东旗点校的《本草正义》统计，此书有不同名项共 13 种，其中"备考"项 4 条，"存疑"项 5 条，"音义"项 1 条，"考异"项 18 条，"考证"项 27 条，"气味"项 1 条，"正义"项 98 条，"广义"项 95 条，"发明"项 212 条，"纠缪"项 3 条，"禁忌"项 26 条，"正讹"项 50 条，"附识"项 1 条。以药为纲，下首列《本经》《别录》原文，又根据各药的不同情况，酌情列有不同名项，体例上清晰明了，便于阅读和研习。

2. 博采诸家，内容丰富：书中除收载《神农本草经》《名医别录》原文以外，广泛摘引《药性论》《本草纲目》，以及赵恕轩《本草纲目拾遗》、薛立斋《本草发挥》、吴遵程《本草从新》、张璐《本经逢源》等上自唐宋、下迄明清历代本草文献之内容，引用《千金方》《千金翼方》《卫生方》《肘后方》《圣惠方》等历代方书文献，利用《说文》《范子计然》《异苑》《尔雅》等进行训诂考订，并且收录历代医家临床用药经验，内容丰富。

3. 详加考订，纠正谬误：书中对《本经》《别录》主治病症的原理进行了系统诠释，并对古代文字进行了训诂、考证，如在高丽参条下指出疗即治病之义，唐人讳治，唐世医书皆以"疗"字代"治"字用，对于参阅古代中医文献具有很大帮助。同时，对前人关于药物的性能功效以及禁忌，凡有不当者予以匡正，酌列不同名项来阐述原文之义，收录、阐明各家论药之功用，以及张氏自己对该药的见解，并且纠正诸家论药不明之说等。

二、《本草正义》学术思想

1. 辨证用药，全面指导临床用药：各药的辨证用药，阐述尤精，反映了作者应用药物方面的实践经验和对一些药物研究的独到见解，对防止临床用药失误颇有价值。如在《神农本草经》《名医别录》中均无白术、黄芩为"安胎圣药"之记载。自李东垣谓白术主安胎，张洁古有黄芩安胎之说后，后人误认为白术、黄芩为安胎必用之药。但是两味药安胎的机理有所不同，白术能健脾，黄芩可清热凉血，适用病症不同，不可混用也。又如黄芪为"疮家圣药"之说，黄芪益气固表，多适用于溃久元虚，或虚寒之体；而肿疡及溃疡之毒势未清者，不可滥用，否则就是为虎傅翼，愈张其炎，则肿疡难消，溃疡毒炽。须知药之要治病，全在用之得当。因此不可单就一病名，须问其虚实寒热。张氏深明药性，审证用药的实践经验和独到见解，值得借鉴。

2. 对药物炮制的独到见解：张氏对药物的炮制非常注重，认为："因制法之变迁，而药物性情今非昔比。"对用之适当、必不可少的炮制技术是持肯定态度的，如附子炮之以去其炎，甘草炙之以厚其味，大黄久制以缓其性，半夏姜制以克其毒等。但对每药必须通过炮制，然后可用"以药制药，层出不穷"的炮制方法，则大不以为然。在《本草正义》书中列举了滥用炮制法的谬误，如对半夏的炮制，"浸之又浸，捣之又捣"，致使"药物本真，久已消灭"；"甚至重用白矾，罨之悠久，而辛开滑降之实，竟无丝毫留存，乃一变而为大燥渣滓。"又因附子易于腐烂，"市肆中皆是盐渍已久，而又浸入水中，去净咸味，实则辛温气味，既受制于盐之咸，复受制于水之浸，真性几于尽失。"致使张氏在临床用附子二钱，"尚不如桂枝三、五分之易于桴应"。有用大黄治在上之病，谓"非酒不至，必要酒浸，引上至高之分，驱热而下"，实则"矫揉造作，用违其长"。

3. 严谨求实的治学态度：《本草正义》中讲到"俾知欲读医书，须明真理，必不可人云亦云，而自堕于五里雾中也"，对存有疑问之处，设"备考""存疑"项，如天名精，张山雷根据《本经》《别录》《纲目》中记载的形色及证来推测，发现今所用者，非古来相承之一物矣。而对古今诸说，也不能融会贯通，作"备考"项以留待之后再作考订。古书止有赤箭之名，宋人乃用天麻。诸家考证，以赤箭为苗，天麻为根，议论甚详。但《本经》《别录》所称赤箭之主治，与后人天麻之功用，大是不类！是否为可把两者等同，存疑备考。先生主张读古人之书须三思，对于古人未予明言之处，务必推而断之，充分地体现了先生严谨求实的治学态度。

4. 发皇古义，研究各家学说：张氏认为，学医首先要阅读医经，他很重视对经典医籍的研究和考证。先生认为，《本草经》"其源最早"，是秦汉之前的文献资料，历史悠久，而且"言简意赅，含蓄者富"。后世对《神农本草经》的注释，他比较推崇徐洄溪的《神农本草经百种录》，而认为张隐庵陈修园等人太拘泥经文，空谈气化，不足取。对各家所论，正其义，辨其讹，或从药性以推求其效用；或以医理以论证药物之性能，偶有相沿成讹之处亦细辨其同异，持论颇平正，切于临床实用。

三、《本草正义》学术成就

1. 进一步丰富中药药性理论的内容：（1）气味机理：张山雷《药物学纲要·卷一》中指出："凡草木诸药，以气胜者，迅而善行；以味胜者，滞而善守。"此语揭示了辨识中药性能的一条经验，这里的"气"系指气味，并非中药寒热温凉"四气"的气。"味"是指味道。本条文的意思是：中药里凡以气味浓重见长者，其作用均迅速善行而不守；凡以滋味厚重见长者，其作用均徐缓且善守而不行。在《本草正义》以甘草为例，甘草味厚无气，有坚守中州之质，以其补中则凛寒自解，非有透泄肌表之能。为医者当明此药理，指导临床用药。（2）生熟效异：《本草正义》一书中所体现的生熟效异，主要包含两方面的内容。其一为"生峻熟缓"，指药物未炮制前作用强，炮制后作用缓。如书中云：

"大黄迅速善走……生用者其力全，迅如走丸，一过不留，除邪而不伤正气……制者其力已缓，颇难速效。"其二为生毒熟缓"，指有毒药物生者毒性强，炮制后毒性缓。如书中所说附子"本是辛温大热，……而其他寒病之尚可缓缓图功者，则皆宜用炮制，较为驯良……若用生附，或兼用乌头草乌，终嫌毒气太烈，非敢操必胜之券矣"。（3）燥润功异：药物的枯燥与津润，古人认为它们的功效有一定的差异，如石寿棠所云："药有润燥，凡体质柔软，有汁有油皆润；体质干脆，无汁无油者皆燥。"其津润者性质多为寒凉，具有滋阴清热，润燥滑肠等作用；其枯燥者性质多为温燥，具有温里散寒燥湿等作用。如《本草正义》云："玉竹，味甘多脂，柔润之品，本草虽不言其寒，然所治皆燥热之病，其寒何如。"（4）色归机理：药材的色包括药材本身的颜色及经炮制后饮片的颜色。受《素问·藏气法时论》中五色隶属五脏规律的影响，古人常依据药材的颜色推演出其所归脏。并据此解释药物对脏腑机体某些部位的选择性作用。如《本草正义》云："紫草，气味苦寒，而色紫入血，故清理血分之热。"

2. 为更全面地指导临床用药等提供依据：张氏长期从事临床，且对所用药物之效用体察甚为精微，书中论述药物每多经验之谈，切中肯綮，示人以投药之客观指标。如对柴胡的功用主治，先生约而言之，止有二层，一为邪实，则外寒在半表半里者，引而出之，使还于表，而寒邪自散；一为正虚，则清气之陷于阴分者，举而升之，使返其宅，而中气自振。此外则有肝络不疏一证，在上为胁肋撑撑，在下为脐腹胀，实皆阳气不宣，木失调达所致，于应用药中，加入少许柴胡，以为佐使而做向导，奏效甚捷。此外，先生对各家本草关于柴胡主治的谬误也有评议。如《日华本草》补五劳七伤，后世说柴胡为虚劳之专主。柴胡禀春升之性而以气胜，故能宣通阳气，祛散寒邪，是去病之药，非补虚之药。以升阳散寒之药，而妄称为补，大错矣。

3. 有利于近代中药教育事业：《本草正义》一书编写，最初目的在此书绪言中提到，"编纂以作讲堂课本"，为张氏在黄墙中医学校任教时所撰讲义，曾先后作为嘉定、兰溪中医学校课本。编纂中广收各家学说，内容丰富，又能结合自身临床经验，直指药物作用机理，有助于初学者更好地学习中药，可以为学者在以后的临床用药上打下坚实的基础。书中处处体现着张氏辨疑纠谬、严谨求真、勇于批判、在批判中创新的治学态度，堪称中医药工作者治学之楷模。

四、结语

张山雷一生致力振兴中医，临证、治学、著述不间寒暑，为中医学事业及近代中医教育事业做出了贡献。而《本草正义》是一部具有较高学术价值的中药学专著，对学习中药者具有较大参考价值。本书内容有其独到之处，可供中医药理论研究和临床治疗之参考。但由于个人知识面有限及时代局限性，书中亦存有不足之处，如对某些药物性能之解释存有唯心之见，认定某些药物来源或有失实之处等，读者可慧眼明辨，或参阅现代文献以详明之。吾侪择其善者而从之，其不善者据理以辩之可也。此外，书中引述文献，文句往往改易，如欲引用，宜参阅原书。

热心中医教学的张山雷先生

郑霞仙　邵宝仁　周岐隐

兰溪中医专门学校创立后，张山雷先生负责教务十多年，对培养中医人才，有了很大的贡献。

先生原籍江苏嘉定县，名寿颐，字山雷，生于清同治 12 年（公元 1873），精小学考据（是研究文字的学问）。因母患风痹迁延不愈，经常迎医服药，引起了研究医学的动机，于是弃儒习医，努力自学；后与同学张文彦去沪从名医黄醴泉学内科三年，又至黄墙从疡科朱阆仙学外科，并协助朱氏设黄墙医校，编辑讲义，写"疡科纲要"两卷，为先生第一部著述。

1919 年兰溪知县盛鸿焘患重病愈后，感觉培养中医后代的重要，筹办兰溪中医专门学校，诸葛少卿任校长，1920 年下学期，先生被聘为教务主任。

先生到校后，教材由先生单独编纂，由于日间忙于诊病、上课，即利用后半夜编写讲义。先生在临危时曾自作挽联三首谓："一技半生，精诚所结，神鬼可通，果然奇悟别闻，佽助前贤，补苴罅漏；孤灯廿载，意气徒豪，心肝呕尽，从此虚灵未泯，唯继后起，完续残篇。"可见先生当年"危坐構思，苦心孤诣"，日以继夜努力著述的情况。

先生好学不倦，亦多临床经验，对前贤著述，能阐发补充，不遗余力；遇有荒谬理论，纠正批判，亦不轻易放过。从前蓬莱张伯龙著"类中秘旨"，说明中风发病原理；先生更进一步引伸素问"气血并走于上而成大厥"的真义，并参合现代医学脑充血的原因，成为"中风斠诠"，推陈出新，成一家言。所有著述经先生亲自校对出版的，有体仁堂医药丛刊 15 种：

重订中风斠诠 3 卷；脉学正义 6 卷；沈氏女科辑要笺正 2 卷；籀簃医话 1 卷；钱氏小儿药证直诀笺正 2 卷；经脉俞穴新考正 2 卷；重订医事蒙求 1 卷；本草正义前集 7 卷；全体新论疏证 2 卷；难经汇注笺正 3 卷；湿温病医案平议 1 卷；张洁古脏腑药式补正 3 卷；谈医考证集 1 卷；病理学读本 2 卷；疡科纲要 2 卷。

此外尚有伤寒、温热、虚人感冒、阳明经病、阳明府病、瘰疹、疟疾、痢疾、内风类中、古今医案平议、白喉抉疑集、皇汉医学平议、药物纲要等十余册，均为当年医校讲义油印本，未曾正式刊行；另有正统道藏本寇宗奭本草衍义校勘记一卷附晦明轩政和本草总目一卷，系先生亲笔所写的未刊稿（已送交上海卫生出版社准备出版）。先生教学工作外，在兰溪还开业行医，远近慕名就诊的，大多为疑难大症，因此先生的著述，都能结合实际经验。

由于先生的著述具有推本穷源；独树一帜的风格，当时与盐山张寿甫（锡纯），慈溪张国华（生甫）有三张、三达之誉（张锡纯衷中参西录黄润光题词："医界群推第一人，三张名誉又津津。"张生甫医学达变何廉臣序："与张君寿甫、张子寿颐鼎足而成三达"）。

1934 年 5 月 8 日（端阳节后三日），先生卒于兰溪世德路寓所，时年 62 岁，卜葬于城北新亭村。及门弟子汪仲清、蔡济川等发起，每年寒食节上坟祭扫，以资纪念。我们认为先生在反动统治摧残中医的环境下，尚能坚守岗位，毕生从事中医教学工作；我们现在有共产党和毛主席的英明领导，有更好的条件，更应该学习先生积极的精神，为培养下一代的中医教学工作而努力。

（《浙江中医杂志》1958年第4期）

试论张山雷的中医教育成就及治学态度

应志华　樊民胜

张先生名寿颐，字山雷（1873～1934年），江苏嘉定人。先生毕生从事中医事业，献身教育，培养后继，著书立说，为后人留下大量宝贵的学术资料，是一位热爱祖国医学的近代名医，又是著名的教育家。整理和研究先生的教育成就及治学态度，对于发掘祖国医学遗产具有现实意义。

一、生平史迹简述

先生自幼好学，偏喜陟猎百家之言。因母病，迎医服药，乃时与医界相往还，始购置医籍，聊备参考。初非有当医生之志，乙未年（1895年）到戊戌年（1898年）间家中连遭不幸，无心乡举，间乃考核各医籍同异，欲以求其通贯，于是立志坚持自学，并向当地名医俞德珲、候春林、黄醴泉、朱阆仙等拜师求教，取各家之长。由于先生学习认真，深受其传。1916年名医朱阆仙创办中医学校于黄墙家塾时，深知先生基础雄厚，聘请先生担任教职，从事教育工作二年后，朱阆仙去世，医校停办。此后先生即赴沪行医。1920年由于先生具有一定的教育经验，经上海神州医学总会介绍，应浙江兰溪中医专门学校聘请委先生为教务主任，主持教务工作达15年，教材自编自教，日以继夜不辞劳苦，先后完成各种教学讲义及论著20余种，如《生理学》《解剖学》《病理学》《药物学》《内科学》《医事蒙求》《脉学正义》《病科纲要》《中风斠诠》《难经汇注笺正》《女科辑要笺正》《脏腑药式补正》《古今医案评议》等。对前人著述多有阐发，而遇有谬误之处则加以纠正，体现了先生治学严谨在学术上实事求是的科学态度。先生一心一意于中医教育事业，先后共办学12期，毕业学生达600余名，分散在江、浙、皖、赣各省。学生中有的已成为中医学院教授或讲师，在各医院担任主任医师、主治医师者亦不乏其人，这与张先生的教学质量是分不开的。

二、反对消灭中医政策、开创中医办校

1914年伪教育总长汪大燮公开说："我决意今后废去中医，不用中药。"二十年代正是中医处于大难时期，中医事业何去何从引起了每个有良心的中国人的深思。在一片消灭中医中药声中，身临其境而有志于复兴中医的张先生极力抗争，有鉴于"中医学术荒芜，致贻人以口实"，毅然表示了以"讲求进步，实力竞争"为职责，协助其师朱阆仙创办了我国近代医学史上较早的一所中医学校。

三、严谨的治学态度，求实的治学精神

先生深知要办好医学教育，当好中医教师首先要自己基础扎实，因此非在医学上深下功夫不可。故广征戴籍，上自《内经》《难经》《甲乙经》《金匮》，下迄宋、元、明、清各医学流派，考据百家，审其异同，分辨优劣，穷其真伪，竭毕生精力，为发扬祖国医学和办好中医教育事业而奋斗不懈。尤其是打破迷信古人的思想和名家观点，对经典著作及先辈学说不断地、反复地印证，去粗存精、去伪存真，以求得真知。积自己二十多年之经验所得，通过亲手编教材，对古今各家医籍一一为之笺正注释、补正，对前人著作多有阐发。先生论著及编写教材的一个显著特点是深入浅出，通俗易懂，有论有据，是非分明，有分析、有批判，有独立见解，勇于探索，实事求是，无门户之见，很有创新精神，至今仍不失其实用价值。正如昔贤高行素说："读山雷先生所著《中风斠诠》《脉学正义》《难经汇注笺正》《钱氏小儿药证直诀笺正》《沈氏女科辑要笺正》等书胥能阐发隐微，剔抉精当，释疑辨难，适获我心，其嘉惠医林，功德曷可胜道，仆于先生诸作。"沪城医家张文彦氏也说："同学张氏山雷早弃儒冠，殚精医术，读书万卷，寝馈廿年，阅历既多，具有心得，能以古书供其运用，而不为古人所愚。"以上各家之高度评价，足见先生治学严谨、求实精神。

先生治学态度不但对自己严要求，而且对学生要求也很严格，他说："病理之错综本无限量，病情之变幻奚有穷期……盖医师之笔，信手挥毫，而病者之命惨于刀刃，扪心清夜能不瞿然？"先生反对不学无术，一知半解，不愿下苦功的庸医。他强调指出，非埋头十年者不容置喙，聊所愿有志之士共勉之。

四、教学上的几个特点

1. 以经典著作为基础

先生不但把经典著作放在教学的首位，而且善于引导学生如何学好这一门基础课。在谈到学习《内经》时他曾提出："削肤存液，卖椟留珠"的原则。主张选择其中比较重要的篇文，仿李氏知要，汪氏类纂之例，编为教材并加注释，供初学者阅读之用。反对毫无抉择信手拈来，反授人以因陋就简之法，致开庸愚轻率谈医之恶习。

在提到学习方法时，他指出："今本《灵素》《难经》《伤寒》《金匮》，只可就原有白文细细读去，而参之以自己治医经验，将其明白了当，病理药理彼此符合之处，详加探索，确有妙语可得而言。其有不甚可解者，则姑置一边，留待后日再读再解；或者自己工夫日进，治验日富，则必有昔日之不可解者，俟至异日而一旦豁然者。"

先生把四大经典作为中医教学的基础，要求学生首先阅读医经，但尊古而不泥古，不是生吞活剥地读经，而提倡应在独立思考，深入钻研的基础上从实际出发，通过自己临床实践，进一步加深对经典著作的理解，提倡敢想敢说的创造精神，使后学者得益非浅。

2. 中西合参，扬长避短

在学制和课程编制上，先生主张"中西合参，扬长避短"，取西医之长，把解剖等课列为必修课，学制定为 5 年，其中预科 2 年，学习课程是中医基础，包括《内经》《难经》《神农本草经》《伤寒杂病论》等，正科 3 年包括解剖、生理、病理、诊断、内科、外科、妇科、儿科等中西合参课程。先生指出"中医、西医各有长处和短处，比如，中医在解剖方面就不如西医"；又指出"生理不明即病理未由评其原委，而治疗又将何所措

手？乃回顾吾国医籍，竟无所谓生理学之专书，虽脏腑、经络、骨骼、肌肤，以及五官九窍，肢体百骸《灵素》《难经》未尝不略言一二，然考其所称，部位、形式间或与彼剖验家所得之实在大相径庭，于是他采纳英人合信氏著述《全体新论》原书，并删其浮词，节其要义，间亦以己意疏通而证明之。书名为《英医合信氏全体新论疏证》列为教学必修课，作为中医参用解剖学一门基础。同时先生又指出在脏腑功能方面，中医经历数千年临床观察，对机体内在联系的生理、病理变化有完整的学术理论，在临床诊断，治疗上有独到的经验；他勉励学生中西合参，扬长避短，向中西结合方向努力进取，纠正前人的错误。他的这些看法至今仍不失为正确的认识和主张。

3. 博采各家之长

先生以实事求是的态度全面分析各家学说的长处和短处，注意吸收各家之长。

对《内经》注家，他认为以王冰和马元台较好，初学读经宜以二家为主。谈到《难经》，先生列举他所见书目约二十家，并指出就中彼善于

此，当以张氏（伯仁）之本义，徐氏（灵胎）之注释较为条畅……盖各家所注唯此二氏最优。对《本草经》的注释，先生独推荐徐洄溪《本草经百种类》，认为"洄溪百种类虽极简略，多中肯语……"。对《伤寒》《金匮》，他指出《金匮》集注明白晓畅，绝少穿凿之弊，即其改正处，亦自灼然可信"，"徐洄溪《伤寒类方》芟净荆榛，遂成坦道"，"尤氏《伤寒贯珠集》虽亦别开生面，重为注次，而于诸经中分析种种治法，眉目一清，能令学者豁然贯通、有条不紊……继为三百年作者第一。"

先生对金元四大家主要学术成就也给予恰如其分的评价，他尤其重视同代医家的经验，对喻嘉言、张石顽、徐洄溪、尤在经、莫枚士、陆九芝、王孟英等诸家评价很高，特别是陆九芝、王孟英的著述对他的影响最为深刻。他对张伯龙所著《类中秘旨》非常重视，认为该书很有价值。并著《中风斠诠》加以发展。

先生对各家的学术经验是采取实事求是的分析态度，同样一个作者，有褒有贬。如他既肯定"陈修园的《素问节要》亦简明切用"而对陈修园拘泥本草经文，空谈气化又不赞成。既肯定《王孟英医案》，说王氏临证轻灵，处方熨贴，亘古几无敌手"，又反对王孟英在《温热经纬》中"竟将《素问》《伤寒论》等书中许多病症一律归入伏气病中，不许世间有新感之温热病，岂非咄咄怪事？"这样的例子不胜枚举。

正因为先生能博采各家之长，集古今之大成，故无论在治病和著书上都有自己独到的见解，绝不墨守成规。

4. 讲课抓住重点，理论联系实际

中医书籍浩如烟海，由于先生学识丰富，所以他在讲课中能处处抓住重点，理论联系实际，如在四诊当中望诊列为首位，在全面观察病体外部神、色、形态的同时重点论辨舌，他说"舌之有苔如地之莓苔，故以为名，由肺胃气化薰蒸而成，医家临证察病者舌苔之黄腻、厚浊、紫绛、灰白，即可决断病之为实为虚，为寒为热，再合以闻声、问证、切脉三者，病虽万变，可无遁情，且有时较之辨脉更为确而有据，信而有证。盖脉象尚多与见证不相符合者，如阴盛格阳之浮大空虚，阳明腑实之沉濡细小，苟在初学阅历末多，识力未定之时，先不为假象眩惑，唯一望舌苔则病情之庐山毕见，不能丝毫假借。"故先生强调"辨舌一道为诊断上第一要着。"通过多年临床实践，先生提出辨舌较之切脉重要是很有道理的。

在讲温病课时，先生对"冬伤于寒，春必病温"这一论点加以探讨，指出"最多伏

523

暑，而不多伏寒，盖长夏所受暑邪，容有尚未发泄，而秋凉束之，则更无透泄之路，遂致郁遏日久而为病愈剧。此秋冬伏邪之病，所以发于早者治之尤易，而发之愈晚，则治之益难。若夫冬令之寒，虽间有伏藏而不即发病者，然至春时地气发泄，草木萌动，人在气交之中，纵有伏邪，亦必随气化透泄，安有久久蕴伏不即为病之理？"故先生认为温病之成因以伏暑发病者多，而伏寒成温者少。体现了先生实事求是的科学态度。

在外科教学上，引导学生重视整体观念，前人对外科的治疗一般强调外治，着眼于局部。而先生的教学与前人不同之处是强调整体观念，主张内外科不宜分途论治，他说："症虽外发，病本内因，固不仅大痈、大疽非通乎内科者不能措手，即寻常疮疖亦无不与内症息息相通，岂可专治其外而谓可有全绩。且内病外疡，更多相因而至……彼其知有外，不知有内，固未免自安于谫陋，而仅知其内不知其外，亦殊是医学上的缺憾矣！"在辨证上主张提纲挈领，掌握全面，而反对拘泥传统的局部名称。在治疗上不拘守古人成法，对脑疽、背疽等外科大症，古人治法多主寒凉，而先生主张温经，宣托为唯一原则。先生不但继承了外科名医朱阆仙之学，更重要的是通过临床实践所得之经验引导学生掌握外科病治疗的要领。

先生把临床医案作为讲课的重要方面，启发学生理论联系实际，他对古今医家的治疗记录极为重视，他说："……多读医案，绝胜于随侍名师直不啻聚集古今之无限良医，而相与晤对一堂以上下其议论，……"。

为此他博采古今医家典型治案依据纂辑成书，并逐条详加评议，定名为《古今医案评议》。他注重探究其所以然，对每一医案的是非曲直仔细分析，不随声附和、人云亦云，很有独到见解，从而使每一治案的经验与教训一目了然。讲课通过评议形式启发学生接触临床实践。这确实是一种好形式，值得提倡。

先生在教学上抓住重点，理论联系实际的例子很多，仅举以上数例，窥一斑而知全豹。

小结

1. 张山雷先生在近代史上，敢于顶住压力同国民党政府消灭中医的政策作坚决斗争，开创中医办校之先河，为发展中医事业培养大批人才，是近代杰出的中医教育家。

2. 先生治学严谨，勇于探索，有求实的精神，尊古而不泥古，提倡中西合参，采取符合中医特点的教学方法，著书立说，为我们留下大量的自编教材和论著及宝贵的教学经验，至今仍有实用价值。

3. 先生既是教育家，又是著名医家，他在各科上都有一定的成就，本文重点总结他在教育方面的成就及治学态度，其他方面不多累述。

本文承蒙上海第一医学院姜春华教授审阅修正，谨此致谢！

（《中华医史杂志》1982 年 2 期）

民国"医界二张"对近代中医教育的贡献

黄 瑛 张 宁

摘要 近代中西汇通学派代表人物张锡纯、张寿颐不仅医术上名扬南北一方,更为近代中医教育倾注了毕生的心血。张锡纯晚年通过创办函授学校来实践中医教育理想,提倡寓医理教育于经验中、师古创新、衷中参西的教育思想。其教学注重实践,强调学医者取得直接经验的重要性。集其全部学术思想和临床经验的《医学衷中参西录》,不仅被世人奉为"中医临床之圭臬",更是近代中医教育的优秀教材。张寿颐一生都在探索和实践近代中医教育之路,无论是早期的嘉定黄墙中医学校,后来的上海神州中医学校,还是生命最后十五年在浙江兰溪中医专门学校的工作,始终办学方向明确,重视教学质量和方法,一生编著二十多种各科教材,均以经典著作为基础,博采众家之长,融合中西,理论结合实践。

民国"医界二张",亦称"南北二张",指上海张寿颐、河北张锡纯,为近代中西汇通学派代表人物。上海名医张赞臣 1934 年在《医界春秋》第 91 期载文道:"二张乃吾道干城,不幸先后殂谢,河北一人,江南一人。"即对两人的褒奖。

张锡纯(1860 年~1933 年),字寿甫,祖籍山东诸城,明初迁居直隶(今河北省)盐山。北张两度秋闱不第,后以医为业,受西医学影响,萌发了衷中参西的思想。年近半百,医名渐著于国内,完成《医学衷中参西录》前 3 期初稿,1927 年于天津开设"中西汇通医社",此为北张行医授徒著书之地,完成并出版了《医学衷中参西录》前 6 期。1933 年春创办中医函授学校,同年秋去世。

张寿颐(1873~1934 年),字山雷,江苏嘉定人,19 岁举秀才。南张后因母病风痹历久不愈,乃弃儒学医,经名医指导,学验与日俱增。民国 3 年(1914 年)协助其师朱阆山创办黄墙中医专门学校,此为全国最早的中医学校之一。后在沪悬壶行医,同时从事教育活动。1920 年夏应聘赴兰溪中医专门学校任教务主任,直到 1934 年卒于浙江兰溪。

张氏两人在临床上并驾齐驱,名扬一方,学术上互相交流,声气相孚。更值得一提的是,为改变历代中医人自为师,家自为政,固步自封的旧教育模式,他们推崇近代中医办学理念,亲自创办中医学校、编撰中医教材,并将西医学思想溶入中医临床教学。其对近代中医教育的贡献体现在以下几方面。

开办学校,修订课程设置

1926 年,张锡纯前往天津行医,同时传授医学。为培养高水平的中西医汇通人才,他在 73 岁时开办四年制中医函授学校,亲自兼教务,制订函授课目,首为伤寒,继则温病,再则杂病、临床医话等,并亲手编写教材。尝曰:"吾老矣,今将未了之事,托诸函授,四年之后,吾门中必有人才辈出,以行吾志,则可息影田园乐吾田园也。"(《医学衷中参西录·高崇勋序》)不料同年八月,遽归道山,只完成"伤寒讲义"的编写,温病学讲义正开始编写,仅留遗方十一首。

张寿颐早年行医于上海,1914 年协助其师朱阆仙创办黄墙中医学校,亲自制定教学计划、设置课程、编写教材。1918 年，在上海包识生创办的神州中医学校任教并编写教材。后赴兰溪中医专门学校任教务处长，设立学制五年，分预科和正科两种。预科（二年）主要以学习四大经典等基础学科为主，正科（三年）在预科基础上增设临床各科（内、外、妇、儿、生理、病理、诊断）七部课目，课程设置在黄墙医校的基础上渐趋完善。

结合临诊心得，编写教材

《医学衷中参西录》乃集张锡纯一生学习体会和临床心得而陆续完成的，反映了张锡纯独特的学术思想和临诊经验，不仅为"医家必读之书"《绍兴日报》语，还被各省中医学校用作教材讲义，其中前三期为处方学，四期为药物讲义，七期为伤寒讲义。

《处方学》八卷 出版于 1911 年，记载张锡纯自拟方约 160 余方首，古人成方或民间验方约 200 首，北张在书中写道："本编所载之方多系拙拟，间有用古人成方，亦恒有所加减，或于方中独有会心之处，亦偶载其方而详为疏解，又于各门方后，附录西人恒用之效方，及西药试之果有实效者。"此书出版后不仅风行海内外临床，更被全国各省中医学校作为方剂教材。如皋门生李慰农在《医学衷中参西录》第四期前序中写道："著《医学衷中参西录》一书，出版三次，每次增加二十余万言，不胫而走，风行海内，远至台湾、香港，亦多有购此书者。……近时各省所立医学校，多以此书为讲义；各处医学社会所出志报，又莫不以得登先生撰著为荣。"

《药物学讲义》五卷 出版于 1924 年，北张在例言中写到"此书为四期《医学衷中参西录》，因专讲中西药物，是以又名'药物讲义'"。前四卷为中药解，记载了 70 味中药，第五卷为西药解，记载西药 45 种。北张结合自己临床体会来阐述每味中药，对其应用能独辟新义，发千古所未发，于生平得力之处，尽情披露无遗。

《伤寒讲义》四卷 1933 年编撰成，为张锡纯天津中医函授学院讲义遗稿。本讲义以六经为纲，以证统方，逐一讲解。后附笔者临床体会、中西医结合治疗经验、答疑、病案等来对伤寒六经各方证进行阐发。

张寿颐一生著作有 25 种之多，据考其中自编教材讲义有 13 种左右，《读素问小识》《难经汇注笺正》等为基础课讲义，《医事蒙求》《十二经脉俞穴新考正》为初学启蒙教材，临床各科讲义则根据自己 30 年研读历代名医著作的心得，结合临床实践并博采众长进行编撰，非常讲求实用性。

《病理学讲义》四册 为纂辑历代先贤对病因病机的精辟论述而成，对其中隐曲含糊之处于每篇后进行诠释阐述。

解剖学讲义（又名《合信氏全体新论疏正》）对英国医生合信氏所著《解剖生理学》进行疏正而编成的课堂教本。

内科学讲义（又名《脏腑药式补正》）采用张洁古《脏腑药式》原著，在寒热虚实补泻各条论述后加以疏通、补正而成。

妇科学讲义（又名《沈尧封女科辑要笺正》）二册以《沈尧封女科辑要》（王孟英加按语本）为蓝本，结合临床经验逐条笺正并加以发挥而成。

外科讲义（又名《疡科纲要》）根据黄墙朱氏之学结合张氏临床实践编著而成，在学术上强调外科以内证为主，内外病症不宜分途论治。

儿科讲义（又名小儿药证直诀笺正）系对宋代第一部儿科学专著《小儿药证直诀》

笺正、编纂而成。

《中风斠诠》三卷　本书为张氏对中风病因论治的创新之作，乃广征载籍，收集历代医家有关中风病的论述，衷中参西，结合临证经验而成。根据张寿颐《重订中风斠诠》自序记载，最初作为上海神州中医学校讲义，后在兰溪中医专门学校再加润饰后石印成教本。

《古今医案平议》十六卷　为学员后期必修教材，内容大多选载《名医类案》《续名医类案》《王孟英医案》中有关伤寒温热、内科杂病、外科的医案，并结合临床点评其中理法方药精华，同时指出其中的不足之处。

推崇中西汇通，衷中参西

张锡纯在立足传统医学的前提下，提倡中西汇通的教育理念。在《医学衷中参西录》自序中说："今百事皆尚西法……吾儒生古人之后，当竟古人未竟之业。而不能与古为新，俾吾中华医学大放光明于全球之上，是吾儒之罪也。……斯编于西法非仅采其医理，恒有采其化学之理，运用于方药中者。斯乃合中西而融贯为一，又非若采用其药者，仅为记问之学也。"张锡纯衷中参西教育治学观点表现在以下几点。

1. 衷中不泥古。他曾说："吾人生古人之后，贵发古人所未发，不可以古人之才智囿我，实贵以古人之才智启我，然后医学有进步也。"如《伤寒论讲义》中，运用中西医理论来研究阐述《伤寒论》，注重临床实践，理论联系实际来验证经文。主张灵活变通经方，中西药配合取长补短，并结合实践体会，另制新方以补仲景之未备。如立淮山药与阿斯匹林合用，方法简便，用药机理明确，乃利用二者药效发挥时间的先后，以山药止汗作用防阿斯匹林发汗太猛，是张氏治疗桂枝汤证的创新疗法。

2. 注重临床实验。张锡纯通过对药物的研究和临床细致观察来进行医学实验，在《药物学讲义》中记载其用药之专，药量之重，为常人所不及。通过反复实践总结出了萸肉救脱，参芪利尿，白矾化痰热，赭石通肠结，三七消疮肿，水蛭散癥瘕，硫黄治虚寒下利，蜈蚣、蝎子定风消毒等临床作用，充分发扬古人学说，扩大中药效用。特别是他对生石膏、山萸肉、生山药的研究更可谓前无古人。而对于中药毒性的研究，如为了解巴豆、硫磺，甘遂、细辛、麻黄、花椒等药毒性更是验之于己，而后施之于人。

张寿颐倡导融洽中西的思想，主张吸取西医学中的科学知识来丰富中医学术内容，认为"生理解剖必须中西合参，借征西化，欲阐病源，须明生理、骨骸之枢机，气血循行，脏腑之体用。吾邦医籍，但详其理，未尽其形，虽然一由心里而体夫真情，一由目睹而穷其状态，吾究其理，彼究其形，互有专长，岂宜偏重"。客观分析中西医各自长处。教材编写引用英国医生合信氏《解剖生理学》疏正成《合信氏全体新论疏正》，引导学生向中西医结合方向努力进取。同时在教学中能以客观科学态度纠正前人不科学的医学论述，如中风病非外风侵入所致，实"肝风自盛，化火上扬，迎令气血上逆，冲激入脑，震动神经"导致，这一观点既阐明《素问》"气血上菀"病因病机，又说明"脑中充血"的西医病理。又如胎儿在腹内的正常位置是头位，而非临产时掉头等。

注重医疗实践，学以致用

二张在课堂教学的同时重视医疗实践，张锡纯设在天津的"中西汇通医社"既是从事医疗活动的诊所，也是其中医函授学校地址所在。张寿颐则认为"案头侍诊，学习医之要务，随同诊察，庶几学有本源，易收实地练习之效"。在兰溪中医专门学校期间，开设校内门诊部作为学生医疗实践基地，并制定了临床实践计划，使正科三、四年级的同学皆有随师侍诊的机会。

教学硕果累累，桃李满天

张锡纯虽然晚年才开办函授教育，但桃李满天下，及门弟子如隆昌周禹锡，如皋陈爱棠、李慰农，通县高砚樵、祁阳王攻醒，深县张方舆，天津孙玉泉、李宝和，辽宁仲晓秋等均为一方名医。而私淑其学问者不可胜计。

张寿颐在兰溪中医专门学校任教 15 年，受业学生 600 余人，遍布江、浙、沪、皖、赣等地。如南京著名针灸医学家、世界针灸联合会筹备委员邱茂良（龙游人）、浙江（兰溪）吴士元、杭州邵宝仁、含山严绍徐、贵州王聘贤等名医皆为寿颐的门下。

二张对近代中医教育的贡献在于，打破了历代传统中医的办学模式，创办中医专校和中医函授学校，并将西医学理念融入中医教育中，形成了近代中医教育的特色。他们在办学形式、教学理念、课程设置及教材编写等方面的实践为新中国成立初期的现代中医教育奠定了基础。

张锡纯不仅是近代中西汇通派临床大家，晚年通过创办函授学校来实践中医教育理想。他提倡寓医理教育于经验中，师古创新，衷中参西的教育思想。其教学注重实践，教材切合实用，教法学用结合，并强调学医者取得直接经验的重要性。集其全部学术思想和临床经验的《医学衷中参西录》，不仅被世人奉为"中医临床之圭臬"，更是近代中医教育的优秀教材。张寿颐的一生都在探索和实践近代中医教育之路，无论是早期的嘉定黄墙中医学校，后来的上海神州中医学校，还是生命最后 15 年在浙江兰溪中医专门学校的工作，始终办学方向明确，重视教学质量和方法，以经典著作为基础，博采众家，扬长避短，融合中西，并能理论结合实践。张寿颐为近代中医教育倾注了全部心血，堪称近代中医教育实践家。

（《中医文献杂志》2009 年 2 期）

读张山雷《医药学校宣言书》

周一谋

《黄墙朱氏私立中国医药学校宣言书》，乃清末民初著名医学家张山雷的遗著，已由《中医教育》杂志 1983 年第四期公开发表；这是一篇阐述中医教育的珍贵文献，很值得一读。

这篇宣言，是张氏于 1914 年在私立中国医药学校任教务主任时，代其业师朱阆仙起草的。时值西学东渐，中医备受歧视，传统医药学的处境十分艰难。就在那一年，北洋军阀政府教育总长汪大燮在接见请求将中医列入教育计划的请愿代表时，竟然毫不掩饰地说："我今后决意废弃中医，不用中药，所请立案一则，是难以照准的。"汪氏大放厥词，激起了医界同仁极大的愤慨，各地纷纷请愿表示抗议和反对。在民族医药学备受摧残的情况下，张山雷挺身而出，力挽狂澜，和他的业师朱阆仙一道，创办了私立中国医药学校。

在这篇铮铮作响的宣言书里，张氏简述了西医传入中国以后医学界的概况，对于当时中医队伍的现状作了客观的分析，对中医教育的发展方向作了精辟的论述。读了以后，使我感受最深的有以下几点：

第一，宣言书充满了爱国主义激情和民族自豪感。张氏认为，中国医药学有数千年的发展历史，群英荟萃，名医辈出，典籍丰富，汗牛充栋。其中"杰作"之多，更是"更仆难数"。可是当时有些人却重西轻中，数典忘祖，看不起本国的传统医药学。针对此种不良倾向，张氏强调要自强自立，反对崇洋媚外，鄙夷民族文化。他说，只要"发扬国粹之精神"，就可以做到"自足应世而有余，已不必乞灵于邻家，借材于异地，又何苦喜新厌旧，舍己从人，震惊域外之奇观，而诧为人间之未有乎？"他旗帜鲜明地捍卫了传统的民族医药学，这对每一个有民族自尊心的人来说，是一种莫大的鼓舞。而对歧视中医中药的民族虚无主义者，却是严肃有力的批判。

第二，对当时中医界现状作了客观的分析。由于那时对中医人才的培养漫无规范，因而流弊极多。一是鱼龙混杂，阵容很不整齐，一些和医学根本不沾边的人也混进了中医队伍。"士商失业"动辄悬壶（开业行医）；朝读方歌，夕已行道。《素》《灵》《内》《难》，未知何种书名；张、李、刘、朱，雅不识何时人物。解得二三汤剂，公然自诩万能"。这种不学无术的人，却大言不惭地以内行自居，让他们负荷救死扶伤之重任，势必"误己误人"。二是由于师徒相授，有的医生囿于门户之见，只知某师所传，不知时贤所论，眼光如豆，见识短浅，有的"父传其子，弟绍其兄，一系相承，辄钦家世"。这些都是东汉医家张仲景早就批评过的那种"各承家技，终始顺旧"的倾向。这种抱残守缺，因循守旧的观点，实在有碍于医药学的发展。三是有的医生虽有玄秘奇方和高超医术，却不肯公之于众，他们把医疗技术当作图谋私利的手段，要传也只传给子孙，"私为孙子贻谋之燕翼"。此种挟技邀利、啬术以自贵的做法，实在不足取。四是有的医生名望虽高，求治的人亦多，而诊病却是敷衍塞责，匆忙应付，其间疏忽贻误不少，终究于世无补。五是有的医生出身于"儒林文人，饱读群书，游猎方技"。他们高谈医药学理论，却又脱离临床实践，也不过是纸上谈兵，闭门造车而已，不能解决治病的实际问题。造成这些弊端的原因很多，而医学教育不发达不完备则是根本原因这一。

第三，主张吸收西方医学教育的长处，提倡大力改进和发展中医教育，张山雷对于西医学之传入中国并非盲目排斥，恰恰相反，他是一个睁开眼睛看世界的人。他认为西方医学和西医教育有许多长处，应当取长补短，效法其成功的经验，以便发展本国的医学教育。他说："起而视彼东西各国，设立学堂，栽培后进，必由普通知识，循序以入门。迨至毕业如期，证书在手，虽未必遽臻神化，尽契玄微，而于浅近机宜，寻常学理，固已胸有成竹。目无全牛，自能措置裕如；左宜右有，何致方针乖谬。北辕南辙，以彼较此，孰得孰先，相去已不可道里计。"他肯定当时西方的医学教育比较进步，他们能贯彻循序渐进和系统训练的原则，又注重实验和观察，学生毕业时已经具备了比较全面而系统的知识，掌握了临证治疗的基本技能，虽然未能立即达到出神入化的境界，但通过实际锻炼完全可以成为一名技艺专精的医生。拿中国当时的医学教育与之相比，差距的确很大。在培养中医人才方面，尚无正规而系统的学校教育，师徒相授几乎成了唯一的中医教育形式。"未立学馆，人自为师，家自为政，坐令良法美术，普及为难，洵是缺憾"。这就是对当时中医教育现状的写照。他决心改变那种"仍守向来侍坐抄方之陋习"，使中医教育面向社会，加以推广和普及。他说："医本活人之术，仁人之心，与其传之一家，何如公之一世，籍以推广家学，宁不普济群伦"。这正是张朱二氏创办私立中国医药学校目的意义之所在。

张山雷认为医学教育内容也必须改革。尽管中国医学源远流长，医学典籍浩如烟海，但并非所有医书皆"精确不磨"之作，其中也还存在一些瑕瑜不分，稂莠莫辨的东西。"苟非淘澄渣滓，提撷精华，奚以启迪后生，同趋觉路？"这就是说，对于古代医药学遗产，首先应当分清精华和糟粕，做到吸收其精华，扬弃其糟粕，在编写教材时，尤其必须明确这一点。他说："撷旧籍之精华，准历来之经验，编辑讲义，排列课程，分目别科，限以时日，归诸实用，无取辞繁"。他在这里明确指出，教材内容要少而精，要做到理论密切联系临床实际，各门课程都要规定衔接顺序和授课时限，必须克期完成教学任务。他又说："举凡频年心得，数世家珍，内症方书，外痛膏散，悉以公之同志，以冀传之后来，上以发扬国粹之精神，下以表暴个人之意见"。他要求教师讲课时，应当尽量结合自己的临证经验和心得体会，充分说明其学术见解，要把医学的精粹和本人及家传的研究成果毫无保留地传授给学生，绝不能把医药学知识当作奇术以自贵的私有财产。他还提倡"独标新异"，决心以"筚路蓝缕"，"芟荑荆榛"的精神，对中医教育事业进行摸索和改革。为了更多更好地培养中医人才，他大声疾呼，"尚望千万人扶持国学"。在当时历史条件下，办中医教育之困难是不言而喻的。

张山雷的《私立中国医药学校宣言书》深深地击中了当时医学教育的流弊，提出了许多具有革新进步思想的见解，至今还有深刻的现实意义，能给人以多方面的启示。此文很值得广大中医药工作者及卫生行政领导干部认真加以阅读和研讨，这对于改进今天的中医药教学和发展中医教育事业来说，是大有好处的。

（《中医教育》1984 年 2 期）

浅谈张山雷先生的中医教育思想

金起凤

先师伯张山雷先生（1873～1934 年），是我国近代名医之一。他怀着振兴祖国医学的夙愿，更热忱于中医教育事业，为中医办校开创了先例。曾悬壶沪上，后受聘于兰溪中医专门学校，膺教务主任之职。由于他学识渊博，造诣深邃，临床经验宏富，故誉扬遐迩，望重医林，慕名而求列于门下者，几遍江浙。先生不仅是一位著名医学家，他是一位卓越的中医教育家。现将其中医教育思想作一简介，由于个人所识浅少，不免挂一漏万。谬误之处，敬请指正。

明确办学方向，发扬国粹

先生天资聪颖，博闻强记，自幼好学，才识过人，未弱冠而入泮，为清诸生（秀才）。后因母病，遂弃儒学医，对古典医籍及历代医家方书，朝夕钻研。为求深造，乃负笈于同邑（今上海市嘉定县）黄墙村名医——先师公朱阆仙先生之门，朱氏医学世家，业医五代，精通各科，尤长疡科，望重东南（江苏）。内、外、妇、儿诸病踵门求治者，日以百计。先师公在临证中悉以生平经验一一传授指点，先生恭聆教诲，后又襄助其师诊

530

治在黄墙近廿稔，致学术经验益臻精湛。当时西学东渐，朝政腐败，中医事业日受摧残。先生身临其境，志欲力挽狂澜，决意振兴国学，曾商与其师，果于1914年创办了"黄墙朱氏私立中国医药学校"。是全国最早的中医学校之一。先生因其才学被先师公委任为教务主任之职，以"发扬国粹，造就真才"为方向。先生在《黄墙朱氏私立中国医药学校宣言书》中阐述其办学思想云："虽天荒乍破，何能遽抵纯全；而私意胥镯，终当大弘法教。此日筚路蓝缕，且与二、三子芟翦荆榛，他年切磋琢磨，尚望千万人扶持国学"。（《中医教育》36：4，1983年。）情意真切，语重心长，充分体现了其矢志办学、艰苦创业的决心，并高瞻远瞩，予见中医教育事业定能发扬光大。黄墙医校的建立和全国各地中医学校之兴起，分科施教，培育人才，为我国中医教育事业的发展开辟了一个良好的开端。

黄墙办校初期制订的教学计划与课程设置，已粗具规模。学制规定为四年，前一年半学习四大经典为主，即《内经》《难经》《本草经》《伤寒杂病论》等；后二年半学习内、外、妇、儿、针灸等临床各科为主，并进行临床实习。先生后至兰溪医校主持教务工作，对教学规划、课程设置等又不断改革，使之更趋完善。学制分为予科二年，正科三年。予科以基础为主，仍以四大经典等为主课；正科以临床各科为主课，并结合临床实习。学校培养的目标是：不但要掌握中医基础知识，深悉各科理论，运用四诊八纳，进行辨证论治，而且要造就融古通今的良才，冀以发扬国粹，而不只是局限于应诊处方为能事。

重视教学质量，讲求实用

张山雷先生历主黄墙、兰溪医校教务期间，为编写讲义，每至深夜不息，夜编日教，如是者近廿稔，直至病故为止。为发扬祖国医学，改进教学方法，提高教学质量，培养后继人才，呕心沥血，鞠躬尽瘁。先生博览群书，治学谨严，对经典医著能独摅伟论，畅发经旨，对诸家学说亦多所笺正，发前贤未言之奥，破诸家涂附之迷，以启后学之性灵。他用毕生精力，先后完成各科教材及著作二十余种，辛劳备至，启迪后学，其功甚伟。

先生认为，教学必须重视质量，讲求实用。如欲提高，首当重视教材建设，斯可有的放矢，他说："资料必须博采广收，研求确当，取材不容不富，甄录不得不严，参考成书，折衷实验"①兹将其著作中有关深究医籍的论述略陈一二，以见其为提高教学质量而竭精殚虑之一斑。

1. 崇尚经典，去粗撷精

先生以四大经典作为基础教材，因它直接影响人才建树。他说："《素》《灵》《难经》终是谈医之鼻祖，……虽皆采集于后人，要自贻传于上古，微言隽义，层出不穷。赏奇析疑，钻研无尽"②"《本草经》言简意赅，含蓄者富，非精心寻绎，难得其真"③先生虽尊崇医经，但又不迷信典籍。因医经传世久远，不无残缺。故对《内》《难》等经典中某些错讹处，必详加考证，予以纠正。如论任脉为病，七疝瘕聚，《素问·骨空论》云："任脉为病，男子内结七疝，女子带下结聚"，《难经，二十九难》也说："任之为病，其内苦结，男子为七疝，女子为瘕聚"。先生指出："疝气与瘕，一浅一深，在气在血，病固不同，而经文以男女分析言之，则犹未确。疝以气言，古人本非专指男子睾丸为病。《巢氏病源》详列疝病诸候，凡十一论，无一字及于男子之阴丸，是可为男女同病这确据。而《金匮、妇人杂病篇》则曰妇人之病，在中盘结，绕脐寒疝云云，且为妇女病疝之明文"④指出近世沿袭经文，以疝病专为男子所独有，实为讹传之误。

2. 临床讲义，荟萃众长，贵在实用

张山雷先生编撰临床各科讲义，博采广收，穷究情考，切合实用。他认为：学医者本以疗治今人之疾病，岂疏注者必须墨守古人言？况病必随时代变迁，读书尤以近今为切用。故其编著《脏腑药式补正》《沈氏女科辑要笺正》《钱氏小儿药证直诀笺正》作为内、妇、儿科讲义。在原著每条之后，畅抒机理，阐发精蕴，于讹错之处，予以补正，从而使学员明晰是非，对脉、因、证、治，了如指掌，有助于教学质量之提高。

外科讲义一《疡科纲要》是先生依据黄墙朱氏家学，结合自己临床实践编著而成。此书将外科的脉、因、证、治、理、法、方、药，精辟地作了总结，并阐述外疡的辨证和治疗要从整体出发，强调外科以内治为主，切戒只侧重外治的偏向，同时对外治方药的配制和运用，作了详尽叙述。兹举外疡辨痒之例，以示先生辨证之精详。"外疡发痒，其最普通者，皮肤病为独多，如疥癣、游风、湿注、黄水疮、血瘰等。……而溯其原因，则不外乎风燥与湿热二者而已。……唯风胜则燥，虽抓破血溢，而随破随收，不致化腐，此风淫为病。……若湿郁生热，流溢肌表，则血浊不清，……积湿生热，蕴热生虫，其痒尤烈，而浸淫四窜，黄水频流，最易腐蚀，且多传染，此湿淫为病。……若肿疡则恒无发痒之例。……唯疔瘰大肿之时，毒势未达，脓犹未成，颇有肌里作痒，……此则疔毒之走散，最为危候。……若溃疡流脓已畅，而四围余肿未消，亦有时微微作痒，此肿势渐化，气血流通之朕兆。……抑或既溃之余，始尚相安，而忽尔奇痒难忍，则非外风之侵袭，即是湿热之郁蒸，肿势必随之而更盛"。

注重教学方法，启发思维

笔者在黄墙习医期间，先业师朱咏幽先生常赞叹先师伯张山雷先生学识渊博，教学有方，善于开导学员，启发思维。兹将先师生前所述，以及笔者阅读山雷先生在黄墙医校所编讲义有关教学法方面，略陈几点于下：

1. 先生讲理论课时，引古证今，重点突出，结合临床，联系实际。并要求学员上课认真听讲，做好笔记；对基础课的主要条文必须背诵、反复理解，领会实质；对难懂的经文要多提问，以求甚解。先生经常采用课堂启发式提问，以诱发学习兴趣，引导员进行积极的思维活动。例如：有一次讲到《素问·至真要大论》"诸寒之而热者取之阴，诸热之而寒者取之阳"这一经文时，他作了一般的讲解后，就有意识地提问学员：经有文"热者寒之"、"寒者热之"。为什么阴虚火旺之证，服了寒药热反甚；肾阳不足所致的虚寒证，服了热药寒更重呢？问题提出后，学员立即议论开来，激发了积极思考。通过分组讨论解答，最后由先生进行分析、总结。这样的启发，既可激励学员进行积极思维、发展智能，又可使学员加深理解，知常达变。

2. 临床课程，学用结合

先生教学的原则是：施其所需，补其所缺，因材施教，循循善诱，由浅入深，学用结合。他讲理论时，紧密结合临床。讲授各科主要病种时，在阐明其特点与概念的基础上着重讲解辨证论治以及主方结合的立意。于是，"随证立法，以法统方"的观念，自然就确立起来。先生经常把某些主证相似而方药不同，或主方药物略有出入而治效各异的方剂进行相比，分析讲解，这样有利于学员触类旁通，提高辨证用方与选药的水平。

3. 门诊实习，培植技能

黄墙朱氏门诊日以百计，作为黄墙医校学员学习基地。学校制订实习计划，规定基础

课结束（一年半）后，即进行临床实习。每日上下轮派 15 人（下午上课）随师实习，实习四诊运用、八纲辨证、病案缮写、立法选方、用药配伍等。门诊老师（由先师昆仲等带教）循序讲解，言传身教，悉心辅导。实习后期，由学员独自诊治，老师在旁指导。学员通过临床实践磨练，多能学有本源，权衡应变，学以致用。

4. 附设函授，扩充办学园地

黄墙办校时，已建立函授设施。张山雷先生曾说：吾师创立医校，本欲渐图推广，以济斯民之厄，以扬国学之光。第念躬亲入校者，即无多人，则校外有志之士，必非少数。因此附设函授，招收爱好中医而有困难者，只要符合章程要求，收取讲义费即可。遇有医药问难，即用文字予以指导。期满经考试成绩及格，发给毕业证书。此种措施，是扩大培养中医人才的一个创举，为嗣后兴建的中医院校树立了良好的范例，至今仍有参考价值。

注：本文①、②、③、④引文，均摘自近代名医学术经验选编《张山雷专辑》人民卫生出版社 1983 年版。

（《中医教育》1985 年 2 期）

论张山雷对中医教育事业的贡献

王锡贞

张山雷是晚清医学家、训诂学家和杰出的中医教育家。他与先贤朱阆仙创办了全国最早的中医学校——黄墙中医学校，改变了当时人自为师，家自为政，固步自封的教学方式。1920 年夏，由上海神州学校介绍，张山雷受聘于浙江兰溪中医专门学校，担任教务主任 15 年，以培养新一代的中医人才而盛称于世。

1. 扶持国学，造就真才

"发扬国粹，造就真才"是先生创办医校的宗旨。在先生亲自执教下，受业学生达 600 余人，遍江、浙、皖、赣、沪等地。先生仙逝之际，全国医药界同仁纷纷发表挽词，以志哀悼。上海名医张赞成谓："毕世在医林奋斗，当兹夷夏纷争，谁是健者，公为健者……。老宗台山雷先生，学问渊博，著作等身，历主医校教务，发扬国医学术，与盐山张锡纯君堪称一时瑜亮……"。这是对先生毕业精力献身中医事业的真实写照。

2. 学有渊源，根深底厚

先生的学识是以训诂、校勘、文、史、哲理、医理、临证熔于一炉升华而成的。先生谙熟前辈著作，上至《内经》《难经》《金匮》《千金》，下涉明清时代各类典籍．先生的《沈氏女科辑要》笺正，参考了医药古今典籍、字书、二十四史及《三国志，等书达 35 种之多，足见先生学有渊源。先生还非常注意文字修养。每遇（笺正）中出现的难字，均参考多种文献及字书，旁证博引，作出比较正确的解释．可谓拾前人之遗，补前人之缺，纠前人之失，释前人之疑。

3. 精选教材，逐条笺正

先生极其重视教材建设。他说："讲堂授课困难，而编辑讲义要慎之又慎"。资料必须博采广收，研求确当，取材不容不富，甄录不得不严"。在兰溪任教务主任期间，学校使用的教材，除部分采用黄墙医校原稿加以补正外，均由先生自己编写。为编写教材，先

533

生援引书籍 108 种，其中主用书 37 种，"皆医家必需知识"，"凡所甄录，必以理精法密，言明且清，又近切可用"，采用书 49 种，以"深切著明，风行宇宙之明作，皆学者必备之书"：参考书 32 种，"多为鸿篇巨制，洋洋大观……，然皆考订详明，博而不杂"；其中也列入一些西方医学译本。先生为编写讲义常常通宵达旦，先后完成各种教材及著作 200 余种，计 250 万字。先生为选择女科教材费尽了心血。《笺正》做为选定教材，先生把全书细研细读，对于"缮校不精，错误处至不可读者"提出自己的见解，并引经据典，撷采众籍之长，以客观求实的态度用"笺正"、"正义"、"正误"、"考异"、"考证"、"备考"和"存疑"等形式笺正谬误，阐发精粹，补充疏漏，对脱文、错简、衍文、误字等，用对校、本校、他校等方法纠偏，笺正条目达 319 条。

4. 启发类比，求是求实

《笺正》贯串了先生启发式教学法的精髓。先生以对比、类推、描述、比喻等方法开拓学生的思维，培养学生的能力。他痛砭"苗莠同畴"、"骑墙两可"，或"若明若昧，乍是又非"，或"干部一腔，似曾相识"的治学方法，对书中"予后学以错差之弊，贻误生命者"则辨其真伪、细别泾渭；对典籍叙述有误者大胆质疑，充分体现了君子之学，唯求其是的实事求是的教风；对前人典籍的态度，他教诲学生要阅读古医著了解其价值，从文义、医理、药理全面分析，以防浅人伪撰，假托其名。他告诫学生，凡百学问必亲自体验，潜心默察，而后能于板法自参活法。他以对比、类推、描述、比喻等方法阐述病理，开拓学生思维。先生把辨证论治之精髓，巧喻为"量体裁衣'，注重启发式教学，推崇孟子的"仅信书，不如无书"之说，反对人云亦云。

5. 临床学科，注重实践

先生谓："读古人书，岂可不讲病情，徒死于字句之下"。《笺正》记载了先生许多治验。如张山雷治陈氏血崩案，用海金砂合川柏末猪脊髓丸治阴虚有火之浊带：治九月枯胎实验谈；用生化汤治产后发热等等。

先生潜心教育，矢志不渝，是一位成功的中医教育家。其教学过程始终遵循"博学之，审问之，慎思之，笃行之"的教学思想，是当代教育工作者的楷模。

（《中医教育》1995 年 3 期）

集中医文献学家教育家临床家于一身的张山雷

王 英 盛增秀

摘要 张山雷是近代著名的中医文献学家、中医教育家和临床家，在医林享有盛誉。该文从评议百家，精于小学，在文献整理研究上成就突出；育桃栽李，培养后继，为中医教育事业呕心沥血；勤于实践，着力创新，临床卓然成家等三个方面，论述了张氏在中医文献研究、中医教育和中医临床上所作出的重要贡献，认为其治学精神和学术思想及经验是很值得后世称道和学习的。

张山雷先生，名寿颐，江苏省嘉定县人，生于清·同治十二年（1873），卒于民国二十三年（1934）。张氏毕生致力于中医文献研究、中医教育和医疗事业，学验俱丰，著作宏富，在医界享有盛誉，张赞臣曾称其"与盐山张锡纯君堪称一时瑜亮。"[1]兹就其荦荦大者，分述如下。

一、评议百家，精于小学，在文献整理研究上成就突出

张山雷平生嗜书成性，于诸子百家之书靡不涉猎，19岁即为邑庠生（秀才）。弃儒习医后，更是寝馈医籍，手不释卷，上自《内》《难》《神农本草》《伤寒》《金匮》等经典，下至明清及近代诸贤之作，广搜博采，无所不读，且能对所读之书的学术特色和价值等，发表见解，予以评议。如对中医经典，他评价说："《灵》《素》《难经》终是谈医之鼻祖，……虽皆采集于后人，要自赅传于上古，微言隽义，层出不穷，赏奇析疑，钻研不尽。是以历代名贤，递相研索，卒莫穷其精蕴。"[2]足见他对医经之高度重视，这也是他倾注大量心血，精心研究《内经》《难经》等经典的原因所在。对皇甫谧之《甲乙经》，认为"乃采古书之精要，专为针灸设法，欲考求经络穴俞之源者，必以此书为祖本"[3]。对《诸病源候论》一书称其"叙列证情，究属详悉，试观《千金》《外台》以下，凡有大著述者，多引是书以资辨别，则历来之奉为圭臬可知"[4]，同时也指出其"所论病证，分别太繁，未免穿凿"[5]的缺点。对张洁古的《脏腑药式》，张山雷十分赞赏，评曰："脏腑标本寒热虚实补泻各条目，应用诸药，分条附注，朗若列眉，为学者示以仪型，树立标准，最是有条不紊，罗罗清疏，初学得之，譬如握罗盘而指方位，自无暗中摸索之苦，金针度世，其意良深。"[5]尤其对金元四大家的著述，更有精辟的评述，尝云；"张子和《儒门事亲》专以汗、吐、下三法治百病，非浅学所敢尝试，唯识见既真，则奏效奇速，固亦应有之一道；刘河间治医，多主寒凉，盖亦当时气运使然，未必偏见至此。昔人尝谓守真以霜雪为雨露，利于松柏而害于蒲柳，然用之得当，自不可废，盖亦一家之学也；东垣出张洁古门下，以培补脾胃为一生宗旨，且倡言寒凉峻利之害，盖承河间、子和之后，流弊已多，乃以温补为之挽救。月值金末大兵大疫之际，故创用升柴诸方，以为升清降浊之枢机，是因其时代环境而成其一家之学；丹溪受业于罗知悌之门，原出河间一派，爰以补阴为主，习用知柏，且谓《局方》温补、香燥而专著一书以为攻讦，则矫枉者亦不无过正之嫌。至其创一'郁'宇以论病，则升医家未有之法门。"[7]这既符合各家所处时代的客观实际，又道山了各家的学术特点，可谓至当至精之评。对于明清时期的著述，张氏则更有潜心研究，体会尤多，盛赞喻嘉言、徐灵胎、柯韵伯、张石顽、尤在泾诸家，尤推崇陆九芝、王孟英、莫枚士的著述，"辞旨清晰，畅所欲言，切近病情，源源本本。"[8]所著《古今医案平议》，于孟英医案多有选录，称其"临证验灵，处方熨贴，自古几无敌手"[9]。

当然由于时代和条件的限制，张山雷在学术上也有偏执之处，因此在评议各家时，难免有失偏颇，如对叶天士"逆传心包"之说，贬口："今叶派造出'逆传心包'四字，只知犀角、牛黄，纵或可清无形之热，而必不能涤有形之实，自然等于无用，且又脑麝大香大开，自谓町以开闭，而不知芳香走窜，反以助其升腾。"[10]这显然有失公允。其他如对汪切庵的著述，更是持门户之见，批评的言辞颇为激烈，几近于谩骂，有失学术争鸣之嫌，对此我们应该有所分析，客观地予以评价。

张山雷认为，中医古代文献由于年代久远，难免存在着散佚、脱漏、讹误等复杂情况，特别是先秦古书，所传无几，其仅存者皆为后人重集，点窜、讹误所在多有，遂觉不可卒读。故他虽十分推崇古代医籍，但主张必须加以整理，使散乱者完整之，错误者纠正

之，隐奥者发明之，从而达到取其精华，去其糟粕，推陈出新，古为今用的目的。为此，他身体力行，耗尽心血，凭着深厚的小学功底和扎实的文字学基础，对中医古籍作了潜心的整理研究，其整理方法或校勘，或笺正，或训释，或评议，不拘一格。综观先生的著述，属文献整理研究者十居七、八，其用力最劲者，当推医经，《读素问识小录》《难经汇注笺正》《谈医考证集》，即是这方面的代表作。如对《素问·五脏生成论篇》"色见青如草兹者死"句中的"兹"字，他遍考了《说文》《尔雅》《广韵》《集韵》《玉篇》等辞书，认为"兹"当作"兹"，"盖兹、兹二字，楷书形近，其实则形、义、音三者皆大别。"[11]并强调指出："此字明是从二玄之'兹'，凡从'玄'之字，皆有黑义，草色而兹，则青而兼黑，晦黯陈腐，滞而不泽，所以为将死之朕兆。"[12]言而有据，宿而有征，令人信服。又如对《内》《难》中的"魄门"一词，向来注家多以《内经》"肺藏魄"，以及肺与大肠相表里的理论为依据，解说大肠下口（肛门）为"魄门"，似成定论。但张氏不附和众说，他根据《庄子·天道篇》："然则君之所读者，古人之糟魄已夫严"，以及陆德明《经典释文》引司马云："烂食曰魄。一云糟烂为魄，本又作粕，音同。"[14]从而指出"粕"、"魄"二字，乃古字假借通例。以肛门为"魄门"，即食料糟粕由此而出之义。如此说解，于理于义，均合符节，读后犹如醍醐灌顶，恍然大悟。

张山雷整理古籍，不仅能辨难释疑，发蒙解惑，而且还善于分析，批判地继承前人的论点，特别是对一些荒诞不经之说，据理驳斥，以正其讹。如所著《本草正义》一书，他崇尚《神农本草经》，但对其上品诸药中常有"不饥不老，轻身延年"的夸张记述，大不以为然，认为此等皆方士附会之谬说，因而大胆予以删节，称这样做"非荒经也，去其可疑，正欲以坚其可信。"[15]充分反映其不一味尊经崇古，一切从实际出发的科学态度和求实思想。

众所周知，浩如烟海的中医文献，凝结着历代医家的宝贵学术经验，蕴藏着大量科学性的精华，是我国优秀文化遗产中的璀璨明珠。整理和研究中医文献，是中医药界义不容辞的职责。在这方面，张山雷堪称业绩煌煌，已为我们作出了良好的榜样。我们一定要学习和借鉴先辈的经验，把这项关系到子孙后代的大事做得更好，这样才无愧于古人，对得起来者。

二、育桃栽李，培养后继，为中医教育事业呕心沥血

1914 年，张山雷即开始在其业师朱阆仙创办的黄墙中医学校从事中医教育工作，历经 2 年，后因朱氏病逝，医校停办。1920 午又应浙江兰溪中医专门学校的聘请，担任该校教务主任，并亲执教鞭，期间为教材的编写，每废寝忘食，夜编日教，达诸笔，宜诸口，如是达 10 余年之久，积累了丰富的教学经验，是一位杰出的中医教育家。

张山雷认为，中医学校是"发扬国粹，造就真材"之地，所以在教学上务必要严格要求，这突出表现在他对教材建设极其重视，编辑讲义十分审慎，认为资料必须博采广收，研求确当；取材不容不富，甄录不可不严。本着"医药以切合实用为主"的原则，在众多的古今医籍中，他精选出 108 种，作为编写教材和学生平时学习的资料，并区分主用书、采用书、参考书三类，其中主用书 37 种，包括《内经》，《难经》《伤寒论》《金匮要略》《针灸甲乙经》《诸病源候论》等，"此类之书，皆医家必需知识，譬如布帛、菽粟之不可一日而缺"[16]，采用书 49 种，包括《类经》《于金方》《河间六书》《东垣十书》《儒门事亲》《格致余论》《温病条辨》《王孟英医案》等，"此类之书，多深切著明，

风行宇宙之名作，亦皆学者必备之书，必由之道。唯为课堂讲授立法，万无累牍连篇，不为裁剪之理，是以采辑所及，不过十之二、三"[17]；参考书22种，包括《外台秘要》《圣济总录》《证治准绳》《本草纲目》《医宗金鉴》等，"此类之书，多鸿篇巨制，洋洋大观……然皆考订详明，博而不杂，且其所录古书，今多遗佚，其全已不可复见，得于此中，稍识古人涯略，抱残守缺，存什一于千百，其功尤大。"[18]这种以自己阅历将医籍区别主次予以分类，给后学提示读书的门径，无疑是教学的一种良好方法，对祖国医学遗产的继承和发扬，也有积极的作用。

更值得指出的是，张山雷在编写教材时，多选择历代名著为素材。如编《脏腑药式补正》《沈氏女科辑要笺正》《小儿药证直诀笺正》等，分别作为内、妇、儿科的教材，还有《病理学读本》，采撷诸家医论数十篇，篇末书以编者评语，作为病理学讲义；《古今医案平议》，汇集历代名医医案之精粹，加以评述，作为学员后期的必修课程，等等。这些教材，不苟求格式，讲究实用，突出重点，内容生动活泼，与当今中医院校之教材，显有不同，值得借鉴。

张山雷对中医教育事业的贡献，还体现在制订了一系列较为规范的教学模式。首先重视师资的选择和培养。他认为金针度人，师资是关键，学校聘请了部分具有理论基础和临床经验的真才实学的医师任教，同时又在历届毕业生中择优录用，良好的师资队伍，保证了教学的质量；其次，完善了学制与课程的设置。学制分正科、预科二种，预科二年，正科三年，预科以基础为主，正科在预科的基础上，增设内、外、妇、儿临床各科。除了理论学习外，张氏认为传统的师带徒式的学习方法也是非常必要的，"案头侍诊，系习医之要务，随同诊察，庶儿学有本源，易收实地练习之效。"[19]故学校设有门诊部，作为临床实习基地，学生须随师侍诊，在实践中巩固和加深理解课堂所讲的知识，学习老师的实际经验，增长才干。这种集传统带徒和课堂讲学于一体的教学方法，实践证明是行之有效的，至今仍广为采用。此外，学校还举办各种学术活动，开展学术争鸣；建立奖惩制度，鼓励学生上进，开展函授教学，弥补办学不足，等等。这些教育制度的建立，对中医教学模式的规范化，起到积极作用，至今仍有参考价值。

张山雷在兰溪中医学校任教15年，受业学生达600余人，莘莘学子遍及江、浙、皖、赣、沪等省市，不少学生后来成为当地乃至全国的名医，其对中医教育事业的贡献，厥功甚伟。

三、勤于实践，着力创新，临床卓然成家

张山雷又是一位经验宏富的临床家。他平时教务繁忙，仍不脱离临床，始终把诊病疗疾作为自己应尽的职责，他于临床各科均有深厚造诣，尤精于内科和外科。

在内科方面，其突出成就是对中风的阐发。其代表作《中风斠诠》，融古冶今，最多发明。盖中风一证，古代医家对其病因病机认识不真，说理模糊，是以图治之法，十分混乱．特别是唐宋以前，概以"风邪外中"为其发病之因，治法多用小续命汤之类辛温发散。金元以降，四大家论中风侧重内因，有主火、主虚、主痰等不同，治法各有偏重，惜用药尚欠合辙。明清时期，对本病病因病机的认识不断深化，治法亦有长足进步，尤其是清光绪中叶山东蓬莱张伯龙著《类中秘旨》，张山雷对此甚为服膺，并着力加以发挥。一方面他征引《素问》中有关"薄厥"、"大厥"，"偏枯"、"仆击"等病证，以及"诸风掉眩，皆属于肝"、"诸暴强直，皆属于风"、"诸热瞀瘛，皆属于火"等论述，说明本病在

古代文献中的病名和病因病机；另一方面，又参合当时西医有关"脑充血"的观点，遵古酌今，融汇中西学说，赞同张伯龙"肝火自炽，生风上扬，迫令气血上逆，冲激人脑，震动神经"[20]是中风病理症结所在的观点。并针对古人主火、主气，主痰的中风病因观，进一步发挥说："火之升，气之逆，痰之壅，皆其肝风煽动，有以载之上浮，是肝风为病之本，而火也，气也，痰也，皆其标。"[21]至此，中风之病机才得以阐发深透，真可谓"剪尽荆榛，大开觉路"（张锡纯语）。在治疗方法上，张氏在认真总结前人正反两方面经验的基础上，全面、系统地提出闭证宜开、脱证宜固、肝阳宜潜镇、痰涎宜开泄、气逆宜顺降、心液肝阴宜培养、肾阴宜滋填、偏瘫宜宣通等八类治法，区别标本缓急，立法井然有序，于临床选方用药，大有裨益。

在外科方面，张山雷继承了业师朱阆仙的经验，对疡证尤有研究，诊治富有特色。在其所著《疡科纲要》《疡科医案平议》等书中，强调疡症是机体内在变化的一种外在表现，所以疡科的辨证与治疗均要从整体出发，注重内在因素。辨证应注意辨阴阳、辨肿、痛、痒、木，辨脓，辨脉等几个方面。治疗宜内外合治，尤当侧重内治，提出治疡必须随其人之寒、热、虚、实，七情、六淫，气、血、痰、湿诸证而调治之，故临证处方，无论外形如何，要以内证为主，并列举外疡内治有退消、补气、治痰、清热、理湿、温养、补益、提脓透毒、溃后养胃等法，见解独到，用药颇具特色，对外科学的理论与实践均有重要发挥。

医与药密不可分，大凡高明的医生，大多精通于药物。张山雷著《本草正义》一书，对诸药的性味、功用、主治、炮制、用法及宜忌等，结合临床经验作了深入地阐发。如对远志的化痰止咳作用，他根据《神农本草经》"主咳逆"的记述，认为本药有消痰止咳嗽之效，"今东瀛医者，专用以化痰止嗽，颇有奇功。"[22]还对《三因方》有关远志能治痈疽的记述加以发挥，指出"《三因方》治一切痈疽，最合温通行血之义，而今之疡科，亦皆不知，辜负好方，大是可惜。寿颐恒用于寒凝气滞，痰湿入络，发为痈肿等证，其效最捷。"[23]又如对黄芪的应用，《神农本草经》言主痈疽久败疮，排脓止痛。张山雷指出："盖久败之溃疡，肌肉久坏，脓水频仍，表气大虚。黄芪益气固表，以疗其虚，斯能排脓止痛耳。"[24]但后人不察，置"久败"二字不顾，误认为黄芪通治痈疽，殊不知"毒势方张，而用实表之药，为虎傅翼，适以愈张其炎，则肿疡难消，溃疡毒炽，排脓适以生脓，止痛乃以增痛"。[25]更可贵的是，张山雷还广泛吸取他人的用药经验或自己的心得体会，扩大药物的应用范围，充实新知。如对忍冬一药，认为治痈疽疮疡的功效，其藤叶尤胜子花；白毛藤治肢节酸楚等症，甚有捷效，等等。

对药物的炮制，张山雷也有深入的研究，甚至通过亲自尝服，了解炮制对药物的作用。如对石斛的加工炮制与药效的关系，他有精辟的论述，指出金钗石斛"市肆中欲其美观，每断为寸许，而以砂土同炒，则宅松而尤为壮观，要之一经炒透，便成枯槁，非特无以养阴，且恐不能清热，形犹是而质已非，……所以吾吴医家，每用其原枝不炒者，劈开先煎，庶得真味。且此物最耐久煮，一味浓煎，始有效力。"[26]若非实地考察，亲自体验，断难有此真知灼见。

宝剑锋从磨砺出，梅花香自苦寒来。张山雷先生之所以成为近代著名的中医文献学家、教育家和临床家，无疑与他的勤奋好学，勇于实践，开拓创新，自强不息的治学精神分不开的。"孤灯廿载，意气徒豪，心肝呕尽"，确是他自身的最好写照，我们应学习张氏的治学精神和学术思想及经验，为继承和发扬祖国医学，振兴中医事业而不懈努力。

538

参考文献

[1～7] 浙江省中医药研究所，浙江省兰溪县医科所. 张山雷专辑. 北京：人民卫生出版社，1983，3、18、23、23、23、29～30.

[8] 浙江省中医管理局《张山雷医集》编委会. 张山雷医集. 北京：人民卫生出版社，1995，665.

[9] 浙江省中医药研究所，浙江省兰溪县医科所. 张山雷专辑. 北京：人民卫生出版社，1983，30.

[10～15] 浙江省中医管理局《张山雷医集》编委会. 张山雷医集. 北京：人民卫生出版社，1995，707、394、395、388、388、176.

[16～19] 浙江省中医药研究所. 张山雷专辑. 北京：人民卫生出版社，1983，10、10～11、11、13.

[20～26] 浙江省中医管理局《张山雷医集》编委会. 张山雷医集. 北京：人民卫生出版社，1995，6、26、193、193、188、188、326.

（《中华医史杂志》2006 年第 1 期）

略论张山雷先生的治学精神

王英　江陵圳　盛增秀

近代著名医学家张山雷先生（1873～1934 年），毕业致力于中医教育和医疗事业，学验俱丰，著作等身，莘莘学子，几遍江南，在医林享有盛誉，张赞臣曾称其"与盐山张锡纯君堪称一时瑜亮。"张氏的学术成就，是与他的治学精神分不开的。兹略述管见如下。

1. 勤奋好学，自强不息

先生嗜书成性，平时于诸子百家之疏靡不涉猎，为邑庠生（秀才），弃儒习医后，更发奋学习，上自《内经》《难经》《神农本草》《伤寒杂病论》等经典，下至明清乃至近代诸贤之作，朝夕钻研，手不释卷，诚读书破万卷者也。更可贵的是，先生对所读之书，能就其学术特色和价值，作出中肯评价，择善而从。如对皇谧之《甲乙经》，认为"乃采古书之精要，专为针灸设法，欲考求经络穴俞之原者，必以此书为祖本。"对《诸病源候论》一书，称其"斜列证情，究属详悉，试观《千金方》《外台秘要》以下，凡有大著述者，多引是书以资辨别，则历来之奉为圭臬可知。"同时也指出其"所论病证，分别太繁，未免穿凿"的缺点。对张洁古的《脏腑药式》，先生十分赞赏，评曰："脏腑标本，寒热虚实补泻各条目，应用诸药，分条附注，朗若列眉，为学者示以仪型，树立，最是有条不紊，罗罗清疏，初学得之，譬如握罗盘而指方位，自无暗中摸索之苦，金针度世，其意良深。"并以本书为蓝本，加以疏通、补正，编成《脏腑药式补正》一书。对《沈氏女科辑要》，先生赞曰："尧封此书，瘳瘳数十页，精当处勘透隐微，切中肯綮，多发前人所未发，实验彰彰，始觉轩爽豁目。"更值得指出的是，先生对金元四大家的学说有精辟的评述，尝曰："张子和《儒门事亲》专以汗、吐、下三法治百病，非浅学所敢尝试，唯

539

识见既真，则奏效奇速、固亦应有之一道；刘河间治医，多主寒凉，盖亦当时气运使然，未必偏见至此。昔人尝谓守真以霜雪为雨露，利于松柏而害于蒲柳，然用之得当，自不可废，盖亦一家之学也；东垣乃张洁古门下，以培补脾胃为一生宗旨，且倡言寒凉峻利之害。盖承河间、子和之后，流弊已多，乃以温补为之挽救。且值金末大兵大疫之际，故利用升柴诸方，以为升清降浊之枢机，是因其时代环境而成其一家之学；丹溪受业于罗知悌之门，原出河间一派，爰以补阴为主，习用知柏，且谓《局方》温补、香燥而专著一书以为攻汗，则矫枉者亦不无过正之嫌。至其创一'郁'字以论病，则开医家未有之法门。"这既符合各家所处时代的客观实际，又道出了各家的学术特点，可谓至当至精之评。对于明清时期医家的著述，先生则更有潜心研究，体会尤多，盛赞喻嘉言、徐洄溪、柯韵伯、张石顽、尤在泾、陆九芝、王孟英、莫枚士等的著述、"辞肯清晰，畅所欲言，切近病情，原原本本。"其最为服膺者，当推陆九芝、王孟英两家，称"陆氏擅长温热，学识与梦隐（孟英）相等"；"王孟英临证验灵，处方熨贴，自古几无敌手。"所著《古今医案平议》，于孟英医案，多有选录，足见其对王氏之学的推崇。

2. 古为今用，着力创新

张氏治学，反对墨守古训，拘泥不化，主张与时俱进，古为今用，尝谓："学医者本以疗治今人之疾病，岂笺注者必须墨守古人之言，况病变必随时局递更，斯读书尤以近今为切作。"又说："向来注家（指注解《伤寒论》），皆以尊敬仲景之故，认为圣经贤传，以为一字一句，不容妄议，即遇本文这必不可通者及病理药理之不可思议者，虽自己莫明其妙，亦必随文敷衍，空说几句。究竟糊里糊涂，徒令后之读者，更加一重障碍。"充分反映了他不一味尊经崇古，一切从实际出发的科学态度和求实思想。

以编写教材为例，先生虽多取材于前贤的有关论著，但常加笺正和注释，或阐发其微蕴，表彰精华；或批评其错讹，扬弃糟粕；或结合个人经验体会，发前人所未发。如所著《本草正义》一书，崇尚《神农本草经》和《名医别录》，每味药大多辑录两书有关论述为主，但并非一味盲从，拘泥不化，而是有分析、有批判地予以吸收，敢于提出自己的不同见解。如《本草经》上品诸药，常用"不饥不老，轻身延年"等记载，他认为此等"皆方士附会之谬说"，因而大胆予以删节，称这样做"非荒经也，去其可疑，正欲以坚其可信。"这样继承与批判相结合，师古而不泥古的科学态度，值得称道。

3. 学以致用，注重实践

张氏不仅是一位中医教育家，又是一位经验宏富的临床家。他勤于实践，重视理论与实际相结合。体现在教学上，他十分强调学用结合，学以致用。在其执教的兰溪中医专门学校设有门诊部，作为临床学习基地，学生须随师侍诊，在实践中巩固和加深理解课堂所讲的知识，学习老师的实际经验，增长才干。先生尝谓："案头侍诊，系习医之要务，随同诊察，庶几学有本源，易收实地练习之效。"这种集传统带徒与课堂讲学于一体的教学方法，实践证明是行之有效的，至今仍广泛采用。

（《中医杂志》2005 年 4 期）

张山雷释《难经》三焦概念

王 峰

摘要：［目的］探讨张山雷《难经汇注笺正》一书对三焦概念的认识观点。［方法］通过分析比较的研究方法对张氏三焦概念的阐释进行分析。［结果］张氏对难经三焦概念阐释观点鲜明。其遵循王叔和"三焦分隶三部"说，并从部位分段、部位功能、阳气角度去阐释上焦、中焦、下焦三个断面的部位概念；张氏对《难经》错简之处进行大胆修正。［结论］张氏解释难经三焦为：1. 部位概念；2. 否认唐容川三焦油膜说；3. 释三十一难"其府在气街"为疑错简或衍；4. 以西医解剖生理学角度纠正徐灵胎释三十一难"下焦"之错注；5. 释三焦为六腑之一概念；6. 认为三十八难三焦"有元气之别焉，主持诸气"之说是"空虚着墨，莫可证实，终是无可奈何之措辞"之论。

张山雷（1873～1934），名寿颐，生于江苏嘉定，卒于浙江兰溪，是近代活跃在吴越大地上的一位颇具影响力的国医大师。张氏一生著述颇丰，涉及经典理论与临床各科。造诣深厚，参合中西，享有"三张三达"的美誉。本文仅就张氏《难经汇注笺正》一书中对《难经》三焦的诠释梳理于后，以窥视其学识真谛，彰显其名医风范。

一、释三焦为上焦中焦下焦部位概念

张氏认为三焦是指上焦、中焦、下焦的部位概念。主要从以下 3 个方面进行注释。

1. 从分段部位注释　张氏在《难经》八难、二十五难、三十一难中诠释了三焦的分段部位概念。

《难经·八难》："……此五脏六腑之本，十二经脉之根，呼吸之门，三焦之原。"[1]《难经汇注笺正》："三焦本合上、中、下三者言之，然下焦乃根本之处，故曰三焦之原。徐谓三焦与肾同候，虽《脉经》右尺条中有此一句，然是浅人窜入。叔和固以三焦分隶三部者，洄溪尚是误读《脉经》。"[2]徐大春《难经经释》："三焦与肾同候，而肾连下焦，故曰三焦之源，谓三焦所从出也。"[3]观徐氏之阐释张氏之评说为是。《难经·二十五难》："心主与三焦为表里，俱有名而无形，故言经有十二也。"《难经汇注笺正》："若夫三焦之称，明指此身上、中、下之三部。胸中心、肺之位，则曰上焦；膈下脾、胃之位，则曰中焦；腰下肾、膀胱、大小肠之位，则曰下焦。"[2]《难经·三十一难》："上焦者，在心下，下鬲，在胃下口……；中焦者，在胃中脘，不上不下……；下焦者，当膀胱上口……。故名三焦。"[1]《难经汇注笺正》："此章专言三焦之功用，统上中下三部。"[2]从张氏的笺正来看，其支持王叔和的三焦分隶三部说，而否定徐洄溪的观点。

2. 从功能部位注释　张氏在《难经》二十五难、三十一难中诠释了三焦的功能部位概念。《难经·二十五难》笺正："参考经文灼然可见。故《经》曰上焦如雾，则胸中阳气之蒸腾也；曰中焦如沤，则肠胃食物之熟腐也；曰下焦如渎，则二便通导之潴秽

也。"[2]《难经·三十一难》："三焦者，水谷之道路也，……。上焦者，在心下，下膈，在胃上口，主内而不出。……中焦者，在胃中脘，不上不下，主腐熟水谷。……。下焦者，当膀胱上口，主分别清浊，主出而不内，以传导也。"[1]《难经汇注笺正》："此章专言三焦之功用，统上中下三部。合而言之，以谷食之输，化为其所禀所生。又以气字为上中下三部之线索，则此身上下，可以包涵在内。见得三焦输化，至为重要，而后"三焦"二字，庶可厕诸脏腑之列，以为十二经络之一大纲。盖此身自有生以后，固非谷食不生活，而维气之周流，却为全体之主宰。从此着想，持论不可谓不当。……然原夫上之受盛，中指消化，下之排泄，仍是肠胃固有之功能，究非别有三焦一物，为其纲领，故必以上中下三者分析言之。益可见三焦之名，统括胸腹全部，皆在其中。又可为二十五难"有名无形"一句，作为精确之诠释。观其指定三焦所在部位，曰上焦在胃上口，主纳而不出；中焦在胃中脘，主腐熟水谷；下焦当膀胱上口，主分别清浊，出而不纳。虽似分别三者，各司其职，其实上即胃之纳谷腐熟，中即肠之吸收精液。……伯仁所引《灵枢·营卫生会》文，《甲乙经》在营卫三焦篇中。所谓上焦出胃上口，中焦亦并胃中，下焦别回肠注膀胱，下于大肠。大旨与《难经》此章，同此受盛、消化、排泄三事，分属三焦，无甚区别。但《甲乙》此节"行阴行阳"及"循下焦而渗入"等句，大有语病，不可拘执。"[2]

3. 从阳气角度注释　张氏在《难经·六十二难》《难经·六十六难》中诠释了阳气在分段部位三焦中的功能态。《难经·六十二难》："腑者，阳也。三焦行于诸阳，故置一俞，名曰原。腑有六者，亦与三焦共一气也。"[1]《难经·六十六难》："三焦之原，出于阳池。"[1]《难经汇注笺正》："此节所谓三焦行于诸阳者，仍指人身上中下三部之阳气而言，非手少阳三焦一经，故曰行于诸阳。否则三焦经亦诸阳之一，何可浑漠言之，竟谓三焦能行于诸阳？六十六难又谓三焦之所行，气之所留也。又谓三焦为元气之别使，主通行三气。则且明示以上中下三部之气，其非手少阳经之三焦，尤为不言可喻。所以此节谓腑有六，亦与三焦共一气，正以六腑皆属阳，而上中下三部之阳气，皆为齐下元阳之别使，故可称为共一，其旨宁不瞭然？伯仁《本义》，似能识得此意，而说不甚明白。若误以此节之三焦，认作手少阳之三焦一经，则本节与后文六十六难之章节，皆将无一语之可晓。徐洄溪"三焦所行者远"一句，囫囵吞枣，尤其模糊。"[2]

张氏遵循了王叔和"三焦分隶三部"说，并从部位分段、部位功能、阳气角度去阐释上焦、中焦、下焦的部位概念，指出徐洄溪认识观点的错误。可见张氏鲜明的认识观点。

二、评议唐容川三焦油膜论

张氏在《难经·三十一难》《难经·三十九难》中质疑了唐容川三焦油膜论，认为唐氏之说为自弄聪明，指鹿为马，不可信以为实。《中西汇通医经精义·三焦》："肾主水，而行水之腑，实为三焦。三焦即人身膜油，连肠胃及膀胱。"[4]唐容川之论影响颇大，但张氏却有自己的观点。《难经·三十一难》笺正："近人之言三焦者，以唐容川之说最为盛行。大旨谓三焦即是油膜，其意即从经文"循下焦而渗入膀胱"等句悟入。盖容川既知西国生理学说膀胱上源，小便有输入之管，其来自肾。而自肾以上，水由何道？则彼之学者，亦未能明言其所以然，容川有见于畜类两肾，藏在板油之中，而板油则每与大小肠外粘连之油膜，处处连贯，意想所能及者，两肾输溺之管，上流既无正轨，则水之所以聚者，苟非油膜中渗注而来，更从何处可至两肾？而《内经》则既有"下焦者，别迴肠，注膀胱而入"之明文，又以"循下焦而渗入膀胱"重言以申明之，则胃肠之间，止此无数油膜，彼此联属，指为渗入于肾，即在此间，又谁敢以为不确？是说也，较之金元以降，侈谈膀胱上口、下口，或有或无，争辨不休，尽属臆说，固觉稍稍有据，似乎中西学理，且可因此沟通。是以近三十年之著书立说者，无不听命于容川笔下，随声附和，并为一谈，于是古之所谓"三焦"两字，至今日而认作油膜，几若铁案已成，悬之国门，不能增损一字。其实唐氏之说，乃从元人袁坤厚氏旧说，仿佛为之，仍是理想作用。但袁谓膈膜脂膏之内，五脏五腑之隙云云，统上中下三焦而言，浑漠无垠，本非专指一处，所以读者尚以为无甚窦疑，乃唐则认定油膜即是三焦。须知膈上心肺之部，全无油膜缠绕，与膈下决然不同，胡可提出油膜一件，认作三焦代表？则仍是自弄聪明，指鹿为马之故智而已。何如以上中下三部分析言之，依《营卫生会篇》约略指定，按部序班，庶几各有实在之可征乎！"《难经·三十九难》笺正："近人唐容川氏谓油膜有行水之能，既是三焦一说，仍是理想，不可信以为实。"[2]

张氏对唐容种三焦油膜论来源于"元人袁坤厚氏旧说"，评议说理充分，有理有据，非跟风赶潮，有鲜明的立场观点。可见治学严谨之一斑。

三、释三焦"其府在气街"

张氏认为《难经·三十一难》"其府在气街"疑错简或衍。《难经·三十一难》："故名曰三焦，其府在气街。"[1]《难经汇注笺正》："愚按：'其腑在气冲'一句，疑错简或衍。三焦自属诸腑，其经为手少阳与手心主配，且各有治所，不应又有腑也。"笺正："腑在气冲之义，则徐洄溪所解甚是。盖气冲即冲脉发源之处，是为吾身元气之根，三焦皆以元气而能运化，则气所聚处，固以下焦为其发源之地，聚在气冲，自有至理，故《经》又谓营出于中焦，卫出于下焦。又谓三焦为元气之别使。"[2]

四、释"下焦者，当膀胱上口，主分别清浊，主出而不内（纳）"

张氏对《难经·三十一难》 "下焦者，当膀胱上口，主分别清浊，主出而不内（纳）"的问题从西医解剖生理学角度，结合《素问》《灵枢》《甲乙经＜太素＞》的论述，提出了"溺之上流，来于两肾输溺之管，而直达膀胱，本与小肠无涉"的观点。《难经·三十一难》笺正："但《难经》此节，竟谓膀胱上口，分别清浊，主出而不纳，颇似二便分途，既在此膀胱之上口，不知溺之上流，来于两肾输溺之管，而直达膀胱，本与小肠无涉。则《难经》是说，殊非生理之真，不知《素问》肾为胃关，关门不利则聚水一节，确能识得水道之发源于胃。可见为此说者，已隐隐有膀胱上承小肠之意，然犹未显而言之也。迨徐氏灵胎为《难经》作注，遂直谓膀胱上口，即是阑门，复于分别清浊句下注曰：清者入于膀胱而为溺，浊者入于大肠而为滓秽，则阑门之下，必有二道，一注膀胱，一注大肠，即为二便分道之处。岂不知阑门之称，本以小肠下口，大肠上口之承接处言之，大小二肠，衔接无间，并非另有一口可通膀胱。不独吾国旧学，向无异说，即英医合信氏《全体新论》亦曰：大肠上迴，与小肠横接，名曰阑门。在彼尚承用中学旧名，乃灵胎于此，竟能说成小肠下口有二，宁非亘古未有之奇闻？然其所以敢于创此异说者，亦何莫非《难经》经文，有以道其先路？然此非独《难经》一家之误也。《甲乙经》一卷营卫三焦篇亦曰：下焦者，别于迴肠，注于膀胱而渗入焉。故水谷者，常并居于胃中，成糟粕，而俱下于大肠而为下焦，渗而俱下，渗泄别汁，循下焦而渗入膀胱也。（此即本今《灵枢》之营卫生会篇，又《太素》十二卷（篇目已佚，皆与此同），唯"而为下焦"作"而成下焦"，"渗泄别汁"作"济泌别汁"为异。寿颐按："济泌"二字，义颇费解，故从《甲乙》。然既曰"渗而俱下。"又曰"渗泄别汁"，"循下焦而渗入膀胱"三句连用三"渗"字，以文义而言，可谓不通已极。总之为此说者，全无知膀胱之溺，何自而来？模模糊糊，凭空结撰，所以说得此不堪，谓非妄人臆说而何？此不得以医学经文而曲为之解也。）其意亦以为由菌肠而注入膀胱。然既曰"注于膀胱"，又曰"渗入"，究之注为贯注，渗为渗漏，二字之义，判然不同，而乃并作一句，文理亦取不堪，如何说得过去？此又故弄狡狯，疑是疑非，借以眩人耳目之伎俩，艰险此一句。尚何有研究之价值可言？乃之曰"成糟粕而俱下于大肠，而为下焦，乃渗泄别汁，循下焦而渗入膀胱，"则又似膀胱之溺，由大肠渗入。若以《甲乙》此说，与灵胎《难经》之注合而读之，则膀胱中之溺，既由回肠而注入，又由大肠而渗入，且又由小肠而注入，膀胱则一，而溺之来路，则愈说而愈多，何其幻而善变，一至于此？市虎成于三人，那得不积非成是？寿颐窃谓此皆扣盘扪烛之谈，盖亦出于周秦以后，生理真相已不可知之时，与《素问》肾为胃关一节，能知关门不利为聚水之病源者，必非同时文字。《难经》此条，实不可信。故《全体新论》亦谓《难经》以膀胱上口，即为小肠下口，水液由是渗入者，非。"[2]

张氏阐释《难经·三十一难》"下焦者，当膀胱上口，主分别清浊，主出而不内（纳）"是从西医解剖生理学角度纠正了徐灵胎之错注，可见张氏治学的科学态度，值得效仿。

五、释三焦为腑概念

张氏在《难经·二十五难》《难经·三十八难》《难经·三十九难》的注释中明确了三焦为腑概念的观点。《难经·二十五难》："有十二经，五脏六腑十一耳，其一经者，何等经也？然：一经者，手少阴与心主别脉也。心主与三焦为表里，俱有名而无形，故言经有十二也。"《难经·三十八难》："脏唯有五，腑独有六者，何也？然：所以腑有六者，谓三焦也。"《难经·三十九难》："经言腑有五，脏有六者，何也？然：六腑者，正有五腑也。五脏亦有六脏者，谓肾有两脏也。……腑有五者，何也？然：五脏各一腑，三焦亦是一腑，然不属于五脏，故言腑有五焉。"[1]《难经·三十八难》笺正："此言五脏只有五，则手厥阴之心包络，藉以备员六阴之经，不得与五脏相提并论矣。而腑之所以为六者，则以五腑之外，别有三焦在耳。"《难经·二十五难》笺正："经有十二，而脏之与腑，实止各五。脏者，藏而不泄；腑者，主受盛而司消化传道，以至排泄滓秽，如府库之司出入。曰脏曰腑，其意甚显。故五脏六腑各有实在，形形色色，确然可数，然以之分系于十二经脉，则脏属阴，腑属阳。六阴六阳之经，各余其一，不能铢两悉称。而吾身胸腹之中，又不能更有二物，可以名之脏腑，系以经脉者？若仅就此十者，配以十经而止，则又苦于手足阴阳更不平均。于是古人不得不寻出心包络、三焦者，以分配此一阴一阳之经。"《难经·三十九难》笺正："唯又言三焦亦是一腑，特以不属五脏，而不再五腑之列，则终是模糊隐约之辞耳。"[2]

张氏阐释《难经》三焦腑概念时持"腑者，主受盛而司消化传道，如府库之司出入"、"故五脏六腑各有实在，形形色色，确然可数"《内经》脏腑理论的界定依据为准，从实质器官以及功能上去认识三焦腑的器官概念。可见张氏对学术之务实精

544

神值得借鉴。

六、质疑三焦"有元气之别焉，主持诸气"

张氏对《难经·三十八难》"有元气之别焉，主持诸气"之说提出了自己的观点。《难经·三十八难》笺正："然谓其有元气之别，主持诸气，盖亦莫能详其实在之功用。姑以无声无臭之'元气'二字，作为三焦所主持，见得有此三焦之名，于吾身不无作用，究之此身元气，自有发源之地，亦不能空空洞洞，概以归之三焦。然《难经》此节，仍是蜃气之楼台，故曰有名无形，曰外腑，皆从空虚着墨，莫可证实，终是无可奈何之措辞。"《难经·六十六难》笺正："三焦所行，盖言人上中下三部，脉气之流行，非手少阳之三焦经络，故曰齐下动气，人之生命，十二经之根本。又谓三焦为元气别使，主通行之气，岂非指上中下三部运行之气而何？此必不可误以为三焦之手少阳经者，伯仁《本义》颇能悟得此旨，而洄溪老人，乃曰三焦自有本经道路，不亦慎乎？"

张氏否认三焦具有"有元气之别焉，主持诸气"之论，认为既不能将"元气"或"主持诸气"归之于六腑之三焦和上焦、中焦、下焦之部位三焦，并认为是"空虚着墨，莫可证实，终是无可奈何之措辞"，实为高论。

综上所述，张氏解释三焦为：1. 部位概念。指上焦、中焦、下焦三个断面的部位概念；2. 评议唐容川三焦油膜说，认为唐氏之说为自弄聪明，指鹿为马，不可信以为实；3. 释三十一难"其府在气街"为疑错简或衍；4. 以西医解剖生理学解释"下焦者，当膀胱上口，主分别清浊，主出而不内（纳）"之论，提出了"溺之上流，来于两肾输溺之管，而直达膀胱，本与小肠无涉"的观点；5. 释三焦为腑概念；6. 质疑本焦"有元气之别焉，主持诸气"之论。认为是"空虚着墨，莫可证实，终是无可奈何之措辞"。由此可见，张氏对《难经》三焦之论亮出了鲜明的观点，结合西医解剖生理学，从实际出发，落实在人体具体的器官之上，说理有据。对正确理解《难经》三焦理论提供了新的思路，可见张氏治学之严谨，学识之渊博，不愧为大师风范。

参考文献

［1］南京中医学院. 难经校释［M］. 北京：人民卫生出版社，1979：11.
［2］张山雷. 难经汇注笺正［M］. 天津：天津科学技术出版社，2010：181～183.
［3］徐大椿. 难经经释［M］. 北京：北京市中国书店，1985：12.
［4］唐容川. 中西汇通医经精义［M］. 上海：上海中国文学书局，1947：2.

（《浙江中医药大学学报》2012 年第 11 期）

略谈张山雷《沈氏女科辑要笺正》

赵 昇

《沈氏女科辑要笺正》（以下简称《笺正》），系近代名医张山雷以王孟英对《沈尧封女科》加按后之刊行本为蓝本，结合临床实践和学术见解，逐条笺正注释而成。张氏于兰溪中医专门学校讲授妇科时，大多以此为宗，因此几经锤练，颇有价值。通过学习，深受启益，兹录数节，分述如下：

第一节，经水。张氏中医理论基础敦实，生于近世，志好进取，接受了不少现代医学知识。因此，对于前人论述月经的生理，人云亦云，无病呻吟，脱离实际之言，痛下针砭。如对古人曰："天癸由任脉而来，月事由太冲而来。又谓冲隶阳明，任隶少阴，精欲下泄，由带脉而前，然后从任脉而下"，张氏批判曰："看是（似）头头是道，言之有物，其实全由想象得来，随意指挥，唯吾所命……，方悟吾国女科书中，谈及怀妊情状，备极千奇万怪，喷饭者不一而足，正不独阳精阴血、先至后冲、彼包此裹几条之可哂"。张氏对沈尧封、王孟英等先辈推崇备至，但对于他们谬误之处，并不盲目崇拜，这是张氏治学立说之可贵处。

第三节，辨色及痛。张氏学验俱富，于妇科临症，颇有心得。如经水淡白，前人多认为虚寒。《笺正》嫌其笼统，必须细析。曰："经淡古人多谓虚寒，盖气血交亏，所以其色不能化赤，是虚字为重，寒字为轻，但宜益阴养血，而少少加温和之药以流通之，……但知其寒，而忘其为虚，刚燥温辛，益耗其血，则其虚愈甚"。并举出沈尧封、王孟英在书中提到的两个经水淡白的病案，一因误投肉挂剂而成危候，一以清养之剂（青蒿、白薇、黄柏、归、柴、龟、鳖、芍药、乌贼骨、杞子、地骨皮等）而治愈。补前人之不足，启后学之思路，画龙点睛，足见功力。

第四节，月事不来。前人论述颇杂，张氏推崇赵养葵之说："赵氏补水补火补中气七字，确是挈领提纲，最为要诀"。但同时指出赵氏提出六味、八味、归脾三方临床不敷应用，虽经王孟英指明，但仍未立方。张氏积累个人之临症体会："补水必以魏柳洲（玉璜）之一贯煎为骨，而《广笔记》之集灵膏，高鼓峰之滋水清肝饮，薛一瓢之滋营养液膏、心脾双补丸，陆九芝之坎离丸等可参也。补火则河间之地黄饮子，阴阳调剂不偏温燥，最堪则效。补中则归脾汤本是正宗，但人之体质，各有不同，用古方者，止可师其意而斟酌损益，方能合辙"。这些论述和方药指导现今临床仍很有价值，足见张氏善撷前贤之长，又不盲目保守，敢于补前人之不足。这也是张氏治学立说可贵之处。

第七节，血崩。崩漏一证，妇科重症。前人有言养血，有言舒肝，有言升提，有言温补。一般时医，多投固涩。张氏独有创见："必以介类潜阳，收摄横逆龙相之火，如生龙齿、生牡蛎、生玳瑁之属。俗子每谓一味兜涩，蛮封蛮锁，甚且望而生畏，不知血之所以妄行，全是雷龙相火，疏泄无度，唯介类有情，能吸纳肝肾泛滥之阳，安其窟宅，正本清源，不治血而血自止，非强为填塞之法，视莲须、败棕、石榴皮等之酸收苦涩之不同，故取效捷而无流弊，且沉重质坚，纳入煎剂，气味俱薄，非重用不能有功。"这段文字，匠心独识，有论有药，惜无治案，似嫌美中不足。

第八节，带下。为妇人常见病，论述方药纷杂多端。有主风冷入于胞络者，有主湿热者，有主脾虚、气虚者，有主湿痰者，有主脾肾虚者，有主木郁者；治法有用大辛热者，有用大苦寒者，有用大攻伐者，有用大填补者。《笺正》认为："男子遗浊，女子带下之病因，总不外湿火、相火及阴虚不守，三途而已"。至于治法，张氏笺曰："各有对药之病，因证立方，俱有至理，不可偏废"。说明治带下病亦不可执一方一药，而应识病辨证，以求至理，方可奏效。

第九节，求子。时代是在进步的，科学是在发展的。张氏吸收了现代医学的解剖学、外科手术等知识，对以前中医认为不能生育的"不治之症"，作了科学的补充和阐述。如王孟英认为有一种不育症是由于"交骨如环，不能开坼，如受孕必以产厄亡"。张氏《笺

546

正》曰："英医合信氏《全体新论》谓人之前阴横骨，绝无能开能合之事。在彼中屡经解剖，所见既多，所说当然可信"。并举一病例系"交骨之不能开者"，第一胎"以手术剖割其儿，幸得母命"，第二胎"求治于西国医家，竟用麻醉，剖腹取儿"。指出随科学发展，不治之症会成为可治。这种思想在当时是相当进步的。

第二十五节，妊娠腹内儿哭。《产宝》云："腹中脐带上疙瘩，儿含口中，因妊妇高举臂，脱出儿口，以此作声"。以后因袭传抄，画蛇添足，如沈尧封曰："撒豆一把在地，令妊妇细细拾完，即愈，此是妙法"。全是臆测杜撰，添油加醋，张氏对此甚为反感，《笺正》曰："儿在母腹，虽已成形，然在未离胎盘之时，当无自能发声之事"。

以上均上卷"调经"及"胎前"中内容，虽仅录数则，已可反映张氏的科学思想。下卷"临盆"及"产后"，除阐述前人学术外，诸多创见，篇幅所限，不予列举。

书后附方68则，分列于补养、祛寒、祛风、化痰、理气、理血、外科、润下、胎产等门下。这些常用方剂作为附录，张氏是持否定态度的，称"是书所引各方，大都熟在人口，通行医书，所在多有，本不必一一载明，徒费纸墨"。方后所载方论，张氏认为"辞不达意"，"贻误初学"，他估计不是沈尧封手笔。但既已收录付梓，流传于世，张氏尽量使本书完善，故"姑以拙见所及，逐条订正"，作了一翻功夫，"精录名人论说，确解制方真旨，庶可为后学津梁"。充分表达一个中医教育家的谆谆苦心。

总之，张山雷先生所厘订的《沈氏女科辑要笺正》，撷材精良，并以丰富的中医学验及西医知识所加的笺正，使本书更有价值，是一部值得参读的中医妇科良书。笔者水平有限，仅得一鳞半爪，写成此文，以呈张氏学术思想之一斑。

（《浙江中医药》1979 年 10 期）

试论张山雷先生的疡科学术经验——重温《疡科纲要》

魏治平

张山雷（1872～1934）先生，名寿颐，原籍嘉定，1920 年后迁居浙江省兰溪县悬壶行医，并负责兰溪中医专门学校教务十余年，为祖国医学的继承和发展作出了重大贡献。

先生始从上海贡醴泉学习内科，继随同邑黄垟五世疡医朱阆仙学习外科，并协助朱氏所设黄垟医校编写讲义。生平治学谨严，勤奋钻研，博古通今，衷中参西。对于古典医籍，主张独立思考，不断反复印证，以求其真；对后世诸家学说，则从时代、气候、地域和病变递更的关系详加探索，明其用药有偏而自成派别的渊源，从而博采众长，兼收并蓄。诊余教暇，从事著述。编撰出版《体仁堂医药丛刊》十五种，及当年医校讲义等多种。《疡科纲要》是先生第一部著作，曾由裘吉生氏编入《三三医书》中，后经重订多次再版。本文在重温《疡科纲要》后，试就先生的疡科方面的学术经验作一简介。

强调判分阴阳　不为古说所囿

外疡判明阴阳，对于辨证施治至关重要。一般认为：热证为阳，寒证为阴；红肿焮起为阳，平塌坚硬为阴。先生不囿于此，而即定为阴证、阳证，尚据经络的部位、人体的向背、病因的虚实、病势的迟速、病形的深浅、肿势的缓急而分辨，绝不见证论证。他力辟

《外科证治全生集》以痈疽二字判分阴阳，高突红肿为痈属阳，坚硬不红为疽属阴之说。指出痈疽二字的本义，为"壅"及"止"之意，皆为气血壅闭、遏止不行之统称，决不可执此二字而妄为分别。在论述脑疽、痛疽时说：其部位属太阳寒水之经，虽外形红肿焮发，而病者皆脉细、舌白，是阴证之确候，于法必当温经宣托，方免内陷，误投凉药，危证立见。又如在论述阳证有皮色不变者时说：疡发于肌表之里，去皮毛尚远，则内纵成脓，肤表必不改色，或肩背肌肤致密之处，及其人之色苍老者，发病虽浅，色亦不变，又何因其不红，而概谓之阳证。认为辨别外疡的阴阳，必须审察其人之气体虚实，病源深浅，而始有定论。望色辨脉，兼验舌苔，能从大处着想，则为阴为阳，属虚属实，辨之甚易。否则若拘于局部的形色，则于病情病理两不当。这些论述对于临床如何辨别外疡的性质，具有指导意义。

细察外疡局部　详辨肿痛痒木

先生对于外疡局部的肿、痛、发痒、疫楚、顽木等感觉均颇重视。认为肿的形势，各有不同；痛的源流，亦非一致。大率肿在皮肤之表，肌表之中，虽有大疡，尚多易治；若在筋骨之间，大节之界，起病甚微，亦多难疗。肿势无论深浅，以四周分明为顺；散漫不聚，而无畔岸为重。初起时，病浅者先肿后痛；病深者先痛后肿；若肿而不痛，上为风邪，下为湿邪及赘瘤；肿渐坚巨而渐痛，为内脓已成，则难期全散；肿常绵软而不甚痛者，为气血衰败之证；肿势蔓延而痛在一处者，其形虽巨，可冀其聚而不散；肿势漫无处不痛，则为毒邪四散之象。痛则不通，通则不痛。疮疡肉腐成脓，理无不痛，肿疡有形，以痛为顺。若内已成脓而竟不痛者，为疡之变症，如疔疮之走黄，如脑疽之内陷，觉痛则吉，不痛则凶。溃后脓泄毒去，其痛应减为吉。反之，非手术不精，即脓流不畅，或外治之药不合机宜。实证为余毒尚炽，治当清理化毒；虚证则宜扶持补正。倘脑疽、痛疽等毒症，腐未去，新未生，而忽然顽木不仁，则为内陷危象。外疡发痒，则不外风燥与湿热，如遇疔毒脓犹未成，肌里作痒，则是毒邪走散内陷之危象；如溃疡流脓已畅，肿势渐化而见微痒，则系气血流通、除旧布新之兆。疡患多废少痛，总是重证。先生认为其所以不痛者，皆因正气不能胜邪，无力相争之故，治之于早，其人体质犹强，温经宣络，合以滋养，亦多有效；若体质素虚，而复迁延日久，邪势既张，正气更惫，则必不治。顽木不痛之证亦然。疡患大证，如头面的疔毒，以及附筋着骨之阴证，若不痛痒，多致变端；即一般外疡，腐溃日久，流水不彻，痛痒俱忘，亦皆脂膏耗损，全愈无期。

擅于指下辨脓　深究脓液色质

肿疡有未酿脓？可否针决泄毒？在一般轻浅疮痈，关系不大；而对深部大疡，尤于胸腹胁肋等处，倘不及时确诊，则可酿成坏症，贻祸无穷。先生根据多年阅历，指出俗传指按而深凹者无脓，指按而即起者有脓，以及漫肿无垠，以湿纸贴之，有一处先干则其处有脓之谬；详述了辨脓之法：漫肿不束，按之已痛，以指端重按一处，其痛最盛者，其中必已成脓，但深在肉里，未便即动刀针，可围药束其四周，内服透达之剂，提脓外达，一、二日其肿较高，其脓较浅，再按之而指下已软，可动刀矣！若漫肿坚巨，以指端按之，四周坚硬，而中有软陷者，脓成而尚在浅处也；或肿势散开，延及盈尺，按之皆坚，而以两指距离一、二寸，彼此迭按，坚肿之下，隐隐软陷者，即深处已成脓也；若至漫肿焮起，皮肤绷急，甚至光亮，则不必手按，而已知其皮内皆软，脓必盈盆矣！至于溃后脓的形

548

质，宜稠不宜清；其色，泽宜明净不宜污浊。先生指出：质稠而清华朗润者，为气血充足，最是佳兆；若黄浊稠厚而色鲜明，为气火有余；初溃时脓本无多，而竟清彻如水，或浊腻晦黯，如黑豆汁，如污泥浆，或脓血不分，形色不纯者，都属气血虚衰之候，多有变幻。

讲究凭脉辨证　注意清彻外邪

疮疡的发生与全身脏腑气血有着密切的关系。外疡虽然有形可征，如不诊脉，就无法详细辨识病情的变化。先生对此颇为重视强调证发以外，而脉见于里，亦自有彼此响应，历验不爽；并分列二十八脉加以探讨。如论述各脉中对于肿疡所见的脉象，浮唯上焦风热诸证有之；沉则为寒凝络室，气血壅塞；数为其毒方盛；迟多属正气之不及；长是阳邪之势盛；短为大毒之坚凝；以及其病属实，其脉宜大不宜小；脓之已成未成之机，可以脉之滑涩决之，等等，作了具体的讨论。对于溃疡之脉象亦然，如说：既溃之后，其毒已泄，脉以安静为吉；溃疡气泄血耗，其病属虚，其脉宜小不宜大；既溃则气结已通，血滞已泄，脉以滑利为顺，涩滞为逆；溃后，脓毒已泄，气血已伤，于脉宜敛等等，作了详细分析。

疮疡之病因多端，治疗原则也各不相同。因此，了解病因，对于疮疡的诊疗具有重要意义。而病因之中，尤以外感六淫为多，故先生对此尤为重视，特列专篇进行叙述，既分析了所见疡证之属于风寒暑湿燥火诸因。还指出：六淫为病，必先彻其外淫之邪，而痛肿乃有消散之望，在治疗时，当须泄化其在经络之感邪，必至外邪俱解，身热已清，舌苔不浊，胃纳加餐，乃不治疡而疡亦自已。充分说明外疡治疗中清彻外邪的重要性。

注重外证内治　反对一方统治

外疡的治疗有内治和外治之分。先生根据古人治外必明治内之旨，强调治外必本之内，指出：证虽外发，病本内因，固不仅大痈大疽，非通内科学者，不能措手；寻常疮疖亦无不与内证息息相通，岂可专治其外，而谓可有全绩。且内病外疡，更多相因而至，有内外交病为疡者，有内病变迁为疡者，亦有内科误治酿成外疡者，更有内科兼证，不知兼治，而并生外疡者。因此，对于外疡的治疗，要能精明内科治理，随其人之寒热虚实，七情六淫，气血痰湿诸证，而调剂之。故临证处方，无论外形如何？要以内证为主。也就是要从整体观念出发，掌握内科理论与外科处理相结合的特点，纠正了过去侧重局部外治的缺点。然而外疡的变迁是层出不穷的，在其发展的过程中，要分别初起、成脓和溃后各个阶级，对此，如消毒、止痛，去腐新生之类，必须有二、三味合宜之药，为之导引。对于应用方药，先生极力反对以一方统治百病，批判前人以"仙方"、"神授"为名，温凉并进，揉杂成方，以治一切痛疽，不论阴阳，宁非大谬。先生还盛赞余听鸿氏所辑陈学山医案——《外证医案汇编》注重内证论治，一洗外科通用套方之陋，理法精密颇得治病正规；并指出其书仅录煎剂，不详外治方药的缺陷。对于内治药剂，先生例举了消退、行气、治痰、清热、理湿、温养、补益、提脓托毒、溃后养胃等法，条分缕析，探本穷源。根据溃疡的特点，指出：未成者，必求其消；消之不尽，或治之已晚，内已酿脓，亦唯以消散为主，万不可早用透达之药；消肿止痛，首推行血行气，多用气分之药，最为古人治疡正轨；脓去痛定之后，余肿渐消，胃气既旺，则鲜猪白肉，亦所不禁，炖取清汤，可养胃阴，以助津液，血肉有情，竹破竹补，正是疡家应需妙品等等，既详尽又扼要地介绍了外疡内治的种种法则，使后学有法可循。

重视外治配方　主张中西结合

疮疡多发于体表，外治药物直达病所，一般清轻疮疡通过外治，即能收功；危恶大疡，亦必赖外治得宜，才能获得疗效。故外治方药至关重要，向为历代医家所重视，流传至今的方药亦多，惜因部分内容，由于历史条件的影响下，秘而不传，而至湮没；或由于当时记载欠详，使之在配制操作过程、适应范围、使用方法等方面无法领会运用。先生对此作了详细的具体介绍，分列了薄贴敷药、围毒移毒、化腐搜毒、收湿止痒、洗涤止血、生肌等各类方药。这些方药中，有继承前人经验的；有夹自民间流传的；有得之于师门传授的；也有通过临床实践而创制的。他认为：药不必贵而奇，唯在适用而有实效。故有些方药，如急性子之用以消坚肿，乌梅肉炭之用以平胬肉，壁虎尾尖之用以拔除瘘管，龙眼核炭之用以止血，风化石灰之用以治烫伤……。凡此等等，看似简单平淡而实具确切疗效。先生主张中西医药取长补短，相互结合，唯善是从，择效而用，选择当时在西药中外用有效的，如：锌氧粉、磺片、海碘仿、石炭酸、水杨酸等，与中药融合在一起使用。并认为棉纱、棉花，吸收脓水，能令疮口洁净，不生秽气，是其所长，可补旧法薄贴之未逮。虽自知这种做法不中不西，亦中亦西，会被当时社会以"骑垟派"而非议，会使人窃笑于其侧，但仍以疗效为重，愈病为主，执其两端，而用其中，颇有可取，庶几互济其美，呈功尤速。

结　语

张山雷先生博古通今，衷中参西，内妇各科无不精通，对于疡科深有研究。在外疡辨证和治疗方面，能从整体观点出发，详察外形，细究脉象，审证求因，判分阴阳，注意内外之际的联系，明确局部与全身的关系，强调治外必本诸内，重视清彻外邪，反对一方套治，纠正过去仅侧重局部外治的缺点。同时讲究外治方药的配制，主张药不必贵而奇，唯在适用而有实效，能取中西药物之长而配伍运用，以补旧法之未逮。这些学术经验都值得我们认真学习借鉴。但由于当时时代和其本人认识的局限性，也难免存在着一定的缺陷和片面性，如对现代医学的外科手术，以及对醒消丸、小金丹、六神丸等的评价等等。对此，我们应本着去芜存菁的精神，灵活对待，有所取舍。笔者此次重温，限于水平，领会不深，挂一漏万，甚或有错，望批评指正！

（《湖北中医杂志》1980 年 5 期）

张山雷医案选按

郑秋兔

张山雷（1873～1934），名寿颐，上海市嘉定县人。1914 年就在原籍襄助业师朱阆仙创设黄墙医校，开中医办校之先河。1919 年应浙江兰溪中医专门学校之请，主持该校教务凡十五年，受业学生先后有六百余人。先父郑霞仙毕业于该校，曾长期亲聆张师教益。先生教学谨严，诲人不倦，为了示后学以正鹄，全部讲义均亲自撰述。平昔上午指导学生临床学习，下午课堂讲授，晚饭后即寝，数小时后即起而秉笔著述，经常通宵达旦。所著张氏体仁堂医药丛书，计有《医事蒙求》《经脉穴俞新考正》《全体新论疏正》《难经汇注笺正》《中风斠诠》《疡科纲要》《本草正义》《古今医案评议》等二十余种，为发展祖国医学，培育中医后一代，作出了一定的贡献。

张山雷先生学验俱丰，远近求诊者甚众，但因忙于教学及著述，并无医案选存。几年前先父在旧书麓中检到当年在校侍诊时笔录的张山雷先生医案一册，经笔者整理，计二百一十九例，虽仅一鳞片羽，然庐山真面，亦甚可珍。兹录数案，并以先生的有关见解作为按语，间亦附以已见（为保持原方面貌，分量仍沿旧制），以供参考。

感　冒

案1　新风外袭，内蕴湿痰，发热恶风，胸膈闭闷，咳吐稠痰，六府不畅，脉滑数，舌白腻，时届暑令，宜从泄化。

炒牛蒡、象贝、杏仁、瓜蒌实、莱菔子、焦六曲各三钱，姜半夏、广玉金、云茯苓、广陈皮各钱半，苦桔梗、九节菖蒲、炒枳实各一钱。

案2　新凉外袭，见风形凛，咳呛数天，脉右滑数，舌根心俱腻，宜疏化肺邪，宣通窒滞。

制半夏、杏仁泥各三钱，旋复花（包）、路路通各二钱，炒大力子、广藿梗、杜兜铃、广陈皮各钱半，青防风、薄荷叶各四分，胖大海三枚。

案3　身热畏寒，体疲筋掣，气闭胸闷，脉数且弦长，舌薄白，只宜泄化。

炒香豉、炒大力子、象贝、川断肉各二钱，瓜蒌皮三钱，制半夏、广藿梗、广玉金、新会皮各钱半，炒枳实七分，川桂枝、薄荷叶各四分。

［按］先生对解表法之运用，师法徐灵胎、尤在泾。认为：发表所以开毛孔，欲令邪从汗出，当用至轻至淡、芳香清冽之品，使邪气缓缓从皮毛透出，无犯中气，无伤津液，因而方药轻灵。寒则温而疏之，热则清而泄之；暑为阳邪，凉解以解热郁，湿为阴郁，用芳香以宜通之。由于东南地方卑湿，湿浊生痰，一有感冒，胸痞痰粘，十而八九，所以先生治外感，必着眼于开泄化痰，以使外邪失其凭依之巢穴。开肺恒用牛蒡、薄荷、瓜蒌皮等，化痰降逆则杏、贝、二陈、旋复、枳、桔、兜铃等，苦降开泄；张师不用川贝只用象贝，盖认为川贝淡泊无功，远不如象贝为捷也。

先生对王孟英之学说，甚为推崇，对辛温解表药中之柴、葛、羌、防等物，力主慎用。认为如恣用温升燥烈之药，升散太过，必然引动气火上攻，牧猱升木，致多变端。对此类药物即使随症选用，分量亦必不重。

感冒失音

某：昨议开宣肺金，声音略松，尚未清朗，咽痛定而蒂丁仍垂，并不殷红，脉小数，舌薄黄而润。此乃湿痰弥蒙，燥金无展布之权，仍宜泄化，如予凉降，则抑遏助虐矣。

陈麻黄、生甘草各四分（同炒），大力子、杜兜铃、制半夏各钱半，象贝三钱，路路通二钱，炒荆芥、丝通草各七分，蝉蜕五分，薄荷、马勃各四分，木蝴蝶十对。

［按］先生尝指出：外感袭肺，金窒不鸣，乃肺气郁塞，法当开泄，此非麻黄不为功；服后音开而声未亮，则可去麻黄而用桑叶、兜铃、九孔子、紫苑、玉蝴媒、蝉衣等以

宜肺气；待音亮而肺热轩露，始可参用清透药。若以寒凉之药遏抑之，黏腻之药窒塞之，则音何由开？又尝引用叶天士《临证指南》失音案华云岫按语上徐氏眉评："诸项失音，皆有可愈之理，唯用麦冬、五味、熟地、桔梗等药，补住肺家痰火，以致失音者，则百无一生。"对于治瘖药中桔梗是否可用的问题，先生亦有详析，曰：自张洁古误认为桔梗系诸药舟楫，载药上行，以致俗手无不以此是升提之药，然而《本经》主胸胁痛、腹满、肠鸣、惊恐，《别录》以利五脏、消谷、下蛊毒等，明是通泄三焦，降逆下气之用，何有升提之义。只因其味辛苦微温，能泄降滞气亦能散结，如量轻并与牛蒡、兜铃等同用，则是以散为主，如合之麦味熟地，则随之为苦降，谬矣。"

胃　痛

案1　木土不和，胃脘结痛，起伏无定，脉迟而涩，气滞也，舌根薄黄，先以和肝导滞。

炮姜炭四分，金铃子、玄胡索各二钱，合乌药、炒瓜篓、制香附、天仙藤各钱半，广木香六分，北细辛三分，川连二分、吴萸十粒（同炒）。

案2　阴液久薄，胃脘当心结痛，呕吐不撤，阳亦惫矣。脉细软已甚、左手隐隐带弦，舌薄白而滑，胃纳方呆，不得遂投滋填，先宜和中理气。

川连三分、吴萸四分（同炒），生玄胡三钱，金铃子、制半夏各二钱，天仙藤、台乌药、广玉金、沉香曲、青皮各钱半，佛手花一钱，绿萼梅七分，乌梅肉炭四分。

案3　脾阳失运，消化不灵，脘痛起伏，泛涎畏冷，脉细软、六部无力且迟，舌前滑根腻，先宜温运阳和，痛止再予滋养。

炮姜炭五分，制茅术钱半、陈枳实三分（同炒），带皮苓三钱，生淮山药、制半夏各二钱，台乌药、沉香曲、生玄胡、天仙藤各钱半，广木香八分，北细辛、蔻仁各四分。

案4　肝胃不和，总是液虚为本，气滞为标。治痛之方脱不了香燥行气，实非培养久服之法，此《冷庐医话》言之最透。贵恙虽犹隐痛，胃纳尚佳，脉稍带弦，舌色不腻，拟用标本两顾，或尚可以多服少弊。

甘杞子、生淮山药各三钱、炒山萸肉、大元地各四钱，台乌药、生玄胡各钱半，广木香八分，益智仁六分，乌梅肉炭、炮姜炭、北细辛、砂仁各四分，淡吴萸三十粒。

[按] 先生认为：凡胃脘痛，支撑胀闷，无一非刚木凌脾之病。痛则不通，通则不痛，当其痛时必以疏通行气为主，舌腻者参以芳香化浊。然气药香燥，愈燥则阴愈耗，肝愈横，故痛定当渐以阴药辅之，标本两顾。

先生用药，讲究灵动。案三脾阳不足，健运失司，自必用术；但术偏于守，恐增其滞，乃以权实合炒用之，正体现其细腻之处。见肝胃不和者选用酸、苦、辛合化，摄胃平肝，自有捷效。

疝　气

某：劳顿伤阴，中气下陷，左腹气滞膜胀，阴囊坠肿，此疝结也。脉细且迟，舌根薄白，宜疏厥阴，稍参举陷。

金铃子肉二钱，生玄胡、炒车前各三钱，台乌药、炒桔核、青皮、生黄芪、丝瓜络各钱半，炒柴胡、绿升麻、炒黑小茴各四分，猺桂心三分。

［按］先生尝曰：疝为气病，苟不气滞，痛从何来？在古人疝病本多寒症，温药是其师承。而今则阴虚不能涵木，肝胆之络气结不宣者亦正不少。因此，治疝不知治气，即无近效可言。张氏此说，实乃阐幽发微不刊之论。

痢 疾

案1　肠有积滞，加以火酒，遂为滞下红色，脉弦搏沉著，舌根黄腻浊厚，清导行气为先。

白头翁、生白芍各三钱，条子芩、花槟榔、合乌药各二钱半，炒地榆、查肉炭、炒六曲各二钱，川黄柏钱半，广木香八分，川连三分。

案2　年逾大衍，滞下二月，腹痛不撤，昼夜一二十回，脉细迟软弱，虽能纳谷而觉胀满，舌胱白光滑，中气已伤而积滞未尽，姑予扶中行滞，标本两顾。

炒潞党、生西芪、炒黄芩、炒川柏、炒六曲各钱半，白头翁三钱，生山药、地榆炭、侧柏炭、鸡内金各二钱，花槟榔一钱，广木香八分，砂仁四分。

案3　休息痢起伏，腹不痛，粪前有黏腻，脉右小、左弦滞，舌根白腻，扶中化滞为宜。

全当归、生淮山药、金铃肉、生内金、炒六曲各二钱，炒潞党、焦冬术各钱半，花槟榔一钱，炒茅术、广木香各八分，炮姜炭、带壳砂仁各四分，猺桂心三分。

［按］张氏在其所著《病理学》中指出：痢疾皆由湿热秽垢积滞肠中使然。无不宜于苦寒荡涤，清泄导滞。凡升提兜涩之药切不可投。唯休息久痢，时发时止，有气虚下陷之候，宜乎补中举陷，兼养肝肾之阴，然扶中不忘化滞，仍须两顾。治痢三案，本乎此旨。

(《江苏中医杂志》1982 年第 2 期)

张山雷医案选按（续）

郑秋兔

眩 晕

案1　人年五十，阴气先衰，肝阳上腾，头痛眩晕，脉六部皆小，血少何疑。舌红滑，唯纳后作胀，未便递授滋填，先宜柔肝泄降。

生石决明六钱，生牡蛎五钱，熟女贞、金铃子肉各三钱，炒白芍二钱，炒萸肉、生鸡内金、炒刺蒺藜、甘杞子、台乌药各钱半，薄荷四分。

案2　阴不涵阳，肝气横逆，肢节烦疼，头晕足软，脉细少神，舌滑无苔，唇紫，治以养阴涵阳，稍参和络。

大元地、山萸肉、首乌藤各四钱，川断肉、甘杞子各三钱，炒杜仲二钱，炒阿胶珠、秦艽肉、台乌药、鸡血藤各钱半，砂仁四分。

案3　头昏目眩，耳鸣心悸，夜少安寐，胸痞大腑燥结，脉弦搏，舌白垢，痰浊互阻，先以清泄。

553

瓜蒌皮、鲜竹茹各二钱半，枣仁泥、瓜蒌霜、旋复花、旱莲草、女贞子各三钱，大白芍、制半夏、炒牛膝各二钱，广郁金钱半，胆南星一钱，代赭石五钱，生牡蛎六钱。

［按］张山雷先生在其所著《古今医案评议》"眩晕门"，对此症之病因病机论述甚详。认为：眩晕一症，不论为暴病、为久病，固皆阴虚于下，阳浮于上，龙相扰攘，化风上扬。如昧者妄补其上；或误认风邪，重投发散；或以为高巅之上，非升提之药不到，而谬事升、柴、羌、独者，真乃教猱升木。张氏认为：凡阴虚阳扰之眩晕，滋填潜降为端本穷源一定不易之法，然唯胃纳未减而不挟痰饮者庶无流弊。且滋阴剂中，不可杂有温燥灼液之品，以免锢蔽助火，煎熬津液，增其痰踞；而参、术、归、芪之能动不能静者，亦非所宜。张氏指出：介类潜阳可呈止摄固护之功，石药质重亦有抑降镇定之效。还指出：眩晕纵使挟有外感，亦不可升散太过；呕恶不食者，亦止宜以味淡沉降之药镇定胃逆；而眩晕之因于气火挟痰，互相煽动，生风上扬者，治当开痰泄降，又有痰塞中州，致令气机不能下行为顺，反以逆上之一候，此非风阳之上旋，而为阴霾之鼓舞，苟非芳香化浊，振动清阳，则云雾不开，邪无出路。

耳 聋

案1　古稀之年，阴衰阳扰，右耳鸣响，遂觉失聪，气火有余，多升少降，治宜潜阳毓阴，多服当徐收效。

大元地、柏子仁各四钱，润元参三钱，甘杞子、浮海石各二钱四分，旋复花、生磁石、炒萸肉、怀牛膝各二钱，生石决明八钱，核桃肉三枚。

案2　稚令体薄，气火上冲，两耳重听，时且气促，脉数舌滑，先以养阴潜阳。

炒萸肉、甘杞子、淮牛膝、淮山药、生磁石各二钱，广藿梗、陈木瓜、真新会、焦谷芽各钱半，生牡蛎八钱，代赭石六钱。

复诊：稚阴不充，浮阳上扰，耳听不聪，甚则流脓，呼吸气短。前授摄纳填阴，诸症皆应，胃纳立醒，舌滑无苔，仍踵前法。

小生地、甘杞子、大条芩、旱莲草各三钱，山萸肉四钱，象贝、丹皮、生磁石、淮牛膝各二钱，焦栀、新会皮各钱半，生牡蛎六钱。

［按］肝气逆则耳聋不聪。两例皆缘阴虚阳扰，毓阴潜阳，固为正治。三方均用磁石，盖此药具清上镇下，明目聪耳之功耳。

失 寐

案1　病后真阴未复，木火不藏，胃纳不馨，四肢疲软，睡眠欠酣，脉右软左弦，舌薄白。先宜潜阳兼化余湿，须以纳谷加餐，再商滋养。

生牡蛎、生鳖甲、枣仁泥、首乌藤各四钱，象贝三钱，炒贡潞、远志肉、淮牛膝、鲜竹茹、制半夏各二钱，九节菖蒲四分。

案2　血液不足，体力疲惫，肝木不藏，挟痰上扰，夜中无寐，脉涩舌根甚腻，此非养液一端所可治者，胃纳不鲜，明系湿痰蒙蔽，治宜清泄。

旋复花、代赭石各五钱，象贝、首乌藤各三钱，炒茅术、莱菔子、浮海石、生鸡金各二钱，广藿梗、生磁石各钱半，杜兜铃一钱，九节菖蒲四分。

案3　营阴不充，肝木偏旺，奇恒带脉不摄，只是疏泄太过之咎。临信腹痛头疼，夜少安寐，心跳脉甚弦劲，木焰恣肆，无非阴不涵阳，加以灼液凝痰，逗留隧络。项间结块，三五杂见，舌滑不腻，阴亏阳扰之病情如绘。经年宿恙，不易旬日见功，差幸胃纳祖安，拟于平日进以毓阴潜阳，宣络化痰之剂，经事来临，则另拟方药治之。

大生地三钱、砂仁末四分同打，山萸肉三钱，杏仁泥四钱，甘杞子、紫背天葵、玄参、炒竹茹、生白芍、制半夏各二钱，炙桑缥蛸、台乌药、淡昆布、陈皮各钱半，生牡蛎六钱，石决明八钱。

[按] 失寐之症，无外虚实两端，先生辨症而施，或补养心脾，或滋阴清热，或化痰泄降，盖从本质处着眼也。张氏十分重视胃之受纳和脾之运化，认为补阴之方，多为腻滞之品，早用过用，有碍脾运。故例一胃纳不馨，须待纳谷加餐，方可再商滋养，例三方中之砂仁、陈皮，亦本此意。例二痰蒙，只宜泄化，以旋复宣肺气而助肃降，赭石、磁石并镇上升之逆，不杂腻药一味。

类　中

案1　病延几及一载，先时头晕，渐至知觉运动障碍，言语不清，口角流涎，此乃气不下潜，痰阻机窍，为病既久，则神经运用已为之废，难期骤效，先议化痰摄纳，以尽人谋。

生牡蛎五钱，炒萸肉、天竺黄各三钱，制半夏、怀牛膝各二钱，陈胆星、苦桔梗、益智仁、瓜蒌皮、青礞石各钱半。

案2　病起左鬓麻木，两目昏花，于今一载，其势渐炽，此内风动也。脉弦右手稍粗，舌滑无苔，大便不爽，总是阴虚于下，阳浮于上，幸无痰阻，是宜清养摄纳。

大生地四钱、砂仁末四分同打，菟丝饼、黑芝麻各四钱，山萸肉、女贞子、生鳖甲各三钱，焦栀、潼蒺藜、怀牛膝、甘杞子、生磁石各三钱，生牡蛎八钱。

[按] 中风病因学之发展，唐宋以前，多宗《内经》"内虚邪中"所致之"偏风"、"偏枯"立论，而《千金》《外台》《诸病源候论》等，亦皆承袭仲景"络脉空虚，贼邪不泻"之说。金元以降，开始认识为"内风"，而主火、主气、主痰各持一说。张介宾树非风之论，惜处方论治，笼统不切。清末，张伯龙氏根据《素问·调经论》"血之与气并走于上，则为大厥，厥则暴死，气复反则生，不反则死"一节，参用当时西医血冲脑经之说，著《类中秘旨》一书，指出中风皆由"肝火上亢，化风煽动，激其气血并走于上，直冲犯脑，震扰神经"，使中医对中风病理病机之认识，有所创新。在此基础上，张山雷先生广征载籍，参证西医学说，根据临床实践，著成《中风斠诠》三卷，对中风病名的辨证，病因脉症之分析，应用方剂之选评等等，又进一步有了发挥。

中风之治，山雷先生概括为"闭症宜开，脱症宜固，参以化痰泄浊"的治则。对于闭症，以开闭为急，晕厥既苏，急进潜阳镇逆，而及时化痰，十分重要；脱症摄纳真阳，固护元气，而恋阴益液之剂，又必与潜镇摄纳之法并用。先生认为：中风乃因于肝阳恣肆，气血上腾为害，不潜其阳，不降其气，则上冲之焰不息。潜阳之方，多选介类，真珠母、石决明、牡蛎、贝齿、龟板、鳖甲为常用之品，而石类中之龙骨、磁石、赭石其用亦同。先生又认为：肝阳之起，无不由于血耗液虚，不能涵养，因而治之之法，急则潜阳镇摄治其标，缓须育阴养血培其本，培本之药，讲究清而不滞，淡而不浊，有养正之功，无助痰之患。先生还着重指出：肝阳上扰，气升火升，无不挟其胸中痰浊，陡然泛滥，不治其痰，则气火无由息降。化痰之法，应量其虚实，开泄荡涤，对症而施，对形壮气实者，稀涎散、滚痰丸、控涎丹、青州白丸之类皆可选用；形馁气衰者，唯二陈、杏、贝、竹茹、枳实等平和之药乃可无虞，而胆星、天竺黄、竹沥等也宜大用，尤以菖蒲、远志二味，力能化痰开窍，又不致窜散太甚，最为合拍。

（《江苏中医杂志》1982年第4期）

张山雷评注《黄醴泉医案》选

郑秋兔

黄醴泉先生，生活于晚清时代，原籍安徽，久居上海，中年因一目丧明之痛，发愤习医。当时沪渎寓公陈笃卿、张聿青，皆此道名宿，黄氏得两公之指示，所学自醇；年逾大衍，方始行医，颇负时名。近代名医张山雷早年亦曾从之游，尝曰："寿颐寓沪十余年，所见盛名鼎鼎，大有其人，然心折者当以醴泉首屈一指。"并对黄氏之部份治案作了评注，现选摘二则如下，以飨读者。

案1　张云伯夫人：病后未复，春寒特甚，加以劳动伤阳，痰饮内扰，昨夜陡然寒起四末，形凛发战，背脊竟如水泼，继即发热如燔，微微自汗。今日表热虽解，头痛未蠲，凛寒未撤，胸闷腹胀，溺少便闭。病久液亏，不任多汗，与寻常感冒法应轻疏解肌者不同。况复怒木支撑，升多降少，更不可误设温散，触动危机，议宣肺化痰，调和营卫，而疏肝胆之气。桑叶、白蒺藜、旋复花、生紫苑各9克，郁金、橘皮络各3克，白芍、乌药、半夏各5克，桂枝木1.2克（丹皮5克同炒），淡竹茹5克（枳实1.2克同炒），生牡蛎12克，金钗斛9克。

【张评】虚人感冒，原有外邪，亦宜疏泄，所谓忌表者，忌羌、防、柴、葛等辛温升散之燥药，虑其逼汗劫津，扰动气火，横逆莫制耳，并非辛凉开肺解肌诸味而禁之。此证凛寒胸闷，桑叶、蒺藜，疏风泄肺，原是正治。桂枝用木，制肝木而兼顾表寒，分量极轻，不虑辛燥。旋复、柴苑，宣肺气以助肃降之令，抑左升而顺右降，于溺少便闭一层，下病治上，大有巧思。牡蛎开结，与痰聚胸闷腹胀，俱能兼顾。其余柔肝行气，化痰泄满，应有尽有。是亦虚感至当之治法，以视古人但知补药者，尤为灵变活泼。

案2　范孟铣夫人：血虚肝强，肾水不足，骤感温风，内应肝胆，木邪恣动，挟痰热上扰清空，表热起伏，夜多谵语，面色青光无华，形神瘦弱，口渴便溏，不嗜多饮，咳嗽频频，两耳失聪，头晕，舌光无苔又无津液，右脉虚数、左手弦动，日中烦躁，夜则神愦，新感引动内伤，最防浮阳上越，液耗风生，更多变幻。议先和肝胆之逆，养液化痰，苟能阳潜神清，斯为吉象。金钗斛、淡鳖甲、磁石各12克，旋复花、天竺黄、海石、茯神各9克，西洋参、丝瓜络各6克，鲜竹茹6克（枳壳1.2克同炒），橘红5克，陈胆星2克，左牡蛎21克，海蛤壳30克。

复诊：潜阳生津，谵语虽止，昨夜颇能安睡，大腑又行，先结后溏，神疲沉睡，午后冲阳上冒，面赤油光，汗泄头额，喉间隐隐痰鸣，神识虽清而懒于应答。元海根枯，不耐春阳发泄，舌白干糙，脉弦无情。据述两番产难，九死一生，气血久伤，阴液本乏，滋养无近功，深恐鞭长难及，勉议滋填，候高明政可。吉林参须2.4克（另炖冲），生牡蛎30克，龙骨12克，米炒天冬、旋复花、灵磁石、砵茯神、炒枣仁各9克，生白芍、桔络各

6 克，元武板 21 克，炙草 1.2 克；炒焦都气丸 24 克（包）煎汤澄清代水煎药。

【张评】此人怀妊两度，初次剖解孩体乃下，次胎又剖腹取胎，其伤可知，九死一生，尚不足喻其险也。

【按】此二案，不是普通常法而是变法，例 2 之急为摄纳，具见黄氏之阅历有得。

注："张评"系张山雷先生之原评。

（《江苏中医杂志》1984 年 1 期）

张山雷《中风斠诠》学术思想浅析

王广尧

张山雷（1873～1934），名寿颐，江苏嘉定人，近代著名中医学家。他医术高超，治学严谨，对中医经典多能阐发其秘奥而具独到见解，因而望重医林。张氏编著很多，《中风斠诠》是其代表作之一，笔者试析该书之学术思想，以抛砖引玉。

衷中参西　发挥中风病机学说

《中风斠诠》，顾名思义，是为校正中风理论中的谬误而著，而该书的主要学术贡献在于对中风病机方面的突破。张氏认为，中医关于中风病机的认识，大致分为两个阶段：唐宋以前，多以外风为患，治疗多以疏散外风为主。《难经》所谓"伤寒有五"其一曰中风及《伤寒论》的太阳中风桂枝汤证与卒然昏仆之中风，同名而异病。《千金》《外台》治卒然中风欲死，身体缓急，舌强不语，奄奄息息，神情闷乱者，首推小续命汤，其意亦在疏散风邪。至金元以后，各大医家始以内风立论，如东垣、河间、丹溪诸家分别提出中风之病为虚、为火、为痰所致，治以补虚、化痰、清热，验之临床，鲜有效验，其根本原因仍在于对医理的认识模糊。张氏认为，《内经》所谓"血之与气，并走于上，则为大厥"，"血菀于上，使人薄厥"等论述，乃是中风之机理。张氏参考西医关于脑溢血的描述，借鉴张伯龙关于中风的论证，提出中风之发，"皆因阴虚阳亢，水不涵木，木旺生风，而气升、火升、痰升，冲激脑经所致"，卒然昏仆，或失知觉，或失运动，"皆因脑神经为之震扰，失其功能之病"。中风在病发之时，"脑是受病之部位"，而其本源则为肝肾久亏，"肝阳不清，气火生风，激其气血，上冲犯脑，而震扰脑之神经而!"这一论点，是对中风病机理论的一个突破，使中风之病理渐臻完善，为现代多数医家所推崇。

去伪存真　详述中风治疗原则

张氏认为，中风病是因气血冲脑，扰乱神经而发作，其临床表现，依所波及脑的部位而异，因而在治疗上绝不能混同于外风。直中、类中原因不同，内因、外因证情各异，临床上不宜混同施治。张氏提出，中风卒然发病，性命危急，辨别闭证或脱证是为诊治关键，而开闭救脱之后，即当潜镇摄纳以镇肝阳，开泄痰涎以解除性灵蒙蔽，顺降气机以救其气逆。治本之法，则应注重育阴养血。张氏总结前人治疗中风经验，详尽阐述了中风治疗八法，即闭证宜开，脱证宜固，肝阳宜于潜降，痰涎宜于开泄，气逆宜于顺降，心液肝阳宜于培养，肾阴益于滋填。而辨别虚实寒热则为运用八法的前提，如对中风闭证，张氏

557

认为此证多为"有升无降，气闭于内"的实证，必以开闭为首务，"而潜阳降气，镇逆化痰则在其次"指出中风闭证即为痰气之闭塞，乃气血上菀之害，因而忌用辛香走窜之品，诸如清心牛黄丸、至宝丹、苏合香丸等，误用反助其激动，重者可一厥不返，轻者亦恐引痰深入而酿痼疾。对中风脱证，则应以摄纳真阴、固护元气为当务之急，可用人参、阿胶、山萸肉、鸡子黄等与龙牡、玳瑁、龟板、鳖甲等为平肝潜阳之无上妙剂，而金石之类次之。对诸法的辨证应用，辅佐之品的随证变异更是论述详尽，使学者有所遵循。

选评医方　堪称后学之指南

由于在中风病机方面的突破，使张氏对历代治疗中风的方药有了新的认识。在浩如烟海的各家方剂中，张氏选了七十九首列于《中风斠诠》中，并一一加以精当的注释。何去何从，一一抉摘净尽。"虽不自出一方，但对诸方却无不具炉锤。"如星附散，指出此方仅为真阳暴脱而设，中风卒然起病，决非本方一派辛温可以妄治。对稀涎散，认为此方虽为开泄痰壅之圣药，但气味俱烈，实火为宜，若虚阳上浮之证，虽有痰涎磐踞，亦不可妄试。另如胜金团，方由薄荷、猪牙皂角、瓜蒂末、藜芦末、朱砂组成，为稀涎散之变法，但方中薄荷一味，令人费解，张氏指出这是古人泥煞中风为外感风邪，用之以疏散外邪，实属蛇足。对于传统所谓通治中风之小续命汤、侯氏黑散、羌活愈风汤、大秦艽汤等，张氏亦一一指出其利弊，认为此类方药用以治外风则可，用治内风则百无一效。

张氏著《中风斠诠》意在阐发新意，而该书之问世，确使中医中风理论焕然一新。

（《吉林中医药》1984 年 2 期）

《中风斠诠》脑卒中痰证学术思想初探

张　新

[摘　要] 重点探讨了《中风斠诠》中对脑卒中痰证的临床表现、病因脉证、治法方药等论述。如在卷一总论中详述了脑卒中痰证的表现，引用大量典籍及前人对脑卒中痰证的论述，尤其推崇张伯龙《类中秘旨》对脑卒中痰证的论述，卷二脉因证治中设专节论述痰涎宜于开泄，治痰之法量虚实分治，形壮气实者，荡涤痰涎，用猛烈之剂，形缓气衰者，泄之化之，开泄降逆，宜缓和之剂，卷三则在化痰之方中参用《千金》《局方》诸方书提出治疗脑卒中诸多方剂，如二陈、温胆汤、导痰汤、涤痰汤、正舌散、指迷茯苓丸控涎丹、礞石滚痰丸、贝母瓜蒌散等，以上方剂至今临床仍广泛应用。

张山雷，名寿颐，近代著名中医药学家、教育家。擅长脑卒中证治，著《中风斠诠》为论述脑卒中病因病机和证候治法的专著。该书共分三卷，卷一为脑卒中总论，纵论前人得失；卷二为内风暴动的脉因证治，示人以规矩；卷三列古方平论，采名方，点要旨，启后学。本书对脑卒中痰证的表现、病因脉证、治法方药均有深入探讨，对后世治疗脑卒中有重要影响。

1. 总论—详述脑卒中痰证的表现

张山雷在《中风斠诠》自序中开篇即言："中风之厥，猝然倾仆，痰壅流涎而瘫痪不仁，言强语塞，痉厥，抽搐昏愦诸危症接踵而来，甚则不动不言，如痴如醉"。治疗多以潜降、清肝泄热、涤痰通腑等方法。并在总论中引用大量典籍及前贤对脑卒中痰证的论述。如《素问》谓:"仆击偏枯,肥贵人为膏粱之疾,则痰湿壅塞,皆在不言之中……"。指出因湿痰而生内热,因热而动内风,痰也,热也,皆是实证。缪仲淳亦宗:"阴虚内热……谓阴虚火炽,煎熬津液,成痰壅塞,气道不通,热极生风,治法初用清热、顺气、开痰,次则培本。丹溪之论"类中"谓为湿痰生热,痰热生风。河间、东垣、丹溪诸家之论"为火、为气、为痰"。唯是火之升,气之逆,痰之壅。谓肝风为病之本,火、气、痰皆为其标。尤其对张伯龙《类中秘旨》脑卒中论述评价最高,服膺最深。伯龙谓:"内动之中风,是为肝风自中而发,由于水亏木动,火炽风生,气血上奔,痰涎猝壅……此即今之所谓猝倒暴仆之中风。亦即痰火上壅之中风,证是上实……而为气、为火、为痰,无一非实病之确据,降气、清火、开痰又无一非实病之治法"。张山雷更引申为:"在浊痰壅塞一层,盖以阴虚于下,阳浮于上,必夹其胸中浊阴,泛而上溢,蔽塞性灵,上蒙清窍以致目瞑耳聋,舌蹇语塞,神志昏乱,手足不遂……未始非浊痰窒塞经隧为病……痰塞流涎十恒八九,愚谓潜降急矣,而开痰亦不可缓,则杏、贝、胆星、石菖蒲、远志、天竺黄、竹沥、二陈之属,皆不可少,近多以猴枣治热痰,甚有捷效"。

2. 脉因证治—论痰涎宜于开泄

《中风斠诠》指出:猝中之证,肝阳上扰,气升火升,无不挟胸中痰浊陡然泛溢,壅塞气道以致性灵蒙蔽,昏瞀无知。盖气火之上凌,尚属无形,痰涎之盘踞,是其实证。……不治其痰,则无形之气火,亦无由息降。治痰之法,首在量其虚实。其形壮气实者,荡之涤之,虽猛烈之剂亦无所畏。如稀涎散、滚痰丸、控涎丹、青州白丸子之类……其形绥气衰者,泄之化之,如二陈、杏、贝、枳实、竹茹之属,能开泄降逆。胆星、天竺黄、竹沥、荆沥、桑沥,性最和平,而力量又堪重证。无论为虚为实,皆宜为正将。唯痰本浊腻之质且性又黏韧,芳香化浊之石菖蒲根,力能涤除垢腻,又有远志一味,最是化痰良剂。

3. 古方评论—化痰之方

论脑卒中方药则闭者宜开,脱者宜固,气火之升宜于抑降,肝阳之扰宜于清泄,痰涎之塞宜于涤化。《千金》《局方》中清热、开痰、凉润、潜镇各法,无不具于各方之中。张山雷在化痰之方中指出:内风上扰挟胸中固有之痰浊,随气而涌,故古今之治中风者,无不多用化痰之药,如治肝风内动夹痰上升之枕中方;治中风痰涎壅塞不省人事之星香汤;治中风口噤不能言,口眼斜,筋脉抽掣,风痰壅塞之省风汤;治中风痰逆呕泄,脉沉厥冷之大省风汤;治惊痰堵塞窍隧,肝热生风,舌强不正之正舌散。另有二陈、温胆、导痰、涤痰等方,二陈汤为治痰通用之方,为痰饮通用,专治湿痰,温胆、导痰、涤痰等方皆由二陈汤加减而成。另有指迷茯苓丸、控涎丹、礞石滚痰丸、贝母瓜蒌散等,指迷茯苓丸为中都留饮而经隧不利立法,荡涤其垢腻。控涎丹为攻逐痰涎之峻剂,治痰塞中州,气逆上壅,神经不用之证。礞石滚痰丸治顽痰积滞,贝母瓜蒌散治肥人中风之口眼斜、手足麻木。以上诸方为治疗痰证之要方,至今临床仍广泛使用。

参考文献

[1] 王致谱. 民国名医著作精华. 中风斠诠[M]. 福州:福建科学技术出版社,2005.

[2] 浙江省中医药研究院,浙江省兰溪县医科所. 张山雷专辑[M]. 北京:人民卫

生出版社，1983.

　　［3］程如海. 张山雷治疗中风八法探讨［J］. 四川中医，1996，14（12）：1~2.

　　［4］周辉. 张山雷治疗中风的脉因证治［J］. 辽宁中医杂志，2003，30（10）：786.

　　［5］刘向哲，张鲁峰，张暑霞，等. 张山雷治疗中风八法［J］. 河南中医，2001，21（2）：34~35.

　　［6］赵德喜. 从《中风斠诠》看张山雷中风病学术思想［J］. 中华中医药学刊，2008，26（8）：1722~1723.

　　［7］李俊红. 张山雷"中风八法"浅析［J］. 中国中医急症，2006，15（7）：772~773.

（《吉林中医药》2010 年 10 期）

从《中风斠诠》看张山雷中风病学术思想

赵德喜

　　摘要：通过《中风斠诠》一书，总结了张山雷中风病文献、中风病名、中风病机、中风病治法、中风病方药等几方面的成就。尤其对张山雷"内风"观点的确立、"血冲脑经"病机的论述和中风八法进行了阐述，以期通过本文使这部著作被更多的中医脑病工作者所认识和应用。

　　张山雷（1873~1934），名寿颐，江苏省嘉定县人，是我国清末至民国时期的著名医家。自幼熟读诸子百家，因母病而弃儒学医。先后师从于老中医渝德琈、侯春林及吴门名医黄醴泉。1904 年拜师于名医朱阆仙门下，尽得其学。1914 年朱阆仙创办黄墙朱氏私立中国医药学校，张山雷为其担任教务主任。朱阆仙去逝后，张山雷先后到上海神州医药专科学校、浙江兰溪中医专门学校任教，自编了大量中医教材，"每至漏夜未息，夜编日教，达诸笔、宜诸口，朝夕如是者十余年。"[1] 在当时就创制了中医教育体系，成为不可多得的中医教育家[2]。他重视中医经典的研读，并吸纳西医知识，同时临证不掇，成为当时的名医。张氏在中医内科、疡科、儿科等领域均有很深的造诣，在中风病学术上最有建树。其著作《中风斠诠》对后世影响很大，通过本书可以进一步探讨他的十风病学术思想。

1. 批判历代对中风病认识的错误

　　张山雷有着深厚的古汉语功底，并且长期从事中医教育，广泛涉猎各家医籍，深入研究了历代关于中风病的文献并指出其错误。《素问》首出中风之病名，但其问所论中风皆为外感之风。张山雷引用张伯龙之言："《素问》……其论其病，并无神魂昏愦、直视僵仆、口眼㖞斜、牙关紧闭、语言謇涩、失音烦乱、摇头垂涎、痰壅曳锯、半身不遂、瘫痪软弱、筋骨拘挛、抽搐瘛疭、汗出遗溺等症，可知此种见症，与外来之风绝不相同。"而《针灸甲乙经》中却说"三虚偏中于邪风，则为击仆、偏枯矣。"使偏瘫类疾病与外感风邪相提并论，混为一谈。唐代医学著作又对其观点进一步演绎，强化了中风病系外风所致的观点。"《千金》《外台》之治猝中风欲死，身体缓急，口目不正，舌强不能语，奄奄忽忽，神情闷乱者，首推小续命汤一方……而制方之意，固以为即是太阳病之外感风寒，所以用药同此一辙。"《金匮要略》中对喎僻不遂、肌肤不仁、重不胜、不识人、舌难言、口吐涎等表现直称为中风，其病因也归于外风。由于人们对《金匮要略》一书奉为圭臬，此论一出，更加深了人们对中风病机的错误认识。张山雷却指出：《伤寒论》中谈中风无一处不是外感中风，其间并无偏瘫、失语等证。而《金匮要略》谈中风却突然出现上述表现，令人费解。分析《金匮要略》得之蠹简之中，出于宋代，必是后人受《针灸甲乙经》影响而衍出此论，非仲景原意。宋代以前，也有许多医家在临床实践中看到了内火一面，甚至在治疗中风病时应用了清热、潜镇之药，却始终无人敢从内风立说。直到金元以后，河间主火；东垣主气；丹溪主痰；立斋倡真水竭、真火虚；景岳倡"内伤颓败"，扭转了外风致病的观点。然而，落实到治法却不能自圆其说。河间用乌附等热药；东垣用洁古之法：以小续命汤、三化汤、大秦艽汤、羌活愈风汤治疗，都未脱离治外风方药；赵养葵专用六味、八味；景岳偏于腻补又与内火不合。可见，此时人们对中风病的认识仍然蒙昧不清。对于这种自相矛盾的做法张山雷进行了激烈的批判："果是外中之寒风，则何以重用寒凉？若为内蕴之风热，则温燥开散岂非鸩毒？"提出对本病径称为"内风"，使人"顾名思义，易得旨归"。

张山雷对许多古代医家关于中风病的观点加以评点，对他最服膺的张伯龙也进行了有的放矢的讲评："其论内风昏仆，谓是阴虚阳扰，水不涵肝，木旺生风而气升、火升、痰升，冲激脑经所致"，"得此而从，百家方论皆可废。"然而，"伯龙竟谓上实亦为假实，殊有语病，且少少清理，不得恣意疏泄两句，亦欠斟酌。""惜其开宗明义第一章，即用生熟二地，则于痰涎壅塞一层，不无流弊。"这些善意的批评是中医进步的武器[3]，对中医的发展具有重要意义。

全书议论有理有据，循循善诱，水到渠成，不容怀疑，直如当面授课，金针度人，用心良苦。经过层层分析，剥茧抽丝，其意渐明。至此，关于中风病，各代各家认识正误均得到了澄清，提示人们要重新取舍，也告诫人们，读经典要结合临床，不可偏信。

2. 强调血冲脑经是中风病机关键

张山雷不仅是中医临床家，也是中医理论家。他倡导先议病后用药之说[4]，重视对疾病的理论研究。在《中风斠诠》中，他用了大量篇幅来探讨中风病的病机。整篇引用了他最为推崇的《类中秘旨》，并加入了自己的认识和经验，从而丰富和完善了中风病理沦。当时，西方医学已对中风病人进行了解剖研究，发现"死于此病者脑中必有死血或积水"，却不知其因，"血在络中，何故而直上冲脑，则亦未闻有精确之发明，因而亦无捷效之治验。"《类中秘旨》引用《素问》中的原文对其做了合理的解释。如：《素问·调经论》"血之与气并走于，则为大厥，厥则暴死，气复反则生，不反则死。"《素问·生气通天论》"大怒则形气厥，而血菀于上，使人薄厥。"二张均认为，《素问》中所论"厥"即指中风病而言。"盖皆由木火内动，肝风上扬，以致气血并走于上，冲击前后脑气筋，而为昏不知人，倾跌猝倒，肢体不用诸证。"但是，脑只是见病之部位，而不是病之本源，"病源唯何，肝阳不靖，木盛生风，激其气血，上冲犯脑，而震扰脑之神经耳，故谓是病为血冲脑经则可，而直以是病为脑病则不可。"既吸收了现代解剖学知识，又突出了中医整体观念，在《内经》中找到了中风病机的理论支撑。张山雷还从脉象上对中风病机作了分析："内风之动，气升火升，以致血逆上涌，冲激脑经，其脉未有不弦劲、滑大、浮数、浑浊者，甚者且上溢促击，虚大散乱。"认为本病生于肝本横逆、阳越不藏、痰阻气机，本虚标实，而"血冲脑经"是其病机关键。"而今而后，皆当以气血上菀，冲激脑经之说，正其名称，而定其证治，中络、中经、中腑、中脏之说，不能并存，亦且无庸更论矣。"一改历代对中风病机阐述蒙昧不清的现象，坚决地否定了古人的悖论，提出了中风病机新观点。《中风斠诠》一书中多次应用"血冲脑经"、"血冲脑筋"、"气血冲脑"等字样，不惮词烦，反复申论，读者在读完此书后都会把中风病机深印脑海，这种重复的写作方法体现了这位中医教育家的教育技巧。

3. 创立治疗中风八法

张山雷吸收了张伯龙、缪仲醇等正确的中风治法，创立了治疗中风病八法并详加分析。①闭证宜开：闭之发生，因于肝刚上升，挟胸中痰浊上壅清窍。目瞪口呆、喉中曳锯、鼻鼾气粗、面唇红赤、脉象洪数弦劲，粗浊滑大等是其特征。此时，开闭为第一要务。以通关散搐鼻以取嚏；水沟、合谷等穴针刺以回知觉；如牙关紧闭者，以乌梅肉擦牙。强调不可用脑、麝等芳香之品，以免助气火之走窜。②脱证宜固：脱证由于真元式微、龙雷暴动所致，可见痉厥、目合口开、手不握固、声嘶气促、舌短面青，甚则冷汗淋漓、手足逆冷、脉伏不见、二便自遗、气息俱微、殆将不继，多兼有虚寒之象，或四肢冷而面颧独红，是为虚火上浮之戴阳证。脉多微弱无神，或不应指。治疗必摄纳真阴、固护元气，以人参、阿胶、鸡子黄等之滋养与龙牡、玳瑁、龟板、鳖甲等大队潜镇之品，浓煎频灌。亡阴亡阳者，以参、附等回阳固脱。药不下咽者，真猴枣研末，煎石菖蒲根先服。③肝阳宜于潜镇：此法是诸法之核心。中风之初，病机主要在于"相火之不安于窟宅"，故"潜阳为急要之良图"。强调以介类为第一主药，如真珠母、紫贝齿、玳瑁、石决明、牡蛎等，金石药中，则龙骨、龙齿、磁石、石英、玄精石、青铅、铁落等。④痰涎宜于开泄：张山雷认为，中风病肝阳之上升必挟胸中痰浊，镇摄肝阳同时，"必须合之开泄涤痰，乃为无投不利。"故开痰降浊为另一重要治法。实者以稀涎散、滚痰丸、控涎丹、青州丸子治之；虚者以二陈、杏、贝、枳实、竹茹之类治之；胆南星、天竺黄、竹沥、荆沥、桑沥则虚实均可应用；推崇以石菖蒲涤痰开窍，⑤气逆宜于顺降：气血并走于上即是气逆，此时必顺其气。该法在潜阳、化痰诸法中已有体现。⑥心液肝阴宜于培养：中风病血亏液耗，肝、心阴亏虚，在潜阳之后要培补肝、心之阴，以滋水清肝饮、一贯煎治之，但是不可早用滋腻，以免助痰。⑦肾阴渐宜滋填：肝阳之病，肝为标而肾为本，但滋补肾阴为善后之法，同样不可早用。⑧偏瘫宜于直通：中风手足不仁、半身不遂，或刺痛瘫痪，数日不复者，以治痹之方通经宣络。在论述八法同时，强调治法之禁忌：若夫肝阳浮越、气焰横肆之时，禁风药升散，以助其气火之猖狂；禁表药疏泄，以速其亡阳之汗脱；禁芳香走窜，以耗散正气；禁温补刚燥，以消铄真阴；禁滋腻养阴，以窒塞痰浊；禁呆笨补中，以壅遏气化。此八法为后世研究中风医家所重视，当代名医任继学教授在其著作中全文加以引用[5]。

4. 评点历代治中风病方剂

基于对中风病机的研究，张山雷认为古代治疗中风的方剂均有不恰当之处，但自己所拟治疗中风八法在前人方剂中已有体现。如《千金》《外台》等书中已见清热、开痰、凉润、潜镇各法，只是并列于温燥辛热药中，未能全合病情，所以对古方加以评点。"其合意者，则加圈其旁，不合宜者，则加勒，意在辨别良窳。"与中风八法相对应，条列了开关、固脱、潜镇、化痰、顺气、清热、滋养、通络八类方剂及风家服食方、通治中风方加以评点。对于开闭方，强调不可应用龙脑、麝香等芳香开窍之品；对于痰壅气升者，不可用参甘白术；阳子只宜回阳时用，余者宜去之；多处以天麻易升麻。古方问题最多者当属温散解表药的不当应用，其中有薄荷、干姜、桂枝、麻黄、防风、芎劳、独活、细辛、虎睛、虎骨、荆芥、羌活、白芷、紫苏、葛根、天雄、茵芋、山芋、云母、辛夷、蔓荆、当归、酒等温热、发散解表药，张山雷均无一遗漏地要求剔除，以桂枝、干姜次数最多，为后人治疗中风病以古方加减运用树立了标准。

5. 不足之处

在《中风斠诠》中，张山雷论述的中风病绝大部分是指中风病之初发期，亦即目前中医脑病学术界所定之中风急性期，而对于本病急性期后的病情发展论述很少。书中批评王清任所制补阳还五汤治疗中风无异于"抱薪救火"，其实该方是治疗中风病气虚血瘀证之良方，此证在中风病恢复期患者中很常见。另外，本书中提到了以通络法治疗中风病，却用治疗风痹一类的方药，而未能从"脑中有死血"的病理事实出发应用活血通络之法。但是，张山雷能勇敢地否定前人对中风病的成见、成法、成方，用《内经》理论解读中风后的解剖所见并创立了冶中风病八法，这是中医的创新，为当今中风病的中医理论、临床、科研发展提供了重要借鉴，是值得我们学习的。

参考文献

［1］王致谱. 民国名医著作精华·中风斠诠［M］. 福建科学技术出版社，2005；2.

［2］吴中云. 医林巨擘张山雷［J］. 科技潮，1999（4）：78.

［3］牟允方. 再从中医现代化谈起［J］. 浙江中医学院学报，2000，24（6）：12.

［4］俞欣玮，姚真敏. 从《病理学读本》探张山雷学术思想［J］. 浙江中医学院学报，1996，20（2）：31.

［5］任继学. 任继学经验集［M］. 北京：人民卫生出版杜，2000；84～89.

（《中华中医药学刊》2008 年 8 期）

张山雷《药物纲要》的学术特色

钱俊华

《药物纲要》，又名《药物学纲要》，是张山雷先生编著的一部提纲挈领介绍药物的著作，成书在张氏《本草正义》之后，原意为初学入门者编著，正如《药物纲要，绪言》所说：《本草正义》"在胸有成竹者观之，自能深得指归，大开觉悟，而在童蒙观之，则鲜不病其繁重，望洋兴叹……因此拟为《药物纲要》一编，以为习是学者，启蒙之初步。"本书从其药后歌赋形式的归纳而言，比较适合于初学者诵记；但就其论述药物的深度来说，则已超出了张氏编著此书的原意。本文将该书的学术特色分析如下：

探明医理　师古不泥

《药物纲要》讲解药物善于继承前人的宝贵经验，又能独出己见。该书介绍药物五十余味，一般都先引述《神农本草经》等经典性本草著作的原文，然后夹叙夹议，将各药物之功用——展示。如五加皮条云："《本经》列于上品，谓主心腹疝气，腹痛，益气，疗躄，小儿不能行。"同时，张氏认为古代本草著作是一定朝代之产物，也是对药物一定程度之认识，难免存在一些缺略，乃至错误。故同是五加皮条，张氏根据临证经验，对《本经》记载作了补充：《本经》"虽尚未言及去风胜湿，然皮以行皮，故治皮肤之风湿寒最验。"当然，"皮以行皮"乃比类取象，便于读者掌握，非皮药悉具祛风散寒胜湿之功。至于古书之错误，张氏更不盲目依从，而是结合具体疾病的发病机理，一一予以纠正譬如古书载产后中风、口噤发痉、角弓反张、血晕不醒的治疗，有采用豆淋酒的方法，即用防风、羌活、荆芥等药炒研为末，另用黑大豆炒热，酒淋乘热调药冲服，"意谓此是产后猝然受外风故宜风药酒服，温升疏散之法，无论何书，往往称为大效，甚且托名于华元化，称之为华佗愈风散"（见荆芥条）。张氏分析了产后噤厥、角弓反张之机理为阴脱于下，阳浮于上，一针见血地指出此病"虽曰中风，明是内动之风……镇而降之，犹恐不济，妄投风药，加以热酒，是为教猱升木，火上添油，杀之尤速，安有得效之理？"（同上）。措辞严厉，分析得体，显然得力于张氏精深之医学理论。

探隐索微　发皇古义

从非本草类医著中撷取精华，丰富与完善本草学之理论，是《药物纲要》又一特色。本草著作专论本草，乃获取本草知识之主要途径，但非唯一途径。张氏认为，本草学的一些精华，有时不是见诸本草医著，而是蕴藏于其它各类医著之中。一般而言，本草医著作为专著，对本草之表达比较直观，往往是有意识的表述，读之即能自明；非本草类医著则相对含蓄，常常在具体运用的实例中得以体现，多隐而不露。因此，从非本草类医著中汲取本草学精华，并非拈来便是，只有刻意探索，深刻领会，才能学有所得，纵观张氏《药物纲要》揭示之用药新意，非本草类医著反映的本草内容大都深刻、生动，既可弥补本草专著记述之缺略又能赋予某些经典性本草医著的条文以更深一层的含义。正因为如此，张氏才着力发掘而不遗余力，这从张氏对《伤寒论》葛根升发脾胃清阳之气作用不惜笔墨的推论中，不难窥其一斑："《伤寒论》以为阳明病主药（指葛根），正唯表寒遏郁于外，胃家阳气不能敷布，故以此轻扬升举之药，振动清阳，捍御外寒，斯表邪解而胃阳舒展。所以葛根汤中仍有麻黄，明为阳明表寒之主药非阳明里热之专司。若已内传而为阳明热症，则仲景自有白虎诸法，非葛根汤之所宜用。其葛根黄芩黄连汤方，则主阳明协热下利，貌视之，颇似专为里有实热而设，故任用芩、连之苦寒，则葛根似亦为清里之品。抑知本条为太阳病桂枝证，医反下之之变邪热因误下而入里。里虽宜清，而利遂不止，即是脾胃清阳下陷之候。葛根只以升举陷下之气，并非为清里面设，此皆仲景选用葛根之真旨"（见葛根条）。并由此推导，得出《本经》葛根主消渴的道理在于本病发病与燥令太过、降气迅速有关，葛根之用"非特润燥，亦以升清"（同上）。张氏丝丝入扣的推论，不但丰富了《本经》葛根主消渴的内容，而且改变了葛根仅为"清里生津甘润退热之普通药剂"（同上）的传统观念。

论药害利　不可偏废

古代医家有言："药以治病，以毒为能"（《景岳全书·类经》）。这里的"毒"，乃指药物气味之偏胜。然而从以"毒"言"偏"之用词看，药物不良作用之有害一层意思显然也隐含其中。既然药物以"毒"为能，也就无药不"毒"了，"毒"的有害一面（不良作用）与有利一面（正常功用）一样，应该成为讲解药物不可或缺的内容。但是从古代本草医著看，正常功用的论述无不洋洋大观，不良作用的描述几近惜墨如金，更多的则是略而不论。张氏不然，他认为药物集害利于一身，只有洞澈害利的双重作用，知其可用与不可用，才能正确指导临床用药，临证不致于顾此失彼。因此，《药物纲要》讲解药物总是害利并提，不但乌头、半夏等毒剧药物如此，极其平和的荆芥、防风等药也概不例外。譬如防风一药，历代有"风药中之润剂"之喻，凡"新感，即产中发痉，疮患破伤，皆为专司"（见防风条）。但张氏以为毕竟为外风之药，内风误用，不但无益，抑且有害："倘若内虚，则慢脾抽搐，类中反张，咸为大禁"（同上）。又生姜一味，药食并用，原来并无大害，外受风寒、内停水饮、呕吐胃寒，皆可选用。但张氏告诫，用之失宜，也会祸不旋踵："唯在燥咳风温大忌辛辣升散，若是阴虚劳嗽，且教咯血失音"（见生姜条）。再如川芎，上行头目，直达顶巅，能祛上受之风寒，通肢体之冷痹，"但是走窜有余，堪使冲坚陷阵；抑且辛散迅捷，并能动火生风。气虚非宜，阴虚尤忌"（见川芎条）。由此可见，《药物纲要》论药害利并举，几无轻重之别，除《本草害利》一书外，历代罕见。

探寻共性　昭示捷径

《药物纲要》作为初学入门之书，就其整体内容而言，可谓条理清晰，简单明了；特别是药后歌赋形式之归纳，尤其适合初学者之诵读与记忆。但本草之学乃庞大体系，初学者倘不辨门径，仅靠博识强记，学习之难固无待言。张氏认为，洞识药物的共性，化其繁为简，变其难为易，可以弥补记诵不足。譬如花卉多升轻；子仁多沉降；气烈之晶，走窜有余，不当重用等等，只要识其共性，便可执简驭繁，起到事半功倍之效果。因此，《药物纲要》对于药物之共性。每予昭示，并处处强调，不惮辞烦，例如，凡芳香类药物，芳香气胜，张氏以为用量宜轻，重则伤正；又不宜久煎，煎久则气泄，药力顿减。故谓薄荷叶"入药止可轻用，大率三四分至六七分而已极；又宜后下，少煎则气在，久煎则气泄矣。凡芳香之药，以气胜者，皆当准此"（见薄荷条）。又对世人不顾芳香特性而草率使用的陋习，提出尖锐批评："（紫苏叶）轻用三四分至五六分，重则七八分至钱许，芳香气胜，万无多用之理。俗人只知发汗，每撮一把，浓煎顿服，流弊不少"（见紫苏叶条）。又子仁类药物性偏沉降，多主里证，青蒿"其子则为治虚劳内热之专晶。盖凡子皆重，故主里证"（见青蒿条）。由于子仁的沉降特性与花卉的升轻截然不同，故对辛夷之花以仁命名，张氏竭力反对："此蕊入药，须剥去外层之有毛者，故药中亦名之曰白辛夷仁。颐窃谓命名不正，非可与果核中之仁作一例观也（见辛夷条）。从对辛夷仁命名所持异议中，我们不难窥见张氏严谨的治学作风。

总之，《药物纲要》虽是一本为初学入门编著的本草著作，但其内容包括了不少研究本草的精华，具有一定的学术价值。尽管该书某些议论未免过于偏执（如僵蚕条、蝉蜕条），但白璧微瑕仍不失为一本值得细细研读的好书。

张寿颐的《谈医考证集》

崔仲平

《读医考证集》是近人张寿颐的论文集，大部分写于20年代。张氏运用他丰富的医学知识和小学知识，为一些长期得不到正确解释的医学字词作训诂，取得了卓越的成绩。

一、以文理证医理

张寿颐运用清儒因声求义的方法，破读了许多通假字。

1. 魄，通粕。《素问·五藏别论》的"魄门亦为五藏使"句，张氏指出："魄门之名，固即食料糟粕由此而出之义。"他的这个见解已被广大中医界接受。循此继进，他又指出《素问·汤液醪醴论》"开鬼门，洁净府"的"鬼门"，即"魄门"之讹。（见《难经七冲门内经鬼门合解》）

2. 罩，通蕈。清末学者莫枚士《研经言·肠罩解》首先提出："肠胃既生息肉，则有形矣。但罩乃延长之义，于病状何取？当为蕈之省文。"张山雷认为："盖蕈字从覃，本取其自然长大之义，古人通用，一望可知。"（见《莫枚士＜研经言·肠罩解＞申义》）

3. 澼，通襞。《素问·生气通天论》"肠澼为痔"，张氏认为："肠澼之澼，盖即襞积之义。"（见《莫枚士＜研经言·下利解＞申义》）

二、以医理证文理

医家训诂与文人训诂不同之处，在于医家能根据生理病理和医疗的实际来证明或纠正小学家的论断。张寿颐对清代朴学家段玉裁、朱骏声的观点多有采择，对莫枚士的《研经言》作了一番梳理，吸取了言之成理的训诂，纠正了莫氏的一些臆测妄说。

1. 佁，通厌。莫枚士认为：佁，通亦，事通射，射通厌。"解亦云者，谓懈怠而厌事也"。张寿颐补充了一些例子证明莫氏"射训为厌，则古书所习见"，"食亦，即临食不甚喜好之义，仍从厌字着想，皆能切合病态，最得训诂之正。"这是中医训诂史上的一次突破。《素问·平人气象论》"尺脉缓清，谓之解佁"。王冰注："解佁谓强不强，弱不弱，热不热，寒不寒，解解佁佁然不可名之也。"清代陆懋修《世补斋医书内经难字音义》说："内经言解佁者五，解音懈，佁音亦，皆倦怠病也。"于鬯《香草续校书》说："解佁即解惰之义。"但他们都没有举出什么文献加以考证。莫、张二氏列举大量材料，令人信服。

2. 癃，通淋。莫枚士《研经言·释淋》认为"淋、癃乃一声之转"。张寿颐考"淋"的本义："《说文》谓以水沃也，是以淋漓畅为正义。正与小便不利之状相反。"他解释这种反义为训的现象说："凡物既经水沃之后，亦必有滴沥不已者，则两义虽似相反而实相因。"

3. 利与痢。莫枚士《研经言·下利解》认为："古书多言下利。下即泄字，利言其快。加广旁即为痢字。"又说："近世分下为泄泻，利为痢疾。于是今之痢，异于古之利矣。"张氏考证"利"字本义，"原以通利，滑利为主。凡《灵》《素》所谓下利，固无一非泄利之利。皆今人之，所谓泄泻，水泻也。后乃加广旁，制为痢字。《玉篇》《广韵》皆曰'泻也'，则其字虽殊、义犹未别。"张氏据泄泻与痢疾的一通一滞，批评了莫氏单纯从文字上打圈子的毛病。

4. 腨与肠。张寿颐说："腓，一名腨，是为吾人两胫骨后之大肉。"但《说文》"腨"的说解为"腓肠也"。张氏认为：肠字"当即腨字之讹。盖腨之行草书法与肠之行草绝似，致有此误。是亦亥豕鲁鱼之常例。"腓，腨，即腿肚子，的确与肠子了不相涉。张氏能据医理以证文理，纠正了乾嘉学者未能注意到的一个《说文》说解讹字，实为训诂史上一件快事。

5. 癫与颠。莫枚士《研经言·释癫》说："癫之言蹎也，蹎仆也。凡物上重下轻则仆，故人病气聚于头顶则患蹎。"又说："古字无巅，止作颠，后人加广旁，遂作癫，亦或省作瘨。"张寿颐赞扬莫枚士"六书之学，颇有门径，故能有此神悟"。他又指出："《说文》已有瘨字，但曰'病也'。似许叔重氏尚未明言何等之病。其实今本《说文》瘨篆之说解，盖病字上脱一瘨字。许书之例，每于篆文之下复出某字，连下读之。"他认为："瘨字篆文之下，必以'瘨病也'三字说之，正是许君常例。"（见《论<难经>狂癫病理大与<素><灵>不符》）

6. 兹与兹。《素问·五藏生成篇>有"色见青如草兹者死"句。张氏根据朱骏声《说文通训定声》：兹字，"玄亦声"，提出："兹（zī）兹（xuán）二字楷书形近，其实则形义音三者皆大别。止以兹字习见，兹字少见，遂致六朝以后或混为子之切（zī）一音。"他进一步认为："须知此字明是从二玄之兹。凡以玄之字皆有黑义。草色而黑，则青而兼黑，晦黝陈腐，滞而不泽，所以为将死之朕兆。"张氏还引证《史记·仓公传》："齐丞相舍人奴病"，"望之杀然黄，察之如死青之兹。"根据毛氏汲古阁刻《史记》集解本，"字从二玄，笔画显然。同治时金陵书局重刻毛本亦作兹字，又一确证。"

今按，兹字李冰训为滋，"言如草初生之青色也，"马莳训为"草之滋汁"，张隐庵注曰："蓐席也"，于鬯训为："兹之言荐也。草兹者，草荐也。草荐者，草席也。"这几家训释均不得要领。张氏训兹为黑色，凿凿有据，解开了千年之谜。

张寿颐《读医考证集》的许多见解尚未受到应有的重视。他采用的医文结合的训诂方法也有进一步研究的必要。

（《江苏中医杂志》1985 年 11 期）

张山雷《疡科纲要》的学术成就

李　彪

张山雷（1873～1934）江苏嘉定人。毕生精研医学，于外科亦颇有建树，所著《疡科纲要》（下简称《纲要》）一书，不拾他人牙慧，发前贤之未发，主张治外疡必先通内科学，实为不磨之论。郑召棠氏在为本书所序时说："诚为疡学之总纲，治疡之要领也。"本文爰就其学术成就浅述如下：

疡科辨证　纲举目张

疡科辨证，除了遵循一般的辨证大法外，还须根据外科本身的特点而定。《纲要》认为，应从阴阳、肿痛发痒、酸楚麻木、脓之成否及色质若何、溃疡血水等进行辨证。

阴阳辨证，《纲要》认为是疡科辨证之首，但不能仅以热证为阳，寒证为阴；红肿焮起为阳，平塌坚硬为阴，"要之，见证论证，分别阴阳，务必审察其人之气体虚实及病源浅深而始有定论。望色辨脉，兼验舌苔，若能从大处着想，则为阴为阳，辨之甚易"。这种既注意观察全身情况变化，又重视局部的阴证与阳证的辨证观点，诚非"拘拘于方寸间之形色"者，所能望其项背。

肿的辨证,《纲要》说,"不可仅以外形论也","要在病源之浅深缓急及部位之虚实险夷为主义。"具体言之,可从肿之部位、形态、范围、肿势、发病缓急、伴随症状等,辨别肿之性质,是佳象抑或败局,是毒之聚集抑或散漫,是轻证抑或重候,是顺证抑或逆证,是易治抑或难疗。这样分析,自然能做到胸中有数。

痛的辨证,《纲要》说:"顾肿之形势,既不相同,而痛之源流,亦非一致。"一般而言,"肿疡有形,以知痛为顺,痛者其证犹轻,必多易治……溃疡以毒去痛衰为吉,痛渐减则病渐瘥。"但肿之形势有三十余种之多,必须细细分之,总"要皆有理可求,有源可溯。"

痒的辨证,《纲要》认为,皮肤病者不外风燥与湿热二端。此固然不错,但由血虚、由虫淫而痒者亦是屡见不鲜。又谓疔毒始作,肌里作痒,是毒走散,最为危候。溃疡作痒为肿势渐化,气血流通之朕兆;至若奇痒难耐者,又当别论。皆是从实践中撷拾而来。

脓的辨证,《纲要》最推崇指诊法辨脓,因为肿疡有脓无脓,脓浅脓深,脓熟与未熟皆可按诊而知;即使劳力之人,指节生疡,皮坚肉厚,或腹内生痈者,亦可以指尖细按,多加体会,自然洞见隔垣,知有脓无脓。此非疡科老手,难得有这般经验。当然其他辨脓方法亦不可舍弃。

至于脓之色泽形质之辨,《纲要》认为亦同等重要,能"验体质之盛衰,决病情之夷险。"但首先需明白脓的自然病理发展过程:始为清淡之脓——而后滋水——复见稠脓——肌生肉长,包含着"煨脓长肉"的思想。然后对脓的形质、色泽、气味、多少进行分析,熟谙各种败浆脓的表现。

此外,对酸楚麻木、溃疡之水、血等,也要进行证候分析。总之,疡科辨证虽然复杂,但经《纲要》从肿、痛、脓、痒等几个方面,揽其纳领,便觉得全面而系统了。

循内科之理,以治外疡

循内科之理,以治外疡的思想,始源于明代,薛己可谓是开山。徐灵胎《疡科论》说:"疡科之法……必通于内科之理。"《纲要》继承先贤之说,而更有所发挥,认为"证虽外出,病本内因",无论阴疽大证或是寻常疮疖,无不与内证息息相关。故只要"精明乎内科之理而出其余绪,以治外疡,虽有大证,亦多应手取效。"外证与内证,本来就异流而同源,但外证与内证毕竟不同,"唯是疡之为病,甚繁颐矣,即其外候之变迁,亦复层出不穷,步骤次序必不可紊。"所以,"纵使长于内科,理法深邃而移治外疡,即能大致楚楚,然细缄密缕,必有不逮。"由此,《纲要》的结论是"治疡大旨虽无不以内证为权衡,而对外证如消毒止痛、去腐生新之类,必须有二三味合宜之药,为之导引而后内外各如其分,否则全无关系,又安能收覆杯取效之应。"寥寥数语,将外疡内治与外治的关系说得何等明白,真可谓疡家之正鹄也。

诸法悉备 别具匠心

自金·张元素提出"治疡之大要,须明托里、疏通、行营卫三法"后,渐演变为消、托、补三法,可谓是疡科内治正宗。但《纲要》不落窠臼,析证循内科之理,论治务切实际,别出心裁。

《纲要》说,治疡以消散为一要义。无论是医家还是病家,未成者皆必求其消。但消肿之法,最为细密,关键是探求病之本原而治之,虽有大证,亦可消散无形。即使内已酿脓，四周之肿尤甚，仍以消散为主，退肿为急，而反对早用透达之药。但阴寒之证，脓成肉里，深藏不透，为防内陷变局，可加甲、皂之外，并加川芎，"能使肿势高突，透达于外，提深就浅"，使阴证转阳，治之便有得心应手之妙。较之《外科证治全生集》的"以消为贵"论，更明确而具体。

消肿止痛，唯在行气活血。《纲要》说："疡之为病，必肿必痛"，由"气血壅滞，窒塞不通"所致。故大而言之，气为血帅，血随气行，则百病之治，必参以气分之药。小而言之，疡之形成，血之壅滞，必由气之阻滞，行其气，则血亦通。所以，《纲要》说："治疡注重气分，洵为握要之图"，而行血不可太猛，破血逐淤之品，非可轻率乱投，"此固治疡者始终利赖之捷诀。"

清凉解毒，随证而施。《纲要》认为，疡证病因病机多责之于热："外疡为病……外感六淫，蕴积无不化热，内因五志变动，皆有火生"，故"疮疡之病属于热者，固是最多。"但"究之热病情况，万有不齐，欲求其分量咸宜，铢两悉称，似亦不易。"临证要仔细分析，不可概以寒凉之品直折其势。如头面风热之证，必先辛凉疏风，不得早用寒凉致生变故。湿热之病，清热兼须淡渗导湿。毒火之患，热毒不仅直入血分，且必涉心肝二脏，治宜大剂凉血，并清心肝之热。湿火与毒火相合之病，又须与专治毒火者微分门径，必犀羚芩连大剂急投，而又以淡渗导湿辅之。至若外疡溃后，绝少大凉之法。所以，《纲要》告诫说，绝不可"以清凉解毒四字，作为枕中鸿宝"。

养胃为主，顾护胃气。《纲要》认为，外疡溃后，"最宜顾其元气，而尤以调和胃气为主"。盖溃后，"脓毒既泄，其势已衰"，用药之法，一是清其余毒，一是清养胃阴，"使谷旺而正气自充"。但清余毒，不可用苦寒之品，以防损胃，耗其真气。清养胃阴更不能蛮补，以免死灰复燃。总之，谨守清淡养胃，才是外疡溃后调理的关键。

外治之药，唯务适用。《纲要》指出："疮疡为病，发现于外，外治药物尤为重要。凡轻浅之证，专恃外治，固可以收全功，而危险大疡，尤必赖外治得宜，交互为用"。主张对外治必潜心研究，方能悟彻其中神化，达到"药不贵而奇，唯在适用而有实效"。他将其从师所学，临证治验，"倾筐倒箧而出之"，如橡皮膏、黄连膏，铁井阑，确是实效之方。

总之，《疡科纲要》一书，辨证提纲挈领，论治循内科之理，探本穷源，诸法悉备，条分缕析，内服外施，理法精密，学术成就颇高，诚为疡科不可多得之专著也。（本文承彭泽南副教授指导，谨此致谢。）

（《湖南中医学院学报》1986 年 2 期）

试论《沈氏女科辑要笺正》之价值

梁明达

张山雷先生张山雷先生（1873～1934），名寿颐，上海嘉定人氏。始通儒学，后精岐黄，曾负笈于当地五代疡医朱阆仙门下，尽得其传；后任教务主任于兰溪中医专门学校，历十五载。

《沈氏女科辑要》系寿颐先生奉为"早岁习医，治妇女病，即从是书入手，临证以来，获益不少"、"寥寥数十叶，精当处勘透隐微，切中肯綮，多发前人所未发的医书，並"以二十余年阅历所得，为之笺正"，作为该校授课教本。现试将《笺正》学术价值，就正于同道。

一、论理有识谏言率真

山雷先生谓《沈氏女科辑要》问世前的诸家医籍，皆未能脱"陈陈相因，腐气满纸"之痼习。虽言之有过，然而他抒己见，直言不讳，谏众议，不论高下，令人折服。如阐释《素问》"任脉为病，女子带下"，指出湿热郁结清浊棍淆，相火亢盛疏泄太过，肝肾阴虚不能固摄此三者应包涵其中，进而断言"故一见带下，即指为冲任不固，带脉无权之虚证，而辄投补涩者，绝少见效"；发明《素问》脉动妊子，曰其真义是"胎元乍结之时，气血运行，理当有滞，脉象应之而不条达"，继之推理"必在结胎数日之间，乃有此象"。思求经旨，畅发精义，前贤堪少。又如，《金匮》云，六十日当有恶阻，张氏以阅历所得，谏之曰"亦觉太泥"；转胞尿艰，系胞系了戾，主肾气丸，山雷审病情药理，笺正云"只可存而不论"。善疑求真，非议仲圣，胆识过人。再如，斥王冰"女以血满，故阴血从月而一下"之论，"此说极谬"，憾"尧封氏何所取而碌之"；正时诊年过五旬经行不止，作败血论治，谓"武断之言，不可为训"；评丹溪"带下同于梦遗"之言，是证状不辨，混合为一；驳之才逐月养胎之述，"均是架空立言"，"无从证实"；批良甫产后"两股痛如锥刺入骨，此由血滞经络"之见，是"专就一面着想"，"临证时皆当合四诊参之，自有确据"；赞萧埙血少肝强，腹痛脉弦之说，最是崩漏产后辨证要诀，不饰他难产久坐，风入胞门，"则不可信"之非。于此可见，经带胎产，论理有识，评述功过，开诚直率，足资法程。

二、议药宏富临床堪法

山雷先生对一些通行医书的方剂，深感"往往辞不达意，甚至离奇恍惚，贻误初学，殊非浅鲜"，故除《笺正》附篇，对制方真旨，设有专论，而正本议药内容亦丰，撷其大要，临床法之，定有效益。（一）主张药应对证，审因在先。山雷认为"药以去病为主，唯在对证"；"然证固同，而其因必万有不同，必求其故四字，本是无等等咒"。故谓"先辨此四字，而后用药始有门径"。求故力算对证，对证方能用药，层层剖析，轩爽豁目。他对证因不辨，欲恃和平之药取效者，愤慨斥之为"以尝试敷衍为手段，更何有医学之价值可言？"（二）提倡师古不泥，药不落俗。山雷强调"用古方者，止可师其意而斟酌损益，方能合辙"。如治呕之甚者，即不吐蚘，取乌梅丸之意，"功在左金丸之上"。析"黄芩、白术安胎圣药八字"，"若至黄河以北，此说又不可通"；于人言，"作为自始至终一成不变之局"，是不相体裁衣"一孔之见"。谓"生化汤诚非必用之方……唯在温热病中，是为大忌，……若在炎天，流弊不小"。药不刻板，因地、因时、因人、因病而易，灼然可见。（三）立足药扣病机，法活、多善。如经期不准，因禀赋不齐，即有经行腹痛诸证者，"亦止可中和柔顺，调养肝脾，运行气分为主，不可偏热偏寒，大攻大补"。平正用药，洞中肯綮。又如崩漏因于肝肾阴虚于下者，升提之法，则能拨其根株，多在禁例；妊娠腰痛因肝火动者，小柴胡汤升提、滋补，是助桀为虐；热入血室，小柴胡汤习用通治，非仲景本意；产后下虚升提当禁，"然泄泻滑利，明是气虚下陷，东垣成法正为是证而设。"升提一法孰用孰废，活泼灵动。（四）潜心药物功用，注重炮制得失。如发明

570

玄胡一物，非世俗但知破瘀之效，"实为理气之良药"；"牛蒡轻散皮毛，虽非猛剂，然最易滑泄大便"；"介类有情，能吸纳肝肾泛滥之虚阳，……非重用不能有功"。精研药物，可见一斑。然山雷对不如法炮制，贻害匪浅者，亦不放过。他指出，黑龙丹入火锻红，"则止有花蕊石、硫黄尚存余质，此外尽为灰烬，复有何用？"所以寿颐最厌金元以来普通制药之法，并告诫后学，"慎不可人云亦云，徒学邯郸之步"。炮制至重，棒喝不过。

三、褒长贬短　倡中参西

张氏从人身内外各部分是某经所过，"若发现某种证候，即是某脏某腑泛虚实寒热为病"，"投药得当而效如影响"的临床疗效出发，肯定古之神圣倡十二经络及奇经八脉学说，"确然可信"，"有神化功用"。指出"治新学者，恒请旧籍为凿空"，"殆无异于夏虫之语冰"。而《难经》藏精系胞为两肾所司之说，山雷则谓"以生理之真相言之"，"亦是理想家仿佛其辞"；辨男女胎，"丹溪以左右子宫受胎为分别"，山雷判云"本是臆说"，是"强不知以为知，终是国医学之通弊"。扬国医精粹，旗帜鲜明；揭吾医之短，毫不暧昧。然而山雷先生，业非到此止步，他一方面遵重历史条件，强调虽应明吾医不足，"但亦不必以此为古人病耳"，另一方面又提出"吾济处此开明之世，立说宜句句踏实，凡遇古人悬拟想像之辞，不可不为矫正"之积极主张。他倡导中参西说。他服膺"西学以解剖为实验，显微有镜，所见最真"，故谓"膀胱止有一口……那不令人笑死"；"男胎在腹亦必背面，女胎在腹亦必仰面，今参以西说，益知不确"；"其所谓女子系胞，当即指子宫而言，以为系于肾脏，实出臆想，此不可不据今之解剖家言，以驳正古书之不是也。"取西医之长，补吾医之短，出自名中医山雷先生笔下，难能可贵，影响极大。

四、学风俨谨　玉斌堪剖

我们要做到比较全面地评价《笺正》，那末必须对山雷先生缮校《沈氏女科辑要》错落处的严谨学风，给予充分的重视，恰当的估价。他校出尧封引注《金匮》"妇人病，因虚、积冷、结气、经水断绝"，多一"血"字，正之云，颇失古人"但一虚字，不言血虚，正以体质欠充"，"病非一端"之真意。《伤寒论》之平脉法篇讹作《金匮》，原文"胃气实"，误写成"胃弱不实"，责之曰：徒充篇幅，全无义理，"错中错矣！"巢元方"妊娠受胎，七日一变，堕胎在三五七月者多，在二四六月者少……唯一月堕者，人不知也"诸说，稽之"不见于今本《病源》，并不见于《千金》《外台》"，质疑曰："未详尧封出何兰本"。杨子建十产论，尧封节之太简，告诫云："此节言不达意，须从原本为佳"。他澄清"诸氏遗书是依托"；新甫、立斋本是一人；"安荣散出自《准绳》，非许氏《本事方》所有"；陈良甫刺期门，深及二寸，必有讹误。

综上所述，《沈氏女科辑要笺正》只所以是一部铅翰昭章，定群言得失，网罗今古，开涤耳目的别开生面的妇科专著，是和张氏高深的理论造诣，丰富的临床经验，勇于创新的精神，严谨的治学态度分不开的，我们应当经常反复研读。

（《浙江中医学院学报》）

《脉学正义》的学术特点和成就

程志清　郑红斌

　　《脉学正义》一书为晚清名医张寿颐所撰。张氏原名寿祥，字颐征，后字山雷，江苏省嘉定县人，生于清·同治十二年七月三十日，卒于民国二十三年五月初八（公元1873～1934年）。是晚清民国时期著名医家，禀赋聪颖，学问渊博，对临床各科均有研究，曾任教于上海神州中医学校，1920年（庚辛年）应聘至兰溪中医专门学校执教并任教务主任，治学谨严，刻无暇晷，一生著作甚丰，桃李遍满天下，影响深远。

　　此书为作者搜集历代有关脉学理论，详加条理类编，并予正义评述之力作，以为中医脉学教材，开脉学讲义之先河。书按脉学内容类分纲领、诊法、形象、主病四章，章下列节，上下一贯，分论有关脉学理论详加注释校勘。因作者学识渊博，经验丰富，在评述历代医论时能有所取舍。有褒有贬，见解非凡是脉学著作中的集大成者和难得的著作，具有很高的学术价值。今就其有关学术特点和成就作一管窥。

一、集脉大全，博采先贤精义

　　临证不离四诊，四诊难离切脉，脉诊理法，历代论述诚多，却是多务玄虚，不便后学，张氏有感于昔人论脉多"好谈神理，往往晦涩而莫名其妙，则与其失之高远，过求精深，反令初学者望洋兴叹。毋宁以浅近言之，而可由迹象以渐启灵明之为愈。"遂博采先贤成说，撷其精义，编成是书。上自歧黄伤寒，下迄明清各家，凡论脉之有理而可为后学启迪者，摩不收撷评论，按类分编，以求脉学之大全。

　　于是，此书引用正义者计有《黄帝内经》《难经》《中藏经》《伤寒论》《金匮要略方论》《脉经》《甲乙经》《景岳全书》《濒湖脉学》《诊宗三昧》《诊家正眼》《诊家枢要》《诊家直谈》《脉义简摩》《脉决刊误》《医存》《医碥》《泂溪医学》《学古诊则》《脉如》《脉学辑要》等60余种。分别按其内容，另以条理正义，先之纲领，以挈其要，继之诊法以立其成，而后诸脉形象。诸脉主病层次井然，非唯为研究古代脉学作出重大贡献，也为今后诊断学中脉诊的发展提供了依据，其所创立的分类编次思路，并开脉学讲义之先河。诚如张氏自己所说，是书之成"虽不敢谓脉学渊微，包涵已尽，要亦此道之精金美玉矣"。读罢此书，信然。

　　在收集先贤成说之时，张氏刻刻以浅近便学为宗旨，反对将脉理讲得高深莫测。例如对于脉神一章，张氏批评周澄之氏指出其"原文甚长，苦心刻划，有时失之捕风捉影，亦未易示人以无形之色相，乃为删节而录之……求其浅，间有与原本不同者，皆颐以意增损，求其浅显易解耳。遂将有神之脉归纳为"应指冲和往来清晰"数字，可谓要言不繁。又如对先贤二十八脉论述均体现了其师古不泥和以浅近释精奥的宗旨。《素问·平人气象论》"寸口脉沉而横，胁下有积，腹中有横积痛"，一句，张氏正义："横当读去声，官其刚劲不和也，沉而刚劲，里实之象，故主有积"。深奥的经旨一经先生点拨，其义昭然若揭，类似之论，比比皆是，一本《脉学正义》，发皇脉学理论，采集先贤精义，指导后学正确的研究脉学途径方面颇多费官，精金美玉之外，诚不失为初学者之圭桌。

二、辨脉大法，重视提挈纲领

张氏以为脉学纲领在于脉理，辨脉纲领在于浮沉迟数滑涩长短大小虚实。二者虽有不同，但皆为纲要，故其一卷详论脉学纲领，列脉源，寸口，寸关尺三都定位，脉合五脏。四时、胃神根以及阴阳虚实、表里上下、人迎气口、奇恒大素等共十九节内容详细讨论有关脉学的基本原理，以求在明理的基础上学好辨脉大法，达到纲举目张的目的。在论述中并结合自己丰富的西医学知识进行诠注，务使中医理论有其明确新颖的解释。例如在对脉源一节的论述中，张氏举出《素问·经脉别论》："食气入胃，浊气归心，淫精于脉，脉气流经，经气归于肺，肺朝百脉，输精于皮毛"一段话来论述经脉原始，阐述胡脉诊病的理论基础，对此张氏从西洋医学中血管、淋巴管的循环，心肺脏器的解剖位置某方面论证了《内经》这一学说，指出因其心肺相去最近，脉管相通，脉由心出，所以肺手大阴经脉为诊察脉法之总汇，以此证明了肺朝百脉的原理。这是张氏在重视论述脉学纲领时的一大特点在对脉象的辨别方面，张氏同样重视纲领的作用，他认为脉象虽有二十八种之多，若不得要领，种种以辨之，字字以泥之，则猝难融合，甚则疑是疑非，眩于目面盲于心，因此主张学习脉法要'挈领提纲以清眉目"，方能"登高自卑，行远自迩，渐以迎机启牖，触类旁通。"在"诊法大要"一节中，例举了先贤辨脉大法旨要，首推滑伯仁的"浮沉迟数滑涩"辨脉六纲；次举《脉决刊误》的"分、合、偶、比、类"辨脉五法；汪石山的"浮沉迟数"辨脉四要，卢子由的"部位、至数、形体、浮沉、往来"辨脉十法，《洄溪脉学》之"浮沉迟数虚实"辨脉六纲以及周澄之的"位、数，形、势"为经，"微甚兼独"为纬的辨脉大法……博采众长，兼收并蓄。张氏认为二十八脉，必以六纲脉以统之，才可示人简捷易守之楷模达到事半功倍的学习效果，不可不谓是作者治理脉学经验的结晶。

三、论脉辨证，推崇运用实践

四诊用于临证，切脉乃为诊病，故脉象之论须从临床实践加以推勘论证，方能用之而获益。因此张氏论脉，务求切合实际，反对不切实际的"神谈"、"玄学"。如在诸脉主病一章中，对浮沉迟数四纲脉的论述化费不少笔墨。以外感论，浮脉主表，沉脉主里，似成公论，张氏结合临床认为若至病机变幻之时，则不可一概论之。外感表寒乍感，其人尚未发热，脉来未必定浮；大寒乍感之初，表卫之气闭郁窒塞，其脉亦沉紧而伏；涅痹于表，脉亦可见沉细，因此认为临症决不能以脉来沉伏不浮而拘泥里证，不敢掺半分表药反致邪闭不去。又以迟数论，作者认为《素问》"迟者为阴，数者为阳"只言脉之阴阳之大概，其实迟脉主虚主寒，也有主热主实者，如下利热结旁流实结于里，脉反不数而见沉迟，且里热至盛，脉亦益迟细或沉细；若中寒症结，气滞痰凝，闭塞隧道，脉亦迟而涩小；大病之后，往往见迟涩，乃元气未复，余热未净，亦只宜清养善后，不可遽用温补。至于数脉，张氏认为其主病或为寒热，或为虚劳，或为外邪，或为痈疽，随病而见，不可一概而论。因热则气血流行迅速，虚则气血循行无以自持，失其常度，故至数皆迅于常，但以病情虚实参之，则脉形，大小虚实必然迥不相同。如阳热之证，脉多数急，但内热伏火，闭塞大盛，则脉反不数而形塞滞；杂病脉数，不足之证泂多，实滞热结之候也不少，如心猝多惊则气血震动而脉为数疾，中气无主，经气不足，脉动飘忽无常；大实之证，其脉急大坚。可见张氏论脉别具只眼，其发挥则又多从临证常见脉象出发，重视脉诊的实践运用，见解精辟，不同凡响。

此外，张氏对脉学在诊断中的地位估价也有着实事求是的科学态度，并不因为其对脉学的深有研究而偏废其他诊断手段，相反他认为辨脉论证仅目前之现状，而"病情如何，转变如何，医非神仙，而自谓能凭脉以辨论者，岂不自欺欺人耳"，并因而指出"问诊乃四诊中之最切实者。"在世谓"问而知之为之工"的形势下，能大胆提出如此切合实际，不务脉切专巧的见解，足见作者学识经验及其科学态度之一斑。

四、发皇古义，见解推凡脱俗

《脉学正义》全书六卷四章，洋洋四十万言，内容系统全面是作者医著中的力作。是书首宗歧黄，附以诸贤，参以己意，予以编次分类，疏通证明，引而申之，触类长之，立意不落俗套，正义多有新意。如《灵枢·五十营》："人一呼脉行三寸，一吸脉行三寸，一日一夜一万三千五百息，脉行五十度周于身。"后世注此多附和其说，不敢越雷池半步，而作者匠心独具，力为正误，认为经脉有长短不一，而奇经八脉又有二维冲带，何以忽略不计，再如从呼吸脉行之长度推算，脉行五十度之息次与实际之息次相比有明显出入，作者从西学平人每分钟十八息，脉动七十至七十五之中数推算一日一夜当有二万四千息，见解新颖独特，融进新知，治学之严谨可见一班。

再如《素问》对滑涩二脉机理的阐述："涩者阳气有余也，滑者阴气有余也。"历来注释不一，众说纷纭。王冰注曰："阳有余则血少，故脉涩；阴有余则气多，故脉滑。"《脉经》则曰"滑者多血少气，涩者少血多气"以气血两字互较盈虚。作者根据《内经》上下文义，认为"阳气有余，盖言阳热大过，消烁阴液则血少而脉为之涩滞不爽"与下文"阳气有余，身热无汗"之义刚好合拍，所谓"阴气有余，则言阴液充足，即是血多，故脉为之滑利。"并进一步分析脉理，脉涩洵属血少，然气亦安能独多，果是气盛，脉亦何至涩滞不流？脉滑可谓血多，然气亦决不独少，因而认为"涩者气血皆少，滑者气血皆多。"可谓切中肯綮，令人信服。

又如对于文字的考据，张氏以其渊博的训诂学识，深入考据探赜阐幽，折疑解惑，从而准确明燎了文字的含义，便于后学正确理解古书文义，例如对：《难经·四十八难》"有诊之虚实"一句中"诊"字的考证，张氏通过援引《说文》《广雅》，唐·释玄应《一切经音义》，慧琳《一切经音义》等书详加考据，认为四诊之诊，皆以审慎考验为义，不仅专以辨脉谓之诊。《难经》此"诊"字，本是审察病情之通称，不得单以诊脉作解。可见其治学之注重推敲。

《脉学正义》是张氏对历代脉学理论的阐发正义，反映了脉学的精华，对后世脉学具有很大的影响，研究它对于掌握脉学具有一定的现实意义，可以说是研究脉学的不可或缺的著作之一。

杏林巨匠　一代宗师——编纂《张山雷医集》的体会

盛增秀

近代著名中医学家张山雷先生，毕生致力于中医教育和医疗事业学验俱丰，著作等身，在医林享有盛誉。为了继承和弘扬张氏之学，浙扛省中医管理局组织有关单位，对张氏的著述进行全面、系统地整理研究，历三个春秋，编纂了鸿篇巨作《张山雷医集》，并由人民卫生出版社出版，这是我省整理中医文献和总结名医学术经验的重要成果。我作为本《医集》的编纂者之一，有机会细读和研讨了张氏的著述，感受颇深，获益良多。兹就其荦荦大者，略述管见如下

一、精于小学　熟谙经典

张氏论医，信手写来，头头是道，洋洋大篇文章，常一气呵成，足见其功力不凡，这无疑与他的远博学识和扎实根基是分不开的。特别是精通小学，熟谙经典，是他成为一代名医的重要因素。

小学，乃文字学、训诂学和音韵学的总称，自古学者，大多精于此道。张氏出身庠生，平时于诸子百家之书靡不涉猎，其精于小学，在近代名医中：堪称屈指可数。人云读书贵在善读，所谓"善读"，不仅是指书读得多，更重要的是能读通、读懂，遇到文字艰辛和幽奥处时，能辨难释疑，发蒙解惑，这才是读书的真功夫，张氏正是这样一位善读书者。凭着深厚的小学功底，他对古医籍中不少歧义或难解的文字，在认真考证、详细分析的基础上，作了笺注和训释，《读素问识小录》《谈医考证集》等，就是先生在这方面的力作。如对《素问·五脏生成篇》"色见青如草兹者死"句中的"兹"字，他遍考了《说文》《尔雅》《广韵》《集韵》《玉篇》等辞书，认为"兹"当作"兹"，"考兹、兹二字，楷书形近，实则形、义、音三者皆大别"，并强调指出，"须知此字，明是从二玄之'兹'。凡从'玄'之字，皆有黑义，草色而兹，则青而见黑，晦黝陈腐，滞而不泽，所以为将死朕兆。"言而有据，信面有证，令人服膺。又如对《内》《难》中的"魄门"一词，向来注家多以《内经》"肺藏魄"，以及肺与大肠相表里的理论为依据，解说大肠下口（肛门）为"魄门"，似成定论。但先生不附和众说，他根据《庄子·天道篇》"然则君之所读者，古人之糟魄已夫！"以及陆德明《经典释文》引司马云："烂食曰魄。一云糟烂为魄，本又作粕，音同。"从而指出"粕""魄"二字，乃古字假借通例。以肛门为"魄门"，"即食料糟粕由此而出之义。"如此说解，于理于义，均合符节，读后犹如醍醐灌顶，恍然大悟。

先生学有根基，更突出表现在他对医经的精深造诣上。尝谓："《灵》《素》《难经》是谈医之鼻祖，《脉经》《甲乙》亦是吾道之大宗，虽皆采集于后人，要自赜传于上古，微言隽义，层出不穷。赏奇析疑，钻研无尽。是以历代名贤，递相研索，卒莫穷其精蕴。"先生对医经的研究，倾注了无限心血，除上述《读素问识小录》外，《难经汇注笺正》，更负盛名。是书汇选古注，持论公允，不囿旧说，多有创见，诚学习和研究《难经》不可多得之佳作。如《难经·三十六难》有"其左者为肾，右者为命门"之说，后世王叔和《脉经》和薛立斋、赵养葵辈推崇其说，更有发挥，遂将二肾各分水火，判若冰炭。先生则力持异议，认为肾为水藏，而真阳即寓其中。若水中无火，何以为生生之本？他于《三十六难》笺正说："肾虽有二，其体其用，究无分别，《难经》于此，独以左右分析言之，盖出于周秦之世学说分歧，好为新颖，藉以自树一帜，此亦当时风气使然。"还进一步分析说：《难经》谓"命门为精神之所舍，原气之所系，则仍以为此是吾身精气神之根底，固亦与肾无所区别。《三十九难》且谓其气与肾通，是虽别立命门之名，而肾中水火阴阳并未劈分为二。不意后人因此遂生左水右火之议，自谓从《难经》得来，其实《难

经》数节，何有是说?"先生细究经旨，从实辨解，确能发人深省，足资参考。

二、群书博览　择善而从

先生嗜书成性，手不释卷，上自《内》《难》《神农本草》《伤寒杂病论》等经典，下至明清乃至近代诸贤之作，广泛涉猎，无所不读，诚读书破万卷者也。更可贵的是，先生对所读之书，能就其学术特色和价值，作出中肯评价，择善而从。如对皇甫谧之《甲乙经》，认为"乃采古书之精要，专为针灸设法，欲考求经络穴俞之原者，必以此书为祖本。"对《诸病源候论》一书，称其"叙列证情，究属详悉，试观《千金》《外台》以下，凡有大著述者，多引是书以资辨别，则历来之奉为圭臬可知。"同时也指出其"所论病证，分别太繁，未免穿凿"的缺点。对张洁古的《脏腑药式》，先生十分赞赏，评曰"脏腑标本，寒热虚实补泻各条目，应用诸药，分条附注，朗若列眉，为学者示以仪型，树立准标，最是有条不紊，罗罗清疏，初学得之，譬如握罗盘而指方位，自无暗中摸索之苦，金针度世，其意良深，"并以本书为蓝本，加以疏通、补正，编成《脏腑药式补正》一书。对《沈氏女科辑要》，先生赞曰："尧封此书，寥寥数十页，精当处勘透隐微，切中肯綮，多发前人所未发，实验彰彰，始觉轩爽豁目。"更值得指出的是，先生对金元四大家的学说有着精辟的评述，尝云："张子和《儒门事亲》专以汗、吐、下三法治百病，非浅学所敢尝试，唯识见既真，则奏效奇速，固亦应有之一道；刘河间治医，多主寒凉，盖亦当时气运使然，未必偏见至此。昔人尝谓守真以霜雪为雨露，利于松柏而害于蒲柳，然用之得当，自不可废，盖亦一家之学也；东垣出张洁古门下，以培补脾胃为一生宗旨，且倡言寒凉峻利之害。盖承河间、子和之后，流弊已多，乃以温补为之挽救。且值金末大兵大疫之际，故利用升柴诸方，以为升清降浊之枢机，是因其时代环境而成其一家之学；丹溪受业于罗知悌之门，原出河间一派，爱以补阴为主，习用知柏，且谓《局方》温补、香燥而专著一书以为攻讦，则矫枉者亦不无过正之嫌。至其创一'郁'字以论病，则开医家未有之法门。"这既符合各家所处时代的客观实际，又道出了各家的学术特点，可谓至当至精之评。对于明清时期医家的著述，先生则更有潜心研究，体会尤多，盛赞喻嘉言、徐洄溪、柯韵伯、张石顽、尤在泾、陆九芝、王孟英、莫枚士等的著述，"辞肯清晰，畅所欲言，切近病情，原原本本。"其最为服膺者，当推陆九芝、王孟英两家，称"陆氏擅长温热，学识与梦隐（孟英）相等"；"王孟英临症验灵处方熨贴，自古几无敌手。"所著《古今医案子议》，于孟英医案，多有选录，足见其对王氏之学的推崇。

身为兰溪中医专门学校的教务主任，张氏在编写教材时，多选择历代名著为素材，充分体现了"择善而从"的原则。如编《脏腑药式补正》《沈氏女科辑要笺正》《小儿药证直诀笺正》等，分别作为内科、妇科、儿科的教材；还有《病理学读本》，采撷诸家医论数十篇，篇末书以编者评语，这些教材，不苛求格式，讲究实用，突出重点，内容生动活泼，很有特色。

三、师古不泥着力创新

先生治学，反对墨守古训，掏扼不乾。尝谓："学医者本以疗治今人之疾病，岂笺注者必须墨守古人之言，况病变必随时局递更，斯读书尤以近今为切用。"又说："向来注家（指注解《伤寒论》），皆以尊敬仲景之故，认为圣经贤传，以为一字一句，不容妄议，即遇本文之必不可通者及病理药理之不可思议者，虽自己莫明其妙，亦必随文敷衍，空说几句。究竟糊里糊涂，徒令后之读者，更加一重障碍。"充分反映了他师古不泥古，一切从实际出发的科学态度和求实思想。

仍以编写教材为例，先生虽多取材于前贤的有关论著，但常加笺正和注释，或阐发其微蕴，表彰精华；或批评其错讹，扬弃糟粕；或结合个人经验体会，发前人所未发。如所著《本草正义》一书，崇尚《神农本草经》和《名医别录》，每味药大多辑录两书有关论述为主，但并非一味盲从，拘泥不化，而是有分析、有批判地予以吸收，敢于提出自己的不同见解。如《本草经》上品诸药，常有"不饥不老，轻身延年"等记载，先生认为此等"皆方士附会之谬说"，因而大胆予以删节，称这样做"非荒经也，去其可疑，正欲以坚其可信。"这种继承与批判相结合，师古而不泥古的科学态度，值得称道。

敢于创新，是先生治学的又一特色。其代表作《中风斠诠》，融古冶今，最多发明。盖中风一证，古代医家对其病因病机认识不真，说理模糊，是以图治之法：十分棍乱，特别是唐宋以前，概以"风邪外中"为其发病之因，治法多用小续命汤之类辛温发散；金元以降，四大家论中风侧重内因，有主火、主虚、主痰等不同，治法各有偏重，惜用药尚欠合辙；明清时期，对本病病因病机的认识不断深化，治法亦有长足进步，如缪仲淳提出阴虚内热，热极生风，灼津为痰，壅塞气道，即所谓"内虚暗风"之说，一反过去"风邪外中"的病因观，颇有卓识。更值得提出的是，清·光绪中叶山东蓬莱张伯龙著《类中秘旨》，明确指出中风乃肝风自中而发，其病机为水亏木动，火炽风生，气血上奔，痰涎猝壅，即《素问》"血之与气，并走于上"之"大厥"重证，中风的病理才较为深刻地被揭示，治法用药亦逐渐走上正轨。先生对张伯龙的观点极为赞同，并着力加以阐发，一方面他征引《素问》中有关"薄厥"、"大厥"、"偏枯"、"仆击"等病证，以及"诸风掉眩，皆属于肝"，"诸暴强直，皆属于风"，"诸热瞀瘛，皆属于火"等论述，说明本病在古代文献中的病名和病因病机；另一方面，又参合当时西医有关"脑冲血"的观点，遵古酌今，融汇中西学说，进一步阐明了"肝火自盛，化火上扬，迫令气血上逆，冲激入脑，震动神经"是中风的病理症结所在。至此，中风之底蕴才得以昭然若揭，阐发无遗，真可谓"剪尽荆榛，大开觉路"（张锡纯评语），厥功伟矣！其次，在治疗方法上，先生在认真总结前人正反两方面的经验的基础上，全面、系统地提出闭证宜开，脱证宜固，肝阳宜潜镇，痰涎宜开泄，气逆宜顺降，心液肝阴宜培养，肾阴宜滋填，偏瘫宜宣通等八类治法，区别标本缓急，立法井然有序，并荟萃治疗中风古方，分类编次，对其制方之旨，用药之精当或不合处，一一予以剖析，或发挥精义，或指出流弊，于临证远方用药，大有裨益。

四、注重实践　广积经验

张氏不仅是一位中医教育家，又是一位经验宏富的临床家。他勤于实践，重视理论与实际相结合：体现在教学上，他十分强调学用结合，学以致用。学校设有门诊部，作为临床实习基地，学生须随师侍诊，在实践中巩固和加深理解课堂所讲的知识，学习老师的实际经验，增长才干。先生尝谓："案头侍诊，系习医之要务，髓同诊察，庶几学有本源，易收实地练习之效。"这种集传统带徒与课堂讲学于一体的教学方法，实践证明是行之有效的，至今仍广为采用。

先生平时教学繁忙，仍不脱离临床，热心为病人服务。从其所遗留的医案来看，他于临床各科均有建树，尤精于外科，更通针灸。其对药物学的研究，更可窥见其重视实践之一斑。在"医药以切合实用为主"的思想指导下，他对药物性能、主治、炮制等方面论述，往往从临床实际出发，结合自己或他人的经验，予以阐发。如对忍冬一药，认为治痈疽疮疡的功效，其藤叶尤胜于花，谓"且不仅煎剂之必须，即用以煎汤洗涤亦大良。随处都有，取之不竭，真所谓简、便、贱三字毕备之妙药也。"在论述骨碎补功效时，据其业师朱阆仙先生的经验，补充了本品能治骨槽风重证。他还善于吸取民间经验，以扩大药物的用途，如论述白毛藤时指出："吾乡人恒用以治支节酸楚等症，甚有捷效。"更难能可贵的是，先生研究药物，常进行实地考察，亲自体验。如对石斛的加工炮制与药效的关系，指出金钗石斛"市肆中欲其美观，每断为寸许，而以砂土同炒，则空松而尤为壮观，要之一经炒透，便成枯槁，非特无以养阴，且恐不能清热，形犹是而质已非……所以吾吴医家，每用其原枝不炒煮，劈开先煎，庶得真味，且此物最耐久煎，一味浓煎，始有效力。"又如对牵牛子，他作了如下详尽的描述："试细嚼之，唯其皮稍有辛味……又蓥气戟人喉舌，细味之，亦在皮中，所谓有毒，盖即在此。古方中凡用末子，均称只用头末，正以其皮粘韧，不易细碎，只用头末，则弃其皮，而可无辛蓥之毒。"若非实地考察，亲身体验，断难有此真知灼见。

宝剑锋自磨砺出，梅花香自苦寒来。张山雷先生之所以成为医林巨匠，一代宗师，无疑是他发奋学习，刻苦钻研，勤于实践，勇于探索的结果。"孤灯廿载，意气徒豪，心肝呕尽"，确是他自身的最好写照。《张山雷医集》的编纂和出版，实现了张氏"唯冀后起，完续残篇"的遗愿，先生若英魂不灭，当可含笑于九泉。我们一定要进一步做好中医文献和名医学学术经验的整理研究工作，为振兴中医：造福人类，作出更多更大的贡献。

中西汇通　发扬国粹

——从《病理学读本》探张山雷学术观

俞欣玮　姚真敏

张山雷先生是我国近代著名"中西汇通"派大家，浙江中医教育的先行者。先生生活于清末民初，正是西学东渐，中医日受排挤之时，在这民族医学生死存亡的关键时刻，他既不崇洋迷外，也不厚古薄今，盲目排外，而是以科学的态度，努力接受新思想，新文化，走"中西结合"之路，用毕生的精力，兢兢业业于中医事业，他亲临临床，忙于教学，勤于著述，几十年的治学，教学积累了丰富经验，著作甚丰，对培养一代又一代的中医新人，对祖国医学的发展，厥功甚伟，为挽救数千年来保护中华民族健康和繁衍的祖国医学，耗尽了毕生的心血。

先生一生博览群书，治学谨严，不仅对诸子百家之书，历代经典医著靡不涉猎，同时也参考现代医学，丰富自己的学识，故他的各种著述中无不反映出他那广博的学识及实是求是的科学态度。

先生治学主张"融洽中西"认为中医究其理，西医究其形，互有专长，岂宜偏重。但他融洽中西的目的是为"发扬国粹，造就真才……望千万人扶持国家"故他对经典医著极为重视，强调学生学医以《内经》《难经》《神农本草》《伤寒杂病论》为学习医学理论之基础，并把这些作为教学重点教材，在讲义中又能取中西之长，充实内容，对经典

578

医著独具见解，阐发秘奥。

至于临床学习他也不偏废，其中对医案尤为推重，他说："医书论证，但记其常……唯医案则恒随见证为转移，活泼无方，具有万变无穷之妙，俨如病人在侧，謦咳亲闻，所以多读医案，绝胜于随侍名师而相与唔对一堂，上下议论"故其《病理学读本》就是纂辑了先贤诸予酣畅精论而成，并对其中隐曲含糊之处，每于篇后据自己临床经验分别阐明，故"篇后"部分也就是最能反映其治学态度及学术观点。这次在整理，校注先生《病理学读本》过程中实著让我们领悟不少。现将我们的体会概述如下：

一、博览群书，治学严谨

山雷先生自幼好学，平时于诸子百家之书靡不涉猎，习医后对古典医经及历代医学著作，朝夕钻研，协助其师朱阆仙先生开办中医学堂后，为编教材更是众览群书，博引广集，就其编写的各类教学讲义所引中西医书籍就有 108 种，仅《病理学读本》中也有 40 余位医家的学说被引用，可见先生读书之勤，学识之博。然三十余年的读书使他深感吾国医学，发源上古，三千余年载各家议论固已充栋宇而汗马牛，独惜先秦古书，所传无几，其仅存者皆为后人重集，点窜，讹误所在多有，遂觉不可卒读。故他虽十分推崇历代医籍，然又能做到学古而不泥于古，既便是经典医著也不认为字字金玉良官，故不敢随便轻信。就是医圣张仲景的《伤寒杂病论》他认为可解而对证可用者只有十之七八，而其不甚了解而竟无绝对之证可用者，亦有十之二三。面向来注家又皆以尊崇仲景之故，全以本论认作圣经贤传，以为一字一句，不容妄议，即遇本文之必不可通者及病理药物之不可思议者，虽自己莫名其妙，亦必随文敷衍，空说几句，对于这些不负责任的治学态度，山雷痛加驳斥，极力反对，他认为对历代医家著述，必须抱以实事求是的科学态度，自己著述，持论更应十分慎重，以免令今后之读者，更加一重障碍，他说："不才二十年之持论，每谓今本素灵难经，伤寒金匮，只可就原有白文，细细读去，而参之以自己治医经验，将其明白了当，病理药理，彼此符合之处，详加探索，确有妙悟，可得而言，其不甚了解者则始置一边，留待后日再读再解，或者自己功夫日进，治验日富，则必有昔日之不可解处，俟至异日而一旦豁然者。"

这种严谨的治学态度确是后生学习之楷模。

二、倡先议病后用药说

祖国医学之精华、没过于辨证论治，而唐以后由于本草，方书的大量涌现，及宋金元时期大量药局的开设，使得某些欲求功利的习医者轻理论而重方药，弃经典医籍于不顾，略谙药味一二种，则轻率地从药架上取药为患者治病，故在习医者中遂成一没药不议病之世界，其夭枉不可胜。金元出现了以河间东垣、丹溪，从正为代表的四大家，他们各自立足于自己的临床实践，对《内经》等医经在某一方面进行了理论上的阐述与发挥使中医理论大大丰实，同时也促进了祖国医学不断发展，然而至清仍有一些习医者对灵素，甲乙、难经等无方之书，全不考究，而对后来一切有方之书奉为灵宝，对此医界之恶习，山雷极为不满。为正医风，学风，山雷特将《喻嘉言寓意草中先识病后用药说》录于《病理学读本》卷一之首，以告诫习医者，习医首重识病，并在论后附以"书后"重申识病之重要性。他说："治医之道，本非处方为难，最苦于认证不清，则医者心目中，便已辗转无主，选药尚复何所标准，果其识得病情，斯有是证，当有是药，药病相符，效果自可立待，此其成败利钝之分途，即在识病与不识病之间。"故他认为：嘉言先识病后用药说，非特为俗医病下针砭，实是学医者不可不知之秘蕴。

先议病后用药的观点何其明了，实是我们每位习医者不能不守之规矩准绳。

三、运气为推阐病机之一助

运气学说是古代探讨气象运动规律的一门学科，古代医家用它来研究四时气候变化规律及对人体健康和疾病的影响。自王冰注《黄帝内经素问》补入七篇大论后，运气学说在中医界得以流传，至北宋以后研究者颇众，较有名的如宋有刘温素、刘完素等，清有张志聪等，然而，在这些研究者中也不乏有些医家机械地远用运气学说，认为某年、某月、某日、某时、必生某病，必用某药。山雷对此提出异议，他认为用阴阳五行、天干地支推算疾病，是古人治病之一种支流，要知天下至大，土宜燥湿，寒燠不一其途，天气之风雨晦冥，各异其候，而谓可执一定之干支指为某年某月，当得何等病状，其谁敢信。故他虽对喻嘉言诸多论述极为赞赏，而对嘉言寓意草与门人定议病法中将某年．某月，某地，某人，年纪若干置于"议病法"之首则大发异议。他说：以运气四时作入手方针，未免蹈胶柱刻舟之故耳。所以他认为医生治病当以见病治为实验，而不当凿空推算，泥定干支时日。再说："究竟遍读医书果能从病情病理，说得透彻者，其书必有实用，且能使人易读易学，若徒于五行胜克中说空话或从运气胜复上骋诡辨者，其说必不足证。"

然而，山雷又不完全反对用运气来研究医学，因为人生活在自然之中，必受自然之气化的影响。他说："以天地化育言之，气候斡旋，必不能离乎五行为消长，而人在所交之中，息息相通自必随此阴阳而为翕合，则凡气化之盈虚消息而民病之，亦是理之所当然，事之所或有，泥之者愚，劈之者妄。"故他在反对机械运用运气说的同时也化了不少功夫将"陆九芝六气大司天下篇研究了一番，并将古今医家一一与之相对，结果发现古今名家或尚清凉，或宗温补，各有专主，几若天渊，初亦不解其嗜好之偏。抑何至于此极，迨考其著作时代则与表中之所谓燥火寒湿主气竟无一不合符节。如河间著素问玄机，为金世宋二十六年即宋孝宗淳熙十三年乃绍兴甲子之四十三年，燥火用事，故主寒凉；东垣值宋宁宗嘉泰四年，为六十六甲子，寒湿用事，故以脾胃立论，专事升阳，宜于温法；丹溪生于至元卒于至正，值泰定元年第六十八甲子，火燥用事，故以知柏治肾，专事补阴，宜于清法。由此始知天地之大，运气迁流，隐隐然自有此一定不移之气化为之主持。而诸名贤身历其间，所见民病，本随当时气运与为转移，则在燥气中者，自不得不用寒凉，而在湿寒令中者，亦不得不宗温热，设以守真而遇湿寒，决不偏于寒凉，东垣而遇风燥，决不偏于温补，丹溪而遇寒湿，决不偏于清滋。明乎此而知古圣昔贤著书立说，都是各随其运，补偏救弊之人。故对运气学说山雷认为既不能机械硬搬，也不能全盘否定，不妨姑备此说，以为推阐病机之一助。

四、神昏谵语非逆传心包说

自叶天士《温热论治》提出"逆传心包"之说后，清代医家大多一见神昏谵语即言热入心包，动辄以犀角、牛黄、麝香之类以开心神，山雷认为此皆传手不传足之谬见。神昏之由，其热在胃，病诚在心。他说："神昏之由，其热在胃，毫无疑义，但胃为受盛之府，无性灵之作用。何以胃家蕴热而神为之昏，寿颐则谓心为神明之主，胃中热甚，上薰于心，神明为之不安，其所以昏者，病诚在心，唯所以使之昏者，其因在胃耳，斯时之

580

心，尚是受胃之薰灼，而非心之自蕴热，所以清泄其胃而心自安，昏自醒。若动辄犀角、生地、牛黄、脑麝则心藏本无实热，而反引胃热以入心，且胃中实热，仍无去路，而又专泄元气以耗心神，于是胃之闭者愈闭，而心之不脱者反脱，这不能起病反适以送命。况当今开明时代，凡是昏狂谵妄，人皆知为脑神经失其故常之病。试问神经何以能忽然改变，则正唯实热锢塞，壅蔽不通，气血上冲，有升无降，自然神经扰乱，顷刻反常，或则昏瞀无知，或则哭笑骂詈，斯时急清肠胃，壅塞立通，则气血不冲，升者立降，神经安靖而知觉斯复。凡用承气荡涤而昏谵可清者，实是信而有证，确乎可据。在古人不知有神经作用，即不能洞明此一层原理，但池降能救昏狂，亦是数千年相承之经验。山雷从中西理论及治疗角度说明神谵语的病机，其次，他还列举出仲景于神昏诸证也悉隶于阳明条下，以此作为神昏谵语非逆传心包，其由实是热在胃，病诚在心，最好证据。故他说"今叶派造出逆传心包四字，只知犀角、牛黄，纵或可清无形之热，而必不能涤有形之实，自然等于无用，且又脑麝大香大开，自谓可以开闭，而不知芳香走窜，反以助其升腾"。

这种对神昏谵语的病机分析，即反映出他善于吸取西学理论及对中医阳明证的重视，也反映出他在学术上的一丝不苟的精神。

山雷《病理学读本》内容相当丰富，有治学经验，脉案规范病理药理，阴阳运气等探讨，也有伤寒、温热、内、外、妇、儿等疾病病机的分析。我们这里所述只是其中一小部份内容，以冀与同道们共同研究，探讨。

张山雷医案选析

王美洪

张山雷（1872~1934年），是我国清末民初临床医学家和中医教学家。张氏虽然忙于教务，而从未辍诊，学术上博古通今，又精于训诂，临床医学造诣颇深。临床擅长于内、外、妇科。对中风、外疡、脉学尤有研究。由于医术高明。在江浙一带享有盛誉。吾习先生医案，启悟非浅，现辄四则介绍如下：

例1　男　病劳顿伤脾，清阳下陷，倦怠畏寒，夜热起伏，脉沉而弦，大便溏薄，舌滑无苔，治宜东垣法。

药方：炒茸潞4.5克，炒柴胡1克，广藿香4.5克，焦冬术4.5克，炮姜炭1.2克，陈皮4.5克，绿升麻1.2克，生西芪4.5克，广木香2.4克，台乌药4.5克，生鸡内金4.5克，带皮苓9克，带壳春砂仁杵1.5克。

二诊：病脾阳已运，胃纳已显，大府已结但眩晕不已，脉细软太甚，舌滑无苔，治法再拟和土柔木。

药方：炒茸潞4.5克，生打决明24克，炒山芋肉9克，广藿梗4.5克，炒冬术4.5克，大白芋6克，甘杞子4.5克，台乌药4.5克，明天麻9克，陈皮4.5克，广木香2.4克，带皮苓6克，带壳春砂仁杵1.2克。

浅析：脾胃居于中焦，乃气机升降之枢诸阳之本始，人体一身，内则五脏六腑，外则四肢九窍，无一非由后天生化之源养，是故土为万物之母。咎因劳顿所致，即东垣所谓"形体劳役则伤脾"是也，宗东垣补中益气载增，可谓是为王道。

病2　幼儿　两脾胃阴薄、消化器官欠健，入夜身热，纳谷不馨。脉：指纹隐隐淡紫、尚在风关，舌滑无苔，治拟健脾而养胃阴，病非外感，不当温散。

药方：生淮山药7.5克，新会皮7.5克，焦江西术3克，广藿梗3克，生鸡内金3克，山芋肉4.5克，广木香1.5克，苏薄荷1克，炒六神曲3克，焦枳实1克，砂仁壳1.2克，牛黄散1.5克。

二诊：后天脾胃薄弱，前授扶土健脾夜热已淡。脉：指纹右手风关尚未全藏，治拟再当助脾、兼以毓阴。

药方：制江西术3克，新会皮3克，广藿梗4.5克，带壳春砂仁1克，生淮山药4.5克，南沙参4.5克，嫩双勾6克，炒沉香曲2.4克，干百合6克，生鸡内金2.4克，牛黄散1.5克。

浅析：小儿乃稚阴稚阳之体，用药斟酌最为不易。张师诊治此案投润养而不失灵动、用醒脾而力避温燥，选药精当，药症合拍，诚可师可法。

例3　女　病临经腹痛，信事太多，色且淤黑，此木郁不宜。脉细小，舌淡白无苔，治法：姑息三天，未可妄投功破，宜和肝脾而行气滞。

药方：炒潞党5.5克，小青皮4.5克，泽兰叶6克，天台乌药4.5克，焦冬术3克，延胡索6克，炒杜仲3克，带壳春砂仁1.2克，杵炮姜炭1.5克，焦查肉6克，炙桑螵蛸2.4克，漂乌贼骨4.5克。

浅析：经前腹痛，诚乃肝家气滞，络脉不疏居多。张师疏肝行气善选血中行气，青皮、乌药、延胡最为切当。此病例疏利中少加敛涩，行气中佐合活血，破而不猛，疏而不峻，因症施治，诚平稳妥贴之良方。

例4　男　病脾土积弱，肝气不藏，挟痰积湿，闭塞中都，胸闷气窒，谷食不想，抑且呕吐痰水，欲暖不畅。脉左沉细，右更小。根本甚惫，似非轻渺、姑先和肝顺气，冀得应手乃佳。

药方：川古勇0.6克，淡吴芋1.2克同炒，制半夏4.5克，川椒红去目炒出汗10粒，广藿梗4.5克，台乌药7.5克，姜炒竹茹7.5克，紫苏叶1.5克，黄玉金7.5克，旋复花9克包入，炒茅术3克。

二诊：前方去炒茅术，苏叶，加牡蛎15克，乌榆1.2克，陈胆星1.5克。

三诊：病脾土运化已衰，肝木来凌，呕吐不纳。前拟抑降顺气，呕止胃纳略醒。但气火不藏，胸闷痰稠，咯痰尚滑而腹简胀满，乃肝病本色。脉沉细异常是正气甚馁，舌滑无苔，土惫可知。再拟和胃软肝，轻宣开展，冀得痰开胃醒再商扶中，不可一步直骤也。

药方：生淮山药4.5克，制半夏4.5克，带皮苓6克，杜斗玲2.5克，陈胆星2.5克，黄玉金4.5克，台乌药4.5克，旋复花9克包入，路路通6克去刺，山芋肉6克，生鸡内金4.5克，海浮石6克，生打代赭石12克，生打牡蛎15克。

浅析：患者病症，确系肝脾重症，揆症参源，缘由肝脾机能疲败可知。盖肝主疏泄脾主运化，干旋中运则气机调畅。今气机中泄升降失职，是故冷呕纳呆，胸腹胀满诸恙蜂起，张师先报和肝顺气，业已稍稍相应，再进抑降软肝，则呕暖止而胃纳增。三诊时酌加轻宣开展、泄化醒脾，可谓丝丝入扣，药症相因。观全症用药轻灵流动，鼓动气机且不伤肝脾之阴，顾护脾胃正气又不黏腻恶邪。此虚中挟实之症临症时殊为棘手，补虚本无近功，然其辨症用药之精当处，实为吾侪所应师事。

医教育家张山雷与他的《中风斠诠》

张海洲　　盛鸾和

　　张山雷（1872～1934）名寿颐，嘉定人，清朝诸生。少习举子业，因其母患风痹，自学中医典籍，青年时代到上海从名医黄醴泉学内科三年，继之拜朱阆仙为师，学习外科，在炉悬壶设诊多年，由此医名大振。1914年起的廿年均从事中医教育，并坚持临床诊疗工作，疗效甚佳，时称"三张"、"三达"、即他与张锡纯、张国华。张氏先后执教于黄墙中医学校（朱阆仙创于1914年）、神州中医学院（包识生创于1916年）、兰溪中医专门学校（诸葛少卿创于1919年）。他自编教材，先后撰写数十种内外科教材，如《难经汇注》《难经正义笺正》《经脉腧穴考》《脉学正义》《中风斠诠》《本草正义》《藏府药式笺正》《疡科纲要》和《英医合信氏全体新论疏证》等，尚有十余种讲义末及刊行。所述"皆本人识学心得，不拾人牙慧，发前贤未言之奥，破诸家涂附之谜"，有人评述山雷之作，"训诂考据，发皇古义，重视继承，尤能发扬"。张氏教学严谨求实，告诫学生"病理之错综本无限量，病情之变化幻奚有穷期……"，宜"逊志时敏"，不断进取，绝不能马虎从医。他于1934年病逝于兰溪福山之麓，享年六十二岁。临终前仍在修订书稿，为中医教育尽力，自题挽联下阕写到，"孤灯廿载，意气徒豪，心肝呕尽，从此虚灵末泯，唯继后起，完续残篇"。在当时的条件下，白天教学与医疗，晚间忙于写书稿，编讲义，其辛苦可知，但无怨言，唯期待后继有人，振兴中医。

　　张氏晚年重订的《中风斠诠》能反映他的治学精神和教育思想。《中风斠诠》于1912年开始动笔，1917年整理定稿，1918年在沪付印，用作神州中医学校的教材。1922年在兰溪修订重印石刻本，甚为畅销。1933年重订再版。本书三卷，以晚清张伯龙新论为基础，触类旁通，涉及古今中外对中风的认识，并有个人独特见解，且"笔曲而达，言明且清"实为中风之大全。

　　现代中风多指脑血管意外（意性脑血管病），证见昏厥暴仆，气粗脉大，很象《素问》之大厥、薄厥。径云，"血菀于上，使人薄厥"；"血之与气并走于上，则为大厥"。古中风条，均言外感，即外风。《金匮》始以内风诸证皆作外风，之后的千余年，各家以古证今，将错就错。宋·许叔微已有所悟，创真珠母丸治疗肝虚风动之证，为时人所讥。金元大家又有新见：河间责之于火，丹溪责之于血虚有痰，东垣责之于气虚。持论不同，而都以为病由内发，非为外风所致。但临证用药又泥古法，犹恋恋于古人续命诸汤，或加滋腻药品补虚。病名上，明朝张景岳倡用"类中风"（王道安提出），清·叶天士明确提出"内风"。

　　本世纪初，中医接受"脑溢血"的概念，称为"气冲脑经"或以"内中风"为名。这种认识，当由张伯龙开其源，张山雷续其流。光绪中叶，蓬莱张伯龙撰《雷雅堂医案》，有"类中秘旨"一篇，提出"类中"责之于肝阳上亢，迫血上行激脑，治以镇肝滋肾，以贝类潜阳重镇药配滋肾药（如二地、阿胶等）。山雷又有发扬，尤其在治疗上更推出潜镇大剂，而不急用滋肾之品。因内风上扰，十有八九挟有胸中痰浊，痰随气升，阻闭清窍，故急救当泻降浊痰而不用滋腻药物。山雷曰：愚谓潜阳镇逆，必以介类为第一主药，如珍珠丹，石决明、牡蛎之类，咸寒沉降，能定奔腾之气火，而气味俱清，不碍痰浊。伯龙之不妥，在于"当气升痰寒之时，黏腻适以助壅，难收潜降摄纳之功。"恢复期则可滋肾养肝，这是"急则治其标，缓则治其本"的体现。此潜镇之法，上溯宋朝许学士；清朝尤在泾、王孟英、近人张伯龙、黄醴泉；下迨至山雷。山雷详细阐述其临证变化及选方用药，多有新见。

《中风斠诠》一书体现了张山雷的学术思想有两大特点：

1. 中医要振兴，必须发展学术。他承认"吾国医学中之黑暗境界，提出要吸收现代医学成就，以求自强；他称赞伯龙的动物试验，补充了近代中医手段之不足，自己也在解剖学和西医临床课方面下了不少功夫；他反对人云亦云，指出一人唱之于前，自必有数十百人和之于后"于中医发展不利；他敢于直抉古人之谬，指出《金匮》《甲乙经》等经典的错误。他说，在中风问题上，金匮、甲乙"已聚六州之铁，铸成大错"，所谓"八正八虚八风"之说实属怪诞不经。这在当时是要担风险的，可见他为振兴中医而献身的精神。

2. 主张中西汇通，反对丢掉特色。他赞成中医学校开设解剖、生理等现代医学课程，对解剖名词的翻译尤为重视，希望译名更确切。如 Arteria 旧译为发血管，应改为动脉；Venna 旧译为回血管，宜改称静脉；Nerve 旧译为脑气筋尤其不妥，应改为旧译名神经，但中医病名不宜"欧化"。当时有人鼓吹丢弃"类中风"、"内中风"之名，改为"脑病"山雷明确反对，并予以批判。书中还多处述及解剖、生理概念，希冀使之引进中医理论，汇通中西，其学术思想显而易见。他说："虽中西两家学术渊源绝不相同，而果有实在之发明，终必同归一致。"

张山雷是近代中医教育家和临床家，在中医教育、中医内外科和中医汇通等方面都做出了重要贡献。

（《中医教育》1989 年 5 期）

近代名医张山雷及其著作

赵根炎

张山雷，名寿颐（1873～1934），江苏嘉定人。从小禀赋聪颖，博学多才。十九岁入泮，为邑庠生。后因母患风痹，遂弃儒学医。先后投师于俞德琇，候春林、黄醴泉、朱阆仙。由于勤奋好学，学有所成，而深得诸师的赞誉。1914 年被朱阆仙聘为黄墙私塾中医专门学校教师，主持教务工作。1920 年应聘至兰溪中医专门学校，出任教务主任之职，在兰十五年，一心致力于医学教育，先后培养了一批优秀的中医人才。学生遍及大江南北。他一面主持教务，一面又为群众看病，在群众中享有较高的威望。省内外的不少疑难病人，慕名而来，痊愈而归。张山雷学术上博古通今，又精于训诂，对经典医著和各家学说，潜心研究，深得要旨，并有所发展。临床上擅长内，外，妇科，对中风、外疡、脉学尤有研究。鉴于张氏对中医事业的卓越贡献和学术上的显著成就，早期就被医界誉称为全国"二张"（一指名医张锡纯）之一。当时医术界权威杂志《医界春秋》《神州医学报》聘他为撰写员。曾出任中国国医馆理事，1934 年因病卒于兰溪。

张山雷对临床各科均有研究。对中风，疡科，脉学等科在学术上有独特的贡献。他明确指出"中风病最着重处，在痰浊壅塞一层。阴虚于下，阳亢于上必挟其胸中浊阴，泛而上溢，蔽塞性灵，上蒙清窍，以致目瞑耳聋语塞，……是以昏瞀之时，痰壅涎流，十恒八九。愚谓潜降急矣！而开痰亦不可缓"。治疗上常以潜降泄痰，滋养肝肾二法为主。用药常选金石和介壳类药。人称"石头先生"。并将《内经》中的"煎厥"、"薄厥"、"巅疾"，"诸风掉眩皆属于肝"，"仆击偏枯，肥贵人则膏粱之疾"等都划归"中风"的范畴。

张山雷在候脉诊病上，师古而不泥古。他认为"脉有阴阳之大略，若以病情变化言之，则又不可一概而论"。在诸脉主病上又有所创新。"盖脉涩洵为血少，气亦安能独多，果是气盛，脉亦何至涩滞不流；脉滑可谓血多，气亦决不独少，果是气馁，脉又何能圆滑流利"。以此断为：涩者气血皆少，滑者气血皆充。这一精辟的论述对前人的滑湿脉诊作了必要的补正。

对医学经典著作的研究是张山雷学术思想体系时一个重要组成部分。他学古而不泥古，宗法而不从方。重视广集各注，释其精切不浮者，颜以笺字。增以注释。编为教材供后学参考；间遇经文，必不可通者，就宜抒己见，从不转辗附会，敷衍了事。就以《伤寒杂病论》为例，张山雷则明确指出："此书百十三方，可解而对症可用者十之八九；其不甚可解而竟无绝对之症可用者，亦十之二三。向来注家皆以尊崇仲景之故，认作圣经贤传，以为一字一句不容妄议。即遇本文之必不可通者，及病理药理之不可思议者，虽自己莫名其妙，亦必随文敷衍，空说几句，竟糊里糊涂，徒令后之读者，更加一重障碍"。他认为《神农本草经》："言简意赅，含蓄者富，非精心寻绎，难得其真"。因此他潜心攻读，反复研究。撰写了《本草正义》七卷，书中通过考正，正义、广义、发明、正讹等方法对诸药物的性味、功用、主治、炮制、用法及宜忌作了深入的阐发。充分体现了张氏应用药物的实践经验和药物研究上的独到见解。

祖国医学，渊远流长，名医辈出，医著充栋。对历代著名医家的研究和评价，这又是张山雷学术思想体系的一个重要内容。在他的医著里收集了上至金元，下至明清等历代著名医家的学术思想和他们的著作。取他们之长，评他们之短，并结合自己几十年的临床实践。逐步形成了别具一格的学术思想，为后世留下了许多医学著作。

张山雷一生撰写著作、讲义达二十余种，共六十八册。现将其主要著作简要介绍如下：

《中风斠诠》

分上中下三卷。本书是张氏对中风脉因证治的创新之作。书中广征博采，参阅西说，并结合自己的临证所得。对"中风"的病名、病因，病机、脉证及其代表方药的选择，均作了系统的论述。他认为"中风为肝火自盛，化风上扬，迫令气血上逆，冲击入脑，震动神经而失其知觉运动之病"。治法上主张潜阳熄风参以理痰降泄，使血不升，则厥可定。而脑神经之动可定。书中还收集了上自《内经》，《金匮》，下至宋元明清，历代医家的有关论述，具有较高的临床实用价值。

《疡科纲要》

共二卷，分外疡总论，外疡脉法，外疡药剂，膏丹丸散外贴四章。此书是张山雷继承朱师阆仙之学。结合自己的临床经验编著而成。书中阐述了外疡的辨证和治疗必须从整体出发。重视病灶和脏腑气血的关系。着重指出"证虽外发，病本内因，固不仅大痈大疽，非通乎内科者不能措手，即寻常疮疖，亦无不与内证息息相通……"。主张外疡内治，反对一方套治，纠正过去仅侧重局部外治的偏向。是一本较为系统的中医外科专著。

《沈氏女科辑要笺正》

共二卷八十二节，上卷三十一节，下卷至十一节。此书以《沈尧封女科辑要》经王孟英加按语本为蓝本，根据张氏二十余年的临床心得，逐条笺正。发挥自己的见解，详尽地论述了女科经、带、胎、产诸病的辨证施治。并附录六十九方，供后人参考。

《脏腑药式补正》

共三卷。张山雷以张洁古《脏腑标本寒热虚实用药式》，清·高邮赵双湖注本《医学指归》为兰本。参以己见，对脱漏者则补缀。误者则纠正。分别标以"补字"，"正字"立于各条之首，言简意赅，切于实用，使学者一目了然。是当时学校的主要教材之一。

《脉学正义》

前后分脉学纲领，立诊法，诸脉形象，诊脉断病四章六卷。是张山雷诊断学上的代表作。全书全面系统地阐述脉学理论和各种脉象，诊法。并采各家之长，抒个人之见。论其常，深入透彻，折其变，显明通达。是初学入门的引路教材。

《难经汇注笺正》

共三卷。书中张氏收集了二十余家对《难经》的注释。同时指出："诸本至今并存，注家不可谓不多，然考其文义，绎其辞旨，大都望文敷衍，甚少精警……"。因此书中张氏收集各家注释。选其精华，汇编入录。并参以作者所及文献。为经文疏通证而明之，予以笺正。对某些读不可通的经文，就直抒己见。不转辗附会。以宫引盲。这足见张氏学习之认真。全书内容选择严谨。是学习《难经》的一本难得的辅导材料。

《经脉俞穴新考正》

本书分上下二卷。书中着重对经脉的起源、循行经文，俞穴等作了系统的考正。疏其得失，考其正误。对疑而无法证实者，大胆发表己见，录于其后，供读者参考。

（《杏苑中医文献杂志》1990 年 2 期）

张山雷评按张伯龙《雪雅堂医案》选辑（上）

郑秋兔　整理

张伯龙先生，名士骧，清代末叶山东名医，蓬莱县人。曾受业于四川唐容川先生，唐氏所著《本草问答》即系记录其师生二人问答之作。唐容川是我国早期试图"汇通"中西医学的代表人物之一，对张氏的学术思想有一定的影响。张伯龙氏根据《素问·调经论》"血之与气并走于上，则为大厥，厥则暴死，气复反则生，不反则死"一节，参用当

时西医血冲脑经之说，著有《类中秘旨》一书，指出中风皆由"肝火上亢、化风煽动，激其气血并走于上，直冲犯脑，震扰神经"，治法以潜阳镇逆为主，抑降其气火之上浮，使血不升则厥可定，而脑神经之功用可复……。其说衷中参西，既阐明《素问》大厥的病理，又指出血冲入脑的病机，纠正了前人认为中风系由外风侵袭，相率以温散风寒之小续命汤、风引汤等为治疗中风专剂之谬误，使中医时中风病有了正确的治则。所著《张氏雪雅堂医案》则系选自他本人从光绪甲午至癸卯（1894～1903）十年间的临床治案，共八百余例。

张山雷先生，名寿颐，（1873～1934）江苏嘉定人，1920年起，主持前浙江兰溪中医专门学校教务达十五年。学验俱丰，尤多著述，先后完成医校教材和其它著作二十余种，时前人学说多有阐发。

张山雷对张伯龙先生的学术经验，甚为信仰。对《类中秘旨》的这一创新，尤其认为"实能勘透渊源，精当确切"。在此基础上，他并广征载籍，参证西医学说，根据临床实践，著成《中风斠诠》三卷，对中风病病名的辩证，病因脉症的分析，应用方剂的选评等等，进一步加以发挥。

张山雷对《雪雅堂医案》的评价也甚高，认为："论症处方，理法清晰，而用药亦朴茂沉着，精切不浮"。他在兰溪医校任教时，曾摘录其中的六十余例，在每案之后详加评议，有十数例并曾辑入他所著《古今医案评议》（兰溪医校教材，油印本）之中，其余则未有发表。家父当年就读医校，曾抄存此评议之全部。

张山雷先生之评议，既点出了张伯龙临床学术经验的独特之处，使我们易于领会此中精蕴，从中得到启发，而对某些治例有不同见解，或认为有不足之处，则不是随声附和阿私所好，而是独立思考，提出了自己的不同看法，这正是我们学习前人医案时应有的态度和方法。

（为保持原案面貌，分两仍用旧制，未作更改）。

感　冒

1. 刘信翁，患感，寒热独发于午后，脉浮弦尺甚，颈强硬不能转侧，仍以太阳论治。进桂枝汤加羌活、细辛，一剂而瘥。
　　[按] 此风寒项强之正治，加二味切当。

2. 薄寒袭卫，咳嗽，辛通轻宣肺气宜之。
　　冬前胡　小苏梗　半夏　竹茹　薄荷梗　炙杷叶　苦杏仁　瓜蒌皮　陈皮　茯苓
　　[按] 枇杷叶苦降，凡风寒初感非宜，议易以桑叶、荆芥。

3. 寸关浮数，风热客于阳明，晡后身热，法宜清解。
　　牛蒡子　淡豆豉　冬前胡　象贝　淡黄芩　黑山栀　连召心　银花　生甘草
　　[按] 温热尚在气分卫分，辛凉解表最为简捷。黄芩苦寒，尚嫌过火，甘草和之则古法也，然甘者黏腻，殊非感在所宜，今江浙时尚多避此味。

4. 感冒风邪，痰嗽头痛寒溧，误服温散，其势益甚，口渴无溺，脉弦数浮促，风温既服温散，热得风而更炽也，舌绛无津，亟宜清化。
　　桑叶　知母　玄参　冬瓜仁　甘菊花　花粉　栀子　贝母　枇杷叶　鲜梨汁
　　[按] 风温本是温邪，再以温散灼烁，津液云亡。小溲不通者，非特下流水竭，实缘

温升太过，肺金失其肃降之权，是以脉浮数弦促，尺壅于上，自然源流皆涸。此方凉润肺胃，药俱稳健。议加麦冬、鲜斛而宣通肺气，方得遂其下行为顺之常，则紫苑、兜铃、桑白皮、九孔子等皆可选也。

感冒失音

某：右寸浮滑，客邪伤肺，咳逆音嘶，系金空则鸣之旨，宜轻清宣通为主。

牛蒡　浙贝　杏仁　冬瓜仁　梨皮各二钱　桑叶　生苡仁　丝瓜叶　桑白皮各三钱
鲜苇根五钱

［按］此风热入肺，气窒音暗，故用药如此。然开泄肺气尚嫌不足，宜加兜铃、玉蝴蝶，而桑白、梨皮、苇根之寒凉，反以壅遏肺金，非宣通法也。丝瓜叶、梨皮乃三家伪案中之珍宝，实则不入药用，何必效颦。

咳　喘

1. 病因冬寒入肺，夜间咳呛涎沫，咳极作呕，两寸不起，病经两月，温通肺胃。

半夏　细辛　陈皮　款冬花　白芥子　茯苓　五味子　炙甘草　苦杏仁　川干姜
［按］宜加麻黄，而甘草宜生用，芥子无谓可去之。

2. 石某，外感咳嗽有痰，脉左关紧，应以感寒论治，干姜五味辛与酸合，开发阳气最速，非仅辛散酸收已也。

麻黄　甘草　五味　干姜各一钱　半夏　杏仁各二钱　黄芩钱半
［按］此小青龙汤也，然甘莘宜生用，寒饮郁遏宜之。

3. 陆，脉弦细如丝，咳吐稀涎味咸，脐上气冲即呛咳，时有喘象，已延数月，医者束手，《内经》论咳篇最详，今参脉象症状，殆肾咳欤？按经治病，当不谬耳。

蛤纷尾一对　苦杏仁　茯苓　川贝各三钱　女贞子　干地黄各四钱　杞子五钱　补骨
脂钱半　胡桃肉二钱　沉香节五分

十剂后病去其五六，因以蚧尾一对、杞子五钱连服数十日而愈。

［按］可加磁石、石英及介类潜降之品。

4. 久咳气馁，脉细且促，仍复力疾从公，渐至食衰便溏，寒热倏忽，背冷汗泄，心营肺卫之损已及乎中，败症迭见，颇难着手。秦越人谓，损其肺者益其气，损其心者调其营卫，胃为卫之本，脾乃营之源，当建立中官，以维营卫，偏寒偏热非正治也。

大生芪四钱　川桂枝　炙草各一钱　炒白芍　饴糖各二钱　黑枣肉三枚

［按］此病全用古方，竟无一二味敷佐，珠似古调独弹。如龙牡合归脾诸味皆可随宜采用。

头　痛

1. 左关弦数，厥阳风木上僭，挟内风而为头痛，熄肝风滋肾液为主，拟采用缪仲淳法。

制首乌　乌豆衣　三角胡麻　甘杞子　生白芍　柏子仁　冬桑叶　杭甘菊　云茯神
［按］方案俱精切不浮，介类潜阳似尚可选用一二，且化痰之品亦不可废。

588

2. 左关弦数，少阳木火上窜，午后头痛，用开泄降逆法。

苦丁茶　白芍　北杏仁　蔓荆子　旋复花各三钱　勾藤勾　川连各一钱　黑山栀二钱　石决明五钱　生甘草五分

［按］蔓荆子辛升，易以蚕矢、白蒺藜为允。

3. 肝肾阴亏，风阳易动，每发则头痛火升，清窍蒙冒，上实下虚，脉息弦数，涵养肝肾之阴，以期乙癸相生。

金钗斛（石斛）　干地黄各四钱　龟腹甲七钱　生牡蛎　乌豆衣　女贞子各三钱　旱莲草　东阿胶各二钱　天门冬钱半

［按］阴虚于下，阳浮于上，滋填潜降，原是端本穷源一定不易之法。然唯胃纳未减而不挟痰饮者庶无流弊。按语虽不言舌苔，然以金钗斛为首，已可想见其舌质鲜红，绝无苔腻，而又辅之以阿胶冬地，则纳谷不恳又是可想而知。选药皆纯，而只用干地不用熟地，尤足征古人拒簇，不同流俗。

4. 伯母，因感外寒搏内热，憎寒发热，咽喉痛，口渴，头眩痛目眶痛，脉大右寸甚，仿羌活汤法，师其意而不泥其方，变辛温为辛凉也。

羌活　白芷　连召　牛蒡子　防风　葛根　枯芩　蝉退肚　川芎　石膏　桔梗　生草

［按］外有憎寒，确是新感。然咽痛口渴头眩痛目眶痛，则肝胆阳邪化风上扰，脉大而右寸为甚，明明里热孔急。所谓右为气口，气口主里者也，凡头痛而目眶骨亦痛者，皆是木动生风之内风，俗名头风，此非外来之寒风可比，只宜潜息，不可发散，误与升散，未有不如火益烈者。按语亦云外寒搏内热，似未尝不知内热生风之旨，何以羌防芎芷牛蒡葛根，一派疏风，岂不教猱升木。虽自以为辛凉，却竟无泄降潜阳一二味以笃驭之，终是功不补患。此病此方，必铸大错，吾不能不为贤者讳也。

眩　晕

1. 张，操持经营，神耗精损，阳挟内风上冒，育阴息风镇逆。

干地黄　浮小麦　生牡蛎各四钱　茯神　阿胶珠　生白芍　生鳖甲各三钱　天门冬二钱　羚羊角一钱　生石决六钱

［按］谋虑烦劳，五志厥阳之火最易自扰，阴液日耗则阳焰日增，此心血虚而肝叶风动者，自非养液宁心不可以治本，亦非介属潜阳不可以治标。双管齐下，标本两到，是伯龙氏独擅其长者。唯浮麦力薄，茯神渗泄，虽曰宁心，似嫌淡薄，不如重用天麻、冬仁较为着力。

2. 蒋叔明夫人，眩晕，心痛胀冲逆呕吐涎沫，周身麻木，脉弦，此厥阴犯阳明证，肝脉挟胃贯隔耳，治在肝胃。

川连　干姜　川楝子　乌梅　牡蛎　杭白芍

［按］症情似有多端，病理却本一气，按语要言不烦，能将丛杂诸症团成一片，真是六辔在手，一尘不惊。而选药简洁，寥寥六物，确已应有尽有，惜墨如金，不嫌疏漏，真乃老斫轮手。所谓言有尽而意无穷，尽足耐人寻绎。若欲引而伸之，触类而长之，虽衍为数百千言可也。

3. 下元水亏，肝胆阳气挟内风上腾不熄，进和阳潜镇之法。

生白芍　寸麦冬　巨胜子（黑芝麻）　白茯神　青龙骨各三钱生　牡蛎　东阿胶各四钱　干地黄钱半　酥龟板　石决明各六钱　炙甘草二钱

［按］自谓和阳，亦毓阴以潜阳耳。若令庸手处此，或有一二味补阳者掺杂其间，即大谬矣。寿颐所谓补阳二字，非温补也，即如参术归芪，能动不能静者，皆非此等症候所宜用。

第二方：

干地黄　生牡蛎　火麻仁各四钱　阿胶　青龙骨　寸麦冬　生白芍　云茯神　浮小麦各三钱　酥龟板　六钱炙甘草二钱

第三方：不饥不纳，食物呕吐，大便干燥，右关涩，左关细数，胃脘清真受伤，腑以通为补，甘濡润胃气下行，稍参制木之品，胃不受克则清真易复矣。

麦门冬四钱　黑芝麻　川石斛　生扁豆　生白芍　冬桑叶　浮小麦各三钱　小胡麻二钱　宣木瓜　生甘草各一钱　南枣肉三枚

［按］上二方滋填潜降于法不错，然反致不饥不纳，且呕吐不便，则其人必有浊痰塞充疑。第一方不言脉舌，恐前药不无误滋之弊。今右关脉涩，仍是痰塞未开，恐方中麦冬甘枣尚非所宜。拟去冬枣甘草而加以泄降者二三味，庶为近之。

4. 姜锦初夫人，脉虚大，卫虚肝风上逆，眩晕战振，应辛甘化风佐以镇摄为主。

大炙芪　枸杞子各八钱　生牡蛎六钱　大防风　全当归各四钱　灵磁石五钱　黑枣肉清桂枝　焦白芍各二钱　青龙骨　茯神各三钱　炙甘草一钱

［按］此亦阴虚于下，而肝胆阳邪化风上逆之症，药用养阴潜阳其义可见。脉之所以虚大者，岂非下无摄纳之权，而浮越之阳发露于外。惟兼有战振一症，是为卫外之阳气式微，乃阳无所附，而已将至于亡阳危候。参芪桂枝用意盖在固表，惟寿颐之见，别虚风上扬，终觉辛温升腾必与眩晕有碍。虽有战振，一味桂枝通阳亦已足当专任。如其确将亡阳，亦不如参附并用，守而不走，较为得力。当归大辛，加以重至四钱，非稳妥正策。

5. 惊悸心震，不寐，眩晕，脉虚大，甘温养营，佐以镇祛。

大防党六钱　大炙芪　全归身　紫石英各五钱　青龙骨四钱　茯神　酸枣仁　焦白芍龙眼肉各三钱　清桂枝二钱　炙甘草钱半

［按］此纯是血虚而肝风暗煽，脉症相符，药颇有力，虽无复诊。

效力可知。此方之桂枝盖用建中意也。

6. 王宅太太，产后百日外，时患畏冷，内外战振不堪，又或眩晕，经水时来时止然不甚多，腹并不痛，不思食。右关弱小，左涩滞、关脉更沉涩不起，右手两指节间时生米粒小疮，痛难言状，应以肝经血郁论治。

醋香附　泽兰　牛膝　当归　赤芍药　川芎　浙贝各二钱　桃仁三钱　醋大黄　红花桂枝　甘草各一钱

服后腹略痛，肝经热气觉流入膀胱，小便下赤黄如米泔水者二次。第二剂去膝、桂、军、草四味，第四剂因不能食，加苍术、砂仁、半夏。

又方：各症递痊，仿易思兰法以越鞠加减主局。

醋香附　炙黄芪　当归各二钱　神曲　苍术　川贝　白芍　桔梗各二钱　黑栀子　川芎　砂仁各钱半　桃仁一钱

［按］此虽外有畏冷战振，而里则确是血郁窒塞不通，肝气逆上故有眩晕，且手指疮疡仅如米粒，而痛乃不可言状，若非郁火必不致此。（凡疡患痛炽，无非火郁于里脉络不通使然）其脉以小而且沉涩滞不起者，纯是闭塞确证，则战振一端又属热深厥深之例。似此假寒假脉，最易淆惑，而能识得真情，径投攻破，识见单越，殊不可及。意者舌之苔

色必有可据之理，而漏未详载欤。虽如此症情，外寒非吃重之外，桂枝殊非必要。

7. 夏老太太，中气虚馁，清阳不升，气痰上逆眩晕，即经所谓上气不足头为之苦倾是也。宗陈修园补中益气加减法。

生芪　广陈皮　明天麻　炙甘草　柴胡　当归　炙党参　勾藤勾　白术　制半夏　羚羊角　绿升麻

[按] 既曰气痰上逆而为眩晕，则是升之太过，岂可曰清阳不升上气不足，按语两截，何以连贯？而方中天麻之降，竟与升柴并行，伯龙贤者，何以昧之。

8. 产后月余，经水淋漓不止，时或暴下鲜血，头眩身浮，口渴不食，腹无痛楚。两尺滑短无力，滑为血虚，短为气虚，两关缓涩无力，为气血两虚，峻补气血是为正法。

高丽参　阿胶珠　杭白芍　血余炭各三钱　大熟地八钱　炙芪五钱　归身　艾叶　炙甘草各二钱　炮姜炭　乌梅炭　砂仁末各一钱

三剂血全止，脉症均见递减，口渴渐止，饮食照常。因肝木虚阳上窜，头痛如劈，左关浮滑带数，固补之中参入镇肝。服八剂，再拟丸方善后。

乌鱼骨　熟地各五钱　甘杞子生　牡蛎各四钱　正于术　杭白芍各三钱　阿胶珠　高丽参各二钱　炙甘草钱半　砂仁末一钱

[按] 产后血虚动风，诚非大剂滋填不可。前一方补阴固摄，何以血止胃开而反致头痛如劈？盖尚少介类潜阳一着耳。此法固伯龙所极力阐明者，然偶尔遗漏，则缺略之弊即见，可谓捷如影响。此第二方之所以必去归芪而加牡蛎垢也。

(《山东中医学院学报》)

张山雷评按张伯龙《雪雅堂医案》选辑（下）

郑秋兔　整理

不　寐

1. 孤阳飞越，五日不眠，脉大而弱，宗喻氏法治之。
生地、酸枣仁、茯神、浮小麦、生龙骨各三钱，熟地四钱，生白芍、
生牡蛎、夜交藤各五钱，甘草、川附片各一钱，柏子仁二钱。
[按] 阳越而用附片，似非正法，何不以饭丸肉桂引火归源。

2. 两关脉滑，胆胃不和，痰热内滞，夜间心悸多疑不眠，宜进温胆以利导之，盖腑以通为补耳。酸枣仁、茯神、炒秫米、竹茹各三钱，瓜蒌皮、萱花各四钱，瓦楞子五钱，半夏二钱，陈皮钱半，枳实七分。
[按] 议加象贝、枳实、远志、旋复花、磁石，而去瓦楞。

癫　狂

1. 联子振，因惊忧积气，心受风邪，精神恍惚若痴，自汗惊悸心跳，自觉惭愧畏怕见人，言语半吐即不能言，面红舌苔黄腻，脉时歇止，不寐，饮食如常。病经二载，医更

数手，温热腻补竞进，气机郁阻愈深。昔人谓脉歇止无定，多主郁痰为幻，不得以结代目之。种种症象，无非机枢窒碍，痰阻经隧为患。拟仿本事惊气丸意，其中多用风药，良因经络窒塞，非风药不能转动机枢耳，立方大意全在乎此。

滚痰丸三钱，丽参钱半煎水送，连服两日下胶粘臭痰颇多。

高丽参、茯神、石菖蒲、胆南星、川芎、僵蚕各二钱，天麻、石斛各三钱，远志钱半、全蝎六分、生铁落五钱、橘红一钱、姜汁三滴、竹沥一小杯。

白附子、蕲蛇、羚羊、法夏、麦冬、枣仁、青黛、龙齿、金箔出入稔（二十）余剂而瘳。

［按］川芎升提，虽曰宣通气郁，于痰热症不宜，不如郁金、竹茹、丝瓜络之类为稳。

2. 张妇：狂病。

龟板、生铁落各八钱，胆草、远志、川连各一钱，天竺黄、羚羊、丹参、鲜竹沥各三钱，元参四钱，石菖蒲钱半，沉香八分。

［按］狂病实疾者多，非攻下不为功，但与镇坠化痰，扰未沉着。

3. 黄太太，肝厥狂叫哭笑，手足瞤曳，气逆胸闷，脉沉弦实大，养阴清火豁痰立局。

白芍五钱，生铁落六钱，元参、生地、丹参、天竺黄各三钱，南星、羚羊角、菖蒲各二钱，龙胆草钱半。沉香一钱。

［按］此旋脉沉弦实大，尤非攻逐结痰不可。

痹 痛

1. 李菊荪，诊得六脉浮大而不弦，身热，手指手背微肿，指节微红，手足不能动摇，此风中经络热痹症也，亦谓行痹，又谓之白虎历节。古方书多作寒治，今则南方湿热蒸灼，风湿相搏，邪正交战故作痛，若但牵强而不痛，则正不胜邪，必致难愈。叶氏及吴鞠通有热痹方论，俱遵热淫于内治以甘寒，再加通络，而不用风药及行气燥药。盖风主动，自当静以息之。若以风药动之，气药燥之，则助其焰煽其热矣，势必加剧，余已屡见之。

细生地、川贝母各三钱，钗石斛、生龟板各四钱，丝瓜络、木防己各二钱，生苡米五钱，海桐皮钱半，片姜黄一钱。

复方：茅根六钱、生地、龟板各四钱，元参、贝母、茯苓、甜杏仁各三钱，虎骨五钱、木通一钱。

［按］风热入络而为痛痹，正与古书寒湿痹痛相反。伯龙此案辨症极精，用药亦尚切当。凡风温入络，必须轻疏。但只宜辛凉，如牛蒡、桑、膝、蚕矢、薄荷之类，不可误杂辛温一味，而归、断宣络尚属不妨，痛甚者加羌独二活各四五分不可多。唯虽是风热，亦不可早用寒凉，表热未解妄投寒剂，则隧络凝滞即难屈伸而成废疾。凡鲜地、芩、连等大寒之味，在痛甚不能转侧之时，切不可用。戊甲初秋，颐长女其宜患此，痛不可动者旬日，颐为治愈，唯在热炽时，病者误用冷毛巾罨臂节止痛，愈后右肘不能层伸，数年始瘳。

2. 两腿痹痛酸软，脉沉缓而涩，祛风祛湿宣络为主，所谓通则不痛耳。

防己、独活、知母、姜黄各二钱，苡米五钱，生芪四钱，蚕砂、桂枝、苍术各三钱，通草钱半。

再诊：诸症未有增减，应进温通补血之剂，亦治风先治血之意也。

592

生黄芪、白蒺藜、虎胫骨各五钱，归身、金毛脊、川续断、厚杜仲各四钱，骨碎补三钱，木防己钱半，桂枝尖、川羌活各一钱，玄武板八钱。

［按］羌活上行不如独活主下，而木瓜、牛膝、川柏皆不可少。

胃　痛

1. 孙驾航：右关沉细带数，舌光尖有细碎红点，此由胃阴素虚，又因吐血之后胃无汁液，故有早起咳呛，不食则嘈，得食少缓，食入不香等症。仿古人诸虚不足先建中气法，遵叶氏甘缓濡润之旨，辛温为大忌。

怀山药、茯神、川石斛、南枣肉、真怡糖各三钱，扁豆衣二钱，陈皮白一钱，炙甘草五分，建兰叶五片，原麦冬钱半。

［按］肺胃津枯，虚阳上僭，纳谷已呆，固宜清润不宜蛮补。然方中甘衣饴糖似嫌甘腻，嘈杂者必非所宜。所谓诸虚不足先建中气者，即是滋养脾胃津液之法。于仲景小建中方独去桂枝，正以舌光而红，与古人中气虚寒之腹痛者不同。盖古之中虚多属阳衰，而此则阴虚内热故也。由此可悟仿用成方须知裁变，必不可浑沦吞吐，谬谓吾亦师法古人。所谓气药辛温大忌，陈皮、砂仁等亦在屏除之例，此非但嫌其辛香近于燥烈，亦以津耗而有干呛，误服辛香必助策为虐。凡此皆治阴虚者不可不知之要诀。

2. 李宅夫人，脉沉郁滞，肝脾两伤，脘胀肠鸣，入暮鼓胀更甚。显见气虚肝郁，治宜缓调。

防党参一两，郁金子、益智仁、陈皮、制香附各一钱，鸡内金六钱，茯苓皮、真针砂、炒大麦仁各三钱，大腹皮二钱，白叩仁八分，饭后服积术丸三钱。

后以沉香、乌药、香橼、青皮、苏梗、术、芍、归、地出入十余剂而痊。

［按］此亦脾胃虚而肝木来侮者，然病在阳气不振，恰与上条一阴一阳两相甘峙。故上案则气药辛温大忌，而此则多用行气之药。虽不言脉，然脉必弦涩可知；虽不言舌，而舌必薄白润泽可知。凡治虚证，必先辨明在阴在阳，属气属液，试以此案与上案两相对勘，正是初学辨证之绝好资料。方中益智、香附、陈皮、蔻仁气药已多，故皆止用八分一钱，可见药味分量，酌剂盈虚，亦立方之一定要诀。脾阳不足，健运失司，自必以参术为君药，但术偏于守，胀者得之每致碍胃减食，此方党参独重，而仅以积术丸三钱辅之，亦是一法。

3. 刘景周，两关弦大，眩晕肢厥，呕吐清涎冲逆脘痛如饥，得食稍安，胸中空虚若谷，厥阳挟内风盘旋厥冒，种种见症，皆厥阴上犯阳明之征。胃阳久被劫克，肝木益肆猖撅，议用仲景乌梅丸意，以期肝胃两和。

制半夏、白芍药、淡干姜、茯苓各三钱，川黄连、桂枝尖、川椒、淡吴萸各二钱，乌梅钱半，生牡蛎四钱。

［按］此肝虚动风，而胃有寒饮者，诚非温胃降逆不可。选药朴实，确有功夫。酸苦辛合化，摄胃平肝最有捷效。唯药量太重，非北人坚实体质不能胜任。若在江浙，则姜连椒桂吴萸皆宜减去大半矣。

泄 泻

1. 黄宅小儿，吸受暑湿，发热吐泻，香薷饮化裁宜之。

香薷、厚朴、藿香梗、鲜荷叶各一钱，扁豆衣三钱，六一散、金银花、枯黄芩各钱半，黄连八分。

［按］专理湿热，药颇活泼。但香薷发汗甚猛，必凛寒较甚而汗不出者可用，勿以为暑家套药也。

2. 久泄阴伤及阳，虚胀喘促，咽干舌绛，脉细，欲寐，真阴五液大伤，八脉不司固摄，因思叶案中有采用仲景少阴篇中填塞阳明一法，以肾为胃关，固胃关即是摄少阴耳，与此症吻合。

高丽参、禹余粮各五钱，赤石脂八钱，宣木瓜三钱，炙甘草、五味子各二钱。

［按］此方朴厚有余，灵敏不足。议加麦冬、仅斛、青陈皮，以增胃液而助气化。

3. 蒋宅小儿，后天脾胃虚弱，日久泄泻，不思纳食，面色黄瘦，用疏补脾胃缓治法。

东洋参五钱，于潜术四钱，云茯苓、五谷虫、淮山药、旧枳壳、鸡内金、湘莲子各三钱，共为细末，加焦黄锅巴四两研细入药末掺匀，每早用开水加白糖调服二钱。

［按］脾胃气馁，泄泻食呆，法当补土，伊谁不知。唯运化已迟，但与补益恐增其滞。妙在枳壳、鸡金、五谷虫疏补兼到，乃能灵动活泼。此堪与钱仲阳七味白术散济美，岂独幼科之妙诀，即治大方脉者皆当奉此为不传之秘。方中诸药皆渣滓不多之品，制为末剂，功用较好，参之所以不用潞党盖亦此意。颐谓病情如此，即用高丽参、别直皆可，但似尚可选择一二味行气之药为之使，如其唇舌㿠白，则炮姜亦所必需。

血 痢

柳鹤书，血痢纯红，腹痛坠陷，脉细且弱，面色枯白，口渴咽干，病缠两月，羸瘦如柴，阴阳两伤，补脾统血升提固涩无灵，因忆仲景少阴下痢有堵塞阳明一法，遵用桃花汤以固脱，去干姜之辛温伤液，加入熟地以填肾阴，萸肉、乌梅、五味以收三阴之散而敛液，入参、茸、升麻以升阳，化裁古方，亦法外之法也。三剂病症霍然，因并记之。

高丽参、禹余粮各四钱，赤石脂、熟地炭各八钱，炙甘草钱半，山萸肉三钱，真鹿茸、五味子、绿升麻、乌梅炭各一钱。

［按］虚人犯痢，虽有积滞，亦须通补兼用，不得如平人放手宣导。

肿 胀

人身有真火寄于右肾，行于三焦，出入于肝胆，禀命于天君，所以养脏腑充七窍生土德立人事皆此火也。身肿腹胀，形神枯索，脉来迟微欲绝，显然真阳衰败，不能温土，浊阴盘踞中宫，有似瓮水凝冰之象，岂消导利水所能疗乎。遵经益火之源，稗阳和一照，阴凝潜消耳。

真人参、炒于术、白茯苓各二钱，黑附片四钱，草果仁、炙甘草各一钱，炮干姜、金液丹各三钱。

［按］立案结实亲切，不作浮尤掠影之谈，颇有旭日当空之概。但为味似此厚重不挑，未识病人果能胜任愉快否？或恐迟微欲绝之脉，不克负荷奈何。

594

暑 热

1. 暑湿内蕴，弥漫三焦，上则胸闷气促，中则苔黄口渴腹胀，下则足肿溺闭，议三焦分治，开太阴以通太阳。

苦杏仁、寒水石、鲜苇根、紫厚朴、飞滑石、猪苓片、白蔻仁、生苡米、大腹皮、茯苓皮。

[按] 此证湿甚于暑，宜以理湿为急，而清热次之。议去寒水石，加藿梗、旋复、紫苑、栀皮、车前、海金砂等。

2. 受暑挟湿，头昏胀，午后身热，微咳胸闷，咯痰不出，鼻塞，用辛凉佐芳香法。

连翘、香薷、郁金子、青蒿、藿香梗、扁豆衣、厚朴、滑石、酒黄芩、西瓜翠衣、银花、鲜莲叶边。

[按] 伯龙雅尚朴厚，而此方西瓜衣、荷叶边，则效颦叶氏矣。

3. 杨顺，受暑挟湿，头痛口渴便赤恶心发热，拟新加香薷饮，辛温复辛凉法。

小川连、金银花、淡竹叶、紫厚朴、扁豆皮、川香薷、连翘壳、鲜荷叶、藿香梗、益元散。

[按] 香薷发表猛药，如恶寒不甚，即非所宜。不如香豉疏表兼能宽中，虽曰引呕，佐以温胆可也。

湿 温

素禀湿热阴虚体质，因感寒邪误治迁延日久，寒邪已渐化热，湿痰内踞，胸痞昏谵，苔厚芒刺，口干烦渴，二便短闭，右寸独大余俱虚涩，火为邪朦，虚为气虚，涩为津伤，乃元气津液枯竭之象，邪实正虚，症象纷歧，极难下手。昔马元仪先生医案中所治各病，大半介在伤寒湿热之间，适在寒邪化热之际，欲又因素有痰涎为寒邪所郁，郁则化热激动其势，湿热浊痰混淆，盘踞于内扰乱正气也，其间治法独具手眼，今仿其意，进以肃肺宣津导湿祛痰之剂，仍候高明酌裁。

小川连、陈枳实、石菖蒲、川厚朴各二钱，生苡米五钱，全瓜蒌、川石斛各四钱，苦杏仁三钱，鲜苇根八钱，甘蔗汁一杯。

[按] 湿温病在湿邪郁结，痰浊互滞之时，而津液已耗者，用药诚难两顾。是方煞费经营，然苔厚芒刺，胸痞便闭昏谵，宜以开泄疏导为主，用药尚嫌太轻，恐难捷效。若再迁延，更不易着手矣。

斑 疹

林小儿，十二岁，病温，斑疹不透，昏谵大渴，舌赤狂热，幸尚未现败症，大剂甘寒凉血透斑尚可挽回，迟则内闭难救。

生石膏、川银花、玄参各四钱，犀角、知母、羚羊、丹皮各二钱，连翘、青蒿各三钱，白茅根六钱，苇根八钱。

[按] 斑疹不透而昏谵舌赤，大渴大热，阳明热炽，耗烁阴津，大剂白虎加味最是针对。须知甘寒即是透斑之无上要诀，正不在柴、葛、升麻侈言达表，反多贻害。方中唯一味青蒿略参疏散之意，然亦与升、柴不同。此为正法眼藏，凡读过陶节庵书者皆不可不知

有此一条正直荡平之道也。

复诊：前方三剂，斑疹已透，各恙均瘥，唯余口渴，头面以至周身肿胀，小便短少，当以清涤肺中余热着想。白茅根一两，生苡仁八钱，冬瓜仁、茯苓皮各四钱，川贝、飞滑石、生姜皮、杏仁泥、枇杷叶、陈紫菀各三钱，通草片二钱。

[按] 斑疹已透，各恙均瘥，始之欲求透斑，正不在必用表药。前方效力实是不小，而头面周身反肿，小水不长，则仍是肺胃里热，闭塞气机，右降不循其职，致令水无去路，浸淫络脉。专用清泄肺胃大剂亟投，识见最直，选药亦妥，药力既专，此症此方断无不效之理。唯姜皮份量太多，须减去四分之三，借其辛开乃为恰好。寿颐谓：如用五皮饮中之大腹、桑白，且可加兜铃、路路通等以开通肺闭尤佳。冬瓜亦当用皮，川贝不如象贝有力。

霍 乱

岁在壬寅，天时不正，霍乱盛行，适余在沪，目睹死亡相继，其间死于病者半，死于医者半，良由干湿不分，闭脱未明也。近阅报端所登各方皆未允当，盖缘同道各公，误于俗见，将痧字一字横亘胸中，症则闭脱不分，药则香燥竞进，将治干霍乱之法以治寒湿吐泻之霍乱，是指鹿为马，张冠李戴也。殊不知吐泻之余，焉有余气受此香窜辛通破耗之品，不死何待，良可慨耳。按霍乱一症，王孟英论之最详，而玉衡一书亦极详明，然于寒湿一门仍略。盖吐泻不出，转筋腹绞是干霍乱，即俗所谓吊脚绞肠痧症，是为闭症，玉衡方法宜之。近来时行之霍乱吐泻不止，危在倾刻，是为寒湿霍乱，脱症是也，与闭症治法天渊悬殊。瘪螺者脾气塌陷，腹不甚痛，正不敌邪，汗出厥逆目陷，阳气将亡之征。病由伏邪所感发，非尽关疫气之传染，脉非弦大而虚，即沉伏而紧，所谓伏者正气沉伏之伏，非伏闭不通之谓也，治以理中四逆为主方，而吴萸、伏龙肝为方中必不可缺之药。转筋加木瓜以和肝，腹胀加鸡内金，发热加桂枝，气滞加砂仁。倘药不能入，急用猪胆汁一个生和入药为引，药候冷服，取同气相求之意。一切香燥行气之品切勿妄加，以速其死。尤禁米粥，有一粒入口仙丹莫救之戒，即愈后亦须间一昼夜方可见米。特拟证治方论，以为同道者告，俾临症知所指归，则幸甚矣。

黑附子、炒白术、高丽参各四钱、炮干姜五钱、炮吴萸、炙甘草各三钱，伏龙肝八钱。

如亡阳汗出，改用人参三四钱更妙，无力之家，丽参即用防党一两亦可。亡阳去吴萸加牡蛎二两，病重附子可用生者。药不能入非胆汁不为功。药之分两仍须临症视病者强弱轻重以为增减，未可拘守。此症来重变速，用药不当，误人性命，固医之罪，而分两太轻，心存探试，转瞬病变莫救，亦医之罪也。

[按] 说理透达，立方结实。但川连不妨并用，亦寒因寒用与加胆汁同意。而在呕吐之时必须冷饮，方能受而不吐，如热服亦必吐出。

（《山东中医学院学报》）

张山雷《疡科纲要》探赜

李古松

张寿颐字山雷，为近代名医。精通各科，对疡科尤具心得，所撰《疡科纲要》二卷，阐发精微。郑召棠为该书作序云："不拾前人牙慧，发前贤未言之奥"。兹就其主要学术思想，略作探赜。

1. 首重辨证，提纲挈要

张氏《纲要》首以辨阴阳、肿痛痒脓及其脉状进行辨证，纲举目张，有裨于后学。

辨阴阳：张氏认为："疡科辨证，首重阴阳"。但张氏不囿于（高突红肿者为痈，为阳证；坚决不红者为疽、为阴征）的一般概念。并力辟王洪绪执"痈疽"二字妄分阴阳之说。认为"痈者壅也，疽者沮也，皆为气血塞闭，遏止不行之义"。如脑疽，在太阳寒水之经，脉多细小，舌必白腻，是阴证之确候，而外形高突红肿，不足以概阳证之确据。同时又指出疡发肌肉深处，脓成而色亦不变，又何能因其不红而谓之阴证。张氏辨疡之阴阳"务必审察其人之气体虚实，及病情浅深而始有定论"。且与"望色辨脉，兼验舌苔"相结合，非"拘拘于方寸间之形色"。张氏首重阴阳辨证，和审察整体与局部表现相结合，而始有定论的整体观点，开宗明义，已得其旨。

辨肿痛痒脓，张氏认为："肿之形势，既各不同，而痛之源流，亦非一致"。他不以疡之肿势辨轻重，在"视病源之浅深，缓急及部位之虚实险夷为主义"。而以部位、形态、根束、散漫、浅深、缓急、虚实，是佳境。是逆象，其证顺，其证重等情况，究其源而辨治，疡之为痛，张氏认为"皆正气与邪气搏战之故"。但觉酸楚不痛，或酸多痛少，是"正不胜邪，无相争之力"。他根据肿与痛的先后，辨别病情。先肿后痛，其病浅；先痛后肿，其病深。肿渐坚，渐痛，内脓已成；肿绵软、不甚痛，气血衰败。肿势蔓延而痛在一处；脓毒已定；肿势散漫而无处不痛者，毒邪四散。坚肿不移，酸而不痛，瘰疬，结核痞积；忽然膨胀，时觉掣痛，乳岩、石疽、失荣。溃后脓去痛减为吉；反之余毒复炽之征。外疡发痒，张氏认为"不外风燥与湿热"。风淫痒而不烂；湿淫且痒且腐。疔疮肉里作痒，是走散之危候；脑疽，背疽漫肿无根，脓不畅发痒，为害亦同，溃疡微痒，气血流通之兆；忽而奇痒，肿更甚，不能作欲愈观。外疡之脓成未与可否针决泄脓？轻浅者，皮色光亮，一望而知。唯疡发深部，脓成不高耸，色亦不变。张氏告诫曰："外不达而内溃日深，酿成坏征"。且指出疡生胸，胁肋等处，脓成宜泄毒决之于先，必穿膜内攻致变。张氏善于指诊辨脓法，脓之有无、浅深、热否？均可按诊而知。即使内痈，指下细细体会，自能"洞见隔垣"。此必临证多阅历有得，庶无差误。脓溃泄，又须察色辨质。认为，"脓与水，皆血肉所蕴酿，可验体质之盛衰，决病情之夷险"。形质宜稠不宜清，色泽宜明净不宜污浊。脓血不分形色不纯，正虚邪盛。白如粉浆，浊如污水、污泥、烂浆，正气不存。总之，"流脓可冀成功，流水（血）必难收效"。张氏辨疡之肿痛痒脓，广见卓识，非精研有素者，安能及此？

辨脉：张氏就脉状切合于外疡者，阐述详尽，对发扬中医特色，大放异彩。认为肿疡脉浮，上焦风热诸证，如发颐、痄腮、耳门、牙槽诸痛；沉脉则附骨大疽，疝癖积聚，寒凝络室，气血壅塞者。疡溃脓泄，脉安静，气血疏通。溃后脉浮，防续发成脓；无续发，脉浮则正气耗散。溃后脉沉，说明气血犹结，非吉兆。肿疡脉数，邪气有余；溃后安静为吉。如仍数疾，初溃无大害，久之正气日馁，邪盛变为坏征。肿疡肿迟，正气不及。病因虚寒，沉迟为应。若寒邪在经，脉迟亦为正应。如脉病不符，皆非吉象。

肿窍乃气滞血凝，病多属实。脉宜大，不宜小；过于小弱，正不胜邪。溃后气血双虚，脉宜小，不宜大：或豁大无根，元气已寓之象。肿疡坚硬，脉多涩滞。气血凝聚之征；酿脓未溃，气血相搏，脉多滑数。因之，张氏指出："肿疡已成未成之机，即可以脉之滑涩决之"。涩则无脓，可消；滑则脓成，必溃。既溃，气结已通，血滞已泄，滑利为顺，涩滞为逆。若涩小而弱，尤其可虑，张氏阐述脉状与外疡之呼应联系，从而辨证施治，益臻精湛。

2. 治疡大旨，以内证为权衡

张氏也认为："症虽外出，病本内因"。尤强调'苟能精明乎内科治理、而出其余诸，以治外疡，虽有大证，亦能得效"。更指出内外科的不同点："疡之为病，其繁赜矣，即其外候之变迁，亦复层出不穷，步骤次序，必不可紊……纵使长于内科，理法深隧，而移治外疡，即能大致楚楚，然细缄密缕，必有不逮"。如消毒止痛，去腐生肌，须有二三味合宜之药为导引。张氏对内服外治的并重，其注重整体关系，可谓言简意赅。张氏在自序中，极力推崇余所鸿之持论，陈学山之方案（余氏辑刻陈氏医案《外证医案汇编》）注重内证论治。并赞其"理法精密，颇得治疡正轨"。由此可见，张氏治疡大旨，无不以内证为权衡"。

3. 列举诸法，一洗通套陋习

治疡之法，张氏以消散为第一要义。探源施治，如有风疏风：有热清热；有湿有寒，理湿祛寒；气滞，理其滞；血瘀，行其血；痰凝；饮积，导痰涤饮。正本清源，较王氏《外科证治全生集》更具体而有所发挥。著重指出四周尤肿，中虽成脓，仍以消为主，反对早用透托之药，消肿首推行血行气，强调"行血不可太猛"。始终利赖之捷诀，在"行气"二字之中，张氏又认为"痰能为疡，本气机之阻滞，亦有感触之原因"。如外风时热激动为痰，成发颐、痄腮、项颌诸痈，化痰必疏风泄热。肝胆内热熬炼为痰，相火郁窒，入络丽连贯，成马刀、瘰疬、化痰必疏肝清火。胃络结痰，成乳房结核，兼泄胃家之实。若气液久虚，痰流经隧，成流痰，非培补不为功。可见痰能致疡，因发病机理不同，张氏深得"见痰休治痰"之义。

张氏云："盖外感只淫蕴结无不化热，内因五志变动，皆有火生"。然疡证属热者固多，亦非火（热）只字能概括，仅是部分的体现而已。以寒凉直折，热虽退，坚肿尤存。故张氏有不可以"清凉解毒"四字，作为"枕中鸿宝"的告诫。唯火痈、疔毒走黄，热毒入血分宜凉血分之热，并清心肝之火。而理疡之湿，多与清热剂相辅为用：唯寒湿痹若之疡，早期温经，燥湿宜络。论及温养，重在温经宣化。但"热药不可过度"过则寒必化热，助其成脓。对补益法认为胃纳既廷，仍当清理；蛮补留邪，所谓"养痈贻患"。托里透脓法，认为不过宜通气机，疏达腠理而已。一般用归芎川断足以取效，非皂甲之专任·反对轻用黄芪、皂甲等托里为能事，致可消者反速其溃腐。对溃疡宜顾护脾胃生化之源，使纳谷旺而正气充。有余邪，仍清理；邪却，养胃为主。当脓祛肿消痛止，胃气复，则血肉有情之物为调理佳品。

张氏对外用药主张"不贵而奇，唯求实效、适用"如壁虎尾治瘘管，急性子消肿软坚，樱桃核消眼胞痰核等，均"不贵而奇"，在平淡中确具实效。

（《福建中医药》1991 年 2 期）

张山雷《本草正义》评注（一）

叶显纯

绪　言

查《本草正义》世有两种，一为清·张德裕撰，另一则为近世张山雷所著。本文仅对张山雷撰本进行探讨，故书名前冠以姓氏，以免混淆。

张山雷（1873～1934），名寿颐，嘉定县（原属江苏省，今隶上海市）人，自 1920 年起定居浙江兰溪，直至谢世。"成童之年，偏喜猎百家之言"（《新中医药》1957 年 12 月封底），尤"精小学考据"（《浙江中医杂志》1958 年 4 月第 38 页），于古代文学殊具相当基础；弱冠以后，因母病侍药而自习医学，嗣又从师研习黄农之术，曾在本邑及上海市区悬壶设诊，并先后执教于黄墙中医学校、神州中医学校及兰溪中医专门学校，诊余课暇撰写讲义及专著 20 余种、论文数十篇，所述"皆本积学心得，不拾他人牙慧，发前贤未言之奥，破诸家涂附之迷"（疡科纲要，郑召棠序），颇为时人推崇。《本草正义》初稿于甲寅之岁（1914），乃专为黄墙中医学校教材之用，后复于兰溪数度修订，并铅印发行，书中阐微申义，颇多发明，不少精辟之论，一引于《中国药学大辞典》（前世界书局版），再引于《中药大辞典》（江苏新医学院），深为医家赞许。惜解放后未获再版之机，而所引又断章残缺，无从窥得全貌，为使对该书内容有所了解，兹特略予归纳，以见其概，若有谬讹，尚祈赐正。

一、训诂考证　发皇古义

由于张氏对古文学有相当造诣，且孜孜不倦研究中药文献，可谓不遗余力，因而书中训诂考据颇多，旁征博引，每能释人疑窦，予人启迪，略言之，约有如下数端：

1. 释明药物命名。《本草纲目》早有"释名"专项，然亦有遗漏及未详尽者。《正义》于此等处常参据古籍进行考证，例如：论秦艽曰："秦艽之艽，本从草从叫，取纠结之意。《玉篇》本作艽，孙氏问经堂所刻本《本草经》从之。今作艽，或作艽者，皆艽之变体，非草下九及几也。其根入土甚深，互相纠结，故以为名。"经此解释，则秦艽取名之来历昭然若揭矣。

2. 澄清古字含义。古代医籍恒有一字多义者，若非明辨，每易误入歧途，而药为治病之物，关系病者预后，尤为不可轻忽。张氏有鉴于斯，对前人释之而非是者，辄据药物性能力予纠正。例如：论蚤休治"癫"，即曰："癫，即巅顶之巅，字亦作颠，谓是肝风上凌，直上顶巅之病。……惜乎及魏六朝以降，误以巅顶之巅，认作颠狂之颠，而惊痫昏仆等症之真旨遂晦，是病乃不复可治。"经其阐明，则古义始彰，非仅医家由此获得正解，抑且霖及病员，其功可殚言哉！

3. 指出古籍误录。古代本草文献由于年代久远，每有抄录舛讹，手民误植，以致真义泯灭，令人茫然者。对此，张氏更是详加追索、参校他籍，指出谬误所在，例如：论射干治"不得消息"，则曰："《本经》谓不得消息，当作不得息，言其咳喘气急，不得呼吸之常度也。古医书言喘逆不得息甚多，《本草经》此条作刁；得消息，义不可解，恐系衍文。"言之有据，是在情理之中，若非博览群籍，且又独具卓见，何能作若是之论述。

此外，张氏还认为古籍某些内容当视其所述作具体分析，未可执一而言。例如：对"邪气"之义即阐明："凡《本经》《别录》邪气二字所赅最广，其实各有所言，并非泛辞，读者当以意逆之，自能悟到，不可混作一例看。"

张氏对古代本草文献钻研弥深，且具慧眼灼知，唯其如此，则其中甘苦自有深刻体验，尝在《正义》中慨然而叹："信乎古书之真非易读矣。"并以其切身之感受谆谆告诫吾人："后之学者，欲读古书，慎不可不自具只眼"也。

二、重视继承　尤能发扬

祖国医药学，乃我国人民长期与疾病作斗争之经验总结，文化遗产之伟大宝库，千百年来，代有发明创造，故能不断发展，日渐提高。张氏对前人之经验至为重视，上自古代医家之言，下迄业师阆仙朱氏之学，靡不采撷，以为己用，尤可贵者，对药物理论之阐述既多发明，临床之应用又有发展，并非沾喜而故步，局限于雷池，谓其为继承祖国医学之典范，发扬中医药学之表率，非为过也。谓余不信，略举《正义》所载数例如下，以见一斑。

1. 在继承古代医家经验方面。例如阐述远志治疗疮疡曰："《三因方》治一切痈疽，最合温通行血义，而今之疡科亦皆不知，辜负好方，大是可惜。颐恒用于寒凝气滞，痰湿入络、发为痈肿等症，其效最捷。唯血热，湿热之毒，亦不必一例乱投，无分彼此耳。"又如阐述蒲公英治疗乳痈曰："治乳痈乳疖，红肿坚块，尤为捷效……苏恭《唐本草》谓甘平无毒，治妇人乳痈、水肿，煮汁饮及封之立消，洵不诬也。"

2. 在继承业师朱阆仙经验方面。例如阐述独活治疗阴性疮疡曰："颐业师朱氏家法，恒以独活治……疡症之发于阴分者，未溃易消，已溃易敛，功绩显然，确乎可信，此古人未尝明言之奥旨也。"又如阐述骨碎补治疗牙槽风曰："寿颐先业师阆仙朱先生尝用以治寒疾凝滞，牙关不利，颊车隐痛之骨槽重症，甚有捷验。"等。

3. 在发扬祖国医药学方面。例如对芍药用于产后曰："丹溪谓产后不可用芍药，以其酸寒伐生发之气故也。寿颐谓……虚寒者固不可用，然尚有小建中之成例在……是是非非，各有所当，非可执死法以困后人者也。"阐述葶苈子之临床运用，曰"《别录》久服令人虚，本是至理。然肺家痰火壅塞及寒饮弥漫，喘息气促，或为肿胀等症，亦必赖此披坚执锐之才，以成捣穴犁庭之绩'等。

尤其是他能坚持中医用药之经验，在论述当归之临床应用曰："昔人海谓身能补血，头能止血，尾能行血，全能和血，彻上彻下，可补可攻，头尾之情性不同，斯攻守之取效自别，吾国药物之精细，所以异乎西人之专论物质，而无投不利者，其神髓在是。"因此进而批评不知很好继承之现象，在论述远志时指出："《本经》主咳逆，则苦泄、温通、辛散，斯寒饮之咳逆自平；……今东瀛医者专用以化痰止咳，颇有奇功，而中医多未之知，可谓数典忘祖，能不令人齿冷。"可说是颇有见地者。

三、长期实践　体验入微

张氏毕生虽侧重于中医教育工作，而悬壶设诊从未间断，以故对药物之实效了如指掌，又每亲自尝试，辨其性味，积有深刻体验，兼以文思多采，生花有椽，著于《正义》，令人眼目清而心脾沁。兹择其论述药物功效，性能数则，简介如下。

1. 关于药物功效方面。例如对藿香之认识，曰"芳香而不嫌其猛烈，温煦而不偏于燥热，能祛除阴霾湿邪，而助脾胃正气，为湿困脾胃、怠倦无力、饮食不甘、舌苔浊腻者最捷之药。……然究是以气用事，唯舌有浊垢而漾漾欲泛者最佳，若舌燥光滑、津液不布者咸非所宜。"又如对党参之体验曰："力能补脾养胃，润肺生津，健运中气。……其尤可贵者，则健脾运而不燥，滋胃阴而不湿，润肺而不犯寒凉，养血而不偏滋腻，鼓舞清阳，振动中气，而无刚燥之弊。"并进而言之："特力量较为薄弱，不能持久，凡病元虚，每服二三钱，止足振一日之神气，则信乎中正之规模亦有不耐悠久者。"非仅词汇丰富，形容跃于字里行间，具有充分说服力，而且切中肯綮，示人以投药之客观指标，设非临床观察之细玖积累丰富之经验，何能发如是深湛之论述耶？

2. 关于药物性能方面。例如阐述牵牛子之性能曰："试细嚼之，唯其皮稍有辛味……又签气戟人喉舌，细味之亦在皮中，所谓有毒，盖即在此。古方中凡用末子，均称止用头末，正以其皮粘韧，不易细碎，只用头末，则弃其皮，而可无辛茎之毒，颇有意味可思。"足证张氏为了解药物之性能，每亲自口尝以体验，并书之以告世人。

尤堪重视者，张氏对微贱而具卓效之药，辄倍加赞扬。如论稀签草曰："凡风寒湿热诸痹，多服均获其效，洵是微贱药中之良品也。"论青木香曰："其味甚苦，而气极清芬，力能舒郁开胸，醒脾胃，清湿热……草药中尤不易得。'以之对比今人喜用贵重药以悦病家者，亦寓一定教育意义焉。

综上所述，从《本草正义》若干论述中，可见张氏对中药研究造诣甚为高深，然限于时代，个人知识面等因素，书中亦有某些不足之处。例如：（1）对某些药物功效之立论有失偏颇，如认为复盆子"唯此专养阴，非以助阳'似非确论。（2）对某些药物性能之解释存有唯心之见，如认为连翘"形圆而尖，中空有房，状似心肮，故专清心家之热"，未能摆脱前人"医者，意也"之巢臼。（3）对某些药物来源之认定或有失实之处，如指淡竹叶"古书谓之鸭跖草"等。然则，功疵相较，小疵何能蔽大功。《本草正义》列有"考证"，"正义"、"广义"、"发明"、"正讹"、"禁忌"等项，内容丰富，论述广袤，不失为学习、研究中药学之重要文献也。

（《医古文知识》1992 年 2 期）

张山雷《本草正义》评注（二）

叶显纯

原　序[1]

本草编次之例，自陶贞白[2]集成《神农本草经》《名医别录》两种[3]，各分上中下三品，三品之中各以玉石为首。而唐宋以后诸家本草，则皆以玉石、草木、鸟兽、虫鱼等各自分类。盖《本经》及《别录》所收药物各止三百六十味[4]，分类自可从简。而后人采集渐多，不得不分别部居，不相杂厕，欲其易于检索也。唯各家编次，犹多以玉石为冠，则循《本经》旧例，是遵守古训，不忘其本之意。寿颐窃考本草命名之义，古人已谓药有玉石、草木、禽兽等类，而云本草者，以诸药中唯草为最多之故[5]。是以近人著述亦间有以草类居首者，义即本此。寿颐谓今世所用药物，草木最为多数，而玉石之应用者寥寥无几。兹为适用计，爰以草部为各药之冠，而木果蔬谷次之，金石又次之，鸟兽虫鱼又次之，终之以人类为殿，仍用唐宋以来之旧例云[6]。是稿也，肇始于甲寅之秋，襄助吾师同邑朱阆仙先生创立黄墙中医学校于家塾，编纂以作讲堂课本。越六载而游浙之兰溪，忝任医校讲席，重订旧稿，印刷讲授，今又一星终[7]矣。再为润饰，付之手民[8]。盖距属稿之初，历十八寒暑，回想当年，恍如梦景。吾师已久赴道山[9]，而寿颐亦齿豁头童，年周甲子矣。成之之难，能不感喟系之。时在壬申[10]仲秋，嘉定张寿颐山雷甫三订旧稿于兰江寓次。

评曰：绪者，丝之端也，书之绪言。盖著之首篇而概括阐明全书主旨，或序其作书之意者。然是文末作全面铺排，仅述及各类药物之排列与本书撰写之经过，有话则长，无话则短，区区五百言，精炼简捷，足以为法。

药物排列，虽昔有遵守古训，循守旧例。而张氏则以适应今世之用，毅然以草部列于诸药之前，处于当时敢于改革，可见其诀然勇气矣。

一稿既定，再三修订，精益求益，不断进取之情，跃然纸上。

注释：

[1] 原序：原书题为"绪言"两字。

[2] 陶贞白：即陶弘景（452~536）。

[3] 集成……两种：当指《神农本草经集注》而言。

[4] 三百六十味：实际为各365种，共730种。

[5] 此说源自五代·韩保升，原文为"按药有玉石、草木、虫兽，而直云本草者，为诸药中草类最多也。"

[6] 据此所述，《本草正义》在草部之后当尚有木、果、蔬、谷……诸部。然遍及各种版本，均仅见草部7卷，其余后续，咸付阙如。

[7] 一星终：即十二年。

[8] 手民：古代为木工之称，现作排字工人之通称。

[9] 久赴道山：犹言逝世已久。

[10] 壬申：即1932年。

草部　山草类（上）

甘　草

《本经》：味甘，平。主五脏六腑寒热邪气，坚筋骨，长肌肉，倍力，金创肿，解毒。

《别录》：温中，下气，烦满，短气，伤藏咳嗽，止渴，解百药毒。

[正义]：甘草，色黄而味大甘，乃脾家主药；其味最厚，故专为补益之品。《本经》主五脏六腑寒热邪气。盖脾土为中州[1]后天[2]之本，脾得其益，则五脏六腑皆以受气，而寒热邪气自然消除，乃补正而邪自却，非甘草能通治五脏六腑寒热邪气百病也；坚筋骨、长肌肉、倍力，无一非脾土受补，百骸滋长之意；主金创肿者，亦以脾主肌肉，补脾则肌肉丰满，可愈金创而消肿矣；解毒者，甘为土之正味，凡毒得土则化，故大甘之味可以解毒，《别录》谓：九土[3]之精解百药毒者是也。

评曰：此解释甘草所以能主《本经》所载诸病症之原理，全文以"甘"、"脾"二字一以贯之。

《本经》原文更有久服轻身一句，则极言其补养之功效，虽自有至理，嫌其近于方士[4]丹灶家[5]习气，删之。且《本经》上品诸药，不饥、不老、轻身、延年等说数见不鲜。而于太乙余粮则曰久服飞行十里；泽泻则曰久服能行水上；皆方士附会之谬说，抑且于医学本无关系。寿颐编纂是集，于《本经》正文例不更改一字，而独节去此等字句者，非荒经也，去其可疑，正欲以坚其可信，请与博雅通才共商之，或不以为师心自用乎？

评曰：余实不敏，绝非博雅通才之士，然"去其可疑，正欲坚其可信"，其言铮铮，掷地有声。

《别录》主温中、下气、烦满、短气者，甘能补中，中气旺则自然煦休[6]温和，非甘草之果为温药也。中气健运，而虚烦，虚满自愈，故曰主烦满、下气，非能治痰饮，湿热、积滞等病之烦满上气也；中气虚怯则气短，甘草能补中气，故主之；伤藏咳嗽，则脾虚而肺气亦馁，故曰伤藏。甘草补脾，自能止咳。凡咳之因于气虚而无风寒外邪者，非补中不为功，如保元、四君、六君等方皆是主剂，则甘草洵虚咳之要药。止渴者，甘以养胃，自能生津也。

评曰：仍以甘补、脾胃以释《别录》所主功用、主治。而又注称甘草非果为温药，非能治痰湿等病之烦满，所治乃因于气虚而咳者，则于药性之辨别，主治之辨证作进一步阐述，似又更进一层矣。唯甘草本具祛痰止咳之功，所治咳嗽，固无论内伤、外感咸为所宜，实不必区分彼此也。

[广义]　《千金方》：中乌头、巴豆毒，甘草入腹即定。

东垣[7]：甘草，生用气平，补脾胃不足，泻心火；炙之则气温，补元气而散表寒，除邪热，润肺。

寿颐按：甘草之能泻心火，亦甘以缓之之意，非寒以胜之也。仲师[8]三泻心汤[9]，皆有甘草，皆和中甘缓之法。至谓炙之则气温，能补元气而散寒除热，是指内伤之畏寒发热，即建中汤之证治，非外感表邪之寒热可比，故曰补元气。然竟谓之散表寒、除邪热，则立言已自不妥，而薛立斋之《本草发挥》竟以为去寒邪，吴遵程之《本草从新》竟以为入汗剂则解肌，是以补中之品误作发散之药，即东垣有以软之，可谓失之毫厘，差以千里矣。

洁古[10]谓：甘草梢，治胸中积热，去茎中痛。

寿颐按：梢，是最细之尾，共性下达故也。

评曰：广义者，引述《别录》以后诸家之论著者也。补元气而散寒除热，是治内伤之症，自是正理；薛吴二氏竟误作发散之品，失之毫厘，差以千里，所论至当。然甘以缓之何以能泻心火，尚未明了，似有待进一步探讨之。

注释：

[1] 中州：本为州之居天下之中者，此外借喻为脾胃。

[2] 后天：出生以后之体质。

[3] 九土：九种性质之土也。

[4] 方士：方术之士，为掌握求神仙、炼金丹及禁咒祝祷诸术之人。

[5] 丹灶家：专指方士中之炼丹术者。

[6] 燠然：燠音郁，然音哮。即温暖之意。

[7] 此处所引，与《中药大辞典》略有出入。

[8] 仲师：对张仲景之尊称。

[9] 三泻心汤：半夏泻心汤、生姜泻心汤、甘草泻心汤之总称。

[10] 此处所引，与《中药大辞典》略有出入。

张山雷《本草正义》评注（三）

叶显纯

甘 草（续）

[发明] 甘草大甘，其功止有补土[1]，《本经》所叙皆是也。又甘能缓急，故麻黄之开泄，必得甘草以监之，附子之燥烈，必得甘草以制之；走窜者得之而少敛其锋，攻下者得之而不伤于峻，皆缓之作用也。然若病势已亟[2]，利在猛进直追，如承气急下之剂，则又不可加入甘草，以缚贲育[3]之手足，而驱之战阵，庶乎奏功迅捷，覆杯得效。

评曰："发明"者，张氏中述己见之项也。夫自然科学之发展，自当不断有所发现、有所前进；而著书立说本系在前人认识基础上有所提高、有所深入，诚需以科学之态度、阐一己之发明，庶可使读者有所裨益也。张氏专设此项，纲张目明，殊为独当。

此段大旨，是语甘草之功，既能补中，又能缓急，而重在缓急。张氏谓开泄、燥烈、走窜、攻下之剂，宜优甘草以监制敛缓，而病势已亟，利在猛进，则又不得合以甘草，免缚猛将手足，是诚辨症之论，颇有见地，堪以为法。

唯所论尚有措词不当，欠于全面之处，盖"止有"者，除此无别也，既云"止有"，何来"又能"？此"止"字之检置，有失妥当。又甘草之功固包括补中，缓急，然作用广泛，尚具解毒疗痈、祛痰止咳、益心气愈结代诸效，皆不容泯灭者，张氏仅举其二，终嫌意有未尽，且甘草甘缓，既能缓药性之急，亦能缓病情之急，合以芍药具有缓解挛痛之

604

功，又岂可仅以缓和药性尽之哉。

[正讹]中满者忌甘，呕家忌甘，酒家亦忌甘，此诸证之不宜甘草夫人而知之矣。然外感未清，以及湿热痰饮诸证，皆不能进甘腻，误得甘草便为满闷，甚且入咽即呕，唯其浊腻太甚故耳。或谓仲景之麻桂诸方[4]，以及后人之冲和汤等，无一不用甘草，即无一非外感之主方，则有何说？且《素问》明言"辛甘发散为阳"，是甘能散邪尤为经训，而近人之辑本草者，又有甘草能散表寒之说。抑知甘草之散表寒，乃属气虚之畏寒，故得补中而凛寒自解，非临外感之寒邪。凡草木诸药，以气胜者迅而善行，以味胜者滞而善守，国老[5]味厚无气，以坚守中州之质，而谓其有透泄肌表之能，用非所长，适得其反，似此论药，最是误人。须知《经》言辛甘发散，是指辛中之甘而言，如桂枝之类，决不用此甜腻浊滞之味，认作轻扬表散之剂，若古人解表方中每用甘草，则以古者体质坚强，外感六淫已非轻恙，故必得此补中之品，先扶中气，而后可以托邪外达，亦非径以此为解表主将，仲景桂枝，麻黄，葛根，大青龙[6]等方多用甘、枣[7]，小柴胡[8]且用参，枣，皆为体质坚实强感者设法，后人之参苏饮，败毒散等方，参，甘并用，亦是此意。寿颐闻今湘省人，无论何病，苟写药方，无不用党参、甘草各三钱开首，然后再以应用对证之药继之，本即此例；而吾侪江浙人体多孱弱，实非所宜，凡在学者，不可误读古书，轻率援用，以贻中满而引人呕恶也。

评曰："误读古书，轻率援用"，贻人祸殃，是诚"尽信书不如无书"矣。"思而不学则罔，学而不思则殆"，为医者岂可忽乎？张氏此论，捧喝振愦，可谓极是，诚愿常为座右之铭。

以《素问》"辛甘发散"为据，而认甘草具透泄肌表之能，创发散表寒之说，甚且临床用作轻扬解表之剂，谬种流传，"最是误人"，张氏指其非是，以正视听，确属必要。

然则，甘草用治外感，决非必见满闷，下咽即呕，尤属罕见，其佐于麻桂诸方，诚以或能和缓麻桂之峻，或用祛痰止咳之功。殊非取其补中之意，文中所述，似皆非的论。而以为"古者体质坚强，必得此补中之品；……江浙人多孱弱，实非所宜"，尤易启人疑窦，盖"虚者补之"，"实则泻之"，治法大旨，曷容颠倒，况麻、桂、葛柴诸方，乃枣、姜同用，是调和营卫之伍，参苏、败毒乃人参补气，紫苏、荆、防解表，相为同用，是扶正祛邪之方，涵义有别，胡可混淆，此论非当，未宜宗从。临床若见正虚而邪实者，自当攻补兼施；若但见实症，祛邪可矣，邪去而正亏，再从先攻后补之法，未为晚也。至甘草之配入诸方，或取其缓，或取其清，或取其祛痰，或径予舍弃，可视病情裁夺，全在医者之匠心独运，岂能执一而胶柱。

又按：甘草治疮疡，王海藏始有此说，盖是甘能解毒之意，李氏《纲目》亦曰甘草头主痈肿，至张路玉[10]等诸家，乃言甘草节治痈疽肿毒，然痈疡之发，多由于湿热内炽，即阴寒之证，亦必寒湿凝滞为患，甘草甘腻，实在所忌，若泥古而投之，多致中满不食，则又未见其利，先见其害。至谓甘草之节专主外疡，则此物之节何在，颇不可解，尝以询之药肆中，有老者告曰，此草用根，本无枝节，唯来出土时，有为虫蚀处，斑剥不平者，乃谓之节，盖像人体之疮疡，故能治之，乃是想当然之臆说耳。

评曰：甘草用根，本无枝节，疑而询诸药老，终于石出而白，此张氏治学严谨之处，值得学习。盖学海无涯，人生有限，既不能凡事历知，则他山之石，有当借助，若矜持自满，有耻不问，其不贲事者几希？

以节象人体之疮疡，故用甘草节以治外疡，诚如张氏所说纯属想当然之臆说，斥以废之，理所当然。唯此类内容，古代文献所在颇多，考虑时代所限，殊不必苛求前人，然吾侪读书，则务必慧眼识别，以为纠正。

至于甘草之治疮疡，余尝为文浅析，为免读者费时查寻，节录以供参考：

"山雷前辈，……深所崇佩；唯上述之论，未免偏执，势难苟同。……甘草蜜炙，虽弊有滞腻助湿，而生用亦殊平平，若是热毒外疡，自可放胆投治。试观《本草纲目》转录《本草图经》《直指方》《外科精要》诸方，咸用一味甘草以治疮肿痈疽诸恙，或称甚效，或云即愈，《医宗全鉴·外科心法》中收仙方活命饮等十九方，用甘草者即有十三方之多，……由此可见，甘草治疡，……果真有张氏所说之缺陷，岂能若是广泛之应用，其古人于药性审之不详耶，抑对其不良反应察之不周乎？及细核《疡科纲要》（亦张山雷氏所著），始有所悟焉：'甘草能治外疡，乃甘为土之正味，百毒入土而化，故甘草能消外科之毒。然甘者必腻，……故患疡者，舌苔多厚浊黏腻，甘味皆是禁药，况大甘大腻如国老乎？'充分表明张氏对甘草解毒治疡之功仍予首肯，只是认为湿病痰病非其所宜耳！……唯由于《本草正义》忌用之说，一引于《中国药学大辞典》，再引于《中药大辞典》，影响至巨深，恐读者不察，泥于斯语，临证却步，辜负好药，故不得不于此阐明之也"。

注释：

[1] 补土：土，脾胃之代称，补土，即补脾胃。

[2] 亟：急之意也。

[3] 贲育：贲，孟贲；育，夏育；两人皆古时之勇士。

[4] 麻桂诸方：麻黄汤、桂枝汤及其类方之总称。

[5] 国老：甘草之别称。《纲目》："诸药中甘草为君，……调和众药有功，故有国老之号。"

[6] 桂枝、麻黄、葛根、大青龙：皆《伤寒论》所载方剂名，原书方名下均赘有"汤"字，此处为各方简称。

[7] 甘、枣：甘草、大枣之简称。下文"参、枣"、"参、甘"，即人参、大枣与人参、甘草之简称。

[8] 小柴胡：《伤寒论》方剂名。原书方名后赘有"汤"字。

[9] 王海藏：即王好古（1200～?），元代医学家，著有《汤液本草》等书。

[10] 张路玉：即强璐（1617～1700），明代医学家，著有《本经逢原》等书。

（《医古文知识》1993年1期）

张山雷《本草正义》评注（四）

叶显纯

人 参

[考正]　颐按，古称人参，今有辽参、高丽参、党参之别，形色、性情、功效各有

606

不同，而古今医药诸书则皆以人参两字统育之，不独古之本草未闻辨析也．考辽东、高丽在上古虽未通中国，而秦汉之际皆已交通，许叔重《说文》[1]则云"人薓药草，出上党（薓，即古之参字），似东汉时犹止有党参也；《本草经》则云：生上党及辽东，此句虽未必为周秦古所固有，然纵出于后人增益，亦是陶贞白所手定，《千金翼方》亦有此句，则又似彼时党参、辽参同为一种。再考其气味、主治，则《本经》称其寒，而补五藏、安精神云云，皆似指辽参而官，《别录》则曰微温，而疗肠胃中冷、心腹鼓痛云云，皆似指高丽参而言；若云皆即今之党参，则实不能具此力量。又证以《太平御览》引《吴昔本草》，则曰《神农》：甘，小寒；又曰根的头、足、手、面、目如人，则今之人参，固有其头项、手足，略似人形之一种。范子计然亦云：人参出上党，状类人者善；刘敬升《异苑》亦云：人参；生上党者佳，人形皆具，此皆非今之党参所能近似。更详稽唐宋以后本草及方药，则皆曰人参，而孰为辽参、孰为高丽参，在有识者或可以心领神悟而分别之，然究竟是一是二，始难确定。或谓古书之人参皆即今之党参，则仅读《说文》，而未读《本草经》者。但《本经》气味、功用则明是今之辽参，而《别录》之气味、功用又明是今之高丽参，不独微寒、微温显有区别，即所载主治亦是显分畛域[2]，只是李氏《本草纲目》并为一气，而《本经》之与《别录》，昔人又每合而读之，遂致或寒或热，纷如聚讼，补气补血，更仆难终，此则古今本草以辽东、高丽所产，混为一词，不加区别之过也．但上党之所产，岂古时本与辽参无别，而今之所谓潞党参者别有一种乎？抑古今地气攸殊，古则同于辽参，而今则遂成潞党参乎？考濒湖[3]《纲目》引陶弘景说，已有"上党来者，形长而黄，状如防风"，则颇似今之党参，张路玉《本经逢原》别出上党人参一条，但曰"甘平清肺"，又不似今之党参；唯关遵程《本草从新》别出防风党参一条，则今所通用党参也。盖辽参、高丽参其力皆厚，唯一则甘而能清，一则甘而兼温，功用自别；若党参则为补脾和缓之药，而力量较为薄弱，三者之性情、功用迥乎不侔[4]，万不能一炉同冶[5]而无区别，爰为各立一条，以前贤之成说，近今之功效分著于篇，庶乎门经既清，而后来者亦得有所依据，寿颐为此创论，明知于古无征，独辟蹊径[6]，笃信好古之士，必有讥其师心自用、妄作聪明者，要知医药以切合实用为主，不在泥古为高，似乎逐条分析，则临证定方各得其所，抑且证之古籍，无不可通，验之民病，久收捷效，尚非穿凿附会，强作解人，爰贡愚忱，就商明达。

评曰："明知于古无征"，偏是"独辟蹊径"，务以"切合实用为主，不在泥古为高"。治学之道，本在于此，昔者诸贤，代有发明，皆缘于是，否则，崇古非今，只能固步不前，焉有进步发展？余崇张氏《正义》，亦正以其每具独特之见解，丽有精辟之论述也。

古籍所载人参，究属何许品种，考证诸家，屡有争议，扑朔迷离，说有多端，虽明达如张氏，亦"究竟是一是二，始难确定"，则辨析之难可以想见，上文据性味、功用将人参分为辽参、高丽参，党参三种，意其辽参似指今之生晒参而言，高丽参当即来自朝鲜之红参，实则两者皆五加科人参之根，因产地、加工方法不同而有别也，若以应用而言，诚宜区辨，若作品种考证，则均属人参之别，可合并论之，无分彼此也。

考诸今之人参、党参两者，来源科属既殊，性用复有差异，古方所用"人参"究系何物，若予探明，可便临床甄用，为此，仅就诸家文献所述产地、形态、性用三方面推而测之：

关于产地，《说文》首称"人茬药草出上党"，《别录》则曰"生上党山谷及辽东"。

其产于辽东者属五加科人参自可无疑；而产于上党者，近人张锡纯径认为"古所用人参，方书皆谓出于上党，即今之党参是也。"（《医学衷中参西录》药物·人参解）

关于形态，吴普谓"三月生叶小锐，枝黑，茎有毛……根有手足面目如人者，神"。弘景曰"上党在冀州西南，今来者形长而黄，状如防风，多润实而甘"。对照《中药大辞典》对所述三药植物与药材形态描述，则党参"茎……下部疏生粗糙硬毛"，药材："类扁圆柱形，长 8～22 厘米，直径约 7～10 厘米"；人参"茎直立，……光滑无毛"，"主根呈圆柱形，……支根 2～6 条，末端多分歧，有许多细长的须状根"，防风药材"呈圆锥形或纺锤形，长约 20～30 厘米"。可见吴、陶两氏所谓人参，无不与党参相类，而迥异于五加科人参也。

至于性用，将于下文合并申述之。

唯亦有持相反意见者，则又认定古之人参为五加科者也。其理由约有以下三端：1.《纲目》称："上党，今潞州也，民以人参为地方害，不复采取"，足证上党所产者是为人参。2. 吴普云："根如毛足面目如人者，神"，弘景更谓"其草一茎直上，四五叶相对生"，皆是人参形。3.《本经》载"安精神，定魂魄广，……开心益智"，《别录》"令人不忘"，《药性论》"凡虚而梦纷纭者加之"，所述性用咸为人参所具，而非党参所能。

言之凿凿，似毋庸匪议者，然若进一步剖析，则颇有启人疑窦之处。盖植物生长每受地域、气候所限，人参尤为突出，仅产于长白山四周，未闻近日上党地区有所发现，若《纲目》所述，民既不采，必有遗株，何况气候又无剧变，生长条件依然如昔，乃竟然绝迹，毫无留存，是诚百思而难得其解者。可解者，其唯上党古时并无五加科人参生长，有之，亦仅为党参乎？范计然、刘敬升之说，恐系仅见其形，而本食产自上党，因而张冠李戴者，殊不足信。

此其一。吴普生当汉魏时期，所说人参"如人者，神"，足见当时辽参虽已传入中原，而为数尚极稀少罕见，临床所用者多为党参，如若在在皆是，何用"神"字赞之；陶弘景虽对从高丽、百济来者描述"一茎直上，四五叶相对生"，然在此之前已先明言上党来者"形长而黄，状为防风"，其说最为可佰，而已在六朝时矣。此其二。《本草经》成书于汉，所载人参功能安神开智，理当对临床发挥指导作用，然细核《伤寒》、《金匮》诸方，虽用人参者甚多，而绝大多数作为调补脾胃之用，用以安烦躁、定心悸仅数方而已，且用量颇小，居于臣佐之位，与《本经》所述差距颇远，故亦多有认为是为党参者。此为其三。

综上所述，可见临床所用之"人参"，似可分为三个不相阶段，汉魏时期，主要为党参，若人参则传来中国为数尚少；六朝唐宋，党参、人参并相通行，迄于明清，人参应用日受重视；泊石顽《逢原》专列"上党人参"（《本草从新》又简称为党参），实有感于当时重视辽参而发也，以故人参、党参乃并列于本草。以是又可见张锡纯以为古方人参皆是今之党参，虽有有失偏颇，而谓之皆为五加科人参亦非所当。为此，对于古方中之"人参"，当今临床自可据其性用以为定夺，若理中、四君用以调补脾胃者，径用党参原无不可，而定志丸、天王补心丹用以安定神志者，自宜投以人参为是。

注释：

［1］许叔重《说文》：许叔重，即许慎，东汉人。《说文》，即《说文解字》，许慎撰，成书于 121 年。

［2］畛域：界限之意。

608

［3］濒湖：指李时珍。李氏晚号濒湖老人。

［4］侔：相等之意。

［5］原作"一陶同冶"，显误，今改。

［6］蹊径：蹊，山间之路；径，小路；合而称之，道路也。

（《医古文知识》1993 年 2 期）

张山雷《本草正义》评注（五）

叶显纯

辽 参

《本经》：人参，味甘，微寒。主补五藏，安精神，定魂魄，止惊悸，除邪气，明目，开心益智。

[正义] 辽参产于辽沈，即奉天[1]、吉林等处，地属北方阴寒之域，且其秉性背阳而向阴，气味皆清，色淡黄或白，故禀阴凝之气而微寒，功能养阴而清虚火，今用之于阴虚有火，及吐衄失血后之宜于清养，或汗家、失精家阴液耗损、虚阳偏炽者，甚有效验。证以《本草经》之所谓人参味甘微寒者，气味甚合，故以《本经》之人参主治全文系之于此。主补五藏者，五藏属阴，辽参禀性屑阴，得地气最厚，而气味中和，无所偏倚，故能兼补五藏之阴，不专主一藏。安精神、定魂魄、止惊悸者，皆藏阴充韧[2]之功也。除邪气者，则真阴既足而邪气自除。明目、开心、益智，又皆阴液充盈、精神贯注之明证。寻绎《本经》主治，皆滋阴养液、生津补血之功。陈修园[3]所谓无一字言及温补回阳，所以仲景恒用于汗吐下后阴伤之证以救津液，而于回阳方中不用此阴柔之品，以缓姜附之功者，洵读书之得间[4]者也。此则《本经》之人参，固明谓其止能养阴，而非补气回阳之药，是皆辽参之功用，而非高丽参之兼有温性者可比，是当明为分析，而不可混熔于一炉之中者也。

评曰：此段所述，乃阐明辽参之性能，及演释《本经》所载主治病症之原理者也。

按人参主产长白山四周地区，我国辽宁、吉林省及朝鲜皆有分布。采集以后，有多种制法，主要区分为生晒参、红参两大类，朝鲜以红参著称于世，而亦有生晒者，我国以生晒参为多，然亦有制为红参者，冠产地以区别两者，似属非当，可能为当时习称，吾人理解之可矣，人参制法既异，性有凉温之殊，张氏提倡"当明为分析"，有利临床据证分用，具有积极意义。

张氏宗陈修园人参为"阴柔之品"之说，以为辽参（当即生晒参）性能"止能养阴，而非补气回阳之药"，从而解释《本经》主治，皆从"滋养阴液、生津补血"着眼，与现今认为生晒参功能益气生津、补益肺脾、养心安神有所相左，有待辨析商榷者。

首先，所谓人参产于"北方阴寒之域，……故禀阴凝之气而微寒，功能养阴而清虚火"，将药物生长环境与其性能作必然联系，实属不当。盖药物特性并非因地而定，性寒性热同生一地者在在皆是，如四川产附子，亦产黄连、黄柏；东北产白敛、漏芦，亦产细

609

辛；可见此类药性之理论根据，未足以普遍规律视之。

其次，所引陈修园《本经》"无一字言及温补回阳"之句，寓有赞同之义；然则《本经》亦无一字言及滋阴清火，而谓其"能治阴液耗损，虚阳偏炽者"，毋乃与龟版、鳖甲同功而"混熔于一炉"乎？盖人参功能生津，并非滋阴，津伤、阴亏虽属同类，而有程度轻重之异，生津、养阴，治有不同，岂可不予明辨分析者也？

再则，关于陈修园所谓"仲景恒用于……阴伤之证，以救津液；而于回阳之中，不用此阴柔之品，以缓姜附之功者。"实则亦非的论，盖仲景之书，尚有四逆加人参汤，茯苓四逆汤在，皆是以人参配姜、附而行；后世医家更创参附汤，《医宗金鉴》谓之"补后天之气无如人参，补先天之气无如附子，……二药相须，用之得当，则能瞬息化气于乌有之乡，顷刻生阳于命门之内。"《绛雪园古方选注》更论之曰："散寒救阳尤必人参佐生附，方能下鼓水中之元阳，上资君火之热化，全赖元阳一起，而少阴之病霍然矣。"不仅无配伍相忌之患，抑且有相得益彰之利，投以性温之高丽参（红参）固佳，若用辽参（生晒参）亦未必减缓姜附之功。

张氏此处强调辽参性味甘而微寒，养阴而清虚火，乃为下文详论高丽参性味甘而微温，具温养生发之性，预作伏笔者也。

[广义] 甄权[5]："主五劳七伤虚损，治肺痿。"寿颐按：此皆真阴不充之证，如其虚火尚炎，阳气未匮，辽参主之；若阴液既耗，而脾肾之阳亦弱，则又宜用高丽参矣。

洁古[6]："止渴，生津液。"寿颐按：此是胃阴不充之候，所当柔润滋养，固宜于辽参，而不宜于高丽参之含有阳刚气象也。

徐灵胎[7]曰："凡补气之药皆属阳，唯人参能补气，而体质屑阴，故无刚燥之弊，而又能入于阴分，所以可贵。"寿颐案：人参能补气而不刚燥，唯辽参可以当之，而高丽参已不能免矣。

陈修园："仲景《伤寒论》用人参者十七方，皆因汗吐下之后亡其阴液，取以救阴；唯理中汤、吴茱萸汤则以刚燥剂中阳药已多，故以人参养阴济阳，以臻于中和耳。"寿颐按：陈氏谓仲景于汗吐下之后用参以救阴液，洵是勘透仲景制方之玄奥，而发明人参之功能，若理中汤、吴茱萸汤二方，本主脾胃阴寒之证，愚谓当以今之高丽参配之，正合温中之用，修园尚未免偏执己见也。

评曰：药物刚燥之性，力猛易于伤阴之谓也。温热者，附子、乌头、仙茅、淫羊藿之辈，寒凉者，大黄、黄连之类，辛散者，羌活、白芷、细辛之属皆是。至人参之性，无刚燥之弊，不独生晒参性偏于凉属之，即红参虽偏于温亦然，唯以性之寒温而分刚燥柔润殊非恰当。况温热之药亦有柔润，如鹿茸、肉桂、肉苁蓉者乎？

仲景所用人参，其品种究是今之人参、抑或党参，迄有不同认识，必谓其诸方之用咸为养阴，张氏亦未苟同陈氏之见也。盖热病之后，多有气津两伤之候，用参之义正在益气生津之功，并非专以滋阴为务；若理中、吴茱萸二方，则又意在补中益胃，嫌其阳药已多，以为养阴济阳，殊非中允之论。

[发明] 辽参禀性向阴，味甘而微苦，确含清凉性质，多见风日则易生蛀，喜阴恶阳，尤其明证，故富有养液，而为补阴之最，脱血、脱汗、失精家宜之固也，而肺燥干咳、胃枯燥渴、或干呕呃逆者，皆赖以滋液生津，而无寒降戕伐、黏腻浊滞之弊，功在沙参、玉竹、二冬之上，奚啻倍蓰[8]；此其禀中和之气，不升不降，不倚不偏，所以可贵。或有以为阳药而补阳者，固非；即以为补气而能挽回元气者，亦妄也。

610

评曰：病有不同，治有各异，药有特长：辨证既确，选药得当，罔不奏效。大抵人参重在益肺胃之气津，玉竹、天冬重在滋肺胃之阴液；沙参、麦冬能清肺胃之热，又能养肺胃之阴，寒降、滋腻肺各有所宜，不能以一物以较他药之优劣也。

用人参以补阳，固非所当；然若大汗出、大出血元气暴脱之症，大剂量投之，或可挽元气于万一也。

[正讹] 人参气味，微寒微温四字，原是二家之言，一出《本经》，一出《别录》，自当分别观之，万不致淆惑视听。乃自唐以后之辑本草者，或有将四字并作一句，而纷纭扰攘，互相攻讦之议起矣，遂令后人遍读各家之言，更觉纠结缭绕，莫知所从。乃有李月池[9]者，创为生用气凉，熟用气温，味甘补阳，微苦补阴之说，意欲以调和其间，而解其纷乱，不知骑墙之见，已属可嗤，抑且盲瞽之谈，反成笑话，陈修园以药入煎剂生者亦熟驳之，最是爽快，何如以《本经》《别录》二书各还其旧之为得乎？

人形之说，古书诧为奇遇，纤纬家且有摇光星散而为人参之说，似乎参之能成人形者，必神妙不可思议矣。然寿颐见吾友朱君照衢（朱君乃吾邑闻人朱石曾之孙，石曾尝著《逸周书注》行世）自奉省携归一种，大类人状，有头有颈，躯干独大，亦有四肢，部位清晰，唯无面目肢节及手指耳。据云，彼地之参皆以人力培植，颇如圃中之蔬，随在多有，而人形者亦其种类之一，在当地出售不过千余大钱一斤，唯一入京华，价已百倍，何况南省，则关税本巨，而加以市侩之居奇耳；若野生者则数年不得一支。即此数言，人参之真相已可得其涯略，且古人命名之意，亦已大白，而人形之说又何足为宝耶？

人参能滋阴液，而无却病之功，灵胎之说最确，其言曰人参长于补虚，短于攻疾。乃医者于病久体弱或富贵之人不论病之已去未去皆必用参，一则昭其谨慎，一则借以塞责，而病家亦以用参为尽慈孝之道，不知病未去而用之，病根亦固；且力大而峻，为害亦甚。徐氏此言，曲尽庸医丑态，彼夫无故妄用，以浪费病家之资财，及借此藏拙，以迎合富贵之心理者，其亦可以废然返乎？

仲景用小柴胡汤，干咳者去人参、加干姜、五味，盖为寒饮之咳嗽言之，陈修园谓形寒饮冷之伤，非人参阴寒之品所宜，则凡属外邪未清者，固不可轻用此滋补之品，可与灵胎之论互相发明者也。

评曰：李月池创人参生熟异性之说，解历代医家之纷争，便临床应用之抉择，自具至理，非为臆断；张氏未捻高丽参即人参之蒸熟者，故虽将辽参、高丽参区分为寒温不同，而反责难于人，当是囿于条件所限使然。陈修园以药入汤煎、虽生亦熟驳之，是亦不足为训，观历代医家认地黄之生熟有别，首乌之生制各异，龙牡之生煅不同，生姜之生炭相殊，同是一物而临床疗效至为不同，则药物炮制以后，药性改易，允当深入研究、发明原理，何可一言以否定也。

"误用致害，虽甘草、人参亦毒药之类也。"昔人名言，所当奉为臬圭。人参扶正之品，宜于气虚不足者是矣，若正虚邪实之候，佐于祛邪剂中亦无不可；唯实邪壅盛略无正虚之象，轻妄投之，恒有未见其利反致其害，医家迎合病人而滥用人参，或增其病，或夺其命，不亦可悲乎？

注释：

[1] 奉天：昔时省名，即今辽宁省。

[2] 充牣：牣，音刃，满也．充牣，即充满之意。

[3] 陈修园：又名陈念祖．清代医学家。著有《神农本草经读》。

［4］得间：又作得解．会心，悟其理也。

［5］甄权：唐代医学家。著有《药性论》。

［6］洁古：即张洁古，又名张元素。金代医学家。著有《珍珠囊》。

［7］徐灵胎：又名徐大椿。清代医学家。著有《神农本草经百种录》。

［8］倍蓰：倍，即一倍，蓰，即五倍。形容有数倍之巨。

［9］李月池：明代医学家．即李时珍之父。著有《人参传》。

（《医古文知识》1993 年 3 期）

张山雷《本草正义》评注（六）

叶显纯

高丽参

《别录》：人参：味甘，微温。疗肠胃中冷，心腹鼓痛，胸膈逆满，霍乱吐逆，调中，止消渴，通血脉，破坚积，令人不忘。

[备考] 疗，即治病之义，唐人讳治，唐世医书皆以疗字代治字用，《外台秘要》皆用疗字，无一治字，是其例也。《别录》一书，辑于陶弘景之手，今诸书所引皆作疗字，疑亦唐人所改，今仍唐本之旧耳。

[正义] 高丽参产于朝鲜，古之高丽、百济、新罗皆是也。地当东海之滨，禀东方发生之气，故其气味浓厚，色亦重浊，具有温养生发之性，今用之于脾肾虚寒、真阳衰弱，及中气不振、阴寒用事诸证功效甚捷。较之辽参偏于养阴、含有清凉气味者，性质迥异，证以《名医别录》之人参味甘微温，气味甚合，故以《别录》之人参主治全文系之于此。

肠胃中冷、心腹鼓痛者，皆中气虚寒、真阳不宣之候也；胸胁逆满，亦阳衰阴盛之病；故皆以人参温养其中气，此非痰湿凝滞之逆满，所以宜于温补。若霍乱吐逆则阴霾凝结之病，故亦以温中为宜；唯霍乱为患，迅疾暴戾、虽有寒有热，而以阴盛灭阳为最多，宜大剂姜附，而以人参之大力者驭之，方足以回垂绝之真阳，非一味所能治也。调中者，则中气虚弱而和调之。止消渴者，则滋养津液之效也。参本补脾，而又有温和之气以流利之，故能通行血脉。参本补脾，而又有燠煦之气以健运之，故能消磨坚积，令人不忘者，心为牡减，参能益血，更能温养而振刷之，则心阳舒展，而记忆自富。此皆高丽参之微温，禀春生发育之性者，方能臻此刚健婀娜之候，而非辽参之仅能滋阴者所可同日语矣。

评曰：高丽参，又名别直参，乃产于朝鲜且加工而成，性同国产红参，无分畛歧也。本当与生晒参（辽参）及下述：之参须、参芦等并列于人参总目之下，张氏虽寓此意，而各自独立成条，缘仅为评注，故一仍：其旧，不予更正。

张氏以《别录》所载人参：性味同于红参，遂将其主治全文系之于高丽参项下，并为之诠释。由于与诸药生熟异性类似，予以区别，独具创见；唯既云"人参长于补虚，短于攻疾"，则红参当无例外。《别录》主疗乃古人之认识，择其善者从之可也；其不足为训者，若夫心腹鼓痛、胸膈逆满、霍乱吐逆、血瘀竖积诸候，咸非人参所能治，似不

612

必。多费笔墨申述，勉强阐释，反致贻误后人也。

[广义] 甄权："主冷气逆上。"寿颐按：此指中气虚寒，而肾水上凌之证，自宜用高丽参，则温脾而兼摄肾，非辽参之所能治者，其甚者且宜辅以大温之品而摄纳之。

洁古："主肺胃阳气不足，肺气虚促，短气少气。"寿颐按：此脾土虚寒，中气不振，故脾阳不宣，气促少气，唯高丽参之温补中州而益元气者宜之。

东垣曰："人参甘、温，能补肺中元气，肺气旺则诸藏皆旺，肺主诸气故也；仲景于汗后身热、亡血脉沉迟者、下利身凉脉微血虚者并加人参，所谓血脱益气，阳生而阴自长也。"寿颐按：人参气薄味厚，力能滋阴养血，仲景用之于汗后、吐后，本是取其补阴，而东垣乃以补肺气，韩飞霞[1]亦谓病后气虚及肺虚作嗽者并宜之，是皆以为气药。盖缘参能滋养五藏之阴，阴既充而气亦自旺，究非补气之效；至东垣所引仲景二条，则脉微、脉沉迟，愚谓所用人参当以高丽产之含有温养性质者为佳，斯则具有春升之气，谓为益气，或犹近是，徐灵胎谓其升提元气盖亦指此。而昧者甚至谓为能回元气于无何有之乡，而救阳亡于垂绝之顷者，殆欲以《战国策》之所谓不死之药视人参，则过于推崇，而不知其立言之不可为训矣。

李月池曰："凡人之面白面青、或黄或黧悴者，皆肺脾肾气之不足，皆可用人参，而面赤气壮神强者，不可用矣；脉之浮而芤濡虚大、迟缓无力，沈而迟墙细弱、结代无力者，皆虚而不足，可用人参，而弦长紧实、滑数有力者，则火郁内实，不可用矣。洁古谓喘嗽弗用者，痰饮气壅之喘也，若肾虚气短喘促者必用矣。仲景之咳嗽弗用者，寒邪壅郁之咳也，若自汗虚寒而咳者必用矣。东垣谓肺有郁热弗用者，宜发不宜补也，若肺虚无火、气短自汗必用矣。丹溪谓诸痛不可骤用者，邪气凝结、宜散不宜补也，若虚寒气弱、痛而喜热喜按者必用矣。节斋谓阴虚火旺弗用者，火邪炽感不可补也，若虚火无根、自汗气短、肢寒脉细者必用矣。"寿颐按：李氏此言，辨别脉证，甚是明晰，唯所条举者，尽属虚寒证治，则李氏固专高丽参之温补者言之。

缪仲淳曰："凡虚羸尪怯、劳役饥饱所伤，清阳之气陷入阴分，发热倦怠、四肢无力，或中暑伤气，无气以动，或呕吐泄泻、霍乱转筋、胃弱不食、脾虚不磨，或真阳式微、肾气匮乏、阳事痿绝、完谷不化、下利清水，及小儿慢惊、痘后气虚、溃疡虚弱等证，苟投人参，靡不立效。"寿颐按：缪氏所谓，亦是高丽参之功用；而张石顽宗之，且仲之曰，痘疹不宜轻用人参者，干紫黑陷、血热毒盛也，若气虚顶陷、色白皮薄、泄泻浆清，则必用矣；亦以丽参之甘温言之，是以张氏之《本经逢原》明盲人参甘、苦、微温，产高丽者良。

评曰：诸家本草咸以人参作论，初无生晒参、红参之分，以是微寒、微温各执一端，莫衷一是；张氏将相关论述分别列之于两者之后，则昔人之争议纷纭，而今终于泾渭分明，豁然明朗矣。

[发明] 高丽参之功用，本与辽参无甚参差[2]，皆以养津滋液见长，补正固有奇功，去病亦赳[3]实效，洄溪"长于补虚，短于攻疾"八字可为定论。但辽参禀性醇和，绝无刚烈气象，是以滋养阴津尤其独步；而高丽参则已有刚健恣态，温升之性时时流露，所以兼能振作阳气，战胜阴霾。二者所主之病虽同为阴枯血耗之候，唯阴虚之体相火[4]易升，则宜于辽参而不宜于丽参，若阴液既耗，而真阳亦衰，则宜用丽参而不宜用辽参；一则养阴而兼理虚热，一则补阴而即以扶阳，各有专主，不容或紊。若治虚热而误用丽参，无异抱薪救火，则欲苏涸辙之鲋而灼其垂竭之脂膏；若治虚寒而误投辽参，几于落井下石，则

613

欲回黍谷之春而适以陷绝于冰窖。同是虚也，在当用之时，而一字之争，已如水火冰炭之各异，彼夫风寒湿、痰饮食积、气血郁结之不得妄投是昧者，更无庸言矣。

评曰：所述除两者"皆以养津滋液见长"、主治"同为阴枯血耗之候"与现今以补气生津见长不相侔合外，两者"不容或紊"之辨，切中肯綮，所论甚当。

注释：

[1] 韩飞霞：即韩懋，字天爵，号飞霞道人。明代医学家，著《韩氏医通》。

[2] 参差：不齐之义。

[3] 尠：鲜的异体字，少也。

[4] 相火：肝肾之火，虚火之范畴。是与心火为"君火"相对而言之名词。

（《医古文知识》1993 年 4 期）

张山雷《本草正义》评注（七）

叶显纯

高丽参（续）

[正讹] 王好古海藏氏曰：人参甘、温，补肺之阳，泄肺之阴，肺受寒邪，宜此补之，肺受火邪，则反伤肺。王纶节斋氏曰：人参入手太阴，能补火，肺受火邪者忌之。故凡酒色过度，损伤肺肾真阴，阴虚火动，劳嗽吐血咳血诸证勿用。寿颐按：好古、节斋谓人参能补肺火，创为肺热伤肺之说，几以此物为肺家禁药，大受后人攻击。实则二家之说，均为高丽参言之，本含温热之性，故肺热忌之。不独实火应在禁例，即虚火亦有烁金[1]之虑，二氏固未可厚非也。读者不察，误认其所指之人参，即是辽参，则辽参甘寒，肺虚有火，阴虚火动者正是要药，何至竟为大禁？恐海藏、节斋不至若是之谬！况海藏明谓人参甘温，其旨可见。但其所称"补肺之阳，泄肺之阴"等句，亦大有语病，不可不辨。试为改之曰："人参产于高丽，气味甘、温，能补肺阳，能伤肺阴。肺气虚寒，宜此补之；肺有郁热，则反伤肺。"更易数字，而其意了然。盖其所谓寒者，意在虚寒，故宜于甘温之高丽参，必非谓外感之寒邪；而其所谓火者，则虽是虚火，固亦非高丽参之甘温所宜。缪仲醇《经疏》亦谓不利于肺家有热，咳嗽吐血，衄血内热，骨蒸劳瘵，阴虚火动之候，即海藏、节斋之同调也。

评曰：以上"正讹"，约略辨之，概有二端：一为支持海藏、节斋人参"补肺阳、伤肺阴"之说，而纠正后人攻击二氏之非者。由于张氏认二王所说皆是以高丽参言之，故谓其"未可厚非"，当是的论。然则，攻击者若以辽参（生晒参）性用而言，则海藏、节斋之说理属不当，亦毋庸讳言。关键所在，咸以"人参"而论，初未分辽参（生晒参）、高丽参（红参）之故，以致各执己见，交争不下，犹中有一牌，左者云黑，右则称白，两说皆是，未可牟断何者为非，盖所见之面乃黑白不同者也，类似情况，所在颇多，古人未予明言之处，后来者务必推而断之，其可读古人书而不三思者乎？

另一则是以为海藏"泄肺之阴"、"肺受寒邪"等句存在语病，而为之纠正．是两句所说确有不妥；肺之有阴，只能有伤，人参非燥泄渗泄之味，何以能泄？肺受寒邪，自系外侵，人参非祛寒发散之品，何以能治？据理改正，字斟句酌，言赅意明，斯为稳当。

喻嘉言[2]谓：伤寒有宜用人参者，发汗时元气大旺，则外邪乘势而出；若元气素弱之人，药虽外行，气从中馁，轻者半出不出，留连致困，重者随元气缩入，发热无休，所以虚弱者，必用人参入表药中，使其得力，一涌而出，非补养之意。古今诸方，表汗有参苏饮、败毒散；和解有小柴胡汤（原漏"胡"字，今加）；解热有白虎加人参汤、竹叶石膏汤；攻下有黄龙汤；皆以人参领药力深入祛邪，即热退神清云云。辨而且博，谁敢谓其不是。但寿颐谓此皆为身躯强壮者言之，病邪本深，体力又伟，非得人参之大力者驾驭其间，则药力不及病所，即能胜病，而亦不能祛邪使出。古人治病方多用参、草，原欲藉其大力，负之而趋，则收一鼓荡平之效。而三吴[3]之人，体质本薄，外邪所感，亦不待深入而病已作。昔人每谓江南无真伤寒病，亦是此旨。所以吾吴医药，悉趋轻清一路，本非仅为人之柔脆者立法，亦以邪之中人，未尝深入故也。是则嘉言之论，诚有未可轻试于吾吴者。而吾邦之外感方中，初无待于人参、甘草以为扶正托邪计者，亦未始非持之有故矣。

评曰：喻氏一代匠师，辨而且博，张氏亦著述等身，学术超群，二氏咸所深为崇敬者，所论本不敢擅予评说。唯素有所闻：科学进步，永无止境，端赖不断求索，总结提高，中医学者，自然科学之一也，亦未可背离此一规律。试观二千年以来，历代医家积丰富之经验，阐各己之创见，理论日臻完善，技术日益昌明，即是明证。然则，其间某些学术论述，观点常有相发者，或为之纠正，或有所补充，正是前人学术之争鸣，更加促进医学之发展；为是，对于文献所载，吾侪择其善者而从之，其不善者据理以辩之可也；有鉴于兹，缘对喻张二氏所述存有疑惑之处，不揣愚陋，试探讨之：

喻氏谓：伤寒表证"虚弱者，必用人参入表药，使药得力，一涌而出，非补养之意。"是语似有两点值得商榷：首先，伤寒者如有虚弱，配用补药可助正气以祛邪，可防汗后能伤正，盖有是证而即用是药也；而乃谓"非补养之意"，既非补养，又何必虚弱者用之？需知能助表药之功，仍是通过其气血充沛使然，非补而何？个人费解。其次，"虚弱者，必用人参"，亦欠妥当，盖气虚者固宜用合表药同用，若使太阳少阴合病，则又当用麻黄附子细辛汤治之，决非所有伤寒虚弱一律必用人参，固不论温病初期兼有阴虚之候尚需养阴解表方，如加减葳蕤汤治之者矣。立论务慎，以免误人，立论之难，亦在于斯。

至张氏所谓表药入人参是为身躯强实者设，而三吴之人，体质奉薄，无待于参、草扶正托邪。此强实者需补，虚弱者反不应补之见，实难令人接受。则《内经》"虚者补之"之义将置于何处？三吴表证易于解散，故医者处方多崇轻清；热病势重者，亦非荆、防、苏、羌不能疏，未可一概言之也；况喻氏生于南昌，悬壶于常熟一十七载，地亦三吴之城，其说决非针对三吴以外而言。总之，临证仍以辨证施治为宜。

参　须

[发明] 参须之名，古所未闻。而张氏《逢原》、吴氏《从新》皆载之．即辽参，高丽参之细枝。盖参价渐贵，遂令细微之物亦供世用。《从新》又有太子参之名，则即参中之细小者，具体而微，亦与参须同类。论其质地，本与人参无所同异，但辽产、高丽参一清一温，亦当分别主治，方不贻误。其为参之余体，力量薄弱，初不待言。其较巨者，形

如北沙参、如怀牛膝，犹有功用可言。若其末尾，则如丝如发，几于气味俱无，何能呈效？唯生津止渴，微有养液之用耳。吴氏谓：参条能横行手臂，指臂无力者服之有效，则本是旁枝，宜其力能旁达。张氏谓：参须治胃虚呕逆、咳嗽失血等证亦效，唯久利滑泄、崩中下血等证每至增剧，则以须是末尾，性专下达，故上逆之病须其下行为顺。若下泄之病则中气下陷而增困矣。今人每以参值綦巨，常用细枝及须代之，务须识得此意，方不贻实实虚虚之诮。若阴虚火升、肝胆之阳上炽，用此潜阳降火尤为相宜。

评曰：所论参须有辽产、高丽参，一清一温，应分别主治，当指生晒参须与红参须而言，主张区别选用，其说极是。唯文末所言阴虚大旺，用此潜阳降火之句，则似指生晒参须（辽参须）之功。若红参须（高丽参须）殊不适当，未予指明，不无小疵。

参条、参须"本与人参无所同异，……力量薄弱，初不待言。"可谓切中肯綮．奈何吴氏认参条横行手臂，石顽称参须不可治久痢、下血等候，皆是以形测功，牵强之说。而张氏信而从之，且为之诠释，初衷改变，引人歧途者随之，读者宜明察之。

今肆售之太子参，乃石竹科植物假繁缕之根，并非昔人所说人参之幼小者矣，不可不知。

参　芦

[**发明**] 芦是参之蒂，部位在上，力能上行，古人以为虚人涌吐膈上痰饮之用。张石顽亦谓其性升，而于补中寓泻．屡有效验。又谓治泻利脓血、崩带精滑等证。唯气虚火炎、喘呕嗽血者忌之，则上逆之病，恶其升腾耳。寿颐按：凡泄泻日久、阳气下陷，用参芦加入应用药中，颇有功效；若滞下脓血，而湿热未清者，则不可升也。

评曰"滞下脓血、湿热未清者"不可用参芦，张氏之说一语中的。而关键之词，"湿热未清"四字而已，非可谓其性上升，凡下行之病咸可都治也。

参　叶

[**发明**] 参叶本不入药，唯吴氏《从新》收之。乃谓大苦大寒，损气败血，其性与参相反，太不近理。而赵恕轩《本草纲目拾遗》则谓其清香微甘，清肺，生津止渴，力能行于皮毛，性带表散，养胃阴，祛暑气，降虚火，以代茶用，为醉后解醒第一。以理推之，赵氏之说为是。

评曰　参叶，当为人参之叶，唯目前市售多为大叶三七之叶，虽该药抽与人参同为五加科植物，然个中效用似尚须进一步研究者。

注释：

[1] 烁金：金，肺也。烁金，邪火侵肺而灼伤之也。

[2] 喻嘉言：名昌，号西昌老人，生卒年代约 1585～1664 年，江西南昌人，清初医学家。曾于常熟行医 17 年，著有《医门法律》《寓意草》等书。

[3] 三吴：地方名。有几说：①吴郡、吴兴、会稽：②吴郡、吴兴、丹阳；③苏州、润州、湖州等。此言三吴，实泛指长江三角洲地区面言。

张山雷在中医文献整理研究上的贡献

王　英　盛增秀

　　张山雷先生（公元 1873～1934 年）是近代著名的中医教育家和临床家，他学验俱丰、著作等身，特别是对中医文献作了卓有成效的整理和研究，业绩煌煌，厥功甚伟。兹就其在这方面的贡献，论述如下。

1. 广搜博贤　评议百家

　　张氏自幼好学，嗜书成性，于诸子百家之书靡不涉猎。习医后，更是寝馈医籍，手不释卷，上自《内》《难》《神农本草》《伤寒》《金匮》等经典，下至明清乃至近代诸贤之作，广征博采，无所不读，且能对所读之书的学术特色和价值等，发表见解，予以评议。如对中医经典，他评价说："《灵》《素》《难经》终是谈医之鼻祖，……虽皆采集于后人，要自赅传于上古，微言隽义，层出不穷．赏奇析疑，钻研无尽。是以历代名贤，递相研索，卒莫穷其精蕴。"足见他对医经之高度重视，这也是他倾注大量心血，精心研究《内经》《难经》等经典的原因所在。他对皇甫谧之《甲乙经》，认为"乃采古书之精要，专为针灸设法，欲考求经络穴俞之原者，必以此书为祖本。"对《诸病源候论》一书，称其"叙列证情，究属详悉，试观《千金》《外台》以下，凡有大著述者，多引是书以资辨别，则历来之奉为圭臬可知。"同时也指出其"所论病证，分别太繁，未免穿凿"的缺点。对张洁古的《脏腑药式》，先生十分赞赏，评曰："某脏某腑标本寒热虚实补泻各条目，而以应用诸药分条附注，朗若列眉，为学者示以仪型，树之标准，最是有条不紊，罗列清疏，初学得之，譬如握罗盘而指方位，自无暗中摸索之苦．金针度世，其意甚良。"对《沈氏女科辑要》，先生赞曰："寥寥数十叶，精当处勘透隐微，切中肯綮，多发前人之未发，实验彰彰·始觉轩爽豁目。"其对金元四大家的著述，尤有精辟的评述，尝云："张子和《儒门事亲》专以汗、吐、下三法治百病。非浅学所敢尝试，唯识见既真，则奏效奇速．固亦应有之一道：刘河间治医，多主寒凉，盖亦当时气运使然，未必偏见至此。昔人尝谓守真以霜雪为雨露，利于松柏而害于蒲柳，然用之得当，自不可废，盖亦一家之学也；东垣出张洁古门下，以培补脾胃为一生宗旨，且倡言寒凉峻利之害。盖承河间、子和之后，流弊已多，乃以温补为之挽救。且值金末大疫之际，故利用升柴诸方，以为升清降浊之枢机，是因其时代环境而成其一家之学；丹溪受业于罗知悌之门，原出河间一派，爰以补阴为主，习用知柏，且谓《局方》温补、行燥而专著一书以为攻讦，则矫枉者亦不无过正之嫌。至其创一'郁'字以认病，则开医家未有之法门。"这既符合各家所处时代的客观实际，又道出了各家的学术特点，可谓至当至精之评。对于明清时期的著述，先生则更有潜心研究，体会尤多，盛赞喻嘉言、徐灵胎、柯韵伯、张石顽、尤在泾诸家，尤推崇陆九芝、王孟英、莫枚士的著述，"辞肯清晰，畅所欲言，切近病情，源源本本。"所著《古今医案平议》，于孟英医案，多有选录，称其"临证验灵，处方熨贴，自古几无敌手。"

　　当然由于时代和条件的限制，先生在学术上也有偏执之处，因此在评议各家时，难免有失偏颇，如对叶天士"逆传心包"之说，贬曰："今叶派造出逆传心包四字，只知犀角、牛黄，纵或可清无形之热，而必不能涤有形之实，自然等于无用，且又脑麝大香大开，自谓可以开闭，而不知芳香走窜，反以助其升腾。"这显然有失公允。其他如对汪切庵的著述，更是持门户之见，批评的言辞颇为激烈，几近于漫骂，有失学术争鸣之嫌，对此我们应该有所分析，客观地予以评价。

2. 古为今用 择善而从

张氏治学，强调实用，尝谓"学医者本以疗治今人之疾病……读书尤以近今为切用。"在这种思想指导下，他在整理研究中医文献时，主张古为今用，择善而从，其突出表现在他对教材的选择和编写上。身为浙江兰溪中医专门学校教务主任，为了提高教学质量，培养合格的中医人才，他极其重视教材建设，编辑讲义十分审慎，认为资料必须博采广收，研求确当；取材不容不富，甄录不可不严。本着"医药以切合实用为主"的原则，在众多的古今医籍中，他精选出108种，作为编写教材和学生平时学习的资料，并区分主用书、采用书、参考书三类，其中主用书37种，包括《内经》《难经》《伤寒论》《金匮要略》《针灸甲乙经》《诸病源候论》《本经逢原》《温热经纬》等，"此类之书，皆医家必需知识，譬如布帛、菽粟之不可一日而缺。凡所甄录，必以理精法密，言明且清，而又切近可行，裨益日用为主"；采用书49种，包括《类经》《千金方》《河间六书》《东垣十书》《儒门事亲》《格致余论》《温病条辨》《王孟英医案》等，"此类之书，多深切著明，风行宇宙之名作，亦皆学者必备之书，必由之道。唯为课堂讲授立法，万无累牍连篇，不为裁剪之理，是以采辑所及，不过十之二、三。然原书俱在，学者行有余力，必当备阅，以广见闻"；参考书22种，包括《外台秘要》《圣济总录》《证治准绳》《本草纲目》《医宗金鉴》《新译西药丛书》等，"此类之书，多鸿篇巨制，洋洋大观……然皆考订详明，博而不杂，且其所录古书，今多遗佚，其全已不可复见，得于此中，稍识古人涯略，抱残守缺，存什一于千百，其功尤大……。近今欧化东行，彼国成书，已多译本，虽渊源有自，不可强以从同，然取其新颖，证我旧闻，正足以助研究之资料。"这种以自己阅历将医籍区别主次予以分类，给后学提示读书的门径，无疑是教学的一种良好方法，对祖国医学遗产的继承和发扬，也有积极的作用，值得借鉴。

尤需指出的是，张氏所编的讲义，诸如《脏腑药式补正》《沈氏女科辑要笺正》《小儿药证直诀笺正》等，分别作为内、妇、儿科教材；还有《病理学读本》，采披诸家名论数十篇，篇末书以编者评语。这些教材，以古医著为蓝本，且融以编者的心得体会，内容生动活泼，很有特色。

3. 潜心整理 重在发扬

张氏认为，中医古代文献由于年代久远，难免存在着散佚、脱漏、讹误等复杂情况，特别是先秦古书，所传无几，其仅存者皆为后人重集，点窜、讹误所在多有，遂觉不可卒读。故他虽十分推崇古代医籍，但主张必须加以整理，使散乱者完整之，错误者纠正之，隐奥者发明之，从而达到取其精华，去其糟粕，推陈出新，古为今用的目的。为此，他身体力行，耗尽心血。凭着深厚的小学功底和扎实的文字学基础，他对中医古籍作了潜心的整理研究，其整理方法或校勘，或笺正，或训释，或评议，不拘一格。综观先生的著述，属文献整理研究者十居七、八，其用力最劲者，当推医经，《读素问识小录》《难经汇注笺正》，即是这方面的代表作，如对《素问·五脏生成论》篇"色见青如草兹者死"句中的"兹"字，他遍考了《说文》《尔雅》《广韵》《集韵》《玉篇》等辞书，认为"兹"当作"玆玆"："考兹、玆玆二字，楷书形近，实则形、义、音三者皆大别。"并强调指出："盖此字明是从二玄之'玄玄'，乃草色之青而见黑者。凡从'玄'之字，皆有黑义，草色而玄玄，则晦滞不泽，所以为将死之肤兆。"言而有据，信而有征，令人服膺。又如对《内》《难》中的"魄门"一词，向来注家多以《内经》"肺藏魄"，以及肺与大肠相表里的理论为依据，解说大肠下口（肛门）为"魄门"，似成定论。但张氏不附和众说他根据《庄子·天道》篇："然则君之所读者，古人之糟魄已夫！"以及陆德明《经典释文》引司马云："烂食曰魄。一云糟烂为魄，本又作粕，音同。"从而指出"粕"、"魄"二字，乃古字假借通例。以肛门为"魄门"，即食料糟粕由此而出之义。如此说解，于理于义，均合符节，读后犹如醍醐灌顶，恍然大悟。

张氏整理古籍，不仅能辨难释义，发蒙解惑，而且还善于分析，批判地继承前人的论点，不囿于旧说，特别是对一些荒诞不经之说，据理驳斥，以正其讹。如所著《本草正义》一书，他崇尚《神农本草经》，但对其上品诸药中常有"不饥不老，轻身延年"功效的记载，大不以为然，认为此等皆方士附会之谬说，因而大胆予以删节，称这样做"非荒经也，去其可疑，正欲以坚其可信。"又如关于使君子的应用，其针对世俗"杀虫至尽，无以消食"的错误说法．指出"凡是诸虫，皆当杀之使尽。今俗人之见，似乎肠胃当有此虫，则食物乃能消化，其说最是可嗤。……树有蠹，屋有蚁，国有盗，祸耶？福耶？"这种坚持科学，摒弃异端邪说，是值得称道的。

更为难能可贵的是，张氏整理古代文献，常结合个人经验体会，加以发挥，颇多创新。其代表作《中风斠论》，根据《内经》"大厥"、"薄厥"、"偏枯"、"仆击"等病证，以及"诸风掉眩，皆属于肝"，"诸暴强直，皆属于风"等记载，并精研前贤张伯龙《类中秘旨》，又参合当时西医有关理论，明确提出肝火自盛，化火上扬，迫令气血上逆，冲激入脑，震动神经，是中风的病理症结所在。至此，中风之底蕴才得以昭然若揭，阐发无遗，真可谓"翦尽荆榛，大开觉路"，功不可没。在整理研究本草典籍时，他对某些药物的功效和主治，据其临证之经验和考察所得，予以补充和发挥，如说骨碎补能治骨槽风重证；白毛藤可疗支节酸楚；忍冬治痈疽疮疡，其藤叶尤胜于花，发前人所未发，从而扩大了这些药物的应用范围，充实了新知。凡此，体现出继承中有发扬，整理中见提高，是十分可取的。

众所周知，浩如烟海的中医文献，凝结着历代医家的宝贵学术经验，蕴藏着大量科学性的精华，是我国优秀文化遗产中的璀璨明珠。整理和研究中医文献，是我们这一代义不容辞的职责。在这方面，张山雷先生已为我们作出了良好的榜样。我们一定要学习和借鉴先辈的经验，把这项关系到子孙后代的大事做得更好，这样才无愧于古人，对得起来者。

参考文献

［1］浙江省中医药研究所，等．张山雷专辑．1983.
［2］浙江省中医管理局《张山雷医集》编委员会．张山雷医集（上下册）．1995.

（《中医文献杂志》1997 年 4 期）

张山雷写的一部西医书

干祖望

近代名医，教育家张山雷（1872～1934年），名寿颐，上海嘉定县人，系典型饱学之士的儒医，任兰溪中医专门学校教务主任。教学、临床之外，勤于写作，计撰有《重订中风斠诠》《疡医纲要》等15部高水平中医专著。但还有一部西医书，可能知者甚鲜。

此书为张山雷在民国丁卯年（1929年）付梓，书名《合信氏全体新论疏注》，共上下两卷合计一本。为四眼线装，15×26开本，泽连丝纸，老宋铅印，35×12字，有框天地头奇阔，含序文目录计80页（因中装书，内两页作一页）。兰溪中医学校梓印发行。

为人师表的高水平中医，为什么写这样一本西医书？他在序文中谓："本校创始以来，于今九载，诸科讲义约略初具，唯生理一门，在己未（1919年）开课之初，曾有某君编纂数页，简略殊甚，不适于用。兹当五届预科始业，爰采合信氏原书，重录一遍……，名曰疏证。以为初学习医入门之一助。"原来当时中医学校，缺乏适当的生理教材而特地为之编写的。但取原著对校，其中不尽相同，而且章节也予以重新安排，是张山雷"删其浮词，节其要义，间亦以己意疏通而证明之"（序文原句）有意加以调整的。

合信氏何人？序中也稍稍一提，谓："英医合信氏，行其道于粤东之惠爱医局，撰有本体新论一书。南海陈君修堂相助为理"。因之，我们仅仅知道合信氏为英国人，在中国广州惠爱医局搞临床工作，此书为与陈修堂合撰的。为了知道合信氏，翻了不少资料，这位有功于中国医学的英国大夫一点也无法了解。

前夕偶读清末改良主义政治家王韬（1828～1897年）《瀛濡杂志》，内有一篇散文言及合信氏。谓："施医院即今仁济医馆也，与墨海毗连，专治华人疾病。主其事者为西（洋）医雒颉，称刀圭精手。……雒君后往京师，继之者不一人，而推合信氏为巨擘。合氏前时行医于粤东。著有《全体新论》，讲论脉络脏腑，殊为精详。……至沪后，延金陵管君小异为师，专治著作，译有《西医略论》《医科新说》《妇婴新说》三书。……"。同时再参阅原版《全体新论》序文"近得华友陈修堂相助，乃集西国……。"合氏另一著作《妇婴新说》序文："去岁，余来上海……"。又一著作《西医略论》序文"比岁在粤东，专司医局，未遑著述，今年游上海，旅馆多闲。适江宁管茂材，谈论医学，固相与商确，共成此书。"

我们把这些片言只字，予以综合分析，则合信氏及其四部著作的来龙去脉，即有其完整的轮廓。

考王韬所谓的"墨海"，就是《全体新论》在广州与陈修堂写成，到上海在英国教会办的墨海书馆。当时在清政府通缉，逃到香港之前的王韬，就在这个墨海书馆里工作。医馆与书馆为毗邻，两人都在英国教会领导下单位里工作，所以，王韬对合信氏是相当熟悉的。

合信氏在1851年左右，在广州惠爱医局工作。在此期间与当地人陈修堂合作写成《全体新论》。

1857年，上海仁济医馆主持者雒颉调京离沪，合信氏也即调至上海接班。后在南京遇管茂材（王韬称小异，可能是别号），从此又与管合作写书3部。为：《西医略论》3

卷，咸丰七年梓版（1857 年），《妇婴新说》1 卷，咸丰八年梓版（1858 年），《医科新说》（待考）。

以上诸书，笔者一直妥为珍藏。《医科新说》文革中告失。宋·陆游《剑南诗稿·抄书》"书生习气重，见书喜欲狂。"现在一套完整的珍本书（可能还是绝版）而玉碎，这个书生的懊丧也不言可喻了。

（《辽宁中医杂志》1997 年 6 期）

张山雷评《醴泉医案》选

叶敏瑞　叶航

据《中医人物辞典》载："张山雷……曾从当地中医俞德琈、侯春林及上海黄醴泉学内科三年"。手抄本《醴泉医案》共 8 卷，十万字左右，系张山雷整理其师之经验，并加按语而成。今撷数案，介绍于下。

1. 内伤肝脾病

张紫东室人：春升肝木司令，病后营卫不谐，烦劳则寒热起伏，肝经瘕聚，亦因而攻窜，总缘营阴未复，中气未振，宜建中汤以疏肝和液兼宣气滞。黛蛤散（包）、川石斛、茯苓、炒枣仁、北沙参、淮小麦各 9g，白芍（吴萸 7 粒泡）、旋覆草、竹茹、丝瓜络各 69，炙鸡内金、天仙藤各 4.5g，清炙草 1.2g，橘红络各 3g。

顾按：此证此方，不用桂枝，终嫌不甚惬意，且于病情亦不甚灵动呈效，拟用桂枝 1.2g，炒入丝瓜络 6g，或竹茹 6g 中，再拣去桂枝勿用，虽曰创见，于理当无不可，且以建中汤入络，非无意之弄巧也。

2. 疸热

钟翁：肤热如灼，咳嗽不停，自觉心中炽热，小溲如赭，面色黧黑。起病匝月，纳谷大减，脉左部见紧，右寸关浮数，肝阳气火升腾莫制，阴液受灼，此以外风兼感，先以标本兼顾。炒荆芥 3g，竹茹（枳实 0.9g 同打）、生白芍各 6g，光杏仁、桑叶、黛蛤散（包）、批杷叶、川石斛各 9g，潼蒺藜、橘络、炒丹皮各 4.5g，炙甘草 1.2g。再诊：外风已解，肝阳未平，气升未尽卒降，咳嗽大减，内热亦轻，溺色渐淡，肺源已得清肃之令，脉数渐退，再以两和肝肾。川石斛、桑叶、细生地、甜杏仁、沙苑子各 9g，川柏炭、丹皮各 3g，黛蛤散（包）15g，制半夏、生白芍、川贝、竹茹各 6g，射干、炙甘草各 1.2g。三诊：气升咳嗽，十减七八，纳谷加餐，小溲已清，自觉心中尚有小热，素患鼻渊，乃肝热生风，气火上冲，仍以和肝泄肺。西洋参、水炙白薇、橘皮、橘络各 4.5g，生白芍、竹茹各 6g，沙苑子、川石斛各 9g，细生地、甜杏仁、黛蛤散（包）各 12g，丹皮炭 3g，炙辛夷 1.5g，清炙草 1.2g。

顾按：此乃黄疸病湿热炽甚，本应消导，然阴液虚者，分利更耗津液，滋润又嫌助湿，所谓肾虚，最是两难，此案以肝肾两和，不偏不倚，最为稳固，洵是斫轮老手。

3. 经漏

顾：脉小右沉，经事一月再至，腹痛奇脉不摄，带下如注，先和肝而调八脉。吴萸 7粒，白芍 6g，茯苓、炙乌贼骨、甜杏仁、炒枣仁各 9g，乌药 1.8g，炒丹皮、橘皮各 3g，炙甘草、砂仁壳（后下）各1.2g，焦栀子4.5g。

颐按：此证颇似虚寒，乃不用温摄法而投丹皮、栀子、花粉，必舌红绛有内热见症也，否则宜用建中矣。

4. 瘰疬

陈右：肝木郁滞，激痰上灼，纳呆泛恶，寒热自汗，头痛，皆肝火横恣为患，项间结核累累，自当调和肝胃为主。川石斛、炒枣仁、淮小麦各9g，白芍、茯苓、茯神、海石、旋覆花（包）、竹茹（玫瑰花2朵同炒）各6g，紫石英、淡秋石各1.8g，煨益智仁1.2g，米炒潞党15g，蛤壳（先煎）30g，生白术（枳实2.4g同炒）、鸡内金各4.5g，盐水炒橘红3g。痰核丸方：川贝、生牡蛎各90g，玄参120g，各研极细末，蜜丸早晚各服9g，盐汤下。

颐按：方见陈修园书中，看似平淡，颇有功效，余尝屡用而奏绩，如瘰体无痰者，东国方强壮散极效。

（《浙江中医杂志》2005年5期）

评张山雷《中风斠诠》

汤川安

张山雷为近代中医大家，学验俱丰。其《中风斠诠》一书，为受张伯龙《类中秘旨》启发而作。此书虽经修订再版，却颇为粗糙，主要表现在：结构乱内容杂；主要观点自相矛盾；自视过高，妄诋前人。限于篇幅，本论文对于书中漏洞点到即止，是非曲直，高明自有判断。

张山雷《中风斠诠》一书的版本，作者在重订自序中交代很清楚。上海卫生出版社于1958年4月重印此书，本人即以此版进行评述。全书三卷。第一卷为中风总论，纵论前人得失；第二卷为脉因证冶，示人以规矩；第三卷为古方平议，采名方，点要旨，启后学。

张氏在书中说："如必以仲师之故，而姑为之曲曲阳会，勉强敷衍，不顾情理之难安，则适以厚诬古人，重欺来哲。吾知真能尊崇仲圣者，不当如此。"（P$_{41}$）张氏认为，指出前人的错误才是真正尊重前人。我正是基于此种想法而写作此文。

一、结构乱 内容杂

张氏此书是受张伯龙《类中秘旨》启发草创而成，并非厚积薄发之作，所以文章结构错乱，一些核心内容前后重复。

1. 结构错乱　张氏的主要观点，在第一卷纵论前人得失的时候，出现一次；在逐段点评《类中秘旨》时候出现一次；在第二卷脉因证治中又出现一次。同样的内容，重复至少三次，而且都是平均用墨，说明张氏缺乏通盘布局的能力。

2. 内容重复　张伯龙将《素问》中"血之与气，并走于上，则为大厥"文字和西医解剖所见的脑溢血联系起来，解释中风病机，并发明镇肝熄风法治疗中风。张氏对此颇为推崇，认为"虽谓伯龙为内风暴仆之开山祖可也。"同时张氏认为张伯龙理论也有不足之处，就是把"木旺水衰四字，扭做一气，纠结不开，遂以镇肝滋肾两法，并为一路。清浊不分，终是贤者之过。"（P₇₂），他认为治疗中风应当分步，先用石贝类药镇肝治标，后用厚腻药养水治本。如果像张伯龙那样"双管齐下，则非徒尤益，且以贻祸。"以上两方面内容，尤其是后者，张氏喋喋不休反复论述，达到令人生厌程度。

二、前后自相矛盾

张氏评价《金匮要略》关于中风的条文时说："岂有同在一篇之中，而忽彼忽此．自矛自盾，竟无一定宗旨之理。"（P₄₁）就算《金匮要略》中论述中风之文字自相矛盾，因为它是断章残简，可以理解。而张氏自己的《中风斠诠》为几经修改之完本，其中自相矛盾之处甚多，又让后人如何看待？

1. 否定中风有其他类型　张氏认为："所谓仆击偏枯者，即忽然昏仆，有如所击，而肢体偏废，瘫痪不随也。是即内风肆虐，火升痰升，气血上壅，激乱脑经之候。"（P₂₆）这种病只有一个病机，那就是："但风从内动，固无一非气血并走于上，是为阳盛上偾。"他在书中还特意引用陆九芝的话来说教："陆九芝所谓一个病，止有一条理，断不容各道其道，彼此歧异，更不能空淡理想，幻说欺人"（P₉）但是他后来又陆续发现不仅"即此肝阳上激之脑神经病，而竟有一种见证同而属于血虚者。"而且"时病、杂病亦最多气血冲脑之证"，于是再版的时候，一一补上，并为自己开解道："王孟英谓凡勘一证，有正面，必有反面。寿颐三十年治验，临证渐多，悟王氏此说，最是阅历有得。"（P₂₆）张氏在谆谆告诫其他医生不要"心粗气浮"的时候，自己正在犯着这样的错误。

2. 否定《甲乙经》虚风之说　张氏在驳斥《甲乙经》把"仆击偏枯，卒然暴死，认做偏中邪风。"的观点的时候说："夫以人体及病情而言虚实，可说也。乃天空之风而亦有虚实，宁非大怪？"（P₂₅）他在后面又说："虽间有真阳式微，虚风一煽，而即见脱证者。"张氏在前面批评《甲乙经》不该编造虚风这个词汇，自己却又用"虚风"一词，真不知所云。

3. 否定汉唐有按内因治疗中风　此书第一卷第二章题目就是：论中风之病汉唐治法皆是外因。但是在第三卷"风引汤"的注解中，张氏说："可见古人用之者众。方以石药六种为主，而合之龙牡。明明专治内热生风，气火上升之病。清热镇重，收摄浮阳，其意极显……固已说明内热动风，热痰上涌，则六朝时人已知此病之本于内因。"（P₁₂₆）前后矛盾，非常明显。

4. 否定中风会出现瘾疹　《金匮要略》中有"寸口脉迟而缓，迟则为寒，缓则为虚。荣缓则为亡血，卫缓则为中风。邪气中经，则身痒而瘾疹"的文字。张氏认为："身痒瘾疹，乃风热在表"，所以他认为："脉迟而缓，迟则为寒，缓则为虚，已与风热之瘾疹显然矛盾。"（P₄₁）可是张氏自己后面又引出《诸病源候论》之"邪气客于皮肤，复逢风寒相折，则起风瘙隐疹"之说，也承认"风寒相折"也可以起瘾疹，何其前后矛盾。

5. 否定真中风的存在　张氏认为凡仆击偏枯之病，都是内风导致，与外风没有关系。他说："盖其所谓仆击偏枯者，即忽然昏仆，有如所击，而肢体偏废，瘫痪不随也。是即内风肆虐，火升痰升，气血上壅，激乱脑经之候。在今固已证明。本与外感之风渺不相涉。"（P₂₆）张氏接着说："则类中之病，所在多有。而所谓真中者，不可复观。丹溪有言：西北地高，风寒燥烈，故有真为风邪所中者。此亦悬想之辞。可见真中之病，在丹溪亦未必一见。"（P₄₄）虽然张氏一厢情愿地认为寒风外袭导致人仆击，是"理之所必无"，

623

但是古书中却有不利于他的确凿证据。

"《玉机微义》（明徐用诚撰）曰。余居凉州，其地高阜，四时多风少雨。天气常寒。每见中风或暴死者有之。时洪武乙亥秋八月，大风起自西北。时甘州城外，路死者数人。余亦始悟经谓西北之折风，伤人至病暴死之旨。丹溪之言，有所本也云云。"（P₄₄）铁证如山，张氏不得不承认；"寿颐所见古书，唯此节可为痱风中人，暴病猝死之确证。始能吻合真中风之名义。而于千金外台之中风各方，皆以温中散表为主者，可为对证之药。"唐代涛人岑参创作《白雪歌送武判官归京》。诗中记录了北国千里冰封、万里雪飘的奇寒天气，以及战争生活的艰苦卓绝。由于当时战场多在西北，天气寒冷自不必说。另外军队将帅和士兵之待遇悬殊（见高适的《燕歌行》），军官的胡裘锦衾都难以御寒，士兵当然更加难以抵御边塞之酷寒，必然有因此而卒然倒下之士兵。红军当年爬雪山前要喝辣椒汤，还是有许多人倒在山上。张氏先否定后承认，何其自相矛盾。

6. 否定阳虚型中风存在　张氏开始认为，只有阴虚型中风，绝对没有有阳虚型中风。他说："若阳虚而亦为类中。其道何由，殊难索解。盖阳气既虚，是为虚寒之候，既属虚寒，则内风又何致而生……若曰阳虚下陷，而亦动内风，则其理安在。岂不与气血上菀之原理，大相刺谬。以于之矛，陷子之盾。而其说必不可通。"（P₇₈）但是书的后面张氏又专门辟出一章论述阳虚中风。在《论虚寒之病亦能激动脑神经发为昏厥暴仆痉直锁瘲等证篇》一章中，张氏说："唯又有一证昏厥之证，面色唇舌，猝然淡白如纸。病者只知眼光昏暗，或觉唇舌微麻，肢体无力，而即倾仆无知，其脉或细或伏，四末亦必清冷。轻者少时自醒，甚者亦为痉直锁瘲。此其脉证，纯是阳虚见象，断不能与阳焰上升，迫血入脑者，一例论治。"（P₈₄）如此自相矛盾的观点，居然能够共存于一本书中。

三、自视过高，妄诋前人

关于此书，作者颇为得意，在自序中自诩道："窃念此编虽仅属国医学理之一端，而确有征验。藉以远绍上古神圣心传，是国学存亡绝续一大证据。不偍治医卅余载，唯此差足以贡献社会，稍能补救民生疾苦。当思推广，以期及远。"我弄不明白张氏为何这样自我感觉良好。暂且不论此书的结构和文笔如何，就算是内容也没有多少是他自己的。第一卷论内风要分步治疗这部分内容，是来自廖仲淳。第二卷所列治法，也不出尤在泾《金匮翼》所列八法。第三卷古方平议，仅仅费点收罗剪裁功夫，也没有多少创新。也许正是因为他的狂妄自负，才会妄诋前人。张仲景他都敢于批评，当然留了面子。对于王清任、黄坤载等人，他可是毫不客气。

1. 王清任纸上谈兵　张氏评价王清任道："近有王清任《医林改错》，用黄芪四两为剂，加入通络药数味，自谓能治此病。则即从东垣气虚之说，附会为之。不知芪能助其气火之升。痰涎上壅，抱薪救火，非徒无益，而又害之。甚矣，纸上谈兵，而全无真实验之为害厉也。"（P₄₀）在张氏脑中，中风只有肝风内动一种类型，也只有镇肝熄风一种治法，所以气虚是附会，补气活血法是纸上谈兵。但是他却没有考虑，古人著书为了立言而不朽，不会随意捏造。王清任创立的补气活血法，激能够治疗中风，肯定有他临床根据的，这也是为现代人所证实认可的，其不足之处在于以偏概全。张氏认为王清任是纸上谈兵，纯粹是主观臆断。

2. 黄坤载不值一谈　张伯龙认为有阳虚类中，用黄坤载的方法治疗数人而治愈。张氏却对此视而不见，说道："则黄氏一生，绝大学问，无病不用温燥。水寒土湿四字，在黄氏书中，不啻千百。乌附姜辛之药，固坤载所俯拾即是者，所谓扶阳抑阴云云，直是独一无二直奇癖。不复可以医理相洁者。此公之言，何可为据。"（P₇₉）黄坤载崇阳抑阴之论，虽然有失偏颇。以中医理论来看，木生土中，土中无水，木会枯死动风；土中水湮，木也会涝死动风。黄坤载理论也有正确的因素，也是从张仲景真武汤等方悟出。张氏对于黄坤载，仅凭一己之喜恶，一笔抹杀，并非客观态度。

张氏在书中要求其他医家"能以所见各证，一一与古人旧说，细心对勘，则同中之异，大可寻思，"他自己对古人旧说则采取顺我者昌，逆我者亡的态度，立言自然难以服众。

综观全书，张氏开始仅仅认识到阴虚于下，阳浮于上类中风，否定其他类型中风的存在。随着自己临床的积累，和阅读的扩展，他又发现了以前他认为绝对不可能存在的寒风外袭的真中风、阳虚型中风、肾气下夺的痿痹等类型。每一种类型的中风病机不同，"用药各有攸当，必不可执一不通"。张氏虽然认识到了，但是再版的时候，仅仅把后来的认识补充到书中，而没有考虑从新布局，修改书中自相矛盾之处，所以留下很多漏洞。

（《光明中医》2008 年第 3 期）

（四）张山雷临证经验研究论文

张山雷中风证治八法及运用体会

应志华

张山雷先生是近代的著名医家，博学多闻，经验丰富，特别对中风一证，更是深有研究。著有《中风斠诠》三卷，理法既备，证治尤详。

张氏批评李东垣主气虚最是浮泛之谈，远不及河间主火、丹溪主痰之切实；薛立斋、赵养葵、张景岳持论亦笼统不切，用药则偏于腻补，蛮钝不灵；张伯龙虽在病机上有所发明，但在治疗上缓急不分，次序颠倒，所谓"镇摄培补"，双管齐下，一气呵成是不适宜的。只有按照缪仲淳的主张，初用清热顺气开痰，继则培本，分作两层，治法乃有次序可循。认为"古人之论内风治法，必以仲淳此说为第一明白"，更加"潜镇"二字，则方法始称完备。张氏通过临床实践，认为及时化痰十分重要，而过早滋阴则危害甚大。强调潜阳化痰与滋养肝肾两法的适应阶段必须严格区别开来，这在临床上确有其指导价值。本着上述观点，张氏具体而系统地制订了中风证治八法，现介绍如下：

一、闭证宜开 开其关窍

闭证必以开闭为急务。先通其气，用通关散之搐鼻取嚏，水沟、合谷等穴之针刺，以回知觉。俟其晕厥既苏，急进潜阳镇逆化痰之剂，乃克有济。不宜使用芳香走窜之龙脑、麝香，以其能助激动，为害甚烈。唯石菖蒲之清芬纯粹，既能化痰开窍，又无窜散太甚之弊，用作向导，最为合拍。

二、脱症宜固　固其虚脱

脱证必以摄纳真阳、固护元气为当务之急，而滋阴益液之剂，必与潜镇摄纳之法并进，药如人参、阿胶、山萸肉、鸡子黄、龙骨、牡蛎、玳瑁、龟板、鳖甲等，浓煎后频频灌之，方能奏功。若肢冷脉伏，或自汗、头汗出如油如珠者，则阴亡而阳亦亡，非人参、附子不可。其喉间痰塞，欲咯无力，药不能下者，可用真猴枣研末，煎石菖蒲根汤先服，暂平其逆涌之势。

三、肝阳之扰　宜于潜镇

浮阳上越，蒙蔽灵明，非得沉潜之力，不能招归窟宅。潜阳之法，莫如介类为第一。如珍珠母、石决明、玳瑁、牡蛎、贝齿、龟板、鳖甲数者，实为无上妙品，而石类中之磁石、龙骨，具有吸力，其用亦同。若肝火炽盛，则非羚羊角之柔肝抑木不能遏其乖张之势，而古方如龙胆泻肝汤、当归龙荟丸、抑青丸等，亦可随证择用。

四、痰涎壅塞　宜于开泄

肝阳上扰，气升火升，无不挟其胸中痰浊。陡然泛溢，不治其痰，则气火亦无由息降，故开痰降浊实为要务，治宜量其虚实而分等级。形壮气实者，荡之涤之，虽猛烈之剂，亦无所畏，如稀涎散、滚痰丸、控涎丹、青州白丸子之类皆可选用；形馁气衰者，泄之化之，唯平和之剂，乃可无虞，如二陈、杏仁、浙贝、枳实、竹茹之属均为合适。而胆南星、天竺黄、竹沥数者，性最和平，为堪重任，无论为虚为实，皆宜大用。唯痰本浊腻之质，非得芳香之物不能化，故石菖蒲根、远志最为良药。

五、气逆于上　宜于顺降

卒中之病，火升痰升，喘促不止，皆气逆为患。不顺其气，则血无下降之理，痰无平定之时，肝阳无潜藏之法，故顺气为当务之急。顺气之法，亦非一途，诸如上述潜阳镇逆、摄纳肝肾、化痰开泄等，均为顺气之要诀。而二陈、温胆之属，亦可为消痰降逆之辅佐。

六、心液肝阴　宜于培养

肝阳之恣肆，无不由于血耗液虚，不能涵养。治疗之法，急则镇摄潜阳治其标，缓则育阴养血培其本。而真阴之盛衰系于肾，血液之枯苑关于心。故宜滋肾之水，补母以及其子；生心之血，助阴以涵其阳。养心药如酸枣仁、淮小麦、柏子仁、茯神之类。当肝阳恣扰之时，多挟痰浊，必不能早投补肾厚腻之药；而此养心宁神之法，清而不滞，淡而不浊，无助痰之患，有养正之功，都可应用。又有培养肝阴一法，如滋水清肝饮、一贯煎之类，倘痰浊已化，亦可参用，以培根本。

七、肾阴之虚　渐宜滋填

肝阳之起，本因肾水之虚，故养水滋肾之法，原为治肝阳者所必不可少。然肾阴之虚，积之有素，痰塞气填之时，化痰降浊乃当务之急。只有在潜降摄纳之后，气火平，痰浊降，才可徐图滋养，以固护根基，庶几木得水涵，肝阳可无再动之虞。方如一贯煎、滋营养液膏之类，皆可选用。

626

八、半身不遂　宜于通络

手足不仁，半身不遂，其病形虽在肢节，病源实在神经。不潜其阳，不降其气，则上冲之势焰不息，即神经之扰攘必无已时，凡宣络通经之品，动而不静，行而不守，适足助其奔迅。唯数日之后，其势少息，其气少和，而肢体瘫痪如故，方可投宣通经络之品。

张氏认为治法八条，界限截然，次序步骤，不可紊乱。若非真气暴绝，只要辨证确切，施治如法，皆有可起之望。笔者在临床实践中运用张氏的学术观点指导辨证施治，深深体会到潜阳化痰的重要性，以及非其时而用滋阴之危害。兹将一得之愚，分述如下：

1. 中风一证，在本为阴阳失调，肾元不固，神气无根，在标为风火交煽，痰涌气逆，气血逆乱，形成本虚标实，上盛下虚之证。是治本还是治标，目前尚有争论。笔者认为气、火、痰、瘀在初中期对患者威胁最大，只有首先镇潜气火升浮，消除浊痰上涌，疏通脉络瘀滞，才能脱离险境，否则势必造成阴阳离决而致不救。故张氏强调病本是虚，而病标则实，气火皆浮，血苑于上，入手治法，必不能兼顾其虚，则断不当兼滋其阴，是很有道理的。

2. 张氏指出：中风闭证主要是气血上苑为害，若乱投龙脑、麝香等芳香走窜之药以开窍，则适以助其升浮，正如教猱升木，为虎傅翼，痉厥愈甚，必速其危。笔者治疗中风数十例，均遵张氏之训，以石菖蒲根、远志为主要开窍药，此二药力能涤除垢腻，而不致走窜太过，泄散无度，效果很好。

3. 笔者从张氏得到启迪，深感临床必须严格掌握邪正盛衰，辨证施治。首先须辨病位浅深，以无昏迷者为病浅，有昏迷者为病重。其次须辨邪正虚实，以牙关紧急，痰涎涌盛，鼻鼾气粗，面赤唇红，脉息洪大，为邪实；目合口开，气息微续，疲倦无神，痰声隐约，脉息细微，属正虚。再次须辨病理变化，分标本之主次，标证气逆、火升、痰涌偏盛者，当潜镇、开痰、化瘀、顺气，以平其上逆之气火；本证肾阴大亏，精血不足，当在肝阳潜降，痰涎已化，上逆既平之后继之以培本。

4. 至于如何尽快恢复瘫痪肢体之功能，笔者经验是应该守定治痰为主，佐以化瘀通络之品。也可予补阳还五汤加菖蒲、远志、半夏、南星、茯苓等随证加减，但必须在患者病情稳定，血压不高的情况下方能使用。同时结合按摩、热敷、擦腿及适当活动锻炼，能促使功能恢复。一般在积极治疗下，病程在三个月内者恢复较快，三个月以上者恢复较慢，一年以上者则比较困难。

5. 不能忽视护理。中风病发之初，神志迷蒙，痰涎涌盛，患者不能自理，必须细心护理固不待言，而经过治疗脱险后，年高体衰，肢体瘫痪，尤不容忽视良好之护理，否则有复中之危险。笔者曾见数例，故特表而出之。

（《浙江中医杂志》1981 年 2 期）

张山雷用药微贱之品举隅

忻家础

近代名医张山雷潜心经典研究，又重视临床及医学教学实践，造诣颇深，著作甚多。

对其学术思想和学术成就后人有诸多评价。本文就其学术特色之一——善用微贱之品，作一举隅。

张山雷先生提出"药不必贵而奇，唯在适用而有效。"针对奇贵药物，他曾言："究竟一金能买得多少药，少服者力量甚微，多服可破中人之产，费而不惠。"又曰："须知药物原理，必以平易有功为主，方能予取予求，用之不竭，非可以价值之轻重定药性之良窳（窳音 yu，指器物粗劣）。"还风趣地说医生的药笼，岂是赛珍会。他本人常以价廉易得之品代昂贵药，如以牡蛎、石决明代珍珠，以人中白代牛黄。对于路旁山涧的树木野草等微贱之品亦甚为珍惜重用，且对其用法颇有心得。现举述如下：

天名精　天名精为贱而多见的野草。张山雷先生巧用其自然汁，制成丸，治喉风肿塞，不但疗效好，且一年四季均可以用。张氏在《本草正义》中曰：天名精之草吾乡野生极多，俗称臭花娘子草，结子大如谷，老者刺螫人衣，即鹤虱也。古籍记载破血利水之力大，后人用以解毒降火。今则以治喉风肿塞，甚至腐烂危险之候。取举叶捣汁灌之，其效甚捷。冬令草枯，无从取汁，可在夏秋预收茎叶捣汁澄定，俟其将干凝结时作为丸子，阴干密贮。临用以清水化开灌之亦效、甚者屡进之，探吐稠痰，大可转危为安。微贱药中极有灵验者。"其功效不外乎"消痰解毒、清热降火、开结利窍。"

蒲公英　蒲公英治乳痈自古已有之，张山雷先生精于疡科，应用蒲公英治乳痈、乳核颇有经验。他说古法多用酒服，欲使其迅速达患处。这种酒服法，对于坚块初起而形未大，肌肤未变色时，或许可行。但因乳症多兼肝胆阳邪，酒能助火，所以不可一概而投；若乳痈渐巨已欲酿脓时，则反而使之加速而不可用酒服。

土茯苓　张氏提出土茯苓治梅毒、汞毒的用量要大，时间要长，宜用膏剂，常作食品。张氏认为"土茯苓利湿去热、能入络搜剔湿热之蕴毒。其解水银、轻粉毒者、彼以升提收毒上行，而此以渗利下导为务，故专治杨梅毒疮，深入百络，关节疼痛甚至腐烂及毒火上行咽喉痛溃一切恶症。虽西学亦以为梅毒唯一良剂。"然淡而无味、极其平和之物，断非少数所能奏效。唯用大剂，采取鲜根熬膏常服，并以作为日食常用之品，能服食至数十斤、百斤，以多为贵，则一味自可救最重量危之症，已得实验数人，此则未经前人道破之语。"此方法用后检验十余年，无复发者。而西医注射药虽能速效，但日后终不除根。

忍冬藤　张氏认为忍冬藤比金银花作用强，可内服，煎洗亦良。曰："忍冬藤乃金银花之藤叶。《别录》称其甘温，实则主治功效皆以清热解毒见长，必不可言温。今人多用其花，实则花性轻扬，力量甚薄，不如枝蔓之气味俱厚，治诸肿毒、痈疽疥癣、杨梅诸恶疮，不仅煎剂必须，即用以煎汤洗涤亦大良。随处都有，取之不竭，真可谓简、便、贱之字毕备之妙药也。

其它许多微贱之野草，如豨莶草、马勃、白茅根、荆芥等等，张氏都誉它们为微贱药中之良品，强调不可因其微贱易得而忽视之。

（《中医教育》1996 第 3 期）

张山雷治疡十一法

张姝媛

张山雷先生秉承五代名医黄墙朱阆仙先生治疗外疡之真传，积学之心得，不拾他人牙慧，发前贤未言之奥，破诸家涂附之迷，启后学之性灵。辨证首重阴阳，必观其人体质虚实，病源浅深；察色辨脉，兼验舌苔，以为定论，不为部位形色所拘，外治内治相结合，创立了治疡十一法，值得探讨。

一、肿疡消退之法

认为疡病若由外因所引起者，不外乎风寒暑湿之浸淫，或各随共感触而成疡患。若是由于内因，则气血痰郁之壅滞，或流注于经隧而发大痈。所以凡是用退肿消毒之法以治，若兼外感，有风者疏其风，有热者清其热，有湿有寒者，理其湿祛其寒。内伤兼气滞者，则理其气机；兼血瘀者，则行其血滞；兼痰凝饮积者，则应导其痰，涤其饮。使其正本源清，这无一不是消退之法。为医者若能于以上消肿各法，随证分治，即使遇到大症，也可以衰减其病势，从而能使大者化小，小者化无。病者于不知不觉当中而向愈，这是行医者第一之仁术。

二、肿疡已成脓之治法

即使一旦医生消散不及时，变成脓肿，也不可早用透达之药。以免使疡肿迅速蒸脓，腐孔变大；以免收敛费时，象穿山甲、皂角刺之类走窜迅速、透脓极易之品，如果用之过早也会促其蒸脓，使之不易消散。只有在确认是阴寒之疡的情况下，坚块漫肿，才可以使用消散凝滞之法，促使其消散。又肿疡患者如果不是大衰大弱之人，一般无须用补法。如果误投补剂，则助纣为虐。故反对盲目崇拜张洁古以"黄芪为疮家第一圣药"之旨，动则乱投。

三、行气之法

张氏认为：疡病以肿痛为主，而引起肿痛的原因一定是气血壅滞，窒塞不通所致。所谓"痛则不通，通则不痛"。消肿止痛，首推行气行血，然而如果为医者行血太猛，破血理瘀之品轻率乱投，其为害亦不浅，只有行之气药，方才万全无害。并且血之壅，推其原因即是气之滞。如果得大气斡旋，则气行血亦行，尤为一举二得之捷。并列举古人之治疡主气，重视气分之例。如宋·李氏（字嗣立，《集验》背疽方之五香连翘汤，《仙授外科梁验方》之内外十宣散（又名十补散，内托十宣散，《洪氏集验方》之内外十宣散，（《太平惠民和剂局方》载），以上诸方，多用气分之经为主，所谓气为血帅，血随气行，大气一转，诸结自散。

四、治痰之法

痰之所以能够成疡，基础则本于气之阻滞，其成因亦有异样。若外风时热，激动其痰者，则因风性升腾，上行而迅疾，侵犯壅结部位则多在颈项腮腺，象发颐、痄腮、项前颌下诸痈；因肝胆内热煎熬炼结成痰者，则是由于相火郁窒，入络而贯联，壅结部位大多在耳后项侧，如瘰疬马刀，连络成串，这是因为肝经木火煎烁血液，导致结硬成块，必须用清肝清火法；又有胃络之结核，象乳房之结核结块之类，因为阳明之络经过乳房，应该兼以清泄胃家之实；至于气液两虚，痰流经隧，经久而发为流痰之类，那就非用培补之法不可，以涵养气液；又有久郁之顽疾痼疾，如石疽、乳岩（癌）之类，因其根深蒂固，往往兼有肝气郁结气郁化火之证，其治法除了化痰之外，还要兼以疏肝理气。以上种种，均须依据部位及经络之走向，以辨明虚实。唯有股臀以下，则一般不会发生流注之类，若误用化痰之法，则又往往与医理不符，这是必须引起注意的。

五、清热之法

外疡为患，虽有四时六淫感触之外因，七情六郁损伤之内因。但外感六经，蕴积日久，均可以化热，五志之火，郁久皆能生火。更何况外疡肌肤灼痛，肉腐成脓者居多，清凉一法，占其大半。其中有风热之证，因风而生热者，如头面诸疡及游风之类，应先与辛凉疏风，不得早用寒凉之药，否则热虽退而坚块犹存，久留不消，最终变为顽症。甚至于误用寒凉直折，反而导致血滞气凝，适以助虐。又有湿热之病，因湿而生热者，如湿痒诸疮，以及月兼疮、流火之类，必须在清热的同时，辅之渗利导湿，不得仅仅依靠芩、连等苦味之品。否则热势虽解，而湿积反而难化，肿腐难瘳。只有毒火较甚之证，譬如疔疮之类，来势迅速，易散难聚，此时热毒不仅深入血分，且与心肝二脏都有直接关系。所以凡是疔疮走黄，必然伴有神志昏迷，肝火横逆之证。要点在于辨证正确，在肿势未盛之时，即应该立即给与大剂凉血之品，以清心肝二脏之热，如鲜生地、犀角、羚羊、丹皮、赤芍之类，重剂急进、沃焦救焚，以防毒血犯脑，使脑神经受损。又有一种红丝疔，从肿处发出红晕一条，突现于肌肉之表，从臂上行，渐以入腑，阆仙家谓这是心家之热，药用泻火为主，重用芩、连、栀、翘。又有足部患水疔者，初起时红肿蔓延，大热大痛，不一二日而腐烂巨大，这是湿火毒邪，也必须用犀、羚、芩、连大剂量急投，再辅以淡渗导湿。另外，如果外疡溃后，有火者固然宜清，但也要视其凶险，辨证施治，除非阳水发疔（水疔亦称阳发毒），一般情况下绝少使用大凉之法。至于溃后，还必须以调和胃气为主，不可过于苦寒，以免耗伤胃气，不可以死执清凉解毒为唯一法宝。

六、理湿之法

因湿邪为疡，最多挟热，除非湿与热蒸，一般不会四散走窜，唯湿与热并，才能流注于肢体，外达于皮毛。所以治疡之湿，亦必须与清热之剂相辅相成。有湿而兼风者，如游风之上行颈项，洋溢于肩背，清化湿热之剂必须佐以疏风；又有湿而兼血热者，如疥癣之搔痒，则清热化湿之中，必须佐以凉血之剂；有因脾胃湿热而毒行于肌表者，如黄水疮等，水液频频渗出，应予醒胃扶脾佐以分利通水（如天疱疮）；有肝肾湿热，而下流于阴股的，称为阴惹疮等，湿痒不止的（如前阴阴户湿疹，后臀坐板疮等）则宜凉肝清肾，佐以苦寒燥湿；又有湿热下注已达股胫，如湿注、湿臁、跗肿、流火之属，往往在燥湿清热之中仍须佐以渗透通利。只有当湿盛火旺，红肿巨腐之类的阳发证，因毒火猖狂，不过三五日即腐烂盈尺，如果不与大剂清热解毒，沃焦救焚，则不可救其万一，切记不可从容不迫，贻误病情；又有湿重热轻，流入关节，称为流注。因寒湿互阻，滞于经络，称为痹着，凝于筋骨，称为附骨，环跳、鹤膝、委中等证，其脉必涩滞，苔必白腻，则应适宜燥湿宣络，湿经流气。总之，疡证初起之时，夹湿为主的，必须以温运入手，如果气血得以及时流通，则病较易痊愈；如果迁延日久，湿郁于中，甚至湿郁化热蒸脓者，则治疗时比较棘手。

七、温养之法

张氏认为外疡宜于温养者，大约有二种症候：都是脑疽，背疽之类。因病发于脑后，部位属阴，又背为太阳寒水之经所过。表现为恶寒畏风，舌质淡白无华，如湿痰盛者，其苔必白腻、厚腻，舌类亦必不红绛，脉呈细涩无力，即使偶有浑浊而大的脉象，因其毒势肿盛，脉象一般也不会呈现洪数滑实之象。如有按之有力的，为毒势凝聚不化的重证，这时如果治疗得法，毒势得化，症状较松，而脉象就会呈现无力之象。但其项背也必牵强不利，这些都是寒邪之确证，于法都必须温化，升举大气，通行经络。所谓升举大气者，如川芎、羌活之类，可以透达皮毛，使毒得外泄，并不是如东垣补中益气汤中升柴之类。如此这般，虽通大证，也效如反掌。而粗心者往往一见有皮肤红肿，就投凉药，如此则毒陷神昏，危象立见；又有时骨疽，环跳疽之类，寒邪侵犯逗留筋骨的，初起往往筋脉抽掣酸痛，不能行动，甚至足短难伸，动则痛剧，而皮肤肌肉尚未发现肿胀，这时也应温经散寒，通经宣络，如果贻误至数日，肌肉坚肿，而病状进一步加重，病根渐深，这时如果脉仍细涩，苔尚白腻，还可以运用温化一法；如果再迁延数日，那么寒邪就会化热，肿势更坚，肿围更大，脉渐转数，舌渐转红，是内欲酿脓之象，这时用药就会颇感棘手，而粗浅者往往只知温通一法，仍旧用一派刚燥之药，这是促使疡症成溃之势，直至久不收口，延为疮劳。这时，医生治疗棘手姑且不说，还有可能危及病人的生命。此外，如鹤膝疽、踝疽、有寒湿证、有虚寒证。腰疽、肾俞疽，多为虚寒证，骨槽疽、有寒痰证，都可辨证地运用温化之剂。然而热药必不可过度，过则寒邪容易化热成脓，这些都是用药之误，并不是病情自身的变化；至于痰核、疬串、乳疽、乳岩、失荣、石疽等顽症，开始时坚硬异常，无非是阴寒凝结所致，象这样的病情，大都挟有郁火，且多呈阴虚之体质，这时用和血养阴之法，往往有效，又当别论。总之，温养一法，是指川芎、羌活、当归、防风一类养血和血升散温化之类，并不是象世俗所流传的类似于阳和汤一类弊多利少的香燥药。

八、补益之法

张氏反对临床上对于疡疮不辨证地蛮补、恶补。对于黄芪之治痈疽败疮，排脓止痛之俗见，尤其深恶痛绝。特别是金·元以降，皆称"黄芪为疮家圣药"一说，似乎一遇疡证，无论痈肿焮红，风火暑湿，自始至终，都以黄芪为能事，致使肿块愈托愈高，溃烂且补且腐，直至养痈贻害。张氏治病，秉承朱氏阆仙家传之旨，认为诸如虚损流痰，以及腰疽、肾腧、流注等证，大都气血俱衰，运行不健，闭塞不行，如果不用补益之力，流动其气机，则留者不行，着者不去。但是，并不是专恃参芪数味，可以幸中，譬如脑疽，背疽之类，既经腐化之后，而仍脓毒不畅，恶肉不脱，无非是气血不流，不能托毒外泄之故，此时也要凭借补益之力以为功；而对于老人、虚人，尤其须用温补，更有疡毒已溃，脓水较多，而病人极度消瘦者，也应该酌情使用补法，但服一、二剂之后，胃气复苏，精神稍振，即当及时撤去补药，仍然予以清理为主。因为余毒未清，须防灰中有火，死灰复燃，此时再投补剂，无异于以油灭火，也要如前面治时邪之法，待大势稍平，就不宜骤然蛮补，以免留恋余邪，酿成变幻之灾。总之，医以治病，不是治虚，有病唯去其病，"补养"二字，决非通治百疡之法，这是与内科一致的道理。更不应迎合富家心态，滥用补药以悦其心，以期多得钱财报酬。这是极其可卑的行为。

九、溃后养胃法

外疡即溃，脓毒已泄，其势必衰，用药之法，唯以清其余毒，化其余肿。其中最要紧之处，则莫如扶持胃气，清养胃阴，使患者纳谷旺盛而正气自充，此时虽患过大疡，如此调养，则生新迅速。并认为在脓毒未决之先，患者痛苦备尝，其正气已急，胃纳必呆，一旦决溃之后，痛定体轻，如释重负，一旦毒焰已衰，必以养胃为主，无论如何大证，但得胃气一调，转机立见，即使溃烂綦巨，也可指日为功。但在使用补法时也要辨证，不可惑于俗书，早投蛮补，须知大势刚平，火焰虽熄，而余烬未泯；另一方面脓泄过多，又须刻刻顾护正气，但精神萎顿，苔必厚腻，碍胃妨食，尚存在着诸多变数。所以疡科溃后调养，仍应遵循伤寒瘥后之法，以清灵养胃为第一要务。但伤寒忌油腻之品，而疡科则以鲜猪白肉，最为适宜，因为猪为水畜，味本咸寒，且兼有清热化毒之功，猪肉炖取清汤，可养胃阴，可以使津液速生，又血肉有情，竹破补竹，最是疡科必备应需之品。

十、外治法

现今之膏药，古称薄贴，自从退毒消肿及疮疡已溃之后，提脓化毒，搜腐生肌，以薄贴最为有效。并且在薄贴下另掺药末，最是方便允当。但薄贴之中也要分寒热、温凉，不可混淆使用。黄墙朱氏家中备有各种各样的薄贴，以供医师选择。而山雷先生认为：此已是中医旧法，且嫌黏腻，又疡处已经腐化溃烂，而油纸做的薄贴，不能尽收脓水，尚存存着一定的缺陷。不如近代用脱脂药棉消毒后直接涂膏敷末，收湿吸脓，既方便，又快捷，自谓不中不西，亦中亦西，执其两端，颇有可取。并认为只要实用就行，并不介意"骑墙派"而让旁人非议。又自制薄贴诸方，如黄连膏、橡皮膏等，还有退毒膏丹，如四温丹、千槌膏等，其次还有退毒敷药如温煦丹、桃花丹之类和围毒移毒法及化腐搜毒收湿止痒丹散、洗涤外用诸方、止血诸方、生肌诸方，更备有咽喉口舌诸方，耳目诸方若干，以备不时之须。

十一、针刺及血清疗法

对于喉风闭塞，以开关为急，稀涎散等急救之法犹恐不及，此时采用针剂之法最为快捷，古法用三棱针，刺两少商出血，而有的有效，有的则无效。张氏认为只有内关一穴，刺五分，留四，五呼（约20～30分钟）旋针补泻，能使喉塞顿开，同时以汤药灌之，收效亦快。又有用毫针深刺两合谷，方法为刺入一寸五分，使针头透过手心劳宫穴，再频频旋转其针，使气自通，也颇为有效。

针对当时上海地区工厂林立，空气污染日益严重，致使喉证大行，烂喉痧、白缠喉等，比户传染。旧法治疗，往往病重药轻，不胜其任，而借用西医发明之血清疗法，皮下注射，定痛去腐，最为奇验。一次注射后，往往经五、六小时，其痛即安，白腐亦于不知不觉之中消退。由于毒在血络之中，服药、吹药、运行嫌缓，只有注射一法，即由血络流通直达病所，如鼓应桴，捷于影响，这是治疗大证、急证，不可不备之药，药名"烂喉血清"，西药房均可购得，且有贮藏一年余还有效。

以上治疡十一法，皆山雷先生秉承朱阆仙家学，又奇闻别悟，有所创新，兼中西结合，在疗效上又有所突破。一得之见，敬希指正。

张山雷用药经验管窥

李官火

张山雷的用药经验散见于他的众多著作中，而《本草正义》则相对集中地反映出来。笔者研读此书有年，深感其中蕴藏着丰富的临床经验，足以指导临证用药，提高疗效。现选此数种为历代本草未载，或晚近本草方收录而有实用价值的药物，以期引起同道探索宝库的兴趣。

1. 西洋参

《本草从新》及《本草纲目拾遗》开始收载，都认为有"补肺之功"。张氏认为其味甚苦，其性必寒，"不过苦寒泄火之品，唯肺胃有火，口燥咽干者，颇有捷效。虽似有生津止渴之功，其实仍以泄热见长，而清养肺胃，尚是因其降火而加之荚名"。近代绍兴名医杜同甲曾称本品为"外国黄连"，可以印证张氏性味苦寒说之成立。日前且视为保健品而滥用，弊端已露。张氏指出应用本品，"胃弱津枯而不因于实热者，已嫌其伐生生之气"，如用于滋补，实不相宜。王孟英曾倡以本品配龙眼肉蒸食，可以"大补气血，力胜参芪"（《随息居饮食谱》），未免言之过甚，因此张氏批评其法"斯又矫揉造作，白诩神奇，亦殊觉其多此一举也"，此说值得引起重视。

2. 冬虫夏草

本品始载于《本草从新》及《本草纲目拾遗》，近代多用于阴虚劳怯、咳嗽失血之证，张氏博考群书，认为本晶之性非"平"而"温"。且精辟地指出："此物入冬化虫，于至阴之令，独能黍谷春回，盎然生意，则用泊肾阳不充，效果必巨。但既能温养肝肾，则摄纳下焦元气，未始不可治阴虚于下、冲气上升之虚嗽，吴氏谓已劳嗽，盖即此意"。并介绍自己的经验：凡治久咳缠绵，阴虚气冲之证，即使痰红未净，只须舌苔不甚浊厚，而脉来小数虚弦，胃纳犹可者，以本品加入滋填纳气方中，效果确切，屡起沉疴。认为"此虫虽属温补，确有沉潜镇定之功，断非躁动兴奋者可比"。山雷先生以自己的临床实践为佐证，为后世应用指明了方向。

3. 鸡血藤胶

本品《本草纲目拾遗》始载，系鸡血藤熬制而成。功能"壮筋骨，已酸痛"，"老人气血虚弱，手足麻木瘫痪等症"，"男子虚损，不能生育，及遗精白浊"，"男妇胃寒痛"，"妇女经水不调，亦白带下"，"妇女干血劳，及子宫虚冷不受胎"（《本草纲目拾遗》）。张氏认为本品在活血通络之中，兼有温养作用，根据其临床经验，"此物温通之力甚猛，活血是其专长"。如阴虚血亏者服之，易致动血失血。曾治其邻居妇人体质清瘦，阴虚血亏，服本品未及三四两，遂致暴崩如注，几于脱陷，经张氏多方补涩，幸得转危为安。因此张氏认为治虚损及干血劳、子宫虚冷不受胎诸说，皆不可轻信。而配入适当的药队之中，有所驾驭而尽其长，又在使用者的灵活变通了。

4. 白梗通

本品古今本草均无记载，张氏始采录入书。掘其形态描述，即是目前应用的梗通单[药材为豆科植物田皂角茎的木质部，原植物为 Aeschynomcne indica L]。张氏认为其饮片色泽与功用均与白通草相类："入药功力殊无轩轾，足可取也"。扩大药源，有利临床，且其价格比白通草为低，可以作为白通草的代用品。举凡水肿、热淋、小便赤涩、乳汁不下、关节不利、鼻塞不通等病症，均可随症选用。本品通利是其所长，只是功力较弱，不能独当大任，必须配伍使用而已。

（《浙江中医杂志》）

张山雷应用介类药的经验

应志华

张寿颐，字山雷，精于医药，临床思路开阔，治法灵活不拘，用药活泼灵动。应用介类药独具一格，特别善用龙、牡。现将其应用介类药的经验略加整理，以窥一斑。

重用介类潜阳　治中风卒仆

中风卒仆，有闭有脱，而究其病理，有人认为：闭者是痰气之窒塞，脱者是正气之散亡。张氏有不同见解。他说："卒暴昏仆之中风，无论或闭或脱，而所以致此卒然之变者，岂痰热之自能壅塞及元气之顷刻涣亡耶。其闭者，皆木火猖狂，扇风上激，扰乱清空之窍；其脱者，则龙雷奔迅，潜越飞扬，而离其安窟之乡。盖火焰之鸱张，龙雷之暴动，则肝肾之不藏也，虽自有一实一虚之分，然无论为肝为肾，皆相火不安于窟宅，故潜藏为急要之良图。潜阳之法，莫如介类为第一良药，此珍珠母、石决明、玳瑁、牡蛎、贝齿数者皆为潜阳妙剂。"如张氏曾治胡氏七十老妪，体本丰硕，卒然昏瞀、不动不言，痰鸣鼾睡，脉洪浮大，重投介类潜阳，开痰泄热两剂。而神识清明，行动如故。又治南翔陈君，年甫三旬，躯干素伟，忽然四肢刺痛，不可屈伸，虽神志未蒙，而舌音已謇，其脉浑浊，其舌浊腻，大腑三日不行。则投以大剂潜降，清肝泄热，涤痰通腑之法，重用生石决明、生牡蛎、紫贝齿各一两，生玳瑁、青龙齿各六钱，配伍清肝泄热涤痰之品，药仅一剂，而刺痛大定，坐立自适，继之潜阳化痰，调治旬余，即告康复。又治热痰昏瞀、神志迷蒙，语言无序者数人，投以介类潜阳蠲痰降逆之品，无不应手得效。介类药所以重用其理如张氏所说："介类沉重质坚，纳入煎剂，气味俱薄，非重用不能有功。"潜阳镇摄既然是一大重要治法之一，其理何也？张氏说："究之五脏唯肝为暴，合德于木，动则生风，且其气左升，刚果用事，苟不顺其条达之性，则横逆恣肆，一发难收，其为病也。气火升浮，痰涎上壅，皆其有形之见证。然必以无形之风阳为先导，而后火也，气也，痰也，得凭借之力，而其势愈猖，此内风为患，潜阳镇摄之剂，抑降其气火之上浮最为紧要关键。重投介类咸寒沉降，能定奔腾之气火，而气味具清，不凝痰浊，最为上乘。金石药中则龙齿滋石之属，皆有镇坠收摄之功"张氏有论有识，独具一格，临床颇有实用价值。

以介类收摄　治崩中漏下

崩漏一证，《素问》谓阴虚阳搏谓之崩。张氏对此有所发挥。他说："唯阴气既虚，则无自主之权；而孤阳乘之，搏击肆扰，所以失其常轨暴崩直注。且肝气善于疏泄，阴虚者，水不涵木，肝阳不藏，疏泄太过。此崩中一证所以多是虚阳妄动也。必以介类潜阳，收摄横逆龙相之火。如生龙齿、生牡蛎、生玳瑁之属，必须相辅而行，始有捷效。"张氏又指出："俗子每谓一味兜涩，蛮封蛮锁，不知血之所以妄行，多是龙雷相火疏泄无度，唯介类有情，能吸纳肝肾泛滥之虚阳，安其窟宅，正本清源，不治血而血自止，非强为填塞之法，与莲须、败棕、石榴皮等之酸收苦涩者不同，故取效捷而无流弊"。此外，也有因崩漏绵延，气血俱虚，医者但知峻补气血，而不知潜阳摄纳之法。如张伯龙氏治崩漏一案，因产后月余，经水淋漓不止，时或暴下鲜血，头眩身浮，口渴不食。腹无痛楚，两尺滑短无力，滑为血虚，短为气虚，两关缓涩无力，为气血两虚。方用峻补气血，药后崩止，纳增胃开，而头痛如劈，何也？张氏对此案评议认为"产后血虚动风，诚非大剂滋填不可，然何以血止胃开，而反致头痛如劈，盖尚少介类潜阳这一着耳。此法固伯龙所极力阐明者，然偶尔遗漏则缺略之弊即见。"从而说明介类潜阳的重要性。

以介类镇摄　治惊恐气乱

惊恐之证，赵双湖谓"邪入肝经则魂不安，而善惊，所以镇之也。"张氏独具创见，他说："肝胆火升，变幻万状，惊狂癫痫，固无一非肝家之病。《素问》固早有上实下虚，为厥巅疾之明文。凡神志之迷蒙，痰涎之壅塞，皆由气升，火升，上而不下为病，如能镇摄此升腾之气火，则上冲之势焰息，而脑神经不受震激，怒涛骇浪顷刻胥定，覆杯得安，其效最捷，赵双湖谓邪入肝经则惊，抑知神魂不安，本是肝胆气火之浮，不可误认外来之邪，如果外邪，岂有不散邪而可用镇坠之理。"故张氏对惊狂、癫痫、闻雷惊吓之类疾患、常以介类潜阳镇摄与泄热化痰并治。如张氏尝治某左，闻雷惊恐乃蒙被倦卧、惊怯异常、竟至不识亲疏，面赤唇红，大腑四、五日未行，舌色鲜红无苔且润，按其脉六部滑大，左手较为有力。因惊恐气乱，气血上逆，痰涎壅塞之故，故先予镇坠摄纳开痰以通大腑。冀地道一通，庶有瘳呼。方用龙、牡、决明以潜阳镇摄，伍以胆星、竺黄、菖蒲、贝母、地栗、海蛇开痰通府，其效霍然。

浅谈张山雷调治月经病的学术经验

——重温《女科辑要笺正》体会

沐　明

张山雷先生治学严谨，精内外妇儿各科，著有《体仁堂医药丛刊》十五种及医校讲义多册。在女科方面，先生以嘉善沈尧封所编《女科辑要》为主，为以笺正，阐发自己见解，在女科学术上有一定贡献。笔者通过重温，现就其中有关于诊治月经病方面谈些肤浅体会。

经来先期后期　当据禀赋施治

经贵乎如期，若来时或前或后，或多或少，或月二三至，或数月一至，皆为不调。沈氏引述赵养葵之说：经水不及期而来者，有火也，宜六味丸滋水；如不及期而来多者，加白芍、柴胡、海螵蛸，如半月或十日而来，且绵延不止者，属气虚，宜补中汤；如过期而来者，火衰也，六味加艾叶；如脉迟而色淡者，加桂，此其大略也。其间有不及期而无火者，有过期而有火者，不可拘于一定，当察脉视禀，滋水为主，随证加减。先生就此予以《笺正》，认为：先期有火，后期火衰是固有之，但仅属其中一个方面。指出：如虚不能摄，则虽无火，亦必先期；或血液渐枯，则虽有火，亦必后期。在治疗方药上，认为：六味之丹皮、茯苓、泽泻，渗泄伤阴，非滋养之正品；对不及期而经多，认为是肝气疏泄无度，固涩犹虞不及。若再以柴胡疏肝，为害奚若。对绵延不绝者，指出更必大补。所谓补中汤者，即是东垣益气之类。肝肾阴虚于下，而欲升提以拔其根株，则必反致危殆。过期纵是火衰，六味之丹、泽何用？温经之药，又岂可独恃一艾叶；脉迟，色淡、亦岂专恃一肉桂。批评赵养葵氏所论庸陋，称赞王孟英氏所说人禀不同，及无妄之药，不可妄投，实从阅历经验而来，是给呆读古书者，痛下针砭。

经色淡者，前人多认为属于虚寒。而先生认为是属气血两亏，指出所以其色不能化赤，是虚字为重，寒字为轻，但宜益阴养血，而少加温和之药以流通之、化育之。若但知其寒而忘其为虚，则燥温辛，益耗其血，则其虚愈甚，变交在自意中。批评赵养葵所说淡白无火，是只知其一，不知其二。并从沈尧封、王孟英二氏在书中所列二个轻色淡白的病例进行分析，指出两案皆是虚证，一以肉桂而难作，一以清养而即安，借以指出前人之不足，启迪后学诊治的思路。

经期脐腹作痛　当参脉舌兼症

经行腹痛，证有虚实。实者，或因寒滞，或因血滞，或因气滞，或因热滞；虚者，有因血虚，有因气虚。然实痛者，多痛于未行之前，经通而痛自减：虚痛者，于既行之后，血去而痛未止，或血去而痛益甚，大都可按可揉者为虚，拒按拒揉者为实。有滞无滞，于此可察。但实者为实，虚中亦有实，此当于形气禀质兼而辨之，当以意察，言不能悉也。先生认为：经前腹痛，无非肝家气滞，络脉不疏，治以疏肝行气为主，但须选用血中气药，如香附、乌药、玄胡之类，不可专恃辛温香燥耳！批驳滑伯仁氏所说：经前脐腹绞痛，寒热交作，下如黑豆汁，两尺脉涩，余皆弦急，此寒湿博于冲任，寒虚主浊，下如豆汁，与血交争故痛，宜辛散苦温血药。似嫌武断，指出：两尺脉涩，即是络中气滞之征，况复弦急，肝气抑塞，又其明证。唯为寒为热，更当以其他兼症参之，必不能仅据绞痛一症，指为寒湿，概与苦温。认为肝络为病，郁热极多，寒症绝少。同时对朱丹溪所说：将经来，腹中阵痛，乍作乍止者，血热气实也。亦认为不然，指出虚寒亦有是症，须当脉证互参，方有寒热虚实可辨。在用药方面，认为前人以香附、青皮与桃仁并用，是因痛在经前，气滞血亦滞，故行气与活血药同用。并称玄胡索、金铃子二味，能行血中之滞，清肝火之横，对经前腹痛者尤为捷验。

月事不来三因　血虚、积冷、结气

先生对月事不来之证，认为《金匮》所列：血虚、积冷、结气三者，是本证之三大

636

纲。张景岳说：经闭有血隔、血枯之不同，隔者病发于暂，通之则愈；枯者其来也渐，补养乃充。积冷、结气即景岳所称之"血隔"，为血滞不行之候，于法宜通，先生认为冷者应予"温经行血"，《金匮》所列归芎胶艾汤是治疗本证的祖方，《千金·妇人门》中，方药最多，皆含温辛逐瘀之法，皆为此而设。至于瘀通之后，又必养荣调之，是为善后最不可少之法。若气结者，先生认为自须先疏气分之滞。逍遥所以疏肝络：香附、乌药等，皆宣通气分，而不失于燥，而玄胡索，为血中气药，流通活泼，威而不猛，独用重用，颇有奇功。对于血本少而气滞者，则认为当合用养荣法以治之，方是万全之机，倘仅事行气，尚失之偏。至于阴血虚而无血可行以致不月，则非补不可，如无少腹胀满等证，必不可妄用攻破，希图速效，误攻则崩漏之祸作矣；指出即可有腹胀腹痛之证，亦是血少而肝络不疏，宜滋养肝肾真阴，兼之宣络以疏达气滞，方是正本清源之治，俾胃纳馨而色泽转，自有水至渠成之妙。指出治疗血虚月事不来，非补无以苏涸辙之鲋、回槁木之春。称赞赵养葵补水、补火、补中气七字，确是挈领提纲，最为要诀。并称：补水必以魏柳洲之一贯煎为首，而《广笔记》之集灵膏，高鼓峰之滋水清肝饮，薛一瓢之滋营养液膏、心脾双补丸，陆九芝之块离丸等可参也；补火则河间之地黄饮子，阴阳调剂，不偏温燥，最堪仿效；补中则归脾汤本是正宗。但人之体质，各有不同，用古方者，止可师其意而斟酌损益，方能合辙。这种善撷前人之长，而又敢于补前人之不足的精神，值得敬佩。

崩多虚阳妄动　治须参以潜摄

经行之后，淋漓不止，名曰经漏。经血忽然大下大止，名曰经崩，此为急病。方约之说：治法初用止血，以塞其流；中用清热凉血，以澄其清；末用补血，以复其旧。若止塞其流，不澄其源，则滔天之势不能遏；若止澄其源，而不复其旧，则孤阳上浮无以止。故一般均以塞流、澄源、复旧三者为法，采用止血、凉血、补血等治疗，间或亦有以舒肝、升提、温补等施治。先生在《笺正》中指出：崩症多因气火横逆，下扰冲任，以致关闸不守，漏泄无恒，理气泃为要图。其有火者，诚宜清而固之。然即使是火，亦是虚火，非实热可比，纵当清热，止有地榆、紫草、柏叶、柏皮、栀子、丹皮之类，择其一二。宜于芩、连者，已不多见，本无纯用寒凉之理，气火之所以动者，原为肝肾阴虚，阴气既虚，则无自主之权，而孤阳乘之，搏击肆扰，所以失其常规，而暴崩直注。且肝气善于疏泄，阴虚者水不涵木，肝阳不藏，疏泄太过，此崩中一证，所以多虚阳妄动也。指出此证为：固摄无权，非大封大固，而清理血分之热，亦无以制其阳燄，必以介类潜阳，收摄横逆龙相之火，因血之所以妄行，全是雷龙相火，疏泄无度，唯介类有情，能吸纳肝肾泛滥之阳，安其窟宅，正本清源，不治血而血自止。龙齿、牡蛎、旱莲、女贞、紫草、地榆之属必须相辅而行，始有捷效。对于大崩而后腹痛，血既脱而气愈乱，固不比乍崩腹痛，血色紫瘀，成块成片者，当用导滞消瘀之法，至于离经之血，一时未即下脱，即成紫色，其说甚是，亦不可执定紫为瘀血，必投攻破。盖所失既多，断无不以固摄为急之理，若复见痛即破，见紫即攻，虚者益虚，落阱下石，为祸益烈，但紫血之虚寒症，毕竟不多，芎、归加姜、附，决非必能止崩之法，是当以脉症参之，不可执一而论。唯脱血既多者，必以补脾养胃，峻滋肝肾真阴，而合封固摄纳为治，庶可无投不利。腹痛者，固当运气和肝，如香附、乌药、川芎、玄胡索之属，必不可少；即无痛者，参、术、归、芪、阿胶、杞、地等，气血双补方中，亦必加香、砂、青、陈一二味，以吹嘘而运化之，始能活泼灵通，补而不滞，否则失之呆笨，非徒无效，且有中满凝化之弊。

从上所述，可见先生在调治月经病方面，独具慧眼，既能撷取先辈论述精华，又能发前人之所未发，从整体观念出发，阐发精微，启迪后辈学习思路。限于笔者水平，领会不深，挂一漏万，希请同道指正。

(《浙江中医学院学报》1987 年 1 期)

张山雷对中西外科药联用的实践

孙启明

我国从事中西医汇通的著名中医学者为数不少，张山雷就是其中之一。他是我国近代著名的中医教育家，也是一位中西医汇通的热心探索者。所谓汇通，大抵包括中西医理的汇通，中西医临床的结合，以及中西药物的联用。张山雷就是从外科临床上结合并探索中西药物联用的。本文就他在中西药联用治疗外疡方面的实践，作一肤浅的探讨。

张山雷生平简介

张山雷（1872~1934），名寿颐，江苏嘉定人。前清诸生，少习举于业。青年时代，因母病而转攻岐黄。初投上海名医黄醴泉门下学内科，继从黄墙朱阆仙习疡科。1914 年朱阆仙创黄墙中医专门学校，他协助朱阆仙讲学兼编各种讲义，其名著《疡科纲要》一书，即萌于此时。1916 年朱阆仙作古，张山雷转任上海神州中医专门学校教席。1919 年诸葛少卿创办"兰溪中医专门学校"，延聘张山雷主持教务，兼编纂教材。张山雷著述颇丰，曾刊有《体仁堂医药丛刊》十五种，及未刊医作十余种。

张山雷在医林享有盛誉，与盐山张寿甫（锡纯），慈溪张生甫（国华）齐名，世称"三张三达"，可见他对我国医学贡献之大。

中医外科本为内科之余绪，历来视为末技，为世所贱，医人亦耻为之。独有此公，不为俗见所囿，他精擅疡科，悉心研究，除得黄墙所传外，又积三十年之阅历经验，对疡科力图振兴。且能不畏时议，与西法结合，研究中西外科药联用之道。在中西医理的研究上，他不牵强附会，而是从实际出发，从临床上细心体会中西外科药联用的效果，以冀切实有用。《疡科纲要》中关于中西药联用的记载，即是明证。这些为数不多的例子，虽不足蔚为大观，但张山雷的开拓之功不可没，在中西医汇通上也有一定的价值。

张山雷所创中西药配合的新方

在《疡科纲要》一书中，张山雷设计的用中西药配合的外科新方，计 3 首：樟丹油膏、三灵丹、橡皮膏。这些新方，张山雷在临床上用过十多年，经过实践的检验，证实确有良效，并按中医药原理，为之做了方解，以便学者知所遵循。兹分摘于下。

1. 樟丹油膏：治游风湿注，黄水疮、脓窝疮等，脓水浸淫，痒不可两者。药用：锌养粉、东丹、凡士林、樟冰（量加）。同杵匀成膏，樟冰分两，须视痒之轻重，酌量成分。太多则痛，太少则病重药轻，亦复无效。此等证脓水极多，湿热之毒甚厉，脓水浸淫所及，即令痒瘰蔓延，四散分窜，并可传染他人，不可不洗涤净尽，挹干脓水，再涂此膏。疮重者，亦用棉纱轻轻缠之，一日一洗换。

方解："此又不中不西，亦中亦西之用法。旧治痒疮末药洗药之方，已极丰富。验者亦多不胜书，颐定此法，既极简易，而又极效。……十年来只用此方，已是无投不利，取其修合最便故也"。

按：锌养粉为西药氧化锌（ZnO）之旧称；东丹为中药铅丹（Pb_3O_4）之别名，又称黄丹，广丹，桃丹等，凡士林为西药基质；樟冰为芳香中药。此方系由西药锌养油膏和中药东丹与樟冰二味组成。主要是由锌和铅的氧化物为主药制成的软膏，可以增强燥湿止痒的功效。此外，也改进了软膏基质，以凡士林取代了旧制的油蜡膏，克服了旧制油蜡膏放置日久容易酸败的缺点。对于这种大胆的改革和尝试，在本世纪二十年代难免遭人非议，故他自我解嘲说："此又不中不西，亦中亦西之用法"。

2. 三灵丹：治疮疡久溃，流水不已，不能收口者。药用：生青龙齿、麒麟竭、明腰黄、炙龟版各一两，红升丹、海碘仿各五钱。各自研极细，和匀，加大梅片五钱密贮。

方解："海碘仿，西名沃度仿谟，乃西药外疡通用之药，色黄而气恶，有奇臭，俗名黄臭药，最能燥湿吸水。溃疡流水者，尤为相宜，以合升黄龙麟玄武，既能吸尽脓水，又可生肌收口，计日呈功"。

按：海碘仿，现称碘仿，学名三碘甲烷，化学式为CHI_3。为碘的有机化合物，山乙醇或丙酮和碘在碱性介质中作用制成。碘仿遇有机体（脓疮）会分解出碘，因此，在外科上可用作消毒剂和创伤防腐剂，因效力不确实，现已少用。碘仿西医文献中并无燥湿的记载，而张山雷不仅是用于防腐，主要是用于燥湿，与西医用法不尽相同，作用目的也不一致，这种以海碘仿为燥湿收敛剂的"西药中用"的认识，只能从实践中来。张山雷确是一位"洋为中用"的有心人。

3. 橡皮膏（朱阆仙家制）：生肌收口，并治金疮止血。药用：真象皮（炒松细研）五钱，真轻粉四钱，锌养粉、黄蜡、白蜡各一两，血竭六钱，紫金藤（即降香细末）、密陀僧各一两，细生花龙骨（飞）八钱，梅冰三钱。麻油一斤，煮沸，下陀僧末，再煮沸，入二蜡，熔化，离火，入诸药调匀，刷棉纸上阴干候用。用时以沸水壶烘烊贴之，勿令见火。

按：此方张山雷未作方解，观其制法和用法，以及配合锌养粉，颇有"氧化锌橡皮硬膏"之意。看来张山雷对此有所借鉴。

张山雷所创中西药配合之新方，虽仅寥寥3方，但从中可见其革新旧学之精神，后人亦可从中得到启发，赓续研究。

张山雷对西药西法的移植运用

张山雷是一位"拿来主义者"，善于学习外国的先进科学技术。他在《疡科纲要》一书中，除以中西药配合组成新方外，尚吸收西药西法直接用于疡科临床，如：锌养油膏，水杨油膏，碘酒、碘汞膏以及清疮洗涤剂架波匿酸洗法，硼酸洗法等。

张山雷治学严谨，其吸收西药西法，必究其药理，详其用法，明其利弊，俾世之效法者，不致因盲从而误用偾事。其用西药时，则按中医用语规定主治指征，如锌养油膏下称："治大毒巨腐，脓水甚多，及湿臕顽疮，淹久不收等证"。更于方解下详细比较中西两法之优劣。他首先指出："大毒腐化已巨，旧法薄贴，粘力太富，既不能收湿吸脓，而又罨满疮口，闭塞毒气，颇有流弊。甚至遏抑热度，秽臭难闻。西法是膏，其力量不过保护疮口，使不受空气侵袭，免染菌毒，初无化毒化腐效果。治彼之学者，固无不以为恒用之品，丽万病一律，太嫌呆板，功效殊不足言"。这是就中西两法之缺点而言。继而又指出："然棉纱棉花，吸收脓水，能令疮口洁净，不生秽气，是其所长，可以补旧法薄贴之未逮"。这是就西法之优点而言。这种全面看问题的思想方法，无疑是十分可贵的。在取长补短的思想指导下，他说，"颐借用其长，以治腐烂数寸之大疡，即以旧法应用化毒化腐，生肌收口末于，量度用之，既能吸尽脓水，使疮口洁净，而复有化毒去腐之能力，庶几互济其美，呈功尤速"。

"互济其美"，一语中的，实道出了中西结合的实质，张山雷从实践中解决了西医敷料与中医末药的具体结合问题。中药薄贴施于肿疡，能令毛窍开张，俾药力内窜，从而加强消炎退肿的作用，独于溃疡，虽能庶风护肉，但无吸水能力。常见膏内、外毒液四溢，侵展皮肤好肉为患，是其极大缺点。张山雷中西两法结合，实在妥贴。现今，西医敷料加中药，已成为中医疡科临床的常规用法。

关于碘酒之正确使用方法，他于方解中详细阐述了它的功过："此西法也。西药家亦以为普通用品，然碘片之力极厉，贮入磁瓶中，如以木塞口，则其木不三五日，即黑腐如泥。如摊于木器上，木器顷刻焦黑，等于炙炭。故浸酒用之，自能深入肌腠，以消坚块。但药性自外而入，几如硝镪性质，频频用之，即令肌肤发腐，而内之坚块如故。所以止能治小小之疖，浅在皮里，方能有效。若肿块稍深，则药力亦不及病所。纵使外皮腐烂，亦不能消其坚肿。恒见有并以治瘰疬痰核，深藏经络之证，则未见其利，止见其弊。是不知药物性质上体会研究者也"。

碘酒至今仍为西医外科所沿用，中医外科临床亦间用之，或供消毒，或治小疖，其利弊悉如张山雷所说，若非经过长久观察，是不可能到此种客观结论的。

中医学素重溃疡之清疮护理，所用洗涤之方亦甚多，如猪蹄、溻肿诸汤皆是。因素无成药，皆得临用制备，故用之极为不便。张山雷有鉴于此，主张吸收外国的先进洗涤剂。他说："外疡既溃，脓水浸淫，必以洗涤洁净为第一要义，庶几毒菌不留，方能生新收口，否则恶腐不除，必多滋蔓，而湿痒恶疮，稠粘毒水，尤易四窜，且必传染及人，为害尤厉。古法洗方不少，……。唯迩来新学大昌，治疡最重防腐消毒，于洗涤一门，尤其精神所贯注，可以去腐，可以生新，用药极简，而条理秩然。较之吾国旧法，既觉便利易行，而能确然有效"。这是极为客观的见解。

张山雷在"洗涤诸方"一节中，选介了"架波匿酸洗法和硼酸洗法"两种，鉴于西药力猛效强，他指出良药必须善用，故郑重告诫说："……但药力本猛，全在相度轻重，恰合分寸，太过则非徒无益，反以有害"。

架波匿，是西语之旧译名，东人名石炭酸，现代亦称石炭酸，其化学名"酚"、"苯酚'。此药具有极强的腐蚀作用。他详细介绍丁石炭酸的药品形态外观，和分次逐步稀释的方法，以及不同症状选用不同浓度的稀释液，都作了明确的规定。既便于临床推广使用，又可防止因不明药性而误用。

由于时代的局限，张山雷的这项研究，虽然尚欠尽善，但他在中医外科领域中，对中西汇通的实践是有其积极意义的。

（本文承南京中医学院文献室施仲安副研究员审阅，谨致谢意）

（《中西医结合杂志》1987 年 1 期）

张山雷肝病用药经验

赵根炎

张山雷，名寿颐（1873～1936），江苏嘉定人。临床擅长内、外、妇科，对中风、外疡、脉学尤有研究。本文仅就张山雷肝病用药的经验整理如下：

一、疏肝理气

张山雷认为："肝之所以有余者，实皆气之余耳。故泻肝不知理气，苦寒逆折，反有郁遏闭塞之苦，而肝乃溢横，此行气层，断推治肝必需之要旨。疏之达之，柔之降之，俾气机调畅，而肝病自驯"。疏肝理气之品张氏临床常选用香附、川芎、乌药、玄胡、砂仁、郁金、蔻仁、竹茹、天仙藤、青木香、广木香、陈皮、橘叶、香橼、枸橘、丝瓜络，并特别推崇玄胡和乌药。他认为"乌药气味皆薄，质亦不重。是为行导气机轻灵之品，不刚不燥，是肝脾气分之最驯良之品"。"玄胡虽曰入血，而善行气滞，其质虽坚，然不重坠，疏气之效颇著。以治气机不利，闭塞䐜胀，胸胁脘腹诸痛，最有捷应。而定逆顺降不失之猛。故治吐溢咯血，使气不上升而血可止。非如大寒暴折者，每有留瘀结塞之弊，且亦无攻破下泄重损真气之虞。能解肝脾两家郁结，尤其专长，和平而有速效，绝无刚燥猛烈之害。"

但张氏对柴胡疏肝解郁之功认识不足，拘泥于"柴胡为少阳和解主药，若以概治温热及杂病肝胆各证，则无不火上添油。其祸翘足可待。然金元明人，皆不知此中界限，妄引仲师成法，无不误用。此柴葛解肌等方之所以毒涌四海也。"张氏认为柴胡升散易动肝阴，因而视柴胡如虎狼，并把柴葛与砒毒等同，这一观点对他的学生也颇有影响。故世俗对张氏在柴葛使用上曾有"江南一带受张氏遗毒非浅"的说法。因此，张氏在肝病用药中很少提及柴胡，殊不知柴胡为解郁疏肝之专药，若闲置不用，实是肝病用药中的一大失误。

二、柔肝理木

张山雷在选用柔肝之品时，首选川楝子、羚羊角。他认为"川楝子清肝，最为柔驯刚木之良将，凡胸腹胁胀，胸胁支撑，上之为头痛耳痛，胃脘心痛，下之为腹痛，少腹疝痛。无论为寒为热。类多肝络窒滞，气不调，有以致之。香燥行滞一法，固可以利其运行。唯血液之未甚耗者，能为之推波助浪，则气为血帅，而血随气行。如果阴液大虚，虽振动之而疲馁不前，斯气药也无用，且反认其燥结之苦。则唯清润和调柔以驯之，尚可驯其横逆。此金玲子之柔肝，因非芳香诸物之可以一例观者也。""若其肝火之炽盛者，则气火嚣张，声色俱厉，脉必弦劲实大，证必气粗息高，或则扬手掷足，或则暴怒躁烦，耳胀耳鸣，顶巅俱痛。则非羚羊角之柔肝抑木，……不能驾驭其方张之势焰，抑遏其奋迅之波澜。"川楝子味苦性寒入肝肾，以川产者为佳。柔肝理气与玄胡、香附、香橼、枸橘同行，治疗肝郁气滞的心腹诸痛，常能收到得心应手之功。与小茴香、小青皮、荔枝核、橘核为伍，治疗肠疝亦每次见效。川楝子价廉效捷，是柔肝理木之上品。

理木即为调理肝木，肝病用药切忌破伐。只有调理肝木，才能使气平血和，使肝木调达不致木郁而腐，肝气内讧而变生它证。朱丹溪调理肝木常用木香，而张氏则选用川芎，香附。张山雷认为"川芎芳香升举，肝气遏抑而不能调达者宜之"，"香附通行十二经络，能行血分之中，寻达气滞，气药中之最驯良而不嫌其燥者"。这实为张氏临证选方用药之总结。

三、镇肝摄肝

张山雷在选用镇肝摄肝药物时，常以介壳类和金石类药物为主将。这是张氏用药独到之处，临床用药颇有研究。因此又有"龙牡先生"和"石头先生"的雅称。龙骨、龙齿、牡蛎、石决明、黑铅、铁落等又为张氏常选药物。并曰："若金石类之黑铅、铁落、代赭石、朱砂等，唯以镇坠胀，而不能吸引者次之。然唯痰火上壅，体实者为宜，而虚脱者又当顾忌。其余如石英、滑石、玄精石、寒水石等力量较薄者可为辅佐，非专阃材矣。"摄肝又常用猴枣、五花龙骨、龙齿、磁石等。并列举上述药物的用药经验。如龙齿"其色青黑，故能直达肝肾，涵敛浮越之虚阳，宜生打入煎剂。""磁石、龙骨具有吸力，能摄纳肝经浮越散漫之气。较其它石质，以重坠见功者，颇有泾渭之别"。张氏还将潜阳熄风之品，亦归属摄肝的范畴，在他撰著的《中风释诠》一书中指出："其闭者则木火猖狂，焰风上激，而扰乱清空之窍。其脱者则龙雷奔迅，潜越飞扬，而离其安宅之乡。……斯潜藏为急要之良图。潜阳之法莫如介类为第一良药。正如天雾漫空，天地晦塞，非得沉潜之力，收摄阴霾其何以扫荡浮埃，廓清宇宙。此珍珠母、石决明、玳瑁、牡蛎、贝齿、龟板、鳖甲数者，并为潜阳之无上妙剂"。牡蛎咸寒虽属坚甲，但多粉质，不同于石决明、蚌壳之坚硬，摄肝潜阳首选。鳖甲滋阴涵阳是收摄浮焰之上品，气味皆清，虽不及龟板之滋补，然阳焰升腾，痰涎泛逆之时，滋腻不可迸进，选用鳖甲又为相宜。龟板滋阴潜阳，能吸收肝肾浮越之气，而且富有脂膏，力能滋填以助培植，则本根既同。庶无拨动之虞，尤为善后必需之品。

四、养肝补肝

养肝补肝历代著名医家均有各自的见解。但概括起来不外乎"肝无补法"和"肝病须用补，补肝需柔顺"二个方面。张山雷却认为"虚则补其母，本是通套之泛话。唯肝与肾，虽曰母子相生，然其实皆是下焦真阴，同条共贯，肝阳易于不过，故无补法，而阳之旺即阴亏，滋养肝肾真阴，即所以涵藏浮越之虚焰。肾肝同治，古有明文，不当砌母子相生之套谈，反致泛而不切"。张氏常选用沙苑蒺藜、吐丝子、狗脊、柏子仁、杞子、黑芝麻之类药物以补养肝木。

五、泻肝搜肝

张山雷对泻肝的见解为"肝胆木火，最易横逆，气之冲激，火之燔灼，皆属有余，是可泻也。""实则泻其子……所谓子能令母气虚是也，但肝之子为心，凡泻心之药，未不能兼泻肝火者，以苦寒泄降，本是实火通治之法。如芩、连、丹、栀之类。"故张氏常以黄芩、黄连、丹皮、栀子、龙胆草、青黛、猪胆、牛胆、羊胆以清泻肝胆之火。

张氏对搜肝（即搜肝风）的看法，则有异议。他认为："搜肝之风实为大误"。并强调指出；"诸风掉眩，皆属于肝。此《至真要大论》之明文，……然肝为风木，木以德性

642

言之，其气坚强，最易横逆。故肝阳一动，则化风上扬，变生诸幻。此是自动之风，切不可误认其由外而入。原其风之所以动者，诚是肝木有余，洁古以为当泻，确是正治。然即由内风自动。则所谓泻者，止可息之于内。摄纳涵藏，使其平静。断不可煽之扬之，益张其势。此肝风为病之万万不能妄投表药风药，及诸般升散之药者。然潜阳熄风四字，在近日已成为医学中的一大体用。洵可是之国门，不能增损一字。而从前医家，则一言风病，即用风药。汉唐家法，下至宋明，何一人不作如是想。最是吾国医家之绝大黑暗。凡是风病，又无不认为寒凉凛冽之风。则升阳发散，必选辛温燥烈之药。适以为肝阳徒动之风火，动其淫威，肆其毒焰。洁古于此，以搜风标题，而药用乌、附、羌、防，可以治肃杀之寒风，必不可治蕴隆之风火。于肝脏自动之风，有百害而无一利。"正确地论述了外风、内风用药区别，实为用药之真谛，学者之明灯。

（《杏苑中医文献杂志》1989 年第 3 期）

近代名医张山雷治疗疡证精粹偶拾

高尚社

我国近代名医张山雷，名寿颐，字山雷（原名寿祥，字颐征），江苏省嘉定县人。生于清代同治 12 年（1873 年），卒于 1934 年。张氏继承同邑黄墙村名医朱阆仙之学，在学术上博古融今，治学严谨，故使其誉满遐尔，望重医林，被推崇为海内三张之一。其慕名而求授业者遍及江南，并形成了别具一格的张氏学派。

张氏学识经验益臻精湛，尤其是对疡科病证的论治，辨证立法，选药组方，独具匠心，造诣颇深。著有《疡科纲要》《疡科医案评议》《疡科治案心诠》等代表著作，对疾病的脉、因、证、治、理、法、方、药，提纲挈领，精当实用地作了总结。特别是在《疡科纲要》这部著作当中，张氏根据祖国医学整体观念这一核心思想，精辟阐发外疡的辨证和治疗首先应从整体出发，其次要注重内在因素在疡证发病中的作用，强调要重视局部脏腑气血的生理病理关系。在对疡证的治疗上，张氏提倡外证内治，反对单纯地用一方套治，坚决主张要纠正或避免仅侧重局部外治而忽视整体的偏向。同时，张氏还认为对疡证外治方药的选用和配制，药不必贵而奇，唯在精当有实效。这些掷地有声之见以及他的一整套疡证治疗的经验，真可谓广见卓识，独具慧眼，充分体现了张氏对疡证治疗的学术观点和临床特色，对指导我们中医外科临床，特别是疡证辨治有着十分重要的指导作用，现择其精粹，略陈于后。

一、治疡着重辨证，四辨发其秘旨

张氏认为，治疗疡证，贵在辨证为先。只有辨证详明，才能立法准确，用药恰当，提高疗效。同时，他通过自己长期的临证实践，积累了十分丰富的经验，不论从理论上还是实践上都足为后学所借鉴，现将其有关疡证辨证从以下四个方面加以分述。

（一）辨阴辨阳之要，务在博审精心

张氏认为，疮疡辨证，应首辨阴阳，因为阴阳是八纲辨证之总纲，故《疡医大全》曰："凡诊视痈疽，施治，必须先审阴阳……医道虽繁，可以一言以蔽之曰阴阳而已。"

一般认为，外疡热证为阳，寒证为阴，此乃以疡性而论，局部红肿掀起为阳，局部平塌坚硬为阴，此乃以表现于外的病理现象而别。但张氏认为，这种方法过于简略而次之于详，认为辨别疡证阴阳应根据经络的部位，人体的向背，病因的寒热虚实，病势之迟速，病位之深浅，肿势之坚软，痛势之缓急而辨，才能洞悉病情，辨之详明。同时，他力辟王洪绪《外科证治全生集》以"痈疽"二字强分阴阳（高实红肿为痈，为阳证；坚硬不红为疽，为阴证）之说，强调指出"痈疽本义是痈者壅也，疽者止也，皆为气血壅闭，遇止不行之义。"决不可执此二字而妄分阴阳。因此，他在论及胸背痈疽时，认为病发项背，属太阳寒水之经，虽外在表现也可见掀赤高肿，而病者脉多细小，舌多白腻，是阴证之确候。由此可见，单纯局部的外观症状并不能表明疾病的性质。同时又着重指出，疡发于肌肉之里，去皮毛尚远，即便是内里已经成脓，而肤表却必不改色。而肩背肌肤致密之处，及其人之色苍皮毛者，发疡虽浅，色亦不变之证，又不得因其不红而概谓阴证。这就说明，辨别审定疡证之阴阳，务必察其人之体质虚实及病源浅深而始有定论，并且结合望色辨脉，兼验舌苔，则疡证之为阴为阳，方能辨之无误。

（二）辨肿痛痒术之证，以断病势顺逆、病位浅深

张氏认为，外病之轻重、虚实，除得其疡证性质要领外，还必须详辨局部的肿、痛、痒、术。由于疡证其肿之形势各有不同，痛的源流亦并非一致。因此，张氏认为，观肿之要，不以肿势辨轻重，唯视病源之浅深、缓急及部位之虚实定险夷。认为肿在皮肤之表，肌肉之间，虽有大疡，尚多易治，若在筋骨之间，大节之中，起病虽微，亦多难治。所以他认为疡证肿势，不论深浅，坚肿而四周分明者，其证顺；坚肿而界限散漫者，其症重。而且认为，根据痛与肿的先后，可以判断疾病的深浅。先肿后痛，其病较浅，先痛后肿，其病较深，非附骨著节大证，即流痰、流注内痛之属。肿渐坚而渐痛者，说明内脓已成；肿渐软不甚痛者，为气血衰败之症。肿势蔓延而痛在一处者，脓毒已定；肿势散漫而痛处广泛者，为毒邪四散之象。肿块坚硬不移，瘆而不痛者，多为瘰疬；结痰痞积，日久忽然膨胀，时觉掣痛，多为乳岩、石疽。溃后脓泄其痛减为吉，反之乃余毒尚炽之证，外疡作痛，不外风燥与湿热。风淫为病，痒而不烂，湿积郁热，多为奇痒。肿疡之候，如遇疔毒，脓犹未成，肌里作痒，则是毒邪走散之危候。而胸背疽，漫肿无根，脓不畅达，有时发痒，为害非浅。若溃疡流脓已畅，余肿未消，而见微痒，系气血流畅，除旧布新的佳兆。反之，突然奇痒，肿势随之复盛，是余毒复炽之故，以下所论足见张氏辨证识症之精心。

（三）辨脓成之与否，以立外治内攻之则

肿疡是否酿脓，对立法组方有着十分重要的指导意义，尤其是对深部大疡，特别是胸、腹、胁肋等处，如果临床审证不精，酿成坏症，贻害无穷。故张氏指出：众多医书所谓"指按深凹者无脓，指按即起者朽脓，按之皮肤热者为有脓，皮肤不热为无脓以及漫肿无根，以湿纸贴之，有一处先干，则北处有脓"之说皆不可靠。对其辨脓之法，张氏认为："漫肿不束，按之皆坚，痛势未甚者，脓未成也，若按之已痛，而以指端重按之处，其痛最甚者，其中必已成脓。但是因深征肉里来便即动刀针，还需外以围药，束其四周，而内服透达之剂提毒外达，一二日而肿较高，其脓较浅时再按之，当指下已软方可以奏刀施治。若漫肿巨坚，以指端按之，四周坚硬而有软陷者，说明即使脓成亦较为轻浅，若漫肿掀起，皮肤绷急，甚至光亮，则不必手按，而知皮肉皆软，脓必盈盆矣。"因此，张氏指出："如已成脓则早一日泄毒，即少一步内攻，关系极大。"同时，他不仅认为疮

痈已成，须辨脓是否已成，而当疮痈已溃，则又须察色辨质。以脓的形质而言，则宜稠不宜清，其色泽宜明静不宜污浊。因稠厚者共人正气必充，为气血充足，预后最佳，黄浊稠厚，色泽鲜明，为气火有余，而且认为脓质不稠，色白或纯静莹洁者，亦必顺证之兆。假如初溃之时，脓血不分，形色不纯，已有正虚邪盛之虑，脓奉不多，竟清彻如水，或浊腻晦暗，如墨豆汁状，则为气血久衰之候，多有变幻。总之，张氏认为，凡痈患总以溃脓为顺，流水为逆，流脓可收全功，流水必难收效，所论可谓中肯。

（四）辨脉之形，定其病性，观其机变

张氏认为，肿疡症虽见于外，而脉却见于里。因此，他就各种脉象，切合于外疡者，悉心体会，详其形态，溯其源流，作了详尽探讨，这对于疮疡的辨证，有着十分重要的指导作用。他认为肿疡脉浮，多见于上焦风热诸证，如发颐、痄腮、耳门、牙槽诸痛，沉脉多为寒凝络塞，气血壅滞，如跗骨大疽，疬癖积聚。若疡溃脓泄，脉自静，若脉仍浮者防续发，疡无续发乃正气耗散。皆非吉征。因溃后气血疏通，脉不应现其沉象；有之则说明其气犹结，其象不佳。

肿疡脉数，说明邪毒方盛。其势方张。而既溃之后宜安静为吉，如仍数疾，初溃无害，迁延日久，则必致邪盛正衰，变为坏证。除此之外，脉证宜相应。如病属虚寒，脉迟为应，寒邪在经，脉迟也说明与证相应。但假如脉病不符，多非吉祥之兆。

肿疡多为气滞血瘀，其证多实。故张氏认为其脉宜大不宜小。过小而弱，说明正不胜邪，若已溃，气血泄耗，则宜小不宜大。同时，张氏强调指出，肿疡酿脓之成否，可以脉之滑、涩决之。涩者尚未成脓，则犹可消散，滑则内脓已成，无不外溃。由此可见，张氏对于疡证辨脉，确有许多独到之处。

二、治则尤重内治，四法树为纲领

张氏不仅对肿疡的辨证有精辟灼见，而且对其治疗大法论述颇悄，尤其是疡证内治，张氏更是独具匠心。他极力推崇余听鸿所辑的陈学山医案《外证治案心诠》，赞其理法精密，一洗外科通用套方之陋，颇合治疡正规。认为一病有一病之方，尚必须随其人之气质而相与变迁。尤其反对当时以世俗"仙方"、"神效"为名，温凉并进，揉杂成方，统治百病之说。并着重指出疡证内治，总以消散、清热、温经、补养四法为纲，尤以消散为第一要法。并据其感邪不同，施以不同的治法。如有风则疏风，有热则清其热，而有湿有寒者，则又当利其湿祛其寒以治其外因，气滞者理其气，血瘀者行其血，痰凝饮积者又应通其痰。假如消之不尽或治之已晚，内已酿脓，亦应以消散为主，渐减其势，万不可早用透达之药。而消散之法首推行血、行气，以取其"气为血之帅"之义。这种思想，颇合古人治疡之宗旨。

张氏又认为："盖外感六淫蕴积无不化热，内因五志之极，则自内生。故凡治疡必先清彻其邪，而痛肿乃有消失之望。如毒火内炽之大疔、大痈，肿犹未盛，审证既真，即当大剂凉血，并清心肝之火。"而论温养之法，张氏认为宜重在温经宣络，疏而通之，勿用腻滞之品静补以助邪气，并忌温托之中杂以攻破凉解之味。对气血不充，腐肉不脱，或老人、虚人尤须补益，特别是溃疡日久，脓水稀多之人，更宜用肉桂，黄芪温补之品。但他反对不分证候虚实，统称黄芪为疮家圣药，竟以托里为能事，终致养痈贻祸。并主张投毒透脓之法实是宣通气机，疏理腠理而已。一般疮疡，芎归之属轻灵活泼足以取效，非独皂角、山甲之专任。而当疮疡既溃毒泄最宜顾其元气，扶持胃气，清养胃阴，摄纳各旺，正

645

气自充，虽有大疡，生新甚速。而当脓去痛定，肿势全消，胃气已旺，则血肉有情之物又是疮家之妙品。由此可见，张氏见识之真。

张氏重视内治之法，但也注意对外治药物的筛选、研究，创造了薄贴、敷药，围毒、移毒、化腐投毒、收涩止痒、洗涤、止血生肌等各类外治之法，且讲究简、便、验、廉，药虽平淡而确具良效。

综上可见，一代大家张山雷对于疡科辨证，治法确有许多独到之处，对于我们从事外科的理论研究和临床实践有十分重要的指导意义，值得进一步探讨和研究。

（《吉林中医药》1990 年 2 期）

张山雷治疗肝病用药经验述评

赵根炎

张山雷，名寿颐（1873～1936），江苏嘉定人。从小禀赋聪颖，博学多闻。十九岁入泮，为邑痒生。后因母病风痹，遂弃儒学医。先后投师于俞德珩、侯春林、黄醴泉、朱阆仙等。对经典医普及各家学说颇有研究，深得要旨。学验与日俱增。1914 年被朱师聘为黄墙私塾中医学校主持教务。1920 年应聘至"兰溪中医专门学校"任教务主任之职，在兰工作十五年，多有心得。编写讲义、著作二十余种，计六十八册，其主要著作有《医事蒙求》《中风释诠》《疡科纲要》《妇科辑要》《难经汇注笺正》《本草正义》《脉学正义》《内科学》等。张氏一生忠诚于医学教育事业，并挤出时间为广大上门求医的患者诊治疾病。由于医术高明，在广大群众中享有盛誉。在医疗实践中积累了丰富的经验，学术上博古通今，又精于训诂，对经典医著和各家学说均有发挥。临床擅长于内、外、妇科，对中风、外疡、脉学尤有研究。鉴于张氏对中医事业的卓越贡献，早期就被医界誉称为全国"二张"之一（另一张系指近代名医张锡纯）。当时学术界权威杂志《医界春秋》《神州国医学报》聘张氏为撰写员，曾任中央国医馆理事之职。作者对张山雷的学术思想研究多年，本文仅就张氏肝病用药经验整理如下；

一、疏肝理气

张山雷认为，"肝之所以有余者，实皆气之余耳。故泻肝乃溢横，此行气层，断推治肝必需之要旨。疏之达之，柔之降之，俾气机调畅，而肝病自驯"。疏肝理气之品张氏临床常选用香附、川芎、乌药、玄胡、砂仁、郁金、蔻仁、竹茹、天仙藤、青木香、陈皮、橘叶、香橼、枸橘、丝瓜络等，并特别推崇玄胡和乌药。他认为："乌药气味皆薄，质亦不重，是为行导气机轻灵之品，不刚不燥，是肝脾气分之最驯良之品"。"玄胡虽曰入血分，而善行气滞，其质虽坚，然不重坠，疏气之效颇著。以治气机不利，闭塞膹胀，胸胁脘腹诸痛，最有捷应。而定逆顺降不失之猛，故治吐溢咯血，使气不上升而血可止。非如大寒暴折者，每有留瘀结塞之弊，且亦无攻破下泄重损真气之虞。能解肝脾两家郁结，尤其专长，和平而有速效，绝无刚燥猛烈之害"。

但张氏对柴胡疏肝解郁之功认识不足，拘泥于"柴胡为少阳和解主药，若以概治温热及杂病肝胆各证，则无不火上添油。其祸翘足可待。然金元明人，皆不知此中界限，妄引仲师成法，无不误用。此柴葛解肌等方之所以毒涌四海也"。张氏认为柴胡升散易动肝阴，因而视柴胡如虎狼，并把柴葛与砒毒等同，这一观点对他的学生颇有影响。故世俗对张氏在柴葛的使用上曾有"江南一带受张氏遗毒非浅"的说法。因此，张氏在肝病用药中很少提及柴胡，殊不知柴胡为疏肝解郁之专药，若闲置不用，实是肝病用药中的一大失误。

二、柔肝理木

张山雷在选用柔肝之品时，首选川楝子、羚羊角。他认为"川楝子清肝，最为柔驯刚木之良将，凡胸腹胁胀，胸胁支撑，上之为头痛耳痛，胃脘心痛，下之为腹痛，少腹疝痛。无论为寒为热。类多肝络窒滞，气不调，而以致之。香燥行滞一法，因可以利其运行。唯血液之未甚耗者。能为之推波助浪。则气为血帅，而血随气行。如果阴液大虚，虽振动而疲馁不前，斯气药也无用，且反认其燥结之苦。则唯清润和调柔以驯之，尚可驯其横逆。此金玲子之柔肝，因非芳香诸物之可以一例观者也"。"若其肝火之炽盛者，则气火嚣张，声色俱厉，脉必弦劲实大，证必气粗息高，或则扬手掷足，或则暴怒躁烦，耳胀耳鸣，顶巅俱痛。非羚羊角之柔肝抑木，……不能驾驭其方张之势焰，抑遏其奋迅之波澜"。川楝子味苦性寒入肝肾，以川产者为佳。柔肝理气与玄胡，香附、香橼、拘橘同行，治疗肝郁气滞的心腹诸痛，常能收到得心应手之功。与小茴香、橘核、荔枝核、小青皮为伍，治疗肠疝亦每易奏效。川楝子价廉效捷，实为柔肝理木之上品。

理木即为调理肝木，肝病用药切忌破伐。只有调理肝木，才能使气平血和，使肝木调达不致木郁而腐，肝气内讧而变生它证。朱丹溪调理肝木常用木香，而张氏则选用川芎，香附。他认为："川芎芳香升举、肝气遏抑而不能调达者宜之"。"香附通行十二经络，能行血分之中、通达气滞、气药中之电最驯良而不嫌其燥者"。这实为张氏临证选方用药之总结。

三、镇肝摄肝

张山雷在选用镇肝摄肝药物时，常选派介壳类和金石类药物为主将。这是张氏肝病用药的又一独到之处，他对此二类药物颇有研究。因此又有"龙牡先生"和"石头先生"之雅称。龙骨、牡蛎、石决明、铁落、黑铅等又为张氏的常选药物。并曰："若金石类之黑铅，铁落、代赭石、朱砂等，唯以镇坠胀，而不能吸引者次之。然唯痰火上壅，体实者为宜，而虚脱者又当顾忌。其余如石英、滑石、玄精石、寒水石等力刃较薄者辅佐，非专痛材矣"。摄肝又常用猴枣，五花龙骨，龙齿，磁石等。并列举上述药物的用药经验。如龙齿"其色黑而青，故能直达肝肾，涵敛浮越之虚阳，宜生打入煎剂"。"磁石，龙骨具有吸力，能镇摄肝经浮越散漫之气，较其它石质，以重坠见功者，颇有泾渭之别"。张氏还将潜阳熄风之品，亦归属摄肝的范畴。在他撰著的《中风释诠》一书中指出："其闭者则木火猖狂，焰风上激，而扰乱清空之窍。其脱者则龙雷奔迅，潜越飞扬，而离其安宅之乡。……斯潜藏为急要之良田。潜阳之法莫如介类为第一良药。正如天雾漫空、天地晦塞、非得沉潜之力。收摄阴霾其何以扫荡浮埃，廓清宇宙。此珍珠母、石决明、玳瑁、牡蛎、贝齿、龟板、鳖甲数者，并为潜阳之无上妙剂"。牡蛎咸寒虽属坚甲，但多粉质，不同于石决明、蚌壳之坚硬。摄肝潜阳首选。鳖甲滋阴涵阳是收摄浮焰之上品，气味皆清，虽不及龟板之滋补，然阳焰升腾，痰涎泛逆之时，滋腻不可逆进，选用鳖甲又为相宜。龟板滋阴潜阳，能吸收肝肾浮越之气，而且富有脂膏，力能滋填以助培植，则本根既同。庶无拨动之虞，尤为善后必需之品。

四、养肝补肝

养肝补肝历代著名医家均有各自不同的见解。但概括起来不外乎"肝无补法"和"肝病须用补，补肝需柔顺"二个方面。张山雷则认为"虚则补其母，本是通套之泛话。唯肝与肾，虽曰母子相生，然其实皆是下焦真阴，同条共贯，肝阳易于太过，故无补法。而阳之旺即阴亏，滋养肝肾真阴，即所以涵藏浮越之虚焰。肾肝同治，古有明文，不当砌母子相生之套谈，反致泛而不切"。张氏常选用沙苑蒺藜、菟丝子、狗脊、柏子仁、杞子、黑芝麻之类药物以补养肝木。

五、泻肝搜肝

张山雷对泻肝的见解为"肝胆木火，最易横逆，气之冲激，火之精灼，皆属有余，是可泻也"。常以黄芩、黄连、丹皮、栀子，龙胆草、猪胆、青黛、牛胆、羊胆以清泻肝胆之火。

张氏对搜肝（即搜肝风）的看法，则有异议。他认为："搜肝之风实为大误"。并强调指出；"肝为风木，木以德性言之，其气坚强，最易横逆。故肝阳一动，则化风上扬，变幻诸证。此是自动之风，切不可误认其由外而入，原其风之所以动者。诚是肝木有余。洁古以为当泻，止可息之于内，撮纳涵藏，使其平静。断不可煽之扬之，益张其势，此肝风为病之万万不能妄投表药风药。及诸般升散之药者"。"凡是风病，又无不认为寒凉凛冽之风，则升阳发散，必选辛温燥烈之药。适以为肝阳徒动之风火，动其淫威，肆其毒焰。洁古于此搜风标题，而药用乌、附、羌、防，可以治肃杀之寒风，必不可治蕴隆之风火。于肝脏自动之风，有百害而无一利"。正确地论述了外风、内风诸药之区别，实为用药之真谛，学者之明灯。

（《北京中医杂志》1994 年第 4 期）

张山雷治疗中风八法探讨

程如海

张山雷（1873～1934），江苏嘉定人，近代著名医家、教育家，曾任教于神州中医学校、兰溪中医医专。发前贤未言之奥，破诸家涂附之迷，颇有建树，兹对其治疗中风方法试作初步探讨。

1. 开闭法

张氏认为，中风闭证因于"肝阳上升，气血奔涌，冲激入脑，扰乱神经"。"气火升浮，痰塞隧道。证中神志模糊，目瞪口呆，牙关紧闭，喉中曳锯，鼻鼾气粗，多兼面赤唇红，脉象洪数弦劲等实热之征。治疗此证，必以开闭为急务，用通关散搐鼻以取喷嚏，针刺水沟、合谷等穴，以回知觉。合谷刺入寸余，透过劳宫穴，左右旋转，猛力补泻。并用菖蒲泡汤，冲服猴枣末，以豁痰开窍醒神，其效甚佳。牙关不开者，用乌梅肉擦牙，酸收肝火，化刚为柔，而紧闭自启，然后再进潜镇化痰之药。"

2. 固脱法

张氏认为中风脱证系"真阴虚竭于下，致无根之火，仓猝飞腾，气涌痰奔，上蒙神志"。"证见忽然痉厥，目合口开，手不握固，声嘶气促，舌短面青，甚则自汗淋漓，手足逆冷，脉伏不见，二便自遗，气息微弱，多兼虚寒气象，如面唇淡白无华。"治宜"摄纳真阴，固护元气"，药用人参、阿胶、山萸肉、鸡子黄等恋阴益液之品，配龙骨、牡蛎、玳瑁、龟板、鳖甲等大队潜镇虚阳之物，此乃张氏心法。若肢冷脉伏，汗出如油，急用参附回阳固脱。

3. 潜镇法

中风闭脱之证，虽有虚实之别，然均因肝阳暴张，内风煽动，气血并于上，故"潜阳降逆，镇定其上升之势为第一要务"。盖风自内生，苟非潜镇而安定之，不能静狂飙而熄浮焰。潜镇之法以"介类为第一良药"，如珍珠母、石决明、玳瑁、牡蛎、贝齿、龟板、鳖甲。石类药之磁石、龙骨具有吸力者，其用亦同。金石类之黑铅、铁落、代赭石、朱砂等，以镇坠见长，不能吸引肝阳，次于前者。肝火炽盛者，则用羚羊角柔肝抑木，配以白芍、天麻。闭证多实，荆于开闭之初，即以此大队潜降镇逆，面重坠劫痰，亦所不忌。脱证多虚，即须固液阴，参合此潜阳之品，辅以萸肉、首乌收摄真元，而金石重坠，不容妄试。

4. 开泄法

"卒中之证，肝阳上扰，气升火升，无不挟其胸中痰浊，陡然泛滥，壅塞气道，以致灵性蒙蔽，昏瞀无知。"痰窒喉关，声如曳锯，盘旋满口，两吻流连。痰涎宜于开泄，不清其痰，则无形之气火亦且未由息降。"治痰之法，首在量其虚实"，形壮气实者，荡之涤之，如稀涎散、滚痰丸、控涎丹、青州白丸子之类；形馁气衰者，泄之化之，如二陈、杏仁、川贝、枳实、竹茹之属。唯胆南星、天竺黄、竹沥、石菖蒲、远志，性最平和，尤堪重任，无论虚实，皆可应用。猴枣清热开窍，安神降逆，"闭证之痰热壅塞，得之足以泄降；脱证之虚痰上壅，亦可藉以摄纳，并不虑其重坠之猛"。

5. 顺降法

"卒中之病，火升痰升，喘促不止，皆气逆之为患也"，故《素问·调经论》有"血之与气，并走于上，则为大厥"之说。治疗此证，不顺其气，则血亦无下降之理，而痰即无干定之时，肝阳无潜藏之法，故顺气降逆亦为当务之急。"唯是顺气之药，亦正无多，而顺气之理，亦非一法。"上述潜阳镇逆，摄纳肝肾，以及化痰开泄数者，皆顺气之要诀。气逆者，可选用匀气散、乌药顺气散。方中麻黄、白芷、紫苏辛散走表，不合内风之用，皆当去之。

6. 培养法

卒中之患。其标皆肝阳暴动，其本乃血液不充。故治肝之法，急则镇摄潜阳治其标，缓则育阴养血培其本。唯真阴之盛衰系于肾，而血液之枯荣系于心。故"生心之血，助阴以涵其阳"，为治肝阳一法，必不可忽，当用酸枣仁、淮小麦、柏子仁、茯神之类以养心液。而清热化痰，去其侵扰之病魔，即以安其固有之正气，此亦宁神益智，顾护心液。且肝阳恣扰，多挟痰浊，早投补肾厚腻，反生流弊。唯养心宁神法，清而不滞，淡而不浊，不助痰而能养心，诚张氏之妙法，度人以金针。培养肝阴，可选用一贯煎、滋水清肝饮。

7. 滋填法

"肝阳之病，肝为标而肾为本。苟非肾水不充，则肝气亦必不横逆。"故张氏认为，滋填肾阴为治肝阳者所必不可少。此法宜在潜镇之后，气火既平，痰浊不塞，乃可徐图，"以为固护根基，庶乎木本水源，滋填培植，而肝阳无再动之虑"，此乃中风善后防复之要着。薛一瓢之滋营养液膏、心脾双补丸，选药灵动，不嫌呆滞，最堪则效。集灵膏，左归饮亦可随证选用。

8. 通经宣络法

中风昏仆，多有半身不遂，手足不仁。唯在数日之后，其势少息，其气少和，而肢体瘫废如故，则知经络隧道之中，已为痰浊壅塞，气机已滞，血脉不灵，而真为肢节络脉之痼疾。治宜通经宣络活血，"古人治痹成方，始可采用"，如独活寄生汤去桂心、细辛之温燥，桑枝煎、小活络丹等。若其不遂已久，虽有神丹，亦难强起矣。

以上八法，当根据病情，灵活运用，或单用一法，或合用数法。一般而论，开闭、固脱用于闭证、脱证，多在发病之初；潜镇、开泄、顺降适于闭开脱回之后，以及病初无闭脱者；培养、滋填用于善后调理，预防复发；通经宣络适于后遗偏瘫。

本文引文：《张山雷医集》编委会·张山雷医集（下）。北京：人民卫生出版社。1995。

（《四川中医》1996 第 12 期）

张山雷脉学特色浅识

叶建红　汪建国

近代名医张山雷，医技精湛，名重医林，被誉为"海内三张"之一。张氏对诊断学，特别是在脉学方面有深刻的研究，并在临床证实践中积累了丰富的经验。所著《脉学正义》一书，是其研究脉学之心得，兹就张氏脉学特色作如下浅识。

1. 对脉诊的认识　诊脉识病，可以知气血之虚实盛衰，断病机之寒热温凉；脉随病势而变迁，所谓脉症相合，如影随形。一般都认为先有其症而后有其脉，即有是症便有是脉。张氏的认识则更深一层，认为脉象相对于病症来说，应为疾病之征兆。医者诊察病症，患者皆已病状昭著，而后按脉之动静以辨其凶吉，但于病机萌动之初，其人脉道必早有病变之端倪，并预为呈露，故上工可以预料吉凶于未病之先。本着这一观点，张氏诊脉辨证，首先强调细细体会辨识脉之迹象，对初学者，则更是谆谆告诫"不能离迹象而言神化"，以免误入歧途。

张氏对脉诊的意义亦有恰如其分的评价。认为诊脉断病，非结合声、色、问诊，虽高贤之士，终难下一断语。指出所谓精于脉法，但一下指，不问其他而竟能洞悉症结者，自古名家，亦少闻有此等高论。如对《难经·十七难》以脉断证，"病若吐血，复鼻衄者，脉当沉细，而反浮大而牢者，死也"对此张氏认为临床就有不同的情况，指出大失血者本是虚证，脉当沉细，如其浮而劳，脉与病反，固非所宜，然当暴病之初，其火上升，其脉浮大有力。也是常态，果能投药得宜，气降火潜，脉即安静，亦不可皆以为死；只是大吐大衄之后，失血已多，而脉仍实大，势焰尤盛者，才是危候。

2. **对寸口脉的见解** 《难经》提出诊脉独取寸口，以决五脏六腑死生吉凶之候。张氏以其亲身体验，指出寸口寸关尺三部方寸之地，虽是肺手太阴一脉经过，但诊取寸口确能使表里脏腑、内外上下、前后左右、虚实逆从、真假寒热悉见于三指之下，得之心而应之手。他进一步发挥了独取寸口的理论依据和临床意义，指出《内经》关于寸口为百脉之总汇的理论是《难经》独取寸口的基础，诊脉独取寸口大有至理。

对于寸口脉的本态，张氏认为应该是寸关部微盛、尺部微弱，《伤寒论》所谓"阳浮而阴弱"的脉象，也应该是寸口脉自然平和之象，而且男女皆同。张氏根据西学解剖生理概念，指出肺手太阴之脉（桡动脉）原非平行于皮下，且脉管下之骨骼也有高低之不同，指下诊得脉形、脉势必然随之而异，故人之尺脉恒觉形小而力弱，与寸关两部显有不同之态，是很自然的道理。

3. **论小儿脉法** 小儿脉法，古有定论，如钱乙《小儿药证直诀》曰："脉乱不治，气不和弦急，伤食沉缓，风浮，冷沉细"等。但张氏认为，小儿在三岁以内，脉极难辨，赞同前人以食指三关脉纹为诊断依据。并指出"纹仅见于风关一节，为病最轻；若透至第二节气关，为病较重；若透至第三节命关，则病必危"。强调必以医者右手大拇指第一节内侧上廉，轻轻自小儿指端向虎口推之，不可以指面正中之罗纹推其指纹，谓"罗纹有火，恐若动儿热"；也不可自虎口向指尖推去，"使其纹暴长，直透命关"。

张氏诊指纹重视色泽、形态相结合，认为紫主内热，红主身寒，青者主惊，白者主疳，若见黑色则属不治。至于三岁以上小儿，则当兼察其脉，主张一指定三关，即以一指按定关部，以此指左右辗转，以察其尺寸两部。至于脉象主病，张氏认为，浮沉迟数、大小长短、形态气势，亦与大人无甚区别。唯小儿息促脉数，七八至为平，太过不及均为病。又因小儿骨气未成，形色未正，在病理方面多发病急骤，变化迅速，易虚易实，易寒易热，脉象难凭。故张氏于儿科临床证强调四诊合参，方免不误。

4. **论脉源与经脉长度** 关于脉源，张氏引用《素问·经脉别论》中"食气入胃，浊气归心，淫精于脉，脉气流经，经气归于肺，肺朝百脉，输精于皮毛"的论述，认为经脉血管皆发源于心，分布于肢体百骸，血不自生，赖胃中水谷之精而成，指出《素问》此论是阐明脾胃为血脉资生之大源。又谓"西学之血管由心而发出，其近者入肺，旋以归心，其远者遍及四肢百骸，回归于心，复由心归于肺，心于肺相去最近，脉管相连，所以脉虽由心而出，而以肺之手太阴经脉为诊察脉法之总汇，此亦《素问》"肺朝百脉"之理。"

至于经脉之长度，《难经》曰，"人一呼脉行三寸，一吸脉行三寸，呼吸定息，脉行六寸。人一日一夜，凡一万三千五百息，脉行五十度，周于身"。张氏对此提出异议，认为《难经》此说是基于经脉长度，而十二经脉之长短各有不同，且奇经八脉亦属经脉，亦有长度，却未包含在内，故一昼夜凡一万三千五百息而脉行五十度周于身不合实际。因此，他赞同陆定圃《冷庐医话》"静坐数息以时表验之"的方法，得出一昼夜当有二万四千息，与西学所谓一分钟呼吸十八次，脉息七十～七十五至颇为吻合。

5. **论时令与脉** 对于《内经》中关于时令与脉的论述"太阳脉至，洪大而长；少阳脉至，乍数乍疏，乍短乍长；阳明脉至，浮大而短"，张氏认为有传写之误，时令三阴三阳与经络之三阴三阳是有区别的，他指出一年之三阴三阳当以三阳为先，三阴为后，次序以《难经·七难》所述为是，即先少阳、次阳明、次太阳，再是太阴、少阴、厥阴，如此脉象与时令方相应。张氏认为，少阳应初春之令，阳气萌动，尤未畅茂，脉象应之，故乍数乍疏，乍短乍长，形容其欲伸未伸之貌；阳明当春末夏初，阳气渐舒，故其脉浮大，然终究尚未畅茂，则浮大之中尤觉短而不长；至于太阳当旺，乃五、六月之交，阳气极盛，故脉必洪大而长。

（《陕西中医》2002 年第 12 期）

张山雷评张伯龙医案 5 则

叶敏瑞　叶航

张伯龙与张山雷称为近代"风门二张"，因为他们对中风的研究颇有建树。近从张山雷先生选编的《黄醴泉医案》中发现夹有评点张伯龙医案数则，亟为录出，以公同好。

1. 案一：风热客于阳明，哺后身热，脉寸关浮数，治宜清解。牛蒡子、前胡、黄芩、连翘、生甘草、淡豆豉、浙贝、栀子、金银花。

颐（张山雷名寿颐）按：温病尚在气分、卫分。辛凉解表，最为简捷。黄芩苦寒，尚嫌遏火。甘草和之，则古法也。然甘者黏腻，殊非感证所宜，今江浙人避此味，亦自至理。

2. 案二：发热微渴，面垢汗出便短，神昏呻吟声细，左脉右大，寸尤甚。风温犯肺，误服小柴胡、犀角等，幸未引邪逆传，仍主太阴。桑叶、川贝、淡竹叶、梨皮、大生地、石斛、杏仁、鲜芦根、飞滑石。

颐按：大生地嫌腻，宜用牛蒡同打黑膏法（黑膏出自《肘后备急方》。生地八两，豆豉一升，猪肤二斤，水煎去滓，加雄黄、麝香如大豆者，搅和顿服）。神昏宜用莲子心、菖蒲、茯神等。否则属牛黄清心丸。

3. 案三：暑湿外受，郁阻气化，弥漫三焦。中则胸闷不饥；上则舌白微黄，头重胀闷；下则溲短便溏。脉弦而濡，怠倦身热，作于日晡，病状颇似阴虚内伤。盖湿为阴邪，性属粘着，能郁遏阳气，蒙蔽清灵，挟热而熏蒸，蔓延三焦，灼受其病，唯手太阴为三焦要领。以肺主一身之气，气化则治节宣布，而湿热俱化。且肺受阳明之气，能通达水道，下输膀胱，故肺闭开。而膀胱气化不化，是伸肺之治节，而三焦之邪俱化。宗《内经》："湿淫于内，治以淡渗，佐以苦温。"飞滑石、厚朴、白蔻仁各一钱，淡竹叶、生米仁、杏仁、茯苓皮各三钱，通草五钱。又一案：阴虚体质，湿令外感，误治迁延，感邪化热，湿痰蟠踞，胸痞昏谵，苔厚芒刺，口干唇焦，烦渴索饮，二便短闭，脉寸独大，余部虚而涩。大为邪蒙，虚为正弱，涩为津伤，邪盛正衰。证象分歧，已形棘手。考马元仪案中，治湿热痰浊混淆盘结诸证，颇具手眼。今仿其意，以肃肺生津，导湿祛痰为法，仍希明眼酌裁：黄连、枳实、厚朴各二钱，鲜芦根八钱，生米仁五钱，瓜蒌衣、石斛各四钱，杏仁三钱，甘蔗水一杯。

颐按：湿温病在湿邪郁结痰浊互滞之时，而津液已耗者，用药诚难两顾，是方煞费经营。然苔厚芒刺，胸痞便秘昏谵，宜以开泄疏导为主。用药尚嫌太轻，恐难捷效，若再迁延，更不易着手矣。

4. 案四：暑热内蕴，弥漫三焦，胸闷气促，苔黄口渴，足肿溲闭，宜三焦分治，开太阴而通太阳。杏仁、飞滑石、茯苓皮、猪苓、芦根、厚朴、寒水石、白蔻仁、大腹皮、生米仁。

颐按：此证湿甚于热，宜以理湿为急，而清热次之。应去寒水石，加藿梗、枇杷叶、旋覆花、紫菀、栀子、车前、海金沙。

5. 案五：暑邪挟湿，外感内郁，头痛身热，口渴溲赤，泛恶，用新加香薷饮辛温复辛凉法。黄连、连翘、厚朴、扁豆衣、香薷、淡竹叶、银花、藿梗、益元散、鲜荷叶。

颐按：香薷发表猛药，苟非恶寒不甚，即非所宜，不如香豉疏表兼能宽中，虽曰引呕，然佐以温胆可也。

（《浙江中医杂志》2004 年 6 期）

《张山雷医案》用药特点浅析

蒋立标

《张山雷医案》以病为纲，分感冒、风温、湿温等数十类。每类收入若干案例。这些医案大多详细记载了患者姓名、年龄、门诊日期、症状、舌苔、脉象，并有病理分析，治疗原则，具体用药等，客观地反映了张氏的学术思想和治疗经验，于现今临床诊治，不无借鉴作用。笔者对《张山雷医案》中路路通、丝瓜络、青蒿珠、带壳砂仁的运用特点作一浅析，以期对中医临床用药有所借鉴。

一、路路通的运用

路路通为金缕梅科植物枫香树的果序。据《中华本草》载：味苦、性平。归肝、膀胱经。能祛风除湿，疏肝活络，利水。主治风湿痹痛，肢体麻木，手足拘挛，脘腹疼痛，经闭，乳汁不通，水肿胀满，湿疹。据江西药科学校 1971 年版《中草药学》载：景德镇、抚州等地洗后去刺生用。纵观《张山雷医案》，先生在治疗感冒、风温、湿温、痰饮、咳喘、咳嗽、泄泻、肿胀、咯血、头痛、失音、喉痹、妇人杂病、麻疹等十四证中均有路路通的运用，且喜用去刺的路路通，常用量为 6g。

案例举隅：胡幼，稚阴未充，潮热起伏，音暗无声而呼吸有曳锯之状。脉小数，舌如平人，此恐是金败不鸣。洄溪老人有言，不无可虑。况复胃呆癥瘕者耶？姑拟展布肺金，以觇进退，恐亦无应手。请明者裁之。杜兜铃 3g，象贝母 6g，鲜竹茹 4.5g，南沙参 4.5g，苏半夏 4.5g，旋覆花（包）9g，生打代赭石 9g（先煎），路路通（去刺）6g，大白芍 4.5g，桑叶 6g，紫马勃 1.2g。

二、丝瓜络的运用

丝瓜络为葫芦科植物丝瓜成熟果实的维管束。据《中华本草》载：味甘、性凉。归肺、肝、胃三经。能通经活络，解毒消肿。主治胸肋疼痛，风湿痹痛，经脉拘挛，乳汁不通，肺热咳嗽，痈肿疮毒，乳痈。先生在《张山雷医案》中用治痰饮、咳嗽、胃脘痛、痢疾、肿胀、疝气、痹证、咯血、头痛、喉痹、痈、瘰疬、失荣、月经不调、麻疹等十五证，常用量为 4.5g。

案例举隅：王左，素体丰伟，痰涎不免，项后结核亦是痰凝。前日溃后脓毒未净，收

653

口太速，余块尚存。夜央咳嗽，痰浓滑，脉弦，舌苔薄白。宜宣络顺气，清化和肝。瓜蒌皮6g，象贝母9g，生紫菀9g，黄射干4.5g，丝瓜络4.5g，鲜竹茹4.5g，薄橘红2.4g，苦桔梗4.5g，柔白前9g，当归全4.5g，川断肉6g，生远志肉6g，桔络1.2g。

三、青蒿珠的运用

青蒿珠为菊科植物黄花蒿的球形头状花序（含果实和种子）。张山雷先生在《本草正义》中谓：青蒿苦寒，入肝胆两经而清血中之热，能治骨节留热者，深入血分而疏达郁火也。今以为长夏时解暑之用，则苦寒清热而又含芬芳清洌之气，故能醒脾胃而理湿热。石顽谓能利水道，与棉茵陈不甚相远，其说甚是。子则专治骨蒸，盖凡子皆重，故主里证，且清芬又能疏解血中之滞，则与大苦大寒铲除生生之气者亦尚有间。《张山雷医案》中以青蒿珠治疗的病证有咳嗽、泄泻、咯血、瘰疬、月经不调五种，常用量为4.5~6g。

案例举隅：祝左，失血有年，咳嗽频作，近虽无血，而痰稠且多，神疲色夺，潮热不已，脉甚数疾，舌苔剥落，淡红而光，夜不安寐，且有盗汗。真阴太伤，浮阳甚炽，际此夏令，症殊不善，姑先潜阳熄火，冀平其上浮之焰，得扶过长夏，再商清养。明天麻18g，银紫胡4.5g，生鳖甲9g，生芪皮4.5g，首乌藤9g，瓜蒌皮4.5g，生牡蛎15g，青蒿珠4.5g，川石斛9g，柔白前9g，川贝母9g，陈皮4.5g，南北沙参各4.5g，生紫菀9g，白薇9g。

四、带壳砂仁的运用

带壳砂仁为姜科植物砂仁、绿壳砂仁和海南砂仁的成熟果实。张山雷先生在其《本草正义》中称：缩砂密，虽辛温能升，未尝不治中、下二焦之气，尤以专治肝肾为特长。甄权谓温暖肝肾，藏器谓治上气奔豚，盖皆有见于此。又如肠　滞下一症，腹痛皆由气滞，必以调气为要务，然须疏通开泄，宜降而不宜升，故芳香辛温，升阳动火之药，皆在所禁。唯砂仁既能治虚寒之泄泻，似乎亦在升清消滞一边，而《开宝本草》竟以主治赤白痢疾，此证唯湿热积滞为独多，温升之品，宁非大忌？不知砂仁气辛，虽似温升，而开泄下降，是其本色，且能破滞解结，则虽湿热实积，亦不妨藉为引导，直入下焦而通瘀滞，不患其升举秽浊，上逆为疟，故甄权又以为止休息气痢。濒湖引《药性论》谓治冷滑下痢不禁，则温涩之中，尚有行气消积之作用在，因不可与肉蔻、益智之一味温涩者，同日而语。石顽谓今人治血痢亦多用之，若积欲尽时，良非所宜。岂不以消滞导瘀是其所长，故适宜于积滞初下之证。又谓新产忌之，恐其气骤行而辛燥动血，于以知砂仁泄降下气，力量颇专，与其他辛温芳香之药，以气用事，能升而不能降者，显然有别。考《张山雷医案》，用带壳砂仁治疗的病证有痰饮、胃脘痛、腹痛、泄泻、痢疾、肿胀、癃闭、痹证、虚劳、喉痹、痈、流注、瘰疬、月经不调、崩漏、带下、恶阻、产后病、妇人杂病、疳积凡二十种，可见应用之广。且先生喜用带壳之砂仁，是其临床用药之一大特色。常用量为1.2g~2.4g。

案例举隅：朱右，病起血痢，今腹不痛而大便未正，时有血水，脉迟细，法宜补中行气。炒潞党7.5g，焦冬术4.5g，广木香1.8g，台乌药7.5g，小青皮7.5g，炒阿胶4.5g，甘杞子4.5g，大生地9g，炒黄柏9g，槐花米7.5g，带壳砂仁（打）1.2g。

张山雷应用丸药方治疗慢性病的经验

蒋立标

摘　要　近代名医张山雷善用丸方治疗慢性病。兹简要介绍其瘰证、汗证、虚劳、内痔丸方医案各一例，以体现其用丸方治疗慢性病的经验与特色。

张山雷（1873～1934），名寿颐，上海嘉定人，师从名医朱阆仙，尽得薪传。1920年夏应浙江兰溪中医专门学校聘请，赴兰溪担任医校教务主任之职。先生在教学之余，热心为人诊治，且效果显著。兹将张山雷先生应用丸方治疗慢性病的经验整理如下，以飨读者。

一、汗证

傅麟书，十九岁。四月初六：瘦人多火，自汗频仍，间且盗汗，业已数载。热饮热食每致沾衣而头额尤甚，且冬令亦复如是，所以三冬之时衣服甚薄。按脉尚无偏胜之弊，但唇色太赤，目力有时昏昏，手心灼热，是阳升太过，心液不藏。自述素嗜杯中，每多过量，盖曲糵轻浮太过，扰乱气血，有春夏而无秋冬，良非细故。况乎年甫弱冠，尚有气血未定之天，耗阴助阳，偏胜者必致偏伤。考隆冬大汗，罗谦甫、王孟英治案两条论之已极透彻，今虽见症犹远不至如罗、王两案之甚，然其理正同，覆霜坚冰，不可不防微杜渐。若但就证论治，必以收涩敛汗为长，要知仅与涩敛决非根本之正法眼藏。即谓汗多津伤，法宜养液，然此是阳之有馀，正本清源，尚不系阴之不足，盖头面多汗，全是阳明热病，良以酒气慓悍，胃家首当其冲，则必以清阳明为主而佐以滋阴潜阳。素闻尊翁本是法家，姑疏拙见以备采择。唯是受病有因，必须于病根上痛下针砭，则正在年富力强，自可永占弗药。善摄生自有保健之正当治法，而乞灵药石犹第二步也。雷门布鼓，请持呈尊翁以为何如。

生地180g，杞子90g，白芍90g，知母90g，沙参90g，地骨皮90g，丹皮60g，连翘60g，首乌120g，黄连24g，炙甘草18g，淮小麦90g，女贞子90g，枣仁90g，川柏45g，五味子18g，枳椇子120g，焦栀子90g，玄参90g，大枣30枚，怀牛膝60g，茯神90g，黄芩90g，桑白皮90g。

生地、红枣（饭上蒸熟）共杵膏，余药日晒干燥，勿见火，研细末和匀。另用原枝金石斛120g，龙骨150g，牡蛎120g，玄武版120g，鳖甲60g，磁石45g，石膏180g，共煎浓汤以泛丸，清晨吞服9g。

二、虚劳

成章，十八岁。三月十七日：三、四年舌燥，口干裂纹，甚则舌上生疳。始则盛于冬令，甚且喉干微痛，口疳最剧时，大碍饮食。近则春令亦发，秋季亦发，但差于夏，而最剧于冬。述病起于十四岁秋，血痢两月余，遂生是症，至明年秋令而发，冬则更盛，几无差时。近则五心发热，两颧绯红，上午则差，晡时则剧，明是痢后阴伤，积久未复。愈于夏而发于秋，盛于冬者，正是当时病痢之候，病情源委，灼然无疑。兹当春升阳盛，虚焰浮动，宿恙应之，亦因其所躯干短小，癯而不腴，幸骨格不弱，眠食俱安，授以滋水柔肝之剂。两服舌痛减，口燥瘥，但日晡尚热，脉弦大有力，舌苔薄黄，唇色深赤，夜多梦魇。此心脾肾藏阴暗亏，非滋液培本不可，一味清火，且伐生生之气。古方六味之类补泻杂汇，岂是良法？宜宗魏玉横法集灵膏加味。煎剂非百服不为功，求学在校，大是不便，为定丸方：

北沙参60g，南沙参90g，麦冬90g，天冬30g，甘杞子15g，淮生地240g，淮牛膝15g，金铃子30g，白归身24g，大白芍60g，焦栀子60g，远志肉60g，润玄参60g，北丹皮45g，白茯苓60g，炙甘草18g，清半夏30g，真竺黄30g，象贝母60g，酒炒黄连12g，柔白前45g，紫菀45g，桑白皮60g。

上药日晒研，弗见火，水法丸，早晚饥时，淡盐汤下9g。

三、内痔

陈国怀，四月十三日：粪后血是内痔，脉小，舌无腻苔。丸方：

黄连24g，炙甘草30g，女贞子90g，槐米60g，地榆45g，侧柏叶45g，茅术45g，黄柏45g，白头翁60g，猪大肠打丸。

按：《丹溪心法》云："痔者皆因脏腑本虚，外伤风湿，内蕴热毒……以致气血下坠，结聚肛门，宿滞不散，而冲为痔也。"本案脉小，舌无腻苔当属虚证，先生用丸方未注明何种用法。但从用猪大肠打丸看，似属以药作丸，塞入肛门的外用法。从丸方组成看，可起到清热、凉血、止血之效。

张山雷"中风八法"临床应用

王硕　齐文升

清末民初名医张山雷是中西医汇通派代表人物。他考证古典医籍，研究各家学说，重视临床实践，于各科均有建树，并编写了多部临床专著。尤其在《中风斠诠》一书中，对中风病的研究深入详尽，融汇中西，并根据多年经验，总结出治疗中风的八种方法，至今仍有很强的指导性。张山雷认为《素问·调经论》"血之与气并走于上"的论述，正是中风病的机理。据此立"闭证宜开、脱证宜固、肝阳宜于潜镇、痰涎宜于开泄、气逆宜于顺降、心液肝阴宜于培养、肾阴渐宜滋填、偏瘫宜于宣通"八法，指出应用时当"判别证情，分析层次"。

1. 关于"闭证宜开"和"脱证宜固"

张山雷认为，"是病之源，虽同是木旺水衰，肝阳陡动，气升痰壅，激犯神经。而真阴之虚，有微有甚。即木火之焰，有重有轻"。"阴虚之未甚者，则木火之势必盛。痰升气升，一发难遏，多为闭证"。"阴虚之已甚者，则木火之焰必傲。痰气内结，猝然痉厥，多为脱证"。"闭者是气焰之窒塞"，"脱者是元气之势微"。治疗"有升无降、气闭于内之实证"，"必以开启闭塞为急务。而潜阳降气、镇逆化痰犹在其次"。例如用通关散搐鼻取嚏以通其气；水沟、合谷等穴针刺以回知觉；乌梅肉擦牙以开牙噤；或清芬化痰、不致窜散太甚的石菖蒲用以引作向导。对于世人常用以"开心气、通经络"的芳香走窜之品牛黄、冰片、麝香，张山雷认为其治此气火升浮、气血上升之闭证，将"反以助其激动，为害更烈，必速其弊"。"即病之轻者，不致气厥不返，而亦恐引痰深入，无可泄化，徒以酿成癫痫昏迷之痼疾，而不可复疗"。而且因其芳香走窜，不能久用，否则"耗散元气"。对于此种观点，现代医疗实践使用安宫牛黄丸，苏合香丸、醒脑静注射液等含有牛黄、冰片、麝香等的药物，目前尚未有关于其副作用的明确报道；相反，从动物试验、临床研究中观察到上述药物有改善脑水肿、减轻神经系统缺血性损伤、调节神经系统抑制性及兴奋性神经递质分泌与传递，以及抗炎、抗感染等作用。而且从临床实践看，在中风急性期尚未发展至昏迷时，尽早地、不失时机地使用开窍法，将有效地阻止风火、痰湿、瘀血等对脑窍的损害，防止机体气血逆乱的进一步发展，特别对减少中风的病死率和致残率起到积极作用。关于张山雷主张应用的以细辛、猪牙皂为主药的通关散，邢分书籍认为仅适用于痰厥，并且明确指出脑出血慎用禁用，但是笔者在临床使用其加麝香、冰片水煎醇沉后雾化吸入治疗脑出血、脑梗死意识障碍患者用于促进神志恢复，并未见明显不良反应。

脱证为"真元式微、龙雷暴动"所致，"多见有虚寒气象"，也有"虚火上浮之戴阳证，"此皆元阴告匮，真气不续，已几于一厥不回，大命递倾之险"，"治法尤必以摄纳真阴、固护元气为当务之急，而恋阴益液之剂，即当与潜镇虚阳之法，双力并进，急起直追，方可希冀有一二之挽救"。"则如人参、阿胶、鸡子黄等之滋养，必与龙蛎、玳瑁、龟板、鳖甲等大队潜镇之品，浓煎频灌，庶有效力，而开泄痰涎诸药，亦且不可羼杂其间，以减其滋填之力"。张山雷在此明确指出中风脱证的病机特点和治疗宜忌，尤其强调了治疗的缓急主次。中风脱证与其他疾病末期的脱证有同有异。其龙雷浮火较之脏腑败伤。损精亏血、脱气亡阳的气、血、阴、阳诸脱证更为猖狂飞扬。因此治疗时除脱证必用的救阴固脱、回阳救逆如生脉散、参附汤外，必须重用龙牡等镇摄之品。如后世常用的参附龙牡汤，或力挽狂澜于一二。但目前受给药途径的约束，治疗时仍是力不从心。而且随着现代抢救．治疗技术的发展，很多过去的"死症"现在得以延缓时日。中医师也业多地接触到古代先贤们所不可能诊治的危重证候。现在虽已有疗效较为可靠的参附注射液、生脉注射液用于抢救休克。但简单地把西医"休克"等同于中医"脱证"是不可取的。更不能照搬用于中风脱证的抢救。如何把潜镇摄纳之法灵活、方便地用于实践，这是我们面临的挑战之一。

2. 关于"肝阳宜于潜镇"、"痰涎宜于开泄"、"气逆宜于顺降"

张山雷认为，"闭与脱之分歧，虽自有一实一虚"，但"皆相火之不安于窟宅"，故以"潜藏为急要之良图"。"潜阳之药，莫如介类为第一良药"。如"珍珠母、石决明、玳瑁、牡蛎、贝齿、龟板、鳖甲"及"石类中之磁石、龙骨"因其具有"吸引之力"而被张山雷推为"潜阳之尤上妙剂"。至于"金石类之黑铅、铁铬、代赭石、辰砂等，唯以镇坠见长而不能吸引"，故等而次之，而且用时须注意"唯痰火上壅、体质犹实者为宜，而虚脱者又当知所顾忌"。治病当分标本缓急。中风本证固以肝肾不足为本，气火风阳为标。但闭脱之际风火激荡，龙雷奔迅，以致气血上菀，此时又以本焰鸱张为要，如不速速收摄其势，必将导致阴阳不相维系。至于化痰，"卒中之证，肝阳上扰，气升火升，无不夹其胸中痰浊，陡然泛滥"，不治其痰，则无形之气火亦且末由息降"。"治痰之法，首在量其虚实，而为攻克消导之等级。其形壮气实者，荡之涤之……其形馁气衰者，泄之化之"。谈到降气，"治此证者，不降其气，则血亦无下降之理，而痰即无平定之时，肝阳无潜藏之

657

法"。"所述潜刚镇逆,摄纳肝肾,以及化痰开泄数者,无一非顺气之要决。"

此3法在中风急性期及时应用,确能收到良效,笔者对此深有体会。曾治患者张某,女性,80岁,既往有脑梗死,高血压病、慢性支气管炎、冠心病病史,遗留左侧肢体活动不利,但可自行行走。2009年9月26日上午无诱因出现言语不利,持续30min后内行缓解。次日清晨再次出现言语不利,左侧肢体活动不利较平日加重,无法站立,头晕,至我院就诊。就诊时神志清楚,仅能单音节发音,头晕,呕吐咖啡色胃内容物,胸闷,偶有咳嗽,痰白难咯出,大便2d未行。BP220/125mmHg,HR59次/min,颜面紫红,右侧瞳孔对光反射迟钝,两肺满布哮鸣音,左上下肢肌力Ⅱ级,双侧巴彬斯基征阳性,伸舌不偏,舌质暗红,苔白稍厚腻,脉弦滑。入院后迅速转为完全性运动性失语,精神萎靡。头颅CT示右顶叶陈旧梗死;双侧多发腔隙性脑梗死;脑白质变性;脑萎缩;鞍上池高密度结节,动脉瘤不除外。诊断为再发脑梗死急性期,予20%甘露醇注射液125mL静滴,每8小时1次,静脉泵入乌拉地尔注射液降压(血压控制在150~160/90~95mmHg),静滴丹红注射液、银杏叶提取物注射液改善心脑供血。中医予平肝化痰理气汤药治疗:天麻、钩藤、菊花、生地黄、川芎、当归、赤芍、白蒺藜、党参、地龙、法半夏、白术、茯苓、泽泻、菖蒲、胆南星、全瓜蒌、厚朴、桂枝、枳壳。因出现饮食呛咳并拒插胃管,嘱家属协助其少量频服。次日患者失语改善,饮食呛咳减轻,但大便仍未下(拒绝灌肠)。9月30日下午起血压波动(170~210/90~105mmHg),间断静脉泵入乌拉地尔注射液维持血压150~160/70~80mmHg。10月1日(入院第5日),言语功能已完全恢复,饮食不呛,仍有左侧肢体活动不利,舌质淡暗,苔白,脉弦滑。因其大便始终未下,予甘油灌肠剂灌肠后解出大量大便。甘露醇注射液减为125mL,每日2次。中药去地龙、茯苓、菖蒲、胆南星、全瓜蒌、厚朴、桂枝、枳壳,加生黄芪。次日夜间,患者再次语謇,饮水呛咳,喘憋,谵语,嗜睡,伸舌困难,喉中痰鸣,血压200~220/100mmHg,考虑有再发脑梗死、慢性支气管炎急性发作,经静滴醒脑静注射液、乌拉地尔注射液及抗生素后病情逐渐稳定,神志转清,喘憋缓解,但至10月13日出院时语言及吞咽功能未完全恢复,且因经济问题未能行头颅磁共振检查。纵观其诊治过程,患者初入院时,因其头晕而舌苔厚腻,因此中医治疗重点放在平肝与化痰,因此语言功能迅速得以恢复。而第二阶段患者血压波动于170~220/100~120mmHg时,是气血尚未调和、时有气机逆乱的表现,但未能继续重用化痰、降气等调理气机之法,反因其言语功能恢复而误认为病情改善,转而加大补气之力,却助长了风火相煽之势,以致痰蒙清窍,一度险至危境。

3. 关于"心液肝阴宜于培养"、"肾阴渐宜滋填"、"偏瘫宜于宣通"

中风本水亏不能涵木而致风阳上扰为病,治病求本,必当培护真阴,如治"暗痱"的名方地黄饮子。但张山雷认为急性期"当肝阳恣扰之时,多挟痰浊以肆虐,必不能早投补肾厚腻之药,反多流弊"。"唯在潜降摄纳之后,气火既平,痰浊不塞,乃可徐图滋养,以固护根基"。而且"凡属宣络通经之物,动而不静,行而不守,适以助其奔迅,万万不可误用……唯在数日之后,其势少息,其气少和,而肢体之瘫废如故",方可用此法,但也强调病当早治,"然使尚在旬月之间,则隧道窒塞犹未太甚,或尚有疏通之望……若其不遂已久,则机械固以锈蚀,虽有神丹,亦难强起矣"。

滋补阴液但不能滋腻,这一点现在临床医师同样坚持。但关于"宣络通经"法的介入时机,临床仍在探讨。如活血通络为宣络通经的一种,早期应用可减轻缺血半暗带、促进侧枝循环建立,从而减轻神经功能缺损,出血性中风应用更可促进血肿的吸收、减轻脑

658

水肿，已有多项动物试验、临床观察证实。但这种活血通络治疗，强调使用活血和血之品，忌用破血、峻猛之品，而且目前临床上治疗缺血性中风常在急性期合用含有丹参、川芎、三七等活血中药成分的静脉制剂，也取得很好的疗效。

张山雷在详述"中风八法"后，又指出"上列内风暴动、猝仆痰塞治法八条，界限截然，次序步骤，不可紊乱"。并提出"中风六禁"（若夫肝阳浮越、气焰横肆之时，禁风药升散，以助其气火之猖狂；禁表药疏泄，以还其亡阳之汗脱；禁芳香走窜，以耗散正气；禁温补刚燥，以消铄真阴；禁滋腻养阴，以窒塞痰浊；禁呆笨补中，以壅遏气化）。再次强调了分步骤、分层次应用八法治疗的重要性。临床应用中，如能细心分析患者的病理阶段，施以恰当的治疗，将会取得良好疗效。

（《中国中医急症》2010 年第 8 期）

开窍通腑法抢救中风闭证

颜永潮

笔者临症中，发观中风闭证患者常伴有恶心呕吐、腹部胀满、大便秘结、苔黄厚腻等胃肠功能紊乱之兼证，若一味追求治疗中风原发病而忽视"腑气不通"这个严重影响原发病治疗的因素，甚至因胃肠壅塞，而导致颅压增高，病情加重，最后危及生命者有之。故笔者临证，除遵照常法外，凡见中风闭证，首先辨证阴闭、阳闭，特别问及大便情况。如有大便秘结，恶心呕吐，腑气不通之阳闭患者，抢救急宜采用开窍通腑法。开其上窍，通其燥结，动其肠，行其气，调其升降。一旦腑气沟通，气血畅达，往往能扭转病势。从中休会到这是中医抢救中风重危病人的有效方法之一。笔者采用开窍通腑法治疗中风闭证属阳闭者14 例，确有转危为安，立竿见影之功效，值得推广应用，今特列举二例，以资说明。

例一：脑出血

吴某，女，66 岁，工人，住家床内科 31 床，1990 年 4 月 3 日初诊。患者四天前突然卒中，神识昏蒙，二手握固，恶心呕吐三小时入院。检查：意识不清，两侧偏瘫，口角歪斜，舌强语塞，血压 26.7/16KPa，诊为脑溢血、高血压病期，立即予降压、止血、脱水剂等治疗五天，昏迷不醒，请中医会诊。证见不省人事，面赤身热气粗，腹部胀满，大便已九天未解，舌质红苔厚腻而燥，脉滑数而劲。辨证为肝阳暴张，阳亢风动，气血逆乱，痰迷心窍伴热积肠胃，腑气不通，有升无降，痰瘀阻滞，风借火威，上蒙清窍，属中风闭证之重症。病情危急但因腑气不通是主要障碍，急待消除，急投开窍通腑、清肝熄风：生大黄12 克（后下），玄明粉10 克（冲服），石菖蒲6 克，炙远志10 克，枳壳10 克，生牡蛎30 克（先煎），怀牛膝10 克，生石膏30 克，夏枯草15 克。一剂，即肠鸣矢气转动，泻下大便较多，再剂又泻稀便许多，放矢气，病人感舒服清爽，病情明显改观，昏迷八天八夜终于苏醒过来。继之予化痰开窍、潜阳镇逆十五剂，神志完全清楚，能答话，生命脱险归坦途，守原法再服十余剂．偏瘫肢体已能伸展，为照顾年老行动不便，嘱继续设家床调护。

例二：蛛网膜下腔出血

某女，72 岁，家务，1988 年 4 月 20 日初诊，住家床内科 17 床．患者入院前 5 小时，骤然剧烈头痛呕吐，痛声阵阵，昏仆在地，被家属发现，呼之不应，不久清醒逐渐好转，约半小时后痛声又起，神志不清而送来我院抢救．查：急性痛苦病容，意识障碍，颈项强直活动不利，瞳孔等大，对光反应迟钝，心肺正常，肝脾未及，腹稍膨，克氏征（＋），布氏征（＋），脑脊液检查内眼血性，西医诊断为蛛网膜下腔出血．于补液、脱水、止血、能量合剂等治疗三天神志略有好转，头痛难除，请中医会诊治疗，当时证见头痛剧烈，偏瘫，舌苔厚腻色黄而燥，脉弦劲有力，大便已一周未解，腑气不通，有升无降，气血逆乱，阻滞脑络，先予开窍通腑法动其肠，导其滞，畅利气机以扭转病势．处方：大黄10克（后下），玄明粉10克（冲服），枳壳10克，槟榔10克，石菖蒲6克，炙远志10克，广郁金10克，泽泻20克，天花粉20克，天麻10克，田七粉5克（分二次吞服）。二剂大便得通，头痛悉除，继之予平肝潜阳熄风、益气通络、清热养阴等治疗原发病，病情日见好转，住院一月服药30剂后痊愈出院。

体会：开窍通腑法治疗中风闭证虽不是常法，但有降浊开窍醒脑、通利大便、荡涤燥热、排除胃肠积滞、畅利气机的作用。可使痰瘀浊降而清窍不蒙。从现代医学的说法即有降血压及降低颅内压，控制脑水肿，能促使脑部血液循环和供给代谢能源等使昏迷苏醒的作用。每当中风闭证伴有大便秘结患者，若能及时运用此法有扭转病势，为原发病的治疗提供有利条件。对抢救重危急证掌握这一招，有时能达到起死回生之妙。

（《浙江中医学院学报》1993 年 5 期）

张山雷治疗中风的脉因证治

周　辉

张寿颐，字山雷（1873～1934），江苏嘉定县人，近代著名中医药学家，教育家。著书15种，各具特色，继承中有发扬，整理中见提高，临证擅长中风诊治，著有《重订中风诠》一书，对现代医学中所说"急性脑血管病"的诊治，在理论上和实践上均有重大建树，对后世治疗中风有重要影响。

一、对风病病因的认识

先生考证风病源流，认为风病病因以外因内因为两大纲。但中风一名含义甚广，导致一些医者茫昧其间。将内因之风与外因之风混为一谈，遣方之际，药不对证，虚虚实实，贻误病情。汉唐时期关于中风的文献记载有《甲乙经》《难经》《伤寒论》《巢氏病源》《千金方》《外台秘要》等。细心探究其关于中风的脉因证治，都是应用麻、桂、羌、防等辛温发散药物来治疗"风邪外中"的中风。金元以降，名医辈出，论病渐重内因。刘河间以心火暴盛立论，用药辛凉通络。李东垣认为，本气自病。朱丹溪则谓湿痰生热，热生风。薛立斋倡真水竭，真火虚之说。张景岳以病由内伤颓败持论。各家均认为病由内因所发，而李东垣以小续命汤主治，属药不对证。薛立斋、张景岳用滋腻之药用于气火上升，夹痰涌逆之时，甚为不妥。缪仲淳论治为真阴亏损，内热生风，猝然僵仆。初宜清热顺气化痰，而后填补真阴。由此可见，各医学名家持论不一，治法不齐，常使后学莫衷一是。清朝光绪中叶，山东张伯龙著《类中秘旨》，言内动之风是为肝风内动。病因是水亏木动，火炽风生，气备上奔，痰涎猝壅。即西医所谓"血冲脑神经则昏不知人，肢体不动，口眼歪斜，或半身不遂，左或右瘫痪等症。"从中西医汇通的角度道明了现代中医临床所遇到的中风病的病因病机。

张山雷在临床治验和张伯龙所立理论的基础上，进一步正本清源，索引《素问·生气通天论篇》所说"血菀于上使人薄厥"，《素问·脉要精微论篇》所谓"厥为巅疾"，《素问·宣明五气篇》所谓"搏阳则为巅疾"。《素问·五脏生成篇》所谓"徇蒙招尤，目冥耳聋，下实上虚，过在足少阳、厥阴，甚则入肝。"《素问·至真要大论篇》所谓"诸风掉眩，皆属于肝""诸暴强直，皆属于风""诸热瞀瘛，皆属于火"等条文以说明出于肾阴虚，风阳陡动，扰乱清明，皆西学家所谓血冲脑形成的疾病。同时，张山雷论述了时病、杂病引起中风的病名、病因作了一个清晰的总结。同时，他提出了凡昏愦暴仆之病未发之前必有先兆，这与临床实践中遇到的一过性脑缺血发作的症状很相近。对用药预防危急脑血管病的发生很有指导意义。张山雷将内风类中的病机总结为气血上菀，治疗依此提纲挈领，以治疗变化多端的见证。

我国传统医学重视脉诊，张山雷认为，中风类中的脉法为"弦劲滑大，浮数浑浊，甚者且上溢促击，虚大散乱，盖本病干肝，火浮气越，自有蓬蓬勃勃不可遏抑之态。弦而劲者，肝火之横逆也。滑而大者，气焰之嚣张也；浮散者阳越不藏，其势自不能沉着安静；浑浊者痰阻气塞，其形自不能清晰分明。且也气血奔腾，逆行犯上，脉象应之而上溢入鱼，促数搏指，亦固其所。尤其甚者，则脑之神经，即为震动而脉络周流，失其常度。或为豁大而无神，或且散乱而无序，固已几几于一蹶不振，大气不反之危矣。"

二、内风致病的治则

张山雷对内风所致病症的治则归纳为肝木旺为病之标，肾水虚为病之本，急则治其标，缓则治其本。治肝之旺，须清里潜镇，戢龙雷相火。清肝火药用羚羊角、石决明、龙骨、牡蛎等品；缓则治其本，即须滋养厚腻培补真阴，选用熟地、阿胶、龟板、女贞子等品。然培补须把握时机，否则滋腻之品用于风邪鸱张，痰邪横逆之时，必有滋腻恋邪之弊。应用培补之品须在本病气逆已平，肝火已戢，痰浊不升，脉来和缓时，辨证用药，填补真阴。张山雷据历代验案及个人临证心得，总结出治疗8法。

1. 闭证宜开：本证猝暴昏仆，是由肝阳上升，气血奔涌冲击入脑，扰乱神明，挟胸中痰浊泛滥上凌，壅塞清窍所致。故多目瞪口呆，牙关紧闭，喉中曳锯，鼻鼾气粗。治此应开其闭塞，兼顾潜阳降气，镇逆化痰。气滞不能出者，先通其气，通关散鼻取嚏，神应散、胜金圆开痰泻壅，针刺水沟、合谷促醒。治此热痰蒙蔽，可用石草蒲根化痰，振动清阳，而不用牛黄、冰片、麝香等药以防这类药物芳香走窜，可引痰深入，无可泻化，以防引起癫痫的变证。

2. 脱者宜固：本证猝暴痉厥，是因真阴虚竭，致无根之火，仓促飞腾，气涌痰奔，上蒙清窍所致。证现突然痉厥，两目合，口开，手撒，冷汗淋漓，二便自遗，气息俱危之脱证。治以摄纳真阴，固护元气为主。敛阴益液，潜镇虚阳，药选人参、麦冬、山茱萸、五味子、阿胶、鸡子黄等。方选参附汤、三建二香汤、养正丹，又可酌选河间地黄饮子，喻嘉言之加减资寿解语汤。

3. 潜镇肝阳：本证木火猖狂，煽风上激或龙雷奔迅，借越飞扬皆相火不安于窟宅，故潜藏为急要。药选重镇潜阳的介类药，如珍珠母、石决明、玳瑁、牡蛎、龟板、鳖甲。

痰火盛者加朱砂、赭石。暴怒烦躁，巅顶剧痛用羚羊角。方选龙胆泻肝汤、当归龙荟丸、抑青丸、薯蓣圆。

4. 开泻痰涎：肝阳上扰，气升火升，夹胸中痰浊壅塞气道，以致性灵蒙蔽，昏瞀无治。不治其痰气火无由降，形实者用稀涎散、涤痰丸、控涎丹。气衰者泄化之，如二陈、杏仁、贝母、竹茹、竹沥、胆南星、远志等品可用。方选二陈汤、温胆汤、茯苓指迷丸。

5. 调理气机：以平气逆 《调经论》所谓"气复反则生"气不能降，即所谓"不反则死"。故应顺气引血下降，以治火升痰升，喘促不止。药选陈皮、僵蚕、天麻、青皮、桔梗，方用温胆汤、二陈汤、乌药顺气散加减。

6. 滋养肝阴心液：肝体阴用阳，刚而易扰，赖阴血濡涵之。治肝之法，急则治标，镇摄潜阳；缓则培本，育阴养心。唯真阴之盛衰系于肾，血液之枯菀系于心，肝阳易动者，常兼惊悸、怔忡、健忘、恍惚诸证。肝木培本之计，应心肾兼顾，助阳涵阴。药选枣仁、茯神、淮小麦以扶正养心宁神，方选集灵膏、滋水清肝饮、一贯煎养肝阴，兼清疏肝气。

7. 滋填肾阴：本病多见于老年人，肾水不充以致肝气横逆。补肾为治肝之本。故在气火既平，痰浊不壅之后，徐图滋养，以虞肝风再动。方如滋营养液汤、一贯煎等。

8. 宣通经络：猝晕昏仆，多兼手足不仁，半身不遂，及瘫痪刺痛诸证。病形虽在肢节，病源实在神经。然潜阳降气之后，经络隧道为痰浊壅塞，以致血脉不利，为肢节络脉痼疾。宜通经宣络，方选桑枝汤、独活寄生汤、大活络丹、三痹汤、续髓丹。

以上8法，张山雷阐述明确，说理不流于空，理法方药俱能于前人陈义上有所发明，参用于临床实践，行之有效。张山雷关于中风病的整套理论，对现代医学上所说的急性脑血管病的治疗、康复均有重要参考价值。张山雷先生作为一代医学名家，在中西医汇通的道路上鲜明地保持了中医特色。其治学思路、临床经验，有待于我们进一步学习、研讨。

参考文献

[1] 浙江省中医管理局，张山雷医集编委会. 张山雷医集 [M] . 北京：人民卫生出版社，1995.7.

(《辽宁中医杂志》2003 年 10 期)

张山雷"中风八法"浅析

李俊红

[摘要]　探讨张山雷先生《中风斠诠》中提出的"中风八法"，即"闭证宜开"、"脱者宜固"、"肝阳宜于潜镇"、"痰涎宜于开泄"、"气逆宜于顺降"、"心液肝阴宜于培养"、"肾阴渐宜滋填"、"偏瘫宜于宣通"在临床"中风"治疗中的指导价值。

张山雷先生，名寿颐，江苏省嘉定县人（1873 年~1934 年）。先生自幼好学，禀赋聪颖，博览群书，治学严谨，并得朱阆仙先生传授指点，学识经验益臻精湛。对经典医著能独具见解，阐发其秘奥，而于诸家学说亦多所笺正。同时参考现代医学，取长补短，兢兢业业，先后完成各科教材及著作二十余种以启迪后学，厥功甚伟。其中最能反映其学术思想和临证成就者，首推《中风斠诠》。其内容充实，引古证今，论理精详，对中风病的病因证治，别开生面，而于指导临床具有重要的价值。笔者研读是书，粗浅分析如下。

1. 闭证宜开——开窍法

《素问·调经论》云："血之与气，并走于上，则为大厥，厥则暴死……"。中风卒暴昏仆，是由肝阳上升，气血上冲入脑，必夹胸中痰浊上凌，气血痰浊壅塞清窍。故症见牙关紧闭，目瞪口呆，喉中痰鸣，鼻鼾气粗，是为气火升浮、痰塞隧道之闭证。治此证者，必先开其闭塞为急务，而潜阳降气、镇逆、化痰为其次。如气窒不能出者，必先通其气，通关散之搐鼻以取嚏；针水沟、合谷等穴以回知觉；牙关不开者，用乌梅肉擦牙，酸能抑木，摄纳肝阳，化刚为柔，则紧闭自启。晕厥转醒，声出牙开后，需急予潜阳镇逆化痰药。此为闭证之治疗大法，而禁用芳香逐秽之品，如用之则气血奔涌迅猛，必致气不复返。若开泄痰浊，可稍加豁痰开窍、振动清阳之石菖蒲根。

2. 脱者宜固——固脱法

突然痉厥，而目合口开、手撒、冷汗淋漓、二便自遗、气息俱微，是为脱证。此为真阴虚竭于下，而致无根之火仓卒飞腾，气涌痰奔，而上蒙清窍。治宜摄纳真阴、固护元气为急务，同时滋阴益液、潜镇虚阳。如用人参、阿胶、鸡子黄等滋养，与龙骨、牡蛎、龟板、鳖甲等潜镇之品浓煎频灌。若肢冷脉伏、全身冷汗淋漓者，则阴亡而阳亦随脱也，此时必急用参附；若痰塞喉间，欲略无力者，必先予真猴枣煎石菖蒲根汤以平其逆涌之势，而局方黑锡丹为镇纳浮阳、温养下元、坠痰定逆之要药。如数日内神志转清，亦必倦怠嗜睡，此需投大剂滋养之品以扶正气。

3. 肝阳宜于潜镇——潜镇法

卒暴昏仆之征，无论闭证、脱证，皆为肝肾阴虚，虚火上越，扰乱清窍所致。故潜阳之法为急要，而介类之品，如珍珠母、石决明、玳瑁、牡蛎、贝齿、龟板、鳖甲等为潜阳要药。石类中之磁石、龙骨其用亦同。金石类之黑铅、铁落、赭石、辰砂等专事镇坠，闭证者宜，脱证者禁。石英、浮石、元精石、寒水石等，力量较薄，为辅佐之品。若肝火炽盛，气粗息高，躁动不安，巅顶俱痛者，则用羚羊角以柔肝抑木。古方龙胆泻肝汤、当归龙荟丸、抑青丸等皆可随证加减运用。

4. 痰涎宜于开泄——开泄法

卒中之疾，肝阳上扰，气血上逆，无不夹胸中痰浊，以致壅塞气道、清窍不开而昏迷，表现为人事不知、喉中痰鸣，此时开痰泄浊法为首要。如形壮气实者，用荡涤之法，稀涎散、滚痰丸、控涎丹、青州白丸子之类皆可加减运用；如形馁气衰者，用泄化之法，二陈汤、杏仁、贝母、枳实、竹茹可施。胆南星、天竺黄、竹沥等，性最平和，无论虚实之证皆可用之；而痰浊黏腻，需辅以芳香化浊的石菖蒲根方能开窍豁痰。远志亦为化痰良药，可以一试。

5. 气逆宜于顺降——顺降法

卒中之疾，皆为气血逆乱所致，气降则血亦降，《素问·调经论》云"气复反则生"，"不反则死"，可见顺降逆乱之气之重要。而顺降法已寓于潜阳降逆、摄纳肝肾、化痰开泄等法中，数法不可分。而古方二陈汤、温肝汤亦辅以消痰降逆之品，匀气散、乌药顺气散也可临证加减用之。

6. 心液肝阴宜于培养——育阴养血法

卒中之疾，标为肝阳暴动，本为血液不充，即阴虚。因肝性刚急，必赖阴血的濡养。

如阴虚，则肝阳上亢而致本病。因此治肝之法，急则治标，缓则培本（亦即育阴养血）。而真阴之盛衰系于肾、血液之枯菀系于心。肝阳易动之人，常有惊悸怔忡、健忘恍惚等症。此为滋水涵木法，即助阴以涵其阳，即生心之血，故治肝阳者必兼养血。常用养心药，如酸枣仁、淮小麦、茯神等以宁神益智、奠定心君。此养心宁神法加以滋补肝阴法（如滋水清肝饮、一贯煎等）定能使肝气条达，痰浊皆化。此为治血虚风动之根本大法。

7. 肾阴渐宜滋填——滋填肾阴法

此法承于上法，盖肝阳之病，其本在肾，此即河间所谓"肾水虚衰、不能制火者"之论。此养水滋肾法为治本病之根本法，不是治疗卒中之急务。补肾为治肝之本，待潜降摄纳，气火已平，痰浊涤除，再图滋养以固护其本，常用方如四物汤、六味地黄丸等。

8. 偏瘫宜于宣通——通经宣络法

卒暴之证，多表现为卒然昏仆、半身不遂、手足不仁及刺痛、瘫痪诸症，皆为气血上逆，脑神被扰而失功用。其病虽在肢体，实在神经。而肢体瘫痪，为经络隧道被痰浊壅塞、气机阻滞、血脉不通所致。故通经宣络法能使痰浊开泄，气血通畅，肢节络脉恢复。张氏认为此法仅用于旬月之间，即半身不遂久者无效。常用方为桑枝煎等。

张氏对此八法洞见癥结，说理清澈，特别指出：肝阳浮越禁风药以助气火，禁表药疏泄以速亡阳；不宜芳香走窜以散正气，不可温补刚燥以耗真阴；滋腻养阴，必须切合；呆笨补中，反壅气化等。先生欲融洽中西，但限于时代，论述较浅。

（《中国中医急症》2006 年 7 期）

张山雷治疗中风八法

刘向哲　张鲁峰　张暑霞

摘要：清代医家张山雷在其所著《中风斠诠》一书中，提出治疗中风八法，即醒脑开闭；回阳固脱；潜镇肝阳；开泄痰涎；顺气降逆；养血培肝；滋阴益肾；通经宣络。此外，强调指出在肝阳浮越时的一些用药禁忌。

张山雷（1873～1934），名寿颐，晚清民国医家，其于 1917 年所著《中风斠诠》是先生论述中风病因病机和证候治法的专著。该书旁征博引，内容丰富，且接受西医某些观点，颇多创新。特别是其治疗中风八法，对后世影响最大，现总结如下。

1. 醒脑开闭

先生认为，猝暴昏仆之中风，是由于肝阳上升，气血奔涌，冲激入脑，扰乱神经所致。且必挟杂痰浊，泛滥上凌，壅塞清窍、症见目瞪口呆，牙关紧闭，喉中曳锯，鼻鼾气粗。此即气火升浮，痰塞隧道的闭证。此证多兼有实热，如面唇红赤，脉象洪数弦劲，四肢不冷，二便不通。闭则宜开，不开则死。所以治疗此证，急当开闭，其次潜阳降气、镇逆化痰。如气窒声不能出者，必先通其气，用通关散搐鼻以取喷嚏，并配合针刺人中、合谷等穴。如牙关不开，用乌梅肉擦牙，酸收肝火，化刚为柔，而紧闭自启。等病人晕厥渐渐复苏，声出牙开后，急进潜阳、镇逆、化痰药物，使后续诸药发挥作用。

先生明确指出中风闭证与夏令感受暑疫秽浊及南方山岚毒瘴所致之昏愦截然不同。若用芳香逐秽诸方如；诸葛行军散、红灵刑．等治疗中风闭证，则张其气焰，引痰深入，无可泄化，恐酿成癫痛昏迷之痼疾，而不可复疗。所以建议应用芳香之品，则唯石菖蒲根之清芬，可以化痰，而不致耗散太甚，可以引作向导。

2. 回阳固脱

中风亦有真阴虚竭于下，致无根之火，仓猝飞腾，气涌痰奔，上蒙神志舌。症见忽然痉厥，目合口开，手不握固，声嘶气促，舌萎而青，甚则自汗淋漓，手足逆冷，脉伏不见，二便自遗，气息细微欲绝等。此即真元式微、龙雷之火暴动之脱证。此证多兼有虚寒气象，如唇面淡白无华，甚则青暗，脉微弱无神或不应指，声患轻微断续等。治法必以撮纳真阴、固护元气为当务之急，育阴益液，潜镇虚阳。双方并进，急起直迫，方有挽救的希望。可选用人参、阿胶、山茱萸、鸡子黄等滋养药物与龙牡、玳瑁、龟板、鳖甲等潜镇之品，浓煎频服。若见肢冷脉伏，或自汗头汗出，如油如珠者；则阳随阴亡，非参附之品不能救治；若痰塞喉间，欲咯无力，药不能下者，先服真猴枣煎石菖蒲根汤暂平其逆涌之势，而后以局方黑锡丹镇纳浮阳、温养下元，则必痰坠逆定。待痰壅一开，神苏气续之后，连服滋液育阴及潜镇摄纳药物，必能使元气渐回，形神渐振。先生特别指出，在二三日之内，神志虽能清明，病人亦僧怠嗜卧，萎疲无神，尤当专心滋养调理，以固其根基，扶其正气。

3. 潜镇肝阳

先生认为无论闭证或脱证，其所以出现猝暴昏仆，皆有其始作俑者。闭证，木火猖狂，煽风上激，扰乱清空之窍，是由于肝胆之肆虐；脱证，龙雷奔迅，借越飞扬，离其安宅之乡，是由于肝肾之不藏。可见，闭与脱虽有一实一虚之分，但无论为肝为肾，皆属浮火之不安。所以，潜藏为急需之治法。潜阳之法，以介类为首选药物，如珍珠母、石决明、玳瑁、牡蛎、贝齿、龟板、鳖甲等。石类中的磁石、龙骨，具有吸引力者，虽药品寻常，而得效敏捷。金石类之黑铅、铁落、赭石、辰砂等，唯以镇坠见长，适宜于痰火上壅、体质壮实者，虚脱者当慎用。其余如紫石英、浮石、玄精石、寒水石等，力量较薄，可为辅佐药。闭为实证，开闭之初，即可用潜降重坠之品。而脱纯属于虚，治疗之始，即须固液护阴，若参合这些潜阳药物须注意，其中金石重坠之品最好不用，萸肉、首乌等可以收撮真元者，则并行不悖。若肝火炽盛，气火嚣张，症见气粗息高，扬手掷足，暴怒烦躁，耳鸣头胀，顶巅疼痛，脉弦劲实大，则用羚羊角柔肝抑木，驾驭其方张之势焰。古方龙胆泻肝汤、当归龙荟丸、抑青丸等，皆是伐肝之利器，亦可因时制宜，随证选用。先生用药，决不一味崇拜稀有贵重之品。其云："在富贵有力之家，消耗金钱、固亦无害。而在中人之产，又何能用财粪土。医者笔下，可以造福，而亦极易造孽，尚望行道者随时留意，不必蹈此恶习。"先生之高尚医德与其精湛医术一样，实可为后世金鉴。

4. 开泄痰涎

先生认为，猝中之证，肝阳上扰，气火上升，无不挟胸中痰浊，陡然泛溢，壅塞气道，以致性灵蒙蔽，昏瞀无知。气火上乘，属于无形，而痰涎盘踞，证实可循。症见喉关窒塞，声如曳锯，口角流涎。痰涎不清，则无形之气火亦无由息降。治疗之法，首先辨别虚实。形壮气实者，苗涤之，可选用稀涎散、澹痰丸、控涎丹、青州白丸子之类；形馁气衰者，泄化之，可选用二陈、杏仁、枳实、竹茹之类。天南星、天竺黄、竹沥等药，性味和平，无论虚证、实证皆可选用。另外，石菖蒲根芳香化浊，能涤除垢腻。又有远志一味，也是化痰良药。先生特别指出，牛黄可用以清心热，若用作涤浊痰则不妥，且使痰浊无可泄化，引发癫痫，故慎用之。众所周知，中风病是由于气血逆乱，产生风、火、痰、瘀，导致脑脉痹阻或血溢脑脉之外。痰是中风病发生的一个重要病理因素。先生治疗中风，抓住开泄痰涎这一主要环节，真可谓洞见症结。

5. 顺气降逆

猝中之病，火升痰升，喘促不止，皆气逆为患。先生融汇当时西医血冲脑经之说，以为血为有形，剖验可见，气乃无质，不能剖验。发病之时，血随气升，上冲入脑，若无气率血，则血为死血。其说与《素问·调经论》"血之于气并走于上，则为大厥"同理。治疗此证，不顺其气，则血不自降，而痰也不能平定，肝阳无法潜藏，如其气能降，即所谓"气复返则生"，其气不能降，即"不返则死。"顺气降逆的方法很多，如前所述潜阳镇逆、摄纳肝肾及化痰开泄等法皆寓有顺气之义。至于二陈汤、温胆汤等亦可作为消痰降逆之辅佐。又有匀气散、乌药顺气散等方，也适合此证。

6. 养血培肝

先生认为，中风患者，其病标虽为肝阳暴动，而其病本却是阴血不足。所以治肝之法，急则治共标，以镇肝潜阳为先务，缓则培其本，以育阴养血为良图。同时，真阴盛衰系之于肾，血液枯荣系之于心。观察肝阳易动之人，多有惊悸、怔忡、健忘、恍惚诸症，皆是血少心虚的表现。故肝病治本的方法，以滋养肝肾之阴，还应注意养心生血，助阴涵阳。养心药物，可用枣仁、浮小麦、柏子仁、茯神之类。另外，清热化痰，除去病因，安其固有之正气，以此宁神益智，奠定心君。肝阳恣扰之时，多挟痰浊，所以不能过早投以补肾厚腻药物。而上述养心宁神之法，清而不滞，淡而不池，无助痰之患，且有养正功效，可与潜镇抑降之法同时应用。

先生推而广之，指出肝病善后，每以培养肝阴为要务，如滋水清肝饮，一贯煎等，皆主养阴以疏达肝气。凡血虚风动之证，都可适用，而不唯中风一病。

7. 滋阴益肾

肝阳暴动之病，肝为标肾为本，如果仅有肾水不充，则肝气自不会横逆。正如刘河间所谓肾水虚衰，不能制火。所以养水滋肾法，治肝阳上亢者必不可少。但先生同时指出，治疗要分缓急次序。肾水不足虽为肝阳之根本病因，但在肝阳暴动之时，急当潜降摄纳，若此时应用滋肾黏腻之品，病必小除，反而壅塞气机。只有在气火渐平，痰浊不塞之时，才可徐图滋养，以固护根基，木得水源，而肝阳可无再动之虑，这是治疗善后的要点。贯煎、滋肾养液膏、心脾双补丸等方，选药灵动，不呆不滞，可以应用。

8. 通经宣络

猝暴昏仆之中风，多兼有手足不仁、半身不遂，或刺痛瘫痪诸症。皆是气血上菀，脑神经被其扰乱而功能失常。先生认识到，病形虽在肢体，病源实在脑神经。得病之初，不潜其阳，不降其气，则上冲之势焰不息，神经之忧攘必无已时。数日之后，病势渐息，气焰缓和，而肢体瘫痪症状如故，可见经络隧道已为痰浊壅塞，气机已滞，血脉不灵，成为关节络脉之痼疾。但如果尚在旬月之间，经脉窒塞不很严重，还有疏通的希望。所以通经宣络之法，必不可少。古人治痹成方，可以选用。先生指出活血通络法治疗瘫痪，仅可施于得病旬月之间，若其不遂已久，则如机械固已锈蚀，虽有神丹，也难起效。

先生最后再次强调，在肝阳浮越、气焰横肆之时，禁用风药升散以免助其气火猖狂；禁用表药疏泄以免加速其汗脱亡阳；禁用芳香走窜以免耗散正气；禁用温补刚燥以免消铄真阴；禁滋腻养阴以免窒塞痰浊；禁呆笨补中以免壅遏气化。其真知灼见，法度明确，细致人微，值得进一步发掘研究。

（《河南中医》2001年第2期）

张山雷"中风八法"临证应用探讨

安国文　指导：李和平

摘要：目的　探讨张山雷临证应用"中风八法"经验。方法　整理分析张山雷著作《中风斠诠》中"中风八法"相关内容。结果　张山雷"中风八法"，分别为开闭醒神法、回阳固脱法、镇肝潜阳法、开痰泄浊法、顺气降逆法、养心培肝法、滋肾填精法、通经宣络法。结论　张山雷所创"中风八法"，在临床治疗中风中具有极高的指导价值。

张山雷（1873～1934），名寿颐，是我国清末民初著名的中医临床家及教育学家[1]，其所著述的《中风斠诠》，是一部中风症因脉治方面的专著。张氏总结前人学术理论并结合自己的实践经验，所提出的"中风八法"，对后世医家治疗中风有很大影响。现将笔者的粗浅认识，分析如下。

"以上八法，当根据病情，灵活运用，或单用一法，或合用数法。"[2]开闭醒神法、开痰泄浊法用于闭证，回阳固脱法、镇肝潜阳法用于脱证，多用在中风急性发病期；养心培肝法、滋肾填精法适于中风恢复期，用于善后调理和预防复发；通经宣络法适于中风后遗症期。

1. 开闭醒神法

张山雷认为中风闭证，皆属肝阳上亢，气血挟痰蒙蔽清窍，以致神识不清。症见神志不清，鼻鼾气粗，牙关紧闭，面唇红赤，喉中痰涌，二便不通，脉象洪数弦劲等。治疗此证，必以开启闭塞为急务，而潜阳镇逆，降气化痰，犹在其次。并要求根据疾病不同情况，选择相适应的方药，如气机窒塞伴发音不利者，运用通关散搐鼻取嚏，以通畅气机。口噤牙关不开者，用乌梅肉擦牙，以开其关，取意于"酸收肝火，化刚为柔，而紧闭自启。"[3]也可针刺合谷、水沟以开闭醒神，待其神苏声出之时，才可给予药物服用。张氏认为尤在泾《金匮翼》所用的白矾散、稀涎散、胜金丹最是有利无弊，可同可法，用药主张选用皂角、枯矾、瓜蒂、藜芦等开泄痰浊之品，著述对近人习用牛黄丸、苏合香丸、至宝丹等方治疗闭证，提出了不同的见解，认为中风闭证用辛香走窜之药会加剧气血上升的趋势，其危害更剧。

667

2. 开痰泄浊法

张山雷认为，中风闭证，气火上乘，虽属无形，而痰涎盘踞，证实可据。痰涎不清，则无形之气火亦无由息降，论治内风，当以开痰降浊为要务。张氏认为治痰之法，首先要辨别虚实，继则依其虚实而行攻克消导之法。形气壮实者，用峻猛之药荡之涤之，用方如稀涎散、滚痰丸、控涎丹、青州白丸子之类；形羸神衰者，治当缓缓泄之化之，可选用二陈汤配伍枳实、竹茹、杏仁等药物。胆南星、天竺黄、竹沥等性味平和之药，无论虚实皆可选用。张氏认为开痰泄浊不用芳香之品，则不能助正气以化浊阴，石菖蒲气芳香，味雄厚，力能涤除垢腻，且无辛香走窜之弊。又有远志味微苦，性微温，亦是化痰之良药。张山雷特别强调，牛黄为清心化痰之要药，以清心热之力有余，而化痰浊之效不足。由此可见，张氏治疗中风，采用开痰泄浊之法，真可谓是洞见症结。

3. 回阳固脱法

张山雷认为中风虽多见肝阳上升，木火横逆，痰热壅塞所致的闭证，但也有真阴衰竭于下，致无根之火僭越，气升痰越上蒙神志的脱证。症见忽然晕厥，眼口开而不合，手撒不紧握，甚则自汗淋漓，手足逆冷，脉伏而不显，二便自遗等。多伴见有虚寒之象，如声息轻微、断续，唇白面青，脉显微弱等象。治疗必以摄纳真阴、固护元气为当务之急，而育阴益液，必与潜镇虚阳之法，双法并投，方有一线挽救的希望。古方除独参汤、参附汤附外，如三生饮、三建汤、黑锡丹等皆是镇遏阴霾，挽回阳气急救之良药。又如刘河间的地黄饮子，喻嘉言的加减资寿解语汤，都是治疗肝肾二气下脱的良方。若症见肢冷脉伏，或自汗出如油如珠状者，则是阳随阴亡之明证，非急用参、附不能救。若痰阻喉间，无力咯出而不能用药者，则先将猴枣煎石菖蒲煎汤服用，暂时平定其痰涎逆涌之势。待痰壅一开，神志稍复之后，速进服育阴填精合潜镇摄纳之品，必能使元气渐复，形神渐振。张山雷特别指出；在发病二三日之内，病家神志虽已清明，但仍多倦怠嗜卧，萎疲不振，尤当专心滋养调理，以固护其根基，扶其正气，方不至于药力刚过，虚火复虐。

4. 镇肝潜阳法

张山雷认为闭证，是肝风肆虐，而扰乱清窍。脱证，则是龙雷奔腾，僭越飞扬。张氏认为，火焰之上涌固然是由于肝木之肆虐，而虚阳之暴动亦根于肝肾之不藏。可见，脱与闭虽有虚、实之分，但无论是由于肝，还是由肾，皆属于浮火不藏。所以，潜藏镇摄为首要之治法。潜阳之法，当首选介类药物。张氏认为，闭为实证，治疗之初，即当重用潜降之品以镇定其逆上之势。重坠劫痰药物，亦勿需顾忌。而脱属虚证，治疗之始，即须培养阴液，顾护元气，首选山萸肉、首乌之类即可滋填又可收摄真元者，配伍潜阳镇逆之时，金石重坠之品当慎用。张山雷对潜镇诸药中尤为推崇猴枣和羚羊角二药，其认为猴枣色青而黑，正与肝、肾二脏相合，所以能潜降龙雷奔腾之火，闭证之痰热壅塞，得之足以泄降，而脱证之痰涎上涌亦可摄纳，且无峻烈震坠之虑。若肝火炽盛，症见呼吸气粗，性情急躁，头胀耳鸣，脉象弦劲有力者，则用羚羊角柔肝抑木，以抑制肝火肆虐之势。

5. 顺气降逆法

张山雷认为，中风之火升痰升，皆属气逆为患。治疗此证，不顺其气，则血不自降，而痰也不能平定，肝阳亦无法潜藏。如其气能降，即《调经论》所谓之气复反则生；其气不能降，即《调经论》所谓之不反则死。"而顺降法已寓于潜阳降逆、摄纳肝肾、化痰开泄等法中，数法不可分。"[4]张氏评判苏子降气汤虽为降气，而其用药多苏子、沉香、厚朴等辛温苦燥，治疗寒喘尚可，治疗中风肝火痰热则误。古方之乌药顺气散、八位顺气丸、匀气散等虽以顺气为名，但名人杂以麻黄、川芎、白芷等辛香走窜之品，临证运用并不能完全切合内风之病机，其中又运用人参、甘草、白术，对于痰壅气升之实证者，有反增满闷之弊端。临证运用之时，这些不当应用的药物皆当去之。辅佐可用古方二陈汤、温胆汤。

6. 养心培肝法

张山雷指出，中风病之标虽是肝阳上扰，而其本则是阴血不足。肝为刚脏，其性主动，阴血不足，不能涵养乙木，肝阳易化风化火而挟痰上扰清窍。急则治其标，缓则治其本。所以治肝之法，当以镇肝潜阳为先，待暴动之肝风稍缓，则继培其本，以育阴养血为良途。真阴之盛衰虽系之于肾，血液之枯荣则系之于心。试观肝阳易动之人，多有心悸、怔忡、健忘、神情恍惚等血少心虚诸表现。故培肝的方法，除滋肾之阴外，还要注意养心之阴血。张氏指出中风善后，每以培养肝阴为要务，推崇近贤高鼓峰之滋水清肝饮、魏玉璜之一贯煎等，认为二方皆主养阴而能疏达肝气，凡血虚风动诸证都可适用，不只用于中风一病。枣仁、浮小麦、柏子仁、茯神之类皆为养心正药，临证可随机配伍运用。另外主张，祛除病因，以安其固有之正气；清化热痰，以宁神益智安定心君。肝阳恣扰之时，多挟痰浊，所以不能过早投以补肾厚腻药物。张氏所述养心培肝之法，补而不滞，无助痰之患，清而不寒，且有养正之效，可与潜阳镇逆之法同时应用。

7. 滋肾填精法

张山雷指出，中风，以肝为病之标，肾为病之本，如果肾水不亏于下，则肝火自不会逆于上。所以，治肝阳上亢者，滋肾填精之法必不可少。张氏认为肾水之虚耗，积之有素，非一时之功，殆至木失水涵，而为肝阳暴动之候。张氏强调，临证治疗须要分清标本虚实，定好缓急次序。肾水不足虽为内风之根本原因，但在肝阳暴动之时，急当潜镇摄降。若在此时应用滋肾黏腻之品，病必不会除，反而滋生痰浊、壅遏气机。只有在潜降摄纳之后，气火渐平，且痰浊不盛之时，方可徐图滋养，以培护根基，木得水涵，而肝阳可无复动之虑，这是治疗善后的要点。只是滋养之法良多，量体裁衣，或补阴，或补中，无法尽述。但内风之气升火升，上激扰乱脑经，终属肝肾阴虚，虚阳浮动，必以滋养肝肾真阴，为善后必须之法。六味地黄丸、四物汤等补阴养血诸方，古人研析详尽，选药灵动，可以应用。

8. 通经宣络法

张山雷认为，中风虽以猝暴昏仆为主，但多兼有肢体不遂、肌肤不仁等见证。张氏认为症状虽反映在肢体上，病源实在脑神经处。得病之初，治疗不潜其阳、降其气，则上冲之焰势不熄，神经之扰攘必无已之时。张氏提出凡通经宣络之药，皆动而不静，走而不守，恰恰能助气火奔涌之势，病初万不可乱用。只有在数日之后，病势逐渐平息，其焰稍熄，其气稍和，而肢体瘫痪症状仍如故者，可见经络隧道已被痰浊所壅塞，血脉不通，气机滞涩，已成为肢节络脉之痼疾，此时正是运用此法之时。如果尚在旬月之内，经脉窒塞不是很严重，或者还是疏通的希望，此时则通经宣络必不可缓用。古人治痹之成方，如桑枝煎、三痹汤、史国公酒方都可以施用。张氏指出通络之法治疗中风，必需把握住时机，若其肢体不遂发病已久，就像机械已经生锈腐蚀，虽有灵丹妙药，也难以起效。张氏强调治疗必以宣通经络之法，活血疏风方药不可以妄用。张氏认为桑之枝叶根茎皆可用，能通血气，达经络，治肢节之病，其中以桑枝最为效用。

张氏提出的中风用药六禁"肝阳浮越、气焰横肆之时，禁风药升散，以助其气火之猖狂；禁表药疏泄，以速其亡阳之汗脱；禁芳香走窜，以耗散正气；禁温补刚燥，以销铄其阴；禁滋腻养阴，以窒塞痰浊；禁呆笨补中，以壅遏气化。"[3]现在仍被中医临床医师所遵循。

参考文献

［1］吴中云. 医林巨擘张山雷［J］. 科技潮，1999，（4）：78.

［2］程如海. 张山雷治疗中风八法探讨［J］. 四川中医，1996，（21）：1.

［3］清·张山雷. 中风斠诠·卷二/陆拯，近代中医珍本集［M］. 杭州浙江科学技术出版社，1991：388～399.

［4］李俊红. 张山雷"中风八法"浅析［J］. 中国中医急症，2006，（7）：772.

（《新疆中医药》2013年3期）

张山雷治疗中风学术思想探析

徐泉玉

张山雷先生是近代著名的中医学家，临证经验极为丰富，尤其是对于中风的研究，能力排旧说、推陈出新，胜过了当时的名医张伯龙，在学术上有很高的建树。其专著《中风斠诠》，集中地反映了这方面的经验。书名中所谓的"斠"是古代量取谷物时刮平斗斛的器具，引申为拉平、划一；"诠"的意思是阐明事理。自称此书"准今酌古……似尚能识得机宜，裨益实用。持论务求其平，因以《斠诠》为名"（自序）。书中对于中风病因病机的阐述，可谓精辟透彻，前无古人；而于治疗法则及用药步骤，尤有独到见解，故一直为世人所重。张锡纯先生谓此书"剪尽荆榛，大开觉路"，足见评价之高。

力辨外风入中之误

关于中风的病因学说，历代医家意见颇不一致，但大体可分为两个阶段。唐宋以前主要从"外风"立论，采用祛风散邪为治疗总则。《素问》中虽有"中风"的病名，但没有一条指的不是外感之风，与《伤寒论》中之"中风"义同。造成概念的混乱，主要在于《甲乙经》，其《病形脉诊篇》等有"身之中于风也"及"五藏之中风"等语，与《素问》所论之"中风"吻合，指的是外风。可是在《八正八虚八风大论》中却说："凡此八风者（按：指的是大弱风、谋风、刚风、折风、大刚风、凶风、婴儿风、弱风），皆从其虚之乡来，乃能病人。三虚相薄，则为暴病卒死"。

又说："其三虚偏中于邪风，则为击仆、偏枯矣"。议论似是而非，含糊不清。由于混淆了界限，致使《诸病源候论》《千金要方》《外台秘要》等著名典籍亦沿袭其误，贻害后世。《金匮要略》因为是医圣仲景之书，故后世奉为治疗杂病之圭臬，不敢责难，反而曲为之解。其实此书曾经蠹烂，由宋人掇拾编纂而成，本非全璧，讹误脱佚，尤为严重。即如《中风历节病脉证并治》第二节："寸口脉浮而紧，紧则为寒，浮则为虚；寒虚相搏，邪在皮肤；浮者血虚，络脉空虚；贼邪不泻，或左或右；邪气反缓，正气即急，正气引邪，喎僻不遂。邪在于络，肌肤不仁；邪在于经，即重不胜；邪入于腑，即不识人；邪入于脏，舌即难言，口吐涎"。为后世论治中风所本，实则颇多疑窦。张氏认为此节所列喎僻不遂、身重不仁、神昏舌强等证，均属"内热生风，肝阳陡动"所致。这些证状在《素问》的"中风"各条中都没有提到，可见与《素问》的"中风"完全不同；所云在经在络，入腑入脏，也与《素问》所述的"中风"传变状态迥不相侔；与《伤寒论》的"中风"更是毫不相关，足以证明别是一病。此节"既误内风为外邪，又误内火为寒虚"，实属悖谬。从临床实践来看，卒然昏仆，不省人事，口眼喎斜，语言謇涩，半身不遂诸证的发生，皆因于"内风暴动，气血上菀"。金元以后诸贤有鉴于此，故河间主火、东垣主虚、丹溪主痰，而张景岳则直名之为"非风"。无论从理论或临床角度来考察，均可证实张氏主"内风"之说是有其真知灼见的。

详阐内风为患之理

张氏认为中风之病因，至金元刘、李、朱诸家才渐悟为内风。明·张景岳则深入一步，始倡"非风"之论，谓《内经》诸风皆指外邪，与卒仆神昏之中风根本不同，其议论最为清澈，"开门见山，一语破的，固是铁中铮铮，庸中皎皎"。而与景岳同时的缪仲醇则指出："真阴既亏，内热弥甚，煎熬津液，凝结为痰，壅塞气道，不得通利，热极生风，亦致卒然僵仆"……此即内虚暗风"，识见尤为卓牵。迨至清代光绪中叶，张伯龙之《类中秘旨》问世，中风之底蕴才得阐发无馀。张山雷十分赞同《秘旨》的观点，西医谓之"血冲脑"者，正与《素问·调经论》所说的"血之与气，并走于上，则为大厥，气复反则生，不反则死"，以及《素问·生气通天论》："阳气者，大怒则形气绝而血菀于上，使人薄厥"等条相吻合，而《素问·脉要精微论》："厥成为巅疾"与"浮而散者为眴仆"，则说明病位与现代医学的脑血管意外相一致。"唯其气火大浮，有升无降，故于脉应之，且浮且数，当为眩晕昏仆之病"。火升气逆，必挟其胸中宿有之浊阴，泛滥上冒，所以此病之发，未有不痰涎壅塞，气粗息高者。即使外形或无痰塞，而其实气火俱浮，中院清阳之气亦早已为浊阴蒙蔽。至于浊阴痰涎从何而来，不难从《内经》有关条文中得出答案。如《素问·通评虚实论》谓"……仆击，偏枯……肥贵人则膏粱之疾也"。可见这是嗜食肥甘厚腻的结果。肥甘厚腻最易伤脾，脾失健运则水液不能正常输布，饮食不能化为精微，于是停积中焦，为湿为痰。总之，此病在标为风火交煽，痰气壅盛，在本乃阴阳偏胜，气血逆乱，形成本虚标实、下虚上实的证候。探本穷源，则标实本于本虚，上实本于下虚，故张山雷云："虚阳之上升，即本于真阴之不足"，"盖真阴若充，肝阳亦必不动，肝之动，无不本于阴之虚"也。张氏对《秘旨》十分心折，除将其主要内容全部收入《斠诠》，详加阐释，尽情发挥外，并把自己的临床经验增入，以补其未备。如论内风上扰，气升、火升、痰升时之脉象，"皆寸关大而两尺弱，甚者且有上溢入鱼，而两尺不应者……《脉要精微论》所谓上实下虚，为厥巅疾者，正为此病此脉，描摹尽致"，询属阅历有得之言。一部《斠诠》，谆谆教人认定内风，"欲把金针度与人"，其用心之良苦，可见一斑。

确立潜阳开痰治则

唐宋以前，既认定中风为"外风"，以祛风散邪为治疗总则，用的是小续命汤、侯氏黑散等方，无怪乎受到张山雷的猛烈抨击。他指出"以麻、桂、芍、防扰动其风，开泄其气，必有百害而无一利……木已摇而更拔之，未有不速其撅者"；"果是外中之寒风，则何以重用寒凉？若为内蕴之风热，则温燥开散岂非鸩毒？"对于后世诸家，张氏认为刘河间既知道此病为将息失宜，心火暴盛，应当明确这是"内动之风火"，何以又说治之者用乌、附等热药是欲令开通经络，使气血宣行而无壅滞，岂非仍然不脱古人治疗"外风"之窠臼？其地黄饮子一方，中有附、桂、地黄等物，于气升、火升者格格不入，万万不可轻投。东垣论此病主气虚，而治法仍用小续命汤、三化汤、大秦艽汤、羌活愈风汤等，还不是依旧为外感风寒的套药，且与气虚毫不相应，"盖既非外风，何以可用续命、愈风之方？且既是气虚，何以又可用三化汤之通利？而大秦艽汤、羌活愈风汤又何能养血通气？"。他如薛立斋、赵养葵、张景岳诸家，用药又偏于腻补，蛮钝不灵；唯缪仲醇颇有见地，认为法当清热顺气开痰以救其标，次当治本"。至张伯龙始直探本源，尽发微蕴，阐明中风为"内风"，首倡潜阳滋降、镇摄肝肾为治疗大法。然而美中不足的是没有重视治痰，入手投以龟版、磁石、甘菊、阿胶、黑豆衣、女贞子、生熟地、蝉衣之类，未免缓急失宜。须知气火俱浮、痰涎壅盛之际，阿胶、二地等滋腻之品适足以偾事。张山雷指出，此时潜旧镇逆之品固不可少，而"最着重处，在浊痰奎塞一层"，"潜降急矣，而开痰亦不可缓"。遵照《内经》急则治其标，缓则治其本的原则，主张分两步走，即先予开痰泄浊、潜阳镇逆，俟痰浊泄化，再投培补肝肾之剂未晚。如治陈如深，忽然四肢刺痛，不可屈伸，虽颇类痹证，但语言有时已觉蹇涩，颊车渐渐牵强，大便三日不下，其脉弦大有力，虽不甚洪数，而指下浑浊模糊，舌苔又满白垢腻。遂断为"肝火不藏，气血挟痰，上冲入脑，震动神经"之病，投以清肝潜降、泄热化痰、疏通大府之剂，药用羚羊尖、生石决明、生牡蛎、紫贝齿、生玳瑁、青龙齿、生磁石、生白芍、陈胆星、天竺黄、仙半夏、莱菔子、盐水橘红、礞石滚痰丸、淡竹沥等，1剂即二便畅行，掣痛大定，次日复诊即能起坐，四肢屈伸自若。后三年旧疾举发，患者自投潜镇化痰之剂脱险，复经张氏如法调治而愈。足见张山雷确立潜阳开痰治则，实为治疗中风闭证之不二法门。他还特别指出，脱证与闭证病机不同，治法判如霄壤。脱证系真阴虚竭于下，致无根之火仓卒飞腾，虚风内煽，气涌痰奔，上蒙清窍，卒仆昏迷，脉多微弱无神，甚或不能应指，但必不滑数弦劲，搏指有力；声音鼻息必轻微断续，或兼有痰声，但必不息高而长，气粗如齁，此时急宜恋阴益液、潜纳虚阳；若兼见虚寒证候，则急须温养下元、摄纳浮阳，绝对不能使用闭证的治法。此外，张山雷对中风的脉象，颇多精辟的阐述；对中风应用的古方，仿尤在径《金匮翼》之例，分为开关、固脱、潜镇、化痰、顺气、清热、滋养、通络八大类，一一剖析利弊，很有独到之处。

然而限于历史条件和个人的偏见，《斠诠》中也存在着一些问题。诚如冉雪峰先生所云：张氏"笃信内风，拘于肝阳化风一说，局于潜阳熄风一义，不知外风、内风，不过脑病因素之一，脑之所以能致此等证象者甚多"。张山雷指责王清任之补阳还五汤为"抱薪救火"，其实该方用来治疗中风后遗症收效良多，岂可因学术观点不同而遽予否定。书中还将肢体刺痛与手足不仁、半身不遂相提并论，在通络诸方中罗列的又几乎全是治痹方剂，似有混淆痹证与中风之嫌。在治法中将清热并入潜镇，把滋养心液肝阴分为两节，亦欠妥当。然统观全书，白璧微瑕而已。

（《浙江中医杂志》）

名医误诊挽治案析

冷方南

咯 血

[案例]　《医林荟萃·张山雷学术经验专辑》

李左，素有咯血，所失本不多。两日来连咯不已，几于盈瓯。前医用清凉未效，进一步投犀角生地不止，盖气升火升痰升，不知潜降导痰开泄，终是无济。脉左弦劲右小，神气甚旺，苔薄腻，大府欲畅不解，非潜镇摄纳，通达下行何济于事。

旋复花（包）9克　代赭石24克　龙齿12克　生牡蛎30克　橘红3克　桃仁14粒
延胡4.5克　锦纹炭4.5克　地榆9克　柏叶炭9克　鲜生地12克　白芍6克

二诊：前法连进三次，血已净，咯痰未已，精神不倦。因家眷远来视疾，谈话烦劳，陡又咯红不已。仍授桃仁、归尾、苁蓉、旋复、代赭、血馀等，血又少，胃不知味，舌前半光滑少华，后半薄黄润泽，乃定后方。

牡蛎30克　代赭石24克　玄精石15克　归尾炭3克　枣仁泥9克　瓜蒌皮6克
大贝母9克　柏叶炭9克　地榆9克　旋复花9克（包）　白芍炭6克　金石斛9克　血余2.4克　紫草9克

三诊：前方四服，血无一丝，咳亦不作，胃加知味，唇色渐淡白，面无赤色，舌淡，脉左弦未已。

生地9克　鳖甲9克　淮小麦15克　乌药9克　杞子9克　牡蛎24克　玄精石15克　归尾3克　枣仁9克　大贝母6克　侧柏叶9克　白芍6克　陈皮3克　砂仁10粒

[辨析评述]

1. 咯血，《内经》称"咳血"，《证治要诀》称"嗽血"，《丹溪心法》则称"咯血"。后世，《医宗必读》《血证论》中有将"咳血"、"嗽血"、"咯血"细加分别者，如朱丹溪说："咳血不嗽，而咯出血也。"《症因脉治》云："咳血即嗽血"；《医碥》则谓："咯与嗽为一类"；《血证论》称："咯血者，痰带血丝也"。总之，咳血、嗽血、咯血，名虽不同，血皆从肺、气管而来。

2. 本案症状记述不说，综观全案，前医用清凉未效，又投犀角生地血不止，可知证非肺热壅盛，亦非血热妄行。望其神色甚旺，精神不倦，可以除外脾肺气虚，气不摄血证候。临床表现无外感症状，又舌质不红，无典型阴虚表现，故可排除外感咳血与阴虚火旺咳血。据脉左弦劲右小，咯痰不已，判为气逆，而宗缪仲醇治血三要诀中第一诀"宜降气不宜降火"法，投旋复花、代赭石、沉降逆气；龙骨、牡蛎潜镇逆气；生地、白芍养肝，令气通达下行，有所依附；气逆日久，反复咯血不已，定有瘀滞，加之无热误用苦寒，必生血瘀；所以用桃仁、归尾、血余、元胡之类祛淤；气逆咯痰不已，用玄精石清降涤痰，橘红理气化痰，大贝母开郁消痰；辅以地榆、柏叶炭、锦纹炭止血；前因屡进苦寒，胃不知味，舌淡，面无赤色，先用金石斛顾胃阴，渐少用陈皮、砂仁芳香醒胃，一剂知，二剂愈，咯血止，胃气复。

[体会]

"素有咯血"，极易断为虚证。因"所失不多"，虽病程迁长，见神气尚旺，知非虚证。出血证，固然以"热迫血行"者多见，实热投用苦寒几成常法，可"热"应有热之证据，本证"舌淡"、"面无赤色"、"唇色渐淡白"、脉不数，清凉据何？无热清热，反伤胃气，中土一弱，痰浊犹生；左脉弦劲，木气愈横；气逆无制，血随气升，致咯血反复不愈。治则恰合"宜降气不宜降火"之法。

《血证论》云："昔人谓咯血出于心……又谓咯血出于肾。……水火互根，肾病及心，心病亦及肾，其有心经火旺，血脉不得安静，因而带出血丝，……痰血之来，虽由心肾，而无不关于肺者也。"本案，并无心火，主在气逆，然气之逆，固然与金不能克制肝木有关，但也不能不说与肾有关，实为肝气夹冲气上逆，因此特用枣仁泥宁心，浮小麦养心；别甲、乌药、杞子补养肝肾，益增摄纳之功，可谓上下左右兼顾，辨证遣方用药，周密之至矣。

（《云南中医杂志》1983 年 3 期）

穴位冷冻——"冰灸"疗法

赵根炎

"冰灸"疗法是笔者根据中医经络学说和针灸学的理论创立的一种新疗法。通过冰结晶圆垂体对经络腧穴的冷、痛、发热过程的局部刺激，来疏通经气，调节人体脏腑的气血功能，从而达到防病治病的目的。

一、制作方法

按临床需要制作一定规格的冰圆垂体，一般以冰圆垂体圆面直径 2cm 左右为宜。制作冰圆垂体的水，可选用天然洁净水，也可用离子水、磁化水，还可根据病情的需要选用中药煎剂的浓缩药汁。将上述水或药汁倒入预先制作好的模具内，放入冰箱结冰室，结冰后备用。

二、操作方法

将大小适宜的冰圆垂体，直接放在选好的腧穴部位上施灸。使局部肌肤感到冷，痛，发热，以皮肤局部出现红晕为度。灸后肌肤有发热、发烧的感觉。每溶完一枚冰圆垂体为一壮。一般灸 3~5 壮为宜。冰灸疗法方法简便，操作方便，易学易懂，而且不损伤肌肤，不起泡，不化脓，不留瘢痕，值得推广。

三、临床应用

1. 热病寒治 根据中医"逆治法"理论确立,运用"冰水为之而寒于水"的特性,刺激经络腧穴,以调节脏腑功能,促进机体阴阳平衡。临床常用于热证、实证等。如胃经郁火上攻所致的牙龈肿痛可冰灸:①合谷、颊车、巨胶。②下关、温溜、手三里。二组腧穴交替选用。

2. 冬病夏治 利用某些特定疾病的间歇期进行预防性治疗。以调节经络气血的功能,增强机体自身的抵抗力,防治疾病的发作或减轻疾病发病时的症状。临床上常用于一些慢性疾病。如哮喘病,可在夏、秋哮喘病发作的间歇期和缓解期,选用冰灸疗法进行治疗。常用穴位有中府、云门、尺泽、肺俞、肾俞、大肠俞、神藏、神封等穴位随证配穴,隔日一次,每次选用3~4穴,亦可按照发病时的主要症状选穴,灵活化裁。

3. 未病先防 这是冰灸疗法的又一特色。借助寒冰的穿透特性,刺激腧穴经络,促进气血运行.改善体内微循环,以增强机体抵御外邪能力的一种自我健康疗法。健身疗法选穴常以十二经原穴为主,因原穴是脏腑的原气输注经过留止的部位。原穴与三焦有密切的关系。三焦是原气的别使,导源肾间动气而输布全身,调和内外,宣导上下,关系到人体的脏腑气化功能。而原穴就是其留止之处,通过冰灸十二原穴,以加强刺激,促进运行,缩短原气的留止时间,增长宣导、调和、输布的功能,从而达到自我健身,防病于未然的目的。

4. 药汁冰灸 以穴位封闭法理论为依据,针对病情选用适当的方药,将药煎为浓缩汁冷却后装入圆垂体模具,制成药汁冰圆垂体备用。如肝阳上亢所致的头眩、头痛、失眠,BP高于18.7/12kPa,可选用平肝熄风之剂煎浓缩汁制成冰圆垂体。临床选穴:①曲池、足三里。②风池、太冲、头痛加印堂、太阳;失眠加安眠穴等。二组腧穴每日交叉选用。每日一次。

(《北京中医》1997年第5期)

张山雷临床运用炮制品之经验

蒋立标

在我国,由于医学流派众多,学术渊源不同,历代医家在运用中药的过程中,虽然都是以中医学的基本理论作为出发点的,但具体到药物的使用上,都表现出各自独到的特点和偏重。近代名医张山雷,对药物的研究首重《神农本草经》,认为"其源最早",是秦汉以前的文献资料,历史悠久,且"言简意赅,含蓄者富";《名医别录》汇集了《本草经》以后的诸家本草著述,也有极高的价值。他撷取两书之精华,善于在实践中加以运用。他认为:"医药以切合实用为主,要以实验为主。"在这种思想的指导下,他对药物性能、主治、炮制等方面的论述,往往从临床实际出发,结合自己或他人的实践经验,予以深入的探讨阐发,使理论紧密联系实际。本文根据《张山雷医案》拟就其运用炮制品的经验作一探讨,以期对临床用药有所借鉴。

一、炒萸肉

炒萸肉为山茱萸科植物山茱萸的果实炮制品。《雷公炮炙论》："使山茱萸，须去内核。每修事，去核了，一斤取肉皮用，只秤成四两已来，缓火熬之方用，能壮元气，秘精。"《局方》："先须捣碎焙干用。"可见炒萸肉古已有之，只不过现今以用酒山茱萸为多。先生使用山茱萸时遵古炮制，师法前人。其在《张山雷医案》中使用炒萸肉的病证有痰饮、咳喘、咳嗽、胃脘痛、腹痛、反胃、痢疾、肿胀、内风缓动、痹证、虚劳、咯血、便血、头痛、喉痹、痈、疽、失荣、月经不调、崩漏、恶阻、妇人杂症等二十二种。

病案举隅：诸葛景荃，辛酉九月，起先夜梦多端，寐中谵语，渐至午后发热，头痛亦微微畏风，体倦神疲，胃纳尚可而不知味，脉亦平善，舌无厚苔，初谓疟疾之萌，与泄化疏解药不应，反连宵梦泄，午后热势渐盛，而脉尚不露，虚阳外浮景象，稍稍咳呛，舌尖化红，微渴，以其素患泄症，改授后方，一啜而午热即止，神气俱爽，三啜而安。生牡蛎24g、花龙骨9g、桑白皮12g、黄柏皮6g、元参9g、金樱子9g、生龟板24g、茯苓9g、紫菀9g、淮牛膝6g、大生地12g、陈皮9g、炒山萸肉12g。

二、藕粉炒阿胶珠

为马科动物驴的去毛之皮经熬制而成的胶经用藕粉拌炒的炮制品。据清代吴仪洛《本草从新》载："藕，生用甘寒，凉血散瘀。产后忌生冷，唯藕不忌，为能去瘀故也。"现今炒阿胶的辅料多为蛤粉和蒲黄，蛤粉炒阿胶能养阴润肺，用于燥咳，取其滋阴降火、化痰的功效。蒲黄炒阿胶多用于虚劳之咯血、吐血。张山雷先生独创藕粉炒阿胶珠，当取其凉血散瘀之功，起到止血而不留瘀之目的。《张山雷医案》中使用藕粉炒阿胶珠的病证有痢疾、痹证二种。

病案举隅：卓翁，素来大肠固涩之体而患滞下，本当大补中气而兼固涩封锁为治，奈参、术频投，始而似应，继则受劫。日来下次转多，挟红挟腻，洵得秽气不盛，亦不觉热，腹痛大减，但知月真胀，其非实积已不然。脉沉小左手转实，右关弦劲，此土气柔弱，肝木胜之。舌后半虽有黄苔，前心一路光滑如磨，真阴耗象又是明征。病淹日久，正气日伤，殊虑棘手，况乎胃大呆，中州无健运之权。唯素体如是，除补中兜涩而外似无他技，断不能与寻常实证宜于攻破者作一例观。兹商同吴先生议于补脾之中，稍参行气和肝，固涩下焦关闸，唯冀稍稍相应，方是转泰。希高贤商正。老山别直参4.5g（另炖分冲），制野于术4.5g、陈枳壳1.2g、藕粉炒阿胶珠4.5g、川黄连1.2g同炒淡吴萸十粒，椿根皮9g、苦桔梗6g、赤石脂15g（包）、白芍炭12g、广木香2.4g、金铃子肉6g、玄胡索2.4g、贯仲炭4.5g、煨升麻1.2g、带壳春砂仁1.2g（打），另鸦胆子（去壳）十四粒（桂圆肉包，早、中、晚各吞十四粒）。二诊：函述滞下较减，时如水泻，唯滞犹未净，胃纳渐苏，最为泰境，睡醒喉舌枯涩，明是胃液大耗，舌心中光，亦是明征。前议补中兜涩，似有小效，法应踵步，参以养液，尚希吴先生回商致用。老山别直参4.5g（另炖分冲），生大芪4.5g、北沙参9g、制野于术6g陈枳壳1.2g同炒、甘杞子12g、干藿石斛12g（先煎）、藕粉炒阿胶珠6g、赤石脂30g（生打）、禹余粮30g（二味包煎）、煨升麻1.2g、煨益智仁1.2g、木香2.4g、白头翁9g、炒白芍9g、炒枳壳1.5g（后入），另鸦胆子（仍如前法日服三次）十四粒。

三、桂枝同炒白芍

系将桂枝用清水喷洒湿润倒入已热的锅内，用文火加热翻炒至冒热气，随后将白芍倒入共炒至微焦为度。桂枝辛甘温，和气血而散寒，白芍苦、酸微寒，平肝和血止痛，以桂枝之温性来调和白芍之苦寒，可增强和气养血止痛散寒的功效。曹炳章谓："润肝养血之药，一得桂枝，化阴滞而为阴和"（引自《中国药学大辞典》）。《张山雷医案》中使用桂枝同炒白芍的病证有痰饮、咳嗽、痹症、月经不调、疝等五种。

病案举隅：胡右，经掣走痛，本于阴虚。前拟清养，环跳之痛差减，而背脊为尤甚，虽曰行痹不外风寒湿三气杂至，但脉细已甚，色泽少华，舌亦淡白少苔，总当滋养为先。唯胃纳不旺，过且纳胀，脾胃健运未复，不得过于厚腻耳。养阴本无近功，缓缓徐图，似不外此。炒贡潞4.5g，制江西术4.5g，生鸡内金6g，广木香2.1g，生西芪4.5g，大白芍6g 川桂枝1.2g 同炒，甘杞子6g，川怀牛膝4.5g，金毛狗脊6g（去毛炒），厚杜仲9g，当归身4.5g，带壳砂仁1.2g，天仙藤4.5g。另核桃肉（带衣打细）120g，补骨脂（炒香研细）60g，二味和匀，加白糖90g同拌匀，磁器收，随意服一、二匙。

四、吴萸同炒黄连

系先将净吴萸用清水喷洒湿润，放入已热的锅内，用文火加热翻炒至冒热气，然后将黄连倒入共炒至微焦为度。吴萸性辛温，温中解郁，黄连苦寒，泻火解毒，清热燥湿，经同炒后，使黄连苦寒之性不致太过，适用于肝气上郁而化热，肝热犯胃而引起的呕吐和胃脘痛。《张山雷医案》中使用吴萸同炒黄连的病证有湿温、痰饮、胃脘痛、泄泻、反胃、痢疾、肿胀、月经不调、恶阻、产后病、妇人杂病等十一种。

病案举隅：王左，朝食暮吐是为反胃，王太仆所谓无火者是也。脉小且迟，舌滑无苔，姑先温运。酒炒薤白头3g，姜汁炒瓜蒌皮4.5g，炮姜炭1.5g，玄胡索6g，丁香柄四只，荜拔1.2g，淡吴萸1.2g 川连0.6g 同炒，广郁金4.5g，生鸡金4.5g，五灵脂4.5g，苏木4.5g，家韭子6g。二诊：反胃授剂，幸已不吐，但上脘微痛，则气尚泄也。脉细已甚，舌无腻苔，再以理气而助健运。薤白头6g，山萸肉4.5g，生鸡金4.5g，沉香曲4.5g，制半夏4.5g，生玄胡4.5g，枳壳1.2g，淡吴萸0.6g，炮姜炭1.5g，甘杞子4.5g，五灵脂3g，乌药4.5g。

二、未发表的研究张山雷医著、中医教育以及临证经验的论文

张山雷先生成为一代宗师之历史渊源

叶敏瑞

张山雷先生从 1894（甲午、清光绪二十年），时年 22 岁（虚岁，下同）。因母病肢体不遂，渐以致力于医。30 岁（壬寅，清光绪 28 年，即 1902 年），方师从同邑七代外科世医黄墙朱阆仙（见《绍兴医药学报》1925），直至 62 岁逝世。衍其论，益其方，研精覃思，矻矻然垂四十年，"颇为世人所重，与当时名医，盐山张锡纯（寿甫）慈溪张国华（生甫）为何廉臣先生誉为'三达'"。（见张生甫《医学达变序》），乃近代中医界之医学家、理论家、教育家。其先资固然聪颖，但与其劬劬一生，焦神靖能，亦密不可分。特别是在兰溪中医专门学校任教近 16 年中，自称"一伎半生，精诚所结，神鬼可通……；孤灯廿载，意气徒豪，心肝呕尽……。"特辑录《张山雷医集》中有关条文，引证叙述分析之。

一、博览群书，观事缜密

张山雷先生生平不妄与交，唯注经方家言。以儒学诸生之功底，殚精医术，读书万卷，上极《灵》《素》、中探《伤寒》《金匮》下参，刘、李、朱、张；叶、薛、吴、王，发前人所未发之奥，补前人所未尽之秘，洞若观火，细若镂尘，横竖钩贯，得其要领。自悟"须知文以载道，修辞亦不可忽也。""半在读书立其根柢，亦半在阅历，广其见闻……渐渐炉火纯青，方能隔垣洞见。""更何论笔端记述，必也学识俱到，阅历功深，自然有此豁然贯通之一日，而要非十年埋头，功夫纯熟者，必不足以致此。"譬如古人'乳'字，认为即今'产'字之共。且'产乳'两字，古人必不称乳即是产，《说文》谓人及鸟生子曰乳，兽产曰产。《广雅释诂》：乳，生也。《尸子》：胎生曰乳。《月令季冬》：鸡乳。注：乳，卵也。皆非人以乳汁饲儿之谓。又在《本草正义》紫苏条中，引用《本经》《别录》《尔雅》《说文繁传》《广雅》《名医别录》《唐·本草》等书条目。以下又罗列（考证）、（正义）、（广义）、（发明）诸释难，洋洋洒洒，率二千余言。其玉簪条下（发明）指出"寿颐尝采鲜根捣自然汁，日晒成膏，作小丸，治牙痛欲落者，以一丸嵌痛处，听其自化，（若）一丸不落，再嵌一次，无不自落，确验。又吾乡有齿痛甚剧者，闻人言玉簪根汁点牙自落，乃捣汁漱口，不一月而全口之齿，无一存者，此是实事可证，此物透骨之猛……"。又《疡医纲要·治疡药剂总论》中说："寿颐秉师门家法，参以生平阅历，颇觉一病有一病之方剂，尚必随人体而相与变迁，已非板方所能必效，更有预备数方，可以泛定曲当之理？"以上真知灼见，若穿物之箭，若解牛之疱丁，辨百物之理，洞五脏之候，如贯虱，非耳食琰名，砼砼者可望其项背！

二、遵古不泥，坚持真理

张山雷先生善读古书，善解古书，既不舍古贤而背前贤，又不食古而泥古，且多针砭时俗谬说。即使对《内经》《伤寒》这样的经典著作，如有疑问，也决不姑息盲从。"唯在善溪书者自能化裁，信其所可信，而疑其所可疑，然后可以集古人之长，不为古人所误，亦不受古人之愚。昔贤尝谓'用古方以治今病，譬如折旧料以建新屋，终有大小长短之不齐，不经匠氏斧斤，何能处处合拍？'""刻舟求剑，未免可嗤！""凡百学问，必亲自体验，潜心默察，而后能于板法之中，自参活性，笃信好古，常在故纸堆中求生活者，何足以语此！"

对于《伤寒论》中白通一方，在《籀簃谈医一得集》之饮水病案一例，一为一寒一热并用之牵制，不如热药冷服较为合理，所以其注解云"不佞创办此说，非敢薄视仲师，以古人圣法为不足则效之，要之，心理进步，后人何必无突进前人之处？如果前人偶有缺憾，正赖有后贤，继起为之纠绳，为之补过，亦复何损于仲师日月之明？（若）必谓古有是法，而后人只可葫芦依样，不得别有心裁，是将古人应声之虫耳！善学古人者，不当如是，果其不肯用心，徒以人云亦云，寄居他人篱下，聊以自文其陋，则孔氏所谓自尽矣。吾国医学，数千年来进步迟迟，而方且日形退化者，何莫非此不肯用心一层以误之！""当今开明之世，更不必视古人为高不可及，窃愿有志之士，亟起而实事求是，以自勉焉！"对于《内经》中五运之六气之说，张氏也认为"运气之说，以干支阴阳推算，几等星命之学，当为明达之人所不道，况乎天事人事，万有不齐，南朔东西，气候之寒暖湿燥，又复大异，必不能（以）呆板之五行，而曰某年某月当病如此，某年某月必（病）如彼。然天地之大，气候之殊，必有隐隐推移于不知不觉之中者。""所谓寒水司天，湿土在泉……古人久有千里不同风，百里不同雨之说……此胡可以年岁干支而定燥湿寒燠者，然医籍中竟有'不识五运六气，读遍方书无济。'之说，此道之盲，古今同概！"对于五行生克之教条刻板，则认为古人五邪之说，强以五行生克，论断吉凶，本是理想空谈，无关疾病本来病理。"此等论调，凡在汉唐以降，医者无不以为口头禅。引据经义，大可以撑门面，岂知梦中说梦，长堕五里雾中，最是吾国医学黑暗之处。"认为应当姑且"存而不论"。然而，也没有必要过分地责备古人。

对于历代文人以经注经，毫不实践之古板风气，张氏在《徐洄溪·难经经释序》中指出："寿颐以为持论纵各有不同，唯医学为人生。必不可少之事，但求切合于生理、病理而能施于临床实验者，即（使）与《内经》所言显相悖谬，亦何往而不可！乃洄溪意以《内经》文以疏视《难经》，则（未免）胶柱之见耳！"

对于温病学家所谓邪入心包，心为君主不受邪，包络代之之论，张氏亦一针见血地指出："以后之学者，反谓心本之内而络相火，代君行事，轻其所重，重其所轻，事实倒置。是乃专制时代，崇奉人君，二于媚灶之想。抑知心乃血管之总枢，安得无为？"

又在《小儿药证直决笺正》中卷第一条谓"虽今俗谚，妇孺皆知，皆知有'男左女右'四字，实则生理之真，（然而）谁能说明其所以当左当右之原理，则此论已觉不可证实，而谓男目右视为肺胜肝，女目左视为肝胜肺，则其理安在？"

《疡科纲要》中更明确指出"病家之陋，是以令人喷饭，如（指头疔而名蚊头疔，在爪甲旁则曰蛇眼疔，在指节间曰螳螂肚，手背痛则曰蟹壳，手心毒则曰托珠，曰托盘，足跟肿则曰牛程蹇，腰中丹疮则曰蛇缠腰，种种不堪，难以枚举！)"

在《脉正义·迟脉主病》（正义）中认为：对于病人一呼只得一动，一吸亦只得一动，以及三呼一至，四呼一至和五损六损之说，更是不符实际。试分析之：如果以一呼一吸合为一息，脉一息四至为正常，则每分钟约18息，18乘以4（次），大致每分钟72次为平人正常之脉，如果一呼只得一动，一吸亦只得一动，则一息只有2次搏动，只为常人之半，即每分钟36次心跳，已属气血极度衰弱之危笃证。而《难经·十四难》之损脉更有再呼一至，三呼一至，四呼一至，甚至五息一至，名曰五损，六息脉一至名曰六损，更是不可思议。试分析之：同样以每分钟18息（也就是18呼，18吸）每息4至，每分钟72次计算，再呼就是每呼二次脉才搏动一次，18呼当中只有9呼搏动（也就是说每分钟只有9次心跳），三呼一至则合18呼当中只有6次搏动（每分钟只有6次心跳），四呼一至则合18呼，当中只有4.5次搏动（每分钟只有4.5次心跳），至于五息一至，则合每分钟为3.6次心跳，六息一至则合每分钟只有3次心跳。所以张氏明确指出："五脏气绝者，脉五损，五脏六绝者，脉六损，言之有物，似实有甚实者，但知响壁虚构，而不顾其理难安，医学怪诞竟至于此，魔高十丈，其可骇也！"

用药方面，对于立夏前不可用白虎汤之谬论，则认为"限以时令，太觉可怪，有是证用是药，冬三月亦多有阳明在经之白虎证，那管他立夏以前，立秋以后，不论证而只论时，医案中安得有此呆板！"至于白术安胎一说，本是东恒根据健脾安胎立论。"乃后人竟以一例盲从，不论何种医书皆止言白术安胎，而不详其理，颇似安胎一事，查用白术一味，可竟全功，而于体质之虚实，痛情之寒热，不妨一概不问，有是理乎？"对于李时诊《本草纲目》抄录《明理论》有一味丹参散，功同四物汤之说。张氏认为"要之四物一方，通治妇女，已属盲人扪烛之谈，乃更出一物之方，岂非绝大笑话！世安有不同寒热虚实而同一药一方，可以统治万物之理？"由此认为凡事必须亲自实验再书写在案，方才稳妥，以免贻笑大方，并且认为"无学问之经验，优于无治验之学问，有鉴于中医之空谈太多，为徒读父书，食古不化者痛下针砭，未始非实事求是之一道。""凡百学问，欲穷其理，皆须自具灼见，勘透渊微，方能独有权衡，不受他人蒙蔽，若徒钻索于故纸堆中，掇拾唾沫，作婴儿之人云亦云，咿哑学语，则终有面墙而立，一步不可行之日矣！"以上种种立论正所谓"诵其言不泥其言，寻其法悟其所以法"者也。

三、崇尚科学，反对迷信

"五四运动"时期以陈独秀、瞿秋白为代表所宣扬的"无神论"，也深深地影响着张山雷，纵观张氏一生都以崇尚科学，反对迷信为己任。这在其著作中也屡见不鲜。譬如在《难经汇注笺证》一节中认为：所谓神本是中医以其形容玄冥幽微变化莫测之自然生理病理现象。"若曰五脏而有神，则亦以运用无形，莫可推测，具有神化作用，斯不得不谓之神矣，而乃曰心之神如何？肺之神如何？无非于空须冥读之中，操索此无臭无声之妙，读者亦须心领神悟……。""鬼疟盖指山岚瘴恶疠之气，无端感触，飘忽中人，有似于鬼祟，此乃古人神道设教之时，假托鬼物而言，究竟非真有物凭之，实即古人所谓瘴疟。""言鬼疟者，盖言其人阳气之不布，然拟之于鬼，终是古人迷信。""占角望气，左道惑众之流，于医理、病理有何关系？""古人志乘传记中所述医学奇验，甚有谓棺中出血，而知产妇未死者，齐谐志怪，皆好事之人，不明医理者为之，无一非痴人所梦耳！""痘疮是先天热毒，谁曰不然！（所谓）'在胎十月，食五脏血秽'（之论）。庸愚之见，太觉可嘘！抑知儿未诞时，本无需食，何论其秽与不秽！"对于治疗鸡胸龟背用龟尿点骨，更是无不奈何之妄想，必定无何效验……是当亟与删雉……庶几可为吾道祛除瑕点。对于富贵家喜用贵重药物的社会陋俗也毫不留情地批评曰："富贵家焚琴煮鹤之恶习，徒以价重为可贵，而不辨其费而不惠，纵可迎合富家心理，最是市医媚态，颐极鄙之"，至于张石顽引《中灵经闻》中谓"古称百合乃蚯蚓所化"之误，明确指出"蚓化一说，殊不可信！"针对石顽又以'寸脉之清浊。辨病人家世之高下，尺脉之清浊，预测人子孙之贤愚。'之说，也明确批评指出"已邻于星相家言，越出绳墨之外，殊非吾侪分内之职务"。以上观点，充分说明了张山雷崇尚科学，反对迷信的唯物主义思想原则。

四、学贯中西，与时俱进

二十世纪二、三十年代，西风东渐，中西汇通派兴起，处于这样一个医学历史变革时代，张山雷先生也并不落后，对于英国合信氏《全体新论》这样的西学教材，不但不全盘否定，而是有选择地引进，并设立《全体新论·疏证》之课程，中西合璧，以授诸学生，在其《中风斠诠注·自序》中即详细记录"最近五年来，发生一种时疫，病起头痛，脑后痛，身有大热而面目俱赤，且多呕吐，旋即昏不知人，咬牙痉厥或为角多反张，呼痛不彻，或竟言不动，无臭无声，最速者数小时而毙，其次亦三、五日、七八日告危。因病几于无可措手，而新学则名以脑脊髓膜炎。揣度病情，盖亦气火陡升，脑神经之变动，乃彼之学者，则谓与血冲脑绝阳不可同论，诚以彼之显微镜里分析细微，验得血液形态……"《中风斠诠》则描述中风病云："近之西医国家则谓此是血冲脑经之病，又有称为脑失血，脑溢血及脑血管破裂者。观其命名之义，；固是离乎中医旧说，别有发明，且据其剖验所见。凡以是病死者，其脑中必有死血及积水，是血冲入脑，信而有征……古人认为外来之邪风者，岂非大误！"《病理学读本》则曰："西学家所谓血充脑、脑冲血者，询足以揭破吾国近数百年之黑黯。"《古今医案评议·骨槽风》条亦曰"近则西学日盛，刀圭最称神功，全赖麻醉以助之，则病人不觉痛苦而奏刀者，得以为所欲为，亦可以辅吾中国之不逮。"以上中西汇通观点都充分证明了张山雷先生一生勤奋好学，探索真理的科学精神。正如汪葆元先生在《张山雷传》中曾经指出"以医学派别失所统宗，而能原原本本，殚见洽闻，堪为人师者殊鲜。"张山雷先生既是中医学派的正宗代表之一，又顺应了时尚先进的医学潮流，所以其著作能流行于后世，至今不衰，其德邵亦可重矣。《张山雷先生传》又云："比年以来，校之所肄，大氏先生之书，其他通都大邑，医校依次而之，于先生之书，亦多采取……先生于校，固薪尽而火传，而其学说复风行渐远……"继兰溪中医专门学校之后"1924年，卢乃潼在广州创办中医专门学校，1925年恽铁憔在上海创办中医函授学校；1926年朱鹤皋创建上海中国医学院；1927年在成都建立四川高等国医学校；1930年张锡纯在天津创立国医函授学校（后改北平国医学院），1931年在北平建立华北国医学院；1933年，李瑞甫创办了厦门国医专校等等《中华文化辞典》。

新中国成立后，各省自治区直辖市中医学校更是如雨后春笋般地不断涌现，中医教育事业也迎来了前所未有的大发展、大繁荣，先生地下有知，必也忻然而笑！

张山雷书法初识

兰溪市人民医院　吴恨非

　　张山雷先生为中医及教学大家，然其书法亦有建树。本人曾幸见其一真迹，亦多次见得其复印件，现将先生遗像及几件书法依次列出以飨读者。

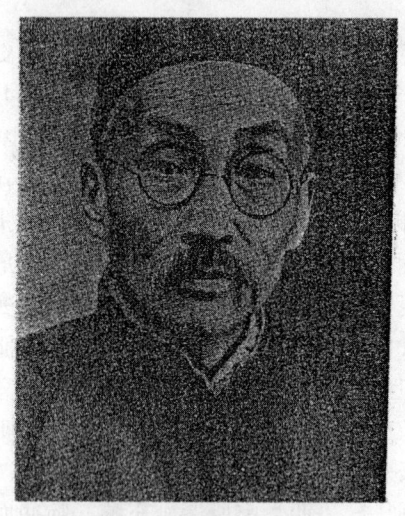

張山雷先生

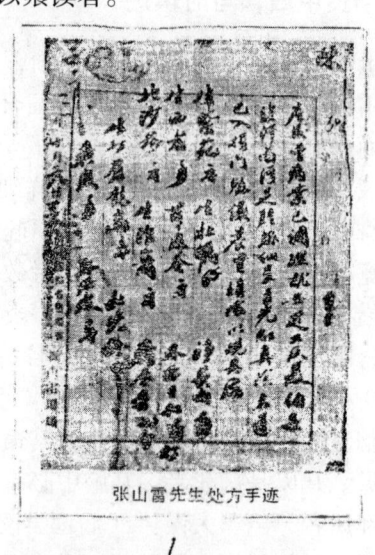

张山雷先生处方手迹

1

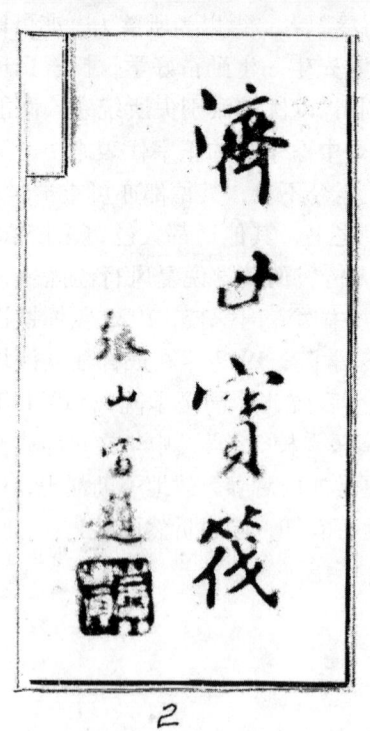

2

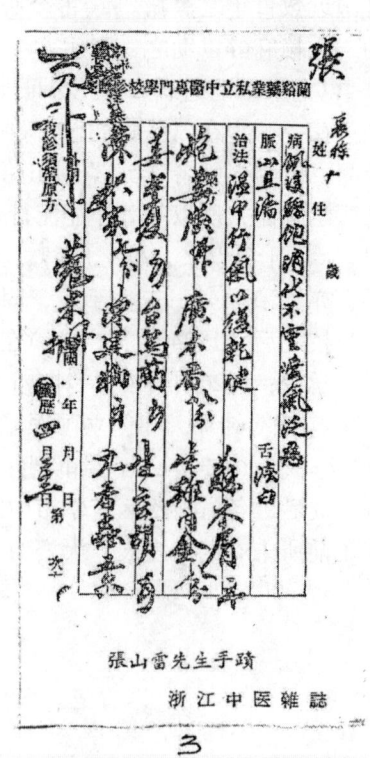

张山雷先生手蹟

浙江中医雜誌

3

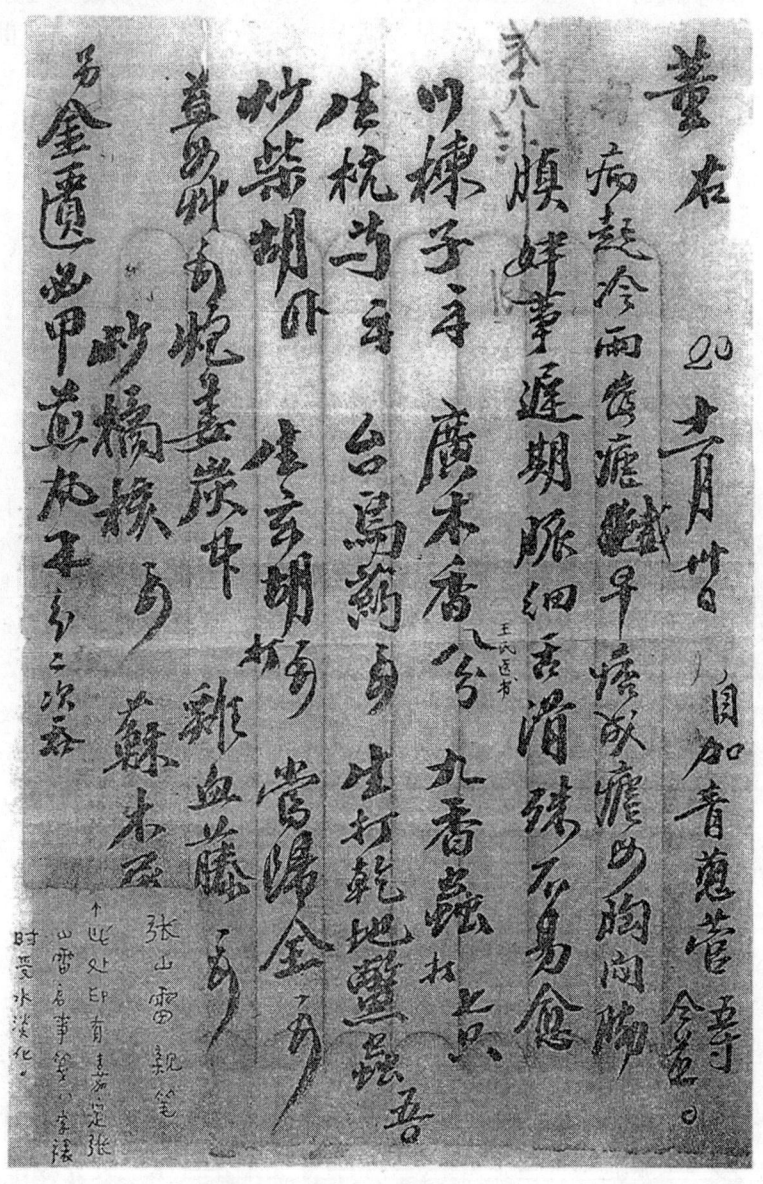

张山雷处方

　　本人最先是从《兰溪市医学史略》书中看到先生处方手迹（如图1），一眼看去便给人有大气，刚健浑厚之美感，可惜字迹已相当模糊。第二次见到其手迹是《张山雷医学论文集》一书中的插页（如图2），文字虽少，但亦较模糊。最近，收到朋友寄给我的两份资料，竟然都有先生的手迹，且清晰可见：其一是先生的学生即我院的郑霞仙等医师编写的《热心中医教育的张山雷先生》即文中所列的先生处方（如图3），虽经缩小处理，但并不妨碍视觉；其二是浙江中医大学林乾良教授所著的《中国古今名医处方真迹评析》，评析中单独列出三大中医教育家之处方，即丁甘仁、张山雷、宋鞠舫。文中称：

"早期中医教育中，由张山雷主持两校均甚辉煌，……张之处方（见尾页）为张之女婿兼学生邵宝仁所赠，邵氏为余之浙江中医学院同事。张氏手泽屡经丧乱，遗世极罕，此方笺系张氏专用，左下朱印'嘉定张山雷启事笺'。张氏幼习颜体，故虽处方仍一丝不苟，颜韵盎然……"。颜者，颜真卿也，乃是唐朝大书法家，与柳公权齐名，世有"颜筋柳骨"之称，两人虽都有魏晋遗风，但亦有各自独特风格，并由此开创了一代书风。

张山雷对我国中医药学的成就及其贡献

朱定华　中国中医科学院中国医史文献研究所

力挺创办中医学校　规范中医传统教育

十九世纪末二十世纪初，中国处在世界列强称霸，政府割地赔款，军阀混战割踞，百姓民不聊生，祖国灾难深重的混乱时期。然而经过数千年发展，已然灿然可观的的祖国医学，却在此时期由于西学东渐，以及西方医学的大量传入，其发展不仅遇到了前所未有的阻碍，而且还备受歧视；更有时任北洋政府教育总长汪大燮百般阻止中医建校办学，激起全国中医界的极大愤慨。

张山雷的恩师朱阆仙有感于我国习医，漫无定规，因循守旧，流弊极多，遂决意不顾政府禁令，创办黄墙中医私立学校，以规范医学教育。张山雷对此深有同感，他敬佩并力挺先师的办校之举，谓之"开国医立校之先河"；同时他也认为"医本活人之术，仁人之心，与其传之一家，何如公之一世，藉以推广家学，宁不溥济群伦"。与其"未开风气，未立学馆，人自为师，家自为政，坐令良法美术，普及为难"，不如创办医校而广泽黎民。他反复参考、比较国外办校经验及其益处，提出："视彼东西各国，设立学堂，栽培后进，必由普通知识，循序以入专门。迨至毕业如期，证书在手，虽未必邃臻神化，尽契玄微，而于浅近机宜，寻常学理，固已胸有成竹"。张山雷认为：只要学生学业期满准予毕业，虽临证诊病尚有刻舟求剑之嫌，但坚实系统的医学理论知识，必为他日后成为名医，打下了良好的基础。倘若中医教育仍以师傅带徒，口授心传，承继一家之言、门户之见的方式，则中华医药就"几欲退就于淘汰之列也"。所以，当朱阆仙力邀张山雷襄助办校时，山雷义无反顾地应允恩师邀请，并担任了黄墙中医学校教务主任，以冀"发扬国粹，造就真才"。张山雷始终秉承上述理念，并服务于后来的兰溪中医专门学校。

然而创办一所医药学校实非易事，既需要确立办学方针，更离不开学制学年、课程设置及教材编写。民国初年，西方医学已大量传入中国，面对西学东渐之风行，张山雷在坚持弘扬保护中医国粹的同时，并未排斥西学，而是主张教谕学生，应中西合参，即吸取现代医学科学知识，丰富中医学术内容。因此在兰溪医校的学制拟定上，张山雷参照在黄墙医校的办学经验，主张设预科与正科。预科二年，学习医学基础理论；正科三年（后改二年），学习以临床各科，即内、外、女、幼、生理、病理、诊断等为主。他倡导应该运用循序渐进的教学方法，即在学生牢固掌握中医药基础理论知识的前提下，再进入临床各科理论与实践的学习。其目标乃使经过系统培养的学生不仅能精通各科理论，运用四诊八纲，进行辨证论治；而且还会博古通今，融会贯通，从而造就通今达古的真才，而不只是让学生成为仅局限于应诊处方为能事的一般医生。张山雷的这种办学思想，可以说开创了当代中医院校培养学生思路与方向的先河。

选编中医讲义教材　按科分类力求实用

在张山雷先后执教的黄墙、神州及兰溪中医专门学校，办学之初，遇到共同的第一个困难，就是教材讲义十分缺乏。虽然我国各地存有数千年来浩如烟海的祖国医药学著作，但是，倘若不加选择地拿来授课于学生，显然影响教学效果，也不利于人才培养。张山雷十分重视这一问题，他认为：讲义资料必须博采广收，研求确当；取材不容不富，甄录得严。务必参考成书，折衷实验。然而，到校之初，张山雷手头确实无适宜讲义可用。因此，他主张预科课程，应重点学习具有中医基础理论内容的经典著作，他说"讲堂授课固难，而编辑讲义更要慎之又慎"。诸如《黄帝内经》《难经》《神农本草经》《伤寒杂病论》《脉经》《针灸甲乙经》《诸病源候论》《濒湖脉诀》等，必须选录原著部分理法精密，言明且清，而又切近可行，有益于实用为主的段落条文，以应急讲用。他还把在黄墙中医学校任教时编写的《读素问识小录》《难经汇注笺正》以及《脏腑药式补正》等教材用于中医基础教学，而将《十二经脉腧穴新考正》《医事蒙求》则作为初学启蒙所用。然而在为预科学生进行授课的同时，张山雷还得马不停蹄、紧锣密鼓地为业经确定的内、外、女、幼及生理、病理、诊断等正科课程赶编教材。值得称道的是，张山雷编纂临床各科讲义，既不厚古薄今，更不蔑古伸今，而是博采众长，贵在实用。他说："学医者本以疗今人之疾病，岂笺注者必须墨守古人之言，况病变必随时局递更，斯读书尤以近今为切用"。因此，他所选用的临床各科讲义，均按照课堂讲解的实际需要，只要能便于学生理解与记诵，又可丰富中医学术内容的部分现代医学知识，也大胆地予以借鉴，并进行诠解、笺疏或补正，使教材内容在教学实践中不断地充实、完善与提高。

中医内科病症，主要反映在五脏六腑之病变，为让学生了解脏腑生理病理、病因病机的相互关系，以及脏腑辨证与立法处方用药的基本原则，张山雷选用张洁古的《脏腑标本药式》，经其笺疏、补正后，而作为中医内科学讲义。他说："是书提纲挈领，以病源为主，不以病证琐屑分类，于根本上求下手之法，实是探河源于星宿之海，所见者大，足以握病理学、药物学之枢纽而一以贯之，……且又言简意赅，切于实用，洵是治医者不可不读之书"。所以张山雷将该书脏腑病证之病因病机、药物主治功效，按寒热虚实补泻等分条附注，使初学之学生"譬如握罗盘而指方位，自无暗中摸索之苦"。体现了张山雷在内科杂病及药理学方面的学术贡献和治学精神。张山雷还分别把当年在黄墙向朱氏习医时撰写的《疡科纲要》及钱乙之《小儿药证直诀》、沈尧封之《女科辑要》，经其笺证诠解后，作为外科、女科、儿科学讲义。对于生理、病理学之教材，张山雷则兼收并蓄地采用现代医学《合信氏全体新论》，他认为吾邦医籍，虽详析其理，却未尽其形，故生理解剖必须中西医合参，借征于西学知识。因此，张山雷将英国医生合信氏所著之《合信氏全体新论》，每段予以疏证后，而用于生理解剖教本，并指出：中医解剖确实不及西医尸体解剖精细确切，但中医经历数千年之临床观察，对脏腑功能及机体内在联系的生理、病理方面，有完整的学术理论；在临床诊断、治疗方面历验不爽，这是西医所断然不能从尸体解剖以及实验中全部得出的。他以此来勉励后学向中西医结合方向努力进取。经张山雷先生的不懈努力与辛勤编撰，基本解决了兰溪医校办学初期的教材匮乏问题。

据统计，张山雷为黄墙、神州、兰溪中医学校先后编纂的教材讲义及其著述，并经他亲自校对出版者，据方春阳撰述的《中国历代名医碑传集》载录有：《体仁堂医药丛刊》十五种，即：《难经汇注笺证》三卷、《重订中风斠诠》三卷、《疡科纲要》二卷、《脏腑药式补正》三卷、《沈氏女科辑要笺证》二卷、《本草正义》七卷、《脉学正义》六卷、《病理学读本》二卷、《经脉腧穴新考正》二卷、《小儿药证直诀笺证》二卷、《重订医事蒙求》一卷、《合信氏全体新论疏证》二卷、《谈医考证集》一卷、《籀簃医话》一卷、《湿温病医案平义》一卷等；另外，仅作课堂讲义而未正式刊行的如："伤寒"、"温热"、"虚人感冒"、"阳明经病"、"阳明府病"、"瘛疭"、"疟疾"、"痢疾"、"内风类中"、《古今医案平议》《白喉抉疑集》《皇汉医学平议》《药物纲要》《谈医鸿雪》《读素问识小录》，以及《晦明轩政和本草总目》《正统道藏本寇宗奭本草衍义校勘记》等，合计约30余种。张山雷的这部分著述或讲义，虽不能与当代高等中医药院校教材相媲美，然而张氏作为我国第一所、以课堂教学为主的中医专门学校创办人之一，为规范我国中医课堂教学，培养中医后继人才，苦心孤诣，夜编日教，达诸笔，宣诸口，朝夕如是数十年，实可谓我国中医教育之先驱。

释文训诂诠解医经　触类引申启迪后人

《黄帝内经·素问》与《难经》，历来为中医之医经巨著，而受后世医家所尊崇。早在1907年张山雷习医之初，就对其进行认真研读。凭着自己渊博的知识，深感《素问》自"启玄注后，名贤继起，代不乏人，章句训解，疏通证明，固已十得八九；独于古字之假借，古义之仅见者，甚少诠解，遂致一字误解，章节皆为晦涩，几令初学茫无所措，亦读是书者之一大蔽也"。于是，他对《素问》中凡属前贤注家析义不明，述理不清，甚或缪误之字词或古病名，依据经史传记及《说文解字》等字书，结合病证与药理，予以"触类引申，随笔札记"，从而纠正了习俗相沿的错误。举如《素问·五脏生成篇》云："多食咸则脉凝泣而变色，凝于脉者为泣"。张山雷认为："泣，读为涩，迟滞而不流利也。泣、涩声音甚近，《素问》此字此义甚多。王注：'泣为血行不利'，其义甚是，但不明言为涩字之假借，则反不可解也"。又有对《素问·阴阳别论》"阴阳虚，肠辟死"一句之考证，他认为按宋代校正医书局云："全元起本'辟'作'澼'"。他进一步指出"肠澼之名，《素问》屡见，其病即下痢脓血之滞下病，其字则前后皆作肠澼，唯此处仿宋本尚无水旁。据宋校所云，则宋时旧本本是辟字，而全元起本亦已作'澼'矣。考袁爽秋氏所刻《太素》尚皆作'辟'，未加水旁。今按以滞下之病而名'肠澼'，顾名思义，颇难索解，唯此病实因肠有积滞使然。幸仿宋本此处尚存一不加水旁之'辟'字，可知'肠辟'之义即辟积之辟，有积聚之意，而命名之旨乃昭然若发蒙。自后人概用水旁之'澼'而名义遂晦"。所以他告诫后人："此古书之所以不易读，而宋以后之书所以不足征欤"？

张山雷又谓《难经》一书，"孙吴时吕广已有注解，行世最早，远在今本《素》《灵》之先，是真医经中之最古者"。他十分赞赏其中诊病"独取寸口"的三部之脉，谓之"发明之最精而最确者"。然而，对"肾两者，非皆肾也。其左者为肾，右者为命门"之说，则颇有异义。他说："肾虽有二，其体其用，究无分别。《难经》于此，独以左右分析言之，盖出于周秦之世，学说分歧，好为新颖，藉以自树一帜，此亦当时风气使然，固不必尽合于化育原理。然谓命门为精神之所舍，原气之所系，则仍以为此是吾身精气神之根柢，固亦与肾无所区别。……不意后人因此，遂生左水右火之议，自谓从《难经》得来。其实《难经》数节，何有定说？……说到水火分配左右，犹有斟酌"。肾分左水右火以及命门学说，金元以来医家众说纷纭，尤以明代之张景岳、赵养葵争论颇为激烈。张山雷精于小学，擅长训诂，他以实事求是的治学精神，指出了《难经》以及后人对其注疏所存在的问题。

值得指出的是，张山雷研讨医经，常联系临床实际，并加以印证和发挥。如《难经·十七难》云："病若吐血，复衄䘌血者，脉当沉细，而反浮大而牢者，死也"。山雷结合临证体会阐发说："大失血是虚证，故脉当沉细，如其浮大而牢，脉与病反，固非所宜"。然浮大还须分常与变，"暴病之初，气火偾张，有升无降，脉来浮大有力，是其常态，果能投药得当，气降火潜，脉即安靖，亦不可皆以为必死"。"唯在大吐大衄之后，失血已多，而脉仍实大，则势焰犹盛，根本不支，斯为危候；抑或脱血久病，脉反弦大刚劲，全无和缓态度，即为真脏脉，亦不可治"。张山雷若非临床阅历丰富，断难发此高论。

论中风中西合参　排众议兼收并蓄

张山雷认为，中风之病名，始载于《内经·素问·生气通天论》，谓之"血菀于上，使人薄厥"。然汉唐以来诸多医书，于中风一节，皆遵循张仲景《金匮要略》"寒虚相搏，邪在皮肤"或"外感邪风，错杂其间"等外风袭内而言；至"金元名贤，如河间、丹溪诸公，能知病由内动，为火为痰，而终不敢直揭汉唐治法之误者"而为之遗憾。各书所论，皆指风邪外中，与卒然昏仆之内风暴动病形机理不相类似，而用药大多以麻、桂、羌、防，小续命汤等辛温发散；或徒用滋补，助纣为虐。所以，他认为汉唐诸论已然缪误，金元诸贤之痰火论述多不完备，唯对近人张士骧（伯龙）《雪雅堂医案·类中秘旨》所言："尝论是病，则据《素问·调经论》：'血之与气，并走于上，则为大厥，厥则暴死，气复返则生，不返则死'"则颇为赏识，然而对其在治则上不分轻重缓急，所谓"镇摄培补并进"的治疗方法却不敢苟同。于是他融汇中西学说，以阐明中风病之病因病机。他说："脑有神经，分布全体以主宰此身之知觉运动。凡猝倒昏瞀，痰气上壅之中风，皆由肝火自旺，化风煽动，激其气血，并走于上，直冲犯脑，震扰神经，而为昏不识人，喎斜倾跌，肢体不遂，言语不清诸证，皆脑神经失其功用之病"。为此，张山雷对前贤诸说指陈利弊，他结合西医脑血管神经学说，依据自己多年的临床诊治经验，排除了"邪风外中"论说，提出了中风之为病，皆属中医之"内风上扰证"，即"猝然倾扑，痰壅涎流，舌强语塞，痉厥瘛疭，抽搐昏愦"为其主要临床表现，也就是西医谓之的脑冲血、脑溢血、脑血管破裂者。临时急救，必以泄降浊痰，潜阳镇逆为主，使气血不上升，脑不受震激，则汹涌波澜，顿然平定。然而山雷进一步指出：即便中风之病因乃因内风暴动，气血并走于上，而导致颠扑痰壅，昏迷痉厥，但却有闭、脱二证之分，闭脱二证临床症状虽相似，治法上却大有区别。因此，他在《中风斠诠》一书中对前贤诸论，兼收并蓄，并扬长避短地论述了对中风病证应按证候、病程，分步骤的证治方法。他认为中风之初，潜阳化痰为第一要务，顺降通络或滋养肝肾则在其后，并在临床实践中加以不断验证、化裁，治愈了颇多中风患者，因此张山雷的弟子与后学将其证治经验归纳为"证治八法"。即：①闭证宜开；②脱者宜固；③肝阳宜于潜镇；④痰涎宜于开泄；⑤气逆宜于顺降；⑥心液肝阴宜于培养；⑦肾阴宜渐滋填；⑧偏瘫宜于宣通。

上述八法之应用，张山雷还特别强调，在肝阳浮越，气焰嚣张之时，禁用风药升散以助气火；禁用表药疏泄以速亡阳。闭证不宜芳香走窜以散正气；脱证不可温补刚燥以耗真阴。滋阴益肾，必须切合临床病机转归实际而辨证运用；倘若一味补中，则反壅气化等等。反映了张山雷于中风证治理论方面，洞见症结，说理清晰，明白畅晓，理有可寻，畅达了前人所未言明者，足见其学术成就，殊非浅鲜。

详述疡科病证脉因　揭示疡疾证治规律

早在张山雷习医之初，就曾拜师于黄墙名医朱阆仙。朱阆仙五世为医，尤以疡科见长，张山雷得其真传，对疡科造诣尤深，医术精湛。所著《疡科纲要》等，则集中反映了他在这方面的学术特长和临证经验。

他在该书自序中说：疡科虽属医学中的一门专科，却为多数临证医生所不屑，以为无非是剪割刀针、去腐生肌而无甚高深理论。其实不然。他进一步指出："抑知证虽在外，病本内因，固不仅大痈大疽非通乎内科学者不能措手，即寻常疮疖亦无不与内证息息相通，岂可专治其外，而谓可有全绩？且内病外疡，更多相因而至，有内外交病而为疡者；有内病变迁而为疡者；亦有内科误治而酿成外疡者；更又有内科兼证，不知兼治而并生外疡者。彼其知有外，不知有内，固未免自安于谫陋；而仅知其内，不知有外，亦殊是医学之缺憾矣"。他强调：辨证疡疾，首重阴阳。并指出："阴阳二证虽无代表之字面，而未尝无界限之可言，但取义亦非一端，必须融会贯通，悟彻至理，而后见微知著，直决无疑"。他认为：当依据人体之经络、腹背，病症之寒热虚实、病形之深浅、肿势之坚软、痛势之急缓，再兼及审察病人之气体虚实，望色辨脉，验舌看苔来分辨阴证阳证，绝不可就症而论。因此，他从疡证的肿势、疼痛、瘙痒、痠楚不痛、顽木不痛，以及从肿疡之辨脓、脓之色泽形质、溃疡之血与水及外疡之脉状等，来详辨痈疡之阴阳寒热，病症之虚实，脓疡之深浅，病程之转归。对疡证之治疗，他指出：无论肿疡外形如何，务必以内治为首选。即所谓"苟能精明乎内科治理，而出其绪余，以治外疡，虽有大症，亦多应手得效"。然而他也赞同疡症以内外合治的方式，促其早日痊愈，他说："盖治疡大旨，虽无不以内症为权衡，而对于外症，如消毒止痛，去腐生新之类，必须有二、三味合宜之药，为之导引，而后内外各如其分，否则全无关系，又安能收覆杯取效之应"？

所以张山雷提出了"析证应循内科之理，论治务必切合实际"的证治思路。他认为：治疡当以消散为首要。无论是医家还是病家，未成者必求其消，关键是应当探求病之本源而治之。即便内已酿脓，四周疡肿尤甚，仍以消散为主，退肿为急，反对早用透达之药。在消肿止痛方面，认为唯在行气活血，这是因为疡之形成，乃因气血之壅滞阻碍所致，行其气则血亦通。但他又进一步指出："治疡注重气分，洵为握要之图"，但行血不可太猛，破血逐瘀之品，非可轻率乱投，"此固治疡者始终利赖之捷诀"。历来医家认为，疡证之病因病机大多责之于热毒，治疗上亦多以清凉解毒为主。然山雷却在《疡科纲要》中提醒医者，临证要仔细分析，不可概以寒凉之品直折其势。如头面风热之证，必先辛凉疏风，不得早用寒凉致生变故；湿热之病，清热兼须淡渗导湿；毒火之患，热毒不仅直入血分，且必涉心肝二脏，治宜大剂凉血，并清心肝之热；湿毒相合之病，又须与专治毒火者相区别，必犀羚苓连大剂急投，而又以淡渗导湿辅之；倘若外疡溃后，绝少用大凉之法。总之，绝不可"以清凉解毒四字，作为枕中鸿宝"而滥施之。对于老年人患脑疽、背疽、乳疽、腰疽等，症见恶寒畏风，舌苔白腻，湿痰壅盛，脉细涩无力等寒证者，张山雷认为，治法上当温养，宜用温经宣化、通经化痰之剂，以透达皮毛，使毒得外泄。养正去邪，培本护胃是疡证溃后，正气亏虚的治疗方法。张山雷指出：外疡溃后，"最宜顾其元气，而尤以调和胃气为主"。因为痈疡溃后，"脓毒既泄，其势已衰"，其用药一是清其余毒，一是清养胃阴，使谷气旺而正气自充。然而他强调：在清除余毒时，仍不可过用苦寒之品，以防损胃，耗气真气；而清养胃阴，更不能一味蛮补，以防旧病复起。谨守清淡养胃，才是外疡溃后调理的关键。在外治药的应用上，他说："疮疡为病，发现于外，外治药物尤为重要。凡轻浅之证，专恃外治，固可以收全功，而危险大疡，尤必赖外治得宜，交互为用"。说明张山雷虽重视疡疾内治，但也不忽视外治药及其刀针在临床的运用，而且还主张用药不在于贵，唯在适用而有实效。

张山雷于疡科之学术见解及其证治经验，得到后学南海医家郑召棠之盛赞，谓之："辨证首重阴阳，必观其人之气体虚实，病源深浅，察色辨脉，兼验舌苔，以为定论，不为部位形色所据。肿痛发痒，酸楚顽木，脓之成否，色质若何，溃疡血水，六淫脉状，各有专论，辨之綦详。变幻离奇，千态万状，莫不绘声绘影，眉目分明。至若主治诸方，则师承有自，必以内证为主，随其寒热虚实，七情六淫，气血痰湿诸证而调剂之。其论消肿化脓，行气治痰，清热理湿，温养补益，提脓托毒，清养胃家等法，条分缕析，探本求源，议论高超，理法精密。选用各药，内服外施，诸法悉备，措置咸宜。诚疡学之总纲，治疡之要领也"。

笺疏前贤女科医著　阐析妇人证治微义

张山雷于妇科方面的学术成就，主要体现在经其笺证的《沈氏女科辑要》一书中。他有感于历代女科专书，自南宋陈自明《妇人大全良方》以后，以明代王肯堂《女科证治准绳》最为丰富，而武之望之《济阴纲目》，虽依据《准绳》分门别类，但所集前贤议论大多空泛，且缺少发明。不如他早年诊治妇女疾病所参考的，由沈尧封编撰的《女科辑要》，他认为该书虽"廖廖数十叶"，然"精当处勘透隐微，切中肯綮，多发前人之未发，实验彰彰，始觉轩爽豁目"。"而孟英按语，更能刻进一层，洞见癥结，皆是此道之金针，……大有取之无尽，用之不竭之妙"。所以张氏引申其余义，以征经验，又附以他20余年临证阅历与心得，为之"笺证"，以作医校之妇科讲义。

对于月经不调之妇科常见病，《辑要》作者沈尧封引用赵养葵语，谓之月经先期谓有火，月经后期量多谓气虚，过期而来谓火衰，治则上总以"滋水为主，随证加减"。张氏不同意此说，认为先期为火，后期火衰，仅仅是月经不调的一个方面，倘若气虚无火，亦有先期而至；血枯阴虚，亦有后期而至者。所以治疗月经不调，不能仅泥以六味丸之"滋水未主"，更何况"六味"之丹、苓、泽泻渗泄伤阴，怎能作为主药？他进一步指出：月经先期量多，属肝气疏泄无度所致，若再以柴胡疏肝，无疑为"杀人捷诀"。因此他强调治疗月经不调应分别寒热虚实，更重视王孟英"当审其所禀不同"以及"无妄之药，不可妄施"的经验之语。

对于月经不来，甚或经闭等病症，张氏认为治疗上应以补水、补火、补中气为主。他说："补水必从魏柳洲之一贯煎为首"，又可择选"高鼓峰之滋水清肝饮，薛一瓢之滋营养液膏、心脾双补丸，陆九芝之坎离丸等；补火则河间之地黄饮子……；补中气则归脾汤本是正宗。但人之体质，各有不同，用古方者，可师其意而斟酌损益，方能合辙"。张山雷的上述论述，对现今临床治疗仍有一定的指导意义。

崩中一证为女科之重症，前人有言养血，有言舒肝，有言升提，有言温补，有言固涩，大多缺此少彼，失之一偏。张氏认为：崩中多为气不摄血，妄行无度，且因火者多，因寒者少。纵然有火，亦是虚火，非实热可比。所以崩中一证，多为虚阳妄动也。治疗上他主张在辨证求因的基础上，务必加入介类药物，如生龙齿、生牡蛎、生玳瑁之属，以镇潜虚阳，收摄横逆龙相之火，以达止血之目的。

带下症为女科之常见病症，历来医家对此病因纵说纷纭。有主风冷入于胞络者，有主湿热者，有主脾虚气虚者，有主湿痰者，有主脾肾虚者，有主木郁地中者；其治法上有用大辛热者，有用大苦寒者，有用大攻伐者，有用大填补者等等。张山雷认为：无论何种病因导致白带、赤带，各有对药之病，应当辨证施治，因证立方，不可拘泥一方而刻板治之。其他如产科方面的胎位不正、胞衣不下等，张氏均能结合合信氏之《全体新论》西医学说，予以详尽地阐述。

推崇钱氏小儿《要诀》 逐条辨析病症治则

儿科一门，并非张山雷之擅长，所以他自谦地说："寿颐自问半生学术，不过内、外二科，稍谙门径，何敢妄称专家。若至儿医，则不晓推拿手法，岂敢觍颜以编撰幼科专书，贻讥大雅。维念女、幼、疡医三科，虽脉理病情，药物治验，无不息息相通，究竟同中之异，铢两各殊，苟非研究有年，最易失之毫厘，差以千里"。因此他以钱乙《小儿药证直诀》为蓝本，以自己的半生学术及临证经验，为之逐条笺证，计104条，而后将其作为儿科课堂讲义，教授于学生。张氏认为，小儿脉象在三岁以内极难辨认，故他推崇并重视钱氏《直诀》以诊视指纹来诊断病证，主张辨指纹色泽，当与形相相结合。指出："若辨纹之色，则紫者主内热，红者主身热；青者为惊，肝木动也；白者为疳，脾土伤也；若见黑色，即属不治。"并进一步指出："纹以隐隐不露为佳，显明深色，病势必重。间有弯曲之状，当以色泽辨之。至三岁以上，即当兼察其脉"。这是因为小儿骨气未成，形色未正，悲啼喜笑，变态未常；一旦患病，变化迅速，易虚易实，易寒易热，脉象难凭。足见张山雷于幼科临证，强调四诊合参，并以内证为主的学术经验。

惊风发搐为小儿病之重证，钱氏立论以症命名，列有肝风、肝热发搐，伤风后、伤食后、百日内发搐，以及惊痫发搐等，并把发搐时间，按十二时辰定为早晨发搐、日午发搐、日晚发搐、夜间发搐。张山雷颇赞其说，认为临证审因论治为第一要务。他针对钱氏伤风后发搐，当予"发散"的论述，指出："小儿稚阴未充，伤风身热，颇有引动气火上升，发为惊搐者。此是伤风后之变证，非外风之能令抽搐。治法亦必以清热息风为主，若误认外风，再投升散，乃抱薪救火，为祸甚烈"。再如伤食后发搐，钱氏治法乃"当先定搐，搐退，白饼子下之"。山雷则认为："伤食而为发搐，亦有壅滞不通，气上不下，乃有此变。是宜先去其滞，则地道通，气火自平，而脑神经可复。钱谓当先定搐，搐退而后可下，未免先后倒置。须知既因食积而后致搐，则食不去，则搐不可定"。足见张山雷对发搐一证力求审因论治，反对钱乙以五行观点，拘泥于早、中、晚、夜半之发搐时刻，而贯穿于脏腑为病的精辟理论。

又如小儿夏秋吐泻一证，钱氏谓"五月十五日以后吐泻，身壮热，此热也，……玉露散主之。六月十五日以后吐泻，身温似热，……食前少服益黄散；食后多服玉露散。七月七日以后吐泻，身温凉，三分热七分冷也，……食前多服益黄散；食后少服玉露散。八月十五日以后吐泻，身冷无阳也。不能食乳，当补脾，益黄散主之"。然而张山雷则认为："此四节据时令以定吐泻之或寒或热，太嫌呆板，不可为训"。他说："凡病皆当以见症分别寒热虚实，断无执时节以论治之理。而所谓几分热，几分冷，尤其胶柱鼓瑟，必非确论"。反映了张山雷于临床审证求因，辨证论治，实事求是，不泥前贤所论的治学风格。

提纲挈领阐析脉学　引经据典正讹本草

张山雷在脉学（中医诊断学）方面有深刻的研究，并在临床实践中积累了丰富的经验。他说："四诊之序，望问为先，切脉居后，非脉法之不足凭也"。他认为，切脉所得印象，只能作为疾病病理变化之参考，万不可不兼顾患者的声色形证，而仅凭脉象以审定其为寒为热，属实属虚。张氏此说强调了四诊合参的重要性。所以，张山雷在其编撰的《脉学正义》中，借鉴了上自岐黄、仲景，下至明清各家，凡论脉之有理而可为后学启迪者，无不收撷评论。他首先详述脉学纲领与脉诊操作要领，其次详解浮、沉、迟、数等三十余种脉象的具体表现与特点，以及诸脉所主的病证和辨证应用。一般来说，诊脉识病，可以了解气血之虚实盛衰，定夺病机之温凉寒热。脉随病势为变迁，所谓有是症便有是脉，脉症相合，如影随形。但张山雷对此认识似乎更深一层。他认为脉象相对于病症而言，应该为疾病预先之征兆。他说："脉乃气血之先兆，气血偶乖，脉必先现；唯脉已变迁，而后有病状以应之，非病症先发动而后有脉象以彰之也"所以张氏在诊脉辨证方面，着重强调当细细体会辨识脉之迹象，尤对初学者来说，不能离迹象而言神化，以免误入歧途。

张山雷对本草的研究，首重《神农本草经》，因"其源最早"，历史悠久，且言简意赅，内涵丰富。在他长期的教学与临床实践中，参考了历代众多的本草书籍，并经心寻绎，撷取《神农本草经》与陶弘景《名医别录》之精华，成就了《本草正义》七卷。此书按山草、湿草、芳草、蔓草、毒草、水草、石草等分为七类，载药285种。每种药冠《神农本草经》《名医别录》之论于首，继述正义、广义、发明、正讹、纠谬等各项。对各药之性味、功用、主治、炮制、用法及忌宜等，皆博采众家，详加考订，又旁通己见，融入个人的独到见解。如对张洁古谓桔梗系"诸药之舟楫，载以上行，至胸中最高之分，诸药中有此一物，则不能下沉"等，洁古之论，使缪仲淳、张景岳、张石顽等则大畅其旨，谓之"专用降剂，此物不宜同用"。遂致后世皆认定性味辛温之桔梗能载药上行，为治喉痛之专门药。张山雷指出："《本经》《别录》皆无此意，此说不知易老从何处悟入"？即便桔梗果能升提，"则凡风热实火诸喉咽病，正是火势上壅之候，更与温升（之桔梗），宁不抱薪救火，而益张其炎"。因而他无奈地感叹道："奈何庸俗之流，犹昧然盲从，而执定甘桔为咽痛之普通药剂也"。笔者以为，张氏之论，对当今之中医临证者，当有所警示。

又如黄芪一味，历代诸家皆谓其乃疮家圣药，称其益气固表，以疗其虚，而能排脓止痛。张山雷于疡科疮痛，师出名门，经验独到，体会更深。他说：黄芪之用于痈疡，是指久败之痈疽脓溃。"盖久败之溃疡，肌肉久坏，脓水频仍，表气大虚"，所以用黄芪固其表以托脓外出。"后人习焉不察，误认为通治痈疽，置'久败'二字于不问"。导致缪仲淳谓其治小儿胎毒疮疖；张景岳称其生者可治痈疽；张石顽则谓其能托已溃疮疡等等，实令后人莫衷一是而无所适从。他尤对缪仲淳之《本草经疏》等予以猛烈抨击，"竟谓其治小儿胎毒疮疖，则皆热毒湿火之病，而投甘温固表，直是抱薪救火。误读古书，抑何至于此极。景岳、石顽皆高明之士，所论药物，皆有经验，而犹仍斯伪谬，又何怪庸耳俗目之人云亦云，葫芦依样耶"。所以他提出："凡在肿疡及溃疡之毒势未清者，概不浪投补剂……。唯溃久元虚，或虚寒之体，始以四君、六君、保元、归脾等方，随宜择用，非矫异于庸俗也；亦证情之不容不尔者耳。敢揭而出之，为世之治疡者告"张山雷指陈利弊，对医药学中存在了数千年的不同见解，毫无忌讳地阐述己见，大声疾呼，若无真才实学或真知灼见，断不会发此呼声。

综上所述，生活在清末民国初年的张山雷，曾为清末秀才，他自幼好学，学有根柢，于经史百家，靡不涉猎。虽因亲疾而习医，又拜师于黄墙朱阆仙，并助其办学。然而坚实的文学根柢与勤奋的求医精神，以及对中医理论考镜源流，辨讹正异，并圆机活法地应用于临床的治学态度，使其医术日益精湛。张山雷的突出贡献，在于他为规范我国中医教育，培养中医后继人才，编撰中医教材讲义，弘扬中医学术争鸣而奔走呼号，日以继夜，竭尽全力，呕心沥血。他的一生，为我国浙、苏、沪、赣、皖五省市培养中医药学人才约600余人，经其著述或编改的中医药教材或讲义达30余种。经其培养毕业的学生，为弘扬当地的中医药学及其学术发展，其作用不可估量。可见，张山雷对我国近代中医教育及其学术研究所作出的历史功绩是不容磨灭的。因此，张山雷不仅是我国近代的中医药临床学家，更是我国早期的著名中医药教育学家。

张山雷对中医教育的杰出贡献及其历史地位

一、生平

张山雷（1873.7～1934.5）张山雷原名寿祥，字颐征，后改名寿颐，字山雷，江苏嘉定人。1873 清同治十二年七月三十日出生于嘉定城厢塔南大街普通商人家（旧衣肆），1891 年（辛卯清·光绪十七年）19 岁入泮，为邑庠生（秀才）。1894 年（甲午清·光绪二十年）母患风痹，肢体不遂，为侍奉母亲开始购置医书学习医药知识。《医事蒙求》"寿颐弱冠之后，因慈亲抱恙，渐以致力于此，当时初非有习以营业之志。"然"乙未、戊戌连遭大故"母、父相继去世。家庭多难，环境变迁遂无心乡举，弃儒习医，对医药经典、名家著述，朝夕钻研，以求贯通，并向当地名医求教问难，数年之后，学业增进，正如：《籀簃谈医一得集》所述因父母双亡后：无心乡举，间乃稽核各医籍同异，欲以求其贯通而颇不易言，但研究日久于杂病粗有头绪，戚邻间时以疾苦相告，索方而去，尚能桴应"。然而先生自感不足决心深造，于 1902 年 5 月壬寅（清·光绪二十八年）30 岁求学于方泰乡黄墙村朱阆仙门下。朱氏见先生虽已而立之年，但悟性聪灵，虚心刻苦，深为赏识，加上勤学钻研，融汇贯通，先生的学识经验、益臻精湛。1905（乙巳，清·光绪三十一年）33 岁，在朱阆仙处求学侍医不到三年，已达"饮我上池，不啻洞垣有见"其后在嘉定城内张马弄悬壶行医，自谦仅书"张资生知医"为家乡父老乡亲，疗医解惑。1910～1914 年（庚戌—甲寅）清·宣统二年至民国三年，33～43 岁在上海开业行医。1914 年朱阆仙在黄墙村筹办中医专门学校力邀张山雷为之襄助。先生有感于中医传承中

692

的种种弊端，加上反对时局欲废止取缔中医等因素欣然应诺助师办学，他说"吾师创设中医学校于黄墙家塾，实开国医立校之先河"并代朱阆仙撰写"黄墙朱氏私立中国医药学校宣言书"并拟定教学计划，设置教学课程，编写课堂教材，主持学校教务工作。1916 年（丙辰，民国五年）44 岁因朱阆仙逝世，学校停办，即赴沪行医。《读医考证集》"丙辰八月，时寓沪西"1918 年～1919 年（戊午—己未）民国七～八年 46～47 岁，由谢观、丁甘仁、包识生等人以神州医药总会名义，向上海当局申报获准，在上海创办神州中医专门学校，力邀张山雷加入神州医药总会，并恳请为神州中医专门学校任教并编印教材。1918 年时任兰溪知县盛鸿涛深感兰溪虽有繁茂药业贸易，而无名医诊所，与当地药业界商议出资入股办校，以培养医学人才，弘扬国粹。1919 年兰溪中医专门学校成立，首任校长诸葛超（少卿）。由于严重缺乏师资教材，当年秋由校长诸葛少卿赴沪求师。经神州医药总会推荐，聘张山雷为兰溪中医专门学校教务主任。1920 年（庚申，民国九年）48 岁，农历 2 月赴兰任职。《医事蒙求》自述"庚申仲青、乍来兰溪……。"先生在兰 15 年，主持教务、课程设置、编写讲义，日以继夜，辛劳备至，成果菲然。于 1934 年（甲戌，民国二十三年）62 岁，农历五月初八因积劳成疾，胃疾复发，不治身亡，葬于兰城北新亭村。噩耗传开，博震医界，生前友好，医药界同仁皆为痛失良师益友，纷纷发表挽联诗章，以表哀悼。

二、潜心研读，积累深厚医学功底

先生自幼好学，天资聪慧，据先生《籀簃谈医一得集·自序》"5 岁始启蒙读书，6 岁入家塾，11 岁四书五经约略成诵，13 岁始习贴括""颐性不嗜八股，成童之年偏喜猎百家之言，藉消永昼。"先生嗜读经史文集、诸子百家，博学多闻，尤精小学训诂（研究文字解释的学问），积累丰富的文史知识。1894 年，母病风痹，在迎医送药中引发他学习研究医学的动机。《医事蒙求》"寿颐弱冠之后，因慈亲抱恙，渐入致力于此"，于是购置医籍，稽核各医籍同异，欲以求其贯通，在研读医学经典文献，历代名家著述中，不断总结。《医事蒙求》"医虽小道，然初学之时门径未清，辄有望洋兴叹，昔贤间有编为歌诀者，引人入胜，用力少成功捷。寿颐……，渐此编撰，自备遗忘，积盈成册。"先生在自学时还不时向当地名医有学术见解者求教。《籀簃谈医一得集》"泊乎庚辛之间，问病者渐多，而自思于时病变化竟是茫无端绪，乃于壬寅午月负籍于同邑黄墙村朱阆仙先生之门。"朱氏医学五代相传，精通各科，对疡科尤长，多年来盛名远扬，远近前来求医者，日以百计，朱氏将生平经验竟无保留向其传授，先生得其教诲，学识日益丰富。加上儒学功底，平日博览群书，刻苦钻研，积淀了丰富的医学理论，实践知识，为日后厚积薄发，铺垫坚实基础。

三、逆境进取，投身教育奠定了中医规范课堂教育的基础

二十世纪初期，西学东渐，正如先生所言"概自欧风美雨浸灌亚东凡百学术竟趋新化，唯兹医药亦复崇新名，鄙夷旧学"（1914 年）时任北洋政府教育总长汪大燮公开说："我今后决意废弃中医，不用中药"当祖国医药处在生死存亡之际，先生与有志于复兴中医药志士为之奋斗。先生鉴于当时中医界"乡曲庸流，漫无规范……士商失业，动辄悬壶，朝读方歌，夕已行道。《素》《灵》《内》《难》本未知何种书名；张、李、刘、朱、雅不识何时人物。解得二三汤剂，公然自诩万能……"以及"又有父传其子，弟绍其兄，

一系相承，辄矜家世”等种种弊端。1914 年其师于黄墙创办中医学校，先生欣然应邀。《疡科纲要》“昔在甲寅之岁，老师创设中医专校于家塾，命颐襄助为理，委以编辑讲义，制定课程。”《治疗学讲义》“唯时环顾通国中医之校尚在草昧之天，讲堂课本全无凭藉，爰偶以卫生、生理、病理、脉学、药物、药剂、诊断为七大纲，冀以握内、外、妇、幼之要领，先生领之，遂不辞谫陋，草创编纂，藉以开通风气，为海内创，庶几抛砖引玉。”先生代其师撰写《黄墙朱氏私立中国医药学校宣言书》，客观分析了中医界现状及种种弊端，开宗明文提出“撷旧籍之精华，准历来之经验，编辑讲义，排列课程，分目别科，限以时日，归诸实用，无取辞繁。”规仿讲舍仪型，开辟医林门经。“举凡频年心得，数世家珍，内症方书，外痛膏散，悉以公之同志，以冀传之后来，上以发扬国粹之精神，下以表暴个人之意见。”先生将“发扬国粹，造就真才”列为其办学宗旨。同年，先生目睹当时我国办医未入讲堂，编制课程，茫无成法，以致造成各不相谋，随意自择的弊端。撰写了既保存我国医学之精粹，又参合新知务求翔实《黄墙朱氏私立中国医药学校编制课程商榷意见书》设置医经(《灵》《素》《难》)，《伤寒》《金匮》《病源》，脏腑、生理、经络穴俞、脉法、舌色（实为诊断）、本草、方剂、医案、内科、外科、女科、幼科、喉科等临床课程，特设函授部并变通假期，方便临床实习藉以构成吾邦医校之雏形，昭示学子问津之准则，广以振新国学之精神，于以拯救斯民之疾苦。当年入学七、八十人，盛况空前。1916 年朱师逝世，学校停办。1918 年，应上海神州中医专门学校包识生等力邀赴神州任教，当时师资教材匮乏，先生于黄墙教学、经验、教材起到较大发挥。1920 年初先生应兰溪聘请任兰溪中医专门学校教务主席，幸逢知己，宿愿已酬。任职后先生确定学制及课程设置，并负责编写教材。学制初定五年（后改四年），预科二年，正科三年。预科以基础为主，以《内》《难》《伤寒》《金匮》等经典著作为主，结合先生自编教材。正课以临床各科为主，较黄墙基础上更为全面，并吸收现代医学的生理，解剖等运用教学中，如《意见书》所述“兹拟化除畛域，撷取精神，融洽中西，务求翔实，非敢眩骑墙于两可，冀以溶成见于一炉。”先生注重医疗实践，学以致用。实校开设校内门诊部作学生医疗实践基地，合理安排假期有利于三、四年级学生临床实习。正如先生所说：“案头侍诊，学习之要务，随同诊察，庶几学有本源，易收实地练习之效。”

教学中先生把经典著作作为学习中医基础课的重点，他说：“《素》《灵》《难经》终是谈医之鼻祖，……虽皆采集于后人，要自贻传于上古，微言隽义，层出不穷。赏奇析疑，钻研无尽。”《本草经》言简意赅，含蓄者富，非精心寻绎，难得其真。”先生注重教学方法，善于启发思维。学习方法上他指出“今本《素》《灵》《难经》《伤寒》《金匮》，可就原有白文细细读去，而参之以自己治医经验，将其明白了当，病理、药理彼此符合之处，详加探索，确有将悟可得而言，其有不甚可解者，则姑置一边，留待后日，再读再解；或者自己功夫日进，治验日富，则必有昔日之不可解者，俟至异日而一旦豁然者。”他主张初学《金匮》“宜以上为主，结合论证精义，互相对勘。”在教学中先生认为应研读经典文献入手，打好基础，然后阅读后世各家著述才能有所依据，不致误入歧途。同时他对学生期望殷切，他说：“学校之卒业有定期，而学力之深造无止境。况乎病理、药理以愈加探讨而愈得证明，岂仅三、五年间所能兼容并包，无所不贯？”

先生根据学校场所有限，而校外有志中医药人士不少的情况，建议并实施中医函授教育。在黄墙任教时尊朱阆仙先生创立学校本欲渐图推广，以济斯民之愿，以扬国学之光的思想，开展附设函授，招收符合章程要求，喜好中医人士入学就读。如经济上有困难的只收讲义费。凡有疑惑者则用书面答复，期满考试合格，发予毕业证书。在兰任教坚持并加以完善，先生这一举措，为扩大培养中医人才的创举，至今也为中医院校采用。

四、殚心竭虑，编写教材

先生认为"讲堂授课困难，而编辑讲义更要慎之又慎。"先生重视教材建设。他说"资料必须博采广收，研求确当，取材不容不富，甄录不得不严，参考成书，折衷实验"在编写教材中必须做到吸收其精华，扬弃其糟粕。由于学校设预科、正科，在预科教学中先生将经典著作的学习放在首位。然医经传世久远，不无残缺，加上历代注家说法各异。先生尊古而不泥古，通过自己临床实践，凭借古文功底，考证各家注释，对经典中的错讹处详加考证，予以纠正。如《素问骨空论》云："任脉为病，男子内结七疝，女子带下结聚"。《难经·二十九难》"任之为病，其内苦结，男子为七疝，女子为结聚。"先生认为"疝气与瘕一浅一深，在气在血，病固不同，而经文以男女分析言之，则犹未确，疝以气言，古人本非专指男子睾丸为病。"类此种种随处可见，同时先生对经典著作提出"削肤存液，卖椟留珠"原则。他认为：初读《内经》注家以王冰、马元台较好，谈到《难经》先生列举所见，书目约二十家，当以张伯仁之本义，徐灵胎之注译较为流畅，各家所注唯以二氏最优。于是在教材编写中，选录原著中理法精密，言明且法，又切近可行有益实用的段落条文，加上自己实践、考证，编写《读素问识小录》《难经汇注笺正》等将其列入中医基础教材。由于先生平素好学，钻研各家学术，结合临床考证总结，将《医学蒙求》《十二经脉俞穴新考正》等列入启蒙初学教材。临床各种讲义则根据30余年研读历代名著的心得，选择心仪范本，结合临床实践，博采众长，穷究精考，切合实用，在原著每条之后畅杼机理，阐发精蕴，诠解、笺疏、补正。他说："学医者，本以疗今人之疾病，岂笺注者必须墨守古人言？况病必随时局递更，斯读书尤以近今为切用。"如《内科学讲义》采用张洁古《脏腑标本药式》寒热虚实补泄各条论述加以笺疏、补正后，以《脏腑药式补正》授课。外科学讲义即根据其师学术加上自己的临床实践，即《疡科纲要》，突出中医的整体观念，注重外科的内科辨证，内外不能分途论治的理论。同时对外治方药配剂运用，作了详尽叙述。先生根据收集历代医家有关中风病的论述，参照现代医学理论，结合数十年的临证指出，编纂《中风斠诠》一书。在书中先生指出："凡猝倒昏瞀，痰气上壅之中风，皆由肝火自旺，化风煽动，激其气血，并走于上，直冲犯脑，震扰神经而致。"排除"邪风外中"学说。该书对前贤诸论，兼收并蓄，并扬长避说地论述中风病应按证候、病程，分类辨证施治。《中风斠诠》是先生对中风病因、论治创新之作，并作为专校本科临床教本。对正科学生，先生重视医案学习讨论，他选录《名医类案》《续名医类案》《王孟英医案》等有关伤寒、温病、杂病、外科等医案，结合临床点评其中的理法方药精妙之处，细析其不足；编纂《古今医案平议》十六卷，为学生走上社会面对患者有鉴可借。从上述课程设立，教材编写，可见先生对中医课堂教育上呕心沥血，殚心竭虑。

先生衷中参西，尊古而不泥古，发展弘扬祖国医学，同时也不排外吸取现代医学中的科学知识，丰富中医学术。他认为"生理解剖必须中西合参，借征西化，欲阐病源，须明生理，骨骸之躯机，气血循行，脏腑之体用。吾邦医籍但见其理，未尽其形，虽然一由心里而体夫真情，一由目睹而穷其状态，吾究其理，彼究其形，互有专长，岂宜偏重。"客观分析中西医各自长处，教材编写引用英籍医生合信氏《解剖生理学》，疏正成《合信氏全体新论疏正》，教学中以科学态度纠正前人不科学的医学论述，引导学生正确对待，取长补短的学习态度，也符合新中国成立后的卫生工作方针。在校教学期间先后笺正，修订，注释了《钱氏小儿药证直诀笺正》为儿科讲义，《沈氏女科辑要笺正》为妇科讲义。先生在主持兰溪中医专门学校编纂了《脉学正义》《本草正义·前集》《医经俞穴新考证》《谈医考证集》《籀簃医话》讲义著作二十余种。在校内外刊物发表论文近百余篇。先生不把医药知识当作私家财产，提倡"独标新异"，决心以"筚路蓝缕"、"芟剪荆榛"精神，为中医教育事业不断求索，为培养出更多中医人才贡献一生精力。

先生身体单薄，校务工作繁忙，日间忙于授课，诊病，后半夜独编教材，危座构思，苦心孤诣，推本穷源，日以继夜。正如弟子汪仲清所言："先生每日晚餐毕就寝，夜漏未尽即起，纂辑讲义，率二千余言，提要构元，兼综条贯。达诸笔，宜诸口，能使听者心领神会，欢忻鼓舞，骎骎而不容以己。"日久，身体渐衰，临危前自作挽联一副："一伎半生，精诚所结，神鬼可通，果然奇悟别开，俾助前贤，补苴罅漏；孤灯廿载，意气徒豪，心肝呕尽，从此虚灵不泯，唯冀后起，完续残编"。此联是先生一生真实写照，并寄希望后人，续展中医事业。

五、成果丰硕，精神不灭

先生一生好学，乃至晚年仍手不释卷，博古通今，治学严谨，遵古而不泥古，信今而不盲从。兼容并包，无所不贯。先生心胸旷达，平易近人，深受学生爱戴，助人为乐，诊病不计报酬，遇贫苦病人还慷慨解囊。

先生自弃儒从医三十一年来，兢兢业业耕耘在中医药事业上，在临床、著作、教学，为人方面为后人留下宝贵财富。特别在中医教育事业上成果丰硕，正如汪葆元曰："先生于校，固薪尽而火传，而其学说复风行渐远，悦所谓不朽之业非耶。先生之所著常存，胸襟识力，并声音笑貌，优仿佛遇之。谓先生至今存可也。"

先生自习医以来临床颇丰，在黄墙办校至神州教编期间，为日后的中医教育打下扎实基础。自1920年2月应聘任中医专门学校教务主任十五年来，受业人数近600人，遍及江、浙、沪、皖、赣、闽等地。为中医事业培养出一大批人才。如南京著名针灸医学家、全国政协委员，博士生导师邱茂良；浙江医院副院长、全国名老中医、主任中医师吴士元；浙江中医学院资深教师邵宝仁；贵州省人大代表、省卫生厅的厅长、贵州省中医研究所所长王聘贤；含山名医严绍徐；金华名医汪仲清；兰溪名医蔡济川等。为发展中医事业，服务民众，培养后继人才作出杰出贡献。

先生一生都在探索，实践中医教育事业，为规范中医课堂教育倾注全部心血。堪称中医教育实践家。规范中医课堂教育的先行者。

先生学问渊博，精通训诂，著作等身，桃李满天下。自习医以来即编写《医事蒙求》，求学朱阆仙处即撰编《藏府药式补正》，教学期更不用言，直至晚年身体日衰仍笔耕不止。出版《籀簃医话》，重订《本草正义》《中风斠诠》等，去世同年又重订《医事蒙求》。先生一生从无休闲，著作论文颇丰。据《专辑》"附张山雷先生著作目录达25种，如加入《湿温病医案平议》有26种，尚有《伤寒》《温热》《虚人感冒》《阳明经病》《阳明腑病》《瘫疹》《疟疾》《痢疾》《中风类中》等学校讲义油印本，如算入有三十余种。"先生在担承学校教编工作时还聘为中央医馆常务理事、《中医世界》特约撰稿人等。1927年7月，学校创刊《兰溪中医求是学社》。先生先后向各杂志发表论文近百篇，为后世留下了一大批宝贵遗产。

先生为中医教育事业鞠躬尽瘁，奉献一生精力，对新中国中医教育事业留下宝贵财产。先生创办的中医规范课堂教育打破了传统的中医带教模式，特别在办学形式，教学理念，课程设置，教材编写等方面实践，为新中国成立初期现代中医教育奠定了基础。

先生的教育思想不朽。新中国成立后的 1962～1963 年，兰溪当地政府主管部门发挥地方优势，参照兰溪中医专门学校模式，举办全日制兰溪中医学习班，学制四年，先后招收应届毕业学生 97 人，通过考试合格毕业 67 人，设课目 23 门，教材以五院教材为主，参合张山雷所编教材。聘张先生的学生蒋理书、孙平、吴春祈为专职教师，聘叶建寅、汪惟章、佘枚笔、罗震春等为兼职教师，秉承张山雷先生的严谨治学风格和理论联系实际的学风，毕业后分配到兰溪、金华、武义、开化、浦江等地，为兰溪及其他县市缓解中医断层问题，为中医事业起到承先启后作用。至今有高级职称 15 人，余均为中级职称在当地都有较高声誉。

兰溪卫生学校为解决农村中医人才缺乏现况，于 1988 年招收中医学员 107 人，学制三年，由张山雷先生的再传第子任教，毕业后成为乡镇卫生院的中医骨干力量。

先生的中医教育遗风，在中药界也有体现。自 1986 年起由诸葛达先生等创办诸葛中药班，学制三年，至今共招收学员 3000 余人，生源来自兰溪、金华、建德，毕业后经考试合格为各医疗卫生单位、医药公司、药店所聘用，为提高中药队伍素质起到积极作用。

先生的一生将毕生精力贡献中医教育事业。先后在黄墙、神州、兰溪中医专门学校从事主持教务工作。在实践中规范了中医课堂教育，培育了大批中医人才，其作用不可估量。其中医教育思想、中医教育成就在中医教育发展史上不可磨灭。先生的著作、丰硕教材及学说研究至今尚具有实际指导意义和实用价值。先生是近代中医药学家，为近代中医课堂教育的主要奠基人、实践者。是近代中医规范课堂教育的宗师。一代中医教育巨匠。

（本文参考邵宝仁先生《张山雷》，叶显纯先生《张山雷年谱暨生平考证》，金起凤先生《浅谈张山雷先生的中医教育思想》，黄瑛、张宁先生《民国医界"二张"对近代中医教育的贡献》，朱定华先生《张山雷学术讲稿》等，在此表示感谢。）

读《医事蒙求》有感

浙江省兰溪市中医院　汪定华

张山雷先生为初学医者，便于学习记忆，遂于公元 1898 年用歌诀形式，编撰成《医事蒙求》一书作为教材，以供初学中医者"入门必读之书"。

本书从阴阳五行的属性，方位，配制，五脏配属五行，取象类比，推演络绎的方法，将人体的各种组织和功能，归结为以五脏为中心的五个生理和病理系统。并用五行之间的相生和相侮，来探索和阐述脏腑之间的协调和平衡，及破坏后的相互影响。并对十二经脉，奇经八脉归属脏腑及循行起止和诊脉，方剂、歌诀等均有详尽描述，对初学医者帮助确实很大。

但是笔者对先生《医事蒙求》一书中《附十二时气血流注》，《辨正》一文提法，有不同理解，现提出以供同道参考。原文摘录如下：《肺寅大卯胃辰宫，脾己午心小未中，

697

膀申肾酉心包戌，亥焦子胆丑肝通》。该七言和现代生物钟学说是相吻合的。子午流注的规律，从《内经》对时间节律的论述，均深受历代医家所拥戴。并在后世医家实践中不断得到验证，修补和发展。但由于受时代限制，张山雷先生对"以一日十二时，分配十二经脉，谓某时气血注于某经。"持有不同见解，而加以批驳。他在《辨正》中说"寿颐窃谓吾身气血，内而脏腑筋骨，外而肌肉皮毛，本是息息相通，无一刻不贯注全体，岂有某时独注某经之理。若谓一时流注于一经，则其他之十一经，竟无气血以流注之，此必不可通之说也。"但是先生为了初学医者能全面了解古医经原貌，还是把此节"姑附录于此，以助初学记忆云尔。"以便后学医之人，在以后学习和实践中，自己去认识和理解，而不是删去了事。先生这种"实事求是"学风对不同观点大胆加以批驳，同时在教材中又加以摘录，确实值得我们赞誉。

笔者认为"十二经流注"及"天人相应"理论早在春秋战国时代，我国著名医籍《内经》就曾精辟地描述了时间生物医学的雏模。提出了人体功能随月盈亏而变动，应四时变化而呈现阴阳消长。以及强调临床辨治，必须遵循"因时制宜"的宝贵意见。中国古典治疗法"子午流注针法"，就是以时间为条件的取穴针灸方法。为中国时间生物医学的杰出典范。与现代生物钟学说是相吻合的。临床上有些疑难杂症，如"卯时咳嗽"，"五更泄泻"，"子夜腹痛加剧"等等案例，均与时辰医学切切相关，不胜枚举。笔者在临床上对不少疑难杂证，通过时辰对应脏腑，辨证和择时施治，确实收到了良好效果。现举二例以供同道参考。

例一：子时定时呕吐案

周某某，女，46岁，职工。1989年10月6日诊；患者定时恶心呕吐七天。每于夜晚一时左右剧烈呕吐数次，其余时间一如常人。西医诊断：急性胃炎，神经性呕吐。曾用灭吐宁，维生素B_6，安定，中药用旋复代赭汤等中西药治疗，效果均不佳。形体日益消瘦，精神萎靡，面色晦滞。嗳气频作，口苦，咽干，胸胁乳房胀满疼痛，心烦易躁，月事延缓。经行小腹胀痛，经色紫红有血块。大便干燥。舌红苔薄黄，脉弦细，拟诊为肝胆郁而不宣，气滞经气不通。木郁克土，胃气不降，升降失常。上逆致呕。治宜疏肝胆介郁滞，调达经气。处以小柴胡汤加减。毛柴胡10克，黄芩10克，党参10克，姜衣6克，枳壳10克，熟军10克，甘草3克，吴萸5克，姜竹茹10克，生姜三片，红枣十枚，三剂，嘱下午4时，晚上10时各服一次。患者服药后当晚呕吐，嗳气，胸胁胀满转佳，第二天呕吐未作，三天后诸证改善，续方以养血柔肝，活血理气和胃善后。

按：患者性情忧郁，平素肝郁气滞，气血失和。子丑之时为肝胆所值之际，肝病及胆，肝胆经气不通，则气血运行不畅。口苦，胸胁乳房胀痛，经行小腹疼痛。木郁克土致胃气失降，上逆而致呕吐，嗳气频作。五脏经气循行有一定节律。子时经气注于足少阳胆经，丑时注于足厥阴肝经。此时由于经气传入、使肝胆经气血旺盛，功能加强。克伐脾胃，使脾胃升降功能失职，胃气上逆。故于"子时"发生定时呕吐，嗳气。治疗时除适当顾脾胃以降气逆外，主要从时间医学上"日生物节律"考虑，以和解少阳，解郁疏肝为主，使少阳经气顺交而吐自止。

例二：夜间定时头痛加剧案

柳某某，女，36岁，农民。1979年7月5日诊：患者头部剧烈疼痛，每至午后头痛发作，至夜半一时左右加剧，影响睡眠。疼痛以前额及巅顶部疼痛为主，上午头痛能缓解。自服头痛粉，止痛片等止痛剂可获小效。时发时缓已达20余年。自诉：16岁时头部被利器所伤后，即开始出现头痛，头昏，近年加剧。屡经地方医院检查，未发现器质病变。西医诊断为"血管神经性头痛"。头痛剧烈时伴有恶心呕吐。头痛间歇时有头昏，乏力，口苦，纳呆，心烦胸闷，记忆力减退。舌红边有紫痕瘀斑，苔白腻略燥，脉沉弦略涩。拟诊：阴血不足，肝阳偏亢，瘀血阻络，治宜活血化瘀，滋阴柔肝，方以通窍活血汤合芍药甘草汤加减：生赤白芍各15克，当归10克，旋覆花（布包）10克，生代赭石30克（先煎），白菊花10克，红花10克，桃仁10克，川芎10克，牛膝10克，僵蚕10克，姜夏10克，炙甘草5克，三剂。嘱其晚4时服头煎，10时服第二煎。患者服药当晚头痛即稍减，能安睡，续服15剂病愈。半年后随访，头痛至今未发。

按：定时头痛是最常见的时间性病证之一。患者由于外伤造成头部气血瘀滞，所谓不通则痛。由于气血的盛衰和运行有昼夜节律的变化，下午阴始生，阳将尽。夜半当属子时，又为阴尽阳生之际。气为血帅，下午和晚上，气机处于沉降期，间接地造成血瘀更甚，从而疼痛发作。患者瘀滞疼痛日久，造成阴血素亏，阴不济阳，风火上升。子时经气注于足少阳胆经，丑时注于足厥阴肝经。由于经气传入，使肝胆经，气血旺盛，功能加剧。值此瘀滞于内，肝阳上升，故夜半头痛加剧。治宜活血化瘀，滋阴柔肝并治，方以芍药甘草汤，通窍活血汤化裁。肝为肝脏，非柔养不克。《内经》云："肝苦急，急食甘以缓之"。芍药，甘草合用，酸甘养阴为柔。代赭石，旋覆花平肝降逆，使上逆之肝气下行。在服药方法上取迎而夺之之意。配通窍活血汤以活血化瘀，使瘀血得化，虚阳得降，服药二剂头痛缓解，15剂20年宿疾得以解除。

小结

中医时间医学是以"因时制宜"法则为基础，通过长期医疗实践探索自然变化对人体影响，逐渐认识到人体的生理活动，病理变化过程中，确实存在各种节律。如卫气运行节律，营气运行节律，脉象变动节律，五脏病慧，静，甚节律，六经病欲解时节律，这些节律都存在着日节律，周节律，月节律，年节律。这是自然环境周期变化影响人体周期节律活动的结果。用人体各种节律理论来指导临床，为预防疾病，保健益寿提供了新方法。也为临床认识疾病，准确诊断疾病以及选择最佳用药时间提供了依据。毕竟中医"时间医学"既是古老，又是较年青一门学科。尚需我们大家共同努力，去探索和实践。本文不当之处，尚需同道斧正。

读师祖张山雷《医事蒙求》书"缘起之感"

兰溪名中医馆　严以恭

医虽小道，然初学之时，门径未清、《往往》有望洋之叹，昔贤间有编为歌诀者，引人入胜，用力少而成功捷。忆当年，是在1962年的下半年，本人在金华卫校、兰溪中医班学习之初，确感师祖的话千真万确。一语击中初学者要害，初学中医，门径不清，摸不着路，这么多的课程、内容，无从入手，真是望洋兴叹啊，师祖提出用歌诀的方式来解决，我通过尝试，确实起到事半功倍的效果，是用力少而成功捷之路，便把方剂、药物、内经、伤寒论的条文先用小本本抄录，然后在早晨或傍晚，到空旷的小山坡或铁路旁天天去背诵、记忆、复习，在外出背诵时，经常能遇到汪定华、余大毛等同学也认真的背诵，既打下了扎实的中医基础，又对中医学产生了浓厚的兴趣。我们中医班的校址是设在兰溪市东门外，原城关初中内，由市教育行政部门统一招生，学制四年（三年理论，一年临床学习），全是中医学院编著的五院教材，有内经，伤寒论，金匮要略等经典著作，和温病学，方剂学，中药学，西医生理解剖学，和内、外、儿、妇、五官、伤科、针灸各科的教材。

学校聘请了师祖的杰出弟子，蒋理书、孙平、吴春祁、叶建寅等任我们的专职老师，蒋理书任教导主任，他们都有渊博的中医知识和丰富的临证经验，教书又育人，特别是蒋老师，他是当家人，全面负责教学、生活、劳动等对中医班的创办贡献，培养我们这一代真是呕心沥血、汗马功劳，我们同学都很尊重他，敬仰他。

学校对教学严谨，狠抓教育质量，对学员要求严格，可说苛刻，明确规定，期末考试允许补考，二门不及格就留级，三门不及格就除名，劝其退学（如66届在第一学期开学之初是60多人，到毕业只剩24人）。真是大浪淘沙不易啊！叶建寅老师的临床课，我们同学最爱听，听到叶老师今天下午来讲课，大家都很兴奋，提前作准备，因叶老师有丰富的临床经验，讲课风趣幽默，吸引人。中医古文经典，口若悬河，倒背如流，我至今都很佩服他。回想起在校的三年理论学习，老师们的认真带教，学员们的努力学习，这点我担任班学习委员4年是清楚的，在每天的早晨晨读，大部分同学是在教室里发出了朗朗的读书声，有的在学校的山顶背、树下读，到处都能听到男女同学读书的回荡音，浓厚的学习气氛。

班主任还规定，学员到小组长处背诵，组长到学习委员处背诵，学习委员到班主任（蒋老师）处背诵，我清楚的记得，我有一次方剂背得不熟练，被蒋老师严肃批评。

除了认真学习理论外，学校还安排1年临床实习，把学员分组落实到医院，聘请高年资，既有理论又有实际经验的老中医来带教任指导老师，我分配到女埠区实习大组任组长，学员13人，我和吴达义同学同组在厚仁医院实习，俞大毛、吴秀雄在芝堰医院实习，并定时到黄店区卫生院集中，由吴集太院长主持政治学习，王赞伦老师业务指导，验证学校的理论知识，学会了对常见病，多发病的处理，并对每张处方都要写心得体会，指导老师用红笔批示评语，这些临床处方记录单，本人至今还保留着，在实习期，学校还抓医德教育。如在市人民医院实习时，兰一中有个老师来看病，主诉下部（阴囊处）很痒，不舒，我与几个同学就笑了起来。××老师就把此事告诉学校，学校就以这事为例，狠狠的教育批评我们，我与当时几个学员向其老师认错，赔礼道歉，至今印象深难忘。

在乙脑流行时，我很幸运的能跟随叶建寅老师实习，看到了叶老师高超的医术，严谨认真的工作作风，对病人负责，积极抢救危重病人的态度，我至今作为榜样，作为鞭策自己前进的动力。

学校还组织我们参加社会实践活动，曾记得那一年是1965年，我与吴秀雄同学去游埠钱村搞疟疾防治，钱村医院房屋破旧，设备简陋，医生少只1人，加上路况较差，真是"雨天是泥浆，晴天是刀枪"形容道路的泥泞，坎坷难走，我们生活工作这样的环境，不感到苦，而是干什么事都新鲜，有趣味，工作、学习热情高涨，在傍晚悠闲散步于学校篮球场，憧往工作、生活、美好的未来。

学校组织学生积极参加体育活动，设立体育课，请何志林老师任教，67届同学体育活动较活跃，打乒乓球、篮球在业余时间大多参加，我们66届同学体育活动参加少，但在教室读书多。

学校还设有劳动课，组织我们种植中药材，请市人民医院何德昌药师指导，种植了白芍、白术、广郁金、元胡索等，让学生参加了劳动锻炼，又增加了学校经济收入，本人还兼劳动委员职，在每次劳动结束后，负责把许多粪桶收回，交给老师办公室。

我班还积极开展文娱活动，文体委员由颜永潮同学担任，自编自排自练，吹、拉、弹、唱、胡琴、笛子、锣鼓都齐全，方瑞祥同志在这方面有杰出才能，邵月仙同学积极演唱，组织一部分同学到街头搞宣传活动，当时这支文宣队，小有名气，影响大，很活跃。

回想起当年校园三年的生活、学习，心潮澎湃，仿佛又回到了学生时代，团结、紧张、严肃、活泼，德智体全面发展，刻苦努力学习，练好本领争当做一个中医事业的接班人。但在毕业前夕，来了场不该来的文化大革命，"运动"打破了这一切，正常、健康程序，就匆匆结束了学习，同学们毕业安排到医院，奔赴各自工作岗位，许多同学还提出了到农村去，到艰苦的地方去的要求，不怕苦、不怕累。我记得毕业初，月工资是29元，积极努力工作，有大部分同学都担任过医院院长，负责人，是农村医疗卫生的骨干，坚持奉献几十年，在农村医院这条战线下，默默耕耘，得到当地党政部门和卫生局领导好评。

我深感这点中医知识技术，全靠师祖张山雷和他的弟子蒋理书们辛勤培育，呕心沥血，谆谆教诲的结果，我和我的同学们深深感谢培养我们成长的老师们，请你们放心！我们会争气，会继承你们的遗愿，把中医药发扬光大，为兰溪中医药事业的发展，贡献自己的力量。

附说明，此文与吴秀雄同学商酌，在此感谢。

论外公张山雷生平及其遗著《读素问识小录》
的成书年代、动机和内容的考证

邵志锋

在我幼年的期间常听母亲讲述外公，说外公爱吃什么，爱看什么戏……。说多了，也就不觉得了。但有一个总的印象，即当年的外公是个极有文才、精于医理，声誉很好的医生。

直至我学中医后，才从他的遗著中看出外公学识的确不凡。他博览群书，治学严谨，对经典医著有独到见解之处。敢于批判，长于补正。学术上能体现实事求是的科学态度。

外公名寿颐，字山雷，江苏嘉定人，生于清同治十二年七月三十日，卒于民国二十三年五月初八，即（公元1873~1934）享年六十二岁。

外公面容清癯，一米七左右的身材，走路时腰板挺直，个性开朗，谈吐幽默，禀赋聪颖，自幼好学，为母至孝。后因母病风痹，常迎医服药，逐弃儒学医。对古典医著及历代医家著作，朝夕钻研，并拜当地数名老中医学习。不数年，学业大进，边学习边实践，给方服药，渐能桴应，求治者日众。后有感于疾病变化多端，为求深造，又拜同县黄墙村名医朱阆仙先生为师。朱氏医学世家，业医五代，精通各科，对疡科尤为专长，望重一时，朱氏悉以生平经验一一传授指点，外公亲聆教诲，学识经验益臻精湛。当时西洋医学伴随帝国主义文化日渐进入我国，中医学日受排挤。朱氏叹我国习医漫无定轨，乃自出家资筹设中医学校于黄墙，并委外公以拟订教学规划编写课堂讲义之重任。未及二年，朱氏病逝，医校亦即停办，外公随即去沪行医。黄墙中医学校的建立，开创了我国中医办校之先河是我国最早的中医学校之一。

民国九年（1920）夏，外公由上海神州医学会介绍，应浙江兰溪中医专门学校聘请，赴兰担任教务主任之职，当时学校应用课本，除采用黄墙医校部分原稿加以补正外，多为边教边写而成。为编教学讲义，据母亲忆及外公当年漏夜写作时的情景"白天教书回来，晚饭后，以散步的形式去学校看望夜读的学生，并当面介答学生学业上的提向，回家后外婆摆出四样小菜，一壶酒，纸张、笔、墨另放一边。母亲说，外公最爱吃腌黄瓜炒花生米。就这个样子边吃边想边写，每至漏夜未息。第二天一早交付油印，然后分发学生习用"。夜编日教，朝夕如是十五年，终因积劳成疾，因食道癌医治无效，直至逝世为止。共创著作各类二十五种，计六十五卷，受业学生计六百余人。为发扬祖国医学，培养下一代呕心沥血，鞠躬尽瘁，竭尽余生。

外公在病中对其尚未完成的部分手稿，如："读素问识小录等"仍非常的关注。曾自挽一联；"一伎半年，精诚所结，神鬼可通，果然奇悟别开，尽助前贤，补苴罅漏，孤灯廿载，意气徒豪，心肝呕尽人此虚灵未泯，唯冀后起，完续残篇"。诚是素志未酬身已故，殷切寄语望后人。此联外公当时写毕就交给身边的得意门生，女婿邵宝仁收存。

《读素问·识小录》是外公早年亲笔手稿之一。"1989年借出现存于浙江中医学院医史陈列室"，初稿始写于一九零七年，《清光绪三十三年，其时外公年三十五岁》，以后历年稍有增订，但内容仅涉及《素问》八十一篇中的三十五篇，另据篇末附录"己未八月南汇朱益明寄来于氏畅校《素问》稿选录数条"。查己未为公元一九一九年（民国八年），外公在沪上开业兼任神州中医学校教席，其时诊务与教学工作繁忙，因而对此书或作辍。次年（一九二零年）外公又即应聘至浙江兰溪中医专门学校任职，为编写讲义，日以继夜刻无暇暑，所以后半部分篇章次第间不相衔接，因而被搁置一边，未能如愿完成初志。

关于本书的写作动机及内容：本书是外公参考各家对《素问》注释的不同版本，对其有关篇章中的辞句，字义提出自己的见解，并加以考正，或引证古人注介而评其得失，纠正某些注家的偏见和错误，力求阐明原文的意义，书中考校详审言必有据。根据外公在自序中指出"……《素问》自启玄注后，名贤继起，代不乏人，章句训解，疏通证明，因已十得八九，独于古字之假借，古义之仅见者，甚少诠释，遂致一字误解，章节皆为晦滞，几令初学茫无所措，亦读是书者之一蔽也。鄙人讽箍之余，就识见所及，触类而引申之，随笔札记，积之成秩。大率字义为多，片词只句，补苴罅漏，于书中大旨，无甚发明，爰定其名曰《识小录》。……虽无裨于著述，或尚有益于发蒙……"。以上所言已将其编写主旨，昭示于人。同时为了汲取他人之长，集思广益，以资借鉴，其中又引用近人于畅氏（即于香草）《素问》校语的部分资料，亦多中肯，有助于理解。

本书虽属残篇断简，而精义所在，颇能启迪后学，今天在学术上仍有参考的价值。

读张山雷《难经汇注笺正》，从肾谈中医气功养生

赵根炎

肾为五脏之一，位于腰部脊柱两旁，左右各一。故《素问·脉要精微论》说："腰者，肾之腑，藏先天之精"，为脏腑阴阳之本，生命之根。故称肾为"先天之本"。肾五行属水，其生理功能为藏精，主生长、发育，生殖和水液代谢；主骨生髓，外荣于发，开窍于耳和前后二阴，司二便；在志为恐为惊。在液为唾，与膀胱互为表里。

命门一词，最早见于《灵枢·根结》明确指出："命门者，目也"。自《难经·三十六难》提出："肾两者，非皆也，其左者为肾，右者为命门。命门者，诸精神之所舍，原气所系也；故男子以藏精，女子以系胞"之说。但张山雷则认为："唯别称右肾为命门之说，几欲以肾中水火两事，分道而驰，大乖先天太极二气氤氲之至理，未免骈枝蛇足……"历代医家对命门的认识，各有不同的见解；从形态言，有有形与无形之论；从部位言，有在肾和二肾之间之辨；从功能言，有生火与非火之争。但对命门的主要生理功能没有分歧，对命门的生理功能与肾息息相通也不有分歧。肾为五脏之本，内寓真阴和真阳，人体五脏六腑之阴都由肾阴来滋润，五脏六腑之阳又都由肾阳来温养。肾阳亦即命门之火；肾阳，亦即张景岳所谓的"命门之水"。肾阴，肾阳亦即真阴，真阳和元阴，元阳。肾阴，肾阳，亦即真阴，真阳的阴阳相济，相对平衡对五脏六腑的功能和人体的生长，发育，肌体的抗病能力息息相关。因此保持和促使肾阴，肾阳的相对平衡，使水火相济，是中医养生观的重要内容之一。

肾和命门是人体的重要部分，肾主水而藏精，为人身原（元）阴之处（物质）；命门主火而升发，为人身原（元）阳之处（机能）。元阴是先天真水，元阳是先天真火。二者相互关系是阴阳互根，水火相济，只有水火互相作用，合二为一、才能产生真元之气。真元之气不仅是人的生命动力，又是人身生化之源泉。相对来说，元阳比元阴更为重要，这是因为人有一分阳气在，即不会死亡，衰亡的规律，也总是先亡阴后亡阳，可见"命门"真火在人体的重要作用和地位。正因如此。所以《难经》认为它是五脏六腑，十二经脉生化活动的根本。如《难经·第八难》明确指出"十二经脉者，皆系于生气之原。所谓生气之原者，谓十二经之根本也，谓肾间动气也，此五脏六腑之本，十二经脉之根，呼吸之门，三焦之原，一名守邪之神，故气者，人之根本也，根绝则叶茎枯矣。"这段经文说明，人体所有的十二经脉都是属于"生气之原"的，所谓"生气之原"，就是十二经的根本，也是指两肾之间的"动气"。这是五脏六腑的基本，十二经脉的根源，呼气与吸气的枢纽，三焦气化的发源地。又可以称为"守邪之神"。这里所说的"生气之原"是生命动力的源泉；"肾间动气"系指两肾之面所藏的原气；水火相济（真水与真火）所发生的动力；"呼吸之门"的"门"是指门户，门户有开合出入的作用。"呼吸之门"就是管理呼吸之气出入开合的枢纽，是一道重要的门户。"命门"有引肺气下降，推动肺气上升的能力，吸气不能向下至肾，在病理上有个险候，其病理机制为"肾不纳气"，临床表现多为动则气喘，呼多吸少，唇色紫绀等极度缺氧状态。在练功行气的过程中上胸下腹气的引伸体会尤为明显。《难经·第四难》指出："呼出心与肺，吸入肾与肝"，正是说明呼吸上下

703

的引伸问题。"三焦之原"就是指三焦气化的发源地，借"命门"的热力才有三焦的气化。"三焦"是中医学的一个特有之腑的名称。也是一个重要的器官。"焦"为焦点，有火，热的能量，有蒸发，传导，通调，运化等作用。"三焦"分属在中胸腹部位，是水谷出入的通道，其经脉布膻中散络心包，总司人身的气化活动，具有通调水道的功能。在维持人体的水液代谢平衡方面，有着不可替代的作用，是一个重要的组织结构。为六腑之一。由于"三焦"所辖部位大，涉及到多个脏腑功能。因此有上焦、中焦、下焦的划分。中焦，相当于中脘部位，中脘以上为上焦，中脘以下为下焦。从整体上看，三焦可以"主持诸气"，所谓"主持诸气"，就是三焦在人体上下内外发挥气化作用，而三焦所以能够发挥气化作用，则是因为有命门真火的动力。那么什么是"气化"呢？气化，泛指阴阳之气化生万物。在人体则指生理性的气机运行变化，如脏腑的功能，气血的输布，经络的流注等。还专用于概括某些器官的特殊功能，如三焦对体液的调节称"三焦气化"。膀胱的排尿功能称"膀胱气化"。如《素问·灵兰秘典论》篇："膀胱者，州都之官，气化则能出矣，就是指膀胱的气化功能。"《难经》所云"守邪之神"的"守邪"，是指预防病邪侵袭的意思，这里的"神"是指人体防御外邪侵袭的能力。肾气充盛、命门火旺，真气存内，则外邪不得侵犯。"故气者"的"气"是指真气而言，是人体生命的根本，生命的根本没有了，则根枯叶黄，生命也就熄灭了。所以说："根绝则茎叶枯矣"。所以在气功养生的锻炼过程中始终注意集中的问题就是"真气"。气功的气的运行最根本的目的就是使人身的"真气"增强，从而达到养生保健，延年益寿的效果。《素问·上古天真论》中说："故合于道，所以能年皆度百岁，而动作不衰"。关键在不衰。上述所谈的均与养生之道相合，掌握了养生之道，才能寿高百岁而动作不衰老。轻身如燕，乌须黑发，健步如飞。"合于道"（系指养生之道）能够"皆变百岁"。如不"合于道"，则"年半百而动作皆衰"。

因此，"气"在人身中主要是指真气，它通过在上之肺的呼吸，通过鼻息沟通天气，在下之命门（肾之真阳之火）的引动呼吸，完成内外真气的整个呼吸，这个整体呼吸动作是人的生命根本。气功就是激发、加强真气的能动作用，以达到养生保健之目的。

中医学的经典著作《素问·上古天真论》就是"呼吸精气，独立守神，肌肉若一，故能寿敝天地"的论述。这几句话，指出练气长寿的方法。"呼吸"指吐纳练气养生功夫。"精气"就是前面所述的真气，（又称原气和元气）是先天之气，天之大气和后天的水谷之气相合而成，是维持人体生命活动的根本之气，发源于肾（命门）。真气禀受于先天，依赖于后天。"精气"亦可称为正气。这里所谈的"精气"泛指生命的精微物质及其功能。"独立守神，肌肉若一，故能寿敝天地"是说内在的吐纳与外在的肌肉能够保持协调统一，所以他的寿命特别长久，能尽享天年。其中又有"恬惔虚无，真气从之，精神内守，病安从来"的论述。"恬惔虚无"是指心里安闲清静，没有贪求妄想，患得患失的思想。阐述了静养练气可以使气旺盛，真气充沛，精神能够"内守"。疾病就无从侵袭。

张山雷先生的学术经验及其治学方法

邵志锋

父亲邵宝仁（1909～1988），1920年代末期毕业于浙江兰溪中医专门学校第四期。在校期间，由于学习认真，成绩出众，甚得张山雷先生的尝识，毕业后留校任教八年，是我国近代名中医，教育家张山雷先生的得意门生和女婿。他在张山雷先生身边学习工作达十五年之久，因而最了解张山雷先生学术思想的来龙去脉，是张山雷学术思想的唯一嫡系继承人。父亲在上世纪60年代任浙江中医学院"伤寒温病教研组"组长，长期担任经典医著《伤寒论》的教学工作，在《伤寒论》的理论研究和临床运用上有一定的造诣，有较深的理论素养和丰富的临床经验，在省内、外中医界有较高的声誉。晚年时，悉心从事"张山雷著作"及其学术思想的整理工作，如"读素问识小录"、"医论"稿的整理，张山雷先生因病未完成的"古今医案评议（湿温部分）"也由他续写完成。父亲去世后，留下三篇分别写于1963年4月和1979年2月及1973年5月的论文遗稿，主要论述张山雷先生的学术经验、治学方法，对祖国医药学的贡献，及尚未整理完成的张山雷先生医案选编，现将原文发表如下：

一、先生事迹简介

先生姓张氏名寿颐，字山雷（1873～1934），江苏嘉定人，博学多闻，尤精小学训诂。（是研究文字解释的学问）因母病风痹，经常迎医服药，引起他研究医学的动机，于是一面自己看书学习又先后从当地老中医俞德埛、侯春林及吴门黄醴泉诸先生学习内科，继而又从同邑外科专家黄墙朱阆仙先生学习外科，通过实践，积累了丰富的学识和经验。应友人之邀请往上海开业应诊。

1914年朱先生为了发扬中医药学术培养后起人才，创办"黄墙朱氏中国医药学校"由先生主持教学工作，开我国近代中医学校之先河。不意该校创立仅二年即因朱先生年老病故而停办。先生仍回上海执业，并在神州中医专校任课。1920年下学期由上海神州医学总会介绍，应浙江兰溪中医学校聘请先生为教务主任。先生到校后积极编辑和整理各科教材，有时由于日间事繁，无暇写作，常早睡早起，利用后半夜时间编写讲义。由此可见先生当年抢时间争速度，努力著作的艰苦精神。

先生主持兰溪医校教务十五年，先后完成各科教材和其它著作二十余种，对前人著述多所阐发，而迁有谬误之处则独抒己见加以纠正批判亦不稍宽恕。同时主张参考现代医学"取长补短以扩见闻，为构通界限之先机"，体现了先生在学术上实事求是的科学态度。

先生好学不倦，工作之余常手不释卷阅读古今医籍，所以他的著作内容丰富，切合实用，受到国内外学者的好评。

笔者对先生的学说经验缺乏系统和深刻的体会，以前曾作过一点肤浅的介绍，但未能表达先生发扬祖国医学的成就和深远的影响。今应《学报》编辑室之约，在原稿的基础上加以修改补充内容，分为：一、先生事迹简介；二、学术指导思想和治学方法；三、主要学术成就及其部分著作；四、对近代中医教学事业的影响；五、医案举例等五个方面。

供同志们参考，遗漏错误之处，请批评指正。

二、学术主要指导思想和治学方法

（一）对经典医籍的见解

1. 《内经》素问、灵枢

《内经》是古代医学的经典著作，历代医家一致公认为习医必读之书。先生也提出初学要首先阅读医经的主张。他说："《灵素》《难经》终是读医之鼻祖，《脉经》《甲乙》亦为吾道之大宗。虽皆采集于后人，要自贻传于上古，微言隽义，层出不穷，赏奇析疑，钻研无尽。是以历代名贤，递相研索卒莫穷其精蕴……。"但是他又感到《内经》传世久远，内容既真伪不一，文字亦正讹难辨。学习上存在一定的困难。他指出："《素问》和《本草经》其源最古，必有秦汉以前。文字之朴茂简练处，古色古香，自有一种浑缪气象，迥非魏晋六朝人所能募仿。……然其间为浅人羼入者，亦正不在少数，则传写之误，考订尤难。……盖是书之真伪杂还，固已二千余年矣……。"

《灵枢》一书，其出最晚，南宋史崧始传于世，并未经林亿高保衡等校定。晁公武《读书志》已谓："好事者于皇甫谧所集内经仓公论中抄出之。（原注：盖即指甲乙经）名为古书。"其以《灵枢》谓即汉志《黄帝内经》十八卷之九者，即是王冰。（原注：此说亦见晁氏《读书志》）。且唐人医学诸书，皆未引及《灵枢》唯王氏《素问》注中引之独多。则是书之出，出于启玄，已无疑义。……是以杭世骏《道古堂集》中《灵枢》跋语，直谓其"文义浅短，与《素问》不类。断为王冰伪托，已有定论。但书虽集于王氏，而文则本于士安（即皇甫谧）试以《甲乙》《灵枢》两工对勘，无一节不在《甲乙》卷中……此则抄胥技俩，尤其可鄙之浅而易见者……。"先生又指出："近人习医，每遵为圣经而不敢轻加评隲。盖震于《内经》二字，耳食者多，固不知其内容果何若也。试细读之，可取之处甚少，姑择其较有条理者用硃笔点出，以备习此者，笔下敷佐之用，其未点者，以废纸视之可耳。"

从这里可见先生对《素问》和《灵枢》的看法不一样这是有根据的。他在谈到学习《内经》时曾提出："削肤存液，卖椟留珠"的原则。主张选择其中比较重要的篇文，仿李氏知要，汪氏类纂之例，编为教材并加注释。供初学阅读之用。

《内经》的注家，他认为以王冰和马元台较好，初学读经，宜以二家为主。至删节经文以便检阅之用。则《类经》最为详晰，而薛生白《医经原旨》陈修园《素问节要》亦简明切用[4]。

2. 《难经》

《难经》也是古代医经之一，内容上具有独特的风格，足与《内经》相媲美。后古医家往往尊重灵素，而把《难经》反而看做《内经》的羽翼。杨玄操、滑伯仁、徐灵胎等，都是抱着这种观点来评价《难经》的。徐灵胎还肯定《难经》不是浅书。他说："《难经》外经也。以灵素之微言奥旨，引端未发者，设为问答之语，俾畅厥旨也。"先生则不同意这种看法。他指出"吾国医经，素灵以外，断推八十一难，……孙吴时吕广已有注解，行世最早，远在今本灵素之先，是真医书中之最古者。其理论与灵素时有出入。盖当先秦之世，学说昌明，必各有所受之……。"他又说："八十一难之书，盖在先秦之世，明医诸子，随举所见，各言尔志，犹之后世笔记之类，未必是完备之书亦未必出一人之手，所说理法，固有即本之灵素者，亦有显然与灵素异帜者，此在战国秦汉间学说繁多，思致各别，此必有所受之，未必以《内经》一书定为模范。所以特有发明之处，间亦可补素灵之未备。……如诊脉之独取寸口，及昌言心主三焦之有名无形。"皆其独到之处。本非借经灵素以注疏体例，依草附木人云亦云者可比。奈何徐老必以《难经》为《内经》羽翼，且谓仗夫《难经》必不可违乎《内经》。总嫌拘泥于尊经二字。欲以内难二书有意轩轾，似非持平之论。

至于为《难经》作注介的，先生曾列举他所见注本的书目约二十家。他说："诸本至今并存，注家不可谓不多，然考其文义绎其辞旨，甚少精警。……就中彼善于此，当以滑氏（伯仁）之本义，徐氏（灵胎）之经释，较为条畅，而余子碌碌，殊不足观。……是以颐辑此编（指先生所著的《难经彚注笺正》）虽曰彚集古注，而所录诸家，自滑伯仁本义外亦唯洄溪之说为独多，盖各注家唯此二氏为最优……。"

先生以上见解，既肯定了《难经》在医学发展史上的价值，又指出内容的特点和注家的优劣，选择谨严，持论公允，足以纠正前人的偏见，作后学之南针。

3.《神农本草经》

《本草经》是祖国医学中一部最早的药物学。先生认为和《素问》一样"其源最早"，都是"秦火"以前的古代文献。他指出："《本草经》言简意赅，含蓄者富，非精心注绎，难得其真……。"又说：不佞注绎经文，指辞简洁，含意未伸，初学读之，易生误会，是以不揣鄙陋有《本草正义》之作，撷本经别录之精华而逐句为之疏通证明，……凡古书精义悉以经验所得引而伸之，偶有相沿成讹之处亦细辨其同异。似乎尚能适用。（先生本书以《本经》《别录》原文为主，凡二书中所没有的药品，则采取后世本草书中所有者补之，惜仅完成草部二百余种，其他各类未及续辑。）

《本草经》的注释，前人已有著述，先生独推重徐洄溪《本草经百种录》，他说"洄溪百种录，提纲挈领，力据题巅，不沾之于字句，而融合分明，曲中肯綮，……识见之超，诚非饾饤，小家所能望其项背，而又义精词显，有利初学，最是杰作。惜其止此百种为憾……。"盖先生认为："本草一类古书复杂，不易记忆，……洄溪百种录，虽极简略，多中肯语……。"因此对他有这样高的评价。但对张隐菴、叶天士、陈修园笔拘泥经文，空谈气化，则为先生所不取。所以先生又指出："读本草者，必以本经为主，而别录辅之，后人杂说，徒多纷乱，不可不分别以观。"

4.《伤寒杂病论》《金匮要略》

仲景伤寒金匮为医方之祖，它继承和发展了古代医家的学说经验，为祖国医学辨证论治奠定了基础。大经大法，规模已具。对中医学术的发展和临床实践有深远的历史意义和指导意义。但由于年湮代远，辗转流传，差错脱讹，已非本来面目，虽经历代医家重为编次校正，而疑难费解之处，仍为后世注家争论之焦点。所以先生指出："医之有方，以仲景伤寒金匮为最古，至今沿用，效验昭彰，询吾道中百世不迁之宗也。"他又说："《仲景伤寒论》成书于建安之世，下逮西晋之季，不过百年，而高平王叔和已重为编次，悬想其时中原扰攘，虽阅时未久，而仲师原本必已散乱失序，故王氏不得已而重次之。……仲师之微言大义，赖以复存……叔和之功，不在禹下。"

但是由于某些注家对疑难条文和方药也一例强作解人敷衍过去。对此先生明白指出："全部伤寒论百十二方，可解而对证可用者十之七八，其不甚可解而竟无绝对之证可用者，亦十之二三。向来注家，皆以尊崇仲景之故，认作圣经坚传，以为一字一句，不容妄议。即迂本文之必不可通者，及病理药理之不可思议者，虽自己莫明其妙，亦必随文敷衍，空说几句。究竟糊里糊涂，徒令后之读者，更加一重障碍。"众所周知，某些注家的缺点诚如先生所批评，是客观存在的，但对其中部分较好的注家则择优选取并肯定了他们的贡献。他指出："《仲景伤寒论》自明以来，注家尤多，无不随意窜改，唯金成无己注本，犹存旧时面目，差堪依据。……《金鉴》集注，明白晓畅，绝少穿凿之弊，即其改正处，亦自灼然可信。徐洄溪《伤寒类方》芟净荆榛，遂成坦道。"而对尤在泾的著作则有更高的评价。他说："尤氏《伤寒贯珠集》虽亦别开生面，重为注次，而于诸经中分析种种治法，眉目一清，能令学者豁然贯通，有条不紊……断为近三百年作者第一。"

《金匮》古名玉函，今称要略。顾名思义，岂是完书，陈振孙《书录解题》谓此书由王洙于馆阁蠹简中得之。则断简残偏，更可想见。……又非《伤寒论》之重次于王氏可比……。因此他主张初学《金匮》"宜以方为主，结合论证精义，互相对勘。"以求得理解。

本书的注家，认为自徐氏（徐彬《金匮要略论注》）注后，继起者亦复不少。其中以《金鉴》集注，最为轩豁……。此外，如尤在泾《金匮心典》也认为是学习《金匮要略》较好的资料。

在提到学习方法时，他指出："今本素、灵、难经、伤寒、金匮，只可就原有白文细细读去，而参之以自己治医经验，将其明白了当、病理药理彼此符合之处，详加探索，确有妙悟可得而言。其有不甚可解者，则姑置一边，留待后日再读再解；或者自己工夫日进，治验日富，则必有昔日之不可解者，俟至异日而一旦豁然者"。

先生在研讨了以上各种经典著作之后，又作了综合性的评述。他说："寿颐读近人嗜古者言，往往以此数种医经，视若正经正史，有不容后人借易一字之势。然考其源委，则可疑可信，万有不齐，敢以读书所得，略为表明其真相。万不敢荒经蔑古，自矜持雅而一概委诸伪书之列也……。"

以上观点，反映了先生对经典著作在独立思考深入钻研的基础上，敢于破除迷信，解放思想，从实际出发，明确提出自己的见解和阅读方法，批判了传统的遵医守旧的习惯，提倡敢想敢说的创造精神、裨益后学、实非浅解。

（二）对金元四大家学说的看法

刘河间、张志和、李东垣、朱丹溪是祖国医学史上著名的金元四大家。他们继承了历代医家的学术思想和成就，创造性地提出了具有独特见解的医学理论和治法，不受古代学说所局限。开展了医学上学术争鸣的先例。后世医家称为金元学派。他们的学说经验各具有代表性一面，如刘河间的偏重寒凉；张子和提倡汗吐下三法；李东垣主张调补脾胃；朱丹溪的滋阴降火。都有其独到之处，丰富了医学的内容，对后世医学的发展有着推动和促进作用。先生对四家学派的主要成就，以历史唯物主义的观点，给予恰如其份的评价。他指出："张子和《儒门事亲》专以汗、吐、下三法治百病，非浅学所敢尝试，唯识见既真，则奏效奇速，固亦应有之一道，刘河间治医，多主寒凉，盖亦当时气运使然，未必偏见至此。昔人尝谓守真以霜雪为雨露，利于松柏而害于蒲柳。然用之得当，自不可废，盖亦一家之学也；东垣出张洁古门下，以培补脾胃为一生宗旨，且昌言寒凉峻利之害，盖承河间子和之后，流弊已多，乃以温补为之挽救。且值金末大兵大疫之际，故创用升柴诸方，以为升清降浊之枢机，是因时代环境而成其一家之学。乃宗之者辄以升柴疏治肝胃之虚，则贻害亦烈；丹溪受业于罗知悌之门，原出河间一派，爰以补阴为主，习用知柏。且谓局方温补香燥而专著一书以为攻讦，则矫枉者亦不无过正之嫌。至其创一'郁'字以

708

论病，则开医家未有之法门。"又指出："金元四家之称，由来已旧，所谓张氏，当指洁古。易老学说，终比子和为醇……。"（这是先生根据张洁古对医学上贡献而提出的个人意见。）

以上评述，虽似简略，然已可说明先生对四家学说看法的态度。

（三）清代医家学说对先生学术思想的影响及其评价

前面提到，由于时代气候和生活环境的变迁对人民健康的影响，从而医家论述和治法亦随之而因时制宜，有所发明创造，不拘守于前人成法。金元四家学说，即其先例。先生在这种思想指导下，根据现实问题，强调："虽古方大可以治今病，然对病乃可以用成方。……况病变必随时代而递更，斯读书尤以近今为适用。"的主张。清代医家著述，在历代医家革新思想的启示鼓舞下，学术上有进一步的发展。所以先生对他们的评价也很高。例如：喻嘉言、张石顽、徐洄溪、尤在泾、莫枚士、陆九芝、王孟英……等诸家学说对他的学术思想有很大影响。特别是陆九芝、王孟英的著述，在他思想认识上印象更为深刻。他指出："有清二百余年，文人辈出，凡百学术，胥有以驾前人而上之，医学中乃多通品。为喻嘉言，徐洄溪辈之撰述，固文学之最嬗胜场者，而柯韵伯、张石顽、尤在泾诸君子，学有实验，文亦精详，试与唐宋元明诸大家度长絜大，恐丹溪、景岳之流，咸当退避三舍，更何论乎东垣、洁古、子和、立斋、献可？最近则吴有陆九芝，浙有王孟英、莫枚士，治疗既独树一帜，颇能纠正近世之恶习，而辞旨清晰、畅所欲言，……殊觉二千年来，斯道中极尟此醰醰文字。……"又说："寿颐不敏，治医家言逾三十年，……所见近贤著述，最为服膺而拳拳勿失者，厥唯两家，一则王氏孟英之医案四集；一则陆九芝封翁世补斋前集数种而已。陆氏擅长温热，学识与梦隐相等，而文辞倜傥，笔锋锐利，尚非孟英所能及……。"

先生对《王孟英医案》更有推崇备至的评价。他说："王孟英临症轻灵，处方熨贴，亘古几无敌手。"

此外，张伯龙和王醴泉二先生的医案，亦素为先生所心折。他说："张伯龙《雪雅堂医案》论症处方，理法清晰，而用药亦朴茂沉着，精切不浮；王醴泉治案，用法活泼，选药纯粹，兼轻、清、灵三字之长，寿颐于同时前辈诸家中，最为服膺……自王孟英以外，最是不可多得之佳构。"

大家知道，清代医家之享有盛名的，以叶天士为最著，而医书传播之最普遍的，首推汪切庵医书三种——《医方集解》《本草备要》《汤头歌诀》。但先生对于以上二家的学说，不仅无所采取，而且对他们提出严厉的批判。关于先生批评叶天士的论点，在下面有关温病问题中介绍；这里先介绍他对汪切庵三书的批评。他指出："汪切庵能读医书，未精医理所辑本草医方，语皆浮泛，绝少精神……而《汤头歌诀》掇拾百十成方，编为鄙俚辞句，虽意在便利初学，然毫无抉择，信手拈来，反授人以因陋就简之法，致开庸愚轻率谈医之恶习，……吾邦多不学之医，非即汪氏阶之厉而作之俑乎？"又说："……此公之《医方集解》，《本草备要》二书，无一句不作通套笼统话头，真是医学中第一黑暗世界……。"

以上意见可以表达先生对清代医家学术思想推崇景仰之至意！所以在先生的著作中对他们的学说采用亦较多。尤其是评孟英医案的"亘古几无敌手"一句，诚如今人俞国章同志所说："不是轻易可以出口的定评，分量是很重的。"其中对个别医家著述的批判，见仁见智，可供参考。这些意见，在一定程度上不妨认为是先生学术思想体系的重要组成部分。

三、主要学术成就及其部分著作

（一）中风病因症治的贡献

中风为病，猝然昏仆，痰壅涎流，喎僻言蹇，肢体偏废，甚则不动不言，危症迭至。祖国医籍，在《素问》有此病而无此名。而其中标"中风"之名者，详其症状和《难经》《伤寒论》中的中风相同皆由外感风邪所及，与上述症状无涉。由此可知二者实为异病同名，必不可混为一谈，漫无区别。考其致误的由来，则首先由于《金匮要略》中风篇以"喎僻不遂，昏不识人"，指为风邪在经在络，入脏入腑；至《甲乙经》亦以"击仆偏枯，猝然暴死"指为"偏中风邪"。于是《千金》《外台》诸书，相率以温散风寒之小续命汤为治疗中风之专剂，贻害已不知几许，习俗相沿，医家病家，彼此梦梦！金元医家，知病属内因非由外感，因而有主火，主气，主痰之说，并提出"类中风"的名称，不可谓非一大进步，然治法仍不出前人成法，续命愈风诸方，参出一辙。宜乎后世医家有中风难治之慨了！

清末，蓬莱张伯龙先生，根据《素问》调经论"血之与气并走于上，则为大厥……。"一节经文并参用当时西医血冲脑经之说，著有《类中秘旨》一书，指出本病即"肝火自盛，化风上扬，迫令气血上逆，冲激入脑，震动神经而失其知觉运动之病。治法以潜阳镇逆为主，使血不升，则厥可定而脑神经之功用可复……。"其说衷中参西，既阐明《素问》大厥的病理，又指出血冲入脑的病机，于是中风病的症治，才有了正确的准则。先生认为张伯龙这一创造发明，实能勘透渊源，精当确切，如拨云雾而见青天，竟是《素问》以后无人知此病情，至理名言，有如皎日……得此而从古百家之方论皆可废，虽谓伯龙为内风暴仆之开山祖师可也……

先生更由此而悟及《素问》生气通天论中的"煎厥""薄厥"；至真要大论的"诸风掉眩，皆属于肝"；"通评虚实论的，仆击偏枯，肥贵人则高粱之疾也。"以及《素问》中有关"巅疾"等章节。他指出："此皆近世之所谓中风病也，然在《素问》未尝明示以此即内风陡动之病，而《金匮》《甲乙经》始以内风误认外风，讹以传讹，竟如铁案而牢不可破……。"

在以上认识的基础上，先生广征载籍，上自《内经》《金匮》《甲乙经》《千金》《外台》《巢氏病源》……。下迄宋元明清历代医家有关中风病的论述，集古今之大成，参证西医学说，根据临床实践载成《中风斠诠》三卷，从病名的辨正，病因脉症的分析以至应用方剂的选评，纲举目张，深入浅出，令人一目了然，头头是道。从而使千百年来常在暗中捉摸的中风症治焕然恰然得以大白于天下，为祖国医学开一新记录。

先生对张伯龙此书信仰之深，评价之高，已如上述。但对其中某些关键问题，也不肯苟同，而提出自己的见解加以辨论。

例如：张伯龙首创的"潜镇摄纳"一法，原为治疗此病的唯一主要原则，但在具体应用上，开宗明义第一章即主张在猝倒昏瞀，气升痰壅之时"即当镇摄培补"。对此，先生认为伯龙这一提法，在治疗上缓急不分，次序颠倒，是不适合的。他说："此病之最着重处，在痰浊壅塞一层，盖阴虚于下，阳浮于上，必挟其胸中浊阴，泛而上溢、蔽塞性灵、上蒙清窍。以致目瞑耳聋、舌蹇语塞，……是以昏瞀之时，痰壅涎流，十恒八九。愚识潜降急矣！而开痰亦不可缓。则半、贝、胆星、竹黄、竹沥之属，皆不可少。而伯龙于此，独无治痰之法，其意专为阴虚之人设法。然阴虚于下，亦多痰壅于上，不备此法，终是缺点。……奈何伯龙于此，反欲用阿胶、二地于发病之初，则滋填黏腻适以助痰为虐。……此则寿颐所不敢随声附和而无私所好者矣。"于是先生进一步指出："必至气逆已平，肝火已戢，痰浊不升，脉来缓和，然后徐图培本，以为善后之计，于是滋阴养液之法，始可渐渐参用，方能顾及病本之虚。若果不分次序而于气火升浮，痰浊窒塞之初，即用滋腻与潜阳并进，方且以缓摄纳之力，助浊阴之凝、适以偾事而有余。罪且难辞，功将安在？……。"

先生从临床角度上，首先指出化痰的重要性和滋阴之害，这样把潜阳化痰与滋养肝肾两法的适应阶段严格区别开来，说明急则治标，缓则治本的道理，层次井然是最明白晓畅。

这里还须指出，中风病在辨症上，原有"闭症"和"脱症"之分。前者属实，后者属虚，原因不同，治法亦异。上述方法仅适用于气火升浮，痰热上壅的闭症阶段，临床上多有实热热症候可资依据。如目瞪口呆、牙关紧闭，面赤气粗，痰涌涎流，脉搏弦劲有力……等，因此，必须以清热开痰，潜阳镇摄为要务，而养阴滋腻诸品，咸在禁例。但脱症也有猝然昏仆，痰鸣不语之候，症状相似，却不能援用上述方法来处理。为了说明同中之异，先生指出："……唯其间亦有真阴已竭，龙雷猝动，霎时暴厥，而竟有脉微欲绝，目闭口开，面青唇白，痰声曳锯，气息微续诸般脱象，或且汗冷如油，头汗如珠，全无肝阳见症。则必须于潜降队中，加入恋阴益液之药。如人参、阿胶、鸡子黄、萸肉等，甚者且用参附。此为固阴回阳设法，以其阴阳俱脱，非此不可希冀于什一，其症情与肝火上升者，大是不侔。……此虽亦有痰涌喉关一症，似与人参阿胶等之滋腻不合，须知此乃真阴既竭于下，是为肾虚上泛之痰，与实火之痰热不同。……伯龙论中主张用龟板阿胶，生熟二地，盖亦为此种脱症立法，而语焉不详，大有流弊。"

这里说明虚痰与实痰的辨症关键，临床上更有重要意义。本书是先生首先问世的第一部著作，其中既肯定了张伯龙先生对本病症治的伟大贡献，也提出了必要的补充和商榷。从而发扬光大使本病从理论到实践更臻完美。特别是批评古书中某些沿误的论点，推本穷源，引证精确，令人信服。这里仅介绍本书部分内容，以见一斑。"莫为之后，虽盛弗传"先生不愧为伯龙之功臣，后学之导师。他自己曾说："不佞治医卅余载，唯此差足以贡献社会，稍稍能补救民生疾苦……。"观此，则其于本病致力之深，贡献之大，也就可以想见了。

（二）关于温病学说中几个问题的商榷

（1）上焦和中焦的分歧

自从叶天士《温证论治》提出"温邪上受，首先犯肺，逆传心包"十二字作为温病发病纲领，后世言温病者，多宗其说，一致认为是温病学上一大发明。清末陆九芝本着"温热之治，当求诸伤寒之论"的看法，认为伤寒阳明病可以概括温病，因而提出温病以中焦阳明胃热为主的论点，一再对叶氏上焦心包之说，以全面的批判。先生同意陆氏的观点，并就这个问题反复加以申述，他说："乾嘉以后，叶氏之说大行，以'温邪上受，首先犯肺，逆传心包'十二字，挈领提纲，破坏仲师条例，于是温热为病，非心即肺，非肺即心，而阳明二字，遂以置之脑后，枉死者，殆已恒河沙数。虽顾景文所谓叶氏《温热论》，吴鞠通所著之《温病条辨》，未尝无一二句白虎承气证，然先心后胃，甘寒黏腻，适以滋长痰浊，助其窒塞，而热焰益张，无不复杯病加，浸至不可收拾"，"逆传"二字开门迎贼，其祸亘二百年而未已，近始有吾吴陆九芝封公，大声疾呼，揭出阳明标帜……

711

始燃牛诸之犀,照沏妖魔巢穴,寿世寿人,功德真不可量……。

(2)心病、胃病和犀角地黄与白虎承气:

神昏谵语,是温热病发展过程中常见的一种症候,叶氏温热论称为"逆传心包"治疗上习用犀角、地黄、安宫、至宝等清凉开窍之剂。而陆九芝则以伤寒论中凡神昏之症,皆隶于阳明条下为根据,断定"从来神昏之病,皆属胃家。"主张用白虎承气等清下实热,同时一再指出叶氏误认心包和滥用犀地等药的错误。先生复因陆氏之说而引申之。他说:"阳明热病,挟痰最多,痰热壅塞,即令神昏,是皆气火上浮,有升无降,冲激脑经之候。叶老毕生大误,全在谬信,"温热传手不传足"一语,必以手经足经,龈:分辩,遂置阳明于不问,乃自刬"首先犯肺,逆传心包"二句,竟以温热伤寒,作为鸿沟界限,于是一见神昏,必从心包主治,至宝犀黄,鲜地元参,是其惯技。初不料阳明经热,即由此药引导,直窜入心,如醉为痴,不知不寐,抑且芳香太过,其气上升,而昏乃益甚。……岂非'首先犯肺,逆传心包'八字,认定手经,遂不许有阳明足经一说为之厉阶乎……。"

但是经验证明,犀地至宝对于神昏谵语,临床上也有一定的疗效,问题在于是否适合病情。因此先生又指出:"若问犀角地黄与白虎承气各症,究竟从何辨别?从何认清?则不佞笔下,必不能三言两语,剖解清楚。但有一条简单门路,可为学子告者;只须从王孟英全部医案中,将其用此三方诸案,逐条录出,各以类从,看其脉症舌苔,有何异同。果能研究一二个月,当必有涣然怡然,一朝觉悟者。此又读九芝书者,不可不有此一番刻苦工夫者矣。"

以上意见的分歧,究竟何所适从?我们认为如果从温病发生和发展各个不同阶段的症治上去分别理解,那么,这些仁智之见也可以让大家去评论。

至于犀角地黄与白虎承气三方的适应症。先生启示我们须从脉症舌苔上去辨别同异。言下之意,已经明白指出犀角地黄并不是绝非所宜,而是应当在辨证的基础上,随宜使用。以视九芝先生的偏重白虎承气而不及其它者,涵义根本不同。先生最后两句,提出读者应根据临床实践提高识别能力,不可拘守一家之言,束缚自己思想。语意深长,对后学尤多启发。

(3)对温病成因新感与伏邪的看法

新感与伏邪,是温病发病因素的两种类型。伏邪原称"伏气"。先生对于这个问题,认为伏气温病,"最多伏暑而不多伏寒"。盖长夏所受暑邪,容有尚未发泄,而秋凉束之,则更无透泄之路,遂致郁遏日久而为病愈剧。此秋冬伏邪之病,所以发于早者,治之犹易,而发之愈晚,则治之益难。若夫冬令之寒,虽间有伏藏而不即发病者,然至春时地气发泄,草木萌动,人在气交之中,纵有伏邪,亦必随气化透泄,安有久久蕴伏不即为病之理?

根据这种观点,所以他又指出:"温病之成因,按之病情,新感为病,毕竟最多。"

但是另一方面,也并不完全否认伏气温病的存在。他说:"伏气为病,是其人先有伏邪在内,积久而后发者。其将发也,先觉昏昏嘿嘿,无情绪,无神采。即病者亦不能自言其苦,迤迟至三五日,或八九日,而寒热乃作。此则病之确乎由里达表者。《平脉篇》之所谓'伏气'。是专指此等而言。然仅为温热病什百中之一耳。"

先生又说:"不感明清以来医家,往往根据《素问》'冬伤于寒,春必病温。'与《平脉篇》中'伏气'二字,作为温病一定不易之资料。即如王氏孟英,温热圣手,所著医案，条条剀切，可谓一字一珠，亘古无匹。而《温热经纬》一书，竟将《素问》《伤寒论》等书中许多病症，一统归入伏气病中，不许世间有新感之温病热病，岂非咄咄怪事？"

由上之说，可知先生对于温病成因新感与伏邪的意见，可概括为以下两个方面：

1. 温病的形成，以新感为主要因素。

2. 伏气温病，以伏暑发病为多。而伏寒成温，临床上极为少见。

（三）外科学的成就和贡献

先生继承了黄墙朱氏之学，对外科学有相当的造诣。他感到通行的外科医书，多粗浅而少精当。于是根据师门家法，结合自己的临床实践，著有"疡科纲要"一书。把外科学方面的理、法、方、药、脉因、症、治等，毫无保留地介绍出来。一九五八年上海科技出版社重校印行时对本书有较好的评价。同时他又郑重地指出：此皆向之所谓专家秘授，不肯示人者，寿颐则谓与其私之一家，悠久必至失坠，孰若公之海内，传习乃可流通。这种学术公开，不以家秘自私的襟怀和风度，在旧社会的环境习惯下，确是难能可贵的。

本书在学术观点上，强调外料须以内症为主，内外科断不宜分途论治。他说："……症虽外发，病本内因，固不仅大痈大疽，非通乎内科者不能措手，即寻常疮疡，亦无不与内症息息相通，岂可专治其外，而谓可有全绩？且内病外疡，更多相因而至，……彼其知有外，不知有内，固未免自安于谫陋，而仅知其内不知其外，亦殊是医学上之缺憾矣。"

其次，在辨证上主张提纲挈领，掌握全面，而反对拘泥传统的局部名称。他说："痈疽疮疡，名目繁多，顾名思义，目眩定阴阳，判决虚实，已于此道得其要领，而犹有所最宜注意者，则不以形势辨轻重，唯以部位定夷险，果在肌肉，虽巨疡亦无碍生机：倘属枢要，即小疮亦多所变幻，此则临证时所历验不爽者……"。

在治疗上，亦别开生面不拘守古人成法。例如脑疽和背疽，都是外科大症，古人治法，多主清凉。先生根据师门家法及历年临床经验证明此病治法必须以"温经宣托"为唯一原则。他指出："脑疽背疽……其部位属于太阳寒水之经，虽外形亦或红肿焮发，而病者皆脉细舌白，于法必当温经宣托方免内陷，误投凉药，危证主见。……应用药物，如桂枝、羌活、川芎、鹿角之类，皆为必须之品，倘属虚证，则宜温补，轻则黄芪桂枝，重则理中加味。"并谓："无论何病，莫不各有寒热虚实之别，必不能执一病名，而谓此症皆热，此症皆寒，则亦不能谓某病必用清凉，某病必用温补，内症尽然，即外症又何莫不然？独疡科中之脑背二疽，部位虽异，而形色情状，始传末传，无不彼此如一，颐所见者，可以百计，而从未有一热症，当用清凉之药者，故每见古人治法，往往以为不然。……虽亦有红肿焮热之症，然脉必弦细，舌必白腻，止宜温化，最忌寒凉。……亦并不以时令冬夏而有异治。实是此症唯一秘诀……"。

这是先生的临床心得实录，故提出介绍，以供研习外科学的同志们参考。

（四）古今医案平议

先生对于古今医案的治疗纪录，极为重视。他认为："医书论证，但纪其常，而兼证之纷淆，病源之递嬗，则万不能条分缕析，反改杂乱无章，唯医案则恒随见证为迁移，活泼无方，具有应变无穷之妙。俨如病人在侧，謦欬亲闻，……所以多读医案，绝胜于随侍名师，直不啻聚集古今之无限良医，而相与晤对一堂，以上下其议论，何快如之！"

他本着这一愿望，博采古今医家治案，依类纂辑，并逐条详加评论，从而使每一治案的是非得失，及其前因后果原原本本如指诸掌。定名为"《古今医案平议》"。

先生在这方面所费的精力不少，已成的有"伤寒温热、湿温、疟疾、痢疾……及儿科、女科、疡科等十余种。他在致绍兴何廉臣先生书中提到，……至颐之所注重者，则在《古今医案平议》一种，分门别类、各自为书。……于案中佳处，必加诠释以叙其源委，或有与病理药理相悖谬者，亦必说明其所以然，不敢随声附和，人云亦云，贻误后来。……"很多同志认为这是一部指导临床实践较好的参考资料。兹附二例如下，以资豹窥：

《王孟英归砚录》："钱塘张韵梅茂才室人，自去年夏间娩后，虽不自乳，经亦未行，方疑其劳也。四月间患感，医进升散，遂腹膨气逆，肢瘛欲厥，或又疑其娠也。孟英诊之，脉弦巅痛，乃营虚肝郁，微挟客邪，误投提表耳。以清解轻宣之吕，数剂而愈。继参养阴，月事亦至。人皆诧为神治，其实非大病也。"

（平议）膏粱柔脆之体，无阴多虚，肝阳易扰，误投升散，变交最多。此案不自乳子，而月事经年不行，营阴亏乏，显而易见，一得升提，肝气未有不横逆者。孟英"清解轻宣"四字，尚须加以柔肝潜摄一层，方与瘛厥巅痛吻合。读王氏案，每以清微淡远之药，治愈疑难各证，无非轻灵活泼，能宜郁滞而利气机，自与呆笨者截然不同，古今治案中，实鲜其匹，乎时人之诧为神治矣。

黄醴泉治案："湘如弟，风邪温热，郁阻气分，渐延营分，表热不扬，鼻衄点滴，四肢疲痛，防发风疹，先以轻疏清泄。"

冬桑叶、白蒺藜、杏仁、象贝、茅根各10克，大力子、竹茹、丝瓜络各6克，滑石、苡仁各12克，焦栀皮、桔络各5克，白茅花3克。

（平议）此又柔脆之质，感受风热，正气不充，不易透泄，虽表热不炽，而已内郁营络，以致流衄，其时肌腠未开，最忌寒凉遏抑。选药轻疏表热，不犯温升，于宣络中稍参凉血，而又择轻清不腻之茅根、茅花、栀子，不杂重浊一物，是为良工辛苦。

（五）中医经典文献中某些古字，病名及辞句的考证

中医经典古籍中，有部分古文辞句和病名，由于传写之误或后人误解，以致失去原来意义的，所在多有。前面说过，先生精于小学训诂，所以他在这方面有相当的研究。他把《内经》《难经》《伤寒论》《金匮》等书中的某些文字和病名，根据字书及经史传记或结合病情药理，详加考订，明其正讹。从而纠正了习俗相沿的错误，使古文奥义，得以复显于后世。

例如：1.《难经》中的"魄门"和《内经》"开鬼门、洁净府"的解释：

《难经》四十四难中的"魄门"向来注家，大多认为肺与大肠相表里，经言"肺藏魄"。所以大肠下口名为"魄门"。先生则谓"假使果以肺与大肠相表里之故而以大肠下口名为'魄门'。则心与小肠亦为表里，经言'心藏神'何以小肠下口不句为'神门'？比例最近，其非魂魄之'魄'甚明。对此，先生乃根据《庄子天道篇》中以'糟粕'作'糟魄'及其它有关'魄'字的解释，证明'魄'即'粕'字，是古字假借通例。从而说明以肛门为'魄门'，即从食物糟粕由此而出取义。先生更由此而司及《内经》中的'开鬼门、洁净府'二句，古人注解均以前者指发汗解表，后者指攻下通里"。先生指出："疑'鬼'字即此'魄'字为伪，亦是开泄糟粕之意。盖传写者误脱其半，遂致不可索解。其实'开鬼门、洁净府'只是一义，前人注解，无一不误。"

2.《素问阴阳别论》"阴阳虚、肠辟死"句"辟"字的考证：

先生说："宋校正曰：全元起本'辟'作'澼'。"颐按："肠澼之名，《素问》屡见

不愆，其病即下痢脓血之滞下病，其字则前后皆作'肠澼'，唯此处仿宋本尚无水旁。……以滞下之病而名'肠澼'，颇难索解。今按，'辟'有积聚之义，此病实因肠有积聚使然。幸仿宋本此处尚有一不加水旁之'辟'字，而命名之义昭然若发蒙。自后人概用水旁之'澼'而名义遂晦。此古书之所以不易读，而宋以后之书所以不足征欤!？"

3.《素问五脏生成篇》"色青如草兹者死"句"兹"字的考证。

先生指出："草兹之'兹'，今本皆作'茲'。……盖兹，茲二字，楷书形近，其实则形、义、音三者皆大别。"先生乃根据经史字书等古代文献反复考证确定为"兹"字。他说："须知此字明是从二玄之'兹'。凡从'玄'之字，皆有黑义，草色而兹，则青而兼黑，晦黯陈腐，滞而不泽，所以为将死之朕兆……。"

4.《素问疟论》"横连募原"考正

《素问》疟论"邪气内薄五脏，横连募原"二句，据宋校正称："'全元起本''募'作'膜'，王水注'募原'即鬲膜之原系。"其言不甚了了。明代吴又可《瘟疫论》首先提出："疫疠之邪从口鼻而入，舍于伏脊之内，去表不远，附胃亦近，乃表里之分界，即《内经》所谓'横连募原'也。……"的说法。并以他自制治疫之方名为"达原饮"。于是"募原"有了明确的部位。吴氏以后医家多从吴说一似"募原"意义已成定论，不可复易。先生根据袁爽秋复刊隋杨上善《太素》注"五脏皆有募原，其邪气内著五脏之中，横连五脏募原之输……。"一段文字，认为"输"即俞穴之"俞"，亦古所通用。杨氏以募穴原穴而言，盖诸脏腑各有募穴，六阳经各有原穴，……疟邪既内薄（原注："薄"读为"迫"，近也。《左传》"薄诸河，薄而观之"皆是此义。）于脏腑，自当连及于经脉俞穴。此义至显无庸别为奇说。由此可知所谓"横连募原"者质言之盖即症邪侵入于脏腑经络俞穴之意耳。

此外，先生曾将素问中部分辞句或章节，按照原书次序逐篇提出，加以改正，或引证古人注解而评其得失，名为《读素问识小录》。他在这部书的序言里谦虚地说："……片词隻句，补苴罅漏，……皆信手拈来，殊少抉择，甚不足博通义一哂，……。"

这是先生早年的原始作品，内容仅涉及《素问》全书半数左右。虽属残编断简，而言光片羽，在学术上仍有参考的价值。选录二则，以见一斑。

1.《上古天真论篇第一》

"成而登天"颐按："黄帝生而神灵，弱而能言，幼而徇齐，长而敦敏，成而聪明。"语见《龙门本纪》及《大戴礼五帝德篇》。《素问》开卷、引用成语而妄改二字，即已走入荒诞一流。考"首山铸鼎、群龙下迎，乘彼白云，至于帝乡"之说，出于《子华子》，本是伪书，无庸置辨。即神仙不死，托辞黄老，亦始于秦汉方士之附会。初不谓医家圭臬之书，乍展卷而即见此荒渺不经之语，从可知《素问》一书，虽本周秦传述之旧，而后人羼杂窜改，固已不愆。读者于此，必当分别观之。不得转展附和，为一盲之引众盲，亦不可因其不纯，而一概致疑，遂谓医真小道也。

2.《阴阳应象大论篇第五》

"善诊者，察色按脉先别阴阳审清浊而知部分句视喘息听音声而知所苦句，观权衡规矩而知病所主句，按尺寸观浮沉滑濇而知病所生句，以治逗，无过句，以诊逗，则不失矣。"颐按，本节文义句逗甚明，既知病之部分，与病者之所苦，及病之所主，病之所生，而以治病则必无过，以诊病则必不失。显而易知，并非玄奥。特治字下少一"则"字，颇似费解。实则古书文法，似此甚多，亦非晦滞。不意王启玄误读句逗。将"以治"

二字属上为句，遂令上下文皆不可解。注语乃成呓语。无异痴人说梦。而马元台张隐庵诸人，皆从王氏，大是怪事。且《甲乙经》明作"以治则无过"补一"则"字，尤其轩豁呈露。岂诸公皆未之见耶？

四、对近代中医教学事业的影响

祖国医学，在反动统治时代的旧社会里，是在被轻视、排挤，甚至压迫，摧残的恶劣环境下，苟延残喘。这是人所共知的事实。先生身当其境，有鉴于"中医学术荒芜，致贻人以口实。"毅然表示了以"讲求进步，实力竞争"为职责，协助其师创办了我国近代史上第一所中医学校，思有以"发扬国粹，造就真才。"他在该校的宣言书里曾这样说："……虽天荒乍破，何能遽抵纯金；而私意胥镯，终当大弘法教。此日荜路蓝缕，且与二三子芟薙荆榛；他年切磋琢磨，尚望千万人扶持国学！……"高瞻远瞩，语重心长，充分表现了他对中医教学事业前途的抱负和展望。因此，我们认为解放前全国各处中医院校的创立，和黄墙朱氏医校的开辟洪荒，不无声应气求的关系，从而设科施教培植人才，使中医学术初步改变了"因循简陋，故步自封"的落后面貌。这又是全国中医药界同志们的敢于创造敢于和反动派坚持斗争的胜利成果。

解放后，党和政府极端重视祖国医学遗产，号召团结中西医共同学习为创造我国的新医学新药学而努力，更好地为广大工农兵服务。随着中医政策的贯彻，祖国医学事业得到万旷古未有的地位和优越的条件，蓬勃地向前发展。先生的著作，也随着时代环境的需要，由上海科技出版社选印了一部分，供广大学者的参改，这又证明了先生的学说，在理论和实践上，能够起到一定的指导作用。

五、医案举例（五则）

1. 内风类中

南翔陈君如深，年甫三旬，躯干素伟，忽然四肢僵痛，不可屈伸，虽神志未蒙，而舌音已謇，其脉浑浊，舌苔浊腻，大腑三日不行，此为肝火不藏，气血挟痰，上冲激脑，震动神经之病，治以清肝潜降，泄热涤痰，疏通大府。

羚角尖水磨冲服 1.5 克，生石决明 30 克，生牡蛎 30 克，紫贝齿 30 克，生玳瑁 20 克，青龙齿 20 克，生磁石 20 克（以上七味先煎），陈胆星 9 克，仙半夏 9 克，生白芍 9 克，莱菔子 9 克，石菖蒲 3 克，盐水橘红 3 克，礞石滚痰丸 15 克布包煎。另用淡竹沥 60 毫升，加生姜汁三五滴，分三、四次温服。本方服一剂，四肢僵痛大定，二便畅行，坐立自适。继以潜阳化痰，调治旬余，即以康复。

2. 痛痹

南翔人封治平，初冬劳力受寒，猝患足痛不可屈伸，病已经旬，服药无应，甚至全身不能转侧，颐定方以桂枝附子为主，余则独活寄生等，普通之和血宣络而已。方固平，无奇，人尽能之。而定方之后，始见前者所服之方，亦是当归、独活、寄生、川断、灵仙、红花……等十一味，而颐方中竟同用其十，唯加桂枝附子而已。乃服是方三剂，而患已全瘳，始悟前医之无效者，只以方中无主药耳。譬如治兵，军中无主，则譁变堪虞，又安望其师出有功也耶！

3. 脑疽

丙辰夏午下旬，天气酷暑，吾嘉老儒朱士，年踰古稀，患脑疽，乍起甫四五天，形势

716

已巨，……先有某医敷以凉药，肿胀愈甚。余君伯陶，嘱延颐诊，迨往视、则旁至两耳，上入发际，下及大椎，纵三寸余，横五、六寸，漫肿无垠，皮肉黑暗，皆隐隐欲腐。中间一道横约四寸，纵亦寸许，粟粒白点，簇簇十余处，而坚硬顽木，几不知痛，平塌不高，毒尚未聚，脓亦未成，其势甚张。而如此年龄，情殊可畏。所幸身不发热，脉犹有神，舌则淡白薄腻，人则畏风而不畏寒。余诊脉时，汗流浃背，病者则犹令人闭塞窗牖，可知酷暑炎天，而症本虚寒，了无疑义。是必温补升阳，苟得相恋，方有希冀。即投党参、黄芪、桂枝、鹿角、羌活、香附、半夏、归、断、远志、砂仁等味。外则漫肿坚硬者，敷以温煦丹（方见拙编《疡科纲要》），其中间粟点欲腐处，掺以天仙子合少许三仙丹（天仙子乃广东药肆中物，非本草书中所有，研为细末，提脓妙品）。两日后脓毒稍聚，胃纳尚安，而畏风不撤，脉舌如故。乃以别直6克易党参，毛鹿角3克，易寻常鹿角，更加附子、炮姜各3克，外用前药同治。五六日后，脓聚腐化，计溃烂者，不过中间一道，而上下四旁之黑暗顽木坚肿者，蜕去浮皮一层，中已新肉莹然，红活鲜嫩，其入发际处，并发根蜕去，牛山濯濯，宛然柔嫩肌肤。乃一路温补，不及两旬全愈。……寿颐前后所治此证，已不胜枚举，唯以温经宣络者多。若此案之大温大补，亦不恒有，则高年气血本虚，非此不可。固不当与年富力强者，作一例观也。

4. 崩漏

兰溪裕大京货店友人陈某室人，年逾三旬。庚申十月。崩漏不绝。延将两月。易医屡矣。脉细软。神疲色夺。授以参、术、芪、地、白芍、龙牡、地榆、紫草、艾炭、川芎、阿胶、萸肉、乌贼骨、桑螵蛸、二至、川柏、杜仲、川断、香附、香砂、陈皮、青皮、乌药等。出入为方。三剂知。十余剂而胃纳加餐。脉起色转。渐以即安。

5. 解颅

某儿：八个月。病起呕吐、天柱软倾、面色㿠白、渐以解颅。头大如六、七龄童，哭声不扬，父母年踰知命，先天本弱。恐难为力。姑与鹿茸血片0.3克，研细末，分二天服，外用古法：细辛3克，肉桂3克，干姜5克，研细末，温水调涂囟门。

复诊：声出神振，头能举动，形稍缩小，笑颜可掬，肌肤润泽，面有血色，但囟门虽起，而软处大逾径寸，未可乐观。

处方：熟地10克，党参10克，黄芪10克，紫河车6克，炒于术6克，黄甘草5克，毛鹿角3克，明附片3克，当归6克，川芎5克。煎方母子同服，外用药如前。另鹿茸血片0.6克，分五天服。

结语：

1. 先生的学术思想体系，是以古代经典医学文献为基础，同时把理论和实践相结合，不断地反复印证，来求得真理。对后世医家著述，则根据时代，气候和病变递更的关系，明确其学说形成的渊源，从而博采众长，兼收并蓄，故理论或实践，都能左右逢源，言之有物。

2. 先生竭毕生精力，为发扬祖国医学和办理中医教学事业而奋斗不懈，其精神和毅力是伟大的。尤其是打破迷信古人的思想及名家观点，对经典著作及先辈学说，大胆提出自己的见解，以及深入钻研的读书方法，都值得我们认真学习。

3. 为了体现先生的学术思想，本文引用较多的原文辞句，俾读者得以窥见庐山真面。

4. 先生学问渊博，学术上的贡献亦丰富多采。本文所介绍的仅仅是先生著作中的部分内容。其它如妇、儿各科及学术上某些论点，不能备载。

参考张山雷先生原著及其它资料目录

1. 《编制课程商榷意见书》黄墙朱氏中医学校 1914 年铅印本
2. 《籀簃医话》兰溪中医学校石印本
3. 《灵枢》浙江书局木刻本篇首亲笔评语
4. 《编辑讲义引用书目提要》黄墙朱氏中医学校 1914 年铅印本
5. 《难经汇注笺正》兰溪中医学校石印本
6. 《病理学读本》兰溪中医学校铅印本
7. 《读俞德玕师医学及门书后》先生亲笔稿本
8. 《医论选》兰溪中医学校油印本
9. 《古今医案平议》兰溪中医学校油印本
10. 《湿温病医案平议》兰溪中医学校油印本
11. 《谈医考证集》兰溪中医学校石印本
12. 《重订中风斠诠》1933 年铅印本
13. 《陆九芝世补斋医书前集》石印本
14. 《疡科纲要》兰溪中医学校铅印本
15. 《本草正义前集》兰溪中医学校铅印本
16. 《读素问识小录》1907 年先生亲笔稿本
17. 《绍兴医药月报》第三册第一卷第五号出版年月已不可查攷
18. 《疡科医案平议》兰溪中医学校油印本
19. 《黄墙朱氏中医学校宣言书》1914 年铅印本

略谈张山雷治疡三法运用

浙江省兰溪市人民医院　胡昭林

张山雷，一生治学严勤、博览群书、精通各科、广见卓识、尤对疡科、理法方药，一应俱全。张氏所著《疡科纲要》，书中详尽的阐发了治疡要从整体出发，指出证虽在外而病因在风，重视外疡与脏腑气血的关系，提倡外病内治，反对一方套治，对外疡初起，成脓，溃后三大治法运用上条理分明，用药精练。在外治方面能正视西药，取长补短，为我所用。张氏科学的、实事求是的治学精神，为祖国医学近代史上一大楷模。笔者由于才学粗浅，对张氏治疡经验上不能探其奥秘，实乃遗憾，下面略谈本人学习张氏疡科方面的一点窥见，以求抛砖引玉。

1. 外疡初起，首推行气行血法

张氏指出："外疡初起，不论阴证、阳证、或肿或痛，其故无他，气血壅滞，窒塞不通而已，治疗首推行气行血为必要之法"。外疡的形成其病因皆由六淫之气侵害，或七情内伤所伤，影响了脏腑功能失调，气机升降失司，从而阻碍了气血的正常运行，造成了气血壅闭，遏止不行，所以在治疗上张氏着重选用行气活血之药为第一要法，以求消散认为治之于早，虽有大证而可消散于无形，在用药上张氏喜用当归、川芎、红花、川断、桂枝、羌活、枳壳、木香、丝瓜络一类行气活血而不伤正之品。同时张氏测重气分用药，认为行行气之药万全无害，能抑血之壅，所谓气为血帅，血为气母，气行则血行，气滞则血瘀是也。对活血之药，张氏变为不可用之太猛，以免转滋流弊。如外疡兼有热证，寒证，湿证等，理当在行气活血之同时佐以清热、祛寒、利湿、随证施治灵活用药。张氏治疡初起重视行气行血，故有"内活派"之称。

2. 外疡漫肿无脓，忌用甲、刺

张氏治疗外疡总以消散为第一要义，他对外疡消之不尽，或治之已晚，漫肿无脓或少脓，仍主张以消散为主，告诫万万不可乱投山甲攻坚迅猛，角刺锐利透达之品，轻率用之，则不能内消而今其迅速蒸脓，攻孔日大，收敛费时。只需使用宣通气机，轻灵活泼一类当归、川芎、川断足以了之，而非角刺、山甲之任也。对虚证病人，张氏认为尤当禁用甲刺托里透脓。如"流痰虚证，必以宣络行气为先务，若认托里为必要之诀，则外证愈巨，而元气愈伤未有不速其成脓而殒其生命"。对肿疡较深，里已成脓而皮肤漫肿平坦、无消散希望者，张氏对山甲，角刺托里透脓之迅猛并非谈虎色变，他认为"环跳疽、附骨疽脓成于里，不能透达外泄，一时不便奏刀，则不得不投透脓之剂，促其外达，庶几脓毒可泄，不然者内攻愈巨，蚀胃腐筋，为害愈厉"。张氏如何掌握使用山甲、角刺，其辨证分明，用药灵活可见一斑。

3. 脓疡已溃、益为养胃育阴法

张氏认为："外疡已溃，脓毒即泄，其势已衰，用药之法，清其余毒，化其余肿而已，其尤要者则扶持胃气，清养胃阴"。脓疡消散无望，里已成脓，备受痛苦折磨，昼夜不得安宁，势必影响脾胃消化吸收之功能，胃气有损，纳谷必呆，一旦脓疡外溃，痛定体轻，如释负重。此时张氏首先考虑应从脾胃着手，余邪未清，则应清理余邪而养胃扶正，如毒焰已衰，邪气已尽，则应扶持胃气为主，但张氏反对蛮补，以免虚不受补，反遭死灰复燃。在治疗上，张氏多选用党参、黄芪、茯苓以扶持胃气而不害邪；沙参、石斛、白芍、杞子养胃阴而不滋腻，内金、陈皮、木香消食开胃。经调理之后俾邪气已降，胃气已旺。张氏喜用鲜猪白肉炖取清汤可养胃阴，以助津液。他认为"水畜本咸寒，亦有清热化毒功用，血肉有情，正是疡家应需妙品"。张氏治疗外疡溃后，重在调理脾胃，俾纳谷旺而正气充，气血得以化生而病体得以康复。张氏可谓一个脾胃派。

4. 西为中用，有利于取长补短

在西药引进且日益昌盛的20年代，张氏面对现实，不墨守成规、固步自封，敢于接受新事物，引西学为我所用，主张中西药结合，取长补短。张氏这一治学态度，堪称当时一大创举，如用碘片和火酒配制成碘酒能消毒、退肿、杀菌；用锌养粉、水杨酸、凡士林配合广丹调成膏状能加强收敛止痒作用。张氏亦提倡刀法长处，曰："新法刀圭，询称敏捷，独是奏刀之后，绷带包扎，有防护肌肤之能力。"对环跳疽等深部脓肿，里已成脓而不易外溃者，主张手术切开，这样远比单纯使用托里透脓，移毒居浅疗效迅速，减轻痛苦。但是张氏也指出了西学存在不足之处，认为除了操刀一割之外而没有第二法门。特别在外治方面，中药有脓未成可消，已溃可敛，退毒围毒，散肿化坚，提毒止痛，去腐生新之特长，这是西药所不能比拟的。张氏之新思想，新疗法与现代加强外治法方面的研究是遥相呼应的。

读祖师张山雷《中风斠诠》的感悟

兰溪市名中医馆　严以恭

祖师张山雷是江苏嘉定人氏，自幼聪颖好学，尤以岐黄之书为最，博古通今。1920年由上海神州中医学社推荐，被兰溪中医专门学校聘为教务主任。广收弟子，培育英材，近代浙江名医，大多是他弟子。张师治学严谨，著书立说，呕心沥血，学校教材皆以自撰为主。如脉学正义，难经汇注笺正，中风斠诠、沈氏女科辑要笺正，钱氏小儿药证直诀笺正等书，都能阐发隐微释疑辩难。是近代著名中医学家，毕生致力于中医教育和医疗事业，学验俱丰，在医林享有盛誉，可谓"杏林巨匠、一代宗师"。尤其对"中风病"的研究，更是杰出，于1917年撰成"中风斠诠"三卷，复于1933年重订（补入此病未发之前必有先兆一条，俾得防患未然，病家医家，俱可作曲突徙薪之计，是即古人所谓上工之治未病）。

该书对中风病因病机的阐述，精辟透彻，前无古人，对治疗法则，用药步骤，独到见解；其书确是理论与临床密切结合的精心杰作。

明确提出中风是"内风"，力辨"外风"入中之误

关于"中风"病的病因学说，历代医家意见颇不一致，说理模糊。唐宋以前概以"风邪外中"为其发病之因，从"外风"立论，采用祛风散邪为治疗总则，多用小续命汤、麻、桂、羌、防、姜、辛、乌、附等之类辛温发散。张师坚决反对用辛温发散，治疗昏愦猝仆的中风病，认为这是洪炉烈熠，本已飞扬，不使潜息于一室之中，更以鼓激其奋迅之势，而反门户大开，助之煽动，岂不速其燎原，顷刻灰烬，枉杀多人。

金元以降，四大家论中风"侧重内因，有主火、主虚、主痰"等不同，治法各有偏重，惜用药尚欠合辙；明清时期，对本病病因病机的认识不断深化，治法也有进步。直到清光绪年间，山东蓬莱张伯龙著《雪雅堂医案》类中秘旨篇：明确指出中风，及肝风自中而发，其病机为水亏木旺，火炽风生，气血上奔，痰涎猝壅，即《素问》"血之与气，并走于上之'大厥'重证"，中风的病理才较为深刻地被揭示，治法用药也逐渐走上正轨。祖师张山雷"熔中外于一炉，集古今之大成"，认为"中风"病，绝不是"外风"而是"内风"，对张伯龙的观点极为赞同。每谓中风一病，古今议论，都无真解，独于伯龙之类中秘旨一篇，服膺最挚，伯龙开其源，山雷导其流，并着力加以阐发，他引正《素问》中有关"薄厥"、"大厥"、"偏枯"、"仆击"等病症，以及"诸风掉眩，皆属于肝"，"诸暴强直，皆属于风"，"诸热瞀瘛，皆属于火"等论述。说明本病在古代文献中的病名和病因病机，同时又参合当时西医有关"脑冲血"的观点，遵古酌今，融会中西学说，进一步阐明了"内风昏仆是阴虚阳扰，水不涵木，木旺生风，而气升、火升、痰升，迫令气血上逆，冲激入脑，震动神经"是中风的病理症结所在。

祖师山雷评价："伯龙独能融会贯通，独标其义，尤为二千年来绝无仅有之作，破天荒之第一名论，治医者必读此书"。

师古不泥，实事求是

祖师在序言中说：唯是内风上扰，必夹胸中痰浊，随气而升，故当昏瞀眩仆之时，痰涌涎流，十恒八九。临时急救，必以泄降浊痰为第一要义，而滋腻药物，多非所宜。伯龙知参术壅气之不可误投，而反欲以二地，阿胶与镇逆潜阳并进，尚是未达一间，此则误读立斋，景岳诸书，未免贤者之过，第微嫌其镇肝滋肾，不分次序，则当气升痰塞之时，黏腻适以助壅，难收潜降摄纳之功，能以古书供其运用，而不为古人所愚。

祖师又说：以介类（龙、牡、龟、鳖、贝齿、珠母、玳瑁之属）潜阳之品，专治气火上浮，"肝阳内动之病，专倚介类以建殊勋。"张山雷缜密，固有较胜于伯龙者，青出于蓝，洵非虚语，欲以滋降与滋填并进也，非非拘于伯龙一家言者，且专用潜镇以定内风。祖师在认真总结前人正反两方面的经验基础上，全面系统地提出闭证宜升，脱证宜固，肝阳宜潜降，痰涎宜开泄，气逆宜顺降，心液肝阴宜培养，肾阴宜滋填，偏瘫宜宣通八类治法，区别标本缓急，立法井然有序，并荟萃治疗中风古方，分类编次，对其制方之旨，用药之精，当还不合处，一一予以剖析，或先挥精，或指出流弊，对于后人临证选方用药，大有裨益。

融中西理论，勇于实践创新，弘扬国医

祖师在中风总论说："近来西国医家谓之卒然昏仆之病，乃血冲脑经，失其功用，在彼此剖验得之，据称死于此病者，脑中必有死血或积水，则血冲入脑，固无疑义。唯血在络中何故？直上冲脑？则未闻有精确之发病，因而亦无捷效之治验……。

余对血冲脑说，尝以二兔，用针银伤其脑，以试验此说是否可信，一则伤其前脑，而即僵仆不动。然自能欲食越10余日不死；一则伤其后脑……而时时奔走遇物碍之则仆，而不知饮食，数日饿死。

因此悟及《素问》血与气并走于上则为大厥，厥则暴死之病，即今所谓中风猝仆，不知人事，益信西医血冲，脑气筋之说，与素问暗合，可以互相引证。

《素问》有大厥，薄厥两节，久已明言于周秦之间，即此可征吾邦旧学，自有精凿不刊之至理，且可知医为实用之学，自必有征实之证据。虽中西两家学术，渊源绝不相同，而果有实在之发明，终必同归一致。得此两节，可证吾国医学在上古之世，最是夐夐独造。

世固有诮吾国医学之徒以理论见长，而无当于事实者，试令寻译此大厥，薄厥之旨，当可恍然于理论果为事实之母矣，惜乎晚近学者，目光不远不能早悟及此，致令内风暴动之病，久称难治。

补阳还五汤是治疗缺血性中风首选方剂

时代在发展，医学在不断进步，但由于历史条件的限制和个性偏执，祖师指责王清任之《医林改错》用黄芪四两为剂，加入通客药数味，自谓能治此病，则即从东垣气虚之说附会之，不知芪能助其气火之升，痰涎上壅，抱薪救火，非徒无益，而又害之甚矣！纸上谈兵，而全无真实体验之为害也。

祖师对李东垣的看法也颇深，说东垣无论何病，无不以气虚二字，笼统罩上，冠冕堂皇，自欺欺人。而陋者犹有套用补中益气之成方，以治肝阳上逆之病，则木已摇而又拔

之，适以速其厥矣，唯东垣之书，文字最为不顺即其医理，亦时有未尽清沏者。

实则补阳还五汤是治疗缺血性脑卒中代表性方剂，有着益气化淤的作用，而从目前脑血栓，脑梗塞的病人，从中医辨证角度看，多是老年人，并长期患有高血压或糖尿病，慢性病。脑气亏虚是缺血性中风重要的发病基础，脑为五脏六腑之主宰，以气血阴阳为根本，气是维持人体生命活动的基础，又是促进物质生产的动力，脑气为元气的组成部分，血液循环不息于脑脉中，必须气的推动，气为血帅，气行则血行；其气冲和有力，推动血液正常运行，气虚则血滞。

脑不可一刻无元气，元气即虚，必不能达于血管，血管无气，必停留而淤。也就说明了脑气亏损到一定程度，血运无力，就会导致行血不畅，气血不能上达于头，气虚血淤，出现脑脉淤阻，脑就不能发挥正常的生理功能。所以说脑气亏虚是缺血性脑卒中的重要发病基础，脑脉淤阻是脑气亏虚的病理结果，脑脉不荣，脑脉绌急，是不同环节，据此只有把脑气补足了，脑脉就畅通了，缺血性脑病就好转，那么补阳还五汤恰恰具备这样的功能，所以治疗效验卓著，作为医家首先之方，尤对中风后遗症酌情加减，其效更著，但对出血性中风，阴虚阳亢者或血压偏高，脉弦数有力者，又当慎用或禁用之。

指出治疗中风中后期可用活血通络剂

读第九节通络之方，祖师明言，内风暴仆，而忽然肢体不随，经络掣痛，皆气血上菀，脑神经忽然不用之病，此非通经宣络，活血疏风之药所可妄治者。古人不知此理，每于暴病之初治其肢节，则走窜行经，反以扰动其气火，更能激之上升，必有大害而无小效。唯在旬月之后，大势已平，而肢节不用如故；则神经之功用已失，肢体之偏废已成，痼疾难瘳，调复岂易。古来治痹之方，大率皆为此设法，则通经行经，亦治医者不可不知。

祖师推出独活寄生汤，并说此通络祛邪，活血养血之祖方也。凡古今治肢节病之方，无不从此化出，唯桂心细辛等物，古人终为寒邪立法。若在内热生风之病，纵然调治数日，大势已平，通络可也，如此温药，仍不可试。

祖师介绍，史国公酒方《圣惠》当归、虎骨、羌活，鳖甲、川贝也，防风、牛夕、秦艽、枸杞子、蚕沙、松节治疗中风语涩，手足拘挛，半身不遂，谓此酒中正和平，不偏温燥，又说立方本义，终为血分不充，风寒湿痹着者设法，实是痹症，必不可与猝暴昏仆之中风连类而言。若肝风暴动，气血上菀，则不独宣通之药，害同矛戟，而酒无异砒鸩，似此诸方皆不可用《祖师批：郑重言之，俗医切勿误用》

本人认为此酒既不能治中风症，专治痹症，那么为何纳入通络之方，易让读者模糊不清，混淆痹症肢节痛与中风半身不遂肢节痛的概念，属白璧微瑕而已。

脑卒中应分辨出血性中风或缺血性中风

中风病是急性脑血管疾病，是常见病，多发于老年人，冬春季尤易发作，严重危害人们身体健康，具有起病急，进展快，死亡率30%，致残率高70%的特点，现代医学称脑出血、脑血栓、蛛网膜下腔出血，脑栓塞。祖国医学有脱症、闭症、中经络，入脏入腑之分。本人认为治疗中风，必须走中西结合之路，患者在急性或突发时，最好先用现代西医来检查住院治疗，如做CT等检查方法、手段，待急性危险期过后，再采用中医疗法，这样既安全、疗效又好，患者满意。

中医辨证：出血性中风，多面红气粗，痰声漉漉，昏不知人，或烦躁乱动，肢体瘫痪，舌苔多黄腻，脉多弦滑或数。

缺血性中风，多见面色晦滞，言声不高，神志恍惚，或静而少动，肢体麻木不用，舌苔多白而水滑，脉多沉细或细濡等。

本人通过临床体会到：出血性中风，多属肝阳、肝火，肝阴不足，水亏火旺，夹痰上扰为病。如运用祖师潜镇摄纳为治疗总则，再加清热化痰，开窍，其效较好，常用药如羚羊角或水牛角、丹参、天麻、赤芍、桑寄生、桑枝、菖蒲、郁金、瓜蒌、地龙、全蝎、竹黄、黄芩、胆南星、生石决明、珍珠母、生龙牡等。

对于治疗缺血性中风，纯用潜降摄纳并非所宜，若用疗效不显，还应辨证论治，补气化淤、通络为要。吾治疗多例，疗效堪佳，病人满意。

认识先兆，提出未病先防

张师在书中 15 节提出昏愦暴仆之病未发之前必有先兆，或为神志不宁，或为眼目眩晕，或则头旋震掉，瘛瘲纷乱；或则脑力顿衰，记忆薄弱，或则虚阳暴露，颊热颧红，或则步履之玄，足轻头重，种种情况，皆堪逆料，有一于此，俱足为内风欲煽，将次变动之预兆。又提出，如在危机乍露之初，慎为护持，静加调摄，庶乎曲突徒薪之长策，即是绸缪未雨之良策，倘得疗治于未病之先，当亦易收事半功倍之效。中风的高危人群是：老年体衰者，有家疾病史者，肥胖人群，吸烟人群，活动过少者，尤其是高血压、高血糖、高血脂等。要注意诱发因素；气候骤变《冬春两季气候骤冷》、情志郁怒（或过于激动）、过度用力（如提重物、屏气排便）、其他疾病（如冠心病，先天性脑血管畸形），这四类诱因往往是引起中风的罪魁祸首。对高危人群来说应该提高警惕，严加防范。祖国医学早在 2000 多年前，就提出治未病应"慎起居、节饮食、远房帏、调情志"，这也是我们常说的生活规律，劳逸适度，适当锻炼，合理饮食，节制性生活，心态平和，乐观豁达。由于该病病情重，疗程长，花钱多的特点。作为医者必须多与病人与家属及时沟通，多做思想解释工作，医患双方都要做好打持久战的心理准备。医者要同情、关心病人，病人要理解医生，医患密切配合，俾使疾病早日痊愈康复。

该文是作者读后感思，由于学术水平有限，观点探讨有误之处，敬请同道更正，若能抛砖引玉，吾愿足矣。

参考资料

浙江省中医药研究院盛增秀编写

张山雷医集体会一文，原载《中国医药报》第 669 期

读张山雷《经脉俞穴新考正》有感

兰溪市中医院　戴朝富　林兵宾

张山雷先生是我国近代著名中医学家之一，临床经验丰富，被医林推为"海内三达"之一。其医著达二十余种，理论与临床均有独特的见解和经验，继承中有发扬，整理中见

提高。先生治学尤注重于对医学经典的研究和考证，他认为"《灵枢》《素问》《难经》终是谈医之鼻祖，《脉经》《甲乙》亦是吾道之大宗"。《经脉俞穴新考正》是张氏留下的宝贵医学文献之一。全书分上、下二卷，记载十四经穴三百六十余。书中对十二正经及奇经八脉的经脉循行、俞穴定位等都有所考正，他结合自己的心得体会，提出了经脉与血管相联系的看法，深为后世医家所赞赏，影响较大，对《灵枢》《素问》《脉经》《太素》等古代医籍中有关经穴内容进行了比较和研讨，去伪存真，详加释义，本书立论新颖，颇多创见，特别是结合了近代医学的关解剖知识，对针灸的临床、教学和科研均有较高的参考价值。

1. 博览群书，不辞考正，勇于质疑，师古而不泥于古

先生对《灵枢》《素问》《脉经》《太素》等古代医籍中有关经穴内容进行了比较和研讨，去伪存真，详加释义。经统计，对十二经脉和奇经八脉循行考正处达四十余。对三百余穴中的五十余穴进行了考正注释。

提出"谁敢轻加平陟，须知吾辈谈医，为实用着想，不得不判别是非，自具只眼，岂可徒作古人之应声虫耶？"

如胃足阳明之经的循行：胃足阳明之经，起于鼻下两旁，上接手阳明经于迎香穴，由是循鼻外下行（原文脱落，此予补上）以本经之穴，起于目下承泣，以及四白、巨，而交于鼻之中，与膀胱足太阳（原作"小肠手太阳"）经脉起于目内眦之睛明穴者最近，故曰旁约太阳。

再如脾足太阴之脉的循行：经文本经循行，自入腹以上，止言内行之脉，属脾络胃，上鬲侠咽，而无在外一支，则本经自府舍、腹结以上诸穴，皆无根据。十二经脉各条，绝无此例，其为缺显然。盖本文连舌本系舌下之后，其支者下，必已夺去一节，考《甲乙》《脉经》《太素》以及《千金》《外台》诸书，无不如是，则古书之残缺，盖已甚久。

穴位的考证注释如兑端穴：在唇上端，大肠手阳明脉气所发。兑即今之锐字，是穴在上唇正中尖锐之处，故名兑端。自宋以来，《明堂》《孔穴》诸图，及经脉、俞穴诸书，皆以兑端一穴，列于督脉经穴中。盖以十二经之俞穴，皆是左右对偶，绝无局中单穴之例，故以是穴认作督脉之穴，然《甲乙》《外台》皆谓兑端在唇上端，手阳明脉气所发，并不言与督脉相会，则此穴乃手阳明经左右交互之处，且绝不与督脉会合，诸家列与督脉者误矣。宋后各书无一不误，正不知是谁作佣，此必不可不改者，兹特订而正之。补入兑端于手阳明经穴之中，而后之督脉条中则不录此穴。

中脘一名太仓，胃募也。在上脘下一寸，居心蔽骨与脐之中，手太阳少阳足阳明所生，任脉之会。寿颐按：手之三阳，从手上头，其脉不至上中脘，何以此穴可与手太阳少阳足阳明相及，况谓为某经所生，更无是理，此节必有误字。

2. 理论联系临床实际，不空谈，知其然而所以然

如阴陵泉的取穴法，阴陵泉：在膝下内侧辅骨下陷者中，伸足乃得之。寿颐按：此穴与足少阴胆经之阳陵泉穴相对，彼在膝下外廉一寸，各本皆同，故此穴《甲乙》《外台》皆曰在膝下内侧辅骨下。自前明杨氏《针灸大成》，误以为在曲膝横纹头，而《医宗金鑑》承之，非也。曲膝横纹头乃肝足厥廖阴经之曲泉穴，彼此互参自知。

寿颐于刺法，亦尝得专家讲授，知头面腹背诸穴，最多不可深针，深之必肇巨祸；而

724

腹部四肢诸穴，则多不可浅刺，浅之亦复无效。如手之合谷，足之三里，凡应用针，皆必深入一寸以外，于病始有应验，此何得随时令为进退，而知其一不知其二者。

颐以经验推之，确有所见而云然，虽不敢谓上古针学尽皆如此，然证以吾躬所见，万不敢谓今之针法，尚能补虚。亦尝以补泻之理，请益于当世之持针名手，所谓右旋左旋，按针纳气，说来天衣乱坠，未始不娓娓可听。然细为寻绎其意味，皆是饰说欺人，毫无实证。

寿颐持针已二十年，而百试不可得者，岂非古人之欺我耶？男外女内，亦所未愈，唯谓用针而始终不能得气，则气血已败，确乎有之。谓之十死不治，亦不为过。

3. 中西医互通，运用现代医学生理、病理、解剖知识来分析中医古籍中的一些错误和不足

如上髎穴的取穴上运用解剖知识，上髎：在第一空，腰髁下一寸，夹脊陷者中，足太阳、少阳之络。寿颐按：此四髎穴，《甲乙》《千金》、外台所谓在第一空、第二空。第三空、第四空者，言之不详。令人无从指实，而又次为皆在侠脊者中，则上之白环俞，已在二十一椎下，脊骨已尽。

西学家谓脊骨共二十四节，分为颈骨七节，背骨十二节，（每节皆有肋骨附之），腰骨五节（即腰中脊骨五节之无肋骨者），与中国医集言脊骨共为二十一椎者不同。盖中医以项后之大椎为脊骨第一节者，据其骨枝突出，扪之可得而言耳。…但颈之上四节，向后伸出之骨枝不大不长，则藏在肉筋之中，扪之不显，自颈骨第五第六节以下，则骨支之伸出者，较长也较巨，由是颈后扪之，显而易知，中国医家，遂指此为脊骨之第一椎，且名之曰大椎。而不知大椎以上者，尚有四节，大椎以下者，则只有十九节，非大椎为脊骨之第一节，而其下尚有二十节也。

带脉俞穴考：带脉交会之穴，只有带脉、五枢、维道三者，皆属足少阳经，分寸考已见前。其带脉之穴，在身之侧，腰中季肋骨下一寸八分，即足厥阴肝经章门穴下之一寸八分，此处正当空软，内即两肾部位，推之背后脊骨，当在第十七十八椎间。《甲乙经》所谓足少阴之正，别走太阳，上至肾，出属带脉者，即此，然，非脊骨之十四椎也。

4. 提出经脉即血管之创见，在当时历史背景下，实难可贵

书中对十二正经及奇经八脉的经脉循行考正，提出了经脉与血管相联系的看法，深为后世医家所赞赏，影响较大。中医之所谓经脉，质而言之，即是血管。诸经脉俞穴，多有脉动应手者，皆其发血管之浅在皮里者耳。

5. 小结

张山雷先生曾在兰溪中医学校任校，亲自编写教材和讲义。《经脉俞穴新考正》是先生研究针灸学的重要著作，对《灵枢》《素问》《脉经》《太素》等古代医籍中有关经穴内容进行了比较和研讨，勇于质疑，去伪存真，详加释义；且运用现代医学生理、病理、解剖知识来分析中医古籍中的一些错误和不足；提出的经脉与血管相联系的看法，影响较大。

参考文献

（清）张山雷.《张山雷医集》. 北京：人民卫生出版社，1995.

激浊扬清　金针度人
——《古今医案评议·阳明府症》篇评介

浙江省中医药研究院　俞中元

我们阅读医书上的理法方药，固然觉得很清楚，但是真正在临床上所遇的病症，并非都是那么典型，可以按图索骥地施治。因此，阅读名家医案常有启发意义。这些医案所载，常常是复杂难治的病症。阅读之，可以知道名家是如何运用理法方药而知常达变、泛应曲当的。不过亦不能完全迷信名家的理论与经验全是正确的，就在这些医案中亦常瑕瑜互见，甚至有失败而作成功经验的介绍。如果不善于读书，则反受其害。可是这些名家的谬误，人们常不易觉察。由此而论，张山雷《古今医案平议》一书实在是开卷有益之书。该书据病症分别门类，每一门胪列历代名家有代表性的医案，每一案下张氏作了评议。其批隙导窍搜幽剔微以指陈得失，虽起古人于九原而问之，当亦心折。经其评议，漾浊杨清，使这些医案能发挥更积极作用，裨益后学能更深入、具体，由正反两面地认识辨证论治。笔者仅就读读书《阳明府症》门作一简介。而其实不仅是总结张氏于阳明府症认证用药的精辟见解，更想借以反映书中的一些评议特色。

述理切实　不尚虚说

辨证论治是以理立法，以法处方，以方遣药。一般人崇名家验案，总以为用法遣方有效，则案中所述之机理当亦不谬，但是正如张氏评议张石顽治黄以宽风温案，"治法是而持论实乖"。他论述医理，主张与临床实际切近、直观为是，反对玄之又玄（在另外篇著中曾申明不主张以五行学说分析病机）。而在阳明府症证治理论上，张氏强调以下三点。

一、反对邪伏少阴说，本门中选《张氏医通》4案，第四案即张石顽治黄以宽风温案，"壮热神昏，语言难出，自利溏黑，舌苔黑燥，唇焦鼻煤。先误发散消导数剂，烦渴弥甚，悠饮不辍。石顽曰：此本伏气郁发，更遇于风，遂成风温。风温脉气本浮，以热邪久伏少阴，从火化发出太阳，……南阳先师原无治法，唯少阴例中，则有撤热存阴、承气下之一症，可借此以迅扫久伏之邪"，拟凉膈散加养阴解毒之品而愈。张山雷于此案下力辟喻嘉言所倡伏气说之非，引述成无己《伤寒论注》，辨明所谓风沮，仍不出阳明证范围。他特别推重陆九芝《世补斋全集》，风温诸症，凡喻嘉言一一认作是少阴经症者，陆氏均辨正是阳明经症。就本案而沦，所谓壮热神昏等等，"无一非阳明热症，而乃误于发散，即是仲师所谓发汗已之风温。所显各症，亦与仲师本条处处吻合。药用凉膈加味，仍是阳明正治，又何必妄引少阴急下之例。舍近求远，治法是而持论实乖"。张氏认为这种伏气学说是不利于人们理解掌握阳明证治。笔者亦认为，尽管整个伏气学说的存在是否合理，仍可讨论，但是张氏批评这几案的机理大可不必涉引伏气学说的看法，是中肯的。

二、反对妄引少阴急下条文。《伤寒论·少阴病》篇有三条急下存阴用大承气汤文。

其实列入少阴，只是说明此阳明府症之传变与少阴有关，正如张山雷在《江氏类案》所载孙兆治窦大郎患伤寒案下所言："究竟承气汤非少阴药也。"张氏反对已明确是阳明府症，无涉于少阴证者，用急下取效后，释理却舍近求远，去引少阴急下条文，"此有意矜奇，而陷入于迷离惝恍中者"。即窦大郎案，"患伤寒，经十余日，口燥舌干而渴，心中疼，自利清水"。诸医之不效，只是未能认识此属"热结旁流"，孙兆用小承气汤取效，却自矜是善读仲景少阴篇。张氏指出："此证口燥舌干而渴，且心中疼，何一非阳明实症"，至于自利清水，必非清澈之水，且必秽气甚重者，然后可用承气"，"故投以承气，而又曰大便通，非即近人之所谓热结旁流而何？治法极是而立言极不可信！"

辨症全面　后学可从

如何确认阳明府症，医家皆宗仲景。其中有两症最难辨认：一是热结旁流，一是热深厥深。这两症虽然于《伤寒论》上有所描述，但是颇易与少阴证之自利、厥逆相混淆。阳明证与少阴证，有一热一寒、一实一虚之大别。若认证有误，应寒反热，应下反补，则病情加重，难以治愈，且有性命之忧。二三十年代沪上名医恽铁樵亦说过："少阴证有自利，俗称漏底伤寒，阳明亦有热结旁流之症。少阴自利是粪水，热结旁流亦为粪水，绝相似而至难辨。又，阳明燥矢则谵语，少阴亦有谵语，自来医家分谵语为两种：一曰郑声，一曰谵语。谵语者，语无伦次，其人如狂，郑声者，语言细微，言而再言。郑声为虚，谵语为实。实者阳明，虚者少阴。然纸上言之了了，施之实际，仍不能无疑义。所以然者，病情变动，绝无与印板文字恰恰吻合。"(《临症笔记·金姓妇热病案》)恽氏这番话，表明他亦是一位真正善于读书者，乃善于将理论联系于实际。而读《阳明府症》则知张山雷于两症差异分辨全面细致，可供后学临床参考。

先讲热结旁流。本门中选许叔微《本事方》7 案，其中第五案："一人病伤寒下利，神昏多困，谵语，不得眠，或者见下利，便以谵语为阴虚症。许曰：此亦小承气证。"其依据只是引《素问》"通因通用"为证。张氏对其如此认症不以为然："非一见下利谵语，而均可通因通用也。此条不言脉状，而但引经文从治、反治，岂可为训。"他指出："下利而可用承气者，必有燥屎热结，方为合辙，其利必粘稠而不爽。近贤书中所谓热结旁流及胶闭是矣。旁流者，虽下利滑泻，而病者必觉肠中闭塞不畅。胶闭者，刚虽有大便，而胶粘滞坠，且所下者皆黄黑气秽，实与泻泄者绝不相同。"这是对许氏认症证据不足的补充。对热结旁流所下物之重视，在前举孙兆治窦大郎伤寒案已阐明：自利清水，"水色神清，必非清澈之水，且必秽气甚重者，然后可用承气"。

再淡热深厥深。本门选《魏氏续类案》(魏玉横《续名医类案》)中张令韶治一妇人案，"患伤寒十馀日，手足躁扰，口目瞤动，面白身冷，谵语发狂，不知人事"，"切其脉全无，问其症不知，按其身不热"，众医于此，难辨寒、热、风、痰、虚、实，张令韶从其语声重而且长，"曰：若是虚寒症，到脉脱之时，气沉沉将绝，那得有如许气力，大呼疾声，久而不绝"，先后用大承气汤、小陷胸汤得愈。张氏评议强调，识别是寒厥，还是热厥，须全面、细心观察，不能仅凭一症而定。就本案而论，"但以声重且长，认为实症，亦正难信"，因为仍可能是热实内结，却有气息奄奄，似乎不能相续者，乃以闭窒太甚之故。为此张氏后附以缪仲淳《先醒斋广笔记》所载治姚平子案，以作具体佐证，但他仍强调，"其所以识是实结者，正以其馀症辨之，亦非凡属奄奄不续者，皆可下也。"总之，"二便通否、秽气重否、舌苔若何、齿色、唇色干燥湿润，当亦大有可审之法。"

在认证上脉诊虽很重要，但亦同样不可单凭脉诊。如本门引《卫生宝鉴》罗天益治李君长者子一案，脉沉数得六七至，"夜呼叫不绝，全不得睡，又喜饮冰水，阳症悉具，且三日不见大便"。张氏评议此案属阳症——大承气汤症实不准辩，而罗氏治前诸医，"其或误认为阴者，殆以脉沉之故。……其脉之所以沉者，正是热结在里之明证，又安得呆读沉脉属阴四字。"而本门引《古今医案按》所载王肯堂治余云衢案，即是热郁于里，而"肢体不甚热"，"脉微细如欲绝"。此阳病阴脉之理与罗天益所治案相同。

论药得失　覆按以证

张山雷评议各案用药颇细，且据案中病症转变以指得失。从本门中大致反映以下几点。

一、反对误用柴胡等升阳发汗之品。阳明证大多由太、少二阳症转来。太、少二阳症宜发汗解表、和解表里，阳明证宜清宜下。若外症未罢，清下过早，则表邪会内陷。大约为防虞、稳妥起见，颇有医家治伤寒已转阳明府症，不是径用大承气，却是选用大柴胡汤。张氏指出此风肇始于许叔微，所选许案7则，其前3则均蹈此误。以后影响明清医家，本门从《名医类案》中所选虞恒德两案、江应宿两案，孙文垣《三吴医案》《新都医案》中各一案，亦是阳明府症而滥用大柴胡汤，属效颦于许叔微。尤其江应宿一案所述，"语句多与《本事》雷同，得毋嗣抄袭之嫌！"有一点很突出，即使是少阳、阳明二阳合肩，张氏亦反对率用柴胡，如心烦喜呕，他以为，若出现在寒热往来时期可用柴胡，若过此时期，则心烦喜呕是阳明内热偏盛，气往上逆之征，忌用柴胡（《本事方》第一案下评议）。又，胁痛呕利脉弦，虽是少阳证，但是如果属于"肝胆阳邪极旺，气火升浮，且夹痰浊，舌白、作呕、胸满可知"，柴胡亦在所禁忌（《名医类案》虞抟第二案下评议）。张氏还善用复诊时病症进退以检讨前治得失。仍如虞抟第二案，误用柴胡，"虽曰胁痛呕逆皆除，而热且尤甚，渐加气筑痰声"；又如孙文垣治张二官案，误服小柴胡汤，热退后又发热昏愦，并非如孙氏自云乃复受寒邪之故；张石顽治陈璃芝左颊发颐，误用升、柴、牛蒡、马勃，右颊亦发。总之，这类误用柴胡、葛根、升麻在本门中屡有所见，名家用之而不察其误，乃由张氏分析指出。但是，张氏也不是一概反对用柴胡及大柴胡汤。如《古今医案按》所载王肯宣治余云衢案，身不甚热而躁扰昏愦，脉细欲绝，不大便七日。乃阳气闭郁于里，不能接续于外，评议赞赏王氏不用承气汤而用大柴胡汤，通府可解热郁，柴胡有助于达外，"较之许学士以大柴胡与承气作一例观者，更为亲切有味。"而对于上述"肝胆阳邪板旺，气火升浮，且夹痰浊"等种种见症，张氏反对妄用柴胡之同时，推重王孟英用开泄清热等法，认为这亦是后来者的医学进步。

二、强调用攻下之力应能合度。从本门中大致可看到张氏的三种意见：一是病重药量亦应重，所录吴又可《瘟疫论》治朱海畴，前医投大黄一两许不效，吴氏改投一两五钱，半月共投十二两而愈。张氏评议："若名为已投承气，而药轻病重，何能有济！"二是阴液亏耗已甚者，攻下不可过猛。张氏评汉王肯堂治余云衢案："此症闭结已甚，且质又壮实，何以大黄止用此敦（指熟大黄二钱），乃一履而使已行。又可见膏粱之体，攻遣断不可太过，《直格》（指刘完素《伤寒直格》）所谓失下热极者不可急下，确是至理明言。盖以受灼已深，阴液已耗，不胜荡涤之猛。"即如《陆氏医验》载陆祖愚治朱明宇予妇，攻补兼施，用"三黄"、元明粉加参等，燥屎痰积下，出现脉弱肢厥，张氏对杨素园"下之太骤"评语，予以首肯。三是辨便结之性质而用药。如张石顽治王峻子，腹满喘胀便

728

秘，内实当下，但从其腹胀满，按之软，特别是腹中雷鸣面无矢气，决断其虽有滞结而非燥屎，只是痰瘀纠结，用黄龙汤去硝加苓、桂、木香、半夏。张氏评议颇为激赏，并补充："此湿痰食滞，化热而尚未成燥，其舌苔当黄厚而润，可加茅术、藿香、青皮、大腹皮，以醒胃行气"。

总之，张氏评议能理论与临床相结合，对于医家在理论上容易产生误解、临床上容易蹈袭渲弊者尤其致意，反复洋明地阐述。读本门可以为学习《伤寒论》之一大助。读本书其余各门，其评议亦具此特色，颇有教益。

张山雷及近代医家肝病用药浅识

赵根炎

"五藏肝属木，其腑胆相配，……"。这是张山雷撰著的中医学教材之一《医事蒙求》的内容。它朗朗顺口，通俗易记。它引领我步入悬壶济世之道。在日后的医疗实践中启蒙我对肝病处方用药的探索。

中医学谓之肝病，其生理复杂，病理也头绪纷繁。治理之法当然就不简单了。肝性多郁，宜泻不宜补；肝德至刚，宜柔不宜伐。内寓相火，极易变幻；亦寒亦热，难以捉摸。所以有"肝为五脏之贼"，"肝病如邪"等说法。临床之杂病中，肝病十居六七。病变之多，病情之复杂。因此对肝病的治法用药的研讨极为重要。因此笔者收集了张山雷、王泰林等近代医家有关肝病治疗之药法，参以已见，初步整理供临床参考。

肝病药法，前人多分作补泻二大类，而将属性相近之它法归属于补泻二法之中。笔者认为张仲景治少阳病独取和法、厥阴和少阳同位，均属风木，是表里之腑，少阳病寒热往来，厥阴病寒热胜复，在治法上，少阳病投以平剂，厥阴病寒热并用，均为和解表里，调其阴阳，此虽属于外感病治法，而杂病亦可取径于此。所本文于补，泻两法之外，增以和法。是否适当？与同道榷商。

一、和肝法

和法是指和解表里，疏理气血，舒肝化气，通调上下等方面，凡属补泻兼施、辛苦分消均属此法。其具体用药法分为郁结者疏之，滞窒者调之，横恣者柔之，痹塞或蕴热者化之（清化，化解）。所以治法用药就有疏肝、调肝、柔肝、化肝之别。因此肝病的药法张山雷和近代医家各有异同现分别整理如下：

张山雷：疏肝分为理气和通络二法，在其所列的疏肝药有：天仙藤、青木香、广木香、乌药、玄胡、郁金、蔻仁、砂仁、竹茹、丝瓜络、陈皮、橘叶、香橼、枸橘。张氏特别推崇乌药和玄胡，他认为："乌药气味皆薄，质亦不重，是为行导气机轻灵之品，不刚不燥，是肝脾气分之最驯良者"。"玄胡虽曰入血，而善行气滞，其质虽坚，然不重坠，疏气之效颇著，以治气机不利，闭塞腹胀，胸胁脘腹诸痛，最有捷应；而定逆顺降，不失之猛，故治吐溢咯衄，使不上升而血可止，非如大寒暴折者，每有留瘀结塞之弊，且亦无攻破下泄，重损真气之虞，能解肝脾两家郁结，尤其专长，和平而有速效，绝无刚燥猛烈之害"。

清末名医王泰林认为"如肝气自郁于本经，两胁气胀或痛者，宜香附、郁金、苏梗、青皮、橘叶之属以疏理肝气。兼寒加吴萸；兼热加丹皮、山栀；兼痰加半夏、茯苓。如疏肝气不应，营气痹塞，络脉瘀阻，兼通血脉，宜旋复，归须、桃仁、泽兰叶以通络。"

按王氏取理气通络数药以疏肝，似嫌不足。因"肝之合筋也"（《素问·五藏生成篇》），"肝主身之筋膜，肝气热则……筋膜干，筋膜干则筋急而挛，发为筋痿。（《素问·痿纶》）"；又曰"肝，足厥阴之脉，起于大指丛毛之际，……上胭内廉，循阴股，入毛中，过阴器，抵少腹，……是动则病腰痛不可以俛仰，丈夫癀疝，……妇人少腹肿，所生病者，狐疝，遗尿，闭癃。（《灵枢·经脉篇》）。"疝者，气痛也，众筋会于阴器，邪客于厥阴，少阴之经，与冷气相搏，则阴痛肿而挛缩"（《巢氏病源·虚劳阴疝肿缩候》）。筋挛疝痛之肝病，在药法中亦宜疏肝通络。近人在疏肝之剂中加五茄皮、虎骨、木瓜、牛膝、萆薢等以疏筋止拘挛。又取橘核、荔枝核、丝瓜络、橘络、川楝子、玄胡、香附、小青皮、小茴香、乌药等理气通络之品以治气滞肝络不疏而病之疝痛与阴核肿痛。可辅王氏疏肝药法之不足焉。

针对中药的效用，对归入脏腑经络之部位颇为注重。即为药物的归经。肝病部位，在《内经》各篇中，如《素问》之平人气象论、藏器法时论、刺热篇、气交变大论，及《灵枢》之胀论等，都指在两胁下。肝病既离不开二胁，治肝之药法，亦当慎重讲究。考入两胁之要药，应首选柴胡，仲景以柴胡以主治胸胁苦满，寒热往来，心下痞满。日人吉益东洞《药征》谓：历观仲景诸方，"柴胡主治，胸胁苦满"也；其它治往来寒热，或腹中痛，或呕吐，或小便不利，此一方（系指小柴胡汤）之所主治，而非一味之所主治也。其子吉益为则曰："《伤寒论》中，寒热，腹痛，呕吐，小便不利，而不用柴胡者诸多。""胸胁苦满"而有前证，则主用柴胡矣，由此可见柴胡治疗之主证。黄宫绣清代乾隆人，在疏肝气药法中提及柴胡，多从于仲景之法。清嘉庆以后，医者惑于清凉派之说，无论外感内伤之病，对柴胡都不敢入药。谓柴胡劫奇肝阴，在治肝郁方药中不敢入方。而张山雷正受此论影响未敢提及柴胡之妙用，方中往往疏而不用，而影响其学生。所以在治疗肝郁中，当时有称，江南一带受张氏遗毒非浅之说，具不知柴胡为解郁疏肝之良将，若弃置不用，实为是肝病药法之一大损失。但在柴胡使用时，应注意它的适应范围，亦不可随意投之。无论外感内伤之病，若舌无苔或舌绛，舌干，当然不可滥投柴胡。只允许舌苔白润，脉弦或濡，并有"柴胡症"时，方可选用。

总上所述的疏肝药中，笔者认为还应区分其轻重缓急：如理气之苏梗、橘叶、天仙藤、青木香、蔻仁壳、砂仁壳、竹茹、丝瓜络、陈皮、香橼、柴胡等，适用于气滞之轻者；青皮、香附、乌药、广木香，则适用于气滞较重者。气滞多挟血瘀、血瘀每致气滞，气血互为影响，相互因果，肝又为血脏，具藏血功能，气病鲜有不及血者。临床中气滞重而血滞轻或气病初步及血者，则宜选用郁金、玄胡、丝瓜络、川芎、柴胡、丹皮等。若血瘀重则适用通络化瘀之品。若暴怒伤肝、体实病实、胸部满闷、两胁支撑、噫气不舒，宜急投香附、青皮、槟榔、木香、大腹皮、川芎等重一等的疏肝药。待病势稍杀，再缓善其后，这是从缓急方面论。总之在临床时要辨证论治，对症下药，随机应变，掌握分寸，才能丝丝入扣，药到病除，恰到好处。

调肝：即调理肝木，分在气在血。肝不宜破、伐。唯调之使气血和平，使生气条达。不致木郁而腐，肝气内讧，变生多端。朱丹溪调肝常用木香。张山雷则选用香附、川芎。张氏曰："香附通行十二经，能于血分之中，导达气滞，气药中之最驯良而不嫌其燥者。"

"川芎芳香升举，肝气遏抑而不能调达者宜之"。魏玉璜用川楝子调肝木横逆，置于大队阴柔药中，有如鹤立鸡群，使肝木驯服，是善于运用及佐制约之药法者。

柔肝：张山雷柔肝首选羚羊角、川楝子。曰："若其肝火之炽盛者，则气火嚣张，声色俱厉；脉必弦劲实大，证必气粗息高，或则扬手掷足，或则暴怒躁烦，耳鸣头胀，顶巅俱痛，则非羚羊角之柔肝抑木，……不能驾驭其方张之势焰，抑遏其奋之波澜。川楝子清肝，最驯刚木之良将。凡胸腹膜胀，胁肋撑撑，上之为头痛、耳痛、胃脘心痛；下之为腹痛，少腹疝痛。无论为寒为热，类多肝络窒滞，气不调达，有以致之。香燥行气滞一法，因可以利其运行，然唯血液之未甚耗者，能为之推波助澜。则气为血帅，而血随气行。若果阴液大虚，虽振动之而疲馁不前。斯气药亦为无用，且反以增其燥结之苦。则情清润和调、柔以驯之，尚可驯其横逆。此金铃子之柔肝，固非芳香诸物之可以一例观者也。"

王泰林对柔肝用药的见解，王氏在他的《西溪书屋夜语录》曰："如肝气胀甚，疏之更甚者，当柔肝，当归、杞子、柏子仁、牛膝。兼热加天冬、生地；兼寒者加苁蓉、肉桂。"

化肝：临床上有分清化、化解两法。如郁怒伤肝，气逆动火。烦热胁痛，胀满动血等症，可宗张景岳法，用青皮、陈皮、丹皮、山栀、芍药、泽泻、贝母等，以清化肝经之郁火。若肝郁遏不舒，而兼有痰血食滞凝结者，可循朱丹溪法，以香附、建曲、赤芍、滑石、通草等化解木郁。王泰林用土茯苓、蒲公英、芙蓉花、连翘、醋，以解肝毒，为化肝之别出蹊径者。临床有选没药通血络化瘀滞，肝为血脏，用之以化解，亦是一法。

二、补肝法

补肝法以"虚则补之"立法，临床上常将养肝、镇肝、摄肝、敛肝、温肝、缓肝归属补肝范畴。

张山雷补肝法中首选狗脊，菟丝子、沙苑、蒺藜、鳖甲、柏子仁、密蒙花。并云"金毛狗脊，生意最富，经久不枯，通利关节，故善起腰脊之痿弱"。张锡纯以黄芪为补肝要药。云"肝属木而应春令，其气温而性喜条达。黄芪之性温而上升，以之补肝原有同气相求之妙用。……用一切补肝之药皆不效，重用黄芪为之主，而少佐以理气之品（按佐陈皮最好，因黄芪服后易作胀，佐以陈皮，则无此弊），服之复杯即见效验。"张洁古曾用陈皮、生姜作补肝药，后人多非议之。考《内经》"肝欲散……以辛补之"，恐洁古是在这种理论基础提出来的。王泰林补肝法，分阴、阳、气、血。补肝阴选地黄、白芍、乌梅；补肝阳用肉桂、川椒、苁蓉；补肝气用天麻、白术、菊花、生姜、细辛、杜仲、羊肝；补肝血用当归、川断、牛膝、川芎。并谓："昔人云肝无补，非无补也，实以肝气过强，则肝血不充，是犹木之体嫩不振而折甚易，若非用以山萸萸、杜仲、川断等壮气等药以为之补，乌能以制夭折之势乎？"肝血既竭，是犹木之鲜液，而枯在即。若非用以地黄、山药、杞子以滋其水（肝以肾为母，经曰："虚则补其母"），当归、首乌、阿胶、菟丝以生其血（血燥则急，经曰："肝苦急，急食甘以缓之"，其何以制干燥之害乎，（按肝木宜于直接峻补）？

养肝：张山雷以胡麻，黑脂（芝）麻，枸杞，阿胶为养肝药。并指出"胡麻柔润，能养液以柔肝木，故亦为潜阳息风阳之药"。黑脂麻"脂液尤多，润泽妙品"。"杞子是滋养肝肾真阴妙品，温和润泽，味厚滋填，近人误谓其能兴阳助火者固非"。而王泰林认为"如肝风走于四肢，经络牵掣，或麻者，宜养肝血熄风、生地、归身、杞子、牛膝、天麻、制首乌、三角胡麻，即养肝也"。

镇肝：张山雷选用里铅、铁落……等，并云："若金石类之黑铅、铁落、赭石、辰砂等唯以镇坠见长，而不能者次之；然唯痰火上壅，体质犹实者为宜，而虚脱者又当知所顾忌。其余如石英、滑石、玄精石、寒水石等，力量较薄，可为辅佐，非专阃材矣"。张山雷在镇肝药中善用金石矿物类药，民间常有"石头先生之雅称"。张锡纯认为镇肝为赭石为最胜。云："赭石：色赤，性微凉，能生血兼能凉血，而其质重坠。又善镇逆气，降痰涎，止呕吐，通燥结。用之得当，能建其效。……且性甚和平，虽降逆气而不伤正气，通燥结而毫无开破（宜生服）"。

摄肝：张山雷从镇肝药中析出类及磁石等作为摄肝药，颇有见解。所举有磁石、五花龙骨、猴枣、苍龙齿、硫璜。并云："磁石、龙骨，具有吸力，能摄纳肝经浮热散漫之气。猴枣安神降逆，清热化痰开窍，颇有捷验；而藏产者，质尤坚实，……其色青而黑，正与肝肾二脏相合，故能纳龙雷之火……。故闭证之痰热壅塞，得之足以泄降，而脱症之虚痰上壅，亦可借以摄纳，并不虑其镇坠之猛。苍龙齿：其色青黑，故能直达肝肾，涵敛浮越之虚阳。宜生打入煎剂。硫璜：纯阳之精，必下元阴气太盛，激其浮阳游于上者，以之温养其下，而吸引无根之焰，返归故宅。黑锡丹之功效，最为奇捷。肾气虚寒、喘促欲绝者。非此药不可挽救。而非可以治肝火升浮，此二者之病，皆必以镇摄成功，而一虚一实，一寒一热，正互相对峙。"又举潜阳熄风之药，亦即摄肝之药，谓中风"其闭者，则木火猖狂，煽风上激，而扰乱清空之窍。其脱者，则龙雷奔迟，借越飞扬，而离其安宅之乡，……斯潜藏为急要之良图。潜阳之法，莫如介类为第一良药。正如云雾漫空，天地晦塞，非得沉潜之力，收摄阴霾，其何以扫荡浮埃。廓清宇宙，此真珠母、石决明、玳瑁、牡蛎、贝齿、龟板、鳖甲数者，并为潜阳之无上妙剂。"玳瑁亦介类其色清而紫，故直入肝肾，滋阴益血，而潜藏龙相浮游之阳焰。凡真阳不摄，虚火升腾，变生诸幻者。"牡蛎咸寒，虽介属坚甲，而多粉质，入煎剂自有力量，迥非石决明、蚌壳等之坚硬，无气无味者可比。"龟板滋阴潜阳，吸引肝肾浮越之气，而归其故宅；且富有脂膏，力能滋填，以助培植，则本根既固，庶无拨动之虞，尤为善后必需之品，视金石镇坠专治其标者，又有上下床之别。"鳖甲亦是滋阴涵阳，收摄浮焰之上品。气味皆清，虽不及龟甲之滋补，然在阳焰升腾，痰涎泛逆之时，滋腻不可并进，然则唯此能摄纳而兼有消化功用者，允为相宜。"

敛肝：黄官绣常选用龙骨、酸枣仁、炒白芍、龙齿、乌梅、木瓜。并指出："若使肝气既浮，而症见目赤（按赤不是实火红肿之表现）、发热、口渴，则宜以龙骨、枣仁、白芍、乌梅、木瓜之类，以为之收，是犹木气过泄，日久必有强直之害，不治不足以折其势也"（木以敛为泻，经云："以酸泻之"）。而张山雷在黄氏的基础上去木瓜代以萸肉。并曰："芍药清肃，而微含摄敛作用，能收纳肝脾耗散之气火，故亦能定肝脏自动之风阳"。"萸肉酸收，温养肝肾真阴，则能摄敛升浮之风火"。"世亦共知为峻补肝肾之用，然酸敛有余，滋填不足，摄纳元阴，是其专职，故肝肾阴虚而气火不藏者，断推必需之品；柔驯横逆，效力尤在白芍之上，是为肝胆气旺，盪抉莫制者，无上妙药"。"乌梅酸收，故能敛肝"。

温肝：王泰林曰："如有肝寒，呕酸上气，宜温肝。肉桂、吴萸、蜀椒。如胃寒中虚，加人参、干姜。张山雷温肝常以肉桂、桂枝、吴茱萸、细辛、胡椒、骨碎补为猛将；以菟丝子、艾叶、山茱萸、茴香为次将。黄宫绣温肝血药常以白虫蜡、肉桂、川断、川苇、香附、荆芥、伏龙肝、玄胡、炉甘石、苍耳子、海螵蛸、泽兰、天仙藤、潼蒺藜、艾叶、鹿角、海狗肾。"

缓肝：王泰林曰："如肝气甚而中气虚者，当缓肝。常用炙甘草、白芍、大枣、淮小麦。"

三、泻肝法

泻肝法以"实则泻之"立法，临床上将凉肝、平肝、破肝、抑肝、清肝、散肝、搜肝等列入泻肝法加以讨论。

黄宫绣认为："肝挟风热内侮，而症见有诸风眩晕，僵仆惊痫，则宜用桂枝、羌活、荆芥、钩藤、薄荷、川芎，以除其风；黄芩、胆草、青黛、青蒿、前胡，以泻其火除其热，红花、地榆、槐角、紫草、茅根、赤芍、生地，以凉其血；甘草以缓其势，是犹木之值于风感厥厥动摇，日久必有摧折之势，不治不足以制其暴也。肝气过盛，而脾肺皆亏，症见咳嗽喘满，惊悸气逆，则宜用金银箔、青皮、铁粉、蜜陀僧、侧柏叶，以平其肝；三棱，枳实以破气。是犹木之丛林茂蔚，值此斧不可加，土不可载，日久必有深藏不测之虞，不如是不足以制其害也。"总观上述所论，泻肝法涵概凉肝、缓势、平逆、破气等。

泻肝：泻肝之热。张山雷常选用黄芩、黄连、丹皮、栀子、甘草、胆草、青黛、羊胆、猪胆、牛胆。"实则泻其子"，肝之子为心，凡泻心火之药，未有不足泄肝火者，以苦寒泄降，本是实火通治之法，芩连、丹皮，皆泻心火，所以能泻肝火。黄宫绣泻肝热以代赭石、石楠叶、琥珀、车前子、牛黄、前胡、秦皮、石决明、枣仁、芦荟；泻肝火常选用钩屯、女贞子、羚羊角、青黛、龙胆草、黄芩、大青、青蒿；泻肝痰滞用前胡、贝母、磁石；泻肝热痰选磁石、前胡、牛黄。观黄氏所选泻肝药中有热与火之分，和痰滞，痰热之异。热是无具休病灶可寻，火则有具体病灶可求，如目赤肿、舌疮等；痰滞则胸闷胁胀，痰热则神识不清。临证之时应辨明，方能投之见效。张洁古《脏腑药式》泻肝火只录甘草一味，以甘草能泻丙火也，肝脉弦而有湿势者，用青黛。

凉肝：王泰林凉肝猛将首选龙胆草、胡黄连；次之为羚羊角、夏枯草、石决明、青黛、菊花。并指出："熄风和阳，即凉肝。如肝风初起，头昏目眩，用熄风和阳法，羚羊、丹皮、甘菊、钩藤、决明、白蒺藜，即凉肝是也。黄宫绣专列凉肝血药。黄氏常选生地、代赭石、蒲公英、地榆、紫草、旱莲草、夜明砂、白茅根、芙蓉花、赤芍、蜈蚣、山甲、琥珀、槐花、侧柏叶、卷柏等以凉肝血。"

平肝：王泰林选用的平肝为金铃子、白蒺藜、钩藤、橘叶。而黄宫绣常选金银箔、青皮、密陀僧、铁落、云母石、珍珠粉、龙骨、青龙齿等药物作平肝气之主将。

破肝：张山雷常用瞿麦、牵牛、青皮。并云："瞿麦宜专用其花蕊之外壳，能宣导气分之滞，泄利不行。""牵牛破气猛将，非温火闭塞于下，不可擅投。""青皮坚实，故重坠直达下焦，宜于下焦气滞诸病；然宣通而非遏抑，虽曰破气，犹非峻品，不可与牵牛同日而语。"而黄宫绣选用破气之品常以三棱、枳实；破肝血常选莪术、紫贝、五灵脂、紫参、益母草、蒲黄、归尾、茜草、桃仁、鳖甲。

抑肝：张山雷曰："肝气上冲于肺，猝得得胁痛；暴上气而喘，宜抑肝。""草决明坚实重坠，能抑降脾胆升浮之气火。"而王泰林妙用吴萸汁炒桑枝、苏梗、杏仁、橘红之轻灵之品抑肝降气。

清肝：王泰林选用羚羊、丹皮、焦栀、黄芩、竹叶、连翘、夏枯草。张山雷谓："丹皮凉血，清肝妙品。"苦茶"苦泄清，热下行，固其所长，唯能清肝，故主明目。""胆汁专清肝胆。"

散肝：黄宫绣对散肝药法独有研究。临床常分不同病因针对用药。如散肝风用荆芥、钩藤、蛇衣、蒺藜、蝉衣、浮萍、王不留行、桂枝、全虫、白花蛇、蜈蚣；散肝风湿选用桑寄生、羌活、狗脊、苍耳子、豨莶草、威灵仙、海桐皮、秦艽、五加皮；散肝风热常以木贼、决明子、青葙子、薏仁；散肝风气常选川芎、薄荷、苏合香、麝香；散肝风痰贯用南星、皂角、白芥子、天麻；散肝风寒痰则用蔓荆子、僵蚕、山甲；散肝血用谷精草、石灰；散肝风热用决明子、野菊花、夏枯草、木贼；散肝毒用蜈蚣、蛇衣、野菊花、王不留行。

搜肝：王泰林曰："凡人必先有内风而后有外风，亦有外风引动内风者，故肝门中，每多夹杂，则搜风之药，亦当引用也。"王氏搜风药如天麻、羌活、独活、薄荷、蔓荆子、防风、荆芥、僵蚕、蝉衣、白附子等。

本文粗略收集了张山雷、王泰林、黄宫绣诸家治疗肝病的药法，并归纳为和、补、泻三大治法。而以相近的治法隶属于三法之中，由于掌握资料较为局限，自知支流有混，体系多乖；且张氏等三位近代名医对肝病各类型的立法选药，限于笔者水平未能——加以分析。文中的不妥之处，望同道斧正。

参考文献

[1] 张山雷.《中风斠诠》《藏腑药式补正》. 原兰溪中医专门学校教材.
[2] 王泰林.《西溪书屋夜话录》.
[3] 黄宫绣.《本草求真》.
[4] 张锡纯.《囊中参西录》第一卷.

从《本草正义》探讨张山雷先生的学术思想和教学方法

郑秋兔

张山雷先生，是蜚声全国的中医教育家，学识渊博，著述甚多。自1914年（39岁）执教嘉兴黄墙医校起，从事中医教育二十余年。因鉴于当时中医设校，既无先例复多限止，讲堂课本仓卒无征，而各家医书，浩无津涯，或人自为说，或固步自封。故一开始即着手陆续编撰各种教材，为长期从事中医教育事业，奠定了良好基础，开辟了新的途径。1920年3月先生（48岁）应聘担任兰溪中医专校教务主任后的十五年中，更是夜编日教，日日如是，夜夜如斯。在兰溪撰写的就有8种，重新订正的就有7种。

《本草正义》七卷，重订于庚申春仲，即先生到兰溪医校最先着手重订之本，虽只完成草部二百余种，惜未全稿。但此书与先生的其它著作融会贯通，凝聚着先生的临床经验和研究心得的精华，既是当时医校教材之善本，并受到全国中医学界的推崇。移居香港的著名中医陈存仁1934年编成的《中药学大辞典》"近人学说"中就很多选入《本草正义》之说；解放后中医院校《中药学》（五院读本）亦多选用。

在《本草正义》中，张山雷先生说："正义莫伸，关系医学前途，实非浅涉。故敢不嫌辞费，备录诸家旧说而申言之"。因而在诸药的正义、广义、发明、正讹等各章节中，都有独特的见解和发挥。除了指出："甘草无节"、"建兰非古之兰"、"朱肱、张节庵如无犀角代以升麻之说必不可信"、"雷公炮制之论多属矫揉造作"、"某药入某经，本是金元间固陋学说，适足以束缚学子之眼光而闭塞其智慧"、"药之治病，全在用之得当，若但执一病名，而不问虚实不问寒热，冷冷然号于众曰，某药为宜，某药当忌，岂理也哉"等等之外，还着重论述了和纠正了前人的不少谬误之处。例如在柴胡条曰：柴胡之主治，一为邪实，则外邪自散，一为正虚，则清气之陷于阴分者举而升之，使返其宅而中气自振。此外则肝络之疏之证，胁胁撑痛，脐腹填胀，实皆阳气不宣，木失条达，于应用药中可以少入为佐。然而李氏《纲目》谓柴胡治热入血室，石顽《逢原》亦谓之，而徐灵胎"治伤寒类方"竟乎如见鬼状条补出治以小柴胡汤，尤为可骇。以徐氏之高明，而犹有此不辨虚实之谬，宜乎今人读书大非易事。颐谓果以柴胡治经事适来之实热证势必瘀热在里，阳气上浮，不仅助其昏愦，可使发狂而越垣上屋，亦可使其逆经变为吐衄矣。又如在葛根条曰：此虽阳明经病之药，且亦甘寒生津，然终禀春升之气，伤寒得这则升阳举陷，病可立解；而温热得之，总属升提逆气，一发难收。在防风条又曰：防风为泄风之上剂，然以走窜宣散为功，必其人气血充足，体质坚实，猝为外风所乘，乃能任此辛温宣泄燥烈之性也。所以先生提出：凡柔脆之人，柴（胡）、葛（根）、羌（活）、防（风）之燥烈升腾，皆当审慎，以为后学之戒。总之先生认为阴虚体质之人，最忌升提，譬犹草木根蒂不固，乃又撼而浮之，其搞可立以待。为此他以古人之九味羌活、柴葛解肌、冲和汤为例，曰：貌似平淡，实则辛烈，服之一虑辛散拔动肾根，致邪气伤阴，而脉微细，但欲寐；一虑辛散煽动内火，助邪入里，而为狂热不得寐耳。对眩晕之治，他又指出：有谓高巅之上，非升提之药不到，而谬事升柴羌独，真乃教猱升木，不蹶不止；而姜、桂、归、芎动而不静，用治阳浮，本是抱薪救火等等。先生的谆谆教导，是临床不容轻忽的指示南针。

张山雷先生认为：江南湿浊最多，无病之人挟湿挟疾，十常八九，而霉雨之季，溽暑之交，湿气薰蒸，污浊尤甚。一受外邪，舌必腻苔，胸必痞满。纵无咳嗽喘促，已皆湿浊痰饮为患。有的发热起伏，表之而汗不能畅，清之而热不衰，不知唯其痰蟠踞，则药到中州，尽为胶腻，专事开泄，先化其痰，是为吾地之不二法门。因此先生临床经验之要着，就在于药从痰治，其效孔多。对于治痰之药，先生多选辛凉开泄，宣络化痰，轻清活拨之品。如以牛蒡、薄荷解肌，郁金、桔梗开泄，橘红、前胡、竹茹、竹黄为涤痰正将，葛蒲、神曲芳香宣导，对欲咳不扬，肺气尚未宣通，仍须开肺者，则取路路通、兜铃、木蝴蝶、蝉衣之属，而藿香、豆蔻芳芬辟秽，开湿痰，助运化，用之主湿温于内不嫌刚燥，贝母、紫菀清润肺金，能导其肃降。但他多次指出：川贝淡泊无功，不若象贝有力。

先生认为：咳嗽一正，干咳无痰者，十不一二，即使本是无痰，而误投滋腻，则气火交结，痰浊遂滋，适以助其黏腻，如油入面。故以《缪氏经疏》喘逆咳嗽方以款冬、贝母、桑皮、紫菀、枇杷叶、天花粉、百部、天冬、麦冬、杏仁等药，寒者温者开者腻者，疏通者闭塞者溶于一炉之中为例，痛责其非。曰：能疏化肺郁者已为二冬之粘滞束缚不灵，况再加桑皮苦寒抑降，闭而塞之，更是落井下石，唯恐其肺家郁窒少得疏通而必腻之塞之，以速其重。

对于滋填之药，先生赞赏固守宁神，清而不腻之品。如鲜地、石斛、沙参、女贞、枣仁、萸肉、杞子、沙苑子、淮麦等。它如龟板、鳖甲、贝齿、珠母等则为介类潜阳之用。

对诸多补养之方，先生着重指出：如无一味灵动之药，用以斡旋气机，尚是笨伯。

《本草正义》既不似《纲目》巨著之茫无畔岸，更不同于《备要》《从新》等仅从古书中撮取一二之简略粗糙，更纠正了日华子《大明本草》之某些谬误。每次重读，都有新的感受和启发。

太夫子张山雷先生致力中医教育的时代，是正当西学东渐，旧政府采取取缔、限止中医药的政策，民族虚无主义的影响，使祖国医药处于危急存亡的时代。先生胸怀振兴祖国医药学之抱负，鞠躬尽瘁，死而后已。先生认为数千年来，各贤继起，著作如林，自清初以来，医学中更多通品，有以驾前人而上之。然其间或有说理未尽透彻，或有含意未伸之处，且医之与其他学说之可以空言诡辩者，奚能同日而语，辩证有伪，选药必悖，为功为罪，捷于桴鼓。因此先生的教学方法，首重编好教材，使之门径既清，则临证制裁，自能良化。先生对课堂讲授十分重视，尝听家父及蔡济川先生、佘枚笔先生等前辈回忆，各种讲本，他必先亲自讲解，他身体清癯，声音宏亮，博古融今，又精于训诂，而且有问必答，能使学生听之不倦，心领神会。先生除了认真批改作业，组织临床侍诊，创办《求是月刊》以丰富学术园地等等之外，他的又一主要方法，是培养优良师资，先后从几届毕业生中择优任教者，占全校教师总数的百分之八十，使能一脉师承，源流有自。

兰溪中医专门学校，曾望重江南。先后毕业的学生近六百人，遍布江、浙、皖、赣、沪等省市，受先生之薰陶，自然而然地形成了张氏学派。解放后，在党的重视关怀下，兰溪又开办了二期专科水平的中医班，使张山雷先生的学术思想得以在第三代继续发扬。此次《张山雷医集》的发行，是先生之虚灵未泯，正符合他"唯冀后起"之愿望。先生的学术思想和临床经验，虽最宜于江南各省市，但又不限于江南。何况三十年代的中医界就有全国二张（南有张山雷，北有张锡纯）之誉之。

兰溪作为张山雷先生久居和教学实践之地，有大做深入研究和推广应用等文章的优势。在教育、卫生部门的领导下，要乘《张山雷医集》发行的春风，加强研究和信息交流，举办研讨会、义诊、医市、药市等以提高兰溪中医、中药事业的知名度。另外，张山雷先生一竿到底的教学方法，如能在名医带徒、学生实习或举办讲座、夜校、函授等加以参照试行，相信必有助益。

浅谈张山雷著作《脏腑药式补正》的学习体会

浙江兰溪市中医院　　俞大毛

张寿颐，字山雷，江苏嘉定县人，（公元 1878～1934 年），张氏一生精于医教，博览群书，治学谨严，对经典著作能独具见解，阐发其秘奥，任教期间自编各种讲义。内容博采众长，讲求实用，内容既不厚古薄今，更不蔑古以伸今。笔者攻读张氏各种遗著，如内科学讲义——采用洁古《脏腑药式》原著。（清、高邮赵双湖注）。张氏在每条之后，加以疏通，补正，编成《脏腑药式补正》正义一书现摘录原文，以窥一斑。

一、有关脏腑学术摘录肺脏 3 条：大肠、脾各 1 条。

二、药物学术摘录当归、丹参、白术、白芍、木香等有独特的经验论述，体会颇深，要求谨严，为后世学者对临床运用颇有启发和现实指导参考意义。

张寿颐，字山雷，江苏嘉定县人，（公元 1878～1984 年），张氏一生精于医教，博览群书，治学谨严，对经典著作能独具见解，阐发其秘奥，任教期间自编教学各种讲义。内容博采众长，讲求实用，既不厚古薄今，更不蔑古以伸今。张氏认为"诸凡疾病，自然与运气相推移，随方宜为变化"。"学医者本以疗治今人之疾病，岂笺注者必须墨守古人之言，况病变必随时局递更，斯读书尤以近今为切用"。今特辑张氏内科学讲义——采用洁古《脏腑药式》原著。（清、高邮赵双湖注）。张氏认为洁古老人脏腑标本寒热虚实用药式，向无单行本。仅见于李频湖东壁氏本草纲目序列中，止有某脏某腑标本虚实寒热虚实各条目。而以应用诸药，分条附注，朗若列眉，为学者示以仪型，树以标准。最是有条不紊，罗罗清疏，初学得之，譬如握罗盘而根方位，自无暗中摸索之苦。金针度世，其意甚良，所惜言之不详，引而不发，言其然而未尝言其所然。……况一类中所列各药，性情分量，各有专长，功效所趋，何尝一致。设不为之指示其同中有异，则陋者方且宝若兔园册子，信用拈来，食不知味，反授庸俗以简易捷径，而为害且不可胜言。歧中有歧，每滋误会，是作者初意所及料，况乎寻绎诸条，尚有偶沿者人之误。未尽纯粹者，则亦宜稍为更正，以成全璧。张氏在每条之后加以疏通，笺正，编成《脏腑药式补正》正义。现笔者将张氏在内科学讲义有关独特见解的经验略加整理以窥一斑。有关脏腑论述：

1. 赵氏曰：肺脏、属金，总摄一身元气，主闻，主哭、主皮毛。张氏曰：肺为诸气之主者，以其司气之呼吸，主出纳之门户耳。若易之曰元气，皿以此身阳气而言，蒸动于肾，而输化于脾。殊不与肺之呼吸同类，先天根本，后天发育，非肺家华盖之脏所能总摄，洁古此言，殊有误会。虽人之一身，循环上下，本无二气可言，然肺仅司其出纳呼吸之职。而摄纳之令则在肾之盖脏，布护之权，则在脾之旋运，究竟各有所至，必不可径谓肺为无气之总摄也。主闻者，盖以鼻闻五臭言之。肺开窍于鼻，肺气通调，则鼻观灵敏，而五臭自分。肺气闭塞，则鼻窍窒滞，而不闻香臭，非两耳闻声之闻也。凡鼻之病，皆肺之病，肺脏主哭，经有明文，然义无所征。只可存而不论。肺位最高，故气通于皮毛，亦肤表之第一层。又经言肺病在肩背，似当补一句，曰主肩背。

2. 赵氏曰，咳嗽上逆。张氏曰：咳嗽气逆，固多肺病，而亦有肾虚不能纳气，浮阳上冲一证，其源虽不在于肺，然气火上冲，扰及肺络，然后作咳。如不扰肺，即不作咳，故咳嗽虽各有其源，而皆以肺为总路，经脉篇有咳上气一证。

3. 泻子：赵氏曰：水为金之子，泻膀胱之水，则水气下降，肺气乃得通调。张氏曰：肺与膀胱于生理上自有一气贯通之功用。肺气清肃，则水道通调，膀胱自无壅滞之患，而膀胱蕴热，则水气横溢，肺金亦失肃降之常，故肺家闭塞，气窒不宣，有宜疏通肺窍，以恢复下行为顺者。亦有宜泄导膀胱，以决去下流之壅者。病情既异，治法亦是殊途。但谓实则泻其子，尚是拘泥于五行之相生旧说，而未尽活泼之灵机也。

4. 补母：赵氏曰：土为金母，补脾胃，正以益肺气。张氏曰：虚是本气之微，法应用补，自当补益本身，庶为直截了当。经虽谓虚则补其母，得母舍近求远，失之迂曲。唯肺禀金寒之气，其体清肃，故肺气果虚，皆兼寒证。凡是肺家补药，又多合肺金肃降之令，尽是清滋凉润，可以治肺家燥热，而不可以治肺家虚寒。所以古人补肺，恒用补土之法，培其母以荫其子。似经文虚则补母一说专为肺脏立论。凡是健脾养胃之药，皆足以补益肺虚，亦不独洁古所举之参芪甘草数物，而肺病善后良法，如气虚少气干咳诸证，但已脉细舌清，面白唇淡，纯现虚象者，又无一不赖补土以收全绩，而滋肺清润诸药悉在禁例矣。

5. 气：赵氏曰：气塞则壅，行气破气，则滞自下。张氏曰：大肠之所以窒塞不通者，虽有热结，实结之分，然其源皆由于气滞不宣，而后为壅。但攻其积，不理其气；甚且有愈攻愈窒，反不能下者，则大气不行，而重坠猛压，适以捣渣滓为坚块，闭塞隧道。而更不可通，所以泄热破结，皆须以气药为之先导，相辅而行。则气机流通，而实热均化。且有反为行气，无事攻破，而滓秽自去者，更有虚人老人，不胜峻剂攻击。而只宜于运行气化者，此拨动其机括，而攻力自有可观，较之专宗子和一流者，岂非王道霸术，治理不同，而利弊随之，效果自异耶。

6. 痰饮：赵氏曰：脾不为胃行其津液。张氏曰：经脉第五此一症，盖洁古有补出，按停痰聚饮，其标虽在于肺，其本实源于脾，健运失司以致饮食不化津液，而留滞成饮，煎灼为痰。洁古补此一症，诚是即所谓脾为生痰之源是也。盖脾主健运，果能周流不息，乾运无疆。则水精四布，何至凝痰积饮，唯大气失于斡旋则胃中水谷不得及时消化，当留腐败积壅，薰蒸于肺，因而过热则灼烁成痰，过寒则凝聚为饮。此古人所谓脾为生痰之源，肺为贮痰之器，诚是万劫不磨之确论。唯柯韵伯翻陈出新，欲改作：肾为生痰之源，胃为聚痰之器，则空凭理想、自恃聪明，须知胃主容受，旋受面旋即下行，不能贮积痰垢，人敬于咯痰之时，自知留意，即可识其纯从肺管咳出，与溢津之食管，显然异路。且甚有咯至喉间，而即从食管咽下者。更可征其一出一入各有一道。此肺贮痰诞之确症也。

有关药物论述：

1. 当归：赵氏曰：和血养血治一切血证，阴虚而阳无所附者。张氏曰：当归辛温柔润，入血和血，而流动宣通，故为血家主药，然走则有余，宁则不足，俗子谓为补血主药，颇有毫厘千里之辨，洁古列入阳药队中具有至理，赵谓阴虚而阳无所附，则孤阳已将飞越，使之犹虑不及，尚欲以辛温升动之药，助其民扬，是唯恐其散之不速，而钦使之颖脱而出，岂非痴人说梦，妄不可听。

2. 丹参：赵氏曰：色赤入心，破缩血，生新血。张氏曰：丹参色赤，活血行瘀，含有温通作用。虽非如生地，元参之专于寒凉者。唯即能入血导滞，则谓之能泻血分。亦无不可。凡行血疏络之药古人多谓之去瘀生新。以瘀滞既通，则来源自诘。斯斯血清冽，而流动自如，实非真能补血益血液也。

3. 白术：赵氏曰：甘温和中，同血药用则补血。张氏曰：白术多脂，洵是滋阴养血之药，然以气胜，芳香流动，振作清阳，具有阳和功用。唯脾喜燥恶湿，喜温恶寒，白术温和，且补且行，益阴血能辟湿，最为脾家无上妙品。

4. 白芍：赵氏曰：泻肝安脾，为太阴行经药。张氏曰：白芍禀性阴柔，而质坚实，能收摄肝脾涣散之阴气，故太阴脾病，如胃脘痛，腹痛，胸胁肿胀，腹满著撑等症，皆脾气散漫，肝气横逆为患，唯芍能驯调刚木，敛阴而非补阴，故未必有余者最宜。而脾阴不及者大忌。仲景说太阴为病脉弱，其人续自便利，当行大黄，芍药者宜减之，以脾气弱易动故也。可不深长思乎！赵注泻肝安脾，太阴行经二句，皆嫌似是实非，殊觉膈膜。

5. 木香：赵氏曰：木香气味皆浓，是运行气滞，最为灵通之妙药，双湖泄肺实肠二句，太不可解，岂有宣通者而反为实肠之理。要之木香能降能升，彻上彻下，以治大肠，则通滞气举下陷，固专治里急后重之无上神丹也。张氏全书不拘古人成见，别开生面，要求谨严，在论述上颇多发明，不但是后世学者的良好教材，又是临床实践较好的参考资料。

《难经汇注笺正·自序》节选中有关人物注释

浙江省兰溪市中医院 叶敏瑞

1995 年由浙江省中医管理局主编的《张山雷医集》汇集了张山雷一生大部分著作，可谓功不可没，惜其书只作了文字上的汇总，对于少数辞语只作了一般性的注释，而对于其中重要人物的交待和学术思想则语焉不详。今撷取其《难经汇注笺正·自序》中一小段中所涉及到的中医人物及主要学术思想和成就作一注释，以冀抛砖引玉。

原文："……唐·张守节《史记正义》引汇《难经》已同今本，非如今之《素》《灵》，俱编成于王启玄[1]一手者，可以同日而语。其注是书者，以寿颐所见：吕博望[2]本，《隋志》虽曰已亡，而明人王九思[3]等集注《八十一难》首列吕广之名，书中录存吕注不少，且录扬玄操[4]序文，明言吴太医令吕广为之注解。又曰吕氏未解，今亦注释，吕注不尽，因亦伸之，是吕注固未尝亡也。（《隋志》注言《黄帝众难经》一卷，吕博望注，亡，未尝以为即是吕广。然博望疑即广之表字，当是一人。）王氏[5]《集注》本，自吕广外，又有丁德用[6]、杨玄操、虞庶[7]、杨康候[8]四家。元·滑伯仁[9]《难经本义》引用诸家，又有周与权[10]、王宗正[11]、纪天锡[12]、张元素[13]、袁坤厚[14]、谢缙孙[15]、陈瑞孙[16]七家。其单行者，正统道藏本有宋人李子野[17]《句解》，雍正朝有吴江徐大椿[18]洄溪氏之《难经经释》，后又有四明张世贤[19]之《图注难经》，云间丁履中[20]之《难经阐注》，光绪中叶又有皖南建德周学海[21]澄之氏之《增辑难经本义》。……。"

注释：

1. 王冰。（约公元 710～805 年），唐著名医学家。号启玄子，一作启元子。笃好养生，留心医学，师从郭斋堂、元珠先生。宝应（公元 762～763）年间任太仆令。以师授之全元起注本，历时十二年，重行注释编次，并补入《天元纪大论》等七篇旧藏之卷，合成八十一篇，二十四卷。所注《黄帝内经素问》（世称《次注黄帝素问》，762 年）及《释文》一卷，对保存古代医籍和解释古奥字义有所贡献，至今岐黄家奉为圭臬。……对运气学说亦有研究，补入之《天元纪大论》等七篇，为后世运气学说之本，另撰有《玄珠》一书，至宋代已佚。今推五运六气变化之《素问玄珠密语》十卷，《天元五册》三十卷，《昭明隐旨》三卷及有关方药之《元和纪用经》一卷，皆为后世托名之作。

2. 吕广。三国吴·医学家。一作吕博，后人因避隋炀帝杨广讳，以"博"字代"广"，一作吕博望，成为其字。少以医术知名，善诊脉论疾，赤乌二年（公元 239 年）任太医令。注《黄帝内经八十一难经》中可见。另著有《玉匮针经》（或作《金腾玉匮针经》《吕博金腾玉匮针经》、又署《金韬玉鉴经》《募穷经》，均佚。

3. 王九思。字敬夫，号溪陂，明官吏。鄠县（今属陕西）人。弘治九年（1496）进士，授检讨，任吏部郎中，与石友谅、王鼎象等人共辑《难经集注》五卷。此书将吕广、杨玄操、丁德用、虞庶、杨康候等五家注《难经》文字合为一编，按脉诊、经络、脏腑、疾病、腧穴、针法等次序分为十三篇，为现存最早《难经》集注本。

4. 杨玄操。唐·医家。约生活于公元七世纪。曾任歙州（今安徽歙县）县尉。明方脉，对吕广所注的《难经》之未解者及注释不详者再予注释，亦别为音义，以彰厥旨。

经十年苦研，撰成《黄帝八十一难经》五卷，已佚，内容大部保留于《难经集注》中。另撰《黄帝明堂经》（619年），现存残本。尚有《素问释音》《明堂音义》《本草注音》等，均佚。

5. 王氏，即王九思。

6. 丁德用。宋·医家。济阳（今属山东）人，以杨玄操所注《难经》有失大义，览者难明，故为之补正，并就隐奥者绘为图，撰成《补注难经》（或《难经补注》）五卷，（约1062年），另著《伤寒滋济集》三卷，均佚。

7. 虞庶。宋·医家。仁寿（今属四川）人，一说陵阳（治今安徽石埭）人，后寓居汉嘉（今四川乐山）。先习儒，继习医。治平四年（1067年），作《注难经》五卷，以补吕广、杨玄操所未尽，原书佚，内容见于《集注八十一难经》。

8. 杨康候。宋·医家。字子建，号退修。青神（今属四川）人，勤读书，精研医理，融会贯通黄帝，岐伯之学。谓岐伯论五运六气以治百病，后世仅王冰一人精通此理，然对运气演变规律，尚有不明之处，乃著《杨子护命方》五卷，《通神论》十四卷，阐五运六气学说，叙病载药，综以针艾之方，均佚。又注《难经》。黄庭坚赞其无师之学，颇为不易。收生（助产）者少有精良妙手，产妇婴儿多死于无辜。故撰《十产论》（1098）。于横产、倒产、坐产、碍产诸难产病证叙述尤详，且详述胎位转正手法。另有《杨子建七说》，亦为妇产科内容，佚文见于《产育宝庆集》，《四库全书提要》，误将南宋人杨炎（字子靖）与杨子建为一人。

9. 滑寿。元·医家。字伯仁，晚号撄宁先生。祖籍襄城（今属河南），祖父迁居仪征（今属江苏）。初习儒，工诗文，曾从名医王居中学。精研医经，谓《素问》多错简，因按脏象、经络、脉候、病能、摄生、论治、色脉、针刺、阴阳、标本、运气、汇萃十二项，类聚经义，集为《读素问钞》三卷，又撰《难经本义》两卷，订误，疏义。主张精研医经，以掌握医学机要。后学针法于东平高洞阳，尽得其术。内科诊治则多仿李东垣。精于诊而审于方，治愈沉疴痼疾甚众。尝谓"医莫先于脉，"乃撰《诊家枢要》一卷，类列二十九脉，颇有发挥。又采《素问》《灵枢》之经穴专论，将督、任二经并论，著成《十四经发挥》三卷，释名训义。另有《伤寒例钞》（一作《伤寒论钞》）三卷，《本草发挥》一卷，《脉诀》一卷，《医韵》《痔漏篇》等，均佚。其治疗验案数十则，收入朱右《撄宁生传》。后世有《明堂图》四幅，疑为滑寿撰。明洪武（1368～1998）年间卒，时年七十余。

10. 周与权。宋·医家。字仲立。临川（今江西抚州）人，尝订《难经》，作《难经辨证释疑》。另有《扁鹊八十一难辨正条例》一卷，见《经籍访古志》著录。

11. 王宗正。宋·医家。一作正宗，字诚叔。绍兴（今属浙江）人，生活于十二世纪。官将仕郎试作监，著有《难经疏义》两卷，今佚。

12. 纪天锡。金·医家。字齐卿。泰安（今属山东）人，早年弃儒学医，精其技、遂以医名，集注《难经》五卷。大定十五年（1175年），进献该书，授医学博士。

13. 张元素。金·医家。字洁古，又称"易水先生"。易州（今河北易县）人。生活于十二世纪。二十七岁试经义进士，犯庙讳下第，去而学医。勤学苦思，洞彻医术。相传曾治名医刘完素之伤寒，诊脉用药，完素大服。尝谓"运气不齐，古今异轨，古方新病，不相能也。"善化裁古方，创制新方。辨药物性味之厚薄阴阳，升降浮沉，倡归经及引经报使说，拟定"脏腑虚实标本用药式"等，于中药理论每多阐发。李时珍称："大扬医理,《灵》《素》以下,一人而已。"著有《医学启源》两卷,《洁古注叔和脉诀》十卷,《洁古珍珠囊》一卷,《脏腑标本药式》一卷及有关针灸专篇。另有《医方》三十卷,《产育保生方》《洁古本草》《洁古家珍》《补厥钱氏方》《药注难经》(或疑托名)等,仅见书目录。子璧,继其业,徒李杲等,皆为名医。私淑者众,世称"易水学派"。

14. 袁坤厚。元·医官。字淳甫。古益(今四川)人。曾任成都医学正。《难经本旨》今佚。

15. 谢缙孙。元·医家。字坚白。庐陵(今江西吉安)人。元统(1333~1334)年间为医候郎,辽阳路官医提举,著《难经说》(一作《难经解》),论理严密,源委清晰。

16. 陈瑞孙。元·医家。字廷芝。庆元路(治今浙江宁波)人。为温州路医学正。与子宅之同著《难经辨疑》,今佚。

17. 李子野。南宋·医家。名駉,号晞范子。临川(今江西抚州)人,业儒擅医。因见庸医不读经典医著,妄用药饵伤人,遂刻意于注释医籍,撰有《难经句解》(1269),《脉诀集解》《脉髓》《幼幼句解》等。

18. 徐大椿(1693~1771),清著名医家。原名大业,字灵胎,晚号洄溪道人。吴江(今属江苏)人。少业儒,为诸生。好读道家书,通晓天文、地理、音律、技击等。以诸生贡太学,后因家人有误于医者,始习岐黄,年二十从学于周意庭,博览方书,精研医理。乾隆二十六年(1761)及三十六年(1771),两次应召入宫治病,尝官太医供奉,赠儒林郎。平生著述甚富,尤注重阐发经典医著。主要著作《医学启源论》两卷(1757年),集中反映学术见解。其中"元气存亡论","药性今古变迁","医学源流论"等,颇多精辟之论,所著《伤寒类方》不以六经分类,使方以类从,证随方定,便于按证索方,不必循经求证。《医贯砭》两卷(1741年),述赵献可温补之弊。《慎疾刍言》(1767年),亦多针砭时俗谬说。《兰台轨范》八卷(1764年),多录唐以前著名医书之方论。所取古方,多切实用,然亦采录后世有名方剂。其中所列《千金方》之钟乳粉,《和剂局方》之玉霜圆等服石之品,则遭后人议论。生平行医五十余年,泛览医书万余卷,敢于直言以斥时弊,然亦不免有偏颇之论,如谓:"仲景《伤寒论》中诸方,字字金科玉律,不可增减一字。"而于唐以后医书则较轻视,尝评叶天士《临证指南医案》,多所纠正;于外科亦多经验。曾评《外科正宗》,戒轻用刀针丹药者,医著尚有《难经注释》两卷(1727年),《神农本草经百种录》(1736年)。另著〈洄溪道情〉等文学著作,亦为世所称。咸丰五年(1855年),王士雄得徐氏门人金复村所传《洄溪医案》一卷,编注梓行,后世刊有《徐灵胎医学全书》多种。

19. 张世贤。明·医学家。字天成,号静斋。四明(今浙江宁波)人,医学得自家传,尤精针灸之学。正德(1506~1521)年间以医名于时,因感《难经》之注解欠当而图未全,遂折衷群言,附以己意,成《图注难经》八卷(1510年),有助于理解经义。然其中文义显明者,亦尽加图释,稍嫌冗赘。又误以《脉诀》为王叔和所著,且加图注成《图注脉诀》四卷(并附方一卷),皆宗因脉用药,且泥于"一定之脉用一定之方。"两书合刊后名为《图注难经脉诀》,版本极多,书名内容亦各异,或分或合,颇不一致,对后世影响较大。

20. 丁履中。清·医家,名锦,号适庐老人。云间(今上海市松江)人,自称曾获《难经》古本,与通行本,文字均有出入,遂据以详加校订,并参阅《内经》诸书,结合个人见解加以注释,适当补以病证之方治,编成《(古本)内经阐注》四卷(一作两卷)

（1736年）。

21. 周学海。（1856～1906）清·医学家。字澄之，一字健之，安徽建德人。光绪18年（1892）进士，授内阁中书，官至浙江候补道。儒而精医，论脉尤为精辟。著《脉义简摩》八卷，《脉简补义》《诊家直诀》《辨脉平脉章句》各两卷，（后人合刊为《周氏医学丛书脉学四种》）。所著引申旧说，参以实验，多心得之言。慕宋元人之善悟，故于史堪张元素、刘完素、滑寿诸家书皆有评论。服膺清代名医张璐、叶桂两家，诊治每取张说，曾评叶著《温热论》《幼科要略》《叶案存真类编》。宦游江淮间，治疑难症多有奇效。博览群书，费时二十年（1891～1911），汇刻《周氏医学丛书》三集，共收医籍三十二种，一百八十八卷，为中医丛书之佳作。

（以上资料均来自于《中医人物词典》）

读《疡科纲要》

兰溪市人民医院　吴恨非

张山雷为近代中医教育诊疗奋斗一生，而兰溪更是见证了先生为中医教育工作所殚精竭虑、呕心沥血的最后也可以说是最为辉煌的十五年。先生一生著作颇丰、造诣极深、桃李遍布，其人其事其精神，非一时一术一书所能笔谈和涵盖。

《疡科纲要》为先生毕生经典力著之一，其初稿是先生因协助其师朱阆仙创设黄墙中医专校而亲撰之教材，并于1927年重订出版。朱阆仙为五代业医嫡传，精通各科，声望极高，并以疡科见长。而作为朱阆仙之杰出门生，张山雷虚心刻苦，细心钻研，尽得疡科之真传。《疡科纲要》一书阐发经论而不盲从，参证西说而无附会，探本求源，直断真伪，见解独特，理法精密，用药精准。先生为近代中医教育诊疗一生奋斗之造诣和精神，由此可见一斑，于医于史，均有较高之价值。本人每每研读，均有新得，时生感悟，遂摘叙如下，与同仁共勉。

一、治外疡，明主症、脉象、治则、方药，至精至细

《疡科纲要》共分四章，即外疡总论、外疡脉状、治疡药剂和膏丹丸散。每章冠以总论，各分若干节论之。

关于外疡总论。在《论肿》中曰"若但以外形论之，大率肿在皮肤之表，肌肉之间，虽有大疡，尚多易治；若在筋骨之间，大节之中，起病虽微，亦多难疗"，"古所谓头面肿为风者，此病是也"，"又古有脚肿为湿之语，亦是确论。但辨其寒湿与湿热而已。"在《论痛》中曰："凡先肿而后痛者，其病浅。外疡之常态，而亦外疡之轻恙也。先痛而后肿者，其病深。非附骨着节之大证（如附骨疽、环跳疽、穿骨穿踝、骨槽鹤膝等皆是）即流痰、流注、内痈之属也（如腰疽、肋疽、肾俞疽、肺痈、肚痈、肠痈皆是）。"在《论肿疡辨脓之法》中曰："若按之已痛，而以指端重按一处，其痛最盛者，其中必已成脓。但深在肉里，未便即动刀针，多血多痛。……则外必以围药束其四周，而内服透达之剂，提脓透达。一二日而其肿较高，其脓较浅，再按之而指下已软，可以奏刀矣。"

关于外疡脉状。在《虚实之脉》中曰："虚实者，亦脉学之纲领也……。"又曰"故

肿疡脉虚虽曰病有余而脉不及，然苟非大症，而其人形神未馁，则微见虚软，未必遽为大害。唯疡患甚巨，而脉来虚弱已甚者，是为脉证相反，必多不治。而肿疡脉实，虽曰病是实邪，脉证相合，然果坚劲异常，则大毒盘踞，蒂固根深，宁不可虑？溃疡脉虚，是为气血乍泄，于法为顺。然必风波大定，余浪不兴，清养扶持，始登彼岸。………如脓泄太多，脉反坚实者，必难善后也。"

关于治疡药剂。在《论肿疡退消之剂》中曰："治疡之要，未成者必求其消"，一再强调：治疡当以消散为首要。在《论外疡清热之剂》中曰："外疡为病……而以最普通者言之，则热病其多数也。"在《论溃后养胃之剂》中曰："彼治伤寒大病善后之法，知能清养和胃者，必是伤寒名家；而治疡科溃后调理之时，能守轻清养胃者，亦是疡医老手。"在《论外治之药》中曰："疮疡为病，发现于外，外治药物尤为重要。凡轻浅之证，专恃外治，固可以收全功；……此疡医之学，虽曰理法必本于治内，煎剂是其基础，而薄贴、末子、洗涤等事，允为专门学术，非研究有素，阅历深而细心体会者，亦不能悟彻此中神化也。"

关于外用药，我市外科名家"一元堂"胡品瑜医师的红纸膏药值得一提。其膏药看似简单，其实非同一般，外贴效果好、疼痛少、价特廉。每当我到中医院，只见他稍一有空，便用药碾子不停地碾磨药末，即使那些药末已经粉细至极。当问及何以煞费气力碾磨时，胡医师的说法是：药物越细，用之则病患越不会有痛之感。这不正是药末神化的一个环节吗？又如，我市外科"上方顶"胡素娇医师对于用药也有独到之处。我听过她的课，知道"三品一条枪"治疗骻骨疽（即骨结核一类）有神效。这个来自《医宗金鉴》的方子（由砒霜、明矾、雄黄、乳香组成），但就药条如何制作、制作多粗、何时插用、插得多深、应插几条等均极为讲究。胡品瑜、胡素娇两位医师独特细致地运用外部用药，也恰恰印证了张山雷先生"非研究有素，阅历深而细心体会者，亦不能悟彻此中神化也"这一精辟论断。

关于《疡科纲要》的膏丹丸散共七十一方，皆已著录，现仅举三则，以示范之。

①清解薄贴：治阳发红肿及溃后脓水未净者，各以应用末药，掺上用之。大生地（切薄片）一斤，全当归八两，羌活、黄芩、川柏各三两，玄参、苦参、甘草各四两，白芷、赤芍各二两，锦纹川大黄六两，木鳖子一两（其余略）。

②温煦薄贴：治阴发大证，形巨肿坚，酸痛彻骨，皮肉如故者；或但骨节酸楚，尚无形块者，及肚痈肠痈，坚块深邃等证。凡闪伤、跌扑、风寒湿邪三气痹着，肢节酸痛，举动不利等症皆效。鲜凤仙茎、连枝叶花蕊根茎（洗净日曝半干约二斤许），大生地六两，当归须四两，急性子五两，大南星三两，川乌、草乌、干姜、羌活、独活各二两（其余略）。

③橡皮膏：治顽疮久不收口，脓水浸淫，浮皮湿痒，并不深腐之证。若足胫湿臁久年不愈者，此膏最佳（其为朱阆仙自制药方，用之四十余年，极有奇效）。真象皮三两（若无真象皮可用驴马剔下之爪甲代之，可用四五两），当归全、壮年人发（洗净垢）各二两，大生地、龟板各四两，真麻油五斤（其余略）。

二、重内治，察阴阳、寒热、虚实、吉凶，可法可宗

张山雷先生对于疡科医治造诣极深，但也并非单纯的专治疡科医生，他博采众长、兼收并蓄并独树一帜，且深得朱阆仙大家之精髓，始终整体把握疡科之疾病，遵八纲辨证，

重推理分析。

在《外疡总论》中曰："疡科辨证，首重阴阳。然阴阳二字，所包者广，不仅以热症为阳，寒症为阴；红肿焮起为阳，平塌坚硬为阴也……"；又曰"要之见证论证，分别阴阳，务必审察其人之气体虚实，及病源浅深，而始有定论。望色辨脉，兼验舌苔，能从大处着想，则为阴、为阳；属虚、属实，辨之甚易"，而不能为所患之地位为据，亦不为部位形色所拘。又在《治疡药剂总论》中曰"疡家药剂，必随其人之寒、热、虚、实，七情、六淫，气、血、痰、湿诸症而调剂之，故临证处方，无论外形如何，要必以内证为之主。此疡医之最上乘也。苟能精明乎内科治理，而出其绪余，以治外疡，虽有大症，亦多应手得效。试观近今内科名手，本非治外专家，而偶治外疡，亦复时有奇效……"上述皆强调"外病内治"以及内科基础对疡科临床的重要性。其又曰"寿颐秉师门家法，参以生平阅历，颇觉一病有一病之方剂，尚必随其人之气体，而相与变迁，已非板方所能必效，更安有预备数方，可以泛应曲当之理？……考之古书，成方千万，而可供实用者，竟百不得一，甚者且贻误无穷。"亦是强调中医辨证用药，是其证用其方，即使成方卓著，亦得加减才是，不能"板方"僵化。在《论外疡补益之剂》中曰："俗传疡科诸书，鲜不谓痈疽大证，利用补托。所以举世之治疡者，凡见证候较巨，无不参术芪苓，蛮补是尚，而素习景岳者无论矣。不知疮疡大毒，气血壅滞，窒而不行，留而不去，一经补托，其象何若。清夜扪心，亦当觉悟"，揭示了疡病之基本矛盾和用药原则，对于补托，必须慎之又慎。在《论肿疡退消之剂》中曰："唯是消肿之法，最为细密。一病有一病之来源，七情六淫，三因各异。若不能于病之本探其源而治之，则断无消散之希望。"在《论痛》中曰："若坚块既久，初不焮发，而忽然膨胀，时觉掣痛者，乳岩、石疽、失荣之证；郁之日深，势且迸裂矣。若肿势漫散，而痛反不甚者，毒已旁流，由夷入险，如疔疮之走黄，如脑背疽之内陷。觉痛则吉，不痛则凶。此性命呼吸之机也。而昧者，反以不痛为苟安，则谬矣！"此是疡病危殆之状、凶险之判。

综观《疡科纲要》一书，对于外疡治疗，就整体讲，辨证内治，可为宗法，确为疡科之纲；就具体讲，至精至细，实为疡科之要。其是对五代业医的黄墙朱氏医学的总结和升华，是一部来自实践的经典著作。这在某种意义上来说，其也是对中医学"疡科"的一次既有深度，又有广度和高度的总结提炼，其中的一些论述和观点已经超越"疡科"范围，涵盖了许多中医核心学术思想。

诚如英国哲学家培根所言：有些书可供一尝，有些书可以吞下，有不多的几部书则应当咀嚼消化。毫无疑问，《疡科纲要》就是一部值得我们反复"咀嚼消化"的为数不多的好书。我也愿意挤出更多的时间和气力对其全读、勤读、细读，在有生之年为发扬传承先生之医德学术尽微薄之力。同时坚信，有各位同仁给予张山雷先生及其著作更多的关注和共鸣、更富有成效的研究和思考，张氏医学及思想一定会绽放出更为徇烂的时代光芒！

参考文献

《疡科纲要》. 张山雷著.
《论学习》. 弗兰西斯·培根（英）著.

重读《疡科纲要》

兰溪市人民医院　吴恨非

《疡科纲要》一书是张山雷先生的经典力作之一，堪称后世中医尤其是疡科教学的典范。时至今日，愈久弥新，愈加珍贵。在去年的那次研讨交流会上，我曾专门就该书所涵盖的疡科病理、临床用药等内容作过浅述，今天，借此机会，与大家分享重读《疡科纲要》之心得。

"言为心声，书为心画"。毫无疑问，《疡科纲要》首先是一部优秀的医学著作，但同时，我们还可以透过这部经典著作，洞悉并折服于张山雷先生作为一代宗师所独具的思想之深邃、学识之渊博、治学之严谨。对此，《疡科纲要》所记述的深厚的训诂治学内容、所反映的汇通中西医思想的便是最具说服力的佐证。

第一，张山雷先生注重训诂治学

许慎在《说文解字》中曰"训，说教也"，又曰："诂，训故言也"。段玉裁注释说："故言者，旧言也"。根据许慎与段玉裁的注释，我们可以作这样的理解："训诂"就是用通俗易懂的语言准确地去阐释古之词句。不仅如此，张山雷先生在训诂阐释的同时，还对这些医学古籍进行了必要的修正。如：《疡科纲要·外疡总论》篇曰："疡科辨证，首重阴阳……。王洪绪《外科证治全生集》龈龈然以'痈疽'二字判分阴阳，谓高突红肿者为痈，为阳症；坚块不红者为疽，为阴证。世之治外科者多宗之，虽曰借此字面以示区别尚无不可，然顾其名必思其义。一字自有一字之确诂，必须切合诂训本旨，而后名正言顺，可为后学法守。其亦知"痈疽"二字之本义乎？痈者，壅也；疽者，止也。皆为气血壅闭，遏止不行之意。本是外疡笼统之名词，无所轩轾于其间，何尝有一阴一阳之辨别。岂可自我作古，强为分析，而谓古人制字，当如吾意，独具见解……"。大概由于王洪绪不懂或忽略了"痈疽"二字的训诂，臆断为阴阳两证之概括。这就大大的错了，这位清中期的外科名家，着实被晚清秀才严肃地批评了一通。

古代医籍难读，训诂学问重要，这为历代医家所重视。如晋王叔和《脉经》序里有"而遗文远旨，代寡能用，旧经秘述，奥而不售……"。魏晋皇甫谧在《甲乙经》序中亦讲"今有《针经》九卷、《素问》九卷，二九十八卷，即《内经》也。亦有所亡失。其论遐远，然称述多，而切事少，有不编次。……"、"《九卷》是原本经脉，其义深奥，不易览也。……"(《九卷》《针经》均是《灵枢》的早期名称)。唐王冰《黄帝内经素问注》序中也认为："藏谋虽属乎生知，标格亦资于诂训……"，等等，亦都说明训诂的重要。综观张山雷所撰著作，其中"正义"、"笺正"、"考"一类占数不少。所谓"正义"、"笺正"、"考"其实都有批谬纠错、正本清源之义，一个没有真知灼见和掌握训诂学功底的人是万万不敢也万万不能做到的。

就我本人来讲，由于此方面知识尚欠缺，加之因精力所限而疏于古典医籍的阅读，殊知读医学原著和读课本是很有差别的，以致于常有绠短汲深之感，临症无方可用之苦。同时，较之于张山雷先生的"孤灯廿载，意气徒豪，心肝呕尽……"的专注执着，而纵观时下大有弥漫之势的"通读几篇，便见滔滔不绝，似懂非懂，不求甚解，以讹传讹不知懵懂"之风尚，着实使人汗颜，令人担心。

第二，张山雷先生倡导中西汇通

中国的清朝末年，在 1894 年甲午中日海战惨败，在 1898 年戊戌康梁变法夭折，洋人趾高气昂，军伐专横跋扈，中国大地满目疮痍，民不聊生，爱国志士、热血青年纷纷将目光投向西方，寻求救国真理。于是，《天演论》进来了，苏格拉底进来了，柏拉图也进来了，化学、物理进来了，西医学也进来了。新鲜的名词、新鲜的学说、新鲜的思想、新鲜的世界，马上就把渴求接触西方科学文化的读者紧紧吸引住。此时，正在上海的年轻的张山雷，则是当时中医界为数不多能主动吸纳这股新鲜空气且有所行动的先知先行者之一。受时代思潮的影响，在广泛接触了西学之后，张山雷先生萌发了衷中参西的思想。他在中医专校开设的生理、病理课程，采用的就是英国医生合信氏所著的《全体新论》，并认为"吾邦医籍，虽详析其理，却未尽其形"、"中医解剖确实不及西医尸体解剖精细确切"，并在其学术思想领域很快融进了西医理论。在《疡科纲要·论外疡清热之剂》中论述"疔疮走黄"一症时说："中医旧说，每谓内陷攻心，尚是理想之辞，愚谓是亦脑神经病，盖神经受毒，直上犯脑，以致知觉不灵，宜其难疗……。"又说"头面之疔，易成危候者，以中医旧说言之，岂不曰头面为六阳之会，疔为阳毒，二火相合，其焰斯张？若以新学说解之，则头面部位与脑最近，且七窍之脑神经最多，此其所以易于不治之原理也。"在《疡科纲要·论痛》一节中曰："内欲酿脓而渐作痛者，疡之正，肉腐成脓，理无不痛也；内已成脓而竟不痛者，疡之变，神经已死，多难挽救也。"一曰旧说，一曰新说，又曰脑神经、神经受毒、神经已死，西医名词术语竞相引用、跃然纸上。试想，这在百年前思想尚属禁锢之中国，且有几千年延绵之中华医学，能如此者实不易也，其胆识和眼光由此可见一斑。

纵观当下，中医萎缩令人担忧，中医存废之争此起彼伏，壮大祖国传统医学任重道远。而也正是面对此时此景，张山雷先生之训诂治学、汇通中西医之学术思想却显得魅力独具，引人入胜，耐人寻味！

"往者不可谏，来者犹可追"。追读张山雷先生其人其事，是借鉴效法、继承发扬，还是置之不理束之高阁，值得吾辈及后继者探索和深省。

参考文献

《疡科纲要》. 张山雷著.
《医古文讲义》. 段逸山主编.
《中国近代史》. 蒋廷黻著.

再读《疡科纲要》

兰溪市人民医院　吴恨非

读医学著作亦如读文学经典，文以载道，当求新于理，当学以尽用。《疡科纲要》一书，本人之前曾两次作文浅述交流。近日，再次复展旧卷，通读著作原文，又有顿悟，又见新景。本人实为先生广博深厚的学术素养、无畏不懈的气概韧劲所感染，而先生以底气、勇气集聚形成的独特精神，无疑是当下发扬和发展中医所不可或缺的。

本篇作为本人研读《疡科纲要》系列的最后一稿，且论述以下两方面。"旧书不厌百回读，熟读深思子自知"，一隅之得，权作引玉之砖。

一、一伎半生，破立结合求发展

张山雷先生通晓《素问》《难经》，旁及历代医家，他博览群书，又具备审视眼光。先生对《素问》的基本看法是："今之《素问》不独非班氏《艺文志》之《黄帝内经》，而亦非张仲景、皇甫士安诸人所见之《素问》，而是经过唐宝应年间王冰重编之书。""然书虽编于宝应，而义实传述于周秦。辞句高洁，多非秦汉之后所能摹拟。而古字古义所在多有，尤非浅学所能融贯。"先生又认为《难经》是"真医活术之最古者，远在《素》《灵》之先"。他认为：医学理论必须为医疗实践服务，并在医疗实践中给予检验和证实。在《疡科纲要》自序中曰："庶乎疡医虽小道中之末伎，而亦得树之正鹄，传之通人，可以救痛告，而救危疴，是一绝大快事。自诩'寿颐习之二十年'乐此不疲。"但是，先生又并不仅仅停留在实践上，他在实践的基础上，对疡科进行了深入系统的认识和总结，批谬纠错、正本清源，推陈知真、承精创新。先生眼中的前贤，其实数量有限，能入他法眼的医家并不多，这是因为先生阅书识人看重的是"实有经验"，而非自欺欺人，故他在阅览考量前人书籍时，不论名气，唯求实效。他指出："如李氏之集方（即宋·李迅《集验背疽方》）、齐氏之《精义》（即元·齐德之《外科精义》）、窦氏之经验（即宋·窦杰《论疡经验全书》）、王氏之《准绳》（即明·王肯堂《疡医准绳》）、顾氏之《大全》（即清·顾世澄《疡医大全》）、金鑑之《心法》（即清·吴谦等《医宗金鑑·外科心法要决》）皆举世可奉为疡医之金科玉律也，然按之实际何尝有确切的发明？徒以陈腐浮辞，滥充篇幅，此外俗书更无论矣。"又曰："唯《甲乙经》所载痈疽诸名称最多怪诞，不可索解，亦复无理可寻……如甘疽、井疽之属，多不足据。"又指出："即《巢氏病源侯论·痈疽》一篇亦多奇异名词，平心论之，无甚意义可取。……是则寿颐务求切实有用，不欲以空言惑世之本旨也。"一派"唯实"之言，振聋发聩，发人深省。而当他见到荆溪余氏听鸿辑刻青浦陈学山《医案》（书名《外证医案汇编》）喜评曰："注重内证论治，一洗外科通用套方之陋，理法精密，颇得治疗之正轨"。又曰"间又出而访之闻人，则近时青浦珠街阁陈征君之治疡，亦颇与敝师门同符合辙。而余听鸿之持论、陈学山之方案，更多心心相印，于此知至理自在人间，疡医中固有此正法眼藏。"真是遇知音而喜悦，见真知而力荐，唯求发展之心，历历呈现！

祖国医学，源远流长，医学著作，汗牛充栋，可谓盛矣。因历史状况、个人视野之局限，谬误之处在所难免，其中晦僻怪诞及毫不可解之处亦有。但人云亦云，混淆不清，莫能是正，岂不是以讹传讹，危害大矣。不破其讹则不能立其真，不去其浊何能扬其清，先生深谙此理。他以强烈的批判精神，激浊扬清，其笔堪称犀利。"痴人说梦"、"梦中说梦"、"望文生义、曲曲附会"、"邪说谣词、不可不正"、"惨罹浩劫，千年之久"，是先生对缪误的常用语，亦是其文章的个性特征。先生在编写教材时"必以实有经验为依归，雅不欲放言高论，自欺欺人"。直至1934年先生病逝之前，他还在厘定其旧作《沈氏女科辑要笺正》。病剧之时，"犹绮枕批阅，不稍懈怠"（《沈氏女科辑要笺正》邵宝仁跋），如此执着，令人敬仰！但先生也并不薄古厚今，故为矫异，另辟岐途，而是信其所当信，疑其所当疑。说到底是先生的一种学识，一种天赋，一种哲理，一种担当，这是发展任何事物必不可缺失的一种精神。

九十四年前，因兰溪知事盛洪涛办中医专校之邀，张山雷先生毅然辞去了上海神州中医学校的教务，来到兰溪"支教"。但这"支教"与时下的有天壤之别，先生那时可谓艰苦之极。首先是没有统编教材，要学校自己搞，编教合一，责任重大、任务紧迫。据我们老师讲，先生白天讲课，晚上编写讲义，为了赶时间，扯书剪贴、通宵达旦是常事。"支教"的前五年，除国文、体育老师，整个医学各科教学均先生一人担当，其工作量及艰苦程度可想而知。而这在先生的"课堂讲授各课，课本几无一非不才手笔"自述中也得以体现。先生完成的讲义"为目凡二十有余，为册得七十余"，着实令人叹为观止。且先生一来不返，扎根兰溪，直至病逝。各位同仁，这是什么？这不就是"孤灯廿载，意气徒豪，心肝呕尽……"的真实写照？这不正是一种精神吗？追忆先生这一路上的披荆斩棘、呕心沥血，若只讲结果，而不讲过程，于情于理于实均不符。所以，我们在对张氏学术成就研究和分享的同时，万万不可疏于对先生精神层面、人生轨迹的探究，唯此，方能更全面真实地读懂著作，读懂先生。

二、孤灯廿载，参西挺中唯真知

先生非守旧之人。二十世纪初，当这位年轻的中医人吸到来自西方的新鲜空气，他一方面主动接受了西方医学知识，并融进了他的学术思想；另一方面，又是格外的冷静，并专于思考。他指出："中医解剖，确实不及西医尸体解剖精细、确切，但中医经历数千年之临床观察，对脏腑功能及机体内在联系的生理、病理方面有完整的学说理论，在临床诊断治疗方面历验不爽，这是西医所断然不能从尸体解剖中以及实验中全部得出的。"在《疡科纲要》自序中曰"或谓西学日昌，治疡久推独步已为当世之公认……颐则敢正告之曰：新法刀圭，询称敏捷，独是奏刀之后，绷带包扎，只有防护肌肤之能力，未闻有外治之药，速其生长，而亦无内服良剂，助其化源……而日以憔悴，渐成不治，盖已比比而是……尚何神技可言？且新学家绝无消肿解毒，化腐软坚之术，一似苟有外疡则除操刀一割以外，必无第二法门，何如吾故步，未成可消，已溃可敛，退毒围毒，散肿化坚，提毒止痛，去腐生肌，各有灵丹，各有步骤……"。关于治疡，西医之缺憾和不足、中医之特色和优势跃然清晰。即使当今，西医外科对引流管应用是普遍的，然待拔管后，管口收口闭合往往会遇到麻烦，因其均用来皂尔纱条填塞，全靠自身生长闭合，可有的病人就是久久不能收口。因为填塞时的剧痛，而造成了此类病人一见到镊子、纱条就惧怕，然其仅此一法。而每当此，我总推荐他们到中医外科处理，而事实证明中医外科处理效果极好，撒上药粉，很少疼痛，且收口快、病程短，这深受病人欢迎。

748

民国时期是中国医学史一个特殊的历史时期，西方医学强烈地影响、渗透、冲击着传统医学，许多人对中医的科学性产生了怀疑，乃至动摇。面对西医东渐，张山雷先生以细心观察的态度、反复比较的方法和高度负责的精神，正告世人客观对待中、西医。同时，他义无反顾地站了出来，以摆事实讲道理的方式力挺中医。

时至今日，中医药特色逐渐淡化，服务领域趋于萎缩，改变中医后继乏术、改良学术风尚，从而推进中医事业发展的任务迫在眉睫，任重道远。在此，我也郑重地提醒世人：中医学的核心学术思想和理论，诸如整体观念、阴阳学说、脏象学说、邪正斗争学说、体质学说、"治未病"思想及"形与神俱"的养生观点等，有着几千年上亿人的反复实验所具备的实践经验，具有不可取代的先进性（至少是迄今为止）和独特性，以及普遍意义上的科学性和相当切合人体病情的实用性。若能像山雷先生那样博览群书（通晓内、难之经，旁及历代医家）、融会新知（重视对现代医学的学习，特别是对脑的认识和应用）、批判求实（不被古书所愚，不被古人所拘，不循人舍己的创新意识）、献身精神（一伎半生、精诚所结、神鬼可通；孤灯廿载、意气徒豪、心肝呕尽）、提炼升华（编写教材，培育英才，著书立说，得以传世），大家就一定会在各自领域里有所进步，有所造诣，就会"各有灵丹"、"各有步骤"。倘若有所发明，有所创新，也并不是奇怪的事了。而我们的中医事业也一定会跟得上时代前进的步伐，"振兴中医"的愿望一定不会落空，古老悠久的中医学一定会是"不废江河万古流"。

参考文献

[1]《疡科纲要》. 张山雷著.
[2]《张山雷医学论文集》. 王咪咪主编.
[3]《中医存废之争》. 刘理想著.
[4]《中国近代史》. 蒋廷黻著.

张山雷先生《疡科纲要》中薄贴运用之经验介绍

浙江省兰溪市中医院　蒋立标

摘　要　近代名医张山雷先生善用薄贴治疗疮疡。兹介绍其清解薄贴、温煦薄贴的制法及运用，以体现其用薄贴治疗外科疮疡的经验与特色。

张山雷（1873～1934），名寿颐，上海嘉定人，师从名医朱阆仙，尽得薪传。1920年夏应浙江兰溪中医专门学校聘请，赴兰溪担任医校教务主任之职。先生在教学之余，悉心为人诊治，且效果显著。先生根据长期临床实践经验编著了《疡科纲要》一书，该书深刻揭示了疡科疾患证治规律，在脉因证治、理法方药诸方面的论述精当又实用，诚为疡学之总纲，治疡之要领，不失为一部有价值的外科专著。兹将《疡科纲要》中清解薄贴、温煦薄贴的制法及运用经验整理如下，以飨读者。

一、清解薄贴

治阳发红肿，及溃后脓水未净者，各以应用末药，掺上用之。制法：

大生地 500g（切薄片），全当归 240g（切），羌活、黄芩、川柏各 90g，玄参、苦参、甘草各 120g，白芷、赤芍各 60g，锦纹川大黄 180g，木鳖子 30g。上各为片，用真芝麻油 10 千克，大锅煮沸，先入生地、木鳖子熬 20 分钟，再入诸药，候焦枯，离火。用细布滤，去滓净，另入净锅，文火熬沸，乃以筛细广丹，筛细定粉（即铅粉），各 1 千克许，轻轻掺入，柳木棍不住手调匀，俟起细泡（火不可猛，猛则沸溢），乃滴入冷水中试老嫩，以滴在水面，凝结不散，着手不粘，搓之成丸为度。若在水面有油花散开，而粘手者，为太嫩，再稍稍加入丹粉。若一滴入水，直澄水底，手指搓之坚硬者，则太老，须用另备之炼成药油加入同调。膏成离火，预研血竭、腰黄、轻粉、银朱各 45g（最好再加麝香、梅冰、不拘多少），同调匀。预以大缸注水，乘膏热时，倾入水中，浸至半凉时，即在水中分作数团，约每团 500g 许，另入瓮中，清水养之，密封候用，日久不坏。油纸摊贴。

临证运用：此薄贴能退消阳发肿块，清热解毒，无论已溃、未溃，俱可通用。溃后并能生肌收口。疮疡小疖，即贴此膏，不必另加掺药，亦无不效。唯溃腐巨大者，油纸摊膏，不吸脓水，宜用西法棉纱、棉花、锌养油膏，再加提脓化腐末子为佳。至新肌已满，脓水不多，复盖此膏，即可收口。（按：提脓化腐末子可视情选用三仙丹、五虎拔毒丹、天仙丹等）。

二、温煦薄贴

治阴发大证，形巨肿坚，酸痛彻骨，皮肉如故者；或但骨节酸楚，尚无形块者；及肚痛、肠痛，坚块深邃等证。凡闪伤跌扑，风寒湿邪三气痹著，肢节酸痛，举动不利等症，皆效。制法：

鲜凤仙茎，连枝叶花蕊根 （洗净，日曝半干，约 1 千克许），大生地 180g，当归须 120g，急性子 150g，大南星 90g，川乌、草乌、独活各 60g。上各切片，用真麻油 7.5 千克，煎沸，先入凤仙茎熬 20 分钟，俟不爆，再入生地，又熬 10 余分钟，乃入诸药，煎枯滤净。另入净锅，文火熬沸，入筛净广丹，筛细定粉，约各 750g，柳木棍不住手搅极匀，滴入水中试老嫩，如上法。膏成离火，预研细麝香 15g，乳香、没药去油各 90g，上安桂末、丁香末各 60g，调匀，入水成团，藏如上法。

临证运用：溃疡多宜清凉。如元气虚寒，溃久不收之症，亦宜用此膏摊贴。如治跌扑损伤，筋骨疼痛，及寒湿痹著之症，则另加四温丹，和匀摊贴，市廛中有通行万应膏，尚不及此。搓成丸子，捏如饼，亦贴风寒头痛。如治阴疽大证，亦宜再加四温丹和匀，摊厚膏药贴之。

附：四温丹制法：上桂（去粗皮）60g，急性子、北细辛（去净泥垢）各 30g，干姜 24g，公丁香 15g，各为细末，小症每用 0.6g、0.9g，上用温煦薄贴盖之。大症则用 9g、15g，调入温煦薄贴料中摊贴；或再加麝香 0.3g 许。（按：此丹治痈疽初起，不论深浅大小皆可用）。

三、讨论

张山雷先生认为："今之膏药，古称薄贴。唐人已有薄贴之名，知膏药之发明已久。自退毒消肿，以及既溃之后，提脓化腐，搜毒生肌，无不唯薄贴是尚。虽另掺末药，各有分寸，而膏药本以药物合成，亦必自有分别，不可温凉寒热，混为一陶。""疡证半多湿热，不宜于温，唯亦有阴寒凝结之症，则清凉正在所忌；而杂病之经络筋骨肢节间证，亦有宜于外治者，此温煦一法，正不可少。疡科家有加味太乙膏一方，虽可通治外疡，唯于阴寒大证，尚不贴切。"

温煦薄贴为张山雷先生之师朱氏阆仙自定方，专为虚寒及杂病立法，既可宣络活血，亦能消肿软坚，适用处正复不少，欲治疡科，亦是不可不备之药。张山雷先生针对疡科阳发红肿和阴发大证的不同表现，分别以清解薄贴和温煦薄贴为基础，根据病情另掺末药，体现了中医辨证论治的精髓，实为其薄贴运用之一大特色。

张山雷先生对祖国医学事业的贡献

浙江中医学院伤寒教研组　邵宝仁

一、史略

先生姓张氏名寿颐，字山雷（1873～1934），江苏嘉定人，清诸生（秀才）博通经史，旁及百家之言。他为了母亲患风痹症，经常延医服药，引起了研究医学的动机。从此便抛弃文学，专心一致地钻研祖国医学文献。学成之后，仍自以为不足，复从同邑黄墙村朱阆仙先生继续学习，以求深造。朱氏为当地中医界前辈，家传五世，道高望重，擅长内外科，尤其是在外科方面，别有传授，远近来就诊者，每天在百人以上，先生一面学习，同时并助理诊务，前后达十余年，因而尽得其传。1914年朱阆仙先生为了发扬国粹，振兴中医学术，以私人能力，创办"中国医药学校"由先生担任教务主任，编辑各科讲义，实为我国近代史上第一个中医专业学校。这个学校开办了二年，不幸阆仙先生年老病故，因此中途停顿。1918年8月上海神州医学总会负责人包识生，创办神州中医学校于上海，先生被聘兼任该校教学工作。1920年下学期，复应浙江兰溪中医专校之聘担任教务主任。先生到校后，即以从前教材旧稿重加整理，开始讲授，一方面继续编写其它各科应用教材，费十余年精力，完成全部教材二十余种，给当时全国中医院校在编辑教材上提供了新的参考资料。

先生好学不倦，数十年如一日，每天完成了工作之后，还经常手不释卷，阅读古今医藉，吸取新的知识，所以先生的著作，不但能阐发古人的精义，同时也结合近代中医学术上的成就，酌古准今交相为用。当时全国中医药界就给它有较高的评价。

兹将先生的学术思想、治学方法，以及对中医教学事业上的贡献等，作一简单介绍，以供同志们参考。

二、学术主导思想和治学方法

先生的学术思想和治学方法，可以分为以下几个方面：

（一）对五大医学经典的认识（《内经》《难经》《本草经》《伤寒论》《金匮要略》）。

（1）《内经》——《素问、灵枢》

《内经》是中医文献中的经典著作，历代医家莫不列为习医必读之书，但由于传世已久，其中字句传抄之误和章节错乱之处，的确给后世读者带来了很多的困难。关于这一问题，先生提出"削肤存液，卖椟留珠"的原则，主张选择其中比较重要的篇文，仿李氏知要和汪氏类纂之例编为教材，并加以注释，供初学阅读之用。有了基础之后，必须阅读全文。以求深造。

关于《内经》的注家，他认为以王冰和马玄台的注解比较好，初学读经，宜以二家为主，其余名家，亦须备作参考。

先生精于小学训诂（这是研究文字意义的学问）他很重视古代中医文献中某些字句的考据和解释，他认为："素问辞句高诘，非秦汉后人所能摹拟，而古字古义，所在多有，尤非浅学所能融贯，自启玄作注后，名贤继起，章句训解，疏通证明，固已十注八九，独于古字之假借，古义之仅见者，甚少诠释，遂致一字误解章节皆为晦滞，几令初学茫无所措，亦读此书者之一大蔽也。"

由此可以明确先生对于内经的阅读方法是：除了重点地钻研原文和参考注释求得理解外，更重要的是必须懂得某些古字的使用和解释，才能领会原文的意义。

（2）《难经》

难经也是古代医经之一，后世医家，往往尊重内经，而把《难经》仅仅看做内经的羽翼，如杨玄操、滑伯仁、徐灵胎等都是用这种眼光来衡量难经的。徐灵胎还肯定说《难经》不是经书，立言未免过于武断。先生则认为"吾国医经，素灵以外，断推八十一难，孙吴时吕广已有注解，行世最早……，其理论与素灵时有出入，盖当先秦之世，学说昌明，必各有所受之……。"他又说："八十一难，固多已见于素灵之旧，然引而申之，触类而长之，亦未必无突过素灵之处，至其不见于素灵者，则古人各有师承，正不必尽出于二书之中……如诊脉之独取寸口，及昌言心主（即心包络）三焦之有名无形，皆其独到之处，本非借经素灵，以注疏体例、依草附木、人云亦云者可比，然则与素灵鼎峙而三亦何不可。"

但是他这些论点，也不等于说《难经》要比《内经》来得高明，他认为其中也有某些理论是值得商讨的，所以他又说："……须知八十一难本文，……必非一时一人手笔，所以诸条意义，各有主张……不必视为圣经贤传，遂谓一字一句，不容立异，则是其所当是，而非其所当非，又何害于孔门各言尔志，举尔所知之义。"这又明白地表示了他对《难经》所采取的观点和态度。

关于《难经》的注家，前面曾经说过，早在三国时代东吴太医令吕广就作过注解。唐宋以后医家，又增加了许多注释，在这许多注解里，先生指出"就中彼善于此，当以滑氏（伯仁）本义，徐氏（灵胎）经释，较为条畅，而余子碌碌，殊不足观。"因此在他所编著的《难经汇注笺正》中，也采取以上二家的注释为多。

（3）神农本草经

关于本草经，先生在他所著的《籀簃医话》里这样说："素问与本草经，其源最古，必在秦汉以前，……迥非魏晋六朝人所能摹仿。"又说："本草经言简意赅，含蓄者富，非精心寻绎难得其真，然如神仙不死，飞行千里云云，又是文成五利辈左道惑众之言，亦安得不分别观之。"至于为《本草经》作注释的历代著述很多，先生独推重徐灵胎本草经百种录，他说："洄溪百种录，提纲挈领，融洽分明……识见之超，非饾饤小家，所能望其项背。"盖先生认为"本草一类，古书复杂，不易记忆。"为初学计，须以简明晓畅，切合实用为主，洄溪百种录，具有少而精的特点，符合此项要求，所以对它有这样的评价。至于如张隐庵，陈修园等的本草经注释，往往拘泥经文，空谈气化，则为先生所不

752

取，所以先生指出"读本草者，必以本经为主，而别录辅之，后人杂说，徒多纷乱，不可不分别以观。"

（4）伤寒论

仲景伤寒论是医方之祖，历代医家一致公认为习医者的必修课程之一，其重要性且较内、难二经有过之，无不及。先生对于这部经典著作的看法，当然也不例外。

但是他感到仲景本论，成于汉末，直到宋初才经医友校正，时间相距七百余年，其中传写者无心之误和后人以私意妄改之处，亦在所不免。因此他认为："全部伤寒论百十二方，可解而对证可用者，十之七八，其不甚可解而竟无绝对之证可用者，亦十之二三，向来注家，皆以尊崇仲景之故，全以本论认作圣经贤传，以为一字一句，不容妄我，即遇本文之必不可通者，及病理药物之不可思议者，虽自己莫明其妙，亦必随文敷衍，空说几句，究竟糊里糊涂，徒今后之读者，更加一重障碍，是为古今注伤寒论者之通病。"

上述情况，确为研究伤寒论过程中一项重要存在问题，先生为了使后学能够正确地掌握学习方法，以免走入歧途。他曾提出自己的读书经验，供学者参考。他说："……是以不才近二十年之持论，每谓今本、素、灵、难经，伤寒金匮，只可就原有白文，细细读去，而参之以自己治医经验，将其明白了当，病理药理，彼此符合之处，详加探求，确有妙悟可得而言。其不甚可解者，则姑置一边，留待日后再续再解，或者自己工夫日进，治验日富，则必有昔日之不可解者，俟至异日而一旦豁然者，不才三十年来，读此数种古医书，果然有此觉悟。而一概注家议论，断断不敢轻信，反以束缚我之精神识力。"

不过先生对于伤寒论的注家，也不是概无所取，他曾这样指出："仲景伤寒论，自明以来，注家甚多，无不随意窜改，唯金成无已注本，犹为旧时面目，差堪依据。……伺鹤山人尤在泾贯珠集，虽亦别开生面，重为诠次，……而于诸经中分析种种治法，眉目一清，能令学者豁然贯通，有条不紊……断为近三百年作者第一……"。此外，如柯韵伯伤寒来苏集和徐灵胎伤寒类方，他也认为是学习伤寒论较好的资料。

（5）金匮要略

金匮要略是杂病医方之祖，据一般学者意见，认为是伤寒杂病论里面的一个组成部分。但本书的传世较伤寒论为晚出，其中的内容，也和伤寒论一样，存在着一些传写之误，和艰深晦涩之处，不易求得正确的解释。因此先生指出："金匮为杂病不祧之祖，古名玉函，今称要略，顾名思义，岂是完书。考今本之由，则陈振孙书录解题谓此书由南宋王洙于馆阁蠹简中得之。则断简残编，更可想见。……清初徐彬、首为之注，而后起者亦复不少，晦涩之处，终难素解。"由于存在了这些问题，所以先生对于初学阅读金匮，主张以方为主，同时结合其中论证的精义，互相对勘，这样可以掌握重点，领会精神。

先生对于本书的注家，除徐彬的论注之外，认为"以金鑑集注，最为轩豁。"而尤氏心典，也是他主张采用的参考读物之一。

（二）对金元四大家著作的评价

张、刘、李、朱是祖国医学史上著名的"金元四大家"。其中的张，一般都指张子和而言。而李士材医宗必读则以张为仲景，已经陈修园、陆九芝指出他的错误。而先生则认为"金元四家之称，由来已久，所谓张氏，当指洁古，易老学说，终比子和为醇……"。这是先生根据张洁古在祖国医学上的成就所提出的个人意见。

关于旧称金元四家的著作，先生曾有简括的评述，兹介绍如下：

"张子和儒门事亲专以汗吐下三法治百病，非浅学所敢轻试，唯识见既真，则奏效奇速，固亦庶有之一道；刘河间治医，多主寒凉，盖亦当时气运使然，未必偏见至此。昔人尝谓守真以霜雪为雨露，利于松柏而害于蒲柳，然用之得当，自不可废，盖亦一家之学也；东垣出张洁古门下，以培补脾胃为一生宗旨，且旨言寒凉峻利之害。盖承河间子和之后，流弊已多，乃以温补为之挽救。且值金末大兵大疫之际，故创用升柴诸方，以为升清降浊之枢机，是因时代环境而成其一家之学。乃宗之者，辄以升柴统治肝肾之虚，则贻害亦烈。此医学必以随宜变化为佳，而株守一家之言者，固利未见而弊而随之矣；丹溪受业于罗知悌之门，原出河间一派，爱以补阴为主，习用知柏。且谓局方温补香燥，而专著一书以为攻讦，矫旺者亦不无过正之嫌。至其创一'郁'字以论病，则开医家未有之法门。"

以上指出各家学术的利弊和渊源，同时根据时代环境和气候等关系来说明其形成学派的因素。虽着墨无多，然已足窥见先生对四家学说的分析和所抱态度的一斑。

（三）清代医家学说对先生学术思想的影响

先生读书甚多，而于清代医家著述，致力尤深。如喻嘉言、张石顽、陈修园、徐灵胎、尤在泾、陆九芝、王孟英、莫枚士诸家学说，对他起着很大的思想指导作用。特别是陆九芝、王孟英的著述对他思想认识，影响更大。现在把先生所著的"病理学读本"序言里面的一段话介绍在下面，便可以表达他在学术思想上的趋向："……有清二百余年，文人辈出，凡百学术，胥有以驾前人而上之，医学中乃多通品。如喻嘉言、徐洄溪辈之论述，固文学之最拢胜场者，而柯韵伯、张石顽、尤在泾诸君子，学有实验，文亦精译。试与六朝唐宋元明诸大家度良絜大，恐丹溪景岳之流，咸当退避三舍，更何论乎河间、东垣、洁古、子和、立斋、献可。最近则吴有陆九芝，浙有王孟英、莫枚士，治疗既独树一帜，颇能纠正近世之恶习，而辞旨清晰，畅所欲言……殊觉二千年来，斯道中极尟此酣鬯文字……"。

其次，他在《籀簃医话》序言里又说："寿颐不敏，治医家言逾三十年……所见近贤著述，最为服膺而拳拳勿失者，厥唯两家；一则王氏梦隐之医案四集，一则陆九芝封翁世补斋前集数种而已。陆氏擅长温热，学识与梦隐相等，而文辞倜傥，笔锋锐利，尚非梦隐所能及。其最有功于病家，而揭破近世陋习者，断以不谢方一卷，及世补斋文十六卷，尤为救时之良药……"。

先生对于王孟英医案更有推崇备至的评价，他说"……王孟英临症轻灵，处方熨贴，亘古几天敌手。"以上记载充分表示了他对清代医家学说景仰之至意。尤其是评孟英医案的"亘古几天敌手"一句，诚如今人俞国章同志所说："不是轻易可以出口的定评，分量是很重的。"（见北京中医杂志 58 年 4 月号——王孟英医案选评——俞国章）。

此外，清末张伯龙和近人黄醴泉前辈的治案，对于先生的学术思想，也有很大的启发。他说："张伯龙雪雅堂医案，论证处方，理法清晰，而用药亦朴茂沉着，精切不浮，……与江浙派之轻灵者，南北风气，迥乎不侔。其论中风，参用西医血冲脑经之说，……用药专主潜镇，遂为此病拨云雾而重见青天，寿颐一见此论，不觉低首至地，叹为古今之所未曾有……"。

黄醴泉医案，亦素为先生所心折。他说："醴泉治案用法活泼，选药纯粹，兼轻清灵三字之长，寿颐于同时前辈诸家中，最为服膺……自王孟英以外，最是不可多得之佳构。"

基于上述种种学术观点，先生曾提出"古书不可拘泥，新书不可不知"，这一原则性

754

的论点，并加以说明，他说"凡百事业，无不古今异宜，南北异辙。矧兹民病，自然与气运相推移，随方宜为变化，虽古方大可以治今病，然对病乃可以用成方，断不能印定古书，漫无权变；如伤寒自应温散，麻桂柴葛，本是专家，今则时病多温，纵宜辛解，而温升悬为厉禁矣；如中风古用燥烈，桂附续命，成方尤多，今则纯是阴虚，岂宜刚燥，而潜镇逐为大家矣。其余杂病，多有变迁，以古准今，殊难吻合。……况病变必随时代而递更，斯读书尤以近今为适用……。"

这段话可以代表先生在学术思想上的重要环节。大家知道，清代医家之享有盛名的，以叶天士为最著，而医书传播之最为普遍的，首推汪讱庵医书三种——《医方集解》《本草备要》《汤头歌诀》。但先生对于以上二家的学说，不仅无所采取，而且提出他们的缺点而加以批判。关于先生批评叶天士的论点，在下面有关温病问题中介绍；这里先介绍他对汪讱庵三书的批评。他指出："汪讱庵能读医书未精医理所辑本草医方，语皆浮泛，绝少精神……而《汤头歌诀》，掇拾百十成方，编为鄙俚辞句，虽意在便利初学，然毫无抉择，信手拈来，反授人以因陋就简之法，致开庸愚轻率谈医之恶习，……吾邦多不学之医，非即汪氏阶之厉而作之俑乎"，又说："……此公之《医方集解》，《本草备要》二书，无一句不作通套笼统话头，真是医学中第一黑暗世界……"。

当然，这种批判，是有一定的理论根据的。例如：医方集解把严氏归脾汤方列入理血门中，而且于主治下加"妇人经带"一句。先生对此即加以辨正。他说："……汪氏集解，不录是方于补养门中，而录之于理血一类，一似方主治，专为失血之用，则以古人灵动活泼之佳方，而止认作统治失血之专剂，……汪氏颠顶，即此可见。……其亦知经前经后，以及带下各病虚实寒热，始使未传，变化万殊，……安能指定一个板方，作义笼统治疗之法，似此谈医，何其简便？……然而从此入手，终其身必无一线光明之日……"。

在先生著作中，对于汪氏这类学说的批判，犹不止此，录此以见一斑。

上面简单地介绍了先生的医学思想体系和治学方法，现在将其中精神，归纳为以下三点：

1. 读古代医书，必须解放思想，评出自己的看法去认识其中学说的纯杂和真伪，同时应抱着"是其所当是，是非所当非"的态度严加甄别，然后才能使古为今用，而不致受古人学说所限制。

2. 对后世医家学说：要领会其精神实质，从而取长捨短，随宜变化。如对金元四大家学说的评述。可作为典型示例。

3. 清代医家学说对先生的影响很大，其中以陆九芝王孟英的著作为代表，并在这种认识的基础上，根据时代、气候、地区等不同因素和病变的关系，提出了"古书不可拘泥，新书不可不知"的论点，证明了近代医书在实用上的价值。这是先生学术思想上的一大归宿。

三、主要学术成就及其部分著作

先生著作甚富，学术上的贡献也很多，约举数端，以概其余。

（一）中风病因症治的贡献

中风一症，自金匮以降，历代医书，均缺乏正确的认识和切当的疗法，清末蓬莱张伯龙，根据素问调经论："血之与气，并定于上，则为大厥，气复返则生，不返则死"一节经文，并参合现代医学脑充血之说著有《类中秘旨》阐明中风病的原因，病机和治疗，从而纠正了千百年来的错误。不愧为中医学上的一大发明。先生依据这一论点，更进一步地引证古今学说，加以补充发挥，著成"中风斠诠"一书，论述本病的证因脉治，原原本本极为详尽。其中指出本病在治疗上首先应明辨其为闭证或脱证，前者以化痰泄降，潜阳镇逆为主；后者以摄纳真阴，固护元气为主，而于古今许多续命，愈风汤方，全部予以扬弃。先生自谓……"不佞治医卅余载，推此看足以贡献社会，稍能补救民生疾苦……"。观此则基于本病研究之深，收获之大，也就不难想像了。

（二）其于温病学说中几个问题的商榷

（1）上焦和中焦的分歧

自从叶天士《温证论治》提出"温邪上受，首先犯肺，逆传心包"十二字作为温病发病纲领，后世言温病者，多宗其说，一致认为是温病学上一大发明。清末陆九芝本着"温热之治，当求诸伤寒之论"的看法，认为伤寒阳明病可以概括温病，因而提出温病以中焦阳明胃热为主的论点，一再对叶氏上焦心包之说，以全面的批判。先生同意陆氏的观点，并就这个问题反复加以申述，他说："乾嘉以后，叶氏之说大行，以'温邪上受，首先犯肺，逆传心包'十二字，挈领提纲，破坏仲师条例，于是温热为病，非心即肺，非肺即心，而阳明二字，遂以置之脑后，枉死者，殆已恒河沙数。虽顾景文所谓叶氏温热论，吴鞠通所著之温病条辨，未尝无一二句白虎承气证，然先心后胃，甘寒黏腻，适以滋长痰浊，助其窒塞，而热焰孟张，无不复杯病加，浸至不可收拾，'逆传'二字开门迎贼，其祸亘二百年而未已，近始有吾吴陆九芝封公，大声疾呼，揭出阳明标帜……始燃牛渚之犀，照沏妖魔巢穴，寿世寿人，功德真不可量……"。

（2）心病、胃病、和犀角地黄与白虎承气

神昏谵语，是温热病发展过程中常见的一种症候，叶氏温热论称为"邪入心包"，治疗上习用犀角、地黄、安宫、至宝等清凉开窍之剂。而陆九芝则认以伤寒论中风神昏之症，皆隶于阳明条下为根据，断定"从来神昏之病，皆属胃家"。主张用白虎承气等清下实热，同时一再指出叶氏误认心包和滥用犀地等药的错误。先生复因陆氏之说而引申之。他说："阳明热病，挟痰最多，痰热壅塞，即令神昏，是皆气火上浮，有升无降，冲激脑经之候。叶老毕生大误，全在谬信'温热传手不传足'一语，必以手经足经，龈龈分弁，遂置阳明于不问，乃自掰'首先犯肺，逆传心包'二句，竟以温热伤寒，作为鸿沟界限，于是一见神昏，必从心包主治，至宝犀黄，鲜地玄参，是其惯技，初不料阳明经热，即由此药引导，直窜入心，如醉如痴，不知不寐，抑且芳香太过，其气上升，而昏乃益甚。……岂非'首先犯肺，逆传心包'八字，认定手经，遂不许有阳明足经一说为之厉阶乎……？"

但是事实告诉我们，犀地至宝对于神昏谵语，临床上也有一定的疗效，问题是在于病情的是否符合？因此先生又指出："……若问犀角地黄与白虎承气各证，究竟从何弁别，从何认清？则不佞笔下，必不能三言两语，剖解清楚。但有一条简单门路，可为学子告者，只须从王孟英全部医案中，将其用此三方诸案，逐条录出，各以类从，看其脉症舌苔，有何异同？果能研究一二个月，当必有涣然怡然，一朝觉悟者。此又读九芝书者，不可不有此一番刻苦工夫者已。"

上述两项意见的分歧，我们认为不仅是学术上一般的争论，而且已经形成严重的门户之见了。从客观事实讲来，叶天士温热论，酌古准今，切合时用，给温病学说开辟了新的途径，他的成就和创造，是不可否认的。

陆九芝的论温，偏重阳明，他把温病发展过程中各个阶段的证候群，完全局限于阳明经腑两证系统之下，从而全部否定了叶天士提出的"温邪上受，首先犯肺，逆传心包"这一纲领性的发明和贡献。虽亦有其独到之处，然持论究竟偏执。关于犀角地黄与白虎承气的适应证，先生指示我们：须从脉症舌苔上去辨别同异，言下之意，已经明白指出犀角地黄等并不是绝非所宜但应辨症使用。以视陆九芝的偏重白虎承气而不及其它者，含义根本不同。最后两句，提示读九芝书者应当根据临床实践提高认识能力，不可拘守一家之言束缚自己的思想。对后学尤有启发。

（3）对温病成因新感与伏邪的看法

新感与伏邪，是温病发病因素的两种类型。伏邪原称"伏气"。先生对于这个问题，认为："以伏暑为病最多，而伏寒成温的则甚少"。因为夏令所受的暑邪，当时如果不能发泄，一经秋凉外束，就更无透泄之路，以致邪郁日久而发病乃愈剧。所以秋冬两季的伏暑病，早发的多轻而易愈，晚发的则重而难疗。原因就在于邪气郁伏有深浅的不同。至于冬令的寒邪，虽然也有暂时潜伏而不即发病的，可是一到春令地气发泄的时候，纵有伏邪，亦必随气化外泄，决无久伏而不即发之理。"

根据以上意见，所以他指出温病的成因"按之病情新感为病，毕竟最多。"但是另一方面，也并不完全否认伏气病的存在。他说："有一种由于先有伏邪在内，积久而后发作的症候，它的前驱症状是患者先感到昏昏嘿嘿，精神萎靡，即病人自己也说不出有那些痛苦。这样拖延到三五天或八九天之后，才有寒热头痛等证出现。这确是由里达表的病证《伤寒论》平脉篇所谓伏气病，就是指此等类型而言，但仅仅是温热病十百中之一而已。"

先生又说："不意明清以来医家，往往借用《素问》'冬伤于寒，春必病温'与《平脉篇》中'伏气'二字，作为温病一定不易之依据。即如王氏孟英温热圣手，所著医案，条条剀切，可谓一字一珠，亘古无匹，而温热经律一书，竟将素问，伤寒论等书中许多病症，一律归入伏气病中，不许世间有新感之温病热病，岂非咄咄怪事？"

由上之说，可知先生对于新感与伏邪的意见，可以概括为以下两个方面：

1. 温病的形成，以新感为主要因素。

2. 伏气温病，以伏暑发病为多，而伏寒成温，临床上极为少见。

（三）外科学的成就和贡献

先生继承了黄墙朱氏之学，对外科学有相当的造诣。他感到通行的外科医书，多粗浅而少精当。于是根据师门家法，结合自己的临床实践，著有《疡科纲要》一书。把外科学方面的理、法、方、药、脉、因、症、治等毫无保留地介绍出来，1958年上海科技出版社专校印行时对本书有较好的评价。同时他又郑重地指出："此皆何之所谓专家秘授，不肯示人者，寿颐则谓与其私之一家，悠久必至失坠，孰若公之海内，传习乃可流通。"这种学术公开，不以家秘自私的襟怀和风度，在旧社会的环境习惯下，确是难能可贵的。

本书在学术观点上，强调外科须以内证为主，内外科断不宜分途论治。他说："……证虽外发，病本内因，固不仅大痈大疽，非通乎内科者不能措手，即寻常疮疖，亦无不与内证息息相通，岂可专治其外，而谓可有全绩？且内病外疡，更多相应而至，……彼其知有外，不知有内，固未免自安于谫陋，而仅知其内不知其外，亦殊是医学上之缺憾矣。"

其次，在辨证上主张提纲挈领，掌握全面，而反对拘泥传统的局部名称。他说："痈疽疮疡，名目繁多，顾名思义，目眩心惊。实则审定阴阳，判决虚实，已于此道得其要领，而犹有所最宜注意者，则不以形势辨轻重，唯以部位定夷险，果在肌肉，虽巨疡亦无碍生机；倘属枢要，即小疖亦多所变幻，此则临证时所历验不爽者……。"

在治疗上，亦有别开生面不拘守古人成法之处，例为脑疽和背疽，都是外科大症，古人治法，多主清凉。先生根据师门家法及历年临床经验证明此症治法必须以"温经宣托"为唯一原则。他指出："脑疽背疽……其部位属于太阳寒水之经虽外形亦或红肿掀发，而病者皆脉细舌白，于法必当温经宣托方免内陷，误投凉药危证立见……。"应用药物，如桂枝、羌活、川芎、鹿角之类，皆为必须之品，倘属虚证，则宜温补，轻则黄芪桂枝，重则理中加味。并谓："无论何病，莫不各有寒热虚实之别，必不能执一病名，而谓此症皆热，此症皆寒，则亦不能谓某病必用清凉，某病必用温补，内症尽然，即外症又何莫不然！独疡科中之脑背二疽，部位虽异，而形色清状，始传末传，无不彼此如一，颐所见者，可以百计，而从未有一热症，当用清凉之药者，故每见古人治法，往往以为不然。……虽亦有红肿掀热之症，然脉必弦细，舌必白腻，止宜温化，最忌寒凉。……亦并不以时令冬夏而有异治。实是此症唯一秘诀……。"

这是先生的临床心得实录，故提出介绍，以供研习外科学的同志们参考。

（四）古今医案平议

先生对于古近医家的治疗纪录，极为重视。他认为："医书论证，但纪其常，而兼证之纷涌，病源之递亶，则万不能条分缕析，反致杂乱无章。唯医案则恒随见证为迁移，活泼无方，具有应变无穷之妙。俨如病人在侧，謦欬亲闻，……所以多读医案，绝胜于随侍名师，直不啻聚集古今之无限良医，而相与晤对一堂，以上下其议论，何快如之！"

他本着这一愿望，博采古今医家治案，依类纂辑，并逐条详加评论，从而使每一治案的是非得失，及其前因后果原原本本如指诸掌。定名为《古今医案平议》。

先生在这方面化费的精力不少，已成的有：伤寒温热、湿温、疟疾、痢疾、疟疾……及儿科、女科、疡科等十余种。他在致绍兴何廉臣先生书中提到："……至颐之所注重者，则在《古今医案平议》一种，分门别类各自为书。……于案，中佳处，必加诠释以叙其源委，或有与病理药理相剌谬者，亦必说明其所以然、不敢随声附和、人云亦云、贻误后来……。"很多同志认为这是一部指导临床实践较好的参考资料。兹附二例于下，以资豹窥：

王孟英归砚录："钱塘张韵梅茂才室人，自去年夏间娩后，虽不自乳，经亦未行，方疑其劳也。四月间患感，医进升散，遂腹膨气逆，肢瘈欲厥，或又疑其娠也。孟英诊之，脉弦巅痛，乃营虚肝郁，微挟客邪，误投提表耳。以清解轻宣之品，数剂而愈。继参养阴，月事亦至，人皆诧为神治，其实非大病也。"

（平议）膏粱柔脆之体，元阴多虚，肝阳易扰，误投升散，变爻最多。此案不自乳子，而月事经年不行，营阴亏乏，显而易见，一得升提，肝气未有不横逆者。孟英清解轻宣四字，尚须加以柔肝潜摄一层，方与瘈厥巅痛吻合。读王氏案，每以清微淡远之药，治愈疑难各证，无非轻灵活泼，能宣郁滞而利气机，自与呆笨者截然不同，古今治案中，实鲜其匹，宜乎时人之诧为神治矣。

黄醴泉治案："湘如弟，风邪温热，郁阻气分，渐延营分，表热不扬，鼻衄点滴，四肢疫痛，防发风疹，先以轻疏清泄。"

冬桑叶　白蒺藜　杏仁　象贝　茅根各三钱　大力子　竹茹　丝瓜络各二钱　滑石兹仁各四钱　焦栀皮　橘络各一钱半　白茅花一钱

（平议）此又柔脆之质，感受风热，正气不充，不易透风，虽表热不炽，而已内郁营

758

络，以致流衄，其时肌腠未开，最忌寒凉遏抑，选药轻疏表热，不犯温升，于宣络中稍参凉血，而又择轻清不腻之茅根、茅花、栀子，不裹重浊一物，是为良工心苦。

（五）中医经典著作中某些古字、病名及辞句的考正

中医经典文献上，有很多古文辞句，和疾病名称，由于传写之误，或因后人误解，以致失去原来意义的，所在多有。前面说过，先生精于小学训诂之学，所以他在这方面有相当的研究，他把内经、难经、伤寒、金匮等书中的某些文字和病名，根据字书及经史传记，或结合病性药理，详加考订，明其正伪，从而纠正了习俗相沿的错误，使古文奥义，得以复显于后世。例如：难经的"七冲门"和内经"鬼门"的解释；素问疟论的"横连募原"；五脏生成篇中的"兹"字，和素问各篇中的"颠"字，以及对"肠覃、鼠瘘"和伤寒金匮中的"下利、痰饮……"等字义与病名的考正等等。内容上具有推本穷源，独标真义的风格。

诸如此类的文章，一部分载于先生所著的"谈医考证集"，而散见于先生其它著作中的，实居多数。

此外，先生曾将素问中部分辞句或章节，按照原书次序逐篇提出，加以考正，或引证古人注解而评其得失，名为《读素问识小录》。他在这部书的序言里谦虚地说："……片词隻句，补苴罅漏，……皆信手拈来，殊少抉择，甚不足博通人一哂……。"

这是先生早年的原始作品，内容仅涉及《素问》全书半数左右。虽属残编断简，而吉光片羽，在学术上仍有参考的价值。

先生毕生的著述，除以上介绍的十余种外，尚有下列十四种，估计全部著作内容，约在一百万言以上，可谓详详大观矣。

沈氏女科辑要笺正 2 卷
钱氏小儿药证真诀笺正 2 卷
经脉俞穴新考正 2 卷
本草正义前集 7 卷
难经汇注笺正 3 卷
重订医事蒙求 1 卷
全体新论疏证 2 卷
病理学读本 2 卷
白喉扶疑集 1 卷
皇汉医学评议 2 卷
张洁古脏腑药式补正 3 卷
脉学正义 6 卷
药物学纲要 1 卷
正统道藏本寇宗奭本草衍义校勘记、附晦明轩政和本草总目各 1 卷

四、对近代中医事业的影响

祖国医学，在反动统治时代的旧社会里，是在被轻视、排挤，甚至压迫，摧残的恶劣环境下，苟延残喘。这是人所共知的事实。先生身当其境，有鉴于"中医学术荒芜，致贻人以口实。"毅然表示了以"讲求进步，实力竞争"为职责，协助其所创办了我国近代史上第一个中医学校，思有以"发扬国粹，造就真才"。他在该校的宣言书里曾这样说：

"……虽天荒乍破，未必遂抵纯金；而私意胥蠲，终当大弘法教。此日荜路蓝缕，且与二三子芟翦荆榛；他年切磋琢磨，尚望千万人扶持国学！……。"高瞻远瞩，语重心长，充分表现了他对中医教学事业前途的抱负和展望。因此，我们认为解放前全国各家中医学校的创立，和黄墙朱氏医校的开辟洪荒，不无声应气求的关系。从而设科施教培植人才，使中医学术初步改变了"因循简陋，故步自封"的落后面貌。这又是全国中医药界同志们的敢于创造敢于和反动政府坚持斗争的胜利成果。

解放后，党和政府极端重视祖国医学遗产，号召团结中西医共同学习为创造我国的新医学新药学而努力，更好地为广大群众服务，随着中医政策的贯彻，祖国医学事业得到了旷古未有的地位和优越的条件，蓬勃地向前发展。先生的著作，也随着时代环境的需要，由上海科技出版社选印了一部分，供广大学者的参考，这又证明了先生的学说，在理论和实践上，能够起到一定的指导作用。

五、医案举例（四则）

1. 内风类中

南翔陈君如深，年甫三旬，躯干素伟，忽然四肢殭痛，不可屈伸，虽神志未蒙，而舌音已謇，其脉浑浊，舌苔浊腻，大府三日不行，此为肝火不藏，气血挟痰，上冲激脑，震动神经之病，治以清肝潜降，泄热涤痰，疏通大府。

羚角尖水磨冲服1.5克　生石决明30克　生牡蛎30克　紫贝齿30克　生玳瑁20克　青龙齿20克　生磁石20克

以上七味先煎。陈胆星9克，仙半夏9克，生白芍9克，莱菔子9克，石菖蒲3克，盐水橘红3克，礞石滚痰丸15克布包煎。另用淡竹沥60毫升，加生姜汁三五滴，分三、四次温服。右方服一剂，四肢殭痛大定，二便畅行，坐立自适。继以潜阳化痰，调治旬余，即以康复。

2. 阳明府实

兰溪王姓女，年37岁，冬温二十余日，先曾热盛，舌苔焦黑，服大柴胡汤加味，大便乃通，热减苔化，继又绵延旬余，外无大热，而口渴嗜饮，昨午言语谵妄，神志不清，医守叶派衣钵，谓为热入心包，与局方牛黄清心丸、及芩连玄参菖蒲连合鲜地等药。服后谵语不绝，通宵不寐。乃邀颐诊；脉两寸已伏，关尺亦沉而涩小，牙关紧闭，瞪目直视，而呓语无休，肌肤无热炽之状，但唇红齿燥，目赤颧红，显有内热，启视其舌，止望其半，尖边不红不爆，苔白不厚，口有腻涎，明是痰涎闭塞，非热陷心宫可比，但与寒凉，不为开泄，适以助痰以壅，遏抑不通。此牛黄丸之所以无应也。询知大府旬日不通，而连日粥食，未见一次，侍疾者谓小溲颇长而气秒，矢气频转，腹不坚硬，虽脉证似不在下法之条，而有入无出，爆矢显然。经期适届而未行，无一非地道不通，闭塞成否，假令再延一日，则脉沉者必伏，而即不动不言，无声无臭，以至于绝。然时医方且谓清心开窍，终于不济，徒知热入心包之不可治疗，而终不悟隔靴搔痒之药不对病也。奇冤又将谁诉？爰议桃仁承气加味，为开闭涤痰，疏通大府，兼泄淤滞之计。

瓜蒌皮6克，瓜蒌仁12克，桃仁9克，生大黄6克，玄胡索、当归尾、广玉金、青皮各5克，玄明粉5克（分冲），枳实2.4克，槟榔3克

复诊：服前药，入夜呓语大减，安睡两度，虽未大解，而腹中漉漉有声，仍转矢气，已刻再诊，脉涩顿起，两关尺俱滑而有力，虽寸脉尚小，目赤有眵，颧红未退，瞪目而

视，两手微有振动之象。此则机栝已动，尚未水到渠成。……

按：此系先生亲笔手录的存稿，但原案叙证，仅止于此，以下未有纪录，成败虽不可知。为了证明先生辨证处方的理法起见，谨录于此，以存手泽。

3. 痛痹

南翔人封治平，初冬劳力受寒，猝患足痛不可屈伸，病已经旬，服药无应，甚至全身不能转侧，颐定方以桂枝附子为主，余则独活寄生等，普遍之和血宣络而已。方固平平无奇，人尽能之。而定方之后，始见前者所服之方，亦是当归、独活、寄生、川断、灵仙、红花……等十一味，而颐方中竟同用其十，唯加桂枝附子而已。乃服是方三剂，而患已全瘳，始悟前医之无效者，只以方中无主药耳。譬如治兵，军中无主，则哗变堪虞，又安望其师出有功也耶！

4. 脑疽

丙辰夏午下旬，天气酷暑，吾嘉老儒朱义士，年踰古稀，患脑疽，乍起甫四五天，形势已巨，……先有某医敷以凉药，肿胀愈甚。余君伯陶，嘱延颐诊，迨往视，则旁至两耳，上入发际，下及大椎，纵三寸余，横五、六寸，漫肿无根，皮肉黑暗，皆隐隐欲腐。中间一道横约四寸，纵亦寸许，粟粒白点，簇簇十余处，而坚硬顽木，几不知痛，平塌不高，毒尚未聚，脓亦未成，其势甚张。而如此年龄，情殊可畏，所幸身不发热，脉犹有神，舌则淡白薄腻，人则畏风而不畏寒。余诊脉时，汗流浃背，病者则犹令人闭塞窗牖，可知酷暑炎天，而症本害寒，了无疑义。是必温补升阳，苟得相应，方有希冀。即授党参、黄芪、桂枝、鹿角、羌活、香附、半夏、归、断、远志、砂仁等味。外则漫肿坚硬者，敷以温煦丹（方见拙编《疡科纲要》），其中间粟点欲腐处，掺以天仙子合少许三仙丹（天仙子乃广东药肆中物，非本草书中所有，研为细末，提脓妙品）。两日后脓毒稍聚，胃纳尚安，而畏风不撤，脉舌如故。乃以别直参6克易党参，毛鹿角3克，易寻常鹿角，更加附子，炮姜各3克，外用前药同治。五六日后，脓聚腐化，计溃烂者，不过中间一道，而上下四旁之黑暗顽木坚肿者，蜕去浮皮一层，中已新肉莹然，红活鲜嫩，其入发际处，并发根蜕去，牛山濯濯，宛然柔嫩肌肤。乃一路温补，不及两旬全愈。……寿颐前后所治此证，已不胜枚举，唯以温经宣络者多。若此案之大温大补，亦不恒有，则高年气血本虚，非此不可。固不当与彼年富力强者，作一例观也。

六、结语

1. 先生的学术思想体系，是运用辨证的历史唯物观点，以古代经典医学文献为基础，同时把理论和实践相结合，不断地反复印证，来求得真理。对于后世医家著述，则根据时代、气候和病变递更的关系，明确其学说形成的渊源，从而博采众长，兼收并蓄，所以无论理论或实践，皆能左右逢源，言之有物。

2. 先生学问渊博，学术上的成就也丰富多彩，本文所介绍的仅属举例性质。其他有关归科、儿科以及学术上某些论点，这里不能备载，容日后再行介绍。

3. 先生竭毕生精力，为发扬祖国医学和中医教学事业而奋斗不懈，其精神和毅力是伟大的，特别是中医专校的首先创立，更具有卓越的积极性和创造性。对后世中医事业有一定的贡献。

4. 本文为了便于说明先生的原意，故引用较多的原文辞句，俾阅者得以窥见庐山真面。

5. 笔者学识浅陋，对于先生的学术经验，缺乏系统和深刻的体会，本文所述，殊不足以表达先生之高深于什一，而其中遗漏和错误之处亦在所不免，希望熟悉先生学术和事迹的同志们给予补充和指正。

（本文承朱古亭同志指正，谨此致谢）

先父叶建寅对《黄醴泉医案》抄本部分选案的评议

叶敏祥　整理

黄醴泉先生，约生活于清末民初（具体生卒年代不详），安徽人，早年寓居沪上，中年因一目失明，遂发奋学医。久之，名声大躁。张山雷先生曾给予他很高的评价，尝曰："寿颐（山雷），寓沪十余年，所见威名鼎鼎大有其人，然心折者，当以醴泉首屈一指"。[①]对于黄醴泉医案，山雷先生也非常崇拜，他指出"醴泉治案，稳妥清灵，而能无投不应，寿颐于同时之前辈诸家中，最为服膺"。[②]山雷先生离沪来兰溪中医学校执教时，曾带有一部手抄的《黄醴泉医案》。其后丙寅（1926年）冬季兵乱，张氏抄本亦化为劫灰。幸先父叶建寅医师，曩年就读于兰溪中医专门学校，曾于佘枚笔先生处借得《黄醴泉先生医案》一读。随后，又为其中的一些案例写了按语。兹把它整理出来，以飨同道。

风　温

例一：张右，病起风温，凛寒即热，有汗解而不净，绵延旬余，乍寒乍热，发作有时，胸痞结痛，加以干呕频仍，或呕稠痰少许，杳不思纳，前医集投柴、桂、芩、连，加以凉解不应。脉弦滑，独在中候，浮按濡软。则毒邪已解，内热亦未盛，舌边尖淡红，病未内传，凉药本在禁例。只以阴虚肝旺痰饮内阻，蟠结为痞，升腾为呕，不先开泄中州，仅知表散凉润，宜乎如水投石。先与陷胸，以开痰结，参用建中意，以冀寒热两解。桂枝0.9克，酒炒姜皮6克，淮麦9克，京竹茹6克，白芍6克，枣仁6克，酒炒薤白6克，姜夏6克，郁金4.5克，枳壳3克，木瓜2.4克，汤泡吴萸7粒（雪羹汤代水煎药）。

再诊，前剂两投，胸痞已解，大便得行，少可纳粥饮，但呕恶频频，胆怯异常，寒热未止则痰饮未尝化也。未可作虚治，仍守化痰柔肝意，兼参介类潜阳，标本两顾，川椒红7粒，炒知母3克，旋夏花6克，姜夏6克，枣仁9克，乌梅炭1克，煨草果3克，磁石6克，茯神6克，淮麦6克，远志3克，夜交藤9克，龙齿9克（先煎），贝齿15克（先煎），玳瑁宁9克（先煎）。

三诊：干呕已定，胆气亦壮，寒热未除，舌苔变薄，尖边渐绛，痰结渐开，内热渐炽。乃与和营化热以截止之：桂枝0.9克，炙草1.2克，黑豆12克，丹皮4.5克，花粉9克，白芍9克，鳖甲9克（先煎），首乌9克，栀皮4.5克，草果3克，黑知母4.5克，白微6克，醋半夏6克，原金斛6克，牡蛎9克（先煎），逍遥丸9克。

（寅按）：痰饮的"饮"字，拟改"热"字。此证乃风温误治而成，致痰热胶结为痞。其得力处全在陷胸之苦辛开泄，故两诊而胸痞即解。泛呕胆怯，寒热不止。皆缘痰热内虚，三焦升降失司所致。再诊而用介潜，似嫌太早。故三诊而寒热不除，里热渐炽也。

例二：章某：春寒外袭，肝木挟痰内扰，得食泛恶，腹笥膜胀，脉象濡小，外感束缚之征，宜辛散外邪，调和中气，两顾表里。

嫩苏梗2.4克，陈枳实2.4克（京竹茹6克同炒），制半夏6克，新会皮4.5克，白蒺藜9克，茯苓皮9克，醋炒青皮1.8克，光杏仁9克，白蔻壳2.1克（后下），乌药3克。

（寅按）春初寒气未消，外邪束缚，辛温解表为主，而化痰佐之，颇有斟酌，不得以药力平淡而忽视之。

湿　温

例三：韩右：痧痧转出，寒热小汗不解，头痛畏风，便通渴饮，舌绛苔白，湿热内蕴，新寒外束，脉濡弱不起，肝木素盛，眩晕心胸闷热，木火内扰，先以泄肝化风，祛湿和解：桑叶9克，竹茹6克，郁金4.5克，藿香4.5克，蔻壳1.5克，刺蒺藜9克，枳壳2.4克，米仁15克，橘核4.5克，焦栀皮4.5克，杏仁9克，川楝子4.5克，浙贝6克，鸡苏散9克（布包），荷梗一尺。

再诊：湿热肝火，郁阻三焦，气化不宣，心中懊憹，时有上冲之势，口腻渴饮不多，腹中隐隐作痛，溺少而短，入夜不寐，脉沉数，舌绛苔黄少液，再以苦辛疏通，两和肝胃：川黄连0.9克（吴茱萸7粒同炒），枳壳3克，豆蔻1.5克，淡竹叶6克，半夏6克，竹茹6克，杏仁泥9克，滑石9克（布包），乌药2.4克，旋复花6克，条芩3克，郁金4.5克，青皮1.8克，陈皮4.5克，生米仁15克。

三诊：腹痛汛至，乃肝木失疏，湿热未化，宜两顾之：川楝6克，丹参3.5克，杏仁9克，米仁9克，炒香附2.4克，蔻壳2.1克，延胡索2.4克，六一散9克（布包），泽兰叶4.5克，丝瓜络6克，旋复花4.5克，姜夏4.5克，吴萸2.1克。

（寅按）：汛至乃热迫妄行，邪热得有出路之机，当因势利导，桃仁，丹皮，郁金，皆可酌用，况舌绛苔黄少液，脉沉数，湿从热化之征也。

例四：建辰，湿热痰邪，郁遏气分，形寒发热，咳嗽音痦，喉干，大腑不行，溲少，宜宣泄气分之热而化痰邪，不得辛凉遏抑，炒香豉6克，杏仁9克，焦山栀6克，滑石9克（布包），淡竹叶6克，桑叶9克，京竹茹3克，知母4.5克，米仁15克，浙贝6克，桔梗3克，枳壳2.4克，煨草果3克，法夏6克，荷梗一尺。

（寅按）：湿温酿痰阻于气分，肺气失宣，三焦升降不利，故治以淡渗疏泄。

例五：朱，时令湿邪外感，引动内湿，形寒已撤，湿热内蒸，表热不扬，便溏，小溲短赤，胸闷纳减，渴饮，舌白腻，外风未净，内湿郁热，防发疹痦，宜轻疏泄化：炒香豉9克，刺蒺藜9克，藿梗4.5克，带皮苓9克，花粉6克，栀皮4.5克，杏仁泥9克，枇杷叶3张，桑叶9克，滑石9克（布包），米仁9克，竹茹6克，郁金3克，梗通草2.1克，陈皮4.5克。

（寅按）：外邪未撤，湿热内蒸，胸闷口渴，故云"防发疹痦"，若疹痦见而热退，乃邪从外达之机，是佳兆；若疹痦见而热势不退，湿热内蕴较甚，故往往有疹痦数发而热始退者。

泄 泻

例六：周树春，湿阻太阴，脾阳不运，溏泄胸闷，脉小弱，宜理脾肺。白蔻壳2.1克，生米仁15克，杏仁9克，煨草果2.1克，炒银花9克，厚朴花4.5克，广陈皮4.5克，竹茹6克（姜汁同炒），藿香梗4.5克，带皮苓9克，泽泻6克，滑石9克（布包）。

再诊：湿痰随木火上扰，咳在夜分，舌腻质绛，胸仍闷滞，泄泻未已，蕴湿繁多，一时难肃，姑再分泄：杏仁9克，滑石9克（布包），蔻壳2.1克，银花9克，米仁9克，橘皮4.5克，川象贝各4.5克，竹茹6克（枳实1.2克同炒），夏枯草6克，赤白苓各6克，佩兰叶4.5克，枳椇子9克。

（寅按）：湿困脾阳而痰湿胸闷，芳香宣化为正治之法，复诊时而湿从热化，挟木火上凌作咳，成为湿热内蕴症状，古人所谓"六气皆从火化"者，信然！

例七：苏康六，暑湿痰气互阻，肝木内扰，腹痛绕脐溏泄日四、五次，舌红滑光，宜分泄和中。藿梗4.5克，白芍4.5克，川楝子4.5克，蔻壳3克，法夏6克，醋青皮1.8克，煨木香2.1克，乌药3克，苓皮9克。

（寅按）：肝气横逆，腹痛绕脐泄泻，舌红滑，故以芍药楝子以敛肝气有余，藿梗却暑化湿，半夏理痰，蔻壳、木香、青皮、乌药调气而和肠胃。

类 中

例八：张，肝胆阳升，痰火助虐（注），内风焮旋，头晕振掉，脉左弦右滑，自汗涔久，类中之机可虞，亟以咸潜化痰平肝为先，苍龙齿9克（先煎），旋复花9克，竹茹6克（枳壳2.4克同炒），炒枣仁9克，生石决明24克（先煎），朱茯神9克，玳瑁片12克（先煎），化橘仁1.2克，陈胆星3克，灵磁石12克（先煎），元参9克，白芍9克，天冬9克，花粉9克。

注：助虐，即助纣为虐的意思。

（寅按）：类中一证，先师张山雷先生颇有新的发明创造，引《素问·调经论》"血之与气，并走与上，则为大厥，厥则暴死，气复反则生，不反则死"之说，著有《中风斠诠》一书，主论颇为详尽，治法专主介类潜阳，金石镇坠，并参蠲痰通络之品，阴虚者佐以育阴，临床上凡遇此等症状，确能收到良好的效果，此案用咸寒化痰泄降，深得治疗要旨，无怪乎先师认为醴泉公之治案，乃生平最服膺者。

例九：轶园先生，阴不涵阳，木火上浮，夜少安寐，自汗频仍，间或泛呕，宜酸收苦降固阴摄阳：酸枣仁9克（川连0.9克同炒），黄芩4.5克，天花粉9克，瘪桃干4.5克，牡蛎15克（先煎），白芍6克，杏仁9克，陈皮4.5克，淮小麦9克，芦根一尺，盐炒半夏6克，白茯神12克，丹皮4.5克，炙草1.2克。

（寅按）：阴虚阳亢，夜寐不安，自汗泛呕，皆阴不涵阳，肝气横逆，故以滋降固阴摄阳，不得以自汗为阳虚，妄用温补，当以脉舌合参。

注：①、②均见张山雷《古今医案评议》，兰溪中医专门学校油印本。

《兰溪医药》1986年

叶建寅医师学术思想

叶敏瑞

先父叶建寅（1920～1985）字永春，浙江兰溪派堰头村人。

叶氏乃中医世家，据考先祖自明代嘉靖年间即从事中医（见《兰溪姓氏考》），清代海南公、渭荣公，民国宝珍先生均名噪当时（见《兰溪市志》第1986年版，2013年版）。

先生幼承家训，禀性超悟，年少时曾从师于名医吴荫堂先生，其早年医学论文《医不执方论》有吴荫堂批语真迹"挹其清芬可朴俗尘三升"云云。1935年十六虚岁，考取了张山雷先生为教务主任的浙江兰溪中医专门学校二四级，得名师教诲，受益颇多。1937年学校因抗战停办，旋归故里，在父侧侍诊。1945年日寇投降，即来兰坐堂。二年后，因父病，回家代父行医。解放后，与当地中西医师一起组织了永昌联合诊所，任诸葛联合诊所所长之职。1951年由浙江省人民政府卫生厅颁发临时开业许可证（第2355号）。1955年调兰溪县人民医院工作，曾任1～6届县人民代表，1～5届县政协委员、科协委员、市中医学会理事。1959年曾出席兰溪县文卫系统群英会。1962年被评为浙江省著名中医师（已入编《浙江省当代中医名人志》）。

父亲一生精于临床勤于写作，据不完全统计，在各级医学刊物上发表过医学论文近20篇，还有《温病条辨方剂歌括》《吴荫堂先生脉案》《叶宝珍先生医案》手稿存世。

一、记诵博览，慎思明辨

父亲在幼年时先后背诵了《幼学琼林》《古文观止》《左传》《论语》上的许多文章，挑灯夜读，焚膏继晷，锲而不舍。考取兰溪中医学校后，结识了许多良师益友，如国文教员汪葆元先生，除了对学生进行知识教育外，还对学生进行爱国主义教育，国难当头，先父在早年的作文中曾写了"国之存亡、匹夫有责、食毛践土、义不容辞"之句，汪先生在类批中写道："敌忾日仇、踊跃争先、未甘居于人后也。"

吴荫堂先生与我家乃通家，其时大都在兰城行医，父亲在课余时，常去拜访、请教，父亲的文章，文笔清新、有论有据、犀利泼辣、朝气蓬勃，得到了吴先生很高的评价，在文后有"据理而谈，引证确凿，通篇绝不落套。""相题布局，不脱不粘。""篇首顾视清高，入后亦有思议。""义气清馥，入后尤见藏结。""题无賸义，笔有余妍"的批语，在医校期间，曾写了许多论文，如《千金方以萎蕤汤治风温之症是否有利无弊》《从脉不从证，从证不从脉论》《证有虚实，治法宜分缓急论》《古人用药不偏于补论》等，并在校刊上发表了《疟疾不可概用柴胡论》的医学论文。

二、学习经典，兼及诸家

我们家世代从事中医工作，家中积累了许多图书资料，祖父叔祖父、伯父等人一有余暇即谈医论药，时而讨论某病的治疗心得，时而探讨对某段经文的意外理解。年少的父亲，处于这样的家庭环境中，潜移默化，兴趣盎然。

父亲在谈到如何学习中医时曾说："只有把《内经》这类古典著作搞通弄懂，博览各家的著作，才不费劲，例如读了《内经》后，便知道《伤寒论》的三阴三阳辨证是源于《素问·热论》的，但《热论》的三阴三阳，只有表里之别，而仲景的《伤寒论》不仅有表里，而且还包括寒热虚实，是在《内经》基础上的一大发展，河间的学说思想也源于《素问·热论》，但他与仲景研究的侧重而不同，仲景研究的是伤寒，河间研究的是热病，所以他的双解散、通圣散、凉膈散、六一散都是针对热病而设的，所用的三阴三阳辨证也是针对热病而设，他只是为了辨表里而已，不能与仲景的三阴三阳相合，但在河间仍把它叫做伤寒，这一点往往容易搞错，所以他认为只有学好《内经》才能贯通各家，才能有所建树，才能左右逢源。直至1978年我们兄弟俩在考研失利时，父亲在病榻中也曾赋诗一首道"本是医家种，先生盖代雄，卷宗行万里，经典欠精通"。真是一针见血啊！

三、晓天通地，辨证施治

《素问·五常政大论》说："故治病者，必明天通地理，阴阳更胜，气之先后，人之寿夭生化之期，乃可以知人之形气矣。"

（一）辨证审因，圆机活法

父亲治病非常重视辨证，他说人是一个活体，临床上应该综合各方情况。因人、因时、因地制宜，对具体的病人进行具体分析，这是他辨证治疗的真谛。他常说："人有男女老幼之别，情有喜怒忧悲之分，辨证时再参以气血多寡，痰食、津液尤须顾及，能若是，方能无误！"在临床上，他时而同病异治，时而异病同治，如有一次，他一天中用了四次金匮肾气丸，一用于气喘，一用于产后发热，一用于心悸失眠，一用于小儿嗜睡。事后我们问他，他说："中医讲辨证，只有证同，就可以用同样的方子治疗，关于肾气丸的用法，只要翻翻《金匮要略》就清楚了。"他在笔记本中曾编号过关于望诊方面的歌括，如"声音洪亮、壮实之体无虞、言语轻微、气虚之质可畏。""形丰体胖、气虚痰湿居多、形神消癯、阴虚津液暗耗。"可惜这些格言式的警句，都已散失，事后对于这些笔记的遗失，他还很痛心。

善于思考，是他治病中的又一个特点，他常说："思之思之，鬼神知之""慎思之而明辨之"。正因于此，所以他能熔理论与实践于一炉，屡起大疴。如纸箱厂汪某，患肝炎，黄疸指数始终不退，迭经化湿、健脾、清热、疏肝诸药均不效，转请父亲治疗，经反复思考，结合辨证，认为病属"女劳疸"一类，经服硝石矾石散及化湿理气药，二十余剂后黄疸指数即降至正常值。

（二）因时、因地制宜

父亲在治病时非常注重时令季节的变化，经常查阅二十四节气的时、日，尤其是二分二至。在用药方面，也常常有机地结合，如什么时候该用什么药，在他都有一定的规矩。他在五十年代初，曾经编排过四时用药表，如夏月慎用麻黄、以香薷代之等。此外，他还运用运气学说结合四时脉象，以断病人死生。对于某病当于某时起，某时剧，某时愈，某时死，他都曾经尝试过。有时甚至真有灵验。如医药公司姜××的母亲八十多岁，卧病在床，请父亲诊治，望闻问切后，告诉家属，无须治疗，三天后当归道山。家人立即将老人家送至乡下，回乡三天后果然去世。老姜后来请教过他，他说，你母亲的脉搏是毛脉，医书上说"肺脉毛，如风吹毛，毛羽中肤，三日而嚏。"他告诉我们，五运六气有人说是糟粕，他认为不一定，正准备着手这方面的探索，却可惜运动和疾病的双重打击，这方面的数据和经验病例也都没有及时总结。

随着治疗地点的三次转移，辨证用药也起了三次变化。解放前后，在家乡开业，当时因为医疗条件较差，温病为第一威胁生命的重要疾病之一，他感叹乡邻的夭折，乃继承祖代治疗温病的经验，总结出许多对付急性热病的有效方剂，这一时期的处方方法偏重于辛凉、苦寒、凉泄、攻下、养阴，宗叶天士、吴鞠通、王孟英及先祖海南公先大父宝珍先生一派，在治疗热性病的理论和实践方面打下了坚实的基础和积累了丰富的临床经验。

二十世纪五六十年代，特别是在县人民医院工作期间，正值国家遭受三年自然灾害，人们面有菜色，营养不良，浮肿病、脾肾虚损者俯拾皆是。于是他就研究这类疾病的发展，变化规律，搜集这方面的病例。在辨证施治方面偏重于调理脾胃，宗东垣、景岳、献可一派。他认为："脾为后天之本，肾为先天之本，当此食乏民疲之际，舍脾肾而何求？"故对补中益气，参苓白术、左归、右归等方作了系统研究。

七十年代，下放到岩山区医院，工作了一段时间以后，他发现这里的头昏、神倦、面色灰黯、苔白腻、脉濡弱的病人特别多。而西医各项化验指标均未发现异常，西药治疗收效甚微。病家往往求助于中医，开始时采用补法，但效果也不理想。于是便去周边察看地形，访问老农。终于悟出了一个道理"此乃兰江古道，地处卑下民病多湿。"于是改用芳香解表，健脾化湿之剂，果效。在此期间，他钻研了薛生白的《湿温病篇》，雷少逸的《时病论》。为当地治愈了许多常人认为"粘手"的疾病。积四十余年临床经验，他深有感触地说："用药如用兵，当审时度势，知己知彼，方能取胜，反此则徒有虚名耳！"

四、治疗乙型脑炎经验

（一）对"乙脑"的认识

乙型脑炎是一种急性传染病，治疗不当或抢救不及时往往会危及生命上世纪五六十年代，此病在兰溪一带发病率很高。每年夏、秋季，县人民医院总要收治一、二百例这样的病人。乙型脑炎是西医名词，根据祖国医学文献记载，前人颇有相似的阐述。如"夏至以前，天气炎热，人病暑；""正夏之时，暑病之伤于热者为暑温。"认为暑病的形成乃"上热下湿，人居其中，两气相感所致。"他认为"乙脑"的发病或偏于燥，或偏于湿，无不与季节有关，他曾指出"同时发病季节和气候环境都有密切的关系。回忆 1963 年天久不雨，气候干燥属热者居多，大都以白虎汤、清瘟败毒散为主；而 1965 年天气多雨，多湿，偏湿者居多，初起时皆以芳香化湿，宣解却暑为宜。《内经》曰'必先岁气，毋我天和'对临床颇有指导意义。""乙脑"的发病在我们兰溪，西瓜一上市，它就断断续续地来了，西瓜大量上市，"乙脑"发病也就达到了峰值，入秋以后"乙脑"也就少了，所以他形象地把它称之为"西瓜病"。

根据发病季节和临床所见，颇相当于祖国医学温病范畴中的暑温、暑痉、暑风、伏暑等。从发病年龄上来看，大都以儿童居多，成人较少见，十岁以下儿童最易发病，男孩比女孩为多。他参考了石家庄治疗"乙脑"的经验，提出了一系列的辨证论治措施，并开列了协定处方。

（二）辨证分型及对"乙脑"三大症状的叙述

对于"乙脑"的诊断，他非常认真，除看舌、把脉、问诊以外，还要察看二便，三岁以下更是要看指纹，察三关断轻重，问喂奶情况，并要邀西医协助诊断，拿出各项检验指标数据，力求做到准确无误，方才据证论治。根据中医辨证论治的原则，将"乙脑"分为三型十二类。

1. 轻型：①暑风外邪，肺卫受邪；②暑湿交迫，郁于上焦；

2. 重型：③暑湿痰食，互相交阻；④邪在气分，热势鸱张；⑤结里化火，气营两燔；⑥阳明热盛，太阴湿胜；⑦热结于里，阳明腑实；⑧元气亏乏，亢热为患；

3. 极重型：⑨肝胆阳邪，扰及心营；⑩痰热内盛，蒙蔽神明；⑪热灼真阴，内风煽动；⑫痰迷心窍，寒邪锢结。

虽然分为十二类，但他还觉得不十分满意，临床上根据不同的病情，酌情给以处理。如他在总结中这样写道"虽然暂划分为三型十二类，感到尚不够全面，因病情复杂，传变迅速，不能因执一方一药，当根据辨证施治为依据，分类越细、辨证越明、则效果愈大"。

他在总结治疗情况时指出："治疗以清热解毒为主，在这一基础上，根据情况辨证施治，如在卫则宜透卫，在气则宜清气，入营入血则宜清营凉血，动风惊厥的宜镇痉熄风，阴虚津伤的宜养阴生津，偏热者重在清热，偏湿的重在化湿，再因其挟食、挟痰、挟风等而随证加减，酌情运用。"在总结中又指出"病情大多发生在十岁以下的儿童居多，成人较少，因小儿肤薄神怯，脏腑娇嫩，容易受邪，传变迅速，所以说邪之来也，势如奔马，急如闪电，因为发病急骤，继升高热、抽搐、神昏，古人又有'急惊风'之称，在临床上也有指导意义。"为此，他对于高热、抽搐、昏迷三大症状的辨证颇为重视。

（1）高热：高热是"乙脑"病程中的主要症状，他认为：控制高热在治疗上占有重要地位，它虽属于温病的范畴，但导致高热的机理不同，在治疗措施上也有所区别。如在卫、在气、在营、在血，特别是湿胜于热、热胜于湿、邪火伤营三方面更值得注意。

（2）抽搐：抽搐是"乙脑"所常见的，因病毒侵犯神经出现脑膜刺激症状，病情比较严重，古人称"痉病"。后世称"惊风"，也称"暑惊风"。他认为："按暑风的性质来定，大致可分为外风、内外两类，外风多属暑风类湿袭于肌表，在初起时往往有之，内风则大多由高热所引起。"在治疗上，他主张："痉由于暑，只治痉之因，而痉自止"的治疗原则。

（3）昏迷：昏迷是"乙脑"病情最恶化的阶段，此时往往高热、抽搐、昏迷三者同时出现，因在这一阶段，病情严重地侵犯神经系统，最易死亡，有时虽热不盛，无抽搐而出现昏迷的，也很危险。临床上他分为"热闭""寒闭""痰闭""蛔闭""虚闭"等几个类型。

（三）运用三宝和犀羚的经验

安宫牛黄丸、至宝丹、紫雪散称为"三宝"；犀羚即犀角和羚羊角的简称。多数群众都知道它可以治疗"乙脑"，但都错误地认为这类药特是治疗"乙脑"的特效药，没有这类药物，就无法治疗和抢救"乙脑"，习俗相沿，成为一种风气。病家常希望多服这类药物，而西医亦乐而喜用之。他曾反复指出："殊不知'乙脑'并无特效药，中医在抢救治疗中，只有辨证分型论治，才能提高治愈率，减少死亡率。"

其实"三宝"各有各的作用。如安宫牛黄丸清泄痰热的功效较强，开窍镇静的力量就较弱；至宝丹长于开窍，对清热镇静就感到不足；紫雪散专长清热镇静，开窍就嫌力薄。并总结为"硰硰嘭嘭紫雪散，不声不响至宝丹，糊里糊涂牛黄丸。"犀角清心热泻胃毒，羚羊角清肺火熄肝风，疗效不同，绝不能混为一谈，轻率妄用，他告诫我们："凡药物有利必有弊，'三宝'和犀羚既然不是万能药，就会有利弊之分；用得其当，固然能收到很好的疗效，用不如法，则有百害而无一利。"如病在卫气分之间而早用"三宝"，实

768

犯了"引邪内陷，开门揖盗"之戒，促使病情恶化，甚至不治。在多年的临床实践中，他绝不轻易妄用，而是采取因证投药，因证处方，并不盲目迁就病家。他说："我历年临床以来，对'三宝'是非常慎重的，采取该用则用，不该用则不用的态度，绝不迁就病人轻率妄用。"

对于价格昂贵的"三宝"犀羚一类药物，他筛选了一批价格较低而疗效较好的药物，不但减轻了病家的经济负担，同时也缓解了药物供需茅盾的局面，如清热化痰则代用天竺黄、胆南星等；清心开窍则以鲜竹卷心、鲜石菖蒲汁、鲜竹沥代之；解毒镇静则代用牛角、山羊角、钩藤、地龙、全蝎、僵蚕等虫类药物，凡剂则酌情运用万氏牛黄丸、牛黄抱龙丸、回春丸等。

五、随机应变，轻灵活泼

父亲临床用药，处处体现为"轻灵活泼"四字，现总结如下：一、轻：常人以为用药轻，是一种胆小慎微的表现，如在没有十分把握的情况下，药用轻一点，总不会出乱子。父亲则认为药以中病为目的，若用得不好，即使一味桑叶，一味菊花也要出差错。

轻： 如原棉毯厂赵某某，因患咽痛、头疼、肢酸、发热，辨证为风热感冒，给处桑菊饮加减。结果药后发热，咽痛，肢酸均减，唯头痛反而加剧。父亲反复推敲，认为辨证无误，考虑此病人可能有过敏体质，采用遂步减药的方法，当减去菊花一味时，头痛霍然而愈。后来该病人患头痛，自购菊花泡服，头痛又剧，改用他药才愈。实践证明，在临床上确实存在一些特殊体质的病人。还有一个病人患感，服了前医开的疏风清热药，突然遍身布满疹斑，奇痒难忍，轻请父亲治疗，仔细询问，了解到患者有食鱼虾过敏史，于是就于前方中去蝉蜕、僵蚕之类，加草类解毒药，病就痊愈了。1972年兰一中某老师的儿子突然面肿如钵，高热达四十度，西医诊为疠腮，经用多种抗菌毒无效，当夜雇车去香溪找我父亲，给处一方，只一角八分钱就热退身凉。三年困难时期，有一农村孩子，患急腹症，西医诊为胆道蛔虫病，需立即住院手术，病家因手术费昂贵而转求中医。父亲给予大柴胡汤通里攻下，又嘱其父去酱菜店买二分钱酱萝卜，并多乞讨一些酱汁服下，将酱萝卜塞入小儿肛门内，未及二个时辰，便排出蛔虫一大堆，痛止回家了。父亲常说"轻以去实，四两拨千金，至哉斯言！"

灵： 父亲曾风趣地说："工人师傅要求精密度，与我中医，道虽不同，理原一贯。"如有一个病人时患抽搐，痛苦异常，当地医生治以化痰通络不效，再以平肝熄风，病情稍有缓解，继而又发如故。于是该医生就推荐我父亲为诊，经处以《通络伤寒论》滋阴熄风法。方用阿胶鸡子黄汤加减，不久，多年顽疾竟得痊愈。事后，他把何秀山的"血虚生风者，非真有风也，实因血不养筋，筋脉拘挛，伸缩不能自如，故手足瘛疭，类似风动，故名曰内风、暗风"一段原文抄给我们，要求我们在用药时要掌握精密度，并说这个方子与吴鞠通的大小定风珠汤的用意是一样的，吴鞠通把鸡子黄看作定风珠，能平肝熄风，滋养阴液，是有其深刻道理的。又有一次在船渡口碰到一龚姓熟人，自言患胃病多年，每月需服苏打粉若干斤，因生活拮据，无钱购药，索单方以自疗。父亲见其面黄肌瘦，痛苦不堪，治思良久，嘱其每日啖乌梅七枚，并加臭牡丹根一两煎服，一个月为一疗程，直到不需服苏打粉为止。病人骇然曰："余平素即患胃酸过多，所以需服碱性以中和之，汝反让我服酸物，可不要加害于我哦！"答曰："如果您相信我，但食无妨，舍此，别无良方。"居半年，病人登门致谢曰："遵医嘱，吾今病已瘥，苏打粉已弃之不用，今面色红润，胃纳佳，肌肉丰，先生真神医也。"父亲告诉我们曰："此类胃病，平素泛酸过多，自服苏打粉疗病，希图酸碱平衡，图一时之快，熟料失之偏颇，一发而不可止，愈吃愈多。然而矫枉必须过正，以乌梅重新调整，俟其达到新的平衡，食碱量自然减少，最后达到病退疾愈。"

活：父亲用药不但用得准，而且用得活，往往能出奇制胜，不落俗套，如诸葛前宅村诸葛卓人先生，善丹青、工兰竹、暇时亦偶拾医药，且在庭园中种植兰竹以模临之，佳作不绝于世。在年逾古稀时患淋病，久治不愈，函告我父，询医问药，初投以固涩肾气诸药罔效，后灵机一动，嘱其在方中加上建兰叶，万年青根，煎汤代饮。并写信告诉他"君毕生嗜兰，耳闻兰之声，鼻闻兰之英，更有笔下之兰助君之兴，弟今赠兰之精，以提君神，真可谓触处皆兰也，君之病不愈于兰而何？"后来听说卓人先生也乐于服用。不数日，病竟如释。卓人先生对于这种治法感到不可思议，写信赐教询问曰"屈子桂揖兰浆之句，乃清高之喻，耳闻目睹之兰，略供雅君子观赏而已。然兄方中之兰，能救人于一旦，使弟复有驱笔添兰供人观赏之日，卓人不敏，用意实在不解，请赐教！"父亲告曰："用药如用兵，景岳有新方八阵之设。我所立法以乃兵法上所谓'攻心为上，攻城为下，心战为上，兵战为下'者也。这就是先治其心，后治其形，您老年逾古稀，前列腺必然肥大，尿液积渍无疑，建兰功能活血消肿，万年青根能利尿强心，作用不言而喻。"

泼："胆欲大而心欲心，行欲方而智欲圆。"父亲常以此格言教育我们，他治病一旦看准了，就决不犹豫，决不拖泥带水。这大概就是民间常说的"斧头药"吧！常告诫我们：用药要牢记"稳、准、狠"三个字，一旦诊断明确，就要抓住战机，不能狐疑。病重药轻，等于隔靴搔痒。在长期的实践中，他练就了一套大胆泼辣的真功夫。如煤矿工人诸葛某患风湿性关节炎，他以阳和汤加附子治疗，终获痊愈。而方中附中竟用到二两之多。一暑温病人，高热神昏，用白虎人参汤治疗，其中石膏用到半斤，他说这样的用量看起来似乎大了一些，其实只要辨证准确无误，抓住时机，适时出手，就能稳操胜券。

六、古为今用，探索新知

"路漫漫兮修远，吾将上下而求索"对于每一个人来说，知识宝库中的财富瑰丽豪华，取之不尽，用之不竭。作为自然科学之一的中医药学也是如此，她有上下教千年的历史，有汗牛充栋的书籍文献，又有口授心传的宝贵经验，更有现代医学的渗透，边缘科学的交叉。所以对于每一个中医工作者来说，应该不断汲取新知，填补自己的未知，不断实践，不断学习，不断进步，将其升华至更高的境界。常言道："知其要者，一言而终，不知其要，流散无穷。"父亲善于把古方在临床实践中变化发挥，加减运用，使其产生新的功效。如 1959 年他根据《金匮要略》"血痹阴阳俱微，寸口关上微，尺中小紧，外证身体不仁，如风痹状，桂枝黄芪汤主之。"尤在泾所谓"阴阳气俱不足者，勿刺以针，而调以甘药也"的理论，灵活地采取了"治风先治血血行风治灭"的原则，用其法而不用其方，采用祛风、养血、镇肝、清营通络诸法合理用药，治愈了一例难治性的产后血虚风痹证。同年他运用古方补脬丸，治愈了一例顽固性产后小便失禁（见《浙江医学》1961 第二卷 9 号）。古方是古人经验总结的产物，但是由于有些述证不详，有的有方无证，所以临床上运用起来颇感困难。父亲能够把一些古方运用得得心应手，出神入化，说明他在这方面是下过一些功夫的。

"运用之妙，存乎一心。"在临床实践中仔细观察，用心探索，在束手无策时往往能够独辟蹊经。如永昌公社有一妇女，经西医诊断为伤寒肠热证，入院后用抗菌素治疗，热度下降，诸般情况好转。因经济困难，自动要求出院。因劳累过度加之调养不当而致复发，病热沉重，再度入院。当时精神萎顿，食欲不佳，腹部有轻度压痛，稍有膨胀，血象分析：白血球5700，中性82%，淋巴15%，单核1%，肥达氏试验TH1：160，给予青霉素等抗菌素治疗效果不大，情况日趋恶化，虚汗淋漓，神志不清，转请中医治疗，停用抗菌素，专服中药。父亲根据《温病条辨下焦篇》第16条"热邪久羁，吸烁真阴，或固误表，或因妄攻，神倦瘛疭，脉气虚弱，舌绛苔少，时时欲脱者，大定风珠主之"的条文，处以大定风珠汤加减，服后情况大有好转，终于把她从死亡的边缘给抢救过来了。事后他曾对这个病案进行总结并写道："古人的经验方法是非常可贵的，值得进一步钻研。"又有王某某，男，48岁，教育系统干部，初诊1970年5月23日，主诉：患慢性支气管炎二十余年，近一、二日来益加重，一月前起出现四肢浮肿，轻度腹水，胸闷气促，不能平卧，喉中痰声漉漉，色白量多，尿少，下肢冰冷，面色灰滞，唇呈紫绀，两肺充满湿性罗音。西医诊断为肺心病心衰早期，转入中医科治疗。检查：舌质淡紫，苔薄白腻，脉沉微细数，辨证：痰饮，水气凌心。治法：温阳利水，宣肺化饮。方药：麻黄附子细辛汤合真式汤加减。处方：蜜麻黄9克，淡附片15克，细辛3克，巴戟天10克，葫芦巴10克，茯苓30克，生白术30克，炒白芍10克，川椒目10克，补骨脂10克，葶苈子20克（布包），玉苏子15克，肉桂粉1克（吞服），三剂，日一诊。再诊：服药后气喘明显减轻，小便增多，胸闷腹胀较宽，略能平卧，痰量减少，下肢较前温暖，予原法原方加减治疗月余，诸症缓解。另外：嘱其在每年三伏天将丝棉背心浸泡在此方药中，九浸九晒，在每年的三九寒天贴身穿，并内服金匮肾气丸，连续治疗三年，患者气喘渐趋平和，多年顽疾意获痊愈，后活到八十余岁。

七、传道授业，诲人不倦

在从事繁忙诊务的同时，他还为浙江中医学院常教实习生多期，为中医函授学员上辅导课，为金华卫校兰溪中医班兼课，不论是在课堂上还是在课堂外，他都孜孜不倦。在教学中起到了"传道授业，解惑"的作用。"夫墙之数仞，不得其门而入，不见宗庙之美。"对于初学者来说，通过正确的途径而入中医之门，他形象地把它形容为"开口奶"，常说若"开口奶一旦吃错，将贻误终身。"

要上好课，首先必须备好课，他认为，若要给学生一杯水，老师必须预备一桶水，怎么可以"以其昏昏，使人昭昭"糊弄学生呢？每天晚上八、九点钟以后，他就"躲进小楼"开始了他的备课和改作，每一堂课，他都要把重点、难点、要点、小结写清楚，反复推敲，反复修改，直到自己满意为止。所以常常忙到半夜三更才完结，有时为了找资料，还要向其他医生借书，或跑图书馆。要求学生做到的，他首先自己做到，如在兰溪中医班讲授《内经》时，有些要求背诵的章节，他都能炼熟于口，从不照本宣科。

上课本身就是一门艺术，除了教师个人必须具备一定的知识外，还需要通过一定的手段传授给学生。父亲在课堂上语言丰富，深入浅出，利用故典成语如探囊取物，妙趣横生，有化繁就简之功。有时还会利用数据，图表来帮助讲解，据当年学生们回忆："先生声音宏量，言辞抑扬顿挫，引经据典，娓娓动听，百听不厌，45分钟的时间一下子就过去了，总觉得还不过瘾，至今历历在目，记忆犹新。"

"业精于勤，荒于嬉，成于思，毁于随。"他常用韩昌黎的这句话来教导学生，也把其作为自己的座右铭，为了病人，为了教学，他忙而不乱，一丝不苟，井井有条。常常起三更，落半夜，孜孜以求，毫不松懈。如常教浙江中医学院实习生期间，他白天要指导他们的实习，晚上则详细地为他们批改试诊单，实习小结等，大到原则性的观点，小到一味药的增减，一个方的运用，甚至一个字的写法，一味药的剂量，都一一作了修改，指出优劣，给予褒贬，使学生心服口服。有时候碰到疑难病例，他还要抽出时间给上专题指导课。常常语重心长地说："病家急，医家莫急，若医家一急，乱了方寸，毫无主见，病家更是惶惶不可终日，孙思邈所谓'一人向隅，全家不乐'能不慎乎？"

以上一鳞半爪，只是先生学术思想的冰山一角，不足以概其全貌，不妥之处，敬请批评指正。

读师祖张山雷《沈氏女科辑要笺正》一书之感

浙江康恩贝制药有限公司医务所　严以恭

张山雷先生是我们老师的老师，是江苏嘉定人氏，自幼聪颖好学，尤以岐黄之书为最，博古通今，游学浙江兰溪，筹建私立中医专门学校，广收弟子，培育英才，近代浙江名医几乎全是他弟子。听我们老师讲，师祖山雷他一生严谨治学，呕心沥血，博学多才，著书立说，学校教本皆以自撰为主，如《脉学正义》，《难经汇注笺正》，《中风斠诠》，《钱氏小儿药证直诀笺正》等书，胥能阐发隐微，剔扶精当，释疑辩难，和《医事蒙求》一样为入门必读之书。蒋理书老师感触甚深，平时交谈或怀念山雷我师时，总是念念不忘师恩教诲之情，以树继承发扬，对我们这些徒子徒孙影响颇深。这次收到学会通知，召开研讨会，本人听到甚为欣慰，誓与参加寻觅师祖山雷多种著作和书籍，都寻借不到，内科书无，妇科亦好，特借《沈氏女科辑要笺正》书阅后写感，以参加会议，心想写得如何，敬请同道斧正。

嘉善沈氏尧封之女科辑要，共上下两卷，卷之上，序凡三首，上卷为三十节，下卷为五十一节，山雷师祖笺正后，亦附方六十九个，合为沈氏女科辑要笺正一书。山雷师祖在自序中曰："女科之有专书，寥寥数十页，精当处勘透隐微，切中肯綮，多发前人所未发，实验彰彰，始觉轩爽豁目。颐早岁习医，治妇女病即从是书入手，临症以来，获益不少，而孟英按语。更能刻进一层洞见症结，皆是此道之金针，虽仅小小两册，大有取之不尽，用之不竭之妙，笺议重录一过，少少引申其余义，以微经验，适本校授课，有以分科之说进者，乃即用是编，以示女科之涯略。附以二十余年阅历所得，作为笺注，姑以自识心得，是耶非耶，请读者于临床治疗时自证之何如"。壬戌仲春张寿颐记时寓浙东兰江之中医专校。

在辑要第一页，嘉善叶劲秋为该书作序曰："沈氏尧封之女科辑要，实验彰彰，轩爽豁目，人咸称道，乃竞为后之无知妄作者，僭窃先贤，比附续貂，致沈氏蒙佛头著粪之冤，且予后学以错差之弊，贻误生命，罪戾实甚，今乃经张前辈一一为之笺正，细别泾渭，真伪毕现，其有功于医林为如何耶，岂仅沈氏泉下感叹知己也已，张氏学术深湛，观事滇密，以现代之头脑之思想评之论之，非识见之卓越，其孰能之"。

在第三页高行索序言中曰："昔人谓读书十年，天下无能治之病，治病十年，世间无可读之书，似此精理名言，益足证书有定量，读有定程，而病无定象、治无定法也。夫书且未必尽可读而乃遂可著乎。仆读古方书，每感谕瑕互见，未能悉合病机，思得绩学精虑者一为纠正，庶免遗误后学。及读山雷先生所著，适获我心，其嘉惠医林，功德曷可胜道，今闻沈氏女科辑要笺正，坊间争售已罄，又将订补，再付手民，益叹先生著作风行，为世推重。夫女科为医家专门之学，其难更信于他科，今读先生之作得有南针，深愿吾同道诸子，人手一篇，奉为圭臬。庶易启迪智慧，免误岐途"。

该书上卷论经、带、胎和妊娠药忌歌诀，下卷叙临产总论，及山雷辨正附录诸方计六十九则，可谓言简意赅，周详备至，把整个女科理法方药，阐述得淋漓尽至，诚为后学必读之书。女科专辑，该书始终紧紧围绕，人体脏腑经络气血为核心，以研究妇女生理特点为重点，对妇科常见病、多发病，进行辨证分型、处方施药，实为理论与实践相结合的一部好书。师祖山雷——为主笺正注释，以示吾道正轨，光明有路。

如在笺正中论述，经前腹痛，无非厥阴气滞，络脉不疏，治以疏肝行气为主，但须选用血中气药，如香附、乌药、元胡之类不可专恃辛温香燥。经水色黄，已是湿热之敝，况复混浊，其湿尤甚，且必挟热，是宜清理，不得以色淡同论，妄与滋补。且舌苔脉证，亦必自有可据，更宜参考，不可仅以一事为凭也。

经后腹痛，谓为气血俱虚似矣。然所谓血虚者，即是肝肾阴液之虚，岂四物汤所能了事，且阴虚于下者不宜升，川芎尚须慎用，但借以行气中之滞，少许佐使，或无不可。笺正又曰：痛在经前，诚是气滞，正唯气滞而血亦滞，故以香附、青皮与桃仁并用，然能行血中之滞，和肝木之横，则元胡金铃子，尤为捷验。若以阵痛乍作乍止，即定为血热气实，则殊不然，是当以脉证互参。笺正又曰：经行有块，最是习闻，气滞血凝者，诚属多数，然竟有体虚而宜于补养者，若概以实证治疗，适以反增其困。

在第四节，经行声喑及目暗泄泻带下等证。沈尧封曰：经来声哑证，苟氏女嫁斜圹倪姓。早寡，体气虚弱，每逢月事，声音必哑，予用天冬、地黄、苁蓉、归身等药，暗益甚，张口指画，无一字可闻，即予此方加细辛少许，以通少阴之路，药才入口，其声即出，十余剂后，桂附八味丸调理，遂不复发。山雷笺正曰：此证此方，亦是治肝肾阴虚之法，所以音暗者，少阴之络系舌本，肾气不能上承，则不荣于舌本，而音为之暗，此非舌本之强而无声可知，天冬地黄等物，滋填肝肾，本当有效，但偏于阴腻，反以遏抑阳气，所以其暗尤甚，加细辛少许以通少阴之阳，大有巧思，可法也。

经后目暗，属血虚。笺正曰：此是肝肾阴虚，不能上荣于目，治法当仿上二条之意，若用魏氏一贯煎之类治之，亦必有效。

经行泄泻，属脾虚多湿，宜参苓白术散。王孟英曰：亦有肝木侮土者。笺正曰：脾阳不振，最多此候，宜加乾葛少许，以升清气。王所谓肝木侮土者，则左脉当弦，右脉当弱，宜扶土而柔肝。亦有左关反软而右关反劲者，则所谓木乘土位，肝尤横而土德益衰，宜参芪升陷，而参用柔驯肝木之法。

经行白带，属阳虚下陷，用参术助阳之药。王孟英曰：亦有郁火内盛者。笺正曰：带下多湿热，及相火不藏为病，唯临经带下，则下元不能固摄可知，此与平素之带下不同，阳虚下陷之论是也。宜固摄肝肾而升举清阳，故止言参术，不用温燥阳药，若孟英所谓郁火，则指肝肾龙相之火而言，阴火不藏，以致疏泄无度，宜苦以坚之。

再讲第五节月事不来。素问：二阳之病，发心脾，有不得隐曲，女子不月……

沈尧封曰："二阳指阳明经言，不指脏腑言，二阳之病发心脾者，阳明为多血之经，血乃水谷之精气，藉心火锻炼而成，忧愁思虑，不嗜饮食，血无以资生，阳明病矣。太冲为血海，并阳明之经而行，故阳明病，则冲脉衰而女子不月也"。

笺正曰："经言不得隐曲，即指所思不遂，谋虑拂逆而言，则心脾之阴营暗耗，而不月之病成矣。血不足而月事不至，但无少腹胀痛等证，必不可妄投攻破，希图速效，误攻则崩漏之祸作矣，且即有腹胀腹痛等证，亦是血少而肝络不疏，宜滋养肝肾真阴，兼之宣络以疏达气滞，方是正本清源之治。亦未必皆是瘀滞而腹痛，王孟英谓阴虚信停，皆可无虑，所见极是。寿颐治此，唯养阴和肝，稍参行气宣络，俾胃纳苏而色泽转，自有水到渠成之妙。浅者不知此理，每用通经，岂徒竭泽而渔，孤注一掷，抑且砻糠打油，亦必无效，甚至激动血管之血，陡然暴崩。要知崩中大下之血，皆络脉中好血，失其故道，横决无度，本非月事应下之血。诛伐无过，那有不扰动气营，演成惨剧。"

金匮云：妇人病血虚、积冷、结气、经水断绝。山雷笺正曰：金匮言妇人经水不来之证，分三大纲。积冷结气二者，皆血滞不行，于法宜通，冷者温经行血，金匮归芎胶艾汤，即治此证之鼻祖。而千金妇人门中，方药最多，皆含温辛逐瘀之法，亦皆为此而设。尧封只言肉桂一味，尚嫌未备，唯又言瘀通之后，必以养荣调之，则确是善后良图，最不可少。若气结者，自须先疏气分之滞，逍遥所以疏肝络，香附、乌药等，皆通气分而不失于燥，固是正宗。又元胡索一物，血中气药，流通活泼，威而不猛亦是良药，用为辅佐，颇有奇功。而俗子仅知其破血，不敢频用则未明其实在力量也。亦有血本少而气乃滞者，则合以养荣之法乃为万全无弊，仅事行气，尚失之偏。至于虚而无血可行，以致不月，则非补何以苏涸辙之鲋，而回槁木之春，赵氏补水补火补中气七字，确是挈领提纲，最为要诀。补水必以魏柳洲之一贯煎为骨，补火则河间之地黄饮子。阴阳调剂，不偏温燥。最堪则效补中，则归脾汤本是正宗。但人之体质，各有不同，用古方者，止可斯其意而斟酌损益，方能合辙。

再讲卷下，在临产总论，第二十二节，胃脘痛、腹痛、小腹痛中。沈尧封曰："有血瘀，血虚、停食感寒，肝气之异"。山雷笺正曰："产后胃脘痛，古有败血抢心之说，然子宫中之瘀垢，何以直攻到心，此是理想之谈，误人不小。纵使恶瘀不多，而为胃痛，不过降少升多，肝络气滞耳。用破瘀之法，而病亦相应者，正以泄降而气自不升，其理亦浅而易见，非径于破上焦之血，然终宜和肝行气为尤，破瘀必非呆板之法。腹痛、少腹痛，初产之时甚多，俗谓之儿枕痛，此则瘀血犹存，或临褥时未免稍受寒凉。苟非盛夏炎天，生化汤最为正治，炮姜桃仁，本是无多，不能为害，又如泽兰艾叶益母，皆所必需，但川芎主升，不可妄用，楂肉极妙，非仅消食，亦能和血，砂糖未始不可服，但不可太多，而最不宜于暑天耳"。

产后津伤，尤多便秘，大便不通，亦是腹痛中之一证，应化瘀润肠，用桃仁麻仁类。笺正曰：血瘀不通腹有结痛，言其常耳。若既失血太多，则气亦虚馁，滞而为痛，亦属不少。凡崩漏产后，血虚而痛，尤其多数，甚且有血色紫瘀，而痛属虚证者，盖血不循经，已离脉管，必黑必瘀，非凡是紫块，皆为实结，庸手不知，反加攻导，其害胡可胜焉。且以脉言之，失血太多，阴竭阳亢，又多刚劲不和之态，亦不可误认脉力坚搏，作为实证凭据。萧氏于此，补出血少肝强，腹痛脉弦一层，最是崩漏产后辨证要诀，药用熟地、黄肉、白芍、木瓜是也。但熟地太滞，生用为佳，宜加杞子二至龙牡之属，蒺藜需用沙苑，再加腹皮、乌药、绿萼梅、青皮等，当无不应。其所谓风入胞门一说，则不可信，产后中风必虚，脉浮固所常有，何以谬认作风之确证，且腹痛是里证，脉又不当浮，防风大剂，岂新产时所可妄试? 如其阴虚阳越, 脉状浮大, 则潜敛涵藏, 犹恐不及, 谬以风大料, 助桀肆虐, 无非杀人利刃矣。体会: 以上几例笺正, 足以说明师祖山雷, 不仅精通内科, 代表著作《中风斠诠》, 擅长外科, 编著《疡科纲要》。知晓儿科写了钱氏《小儿药证直证笺正》一书, 更对妇女专科独特研究, 理、法、方、药, 周详备至, 为我们后辈指出光明, 至今正发扬光大。通过这次研讨会, 吾想会后, 势必在中医界有一个认真学习张山雷著作的高潮, 为继承名老中医经验, 发展、挖掘祖国中医药宝库, 多作贡献。

遵先贤张山雷治疗闭经之法则

兰溪市人民医院　朱文仙

闭经乃妇科临床一大疑难杂症, 治疗颇为棘手, 其病理机制复杂, 临床证候表现不一, 笔者遵照先贤张山雷在《沈氏女科辑要笺正》中的论述, 指导临床治疗闭经, 收益匪浅, 体会如下:

一、血虚闭经

临床证见闭经, 面色㿠白, 头晕目眩, 胸闷心悸, 失眠多梦, 食欲不振, 四肢冰冷, 舌质淡红或胖嫩, 苔薄, 脉细弱无力等气血两虚证候, 治宜大补气血, 健脾调经, 方用归脾汤加减。

案例: 吴×, 38 岁, 2002 年 10 月 8 日初诊

患者闭经十个月, 有崩漏史, 面色苍白, 心悸失眠, 头晕乏力, 腰酸腿软, 食欲不振, 舌质胖嫩, 舌苔薄白, 脉细弱无力, 治拟大补气血, 养心健脾补肾, 方用归脾汤加减; 药用党参、炙黄芪、茯神各 30 克, 生白术、川断、远志各 10 克, 阿胶珠、炒枣仁、麦冬各 12 克, 菟丝子 20 克, 五味子、广木香、砂仁各 5 克, 前后加减治疗二个多月后经转, 随访月经基本正常。

按: 血虚闭经多因饮食劳倦, 损伤脾气, 或因大病、久病, 失血过多, 血海空虚, 冲任失养, 血无以下导致闭经。本案患者是因崩漏失血过多引起。妇人以血为本, 经水为血所化, 血又来源于脏腑, 心主血, 脾统血, 脾胃为气血生化之源, 气血不足则月事不至, 治宜大补气血, 养心健脾, 用薛一瓢心脾双补丸方。(药物组成: 西洋参、白术、茯神、甘草、生地黄、丹参、枣仁、远志肉、五味子、麦冬、元参、柏子仁、黄连、香附、川贝、桔梗) 先贤张山雷曰: "是方从归脾汤加减, 而不能妄损攻破之剂。" 遵先贤张山雷在《沈氏女科辑要笺正》中指出: "血不足而月事不至, 但无少腹胀痛等证, 必不可妄投攻破, 常图速效, 误攻则崩漏之祸作矣。……浅者不知此理, 每用通经, 岂徒竭泽而渔, 孤注一掷, 抑且砻糠打油, 亦必无效, 甚至激动血管之血, 陡然暴崩。要知崩中大下之血, 皆络脉中好血, 失其故道, 横决无度, 本非月事应下之血, 诛伐太过, 那有不扰动气营, 演成惨剧。" 先贤告诫, 给后人临床指点迷津, 免犯 "虚虚实实" 之诫。

二、肾虚闭经

临床证见闭经, 腰膝酸软, 面色灰暗, 性欲淡漠, 精神萎靡, 倦怠乏力或四肢不温,

少腹冰冷，或咽喉干燥，潮热盗汗，五心烦热，白带减少，或自觉咽喉干燥，舌淡苔白润，脉沉细，或舌质红苔少，脉细弱或细数等肾虚之证。偏肾阴虚，治宜补益肝肾，养血调经，方用一贯煎合左归饮加减；偏肾阳虚，治宜温补肾阳，养血调经，用二仙汤加味。

案例：徐×，37岁，2002年2月3日初诊

患者闭经一年余，流产七次，经常头晕耳鸣，腰膝酸软，足跟痛，性欲淡漠，白带少，阴道干涩，精神萎靡，潮热盗汗，大便干结，咽干口燥，胁肋时有胀痛，舌质红苔剥，脉细数，治宜滋补肝肾，养血调经，用魏柳洲一贯煎合左归饮加减。药用：熟地、制首乌、北沙参、麦冬各12克，菟丝子、枸杞子、当归、阿胶珠各15克，生白芍、潼蒺藜、川楝子各10克，紫河车粉10克（吞服），女贞子、淮山药各30克，前后加减治疗三月余而经转。

按：肾为先天之本，主藏精气，肝为藏血之脏，司血海，本案患者因流产过多，损伤肝肾，以致精亏血少，冲任失养，导致闭经。治用魏柳洲一贯煎合左归饮加减滋补肝肾，养血调经，少用香燥耗阴之品，遵先贤张山雷在《沈氏女科辑要笺正》中所说的："柳洲之方，原为肝肾阴虚，津液枯涸，血燥气滞，变生诸证者设……但气之所滞，本由液之不能充，芳香气药，可以助运行，而不能滋血液，且香者必燥，燥更伤阴，频频投之，液尤耗而气尤滞，无不频发作，日以益甚，而香药气药，不足恃矣。驯致脉反细弱，舌红光燥，则行气诸物，且同鸩毒，柳洲此方……独加一味川楝子，且调肝木之横逆，能顺其调达之性，是为涵养肝阴，无上良药，其余皆柔润以驯其刚悍之气……此方最有奇功……亦有肝肾阴虚，而髋膝酸痛，足软无力，或环跳髀枢，足跟足心刺痛者，授以是方，皆有捷效。……又如芋肉、自芍、菟丝沙苑二至等肝肾阴分之药，均可酌加。"先贤之经验，指导临床，收益匪浅。

三、肝郁闭经

临床证见闭经，心情不悦，郁闷寡欢，烦躁易怒，乳房少腹时有胀痛，口苦眩晕，失眠纳呆，舌质暗苔薄白，脉弦滞等肝郁气滞之证，治宜疏肝解郁，健脾养血调经，方用逍遥散加减。

案例：方×，33岁，2002年8月4日初诊

患者婚后两年未孕，闭经六月余，因结婚较迟，盼子心切，性情急躁，郁闷寡欢，夜欠安寐，乳房少腹时时作胀，乳头发痒，纳呆，舌苔薄，脉弦迟，治拟疏肝解郁，健脾养血调经，方用逍遥散加减。药用：柴胡12克，当归、炒白芍、茯苓、白术各20克，郁金、川楝子、制元胡、路路通、远志、乌药各10克，制香附、炒麦芽各30克。以本方为基础先后加减治疗一个余月经转，后继续调理一月怀孕。

按：肝为藏血之脏，主疏泄，肝气喜条达而恶抑郁，肝气畅达则血脉流通，经候如常。本案患者因盼子心过切，性情急躁，郁闷寡欢，肝气失于疏泄，气机郁滞，不能行血，冲任不通，导致经闭不行，治宜疏通。遵先贤张山雷在《沈氏女科辑要笺正》中所曰："金匮言妇人经水不来之证，分三大纲，积冷结气二者皆血滞不行，于法宜通……若气结者，自须先疏气分之滞，逍遥所以疏肝络，香附乌药等皆通气分而不失于燥，固是正宗，又玄胡索一物，血中气药，流通活泼，威而不猛，亦是良药，用以辅佐，颇有奇功。"本案闭经以逍遥散为基础加减治疗后一个余月经转，继续调理后即怀孕。

四、痰湿闭经

临床证见闭经，形体肥胖，精神不振，胸闷贪睡，神疲倦怠，纳呆便溏，白带多，舌质胖苔白腻，脉细滑等痰湿阻滞之证，治宜祛湿化痰，活血通经。方用苍附导痰汤加减。

案例：朱×，27岁，未婚，2002年4月5日初诊

患者闭经八个月，形体肥胖，喜食肥甘，贪睡，神疲倦怠，便溏，带多，色白质淅，腰酸，舌质淡苔微腻，脉滑，治拟化痰泄浊，活血通经，方用二陈汤加减。药用：茯苓、姜半夏各20克，石菖蒲、枳壳、泽泻、川芎、川朴各10克，白芥子15克，制香附、炒麦芽各30克，红花5克，艾叶4克。嘱其控制饮食，加强锻炼，忌食肥甘厚腻，减轻体重，先后加减治疗3个月经转。

按：肥人多湿多痰，此类闭经多因痰湿阻滞于冲任，脆脉闭塞，而导致闭经，治宜理湿化痰。如朱丹溪曰："肥人痰塞胞门，宜厚朴二陈汤。"先贤张山雷在《沈氏女科辑要笺正》中亦说："肥人多湿多痰，阻其脉络，气血为之不利，因而月事愆期者……治宜理湿化痰。"先贤所指，正是此意。

张山雷先生医案选编

邵志锋　整理

前　言

近代中医前辈江苏嘉定张山雷先生（1873～1934），担任浙江兰溪中医专校教务主任10余年（1920～1934），生平著作甚多，对发扬祖国医学遗产和创办中医教学事业多所贡献。1957年以后上海科技出版社就曾重印了先生遗著数种，以供广大卫生工作者学习参考。唯先生历年门诊医案因当时同学互相传抄，大部分已经散失，本人旧存先生医案存根数册，亦已残缺不全，前后不相链接。新中国成立后，在党的中医政策鼓舞下，属思加以整理，以诸同好，以便与先生其它著作相印证。然安于懒散，束之高阁，任其尘封，或一曝十寒，屡作屡辍，未能使先生丰富的临床经验推广普及。光阴荏苒，屈指将近廿年，每一念及，深自愧疚。今从旧抄本医案和先生亲笔手录存稿中，以少而精为原则，选录一部分有代表性的临症医案汇编成册，勉完先生未竟之志（先生临终前自挽联句中有"唯冀后起，完续残编"之语）。但限于水平，选录编次不免有遗漏和不妥之处，希望同志们和以前兰溪中医专校的同学们提出批评指正。

邵宝仁　1973年5月于浙江医科大学中医学系

说　明

一、本编共选录医案31例，见旧抄本门诊医案和先生亲笔存稿，各占半数。

二、先生亲笔存稿系平时诊病后回忆记录之作，内容详简不一，有一案长达数页字者，亦有寥寥数语概括者，原本照录。

三、两本原案病种不多，故不分门类，仅以内、外、妇、儿四科划分范围，然后就性质相近之病症连类选录，以示先生对各科辨证施治理法之一斑。

四、关于病人姓名、性别、年龄、住址、就诊年月等项简略，其中有遗漏未载者，无从查考。

五、两本原案中，凡处方未载明药量者，均系先生亲笔手录底稿。

六、原案每味药品用量，除龙骨、牡蛎、磁石、龟、鳖甲等金石介类稍重外，其它一般均较目前为轻，如茱萸七粒，柴胡、甘草1.2克，壳砂仁一粒等等，此为当时苏浙派医生一般处方剂量和个人习惯，与今时各地中医方剂用量轻重悬殊，须分别看待。

体 会

先师辨证用药的主要理法是：

1. 每症必详叙脉舌。

2. 对咳喘、失血等病多用降气摄纳之品。如旋复花、龙骨、牡蛎、磁石、石英。

3. 对胸脘胁肋病，瓜蒌、薤白用得较广泛。

4. 化痰开泄。

5. 先生不喜用甘草或用之较少。

6. 先生处方药味多，用量轻，但多而不杂，量体裁衣，各有所宜。

一、感冒

1. 俞右：

外感风热，内阻痰气，加以劳顿，起居不适，咳痰浓黄，呼吸咳中隐痛，肢节痠楚，胃纳不甘，脉滞，舌苔薄腻，先泄外风，疏经隧而化痰滞。

桑叶9克，瓜蒌皮9克，广郁金9克，杏仁9克，枳实5克，淡竹茹6克，丝瓜络6克，当归9克，川断肉9克，毛化红5克，川象贝各5克，川怀牛膝各6克。

2. 汪右：1922年3月

新寒外束，痰热内窒，畏寒发热，咳嗽胸痹，脉左细弦，右涩，舌苔薄白中光，先泄气滞而开胸痹。

瓜蒌皮10克，薤白6克，郁金9克，枳实5克，桂枝1.5克，炒白芍9克，薄荷3克，菊花9克，大贝母9克，桔梗5克，生甘草9克。

二、阳明经热

1. 尤左：58岁，1921年3月初7日

病起十余日，咳痰不滑，昨日大汗神昏，手舞咬牙，曾大便一次，脉中候滑大有力，齿垢舌燥，阳明热盛，且有动风瘈疭之变。

生石膏24克，肥知母9克，瓜蒌皮9克，瓜蒌子12克，象贝母9克，陈胆星5克，枳实5克，郁金9克，兜铃5克，黄芩5克，川连2.4克，大力子9克。

局方紫雪丹1.2克 吞

2. 王右：37岁，1921年12月24日

病起前月二十九，大寒大热，继而渴饮舌黑，曾服大柴胡加味，大便已通，每餐食粥碗许，外热渐淡，舌焦亦化，又延十二天，大腑不行，渴喜热饮，忽于昨午呓语不知人，

彻夜不眠，口无停暋，诊脉二寸不起，两关尺沉而涩滞，目赤颧红，牙关紧闭，撬开分许见舌胖而尖边不红，中心白腻甚厚，齿干唇燥，昨医用牛黄丸菖蒲等不应，询其夫手按腹部并不坚硬，然能食便秘，积滞可知，脉沉且涩，转气频仍，燥矢确证，经期已迎月而未见，症情危急，非急下何以存阴，爰议桃核承气。

瓜蒌皮9克，瓜蒌子12克，桃仁9克，玄胡索5克，归尾9克，赤芍9克，枳实5克，槟榔9克，胆南星5克，生军9克后下，元明粉6克分冲，青皮5克，广郁金5克。

二十五日复诊，昨方服后，居然安睡两度，呓语顿已，但人事昏沉，不动不言，诊脉涩滞顿起，颇见滑大，但两寸仍不起，腹中漉漉有声，矢气更多，此机括已动，但未水到渠成耳。两目直瞪，面目俱赤，有升无降，苟得地道一通，当有转泰之象。

全瓜蒌12克，桃仁9克，生军9克，枳实5克，炒神曲9克，槟榔9克，厚扑5克，郁金9克，象贝母9克，乌药5克，陈皮5克，玄明粉6克分冲。

二十六日三诊，昨方服一次后，神识稍复，饲以粥食亦能受，夜二鼓服之并自知欲解，即出燥矢干坚深黑者五枚，且无溏粪，继之言语清明，今晨得睡，午后一时诊脉，六部滑利大而有力，重按不挠，则燥矢未净，始见阳明大实之象，牙关尚紧，自言颊车不利，舌不能全见而前半白腻颇厚并不燥，尖边亦不红绛，知痰热互阻尚在闭塞之危，仍以前方小减其制。

瓜蒌皮9克，生军5克，象贝母9克，杏仁泥9克，胆星5克，枳实3克，郁金5克，知母9克，青陈皮各5克，元明粉5克冲，炒六糁9克。

三、痰饮

1. 姚左：49岁，1920年4月11日

素有痰嗽，冬令则发，去冬淋雨既淋，痰喘遂盛，入春少瘥，又感新风，气促渐剧，近加足肿，喘促夜甚，脉中按虽弦劲沉尺皆软，舌淡白光滑，大便干结，小溲不多，亦不甚赤，拟肾气真武苏合法。

大熟地24克，萸肉6克，淮山药9克，茯苓9克，车前子9克，怀牛膝6克，炒白术5克，苏梗9克，炒白芍9克，大腹皮9克，大腹子5克，桑白皮12克，紫菀12克，制附子5克，黑锡丹6克分吞。

另：冬瓜皮15克，丝通草15克，二味煎汤代水

2. 俞左：85岁，4月12日

痰聚气升，咳呛不爽，胃纳不思，脉弦紧，虽在高年，尚是实症，舌苔白腻，是其明征，宜清疏泄降，轻以去实。

瓜蒌皮9克，杏仁9克，生紫菀9克，宋半夏6克，冬瓜子12克（打），炒竹茹5克，广郁金5克，橘红5克，白蒺藜9克，杜兜铃5克，路路通9克，旋复花9克（包）。

3. 方左：56岁，4月29日

痰饮，左脉颇弦，舌苔满白薄腻，咳呛不滑，气怯，虽是中虚，寒饮甚滞。

炒冬术6克，桂枝2.4克，茯苓9克，北细辛1.2克，入五味子1.2克（打），炮姜炭2.4克，炒白芍9克，旋复花9克，生打代赭石12克，广皮5克，射干5克，麻黄9克（同打），灸甘草2.4克，带壳白叩仁2粒（打）。

4. 洪老太：11月初八日

痰饮气促，虽是宿恙，感寒肺闭，其势益张，脉迟细软，舌㿠白无苔，胃纳亦呆，宜

温和而宣肺痹。

白芍 24 克，桂枝 2.4 克（同炒），北细辛 1.2 克，炮姜 1.5 克，北五味 1.2 克（同打），苦桔梗 5 克，生打代赭石 12 克，姜半夏 9 克，姜炒竹茹 6 克，橘红 5 克，紫菀 9 克，百部 9 克。

洪老太：11 月 12 日二诊

痰饮喘促，前授温和，咳气稍松，但仍不得安眠，仅头汗多，下虚上实，气不得蔵，是虚象也，脉极细软，舌白滑不厚腻，仍守温下纳气。

桂枝 2.4 克，大白芍 5 克（同炒），明附片 5 克，蛤蚧尾壹对，北细辛 1.2 克，北五味、干姜各 1.2 克（打），炒山萸肉 6 克，生打代赭石 12 克，姜半夏 9 克，陈皮 5 克，生远志肉 6 克，局方里锡丹 5 克（打碎分吞）

洪老太：11 月 16 日三诊

连服二方，咳喘稍平，脉迟细，是肝肾虚寒之象，舌苔不华，薄有浮粘，仍蹐前法温肾固摄纳。

灸远志肉 9 克，宋半夏 9 克，淡附片 5 克，北细辛 1.2 克，淡干姜 1.5 克（打），五味子 2.1 克（打），炒枸杞子 9 克，当归身 6 克，青盐陈皮 6 克，蛤蚧尾壹对，煅磁石 15 克，清灸黄芪 9 克，局方黑锡丹 6 克（研碎分吞）

5. 成右：57 岁，2 月 11 日

老年阴液本衰，肾气上泛，痰饮喘促，脉细软，舌红光燥，此非肺家自病，宜纳气归元。

北沙参 9 克，薤白 6 克，生紫菀 9 克，麦冬 9 克，北细辛 0.9 克（打），五味子 1.5 克（打），瓜蒌皮 9 克，生远志肉 9 克，旋复花 9 克（包），生打代赭石 12 克，冬虫夏草 5 克，甘杞子 6 克，生牡蛎 18 克。

6. 赵左：1920 年 3 月 25 日

无端喘促痰升，贰旬日至半月一发，发则必一昼夜而自止，五旬以来，历验不爽，脉左细右弦大浑浊，舌苔白垢浊腻，明是痰浊蒙蔽，近加梦泄亦痰征也，虽曰正虚，先宜泄降，未可早投滋补。

瓜蒌皮 6 克，白芥子 9 克，炒莱菔子 9 克，炒常山 5 克，薤白 9 克，苏子 9 克，旋复花 9 克（包），生代赭石 9 克，炒黄柏 5 克，煅磁石 9 克，胆南星 6 克，石菖蒲 5 克，礞石滚痰丸 9 克（包煎）

复诊：服后大腑行而不爽，自言欲大便畅而始快，中虚积饮，再为暂通。

法半夏 9 克，茯苓 9 克，青陈皮各 5 克，炒苍白术各 5 克，车前子 9 克，旋复花 9 克，焦栀子 9 克，炒黄柏 6 克，大腹皮 6 克，大腹子 3 克，射干 5 克，礞石滚痰丸 6 克（包煎）。

7. 宋左：1921 年 5 月 29 日

哮喘痰饮，今在缓时尚难净尽，脉两关尺弦劲，舌无苔，是肾气无摄纳之权，宜治本。

生地 9 克，熟地 15 克，入砂仁 1.5 克，细辛 0.9 克，远志 6 克，磁石 15 克，萸肉 9 克，淮山药 9 克，橘红、络各 3 克，巴戟天 5 克，北五味 1.2 克，姜竹茹 6 克，龙骨 9 克，牡蛎 24 克，紫石英 9 克。

预备哮时治标方：

麻黄，桂枝，灸甘草，姜半夏，杏仁，干姜，细辛，五味子，瓜蒌皮，薤白，射干，陈皮。

四、失血

1. 曹左，50 岁，1920 年 3 月 14 日

咳血宿恙，频发不多，前夜大吐盈盆，自饮冷水而止，竟不服药，今早又吐不多，气升痰升喘促甚剧，迨气喘渐平血亦自止。午后友人闲谈，又咯血数口，磨墨饮汁，速余往视，尚能出来客座就诊，脉六部细微，虽无火象而唇色殷红，舌尖边俱绛，颧部泛红，是春深木动虚阳上浮，气火不潜，余波未已，述咯血时头汗频频，大有阴竭阳越一蹶不回之险，脉之所以不大者，则失血已多，脉管空虚，尚有何物供其鼓荡？年已半百，体癯形瘁，症颇可危，急投大剂潜阳摄纳，冀得气火暂平，再商善后。

吉林老山参 24 克，另煎分冲并代茶饮，青龙齿 9 克，生牡蛎 30 克，煅磁石 9 克，紫石英 15 克（右四味先煎），象贝母 9 克，郁金 5 克，胆星 6 克，天竺黄 9 克，石菖蒲 3 克，血余炭 5 克，地榆炭 5 克，川雅连 3 克，焦栀皮 6 克，旱莲草 9 克，女贞子 9 克，怀牛膝 9 克。

昨方服后，血一日不见，十五日午后又咯数口，纯是鲜红，又另服辽参一支，重六七钱，一宵安眠，今早痰中仍是带红，午刻复诊，脉右三部已起，却弦劲有力，左手细软无根，面色仍有时泛红，虚火不藏，正气已馁，殊为危险。

北沙参 30 克，鲜铁皮石斛 12 克，生龙齿 9 克，生石决明 30 克，生牡蛎 30 克，川柏炭 5 克，大黄炭 3 克，血余炭 5 克，焦栀子 9 克，元参 12 克，射干 5 克，胆星 5 克，天竺黄 6 克，旱莲草 9 克，女贞子 9 克，浙贝母 9 克。

右方服后，吐红未已，越日，本校同事王君石卿诊之，脉左尺浮大而洪，重按豁然，乃定后方。

大熟地 21 克，党参 9 克，麦冬 9 克，明附片 2.1 克，炮姜 2.4 克，灸甘草 3 克，蛤粉炒阿胶 9 克，五味子 2.1 克，川牛膝 6 克。

是方一服，吐红即少，胃纳甦进，粥可两碗，连进一服，竟血止胃加，更方即用金匮肾气。

2. 诸葛左，1920 年 5 月初六日

咳呛见血，病起上年十月，然尚无多，今春发一度亦不甚，四月中旬又发，曾延医用附子理中加肉桂等，服后气升痰升血随而溢，气喘痰鸣，咳呛不爽，八九日来失血盈斗，诊得脉极细软，幸无数象，不能卧，更不能左侧，向左即咳剧咯血，满口鲜红，全无痰晦，舌苔满白垢腻，后根尤甚，二便不畅，皆痰壅不开为患，浪投温补，宁不助虐，姑先清胃化痰，能得下行为顺，气平痰滑则吉。

焦蒌皮 9 克，杏仁 9 克，白前 9 克，象贝母 9 克，石菖蒲 5 克，郁金 5 克，小蓟炭 9 克，女贞子 9 克，法半夏 6 克，煅礞石 9 克，白茅根 30 克，侧柏炭 9 克，旱莲草 9 克。

初七上午复诊，昨议泄降开痰，大腑一行自觉犹未畅快，咳仍不减红犹错杂，脉仍细软，尚是血家本色，沉尺尤甚，则正阴已大伤也，舌苔前半稍化后厚腻亦较薄，自述胸痞稍松一筹，则昨方不无小效，总之：痰窒不开，气火上升势难骤戢，左卧则气闭塞喉，咳呛即剧，络郁不通灼然可见，仍宜宣络顺降以冀转机。

焦瓜蒌皮 9 克，旋复花 9 克（包），猩绛屑 5 克，象贝母 9 克，茜草根 9 克，白前 9 克，胆南星 6 克，石菖蒲 5 克，郁金 5 克，炒莱菔子 9 克，旱莲草 9 克，女贞子 9 克，丝瓜络 5 克，冬瓜子 12 克，礞石滚痰丸 12 克（包煎）

十五日，据述前方二服，大腑通调，红即渐减，继去丸子，照方连服，血止咳松，咯痰甚滑。

3. 陈左，38 岁，四月初四日

痰热缠绵，络脉不利，前曾痰中带血，今喉梗齿浮不时起伏，脉虽不甚弦劲而浑浊不清，舌苔颇腻，体质素伟，胃纳尚佳，是宜清泄疏化，不必畏虚议补。

生石膏 15 克，知母 9 克，浙贝母 9 克，射干 5 克，西青果 3 克，板兰根 9 克，干芦根 12 克，鲜竹茹 5 克，丝瓜络 5 克，橘红 3 克，陈胆星 5 克，旋复花 9 克（包），生磁石 15 克，生牡蛎 15 克，生代赭石 9 克。

四月初五日复诊

咳血皆是肺管中血络破裂，所以既见之后容易复发，须气火不升，方可渐渐恢复，今早见红，无须胆馁，舌苔较退，齿痛亦已锐减，更不必因血生疑，仍守泄化为是。

瓜蒌皮 9 克，射干 5 克，知母 9 克，生元胡索 5 克，桃仁泥 7 粒，怀牛膝 9 克，象贝母 9 克，丝瓜络 6 克，鲜竹茹 9 克，白前 9 克，旋复花 9 克（包），生代赭石 12 克。

4. 祝左，30 岁，4 月 23 日

失血有年，咳嗽频作，近虽无血而痰稠且多神疲色夺，潮热不已，脉甚数疾，舌苔剥落质红而光，夜寐不安，且有盗汗，真阴大伤，浮阳甚炽，际此夏令，症殊不善，姑先潜阳熄火，冀平其上浮之焰，待扶过长夏，再商清养。

南北沙参各 5 克，川石斛 9 克，白前、白薇各 9 克，川贝母 9 克，首乌藤 12 克，青蒿珠 9 克，地骨皮 9 克，银柴胡 9 克，瓜蒌皮 9 克，生牡蛎 15 克，生芪皮 5 克，百合 9 克，生鳖甲 12 克。

5. 郑左

气升伤络，猝患咯血，气瘀凝厚，咯去亦佳，所失无多，本不足虑，眠食如恒，当无大患，脉带弦劲，舌亦不腻，是肝气稍有不驯，法应柔肝泄降，以抑其升腾之焰。

北沙参 9 克，瓜蒌皮 9 克，生白芍 9 克，旱莲草 9 克，女贞子 9 克，茜草根 9 克，旋复花 9 克（包），生打代赭石 12 克，广郁金 9 克，生石决明 12 克，象贝母 9 克，元胡索 6 克。

6. 天主堂老妪，57 岁，4 月初 3 日

素有咯血，然不甚多，昨夜吐出十余口，今日午前后咯出甚多，脉寸关重按尚觉有力，两尺极细弱，舌无苔且淡白无华而润，是宜温摄者，用附子理中加味。

炒党参 9 克，炒冬术 9 克，炮姜炭 2.4 克，明附片 2.4 克，大熟地 15 克，旱莲草 9 克，熟女贞 12 克，血余炭 5 克，侧柏炭 9 克，紫降香 2.4 克，灸甘草 2.4 克，磁石 15 克。

7. 童左，2 月初九日

咳久失红，二进补中，红已止而咳亦减，心跃不已，脉三五歇止，至今不改，终非吉兆，神色渐振，舌稍稍上苔，还算转机，姑蹟前法，再观结果，恐此症断无倖全之理。

炒党参 9 克，炒于术 5 克，净萸肉 6 克，阿胶珠 9 克，旋复花 9 克（包），生代赭石 12 克，煅磁石 15 克，川贝母 9 克，丝瓜络 6 克，麦冬 9 克，紫菀 9 克，参三七 2.1 克

（吞），灸甘草3克。

五、杂症

1. 吴左，26岁，1921年6月28日

冷雨外侵，脾阳内陷，萎黄乏力，脉细数，舌淡白无华，此东垣益气症也。

党参9克，炒冬术9克，灸黄芪9克，桂枝5克，柴胡5克，升麻3克，茵陈9克，制附片6克，茯苓9克，陈皮5克，当归9克，灸甘草3克。

2. 周左，52岁，1921年5月

两蹻发源之处痛而无力，于今旬日，其势益剧，肢枯瘦削，步履维艰，脉细弦，舌淡白无华，宗一贯煎，参以温煦。

熟地15克，入砂仁2.4克（打），萸肉12克，归身9克，怀牛膝9克，独活5克，杞子9克，川断肉9克，木瓜9克，虎骨12克，巴戟肉9克，川柏皮5克，威灵仙9克，龟鹿二仙胶12克，烊冲。

3. 傅左，30岁，1921年4月13日

癫症自所思不遂而来，病延半载时发时瘥，近小溲一度见血，又是血蓄膀胱之候，脉两寸不显，两尺垂长，大腑七日不通，下焦热结，舌光绛而润，治标之计宜通二腑，暂用桃核承气法。

桃仁12克，生军9克，鲜生地15克，丹皮9克，栀子9克，远志肉9克，胆南星9克，石菖蒲5克，竹茹9克，车前子9克，大蓟9克，生牡蛎30克，元明粉9克（分冲）。

4. 叶左，1921年3月初六日

病起酒后大吐，阴液受戕，先则足痿，继则骨节瘁楚，燥咳痰浓，潮热有汗，脉细舌燥，渴饮唇赤齿浮，肺胃皆燥，先以清泄而退阴分之热。

瓜蒌皮（子），生姜皮，元参，银柴胡，青蒿，当归，白芍，川断肉，杏仁，象贝母，丝瓜络，生鳖甲

5. 张右，39岁，1922年正月18日

阴虚火炎，喉痹久腐，上半年再授清泄，腐定痛轻，今当春升时令，夜央口渴，脉细弦，喉鼻气热。

蒌皮（子），川浙贝，元参，南北沙参，知母，射干，桑皮，元金斛，西青果，生牡蛎，橘红，外用锡类散和人中白柿霜。

6. 唐左，1921年4月14日

温热蒸灼，上为口气鼻渊，下为梦泄遗浊，内则痰热胸满，外则脓疥频仍。

桑皮15克，半夏6克，象贝母9克，炒茅术6克，黄柏6克，怀牛膝9克，黄连5克，胡黄连3克，萆薢9克，银花9克，知母9克，鲜生地15克，土茯苓15克，车前子9克，枳实3克。

7. 童右，51岁，1922年4月

因伤咯血，五更必吐，延经二旬，脉左弦右细，舌无腻苔，咳嗽形瘁，姑以泄降顺导。

瓜蒌皮9克，桃仁6克，大黄炭5克，浙贝母9克，淡竹茹9克，白前6克，旱莲草9克，当归尾5克，生甘草6克，郁金9克，生元胡6克，香附炭9克，十灰丸12克（分

吞），兰田三七末5克（分吞）。

8. 痛痹

南翔人封治平，初冬劳力受寒，猝患足痛不可屈伸，病已经旬，服药无应，甚至全身不能转侧，颐定方以桂枝附子为主，余则独活寄生等，普遍之和血宣络而已。方固平平无奇，人尽能之。而定方之后，始见前者所服之方，亦是当归、独活、寄生、川断、灵仙、红花……等十一味，而颐方中竟同用其十，唯加桂枝附子而已。乃服是方三剂，而患已全瘳，始悟前医之无效者，只以方中无主药耳。譬如治兵、军中无主，则哗变堪虞，又安望其师出有功也耶！

六、解颅

某儿，8个月

病起呕吐，天柱软倾，面色㿠白，渐以解颅，头大如六七龄童，哭声不扬，父母年逾知命，先天本弱，恐难为力，姑与鹿茸血片0.3克，研细末，分二天服，外用古法：细辛3克，肉桂3克，干姜5克，研细末，温水调涂囟门。

复诊：声出神振，头能举动，形稍缩小，笑颜可掬，肌肤润泽，面有血色，但囟门虽起，而软处大逾径寸，未可乐观。

处方：熟地10克，党参10克，灸芪10克，紫河车6克，炒于术6克，灸甘草5克，毛鹿角3克，明附片3克，当归6克，川芎5克，煎方母子同服，外用药如前。另鹿茸血片0.6克分五天服完。

七、脑疽

丙辰夏午下旬，天气酷暑，吾嘉老儒朱义士，年逾古稀，患脑疽，乍起甫四五天，形势已巨，……先有某医敷以凉药，肿胀愈甚，余君伯陶，嘱延颐诊，迨往视，则旁至两耳，上入发际，下及大椎，纵三寸余，横五、六寸，漫肿无根，皮肉黑暗，皆隐隐欲腐。中间一道横约四寸，纵亦寸许，粟粒白点，簇簇十余处，而坚硬顽木，平塌不高，毒尚未聚，脓亦未成，其势甚张，而如此年龄，情殊可畏，所幸身不发热，脉犹有神，舌则淡白薄腻，人则畏风而不畏寒。余诊脉时，汗流浃背，病者则犹令人闭塞窗牖，可知酷暑炎天，而症本虚寒，了无疑义。是必温补升阳，苟得相应，方有希冀。即投党参、黄芪、桂枝、鹿角、羌活、香附、半夏、归、断、远志、砂仁等味。外则漫肿坚硬者，敷以温煦丹（方见拙编疡科纲要），其中间粟点欲腐处，掺以天仙子合少许三仙丹（天仙子乃广东药肆中物，非本草书中所有，研为细末，提脓妙品）。两日后，脓毒稍聚，胃纳尚安，而畏风不撤，脉舌如故。乃以别直6克易党参，毛鹿角3克易寻常鹿角，更加附子、炮姜各3克，外用前药同治。五六日后，脓聚腐化，汁溃烂者，不过中间一道，而上下四旁之黑暗顽木坚肿者，蜕去浮皮一层，中已新肉莹然，红活鲜嫩，其入发际处，并发根蜕去，牛山濯濯，宛然柔嫩肌肤，乃一路温补，不及两旬全愈……寿颐前后所治此证，已不胜枚举，唯以温经宣络者多，若此案之大温大补，亦不恒有，则高年气血本虚，非此不可。固不当与彼年富力强者，作一例观也。

八、内风类中

南翔陈君如深，年甫三旬，躯干素伟，忽然四肢僵痛，不可屈伸，虽神志未蒙，而舌

784

音已謇，其脉浑浊，舌苔浊腻，大腑三日不行，此为肝火不藏，气血挟痰，上冲激脑，震动神经之病，治以清肝潜降，泄热涤痰，疏通大腑。

羚角尖水磨冲服 1.5 克，生石决明 30 克，生牡蛎 30 克，紫贝齿 30 克，生代赭 20 克，生磁石 20 克。

以上七味先煎，陈胆星 9 克，仙半夏 9 克，生白芍 9 克，莱菔子 9 克，石菖蒲 3 克，盐水橘红 3 克，礞石滚痰丸 15 克布包煎。

另用淡竹沥 60 毫升，加生姜汁三五滴，分三、四次温服。

右方服一剂，四肢僵痛大定，二便畅行，坐立自适，继以潜阳化痰，调治旬余，即以康复。

九、阳明腑实

兰溪王姓女，年 37 岁，冬温二十余日，先曾热盛，舌苔焦黑，服大柴胡汤加味，大便乃通，热减苔化，继又绵延旬余，外无大热，而口渴嗜饮，昨午言语谵妄，神志不清，医守叶派衣钵，谓为热入心包，与局方牛黄清丸，及芩连玄参菖蒲连翘鲜地等药。服后谵语不绝，通宵不寐。乃邀颐诊，脉两寸已伏，关尺亦沉而涩小，牙关紧闭，瞪目直视，而呓语无休，肌肤无热炽之状，但唇红齿燥，目赤颧红，显有内热，启示其舌，只望其半，尖边不红不燥，苔白不厚，口有腻涎，明是痰涎闭塞，非热陷心宫可比，但与寒凉，不为开泄，适以助痰以壅，遏抑不通，此牛黄丸之所以无应也。询知大腑旬日不通，而连日粥食，未见一次，侍疾者谓小溲颇长而气秒，矢气频转，腹不坚硬，虽脉证似不在下法之条，而有入无出，爆矢显然。经期适届而未行，无一非地道不通，闭塞成痞，假令再延一日，则脉沉者必伏而即不动不言，无声无息，以至于绝。然时医方且谓清心开窍，终于不济，徒知热入心包之不可治疗，而终不悟隔靴搔痒之药不对病也。奇冤又将谁诉？爰以桃仁承气加味，为开闭涤痰，疏通大腑，兼泄瘀滞之计。

瓜蒌皮 6 克，瓜蒌仁 12 克，桃仁 9 克，生大黄 6 克，玄胡索、当归尾、广郁金、青皮各 5 克，玄明粉 5 克（分冲），枳实 2.4 克，槟榔 3 克。

复诊：

服前药，入夜呓语大减，安睡两度，虽未大解，而腹中漉漉有声，仍转矢气，已刻再诊，脉涩顿起，两关尺俱滑而有力，虽寸脉尚小，目赤有眵，颧红未退，瞪目而视，两手微有振动之象，此则机栝已动，尚未水到渠成……。

十、崩漏

兰溪裕大京货店友人陈某室人，年逾三旬，庚申十月，崩漏不绝，延将二月，易医屡矣，脉细软，神疲色夺。授以参、术、芪、地、白芍、龙牡、地榆、紫草、艾炭、川芎、阿胶、萸肉、乌贼骨，桑螵蛸、二至、川柏、杜仲、川断、香附、香砂、陈皮，青皮，乌药等出入为方，三剂知，十余剂而胃纳加餐，脉起色转，渐以即安。

学习运用张山雷学术经验，
论中医治愈蛛网膜下腔出血并发"呃逆症"一例

兰溪名中医馆　邵志锋

蛛网膜下腔出血，在中医学中属中风、卒中之范畴，多属重危急症。笔者曾在家父邵宝仁的指导下，运用张山雷先生的学术经验，用中医辨证论治的方法，治愈蛛网膜下腔出血并发呃逆症一例。现就此病证介绍如下，以供同道研讨。

张××，女，74岁，系笔者之生母。1983年7月20日上午9时卒然昏扑于灶间，当即被送往医院救治。

检查：头后枕部及颈部剧烈疼痛，呕吐频繁，意识障碍，腰椎穿刺脑脊液呈血性，脑膜剌激症状明显。

诊断：脑卒中，蛛网膜下腔出血。

措施：立即组织抢救，用高渗葡萄糖、甘露醇等以降低颅内压，并给以上血类药物作为抢救的关健措施，同时给以适当的冬眠类药物用以加强对脑细胞的保护。

效果：西医药治疗一周后，患者突然出现呃逆一症，1～2分钟一次，精神意识仍障碍，虽经多次西药治疗，呃仍不止，且呃逆次数逐渐增多，院方已送出病危单。至此，家属已束手无策，笔者要求试用中医药治疗。

症见患者神情昏愦，烦噪不安，呃逆频作，呃声响亮，整个口腔及舌苔均生有白色云片状霉菌，少腹胀满，大便秘结一周未行，舌光红绛无苔，舌质干裂，脉沉细弦数，病势频危。

辨证分型：胃热阴虚，胃肠实热蕴结，呃逆实证，属本虚标实型。

治法方药：泄热存阴，养胃生津，标本兼治，用调胃承气汤合益胃汤法扩充。

大黄、芒硝、甘草、北沙参、麦冬、生地、玉竹、冰糖，加：西洋参、鲜石斛、柿蒂、刀豆子、代赭石、旋复梗、竹茹、麻仁，用鼻饲法灌下。

治疗效果：上方服药一剂后，神识稍清，似有便意，呃逆次数减少；二剂后，下燥矢十余枚，断续大小不等共约20余枚左右，腑通神志清，呃逆渐平，口腔内白色霉菌亦渐消退，并能自行服药。继以竹叶石膏汤方化裁，重点以调养胃阴为主，在中医药的治疗下，十天后，未留有任何后遗症，痊愈出院。

分析讨论：中医对中风的病因多以风、火、痰为主，其病理是血菀于上。《素问·生气通天论》云：血菀手上，使人薄厥。说明中风的病变部位主要在头部。

张山雷先生在《中风斠诠》一书中，中风总论第十三节"论时病杂病亦最多气血冲脑之证"，一文中指出："气血上冲，激动脑神经，而为谵妄昏迷…………时病之阳明热盛"，又谓"痰垫窒塞，地道不通，有升无降，是亦经文之所谓气上不下为厥巅疾，实即气血冲脑之证。苟得大便畅行，痰热开泄，气火即随之而下降，所以神识即能恢复、瘛疭亦能安定，又是气返则生之明证。此以中下实热蕴结，致令气血上升，虽与阴不涵阳，上实下虚之猝为昏瞀者，其情不同，而同为气火之上冲，则彼此若合符节。"

本例患者，年老体衰，平素肝阳偏亢，肾阴不足，阴虚不能养肝，阴不涵阳，肝阳日见亢盛，加之患者多年的高心病，故平时常有头昏头痛、耳鸣心悸，眼花目眩等症。在阴阳严重失调的情况下，致使阴亏于下，阳亢于上，肝阳暴张，阳化风动，气血上冲，血菀于上，心神昏冒，卒然跌扑，发为中风，故在上则表现为神情昏愦。

肝体阴而用阳，亢盛之肝阳侮及脾土，胃阴为之灼伤，胃阴不足，失却濡润，中下焦实热蕴结，胃气难以和降，势必气逆而上，这是造成呃逆症的因素之一。

阴津不足，不能下濡肠道，肠间实热燥结，腑气不通，故在下则为便秘，胃气失于和降，引动胃火上冲，这又是呃逆症成因之二，亦是口腔内生成白色霉菌的原因所在。

患者发病一周后，神情昏愦，呃逆不止，实则同为气火之上冲。故《内经》有"病深者其志哕"的记载。在急性病中病势有向严重方面恶化的趋向。因此根据中医学中的治疗大法：急则治标，缓则治本的精神，在关键的时刻当分清标本缓急。患者呃逆便秘为实症，阴津不足是其本虚。根据《仲景伤寒杂病论？第380条云："呃而腹满，视其前后，知何部不利，利之则愈"。同时依据张山雷先生前文中所述："……地道不通，有升无降……，实即气血冲脑之证。苟得大便畅行，痰热开泄，气火即随之而下降，所以神识即能恢复，瘈疭亦能安定，又是气返则生之明证"。

患者少腹胀满，大便一周未行，知期肠中实热蕴积已久，急当通腑泄热，急下存阴，故用调胃承气汤通腑泄热，软坚润肠：益胃汤养胃生津，合增水行舟之意。

腑气通，里热清，胃气得以和降，而亢盛之肝阳也得以潜藏，亦印证了《素问·调经论》云："血之与气，并走于上，则为大厥，厥则暴死，气复返则生，不返则死"的论述，气血下行，阴平阳秘，气复返则生，故使患者神清呃止。

如此重危急症，在中医的辨证治疗下，转危为安，体现了张山雷先生学术经验在临床指导上的正确性。先生亦自谓："……不妄治医三十余载，推此看足以贡献社会，稍能补救民生疾苦矣……"。

张山雷《中风斠诠》平议

浙江省中医药研究院　方春阳

张山雷先生是近代著名的中医界先辈，不但著作等身，而且临床经验也极为丰富，尤其是对中风的研究，更是青出于蓝，胜过张伯龙。张山雷先生于1917年撰成《中风斠诠》三卷。"斠"是古代量取谷物时刮平斗斛的器具，引申为拉平、划一的意思；"诠"的意思是阐明事理。自称此书"准今酌古……似尚能识得机宜，裨益实用。持论务求其平，因以《斠诠》为名"（自序）。书中对于中风病因病机的阐述，可谓精辟透彻，前无古人；而于治疗法则及用药步骤，尤其独到见解。其书确是理论与临床密切结合的精心杰构，故能为世所重。张锡纯先生谓此书"剪尽荆棘，大开觉路"，足见评价之高。

力辨外风入中之误

关于中风的病因学说，历代医家意见颇不一致，但大体可分为两个阶段。唐宋以前主要从"外风"立论，采用祛风散邪为治疗总则，张氏认为此病绝对不是"外风"，而是"内风"为患。在《素问》中谓之"大厥"、"薄厥"、"仆击"、"偏枯"、"巅疾"等。

（张氏认为《灵枢》是伪书，系将《甲乙经》变易篇名、改窜字句、颠倒先后而成，故不引用。）《素问》中虽有"中风"的病名，如《脉要精微论》："中恶风者，阳气受也"；"通评虚实论"："不从内外中风之病，故瘦留著也"；"风论"："饮酒中风"、"入房汗出中风"、"新沐中风"等，但没有一条指的不是外感之风，与《伤寒论》中之"中风"义同。内外有别，泾渭分明。造成概念的混乱，主要在于《甲乙经》。其《病形脉诊篇》等有"身之中于风也"及"五藏之中风"等语，与《素问》所论之"中风"吻合，指的是外风。可是在《八正八虚八风大论》中却说："凡此八风者（按：指的是大弱风、谋风、刚风、折风、大刚风、凶风、婴儿风、弱风），皆从其虚之乡来，乃能袭人，三虚相薄，则为暴病卒死"；又说："其三虚偏中于邪风，则为击仆、偏枯矣"。议论似是而非，含糊不清。由于混淆了界限，致使《诸病源候论》《千金要方》《外台秘要》等著名典籍亦沿袭其误，贻害后世。《金匮要略》因为是医圣仲景之书，故后世奉为治疗杂病之圭臬，不敢责难，反而曲为之解。其实此书曾经蠹烂，由宋人摄拾编纂而成，本非全璧，讹误脱佚，尤为严重。即如《中风历节病脉证并治》第二节："寸口脉浮而紧，紧则为寒，浮则为虚；寒虚相搏，邪在皮肤；浮者血虚，络脉空虚，贼邪不泻，或左或右；邪气反缓，正气即急，正气引邪，喝僻不遂。邪在于络，肌肤不仁；邪在于经，即重不胜；邪入于腑，即不识人；邪入于脏，舌即难言，口吐涎。"为后世论治中风所本，实则颇多疑窦。张氏认为此节所列喝僻不遂、身重不仁、神昏舌强等证，均属"内热生风，肝阳陡动"所致。这些症状在《素问》的"中风"各条中都没有提到，可见与《素问》的"中风"完全不同；所云在经在络，入腑入脏，也在《素问》所述的"中风"传变状态迥不相侔；与《伤寒论》的"中风"更是毫不相关，足以证明别是一病。此节"既误内风为外邪，又误风火为寒虚"，实属悖谬。从临床实践来看，卒然错昏，不省人事，口眼喝斜，语言塞涩，半身不遂诸证的发生，皆因于"内风暴动，气血上菀"。金元以后诸贤有鉴于此，故河间主火、东垣主虚、丹溪主痰，而张景岳则直名之为"非风"。无论从理论或临床任何一个角度来考察，就会发现张氏主"内风"之说是有其真知灼见的。

详阐内风为患之理

张氏认为中风之病因，至金元刘、李、朱诸家才渐悟为内风。明·张景岳则深入一步，始倡"非风"之论，谓《内经》诸风皆指外邪，与卒仆神昏之中风根本不同，其议论最为清澈，"开门见山，一语破的，固是铁中铮铮，庸中皎皎"。而与景岳同时的缪仲醇则指出："真阴既亏，内热弥甚，煎熬津液，凝结为痰，壅塞气道，不得通利，热极生风，亦致卒然僵仆……此即内虚暗风"，识见尤为卓荦。迨至清代光绪中叶，张伯龙之《类中秘旨》问世，中风之底蕴才得阐发无余。张山雷十分赞同《秘旨》的观点，即阴虚阳扰，水不涵木，木旺生风，而气升、火升、痰升，冲激脑神经，导致顷刻瞀乱，神志迷蒙，或失知觉，或失运动，皆脑神经为之震动，而失其功用之故，西医谓之"血冲脑"者，正与《素问·调经论》所说的"血之与气，并走于上，则为大厥，气复反则生，不反则死"相吻合。并补充出《素问·生气通天论》："阳气者，大怒则形气绝而血菀于上，使人薄厥"等条为佐证，又引《素问·脉要精微论》："厥成为巅疾"与"浮而散者为仆"，来说明病位与现代医学的脑血管意外相一致。"唯其气火大浮，有升无降，故于脉应之，且浮且数，当为眩晕昏仆之病"。火升气逆，必挟其胸中宿有之浊阴，泛滥上冒，所以此病之发，未有不痰涎壅塞，气粗息高者。即使外形或无痰塞，而其实气火俱浮，中脘清阳之气亦早已为浊阴蒙蔽。至于浊阴痰涎从何而来,不难从《内经》有关条文中得出答案。如《素问·通评虚实论》谓"……仆击,偏枯……肥贵人则膏粱之疾也"。可见这是嗜食肥甘厚腻的结果。肥甘厚腻最易伤脾,脾失健运则水液不能常输布,饮食不能化为精微,于是停积中焦,为湿为痰。总之,此病在标为风火交煽,痰气壅盛,在本乃阴阳偏胜,气血逆乱,形成本虚标实、下虚上实的证候。探本穷源,则标实本于本虚,上实本于下虚,故张山雷云:"虚阳之上升,即本于真阴之不足","盖真阴若充,肝阳亦必不动,肝之动,无不本于阴之虚"也。张氏对《秘旨》十分心折,除将其主要内容全部收入《斠诠》,详加阐释,尽情发挥外,并把自己的临床经验增入,以补其未备。如论内风上扰,气升、火气、痰升时之脉象,"皆寸关大而两尺弱,甚者且有上溢入鱼,而两尺不应者……《脉要精微论》所谓上实下虚,为厥巅疾者,正为此病此脉,描摹尽致",洵属阅历有得之言。一部《斠诠》,谆谆教人认定内风,"欲把金针度与人",其用心当然是十分可嘉的。

确立潜阳开痰治则

唐宋以前,既认定中风为"外风",以祛风散邪为治疗总则,用的是小续命汤、侯氏黑散等方,无怪乎受到张山雷的猛烈挟击。他指出"以麻、桂、芎、防扰动其风,升泄其气,必有百害而无一利……木已摇而更拔之,未有不速其蹶者";"果是外中之寒风,则何以重用寒凉?若为内蕴之风热,则温燥升散岂非鸩毒?"对于后世诸家张氏认为刘河间既知道此病为将息失宜,心火暴盛,应当明确这是"内动之风火",何以又说治之者用乌、附等热药是欲令开通经络,使气血宣行而无壅滞,岂非仍然不脱古人治疗"外风"之窠臼?其地黄饮子一方,中有附、桂、地黄等物,于气升、火升者格格不入,万万不可轻投。东垣论此病主气虚,而治法仍用小续命汤、三化汤、大秦艽汤、羌活愈风汤等,还不是依旧为外感风寒的套药,且与气虚毫不相应,"盖既非外风,何以可用续命、愈风之方?且既是气盛,何以又可用三化汤之通利?而大秦艽汤、羌活愈风汤又何能养血通气?"他如薛立斋、赵养葵、张景岳诸家,用药又偏于腻补,蛮钝不灵;唯缪仲醇颇有见地,认为"法当清热顺气开痰以救其标,次当治本"。至张伯龙始直探本源,尽发微蕴,阐明中风为"内风",首倡潜阳滋降、镇摄肝肾为治疗大法,然而美中不足的是没有重视治痰,入手投以龟版、磁石、甘菊、阿胶、黑豆衣、女贞子、生熟地、蝉衣之类,未免缓急失宜,须知气火俱浮,痰涎壅盛之际,阿胶、二地等滋腻之品适足以偾事。张山雷指出,此时潜阳镇逆之品固不可少,而"最着重处,在浊痰壅塞一层","潜降急矣,而开痰亦不可缓"。遵照《内经》急则治其标,缓则治其本的原则,主张分两步走,即先予开痰泄浊、潜阳镇逆,俟痰浊泄化,再投培补肝肾之剂未晚。如治陈如深,忽然四肢刺痛,不可屈伸,虽颇类痹证,但语言有时已觉謇涩,颊车渐渐牵强,大便三日不下,其脉弦大有力,虽不甚洪数,而指下浑浊模糊,舌苔又满白垢腻。遂断为"肝火不藏,气血挟痰,上冲入脑,震动神经"之病,投以清肝潜降、泄热化痰、疏通大腑之剂,药用羚羊尖、生石决明、生牡蛎、紫贝齿、生玳瑁、青龙齿、生磁石、生白芍、陈胆星、天竺黄、仙半夏、莱菔子、盐水橘红、礞石滚痰丸、淡竹沥等,一剂即二便畅行,掣痛大定,次日复诊即能起坐,四肢屈伸自若。后三年旧疾举发,患者自投潜镇化痰之剂脱险,复经张氏如法调治而愈。足见张山雷确立潜阳开痰治则,实为治疗中风闭证之不二法门。他还特别指出,脱证与闭证病机不同,治法判如霄壤。脱证系真阴虚竭于下,致无根之火仓卒飞腾,虚风内煽，气涌痰奔，上蒙清窍，卒仆昏迷，脉多微弱无神，甚或不能应指，但必不滑数弦劲，搏指有力；声音鼻息必轻微断续，或兼有痰声，但必不息高而长，气粗如鼾，此时急宜恋阴益液、潜纳虚阳；若兼见虚寒证候，则急须温养下元、摄纳浮阳，绝对不能使用闭证的治法。此外，张山雷对中风的脉象，颇多精辟的阐述；对中风应用的古方，仿尤在泾《金匮翼》之例，分为开关、固脱、潜镇、化痰、顺气、清热、滋养、通络八大类，一一剖析利弊，很有独到之处。然而由于历史条件的限制和个人的偏见，《斠诠》中也存在着一些问题。诚如冉雪峰先生所云：张氏"笃信内外，拘拘于肝阳化风一说，局局于潜阳熄风一义，不知外风、内风，不过脑病因素之一，脑之所以能致此等证象者甚多"。张山雷指责王清任之补阳还五汤为"抱薪救火"，其实该方用来治疗中风后遗症收效良多，不能因为学术观点不同而遽予否定。书中还将肢体刺痛与手足不仁、半身不遂相提并论，在通络诸方中罗列的又几乎全是治痹方剂，似有混淆痹证与中风之嫌。在治法中将清热并入潜镇，把滋养心液肝阴分为两节，亦欠妥当。然统观全书，白璧微瑕而已。用张氏之法指导临床实践，确能收到良好疗效，足以说明其理论是经过实践检验的、经得起重复的，而《斠诠》的学术价值，也就不言而喻了。

张山雷先生《中风斠诠》学术思想探要

河南省南阳市人民医院　李德成

一、内风类中病因水亏木旺

张山雷先生为近代名医，对中风的研究有独到见解，在其所著《中风斠诠》一书中倡明中风病因乃肾水亏耗，肝木横恣（水亏木旺），为气升、火升、痰升。崇尚《内》《难》、仲景，旁参诸家之学说，对内风类中病机阐述详明。

二、治分八法尤重镇潜摄纳

张氏指出：内风类中初起治法当守镇肝熄风、潜阳镇逆佐以开痰泄浊，至于培本滋阴只可渐渐参用。若不分次序，而于气火升浮、痰浊壅塞之初，即用滋阴与潜阳并进，既缓镇摄之力又助浊阴之凝。并撰方90首进行评议，列举八法分途施治：即开关、固阳、潜阳、镇纳、化痰、顺气、清热、滋养、通络。在八法治疗方药中，镇潜摄纳、清热、开痰三法撰用方药几乎占八法方药总数的一半。笔者多年来对内风类中之证因肝木横恣者投以平肝镇潜、清化痰热的方药每收捷效，无怪后人评价潜镇摄纳四字为"探骊得珠"之治。先生治类中并作了经验性的总结："要知凡百病变，肝阳最多，而潜镇柔肝之治收效亦最奇捷，果能善训其肝使不横逆以治百病肯有事半功倍之效"。并在评价王孟英的治疗经验时说："孟英治案……其生平最得力者，多在柔肝泄化四字之中。可见镇潜摄纳、清热、化痰对内风类中治疗的重要作用。

三、肾气式微，内夺而厥与大厥、薄厥迥异

在《中风斠诠》中，张氏对类中与其它疑似症状作了不可混同的解释。指出："素问

脉解篇之所谓内夺而厥则为瘖痱，少阴不至之厥是指肾气式微不能上行以致失音痿废之病，即房劳过度、百脉废弛、无气以动。瘖不能声乃肾气下脱，而素问亦名之为厥，与大厥、薄厥、煎厥元阳盛于上者，其病大不相侔"。并说："补中益气汤治肝阳犹木摇、犹拔之，补阳还五汤治肝阳犹如抱薪救火"。

四、镇潜为主，余法并行施治

张氏指出："肝阳上扰用芳香疏散反以开泄则气火愈浮，卒中痰壅误投大辛大热是速其毙"。采用气逆宜于通顺，偏瘫宜于宣通，心液、肝阴宜于培养，肾阴亏宜滋填，必以介类镇潜为主，清热开痰并施。其用药特色如：

1. 潜阳镇逆：珍珠母、紫贝齿、玳瑁、生牡蛎（牡蛎生用则咸寒沉降）、石决明、生龙骨、生龟板、鳖甲之类。

2. 镇坠收摄：生龙齿、磁石、紫石英、寒水石、玄精石、青铅、生铁落、代赭石、辰砂。

3. 甘寒熄风：竹沥、生地、生梨汁、麦冬、瓜蒌、玉竹、麦冬、胡麻仁之类。

4. 清热镇坠：生石膏、寒水石、生龙齿等。

5. 凉润敛阴：（以治肝阳上浮）羚羊角、玄参、白芍、五味子、麦冬之类。

6. 凉润抑降：生石膏、龙胆草、羚羊角、黄芩、白芍、紫贝齿、生鳖甲等。

7. 潜阳敛阴益液：于潜降药队中加入人参、阿胶、鸡子黄、天麻（潜纳虚风，滋养阴液）、山萸肉等。

8. 轻泄外风，疏达肝木：菊花、蝉蜕、桑叶、蒺藜、胡麻仁等。

9. 清热平肝，熄风化痰：羚羊角、生石膏、茯苓、竹沥水、猴枣之类。

10. 开痰泄浊，涤除垢腻：对形气壮实，痰浊壅滞采用荡涤之法。如稀涎散、礞石滚痰丸、控涎丹、青州白丸子之类。

至于胆星、天竺黄、竹沥、荆沥、桑沥性最和平，无论证之虚实皆可用之。石菖蒲根芳香化浊，涤除垢腻，直抵巢穴。远志味辛微温，最是化痰良剂。对于痰塞喉间，欲咯无力，药不能下者，用石菖蒲煎服猴枣平其冲逆之势以镇浮阳。至于温养下元、坠痰定逆用黑锡丹。

张山雷治疗脑血管病的经验

浙江省兰溪市人民医院　应志华

脑血管病与《内经》大厥、击仆、偏枯、巅疾等相类似，汉唐以后又称中风。然而中风之病在祖国医学文献里有二种不同性质的病证，一曰外风，由外感风寒所致，即《难经》《伤寒论》中所说之中风；一曰内风，即肝阳化风，猝然昏仆之中风。名同病异，但由于受当时历史条件的限制及《内经》风为百病之长的理论影响下，往往误内风为外风（即误本病为外感风寒所致）。故对中风的病因认识历来都有争论，治疗上表里不分，内外因混淆，竟以辛温升散之刚剂疗治昏愦猝仆之中风病。正如冉雪峰氏云："中风病在中医学理上实为一大疑问，氏录名义乖错，通令事实混淆，举凡昏瞀猝仆喎斜不遂等证，统谓之中风，统以祛风药主治，数千年来暗如长夜，不知枉杀多人。"

近代医家张山雷总结前人经验，主张中西合参，对中风病深有研究，著有《中风斠诠》一书，从中医角度出发对本病提出了一套较为完整的理论及治法，值得进一步探讨。现仅将其对本病的认识及独到见解与治疗经验介绍如下，以供参考。

（一）病因病机的认识

张氏说："《素问》明言'厥'为巅顶之疾，一句道破直与西学所谓血冲脑经同符合撰。"又说："《素问》有薄厥、大厥二条，固已明言其血苑于上，气血并走于上，今之西国医家定名为血冲脑经之病，只以实验得之，确是气火升腾，迫血上涌，冲激入脑，因而神经瞀乱，知觉运动顿失常度，扰乱及于何部之神经，即其一部肢体为之不用。"可见张氏中西合参，认识到本病的发生是由于血苑于上、气血并走于上的发病机理是相符合的。此外张氏也非常赞同张伯龙氏《类中秘旨》书中的说法，他说："其论内风昏仆，谓是阴虚阳扰，水不涵木，木旺生风，而气升、痰升、冲激脑经所致，是以顷刻瞀乱神经迷蒙，或失知觉、或失运动，皆脑神经之震扰而失其功用之病。西医谓之血冲脑者正与《素问·调经论》所谓血之与气并走于上则为大厥之旨吻合。"有关本病临床表现的描述，张氏说："猝暴昏仆，口服㖞斜，舌强不语、颊车不开、瘫痪不遂、痰涌涎流，或为目闭口开，撒手遗尿，诸候无非气血冲脑激乱神经所致。"以上所谓薄厥、大厥、巅顶之疾及临床表现的描述可以认定病名不管中风也好，大厥也好，只要具备以上所述见证，就是脑血管病无疑。

（二）独到见解及治疗经验

①关于小续命汤治疗中风的意见。

"猝中风欲死、身体缓急，口目不正，舌强不能言，奄奄息息神情闷乱者"这明明是一组内风之脑血管病的临床见证，与外感风邪之中风不类，而《千金》《外台》诸书提出首推小续命汤主之，且后人也继续运用此方。

张氏的意见则认为"所述诸证，皆内风暴动，气血上述，激动扰脑，神经失其功用之病，何尝有外来之风邪，且何尝有太阳见证。"小续命汤之治猝中风欲死，本是附会伤寒论之太阳中风，乃后人之论中风，有中经络之一证，又附会小续命之可治太阳证，而造此不可思议之病理。要知昏瞀猝仆之中风，既非在表之风邪，必非小续命汤之庞杂所能侥幸图功……不知方中既用麻黄、防风发汗，而合用芍药敛阴，已失仲景桂、麻二方分证论治之正旨……而更合以附子之温、黄芩之清，人参之补，庞杂已极，全非仲师家法。乃后人见其麻黄与桂枝并列，谬论此既仲景太阳经成例，观其方中并有阳证之黄芩、阴证之附子、遂谓可以通治六经，实属颠顶已极……究之亦表亦理、亦温亦清、丛杂繁芜，仍无法度可言，又安能用之而有效……而古人以麻、桂、芎、防扰动其风，升泄其气，必有百害而无一利。此证此方是木已摇而更拔之，未有不速其厥者，而古今诸书无不以此为治中风第一要方，总是误内因为外因之谬耳。

以上说明，本病在急性期，血压升高，阳升无制、用治外风的辛温升散之小续命汤疗治脑血管病是不适宜的。然而现在仍有人用此方治疗高血压引起的脑血管病，这是值得深思的。

②有关中风"内闭兼外脱"治法的不同见解。

"口开眼合，撒手遗尿汗出，痰涎壅塞，神识不知"这样一组主证，有人说："这是内闭兼外脱。"治法则认为既要救其脱，又要顾其闭，主张人参、附子与羚羊、至宝同用，这一论点及治法尚有争论。张氏经验认为"猝中之证，忽然气短神疲，身冷体倦，目合口开，二便不禁，不问有痰无痰，有汗无汗，皆阳气暴脱，非人参大力不能救危于俄倾，若蹻冷已甚且非参附不可……盖阴脱于里，阳亡于外，独参犹恐不及，故必合气雄性烈之附子，方能有济。"

笔者认为张氏的说法乃是经验之谈，口开眼合、撒手遗尿、汗出见证，这明明是脱证占优势，而痰涎壅塞则是次要方面。故张氏说：不问有痰无痰，在神识不知的虚脱情况下，如以参、附与羚羊、至宝同用，一热一寒药力不专，恐不能负救急抚危之重任，既要固其脱，又要开其闭，其结果顾此失彼，何能奏效？所以在病危的紧要关头，要善于抓主要矛盾，用药宜专，配伍切忌混杂，以免互相牵制，失其应有之作用。但闭证与脱证可以互相转化，在闭脱转化过程中必有一方偏盛，一方偏衰。闭证偏盛时人参、附子是否可用，脱证偏盛时羚羊、至宝是否适宜？假如内闭外脱而脱证偏盛时，急救之法是应用参、附加羚羊、至宝有效呢？还是突出重点用参附佐以竹沥，而不使用羚羊、至宝有效，值得探索。张氏引用尤在泾的话说："急救之法，药止二味，取其力专而效速。用人参须倍于附子，有痰加竹沥。"笔者认为此法很有道理，故羚羊、至宝配以人参、附子就会抵消参、附的回阳固脱作用。何况至宝是开窍药，适用于闭证，若脱证应当慎用，开窍之剂多香燥，当阴液耗竭、虚阳外脱时，误用则势必伤阴耗气，加速虚阳外脱而致不救。

③治标与治本之争。

中风之为病，猝然昏仆、人事不知，气升痰涌，舌强不语之急证，治标还是治本目前尚有三种论点。其一：有人效法李东垣主气虚，治法主张补气为主。其理由是"邪之所凑，其气必虚"；其二：有人认为精血亏损，水不涵木，木少滋荣致使肝阳偏亢，内风扰动而卒中，治法主张补阴潜阳，滋液熄风，其重点在于滋阴图本；其三：又有人提出该证是上实，而上实由于下虚，则其上虽实而亦是假实，其下虚确是真虚。故治法主张镇摄培补双管齐下，一气呵成。

张氏通过临床实践对以上三种论点及治法均不赞成。他说："邪之所凑，其气必虚，无论何病无不可以'气虚'二字笼统罩上，且果是气虚则治法自当以补气为主。然试问：昏瞀猝仆之时，气升火升，痰涎窒塞，参、芪、升、柴是否可投，若以气虚之说误用参、芪、术者，必致气壅血凝不能下降，良由参、术多脂，芪复升举，浊腻之物厚重不灵，则脑神经之功用不复。"对滋阴图本的论点，张氏说："风火披猖、挟痰上涌之时而遽欲顾其根本之虚，滋补浊腻适以助痰为虐，奚能有济？"经有明训，虽病本为虚而病标则实，当此猝暴之变治标为急，万不能舍其现状之壅塞于不问，而遽顾其根本之虚。培补一法，张氏的意见是治疗上缓急不分，次序颠倒是不适宜的。对气火升浮痰浊窒塞之初，即用滋腻与潜阳并进，方且缓摄纳之力、助浊阴之凝，当守定镇肝熄风，潜阳降逆一法，而佐之以开泄痰浊，方能切合病情而收捷效。至于培补阶段，张氏指出："必在潜降之后，气火渐平，神志渐定，痰塞已开，胃气来苏之时用以固阴益液，方能顾及病本之虚。"

以上张氏的独到见解及治疗经验，至今仍不失其临床实用价值。

④关于潜阳镇逆一法在本病治疗中的作用。

从中医角度出发，认为肝阳暴动，阳升无制是导致本病发生的主要原因之一。张氏认为五脏之性唯肝为暴，合之于木，动则生风。且其气左升则果用事，苟不顺其条达之性则

793

横逆恣肆，一发难收。其为病也，气火升浮，痰涎上涌，其有形之见证，然必以无形之风阳为之先导，而后火、气、痰得以凭藉之力，而其势愈猖……乃论者，唯知有痰中、气中诸候，专治其有形之火与痰，而不治其主动之肝阳……抑知气中、痰中诸候无不猝然眩晕而渐致昏愦神迷，涎流倾仆，是皆肝阳陡动为虐，亦即气血冲脑之变。张氏又说："据其剖验所见，凡是此病死者，其脑中必有死血及积水（脑水肿），血冲入脑，信而有证，顾血行于络脉之中，何故而上冲犯脑，竟致血管破裂，皆肝阳迫血上冲犯脑所致。"由此可见，本病患者由于阳升无制导致血压之骤然升高，气血并走于上致使病变发展至动脉管壁不能耐受的程度时脑血管破裂是相符合的。故张氏强调指出"苟能于乍病之时，治法必以潜阳降逆，镇定其上升之势为第一要务，佐以开痰顺气，使气血不走于上则脑不受其激动，而神经之功用可复。药如：真珠母、石决明、玳瑁、牡砺、龙齿……所以为潜阳之无上妙剂。"以上所列药物，笔者临床实践证明确有明显的降压作用。

⑤关于龙脑、麝香之类药治疗中风闭证的意见。

历来医家开窍喜用龙脑、麝香之类药治疗中风闭证，并说："热闭用牛黄、至宝、寒闭用苏合香丸等等"，独张氏有不同见解。他说："龙脑、麝香芳烈走窜，开泄无度耗散正气，抑且香气上升反以助桀为虐，扰乱神志，逼痰入络，酿成癫痫，不可妄试。而俗医见其痰塞神迷，谬谓痰热蒙其心窍，辄以局方苏合香丸、至宝丹、牛黄清心丸之类，大香大开，反以助其气火上激，何异藉寇兵而赍盗粮，必多一厥不振，是即《素问》所谓气不返则死者。"近人治此气血上升之闭证，尚多用芳香走窜，反以助其激动，危害更烈，必速其毙。不独脱证之恐其耗散正气而不可用，不可不察。故张氏强调说："此病之误于此药者甚多。然通国之医家皆不知其害，凡在医林极宜猛省"。然而运用什么药物开窍比较适宜呢？张氏指出："石菖蒲根气本芳烈，味亦雄厚，力能涤除厚腻而不致走窜太过，无耗伤正气之虞，用以引作向导，直抵巢穴恰如地位，不比脑、麝之芳香猛烈，泄散无度，反以助气火之上越，耗垂危之元阴也"。"又有远志一味俗书每以为能开心窍，不敢复用，实则味微苦、气微温，最是化痰良药，寿颐每喜用之，其有捷验，则亦治痰之要药也。考《本草经》：菖蒲辛温，主治湿痹；远志苦温，主治欬逆。一以辛散而开其湿痰之痹著，一以苦降而定其逆上之痰塞，则气自顺而壅自开，气血不复上苑，庶乎风波大定，神志清明，此乃菖蒲、远志之大功用也。"

（三）医案举例

胡氏七十老妪，体本丰硕，素多浓痰，突然昏瞀，口角喎斜，痰声漉漉，舌强语塞，手足不用，面有光辉，额有微汗，两手脉滑大弦洪。此高年阳旺，龙相陡浮，肝胆之火肆虐，气升血升，直奔巅顶致令脑神经骤失功用矣。先予猴枣三分，细研九节菖蒲八分泡汤送服，方用：羚羊角片二钱、生牡蛎一两、生龙齿、玳瑁片各五钱、云精石、代赭石各八钱（同打碎先煎）、陈胆星、宋半夏各一钱五分、大象贝、天竺黄、法煅礞石、大白芍各三钱、明天麻四钱、怀牛膝六钱、炒川柏一钱五分导之下行，另熬鲜竹沥一两和生姜汁五滴和匀合冲顿服。

复诊：药后神志渐清，舌伸语楚，痰涎已无，睡眠亦安，但仍有眩晕，头胀烘热，脉象已趋柔和，舌苔黄腻，尖边红绛。以前方羚角之半，而龙、牡、诸石、胆星等俱各减轻，除礞石、竹沥，加石解三钱，以清养胃气。再次复诊患者无恙而出坐堂前，苑然无病，胃纳亦安，眠食二便俱已照常矣。乃改服镇潜摄纳轻剂，少佐化痰清养，仍不用滋填

794

腻补一味，以窒塞气运。是病初发，势极汹涌，凡在医林孰不以为万死一生，必无痊愈之理。况在高年即使一厥不振，亦是考终正命，岂知一经投剂而轩然大波顷刻平定。正如山雨陡来，天昏地暗，而浮云一过，旭日高悬，凡此龙雷止此一法。然亦因投药及时，尚未误治，所以收效尤捷。

按：张山雷氏认为"浮阳之所以上冒，其源皆由于真阴下虚，不能涵敛，然此时阳升无制，挟痰热泛溢奔腾，汹涌波涛猝发难遏，标病最急甚于星火，断不当荒？与滋阴，反令腻药助痰长期势焰。"故在治疗中未用滋填腻补药一味，而收捷效。实践说明发病早期气火未平，地道未通，痰涎未化，切忌滋腻填补是很有道理的。

山雷谈戴阳症误治教训案

兰溪市人民医院　陈倚天

喻嘉言：治某左，伤风咳嗽，未尝发热，自觉急迫欲死，呼吸不能相续，诊之，见其头面赤红，躁扰不歇，脉亦豁大而空。喻曰：此症颇奇，全似伤寒戴阳症，何以伤风小恙亦有之。急用人参附子等，温补下元，收回阳气，不然，子丑时一身大汗，脱阳而死矣。乃服前药，稍安片刻。又同寝一医延治，逼出其汗如雨，再改服前药一剂，汗止身安，咳亦不作。询其所由，云连服麻黄药四帖，遽尔躁急欲死。然后知伤风亦有戴阳症，与伤寒无别，总以其人平素下之，是以真阳易于上越耳。

张氏指出：王孟英曰，有一种虽似伤风，实非伤风，乃下元根柢久亏，肾水泛滥以为痰，浮阳冲击而作嗽。今夏余偶诊高石泉之脉，右关尺浮弦而空，此脉甚可虑也。后石泉陡患伤风，冯某为之解散，次日便泄多次，黄某为之分清，第三日痰升气逆，自觉唇肿不能吸饮，邀余视之。唇何尝肿，而舌色晦暗无津，脉似蛛丝欲绝，乃阴脱于下，阳越于上，药不能挽，未几果逝。又一例，同此病，余一视而决其不治，盖虽似伤风而脉先虚促难寻也，旬日果败。颐（指张山雷）按：喻氏误读《内经》"冬不藏精"之精字，遂谓平素下虚，真阳易于上越，实则年四十而阴气自半，起居衰矣！所谓精者，统指人身露血津液言之，不仅是肾脏所藏之精，高年阴液必衰，纵然鲍欲多时，亦易有阴虚阳趁之变。小有感冒，误服泄散，肇祸最捷，弗谓感冒轻病而草率从事，则病庶乎其可也。故张氏列案二则，以资旁证。

案一，上海张某，年七十八岁，丁巳十月。病起小有寒热，即神识不清，语言错乱，喃喃不绝，烦躁不已，坐卧不宁，甚至痰声如锯，已三、四月。医投化痰清热，痰声已平，唯夜不成寐，呓语不休，载石农诊之。右脉强劲而歇止，左脉细数，舌苔浊垢而腻，尖边深红，面颧红赤，语无伦次，而多言不厌，渴饮溺多。知为阴竭于下，阳浮于上，热痰壅塞，蟠踞中州，火升气升，势且厥脱，证似内风类中，实则孤阳飞腾。老年本实先拨，戴阳之危症也。方用生牡蛎、生石决明各一两，青龙齿四钱，生鳖甲八钱，灵磁石四钱，生玳瑁六钱皆先煎，羚羊角一钱，水磨浓汁冲服，天麻、白芍各四钱，茯神、川象贝、天竺黄各三钱，远志、石菖蒲根、陈胆星（包煎）各一钱五分。服后片刻，即安睡四小时，醒来神志犹未了了，谵语未定。但所育已少，绝不似以前之昨响无休，是转泰之机。盖此症之戴阳，是阴虚于下而阳浮，非阴盛于下而阳越，于法尚须加之补阴，以留恋上浮之阳，非嘉言之参附法所可等视。如能于此时安睡之后，以前方加入人参、阿胶之类，此老虽危，或向可幸挽救。乃夜服此剂，而其家先已延沪上市医胡莱甫者。翌午翩然莅止，率尔一诊，谬曰：此外感积饮，湿痰蒙蔽心包之证，昨方关闭太重，恐已难治，草草写方，用防风、豆鼓、苏叶、苏子、荆芥、山茧、莱菔、神曲、贝母、川朴、石斛、竹茹十三味，消食化痰，似向近理，而温散独多，那不使其孤阳飞去，未刻煎服，而痰声立见，昏语更多，烦躁倍加，插手掷足，刻无宁晷，汗泄三度，夜半长逝。后询其素习之医云：此老脉代，已见一年余而病始作，可知体魄尚未大坏，且病起四、五日，犹不十分险恶，而竟以大队表药送其天年。胡某不审脉神，不察病状，并不问昨方服后，症情变动若何，而犹敢言潜降之不是，市医伎俩至此。喻氏明言一汗脱阳，而此老能出三次大汗，死于闭欤，死于开欤，已有定论。嘉言之说，不可诬也。（石农乃颐从娣之子，卒业于黄墙医校，所学尚不乖谬）而俗子竟能妄肆讥评，尤其可怪。

案二：嘉定朱君，年已古稀，丁巳冬偶觉不适，而无寒无热，神志亦不昏沉，但无情绪，自知萎靡不振而已。匝日不思饮食，延本镇医生诊视，其时尚无病状（惜未知此时脉象如何）。误认感冒，略与表药，服后陡然发热神糊，语无伦次，面赤唇红，乃延黄墙村朱巽初（系颐师阆仙先生长子）诊得脉乱无伦，重按空豁，知是老年元阴已竭，孤阳上浮，复为风药激其飞越，根本已离，亟授潜阳摄纳大剂，然服后竟不能应，遂辞不治，越二日而败。

按：以上教训案明显看出，痰嗽本非肺胃之病，故张氏说孟英谓："肾水上溢以为痰，浮阳冲激而作嗽"两句，真是勘透隐微之论，值得后人研究。

张山雷先生对柴胡的见解及临床应用

兰溪市人民医院　陈倚天

对柴胡一药之功用，历代医家论述颇多，笔者暂不述评。张山雷先生（以后简称先生）认为柴胡春初即生，香气馥郁，气味俱薄，禀受升发之性，昔人每以为少阳药者，以其具春升性质，而又疏土达木，最合少阳生发之气也。其治外邪寒热之病，寒热往来者，以"芳香疏泄，引而举之"，以祛邪气，自表份而介；且柴胡治呕逆，胸胁痞满诸证，皆"肝胆木邪，横逆为患"，以柴胡之升腾疏泄者治之，则寒郁解，而肝胆之气亦舒，木既畅茂，诸证自已；又若至久病气虚，正气不足，清阳下陷之候，非柴胡升举其清气，不能举之，则柴胡乃是必不可少之药。所谓脾阳不振之候，亦必以柴胡升举中气。

由此可见，柴胡功用有三：疏解少阳之半表半里之邪；疏肝解郁；升举阳气。在下各举一例以证：

1. 疏解少阳之半表半里之证

患者，杨某某，女性，32岁。三天前患上感，经输液治疗后未愈，前来我处，自觉畏寒，至午后每有发热，体温约39.6℃～38℃，胸闷胁满，喉间有痰，略有口干苦，舌淡红，苔薄黄腻，脉略浮滑。此乃表证未解，再传入里之少阳证候，疏解透表，祛邪清热为治，药用柴胡、黄芩、半夏、党参、甘草、大枣、生姜、瓜蒌、藿梗、象贝之品，服药三剂，发热已退，胸闷好转，舌苔薄腻，脉滑，复以化湿健胃之品巩固。

2. 患者张某，男性，46岁。平素嗜烟酒，三年前患甲肝，后戒酒，一月前查B超示肝区光点增密。自觉右上腹胀满，时有隐痛，脾气略躁，腹胀与饮食无关，纳差，口干苦不欲饮，舌淡红，边有瘀点，苔黄腻，脉弦，此为肝络不疏，气滞血瘀兼夹湿热内停之证，治以疏肝理气活血止痛，药用柴胡、枳壳、炒白芍、制香附、元胡、川芎、焦山栀、广木香、叩仁、生米仁、鸡内金之品，服药五剂，大有好转，纳增启，苔薄白腻，脉滑，以原方略加变动，续服伍剂而愈。

3. 升举阳气

患者潘某某，女性，30岁。患慢性浅表性胃炎五年，反复上腹作胀，食入更甚，前服中药多为理气和胃之品，药后略好转，停即又胀，前来我处，查B超示：1. 慢性浅表性胃炎；2. 胃下垂6厘米。面色㿠白，形体消瘦，头晕乏力，不喜饮食，舌淡，有齿痕，苔薄，脉细，治以益气健脾升阳之品，药用炙黄芪、党参、炙甘草、炒白术、当归、陈皮、柴胡、升麻、莪术、山药、鸡内金、无花果之品。服药30余剂，自觉腹胀减轻，胃纳渐增，再服20余剂，查B超示胃下垂2厘米，后以补中益气丸巩固。

另外，先生认为柴胡"味苦而气寒，性质轻薄，以升腾为用"，故凡寒热之气，积滞不宣，及痰饮水停之不得疏通者，得其升举宣发则清阳敷布，且积者化，滞者行。这里说明不管是寒热之气、积滞或是痰饮，凡是导致清阳不宣之证者，皆可利用柴胡之升举宣发，使清阳敷布而得治。案例：患者谢某某，女性，47岁。四天前患上感，用西药治疗后反觉头痛，耳闭塞几聋，需大声讲方得听见，咽痛，口苦胸闷，舌红，苔薄黄，脉滑，此为湿热之邪阻滞清窍，清阳不宣而致耳聋之证，治用清化湿热，清宣通窍为佳，药用龙胆草、柴胡、车前子、泽泻、菖蒲、生地、当归、木通、甘草之类，服药四剂后耳闭塞感大减，听力基本如常，续服二剂而愈。

此外，先生对各家本草关于柴胡主治的谬误也有评议，指出柴胡是祛病之药，非补虚之药。甄权药性论谓柴胡"治热劳骨节烦疼虚乏羸瘦"，是指"脾气不振，清阳陷入阴分"者言之，用柴胡振举清气，则气血自能宣畅，且可透泄其热，斯为热劳羸瘦之正法。"后人不知辨别，竟误以为劳瘵通治之良方，以升阳散寒之药，而妄称为补，大错铸成"。如洁古直以除虚劳之字为言；寇宗奭谓柴胡治劳，王海藏所谓产后血热必用柴胡等等，流弊固亦不浅。又仲景少阳病以胸胁满痛，心烦喜呕，胁下痞满等为柴胡证，浅者用此而误认柴胡通治肝病，则治病反以增病，千里毫厘，误人最捷。

故对柴胡的功用主治，先生约而言之，"止有二层，一为邪实，则外邪之在半表半里者，引而出之，使还于表，而寒邪自散；一为正虚，则清气之陷于阴分者，举而升之，使返其宅，而中气自振"。至于肝络不疏一证，"实皆阳气不宣，木失条达"所致，于治疗剂中，"加少许柴胡，以为佐使而作向导，奏效甚捷"。先生指出："此为柴胡之真实功用，此外别无奥义"。

张山雷学术思想在肿瘤临床上的应用心得

兰溪市中医院　方秀兰

摘要

本文据张山雷《籀簃医话》中部分医语阐述张氏某些学术观点对肿瘤科临床的指导意义。一、治小病防大病，体现了早期诊断早期治疗的学术观点。恶性肿瘤是一进行性发展的疾病，诊断、治疗的早晚直接关系病人预后的好坏，故对肿瘤临床有特别积极的指导意义。二、四诊合参，更重问诊。从问诊和四诊合参中收集资料，获取信息，抓住疑点，进一步做深入的有针对性的现代医学手段如影像、超声、内镜或病理的检查，有利于肿瘤的早期发现。三、攻补兼施，缓缓图功。肿瘤是一虚实夹杂之重症，所以张氏治疗血瘀癥结时强调治之且攻且补，相其虚实之多少，攻补兼施，而不可妄攻、蛮补，这对肿瘤临床有直接的指导意义。四、健脾化痰湿，崇白术、茯苓。白术、茯苓能健脾健胃、化湿化痰，前者重在健脾胃，后者重在化痰湿，两者相辅相成，而肿瘤病多脾虚，每有痰凝瘀结之病机，且现代研究也证明白术、茯苓均有抑癌作用并能提高机体免疫力。所以白术、茯苓作为一药对配合其他中药用之于肿瘤，常能获取一定疗效。

《籀簃医话》是张山雷先生一生中所著唯一之医话集，书中所论，内容涉及广泛，见解独到精辟，体现了张氏诸多学术观点和思想，读后颇受启发。其许多学术观点对肿瘤临床工作也颇具指导意义。本文就张氏其中几个观点对现在肿瘤临床的指导意义结合自己的临床经验作一阐述。

一、治小病以防大病

张氏在《籀簃医话》开篇就写道："百病初起，多非大症，果能于初起之时治之得法，虽有大病，亦能化大为小，而小病何致酿成大病"。此言应是张氏临证几十年的心得。这也正体现了肿瘤临床中预防为主、早期诊断、早期治疗观念的重要性。临床上许多病症初起皆非重症，许多突发之重症也必有其因，只是临床上医患皆未能关注其发生发展过程中的蛛丝马迹而已。恶性肿瘤是临床上的重症，其发病机理虽然现代医学也未能阐明，但从中医角度看，肿瘤发生发展的病因病机有其变化规律。正气亏虚、情志失调、邪毒内聚、痰瘀互结、久而久之而成肿瘤。这是中医认为的肿瘤发病的基本原理。肿瘤之发生发展有一个过程，所以临床上要积极治疗一些癌前病变如萎缩性胃炎、胃肠道息肉、胆道息肉、粘膜慢性溃疡、肝硬化等，来预防恶性肿瘤的发生。比如萎缩性胃炎的患者前来就诊，虽然经过中药辩证治疗症状可能会有较快的改善，但胃粘膜的萎缩性病变不可能较快改变，所以在临床上，萎缩性胃炎一般都要服中药半年以上，经过胃镜检查和病理活检其萎缩性改变消失才停药。胃肠道息肉一般在内镜检查发现时就要及时摘除，并定期内镜检查，如有复发再行摘除，并给予中医中药治疗，预防复发。还有就是要去除一些疾病诱因，如情志不畅、吸烟酗酒、食品污染、环境污染等，防微杜渐，阻断肿瘤的发生。不良情绪会导致人体内分泌功能紊乱，使免疫系统功能降低，容易导致癌症发生。所以，保持良好情绪是保持健康、改善免疫状态、避免癌症发生的良好途径。提倡均衡饮食、体育活动以及维持适当体重等健康生活方式，就能预防 1/3 的最常见癌症。避免在生活与工作中接触污染空气、放射线以及过度日晒等对于癌症预防也非常重要。提倡早期预防、早期诊断、早期发现、早期治疗。在肿瘤未起之时给予正确预防，可以预防肿瘤的发生；在肿瘤初起之时给予及时诊断、有效治疗，可以明显延长患者的生存期，提高生存质量，提高肿瘤的五年生存率。

二、四诊合参，更重问诊

张氏在临床辨证时注重四诊合参，尤其强调问诊的重要性。他在《籀簃医话》中说："凭脉辨病只是参考之一端，而病机之来源、病状之变化、以及从前服药之相宜与否，医者非仙，奚能预料。苟非明问，直同盲瞽"。张氏之言笔者深有同感。从诊断而言，望、闻、问、切都是必须的，但通过中医望、闻、切诊发现肿块进而确诊，肿瘤可能已较晚期，此时的治疗疗效和病人的预后相对较差。例如在锁骨上触及淋巴结，很可能是肺或消化道肿瘤远处转移之故，病情已是晚期。故在早期病人的诊断上，望、闻、切诊基本不会有特殊意义。切脉也只能了解病人体质之大概，要能早期发现癌症只能从问诊着手。通过问诊，可以了解疾病的症状特点、发病的诱因、病情的变化、病史的久暂、抓住疾病的蛛丝马迹循证溯源，才不至于贻误诊断的良机。许多医家在临床上更重切脉，以切脉辨病为能事。笔者认为，脉学确有诸多奥秘，但切脉全凭医家之感觉，与之对所感知脉象的理解和判断，主观性较强客观性偏弱，显然，作为肿瘤诊断手段意义不大。在肿瘤的诊断上能够起重要作用的是问诊。数年前，曾有一女性患者咳嗽数月不愈前来求诊。胸部 CT 检查，仅示肺纹理增粗。精神爽，纳便寐均可，脉平，舌淡红苔薄白。望、闻、切诊、辅助检查均无殊。曾用多种抗生素和中药辨证治疗，收效甚微。经反复追问病史，得知曾有一次痰中带有少许血丝，当时自认为咽中热血，且仅有一次，不以为然。故从未与医家说起。笔者抓住痰血这一症状，建议患者做气管镜检查，后经气管镜检查确诊为早期肺癌。如此由仔细问诊发现端倪进而确诊恶性肿瘤的病例临床上不在少数。可见问诊在肿瘤诊断上的重要性。

从治疗而言，现在到中医肿瘤科来就诊的癌症患者，很大一部分是手术后或放化疗后的病人，肿瘤医生首先必须通过问诊来了解患者各方面的信息。比如患病的部位、手术的方式、肿瘤的恶性程度、病理类型、病理或临床分期、已经做过哪些治疗、治疗后的副反应、既往史、就诊时的症状和体征等等，从中来判断疾病的严重程度、、恶性程度的高低、复发风险的大小、预后如何，通过先前的治疗产生了哪些脏腑功能的失调和气血津液的损伤。再通过望、闻、问、切四诊来综合判断机体正气、邪毒的盛衰。如鼻咽癌放疗一般容易造成黏膜腺体的损伤，津液亏虚阴津不足，常常表现为口干、舌燥、鼻干、舌红苔薄少，临床上必须长期应用石斛、麦冬、沙参、生地等养阴生津的中药。还有的肺癌放疗后的病人常常容易出现咳嗽、痰浓、发热等症，临床上常常以肺癌合并感染收住入院，使用多种抗生素疗效却并不明显。这类病人经询问曾有胸部放疗史，诊断放射性肺炎，施以适当的中医治疗效果往往显著。还有，肿瘤病人一旦发现患病，特别是晚期病人，往往四处求医，寻找民间土方偏方，服药一段时间没有好转或病情加重才来就诊。此时尤其须通过问诊详细询问仔细甄别，才知就诊时的症状体征是其疾病所致，抑或是服用土方之副作用所致，或是两者皆有，从而正确判断，辨证治疗。是故问诊在肿瘤的诊断、治疗上皆有很重要的意义。望闻问切，以问为重。

三、攻补皆施、缓缓图功

张氏在论及血瘀癥结治疗时强调"治之且攻且补，相其虚实多少，斟酌用药，缓以化之。"论杂病治疗又曰："人之有病，无非气化血液机械不灵；而药以治病不过借其性情，以引导此身之气血而运动之，非疾病是身外别有一物，而药之除病，竟以涤污垢，可以刮而去之。"又曰"病之不以一日建功者，杂病多有之。本非急症，但能对病发药，自可缓缓图功，药不必重，最是正宗。且有虚虚实实之病，宜补宜攻，更当应变随宜，妄攻固足杀人，蛮补亦必贻害"。张氏所言对肿瘤的治疗很有指导意义。肿瘤是内伤杂病之重症。患者因劳倦太过、或饮食不节、七情失调、或房劳伤肾以致正气亏虚，导致邪留、毒聚、痰凝、气滞血瘀而成。而邪毒内聚痰瘀互结反过来又阻碍人体气血阴阳的化生，以致正气更虚。所以说，肿瘤的发病是一个因虚致实、因实致虚、虚虚实实、虚实夹杂的病症。治疗上应必注意虚实皆顾，攻补皆施。

临床上，对于早中期的病人，能够采取手术治疗，一般尽量手术切除，术后跟进化疗或放疗。这个阶段，中医中药治疗处于辅助地位，宜调理为主，补气养血，健脾和胃，理气化湿或养阴生津，降低其副反应、顾护其正气、增加放化疗的疗效，旨在放化疗的顺利进行。切勿在患者术后或放化疗期间马上用一些清热解毒、以毒攻毒之类的药，以免更伤正气，增加胃肠道和肝肾毒副反应，不利于放化疗的顺利进行。

待手术和放化疗结束后，中医中药的后续抗复发维持治疗就显现出非常重要的作用。一方面，手术和放化疗导致患者元气大伤，气血津液不足，脏腑功能失调，中医中药辨证治疗可以补气养血、养阴生津，健脾和胃、促进机体脏腑功能的恢复，特别是脾胃功能的尽快恢复。脾胃健运，气血乃生。另一方面，许多肿瘤病人发病前就存在长期的机体功能失调情况，或脾胃素虚、或气阴不足、或热毒偏盛、或痰湿壅堵气机失调、或平素情志不畅肝气郁结或房劳伤肾、肾精气不足等等，这些都需要长期的中医辨证调理以期达到机体内环境的逐渐平衡。再则，肿瘤既成，热毒聚结痰凝瘀堵固已日久，虽手术刮而去之，化疗放疗去其大半、衰其大势，但其余邪未了，易游走脉络，或隐匿脏腑经脉之间，侍脏腑机体功能虚弱之机蓄势而发。故肿瘤手术后、放化疗后的患者中医中药的维持抗复发治疗非常重要。皆需要攻补皆施，且攻且补。切勿妄攻峻补，一味补之，恐不能祛邪，一味祛邪，亦易伤正。辨证对病发药，药量自不必大，以期缓缓图攻。故一方面调理脏腑虚实，使虚者实之，实者削之，调整机体脏腑阴阳气血津液的平衡，保持机体的内环境平衡，使机体的内环境不适于肿瘤的生长；另一方面，针对机体久积邪毒痰结须长期、适量应用清热解毒祛邪化痰散结之剂，如白花蛇舌草、半枝莲、白毛藤、藤梨根、山慈菇、天龙、浙贝母、莪术等，其中清热解毒中药用量在 15～30 克左右，每张处方一般用 2～5 味。不宜大剂强攻峻补，峻补易阻碍气机流转，强攻易伤正气，产生毒副作用。如此通过长期的适量的辨证辨病用药来抑制肿瘤细胞的生长或杀灭癌细胞，达到预防肿瘤的复发转移。这个过程是必须长期的，需要三五年的时间，甚至更长。曾有我市郊区一颅脑胶质瘤术后的病人，经笔者中药维持治疗五年，病情稳定，未见复发，生活自理，且能下地劳动，遂自行停药。半年后颅内肿瘤复发，无法切除，最终不治。多年临床实践证明，通过中医中药的长期辨证辨病抗复发维持治疗能明显降低癌症的复发率、转移率。

晚期肿瘤和高龄老人肿瘤治疗目的，是改善症状，提高病人的生活质量，抑制肿瘤的生长速度，延长生存期，达到长期带瘤生存的目的。治疗也以攻补皆施为原则。攻，能一定程度地抑制肿瘤细胞的生长，减慢肿瘤的生长速度；补，能提高病人的机体免疫力，调理机体脏腑的功能，改善或解除病人的症状。大部分晚期的病人和老年患者在中医中药的治疗下，能很好的带瘤生存，甚至有望消除肿瘤。笔者从1996年12月起长期治疗一俞姓大肝癌男性患者，今年85岁。患者诊断大肝癌后，曾请上海肝癌专家介入治疗两次，肿瘤有所缩小，后一直在我处服用中药治疗。长期服用健脾养阴、清热解毒、化痰散结中药，肿块每年不断缩小，今年上半年复查B超肿块已完全消失，历时18年。正应了张山雷先生的话——"但能对病发药，自可缓缓图攻"。可以说，张山雷先生"攻补皆施、且攻且补、缓缓图功"是肿瘤中医治疗的精髓。不当之处，敬请批评指正。

《中风斠诠》的意义及应用——八法治疗中风病例举隅

兰溪市人民医院　吴恨非

张山雷先生为近代中医及教学大家，学验俱丰。《中风斠诠》是先生重要著作之一，亦是其最得意之作，先生自叙"不佞治医卅余载，唯此差足以贡献社会。"书名中所谓的"斠"是古代量粮食时刮平斗斛的用具，古通"校"，即校正、校对义，引申为主持公平；"诠"即解释，诠解、诠证等，引申为说明事理。对此，先生的解释是"准今酌古，似尚能识得机宜，裨益实用。持论务求其平，因以《斠诠》为名，贴诸同好"。

该书上自秦汉，下至唐宋，层层剖析，严密训诂，旁征博引，新见迭出，指出中风一病为外风引起乃是大误，投以祛风药治疗乃是误上加误。唐宋以降诸多医家予以质疑，从内因寻找原因，虽然逐渐接近原委，先生嫌其不能中肯而纠其偏。当他见到张伯龙之《类中秘旨》，心中有悟。《中风斠诠》本《素问·调经论》血之与气并走于上则为大厥和《素问·脉要精微论》"厥成为巅疾"为旨（巅顶即头顶也），参用西学"血冲脑经之说"，倡用潜阳降逆为主法治之，使两千年来对中风病名、病因、病位、治疗各方面混淆不清者，一扫而廓清之。经过许多民国医家的验证，该法确实能取得较好的效果。如同被誉为海内三张之一的张锡纯医家称其为"治验昭然，理法大备，竟为二千年来国医界开一新纪录"。泰兴医家杨百城赞"《中风斠诠》三卷溶中外于一冶，集古今之大成"。徐州医家高行素，以其亲疗中风验证后指出该书决非"文章侗傥，而方药无灵；理论精辟，而实验难必"之作，首肯其实用性。

本人根据先生研创的中风治疗八法，即：闭者宜开、脱者宜固、肝阳宜于潜降、痰涎宜于开泄、气逆宜于顺降、心液肝阴宜于培养、肾阴渐宜滋填、偏瘫宜于宣通，运用于临床疗效显著。现选其代表性案例分述为下，以资印证。

案例一：王某某，女，67岁，时住兰溪市人民北路。1976年5月21日突然昏仆，不省人事，其牙关紧闭，鼾声粗，面色潮红，口角歪斜，左侧肢体刚劲，形体消瘦，脉弦劲，舌红，证属中风闭证，急拟凉开。

至宝丹一颗、羚羊角片3克，炖汁烊冲至宝丹，徐徐灌入。

按：患者系兰溪市溪西小学柳姓老师之母，发病那天我凑巧在市区人民路，忽见柳某某神识慌张，并告诉说：她娘昨天都好好的，今早迟迟不起床，呼之不应，不能言语、昏迷不醒。邀我帮其母治疗，遂作出如上处理，并陪其到附近药店配药，幸那时尚有至宝丹、羚羊角，价亦不贵。当晚，柳某某特来我家告诉说，其母服药两小时后已逐渐苏醒。后用平肝潜阳，滋水涵木诸法，治疗一月得以恢复。

案例二：伍某某，女，85 岁，时住我院 12 病区 15 床。2006 年 4 月 21 日，患者以脑血管意外脑卒中收入住院，病人昏迷不醒三日，口开目合，右侧瘫痪，发热汗出，脉弦舌红，喉间痰声漉漉，高年类中昏迷，病情危笃，有内闭外脱之虞，急拟固脱开窍。

安宫牛黄丸一颗，川贝 5 克，道地西洋参 10 克（与川贝同炖取汁烊牛黄丸鼻饲灌入）。

按：年高中风昏迷、发热汗出、神机不用、口开目合、内闭外脱之生死关头，症情可谓到了最危重、最重要时刻。一剂投后 4 个小时毫无动静，续用原方再服而渐苏醒，病虽逾险岭但未入坦途，后中西医紧密配合治疗而逐步好转。

案例三：龚某某，男，78 岁，时住兰溪市赤溪街道姓潘村。2010 年 10 月 11 日，患者曾两次中风，心烦易怒，耳如雷鸣、半身不遂，口角稍歪，大便干结，脉弦劲，舌红少津，面色潮红，状如饮酒之态，亢阳上越之征，当以潜降泄化为第一要义，仿张锡纯镇肝熄风汤加通腑。

生龙牡各 30 克，石决明 30 克，生赭石 30 克，龟板 15 克（以上之品均先煎），天冬 10 克，生白芍 15 克，玄参 15 克，麦冬 15 克，怀牛膝 10 克，金铃子 10 克，生地 10 克，石斛 10 克，明天麻 10 克，甘菊 10 克，夏枯草 20 克，生军 6 克（后下），元明粉 5 克（另包冲）。

按：病人为高血压病患者，曾于 1989 年、1997 年两次中风，经治愈但留下跛足。此次因鼻腔大出血住我院治愈后，出院两天后再次中风，即进镇肝熄风汤加硝黄取其平肝泄化，通下腑实，兼顾津液，亦即增液承气汤之意，并取大黄凉血之功，防其火借风威再度引起鼻衄，调治三个月，逐渐恢复正常，但仍有跛足。

案例四：朱某某，男，78 岁，时住金华市婺城区白龙桥。2008 年 11 月 11 日，患者中风多年，勉强维持，发现近日神识有所恍惚，喃喃自语，弄舌、渴不欲饮，半身不遂，卧床不起，形体瘦削，唇裂、舌光如镜，大便多日一行，干结如羊屎，脉细微略数，此乃真阴亏损，心肾不足，木少滋荣，有动风之势，病情甚重，预后难以逆料，姑且予以大定风珠加羚羊，以尽人谋。

生白芍 15 克，阿胶 10 克，生地 20 克，麦冬 20 克，石斛 20 克，五味子 5 克，生龟板 20 克（先煎），生鳖甲 20 克（先煎），西洋参 10 克（另煎炖服），鸡子黄两枚自加，羚羊角片 3 克（另包久炖，多炖多服），明天麻 10 克，生牡蛎 30 克（先煎），僵蚕 10 克，火麻仁 15 克，柏子仁 10 克，蜂蜜二匙（兑入药汁），徐徐多次饮服。

按：高年患病多年，正气衰败无疑，心肝肾之阴皆不足，有动风之势，舌光如镜，大肉已脱，且有喃喃自语，预后较差，不可掉以轻心，姑予吴鞠通之大定风珠填阴熄风，加羚羊、天麻、僵蚕之平肝，柏子仁、蜂蜜合火麻仁润下导滞并徐徐多次饮服。然生命之树常绿，投药之后逐渐好转，守原法加和胃之品，两月后在家人搀扶下能走动及站立、坐等。

案例五：马某某，女，48 岁，时住东阳市千祥镇。2010 年 3 月 18 日，患者有高血压家族史，患高血压三年。前一日突然右面部麻木，口角歪斜，右侧肢体发软，心中烦闷，脉弦洪，舌红苔腻，喉间常觉痰滞，体态肥腴，肝阳上亢，阳化风动，挟痰上扰，须防血冲脑经，入腑入脏。急拟平肝潜阳，熄风化痰，扭转病势。

石决明 50 克，代赭石 50 克，生牡蛎 50 克，珍珠母 50 克（以上药均先煎），玄参 25 克，生地 10 克，焦栀子 20 克，生白芍 15 克，双钩藤 10 克（后入），金铃子 10 克，赤芍 10 克，丹皮 15 克，陈胆星 10 克，僵蚕 10 克，川贝 5 克，蜈蚣 2 条，淡全蝎 3 克，决明子 20 克，甘菊 15 克，夏枯草 15 克。

按：体态肥腴、痰热之躯是中风病的基础，高血压病是中风病的前奏，一旦病发，病情极易变化，嘱其先在兰溪住下观察，自诉一帖药后，麻木有好转，五帖服完时，口角歪斜已除，心中烦闷大减，带药七贴回去，往返兰溪、东阳数趟，逐渐恢复正常。嘱其不要麻痹，注意观察血压和饮食宜忌、情志等，慎防复发。

案例六：范某某，男，81 岁，本院退休职工。2012 年 3 月 27 日当日晨起感到右颊、右侧肢体麻木乏力，鼻塞咳嗽，纳呆，神识清楚，脉弦舌白，诊为外风诱发中风，治当外祛风邪内即熄风化痰、通络活血，调节脑神经功能，并嘱其 CT 检查。

秦艽 10 克，白蒺藜 10 克，牛蒡子 10 克，杏仁 10 克，生谷芽 10 克，薄荷 5 克，广地龙 10 克，僵蚕 10 克，制白附 3 克，地鳖虫 10 克，淡全蝎 2 克，蜈蚣 2 条（以上两味研粉吞），明天麻 10 克，桃仁 10 克，红花 10 克，丹参 15 克，川芎 10 克，陈胆星 10 克。

按：患者经 CT 检查为左侧基底节腔隙性脑梗塞，中医认为属中经络之中风，且有外感在身，临床由于感冒受凉、疲劳诱发中风病发，实乃屡见不鲜，所以祛风药不能不用，平肝镇静熄风，化痰活血通络本为对证，故五剂后自诉大有好转。二诊时撤去祛风药，再诊，则恢复正常。

昔贤有谓"成方有定式，而疾病无定形。活变之法，随人智慧"。我对中风复杂之症候在分清主次的情况下，无不予以多法综合应用，如阳亢痰壅气逆之病人，则平肝化痰顺气合并应用；对水不涵木者，则平肝滋肾并用；对阳亢痰壅络闭之证，则潜阳化痰宣通而用之。此即徐大椿所谓"医者如对敌之将、操舟之工"，圆机活法，灵活运用之意也。

参考文献

《中风斠诠》.张山雷著.

《近代名医学术经验选编——张山雷专辑》.（浙江省中医药研究所、浙江省兰溪县医科所编）.

《张山雷医学论文集》.王咪咪主编.

《中风斠诠》之发挥

兰溪市人民医院　吴恨非

由于中风病为内科大病和难治之病，有起病突然、发病率高、致残率高、死亡率高的特点，为历代医家所重视，亦是当今医界临床研究的重大课题。有人称张山雷先生其《中风斠诠》一书是两千年来对中风病名、病因、病位、治疗各方面混淆不清者一扫而廓清之……是不过分的，是誉之无愧的。本人就先生研创的八法治疗中风疗效显著，曾作文交流。另一方面，由于在实践中又是不断加深认识，不断产生飞跃的，时代在前进，科技在进步，概括了实践、认识、飞跃的整个过程。特别是现代医学的微观观察和中医学的整体把握的深化，许多现代的医疗仪器的应用如 CR、CT、MRI 等以及生化检查内容的扩大和检测水平的提高，远非先生昔日可比，为续先生"中西汇通"之弦，不负先生"唯冀后起，完续残编"之望，本人在张山雷先生的中风理论的基础上，结合近代中西医的发展成果，汇总当代几位中风治疗医家之见，集本人治疗该病的数十年所得所悟，对中风的中医治疗作进一步的思考和总结，补充于后，权作发挥，供同仁们参考。

一、中风病当有"血冲脑经"与"脑缺血"之不同

张山雷先生论中风病以《素问·调经论》"血之与气，并走于上，则为大厥"为旨，参用西学"血冲脑经"之说，其临床表现为突然昏仆、不省人事、喁僻不遂，疾病之危重属中风入腑入脏，治疗重潜降，这无疑是正确的。但是，临床上人们还可以观察到大量的无神志改变，但有口眼喁斜、语言不利、半身不遂之中风，属中经络之症候，借助现代医疗仪器检查，可以明确知道该类中风基本属脑梗塞、脑栓塞、脑血栓引起脑局部缺血（缺氧）继而引起脑神经功能失调而发生的，这与"血冲脑经"之病理有着显著区别。北京某医院对中风 120 例（急性缺血性脑血管病）按中经中腑中脏的进行分症，属中经者 98 例，中腑者 17 例，中脏者 5 例。而吉林有人总结了该院治疗高血压动脉硬化性脑出血 80 例的临床报告，按中医辨证分为闭症、脱症，其中闭症 65 例，脱症 15 例，无一例中经络者。从两组统计数字我们也可以看出中风病有"血冲脑经"和"脑缺血"两种不同原因引起。"血冲脑经"一般属中脏腑；"脑缺血"一般属中经络。"血冲脑经"危重；"脑缺血"较轻。"血冲脑经"当以"降"法为主治疗，"脑缺血"应以"通"法为主治疗。"脑缺血"的病理揭示不但为活血化瘀药的应用提供了理论依据，是《中风斠诠》之后，中风的理论体系的再完善。

二、中风病应及时运用活血化瘀药

鉴于脑血管阻塞或脑梗引起的"脑缺血"的中风病的病理揭示为中风病人应用活血化瘀药提供了理论依据，有学者还认为就是对脑溢血病人亦应把握时机应用活血化瘀药。如吴士元临床家曾强调说"血管梗塞不通、中风便一日无望可愈。血肿一日不消，险境则一日难脱，若脑疝形成，病人就雪上加霜，危殆立致矣。"郭士魁临床家提出"对于中风病人，脑血栓形成的病人应立即用有力的活血药活血通络。对脑溢血者急性期过后或一周以后也可使用活血药，促使血肿尽快吸收。"本人在临床治疗中亦善用活血化瘀药，对于脑溢血病人出血是否已止，结合 CT 复查，中西合参，经验和数据相结合。辩证地运用如熄风化瘀、养阴化瘀、益气化瘀、痰瘀并治等法，常获满意效果。有人对 95 例中风病人进行了活血化瘀为主的综合性治疗观察，该组对治疗前后的甲皱微循环、脑电图及脑血流图三项指标进行了观察分析，实验室指标结果表明，治疗后均比治疗前有所改善。这亦对中风病人应及时运用活血化瘀药提供了依据。

三、虫类药对中风病的治疗具有特殊功效

虫类药是动物药的一部分，由于它是"血肉有情""虫蚁飞走""有的含有毒素"，具有独特的生物活性，引起历代医家的格外重视，并有奇特经验，弥可珍贵。现代对虫类药最是深入研究、最有研究成果者当属朱良春临床家。朱氏对虫类药治疗八大系统疾病将神经系统疾病的治疗列为首位，足见虫类药对中风病之疗效。郭士魁临床家对于中风病每

选用全蝎、蜈蚣、僵蚕、乌梢蛇等虫类药。他认为虫类药对大脑功能的恢复有良好的作用，因此不论急性期、恢复期都应用才好。吴士元临床家精于虫类药的应用，他曾说："补身体血肉有情为上，用虫类药治疗中风病效果也属上乘，特别是有些有毒之物更是有特别的效果。"

本人对虫类药的运用亦相当有收获。最使人欣喜的是某些中风病人，辗转各处就医不愈，视其既往处方，理法方药，浑然一体，当属上乘。我仅在前方的基础上加用全蝎、地龙、蜈蚣、地鳖虫一类，即效验大显。

四、"补阳还五汤"在中风后遗症治疗中的缺陷

中风经过救治神志转清后，或中经络者，经过一定时间治疗后的仍出现半身不遂、言语不利、口目不正，称为中风后遗症，因患病时间较长，其症多属本虚标实。清代医家王清任创立了补阳还五汤，方中重用了黄芪四两，合当归、赤芍、地龙、川芎、桃仁、红花活血化瘀药组成，治疗中风后遗症效果卓著，治此症者多宗之。对于中风后遗症，似有言必称补阳还五汤。殊不知此乃为"气虚挟瘀"而立，临床运用应当对症，不能板方僵化。依临床所见，中风后遗症中属于"阴虚挟瘀"类型并不少见。其实本有原委，一则该病本为肝阳暴张，阳升风动，气火上冲迫血充脑，若得救治，虽然神识转清，但阴津大耗，炉火未灭；二则中经络一类，属五志化火，损伤津液；肾水不充，木少滋荣；临床占数不少。先哲有云："血有如舟，津有如水，水津充沛，血始能行，若津液为火灼竭，则血行淤滞"。这与气虚无力运血而致血瘀阻滞迥然不同，一阴一阳，大相径庭，临症不可不辨。每当此，我采用魏玉璜之一贯煎加赤芍、丹皮、桃仁、地龙等收效较佳。有人对中风后遗症病人随机统计 60 例，并按中医分类属"气虚挟瘀"的 32 例，属"阴虚挟瘀"的 28 例，这在数据上亦支持"阴虚挟瘀"类型病人在中风后遗症治疗中不可忽视的观点。

五、中西医汇通之续

张山雷先生认为"若《素问》所论内风自动，眩晕昏仆之病，则通评虚实论所谓仆击偏枯，肥贵人则高粱之疾也（高粱读为膏粱）。以富贵家肥甘太过，酿痰蕴湿、积热生风，致为暴仆偏枯、瘁然而发，如有物击之使仆者，故日仆击。"时至今日，物质丰盛，吃喝过度，大腹便便之人比比皆是。现代医学揭示，此类人每有血脂、胆固醇、血压偏高，血粘度过稠以及脑血流的异常，列为中风高危人群，这与两千年前认识的富贵人家、高粱、仆击、偏枯之疾，遥相呼应，合拍汇通。又如张氏对中风病机一再强调肝阳不潜、风从内生、气血上苑、血冲脑经。这与现代医学所表达的血液对血管壁压力过大，对脑血管冲击增剧，脑血管容易破裂溢血甚为吻合。张氏主张的潜降镇逆治疗之法亦有明显的镇静和降压作用。虽然说法不一，但实际治疗意义是一致的、相通的，是彼此合符的。正如民国医家陆渊雷先生所指出的"表面看来，中医和现代医学是无法统一，也无需统一，其实留心一下社会发展，中医学的发展过程，就可显见双方是可以统一，也必须统一的。"我非常赞成这样的话，并坚信这一天的到来。

参考文献

《中风斠诠》. 张山雷著.
《实用中医内科学》. 黄文东总审黄星垣等主编.

備注：
（1）郭士魁：临床家，曾任中医研究院西苑医院副院长；
（2）吴士元：临床家，曾任浙江医院副院长；
（3）朱良春：临床家，曾任南通市中医院院长。

张山雷运用柴胡的经验

浙江省兰溪市人民医院　张丽萍

张山雷临症组方，柴胡用量往往较轻，甚至只用几分，故有人说他"怕柴胡如虎"，其实不然。张氏用量之少是取其轻清发散，或在配伍中用作向导，药物用量之多寡，因病而定。该用少的反用多就起反作用，该用重的反用轻就无效果。故药之用量，贵在确当。张氏不是怕柴胡不敢重用，而是对柴胡深有研究。他在《本草正义》中论柴胡一药就有五千余言。他指出："散肌热、潮热、寒热往来等证，只可少少佐使，通达腠理，暂为向导，必非主任之才"，又说："如遇诸般肝胆实火之证，能于潜摄抑降队中少加柴胡二、三分以疏肝气，藉作向导，奏效甚捷"等等。由此可见张氏运用柴胡确有独到之处，现将其独特见解及运用经验整理如下。

一、对柴胡主治的认识

《本经》谓：柴胡味苦平，主心腹，去肠胃中结气，饮食积聚，寒热邪气。张氏见解是"柴胡味苦而气寒，性质轻清以升腾为用"。故凡寒热之气，积滞不宣及痰食水停之不得疏通者，得其升举宣发，则清阳敷布，而积者化，滞者行，此《本经》所以主心腹肠胃中结气，并治饮食积聚，寒热邪气矣。而《别录》所以除伤寒心下烦热．并及痰热结实，胸中邪逆，五脏间游气，而又能治大局停积水胀，皆"气机壅滞，而痰食水气因以阻结者"以柴胡之轻清者，鼓动其气机，则寒热食积，痰结水停，俱可治疗。此与破积导滞主义有别，非柴胡之能攻破积聚，消痰逐水也其主湿痹拘挛者，则阳气宣布，而络脉通调。斯痹著者行，而拘挛者伸矣。

对柴胡的主治，张氏指出："柴胡主治止有二层：一为邪实，则外邪之在半表半里者，引而出之，使还于表，而寒邪自散。一为正虚，则清气之陷于阴分者，举而升之，使返其宅。而中气自振。"至于肝络不疏一证，实皆阳气不宣，木失条达所致，于方剂中加少许柴胡，以为佐使，而作向导，奏效甚捷。

二、柴胡能升清气，是指升举脾胃之气

石顽提出："脾胃有热，阳气下陷，柴胡能引清气，亦退热，故东垣补中益气汤用之以引肝胆清阳之气上行，兼以升达参芪之力"。张山雷有不同见解。他说："柴胡能升清气，是升举脾胃之气，而肝胆之气，必不可升，教猱登木，为害最厉，石顽此说大不可训"。固柴胡为疏肝胆之郁药，不是引肝胆之气上升。山雷又指出："柴胡春初即生，香气馥都，气味俱薄，禀受升发之性，与其他之苦寒泄降者，性情功用，大是不同，昔人每以柴胡为少阳药者，以其具春升性质，而又疏土达木，最合少阳生发之气也。其治外邪寒

热之病，寒热往来者，则以'芳香疏泄，引而举之'以祛邪气，自表份而解，故柴胡亦为解表之药，而与麻、桂、荆、防诸物专主肌表者有别。然昧者，固其可以解表，一见发热，动辄乱投是又大谬不然矣"。

三、对柴胡能平肝胆横逆的看法

有人谓柴胡能干肝胆之横，张氏认为，既非镇摄之品，何以能制刚木之横？仲景少阳病，以胸胁满痛，心烦喜呕，胁下痞满等为柴胡证，本为外感之寒遏抑正气，肝胆刚木，不得条达，故以柴胡疏散其寒使肝胆之气条畅，而诸证自安。因此有人误认为柴胡能平肝胆之横逆，而遇木火上凌之头痛眩晕，耳鸣耳胀，目痛耳聋，胁痛胀满等证，亦复以柴胡为必需之品，妄与宣散。这种不辨是郁非郁，概投柴胡，愈以助其鸱张，误人最捷。至于肝之郁与不郁如何辨之，则必以寒热往来，胸胁苦闷为主证矣。

四、对柴胡治虚劳发热，下虚发热的论点提出异议

《甄权药性》谓："柴胡治热劳骨节烦痛，虚乏羸瘦"是指"脾气不振，清阳陷入阴分"者言之，用柴胡以振举清气，则气血自能宣畅，且可透泄其热，斯为热劳羸瘦之正法，后人不知辨别。竟误以为劳瘵通治之良方，以升阳散寒之方，而妄称为补，《日华本草》竟有"补五劳七伤"之句，洁古亦直以"除虚劳"等等，误世甚多。张氏认为柴胡禀春升之性，而以气胜，故能宣通阳气，祛散寒邪，是去病之药，非补虚之药，在脾虚之病用之者，乃少许引导作用，籍其升发之气，振动清阳，提其下陷，以助脾土之转输，所以必与补脾之参芪术并用，非即以柴胡补脾也。对"下虚之热"投以柴胡举之上升，提出批评，他说"这是使之脱离根底，如百谷丽土，阴液本虚，拔之石上"。并指出："东南主人，体质多簿，而在膏粱之家，又复多逸少劳，嗜欲不节，肝肾阴虚十恒八、七，而脾胃阳虚十不一、二，则治虚热而不辨阴阳，浪用柴胡者，其杀人唯恐其不速矣。"

五、对"热入血室"必用柴胡的意见

王海藏谓产后血热必用柴胡，又说，经水适来适断，洁古俱小柴胡汤加四物汤及秦艽、丹皮等为调经之剂，张氏极为反对，他说此法非唯不辨虚实，且合用四物尤其庸陋更不可训。《李氏纲目》亦谓柴胡治热入血宣，《石顽逢源》亦谓必用柴胡，而徐灵胎之《伤寒类方》，竟提出治以小柴胡汤之说尤为可骇。他指出："柴胡治经事适来之实热症，势必瘀热更炽，阳气上浮，不仅助其昏愦，可使发狂而逾垣上屋，亦可使其逆经倒行变为吐衄……仲景小柴胡汤一条，明明言经水适断，此为经净自断者而言以经行既净，则血室空疏，而邪热乘之，陷入下焦，乃是虚证，故以柴胡提其下陷之气，而参、甘、大枣，方为对病，必非谓凡是热入血宣皆用是方。亦有经行未净，热盛瘀结，因而适断者，更当破瘀通经，尤非小柴胡之升举补中所可妄试……。然古今为本论作注者，竟谓小柴胡一方为通治热入血室之要药，岂非大误。"

关于外公张山雷和浙江兰溪中医专门学校

兰溪名中医馆　邵志锋

外公原名张寿祥，字颐徵，别号遯盦，后改名寿颐，字山雷，江苏嘉定马陆镇石岗村人，居嘉定城内塔南大街（今上海市嘉定县）。前清同治十二年农历七月三十日出生于一个普通商人家庭，民国二十三年农历五月初八日逝世。（公元 1873～1934 年）享年 62 岁。

外公资禀聪明，五岁启蒙，六岁入私塾，十一岁时对四书五经，约能成诵，十九岁考取秀才，平时好学不倦，经史之外，诸家百子之书靡不涉猎，精通小学训诂（是研究文字解释的一门知识），由此知识学问日益广博，后因其母病风痹，经常延医服药，为了懂得医护知识，始购置医书，自备参考。时值家庭多难，环境变迁，遂无心乡举（科举制度的晋级考试），弃儒习医，对医药经典文献及历代名家著述，朝夕钻研，以求贯通，并向当地名老中医俞德玶、候春林、黄礼泉学习，质疑问难，获益良多。

功夫不负有心人，数年之后，学业增进，亲友邻居，有以疾病相告者，给方服药，亦能相应，然而外公仍自感不足，决定进一步深造，于光绪二十九年负笈于同邑黄墙朱阆仙门下，朱氏医学，家传五世，精通各科，对疡科尤有专长，盛名鼎鼎，百有余年。远近前来求治者，日以百计。朱氏把生平经验，家传秘方，毫无保留地传授指点，外公得其教诲，学验日益丰富。

其时西方资本主义国家对我国进行种种侵略，门户开放，西方医学也随之传入中国，喧宾夺主，祖国医学，日受排挤，反动政府，崇洋媚外，对数千年来保障中国人民身体健康的中医中药，恣意摧残，梦想加以消灭。中医事业有濒临灭亡的危险，中医药界人士，莫不群情愤慨，表示反对和抗议。外公身临其境，有鉴于中医教学方式，"人自为师，家自为政，以致学求荒芜，贻人口实"毅然表示以讲求进步，实力竞争为职责，遂协助其师于 1914 年创办了我国近代医学史上较早的"黄墙朱氏私立中国医药学校"，冀以"发扬国粹，造就真材"。并委外公为教务主任。于是向全国发表《宣言书》《编制课程意见商确书》……等，理直气壮，大声疾呼，征求医药界同人的呼应和赞助。他在《宣言书》中写道："……虽天荒乍破，何能遽抵纯金，而积意膏蠲，终当大弘法教。此日荜路蓝缕，且与二三子芟剪荆榛，他年切磋琢磨，尚望千万人扶持国学。士各有志，愚见如斯，天听有灵，吾言不食……。"高瞻远瞩，语重心长，充分体现了他对振兴中医教育事业的信心和展望。讵料学校开办甫及二载，即因阆仙先生病逝而中辍。外公壮志未酬，同人星散，感叹之余，乃黯然赴沪行医，俟机再起。赴沪后的外公，其时的医所和住址是上海白克路九如里隔壁祥康西弄 705 号。

1918 年 8 月，由谢观，丁甘仁，包识生等人在上海创办了神州中医专门学校，此时的外公已年届 46 岁，不仅具有精湛的医术，也具有一定的办学经验。包识生等人力邀外公加入神州医学总会，并恳请他在神州中医专门学校任教并编写教材。据张山雷《重订中风斠诠》自序云："其时医会粗具雏形，医校成立仅赖包君奔走，得会中同仁解囊相助，草昧经营，遽而开课，讲堂资料仓猝无征，猥承下问，谆嘱赞襄，乃以此稿授之，遂有医校之铅印本，是为拙编之杀青之始。"反映了当时仓促成立的上海神州中医专门学校，皆很缺乏师资和教材，然而却给年富力强的外公张山雷，提供了施展才华的机会。

浙江兰溪中医专门学校是浙江省第二所中医学校（第一所中医专门学校是 1917 年 < 民国六年 > 开办于杭州），在全国的中医办学中也有相当的地位。

兰溪中医专门学校的创办，起因是由时任兰溪县县长的南海盛鸿涛，他有感于在亲人患病的过程中，感觉到地方上医药水平太低，同时又有感于兰溪仅有繁茂的药业贸易而缺少名医与诊所，深感缺憾，有必要采取强有力的措施，以发扬国粹，培植医学人才。1919 年春于是就发起创办兰溪中医专门学校，开始是公立性质，后由于县里没有这笔固定的经费，改由县药业公会私立，经费由药材经营贷款中抽一定数量（大约是一元货抽五厘）来充当。最早是请杭州人张灏（字韵笙）来主持教务的，因未能称职而离去。1920 年由当时的校长诸葛超（字少卿）专程往上海求访名师，经上海神州医药总会推荐，遂聘请嘉定名医张山雷为兰溪中医专门学校教务主任，以宿愿未偿，常萦梦寐，今日机缘迁合，幸逢知己。时年 47 岁的外公欣然接受聘请，于 1920 年仲春来到了兰溪。

外公张山雷为什么肯远离乡土到兰溪办学？据 1927 年《同学录》上的张氏自序："唯时颐以拙稿数种多未峻事，得藉校务鞭策可以相与有成，乃遂骤然就道。"可以看出，外公对中医教学事业是多么热忱？他不远千里来到浙江兰溪，鞠躬尽瘁，泽被四方，是中医界学习的楷模。

学校的地址在兰溪，是一处石库门的大院落，原来属兰溪县药业公司。校园相当宽敞，除神农殿外还有许多亭台楼阁，草木扶疏，是学子生活与学习的好地方。自办校以后，原来药业公司只保留角落上的二间办公室，后来又在后进花园内建造了一所楼房，上面是教职工的办公室，下面是一排教室，师生都住在院内，彼此密迩，有利于切磋。校内学术空气活跃，这从所印行的历届《同学录》及《浙江兰溪中医专门学校学生自治会会刊》上的许多文章上，就可以得出这个印象。如民国 26 年 5 月印行的学生自治会会刊，除题词及序之外，共发表医学论文、政治论文、诗文等文艺作品多篇。

到校之初，除了有完好的校舍外，一切都须从头开始。作为兰溪中医专门学校的教务主任，外公根据其在黄墙中医学校的办学经验，向学校董事会提出：确定办学方针，提出教学规划及招生计划和培养目标。并起草制定了"兰溪中医专门学校章程"，其中规定：学生入学前须经考国文一门；凡中学毕业生与青年中医均可免试入学，年龄定在 16 ~ 26 岁以内。学制初为五年，后改为四年，其中预科二年，正科二年，首先学习中医基础理论，其后学习以临床各科为主。整个教学设想，大多按照黄墙医校之经验，课程设置也基本与黄墙医校相同，即以生理学、卫生学、脉理学、病理学、药物学、药剂学、诊断学，七者为经、内、外、女、幼、针刺，五科为纬，并由外公专任其事。

办学之初，由于十分缺乏教材，外公则把早年在黄墙医校编写的《本草正义》《中风斠诠》等先用于教学。他说："是稿也，肇始于甲寅之秋，襄助吾师同邑朱阆仙先生，创立黄墙中医学校于家塾，编纂以作讲堂课本。越六载而游浙之兰溪，忝任医校讲习，重订旧稿，印刷讲授。"随着教学过程的须要，各科讲义也随之相应充实。其中生理解剖一科，采取现代医学科学知识，借助他山，补我不足，选用《英医合信氏全体新论》一书，详加疏解，融会贯通，补充中医学说内容，为以后中西医学交流导其先机。尊古不泥，洋为中用。

外公主持医校教务，除编写讲义外，并兼任课堂主要课程，他上课时，围绕课文内容，突出重点，结合临床实践，条理分明，生动活泼，能使听者心领神会，欢欣鼓舞。学生有疑问请教先生，无不详细解释，循循善诱，启发开导，使学生明白了解，深受教益。

学校的全部讲义都是外公自己编写的，共计廿多种，约一百多万字，其主要者为以下几种，《重订医事蒙求》1卷，《全体新论疏证》2卷，《经脉俞穴新考正》2卷，《本草正义》前集7卷，《难经汇注笺正》3卷，《脉学正义》6卷，《沈氏女科辑要笺正》2卷，《钱氏小儿药证直诀笺正》2卷，《张洁古脏腑药式外正》3卷，《疡科纲要》2卷，《病理学读本》2卷，《湿温病医学平议》1卷，至于前面所述的七科为经，五科为纬，与上述讲义书目原是并不平行的，例如生理学即指《经脉俞穴新考正》，病理学指名家医论（收集喻嘉言、徐灵胎、陆九芝、莫枚士诸家）。

学生每学期结束前，都要进行闭卷考试，毕业前由各科教师出题目，在课堂外行开卷考试，实际上须要做四、五篇论文。由于学风好，考试严，及师资雄厚，办学有方，因而毕业出来的学生质量是很有保证的，浙江兰溪中医专门学校在张山雷外公的主持下，办得非常出色，由于成绩卓著，口碑载道，从初办时的生源以本县为主逐渐的有从外地来校学习的，其中有金华、义乌、龙游、浦江、汤溪、宣平、松阳、遂昌、江山、东阳、遂安、武义、寿昌、绍兴、分水、淳安、衢县，外省的如江西的玉山、广丰、安徽的休宁等，可见该校的影响之广。该校在省内、省外的一些毕业生在新中国成立后都已成为当地的医疗、教学、科研方面的骨干，为我们中华民族培养出大批优秀的中医人才。学校创办于1919年，到了1937年（民国26年）的下半年由于抗日战争的暴发，而被迫停办，前后共19年。由于该校的学制是预科、正科各二年，毕业了一期再招第二期，因此实际上是每二年招生一次，第一期正科毕业生是从学校创办后第四年毕业，即1923年（民国12年）共33人，到学校停办为止，共毕业了八期正科生159人，加上预科毕业及正、预科的肄业生，共计学生556人，分布在江、浙、皖、赣、上海等省市。外公逝世后的数年中，本省及邻省县市有志学习中医者，仍相继慕名前来，络绎不绝。（附表如下）

学生毕业期类及毕业时间		人数
正科毕业生	第一期（1923年）	33人
	第二期（1925年）	11人
	第三期（1927年）	14人
	第四期（1929年）	25人
	第五、六、七期（1930～1935年）	58人
	第八期（1937年）	18人
预科毕业生		109人
肄业学生		288人

浙江兰溪中医专门学校从整个教学设想上来看，有以下几个特点：

一、由浅入深，循序循进。如医学方面的第一门课就是《医事蒙求》，这是外公自编的中医启蒙式课本，从阴阳、五行、脏腑，以至于药物、方剂，先给学生来个初步入门，以后再逐渐深入。

二、是着重基础。中医研究的是古代典籍，国文的程度如何对学习中医有很大的关系。第一年的国文课，课程分量不轻，而且每周要学生做篇作文，以增进对古文的理解与写作的能力。

三、已具有初步的中西医结合的思想。从课程来看，生理学、病理学虽然内容都是中医理论，已冠以西医的名称。而且，还单独设立一些西医课，如《全体新论疏证》就是以英国医生合信氏《全体新论》为蓝本而加中西结合讲解的。

四、是广徵兼容，而又能卓有己见。外公学富五车，对祖国医药学的历代文献既专且精，但绝不人云亦云，亦不轻易的否定前人的学识，而能有自己的意见。这从他最早的著作《读素问·识小录》《中风斠诠》等，到各种医案平议都可以看出。

五、是重视实践。正科学生每天都要临床学习，实践联系理论，结合实践再学理论，所以能学得深，用得上。学生毕业后的质量有保证。

外公博览群书，治学严谨，酌古准今，通权达变，遵古而不泥古，信今而不盲从，故能融会贯通，取精用宏。他主张学医首先应从研读经典文献入手，认为《素问》《难经》《伤寒》《金匮》犹如儒家的《四书·五经》"微言隽义，层出不穷。"必须于此精研有得，打好基础，然后阅读后进各家著述，才能有所根据，不致误入岐途。但是这些古代经典，大多传于后人之手，几经传写编辑，残缺讹误，已失本来面目。因此读者必须自具识力，去粗存精，去伪存真，使古书能为我用。

在提到具体学习方法时，他指出，对以上诸书"只能就原有的白文细细读去……其有不甚可解者，则姑置一边，留待日后再读再解，或者自己功夫日进，治验丰富，则必有昔日之所不解者，俟至异日，而一旦豁然者。"反映了他提倡独立思考，深入钻研，实事求是的科学态度，对后学很有启发。

他又认为随着时代气候的变迁，疾病的性质也和自然界气候相推移而有所不同，"虽古方可以治今病，然对病乃以用成方。"如汉魏以前的虚劳多属阳虚，故《金匮》主张用建中汤等温养之剂，今则多见阴虚发热之症，古法已非所宜。"……其余杂病，多有变迁，以古准今，殊难吻合。"说明古方今病，贵在变通，不可墨守成规，食古不化。

外公对于各家学说经验，采取实事求是的分析态度，精当处加以赞扬，错误的提出批判，旗帜鲜明，绝不含糊。例如：他对《王孟英医案》非常称赞，他说："王氏临症轻灵，处方熨贴，亘古几无敌手。"可谓推崇备至。而在批判温病伏气问题时，又反对他在《温热经纬》中"竟将《素问》《伤寒论》等许多病症，一律归入伏气病中，不许世间有新感之温病热病，岂非咄咄怪事？"又说："寿颐尝谓《王氏医案》条条剖切，唯《经纬》一书，不能独出己见，阐发真理，实王氏书中之最坏者。"

又如清末蓬莱张伯龙根据《素问·调经论》："血之与气，并走于上，则为大厥……"一节经文，参考西医学说，著有《类中秘旨》二卷，证明祖国医学中的"中风病"即西医所谓"血冲脑经"，由于肝阳上亢，迫令气血冲激入脑所致；治法必以潜阳摄纳为主，并批判古人习用小续命等汤温升燥烈之害。外公一见此论，"不禁泥首至地"心诚悦服，叹为千百年来中风病的一大发明。他所著的《中风斠诠》一书，就是根据张伯龙之书加以补充发挥而写成的一部杰作。然而在治疗方法，步骤和某些观点上则与张伯龙有所分岐，已在其所著的《中风斠诠》中分别提出纠正，并得到同行们从实践中证明他的意见是正确的。

外公在临症时，四诊并重，而尤注意望舌。他说："舌苔由肺胃气化熏蒸而成，如土之有苔，故以为名。（原注；'苔'《伤寒论》作'胎'义不可解，当以作'苔'为正）。医家临症，察病舌苔黄腻、厚浊、紫、绛、灰、白，色泽荣枯，即可判断病情之寒、热、虚、实，再合以望色，闻声，切脉三者，病虽万变，可无遁情。且有时较之辨脉更为确而有据，信而有徵。盖脉象尚有与见症不相符合者。如阴盛格阳之浮火空虚，阳明腑实之沉涩细小，苟在初学阅历未多，识力未定之时，鲜不为假象所眩惑。唯一望舌苔，则病情之庐山毕现不能丝毫假借。"并强调："辨舌一道，即认为诊断上第一要着，亦无不可。"所以在临症处方，除详叙脉，症，治法外，必备述舌苔形色，以资参证，从而提高疗效。

外公好学不倦，他在晚年时茶余饭后，仍手不释卷，对学生的期望也是很殷切的。他教导学生说："学校之卒业有定期，而学力之深造无止境。况乎病理药理以愈加探讨而愈得证明，岂仅三、五年间所能兼容并色，无所不贯！……所冀诸同学循此而往，博览以扩见闻，守约以求实践……若徒守此三、五十册校中成作，以为能是已足，抑亦未矣！……。"语意殷拳，发人深省！

外公胸怀旷达，平易近人，受到师生和社会广大群众的尊敬。平时诊病不计报酬，遇贫苦病人，不但不收诊金，而且在处方上加盖自己的图章，嘱其向指定的药店配药，由药店记在自己的账户上，亲友邻居，有以生活困难相告者，则慷慨解囊相助，无吝色。这些助人为乐之举，身受其惠者，深为感动。

外公不仅是我国近代著名的中医学家和中医教育家，而且知识广博，他对古今字体的变迁，很有研究，又爱好鉴赏古文碑帖，名家书画，分析其流派和优劣，且能雕刻各种字体的印章，可惜这些经他亲手制作的作品和他珍藏的碑帖画卷，尽在抗日战争，日军占据兰溪县城时，全都损失了。书法方面，他擅长书写各种篆体字；晚年用小楷书写的手稿，字体端正，结构苍劲，仍不矢早年风格。

外公读书阅报速度快，能一目数行，记忆力也很强，他编写教学讲义，或叙述病案时，下笔千言，毫不费力。在他的一生中能够有这样广博的学问和著作，是和他的阅读与写作能力分不开的。

外公因其母病风痹，弃儒学医，步入医坛32年，其中包括在兰溪中医专门学校任职15年，这就是他自己所说的"一伎半生"。在这半生中诚如前面所讲的，外公在繁忙的教学临症之余，还留下近30种医学著作，数以百计的医学论文，为中医教育与学术研究日以继夜，呕心沥血。对前人的著述多所阐发，而遇有谬误之外，则提出意见，加以纠正。20余年的孤灯相伴，其精诚所至，真可谓惊鬼神，动天地。外公学富五车，儒医兼通，意气豪放，文思勃发，不逐浮名，一心为中医人才培养奔走呼号，受到当时国内外同道的好评，有当代三张之美誉（当时医界共推：盐山张寿甫，嘉定张山雷，慈溪张生甫为三张，亦有仅提前二者为当代南北二张。）

1934年3月，外公因患食道癌久病不愈，心知不起，乃自拟挽联示同人留念，谨录于此。

"一伎半生，精诚所结，神鬼可通，果然奇悟别闻；佽助前贤，补苴罅漏。孤灯廿载，意气徒豪，心肝呕尽；从此虚灵不泯，唯冀后起，完续残编。"溘然病逝于兰溪世德路寓所。

可见他对于尚未完成的部分手稿，对后人寄以殷切的关注，其意义是深长的。

1934年5月，外公因病逝世，不仅校内外师生员工深感悲痛。噩耗传播，其生前友好，和医药界同仁，皆为失去良师益师，敢于向反动政府抗议废止中中医中药伪令的同盟者，纷纷发表挽联诗章，以表哀悼！今谨录上海名医张赞臣先生的挽联附跋，以见一斑。（原载1934年《医界春秋》第91期）

毕世在医林奋斗，当兹夷夏纷争，谁是健者？公为健者；

二张乃吾道干城，不幸先后殂谢，河北一人，江南一人。

老宗台山雷先生，学向渊博，著作等身，历主医校教务，发扬国医学术，与盐山张锡纯君堪称一时瑜亮，去今二年，先后谢世，痛老友之凋零，彰吾道之式微，不禁感慨系之！

宗弟张赞臣拜挽并志 1934 年 6 月

原兰溪中医专门学校监学沈湘渔先生挽联：

火烬薪传，先生不死；

室迩人远，老友何堪。

（张山雷学术经验专辑）

香港郑召棠先生挽联：

"文字结神交，益我良多，正思八月观潮，便道执经来问难；

轩岐精祖述，知公恨晚，骇闻一朝捐馆，及门谁续竟针盲。"

（张山雷学术经验专辑）

中央国医馆编审委员周柳亭挽词：

"医者泰斗嘉定张山雷先生，因胃病复发，于 6 月 19 日作故。久居浙江之兰溪，海内知交，同深悲感。回溯迩年，外侮日亟，吾国医药，日处于惊涛骇浪中，得先生号召同仁，力挽狂澜，以期中医之不至坠灭。生平著述宏富，足资改进，其教授生徒，历时十五稔，桃李几遍江浙，尤为国医培育继起之良材。先生于中央国医馆任常务理事，荏苒四载，建议良多，改善医药，正赖硕望，乃天不假年，继盐山张寿甫先生同归道山。吾道本孤，柳亭叨属同事，谊若云天，敬赋俚句，聊当薤歌，以志不忘云尔。"

"千秋绝学重岐黄，国粹纇纇忍念荒，

仁里有声著西浙，宗风不坠继南阳，

忧时无异庭前哭，济世仍多肘后方，

桔井杏林葆根蒂，莫教大业让扶桑。"

原载 1934 年《医界春秋》第 91 期

外公逝世后，在门生蔡济川，女婿邵宝仁的操办下，将其安葬于兰溪县城北新亭村。建国后的 1963 年，因兰溪县城市政建设的需要，由其婿邵宝仁，门生吴士元、蒋理书等先生主持下将其坟茔迁移至现在的兰溪市城北蒋宅村高家坞高殿山，为缅怀张山雷先生的不朽业绩。2006 年，由兰溪市中医学会出资，对张山雷墓予以重新修葺，并依据当地中医药界建言，向兰溪市政府有关部门申报，拟将张山雷墓列入兰溪市重点文物保护名录，并在 2010 年 12 月成立张山雷学术研究会，于兰溪市博物馆展示先生学术成就，筹划建立张山雷纪念馆等，体现了兰溪市乃至浙江全省中医药界，对张山雷为祖国医药学的发展，为浙江中医药人才的培养，给予了充分的肯定。

附：张山雷先生著作目录：

1.《中风斠诠》二卷

2.《难经汇注笺正》三卷

3.《疡科纲要》二卷

4.《沈氏女科辑要笺正》二卷

5.《钱氏小儿药证直诀笺正》二卷

6.《医事蒙求》一卷

7. 《合信氏全体新论疏证》二卷

8. 《病理学读本》二卷

9. 《脉学正义》六卷

10. 《本草正义·前集》七卷

11. 《经脉俞穴新考正》二卷

12. 《古今医案平议》十八卷

13. 《白喉抉疑集》一卷

14. 《谈医考证集》一卷

15. 《脏腑药式外正》三卷

16. 《籀簃医话》一卷

17. 《医论稿》一卷

18. 《药物学纲要》一卷（韵语读本）

19. 《皇改医学评议》二卷

以下六种为仅作课堂讲义而未正式刊行稿

20. 《读俞德玶师医学及门书后暨原评》一卷

21. 《读素问识小录》一卷

22. 《疡医治案心诠》一卷

23. 《谈医鸿雪》一卷

24. 《正统道藏本寇氏本草衍义校勘记》一卷

25. 《晦明轩政和本草总目》一卷

张山雷年表

1873 年　同治十二年出生于江苏嘉定县（今上海市嘉定区）马陆镇石岗村（一说嘉定县城厢镇南门大街）。

1885 年　就读私塾，始习帖括，偏喜诸子百家。

1891 年　考取秀才

1894 年　母病风痹，遂自购医书，浏览并了解医学原理。

1898 年　父母相继病逝，遂弃举业，潜心钻研医学。又广集历代医家名言，编撰成《医事蒙求》原稿。

1902 年　因患湿温病，请同邑某医治愈。撰《脏腑药式补正》。

1903 年　拜师于黄墙疡医朱阆仙，学习中医各科，并以疡医为主。

1905 年　于朱阆仙处习医结业，学识与医术达到"饮我上池，不啻洞垣有见"之高度。

1907 年　撰写《读素问识小录》。

1908 年　长女兆顺患病，山雷为其治愈。

1910 年　在上海嘉定开业行医。

1912 年　完成《中风斠诠》初稿。

1914 年　襄助朱阆仙创办黄墙中医专门学校，为教务主任，始编《本草正义》等中医药讲义。

1916 年　朱阆仙病故，学校停办，随后在上海沪西地区行医诊病，并开始撰写中医学术文章，最终以论文形式汇辑成《谈医考证集》。

1918年　应邀加入上海神州医药总会，被谢观、包识生等聘任为神州中医专门学校讲席，《中风斠诠》初次刊印，并被该校作课堂讲义。

1920年　应浙江兰溪中医专门学校校长诸葛超之聘，于当年仲春赴该校任教务主任。并将《本草正义》《中风斠诠》等作为讲义应用于该校课堂。

1921年　编写《古今医案平议》《脏腑药式外正》。

1922年　对钱乙《小儿药证直诀》、沈尧封《沈氏女科辑要》进行笺证，作为兰溪医校临床妇幼科讲义。

1923年　《难经汇注笺证》脱稿，对《难经》考证异同，辨正谬误。

1927年　编写《疡科纲要》《经脉腧穴新考证》为学校外科和针灸学讲义。

1931年　编写《脉学正义》《病理学读本》为该校诊断学、病理学讲义。

1932年　编写《籀簃医话》《籀簃谈医一得集》并对《本草正义》进行重订。

1933年　对《中风斠诠》予以重订并重印。

1934年　在病榻上为《沈氏女科辑要笺证》进行第五次重订修正，稿未过半，因患食道癌，溘然病逝于兰溪世德路寓所，安葬于浙江省兰溪县城北蒋宅村高家坂高殿山。

（以上内容是根据父亲邵宝仁先生，于上世纪70年代留存的《张山雷小传》《关于浙江兰溪中医专门学校》及其它部分遗稿资料整编补充而成，同时参考并引用了北京中国中医科学院朱定华先生写于2010年11月的《张山雷传》初稿、年表部分史料（未刊稿），值此致谢。）

张山雷先生治疗小儿病的经验

兰溪名中医馆　吴秀雄

张山雷先生学术渊博精深，不但擅长治疗内、妇、外疡，对于小儿疾病亦颇具研究，其辩证之精确，用药之讲究，可谓独具匠心，下面就张氏治疗小儿急慢惊风，壮热昏睡，斑疹痘疮等几方面的临床经验作一番概述。

一、治疗小儿急、慢惊风，不可妄投风药

先生认为急惊是气火上升，激动脑神经之症，"其抽搐瘛疭痉直反张，或为言语不清，或为目反上视，无一非脑之神经为病"。当小儿出现瘛疭时，病家往往亟亟抱持，强与药饵，而张氏提出："其时脑之神经正在扰乱，一受震动，即已败坏，不能恢复，势必肢体残废，语言不利，即为终身之累，甚者且从此昏瞀，必无复苏之望"，因此他强调："小儿惊搐发作之时，即当解衣宽带，听其睡眠席地，自动自止，尚不为害"。基于这一原理，在用药时，张氏极力主张禁用脑、麝等芳香走窜之药，以免扰乱神经，助其震动，在辨证上他指出："急惊是实热，故牵掣抽搐，动而有力；慢惊是虚寒，故虽瘛疭亦不多动"，"一动一静，显然大别"。明确指出了急慢惊在病机上的不同与辨证时的差异，张氏对闫孝忠"静者可危"的观点表示赞同，并评价说："非富有阅历经验者不能为此剀切之论"，但他对闫氏临床上用蛤蜊散治疗惊风，颇持异议，他一针见血的指出："惊风非外

风，万不可妄投风药，误用之则助其升腾，为害益烈，此等方麻，桂，川芎直同鸩毒"。对闫氏用至宝丹治疗诸痫急惊也有不同见解，他一方面肯定了至宝的功效，认为："投以是药，皆有捷效，名为至宝，允无愧色"，另一方面他又不得不谆谆告诫学者，"但脑、麝芳香太重，开泄升腾，以治气升，血升不无流弊，古人用此，误认昏瞀无知，作为闭塞，欲以辛散开之，而不知气散神越之病，开泄反以助疟。此古人未达一间者，今则神经为病之理彰明皎著，此二物必须去之，或另加镇摄重坠之品，则尤为尽善尽美"。先生对惊风病发病机理上的阐述，可谓言简意赅，更进一层，而对治疗用药之大忌，切中时弊，实为经验之结晶，这些理论，对指导后学，开展临床，不无裨益。

二、治疗小儿壮热神昏，慎用温升

张氏认为小儿发热引起昏瞀是："热盛冲脑，神经失其知觉使然"，对于古人认为昏瞀是伏热在心的说法提出了不同的见解，并对闫孝忠主张用升麻葛根汤、惺惺散、小柴胡汤治疗提出了中肯的意见。他认为："药物颇嫌温升，未尽妥帖。"风热，痰热则柴胡轻扬，极易助疟，而人参，甘草更未可一概而施，"至于对闫氏用豆豉，栀子治疗畜热在中、畜热狂躁，昏迷不食，提出了"栀豉汤本治热结胸闷，懊憹之症，而治疗狂躁昏迷，则病重药轻，何能有效"的不同看法，这些见解实为阅历所得，这对指导临证，颇具深意。

三、治疗小儿痘疮、斑疹，需详审病机

先生认为小儿痘疮，在表势较甚时，不可呆于疏散，助其激越，恐毒焰益炽，为害不可胜言。因此他主张止可用牛蒡，荆芥之消毒散而不可投之以升葛，他对痘疮出不快及倒靥者用四圣散提出异议，这要审明病机，才能对症用药。张氏认为四圣散是"治血分热炽，而引越痘发不快及焦黑倒靥者"。"若是气血少，痘出不爽，即当用大剂保元汤，亟与灌溉，以助元气，庶几有望，断非紫草清凉，木通苦泄所可妄试。"至于疮疹毒攻咽喉而出现肿痛，不能下食，张氏对闫孝忠用如圣汤治疗，十分赞同。"牛蒡子辛而不温，性本轻扬，既能疏外感之风，并以泄内蕴之火，最为两得"。"而辅之以桔梗苦降，开泄下行，尤为得力"。同时他从辩证角度提出："咽痛且肿，必有痰壅，本方麦冬，必非所宜，须去之。"而主张加入半夏，贝母，胆星等化痰药物。对于口舌生疮，疮疹已发未发而用甘露饮，张氏认为："必须热烦而津已耗者，始为相宜"。"如痰热俱盛者，必有助痰肆疟之弊。"指出"甘露饮为寒凉重剂，原以清泄心、肝、肺、脾、肠、胃诸经蕴热，何以杂入麻黄一味、太不可解。"

四、治疗小儿咳嗽，当辨虚实分别用药

咳嗽一症，病因最多，必谓随时令而迁移，殊是不确。然论肺实证，谓面赤，痰盛。之谓非久病，则叙述见症，确切无疑，故宜葶苈丸，冬月伤风之咳，肺气必闭，故宜麻黄开肺气而发皮毛，其余分别虚实所主药方，颇为简当，但甘桔汤主治咽喉不利苟是拘泥古方。须知痰窒忌甘，则桔梗虽能泄降，犹嫌力薄。此必以开泄壅塞为第一义。所谓肺热咳喘面肿，即肺实闭塞气壅使然，宜量度风寒风热，分别用药泻白散只可以治热壅，如是寒令见闭，误与桑皮地骨，沉降遏抑，则落井下石之祸也，今之俗医类多此误，且不独桑皮不可妄用，即桑叶亦禀秋冬降气寒邪作咳，亦当知戒，况其面目浮肿，肺气极闭者乎？喉

中痰声大有实证，岂可不辨概用阿胶。

五、治疮疹候，不可妄用大辛凉大苦寒之药，更不可遏抑

张山雷谓疮即今之所谓痘，疹即今之所谓麻，吾吴谓之痧子，此以天行之疠气而言。风温外袭，肺胃首当其冲，咳嗽喷嚏是肺病，舌燥腮赤是胃热，呵欠亦肺胃病，目赤是肝脾热，手足稍冷者，指尖冷如惊悸是心肝热，多睡是脾热，所谓用温凉药治之者，盖有虚寒证，止宁清凉，不可投大辛凉大苦寒药，极于一偏也。妄下则虚其里，每致内陷，妄发则虚其表，愈增毒焰，故钱仲阳列为厉禁。不可受风冷者，痘疹皆以发泄为主，不可遏抑，若风冷外束，发泄不透，变证蜂起多致不治。三者之害，皆极危险示以禁约，不独医者必当守此规矩。凡为父母者，亦不可不知。

此外，对治疗小儿之斑疹，张氏同样强调要详审病机，辩证用药他对董及之提出："斑疹赤黑而出不快，用白虎汤"，不敢苟同，他认为："白虎汤专清阳明，赤黑而出不快，是热在血分，宜清血介毒，仅用此方，犹嫌隔膜，此尚是辩证未审，殊非确切之论"。张先生还对董氏小儿方论提出了公允的评价，他说："集方寥寥无几，而皆偏于清凉一边，湿热炽盛者，宜之；其元气素薄，真阳不充，当从事于温补者，法犹未备。"从以上这些观点说明先生学习古书而不拘泥于成法，临床用药注重审因辩证，贵在变通，这对执死方以治活病者确有很大教益。

张山雷学术经验运用心得——壁虎治疗婴儿肛瘘

兰溪市人民医院中医外科　朱康明

张山雷《疡科纲要》书中载有拔管方云："肛疡成管拔之不易……壁虎尾尖，量管之大小剪取一段，插入管中拔脓收口极速。"根据这一记载我试治婴儿肛瘘3例，均取得成功。其中一例典型案例报道如下：

患儿王某，男，出生43天，兰溪市香溪镇香二村人，2013年6月13日就诊。患儿出生第28天肛旁出现包块，包块逐日增大红肿，自行外涂红霉素、百多邦软膏无效。经我院肛肠外科诊治确诊为肛旁脓肿，予以切排引流。三天后切口愈合。第五天肛旁包块又起，重新切排，予以橡皮条引流。一周后包块又起，估计肛瘘形成建议住院手术。患儿母亲担心手术后遗症拒绝手术，寻求中医治疗。

接诊后体检：患儿发育一般，形体偏瘦，T36.7℃，专科检查：左侧肛缘1.5cm处见长约1cm手术切口，插入探针深约0.8cm，挤压之有少量脓性分泌物溢出。舌红苔薄腻，指纹淡紫。中医认为该患儿禀赋不耐，脾胃失运，湿热内生，下注肛门，与气血相搏，酿腐成脓而致病。西医认为婴幼儿肛旁脓肿大多由患儿局部IgA下降，免疫功能不全诱发肛门感染而成。如能提高患儿机体免疫力，加强抗感染治疗，一般能自愈而不会形成肛瘘。该患儿迭经多次切排引流，反复形成脓肿，这与患儿体质免疫差有关。

我试着将患儿肛门局部消毒后，剪取干壁虎尾巴一段长约0.8cm，用75%酒精浸泡3分钟后插入瘘管中，外用胶布固定，2天后换药，创口已愈合，电话随访至今未复发。

复习相关文献记载：壁虎别名守宫、天龙、蝎虎。性味咸寒，有小毒，具有祛风活

络，散结止痛，镇静解痉的功效[1]。《本草纲目》云："治中风瘫痪……血积成痞，疬风瘰疬，疗蝎螫。"《四川中药志》："祛风，破血积包块，治肿瘤。"《医方摘要》则说："痈疮大痛，壁虎焙干研末，油调傅之，即止。"[2]现代药理研究证明壁虎有抗肿瘤作用，对结核杆菌及常见致病性真菌有抑制作用，并有抗惊厥及溶血作用。对多种恶性肿瘤、结核病、骨髓炎、瘘管、窦道等疑难杂症有确切疗效[3]。蔡存乾（福建省福鼎市沙埕中心卫生院）在《壁虎治疗婴儿肛瘘探讨》一文中指出：壁虎尾治疗肛瘘①具有拔脓、溶解坏死组织、生肌敛疮，消炎抗感染作用。②能起到药捻的引流作用，且换药时不用把原插入的壁虎尾拔除（在体内可溶化吸收）。

由此可见，张山雷在《疡科纲要》中有关壁虎尾治疗瘘管的记载是可信的，由于案例少，经验欠缺，本法的长期疗效还有待观察，但这一独特的外治疗法仍值得我们借鉴学习，造福广大患儿。

参考文献

[1] 张宏波，莫志贤. 壁虎的药理与临床应用研究进展 [J]. 中医药导报，2010，16（2）：76.

[2] 李庆锋. 壁虎临床应用概况 [J]. 四川中医，1991，（9）：49.

[3] 周宜强. 壁虎的临床应用 [J]. 临床医学，1987，7（5）：319.

张山雷拾遗

贝新法　贝　芹　江凤鸣　俞兰溪

浙江省义乌市新法风湿病医院

摘要：张山雷先生在兰溪办中医药专门学校，我们自80年代创业时就得知他的办学经历。治病有方，得到了当地群众和医学界的好评。我们也研究了张山雷先生的办学史，自民国九年在兰溪办了学校，后来由于转民办而不景气。最近我们把《兰溪中医专门学校拾遗》发表，也总结了张山雷先生的简历，专著的收藏，学校的遗址。我们年青人应把他作为学习的榜样，把他作为拾遗总结，现报告如下。

一、张山雷简历

张寿颐（1873～1934），字山雷，以字行。江苏嘉定县（今上海嘉定区）人，19岁入泮，为邑庠人。后因母病，遂弃儒学医，入同邑黄墙村名医朱阆仙之门，当时时局西学东渐、国医备受排挤。[1]颇有远见的朱氏深感传统中医习医漫无定轨，为求自强，务必振兴中医事业，改革中医教育。于是朱氏自出家资，于1914年设中医学校于黄墙家塾，并委张山雷拟订教学规划、编纂课堂讲义。不料仅二年，朱氏病逝，黄墙中医学校亦即中辍。张山雷即去上海，一面自己开业行医，一面在神州医药学校任教。经神州医学会介绍，张山雷应聘于1920年春来兰溪。

张山雷毅然离开上海来到兰溪，是出于他对中医教育坚韧不拔的一片事业心。黄墙中医学校虽然是我国最早的中医学校之一，无奈时间太短，张山雷所制定的教学计划来不及全面贯彻，原计划待编的教材讲义多数也未完成。为了实现他中医教学改革的理想，他准备把握住兰溪办校的良机，毅然来兰任教。这一想法在 1923 年兰溪中医学校首刊《同学录》上张山雷所写序言中说得很清楚："唯时颐以拙稿数种，多未竣事，得藉教务鞭策可以相当与有成，乃遂欣然就道（兰溪医药志编纂委员会，兰溪医药志）。[1]"

张山雷治学谨严、务实，对经典医书有创新的独一见解，更可贵的是他又敢于为诸家学说作注释和正误，形成了别具一格的张氏学派。同时，在医药业夷夏纷争的现实中他能吸收西医的精华，实践着中西医学融会贯通通的主张，体现他学术上与时俱进的理念。在张山雷主持下，兰溪中医学校办得非常出色，引领着当代全国中医教育改革的方向。当时河北盐山张锡纯（1860～1933）在医学上也主张中西医学融会贯通，并根据临证心得自制不少方剂，名满中华。因而国内中医界誉张山雷、张锡纯"堪称一时瑜亮"，并称"二张"。

民国十七年（1928 年），因县政府无力资助中医学校。在困难的情况下，县药业公司所挑起接办中医专门学校的重担，学校也易名为"兰溪私立中医专门学校"，校址迁入药皇庙。经费除收缴学生学费外，每年由药业公所拨支 1000 元。

民国十八年（1929 年）8 月，国民政府公布《工商同业公会法》，规定"在同一区域内各种工商业有七家以上者，可组织同业公会"。自此，药业公所改组，学校也改称"浙江省兰溪药业私立中医专门学校"。1929 年，因国民党当局轻视中医药事业，学校曾一度改为"中医传习所，"后经医药界人士力争而正名。

张山雷积劳成疾，于民国二十三年五月初八（1934 年 6 月 19 日）逝世，可谓竭尽余生，鞠躬尽瘁。但兰溪中医学校在兰溪药业界苦心经营下，依旧坚持办学，还在 1937 年根据抗战形势需要，为培养伤科医务人员，增办了一期伤科班。

1937 年下半年，因抗日战争爆发，学校被迫停办。兰溪中医专门学校自 1919 年春开办到 1937 年停办，先后办学 19 个年头。因该校并非每年都招一期新生，因而毕业了 12 期正科生计 156 名。历任校长为章少洲、诸葛超、诸葛辅、王荫堂、诸葛泰 5 人。查孙平毕业证书，民国十二年（1923 年）六月时的校长为诸葛辅；王赞纶毕业证书，民国二十二年（1933 年）7 月时的校长为王荫堂[2]（兰溪文史资料第十八辑，浙江省政协兰溪市委员会文史资料编辑委员会 2008 年 12 月编）。该资料真实可靠。

二、收藏古书

为了更加详细、深入地了解兰溪中医专门学校的情况，我们查阅了很多档案和资料，除少数出自民国年间的档案外，大量是来自对于笔者收藏的张山雷的手稿和当时所用的教材。为了认真探究兰溪中医专门学校的创办史，我们特意寻找到几张该校的毕业证书，其它的如招生、授聘、学习等方面我们都进行了考察与考核，通过分析对比，去伪存真，初步整理出有关兰溪中医专门学校部分资料，尽量以尊重历史原貌为原则，也期望为研究这个专题的同仁们提供参考资料。

张山雷根据 30 年研读历代名医著作的心得，结合临床实践编纂各科讲义。在笔者收藏的讲义中，有本草正义、脉学讲义、小儿药证直诀笺疏下中卷、病理学讲义、内科学讲义、女科学讲义、外科学讲义、儿科学讲义、《古今医案平议》等。他编写的这些讲义在课堂是良好的教材，在临床上也是实用的工具书。在教学过程中，张氏列出有助于教学的书目，且区分为主用书、采用书、参考书三类，共108种，其中主用书共37种，采用书共49种，参考书共22种。这些年我们收藏了一些中医药的古书，有民国的，也有清朝的，明朝的，远近不一。总共收集古书1000册以上，花了大量的财力、物力、人力，把这些书都一一包装，也有些书有些破损、虫蛀，我们也做了消虫防蛀的处理。有些书比较古老，像石印、铅印，还有些是书写，都要妥善保管收藏。

1.《草本正义》[3]

像张山雷写的古书我们也有部分收藏，保存在这里。有他的《本草正义之一》《本草正义之二》《本草正义之三》《本草正义之四》这些书都是手抄本，嘉定张寿颐补稿，字迹清楚。在草部中也讲了甘草、人参的作用和形状等。又讲了丹参（本经）"味苦微寒，主心腹邪气，肠鸣幽幽，如走水，寒热积聚，破癥除瘕积。止烦满，益气。养血，去心腹痼疾结气，腰脊强，脚痹，除风邪留热等……妇人明理论，丹参散即是好方，而欲以通治妇人寒热虚实百病，可谓荒谬已极，则医界之蟊贼也"，共写了11页。后面又写了黄精的用途，既可以看病又可以治疗。在这些书中第四本又写了地黄、干地黄，味甘寒，主折跌绝筋，伤中，逐血痹，填骨髓，长肌肉；作汤除寒热积聚，除痹，生者尤良。主男子五阳七伤，女子伤中，崩漏下血，利大小肠，去胃中宿食，补五藏内伤不足，通血脉，益气力，利耳目。又阐述了生地黄的用途。在书的最后玉簪根，又吾乡有齿痛甚剧者，闻人言玉簪根汁点牙目落，乃捣汁喇口，不一月而全口之齿无一而者。此是实事，可证此物速骨之独，其人年仅三十余也。他还盖了自己的章作为收藏。

2.《脉理学讲义》[4]

我们先后收集了脉理学讲义，他的书是由浙江省兰溪中医专门学校编纂，教务主任嘉定张寿颐稿。还有兰溪郑赞纶丝阁，兰溪蔡元楣济川，义乌何廷羽益赞，这书由他们个人来参校。我们也去找了兰溪的郑赞纶、蔡元楣和义乌的何廷羽，可惜他们都已作古。该书有五本，在第二本第十八节，他写了问诊，十九节写了望诊，二十节写了闻声。第三本第十一节写了脉实形象。该书写的细腻、真实。在第五本汪澄仲清、蔡元楣济川、郑赞纶丝阁、佘金潮枚笔，这些人参校。第四章：诸脉主病之二，第六节，脉大主病。在这些书中有许多精华可以吸取，也可以认真攻读，应用于在世。该书认定哪个出版社还是以后考究。

我们从四诊之序，望问为先，切脉居后，非脉法之不足凭也。盖察脉以确病，只是参考病理之一端。万不能不论声色开证，仅据脉理。以确定其为寒为热，属实属虚。何则，脉之条理，约言之，则有浮沉迟数长短滑，大小虚实之提纲。析方之复有二十八种名称之辨别。究之无论何病，凡此种种脉象，无不可以偶见，而亦无不可以兼见，苟非合之声色辨认，虽有高贤，不能下一断方。如此精于脉法，但一下指，不问其他，而竟能洞见隔垣，则从古名家，未闻有此高论。且即以切脉而言，亦必闻历日深，功夫纯熟，而后大彻大悟，指下神明，方为深造有得。仅仅以形亦求之，必非上乘，唯在学者入手之初，则不能离迹象而据方神化。盖神化之境，必在学识俱到之后，可以意会，不可以言语形容。又安能手握秃管而毕宜其底蕴。此则古来脉学诸书，不得不求之于迹象者，非浅也，亦情也。近人皖南建德周学海澄之氏，著有脉义简摩，议论固多精奥，独是好谈神理，往往晦而莫名其妙，则与其失之高远，过求精深，反令初学兴望洋之已，毋实以浅近方之，而可由迹象以举手之劳启灵明之为愈科。用是博采先贤成说，撷其精义，录为一编，而疏通证明之。先之纲领以挈其事，继之诊法以立其成，而诸脉之形象次之。诸脉之主病又次之。

820

虽不敢谓脉学渊微，包涵已尽，要亦此道之精金美玉矣。若夫各病所宜所忌诸脉形态，昔人成作，每多条列虚陈，以决成败。寿颐所谓失之繁碎，且必挂一漏万，何能详尽，苟明其理，奚必琐琐，故置弗录。至于妇女小儿之脉，固亦有时，而独辟蹊径者，然其理亦已赅括于各篇之中，无庸多枝节。唯疡病脉理，则颇有与内科殊途者。寿颐稿拙，别有疡科纲要一编在，亦不可复复赘于是集云[4]。以他的绪言作为我们的鞭策和审理该书。

3. 张山雷也编著了《小儿药证直诀笺疏》下中卷[5]的书，这说明张山雷对小儿科也是比较有兴趣的。这也是手写本，有些破损。在该书载录宫十太尉病疮疹，医治之，王曰：疹未出属何藏腑。一医言胃大热；一医言伤寒不退；一医方在母腹中有毒。钱氏曰：若言胃热，何以乍凉乍热，若言母腹中有毒，属何藏也。医曰在脾胃。钱曰既在脾胃，何以惊悸，医无对。钱曰，夫胎在腹中，月至六七则已成形。食母秽液入儿五藏。食至十月，满胃脘中，至生之时，口有不洁，产母心手试净，则会疾病。俗以黄连汁压之，去下胶粪及涎秽也[5]。在书中小儿的治法也是比较多的，但要你去深刻理解和取得成绩还要下功夫。

三、走访当代名医

张山雷在我们生活当中也听说，对他的医迹也有些知道。在书中也有些发表，是近代清末办的中医学校。我们也走访了兰溪市了解，在办学末期的学生中，有些在《兰溪市当代名老中医传略》兰溪市医学科学研究所编[9]，2002年3月该自印本介绍了兰溪名中医共有31人。这些人随着年龄的增加，大多数都离开人世。我们也走访了王赞纶先生的住处兰溪市黄店镇都心村，他1916年出生，今年97岁，1933年在张山雷先生执教的兰溪县中医专门学校正科毕业，期间他还书写了义乌的同学的朱师碌、东阳的同学王学水、马珑生，他不知道这些人至今是否健在。张山雷在兰溪主持教务19年，培养学生556人，为全国各地培养输送了大量的中医人才，他们高尚的医德、兢兢业业的工作作风，为培养中医后继人才，甘为人梯的精神，在社会上享有较高的声誉。他们为人民的健康和中医教育事业作出一定的贡献。

我们在书中追忆他在兰溪办过公立中医学校，也可以说是民办中医学校，在《兰溪市志》[6]中说："共招收12期学生"；《兰溪文史资料》中说："共办14期"；另据林乾良《解放前浙江的中医教育》[7][8]一书记载兰溪中医学校"一共毕业了8期正科生"。学校存在的时间是没有争议的，办学总共19个年头。当时正值战争年月，办校十分艰辛，学校并非年年招生。据民国十七年《民国周报》第46期刊登该校第六期招生广告中，自1919年至1928年10年间，总共只招6期。兰溪中医专门学校民国二十二年7月毕业的王赞纶肯定地说，他是第7期学生。至于12期和14期两说，笔者根据资料推断，估计12期是毕业期数，14期是办学期数其中有二期学生未到毕业，只能作肄业。

四、学校遗址

张山雷已经离开人世80多年，我们也经常去兰溪进行考察，虽然说办过这么一个中医学校，在全国都有点影响，但兰溪人可能年纪轻的就不知道了，也有些一知半解，不了解张山雷是怎么样一个人，写过这么多书。我们看了学校的遗址，房子已基本拆除，留下一块空地。他还有子孙在某医院里上班，年龄也比较大了，对他的情况也不清楚，我们仔细地分析，要去了解他也是比较困难的。在山上有张山雷的墓地，还算是比较清静的。我们也问了兰溪市医科所的老胡所长，他说："张山雷的墓址现基本上没有路，他的资料也是很少"。

张山雷虽然离开了人世，但还有人想念他，为他的事迹而感动。望当地的领导和群众有足够的重视，不像中医那样淡淡的在人世间，要有一种精神、干劲十足的创新我们中医，这样中医就会事业发达，使我们全国的民间中医药和医院里面的医生蒸蒸日上，为祖国人民作出应有的贡献。张山雷拾遗也算是办中医学校的一个典范，虽然在清朝末有这份资料可以追查，我作为张山雷的遗产来总结，在文中有不够的地方或者他专著中收藏的资料不正确，希望大家给予谅解。

参考文献

［1］兰溪医药志编纂委员会．兰溪医药志［M］．杭州：浙江人民出版社，1993：42，166，550，271．

［2］政协浙江省兰溪市委员会文史资料委员会．兰溪文史资料［M］．兰溪：兰溪市信大包装印刷有限公司，2008：296～305、304．

［3］本草正义［M］．民国时出版：手抄本四本．

［4］脉理学讲义［M］．民国时出版：具体哪个出版社不详．

［5］小儿药证直诀笺疏下中卷［M］．民国时出版：手抄本．

［6］胡汝明．兰溪市志［M］．杭州：浙江人民出版社1988：550．

［7］林乾良．解放前浙江的中医教育［M］．手写稿：65．

［8］张寿颐辑录．医家名论选读［M］．手写稿：105．

［9］兰溪市医学科学研究所编．兰溪市当代名老中医传略［M］．2002：68．

浅谈张山雷先生诊治内科杂病经验举隅

浙江兰溪市中医院中医内科　俞大毛

张山雷潜心于教学与著作，同时亦多为病人诊治，勤于著录，为后人留下许多临床手录原始医案稿，在编写教授讲稿及各种医著中收录不少医案。现摘录张山雷部分医案，对目前临床中确有现实的临床指导意义：病案详见《张山雷医集》中的下集92页《施仁朝编校》《张山雷医案》。

《案一》

消渴：朱，约30岁，二月十九日，能食而瘦，引饮溺白，病几及期，脉右弦左细，是上焦有火，下焦无火，宜分治。

石膏、知母、梗米、元参、瓜蒌皮、生草、天麦冬、生地、煨益智。水药日服，夜临卧吞八味丸。

《案二》

疝气：诸葛，二十余岁，四月二十九日：肝胆之阳不，戴上为目红有花，下行睾丸偏胀，脉重按强劲，舌根腻，非是阴虚，却含湿热，蛮补非是，法贵灵通，宜潜藏清泄。

苍术、黄柏、川牛膝、石决明、牡蛎、磁石、菊花、川楝子、女贞子、旱莲草、谷精草、木贼、山栀。

《案三》

痰饮：应，五十五岁，三月七日，痰饮咳嗽，脉右滑左细。五十始衰，正气已馁，舌根腻。宗仲景法温药和之。

茯苓、桂枝、白芍、白术、郁金、瓜蒌皮、旋覆花、代赭石、菖蒲、远志、紫菀、砂仁、海浮石、橘红。

从上述三个医案中，有些病案记录虽不详尽。但不难分析出，张氏诊病，望诊列为首位，把神色形态进行全面观察。望诊其中以辨舌为重点，仔细辨认舌质、舌苔、舌体、苔色、苔之厚薄，有根无根及苔有无津液。在此基础上结合闻声音，嗅气味，问病情。张氏经数十年医疗实践，深深体会到辨舌诊病为第一要点，如案二、案三。张氏明确提出，舌根腻非是阴虚，却为湿热，确有特到之处。

张氏在临证诊病时注意问诊，提出"病有必待问而知之者"，他认为诊病时只凭脉诊病，寒热表里虽能从脉之浮沉迟数得之，"然一脉关数症，虽得此脉则所病之症，不能以脉知也。"故张氏主张"医者不可以不问，病者不可以不说"。他认为切脉仅是诊病手法之一。

如案一，引饮溺白，案三，痰饮喘嗽，五一始衰，从简单脉案述语中，对疾病能详细问诊，先生临诊之时提倡四诊合参，缺一不可。

先生在继承前人经验同时，又有发挥，反对复古变化，认为不能执古方以治今病，当因时、因地、因人而异。在制方治病时既撷取他人之长，又结合本人实践经验，灵活运用如法宗，《内经》《伤寒》《金匮》等经典著作，如案一，相当现代医学的糖尿病，方用自白虎汤加味治之。案二疝气方用三妙丸加以治之，相当现在前列腺症。案三患者痰饮喘嗽法宗"病痰饮者当以温药和之"，方用苓桂术甘汤为当今临床慢支、肺气肿、哮喘等呼吸道疾病提供了一定的临床指导意义。案一为后世治疗糖尿病有一定的指导作用。因糖尿病常以三消为临床表现。遣方用药历来都以滋阴清热生津为纲。当时张氏诊断糖尿病史有气短神疲，不耐劳累，虚胖无力，或日渐消瘦等，为上焦有火，下焦无火，不能一味地运用甘寒、苦寒，滋阴降火，常令脾胃功能受挫，使脾气当升不升，胃气当降不降，势必导致其他脏腑变症，所以案一方用益智仁引火归源。夜卧吞八味丸，兼顾脾肾而治之。为后世创举治疗糖尿病配伍黄芪与山药、苍术与元参，有一阴一阳，一脾一肾之妙用。近代运用该项药确有降血糖、尿糖之功。

张氏著作的特点是善于发表独特见解，不会人云亦云。理论密切联系实际，对前人经验既有继承又有发挥，整理中有提高。

经常倡导"药以切用实用为主，以实验为主"。平时在诊治疾病中一切从实际出发，使前人的理论经验与本人临床实践经验相结合，经过数十年的临床切实注重实践经验，讲究实效。

综上所述，张氏不愧为医术精湛、求是务实的教育家、医学家。立论精当，辨证简明，既有继承性，又有创造性，是不可多得的医学名家，值得后世深入研究和探讨学习。

论张山雷先生对金元四大家著作的评价

邵志锋

张子和、刘完素、李东垣、朱丹溪是祖国医学史上著名的"金元四大家"。其中的张，一般都指张子和而言。而李士材《医宗必读》则以张为仲景，已经陈修园、陆久芝指出他的错误。而张山雷先生在其《籀簃医话》中，陆九芝先生《世补斋医书》申义一文中则认为："金元四家之称，由来以久，所谓张氏，当指洁古，易老学说，终比子和为醇……"。关于金元四大家的著作，先生曾有简括的评述，兹摘录如下：

"张子和《儒门事亲》，专以汗吐下三法治百病，非浅学所敢轻试，唯识见既真，则奏效奇速，固亦庶有之一道。刘河间治医，多主寒凉，盖亦当时气运使然，未必偏见至此。昔人尝谓守真以霜雪为雨露，利于松柏而害于蒲柳，然用之得当，自不可废，盖亦一家之学也。东垣出张洁古门下，以培补脾胃为一生宗旨，且言寒凉峻利之害。盖承河间、子和之后，流弊已多，乃以温补为之挽救。且值金末大兵大疫之际，故创用升柴诸方，以为升清降浊之枢机，是因时代环境而成其一家之学。乃宗之者，辄以升柴统治肝肾之虚，则贻害亦烈。此医学必以随宜变化为佳，而株守一家之言者，固利未见而弊而随之矣。丹溪受业于罗知悌之门，源出河间一派，爱以补阴为主，习用知柏。且谓《局方》温补香燥，而专著一书以为攻讦，矫旺者亦不无过正之嫌。至具创一"郁"字以论病，则开医家未有之法门。"

以上指出各家学术的利弊和渊源，同时根据时代背景和气候等关系来说明其形成学派的因素。虽着墨无多，但足已窥见张山雷先生对金元四家学说的分析和所抱的态度。

张山雷先生在外科学上的成就及贡献

邵志锋

张山雷先生继承了黄墙朱氏之学，对中医外科学有相当的造诣。他感到通行的外科医书，多粗浅而少精当。于是根据其师门家法，结合自己的临床实践，著有《疡科纲要》一书。外科学方面的理、法、方、药、脉、因、症、治等毫无保留地介绍出来，同时他又郑重地指出："此皆何之所谓专家秘授，不肯示人者，寿颐则谓与其私一家，悠久必至失坠，孰若公之海内，传习仍可流通。"这种学术公开，不以家私自积的襟怀和风度，在当时的社会环境下，确是难能可贵的。

《疡科纲要》一书在学术观点上，强调外科须以内证为主，内外科绝不能分途论治。他说："证虽外发，病本内因，固不仅大痈大疽，非通乎内科者不能措手，即寻常疮疖，亦无不与内证息息相通，岂可专治其外，而谓可有全绩：且内病外惕，更多相因而至，……彼其知有外，不知有内，固未免自安于谫陋，而仅知其内不知其外，亦殊是医学上之缺憾矣。"

其次，在辨证上主张提纲挈领，掌握全面，而反对拘泥传统的局部名称。他说："痈疽疮疡，名目繁多，顾名思义，目眩心惊。实则审定阴阳，判决虚实，已于此道得其要领，而犹有所最宜注意者，则不以形势辨轻重，唯以部位定夷险，果在肌肉，虽巨疡亦无碍生机；倘属枢要，即小疖亦多所变幻，此则临证时所历验不爽者……"。

在治疗上，亦有别开生面不拘守古人成法之处，例如脑疽和背疽，都是外科大症，古人治法，多主清凉。而先生则根据师门家法及多年临床经验证明此病治法必须以"温经宣托"为唯一原则。他指出："脑疽背疽，……其部位属于太阳寒水之经，虽外形亦或红肿焮发，而病者皆脉细舌白，于法必当温经宣托方免内陷，误投寒凉药，危证立见。……"其应用药物：如桂枝，羌活，川芎，鹿角之类，皆为必须之品，倘属虚症，则宜温补，轻则黄芪桂枝，重则理中加味。又说："无论何病，莫不各有寒热虚实之别，必不能执一病名，而谓此症皆热，此症皆寒，则亦不能谓某病必用清凉，某病必用温补，内症尽然，即外症又何莫不然！独疡科中之脑背二疽，部位虽异，而形色情状，始传未传，无不彼此如一，颐所见者，可以百计，而从未有一热症，当用清凉之药者，故每见古人治法，往往以为不然。……虽亦有红肿焮热之症，然脉必弦细，舌必白腻，止宜温化，最忌寒凉。……亦并不以时令冬夏而有异治。实是此症唯一秘诀……。"

以上是张山雷先生的临床心得实录，《疡科纲要》一书是先生在外科学上的成就及贡献，是指导外科临床实践的重要参考书。

清代医家学说对张山雷先生学术思想的影响

邵志锋

张山雷先生博学而读书甚多，于清代医家著述，致力尤深。如喻嘉言、张石顽、陈修园、徐灵胎、尤在泾、陆九芝、王孟英、莫枚士诸家学说，对他起着很大的思想指导作用。特别是陆九芝，王孟英的著述对他的思想认识影响更大。如先生所著的《病理学读本》序言中的一段话，便可以看出他在学术思想上的趋向：

"……有清二百余年，文人辈出，凡百学术，胥有以驾前人而上之，医学中乃多通品。如喻嘉言、徐洄溪辈之撰述，固文学之最擅胜场者，而柯韵柏、张石顽、尤在泾诸君子，学有实验，文亦精洋。试与六朝唐宋元明诸大家度良挈大，恐丹溪景岳之流，咸当退避三舍，更何论乎河间、东垣、洁古、子和、立斋、献可，最近则吴有陆九芝，浙有王孟英、莫枚士，治疗既独树一帜，颇能纠正近世之恶习，而辞旨清晰，畅所欲言，……殊觉二千年来，斯道中极鲜此醅甋文字……"。

其次，他又在"籀簃医话"序言里说："寿颐不敏，治医家言逾三十年……所见近贤著述，是为服膺而拳拳勿失者，厥唯两家：一则王氏梦隐之医案四集，一则陆九芝封翁世补斋前集数种而已。陆氏擅长温热，学识与梦隐相等，而文辞倜傥，笔锋锐利，尚非梦隐所能及。其最有功于病家，而揭破近世陋习者，断以不谢方一卷，及《世补斋》文十六卷，尤为救时之良药……"。

先生对于王孟英医案更有推崇备至的评价，他说："王孟英临症轻灵，处方熨贴，亘古几无敌手。"以上记载充分表达了他对清代医家学说的敬仰之至意。尤其是评王孟英医案的"亘古几无敌手"一句，诚如（北京中医杂志58年4月号——王孟英医案选评——俞国章）一文中所说："不是轻易可以出口的定评，分量是很重的"。

此外，清末张伯龙和近人黄礼泉前辈的治案，对于先生的学术思想，也有很大的启发。他说："张伯龙雪雅堂医案，论证处方，理法清晰，而用药亦朴茂沉着，精切不浮，……江浙派之轻清灵者，南北风气，迥乎不侔。其论中风，参用西医血冲脑经之说，……用药专主潜镇，遂为此病拨云雾而重见青天，寿颐一见此论，不觉低首至地，叹为今之得未曾有……"。黄礼泉医案，亦素为先生所心折。他说："礼泉治案用法活泼，选药纯粹，兼轻清灵三字之长，寿颐于同时前辈诸家中，最为服膺……自王孟英以外，最是不可多得之佳构"。基于上述利种学术观点，先生曾提出"古书不可拘泥，新书不可不知"，这一原则性的论点，并加以说明，他说："凡百事业，无不古今异宜，南北异辙。矧兹民病，自然与气运相推移，随方宜为变化，虽古方大可以治今病，然对病乃可以用成方，断不能印定古书，漫无权变：如伤寒自应温散，麻桂柴葛，本是专家，今则时病多温，纵宜辛解，而温升悬为历禁矣；如中风古用燥烈，桂附续命，成方尤多，今则纯是阴虚，岂宜刚燥，而潜镇遂为大家矣。其余杂病，多有变迁，以古准今，殊难吻合。……况病变必随时代而递更，斯读书尤以近今为适用……"。

以上这段话可以代表张山雷先生在学术思想上的重要环节。众所周知，清代医家之享有盛名的，以叶天士为最著，而医书传播之最为普遍的，首推汪切庵医书三种——《医方解集》《本草备要》《汤头歌诀》。但先生对于以上二家的学说，不仅无所采取，并且提出他们的缺点而加以批判。如对汪切庵三书的批评中他指出："汪切庵所辑本草医方，语皆浮泛，绝少精神……而汤头歌诀，掇拾百十成方，编为鄙俚辞句，虽意在便利初学，然毫无抉择，信手拈来，反授人以因陋就简之法，致开庸愚轻率谈医之恶习，……吾邦多不学之医，非即汪氏阶之厉而作之俑乎"。又说："……此公之医方集解，本草备要二书，无一句不作通套笼统话头，真是医学中第一黑暗世界……"。当然，这种批判，是有一定的理论根据的。如：医方解集把严氏归脾汤方列入理血门中，而且于主治下加"妇人经带"一句。先生对此即加以辨正。他说"……汪氏解集，不缘是方于补养门中，而录之于理血一类，一似此方主治，专为失血之用，则以古人灵动活泼之佳方，而止认作统治失血之专剂，……汪氏颟顸，即此可见。……其亦知经前经后，以及带下各病，虚实寒热，始传未传，变化万殊，……安能指定一个板方，作为笼统治疗之法，似此读医，何等简便？……然而从此入手，终其身无一线光明之日……"。

对于汪氏这类学说的批判，在先生的著作中犹不止此，录此以见一斑。根据以上所述，即看出了清代医家学说对先生学术思想的影响，体现在先生的医学思想体系和治学方法上。其主要精神，归纳为以下三点：

一、读古代医书，必须解放思想，拿出自己的看法去认识其中学说的纯杂和真伪，同时应抱着"是其所当是，是非所当非"的态度严加甄别，才能使古为今用，而不致受古人学说所限制。

二、对后世医家学说，要领会其精神实质，从而取长补短，随宜变化。如对金元四家

826

学说的评述，可作为典型示例。

三、清代医家学说对先生的影响很大，其中以陆九芝、王孟英的著作为代表。并在这种认识的基础上，根据时代、气候、地区等不同因素和病变的关系，提出了"古书不可拘泥，新书不可不知"的论点，证明了近代医书在实用上的价值。这是先生学术思想上的一大归宿。

为了便于说明先生的原意，故引用先生的原文辞句，以便阅者得以窥见庐山真面。笔者学识浅陋，对于先生的学术经验，缺乏系统和深刻的体会，而其中错误之处在所难免，恳切同道给予指正。本文曾得到家父邵宝仁生前的指导，修审补充而成。

读素问识小录（一）
——张山雷先生遗著

邵宝仁　整理

《读素问识小录》系先生早年亲笔手稿之一，初稿始写于 1907 年（清光绪 33 年，其时先生年 35 岁），以后历年稍有增订，但内容仅涉及《素问》81 篇中的 35 篇，而后半部分篇章次第又间隔不相衔接；据篇末附录："己未八月，南汇朱益明寄来于氏邲校《素问》稿，选录数条。"查己未为公元 1919 年（民国 8 年），先生在沪上开业兼任神州中医学校教席，悬想其时诊务与教学工作繁忙，因而对此或作或辍。而且次年（1920 年）先生即应聘至兰溪中医专门学校任职，编写讲义，日以继夜，刻无暇晷，所以搁置一边，未能如愿完成初志欤？！

关于本书内容，先生在自序中指出："……《素问》自启玄注后，名贤继起，代不乏人，章句训解，疏通证明，固已十得八、九，独于古字之假借，古义之仅见者，甚少诠释，遂致一字误解，章节皆为晦滞，几令初学茫无所措，亦读是书者之一大蔽也。鄙人讽籀之余，就识见所及，触类而引申之，随笔札记，积之成袟。大率字义为多，片词只句，补苴罅漏，于书中大旨，无甚发明，爰定其名曰《识小录》。……虽无裨于著述，或尚有益于发蒙……"。以上所言，已将其编写主旨，昭示于人。同时为了汲取他人之长，集思广益，以资借鉴，其中又引用近人于邲氏（即于香草）《素问》校语的部分资料，亦多中肯，有助于理解。

窃以为本书虽属残篇断简，而精义所在，颇能启迪后学，引人入胜。兹应《学报》之约，爰重加整理，间有深奥辞句或字义，则酌加注释于其下，并加括弧与原文作区别。若为先生原注，亦用括弧标明，并冠以"原注"二字，以供同志们参考，并希指正。（整理者按）

上古天真论篇第一

成而登天　颐按："黄帝生而神灵，弱而能言，幼而徇齐，长而敦敏，成而聪明"，语见《龙门本纪》及《大戴礼·五帝德篇》。《素问》开卷，引用成语，而妄改二字，即已走入荒诞一流。考"首山铸鼎，群龙下迎，乘彼白云，至于帝乡"之说，出于《子华子》，本是伪书，无庸致辨。即神仙不死，托辞黄老，亦始于秦汉方士之附会。初不谓医家圭臬之书，乍展卷而即见此荒渺不经之语，从可知《素问》一书，虽本周秦传述之旧，而后人傥杂窜改，固已不尠（与"鲜"通，少也）。读者于此，必当分别观之，不得转展附和，为一盲之引众盲，亦不可因其不纯，而一概致疑，遂谓医真小道也。

醉以入房　颐按：南汇于香草校谓当作"以醉"，与上下五句一例是也。

以耗散其真　颐按：耗，今本皆作秏，是古今字，今从仿宋本作秏。（原注：仿宋本及今通行各本同异甚多，颐皆从仿宋本标正文，后不备赘。）《甲乙经》作"好"，是嗜好之好，读去声。

不时御神　宋校正云：别本作"不解御神"。颐按，别本为长。颐又按：宋校正于字句异同多所订正，今取其可正王注本之误者著于篇，若其他字句小异而两通者则略之。

上古圣人之教下也　宋林亿、孙奇、高保衡等校正曰："全元起注本作'上古圣人之教也，下皆为之'。"《太素》《千金》同。杨上善云："上古圣人使人行者，身先行之。百姓仿行者众，故曰：'下皆为之'。"寿颐按：此圣人以身立则，上行下效之意，词旨明显，王注本误耳。且以"皆谓之"三字属下读，文义亦无收束，当从宋校，以全元起注本为是。颐又按：宋校本《素问》，明武陵顾氏影宋嘉枯刻本，今尚有传者。光绪三年，浙江书局即以顾氏影宋本重刻，尤为盛行。颐所据宋校本亦即顾氏本及浙局本也，后凡言宋校本即是此本，凡言宋校云云者即林亿等之校语也。

恬惔虚无　颐按；惔，今本作憺。无，今本作无。考宋本卷末音注：恬惔，上啼廉切，下音淡，则旧本作恬憺也。按《说文》："惔，悳也。"（原注：悳即今之忧字。）"憺，安也。"是憺为正字，惔乃假借字。颐又按：《诗·节南山》："忧心如惔"，《传》："燔也"；"云汉如惔如焚"，《传》："燎之也"。《韩诗》皆作炎。朱骏声《说文通训定声》谓惔字后出，正以《诗》忧心句而加心旁耳。其说甚是。如《诗》果作惔，则忧心如惔之如字为不可通，而"如惔如焚"，句亦不伦，且《毛传》以燔燎为解，亦非训诂矣。唯《苍颉篇》亦有惔字，《庄子·列御寇篇》"以恬惔为上"，则惔字已旧，而借为恬憺之憺，又有足征者也。

志闲而少欲　颐按：闲，今本作閒。闲为借字，閒则正字。

女子二七而天癸至，丈夫二八肾气盛天癸至　颐按：天癸者，天乙所生之水，即肾藏所藏所主之水也，是以丈夫女子皆言天癸。王启玄注于女子则属之月事，于丈夫则言之模糊，而后人遂有谓男精女血为天癸者，且更有专指女子月事为天癸者，盲人扪烛，大是可嗤。（嗤，音蚩，笑也。）

太冲脉盛　宋校正曰：太冲，全元起本及《太素》，《甲乙经》皆作"伏冲"。下"太冲脉衰少"同。

精气溢写　颐按：写，俗本作泻。考泻字始见《玉篇》，经典止作"写"。

发鬓颁白　颐按：颁读为斑，《说文》则作"辬"，驳文也。

肾者主水，受五藏六府之精而藏之　颐按：五藏六府，俗本作五脏六腑。考脏字始见《集韵》，腑字始见《玉篇》，皆后人俗字，古只作藏府。

筋骨解堕　颐按：解，读为懈，堕，读为惰。借解为懈，经传繁多，不备引证。《大戴礼·盛德篇》："无度量则小者偷堕"，注解堕也，亦以解堕为懈惰。

被服章　颐按：宋林亿等新校正曰："此三字衍文，上下文不属。"（衍文，即多余的文字；属，音烛，连也，续也。）

四气调神大论篇第二

使气亟夺　颐按：夺，即今之脱字。《说文》训为："手持隹，失之。"（隹，音锥，鸟类短尾的总称）即今所谓失脱之脱，非强取之夺字，此古义已不见于经史，唯医经则屡有之，乃古义之仅存者也。

菀槁不荣　王注：菀，谓蕴积也。颐按：菀，读为郁，即郁葱（茂盛）之义。《诗·小雅》"有菀其特，有菀者柳"，《传》皆训为"茂木"；又"菀彼桑柔"，《传》亦训"茂貌"，皆此义。槁，俗本作藁，非是。

逆春气则少阳不生，肝气内变；逆夏气则太阳不长，心气内洞；逆秋气则太阴不收，肺气焦满；逆冬气则少阴不藏，肾气独沉。

颐按：此节太阴与少阴互讹。盖以一年之四时分配阴阳太少，即易学之两仪生四象。春令由阴而出于阳，阳气未盛，故曰少阳，亦曰阴中之少阳，至夏而阳气大盛，则曰太阳，亦曰阳中之太阳；秋令则由阳而入于阴，阴气未盛，故曰少阴，亦曰阳中之少阴；至冬而阴气大盛，则曰太阴，亦曰阴中之太阴。此与十二经络之阴阳太少，各自一义，两不相蒙者。乃浅者读之，止知肺旺于秋，肾旺于冬，遂谓肺是太阴，肾是少阴，而妄改之。其亦知上文春之何以为少阳，夏之何以为太阳乎？合四时而统观之，则妄人窜改之迹，亦已显而可据。《六节藏象论篇》："阳中之太阴，通于秋气；阴中之少阴，通于冬气"。太，少二字亦互讹，亦是浅人妄改。宋校正据《甲乙经》《太素》及全元起本已明辨之。而于此《四气调神篇》则无校语，未免疏漏。又《六节藏象论》"阳中之少阳，通于春气"，宋校正亦据全元起本及《甲乙》《太素》，谓当作阴中之少阳。而王启玄注，于此数节，无一不随文敷衍，陋矣！（原注：《灵枢·阴阳系日月第四十一》"心为阳中之太阳、肺为阳中之少阴，肝为阴中之少阳"等四句不误，可证。）颐又按；秋气不收，则肺气不肃，肺热叶焦，气壅胀满，故曰"肺气焦满"，王注以为上焦非也。

生气通天论篇第三

因于暑汗烦则喘喝　颐按：于鬯校谓："衍'汗'字"，是也。

湿热不攘　王注："攘，除也"。颐按：《说文》："攘，推也"。是揖让、逊让之本字。经传皆作揖让、逊让，是假借字。此节以病之本体言，不攘当作不逊解。攘字即《说文》之本义。王注攘除，尚非真解。

大筋緛短　颐按：帛之绉者曰緛。《广雅》："緛，缩也"，有缩短之义，与柔耎之耎微别。耎，俗又作软，《说文》只有緛字，《玉篇》乃有耎字。《史记·货殖传》："妻子耎弱"。《后汉书·明帝纪》："安车耎轮"，字皆作耎。《康熙字典》乃收俗软字，而经传緛字殊不多见。

阳气者，烦劳则张，精绝，辟积于夏，使人煎厥　颐按：此言阳气因烦劳而张大，致成煎厥。张字如字读，非假借，王注训为筋脉膜胀，非是。"辟积"其正字当作"襞积"。《后汉·张衡传》注：襞积，衣褶也。《子虚赋》："襞积褰绉"。《汉书》注：即今之裙褶。《论语》："非帷裳必杀之"。朱注："裳用正幅如帷，腰有襞积而旁无杀缝"。皆是蹙布帛之广幅而折叠之，今俗所谓折裥者也。经典本止作辟积，以裳之襞积有积聚意，故引伸之。辟字亦有聚义。《史记·扁仓传》："则邪气辟矣"。《索隐》："犹聚也"。又《素

829

问·调经论》："聂辟气不足"。王注：聂谓聂皱，辟谓辟叠。宋校正曰：《甲乙经》作"摄辟"。颐按：聂、摄，皆即衣橱之褶；辟即襞积之襞，皆衣褶一义之引伸字，其形虽异，其为积聚之义固同也。颐又按：于校谓："'精绝'"下脱一'而'字"，未必。

大怒则形气绝而血菀于上，使人薄厥　王注："菀，积也"。颐按：菀读为郁，是郁结之义。《诗》："彼都人士，我心菀结"。笺：犹结也，积也。王注是。张隐庵注"茂貌"，失之（失之，错误的意思）。薄读为迫，言迫而成厥逆也。《左传》："薄诸河，楚师薄于险"。皆逼迫之义。厥，《说文》本作瘚，而诸书皆以厥为之。

溃溃乎若坏都　颐按：于校："都"本作"陼"（音煮）。《说文》："水中高者也"。字通"渚"。《诗·召南》："江有渚"。《毛传》："渚，小洲也；隶书阝旁左右无别"。其说是也。

高梁之变，足生大丁　颐按："高梁"，读为"膏粱"，亦假借字。《通评虚实论》："肥贵人则高梁之疾也"。亦如此作。王注以膏粱为训诂，而不明言其假借，甚非注家体裁。"丁"，俗本作"疔"，考疔字始见《集韵》，古止作丁，此即后人膏粱无厌发痈疽之意。而王氏训足为手足之足，真是令人喷饭（形容可笑至于喷饭而不自禁）。

劳汗当风，寒薄为皶　颐按：薄，读为迫。皶，《玉篇》作皻，曰：今作齇。《类篇》曰：俗作皻。《康熙字典》引《素问》此句于皻字注中，则所据本亦作皻。王注："俗曰粉刺"，其说甚详，甚是。张隐庵注以为面鼻赤瘰，则《正字通》之所谓红晕似疮浮起著面鼻者曰酒皻，方书之所谓酒敷赤鼻者是也。今按酒齇是郁热外浮之症，与此条劳汗当风寒薄之义不合，当从王氏为长。

俞气化薄　穴俞以闭　颐按：《灵枢》："脉之所注曰俞"。考《说文》："俞，空中木为舟也。"朱骏声谓："此乃造舟之始"。俞穴之俞即空木为舟一义之引申，俞穴亦中空之义也。

传为善畏　颐按：于香草校："传字以薄字形近而衍，王注无传字说解"，是也。

故阳畜积病死　颐按：畜，读为蓄。

形乃困薄　脉流薄疾　颐按："薄"，皆读为"迫"。

精神乃央　央，王注："久也"，马莳注："中也"。颐按：此节言味过为弊。宋校正读"央"为"殃"，且明言为古文之假借，其说甚是。《广雅·释诂》："央，已也"。王注训久，甚非经旨，马氏说亦牵强不通，张隐庵从宋校改读作殃，而明白晓畅矣。

金匮真言论篇第四

衄衄　颐按：衄，俗本作衃，讹；衄，俗本作衄，䐐，亦俗书之变体，字本从丑得声，读女六切者，声之转也。《篇海》妄谓衄亦作䶃，从刅，刅，伤也。逞其臆说，穿凿附会，殊不可训。今世俗更有读衄为刃音者，尤其可晒。《集韵》又有衄字，从血从鼻；《篇海》又有魆字，从鼻从丑；《正字通》又有魝字，从鼻从刅，由来虽旧，然皆从血从丑一字之讹也。

殨泄而汗出也；此平人脉法也　颐按：此二句各与上文不相联属，末校正已疑之。愚谓此皆错简，万不能曲为附会。此书传于先秦，断简残编，所在恒有，加以秦汉至唐，几经编辑，窜改亦复良多，后之读者必谓启玄定本，不敢致疑，犹欲皮傅而解释之。（皮傅：谓不明事物之真相，但从表面现象看问题。）得毋如蠹鱼之寝馈书中而不谙书味乎？（谙：音庵，悉也，知也。）

东方色青……其病发惊骇　　宋校正云："详东方云病发惊骇，余方各阙者，按《五常政大论》：'委和之纪，其发惊骇'。疑此文为衍。"颐按：余方皆有故病在某句，唯东方则曰其病发惊骇，文殊不类，而下文有"是以春气在头也"句，盖与下文故病在某句为一例，则此句直是衍文，可删。

西方色白……藏精于肺，故病在背　　"背"各本同。唯张隐庵本作"肩"。颐按：此当是传写之误。虽病在肺，俞在肩背，本以肩背并称，然背为阳，阳中之阴，肺也。肺藏本系于背，前以肩背并称者，背为重而肩伪轻。此条病在背，初无疑义。张隐庵当不重其所轻，轻其所重而妄改背为肩也。

阴阳应象大论篇第五

湿胜则濡写　　写，俗本作"泻"。颐按；写者古字，泻者后出字，说已见前。仿宋本无泻字，真古本也。后皆准此，不复标出。

人有五藏化五气，以生喜怒悲忧恐　　颐按：五藏五志，悲，一作思。宋林亿等新校正于此句下有解说，须细详之。（整理者按；为了读者便于参考，附录新校正原文如下；《按《天元纪大论》悲作思；又本篇下文肝在志为怒，心在志为喜，脾在志为思，肺在志为忧，肾在志为恐。《玉机真藏论》作悲，诸论不同。皇甫士安《甲乙经·精神五藏篇》具有其说。盖言悲者，以悲能胜怒，取五志迭相胜而为言也。举思者，以思为脾之志也。各举一，则义俱不足；两见之，则互相成义也。"）

齿干以烦冤　　颐按：烦冤，（冤，音鸳。）不舒貌。是叠韵形容字。《楚辞·离世》"哀枯杨之冤雏兮"，注：冤，烦冤也。

能冬不能夏，能夏不能冬　　颐按：宋校正本卷末音注：能，奴代切。是读为耐也。能，耐声义俱近，古多通用。然能字本有胜任义，不必借读。

阴胜则身寒汗出，身常清　　颐按：清字训寒，《素问》屡见。实则为清字，凁字不假借。考《说文》"清，朖也，（朖，即朗字，明也。）澂水之貌，清（读如清，去声），寒也；凁（读如请，去声）冷寒也。"义本各别，然《吕览·有度》"清有余也。"注；亦训清为寒，《庄子·人间世》爨无欲清之人。"（爨音篡，烧火做饭。）释文：凉也。皆借作清，凁读。

此病之形能也　　颐按："能"、读为"态"。能字，态字，声义俱近，《素问》中病能字皆准此。

天有八纪，地有五里　　颐按："里"，当作"理"。王注："五里、谓五行化育之里。"皆当作"理"。下文明言"不法天之纪，不用地之理，则灾害至。"其明征也。此非假借，直残字耳。

善诊者，察色按脉，先别阴阳，审清浊而知部分。视喘息，听声音而知所苦。观权衡规矩而知病所主。按尺寸，观浮沉滑涩而知病所生。以治，无过。以诊，则不失矣。

颐按：本节文义句逗甚明，既知病之部分与病者之所苦，及病之所主，病之所生而以治病则必无过，以诊病则必不失。显而易知，并非玄奥。特治字下少一"则"字，颇似费解，实则古书文法，似此甚多，亦非晦滞。不意王启玄误读句逗，将"以治"二字属上为句，遂令上下文皆不可解，注语乃成呓语（呓，音艺，睡中语也，即梦话），无异痴人说梦。而马元台、张隐庵诸人皆从王氏，大是怪事。且《甲乙经》明作"以治则无过"，补一"则"字，尤其轩豁呈露，岂诸公皆未之见耶？（原注："病所生"，宋校引

《甲乙经》作"病所在"，义两通。）

气虚宜掣引之　颐按：掣，仿宋本作挈。宋校正曰："《甲乙经》掣作挈。"是宋时《素问》本作挈引，然是误字，宜从《甲乙经》为允。王启玄注："导引则气行条畅"，其说甚是。张隐庵注："气虚者挈之使升"。颐谓气已虚矣，而复升之，则木已摇而拔之，蹶可翘足而待，隐庵误矣，不如启玄为妥。

阴阳离合论篇第六

是故三阳之离合也，太阳为开，阳明为阖，少阳为枢。三经者，不得相失也，搏而勿浮，命曰一阳；是故三阴之离合也，太阴为开，厥阴为阖，少阴为枢。三经者不得相失也，搏而勿沈，命曰一阴。颐按：搏，旧本皆同，王启玄注以搏击为训，是王氏本作搏无疑。唯张隐庵集解本作抟（音团）。以抟结抟聚为训。字形微异，音义大别。颐谓是篇论阴阳离合，所谓"阴阳𩅌𩅌，积传为一周"，以按部就班，和凋柔顺为贵。故三阳在外，必抟结而勿偏于浮；三阴在内，必抟结而勿偏于沉，所谓不得相失者即指此。若作搏击之搏字，则偏于刚劲，甚非和平之旨，当以隐庵为长。虽《素问》自启玄注后更无别行旧本可以参校，隐庵改字，泥古者或疑非古，然启玄注文，殊多望文生义，未必尽中肯綮，正不必以李唐旧本曲为附和，致失真诠也。（原注：《玉机真藏论》："冬脉……沉以搏"，准此）。

阴阳𩅌𩅌　宋校正曰："别本𩅌𩅌，作冲冲"。颐按：此重言形容字，盖阴阳循行相续不息之意。然𩅌字字书所无，唯《篇海》有之，乃因《素问》而收此字，别无说解。今按，左旁从雩，不近六书之理（六书，文字声音义理之总汇。《说文》："一曰指事，二曰象形，三曰形声，四曰会意，五曰转注，六曰假借"），疑必有误。朱骏声谓字当从云，其说近似。颐谓《易·咸卦》"憧憧往来"（憧，音冲；又音童）。马注：行貌，王肃注：往来不绝貌，意与此阴阳𩅌相似。凡形容之辞，本无定宁，竟读为"憧憧往来"之憧可也。

阴阳别论篇第七

其传为息贲　王启玄注："传入于肺，为喘息而上贲"。颐按：贲，读为奔。《孟子》："虎贲三千人"。贲，亦读为奔，虎贲，勇士之称，言其如猛虎之奔也。此言息贲，则喘息而气急上奔耳，王注甚是，但注文仍作贲，殊不豁目。

其传为颓疝　颐按：颓疝，俗本医书亦作癫疝。考癫字始见《集韵》，古止作"颓"。

淖则刚柔不和　颐按；淖字（淖，音闹。《说文》：泥也。又音绰，《庄子·逍遥游》："淖约如处子"。注：淖约，柔弱貌），与上节刚字为对待，是柔靡也。淖字本训泥淖，有柔靡之义，故曰刚柔不和。张隐庵注：淖，和也。可谓南辕北辙，背道而驰矣。（原注：淖，仿宋本作淖。本篇原文后𣲖字下音注："同潮，水朝宗于海。"虽系《说文》本字，然与此处不可解。）

生阳之属不过四日而死　宋校正曰："别本作四日而生，全元起注本作四日而已，俱通。详上下文义，作死者非"。颐按：王注此句曰："木乘火也。"颐谓木能生火，万无乘火之理。下文"肝之心谓之生阳"，王注曰："母来亲子，故曰生阳，匪唯以木生火，亦自阳气主生尔。"据此，则王氏本不谓生阳是死证也。四日而死之死字，定是讹宁，王注木乘火之乘字，则正文既讹之后而浅人妄改者也。当依宋校正说正之。张隐庵集解以生阳

832

为死，未免望文生义，不可从也。

肾之脾谓之辟阴，死不治　颐按：王注："土气辟并，水乃可升"，则读为辟，张注："偏辟"，则读为僻。今按文义，本不甚可解，二者借读，皆似未安。颐又按；辟有积之一义，辟阴犹上文之重阴，但辟积则积聚甚多，较重阴而尤甚，此其所以死而不可治者乎？

阴阳虚肠辟死　宋校正曰："全元起本辟作澼"。颐按：肠澼之名，《素问》屡见，其病即下痢脓血之滞下病，其字则前后皆作肠澼，唯此处仿宋本尚无水旁，据宋校所云，则宋时旧本本是辟字而全元起本亦已作澼矣。考袁爽秋氏所刻《太素》尚皆作"辟"，未加水旁。今按，以滞下之病而名肠澼，顾名思义，颇难索解，唯此病实因肠有积滞使然。幸仿宋本此处尚存一不加水旁之辟字，可知肠辟之义即辟积之辟，有积聚之意，而命名之旨乃昭然若发蒙。（原注：辟积之训积聚，说已见前。）自后人概用水旁之澼而名义遂晦。至《集韵》之训澼为"肠间水"者，亦因肠澼之病名而望文生义为此臆说，可断言也。此古书之所以不易读，而宋以后之书所以不足徵欤？

灵兰秘典论篇第八

大肠者，传道之官，变化出焉　颐按：道，读为导，义极浅显。王注："谓传不洁之道"，非是。

肾者，作强之官，伎巧出焉　颐按：肾主水，天一之源，为先天之本。水旺则强于作用，故曰作强之官，肾藏志，志立则伎巧生，故曰伎巧出焉，王注以男女言，而马氏附和之，最是喷饭。

六节藏象论篇第九

形藏四，神藏五，合为九藏　颐按：形藏之说，张隐庵以为："藏有形之物，胃与大肠、小肠、膀胱是也。胆为奇恒之府，不藏有形，故不与列"。说与王注大异而理为长，隐庵是也。（附录王启玄"形藏四"句注文以便互参："形藏四者，一头角，二耳：目，三口齿，四胸中也。形分为藏，放以名焉。"）

未至而至，此谓太过，则薄所不胜而乘所胜也，至而不至，此谓不及，则所胜妄行而所生受病，所不胜薄之也　颐按：薄，皆读为迫。

命曰气淫，不分邪僻内生工不能禁　颐按：不分以下十字，王注明言错简而次于后文五治之下，读本文其义甚明。而后文"失时反候，五治不分"句下，此十字具在，当是启玄所补入之文，则气淫之下十字为衍文，当删。张隐庵《集解》于此处尚曲为之说，而仍不能通，殊属多事。

心者，生之本，神之变也　宋校正曰："全元起本并《太素》作神之处"。颐按：作"处"者是，文义明显，且与下文肺者魄之处，肾者精之处一例。王本作变，迂曲而为之注，大是费解，此讹字也。

肺者，气之本，魄之处也。其华在毛，其充在皮，为阳中之太阴，通于秋气，肾者，主蛰，封藏之本，精之处也。其华在发，其充在骨，为阴中之少阴，通于冬气宋校正曰："《甲乙经》并《太素》太阴作少阴，少阴作太阴。肺在十二经虽为太阴，然在阳分之中，当为少阴，肾在十二经虽为少阴，然在阴分之中，当为太阴"云云。颐按，此节以藏象之阴阳论，不以十二经络论。肝通于春气，则为阴中之少阳，心通于夏气，则为阳中之太阳；脾通于土气，则为至阴，而肺通于秋气，自当为阳中之少阴，肾通于冬气，自当为阴中之太阴。本不可以十二经之太少阴阳为例，宋校正之说为是，王本讹也。（宝仁按：此节可与上文《四气调神大论》："逆春气则少阳不生，肝气内变……"一节原文及按语互参。）

肝者，罢极之本　颐按：罢极之义颇难索解。旧注多读罢为疲，高士宗读罢为罴，皆未免牵强附会，此当阙疑，不可武断。

以生血气　颐按：此四字与上下文不属，当是错简。

其味酸其色苍，其味甘其色黄　宋校正曰：色味之义，《阴阳应象大论》著之详矣。此唯肝脾二藏载其味其色，当去之。

此为阳中之少阳宋校正曰："全元起本及《甲乙经》《太素》作阴中之少阳为得。"颐按；《金匮真言论》："腹为阴，阴中之阳，肝也。"则肝藏诚是阴中之阳，宋校正说是也。王氏引"平旦至日中"等句为此四节之注，而复引"平旦至日中，天之阳，阳中之阳"，遗却"鸡鸣至平旦，天之阴，阴中之阳"。望文生义而不顾至理之难安，目光之短，不能为启玄讳（讳，音卉，隐也。《公羊传·闵元年》："春秋……为贤者讳"）。宋校正纠之（纠，音赳，矫正错误之意），诚是确论。而马元台、张隐庵诸贤，何亦附和启玄而不为改正，岂非一盲引众盲耶？颐又按："平旦至日中"一节，洵为此节心肺肾肝阴阳之确证，而"背为阳，阳中之阳，心也"一节，亦与此节之五藏阴阳适相吻合。以经证经，若合符节，又何疑而不为启玄纠正乎？

脾胃大肠小肠三焦膀胱者　颐按：此节言仓廪之本，营之居也，其华在唇四白，其充在肌，至阴之类，通于土气等语，专指脾藏立说，与肠胃三焦膀胱毫不相涉。胃大肠小肠三焦膀胱九字，当是衍文。或谓化糟粕转味入出二句，胃肠与有功焉。要之胃盛水谷，全赖脾以渐磨运化之，著一化字，则功归于脾，意亦可见。肠则所谓传道之腑，以供导送糟粕已耳。况本节论藏象心肺肾肝，皆不及府，何得于脾藏而并入诸府混合立论？文既不类，理尤难通。且胆胃大肠小肠膀胱三焦六府皆为阳及六府分属五行，经有明训，于此而谓为"此至阴之类，通寸土气"，则诸府皆属至阴，皆通土气，真是汩陈其五行（汩，音觅，又音骨。本字有数义，此处应读为骨，作"乱"字解。《书·洪范》"汩陈其五行。"正义；言五行陈列皆乱也），荒缪极矣。颐谓下文"凡十一藏取决于胆"一语，详其文义，与上文不能联属，当是他篇错简，而浅者与此节连缀读之，遂谓下既有十一藏之说，而上文五藏未言及府，乃妄倳此九字于脾之一节中，而不向知其理之不可通也。注家曲为附会，均是无理取闹，可谓尽信书之过矣。

此至阴之类通子土气　颐按："至阴之类"四字，与上文"为，阳中之太阳"、"为阴中之少阴"等句不类；此则本节中既倳入"胃大肠小肠三焦膀胱九字"，而又妄改此句以与上文连贯者也。须知诸府万不能纳入至阴一类，而二肠三焦膀胱亦不得武断其通于土气也。上文之胃大肠小肠三焦膀胱九字既以衍文之例删之，则此句当以上文阳中之少阳，通于春气等句之例正之曰：此为阴中之至阴通于土气。

凡十一藏取决于胆也　颐按：此节与上文藏象不能联属，当系他篇错简，宜另为一节，而注家必与上文连缀读之，义迂辞费，仍不可通，则墨守陈盲之过也。

人迎与寸口俱盛四倍以上为关格，关格之脉嬴不能极于天地之精气则死矣　颐按：嬴，仿宋本如此，各本皆同，唯张隐庵本作蠃，注曰：蠃，盈同，宋校正曰："蠃，当作盈，脉盛四倍以上非蠃也，乃盛极也。古文蠃与盈通用。"据此说则宋本正文必作蠃，故有此校语，其校语之"赢当作盈"四字，原本必作"赢当作赢"，方与盛极非赢及古文赢盈通用语合；今仿宋本正文作赢，是后人依校语而改正者也。正文既改而后又将校语改作赢当作盈，已不可通，然其意可知，而赢盈通用亦无误也。张注本正文从宋以前作赢之讹字，而注乃谓赢盈同字，则大谬矣。颐又按：脉盛四倍以上固是赢而非赢，然云赢不能极于天地之精气，语仍不可解。此中不无讹字，止宜阙疑，不能妄作聪明，逞其臆说者也。

五藏生成篇第十

多食咸则脉凝泣而变色；凝于脉者为泣　颐按：泣，读为滴，迟滞而不流利也。泣、濇声音甚近，《素问》此字此义甚多。王注："泣谓血行不利。"其义甚是，但不明言为濇字之假借，则反不可解矣。

五藏之气　颐按：此四字与上下文义皆不联属，当有脱佚或是错简。宋校正曰："全元起本作此五味之合五藏之气也。"则属之上文。张隐庵注属之下文，皆有意牵合，未免穿凿。

色见青如草兹者死　颐按：兹，当作兹，音如玄。考《说文》兹字在草部，许谓"草木多益也，从草丝，音子之反。亦训为蓐（音辱），《尔雅·释器》"蓐谓之兹"注：兹者，席也（原注：即干草制成之席）兹字，《说文》在玄部，许谓："黑也"，其字从二玄会意。并引《春秋传》："何故使吾水兹。"今本《左氏·哀八年传》皆作水滋，唯旧本陆德明释文尚作"兹"。见阮文达校勘记。其音读则陆氏释文音玄，《广韵》《集韵》胡涓切中皆有兹字。考兹、兹二字，楷书形近，实则形义音三者皆大别，止以兹字习见，兹字少见，遂致六朝以后或混为子之切一音。顾氏《玉篇》及徐鼎臣之《说文音切》徐楚金之《说文韵谱》（原注：据冯氏桂芬写刻本）皆以黑色之兹字，读为草丝之兹。小学专家，犹铸大错，复何论其他?!《康熙字典》玄部兹字，亦先收子之切一音，且谓："兹兹二字，音同义别。"即踵《玉篇》二徐之误，未加订正。《素问》此字，王注："兹，滋也。言如草初生之青色也。"颐谓以兹为草之初生，已非兹字草木多益之正解，杜撰训诂，未免欺人！然果为如草初生之色，则芊芊绵绵，柔嫩润泽，昔人所谓草色如油者，正是生意盎然，葱茏可爱。何以《素问》反以为将死之色？马玄台注读兹为滋，解作草之滋汁，亦属启玄之续。张隐庵注："兹，蓐席也。兹草者，死草之色，青而带白也。"虽用《尔雅》训诂，然蓐以干草为之，已无青色。乃不得不又申之以死草之色，青而带白一句，尤其穿凿。盖此字明是从二玄之兹，乃草色之青而兼烈者。凡从玄之字，皆有黑义，草色而兹，则晦滞不泽，所以为将死之朕兆。《素问·脉要精微论》亦谓"青欲如苍壁之泽，不欲如蓝。"正以蓝是染料，即今之所谓靛（音电，蓝色染料），深青黑黯，望之如墨，与此草兹同一意义。又《史记·仓公传》"齐丞相舍人奴病，望之杀然黄，察之如死青之兹。"各本皆误兹为兹，唯毛氏汲古阁刊本《史记集解》作兹，又一确证。

黄如蟹腹者生　颐按：言如蟹腹中之黄，黄而润泽也。

生于心如以缟裹朱，生于肺如以缟裹红，生于肝如以缟裹绀，生于脾如以缟裹栝楼实，生子肾如以缟裹紫，此五藏所生之外荣也。颐按：此言五藏所生之荣血亢于内而五色隐隐发现于外也。缟，白缯也。（缟，音藁，白色生绢。缯，音增。丝织品之总名，古谓之帛，汉代谓之缯。）《后汉·顺帝纪》注所谓"缟，皓也。缯之精白者曰缟。"朱是赤色，红是白赤间色，绀是深青扬赤色，（绀，音赣，《说文》："帛深青扬赤色。"《释名》："绀、含也。青而含赤色也。"）栝蒌实是黄赤色，紫是黑赤色。此五行之色而俱兼赤者，盖赤乃荣血之正色，凡五藏之色，必兼荣血之赤色而见，方是藏真之荣流露于外。否则，藏真之本色独见，即为偏胜偏病之候，而犹必如有绡裹，庶几藏真荣色若隐若现，藏而不露，方见包涵含蓄，所蕴者深。否则底蕴毕宣，轩豁呈露，藏真发泄无余，非平人气象矣。此节言五色发现，形容摹绘，具有深心。旧注多未致意；未免忽略。唯隐庵张氏言之，又以绡裹属之气分，似非真解，爰参以拙见而申言之。

　　血行而不得反其空故为痹厥也　颐按：空，读为孔。此孔道之孔，即血所循行之道。血行而不得反其循行之孔道，则凝濇不流而为痹厥之病。王注："空者，血流之道。"其说是也，但未明言其为借字耳。

　　徇蒙招尤　徇，仿宋本如此。俗本皆作狗，是讹字。颐按：此句文义费解，旧注皆墨守字义，愈滋疑窦。愚谓秦汉间书，字多假借。汉人释经多改读，重音而不重形。凡读古书者不可不通此例。此节以徇蒙招尤，目冥耳聋，谓之下实上虚，过在足少阳厥阴，甚则入肝，盖即眩冒之病。徇，当读为眴，即眩字之假借。《原注：眴、《说文》曰："目摇也。"义与瞋、瞬略同，与眩义别。《苍颉篇》"眴，视不明也。"《扬雄·剧秦美新文》："臣尝有颠眴病。"皆借眴为眩。张隐庵《素问》注渭徇眴同。颐谓借读固是，但不得谓为同字耳。）蒙字本有冒义，古多通用，音亦双声。实则眩冒之冒，以蒙昧不明为义，本是借作蒙字，则此节徇蒙，可读为眩冒，亦可读为眩蒙。且眩则目暗不明，亦可借作矇字。（原注：俞荫甫《余录》亦以为："徇者，眴之借字。蒙者，矇之借字。眴矇并为目疾。"）招尤，则读为招摇。实即掉摇，招之为掉，尤之为摇，皆一声之转。此乃双声叠韵形容之辞，但当通之以意，而不能拘拘于形迹之间。质而言之，即《五常政大论》之所谓掉眩巅疾耳。若必按其本字本义而释之，凿矣，陋矣！

　　目冥耳聋　颐按：冥，俗本作瞑，非是。考冥字本训幽暗，盖眩则目无所见而昏暗也。瞑字本训翕目（翕，音吸，合也），《楚辞·招魂》注：瞑，卧也。《文选·养生论》："达旦不瞑。"注：瞑，古眠字。凡瞑眩字正当作冥。

　　腹满濇胀，支鬲胠胁，下厥上冒，过在足太阴阳明　颐按：支，读为榰（音文）。榰柱之字，亦作榰拄。今俗谓支撑者是也。《周语》："天之所支，不可坏也。"注：拄也。《西周策》："魏不能支。"注；犹拒也。皆读支为榰。此节腹满膜胀以致鬲中胠胁（胠，音区，又音去，胁也）皆如有物榰拒。凡以形状其膜胀之意，义甚明显，下文有积气在心下支胠，名曰肝痹，义亦如此。详王注引脉络之支，本非为正文支字训解，乃马氏、张氏因此而注以支络之支，其误甚矣！不可不正。颐又按：冒，即眩冒之冒，当读为蒙，以蒙昧不明为义，上文二节不言甚则入藏，详文义，五节并列，无所轩轾（轩音掀，轾音致。车前高曰轩，后低曰轾。《诗·小雅》："戎车既安，如轾如轩。"引申为抑扬轻重之义），当是脱文。宜以上二节例，于此节之末补甚则入脾句；下节过在手阳明太阴之下补甚则入肺句；过在手巨阳少阴之下补甚则入心句为允。张隐庵注渭首提二藏，不欲尽言云云，一似古人有意为此廋辞（廋，音搜，隐匿也。《齐东野语》："古之所谓廋辞，即今之隐语。"）隐语者，舍直捷而从事迂曲，反多辞费，甚无谓也。

　　咳嗽上气，厥在胸中　颐按，厥，《甲乙经》作病。宜从。

　　赤脉之至也喘而坚　颐按：此五节以一五色字与脉字联属。若连缀读之，颇似不可解。详上文明言"能合色脉，可以万全。"则此五节之五色字，是望见其色，而"脉之至也"以下，是切得其脉而合之色以定其病也。赤字、白字、青字、黄字、黑字，皆以一字为句，义甚明显。马玄台注已如此解，乃张隐庵于赤脉之至也节下注云："赤当脉，脉

836

合心，故曰赤脉之至也"云云。则下四节又将何以说之？望文生义而不顾其理，抑何至于此极！

腰痛足清，得之沐浴清水而卧　颐按：二清字皆作寒字解，皆读为清，亦读为凊。说见前《阴阳应象大论篇》。

凡相五色之奇脉　宋校正曰："《甲乙经》无'之奇脉'三字。"颐按：《甲乙》为长。

五藏别论篇第十一

凡治病，必察其下，适其脉，观其志意与其病也　宋校正曰："《太素》作'必察其上下，适其脉候，观其志意与其病能。'"颐按：本文"必察其下"句诚不可解。王注殊不明了；马注、张注指为二便，亦未必是，宜从《太素》为长。

异法方宜论篇第十二

其民嗜酸而食胕　颐按：王注："言其所食不芬香。"是读胕（音附）为腐；宋校正引全元起云："食鱼。"是读胕为鲋（音附，鱼名）。今按：豉鲊（读如诈，藏贮以为食品之鱼，如醢鱼、糟鱼之类。）臭腐之味，固南人之嗜好，读胕为腐，理有可通，而东南皆是浜海水族之所聚，全氏之注亦通，姑两存其说可也。张隐庵注："胕，腐也。"愚谓胕字无腐义，凡假借音近之字，不得与训诂之道混为一例者也。（原注：《风论篇第四十二》："疠者有荣气热胕"亦借胕为腐。）

移精变气论篇第十三

可祝由而已　颐按：此即后世十三科中之所谓祝由科者也。古人以神道设教，祝其病之所由来，即祈禳之意。《说文》作祝福。《玉篇》亦作祝袖。宋校正引全元起云："祝由，南方袖。"则误以祝由为祝融，真是妄作聪明矣。

粗工凶凶　王注："凶凶，谓不料事宜之可否也。"颐按：扰攘不静之貌。《汉书·高帝纪》："天下匈匈。"注：喧扰之意。《东方朔传》："君子不以小人之匈匈而易其行。"注：讙议之声。皆与此近似。

逆从到行　颐按：到，今字作倒。考《说文》无倒字，《庄子·外物篇》："草木之到植者。"义亦倒置之倒，而字犹作到。

汤液醪醴论篇第十四

必齐毒药攻其中　颐按：齐，即药剂之剂。古字本止作齐。《汉书·郊祀志》："而事化丹砂诸药齐为黄金矣。"注：药之分齐。即此义。后世则通用剂字。张隐庵注为"疾"，虽用《尔雅》训诂，然非真解。（原注：《史记·仓公传》药齐之字最多。）

形弊血尽　颐按：弊，读为敝，坏也。《秦策》："黑貂之裘弊"，注：坏也。字亦作獘。张氏《集解》训弊为止，虽古之训诂，然读本文为形止血尽，其义何居？隐庵误矣！

荣泣卫除　颐按：泣，读为涩。说见前《五藏生成篇》。

津液充郭　颐按：此节论肿病。津液充郭者，言水液充塞于皮肤之间而肿廓大也。郭，读为廓，古止作郭。《公羊·文十五年传》："郭，大也。"《诗·皇矣》："憎其式廓"，《传》：廓，大也。是郭、廓同字之证。

形施于外　颐按：施，读为弛。外形弛纵而不能自收持，故成肿病。宋校正疑施字有误，盖未知其为借字也。

去宛陈莝　颐按：宛、读为菀，实借作郁。《方言》：宛、蓄也"，即此义。郁也、陈也、莝也，皆陈久郁积之意，是当去也。（原注：《针解篇第五十四》："菀陈则除之"字正作菀。）

精以时服颐按：服，读为复，言病去而精神来复也，犹上文以复其形之意，而下文又言："五阳已布，疏涤五藏，精自生，形自盛。"其义益显。盖服、复声音甚近也。王注宾服，非是。

玉版论要篇第十五

容色见上下左右　宋校正曰：全元起本"容"作"客"。颐按：王注："容色者，他气也。如肝木部内见赤黄白黑色，皆谓他气。余藏率如此。"是王氏本作客色，故注语如此。颐谓下文见浅见深皆主有病，唯其客气来犯，故不论浅深，皆以病论。若非客色，则见浅者，何必汤液主治而求其已乎？虽宋时王本已作容色，当以启玄注语之意正之。全元起本是，今本讹也。

其见深者必齐主治，二十一日已　王注："色深则病甚，故必终齐乃已。"颐按：齐，读为剂。王注所谓终齐，言服药尽一齐也。说已见上。

其见大深者　颐按：大，音泰，甚也。

色夭面脱不治　颐按：王注："夭恶"，殊不明显。朱骏声《说文通训定声》曰："假借为杳。"（音窈，又音要，冥也，幽暗之意）颐谓上文言色见浅深以递及色见大深，而更出此色夭一层，明是其色之尤深者。朱氏读夭为杳，甚是。又《玉机真藏论篇第十九》："色夭不泽"及《三部九候论篇第二十》："五藏已败，其色必夭，夭必死矣。"夭均读为杳；脱，《说文》曰：消肉臞也。颐谓消去其肉而臞瘠也。今俗谓人消瘦曰脱形，实即脱字本义。面脱之脱，当作此解。唯此义经传未见，仅《素问》中偶有之，其他失脱、解脱诸义，皆假借字也。（整理者按：于校谓"色夭者，色白也。《灵枢·五禁篇》云：色天然白，是其明证。盖色白必兼润泽之气，无润泽之气而白，谓之色夭。"此解与朱氏借为杳暗之义，似可两通。）

搏脉痹躄，寒热之交　颐按：痹躄之病，多属于寒，而脉乃搏击应指，则是寒热交争为病矣。此篇专论奇恒之病，痹之与躄，脉当软弱，今反搏击，故属之奇恒。王注亦明澈，张隐庵乃深言之，反觉晦滞不可解。

虚泄为夺血　颐按：夺字作失字解，是《说文》本义。经传多以脱字为之，说已见前《四气调神篇》。

诊要经终论篇第十六

正月二月，天气始方；三月四月，天气正方　王注：方，正也。颐按：方字训正，义固甚是，而此处则不可通。如云天气始正，已难索解，再云天气正正，便是笑柄矣！方，当读为放，是开泄之意。放字古训放逐，初无开放义。然放逐本义，已见推而远之之意。而《小戴礼》："推而放之，东海而准"四句，具有推开之解。此放字之训开放，实六书之转注也。

九月十月，阴气始冰，地气始闭；十一月十二月，冰复地气合　颐按：冰，读为凝。

《说文》本以冰为正字，凝为俗字。《易·坤》："履霜坚冰至"之冰，古止作仌，经传皆作冰者，是假借字。王启玄注："阴气始凝"是也，冰复，读为凝复。《说文》则作："徲，重也。"言子、丑之月，阴气坚凝重复，与地气合同意。张注：一阳初复。则与下句文义不贯矣。非是。

夏刺春分，病不愈，令人解㑊　颐按：解，读为懈；㑊，即惰字。今本作㑊。考《说文》懈惰之惰，本作嫷、从心。嫷，省声。所谓省者，省嫷之土也。其作㑊者，省嫷之阜。今相承作惰，则又省其土矣。然㑊字自史汉外不多见，后人因改心旁为阜旁而成㑊字，则以正字变为假借。又《史记·高祖纪》："汉王急推㑊二于。"《贾谊传》："梁王㑊马"。则又借㑊为堕，亦足证堕、嫷二字古多通借也。

秋刺夏分，病不已，令人益嗜卧，且又善寱　颐按：寱，仿宋本如此，今本皆作梦。考《说文》，梦寐之梦本作寱，其经传通用梦字，皆假借也。

中心者，环死　于邑氏谓："环者，一日一夜周十二辰也。即《刺禁论》《四时刺逆从论》所谓'中心者一日死'也。"颐按：闻之针家，中心者立死。可见古人之说，不可信也。（整理者按：1982年，中华书局再版之于氏《香草续校书》在《内经素问》部分，本条校语甚详。于氏谓此句"环下似本有正字，故王注云：'正，谓周十二辰也。'今脱正字，则注语无着矣。古未以一日定十二辰，故正曰环正耳。"并录于此，以备参考。）

刺胸腹者，必以布憿著之　宋校正曰："憿，别本一作憿，又作撽。"颐按：《说文》憿，（音骁，通作侥儌）是侥幸之正字，撽、（音击）是旁击。憿（音皎）则《玉篇》训为胫之行縢（音滕），皆与本文之义不合。若以附著之意推之，则用行縢之憿字为是。（整理者按：考《集韵》："憿，胫布也；又：或作'缴'行縢也。"马注："憿，布巾也。"《本草纲目》："缴脚布，时珍云：即裹脚布，古名行縢。"于氏校语云："缴著之者，谓以布缠著于胸腹也。"并录备参。）

瘛疭　颐按：瘛，俗本多作瘈。考《说文》本作瘛，《广韵》乃有瘈字。《左·襄十七传》："国人逐瘈狗"释文引《字林》作"狾"。《说文》狾字训解亦引作"狾"，《汉书·五行志》引亦作"狾"，是古本《左传》皆作狾也。据此，则可知瘈非古字。

少阳终者……目睘绝系　颐按：睘，音琼。《说文》："目惊视也"。此字此义，经传绝少，仅于《素问》此篇见之。王注："直视如惊貌"，甚是。张隐庵注："目惊貌"，未免辞不达意。

甚则舌卷卵上缩而终矣　颐按：此以阴丸谓之卵，而古今字书卵字，皆不收此义，终是阙典。

此十二经之所败也　颐按：明顾氏仿宋嘉祐本此节注文之末有校语曰："新校正云：详十二经络又出《灵枢经》与《素问》重"十八字。颇与宋校语同。似今之《灵枢》亦为林亿等所见之本。然考宋仁宗时，林亿等校正医书，《灵枢》实不在内，是以今世所传之《灵枢》，未见有林亿等之校本。且宋校《素问》凡于王氏所引之误文，皆引《甲乙经》以证之而不引《灵枢》，是其未见《灵枢》之明证。后人谓今本《灵枢》即王启玄割裂《甲乙经》《千金》等书而成。杭世骏《道古堂集·灵枢跋语》直谓其"文义浅短，与《素问》不类。"断为王冰所伪托。观王注《素问》每引《灵枢》，而其他古本医家者言无引《灵枢》者，则王氏伪撰之说，似可征信。可知仿宋本此条校语，当为后人馋人，非宋校所固有也。又按：宋校《脉经》进呈札子有："今则考以《素问》《九墟》《灵枢》《太素》《难经》，《甲乙》、仲景之书"云云，似《灵枢》亦为林亿等所及见。然《素问》

校语中未为引证一字，恐进呈《脉经》札子之文，亦经后人点窜，非林、高诸人原本。且所谓《九墟》者，亦未见有是书也。

脉要精微论篇第十七

切脉动静而视精明　颐按：精明，王注谓即目内眦之精明穴，马注浑言神气，张注泛言精神声色。愚谓本文非泛语，必有所指，但言内眦之睛明穴，不足观其大，王注似嫌未允。据下文"精明者，所以视万物，别白黑，审短长"一节言之，则精明即指瞳神言，以精华明朗为贵，因谓之精明。盖瞳神之明晦，最足以测病状之浅深，又是望色要诀之一，犹子舆氏（孟子名轲，字子舆）所谓："存乎人者，莫良于眸子"之义。马注中按语已有此意，但措辞犹未明沏，爰申言之。

以此参伍决死生之分　颐按：参，读为三。《易》："参天两地"。虞注：三也。《荀子·成相》："参伍明谨施赏刑"注，参伍，错杂也。王启玄注乃谓"参其类伍"，不可解矣。

浑浑革至如涌泉病进而色弊绵绵其去如弦绝死　颐按：此节文义费解，甚至不可句读。宋校正引《甲乙经》《脉经》作"浑浑革革至如涌泉病进而色弊弊绰绰其去如弦绝者死"。今按：浑浑革革至如涌泉，当从《甲乙经》《脉经》为近是，病进而彼此均不可解。周学海刻《脉经》作"病进而危"是也。原注：仿宋本正文作色及校语中色字，皆当据周刻《脉经》改正了。绰绰其去弦绝者死，亦彼二本为长，若如王本作"绵绵"，则与如弦绝不相贯矣。王注望文生义，甚无谓也。

不欲如地苍　颐按：地苍二字甚奇，却不可解。《甲乙经》作炭色，盖皇甫氏因《素问》原文不可解而改字，不必谓古本《素问》果如彼也。

言而微，终日乃后言者，此夺气也。头者精明之府，头倾视深，精神将夺矣。征其脉小色不夺者，新病也，征其脉不夺其色夺者，此久病也，征其脉与五色俱夺者，此久病也，征其脉与五色俱不夺者，新病也　颐按：此三节七夺字皆作失字解，是古义，实本字本义。说已见前《四气调神大论篇》。又按："言而微终日乃后言"句，于校谓："日字衍，终者，一言一语之终，非终日也"。所见极是。

仓廪不藏者，是门户不要也　王注："要，谓禁要"。颐按：要读为约，今相承读平声，《论语·宪问》："久要不忘生平之言"。孔注：久要，旧约也，《汉书》："待诸侯至而定要束耳。"要字皆作约字解。门户不要，犹言魄门不能约束耳。王注意固甚是，但启玄例不明言假借，殊觉尚未显豁。

背曲肩随　颐按：随，读为堕，是废而不能用之义。

行则偻附　宋校正曰：附，一本作俯。颐按：今俗本皆作俯，然本节论膝之病，则附字作依附解为顺，不必谓借附作俯。王本是，别本盖臆改也。

行则振掉　颐按：振动也。据《说文》则振动字别作"赈"，然经传皆通用振字。

微妙在脉　颐按：妙字《说文》所无，小学家谓即纱字之曲，以篆文𢆶、𢆶形近致误，是也。微妙、玄妙、神妙等义，皆高远之意，实皆眇字之引申义。

生之有度、四时为宜　宋校正曰："《太素》宜作数"。颐按：此节自微妙在脉以下十二句，每二句为韵，《太素》是也。

甚饥则梦取　颐按：饥，俗本作饑。考饥训饥饿，饑训饥馑。（饥，音几，馑，音

840

仅。饥馑，旧岁荒也。《论语·先进》："因之以饥馑。"注；谷不熟曰饥，菜不熟曰馑。)义本各别，虽经传间有借用，而本义不容含混也。

持脉有道，虚静为保　颐按：保，读为宝。《史记·周纪》："展九鼎保玉"，《李氏镜铭》："明如日月世之保"，《易·系辞·孟喜本》："圣人之大保曰位"。皆以保为宝。《甲乙经》正作虚静为宝。王注乃谓保定盈虚云云，得毋食古不化?!

其耎而散者　颐按；此句凡六见，耎，是耎弱之正字。《广雅》：耎、弱也。《通俗文》：物柔曰耎。与緛缩之緛微别，緛字亦作"顿"，俗又变緛作软，而软字遂为耎、緛二字之替身。今则通用软字，而耎、緛乃不数觏矣。互见前《生气通天论篇》。

至今不复散发也，至今不复也。　颐按：二今字仿宋本如此，却不可解。马注、张注皆作"令"，于文义为顺。

溢饮者，渴暴多饮而易入肌皮肠胃之外也　颐按：宋校正引《甲乙经》易作"溢"，于义为明显。

瘅成为消中　颐按：《说文》瘅，训劳病。引申之为凡病之称，《诗·大雅·板》："下民卒瘅"是也。疸，训黄病，即黄疸是也。二字音近义别。此言瘅成为消中，则胃热消谷之中消症，非劳伤为病之瘅，亦非湿热蒸黄之疸，当读为焊、炟。（焊，音阐；炟，音旦。义同，火起也。）王注：瘅，谓湿热。则误以胃热之消中，与湿热之黄疸二而一之矣。

脉风成为疠　颐按：疠，仿宋本如此，今俗字多作"厉"。考疠是正字，厉是假借字，史传多以厉为疠，如《史记·范睢传》：漆身为厉等是。

湿若中水也　颐按：若，助语之辞，及也。《汉书·高帝纪》："若一郡降者封万户"。注：及也。

来疾去徐，上实下虚，为蹶巅疾　颐按：巅、旧本同。唯张氏集注本作癫，讹。

浮而散者为眴仆颐按：眴，读为眩。考《说文》，眴，训目摇；《大戴礼·本命》："三月而彻眴"。注：睛转貌。义与眩别。《苍颉篇》："眴、视不明也"；《剧秦美新》："臣尝有颠眴病"。则皆借为眩字。互详前《五藏生成篇》。

推而上之，上而不下，腰足清也　颐按：清，读为清、凊，凉也。说见前《阴阳应象大论篇》。

平人气象论篇第十八

人一呼脉三动，一吸脉三动而躁，尺热曰病温，尺不热脉滑曰病风。脉涩曰痹。宋校正曰：《甲乙经》无脉涩曰痹一句。颐按：脉之涩者必滞，此节既言呼吸皆三动而躁，则流利不滞可知，安得更有涩象。其脉涩曰痹一句。盖因下文脉滑曰风，脉涩曰痹二句而误衍于此节者也。要知下节以滑涩对待立论，若此节则呼吸既六至，且申言之以躁急，岂得更兼涩脉。此四字明是衍文，宜删。《甲乙经》是也。然自衍此句于六至条中，而俗医遂有所谓数脉兼涩者，奚不令人捧腹？（捧腹、形容大笑时以手捧腹之情状。）颐又按：躁者，急也，以脉象言。王注："躁谓烦躁"非是。

春胃微弦曰平，夏胃微鉤曰平，长夏胃微耎弱曰平，秋胃微毛曰平，冬胃微石曰平。颐按：微、少也。非微细微弱之微。《礼记·祭义》："虽有奇邪而不治者，则微矣"郑注，微、犹少也。即此义。春胃微弦云云者，言春时之脉微有弦象，则为胃气合时之平脉。若谓微是微细之脉，则夏脉宜洪，岂得以微中有钩者谓平？王启玄注言微以弦，不谓

841

微而弦，钩及奭弱毛石义并同，固无误也。马氏张氏乃以为微细之微，且谓脉微为胃气之和，则望文生义而未之思耳。

寸口脉沉而弱，曰寒热及疝瘕少腹痛。颐按：脉沉且弱，里有病也，然曰寒热，义已晦滞，不甚可解。且疝瘕乃有形之病，少腹痛亦气滞为多，于脉当沉、是也，然当紧而有力，不当为弱。宋校正曰："《甲乙经》无此十五字，况下文已有'寸口脉沉而喘曰寒热，脉急者曰疝瘕少腹痛'此文衍，当去。"颐谓义既不属，则删之为是。唯《太素》亦有此文，可知衍已久矣。王启玄注："沉为寒，弱为热，故曰寒热也，又沉为阴盛，弱为阳余，余盛相抟，正当寒热，不当为疝瘕而少腹痛，应古之错简尔。"则王氏亦不以沉弱为疝瘕腹痛之脉。但谓沉为寒、是矣，而弱为热，则从古无此脉理，又曰弱为阳余，更难索解。存而不论可也，（原注：《脉经》亦有此句，寒热之下有校语云；"一作气、一作中"。颐按：作寒气，寒中，其义为长。）

寸口脉沉而喘曰寒热　颐按；沉《甲乙经》作浮，于义为长。启玄本作沉，其义难晓，注亦强解，殊不可信；《素问》此节，自"欲知寸口太过与不及"以下，凡八句，皆言寸口脉如何者，其病如何，则此句喘字，固亦以脉形言之，必非喘嗽之喘。虽喘之脉形，他书绝未一见，而《素问》则屡有之，如《五藏生成篇》谓："赤脉之至也喘而坚"，"白脉之至也喘而浮"：又曰："喘而虚。"皆以喘字形容脉状，可无疑义。考之《脉要精微论》："心脉抟坚而长"等五句，《太素·五藏脉诊篇》皆作"揣坚而长"，杨上善训揣为动，又《素问·玉机真藏论》；"真心脉至坚而抟"，"真肾脉至抟而绝"，《太素·真藏脉形篇》二抟字亦皆作揣，杨氏亦以动释揣，是杨氏意中固皆作抟动解，可证揣即抟字之讹。盖彼既误抟作揣，而此又误揣作喘。一误再误，岐中又岐。寿颐窃谓凡此数条喘字，皆当作抟字解。脉既浮且抟，感邪在表，信而有征，故知为寒热。《甲乙经》盖本作浮而抟，固视《素问》为长。王注望文生义，殊不可通。（整理者按：此及上条按语，系根据先生所著《脉学正义》卷四脉浮主病、脉沉主病两条（正义）项下原文摘要补充。）

臂多青脉曰脱血；安卧脉盛，谓之脱血，泄而脱血脉实。　颐按：三脱字皆训为失，以《素问》多用夺字之例，皆当作"夺"。此则浅人不知夺字训失而妄改者也。本经中凡以脱字作失字解者，皆当以此例正之。

尺脉缓涩，谓之解㑊：善食而瘦人，谓之食亦。（宋校正曰："《甲乙经》人，作又，王氏注云：'善食而瘦人也'。殊为无义。不若《甲乙经》作文，读连下文。）颐按：解㑊二字，义难索解，陆九芝《世补斋医语》谓"《内经》言解㑊者五，解、音懈，㑊、音亦，皆倦怠病也。余疑食亦亦为能食反倦之义。"考㑊字为字书所无，仅一见于《字汇》，而《康熙字典》引之，仅有《素问》解㑊、食㑊二条，并不能为㑊字作确诂。九芝谓解㑊是倦怠病，虽曰以意逆之，然合观数条，其义均合，推之食亦一条，则能食反倦一说，自然町通。若谓亦字字义定当以倦怠为训，则未敢信也。据近人莫枚士《研经言·释解㑊》一文中称："㑊、当作亦"，引据经传亦字通借数条，谓"亦通于射，《诗·大雅》'矧可射思'射，训为厌。则《素问》所谓解㑊云者，即懈怠厌事之意。所见甚是。王注谓"寒不寒、热不热，弱不弱、壮不壮，伫不可名，谓之解㑊。"所说病状，不甚可解，甚非训诂之例。莫氏又谓："食亦、即临食不甚喜好之义。"则仍从厌字着想，皆能切合病态，最得训诂之正。寿颐尝引而申之，考证经史，知亦通于射，射义训厌，本是古人常诂，数见不鲜。详见拙著《谈医考证集》。（整理者按："善食而瘦人，谓之食亦"，此条

842

原文，见《素问·气厥论篇第三十七》，为便于解释，合并于此，又按：此二条按语，系据先生所著《籀簃医话》《谈医考证集》《脉学正义》等原文词句摘要整理。）

目裹微肿如卧蚕起之状曰水　颐按：裹，仿宋本误作裹。目裹者，目上下之皮，今俗之所谓眼胞者是也。以其包裹目之周围，因谓之目裹。王注引《评热病论篇》专指目下，似非经旨。而张隐庵注本乃作"目内"，亦足误字，如果隐庵妄改，则大谬矣。

溺黄赤安卧者黄疸　颐按：疸是黄病之本字本义，王注训疸为劳，非是，又谓劳瘅以女劳得之，则以劳瘅之瘅、黄疸之疸，混合为一，既昧字义，更昧病情。盖女劳疸特黄疸中之一种，不得谓疸病尽属女劳也。

已食如饥者胃疸　颐按，疸、当作瘅、实亦借作煓、炟。此胃热消谷之中消病，非黄疸病中更有一种胃疸也。与《脉要精微论篇》："瘅成为消中"同意。或谓黄疸病自有善食易饥一种，非即经之所谓胃疸乎？然古医书如《千金》《外台》《病源》等载疸病种类甚多，却未有胃疸之目。可知经言胃疸，当作胃热解，非黄病之疸也。此节经文，一句一病，各不相谋，不得与上文溺黄赤安卧一句相联屈也。

脉有逆从，四时未有藏形，春夏而脉瘦，秋冬而脉浮大，命曰逆四时也。　颐按：命，读为名，古通假之字。此文与下篇《玉机真藏论》大同小异；彼处作"四时未有藏形，于春夏而脉沉涩，秋冬而脉浮大，名曰逆四时也"。皆当以"四时未有藏形"六字为一句。言四时未见真藏之脉形，而春夏当大反小，秋冬当小反大，已为逆象，其义甚明。王注于《玉机真藏论》误以四时为句连上读之，则未有藏形不成为句矣。（原注：《甲乙经》卷四、以四时未有藏形为句，是也。）

所谓脉不得胃气者，肝不弦，肾不石也。　颐按：张景岳谓："肝脉但弦，肾脉但石，名为真藏，以无胃气也，若肝当弦而不弦，肾当石而不石，则谷气不至，亦无胃气也。"此解甚是。王启玄注谓："不弦不石，皆谓不微似也。"措辞勉强，亦不显豁。

平肝脉来，耎弱招招，如揭长竿末梢，曰肝平。　颐按：招招、读为迢迢。（音条，远也。）言其弦长而和缓之意。

玉机真藏论篇第十九

冬脉、其气来沉以搏。　颐按：搏、当作抟，《甲乙经》作"濡"。宋林亿等校语谓："濡、古软字。（原注：濡即耎字之变体，不可误以为古字）脉沉而濡，乃冬脉之平调脉，若沉而搏击于手，则冬脉之太过脉也。"是宋人已知抟字之可疑。颐谓搏击失之刚劲，诚非平脉之真相，然使竟如《甲乙经》作濡，则失之柔弱，又非平脉；然则其字当作抟结、抟聚之抟，乃有凝聚沉着之意。《平人气象论篇》亦云："平肾脉来，按之而坚。"是亦抟结之义，今本《素问》作"搏"，盖以形近而误。张隐庵本改作抟，是也。（原注：此条可与前第六篇《阴阳离合论》抟字一条同参。）

其去如数者　颐按："数，音朔、以频数为义。《左传·鲁文公十六年传》；"无日不数于六卿之门"，注；数，不疏也；《论语·里仁》："事君数，朋友数"，注：数，烦数也，《汉书·汲黯传》："上常赐告者数"、注：数者，非一也。皆以密而不疏为主义，而与急速之义微有不同。其以急速为义者，当读为速。《尔雅·释诂》"数，疾也，《礼记·祭义》："其行也趋，趋以数"郑注：趋，读如促，数之言，速也。《乐记》："卫音趋数烦志"。郑注：趋数，读为促速。所以朱氏骏声有假数为速为促之说。颐谓医家脉数之义，皆速字之假借，今人论脉皆读如朔者，盖失之。而《素问》此节"其去如数者"则非其例。益迟速之速联一如字，义已晦涩，当读为促，即促急之促。形容其脉去时匆遽无力，故曰如促。既非迟数之数，亦非促一仁寸口之促也。

（整理者按：以上二条按语，节录先生所著《脉学正义》有关章节内容补充整理。）

如鸟之喙者，此谓不及，病在中。　鸟、仿宋本如此，张隐庵本改作乌。颐按：第十八篇《平人气象论》："死脾脉来，锐坚如乌之喙，如乌之距，如屋之漏。"皆言其定止沉著，无流动缓和气象。是脾气着而不行，其死宜矣。此以"如鸟之距"与下文"如水之流"相为对文。张隐庵注谓："如水之流，灌溉太过，如鸟之距，止而不行。"以一动一静，形容其有余不及之状态。又按：此条与死脾脉条，义各有在，而如鸟之喙四字，各有取象，不害其为同文也。张本改作乌，无可厚非，岂王启玄嫌其与死脾脉条同字而改作鸟以立异耶？

因而喜大虚，则肾气乘矣。　颐按：喜则心气虚，故肾气反来乘心火。张隐庵注本以喜大为句，文义似欠通顺。

怒则肝气乘矣，悲则肺气乘矣，恐则脾气乘矣，忧则心气乘矣。　颐按：此节言五志过度，伤其本藏之气，而胜已者得以乘虚来犯，所谓喜则肾气乘者，以过喜伤心，水来克火也。以此例之，则当作怒则肺气乘，思则肝气乘，恐则脾气乘，忧则心气乘。张隐庵注谓；肝，当作肺；肺，当作肝，悲，当作思。"是也。王注附会本文，不可为训。

真藏来见，期一岁死。　颐按；真藏之脉已见，而能期在一岁方死，当无此理。又按：宋校正引全元起本及《甲乙经》作"未见"，是也。但仿宋本校语有误，当作全元起本及《甲乙经》真藏来见作"真藏未见"。来，当作未字之误也。

其脉绝不来，若人一息五六至，其形肉不脱，真藏虽不见，犹死也。　颐按：脉绝不来，其死宜矣。而一息五六至，何以遽死？宋校谓："息、当作呼"，则一呼五六至，一息为十余至矣，无根暴动，所以死也。"若"，及也。已见前《脉要精微论篇第十七》。又按：于鬯氏校谓："上不字疑因下不字而衍；其形肉脱故真藏虽不见，犹死也。"录以存参。

三部九候论篇第二十

以左手，足上去踝五寸而按之，右手当踝而弹之。　颐按；此古人诊足之一法。王注并指手足，非。张注指太阳经、亦非。全元起注作阴交，是也。原注：（王注本五寸下无"而"字，按之下衍"庶"字，右手下衍"足"字。宋校正于此节下有按语甚详，宜参阅。）（整理者按；附录宋校原文于下，以资参考："按：《甲乙经》及全元起注本并云：'以左手，足上去踝五寸而按之，右手当踝而弹之。'全元起注云：'内踝之上，阴交之出，通于膀胱，系于肾，肾为命门，是以取之，以明吉凶。'今文少一"而"字，多一"庶"字及"足"字。王注以手足皆取为解，殊为穿凿。当从全元起注旧本及《甲乙经》为正。"）

宣明五气篇第二十三

整理者按：原稿自本篇以下至篇末，共十五篇，其中篇目，间断不相衔接，内容亦较前二十篇为简。为了表达先生的学术思想，若个别按语过于简略，或与先生后期观点有出入者，则根据先生其它著作中有关资料补充整理，并注明出处，以存其真。

肺为涕　颐按：涕，即泪，是目之液。洟则鼻之液，古书自有区别，不可混淆。近今俗语，乃有鼻涕之名，古书不当有此，宜订正为是。盖汉人作隶，从夷从弟之字，往往无别，致有此误。《礼·内则》"不敢唾洟"，注本又作"涕"，知二字相混久矣。（整理者按：本条按沿，据先生所著《医事蒙求·五藏所主》原文补充。）

五邪所见，春得秋脉，夏得冬脉，长夏得春脉，秋得夏脉，冬得长夏脉，名曰阴出之阳，病善怒不治，是谓五邪皆同命，死不治。

宋校正曰："按：阴出之阳病善怒，已见前条，此再言之，文义不伦，必古文错简也。"颐按：宋校语是也，张隐庵妄为之注，大是可嗤。

肾藏志　颐按：《六节藏象论》言肾者精之处，而此言肾藏志，辞句不同，义各有当。彼言精，是肾之体；此言志，是肾之用。且所谓脾藏意、肾藏志、肝藏魂、心藏神、肺藏魄等，只是言五藏之神，皆为不可征实之物。即《六节藏象论》所谓肾者精之处，亦不过言肾为水藏，阴精之所荟萃，尚须看得活泼。后人有以此精字为男女媾精之精，未免误解。而宋校正于此引杨上善注则曰："肾有二枚，左为肾，藏志；右为命门，藏精。"其意欲以此节与《六节藏象论》所言强合为一，而不自知其于理难通。夫两肾之性情作用，万无不同之理，而可强分为二曰，左则云何，右则云何，果尔，则人体耳、目、手足，皆当有左右各别之功能而后可，何以独于两肾有此谬解?! 然左为肾，右为命门之说，实《难经》始作之俑，谬种相承，至今未已，则张景岳辈推波助澜之贻祸矣！

脾脉代　颐按：代为坏脉，非平脉，独《素问》；于此以为脾之平脉，当非歇止之象。张景岳谓："土寄旺于四季，脾脉当随四时而转移。如春应微弦、夏应微洪之类，以其与四时相为禅代，故谓之代"此解最合脉理之正。王注"耎而弱也"与代脉之本象不同，非是。（整理者按：本条按语，据先生所著《脉学正义》代脉形象一节原文摘要整理。）

疟论篇第三十五

邪气内薄于五藏，横连募原也。　颐按："募原"二字，甚不可解。王注："募原，谓鬲膜之原系"，语颇恍惚，似乎鬲膜之间，果有所谓募原一物者，有邪居之，所以为疟。启玄之意，盖据宋校正谓："全元起本''募''作''膜''，《太素》、巢元方并同。《举痛论》亦作膜原"，遂以鬲膜说之。（原注：膜、募通用，乃古人音近假借之常例，不可据以为此即鬲膜之确证。）且又申之以原系二字，欲为之证实。试问所谓原系者，果为何物？且其原其系，果在何所？于古既无可征，则其说胡可为据。明人吴又可《瘟疫论》，谓"疫疠之邪，从口鼻而入，舍于伏膂之内，去表不远，附胃亦近，乃表里之分界，即《内经·疟论》所谓横连募原也。"云云，则又从王氏鬲膜原系之意，引而申之，欲以证实其部位确在鬲膜之间，又指定为表里之分界，可谓呼牛呼马，唯吾所欲。吴氏又以自制治疫之方名之曰达原饮，由是募原二字，居然成为物质，遂若已有确实证据者。而吴氏以后诸书，无不踵而袭之，至今儿成定论。不佞每嫌其杳渺无征，不敢轻信。继得袁爽秋氏所刊之《太素》注本，则《素问·疟论》此节杨氏注称："五藏皆有募原，其邪气内著五藏之中，横连五藏募原之输"云云。按："输"即俞穴之"俞"，亦古所通用。上善以募穴、原穴而言，盖诸藏府各有募穴，六阳经各有原穴，疟邪既内薄于藏府，（原注：薄，读为迫，近也，逼也。义已见前。）自当连及于经脉俞穴，此义至显，无庸别为奇说。然后知晚近诸书，皆以《素问·疟论》募原二字作鬲膜解者，其误实自启玄开其先，而又可逐其流。嗣后之人。则皆王氏、吴氏之应声虫，所谓一犬吠影，百犬吠声者，非欤?!（整理者按：本条按语节取先生所著《淡医考证集·素问疟论横连募原考》一文整理。）

气厥论篇第三十七

传为柔痉　颐按："痉"当作"痓"。痓即痉字之隶变，汉人作隶、"巠""至"无别，乃变为痓。痉为项背疆急之病，即后世所谓角弓反张。《说文》痉训疆急，而无痓字，《玉篇》痓字读充至切、而训为恶。寿颐窃疑孙强辈之增加，非顾氏旧本所有，形、声、义三者皆不足征。（整理者按：原稿此条按语，甚为简略，兹据《脉学正义》有关原文增补。）

举痛论篇第三十九

颐按；举痛之"举"字，甚不可解。宋校正引全元起本名《五藏举痛》，名虽不同，而同作"举"。宋校又谓："本篇论五藏卒痛之疾，疑举乃'卒'字之误也。"其说甚是。

怒则气逆，甚则呕血及飧泄，故气上矣。

颐按：怒无飧泄之理，宋校正引《甲乙经》及《太素》作"食而气逆"，较为切近。王注以肝气乘脾为飧泄解释，似嫌迂远。（整理者按：丹波元简《素问识》此条下有校语云："《甲乙》《太素》作'食而气逆'，然《经脉篇》'肝所主病，呕逆飧泄'。未必改字。"照录以备参考。）

腹中论篇第四十

问曰：有病心腹满，旦食则不能暮食，此为何病？岐伯对曰：名为鼓胀。　颐按：此条所问仅为心腹满，旦食不能暮食，尚未至鼓胀之候，而答辞乃谓鼓胀，似有可疑。据宋校引《太素》作"谷"，近是。

风论篇第四十二

风之伤人也，或为寒热，或为热中，或为寒中，或为疠风，或为偏枯，或为风也，其病各异，其名不同，或内至五藏六府。不知其解，愿闻其说。　颐按："或为风也"四字不可解。（整理者按：于鬯校语："'或'字误，盖本作'同'，故下义云：'其病各异，其名不同'。同误为或，则句不成义。而丹波元简则认为此句有脱字，他说："下文有脑风、目风、漏风、内风……，恐'为风'之间有脱字"。以上二家之说，各有所见，可备参考。）

痹论篇第四十三

凡痹之类，逢寒则虫，逢热则纵。　颐按："虫"字可疑，《甲乙经》作"急"，是也。王注以为"皮中如虫行"者，非。

厥论篇第四十五

少阴之厥，则口干溺赤，腹满心痛。　颐按：王注以足少阴脉循喉咙、侠舌本，支别者从肺出络心，故病如此作解。愚谓若以手少阴言之，尤为切合。此手少阴经气之逆也。

846

大奇论篇第四十八

肠澼下血，血温身热者，死。心肝澼亦下血，二藏同病者，可治。其脉小沉涩为肠澼，其身热者、死。热见七日死。　颐按：此段文字，若断若续，不可读作一气，谬为比附。然如肠澼等句，视为句句单行，不相联属，尚无甚语病。唯身热者死，必承肠澼下血而言，则指下血过多，阴脱于内，阳浮于外，反见身热，是浮阳无归之热，故为死候，非外感风邪之发热可比。又按："血温身热者死"句，亦不可解，"血温"二字大奇，真不愧篇名《大奇论》矣。　颐又按：肠澼之澼，本当作辟，是积聚之义，说已见前。本条心肝澼亦下血，亦当作辟积解。以心生血，肝藏血。二经之气不调，血瘀在络，故血自下。此是另一种病情，与肠澼之滞下脓血者，各不相谋。而乃杂之肠澼各条中，是必浅者因澼字而误认同病，强相比附。且心肝澼之澼字，加以水旁，亦必出于后人之手。盖肠辟之辟，加水作澼，已是六朝以后之俗字，与《庄子·逍遥游》篇所谓"洴澼絖"之训为"漂"者，皎然不同。《集韵》虽有肠间水之一解，乃因既有肠澼之俗字，而始有此解。《集韵》成于宋人之手，显而有征。乃《素问》于此，更有心肝澼之俗澼字，设使《集韵》作者复附会一解，吾知将更有心肝间水之奇谈矣。

刺禁论篇第五十二

肝生于左，肺藏于右，心部于表，肾治千里，脾为之使，胃为之市，鬲肓之上，中有父母，七节之旁，中有小心。颐按：此节言五藏之德性与运用，而非指其部位之所在。盖天地之气运，阴阳之斡旋，在左者升，在右者降，人在气交之中，恒与天地之阴阳，同此消长；唯肝为阴中之少阳，通于春气，以左升为用、故谓之生于左。肺为阳中之少阴，通于秋气，以右降为用，故曰藏于右；心主火，动而属阳，故气宣于表。肾主水，静而属阴，故主治于内，脾主运行，故谓之使。胃主容纳，故谓之市。"鬲肓之上，中有父母"。宋校引杨上善注，谓是"心下鬲上为肓，心为阳，父也，肺为阴，母也。肺主于气，心主于血，共营卫于身，故为父母"。其说甚为简当。唯"七节之旁，中有小心"二句，则殊不可解，宋校引杨上善注，亦不尽可信。而后人许多饰说，更无非乱道矣。

五运行大论篇第六十七

帝曰：地之为下，否乎？歧伯曰：地为人之下，太虚之中者也。帝曰：冯乎？歧伯曰：大气举之也。　颐按：吾国初无地球之说，近今西学昌明，对地球始有明确之认识。唯《素问》此节，言太虚之中，大气举之。已明示地球悬于空间，凭藉大气为举托之意。此上古相传之旧本也，非深知此中精蕴者乎！

五常政大论篇第七十

少阳司天，火气下临，肺气上从。……欬嚏鼽衄鼻窒，曰疡。　颐按；曰疡之"曰"字，仿宋本如此，宋校正曰："详王注云：'故曰生疮，疮，身疮也；疡，头疮也。'今经只言曰疡，疑经脱一疮字。别本曰字作口。"愚谓王注以身疮、头疮分解疮疡二字，则王注本有疮字明甚。而今本无疮字，则"曰疡"当作"疮疡。"是讹字，非脱也。今本则多作口疡，即宋校之所谓别本也。盖古本脱一字，因作"口"形以记之，而传写者遂书作"口"字，且有误为曰字者耳。当依王氏注文正之，改作"疮疡"。

著至教论篇第七十五

三阳者，至阳也，积并则为惊。病起疾风，至如。礔砺，九窍皆塞，阳气滂溢，干嗌喉塞。　颐按：此言三阳莫当，王注谓："六阳并合，至盛之阳"云云，近似今之急喉危症。

解精微论篇第八十一

泣涕者，脑也。脑者，阴也。髓者。骨之充也。故脑渗为涕。颐按：此节言泣涕之理，本是凿空，与生理毫无发明，徒以神志等字，无端堆砌，明是浅人俗杂之文，只可存而不论，不必更为说解。而中间竟以泣涕为脑，且申之曰"脑渗为涕"一似涕从鼻出，是脑髓之渗漏，则更为谬妄。盖作伪者本不知脑之关系最重，万无渗漏之理，而乃谬托于古先圣哲之医经，宁非厚诬古人！读《素问》全书，虽间亦有不甚可解之处，而似此万分荒谬者，殊不多见。王启玄重编作注时，特以此篇缀于最后，非无见也。再按：古者鼻液字当作"洟"而"涕"则目汁也。义已见前《宣明五气论篇》。今之俗语，有称鼻渊为脑漏者，殆本于此。

《素问遗篇·刺法论、本病论》

颐按：此二篇之亡，在王启玄以前，至北宋之末，刘温舒以之附入于其所著之《素问八式运气论奥》中。（控理者按：查刘氏此书有数种版本，书名中的"八"字，别本有作"入"者。盖二字形近，未知以何者为正？）宋校正已谓此二篇乃后人所托而作，《四库书目》亦谓其何自得之，殆不可信。皆是定评。今读其文，只是敷衍，毫无精义，且文辞浅陋，本无可观。而陋者犹信为古书，时相引证，其愚诚不可及。考《病能篇》末节王注曰："世本既阙第七二篇"盖谓阙第七卷中之二篇也。今本目录列此二篇之目为第七二、第七三，而作伪者，遂杜撰此二篇，附会运气，欲与《天元纪大论篇》等七篇联为一类，而不知其与篇名不符，又伪撰者之陋迹也。而篇中天柱、天蓬、地晶、地玄等字，直等于道家符篆之流，鄙陋之尤，更为可笑！比之古书，殆如谶纬家"赤熛怒"、"灵威仰"之类。岂作伪之陋习，亦有师承者耶？

附：今本《素问》篇目次第皆为王氏重定之考证

张山雷（壬戌四月稿）

今世所传《素问》一书，据宋校引全元起注本。不独前后次序与王注本彼此绝异。即篇目名字，亦甚多不同。且各篇之中，错综离合，不一而足，更何论字句间之大同小异。启玄自序，明言"迁移以补其处，加字以昭其义，区分事类，别目以冠篇首"云云。则重定篇目，重为编次，绝非隋唐间固有之旧。更何论乎六朝以上。而其中《天元纪大论》等七篇，据宋校为全元起注本所无者。林亿等谓"《素问》第七卷，亡已久矣。皇甫士安序《甲乙经》已言有亡失。《隋书经籍志》载梁七录亦云止存八卷。全元起隋人，所注本书乃无第七，王冰乃唐宝应中人，上至晋皇甫谧甘露中，已六百余年。而冰自以为得旧藏之卷，今窃疑之。观《天元纪大论》等七篇，篇卷浩大，不与《素问》前后篇卷等。

又且所载之事，与《素问》余篇，略不相通，疑此七篇，乃《阴阳大论》之文，王氏取以补所亡之卷"云云。（原注：见王注序文宋人校语）今按：《隋书·经籍志》医方之首，虽载黄帝《素问》九卷，而注曰："梁八卷"。是即据梁之《七录》已存八卷而亡其一。则唐人作隋书志。何以复得九卷之全？盖所谓九卷者，仍其旧而言之，其实则止有八卷耳。故其后又载《黄帝素问》八卷。注曰："全元越注"。是即宋校时所见之全元起注本。"起"字作"越"，盖传写不同。今据宋人亲见其书，皆作起不作越，则越是误字。全注既止有八卷，而宋校明言所缺者，是其第七卷。则此一卷，确是亡之已久。不应至唐中叶以后，反得其全。启玄自谓旧藏，实是欺人，断不可信。其《天元纪大论》等七篇，专言五运六气，诚与《素问》各篇，皆不相通，别是一种学说，显然可见。盖亦古者医学之一派。然林亿等谓此即是《阴阳大论》，则亦猜测之辞，未尝确有实据。考《阴阳大论》之名，仅一见于仲景之《伤寒论序》，而《汉志》，《隋志》，俱无是书，则已在若存若亡之列。未必启玄果得其书。《伤寒例》中亦尝一引《阴阳大论》。然文义粗浅，不足为据。《外台秘要》亦一引之，则即《伤寒例》也。此外曾未见有援引及之者。盖其书亡亦久矣。但此七篇。推究运气盛衰，发为诸病，而并及治疗大旨，其理甚精。当必有所受之。但本是何书，而启玄不言，乃以之浑入《素问》篇中，诬古人而欺来哲，是其不学无术之明证。甚且肋称先师秘本，尤其可鄙。（原注：见王注自序）唯既以别种文字，附入本经，则编书体例，自当先录本经，而后以所附者，列诸其后。亦可以稍示区别，使后人知其异同。而乃列之于六十五篇之后，七十五篇以前，横梗其中，尤为不伦不类。颐初亦莫测其义例何在？迨细读第七十五篇《著至教论》以后，则多辞旨晦涩，疑不可明之语，竟无一节条畅文字。意者启玄以其若断若续，不甚可解之故，而汇集于末，隐隐然示以此是断简残编之意，未可知也。但《素问》之旧缺者，本是九卷中之第七一卷，启玄虽以《天元纪大论》等七篇补之，尚不能符合古人《素问》八十一篇之数。故今之王注本，尚有《刺法论》《本病论》二篇。有录无书。颐则谓此亡篇之目，更有大可疑者。盖全书所缺者，既为九卷中之一卷，则佚文本不止二篇，据宋人校语，则全注本每卷九篇，所失者一卷。实失九篇。如曰别有篇目，则此二篇以外之篇目云何？纵为王启玄所不取，而全氏注本，当有其全。今宋人校语，未言及此，则可知古本《素问》别无总目。然则此《刺法论》《本病论》二篇，既在亡失之中，启玄何以而知其名为《刺法论》《本病论》？又何以而知亡失主书，止此二篇？此盖王氏既补以《天元纪大论》等七篇之后，嫌其尚未满八十一之数，而伪造此两篇之目，正未可知。盖王氏既可随意补缀，伪托秘本以欺人，亦何不可假设此二篇书目，以充八一之旧，作伪伎俩，无所不至．颐则谓古人真本《素问》必无所谓刺法、本病之二篇也。其后宋人有刘温舒者，又因王氏有此二篇之目，复伪称别得遗篇。然文义尤其鄙俚，更不值识者一笑。而近今尚有盲目盲心之流。竟谓温舒所传，确是《素问》真本。又其陋之愈陋者矣。且王氏以此二者之目，列为第七二、第七三之两篇，更有极可笑者焉！盖启玄此本，明明是伊一手编列次序，何以所缺之二篇，必次之于天元纪等七篇之间？无理无义，已臻其极，直令人百思而不得其解。乃观其于《病能篇》末节注语，谓"世本既缺第七二篇"云云。当指所缺之第七卷中二篇言之。然既缺其第七之一卷，则缺佚者本不止二篇。而王氏必认为止阙二篇，则已并其补入之天元纪等篇而计之，终是自吾作古，岂可为据。乃又因所缺者，是"第七二篇"一句，遂以《刺法论》作为第七二，《本病论》作为第七三，何其可笑一至于此！且即果如所言，篇名一为刺法，一为本病。又必与其前后之天元纪等七篇，大是不类，则此二篇，必非专言五运六气者，观此篇名，亦当可想。而刘温舒则又因此二篇之目，错杂于《天元纪大论》等七篇之中。竟认作亦论运气者。乃有所谓《素问遗篇》之伪本。居然假托运气，怪不可言。而不悟两篇之名，一曰刺法，一曰本病，顾名思义，与运气何涉？此又作伪之尤拙者……。

（邵宝仁按：本文录自先生后期著作《谈医考证集》）

医林荟萃——张山雷学术经验专辑

张氏生平简介

先生名寿颐，字山雷，江苏省嘉定县人，生于清·同治十二年七月三十日，卒于民国二十三年五月初八（公元 1873～1934 年）。禀赋聪颖，自幼好学，十九岁入泮，为邑庠生（秀才），平时于诸子百家之书靡不涉猎。后因母病风痹，经常迎医服药，遂弃儒学医，对古典医著及历代医家著作，朝夕钻研，并随当地老中医俞德琈，候春林及吴门黄醴泉诸先生学习。不数年，学业大进，戚友邻居时以疾病相告，给方服药，渐能桴应，于是求治者日众。先生有感于疾病变化多端，为求深造，乃负笈于同邑黄墙村名医朱阆仙先生之门。朱氏医学世家，业医五代，精通各科，对疡科尤为专长，望重一时。临症甚多，内、外、妇、儿诸病求诊者，日以百计。朱氏悉以生平经验一一传授指点，先生亲聆教诲，学识经验益臻精湛。当时西学东渐，中医日受排挤，朱氏叹我国习医，漫无定轨，乃自出家资，筹设中医学校于黄墙家塾，并委先生以拟订教学规划、编纂课堂讲义之重任。黄墙中医学校是全国最早的中医学校之一，为我国中医办校之先河。讵料甫及两载，阆仙病逝，黄墙医校亦即中辍，先生旋即去沪行医。

1920 年夏，由上海神州医学会介绍，应浙江兰溪中医专门学校聘请，赴兰担任教务主任之职。其时学校应用课本，除采用黄墙医校部分原稿加以补正外，多为边教边写而成。先生为编写讲义，每至漏夜未息，夜编日教，达诸笔、宣诸口，朝夕如是者十余年，直到逝世为止，为发扬祖国医学，改进教学方法，培养下一代鞠躬尽瘁，竭尽余生。先生在兰

任教十五年，受业学生达六百余人，遍布江、浙、皖、赣，沪等省市，莘莘学子均是仰慕先生学识而来，其声誉之大可以想见。

先生博览群书，治学谨严，对经典医著能独具见解，阐发其秘奥，而于诸家学说亦多所笺正。同时参考现代医学，取长补短，充实内容，体现在学术上实事求是的科学态度。先生用毕生精力，兢兢业业，先后完成各科教材及著作二十余种（书目附后），劬劳备至，启迪后学，厥功甚伟。不幸天不假年，积劳成疾，治疗无效而逝世，享年六十二岁。先生在病中对其尚来完成的部分手稿，仍殷切关注，曾自挽一联："一伎半生，精诚所结，神鬼可通，果然奇悟别开，尽助前贤，补苴罅漏，孤灯廿载，意气徒豪，心肝呕尽，

850

从此虚灵未泯，唯冀后起，完续残篇。"诚是素志未酬身已故，常使门生泪满襟。全校师生极为悲痛，深切哀悼！邑之宿儒，兰溪医校教员汪艮庵先生为之作传曰："……先生之于校园薪尽火传，而其学说复风行渐远，傥所谓不朽之业非耶。先生之所著常存，胸襟识力，并声音笑貌，犹彷佛遇之，谓先生至今存可也。旅瘗于兹土，而被其泽者，咸思极称而获持之，即以兰皋为桐乡，亦何不可。"悼今思昔，情见乎词！

先生死后，不仅校内外师生深感悲痛，噩耗传播，全国医药界同仁，咸为震惊，纷纷发表挽问，以志哀惋。今搜集部分附载于下，以见先生在医界的影响及同道对先生逝世之悲痛心情。

上海名医张赞臣挽联并附跋（原载 1934 年 6 月版第 91 期《医界春秋》杂志）

毕世在医林奋斗，当兹夷夏纷争，谁是健者，公为健者，

　二张乃吾道干城，不幸先后殂谢，河北一人，江南一人。

老宗台山雷先生，学问渊博，著作等身，历主医校教务，发扬国医学术，与盐山张锡纯君堪称一时瑜亮。去今两年，先后谢世；痛老友之凋零，彰吾道之式微，不禁感慨系之。

宗弟张赞臣拜挽并志

中央国医馆编审委员周柳亭挽词（原载 1934 年 8 月版第 92 期《医界春秋》杂志）

医界泰斗嘉定张山雷先生，因胃病复发，于 6 月 19 日作故。久居浙江之兰溪，海内知交，同深悲感。回溯迩年，外侮日亟，吾国医药，日处于惊涛骇浪中，得先生号召同仁，力挽狂澜，以期中医之不至坠灭。生平著述宏富，足资改进，其教授生徒，时历十五稔，桃李几遍江浙，尤为国医培育继起之良材。先生于中央国医馆任常务理事，荏苒四载，建议良多，改善医药，正赖硕望，乃天不假年，继盐山张寿甫先生同归道山。吾道本孤，柳亭叨属同事，谊若云天，敬赋俚句，聊当薤歌，以志不忘云尔。

千秋绝学重岐黄，国粹戋戋忍令荒，仁里有声著西浙，宗风不坠继南阳。忧时无异庭前哭，济世仍多肘后方，橘井杏林葆根蒂，莫教大业让扶桑。

香港郑召棠先生挽联：

文字结神交，益我良多，正思八月观潮，便道执经来问难；

轩岐精祖述，知公恨晚，骇闻一朝捐馆，及门谁续竟针肓。

编者按：先生所著《病理学读本》原名《国医针肓集》已出版二册，余稿尚未完成。

原兰溪中医专门学校监学沈湘渔先生挽联：

火烬薪传，先生不死。

室迩人远，老友何堪！

附张山雷先生著作目录：

1. 《难经汇注笺正》三卷

2. 《脏腑药式补正》三卷

3. 《中风斠诠》三卷

4. 《疡科纲要》二卷

5. 《沈氏女科辑要笺正》二卷

6. 《医事蒙求》一卷

7. 《合信氏全体新论疏证》二卷

8. 《病理学读本》二卷

9. 《脉学正义》六卷

10. 《本草正义·前集》七卷

11. 《小儿药证直诀笺正》二卷

12. 《经脉俞穴新考正》一卷

13. 《古今医案平议》十八卷

14. 《白喉决疑集》一卷

15. 《谈医考正集》一卷

16. 《籀簃医话》一卷

17. 《医论稿》一卷

18. 《药物学纲要》一卷（韵语读本）

19. 《皇汉医学平议》二卷

20. 《读俞德珩师医学入门及书后》一卷

21. 《读素问识小录》一卷

22. 《疡医治案心诠》一卷

23. 《谈医鸿雪》一卷

24. 《正统道藏本寇氏本草衍义校勘记》

25. 《晦明轩政和本草总目》

对中医教育事业的贡献

办学方针

一、中医办学缘起

近百年来，世界列强称霸，中国门户开放，西洋医学伴随帝国主义文化输入蜂拥而至。中医学与祖国命运一样，几经摧残，饱受创伤。先生行医沪上，正当清朝末年，外受列强侵侮，内有军阀割据，战乱频仍，群众流离失所，疾病丛生，清皇朝只知横征暴敛，对人民疾苦，漠不关心，中医事业，淹淹一息。当时虽有医药学堂的建立，却无中医课程的设置，将数千年来保护中华民族健康及繁衍的祖国医学排斥医校大门之外。因此，有志中医之士，莫不群情愤慨。中医欲谋自立，亟应改变人自为师、家自为政、故步自封的教学方式。先生身临其境，有鉴于"中医学术荒芜，致贻人以口实"，毅然表示以讲求进步、实力竞争为职责，协助其师朱阆仙先生创办了黄墙医校，冀以"发扬国粹，造就真才"。

先生在该校宣言书中阐明："……虽天荒乍破，何能遽抵纯全，而私意胥躅，终当大弘法教，此日筚露篮缕，且与二、三子芟剃荆榛，他年切磋琢磨，尚望千万人扶持国学。"高瞻远瞩，语重心长，充分体现了对中医教学事业前途的抱负和展望。黄墙医校的创立和全国各地中医学校的兴起，设科施教，培植人才，终于使中医教学初步改变了"因循简陋，故步自封"的落后面貌。

二、学制课程设置

在黄墙办校初期，当时编拟教学计划，已粗具规模。后至兰溪主持教务工作，对课程的设置渐趋完整。学制分为正科，预科二种，预科二年，正科三年（共五年制）。其课程内容：预科以基础为主，有《内经》《难经》《伤寒杂病论》《神农本草经》等。正科在预科基础上，分别增设临床各科如内、外、妇、儿（后期概括为生理，病理、诊断）等七大类。学校培养的目标，不但要掌握中医基础知识，精通各科理论，运用四诊八纲，进行辨证论治，而且要振刷激厉，造就通今达古的真才，进一步发扬国粹，而不只是局限于应诊处方为能事。

教材选编

祖国医学数千年来，名贤继起，著作如林，有的辗转流传，断简残篇，难窥全豹。通行常见的医籍，亦浩如烟海、苦难鉴别。先生认为"讲堂授课固难，而编辑讲义更要慎之又慎"，"资料必须博采广收，研求确当，取材不容不富，甄录不得不严，参考成书，折衷实验"。兹将先生选编的教材归纳如下：

一、中医基础，重视经典著作

基础教材，选择当否，不但关系教学效果，而且直接影响培育人才。先生主张预科课程安排重点在经典著作，其中除编著《难经汇注笺正讲义》《读素问识小录》外，余均原著讲授。此外，还编写《医事蒙求》，《十二经脉俞穴新考正》等作初学启蒙之用，选材浅显恰当，保证学生初学，基础扎扎实实。

二、临床各科讲义博采众长，讲求实用

先生编纂临床各科讲义，准古酌今，通权达变，既不厚古薄今，更不蔑古以伸今。认为"诸凡疾病，自然与运气相推移，随方宜为变化"，"学医者本以疗治今人之疾病，岂笺注者必须墨守古人之言，况病变必随时局递更，斯读书尤以近今为切用"。先生根据三十年研读历代名医著作的心得，结合临床实践，编纂各科讲义，先后完成有：

病理学讲义——纂辑先贤诸子醰畅精论而成。先生在序言中指出；喻嘉言，徐洄溪、柯韵伯、张石顽、尤在泾、陆九芝、王孟英、莫枚士等的著述，"辞肯清晰，畅所欲言，切近病情，源源本本。……爰为选录其尤，集成四册，颜之曰《病理学读本》。"并对其中隐曲含糊之处，每于篇后分别阐明，以利教学。

内科学讲义——采用洁古《脏腑药式》原著（清·高邮赵双湖注）。先生认为"脏腑标本，寒热虚实补泻各条目，应用诸药，分条附注，朗若列眉，为学者示以仪型，树立标准，最是有条不紊，罗罗清疏，初学得之，譬如握罗盘而指方位，自无暗中摸索之苦，金针度世，其意良深……所惜言之不详，引而不发，言其然未尝言其所以然。"先生在每条之后，加以疏通、补正，编成《脏腑药式补正》以成全璧。

女科学讲义——系以《沈尧封女科辑要》经王孟英加按语本为蓝本。先生认为"……唯尧封此书，寥寥数十页，精当处勘透隐微，切中肯綮，多发前人所未发，实验彰彰，始觉轩爽豁目。……而孟英按语，更能刻进一层，洞见症结。"在此，先生结合临床，逐条加以笺正，并有发挥，编著成讲义《沈氏女科辑要笺正》二册，足为后学借鉴。

853

外科学讲义——《疡科纲要》是先生根据黄墙朱氏之学，结合自己临床实践编著而成。本书在学术上强调外科以内症为主，内外病症不宜分途论治。他说："症虽外发，病本内因，固不仅大痈大疽，非通乎内科者，不能措手，即寻常疮疖，亦无不与内症息息相通，岂可专治其外，而渭可有全绩。"全书不拘古人成见，别开生面，在论述上颇多发明。

儿科学讲义——系根据《钱氏小儿药证直诀》，加以笺正、编纂而成。幼科夙号哑科，古称难治。先生认为"精于此者全在神色上用功夫，较成人之凭脉辨证，显分界域，不仅麻、痘、疳、惊为小儿专科技术，况乎稚阳未充，稚阴未长，同一病情，用药亦显与成人有别，苟非预为研求，则临床将何所抉择。"先生对儿科教学取材恰当，要求谨严，避免"粗识浅尝"，贻误病机。

《中风斠诠》一书是先生对中风病因证治的创新之作。先生根据清末蓬莱张伯龙所著《类中秘旨》的见解，指出本病是"肝火自盛，化火上扬，迫令气血上逆，冲激入脑，震动神经"，其说衷中参西，既阐明《素问》大厥的病理，又指出血冲入脑的病机。这一创造发明，实能勘透渊源，精切确当。而《金匮》《甲乙经》以内风误认外风，以讹传讹，竟如铁案，牢不可破。先生广征载籍，上自《内经》《金匮》《甲乙经》，《千金》《巢氏病源》，下逮宋、元、明，清历代医家有关中风病的沦述，参证西医学说，结合平生经验著成《中风斠诠》三卷，从病名的辨正、病因、脉证的分析，以及应用方剂的选评，纲举目张，明白晓畅，作为学校讲义，且付诸临床，确有实用价值。

《古今医平案议》十六卷，是学员后期的必修课程。先生认为："医书论证，但纪其常，而兼症之纷淆，病源之递嬗，则万不能条分缕析，反致杂乱无章，唯医案则恒随见症为迁移，活泼无方，具有万变无穷之妙，俨如病人在侧，謦咳亲闻，所以多读医案，绝胜于随侍名师而相与晤对一堂，上下议论，何快如之。"为了培养后学知常应变，先生博采古今医案，依类编辑，并逐条详加评论，从而使每一治案，是非得失，及其前因后果，了如指掌。先生殚精费神，已编写完成的有伤寒、温热、湿温、中风、疟疾，及儿、女、疡等科医案十余种，不但是学校的良好教材，又是临床实践较好的参考资料。

此外，先生根据临床经验及学习心得，尚编纂有《籀簃医话》，《谈医考正集》《读素问识小录》《医事蒙求》等，作为初学启蒙必读课本。

先生编写讲义，援引群书，且区分为主用书、采用书、参考书三类，共108种。

第一类：主用书共37种。先生认为"此类书，皆医家必需知识，譬如布帛，菽粟之不可一日而缺。凡所甄录，必以理精法密，言明且清，而又切近可行，裨益日用为主"。

①《内经》 ②《难经》 ③《伤寒论》 ④《金匮要略》 ⑤《甲乙经》 ⑥《脉经》 ⑦《崔紫虚脉诀》 ⑧《诊家枢要》 ⑨《濒湖脉学》 ⑩《诊宗三昧》 ⑪《诸病源候论》 ⑫《铜人针灸图经》 ⑬《明堂灸经》 ⑭《本经逢源》 ⑮《本草从新》 ⑯《神农本草百种录》 ⑰《三因方》 ⑱《体仁堂习医随笔》 ⑲《人体解剖学》 ⑳《妇人大全良方》 ㉑《张氏医通》 ㉒《兰台轨范》 ㉓《温热经纬》 ㉔《医醇剩义》 ㉕《医宗金鉴·名医方论》 ㉖《古今医案案》 ㉗《小儿药证直诀》 ㉘费伯雄《医方论》 ㉙《体仁堂集古方论》 ㉚《叶案存真类编》 ㉛《幼科铁镜》 ㉜《外症医案汇编》 ㉝《体仁堂时贤医案类编》 ㉞《杏花庐外疡治案》 ㉟《研香簃治验方》 ㊱《杏花庐谈医笔记》 ㊲《幼科要略》

第二类：采用书共49种。先生认为："此类之书，多深切著明，风行宇宙之名作，亦皆学者必备之书，必由之道。唯为课堂讲授立法，万无累牍连篇，不为裁剪之理，是以采辑所及，不过十之二、三。然原书俱在，学者行有余力，必当备阅，以广见闻。"

①张隐庵注《内经》 ②高士宗注《素问》 ③张员岳《类经》 ④薛生白《医经原旨》 ⑤陈修园《素灵节要》 ⑥方氏《伤寒论条辨》 ⑦俞氏《尚论篇》 ⑧葛洪《肘后方》 ⑨《千金方》 ⑩许叔微《本事方》 ⑪《和剂局方》 ⑫宋·张季明《医说》 ⑬明·俞子容《续医说》 ⑭洪氏《集验方》 ⑮《河间六书》 ⑯《病机气宜保命集》 ⑰《儒门事亲》 ⑱《东垣十书》 ⑲《医垒元戎》 ⑳《此事难知》 ㉑《格致余沦》 ㉒《局方发挥》 ㉓《金匮钩玄》 ㉔《脉诀刊误》 ㉕江氏《名医类案》 ㉖魏氏《续名医类案》 ㉗《赤水玄珠》 ㉘《奇经八脉考》 ㉙《景岳全书》 ㉚《先醒斋广笔汜》 ㉛《医宗必读》 ㉜《温疫论》 ㉝《温疫明辨》 ㉞《医门法律》 ㉟《寓意草》 ㊱《黄坤载八种》 ㊲《三家医案》 ㊳《温病条辨》 ㊴《医学心悟》 ㊵王孟英《霍乱论》 ㊶《王孟英医案》 ㊷《福幼篇》 ㊸《时病论》 ㊹《雪雅堂医案》 ㊺《四家医案》 ㊻《唐容川医书》 ㊼王氏《外科证治全生集》 ㊽《经穴汇编》 ㊾《鼠疫汇编》

第三类：参考书共 22 种。先生认为"此类之书，多鸿篇巨制、洋洋大观……然皆考订详明，博而不杂，且其所录古书，今多遗佚，其全已不可复见，得于此中，稍识古人涯略，抱残守缺，存什一于千百，其功尤大……。近今欧化东行、彼国成书，已多译本，虽渊源有自，不可强以从同，然取其新颖，证我旧闻，正足以助研究之资料。"

①王焘《外台秘要》 ②《圣济总录》 ③《古今医统》 ④《薛氏医案》 ⑤《证治准绳》 ⑥《本草纲目》 ⑦《本草纲目拾遗》 ⑧《本草经疏》 ⑨《东医宝鉴》 ⑩《济阴纲目》 ⑪《医宗金鉴》 ⑫《徐灵胎八种》 ⑬《陈修园医书》 ⑭周澄之《医学丛书》 ⑮江阴柳氏惜余小舍《医学丛书》 ⑯《万国药方》 ⑰《西药大成》 ⑱《新译西药丛书》 ⑲《内科理法》 ⑳《妇产科》 ㉑《法律医学》 ㉒《济急法》

三、撷新书精萃与古籍相辅而行

先生编辑讲义，主张中西合参，吸取现代医学科学知识，丰富中医学术内容。认为"生理解剖必须中西合参，借征西化，欲阐病源，须明生理、骨骸之枢机，气血之循行，脏腑之体用。吾邦医籍，但详其理，未尽其形，虽然一由心理而体贴夫真情，一山目睹而穷其状态，吾究其理，彼究其形，互有专长，岂宜偏重。……苟非融合为一家，奚以排解夫纷乱，兹拟化除畛域，撷取精神，融洽中西，务求翔实。非敢眩骑墙于两可，冀以溶成见于一炉。"因此，先生将英国医生合信氏所著《解剖生理学》一书，每段与以疏正，编纂成《合信氏全体新论疏正》作为课堂教本。先生参考西学生理，指出解剖确实不及西医解剖尸体精细确切，但中医经历数千年临床观察，对脏腑功能及机体内在联系的生理、病理方面，有完整的学术理论，在临床诊断、治疗方面历验不爽。此西医所不能从尸体解剖以及实验中全部得出，尤其是脏腑功能的有机联系和活的资料等，来进一步勉励后学向中西结合方向努力进取。并教以用科学态度，纠正古人部分不符合客观实际的论述，如中风系脑充血所形成，并非外风侵入所致，女科中胎儿在母腹原是倒位，不是临产时掉头等等。先生在教材选择上实事求是的态度亦为学界所推崇。

师资培养

先生认为办校首重师资，延聘教师，必须见闻广博，有学有识，临症经验丰富，于医学源流、各家心法能得微蕴，方能斟酌妥洽，度人金针。在当时，先生苦心孤诣，重视师资的选择和培养。其途径是：延聘具有理论基础、临床经验的真才实学的医师任教，其比例占百分之二十，在历届毕业生中选拔培养，择优任教，其比例占百分之八十。

教学方法

教学方法是学好专业的关键。先生主持教务不但编写各科讲义，而且兼任主要课程。根据当时在校面聆先生教诲的同学座谈回忆，其教学法有以下几方面：

一、理论教学，循循善诱

先生讲课，引古证今，重点突出，结合临床实践，条分缕析，言之有物，引人入胜。并要求学生上课集中精力、摘好笔记。对基础课的主要条文要求背诵，并反复理解、领会精神。同时采用启发式课堂提问，不定期测验等，巩固和加强学习成效。先生还注重身教，批改作业认真细致，即使个别错别字亦不放过，并有"鲁鱼虚虎，以讹传讹，误人非浅，为医者极宜注意"的教诲，对学生有其深刻影响。

二、设点实习，有利临床指导

学校设有门诊部，作为学生实习基地。并制订临床实习计划，在正科三、四年级的学生中，每日轮派四至六人，随师侍诊，学习四诊运用，八纲辨证、病案书写、立法选方，药物配伍等。先生说："案头侍诊，系习医之要务，随同诊察，庶几学有本源，易收实地练习之效。"使理论联系实际，学以致用。此外，先生还根据暑令多疾患的特点，强调暑假期内诸生应留校实地练习，不得径自回籍。

三、举办学术活动，提高教育质量

先生教学，课堂内外结合，举办学生自治会组织，设有学术组、研究组、编辑组，诱导学生开展学术争鸣，发动学生撰写学术论文、学习心得体会，并经先生亲自批改，选登于历届同学录（计14期）。在先生指导下，学生的学术水平和写作能力提高很快。

四、建立奖惩制度，鼓励学生上进

回溯二十年代先生办校初期，即实行有奖惩制度。对学业成绩优良及品行端庄纯厚者，酌予奖励，或书籍用品或减收学费、发给奖状等。若学业成绩考查不及格者，不予升级，仍给予留级补习机会。如平时不听教诲、不遵守学校规章制度者，酌予惩戒，轻则记过，重则退学。

五、举办函授，弥补办学不足

早在黄墙医校，即有函授设施。先生曾说，吾师创立医校，本欲渐图推广以济斯民之厄，以扬国学之光，第念躬亲入校者，既无多人，则校外之有志未逮者，必非少数。因此，附设函授，招受爱好中医而条件不够入学者，只要符合章程要求，收取讲义费即可。遇有医药疑义，学术问题，随时问难，用文字予以指导。期满经考试成绩及格，给予毕业证书。此种办法在当时亦为培育医学人才的先进措施，至今仍有现实意义。

主要学术成就和经验

医学理论的研究

先生对祖国医学理论的研究，体会颇深，见地卓著。其笔于书者，除有《难经汇注笺正》《经脉输穴新考正》等专著外，其他均散见于读书笔记和医论医话等兰溪医校石印本，如《读素问识小录》《谈医考正集》《籀簃医话》《医论选》《读俞德珩师医学及门书后》，及《编制课程商榷意见书》，《黄墙朱氏中医学校宣言》等资料中。重读先生这些手稿、单印本资料，对研究先生的学术思想和治学方法，颇多启发，兹据此对先生在医学理论方面的成就概述如下。

对经典医籍的研究

一、《难经》

《难经》是古代医经之一，内容上具有独特的风格，足与《内经》相媲美。后世医家往往尊重《灵》《素》，而把《难经》仅仅看作《内经》的羽翼，先生则不同意这种看法，指出"吾国医经，《素》《灵》以外，断推《八十一难》……，孙吴时吕广已有注解，行世最早，远在今本《灵》《素》之先，是真医书中之最古者。其理论与《灵》《素》时有出入，如诊脉之独取寸口，及倡言心主、三焦之有名无形等，皆其独到之处。本非借经《灵》《素》以注疏体例，依草附木、人云亦云者可比。"对《难经》一书给予至高的评价。

至于为《难经》作注解的，先生曾列举他所见注本的书目约二十家，说："诸本至今并存，注家不可谓不多，……就中彼善于此，当以滑氏（伯仁）之《本义》，徐氏（灵胎）之《经释》，较为条畅。……盖各注家唯此二氏为最优。"先生汇集古注，编著《难经汇注笺正》一书，内容选择谨严，持论公允，足以纠前人之偏见。兹举述如下：

1. 先生对《难经·二十五难》心主与三焦有名而无形之论认为"名正言顺"，颇有见解。而后世对此却争议不一，如徐氏《经释》曰"言三焦而无形，已属未当，言心主为无形，则更无是说。"徐氏认为心主即心包络，代心行事，本无所藏，故不以藏名；《灵枢·本输篇》说：三焦者中渎之府，水道出焉，属膀胱，是孤之府，既谓之府，则明是藏蓄泌泻之工具，何得谓之无形。先生笺正曰，"经有十二，而藏之与府，实止各五……系以经络者，若仅就十者配以十经而止，则又苦于手足阴阳，更不平均，于是古人不得不寻出心包络、三焦二者，以分配此一阴一阳之经。"对心主、三焦本身，先生指出，"心脏之外，果何有包而络之者，说者恒谓此即心脏之脂膜，所以护卫心主，作君主之宫域，然心有脂膜，仍属于心脏本体，不能析而为二。三焦之称，明指此身上、中、下者之

857

三部，胸中心肺之位，则曰上焦，膈下脾胃之位，则曰中焦；腰下肾膀胱大小肠之位，则曰下焦。参考经文，灼然可见，故经曰上焦如雾，则胸中阳气之蒸腾也；曰中焦如沤，则胃肠食物之熟腐也，曰下焦如渎，则二便通导之潴秽也。……是以《难经》于此谓心主、三焦俱是有名无形，盖亦有见于此二者之必不可以指实，可谓名正言顺。不意洄溪于此，偏欲证明其为有形，亦是凭空著想，万不能指其部位之所在"。先生此说，论理简当，从实辩解，求是精神，使人膺服。

2. 先生对左为肾右为命门之说，据理争议，也有见地。《难经·三十六难》有"其左者为肾，右者为命门"之说，王叔和《脉经》和之，以肾与命门相为对待，薛立斋、赵养葵等极为推崇，遂致后世有左尺肾水、右尺相火之说，将左右两肾强分阴阳俨若把两肾判若冰炭。先生《二十五难》笺正曰"肾藏属水，而真阳之窟宅，即寓其中，所谓生气之源者，即此肾间之动气，所以肾之真水，能生万物。若水中无火，则何以为生生之本，故圣人画卦，坎为水，以一阳居两阴之间，是即肾脏之真相。所谓以水为体，以火为用者，一脏中固具有此阴阳二气，然此二气又包含于两肾之中，亦如先天太极，阴阳未分，必不能析而为二路一水一火……否则一为澄清之寒水，非冷即冰，一为烈焰之猛火，非枯则烬，尚复成何景象。"先生于《三十六难》又曰"肾虽有二，其体其用，究无分别，《难经》于此，独以左右分析言之，盖出于周秦之世，学说分歧，好为新颖，藉以自树一帜，此亦当叫风气使然……然谓命门为精神之所舍，原气之所系，则仍以是吾身为此精气之根底，固亦与肾无所区别，《难经·三十九难》且谓其气与肾通，虽别立命门之名，而肾中水火阴阳并未劈分为二。不意后人因此遂生左水右火之议，自谓从《难经》得来，其实《难经》数节，何有是说。"先生此论，足见深察经旨，识力不凡。

3. 论《内》《难》"任脉为病，七疝瘕聚"，先生更是独具隻眼。疝为男病、瘕聚为女病，经有明文，隋唐以下，医者宗之，作为定论。先生认为疝与瘕聚，只有在气在血，一浅一深之不同，《内》《难》二经，以男疝女瘕分析言之则犹未确。先生曰："《素问·骨空论》谓任脉为病，男于内结七疝，女子带下瘕聚。《难经·二十九难》亦曰，任之为病，其内苦急，男子为七疝，女子为瘕聚。良以任脉发源于下，循腹上行，以升举为担任之职。故任得其宜，则升发元阳，布护大气。而任失其职、则升其所不当升，气血循行，有乖故道，结滞窒塞，即升非所升之咎。《二十九难》以'其病苦急'四字，为任病之大纲，见得其先之结尚在气分，则疝痛尤属无形。继而并及血分，则瘤聚乃为有象。疝与瘕聚，无非气血结塞，为之厉阶，爰以结字为之总括。……《难经》于此，止有瘕聚、不及带下，尤为有条不紊。"又说，"疝之与瘕，一浅一深，在气在血，病固不同，而经文以男女分析言之，则犹未确。疝以气言，古人本非专指男子睾丸为病。《巢氏病源》详列疝病诸候，凡十一论，无一字及于男子之阴丸，是可为男女同病之确据。而《金匮·妇人杂病篇》则曰妇人之病，在中盘结，绕脐塞疝云云，且为妇女病疝之明文。宋金以降，七疝名称，乃始有瘕疝，狐疝两种专为男子阴丸之病。"指出近世以疝病专为男子所独有，实为讹传之误。

二、《内经》

《内经》包括《素问》《灵枢》，是中国医学的经典著作，历代医家一致公认为习医必读之书，先生也提出学医首先要阅读医经的主张。他说："《灵》《素》《难经》终是谈医之鼻祖，《脉经》，《甲乙》亦是吾道之大宗。虽皆采集于后人，要自贻传于上古，微言隽义，层出不穷。赏奇析疑，钻研无尽。是以历代名贤，递相研索，卒莫穷其精蕴。"但是他又感到《内经》传世久远，内容既真伪不一，文字亦正讹难辨，学习上存在一定困难。先生指出"《素问》与《本草经》，其源最古，必在秦火以前，文字之朴茂简练处，古色古香，自有一种浑穆气象，迥非魏晋六朝人所能摹仿。然其间为浅人羼入者，亦正不在少数。则传写之误，考订尤难。"先生精于训诂，故对《内经》《难经》等经典中的某些文字辞句和病名，根据经史传记及《说文》等字书，结合病情药理，详加考证，从而纠正了习俗相沿的错误。例如：

1. 对《难经》中"魄门"和《内经》"开鬼门、洁净府"的解释：《难经》中的"魄门"，向来注家大多引《内经》"肺藏魄"，认为肺与大肠相表里为说解，所以大肠下口名为"魄门"。先生则谓"假使果以肺与大肠相表里之故，而以大肠下口名为'魄门'，则心与小肠亦为表里，经

言'心藏神'何以小肠下口不名为'神门'？比例最近，其非魂魄之'魄'甚明。"先生根据《庄子·天道篇》中以"糟粕"及其他有关"魄"字的解释，证明"魄"字，是古字假借通例。从而说明以肛门为"魄"，即从食物糟粕由此而出取义。先生更由此而悟及《内经》中的"开鬼门，洁净府"，一句。古人注解，均以前者指发汗解表，后者指攻下通里。先生指出："疑'鬼'字即此'魄'字之伪，亦是开泄糟粕之意。盖传写者误脱其半，遂致不可索解。其实'开鬼门，洁净府'，只是一义，前人注解，无一不误。"

2. 对《素问·阴阳别论》"阴阳虚，肠辟死"句"辟"字的考证：按宋校正：《全元起本》则'辟'作'澼'。先生说："肠澼之名，《素问》屡见不鲜，其病即下痢脓血之滞下病，其字则前后皆作'肠澼'，唯此处仿宋本尚无水旁……以滞下之病而名'肠澼'，颇难索解。今按'辟'有积聚之义，此病实因肠有积聚使然。幸仿宋本此处尚有一不加水旁之'辟'，而命名之义昭然若发蒙，自后人概用水旁之'澼'，而名义遂晦。"为此先生特别强调"此古书之所以不易读而宋以后之书所以不足征欤！"

3. 《素问·五脏生成篇》"色青如草兹者死"句"兹"字的考证：先生指出："草兹之'兹'，今本皆作'兹'，盖兹、兹二字，楷书形近，其实则形、义、音三者皆大别"。先生根据经史字书等古代文献，反复考证确定为"兹"字。他说："须知此字，明是从二玄之'兹'。凡从'玄'之字，皆有黑义，草色而兹，则青而兼黑，晦黝陈腐，滞而不泽，所以为将死之朕兆"。

4. 《素问·疟论》"横连募原"的考证：《素问·疟论》"邪气内迫五脏，横连募原"二句，据宋校正称《全元起本》"募"作"膜"。王冰注"'募原'即鬲膜之原系"。其言不甚了了。明代吴又可《温疫论》首先提出：疫疠之邪从口鼻而入，舍于伏脊之内，去表不远，附胃亦近，乃表里之分界。此即《内经》所说的"横连募原"也。并以他自制治疫之方名为"达原饮"。于是"募原"有了明确的部位。吴氏以后医家，多从吴说，一似"募原"意义已成定论而不可复易。先生根据袁爽秋复刊隋，杨上善《太素注》"五脏皆有募原，其邪气内著五脏之中，横连五脏募原之输"一段文字。认为"输"即俞穴之"俞"，亦古时所通用。杨氏以募穴原穴而言，盖诸脏腑均有募穴，六阳经各有原穴。疟邪既内薄于脏腑，自当连及于经脉俞穴，此义至显，无庸别为奇说。由此可知，所说"横连募原"者，质言之，盖即疟邪侵入于脏腑经络俞穴之意耳。

先生对《灵枢》的成书过程有独自的见解。他指出《灵枢》一书，其出最晚。南宋史嵩始传于世，并未经林亿、高保衡等校定。晁公武《读书志》已谓"好事者于皇甫谧

所集《内经》《仓公论》（原注：指《甲乙经》）中钞出之，名为古书，其以《灵枢》谓即汉志《黄帝内经》十八卷之九者，即是王冰（原注：此说亦见晁氏《读书志》）。且唐人医学诸书，皆未引及《灵枢》，唯王氏《素问》注中引之独多，则是书之出于启玄，已无疑义。……是以杭世骏《道古堂集》中《灵枢》跋语，直谓其"文义浅短，与《素问》不类，断为王冰伪托，已有定论。但书虽集于王氏，而文则本于士安（即皇甫谧），诚以《甲乙经》《灵枢》两两对勘，无一节不在《甲乙经》卷中……此则钞胥技俩，尤其可鄙之浅而易见者"。

先生对《素》《灵》有深刻的研究和体会，故他在谈学习《内经》时，曾指出应以"削肤存液，卖椟留珠"的原则，择其主要的篇文，仿《汪氏知要》《李氏类纂》之例，编为教材，并加注释，以供初学者阅读之用。

对《内经》注家，先生认为以王冰和马元台较好，初学读经，宜以二家为主。至类分经文以便检阅之用，则《类经》最为详晰。而薛生白的《医经原旨》、陈修园的《素问节要》亦简明切用。

三、《神农本草经》

《本草经》是祖国医学中一部最早的药物学，先生认为和《素问》一样，其源最早，都是秦火以前的古代文献。他指出"《本草经》言简意赅，含蓄者富，非精心寻绎，难得其真。"对《本草经》的注释，先生推重徐洄溪《本草经百种录》，认为"提纲挈领，力据题巅，不沾沾于字句，而融洽分明，曲中肯綮……最是杰作。"而对张隐庵、叶天士、陈修园辈拘泥经文，空谈气化，则为先生所不取。所以先生指出，"读本草者必以《本经》为主，而《别录》辅之。"先生以《本经》《别录》原文为主，著有《本草正义》一书，撷精取华，逐句为之疏通证明，同时根据临床经验，多有阐发。遇有相沿成讹之处，亦能细辨其异同，作为课本，有利后学（惜仅完成草部二百余种，其他各类，未克完篇，即归道山）。

四、《伤寒杂病论》

仲景《伤寒论》和《金匮要略》为医方之祖，它继承和发展了古代医家的学说经验，为祖国医学辨证论治奠定了基础。自明以来，《伤寒论》注家尤多，如先生赞尝金·成无已注本，"犹存旧时面目，差堪依据"；"《医宗金鉴·集注》明白晓畅，绝少穿凿之弊，即其改正处，亦自灼然可信。"徐洄溪《伤寒类方》，"芟净荆榛，遂成坦道。"而对尤在泾的著作，则有更高的评价。他说："尤氏《伤寒贯珠集》，虽亦别开生面，重为注次而为诸经中分析种种治法，眉目一清，能令学者豁然贯通。"高度肯定了他们的贡献。但也有某些注家对疑难条文和方药一例强作解人，敷衍过去。对此，先生明白指出："全部《伤寒论》百十二方。可解而对证可用者十之七八，其不甚可解而竟无绝对之证可用者亦十之二三。向来注家，皆以尊敬仲景之故，认作圣经贤传，以为一字一句，不容妄议，即遇本文之必不可通者及病理药理之不可思议者，虽自己莫明其妙，亦必随文敷衍，空说几句。究竟糊里糊涂，徒令后之读者，更加一重障碍。"对某些注家存在尊经守旧的缺点，提出中肯的批评。为了便利教学，先生根据徐洄溪《伤寒类方》的方法，把《伤寒论》方剂，编为歌诀，列入先生所著《医事蒙求》书中，使学生初识端倪。此后再读尤氏《伤寒贯珠集》等书，可求贯通。

《金匮》古名"玉函"，今称"要略"，顾名思义，亦非全书。陈振孙《书录题解》谓"此书由南宋王洙于馆阁蠹简中得之"，则断简残编，更可想见。先生认为初学《金匮》宜以方为主，结合论证经文，互相对勘，以求现解。并选择了《医宗金鉴·集注》及尤在泾《金匮要略心典》为必学资料。

五、对其他医学古籍的研究

在祖国医学古代文献中，除以上经典医著外，对后世医家影响最广的，还有《甲乙经》《诸病源候论》《千金方》《外台秘要》等。先生对此均有深刻的研究和独自的见解。先生认为，皇甫士安著的《甲乙经》，"乃采古书之精要，专为针灸设法，欲考求经络穴俞之源者，必以此书为祖本。"故此书之价值，由此可见。而今本《灵枢》，"有谓王冰所伪造，即割裂此书以成之者。"对《诸病源候论》一书，先生认为，"所论病证，分别太繁，未免穿凿。"指出了其不足的一面，但更多的是予以肯定。如说"要之当时自有此种区别，且叙列证情，究属详悉，试观《千金》《外台》以下，凡有大著述者，多引是书以资辨别，则历来之奉为圭臬可知。"而且认为近人有说国医无病理学专书、《巢氏病源》即可充之，"其说亦不为无见"。至于《千金方》，先生认为孙氏著《千金要方》《千金翼方》各三十卷，古无异辞，而《四库书目》只载《千金要方》九十三卷，当时并未见三十卷之二本。今则三十卷之二本俱存，而九十三卷之本又未见，"此中沿革，殊难臆断，然读其方药，释其意旨，似非伪撰。"并指出"考唐以前方书，王氏《外台》搜集最富，然自成风气，多难适用于今兹。思邈此书，则至今沿用者不少。"对两书的实用价值作了实事求是的评解。

六、对古籍中有关经脉俞穴的考证

十二经脉、奇经八脉，来源出于上古，历代医家，各承其说。由于古籍遗留、断简残篇，抄袭时鲁鱼虚虎，讹误百出，先生考证古籍，以实事求是的精神，根据《甲乙经》《脉经》《千金》《灵枢》等著作，分别予以考证，并作《经脉俞穴新考正》一卷（以下简称《考正》）疏其得失，对有所疑而无可证实者，则附以个人见解，作为存疑，书于其后。现就先生《考正》的内容，分别将经脉学说的起源、经脉循行经文的考证、俞穴的考正等，分别简介如下：

1. 关于经脉学说起源的考证

十二经脉学说的起源，近世医家多认为起自《灵枢》，把《灵枢》误认为即占之《针经》九卷，而《甲乙经》《脉经》《太素》《千金》诸书，皆从之出。先生据《灵枢》于绍兴之年，锦官史崧始为之序；北宋·仁宗诸医官校定医书，独《灵枢》末在其列，且唐人医学诸书皆未引及《灵枢》二字，虽王注《素问》引文独多，然所引经脉的循行，字句又多与今本《灵枢》不合等为依据，断言"《灵枢》传世最晚"，且"必为传写者乱之，伪舛已不可胜言"。先生从考证中发现，《灵枢》之文义，与诸本不同，古之异字，亦不若《太素》，《甲乙经》，《脉经》等为多。例如十二经脉循行经文中的掖字，《灵枢》作腋，《考正》引王注《素问》、萧刻《太素》从手旁皆作掖，是古之正字。又"侠"字，今本《灵枢》皆作挟，而《甲乙经》《脉经》，《太素》俱作侠，《考正》引《素问·热论篇》"阳明主肉，其脉侠鼻"、又《刺疟篇》"侠脊"、《腹中论》"侠胃脘"、浙局本王注《素问》全部中凡此侠字皆从人旁，此读侠为夹。《汉书·叔孙通传》殿下朗中侠陛

861

华山亭碑，吏卒侠路，皆以侠为夹之明证，而挟字从未有作夹字解者。"腨"字，《甲乙经》《脉经》《太素》同，唯《灵枢》写作踹，《考正》指出："从肉从足，貌视之，似有可通，然《说文》中有腨无踹，腨是腓腨，《素问·至真要大论》腨，王注软腨后肉处也。盖本以肉言，自当从肉，至《玉篇》乃有踹字，明系后出，且注曰足跟，与腓腨之腨，别为一义明甚。"又目兑眦，兑眦的"兑"字《灵枢》作锐，《考正》谓《说文》仅有兑字，从金旁乃后世所增添，兑、锐乃古今字。此外《灵枢》尚有很多后世新增文字，如肩甲之"甲"，写作胛，颠顶之"颠"，写作巅等皆是，兹不赘述。

总之经脉学说，导源于上古，文辞字义有时代的特色，正如《考正》所指出的"经脉学说是祖国医学生理的精华，临证时分经论治，有裨于实用者最多，断为上古所赅留，非后人所能假托。"随着时代的演变，医学事业的发展，如《甲乙经》《脉经》《太素》《千金》等，引经据典。

各抒己见，皆有所创新，对注疏之处，自不必强所从同。而对经文原著，则不容后人任意篡改，以伪乱真，使后学无所适从。先生尊重历史，引证各家著述以及古今文字孳生演变，认为今本《灵抠》的出现，当在王注《素问》之时，而经脉学说的起源，决非出自《灵枢》。

2. 对十二经脉循行经文的考证

①十二经脉循行经文异同的考证：十二经脉循行经文，是祖国医学脏腑连属以及营卫气血运行的重要依据，《甲乙经》《脉经》《太素》等书，对经文原著，大体雷同，而今本《灵枢》删改之处颇多，与诸本有异。例如足太阳膀胱经循行经文中"从腰中下会于后阴"句，"会于后阴"，《甲乙经》《脉经》《千金》等书，均有此四字，唯《太素》无之，《灵枢》则改作"挟脊"二字。《考正》谓"此即侠脊骨二旁各一寸五分，本经大杼穴以下之二行，直下至白环俞，又至脊骨第二十一椎以下之尾骶骨中有左右四孔，即本经上髎、中髎、次髎、下髎四穴，乃本经所谓'会于后阴'者，此四字必不可少，《甲乙经》《脉经》《千金》是也，《太素》夺佚，《灵枢》悮改。"又经文"别下贯胛"句，《太素》同，今本《灵枢》以胛为胂，并加以挟脊肉三字，《考正》曰："《说文》注释侠脊之肉曰胂，杨上善注《太素》亦曰胂侠脊肉也。此言侠脊两旁各三寸之本经附分穴以下，直至秩边，皆在侠脊肉之间，唯其本是胂字，后之读者，以侠脊肉三字注于字旁，乃传写者不知此三字为胂字之旁注，遂写入正文，而浅者又妄改为挟脊肉矣。"这一段考证说明，《灵枢》以胛字为胂字，已失经文原意，直至近代尚沿袭《灵枢》之误，亦渭"其支者，从膊内左右别下贯胛，挟脊内……"可见经典著作，必须认真加以整理，才能正本清源，去芜存真。

又如肾足少阴经循行经文有"邪趣足心，出于然骨之下"句，今本《灵枢》作"邪走足心"。《考正》曰："《素问·阴阳离合论》少阴之上，名曰太阳及太阴之后，名曰少阴二节，王启玄注皆作邪趣足心。又《脏气法时论》《厥论》注，亦曰邪趣足心，唯《刺热篇》则作趋（按《广韵》去声十遇，趣七句切，趣向，是趣有向义），当以作趣为是，《灵枢》作走非也。"然骨，《灵枢》作然谷，《甲乙经》《脉经》，《太素》皆作然骨，王注《素问》引亦作然骨。《考正》谓："然谷是本经之穴名，必不可谓本经之脉，出于本经俞穴之下，其为伪字甚明，杨上善注《太素》谓然骨在内踝下近前隆起骨是也。"对这方面的考证，先生提出的意见，颇为重要，否则本末倒置，令人何所适从。

②脾足太阴经及胆足少阳经经文中有脱佚的见解：脾足太阴经循行经文后段"入腹

862

属脾络胃，上鬲侠咽，连舌本，散舌下，其支者复从胃别上鬲，注心中"，自入腹以上，止言内行之脉，而无在外一支。《考正》曰："连舌本，散舌下之后，其支者下，文字必有脱节，古书残缺，《甲乙经》《脉经》《太素》以及《千金》《外台》诸书，亦皆如此。"并指出后之注家，强作解人，凡为《灵枢》作注者，辄以入腹属脾络胃一节，截作数段，而以诸穴逐段砌入，遂使本文之一气贯注者，变为断鹤续凫之局。"经言入腹属脾络胃，上鬲侠咽，是经脉之行于腹内者，与在外之俞穴，不可强合为一，诸注家以内外二途，浑作一气非是。"先生又曰："不佞编辑此佚，若无所据，例不擅自增改一字，姑从原文，记所疑于此。"

又胆足少阳经循行经文中有一支自耳中出走耳前，至目兑眦，即由本经之听会、上关二穴以向上行，然经文此节遂此而止，未有下落，且不能与下文连贯。《考正》谓"本经俞穴，有侠神庭旁三寸之本神穴，又有眉上一寸直瞳子之阳白穴，复自阳白直上，有临泣、目窗、正营、承灵诸穴，乃环过顶巅，以达脑后，有脑空、风池诸穴，而经文循行，无此一段。按其次序，盖经行客主人以后，当即循行于本神、阳白、临泣诸穴，是经文此间必有脱佚。"先生以经文与俞穴参互考证，则脱节显然，正如足太阴经脉循行条中，亦脱去府舍，腹结以上各穴一节之例，此必传写者之笔误。而宋元以后之绘经络俞穴图者，皆于本经完骨穴折而上行，至眉上一寸之阳白穴，再直上发际，绕巅顶，过风池，下肩井，抵缺盆，彼见经络之残缺不完，姑为之断鹤续凫之举，以求连缀于诸穴，用心不可谓不勤。先生对照他经，认为俞穴的分布均在经脉通过的部位中，绝无空中楼阁，否则将何所据而云然，据此作出经文必有脱佚的论述，值得进一步研讨。

3. 对俞穴的考证

俞穴是人体脉气所注输的部位，散布在一定的经脉循行通路上。俞穴在临床上的应用，应服从经络学说的指导。现就先生根据历代医家论述，对俞穴归属的考证，举例简介如下：

①兑端穴应归属大肠手阳明经。自宋以来，明堂孔穴诸图，及经脉俞穴诸书，皆以兑端一穴，列入督脉经穴中，因十二经脉的俞穴，都是左右对称，并无居中的单穴，故以兑端认作督脉之穴。《考正》引《甲乙经》，《外台》之说，谓"兑端在唇上端，手阳明脉气所发，乃手阳明经左右交互之处。绝不与督脉相会。"盖督脉自人中之水沟穴以行于唇内之上齿缝中，是为龈交之穴，则上唇尖端，本非督脉所过，《素问·气府论》言督脉二十八穴，王启玄注遍详穴名，未数及兑端一穴，可证唐时皆不以兑端列入督脉经穴中。

②会阳穴应归属督脉：自宋以后诸书，皆以会阳穴列入足太阳膀胱经俞穴中，《考正》引《素问·气府论》有云："督脉气所发者二十八穴，项中央二，发际后中八，而中三，大椎以下至尻尾及傍十五穴，至骶下凡二十一节、脊椎法也"。王启玄注项中央二者，风府、瘖门二穴，发际后中八者，神庭、上星、囟会、前顶、百会、后顶、强间、脑户八穴，而中三者，是素髎、水沟、龈交三穴，大椎以下至尻尾及旁十五者、是大椎、陶道、身柱、神道、灵台、至阳、筋缩、中枢、脊中、悬枢、命门、阳关、腰俞、长强、会阳十五俞也。《考正》指出"王启玄所指诸穴，与经文督脉气所发者二十八穴之数符合，唯会阳在尻尾二旁，左右有穴，则经文二十八穴、当作二十九穴，八字乃九字之讹，不得以经文总称二十八，而不数会阳之右二也。"根据以上考证，先生以为《千金》《外台》诸书皆说会阳在尻骨二旁，督脉气所发，因此会阳应归属督脉，以符经文原旨，而存古人之真。

先生所著《经脉俞穴新考正》一书，引今证古，论有所据，对十二经脉俞穴、奇经八脉等，持慎重态度，实事求是地加以考证，是非曲直、泾渭分明，正如老吏断狱，明察秋毫，限于篇幅，仅介绍其中的部分内容。

对历代医家的研究

一、对金元四大家的评议

金元时期的刘河间，张子和、李东垣，朱丹溪是祖国医学史上著名的四大名家。他们继承了历代医家的学术思想和成就，创造性地提出了具有独特见解的理论和治法，开创了医学史上学术争鸣的先河，后世医家称为金元学派。他们的学说经验，各有代表性的一面，如刘河间偏重寒凉，张子和提倡汗、吐、下三法；李东垣主张调补脾胃，朱丹溪注重滋阴降火等，都有其独到之处。丰富了祖国医学的理论和经验，对后世医学的发展，有着推动和促进作用。先生对四家学派的主要成就，给予了恰如其份的评价。他指出："张子和《儒门事亲》专以'汗'、'吐'、'下'三法治百病。非浅学所敢尝试，唯识见既真，则奏效奇速。固亦应有之一道：刘河间治医，多主寒凉，盖亦当时气运使然，未必偏见至此。昔人尝谓守真以霜雪为雨露，利于松柏而害于蒲柳，然用之得当，自不可废，盖亦一家之学也，东垣出张洁古门下，以培补脾胃为一生宗旨，且倡言寒凉峻利之害。盖承河间，子和之后，流弊已多，乃以温补为之挽救。且值金末大兵大疫之际，故创用升柴诸方，以为升清降浊之枢机，是因其时代环境而成其一家之学，丹溪受业于罗知悌之门，原出河间一派，爰以补阴为主，习用知柏，且谓局方温补，香燥而专著一书以为攻讦，则矫枉者亦不无过正之嫌。至其创一'郁'字以论病，则开医家未有之法门。"又指出"金元四家之称，由来已旧，所谓张氏，当指张氏，易老学说终比子和为醇……"。这是先生根据张洁古对医学的贡献而提出的个人意见。

二、对明清医家的研究和评价

清代医家在历代医家革新思想的启示鼓舞下，学术上有进一步的发展，先生对他们的评价很高，如喻嘉言、张石顽、徐洄溪、柯韵伯、尤在泾、莫枚士、陆九芝、王孟英等诸家学说对先生的学术想思均有很大影响。先生曾说："有清二百余年，文人辈出，凡百学术，胥有以驾前人而上之，医学中乃多通品，如喻嘉言，徐洄溪辈之撰述，固文学之最擅胜场者，而柯韵伯，张石顽、尤在泾诸君子，学有实验，文亦精详……，最近则吴有陆九芝，浙有王孟英，莫枚士，治疗既独树一帜，颇能纠正近世之恶习，而辞旨清晰，畅所欲言……，殊觉二千年来，斯道中极鲜此醰酭文字……"特别是陆九芝、王孟英的著述，对他印象更为深刻。他说："寿颐不敏，治医家言逾三十年……。所见近贤著述，最为服膺而拳拳勿失者，厥唯两家，一则陆九芝封翁《世补斋》前集数种而已，陆氏擅长温热，学识与梦隐相等，而文辞倜傥，笔锋锐利，尚非孟英所能及。"而"王孟英临症验灵，处方熨贴，自古几无敌手。"对《王孟英医案》更有推崇备至的评价。

此外张伯龙和黄醴泉二先生的医案，亦素为先生所心折。他说；"张伯龙《雪雅堂医案》论证处方，理法清晰而用药亦朴茂沉着，精切不浮，王醴泉治案用法活泼，选药纯粹，兼轻，清，灵三字之长。寿颐于同时前辈诸家中最为服膺……，自王孟英以外，最是不可多得之佳构。"

864

清代负有盛名的医家，以叶天士为最，而医书传播之最普遍的，首推汪切庵医书三种——《医方集解》，《本草备要》《汤头歌诀》。但先生对于以上二家的学说，不仅无所采取，而且多提出批评。先生对汪氏三书的批评，指出："汪切庵能读医书，未精医理，所辑本草、医方，语皆浮泛，绝少精神……，而《汤头歌诀》掇拾百十成方，编为鄙俚辞句，虽意在便利初学，然毫无抉择，信手拈来，反授人以因陋就简之法，致开庸愚轻率谈医之恶习。"

对温病神昏谵语病机和治疗的争议，集中反映了先生对叶氏学说的批评。神昏谵语一症，叶氏《温热论》称为"逆传心包"，治疗习用犀角、地黄、安宫、至宝等清凉开窍之剂。而陆九芝则以《伤寒论》中凡神昏之症皆隶于阳明条下，主张用白虎，承气等清下实热，并一再指出叶氏误认心包和滥用犀、地等药的错误。先生就陆氏之说而引申之曰："阳明府实之需于承气急下者，为热结也，其所以结者，无非胃肠宿食，窒滞不化，斯时不去其窒，则热愈结屎愈燥，而液愈枯，是阳明宜急下，若至大渴大烦，昏沉谵妄、脉大坚实、苔厚焦干、种种府实确证，则仲景于伤寒传里者，已示以急下之法，况在温热而犹可迟回审顾，听其灼尽阴津乎？"先生又说："阳明热病，挟痰最多。痰热壅塞即令神昏，是皆气火上浮，有升无降，冲激脑经之候。自叶氏《温热论》以首先犯肺，逆传心包八字提纲，遂若温热为病，非肺即心，非心即肺，竟将阳明最多最重要之证，略而不言，一见神昏，必从心包主治，至宝、犀黄、鲜地、玄参是其惯技。阳明热炽，肺闷舌腻，痰热互阻之时，竟以生地、麦冬、玄参、石斛甘腻之物，庞杂乱投，而痰涎得以助虐则愈闭愈塞，热势弥甚，谵妄昏迷，撮空瘈瘲，种种恶候，渐以麋集。医者处此复有犀羚、牛黄，紫雪，至宝之秘，初不料阳明经热即由此药引导，直窜入心。抑且芳香太过，其气上升，而昏乃益甚，乃为外闭内脱，不可救药。"但是经验证明，犀地，至宝对于神昏谵语，临床上也有一定的疗效，问题在于适合病情。因此，先生又指出，"犀角、地黄与白虎、承气各症究竟从何辨别？从何认清？只须从王孟英全部医案中将其用此三方诸案，逐条录出，各以类从，看其脉症舌苔，有何异同，果能研究必涣然怡然。"明白指出犀角、地黄、并不是绝非所宜，而是应当随宜使用，以视陆九芝先生的偏重白虎，承气而不及其它者，涵义根本不同。先生提示读者，不可拘守一家之言，语意深长，对后学尤多启发。

临床医学的建树

先生于临床各科以及诊断，药物等方面均有深厚的造诣，并将其研究成果和临床经验编著成专著和讲义，如《中风斠诠》《疡科纲要》《沈氏女科辑要笺正》《小儿药症直诀笺正》《古今医案平议》《脉学正义》《本草正义》等，对医学临床有一定的贡献。特别是《中风斠诠》，《疡科纲要》《脉学正义》等在学术上有重大的建树，对后世产生深远的影响。兹先生的主要学术经验作一扼要介绍。

治疗中风的经验

先生治疗中风的经验，在其专著《中风斠诠》一书中系统地作了阐述。全书十余万言，内容充实，引古证今，论理精详. 对中风病的病因证治，均有独到的见解。

对中风病名证治的阐述

关于中风的病名、病机和治疗原则，先生指出：中风病名，早在《素问》已有记载，《甲乙经》《难经》，《伤寒论》《金匮要略》均有叙述，下逮隋唐之《巢氏病源》《千金方》《外台秘要》等书，言之甚详。但各书所论，皆指风邪外中而言，与卒然昏仆之内风暴动病形机理不相类似，而用药则麻、桂、羌、防，辛温发散，无不以外因之寒风所中而设。金元以降，后贤辈出，以猝仆之脉证，确与外中风邪不同，论病渐重内因：如刘河间以平时将息失宜，心火暴盛立论；李东垣认为本气自病；朱丹溪则谓湿痰生热、热生风，薛立斋倡真水竭、真火虚之说，张景岳以病由内伤颓败持论，各家所说全殊，而认为病由内因所发，则属一致。而其论治：河间既以中风为热盛，用药则以辛热通络；东垣虽知非外来之风，仍用小续命汤、三化汤等方，不能脱出辛温发散以治外风之圈子，薛立斋，张景岳用药偏于腻补，在气火上升、挟痰涌逆之时，欲顾本之虚，遂用滋补，则适以助痰为虐。唯有缪仲醇所谓真阴亏而内热生风，猝然僵仆，初宜清热顺气开痰，而后继用培本，分作两层治法，尚合病机。

清·光绪中叶，山东蓬莱张伯龙著有《雪雅堂医案·类中秘旨》一书，言内动之中风，是为肝风自中而发，由于水亏木动，火炽风生，气血上奔，痰涎猝壅，此即《素问·调经论》"气血并走于上"之大厥，亦即西医所谓血冲脑经则昏不知人，肢体不动，口眼㖞斜，或半身不遂，左或右瘫痪等症。是以猝然昏仆，左右㖞斜，痰涎壅塞者，皆无凛寒身热外感见症，即间有微见发热者，亦断无畏风恶寒之象。确切地道明了中风症的机理。

昏瞀猝仆之病名中风，本是汉唐以后之通称。证之古书，则《素问》中有是病，无是名。以此知《金匮》以下皆作外风治疗者，初非上古医学之正轨，张伯龙这一创新，突破中风病机之秘旨。先生在这一基础上，引证古籍，进一步胪列《素问》各篇，如《通评虚实论》所谓"仆击偏枯，……甘肥贵人则膏粱之疾也，"《五脏生成篇》：所谓"徇蒙招尤，目冥耳聋，下实上虚，过在足少阳、厥阴、甚则入肝；"《生气通天论》所谓"血苑于上，使人薄厥；"《脉要精微论》所谓"厥成为巅疾；"《至真要大论》所谓"诸风掉眩，皆属于肝；""诸暴强直，皆属于风"。"诸热瞀瘛，皆属于火；"《脉解篇》所谓"甚则狂巅疾者，阳尽在上，而阴气从下，下虚上实，故巅疾也；"《宣明五气篇》所谓"搏阳则为巅疾；"《方盛衰论》所谓"有余者厥耶，一上不下也"等经旨，以说明肝胆火升，风阳陡动，扰乱神志，成为暴仆昏厥，或为目冥耳聋、强直猝死诸般症状，皆由气血并走于上，冲击入脑，震动神经而失其知觉运动之机理，进而融汇中西学说，使二千年来对中风病名、病因、治疗各方面混淆不清者，一扫而廓清之。

先生对张伯龙氏的中风理论，服膺最深，评价最高。但对猝倒昏仆之时，即用镇摄培补之治法，认为"不分缓急，殊欠允当，未敢苟同"，阴虚于下，亦多痰壅于上，独无治痰之法，亦是缺点。指出内风之动，由于肾水虚、肝木旺，则属至情至理，肾虚肝旺四字，必须分作二层，盖肾水之虚，耗于平时，为是病之本，肝木之旺，肆于俄顿，为是病之标，急则治其标，缓则治其本，先圣仪型，久有明训。且滋肾之虚，须当滋养，非厚腻不能填根本之真阴，治肝之旺，须当清理，非潜镇不能戢龙雷之相火，两法相衡，已难并行不悖。况且火升气溢，必挟其胸中之固有浊阴泛滥上冒，所以此病之发，未有不痰涎壅塞，气粗息高者，即使外形或无痰塞，而其实气火俱浮，中脘清阳之气，已为浊阴蒙蔽，

866

断不能投以阴柔黏腻，助其室塞。所以治此症者，皆当守定镇肝息风、潜阳降逆一法，而佐以开泄痰浊，方能切合病情。而于肾虚之本，非唯不暇兼顾，亦必不能顾。至于对肾虚培补一层，先生认为"必至气逆已平，肝火已戢，痰浊不升，脉来和缓，然后徐图培本，滋阴之法，始可渐渐参用。"若不分次序，而于气火升浮、痰浊壅塞之初，即用滋腻与潜阳并进，既缓摄纳之力，又助浊阴之凝。先生对中风之始，治分两层，说理明确，独具见地，这对于指导临床，具有重要价值。

论中风八法

内风暴动，气血并走于上，颠仆痰涌，昏迷痉厥，证有闭脱之分，形状相同，治法则大有区别。闭者是痰气之室塞，脱者是正气之散亡，闭者宜开，脱者宜固，开关固脱，为治疗中风猝仆一实一虚两大法门。但证情复杂，审因论治，理法步骤，不可紊乱，如肝阳宜于潜镇，痰涎宜于开泄，气逆宜于顺降，心液肝阴宜于培养，肾阴宜渐滋填，偏宜于宣通，必须分清阶段，妥善用药。先生据多年经验，别开生面，用药理法，均有精细独到之处。

1. 闭证宜开

中风暴暴昏仆，是由肝阳上升，气血奔涌，冲激入脑，扰乱神经，必挟胸中痰浊泛滥上凌，壅塞清窍。故症多目瞪口呆，牙关紧闭，喉中曳锯，鼻鼾气粗，是为气火升浮，痰塞隧道之闭证。治此证者，必以开其闭塞为急务，而潜阳降气，镇逆化痰，犹在其次。如气室不能出者，必先通其气，通关散之搐鼻以取嚏，针水沟，合谷等穴以回知觉，牙关不开者，用乌梅肉擦牙，酸能抑木，摄纳肝阳，化刚为柔，而紧闭自启。俟晕厥既醒，声出牙开，则急进潜阳镇逆化痰之药。此等闭证，是痰气郁室与夏令暑疫秽浊及南方山岚毒瘴不同，凡芳香逐秽，如诸葛行军散、痧气蟾酥丸等，皆非所宜。若用之则奔窜奋迅，适张其气焰，必至气不复返。即如牛黄、脑、麝之开心气，通经络、走窜开泄之晶，虽不致气厥不返，亦恐引痰深入，无可泄化，徒以酿成癫痫昏迷之痼疾，不可复疗。而欲开泄痰浊，则少参芳香正气、振动清阳、荡涤浊垢，如石菖蒲根之清芬化痰，遂不使窜散太甚。

2. 脱者宜固

猝暴痉厥，由肝阳上升，热痰壅塞，多属闭证，然亦有真阴虚竭于下，致无根之火，仓猝飞腾，气涌痰奔，上蒙清窍，忽然痉厥，而目合、口开、手撒、冷汗淋漓，二便自遗，气息俱微之脱证。治法尤必以摄纳真阴，固护元气为急务，恋阴益液，潜镇虚阳，双方并进，希冀挽救一二。如用人参，阿胶、鸡子黄等之滋养，与龙、牡、玳瑁、龟板、鳖甲等潜镇之品，浓煎频灌。若肢冷脉伏，或自汗、头汗如油如珠者，则阴亡而阳亦随脱，则必用参附；其痰塞喉间，欲略无力，药不能下者，必以真猴枣煎石菖蒲根汤先服，藉平其逆涌之势。局方黑锡丹之镇纳浮阳，温养下元而能坠痰定逆，也是必不可少之要药。且在数日之内，虽神志清明，亦多倦怠嗜睡，则必以大剂滋养继而投之以固根基，以扶正气。

3. 肝阳宜于潜镇

猝暴昏仆之证，无论或闭或脱，其所以致此猝然之变者，皆木火猖狂，煽风上激，扰乱清空之窍；或龙雷奔迅，僭越飞扬，而离其安全之乡。盖木焰之鸱张，龙雷之暴动，无论为肝为肾，皆相火不安于窟宅，故潜藏为急要之良图。潜阳之法，莫如介类，珍珠母、石决明、玳瑁、牡蛎、贝齿、龟板、鳖甲数者，皆为潜阳妙剂。石类中之磁石、龙骨，具有吸引力者，其用亦同，药品虽甚寻常，呈效最为敏捷。金石类之黑铅、铁落、赭石、辰砂等，镇坠具长，痰火上壅、体质优富者宜之，虚脱者又当顾忌。余如石英、浮石，元精石、寒水石等，力量较薄，亦可为辅佐。若肝火炽盛，气火嚣张、弦劲实大、气粗息高，或扬手掷足，或暴怒躁烦，巅顶俱痛者，则用羚羊角之柔肝抑木，神化通灵者，驾驭其方张之势焰，抑遏其奋迅之波澜。古方如龙胆泻肝汤、当归龙荟丸、抑青丸等，皆可因时制宜，随证选用。

4. 痰涎宜于开泄

猝中之证，肝阳上扰，气升火升，无不挟胸中痰浊，陡然泛滥，壅塞气道，以致性灵蒙蔽，昏瞀无知。盖气火之上凌，尚属无形，而痰涎盘踞，是其实证。故窒塞喉关，声如曳锯，或盘旋满口，两吻流涎，不治其痰，则无形之气火，亦无由息降。治痰之法，形壮气实者，荡涤之，如稀涎散、滚痰丸、控涎丹、青州白丸子之类；形馁气衰者，泄化之，如二陈、杏贝、枳实、竹茹之属。胆星、天竺黄、竹沥、荆沥、桑沥数者，性最和平，而力量又堪重任，无论力虚力实，皆宜用为正将。唯痰本浊腻之质，芳香化浊之石菖蒲根，力能涤除垢腻，直抵巢穴。又有远志一味，味微辛，性微温，最是化痰良剂。

5. 气逆宜于顺降

猝中之病，火升痰升，喘促不止，皆气逆血冲之为患，所以治此症者，不顺其气，则血亦无下降之理，而痰即无平定之时，肝阳无潜藏之法。其气能降，即《调经论》所谓气反则生；气不能降，即所谓不反则死。顺气之理，亦非一法，如上条所谓潜阳降逆，摄纳肝肾，以及化痰开泄数者，无一非寓顺气要诀，古方如二陈、温胆之属，亦辅佐消痰降逆之品，又有用匀气散、乌药顺气散者，药虽未尽纯，而合气逆宜顺之法，是亦此症所适宜。

6. 心液肝阴宜于培养

猝中之患，其病标皆是肝阳暴动，其病本即为血液不充。盖肝之秉性，刚而易扰，必赖阴血濡涵之，则刚木柔驯，而无暴戾之变。所以治肝之法，急则定其标，固以镇摄潜阳为先务，而缓则培其本，必以育阴养血为良图。唯真阴之盛衰系之于肾，而血液之枯苑系于心，肝阳易动之人，必有惊悸、怔忡、健忘、恍惚诸症。肝病培本之计，虽宜滋肾之水，补母以及其子，亦必生心之血，助阴以涵其阳，此亦治疗肝阳者所必不可忽。养心正药，则枣仁、淮麦、茯神，余则清热化痰，以安其固有之正气，以此宁神益智，奠定心君。此养心宁神之法，清而不滞，淡而不浊，无助痰之患，有养正之功，可与潜镇抑降，并辔扬镳，分途奏绩。又有培养肝阴之法，如滋水清肝饮、一贯煎等，皆主养阴，而能疏达肝气，苟其痰浊已化，亦可参用以图善后，此则治血虚肝动之根本良法。

7. 肾阴渐宜滋填

肝阳之病，肝为标而肾为本，苟非肾水不充，肝木亦必不横逆，河间所谓肾水虚衰，不能制火者，本是确论。此养水滋肾一法，虽非治疗猝中之急务，然是治肝阳者必不可少。以补肾为治肝之本，故在潜降摄纳之后，气火既平，痰浊不塞，徐图滋养，以固护根基，而肝阳可无再动之虑，亦此证中善后之要着。如四物汤、六味丸等补阴诸方皆可选用。

8. 偏瘫宜于宣通

猝暴昏仆，多兼有手足不仁，半身不遂，及刺痛瘫痪诸症，皆是气血上菀，脑神经被其扰乱而失功用。病形虽在肢节，病源实在神经，不潜其阳，不降其气，则上冲之势焰不息，神经之扰攘必无已时。唯在其势少息，其气少和，而肢体之瘫痪如故，经络隧道为痰浊壅塞，气机已滞，血脉不灵，真为肢节络脉之痼疾，则通经宣络之法，亦不可少，古人治痹成方，始可采用。然治血通络以疗瘫痪，仅可施之于旬月之间，或有效力，若其不遂已久，则机械固已锈蚀，虽有神丹，亦难强起矣。

以上八法，先生说理清澈，洞见症结，特别是对肝阳浮越，气焰嚣张之时，禁风药升散以助气火，禁表药疏泄以速亡阳；不宜芳香走窜以散正气，不可温补刚燥以耗真阴，滋腻养阴，必须切合；呆笨补中，反壅气化等等，理有可寻，明白晓畅，言前人所未言，裨益后学，殊非浅鲜。

论中风方药

中风方药，古书记载大率皆温热解表之剂，今者血冲脑之理既昭然若揭，据新发明之说，以正古人之误，既不能为古人曲为讳饰，亦不能为古方曲为说解。唯就新治验而言用药理法，则闭者宜开，脱者宜固、气火之升宜于抑降、肝阳之扰宜于清泄、痰涎之塞宜于涤化，阴液之耗宜于滋填等，皆古人已有之成法。细读《千金》《外台》，则清热、开痰、凉润、潜镇各法，无一不具于各方之中。先生为阐扬祖国医学，申旧学以励新知，作《中风斠诠·古方平议》一卷，爰为选择古今成方，分类编次，对其制方之旨、药物应用，精切或不合处，均为阐明、改正，以见学理虽新有发明，而治法仍不外乎古人所固有，庶古之精义，不致泯没无传。故选介如下：

1. 开关之方

闭证宜开，开其关窍，决其痰塞，使得纳药。古书治猝中，恒用苏合香丸、牛黄清心丸、至宝丹等，以脑麝为开窍必需之物，不知此病肝阳上扰，芳香疏散，反以开泄，则气火愈浮为害更烈，误投大香大开之药，未有不速其毙者，唯尤在泾《金匮翼》治猝中八法，第一开关，仅录开痰数方，绝不杂入龙脑麝香，最是识透此层玄奥。

先生选录许学士《本事方》救急稀涎散（猪牙皂角、晋矾）、胜金丸（薄荷、猪牙皂角、瓜蒂末、藜芦，朱砂）及取圣济白矾散（白矾、生姜。又方：白矾、巴豆）等为开关之方。指出稀涎散为开痰泄壅之圣药，凡痰塞喉关，咯吐不出者，得之非吐即下，是治气火挟痰上逆必需之品。唯气味俱烈，实火为宜，若脱证虚阳上浮，有痰涎盘踞，则不可妄试。凡开痰诸方，皆为气逆火升之闭者立法，虚脱之证俱不可用。胜金丸为稀涎散之变法，其义本在取吐痰涎。方中薄荷殊属无谓，而古人杂用此物，仍泥煞中风病名，认作外感风邪。又白矾散另方有巴豆。此方用锦囊纳入口中近喉，引之吐痰，是仅取其气，不食其质，俟得吐而引药去之，是古人用意之周密。而尤氏竟作蜜丸含化。先生说，巴豆最是猛烈，且不去讲，如用含化，则虽用蜜丸，必不能减少其毒，虽可开痰，必至上吐下泄，无论体质若何壮健，皆不能任。

2. 固脱之方

脱证宜固，古方除独参、参附外，绝少他法。先生认为，恋阴益液如参、麦、五味、阿胶、鸡子黄等，亦是固脱必要之药。而在浊阴上泛，虚阳飞越之时，古方三生饮、三建汤、养正丹、黑锡丹诸法，皆所以镇遏阴霾、挽回阳气，亦急救之良药。又如刘河间之地黄饮子、喻嘉言之加减资寿解语汤，亦治肾脏阴阳二气下脱。

独参汤与参附汤：猝中之证，忽然气短神疲，身冷体蜷，目合口开，二便不禁，不问有痰无痰，有汗无汗，皆是阳气之暴脱，非人参大力，不能救危于俄顷。参附为回阳救急之要剂，阴脱于里，阳亡于外，独参犹恐不及，故必合气雄性烈之附子，方能有济，如其阳未尽越，肢冷未甚，可用炮制之附，若其阳气暴绝，冷汗淋漓，则又非生用不可。

三生饮（生南星、生白附子、生川乌）与三建汤（天雄、附子、乌头、沉香、木香）：痰塞而脉沉无热，为寒痰上壅，其胸中清阳之气，已为浊阴蔽塞不通，非燥烈大温之药，不能开泄。三生饮三者俱用其生，非仅为回阳，正欲其雄烈之性，驱除浊阴。三建汤全为寒痰凝结者立法，名曰三建，以三者力猛，可以建立阳气，制方之意，不为无见。而方下主治谓其补虚，遂误认天雄乌附为补药，古人虽有佳方，而为方下议论庞杂，反而埋没立方本旨。

养正丹（黑铅、水银、硫黄、朱砂）、黑锡丹（黑铅、硫黄、茴香、附子、胡芦巴、破故纸、川楝肉、肉豆蔻、川巴戟、木香、沉香）：下元阳虚，阴气逆上，而为虚风眩晕，冷涎盘旋者，非温肾重坠之品，不能镇虚定逆、摄纳元气，黑铅、硫黄，一寒一温，一阴一阳，制炼成丹，水火既济，能收摄浮泛之虚阳，而归肾家之旧宅，调其升降，定其阴阳，救颠扶危，其效甚捷。另如金液丹、灵砂丹之类，大旨相近。但汞能变化，炼不得法，易还原质，服之亦多流弊。黑锡丹不用水银，治浊阴上逆，为气虚喘促者必备之药。凡老人虚人，肾气不固，真阳无权，浊阴上泛，咳逆频仍，喘不得卧，气不得息者，非此不治，用之得当，屡奏奇绩。

地黄饮子（熟地黄、巴戟肉、山萸肉、石斛、肉苁蓉、炮附子、五味子、官桂、白茯苓、麦门冬、菖蒲、远志）：河间此方，用意极其周密，治肾脏气衰，阴阳两脱于下，而浊阴泛滥，以致厥逆肢废，瘖不成声，与肝阳上冒之面赤气粗，脉弦或大者极端相反，故以桂附温肾回阳，萸、戟、苁、地填补肾阴，麦、味收摄耗散；又浊阴上泛之痰壅，则以菖蒲、茯苓之苦温芳香开泄而镇坠之。

3. 潜镇之方

猝中之病，既为气血并走于上，治法自以潜阳降逆，收摄其上升之势为第一要务。

风引汤（大黄、干姜、龙骨、桂枝、甘草、牡蛎、滑石、石膏、寒水石、赤石脂、白石英、紫石英）：《金匮》此方，本是后人附入。《千金》引徐嗣伯说，风眩之病，起于心气不足，胸上蓄实，故有高风面热之所为，痰热相感而动风，风火相乱则闷瞀，故谓之风眩。此方专为内热动风，热痰上壅立法，而方中杂以姜桂二味，究属不类。临证之时，必宜去此二味，而加以开痰泄化之品，则完善矣。

广济疗风邪狂乱失心安神定志方（《外台》方：金银薄、石膏、龙齿、铁精、地骨白皮、茯神、黄芩、生干地黄、升麻、茯苓、玄参、人参、虎睛、牛黄、生姜、麦冬、枳壳、甘草、葳蕤、芍药、远志、柏子仁、白鲜皮）：风邪而狂乱失心，即气血上冲，脑神经失其知觉之病，此方用金银薄、铁精、石膏、龙齿诸药，正是潜阳镇逆之妙用，使气血安定而不上冲，则脑神经之功用自复，其余清热养液，化痰育阴，不犯一味温燥疏散，尤其切合病情。唯升麻夹升腾之性，微有可议，拟易以天麻，厚重可以熄风，更为妥当。其生姜亦可去之。

《千金》五石汤（紫石英、钟乳石、赤石脂、石膏、白石英、牡蛎、人参、黄芩、白术、甘草、栝蒌根、芎劳、桂心、防己、当归、干姜、独活、葛根）：此方以五石为君，是潜阳镇逆之意，而黄芩、蒌根、葛根、人参、甘草又皆清热养阴之品，则所谓治产后中风、口噤倒闷等症，岂非血去阴伤，肝阳暴动，内热生风之病，与古方之豆淋酒，独活紫汤等法专治外感风邪而痉厥瘈疭者不同。方中仍有桂姜等，则不脱当时用温药之套法。

真珠母丸（《本事方》，真珠母、熟干地黄、当归、人参、柏子仁、酸枣仁、云茯神、羚角、龙齿、海南沉香）：此方治肝风，是专治肝阳自动之风，珠母、龙齿沉重潜阳，其色青，专于平肝降逆，许氏以此方列为中风门之第一方，盖亦知是病之为内因，非潜镇清热不可。枣、柏、茯神清养摄纳，辅佐亦最得力，参、归、熟地则为滋养阴液者设法，苟无痰热上壅，是为培本上乘。唯犀角专清心火，凡治肝热动风，宜易羚角。此方大旨，本以镇摄内动之风阳。近世平肝熄风之法，知有珍珠母者，实叔微此方开其端。

4. 化痰之方

内风上扰，夹胸中固有之浊痰，随气而涌，所以古今治此证者，无不参用化痰之药。

枕中方（《千金方》，鳖甲、龙骨、菖蒲、远志）：此方以龙骨、鳖甲潜阳熄风，菖蒲、远志开痰泄降，古人虽以为养阴清心，聪耳明目之方，实则潜藏其泛滥之虚阳，泄化其逆上之痰浊，则心神自安，而智慧自益，治肝风内动夹痰上升之证，必以此方首屈一指。考《本草经》菖蒲辛温，主治湿痹，远志苦温，主治咳逆，一以辛散开其湿痰之痹着，一以苦降而定其逆上之痰涎，则气自顺而壅自开，气血不复上菀，庶乎风波大定，神志清明，此菖蒲，远志之大功用也。

正舌散（蝎尾去毒醋泡、茯苓、姜汁）：痰壅舌謇，皆肝阳上激脑神经之病，镇肝潜阳，其效立见。蝎尾走窜迅速，主搜索经络之邪，此方只用其尾，专于下达，则开痰降逆，正赖其迅利之力，亦与镇逆潜阳之意暗合。且去其毒而用醋制，隐隐有收摄浮阳之功，所以自有效力。并用以擦牙者，则走窜能开，酸以抑木，且可为痰壅喉关之夺门上将，此则古人制方之妙用也。唯温酒调服，又加薄荷水煎，热服取汗，则又未免误认外风。

二陈汤、温胆汤、导痰汤、涤痰汤：二陈汤为治痰通用之方，半夏燥湿，专治湿痰，然痰之生也，皆本于脾胃湿滞，凡所谓燥痰者，皆病久之化，非痰生于燥也，故此为痰饮家通用之方，凡治一切痰病，无不本此。温胆、导痰、涤痰三方，皆由二陈汤加减而成，大旨相近，亦为适用之成方。

指迷茯苓丸、控涎丹、礞石滚痰丸：迷茯苓丸为中都留饮，而经隧不利立法，荡涤其垢腻，则机械自灵，本非治肢节瘈着之病，又为治痰饮者，别出一付机轴。控涎丹为攻逐痰涎之峻剂，主治忽患胸背腰手脚痛不可忍，牵连筋骨，坐卧不宁，走移无定，是痰涎伏在胸膈上下，或头重不可举，或神志昏倦多睡，或饮食无味，痰吐稠粘，口角流涎，卧则喉中有声，手脚肿痹，疑是瘫痪。是即痰塞中州，气逆上壅，神经不用之证，古人立法，不治其肢节之痹痛，而专逐其痰涎，剿破巢穴，去其凭依，则机关自利，与指迷茯苓丸，用意同而用药更猛，当随其缓急轻重而择用之。礞石滚痰丸，王隐君《养生主论》治顽痰积滞，以顽痰痼积，非攻不可。唯痰之与饮，病情不同，饮是清稀之涎，属于寒化，攻饮者宜茯苓丸．控涎丹之类，痰是凝厚之质，属于火化，攻痰者宜此方，不可混同论治。

贝母瓜蒌散（贝母、瓜蒌、南星、荆芥、防风、羌活、黄柏、黄芩、黄连、白术、陈皮、半夏、薄荷、甘草、威灵仙、天花粉）：中风而手足麻木、甚至瘫痪不用，皆痰热上乘，神经为病。此证之风，纯由痰热生风，初非外感，必不当参用外风之药，而方中犹有荆薄防，则亦未能免俗。

5. 顺气之方

内风暴动，皆痰与气之上逆，治此者必以降逆为要务。乌药顺气散、八味顺气散：乌药顺气散以顺气为名，其义甚善，乌药、陈皮、枳壳、桔梗皆行气散结之用，而陈皮化痰，僵蚕定风，尤有深意。唯芎芷上行，麻黄散表，不合内风之用。八味顺气散为正虚而痰气上逆者立法，故用四君加以行气之药。痰壅气升之时，已是实证，参、甘、白术仅增满闷，且白芷芳香，上升颇猛，亦是矛盾。

6. 清热之方

凉膈散：此方本为热聚膈上而设，芩、栀、连翘、竹叶专清上焦之热，硝黄特以导热下行，本非欲其直泻，故用酒制。更以蜂蜜、炙草，甘以缓之，皆欲其留恋迟行，不遽下泄。此方虽非为中风而设，然内风暴动之病，无不膈热如焚，以致化风上扰，昏眩无知，苟能泄导其热，则气血之上菀者，自然投匕而安。

龙胆泄肝汤、当归龙荟丸：皆为肝木郁热而设，一则湿与热蒸，病在经络，尚未窒塞脏腑，故龙胆、芩、归皆用酒洗，欲其上行经隧，而以木通、车前导之，从小便而出，且唯恐苦降渗泄，抑遏太甚，肝胆之气更窒，则以柴胡春升之气，疏达木郁。一则实结不通，经络大腑俱塞，二便不快，故以芦荟、大黄，大苦大寒，荡其蕴热，泄其潴秽。虽一为泄渗，一为攻逐，立法不同，而其为清涤湿热，疏通滞气，则大旨相近。凡肝胆积热变生诸病而脉来弦劲滑实者，非釜底抽薪，导通郁热，不易速效。此二方虽非为内风设法，然木火既旺，即自生风，凡由实热而动风者，气粗息高，狂躁多怒，亦多适用。

7. 滋养之方

内风乍定，痰壅既开，自当滋养以培其本，庶几阴液渐充，可以持久，而无变幻。中风家恒有频发频愈，而忽尔一蹶不可复振者，皆元气未复，真阴未充，善后之术，未尽完善。此症之火升气升，生风上激，扰乱神经，终是肝肾阴虚，浮阳陡动，必以滋养肝肾真阴，而为调理必须之品。

集灵膏（西洋参、杞子、牛膝、天、麦冬、生、熟地、仙灵脾）：此方始见于缪仲醇《先醒斋广笔记》，云出内府，补心肾，益气血，方止七味，（无仙灵脾）。张三锡《治法汇》亦载之则更无牛膝。此方柔润滋填，而择仙灵脾之温煦阳和不嫌燥烈者以调济之，使阴阳平秘，而不偏于滋腻阴柔。若嫌其助阳而删去之，则纯是滋填，无一毫阳和之气，诚属非是。且方名集灵，果无仙灵脾，亦集而不灵矣。若用以类中善后，敛阳填阴，则牛膝下达，尤不可少。

一贯煎，主治肝肾阴盛，气滞不运，胁肋攻痛，胸腹膜胀，脉反细弱，或虚弦，舌无津液，喉嗌干燥。胁肋胀痛，脘腹撑撑，多肝气不疏，刚木恣肆为病，治标之法，每用香燥破气，轻病得之，往往有效，然燥必伤阴，液愈虚而气愈滞，势必渐发渐剧，而香药气药，不足恃矣。若脉虚舌燥，津液已伤者，则行气之药，尤为鸩毒。此方虽是从固本丸、集灵膏二方脱化而来，独加一味川楝，以调肝气之横逆，顺其条达之性，是为涵养肝阴之第一良药。凡血液不足、络脉空滞、肝胆不驯，而变生诸病者皆可用之。苟无停痰积饮，此方最有奇功。

滋营养液膏（薛生白方、药用女贞、旱莲草、霜桑叶、黑芝麻，黄甘菊、杞子、归身、白芍、熟地、黑大豆、南烛叶、茯神、玉竹、橘红、沙苑子、炙甘草、阿胶、白蜜）：此方汇集峻养肝肾二阴诸物，意在厚味滋填，而参用轻清灵动，尚不至于呆笨重浊，服之必无滞膈碍胃之弊。

8. 通络之方

内风暴仆，而忽然肢体不随，经络掣痛，皆气血上菀，脑神经忽然不用之病，此非通经宣络，活血疏风之药所可妄治者。然在旬月之后，大势已平，而肢节不用如故，偏瘫已成，痼疾难瘳，调复岂易。古来治疗之方，大率皆为此设法。

独活寄生汤（《千金方》）：此治风寒湿邪痹着之主方，以独活为君，通行经络，祛风解寒胜湿。其辅佐诸药，除参甘地等之养阴数味外，无一非风寒湿三气之正将，此通络祛邪、活血养血之祖方也。凡古今治肢节病之方，无不从此化出。唯桂心、细辛等物，终为寒邪立法，而内热生风之病，纵然调治数日，大势已平，通络可也，如此温药，必不可试。

桑枝煎（《外台》引张文仲方，疗偏风及一切风，药用桑枝一味）、张文仲疗一切风及至十年二十年不差者方（药用牛蒡根、生地黄、牛膝、杞子四味）：桑之为用最多，枝叶根茎，都无弃物，能通血气利经络，治肢节之病。桑枝又有奇功，不用新嫩枝者，欲其力之厚也，浓煎醇厚，因谓之煎，与汤饮微有不同，亦可熬作膏用。又张文仲疗一切风方，以生地、杞子滋养阴液，牛蒡根、牛膝宣通经络，药止四味，而朴茂无华，力量浓厚，后人通络诸方，药虽不同，然其理不过如斯。牛蒡根是通经活络要药，古方用之者不少，今皆不用，甚是可惜！

治疗外疡的经验

先生继承黄墙朱氏之学，对疡科有深刻造诣，著有《疡科纲要》《疡科医案评议》《疡科治案心诠》等书，把外科学方面脉、因、证、治，理、法、方、药，精当实用地作了总结。特别是《疡科纲要》一书，阐发外疡的辨证和治疗要从整体出发，注重内在因素，重视局部与脏腑气血的关系，提倡外证内治，反对一方套治，纠正过去仅侧重局部外治的偏向。同时，还讲究外治方药的配制，主张药不必贵而奇，唯在适用而有实效。能取中西药物之长，配合运用以补旧法之未逮等等，广见卓识，独具只眼。现将其学术经验重点作一介绍：

关于疡症的辨证

先生治疡科首重辨证。具体概括为辨阴阳，辨肿、痛、痒、木，辨脓，辨脉等几个方面。为中医外科条理化，系统化，提供了可贵的经验，不论从理论或实践角度都足为后学借鉴。

1. 辨阴阳

判别阴阳，是八纲辨证之总纲。一般认为，外疡热证为阳，寒证为阴；红肿焮起为阳，平塌坚硬为阴。先生不囿于这一概念，认为应根据经络的部位、人体的向背、病因的寒热虚实、病势之迟速、病形之深浅、肿势之坚软、痛势之缓急而分辨之。他力辟王洪绪《外科症治全生集》以痈疽二字强分阴阳（高突红肿为痈，为阳证，坚硬不红为疽为阴证）之说。指出"痈疽本义是痈者壅也，疽者止也，皆为气血壅闭，遇止不行之意"，决不可执此二字妄为分别。如在论脑背疽症时，认为病发项、背，属太阳寒水之经，虽外形亦或焮赤高肿，而病者脉多细小，舌必白腻，是阴证之确候。又指出疡发于肌肉之里，去皮毛尚远，则内纵成脓，而肤表必不改色，或肩背肌肤致密之处，及其人之色苍皮老者，发疡虽浅，色亦不变，又不得因其不红而概谓阴证。说明审定阴阳务必察其人之体质虚实及病源浅深而始有定论，结合望色辨脉，兼验舌苔，则为阴、为阳，辨之甚易。

2. 辨肿、痛、痒、木

外疡之轻重、虚实，除得其疡症性质要领外，还须详辨局部的肿、痛、痒、木。先生认为肿之形势各有不同，痛的源流亦非一致。大凡观肿之要，在不以形势辨轻重，唯视病源之浅深，缓急及部位之虚实定险夷。认为肿在皮肤之表、肌肉之间，虽有大疡，尚多易治；若在筋骨之间，大节之中，起病虽微，亦多难疗。肿势不论深浅，坚肿而四围分明者，其症顺，坚肿而畔岸散漫者，其症重。细辨之：病浅者，先肿后痛，轻恙之常态，病深者，先痛后肿，非附骨著节大症，即流痰、流注内痈之属。但肿无痛，上为风邪，如大头瘟，下为湿邪，如脚气及赘瘤。但痛不肿，是经络内伤之病，或风寒湿三气之着痹。肿渐坚巨而渐痛者内脓已成，难期全散，肿渐软不甚痛者，为气血衰败之症，肿势蔓延而痛在一处者，脓毒已定，其形虽巨可冀其聚而不散，若肿势散漫而无处不痛者，为毒邪四散之象，肿块坚硬不移，瘦而不痛者，瘰疬、结痰痞积之属；日久初不焮发，忽然膨胀，时觉掣痛，乳岩，石疽、失荣之证，势且迸裂。肿势束而痛反剧者，内脓外达之症，溃后脓泄其痛减为吉，反之，非手术不精，乃余毒尚炽或死灰复燃。疮疡内腐作脓，理无不痛，若脓已成反不痛，疡之变，如疔疮走黄，脑背疽之内陷，觉痛则吉、不痛则凶。外疡作痒，不外风燥与湿热，风淫为病，痒而不烂，湿积郁热、其痒奇，且痒且腐；肿疡之候，如遇疔毒，脓犹未成，肌里作痒，则是毒邪走散之危候。而脑背疽，漫肿无垠，脓不畅达，有时发痒，为害非浅。若溃疡流脓已畅，余肿未消，而见微痒，系气血流通，除旧布新的朕兆，反之，突然奇痒，肿势随之复盛，是余毒复炽之故。

疮疡知痛为顺，多痿少痛总是重症。先生认为其所以不痛，皆因正不胜邪，无力相争。如其人体质犹强，及早治疗，则温经宣络，合以滋养，亦多有效。若体质素虚，而复迁延日久，邪势愈张，正气更耗，则必不治。顽木不痛之症亦然。疡患大证如头面之疔毒，以及附筋着骨之阴证，若不痛痒、多致变端，一般疮疡，腐溃日久，流水不涸，痛痒俱忘，肤色黯而不泽，皆脂膏耗损，全愈无期。

总之，先生治疡，详辨肿、痛、痒、木，谨守病机，历验不爽。

3. 辨脓

肿疡有未酿脓？可否针决泄毒？在一般轻浅疮痛、关系不大，而对深部大疡，特别胸、腹、胁肋等处，如昧者不察，酿成坏症，贻害无穷。先生指出俗传诸书谓指按深凹者无脓，指按而即起者有脓，按之皮肤热者为有脓，皮肤不热为无脓，以及漫肿无垠，以湿纸贴之，有一处先干，则其处有脓之说的荒谬，详细介绍了辨脓之法：漫肿不束，按之皆坚，痛势未甚者，脓未成也；若按之已痛，而以指端重按一处，其痛最甚者，其中必已成脓，但深在肉里未便即动刀针，还需外以围药，束其四周，而内服透达之剂，提脓外达，一二日而肿较高，其脓较浅，再按之而指下已软可以奏刀矣。若漫肿坚巨，以指端按之，四围坚硬而中有软陷者。

脓成亦在浅处者也。或肿势散开，延及盈尺，按之皆坚，而以二指距离一、二寸，彼此迭按，坚肿之下，隐隐软陷者，亦深处之已成脓者也。若至漫肿掀起，皮肤绷急，甚至光亮，则不必手按，而知皮内皆软，脓必盈盆矣。此外，还应抓住部位特点，如指节生疡，肿势未巨而亦不甚高突，以指尖细按，有一点已软，即为脓成。同时，指出苟已成脓则早一日泄毒，即少一步内攻，关系极大。

疮疡既成，须辨脓之成否，疮疡已溃，又须察色辨质。以脓之形质言，则宜稠不宜清，其色泽宜明静不宜污浊。稠厚者其人元气必充，清稀淡薄者，其人元气必弱。质稠而清朗润者，为气血充足，预期最佳，黄浊稠厚、色泽鲜明，为气火有余；脓质不稠、色白或黄纯静莹洁者，亦必顺候；若脓色如青如绿、稀薄不浓，则蕴之已久，蒸酿之故，如乍溃之时，脓血不分，形色不纯，已有正虚邪盛之虑，脓本无多，竟清彻如水，或浊腻晦黯，如黑豆汁，如黄泥浆，则必气血久衰之候，多有变幻。先生认为，凡疡患恒以溃脓为顺，流水为逆，流脓可冀全功，流水必难收效。察脓之色质，以验体质的盛衰，可决证之险夷，为医不可轻视。

4. 辨脉

肿疡症虽见于外，而脉见于里，先生就各种脉象，切合于外疡者，悉心体会，详其形态，溯其源流，作了详尽探讨。

先生认为：肿疡脉浮，唯上焦风热诸症有之，如发颐、痄腮、耳门、牙槽诸痛，沉则寒凝络塞、气血壅滞偶有之，如附骨大疽、痃癖积聚之症。若疡溃脓泄，脉自静，脉仍浮者防续发，疡无续发乃正气耗散，皆非吉征。因溃气血疏通，脉无沉之理，有之其气犹结，非佳象。

肿疡脉数，皆为邪毒方盛，其势方张。既溃之后宜安静为吉，如仍数疾，初溃无害，迁延日久者，则邪盛正衰，斯为坏症。脉迟为附骨环跳，病属虚寒。脑背疽者又因寒邪在经，脉迟亦为正应。如脉病不符，多非吉祥。

肿疡多为气滞血凝，其症多实。其脉宜大不宜小，过小而弱，正不胜邪；已溃、气血泄耗，宜小不宜大。脉小形癯，外疡难敛，豁大无根，元气离散，尤为可虑。

涩象为气滞血凝。肿疡酿脓，气血相搏，脉应滑象。验之临床，肿疡酿脓之成否，可以脉之滑、涩决之，涩者则犹可消失，滑则内脓已酿，无不外溃。肿疡既溃，脉以滑利为顺，唯滑大，余炎方张，尚非正轨。以涩滞为逆，若涩小且弱，色夺形癯，大可虑也。

肿疡脉长，阳邪势甚，脉短为大毒坚凝。溃后毒泄，脉象宜敛，长多变幻，短属不支，短涩无神，气血大伤，亦自可危。

普通疡患，脉虚未必至关，唯疡患甚巨，见之可惊。疡溃脉虚，于法为顺，恶腐未脱，脉虚不支，正气难扶。脉实，证情相合，可不考虑，脓泄太多，反见坚实，必难善后。

弦、紧、革、牢从属于实，芤、弱、散、微为虚合辙。外疡脉动，无论溃与未溃，皆为毒邪凝聚，痛甚气结。促为阳盛于上，伏为邪盛内结。新病内痈及痛势极者，偶见结代，急当解结定痛，久病见之，必非佳兆。

外疡的治疗原则

疮疡病因多端，治法各异。大致可分为内治，外贴两个方面。先生尤重内治，强调治外必本诸于内。指出症虽外发，病本因于内，固不仅大痈大疽，非通乎内科学者不能措手，即寻常疮疖亦无不与内证息息相通，岂可专治其外而谓可有全绩。且内病外疡，更多相因而至，有内外交病而为疡者；有内病变迁而为疡；亦有内科误治而酿成外疡者，更有内科兼证不知兼治而并生外疡者。因此，治疡必随其人之寒、热、虚、实，七情、六淫、气、血、痰、湿诸证而调剂之，故临证处方，无论外形如何，要从内证为主。然而，先生又认为疡之变迁，层出不穷，虽无不以内症为权衡，而对于外症如消毒、止痛、去腐生新，必须有二、三味合宜之药力之导引，方能取效。

1. 注重内治，散清温养为主法

外疡内治，先生极力推崇余听鸿氏所辑的陈学山医案《外证治案心诠》，一洗外科通用套方之陋，赞其理法精密，颇合治疡正轨。认为一病有一病之方，尚必须随其人之气体而相与变迁。反对世俗"仙方"、"神效"为名，温凉并进，揉杂成方，统治百病。先生列举外疡内治退消、行气、治痰、清热、理湿、温养、补益、提脓透毒、溃后养胃等法。如论述退消之法，指出肿疡治疗，总以消散为第一要义，能于消肿各法，随证分治，纵有大症，亦可衰减其势，所谓大化为小，小化为无。退肿消毒之大法，有风则疏其风，有热则清其热，有湿有寒者，理其湿祛其寒以治其外因，气滞者理其气，血瘀者行其血，痰凝饮积者通其痰涤其饮，以治其内因。消之不尽或治之已晚，内已酿脓，亦唯以消散为主，衰减其势，万不可早用透达之药。而消肿止痛首推行血、行气，侧重气分之药，取其气为血帅之义，最是古人治疡宗旨。疡症宜清热，盖外感六淫蕴积无不化热，内因五志之极，火自内生。故凡治疡必先清彻其邪，而痈肿乃有消失之望。如毒火症之大疔、大痈，肿犹未盛，审证既真，即当大剂凉血，并清心肝之火。论及温养，先生意在温经宣络，疏而通之。如寒在经之脑背疽、寒凝筋骨之附骨环跳，首选羌、防、芎、桂、姜、川断、远志等温经宣举。对脑背疽则温托中断不能杂以攻破凉降之味。对气血不充、腐肉不脱、或老人、虚人尤须补益，更有溃疡日久、脓水稀多，体形癯瘦又宜参用温补，桂、芪、理中之属。但反对不分证候虚实，统称黄芪为疮家圣药，竟以托里为能事，终致养痈贻祸。先生认为提毒透脓法实是宣通气机，疏达腠理而已，一般疮疡，芎、归、断之属，轻灵活泼足以取效，非独皂角、山甲之任也。疮疡既溃毒泄、最宜顾其元气，而以扶持胃气尤要，清养胃阴，使纳谷旺、正气自充，虽有大疡、生新甚速。如脓去痛定、余肿渐消，胃气既旺，则鲜猪白肉、血肉有情正是疮家应需妙品。

2. 外治配方，唯求实效是目的

先生虽重内治，但也注意对外治药物的筛选、研究。对外用配方反对随波逐流，故炫其奇，主张"药不必贵而奇，唯在实用而有实效。"本着这一宗旨，先生对前人经验，去粗取精，加之师门传授，通过临床实践，创制了薄贴、敷药，围毒、移毒、化腐搜毒、收湿止痒、洗涤、止血生肌等各类外治之药，百用百效，如操左券。先生平时用药讲求简、便、验、廉。如常用急性子以消坚肿，乌梅肉炭以平胬肉；用壁虎尾尖拔除瘘管；龙眼核用止血；风化石灰治烫伤；樱桃核治眼胞核等；药虽平淡而具确切疗效，深为民众赞颂。先生又主张中西药取长补短，相互结合。采录唯善是从，择效而用。如选择当时西药中外用有效的锌养粉、碘片，石炭酸、海碘仿、水杨酸等与中药配伍合用，恰到好处，可补旧法之未逮，足见先生实事求是的科学态度。

外用药剂

1. 退毒丸药

蟾酥退毒丸　治疮患初起，不论大小、阴发阳发，宣通经络，行气活血，消散退肿，解毒定痛。唯头面疔毒忌之。

制香附、羌活、全当归、川断各三两，生远志肉二两，明腰黄、白明矾各一两，广地龙去净泥垢、炒松弗焦六钱，穿山甲片炙透、藏红花、上麒麟竭、鸭咀胆矾各五钱，滴乳香、没药各去油净，各八钱，真轻粉净者二钱。上西牛黄、大梅冰片，麝香各三钱。

上各为细末和匀，另用真杜蟾酥二两六钱，汾洒浸化，同杵丸如绿豆大、辰砂为衣。小症每服分许，大症须服一钱至一钱五分。能饮酒者，用热黄酒吞丸，不能饮者，当归、木香煎汤送服。须囫囵吞，不可嚼碎，如肿痛已甚，势欲酿脓，亦可服，少减之。脓成后，四周余块尚坚，亦可服，以消尽坚肿为度。

先生指出，此黄墙朱氏改定之方，家传五世，治疡颇负时名，消毒退肿，为必用之药。

消疔丸　治疔疮大毒、火炎方张、大便不行者。

明雄黄一两，生锦纹二两，巴豆霜拣取白肉纸包压去油净四钱，三味各为细末，少加飞面五、六钱，米醋同杵为丸，如凤仙子大。每服三至五丸，最重不过九丸，不可多用，温开水吞。泄一，二次，预备绿豆清汤冷饮数口即止。虚人、孕妇忌用。小儿痰食实证，发热，大便不通者，每用一丸，杵细饲之，泄一次即愈。

2. 外用薄贴

清解薄贴　治阳发红肿及溃后脓水未净者。大生地一斤切薄片，全当归八两切，羌活、黄芩、黄柏各三两，玄参、苦参、甘草各四两，白芷、赤芍各二两，锦纹六两，木鳖子一两各为片，真芝麻油二十斤，大锅煮沸，先入生地、木鳖子熬二十分钟，再入诸药，候焦枯离火，用细布漉，去滓净，另入净锅，文火熬沸，乃筛细广丹，筛细定粉（即铅粉）各二斤许，轻轻掺入，柳木棍不住手调匀，俟起细泡泡（火不可猛、猛则沸溢）乃滴入冷水中试老嫩，以滴在水面，凝结不散，着手不粘搓之成丸为度。若水面有油花，散开而粘手者为太嫩，再稍稍加入丹粉，若一滴入水，直澄水底，手指搓之坚硬者则太老，须用另备之炼成药油加入同调。膏成离火，预研血竭、腰黄、轻粉、银朱各一两五钱（最好再加麝香、梅片不拘多少）同调匀，预以大缸注水，乘膏热时倾入水中，浸至半凉时即在水中分作数团，约每团一斤许，另入瓮中，清水养之，密封候用，日久不坏，油纸摊贴。

此薄贴能退消阳发肿块，清热解毒，无论已溃、未溃俱可通用，溃后并能生肌收口，疮疡小疖贴此膏，不必掺药，亦无不效。唯溃腐巨大者、油纸摊膏、不吸脓水，宜用棉纱、锌养油膏，再加提脓化腐末子为佳，至新肌已满、脓水不多，复盖此膏、即易收口。

温煦薄贴　治阴发大症，形巨肿坚，酸痛彻骨，皮肉如故者，或但骨节酸楚，尚无形块及肚痛、肠痛、坚块深邃等证。凡闪伤跌扑，风寒湿三气痹著、支节酸痛、举动不利等证皆效。

鲜风仙茎连枝叶花蕊、根荄，洗净日曝半干、约二斤许，大生地六两，当归须四两，急性子五两，南星三两，川草乌、干姜、羌独活各二两切片，用真芝麻油15斤煎沸，先入风仙茎熬二十分钟，俟不爆再入生地又熬十余分钟，乃入诸药，煎枯漉净，另入净锅，文火熬沸，入筛净广丹、铅粉约各一斤半，柳木棍不住手搅匀、滴入水中试老嫩（如上法），膏成离火。予研细麝香五钱，乳香、没药去油各三两，上安桂末、丁香末各二两调匀，入水成团、藏如上法。

此朱氏自定方，专为虚寒及杂病立法，既可宣络活血、亦能消肿软坚。如元气虚寒、溃久不收，亦宜用此膏摊贴。如治跌仆损伤、筋骨疼痛及寒湿痹著则另加四温丹和匀摊贴，搓如丸子，捏如饼，亦贴风寒头痛，如治阴疽大症，亦宜加四温丹和匀摊厚膏药贴之。

橡皮膏（一）　治顽疮久不收口，脓水浸淫、浮皮湿痒，并不深腐之症。若足胫湿臁，久年不愈者此膏最佳。

真象皮三两（无真者则以驴马剔下之爪甲代之，可用四至五两），全当归、壮年人发洗净垢各二两，大生地，玄武版各四两，真麻油五斤。先将生地、龟板、象皮（后入血余、当归）熬枯去滓，入黄腊、白占各六两，川连汁煅制上炉甘石细末半斤，生石膏细末五两，文火上调匀，弗煎沸，磁器密收。

橡皮膏（二）　生肌收口，并治金疮止血。

真象皮炒松细研五钱，真轻粉四钱，锌养粉、黄蜡、白占各一两，血竭六钱，紫金屯（降香）细末、密陀僧各一两，飞细生花龙骨八钱，梅冰三钱。麻油一斤，煮沸下陀僧末再煮沸，入黄蜡溶化，离火、入诸药调匀，刷棉纸上阴干候用，用时以沸水壶焊贴之，弗令见火。

樟丹油膏　治游风湿注、黄水疮、脓窠疮等脓水浸淫，痒不可耐者。脓疥、秃疮无不应效。

锌养粉、东丹、凡士林，加樟冰同杵匀成膏（樟冰分两须视痒之轻重，酌量，太多则痛、太少则病重药轻，亦复无效）。

此方，既简易又极效。用时患处洗涤净，挹干脓水，再涂此膏，一日一换。

3. 退毒膏丹

四温丹　治痈疽初起，不论深浅大小皆可用。

上瑶桂去粗皮二两，北细辛去净泥垢各一两，干姜八钱、公丁香五钱各为细末，小症每用二至三分，用温煦薄贴盖之，大症三至五钱，或再加麝香分许。

凡酸痛漫肿，深在肉里，附着骨节者，温通气血是其独长，并可疗风寒湿邪三气痹着。肢酸筋掣及跌扑暗伤等证。阳发风火痰热及暑天热疖初起形块虽坚弗用。

千槌膏　治痈疡高肿、将欲成脓，及阳发初起来势迅速，又乳痈、乳发、胸、背、腹皮诸痈内挟肝胆相火，宜用此膏粘于清凉薄贴上用之，未成可消，已成提脓，高肿易于针溃，捷验异常。

蓖麻子去壳取净白肉一斤，大天南星腊月牛胆汁制透六钱，乳、没制去油各三两，急性子一两，银朱、血竭各二两，上好麝香三钱。先以蓖麻子石臼中槌极细，绵稠如酱，乃入后七味，俱各先研细末、缓缓杵匀，磁器密收听用。

以蓖麻为君，银朱、急性子等为佐，消肿清解。阳发疡患，初起贴之，消之八九，古书称蓖麻能堕胎，亦以其流动而过甚言之，先生习用此膏，即孕妇肿疡，皆不避忌，确未有因此而堕胎者。

独圣散　治消坚肿，定酸痛、阴寒之症甚效。

急性子（风仙子）一味研末，随症大小酌用。薄贴盖之，或调入温煦薄贴作厚膏药帖亦佳。

本药通经入络、散肿定痛，试用颇应。故命独圣、允无愧色。

桃花丹　治阳发红肿焮热、或尚未高肿色赤，乳痈、疔毒，漫肿坚硬者，无不应手捷效。

羌活、当归、甘草各三两，陈皮、川柏，大黄、急性子各二两，南星、白芷、赤芍各一两五钱，马牙硝、银朱各一两，绿豆粉四两，各取细末，和匀密收。

红肿焮热者以忍冬藤杵自然汁调敷，大青叶、芙蓉叶、马兰头、马齿苋等自然汁皆可用。时毒发颐，用防风三钱、薄荷叶二钱，煎汤调敷，或加薄荷油十许滴。小症红肿用茶清调，小块初起，以药末三、四分用太乙膏贴之，阳证初起，未红未热、以甘草煎汤，乘热调敷。

4. 围毒移毒

铁井阑　凡痈疽大毒，漫肿无垠，根脚四散其毒不聚，难消难发，迟延日久，必多变幻，收束疮根一法，至不可少。又有疮发于骨节转侧之间，酿脓化腐，恐碍关节、亦宜外敷移毒末子，移至一偏，让开要害，纵使成脓，可免损及运动。

大五倍子去蛀屑微炒成团，候冷研细三两，蟾酥干研细五钱，藤黄三两（先以好醋入铜勺上微火化烊、绢漉去滓，听用），明矾一两研，胆矾八钱，大黄、皂角、白芨、山慈菇各二两，制南星一两，后五物先用陈米好醋二大碗，文火熬浓，绞去滓乃和入醋煮之藤黄同熬成膏。俟极浓、乃和入五倍、蟾酥，二矾细末、调匀，离火再上麝香细末三钱，杵匀制成锭子，阴干收藏。临用时以醋磨浓，涂疮根四围，干则润之以醋，一日洗去，再涂极效。若移毒使偏，则如上法、涂其一边，面涂药处自能退肿，其毒聚于未涂药之一边矣，可保关节不致损害，是避重就轻之法。

5. 化腐搜毒收湿止痒诸方

拔疔散　治疔疮初起，形如粟米，顶白无根，初觉顽木或则微痒，势必肿散腐开其毒甚炽。先用针当头点破半分许询，稍稍见血，乃用此药少许，掺于疮头上，以清凉薄贴盖之，一日再换，能束肿提脓。并能提出腐肉一块，其韧异常，俗谓疗头，此腐一脱，大症皆平。脑疽、发背及其它顽疮，苟有坚韧恶肉，或粘如筋，或黑而臭，牵连好肉，镊之不去，皆可掺以此药于恶肉上，但必须预护新肌、弗沾此药。

斑蝥、糯米拌炒黄七枚，去米弗用（此米大毒，宜埋土中），全蝎漂淡，土拌炒干三枚，玄参炒松弗焦三钱，血竭研细去粗硬块三钱，乳香、没药各一钱取净末，上梅片、麝香各六分，各为细末，和匀密藏。此方加重斑蝥、全虫各三倍，另为一料，治代指初起，肿痛无头，用药一至二分，贴于痛处，以膏盖之，轻者可退，重则提出速成。咽喉痛者以此药少许，贴于颈外，相近痛处上以膏盖一周时揭去。皮有水池、银簪挑破泄去毒水，喉痛即瘥。

黑虎丹　治大证顽毒。提取脓水，威而不猛，大约腐肉不脱，利于拔疗，并无恶肉而脓水频仍经久不愈则宜此丹。凡虚寒疡患及溃后不敛亦掺此丹，功在三仙丹之上。

全蝎制同拔疗散七枚，蜈蚣炙大者七条，蜘蛛炙大者七个，甲片炙七片，白僵蚕炙七条，磁石煅研一钱，丁香公母各一钱，上西牛黄、梅花冰片各二钱，麝香一钱，百草霜净者五钱。各为细末和匀，磁瓶密封，每用少许掺疮口上，以贴盖之。

乌金膏　恶疮顽肉，化腐不痛。

巴豆白肉一味烧炭，压去油，加元寸同研即成。

黑龙丹　疗毒胬肉高突、痛苦异常，塞住疮口，反使脓毒不泄，此丹能平之如神。

乌梅肉炒炭，大熟地烧炭，研细加上梅片十分之二。

玉糊膏　治烫火伤极效，立能止痛，可免腐溃，极易收功，百试百验。

风化石灰，清水浸之，侯澄清，吹去水面上浮衣净，取清水另贮，每水一杯，加麻油一杯，以箸调之，百匝如糊，即涂患处。

拔管方　治肛疡成管。

用壁虎尾尖，量疮之大小，剪取一段插入管中，拔脓收口极效。有尾之五谷虫漂净炙焙存性，飞面和为条，用之亦佳。

锡灰膏　治远年臁疮神效。

纸锭灰，筛取极细，东丹、冰片，猪板油，捣匀摊贴。

独炼硫　治疥疮、湿疮、痒者捷效。

明净硫黄，入铁锅文火熔化，倾入盐卤中，凝定取出，再熔再淬，数十次，侯硫色深紫为度，一味研细，熬鸡子黄成油调敷，患处先洗涤净，挹干敷药，每日一洗再敷。

金刃独圣丹　止血定痛。

龙眼核剥去黑壳一层，炒研极细，每一两加冰片二钱和匀，再研密贮备用。

十全丹　治大症毒净，非此不能速敛。

西血珀、腰黄各五钱，漂牡蛎粉一两，鸡胫骨、狗胫骨烘燥研细弗焦，绵西芪烘燥研细筛去粗末各四钱，青龙齿生研五钱，乌贼骨六钱，红升丹二钱，元寸五分，大梅片三钱，细研和匀。

成炼珠粉　药用牡蛎杵散，清水漂出细粉，去粗滓，功与珠粉同。

收口宜之，毒未净不可用。

蛇床子散　治秃疮、疥疮、湿注游风，搔痒水多者皆效。先洗净而用之。

蛇床子炒研一斤，烟胶八两，白明矾、枯矾各一两，大枫子仁白者半斤，硫黄二两，铜绿一两，雄黄五两，川椒一两去目，各为细末另研枫子仁渐渐以诸药末和之，研极匀，每一两加樟冰二钱，痒疮成片者麻油调，干痒者干擦之，每日洗净，然后敷此。

血余膏　治恶疮久不收口及臁疮多年不收者，瘰疬久溃，非此不效。

壮人头发，猪毛、羊毛、鸡毛、鹅毛各洗净晒干，鸡毛鹅毛须去中心硬梗各四两，猪板油去膜净二两，桐油二两，麻油廿两，白川占二两，龙脑香（梅冰片）、麝香各一钱。先以三种油入龟板五两，炸20分钟，再入猪毛灼焦枯、离火片刻，细绢漉净滓，文火再煮，入川占、脑、麝香及飞净黄丹六两调成膏。油纸摊贴，可再加三灵丹掺药。此油炼成、亦可少少入锌养粉同调，用西法棉花棉纱摊贴。治疮口多水无脓者更佳。

三灵丹　治疮疡久溃，流水不已，不能收口者，生青龙齿，麒麟竭，明腰黄、炙龟板各一两，红升丹、海碘仿各五钱，各自研极细和匀加大梅片五钱，密贮。

枯痔散　治痔漏恶疮，顽肉死肌，腐不脱者，不去顽肉，不能收口。

砒霜一两，生白矾二两，轻粉四钱，蟾酥二钱，先以信矾入铁锅，碗盖密，煅二炷香，冷定取药细研，另研轻粉，蟾酥和匀用之。

五虎拔毒丹　治溃疡毒盛，非三仙丹所能提毒化腐。

露蜂房有子佳瓦上煅灰，蝉蜕、蚁蛸炒炭各二钱，全壁虎一枚炒炭，三仙丹五钱，明腰黄四钱，元寸五分，研细和匀，用如黑虎丹。

黑虎丹利于虚寒之证，湿热病忌之，此方则阳发亦可用，二方微有区别。

天仙丹　治疔毒及脑疽，背疽、腹皮大痛，溃后脓多或腐肉不脱。此药提脓拔毒，能去恶腐而不痛，不猛，且收捷效。

三仙大红升丹自炼者为佳二两，天仙子六两研极细，五虎拔毒丹一两见上，加上梅片三钱，各研极细末，和匀密贮。临用挹尽脓水，洗净疮口、挹干、以此末子细细掺遍疮口，以膏盖之，一日两换，吸尽脓腐，不伤好肉，不觉痛苦，既稳妥而收奇效。

妇科学术经验简介

　　先生在妇科方面的学术经验和成就，主要体现在其编撰的妇科学讲义——《沈氏女科辑要笺正》一书之中。先生以为凡女科专书，自陈良甫《大全良方》而后，以王肯堂《女科准绳》最为丰富，而武之望《济阴纲目》，依据《准绳》，分门别类，仅哀集古人空泛议论，绝少切要发明。唯沈尧封《沈氏女科辑要》，切中肯綮，多发前人所未发。且经王孟英续按，能更进一层，洞见症结。先生早年习医，治妇女病即从是书入手，临床获益不少。先生指出，此书"虽仅小小两册，大有取之无尽、用之不竭之妙，"堪称"此道金针"。故先生引申余义，以征经验，略附阅历所得，以现代之学理评之论之，更使《辑要》一书，益臻完善。兹就是书内容，对先生在妇科方面的独到见解和经验作一简介。

关于月经不调

1. 月经不调应分别寒热虚实、禀赋不同

　　月经不调为妇科常见病，《辑要》引赵养葵"经水不及期而来者有火也，宜六味丸滋水，不及期而来多者加白芍、柴胡、海螵蛸，半月或十日而来，且绵延不止者，属气虚，宜补中汤，如过期而来者，火衰也，六味加艾叶，如脉迟而色淡者，加肉桂。"赵氏虽也

说其间有不及期而无火者，有过期而有火者，不可拘于一定。但其治疗总以"滋水为主，随证加减。"先生不同此说，认为先期为火、后期火衰，这仅仅是形成月经不调的一个方面，其他诸如《笺正》指出的"如虚不能摄，则虽无火，亦必先期，血液渐枯，则虽有火，亦必后期"等等，原因尚多。至于对月经不调的治疗，更不可拘泥于"滋水为主，"指出"六味之丹，苓、泽泻渗泄伤阴，岂滋养之正将"。月经先期而量多，属肝气疏泄无度，若再以柴胡疏肝，"为害奚若"。如其绵延不绝，更宜大封大补，而赵氏以补中汤益气之类，于肝肾阴虚于下，而欲升提以拔其根株，"竟是杀人捷诀"，而过期既是火衰，温经之药又岂可独恃一艾叶，脉迟色淡，亦岂专恃一肉桂，批评"养葵所论，无一句不庸陋肤浅，甚不足道。"先生认为王孟英谓"月经不调当审其所禀不同"，实从阅历经验而来；而王氏"无妄之药，不可妄施"之语呆读古书之人下针砭。

2. 月经不调辨色及痛，必须审证求因

对经色及行经腹痛的辨征论治，先生颇有心得。如经水淡白，前人多认为虚寒，《笺正》嫌其笼统，必须细析。认为经淡是"气血交亏，所以其色不能化赤，是虚字为重，寒字为轻，但宜益阴养血，而少少加温和之药以疏通之"。但知其寒，而忘其为虚，刚燥温辛，益耗其血，则其虚愈甚。先生并举出沈尧封、王孟英在书中提到的二个经水淡白的病案，一因误投肉桂之剂而成危候，一因以清养之剂（青蒿、白薇、黄柏、归、柴、龟、鳖、芍药、乌贼骨、杞子、地骨皮等）而治愈。启后学之思路，补前人之不足，画龙点睛，足见功力。

经行腹痛，前人论述颇多，《辑要》引丹溪之说，谓经前痛为气滞，经后痛为气血俱虚，乍痛乍止，为血热气实。《笺正》认为，治病当以脉证互参，方有寒热虚实可辨，量体裁衣，须参活法。经前腹痛，诚是气滞，以阵痛乍痛乍止，定为血热气实，则殊不然。虚寒亦有是症，连、芩、丹皮，安可为训。经后腹痛，即谓气血俱虚，运用八珍汤似是而非，岂能中的。所谓血虚，即肝肾阴液之虚，岂四物板方所能了事。若谓腹痛是气虚，则大气之滞而不利，所以结痛，宜用香附、乌药、青皮、大腹之类，使之流动吹嘘，以助运化，归、芎太升，且不醇正，而参、术、甘草，颇嫌呆笨。"先生补偏救弊之说，对后学深有启益。

3. 月事不来，应以补水、补火、补中气为纲

月事不来，为临床常见的疾病，先生推崇赵养葵说："赵氏补水，补火、补中气七字，确是提纲挈领，最为要诀"。同时又指出六味、八味、归脾三方，临床不敷应用，虽经王孟英指明，但仍未立方，先生积累个人之临床经验，提出"补水必从魏柳洲之一贯煎为首，而《广笔记》之集灵膏、高鼓峰之滋水清肝饮、薛一瓢之滋营养液膏、心脾双补丸、陆九芝之坎离丸等可参也，补火则河间之地黄饮子，阴阳调剂，不偏温燥，最堪仿效；补中气则归脾汤是正宗，但人之体质，各有不同，用古方者，可师其意而斟酌损益，方能合辙。"这些论述和方药，对现今临床仍有指导价值。先生善撷前人之长，又不盲目保守，敢于补前人之不足，敢于创新，其精神是可贵的。

4. 崩漏必参以介类潜阳，收摄龙相

崩漏一症为妇科重症，对于本病的治疗，前人有言养血，有言舒肝，有言升提，有言

温补。一般时医，多投固涩。先生独有创见，认为"必以介类潜阳，收摄横逆龙相之火，如生龙齿、生牡蛎、生玳瑁之属"，指出俗子每一味兜涩、蛮封蛮锁，"不知血之所以妄行，全是龙雷相火，疏泄无度"，唯介类有情，能吸纳肝肾泛滥之阳，安其窟宅，正本清源，不治血而血自止，非强为填塞之法，与莲须、败棕、石榴皮等之酸收苦涩不同，故收效捷而无流弊。且沉重质坚，纳入煎剂，气味俱薄，非重用不能有功。先生随附自治崩漏验案一则，以资说明：

"兰溪裕大京货店友人陈某室人，年逾三旬，庚申十月，崩漏不绝，延将两月，易医屡矣。脉细软，神疲色夺，寿颐以参、术、芪，地、白芍、龙骨、牡蛎、地榆、紫草、艾炭、川芎、阿胶、萸肉、乌贼骨、桑螵蛸、二至、川柏、杜仲、川断、香附、香砂、青皮、乌药等出入为方，三剂知，十余剂而胃纳加餐，脉起骎转，渐以向安。"

关于带下病的辨证和治疗

带下病为妇人常见病，论述纷杂多端，有主风冷入于胞络者，有主湿热者，有主脾虚气虚者，有主湿痰者，有主脾肾虚者，有主木郁者；治法有用大辛热者，有用大苦寒者，有用大攻伐者，有用大填补者。《笺正》认为："男子遗浊，女子带下之病因，总不外湿火，相火及阴虚不守三途而已"。至于治法，《笺正》说："各有对药之病，因证立方，俱有至理，不可偏废"。如王荆公妙香散（龙骨、益智仁、人参、白茯苓、远志、茯神，朱砂、炙甘草）"为虚证之遗浊带下设法"；刘河间地黄饮子去桂附，"用以治阴虚阳扰之遗浊崩带"；王宇泰补肾阴清肝阳方（藕节、青松叶、侧柏叶、生地、玉竹，天冬、女贞子、旱莲草）"治肝肾火亢而疏泄无度之遗浊崩带"；《本事方》清心丸（黄柏、冰片、盐汤为丸），"为湿甚火炽者立法"等等，不可执一死方而治活病。

对任脉虚，带下不摄之症，先生认为"滋填收涩，最无近功，良以奇经滑泄，草木无情未易收效。"因仿王孟英血肉有情，竹破竹补之法（海螺蛸一味为粉，广鱼鳔煮烂杵丸，淡莱汤下），临床常用海金砂合川柏末二味，用猪脊髓打和丸，治阴虚有火之浊带，投药辄效。有论有识，裨益后学。

关于妊娠子痫的病因证治

"妊娠似风"，王孟英按即"子痫证'。妊娠发生痉厥，前人多认为阴虚、气滞、痰饮所致。先生参考新说及其临床经验，认为是"孤阳上逆，冲激震荡，扰其神经，以致知觉运动失其常度所致"。对阴虚问题，先生提出商榷："产后得此，明是阴夺于下，妊娠之时，阴聚于下，有时不得上乘，遂令阳为之越，发生是证，究属阴阳偶尔乖离，非真阴大虚者可比。"在症状表现方面，先生谓"阳气暴越，能升亦自能降，所以子痫为病，自动亦即自安，与其他之癫痫，发作有时，恒为终身痼疾者不同。"先生对本病的治疗，又认为"气升为本，痰饮为标，专治其痰，未必能收全绩。"提出治疗本病"应以养阴潜阳，佐以镇坠之品，始克有济"，衷中参西，信而有征。

关于临产的几个问题

1. 对胎儿胎位的认识

胎儿在母腹中，前人均认为："儿未生时头本在上，欲生时掉头在下，故腹痛难忍，此时产妇正身宽带仰卧，待儿头到了产户，方可用力催下，否则即有横生逆生，手足先出之患"。先生引证新学，力辟其非。《笺正》说："据英医合信氏《全体新论》，所绘胎中图形，头下足上，十人有九，其间有头上足下，正立胞中者，此胎必足先出；试思人体腹中大小肠、膀胱、本是相处密切，岂有回旋余地，胎儿临产，绝无转身掉头之事"。先生处于科学昌明时代，对古人悬拟想象之辞，不是妄从，足见先生实事求是的科学态度。

2. 对临产应用保产无忧散功在"撑法"的见解

妇人难产，前人论述颇多，有谓气结不行，有谓交骨不开，有谓胞浆已破，经久不产，胞门枯燥。使用方剂，名目繁多，各抒己见。先生通过临床实践，独推保产无忧散一方（当归酒洗一钱五分，川贝母一钱，黄芪八分，白芍酒炒一钱二分、冬月用一钱，菟丝子一钱四分，姜汁炒厚朴七分，艾叶七分，荆芥穗八分，枳壳六分，川芎一钱三分，羌活五分，甘草五分，水二杯、姜二片，煎至八分，空腹温服）。《笺正》认为，此方凡十三味，粗心看来嫌其杂乱无章，不伦不类，真是莫明其妙，向来认为催生妙剂，诚不能不说明其所以然之理，经《医学心悟》程钟龄对此方加以阐述，谓"孕妇胎气完固，腹皮紧窄，气血裹其胞胎，最难转动，此方以归，芎，白芍养血活血，厚朴去其瘀血，用之撑开血脉；羌活、荆芥疏通太阳，将背后一撑，太阳经脉最长，太阳治诸经皆治；枳壳疏理结气，将面前一撑，艾叶温暖子宫，则胎胞灵动；川贝、菟丝，最能运胎顺产，大有天然活泼之妙"，一语道破。先生认为，"此方之功，在于'撑法'，语虽似奇，自有至理。所谓撑法者，其实不过行气滞、通血脉之妙用，临产之时，得此润泽流利之品，达生自捷。"书后述及用此方之实验谈，"有首胎而体质极孱弱者，将及弥月，求备一临盆药剂，即书此方与之。其后适以事过其家，则其人安坐床头，而色泽淡白，心窃讶之，问何故，曰胞浆已破三天，而腹无痛苦，腰不瘦坠，余亦无他，余知其危险，不便直说，但嘱其速将此药配服，其时已午后四、五点钟矣。迨服下，夜半竟得一男，达生极速，此方之实地经验，化险为夷，厥功甚大。余荆人先前三胎，皆服是方，临盆之捷，无与为比。"此外先生在肯定此方"撑法"作用以外，又指出"此方终是催生妙剂，必非安胎良方，《达生编》欲用之于七、八月胎妊，宁非大谬"。先生的真知灼见，足式后学。

关于杂病热入血室

热入血室，仲景《伤寒论》对本病的证治有三条：

其一曰："妇人经水适来，昼日明了，暮则谵语，如见鬼状者，此为热入血室，无犯胃气及上二焦，必自愈"。

其二曰："妇人中风，发热恶寒，经水适来，得之七、八日，热除而脉迟身凉，胸胁下满，如结胸状，谵语者，为热入血室也，当刺期门，随其实而泻之"。

其三曰："妇人中风七、八日，续得寒热，经水适断者，此为热入血室，其血必结，故使如疟状，发作有时，小柴胡汤主之"。

前人对热入血室的证治，认为《伤寒论》有用小柴胡汤之说，因此不问经行经断，虚实寒热，动辄使用小柴胡汤造成病情恶化，先生引证沈尧封、许学士的治案三则，均系发热经来，昏夜谵语，如见鬼状，前医误投小柴胡汤，使病情增剧。先生熟读《伤寒论》，颇有心得，对前人疏注别有见解。帮于《笺正》中指出，发翻而经水适来，有适逢信期者，亦有不及信期热迫经行者，昼日明了，暮则谵语，"以热入血分"，日暮阴气用事而神愦也，"法当破瘀，其应甚捷"。仲景谓无犯胃气及上二焦，以此之谵语，非阳明证，恐人误认阳明，妄投承气，故为叮咛。其次胸胁下满，是血滞而肝络不疏，故宜泻期门，推之药理，亦必泻去血滞可知。其小柴胡汤证一条，明明言经水适断，此为经净自断者面言，"以经行既净，则血室空虚，邪热乘之，陷入下焦，乃为虚证。故以柴胡提其下陷之气，参、甘、大枣补中，方为对病，必非谓凡是热入血室，皆用是方。"亦有经行未净，热盛瘀结，因而适断者，更当破瘀通经，尤非小柴胡之升举补中，所可妄试。

至于小柴胡汤证中"其血必结"四字，先生认为"当在上二条中，为传写者脱误移植于此"，否则血已瘀结，安可再投柴胡之升提，参、枣之补中，仲景必无此理。同时对陈良甫刺期门之法，谓凡刺期门，必泻勿补，肥人二寸，瘦人寸半之说，指出不当，且有危害。期门穴在两乳直下，脏器所居，何可刺入寸半及二寸，"古书皆云可刺四分，而陈良甫独为是说，必有讹误，不可不正，且期门深刺，误伤肝脏，祸不旋踵"。

以上均系本书经、带、胎、产、杂病诸部分扼要的内容，反映了先生有关妇科方面的学术经验。《辑要》书后附方六十八则，分列于补养、祛寒、祛风、化痰、理气、理血、润下、胎产外科等门中。对这些常用方剂作为附录，先生是持否定态度的，称"是书所引各方，大都熟在人口，通行医书，所在多有，本不必一一载明，徒费纸墨"。而方后所载方论，又多"辞不达意，贻误初学"。他认为不是沈尧封手笔，但既已收录付梓，流传于世，先生尽量使本书完善，故"姑以拙见所及，逐条订正"。作了一番工夫，"精录各人论说，确解制方真旨，庶可为后学津梁"。于此亦充分表达一个中医教育家的谆谆苦心。

儿科学术经验简介

小儿脉证，上古未有记载，后有治法，散在诸书，汗漫难据，自钱仲阳《小儿药证直诀》一书出，治有所据，方有所宗。但儿科毕竟属哑科，察脉按证虽有定法，然脉难以消息求，证不可言语取，婴幼孩童则尤难，故前人有"五难"之说。先生虽不为幼儿专科，但为兰溪中医专门学校编撰的幼科学讲义——《钱氏小儿药证直诀笺正》，在幼科的诊断、立法和治疗方面亦有见地。

宋太医丞钱乙（仲阳），以《颅囟经》为宗，治小儿赅括古今，又多自得，著名于时，其法简易精审，如指诸掌。先生极为推崇，称谓"医林共推圣手"。《小儿药证直诀》一书为大梁阎季忠集钱氏旧法以成，共三卷，上卷论证，中卷为案，下卷为方。先生于池阳周澄之所刻医学丛书中见之。是书虽被后世誉为"幼科之鼻祖，后人得其绪论，往往有回生之功"。但先生指出，"唯其书裒集于阎季忠之手，明言汇采各本，参校编次，实非仲阳所自定，其中亦颇有未尽纯粹者，则不敢谬附同声，阿私所好。姑就管见所及，时加辨论"，并颜之为《小儿药证直诀笺正》。故先生编撰是书，虽多申述钱氏幼科治法，亦多附有阅历之见，反映了先生儿科学上的学术经验。兹择要简述如下：

关于小儿脉法

小儿脉法，古有定论，如钱氏《小儿药证直诀》曰："脉乱不治，气不和弦急，伤食沉缓、风浮、冷沉细"等，但先生认为，小儿在三岁以内，脉极难辨，赞同前人以食指三关脉纹为诊断依据。并指出"纹仅见于风关一节，为病最轻，若透至第二节气关，为病较重，若直透至第三节命关，则病必危"。对诊视指纹方法也颇为重视，强调必以医者右手大指头第一节内侧上廉侧面，轻轻自儿指端向虎口推之，不可以指面正中之罗纹推其指纹，谓"罗纹有火，恐若动儿热"；也不可自虎口向指头推去，"使其纹暴长，直透命关"。先生重视诊指纹宜色泽、形相相结合，辨色，"紫主内热，红主身热，青者主惊，白者为疳，若见黑色则属不治"。指出"纹以隐隐不露为佳，显明深色病势必重，间有弯曲之状，当以色泽辨之"。若至三岁以上小儿，则当兼察其脉，主张一指定三关，即以一指按定关部，以此指左右辗转，以察其尺寸两部。至于脉象主病，先生认为浮沉迟数，大小长短，形态气势；亦与大人无甚区别。唯小儿息促脉数，七、八至为平，太过不及则为病。又因小儿骨气未成，形色未正，悲啼喜笑，变态不常，在病理方面每多发病急骤，变化迅速，易虚易实；易寒易热，脉象难凭。故先生于幼科临证，强调四诊合参，并以内证为主，方免不误。

变蒸说

小儿变蒸之说，由来已久。《诸病源候论》《千金方》、《外台方》均有变蒸症候的记述。如发热、脉乱、汗出、不乳等，钱氏也袭其说。先生认为，小儿变蒸发热，不可以病论，乃小儿生机蓬勃，"盖脏腑筋骨渐以发育滋长，气血运行之机，有时而生变化。"变蒸之候，大率体质屡弱者较盛，如见气粗、身热、食减、汗多或吐乳、渴饮等，但神情多清爽，不当误认为外感、内伤，只须静以俟之，一二日自然恢复原状；若体质旺盛者则未必皆然，或一日半日不甚活泼；最健者则绝无此等反映。先生指斥古人对变蒸计日而算，"太觉呆板，万不可泥"。赞同崔、巢二浅变蒸乃"荣其血脉"，"以长气血"之论，指出"凡经一度变蒸，声音笑貌、举止灵敏皆有进步，其为气血增长，信而有征"。论其对变蒸的处理，先生不拘钱氏成法，主张一为参芪桂甘保元方意、扶其元阳，治有寒无热；一为秦艽、薄荷、甘草其性冲和，不伤元气，以治身热，若见并病则当须辨证以治。

小儿变蒸之候，医者多有疏忽，先生此论可供临床参考。

发搐论

搐、牵制也。手足瘈疭名，谓之发搐。发搐乃病之症状，钱氏立论以症命名，列有肝风、肝热、伤风后发搐、伤食后发搐、百日内发搐、惊痫发搐之别。先生颇赞其说，并认为审因论治为临证治病第一要着。他说：伤风发搐，病因外感；伤食发搐，病因内伤，百日内发搐虽多因胎病，亦多外感、内伤之诱发；惊痫发搐或由胎中受病，或乳母、妊娠受恐、发怒所致，肝风、肝热责之阳热过升。同时指出，"小儿稚阴未充，伤风身热引动气火上升，发为惊搐者，是伤风之变证，非外风之能令抽搐"。治法必以清热熄风为主，若误认外风而投升散，正如抱薪救火，为祸益烈；伤食发搐者，"壅滞不通，气上不下故致"，治宜先去其滞，地道一通，气火自平。先生又认为，小儿惊搐，病理类同，本不随年龄长幼为别"，仲阳立百日内发搐之言，实强调婴孩阴阳俱稚，脑力极薄，一经震撼多不可支，临床其表现较剧，其治较难，临证须一一按证立法，庶不致草事误人。

又钱氏谓急惊风发搐，"因闻大声，或大惊而发搐，发过则如故，此无阴也"。先生对世俗所谓的惊风，见证眼胞闪动，手足抽搐，目定直视，反折强直等，肯定喻嘉言以热、痰、风、惊四字定论，谓"因热生痰，因痰热而生风动惊"。先生深究其理，认为"幼儿惊搐即是大人之内风类中，西医所谓的血冲脑经"。因内热燔炽，气火上扬，冲激震动脑之神经，遂令知觉运动顿失功用，其理不离阴虚于下，阳浮于上。而小儿最多病此，"正以稚阴未充，其阳偏盛，气火上煽，激乱神经，尤为易易"。上古医学虽未有神经之名，其肝阳化风，气血逆乱，于理相近。故先生认为，"苟能平肝降火、息风潜阳，使其气血镇定，不复上扬，则神经不受震憾，诸恙可平。"钱氏谓之"当下之"，原是下行为顺，使其气火不冲而惊搐可已，如顺气降火，开痰潜阳等，亦无一非下法，不专指利惊圆为下剂也。

惊风有急慢之分。急惊必有实热可征，且兼证未有不现阳升、热甚、风动之状，其证又多痰涎蟠踞，正以气火俱盛，挟其胸中固有浊涎，随之上涌。痰属有形，与无形之气火相搏，尤为猛厉，一经攻下，无形之气，有形之痰，顷刻下坠，故无不捷效。而慢惊一证，则纯属虚寒。钱氏谓病后或吐泻脾胃虚损，为无阳之候，先生亦认为系由吐泻太过，或寒凉攻伐无度，"脾肾阴阳两衰，绝脱于下，而浊阴之气亦复上升，冲激入脑，震动神经而抽搐。"并指出因脾肾阴阳惫极，其气已微，见证无不露虚寒疲惫之形，纵能激动，亦是无力、抽掣搐搦，其势必缓，震动毫不暴烈，与急惊绝然不同。先生认为，钱氏"所谓无阳者，实是阴阳两竭之候"，"盖与西医家之所谓脑贫血者相近"。故此证治法，"非大温大补不能回黍谷之春"，而不仅仅以温和平淡之剂可以有效。

先生在惊搐的认证方面，力求识之先兆，赞同钱氏"目直而青，身反折，强直者生惊，咬牙甚者发惊；目赤兼青者欲发搐"之论，并以自己的阅历经验指出，对"搐频者病轻，搐稀者病重，不可救"之说，应以正气之存亡，病程之长短决定。一般若急惊论者，当以前者为重；以急、慢惊分述，则后者正气虚极，本当为重等等，为应急治疗，预后判断提供借鉴。此外，对惊搐病患，先生每嘱病家适其寒温、调其乳食、若逢平素乳食少化者，以清米饮略和胃气，稍用顺气消痰之品调之，则可减其病势，提高疗效。

综上所述，先生对发搐之证，力求审因论治，极力反对钱氏等以五行观点，拘泥于早、午、晚、夜半发搐时刻，而贯穿脏腑为病理论，尤对急、慢惊风病机划分两端，一虚一实，一寒一热，浅显精当，切合临床实用。

腹痛辨

腹痛为小儿常见之证，原因颇多，先生对钱氏所谓的"积痛"、"虫痛"、"虚实腹痛"的鉴别诊断，颇有经验。先生指出，食积者，因滞生热，腹膨腹痛，其症必口中气温、面色黄白、倦怠嗜卧、大便酸臭，认为以上诸症"皆伤食大实之确征"。实痛治宜攻下，钱氏以妄攻误下为禁约，"恐稚龄质薄，剥削元阴"。但先生认为果是实证，亦必无养痈贻害之理。其与虫痛的鉴别，谓积滞之痛，痛在肠胃，故只有腹痛，无心痛，虫则时上时下，可以入胃上脘，故有时腹痛，有时心口亦痛并有白沫或清水，认为"涎沫随之而时时泛溢，此皆虫动之确证"。虫痛与其他食积中虚诸痛之不同处，唯以有沫无沫为据，此亦是辨证的第一要诀。又后人有以口内上腭有白点及上下唇内牙龈等处生白点，为

887

有虫之征，先生以三十年之阅历，指出"有点者果真有虫，而有虫者则未必皆有点"，认为上腭唇内有点者，其病较深。此一发明亦可为临床辨证之一助。

疳疾证治

疳疾罗列其候，有目涩或生白膜，唇赤、身黄或黑，喜卧冷地、喜食泥炭，腹大胀满，泻青白黄沫水，利色变易，身、耳、鼻皆有疮，发鬓作穗、头大项细、体形极瘦、饮水等，但是，临证所见可不一。钱氏谓疳发在内，目肿腹胀，利色无常或沫青白、渐瘦弱，为冷证；发在外，鼻下赤烂，目燥，鼻头上有疮，不著痂、渐绕耳生疮。继而分述肝、心、脾、肺、肾、筋、骨诸疳证治，并提出诸疳皆依本脏补其母的治疳原则。先生曰："古有五脏虚证皆谓之疳，而有五疳之称，唯脾胃病最多。"他对钱氏所谓"疳皆脾胃病，由伤津液而来，"最为赞同，认为诸疳"虽似分途，而致病之源，止有两道"。一为幼孩嗜杂食无度，能容不能化，积滞面生内热、驯致腹胀如蛛、消瘦骨立，多由父母溺爱，唯求其能食之祸；一为攻伐太过、脾阴日伤、津耗液损，内热由生，气不运而腹自膨。并指出，虽一虚一实，其源不同，而在腹胀肉脱之时，则实者亦虚，其症乃同归一致。故对治疳之法，先生主张"虽不可不化积滞，而养胃存津，尤为必要。"故宜扶脾健胃，消积疗疳并进。若见疳腹大且疼、喜食泥炭杂物、吐涎沫等每投驱虫剂，药选如使君子、雷丸、鹤虱，更推仲景乌梅丸，苦辛合用，为驱蛔良剂。此证且多积热，先生对干蟾皮、胡连等清肝杀虫疗疳每每选用。其次，强调养胃生津，如属脾胃虚弱，异功散、六君子汤，甚则理中加附子，以温中、行气、助运。对钱氏白术散评价极高，谓，"钱氏白术散一方，养胃生津液，鼓舞中州清阳之气，而不升提以摇动肾肝，为脾胃家之良方。"另外，先生治疳还注重营养疗法，养成卫生习惯，对提高疗效亦不无裨益。

腹胀论治

腹胀原因颇多，皆由碍及脾胃功能正常运行则一，基于小儿脾常不足的生理特点，钱氏谓"腹胀由脾胃虚气攻作故也。"论治又有虚实之分。仲阳以实者闷乱满喘可下，不喘者不可下为尺，其治"譬其行兵、战寇于林，寇未出林、以兵攻之、必可获寇，若出林、不可急攻，攻必有失、当以意渐收之。"对此，先生独有见解，认为"胀肿仅在腹，属于脾家一脏为病，尚是实证、可用攻法，亦可以行气疏散之药，运行气滞，专治其胀。"盖初病在脾，止是大气窒滞不行，授以疏通则滞者行而胀自已。"若迫至四肢，面目俱肿，则已由脾及肺，土不生金，不可概投温燥疏散之法"。先生对钱氏所谓，"散则不可攻"，宜于收摄一法，颇有同样看法，指出"本属大气涣散，自当主以提纳，白芍、萸肉能收肝脾肾三脏涣散之阴气者，正是仲阳不言之秘，最是治虚胀之不二法门。"但是，钱氏"开手喘者实，不喘者虚，殊不尽然"。盖胀而兼喘一症、已自有虚实二途，其脾气壅塞、上凌及肺，因而为喘则是实证，可以开泄决壅以导其滞；但亦有肾虚不纳气逆冲肺、作喘为虚、固可见气短喘息，法当镇坠摄纳以定其冲。另外，先生结合临床，更指出一类先虚后实者之腹胀，"盖本以气虚不运而为膜胀，继而渐有积滞，虚者亦成实证，此必光顾其虚，以培根本，继导其滞，以治病标，迨至实滞既通，而复固护本元，以为善后久长之计。"先生之论胀施治，本末兼顾，至当不易。

解颅议治

解颅一证，钱氏《直诀》解颅条和肾虚条均有记述，谓："年大而囟不合，肾气不盛也。"又说；"儿本虚怯，由胎气不盛则神不足，目中白睛多，其颅即解。"钱氏以补肾地黄丸主治。先生认为，"解颅是大虚症，确皆先天不足"之候。其证非但囟门不合，甚者左右弛解，二三岁幼孩头大如八九岁时，面㿠形瘦，啼哭无神，颈项软弱，头不能举等多症，必难抚育。先生指出仲阳所谓"少笑多愁"，为证最轻，若系解颅重证、白睛多，瞳神小，诸虚之证必显。即投大补，亦必无及，岂钱氏地黄丸所能力挽，况且方中苓、泽、丹清热渗利，每多于证无益。先生载案治解颅重证，令以鹿茸片研末，每日饲以三、四厘，外用古方封囟法，（干姜、细辛、肉桂为末，热陈酒调敷囟门）现其立法，有谓"损者益之"，精不足者，补之以味之意。先生取鹿茸血肉有情，大补真元，颇有效验，于法可宗。

对补肾地黄丸的见解

地黄丸为钱乙仲阳治肾怯失音，囟开不合，神不足，目中白睛多，面色㿠白等。方用熟地黄八钱，山萸肉、干山药各四钱，泽泻、牡丹皮、白茯苓各三钱为末，炼蜜为丸，如梧桐子大。空心温水化服三丸。此丸即今之所谓六味丸方从仲景八味肾气丸而来。地黄丸补肾，向来每谓此是仲阳心法。先生则不以为然。他认为，仲阳意中，谓小儿阳气甚盛，因去桂附以为幼科补肾专药，而后世者滥用成方，推波助澜，遂竟以此为滋阴补肾必需之品。先生又说，"仲师补肾八味丸，全为肾气不充，不能鼓舞真阳，而出水不利者设法。"方以桂附温煦肾阳，地黄滋养阴液，萸肉收摄耗散，而即以丹皮泄导湿热，茯苓、泽泻渗利膀胱，其用山药者实脾以堤水也。立方大旨，无一不从利水着想。方名肾气，所重者在气字，方中桂附极轻，不过供其和煦，吹嘘肾中真阳，使尿道得以畅通。故读八味丸主治各条，多有小便不利四字，可见古人立方未有填补肾阴肾阳作用。"仲阳减去桂附，而欲以治肾虚，则丹、泽、茯苓渗泄伤津，已大失肾气丸之本旨。"而方下所说，失音、囟开、神不足，面白云云，又皆阴阳两惫之大症，温补滋填尤虑不济，岂丹、泽、茯苓所可有效。指出仲阳立方之初，已不无误会，后人则依样葫芦，致使药不中病。先生通过对此方来源和方义的寻释，以及今人之犹为滋填补肾良方的推崇沿用，指出是深受薛、赵之影响，其说不无见地。

脉学研究的成就及其脉诊经验

先生在诊断学，特别是在脉学方面有深刻的研究，在临床实践中积累了丰富的经验。曾著《脉学正义》一书即是先生研究脉学的结晶。《脉学正义》引经据典、论常析变，撷采众长、融以新说，并结合阅历经验对脉学作了深入细致的论述。兹据《正义》对先生在脉学上的独到见解和实践经验作一简要介绍。

《脉学正义》梗概

《正义》全书六卷，约四十万言，内容宏富，洋洋大观。先生于绪言中自谓"虽不敢谓脉学渊微，包涵已尽，要亦此道之精金美玉矣"。可见该书取材精审，由博返约，是先生著作中的杰作之一。

1. 论常析变、内容包罗万千

《脉学正义》是一部系统而又全面的脉学专著。论其常，深入透彻；析其变，显明通达。前后分列四章，"先以纲领以挈其要，继之诊法以立其成，而诸脉之形象次之，诸脉之主病又次之"。第一章脉学纲领，详述脉源脉理，重申诊脉独取寸口，并结合五脏、四时论述和平不病之脉和脉象之胃、神、根；重视真脏脉象和判断生死预后；对脉诊的其他诊察方法和途经，如诊趺阳，太溪、胃之大络等亦申其理而述其用；至于临床少见而不同恒常的所谓奇恒脉、太素脉也有评述。第二章立诊法，提倡诊脉宜于安静之时，强调脉诊的调息、布指、举按推寻宜循规矩，候脉必逾五十至以断气血之联属，结合审察尺肤之滑涩以断寒热；选择性地介绍诸家诊法大要，推崇浮沉迟数滑涩为诊脉纲要；同时还简述了问、望、闻诊的基本方法，强调四诊合参的临床意义。第三章着重在诸脉形象，先生赞同先贤二十八脉之学，并择选前人亲切有味，确实不疑之论，分条辑录，间以己见以疏通证明，以求透彻渊源、润解症结。第四章专论诊脉断病，辑录了《内》《难》以及诸家脉学各具精蕴、咸有真谛之者，结合实践经验予以引而申之，触类而长之，俾使深入浅出，切中窾要。前后四篇，各有重点，首尾呼应，别具一格。

2. 引经据典、撷采众议之长

《脉学正义》纂辑古今中外著名脉学专著和医籍达六十余种，譬如论脉源脉理多撷据《内经》；诊脉独取寸口取说于《难经》；述寸关尺之部分诊脏腑法，选录《内经》《脉经》《诊家枢要》《脉神章》《濒湖脉学》及《四言脉诀》，阐述诸脉主病则汇辑了《内》《难》《伤寒论》《金匮要略》《脉经》《甲乙经》、《千金》及日人丹波元简《脉学辑要》诸书之精义。由此可见《脉学正义》集脉学之大成，经过先生的分析，归纳和发挥，将脉学理论和临床应用结合起来，条理分明，引人入胜。

3. 有述有著、学识博古通今

《脉学正义》通过边叙边议的方式，引据前贤论述，兼参近世医理，采取正义、正讹、正误以及考异、考证、备考和存疑等形式，提出自己的见解和经验。如论脉源，首引《素问·经脉别论》关于"食气入胃，浊气归心，淫精于脉，脉气流经，经气归肺，肺朝百脉，输精于皮毛"的论述，即在"正义"中说明：经脉血管皆发源于心，分布于肢体百骸，血不自生，赖胃中水谷之精而成，指出《素问》此论是阐明脾胃为血脉资生之大源。又谓西学家谓血管由心发出，其近者入肺，迥旋以归心，其远片遍及四肢百骸，迥归入心，复由心归肺，心与肺相占最近，脉管相连，本是一气呵成，所以脉虽由心而山，而以肺之手太阴经脉为诊察脉法之总汇，此亦《素问》"肺朝百脉"之原理。先生对《难经》"一呼脉行三寸，一吸脉行三寸，呼吸定息，脉行六寸，一日一夜凡一万三千五百息，脉行五十度周于身"之说，提出异议，认为《难经》此说本基于经脉长度，而十二经脉之长短各有不同，"且十二经者，经脉也，彼奇经八脉，独非经脉乎？何以咏度之数于任督之外，止数脉之所谓合一丈五尺，而二维冲带偏又置之不问?!""不识作此说者果从何处着想"。且一昼夜凡一万三千五百息而脉行五十度周于身也不合实际，因此，他赞同桐乡陆定圃《冷庐医话》"静坐数息以时表验之"的方法，得出一昼夜当有二万四千息，与西学所谓一分讣呼吸十八次，脉息七十~七十五至颇为吻合。指出"古书既有讹误，则不可勉强为古人护法"。又于《脉合四时论》中，先生认为《素问·平人气象论》《至真要大论》关于时令节与脉相应的沦述"太阳脉至，洪大以长；少阳脉至，乍数乍疏，乍短乍长；阳明脉至，浮大而短"有传写之误，时令之三阴三阳与经络之三阴三阳是有区别的。先生为之正误，指山一年之三阴三阳当以三阳为先，三阴为后，次序以《难经·七难》所述为是，即先少阳、次阳明、次太阳，再是太阴、少阴、厥阴，如此脉象与时令方为相应。先生认为少阳应初春之令，阳气萌动，尤未畅茂，脉象应之故乍数乍疏、乍短乍长，形容其欲伸未伸之貌；阳明当春季夏初，阳气渐舒，故其脉浮大，然究属尚未畅茂，则浮大之中尤觉短而不长；至于太阳当旺，则五、六月份之交，阳气极盛，故脉必洪大而长。

此外，先生对援引医经中的有关条文的文字作了必要的考异和考证，如《素问·平人气象沦》"平心脉来，累累连珠……"一条，考异载："喘喘连属"，《甲乙经》作"累累连属"；"前曲后居"作"前钩后居"等，以便互参；同一条下，又有考证，如"和柔相离"之"离"字，当读作附丽的"丽"，言其和柔而按之附着有神之意；"发如夺索"之"夺"字，即今脱失之"脱"，言其如绳索之解脱涣散之状。便于读者加深理解。又如对《素问》《千金》论真心脉为"坚而搏"，而《伤寒论》《甲乙经》作"紧而搏"，作出备考，指出紧脉即坚脉，《伤寒论》（王叔和编次）、《甲乙经》为避隋讳而改坚为紧，而《千金》不避隋讳则仍之。对《平人气象论》关于"胃之大络名为虚里"一意，又结合西医学理提出存疑，认为胃之大络，只动于左乳下，不动于右乳下，十二经络中绝无仅有之事，"最是疑窦"。而考西医之解剖生理，"《素问》所谓虚里者，实即心脏发血入于大动脉之部位也。"

综上所叙，《脉学正义》勤求古川，搏采众长，充分体现了先生学识的渊博和治学态度的严谨。

张氏脉学的特色

1. 对脉诊的认识

诊脉识病，可以征气血之虚实盛衰，断病机之温凉寒热，脉随病势为变迁，所谓脉症相合，如影随形。有是症便有是脉，一般皆认为先有是症而后则有是脉。先生的认识则更深一层，认为脉象相对于病症来说，应为疾病之征兆，"脉乃气血之先兆，气血偶乖，脉必先现，唯脉已变迁，而后有病状以应之，非病症先发动而后有脉象以彰之也。"医者诊察病症，患者皆已病状昭著，而后按脉之动静以辨其凶吉。但于病机萌动之初，其人脉道必早有病变之端倪，并预为呈露，故上工可以预料吉凶于未病之先。本着这一观点，先生诊脉辨证，首先强调细细体会辨识脉之迹象，对初学者，则谆谆告诫，"不能离迹象而言神化"，以免误入歧途。并对某些"过求精深，好谈神理，失之高远，晦涩而莫名其妙，反令初学望洋兴叹"之者，提出严厉的评击，而给细求脉象，用浅近之言由迹象以渐启灵明之者，以"非浅亦情"的赞赏。

先生对脉诊的意义也有恰如其分的评价，认为诊脉断病，非结合声、色、问诊，虽有高贤之士，终难下一断语。指出所谓精于脉法，但一下指，不问其他而竟能洞见隔垣者，从古名家，亦少闻有此等高论。如对《难经·十七难》以脉断证，"病若吐血，复衄血者，脉当沉细，而反浮大而牢者死也。"先生认为临床就有不同的情况，指出大失血者本是虚证，脉当沉细，如其浮大而牢，脉与病反，固非所宜，然当暴病之初，气火偾张，有升无降，脉来浮大有力，也是常态，果能投药得宜，气降火潜，脉即安静，亦不可皆以为死；只是大吐大衄之后，失血已多，而脉仍实大，势焰犹盛，根本不支，斯为危候。先生不否认有阅历日深、功夫纯熟而后大彻大悟、指下神明者，但如此神化之境。"必在学识俱到之后，可以意会而不可以言语形容"。先生这些切中时弊实，事求是的见解，对指导后人学习脉法、应用脉诊，不无启迪。

2. 对寸口脉的见解

诊脉独取寸口以决五脏六腑死生吉凶之候，是《难经》专家之学，先生高度赞赏，并谓其"简而能赅，开诊法之大宗，实为医家万古不祧之大经。"还以亲身体验，指出寸口寸关尺三部方寸之地，虽是肺手太阴一脉经过，诊取寸口确能使表里脏腑、内外上下、前后左右，虚实逆从、真假寒热悉见于三指之下，阅历试验得于心而验于手者，"凿凿有据"。先生进一步发挥了独取寸口的理论根据和临床意义，认为越人诊脉独取寸口大有至理，但亦古有所宗。《脉学正义》例举《素问·五脏别论》"气口何以独为五脏主，……五脏六腑主气味皆出于胃，变见于气口。"和《经脉别论》"肺朝百脉……，气口成寸，以决死生，"为依据，指出《内经》关于寸口为百脉之总汇的理论是《难经》独取寸口的基础。而《脉要经微论》关于"尺内两旁，则季胁也，尺外以候肾，尺里以候腹中……"的论述，已隐隐然分别寸口寸关尺三部以分察脏腑上下，故先生说："独取寸口者，虽尚未明著于《素》《灵》，……《难经》此法固亦古人已有成例，此可知必有所受之，断非一家之私言。"

先生认为寸口脉的本态应该是寸关部微盛，尺部微弱，《伤寒论》所谓"阳浮而阴弱"的脉象，亦应该是寸口脉自然和平之象，而且男女皆同，指出"《难经·十九难》谓女子尺脉恒盛，实非事理之当然。"先生根据西学解剖生理概念，肺手太阴之脉（挠动脉）原非平行于皮下，且脉管下所垫骨骼也有高低的不同，指下诊得脉形、脉势必然随之而异，故人之尺脉恒觉形小而力弱，与寸关两部显有不同之态，是自然之理。又从寸口脉分候脏腑，尺主下焦，肝肾之气深藏于密，尺脉殊不暴露于外，亦合天然之情理。苟非其人下元相火猖獗，则万无尺脉洪大之事，后人因古有是说，便更加附会，创为女子之脉，尺大于寸，并编入四字脉诀"几乎无人不晓，最为谬戾"。并强调医者临症之时稍稍留意，即不会被此说所误。

张氏论诸脉主病

祖国医学文献浩如烟海，脉学专著亦不乏其数，先生认为，古书论脉主病各申一义，各主一说，虽言人人殊，亦无不各具精蕴，学者宜细为体验，得其奥者，而后方知其所以持论虽殊，却皆有真谛。

先生论病脉宗前贤二十八脉立说，但因古今脉象描述称谓不一，综汇古今脉书所见病脉远不止二十八种。如自唐以前论脉至之速者，不专言数，《素》《灵》多言疾，急、躁，《伤寒》《金匮》《千金》等尤多有称为疾、急者。另外尚有盛、粗、细、静、坚、劲、搏（薄）、击等，《脉学正义》为完密计，以二十八脉为基础，于脉数条下附以急、疾、躁，脉洪条下附以盛，脉大条下附以粗，脉小条下附以细，脉缓条下附以静，脉紧条下附以坚、劲、搏（薄）、击等字。先生认为，如此"虽似开脉学之创例，但按之事实，必当如是"。兹择选浮沉、迟数、滑涩、虚、促等脉作一简介，以示先生脉诊的经验。

1. 论浮沉之脉

浮脉下指便得，轻轻在上，如水浮木。论其主病，先生赞许前人之说：脉浮主表，浮紧伤寒，浮缓伤风，浮数伤热，浮洪热极，浮迟风湿，又浮弦为风阳，浮滑为风痰，浮虚为伤暑，浮濡为汗泄，浮微为气虚，浮散为劳极等。对脉浮主表一义，先生还有进一步的体会，谓外感之轻者，或表寒乍感，其人尚未发热，脉来不浮；而外感病脉浮亦非寸关尺之部皆浮，因病在表在上，而不在里在下，故关前之阳脉浮，而关后之阴脉不浮而弱，《伤寒论》曰太阳病脉阳浮而阴弱，也就是这个意思，脉阴阳寸关尺三部俱浮者，必因其误汗扰动里热，尽达于表，若身热炽甚之病，脉必洪大滑数，而轻按即得，以其热势方张，气火俱盛，然虽似于浮，实非浮脉之正旨，必不当以其脉之有浮势而为表病。有肝阳恣肆，为眩晕，为头痛之杂症，气火升腾，其脉亦浮，则又决不可误认为感症而主以表散。

沉脉之动，动于筋骨之间，如石投水，必深其底。脉沉主里，一般则沉紧内寒，沉数内热，沉弦内痛，沉缓为湿，沉牢冷痛，沉滑痰食，沉濡气虚，沉伏闭痛等。先生指出，沉主内寒，若辨其虚实，必久按之，如"阳气式微而脉沉，当按久愈微，设或阴寒凝结于里，则脉且沉紧，是亦阳气之式微，而脉来未必沉微；又阳气郁状，脉匿而沉者，当按久不变。"又沉脉主里，先生以为也不尽然，如大寒乍感之初，表卫之气闭郁窒塞，其脉亦沉紧而伏；太阳病外邪牵掣，经络不和，项脊强痛，脉亦沉迟而不浮；外感病头痛恶寒且发热，关节疼痛，湿痹于表，因湿为阴邪，脉亦必沉细。先生指出，此等之症，又决不能因脉来沉伏不浮，而拘泥里证，不敢掺半分表药，反致邪闭不祛。

此外，先生对前贤"浮脉属阳，沉脉属阴，浮脉主府，沉脉主脏"之说，颇不拘执。先生认为浮脉属阳，沉脉属阴，亦只可以言其常，"若阴盛于内，格阳于外，则脉且浮大，而重按无根，岂得概谓之阳症？热结于里，气道不通，则脉也沉蓄，而凝涩不流，岂得概以为阴症？"至于浮以主府，沉以主脏，更不可附会。指出"以全体言之，腑也深藏于里，安得谬以为在表，而竟谓病在腑者其脉当浮？假使腑病可作表病，而脉为之浮，则经络之病，肌肉之病，皮毛之病，其脉又当何若？"先生不泥古人成说，据理分析，所论最为公允。

2. 论迟数之脉

脉迟以至数言，凡一息不满四至、来去皆迟者是也。迟脉多属虚属寒，浮迟表寒，沉迟里寒，迟涩为血病，迟滑为气病，有力为冷痛，无力为虚寒。先生认为脉迟主虚主寒，此为常理，然并非尽然，而亦有主热者。如下利热结旁流，热实积于里，脉反不数而见沉迟，且里结之盛者，其脉亦益迟细或沉细，此为病势之变迁。又伤寒脉浮紧者本当汗之，但见尺中迟者，则不可发汗，因其血液已亏，阴分不足使然，此迟脉又与涩脉相似，主血少，故不可发汗。又谓迟脉亦主里积，脉迟且滞者，内有结滞可知，多主中寒、症结，如气滞痰凝，闭塞隧道，脉来迟而涩小，非行气化痰，疏通痰塞，则脉不为利。又大病之后，往往脉见迟涩，先生告诫不可遽用温补，此元气未复，余热亦未必全净，故大病后脉似迟缓，亦只宜以清养善后。总之，先生认为迟脉主虚主寒，也有主热主实之者，《素问

·阴阳别论》"迟者为阴，数者为阳"，只言脉有阴阳之大略，若以病情变化言之，则又不可一概而论。

脉数以一息六至以上言，其中也包含急、速、躁、疾等形态。先生对急速之脉谓之数，有一番深入地考证。他说：数字由本义"算数"，而引申转为"频仍"、"急促"之意，是根据古典经籍《左传·鲁文公六年》"无日不数于六卿之门"、《论语》"事君数"、《孟子》"数罟不入夸池"及《汉书》"上常赐告者数"等"数"字作"不疏"、"繁密"、"非一"解而来的。《礼记》"不知其已之迟数"之"数"又为速字之假借，故脉急而名之为数，也为速之借字。疾、躁之脉与急脉同一性质，故疾、躁也属数脉之类。先生于脉数条下附以急、疾、躁字其理即在于此，同时也将数脉与古之急、疾、躁有机地联系了起来。

脉数主病，《郭元峰脉如》谓"阳盛燔灼，侵剥真阴"，或为寒热，或为虚劳，或为外邪，或为痈疽，随病而见。先生指出，脉数为热，热则气血之行迅速；而虚则气血循行无以自持，失其常度，故至数皆数于常。"脉为血液循行之轨道，心为血行之枢机，脉行数疾，心气盛矣。"若无其他病状可征者，"是当心家烦热"；若其他因病而得数脉，则以见症为断。如感病脉来数急，有温有风之分，因风、温皆为阳邪，当兼以尺肤之热与不热为辨，热者为温，不热者为风，温病热盛，脉来盛躁，若复流利滑爽者，则腠理疏通，可征其自将得汗而解。脉数不合于时令，又无发热等见症，则当有疮疡结于经络之间。阳热之证，脉多数急，若内热伏火，闭塞太甚，则脉反不数而形塞滞，临床亦偶有见之。杂病脉数，不足之证洵多，实滞热结之候也复不少，如阴不涵阳，六阳飞越，脉行急而躁疾无度，则发为狂惑之神经病症；病退而脉仍数，是中气不能自持；而数象渐迟症状反危，则为虚脱之兆。先生辨脉参症，洞察病机，又非侈谈神理、妄下断语者所可同日而语也。

3. 论滑涩之脉

滑与涩以脉来之气势言，滑脉往来流利，如珠走盘，涩脉来去艰难，迟短涩滞。对于滑涩之脉的本质，历来众说纷纭，莫衷一是，如《王注内经》等谓脉滑为血少气多，脉涩为血多气少；《滑氏枢要》等则谓滑为血多气少，涩为气多血少。先生根据《素问·脉要精微论》"涩者阳气有馀也，滑者阴气有馀也"之说，独具卓见，认为阳气有馀，消烁阴液则血少而脉为之涩滞不爽，阴气有馀则言阴液充足，即是血多，故脉来滑利。《素问》所谓阳气阴气非以气血对待立论。先生又据气血互根互长的理论，驳斥前人之说，"盖脉涩洵为血少，气亦安能独多，果是气盛，脉亦何至涩滞不流；脉滑可谓血多，然气亦决不独少，果是气馁，脉又何能圆滑流利。《甲乙经·病脉诊篇》有滑者阳气盛、微有热一语，岂非滑为气多之明征。"先生据此概括为"涩者气血皆少，滑者气血皆充"两句，可谓要言不繁。

脉滑者气血皆多，若脉来滑而平匀，有力有神，乃得胃气之象。脉滑主病，临床也有主热、主痛、主痰食之别，先生还认为血虚阴亏于下，热自内生，阴血不守而阳浮外越，似有走而不守之势，则尺脉也偏见有滑疾者。但百病而见脉来浮滑，乃病末深入且有自愈之兆。滑以往来流利为义，但《素问·大奇论》"心脉搏急者为疝"。后《四时刺逆论》"厥阴滑利病狐疝风。"等，提示滑脉有时也稍含坚劲之意，然后人有论滑脉，则以此推而广之，多认作坚实有力，刚劲太过之义，主病也多在实热结滞一边，如《滑伯仁诊家枢要》开言即谓"血实气壅"，先生认为则"大失和滑之本旨"，实有千里之误。

894

先生认为，脉涩者滞而不流，总是气血之不逮，主精亏血少、又主痛、主痹、主积滞。脉来涩滞偃塞，则血脉不足，气也无以鼓动，不通则痛，故心痛病者脉多涩而迟，风寒湿痹著之邪。久留不去，脉络受邪，血行蹇涩，故痹症为痛为牵引，为顽木不仁，脉来也不利而涩滞。脉涩为气凝血滞之征，内有积滞不行，脉滞而不畅，故痢疾。肠澼之症脉亦小而沉涩，胃脘生痛，脘中气血凝结不通，脉必沉而且涩。总而言之，脉走有神，"凡病以脉滑为顺，涩滞为逆"，先生此说，可谓阅历之言。

4. 论虚脉

虚脉无力且无神，总为不足之征。虚而浮为血虚，沉而虚为气虚，虚而数为阴虚，虚而迟为阳虚，临床虚脉与软、弱、微、散诸脉的区别甚微，其主病也皆属虚证，对此医者大都只知其大略，而不知鉴别及其奥妙之处。先生认为，辨别虚脉与软、弱、微、散诸脉的区别，对疾病的性质和预后有重大的意义，于此先生独有体会，论述也颇为详尽。指出虚脉应指无力，虽与软、微等相近，但各有不同。软脉虽力量柔软，不能指下有力，但其浮中沉三候之脉形大小不甚参差；而虚脉则浮部较大而有力，重按不及轻按形体有力量，不独沉候不实，且有形势俱虚之象，脉形脉势都不如软脉之有神。微脉细软无力，重按几不应指，叔和谓其细而软，似若有若无欲绝之势，散脉之形或不甚细，然应指畔岸模糊不清，有涣散之象。虚脉则又未至散脉之轻浮欲绝，也较胜于微脉。所异于弱脉者，弱则沉部无力，虚则浮部无力，《脉经》谓其大而软，按之不足是也。先生从寸关尺三部和浮中沉及形体，气势等方面辨识虚、软、微，散、弱等相似脉象，悟出脉学精蕴，切合实际，颇有临床指导意义。

5. 论促脉

历来脉书论促脉，每与结脉对待成文，以促为数中一止，结为迟中一止，相沿成习，至今少有异议。先生于此亦独有见地，指出促字为义，短也，既短且速，是有急遽之象，故促脉其至必数。先生引仲景之论否认促为数中一止之说，谓仲师于脉结代，心动悸者，炙甘草汤主之一条，明明以结脉与代脉对举，并未言及促脉，则促非歇止自可于言处得之。先生又从《素问·平人气象论》"寸口脉中手促上击者，曰肩背痛"及王冰注释"阳盛于上，故肩背痛，是促为阳盛之脉，且独盛于上而不及于下部"和《甲乙经》该条文作"寸口脉中手促上，数者，曰肩背痛"，皆已明言短促而独盛于上，悟出脉来急促且盛于寸部为促脉之真者。叔和则以其既短且速急迫之态，以为似有不能联属之象，因以偶然一止引申其义。后人则以此说推之，作为数中一止，则与本意大相径庭。先生又指出促脉见于内科之疾则为阳升头面、气结胸中，或疾聚上脘，以外科言则上部实热而为疡疖。先生论促脉，立说别出蹊径，临床确有所验，可谓地道之言。

药物学研究的成就和经验

先生对本草的研究，首重《神农本草经》。先生认为，《本草经》"其源最早"，是秦火以前的文献资料，历史悠久，而且"言简意赅，含蓄者富"。先生在长期的教学、临床实践中，参考众多的医药书籍，精心"寻绎经文"，颇有心得，并撷取《神农本草经》及《名医别录》之精华，作《本草正义》七卷，通过正义、广义、发明、正讹等形式，对诸药物的性味、功用、主治、炮制、用法及宜忌等，作了深入地阐发，其中反映了先生应用药物的实践经验和药物研究的独到见解。兹就《本草正义》等对先生在本草方面的研究成就选介如下：

对药物的独到见解

1. 力辟洁古桔梗载药上行之说

《本经》谓桔梗味辛微温，主胸胁痛如刀刺，腹满肠鸣幽幽，惊恐、悸气。先生正义：桔梗味辛而气温，故所主皆宣泄散寒之用，主治胁肋痛如刀刺者，即"气滞寒凝，或饮邪阻塞"之胸痹症。桔梗辛温，"宣通阳气"，故能通痹止痛，腹满肠鸣，皆寒滞中下，脾阳不振，惊恐悸气，则寒凌于上，心阳不立，而桔梗皆能治之，则固为振动阳气，疏通郁塞，合上中下三焦而统治之要药，故桔梗功用，诸家所述，"皆温通宣泄，无论上焦下焦结滞之病，一例通治"。唯张洁古谓其为"诸药之舟楫，载以上行，至胸中最高之分，诸药中有此一物，则不能下沉"云云。先生指出《本经》《别录》皆无此意，不知易老从何处悟入。且洁古之说，今盛行于时，遂令通治三焦，宣阳行气之功，不复信用于世。

2. 黄芪非通治痈疽疮家必用之药

先生于疡科疮痈，别有师承，辨证用药，独具卓见，特别是对黄芪的疡利应用，体会更深。他认为黄芪为固表主药，甘温之性，专走肌肉皮肤，《本草经》主痈疽久败疮，排脓止痛。盖"久败之溃疡，肌肉久坏，脓水频仍，表气大虚，黄芪益气固表，以疗其虚，故能排脓止痛耳。"后人不察，误认为通治痈疽，置久败二字于不问。如张洁古称其内托阴疽，为疮家圣药；缪仲醇则称其治小儿胎毒疮疖；张景岳称其生者可治痈疽，皆取《本经》排脓止痛四字，不问虚实，泛指为疮家必用之药。先生指出"毒势方张，而用实表之药，为虎傅翼，适以愈张其炎，则肿疡难消，溃疡毒炽，排脓适以生脓，止痛乃以增痛。皆误读《本经》之咎矣。"

3. 对柴胡的见解

《本经》谓柴胡味苦平，主心腹、去肠胃小结气，饮食积聚，寒热邪气。先生认为柴胡"味苦而气寒，性质轻清，以升腾为用"，故凡寒热之气，积滞不宣，及痰饮水停之不得疏通者，得其升举宣发，则清阳敷布，且积者化，滞者行，此《本经》所以主心腹肠胃中结气，并治饮食积聚、寒热邪气矣。而《别录》所以谓柴胡除伤寒心下烦热，并及痰热枳实，胸中邪气，五脏间游气，而又能治大肠停积水胀，皆"气机窒滞，而痰食水气因以阻结"，以柴胡之轻清者，鼓动其气机，则寒热饮食痰结水停，俱可治疗。

在发明条下先生申其说，认为柴胡春初即生，香气馥郁，气味俱薄，禀受升发之性，昔人每以为少阳药者，以其具春升性质，而又疏土达木，最合少阳生发之气也。其治外邪寒热之病，寒热往来者，以"芳香疏泄，引而举之"，以祛邪气，自表份而解，且柴胡治呕逆，胸胁痞满诸证，皆"肝胆木邪，横逆为患"，以柴胡之升腾疏泄者治之，则寒郁解，而肝胆之气亦舒，木既畅茂，诸证自已。又若至久病气虚，正气不足，清阳下陷陷候，所谓阳病渐入于阴、非柴胡升举其清气，不能提出阴分、还归于表而解之，则柴胡乃是必不可少之药。"所谓脾阳不振之候，亦必以柴胡升举中气。"故对柴胡的功用主治，先生约而言之，"止有二层，一为邪实，则外邪之在半表半里者，引而出之，使还于表，而寒邪自散；一为正虚，则清气之陷于阴分者，举而升之，使返其宅，而中气自振。"至于肝络不疏一证。"实皆阳气不宣，木失条达"所致，于治疗剂中，"加少许柴胡，以为佐使而作响导，奏效甚捷。"先生指出"此则柴胡之真实功用，以外别无奥义。"

此外，先生对各家本草关于柴胡主治的谬误也有评议，在正讹条下指出，柴胡禀春升之性，而以气胜，能宣通阳气，祛散寒邪，"是祛病之药，非补虚之药，"在脾虚之病用之者，乃少许以引导作用，藉其升发之性，振动清阳，提其下陷，以助脾土之转输，必与补脾之参芪术并用。甄权药性谓柴胡"治热劳骨节烦疼，虚乏羸瘦"，是指"脾气不振，清阳陷入阴分"者言之，用柴胡振举清气，则气血自能宣畅，且可透泄其热，斯为热劳羸瘦之正法。"后人不知辨别，竟误以为劳瘵通治之良方，以升阳散寒之药，而妄称为补，大错铸成。"如洁古直以除虚劳之字为言，寇宗奭谓柴胡治劳，王海藏所谓产后血热必用柴胡，李濒湖治小儿五疳羸热等等，流弊固亦不浅。又仲景少阳病以胸胁满痛，心烦喜呕，胁下痞满等为柴胡证，浅者因此而误认"柴胡统治肝病，遂于肝火凌厉之头痛眩晕、耳鸣耳胀、目痛耳聋、胁痛膜胀等证，亦复以柴胡为必需之品"，则治病反以增病，千里毫厘，误人最捷。

4. 阐明大黄无毒

《本草经》谓大黄味苦寒，主下瘀血，血闭寒热，破症瘕积聚、留饮、宿食，荡涤肠胃，推陈致新，通利水谷道，调中化食，安和五脏。《名医别录》亦称大黄无毒。而近世本草竟以入毒草类，令人望而生畏，遂致有大黄救人无功之俗谚。先生指出"此是李氏《纲目》之误，最启初学之疑。"并在正义条下进一步阐明其性味功用，说大黄气味俱厚，沉降纯阴，直入血分，导瘀滞、通利胃肠而逐宿垢，故《本经》主下瘀血血闭，破症瘕积聚宿食，荡涤肠胃，通利水谷道，是其主治之大纲；而推陈致新，调中化食，安和五脏十二字，于大黄功用尤推崇备至。"盖肠胃之消化，血脉之周流，在在以通为补，苟有宿垢留滞，则秽浊不去，即新生之血，亦易瘀积，"唯能推荡陈腐，然后可以致新，庶几中气和调，食不碍化，而五脏皆赖以安和。近时西国医学，亦谓此物是补胃妙品，其旨正同。

对《本经》主留饮一意，先生也有阐述，认为痰饮二字，唐宋以后显有分别，每以有火而浓稠者为痰，有寒而清稀者为饮，大黄能治实热之痰，不能治中寒之留饮，世医皆能言之，颇似留饮二字，未免不妥。要知汉魏以上，痰饮尚未有此分析，《素问》《伤寒论》初未见一痰字，直至《甲乙经》始有水淡饮一句。故《本经》留饮二字，未必竟以为寒饮之病，指出"读古书者不可不知古义。"先生对《别录》以大黄治女子寒血闭胀，以寒证而用大苦大寒之药，谓"必不可通，当有讹误，阙疑可也。"

5. 土茯苓为专治杨梅疮毒之圣药

先生对土茯苓大剂熬膏，为日常食用之品，治疗杨梅疮毒，有其实验。故他在《本草正义》发明条下指出，土茯苓自濒湖《纲目》始入本草，昔人不知用此，遇杨梅疮毒盛行，率用轻粉取效，以致毒留筋骨，溃烂终身，《纲目》谓此气味淡平，健脾胃、强筋骨、祛风湿、利关节、止泄泻，治拘挛骨痛，恶疮痈肿，解汞粉银朱毒。先生指出"此物利湿去热，能入络脉，搜剔湿热之蕴毒。其解水银轻粉毒者，以渗利下导为务，为专治杨梅疮毒深入百络，关节疼痛，甚至腐烂，及毒火上行，咽喉痛溃，一切恶症。"因其淡而无味，极其平和，唯专用大剂，采取鲜根，熬膏常服，以多为贵，则一味自可治最重最危之症，且永无后患，此是先生十余年之亲验。还指出"凡服此药不可饮茶茗，犯之能脱发"的服药禁忌。

对药物炮制的见解

关于中药的炮制，刘宋时有雷敩者，创立此说，以后日积月累，形成了一套药物炮制学知识。先生对用之适当、必不可少的炮制技术是持肯定态度的，如附子炮之以去其炎，甘草炙之以厚其味，大黄久制以缓其性，半夏姜制以克其毒等等。但对"每药必须通过炮制，然后可用"和"以药制药，层出不穷"的炮制方法，则大不以为然。

先生在《医论选》中指出"无物不制，而天然之性情，皆以改变，纵使自有法度，亦必大异其固有之功效"。且"监制以去其偏，以锐减其制胜之能力，就是鸟能飞而截其翼，鱼能跃而剪其鳍，执赘盲之手足以临大敌，安有不败之理。"特别是"《本经》《别录》为我古药物学，未言有监制之术，仲景书中，亦仅见附子有炮，甘草有炙"，"若每药必须通过炮制，然后可用，则汉魏以前，汤液皆当无效?!"批评持这种论点者"实是挢揉造作"、"炫其博学，以自高身价。而药物之实在功用则从此变化尽矣。"先生在《本草正义》书中列举了滥用炮制法的谬误，如对半夏的炮制，"浸之又浸，捣之又捣"，致使"药物本真，久已消灭"；"甚至重用白矾，奄奄悠久，而辛开滑降之实，竟无丝毫留存，乃一变而为大燥渣滓。"又因附子易于腐烂，"市肆中皆是盐渍已久，而又浸入水中，去净盐味，实则辛温气味，既受制于盐之渍，复受制于水之浸，真性几乎尽失。"致使临床用附子二钱，"当不如桂枝三、五分之易于桴应"。有用大黄治在上之病，谓"非酒不至，必要酒浸，引上至高之分，驱热而下"，实则"矫揉造作，用违其长"。

综上所述，先生对药物炮制，见解独到，取喻恰当。且先生于临床实践中，用药物均以原药为多，效果显著，其理亦在于此。

张山雷医论选

陆九芝《世补斋》医语申义

寿颐不敏，治医家言逾三十年，即屏弃一切经史子集于脑后，而专事于病理药理者，亦已三十年于兹矣。所见近贤著述，最为服膺而拳拳弗失者，厥唯两家。一则王氏梦隐之医案四集，一则陆九芝封翁之《世补斋前集》数种而已。陆氏擅长温热，学识与梦隐相等，而文辞倜傥，笔锋锐利，尚非梦隐所能及。其最有功于病家，而揭破近世陋习者，断以《不谢方》一卷及《世补斋》十六卷，尤为救时之良药……

学医宜从《伤寒论》入手

学医从《伤寒论》入手，始而难，继而易。从后世分类书入手，初若甚易，继则大难矣。寿颐按从《伤寒论》入手者，非有其他捷诀，不过先识六经之证，而能辨别脏腑经络病情之深浅治怯而已。百病皆不能离此六经之范围，轻者则在经络，重者则入腑脏，伤寒然，杂病无不皆然，此从《伤寒论》入手者，所以亦能治杂病而无难。　若从后世分类之书入手，则枝枝节节而为之，不识经络腑脏之条例，即不能提纲挈领，寻流溯源，一遇危疑之症，鲜不彷徨无措矣。

六经之病以证分

六经之病以证分。于读书时先明何经作何症，则于临证时方知何症为何经。病者不告我以病在何经也，故必先读书而后临证，乃能明体达用。寿颐按六经见症，有显而易辨者，亦有似而实非者，如少阴病但欲寐，而风温之多眠睡则属阳明，少阴病身重而阳明亦有身重之类，大同小异，千里毫厘，即有可据症以审其病在何经者。亦有症不足据，必合之脉色以审其病在何经者。故辨症时必先识得六经各有之症，而尤必辨得数经同有之症。非然者，指鹿为马，何往而不误尽苍生。是以古语曰：藏府而能语，医师色如土。

仲景法主存津液

仲景法主存津液，夫人而知之矣。然其所以存津液者，汗吐下和寒温之六法皆是也。六法中尤以急下存阴为刻不容缓。其用滋阴之剂以为可存津液者，适与六法相反，故百病无一治。寿颐按伤寒是热邪为病，热邪不去，则津液不存。六法皆去邪之法，必邪去而津液始可保，则六法皆存津液之法可也。独有甘寒滋腻、柔润养阴不在六法之中，适以恋邪助虐，而津液且难存，故仲景书独无养阴之法，其竹叶石膏汤，炙甘草汤皆自有主治之症，非可妄用于邪气正盛时也。至于急下存阴之际，尤为存亡绝续关头，必一鼓作气，而邪热荡涤无馀，然后津液乃不患其再耗也。

论阴阳水火

周慎斋曰，阳气足，则阴气皆化为血；阳气不及，则阴气即化为火。味其言可以明火之由来。余谓阴气足，则阳气皆化为液，阴气太过，则阳气即化为水。亦可识水之由来。寿颐按阳气足而阴气化血，言正气之阳光足，则阴得煦煦，而化育涵濡，血液自富。又谓阳气不及而阴气化火，则是阴盛格阳之龙雷阴火，乃火之变，实非火之常。必不可谓火之由来，尽是阴火，恐立说有误。似当作阴气不及，则阳气即化为火，方是火病之由来，不独阴虚者必发热，即凡阳邪之所以旺者，固无一非阴不平而阳不秘也。九芝阴气足则阳气化液，亦是阴平阳秘，则阳不为害而气化生液。若阴气大盛则汨没真阳，而气冷化水，肿胀之病成矣。此节论阴阳二气，至精至微，破造化生成之蕴，非参玄机者不能言，而亦非具神悟者不能知，固不可语之中人以下。

膏黄参附羚石之能起死回生

病之能起死回生者，唯有石膏大黄人参附子，有此四药之病，一剂可以回春，舍此外则不能。寿颐按病当吃紧关头，一举手而定乱扶危、功成反掌者，自膏黄参附以外，确鲜此专阃大将。唯有肝阳陡动者，其发极暴，猝不可遏，及疡科疔毒大症，势剧且不救者（此即俗称疔疮走黄），一进羚羊，无不就范（外疡大毒，腐巨红肿痛不可耐者亦然）。此外则又有气火升腾，血冲脑经之猝厥昏瞀抽搐痉直诸症，非重用石药介类，潜降摄纳大剂，必无捷效，唯此数者亦能奏功于俄顷，化险为夷。固临证时之历验不爽者，而举世尚未尽知，爰附志之，以告同嗜。

石膏不可煅

石膏不可煅，煅则如灰，不可用，非生者重，煅者轻也。寿颐按石膏主治唯在清胃，赖矿质天然，含有脂膏在内，虽是石类，而古人命名，独称为膏，其旨可见。一经火灼，则清润之质变为枯燥，竟是石灰，不可用。况乎石膏之灰，粘而且涩，正与清胃之旨相反，岂独无功，且有大害。寿颐恒谓矿质诸药，如磁石、赭石、石脂、石英、龙骨、龙齿等物，其功用皆有天然之情性，必不可煅，煅则一例成灰，性情大变，复有何效。即为介类中之牡蛎决明瓦楞蛤壳，亦无一不然。而世俗则无一不煅，大不可解。此其习俗，大率金元以后无知妄作者创为之。而医者不察，相率效尤，遂成风气，自唐以前未尝有也。且即此推之、凡草木诸药，炒与不炒，性情亦复不同，定方之时，皆当具识力，宜炒宜生，各有妙用，断不可人云亦云，信手拈来，不知区别。

论方案

案者，断也，必能断乃可云案，方者，法也，必有法乃可云方。若非步武前贤，安能有此学术。寿颐按病者本有一定之病理。识理毕真，认证确当，自然敢下断语，案无遁情，则所立之方，也必配合停匀，有条不紊，而后药能中病。此种功，候半在读书，立其极柢，亦半在阅历，广其见闻，而尤必于临证时细心研求，复诊时一一探究其成绩，何者桴应，何者变爻，渐渐炉火纯青，方能隔垣洞见。是之谓真经验，是之谓真功夫。万不可徒读父书，师心自用，否则笃信好古，守死善道，方药虽好，病症却非，医者方以为无上妙法，而病不对药，反是病人之自误矣。况乎旧籍纷纭，无奇不有，杀人捷诀，亦何莫非古人已往之陈言耶。

病有必待问而知之者

病有必待问而知之者，安得以不问为高？即如脉以合病，而病者之于医，但令切脉，夫寒热表里，此可以脉得之，然一脉关数症，得此脉矣，所病之症仍不能以脉知也。故医者不可以不问，病者不可以不说。寿颐按凭脉辨病，只是参考之一端，而病机之来源，病状之变化，以及从前服药之相宜与否，医者非仙，奚能预料，苟非明问，直同盲瞽。然病家恒有伸手求诊，以试医为能事，而医家亦有不问为高，自矜能手者，皆自欺欺人伎俩，非本医学正宗。寿颐辑《脉学正义》，有问诊一条已详言之矣。

选自《籀簃医话》

莫枚士《研经言》释痰篇申义

仲景书有浊唾，有涎唾。涎唾后人或称淡唾。淡言其薄，以别于浊唾也。淡字去氵加疒，即为痰。《巢氏病源》而下，唾皆称痰，即于唾之不薄者亦称痰，不称唾，如凝唾谓之胶痰，粘唾谓之腻痰，皆与古书相戾也。第古人病名，必名其故可见。薄唾称痰，有淡可见，苟无淡可见，焉得冒淡之名。因知《金匮》四饮中之痰饮，虽本一作淡而走于肠间之水，淡不淡尚未可卜。仲景亦必不凭空名之。痰饮之淡，当为流字之误。走于肠间，正谓其流，与溢字悬字支字皆是状其水行以为别。水之行象必得此四者方备。寿颐按痰字不见于《说文》，并不见于《玉篇》，是仲景时尚无此字之确据。考阮孝绪《文字集略》，

900

淡，胸中液也。至《广韵·二十三谈》始有痰字，注曰胸上水疾，又是淡痰同训之确证。故以《素问》《甲乙》以及仲景书，皆有饮病，而绝不见一痰字。独《金匮·痰饮篇》中见之，最是可疑。盖篇名痰饮咳嗽之痰字，古本当作淡，今本乃后人所妄改。其四饮条中之痰饮，旧刻间有作淡饮，嗜古之士见之，方以为古时真本，理当如是。然抑知淡为淡薄之义，饮在肠间为淡为浓，何以悬拟？莫氏考之最为爽捷。莫又引《病源》流饮一条，谓巢氏所叙流饮证状，正即今本《金匮》之痰饮，当依《病源》作流，因流字似淡，传写误之。后又改淡为痰，其迹显然。据《病源》所谓流走肠胃之间者，引证确凿，毫无可疑。唯近今医家，误认痰字从炎，遂谓其病属火，乃以古书之痰饮二字判作一寒一热。须知《内》《难》经文及仲景书中皆无痰字，凡所谓饮，本属水寒之病，绝无肺胃热证错杂其间。《金匮》本篇历历如绘，可见痰饮本义，以二字为一病之名，必不能分作两层，妄生异议，而近人之认痰属热者，岂独师心自用，直是厚诬古人。盖痰字之源实由淡字孳生，本非作二火会意，必不可附会从炎，望文生义。唯凡百病症，古多属寒，今多属热。痰病在今又多肺胃炎热，煎熬津液而成浓浊者，亦不得依据《金匮》名义，谬投温药。窃谓今之大江以南，痰热为病，谓之从炎会意，颇似确乎有理，精当不移，第不能执今之病，以续古之书，而强古人以同我。此医之为学所以贵于因时制宜，而不容食古不化欤！

选自《谈医考证集》

论《难经》狂癫病理与《素》《灵》不符

《素问》巅疾二字数见不鲜，亦有以狂巅并称者，未尝言其有彼此之大别也。今西国学者则谓之神经病。盖此病根源皆由所思不遂，郁结之气凝聚生痰，积痰成热，气火挟痰有升无降，上冲犯脑，激乱神经，因而知觉运动渐以改常，西人审察是病诚得真相。顾吾国生理病理之学，向无所谓神经者。乍聆其名，岂不谓新说确凿，决非吾旧学界所能窥见毫末。其亦思《内经》巅疾之义云何？岂非即指顶巅言之。疾在顶巅，岂非与西学所谓脑经之病同符合撰。盖巅本作颠，《说文》顶也。至于病名，则字加疒旁，而省去其页乃作瘨，《说文》已有瘨字，但曰病也。……瘨音同颠，非即《内经》之巅病而何？顾氏《玉篇》瘨都贤切，则曰狂也。《战国策注》《广雅》皆曰瘨狂也。《广韵·一先》都年切，瘨病也。癫上同，如是始见癫字。知后世之癫，古书止作瘨。而瘨即是狂，两病不分，又皆古人所共言，正不独《内经》为然。唯《难经·五十九难》则曰狂癫之病何以辨之？其答辞乃谓狂疾始发，少卧而不饥，自高贤也，自辨智也，自倨贵也，妄笑，好歌乐，妄行不休是也。癫疾始发，意不乐，僵仆直视。以两者病状，各为之描摹情态，曲尽形容，于是两证显有彼此之分。然今本《五十九难》，尚未尝明言二者之一阳一阴也，唯《二十难》先言脉之阴阳，而忽以重阳者狂，重阴者癫两句续之，则狂阳癫阴又是确有明文。后人以此说出《难经》实是秦汉以来相传古本，又谁敢谓为不然，以自贻离经叛道之恶名而授俗子以口实。至滑伯仁《难经本义》且直以《二十难》中重阴重阳二句，认为《五十九难》之错简，一转移间两节文义居然各得其宜，颇似无缝天衣，至当不易。于是阳狂阴癫、狂动癫静乃为实在之病理，一若铁案已成，牢不可破。晚近医家徒见夫患是病者有或动或静之异，又谁不以为阳动阴静，自有至理。寿颐窃谓病情之分阴阳，盖如罗盘之有子午，地球之有两极，彼此对歧，各据一隅。故阳病为热，阴病为寒，冰炭殊途，虽有妇孺亦所共晓。况乎一属重阳，一属重阴，则阴阳之偏又是各造其极，更无今日本属阳盛，至明日而即可转为阴盛之理。乃观夫狂癫之人，则有由动而渐静者，亦有由静而渐动者。且更有忽焉而动，忽焉而静，循环往复，变幻无常者。若属阳病日久转入于阴，阴病日久转出于阳，始传未传，或门有此剥复迴旋之情势，然又何解于时动时静、起伏往来，不一其状者。此断不可谓之忽寒忽热，亦阴亦阳互为乘除，迭相消长。究之世间此病，何地没有，方且以忽动忽静，进退变迁，不可思议者居其多数。而《难经》乃以一阴一阳强为定断，理想之偏，盖已不攻自破。狂颠为病，属于脑神经之失其常度，今已悬之国门，久有定沦。圣人复起而斯言不易，实即《素问·调经论》所谓血之与气并走于上则为大厥（医经厥字本作逆字解。在反常之候，皆可谓之厥，故寒亦称厥，热亦称厥，《调经论》大厥之厥，非言四肢厥冷也）。当其气火方张，阳炎甚盛，则动而歌哭笑骂，不避亲疏，及其事过情迁，气火已息，则静而缄默僻处，无息无声。其由静而忽动者，则本于忧思积久，郁极乃申，其势遂一发而不可复遏，此在气火上燔，激乱脑神经而失其知觉运动之常度也。及其冲激已久，脑之神经皆失效用，势必知觉运动渐归泯没，而其人乃终至不识不知，此又始动终静之实在病情。若夫有时而动，有时而静，则即其气火之忽升忽降，时盛时衰，故当其阳焰偾兴，势必怒骂歌哭，无所不为，迨至气平火降，则又僻居独处，呓语喃喃。此必随其人之体力，及气候之往复而相与变迁者。试观病狂之人，每发作于三春阳旺之时，至秋冬二令，则较为安静，其为木焰升浮，血与气并交走于上之理，尤其明著，又安得谓春夏而病即为重阳，至秋冬而其病又转为重阴者。然则《二十难》之所言，宁非一孔之儒，徒以臆见妄为分晰，知其一而不知其二。

间尝以《素》《灵》之所渭狂癫者，汇而考之，当以《脉解篇》太阳所谓甚则狂巅疾者，阳尽在上而阴气从下，下虚上实，故狂崩疾也一节，最为明白晓畅。盖其所指为太阳者，本以阳气极盛言之（以太阳即易学家之所谓老阳，非十二经中之太阳，不可误认。近人莫枚士《研经言》癫论一篇，谬谓病自足太阳经来为可治，正以误读此太阳二字作为太阳之经，是以所说，全篇皆成呓语）。唯其阳盛而在于上，故为狂颠之疾，正合西学家血冲脑经之义。在《素问》明言其为下虚上实，则阴虚于下，阳盛于上尤为显著（《脉解篇》此节，唯阴气从下入字不可解，今袁氏、萧氏两新刻《太素》皆同，盖传写之误）。古人且以狂癫疾三字合而言之，此必不可以两字之病名，强析为之一阳一阴者。《厥论》谓阳明之厥，巅疾走呼，妄见妄言，则所谓阳明者亦阳盛之义。如正月、二月为少阳，三月、四月为阳明，五月、六月为太阳之例，亦非十二经中之阳明。《通评虚实论》谓癫疾，脉搏大滑，久自己，脉小坚急，死不治。王注脉小坚急为阴，阳病而见阴脉，故死不治。启玄亦知癫疾为阳病。《宣明五气篇》谓邪入于阳明则狂。又谓搏阳则为巅疾。《灵枢·九针论》亦言邪入于阳则为狂，又曰邪入于阳，转则为癫疾。《灵枢》此节上下文皆与《素问·宣明五气篇》大同小异（转宇即搏字传写之讹）。凡此诸节，皆《内经》狂癫同为阳病之确据。且与《调经论》血之与气并走于上二句同一病理，更证以西学血冲脑经之说无不同条共贯。此胡能仅以其一时之情状而可谓此阳彼阴，判若水火者。是以《金匮》亦谓阴气衰为癫（此所谓阴气衰，正是阳气盛而阴不能涵敛之义，亦与《难经》重阴之旨判如霄壤）。至《千金方》又谓邪入于阳，传则为癫痉，则又后人之明知癫为阳病者。从而可知《难经》重阳重阴之说，既失《内经》本旨，而又非病理之实在。即《五十九难》以二者之名，分析为动静两层，亦岂是古人命名之真义。此必浅人推测，姑妄言之。谁谓越人竟能为此独断独行，敢以欺尽天下后世，而谓他人皆不知考证《内经》来相诘责耶！然《脉经》本之，则曰阳附阴则狂，阴附阳则癫。巢氏《病源》本之，则曰风邪入并于阳则为狂，入并于阴则为癫。孙氏《千金》本之，又曰风入

902

阳经则为狂，风入阴经则为癫。皆以一盲而引群盲，实即《难经》始作之俑，是胡不可证之《素问》《九灵》，以正二千余年相承之谬耶。更考《素问·宣明五气篇》谓阳入于阴则静，阴出于阳则怒，虽与狂癫二者同为一节，而各有主义。非即以静承上文之癫，又以怒承上文之狂也。其上文谓邪入于阳则狂，邪入于阴则痹。搏阳则为巅疾，搏阴则为瘖，固明明以阳之狂对阴之痹，又以阳之巅对阴之瘖。《素问》文义未始不轩豁呈露，狂巅两者同是阳病，万无可以指鹿为马之理。然则《难经》必以癫为重阳者，宁非离经叛道之尤。医学恶魔误尽天下后世。其《五十九难》又以两者病态显分彼此，各为曲绘其阳动阴静之情状者，岂即误读《宣明五气篇》阳入之阴，阴出之阳两句，而以为承上文狂巅言之，遂有此无知妄作也。

选自《谈医考证集》

论命门相火与肾阴真水之不可分

《素问》为医学最古之书，无所谓命门也。《灵枢·根结篇》乃始见之，曰命门者，目也。此非后世命门相火之说，灼然无疑。至《难经》之三十六难，则谓两肾者非皆肾也，左者为肾，右者为命门。然后于五脏之外添出命门一物，立说离奇，最堪骇诧。《脉经》因之，仍有肾与命门俱出尺部句。而高阳生伪托叔和，撰为《脉诀》，以左肾右命分配两尺。盖至是而两肾阴阳离然各别，一水一火，左右分峙，俨然冰炭之不可相容，亦若参商之不可复合。师承有自，步骤可寻，市虎成于三人，杯蛇演为铁案。此诚吾国医学凿空之尤，明理者见之，固当不值一笑。无奈传之最久，学者共仰为圣经贤传，又何敢轻加评骘，致招俗学之讥。其亦知肾本天一真水之脏，而发育之机寓焉。以先天言之，正如太极之包涵，溶二气于一炉，阴中有阳，阳中有阴，本是未判两仪之象。以后天言之，亦如坎卦之三画，以两阴合一阳，水为其体，火为其用，乃有生生不息之功。假令果如《三十六难》所言，一阴一阳，各据一隅，不相融洽，则天地为否，闭塞成冬，坎离不交，水火未济，独阳不长，孤阴不生，而进化之生机已绝，斯人之生机索然矣。况乎《难经》一书，自《三十六难》以外，言五脏者甚多，未闻以肾与命门两两并举。即叔和《脉经》，左右寸关尺六部分配五脏，亦曰肾部在左手关后尺中，又曰肾部在右手关后尺中，何尝有左肾右命之明文。此则以经证经，知《三十六难》之文已非《难经》本旨，且为叔和所不取，而伪撰左肾右命一说，实是盲瞽之谈，海市蜃楼，毫无依据。惜乎滑伯仁、张景岳之流依样葫芦，反张其焰。此戴同父《脉诀刊误》之所以为叔和功臣也。若夫左道惑众之徒，往往借命门二字，演出幻景，则邪说淫辞，不可为讥，自郐以下，又何讥焉！

选自《医论稿》

张仲景姓名事迹考

仲景名机，见林亿所引唐·甘伯宗《名医传》，称仲景为南阳人。太平御览七百二十二引《何颙别传》称同郡张仲景，总角造颙。颙谓曰：君用思精而韵不高，后将为良医。

卒如其言。按何颙见《后汉书·党锢传》，与葛爽同辈，确为仲景之先进。颙乃南阳襄乡人，而仲景为其同郡，与《名医传》合。世传仲景于建安时为长沙太守，然考之范氏《后汉书》，陈氏《三国志》，则建安中之长沙太守未尝有张机其人，而《范书·刘表传》称建安三年长沙太守张羡率零陵、桂阳二郡畔表。《陈志·刘表传》云，表围之，连年不下。羡病死，长沙复立其子怿。表遂攻并怿。虽羡之死，史不详其在何年，而据《伤寒论》自序，则成书之时必在建安十年以内、五年以外无疑。刘表卒于建安之十三年，则张羡之卒及刘表之攻并长沙，亦必在建安十年左右，恰与仲景自言建安纪年以来，犹未十稔契合。是以近见郭之升允叔氏《张仲景姓名事迹考》一篇，谓羡即仲景，盖一人而二名。羡之为言慕也（郭氏自注，文选《思玄赋》，羡上都之赫戏兮。旧注羡，慕也）。景亦训慕（郭氏自注，《后汉书·刘恺传》景化前修，有伯夷之节，注景犹慕也），则名羡而字曰仲景于义允协。又谓《范书·刘表传》李注、《陈志·刘表传》裴注皆引《英雄记》称张羡南阳人则籍贯官职及时间，皆与仲景在在符合，羡即仲景何疑。寿颐谓郭氏此说确有可信，原文考证极精且博（见《太原医学杂志》第二十九、三十二期）。然则仲师著《伤寒论》之时，正当刘表来攻，连年不下之日，其书成于戎马仓黄之中，而未几仲师且即得病以卒，其子虽曾为长沙人拥戴，嗣位太守，不久即为刘表攻破，存亡尝不可知。则仲师手定之《伤寒论》一书，行世犹未广被，或者且有散乱缺佚之虞。所以西晋之时，太医令王叔和即有重为编次之事。可知叔和所见，必为散乱之书，否则建安十稔，下逮西晋，曾几何时，叔和亦奚必多此一举。以此推之，而仲景之即是张羡，尤其理之可信者矣。

选自《难经汇注笺正》

论《伤寒论》非专治冬伤于寒之病

伤寒者，古人四时外感之通称也。《素问》谓热病者皆伤寒之类。又谓人之伤于寒也，则为热。又谓人伤于寒而传为热。又谓凡病伤寒而成温者，先夏至为病温，后夏至为病暑。可知热病，温病、暑病，古人无一不谓之伤寒。《难经》又谓伤寒有五，则明明将风寒湿热温病，包含其中。盖在天之风火暑湿燥寒，其气固有各别，而人之感而为病者，其始多因于冒风受冷，其邪即从皮而入。试观四时感症，当其发病之初，凛寒畏冷者，十人而九，此即总名伤寒之本旨，夫岂限于冬令而言。仲圣著为专论，而后之注家，每谓此是冬伤于寒之正法，非三时所得通用。然试读本论全部，何尝有一冬字明文（冬时严寒，君子固密，则不伤于寒云，在《伤寒例》篇中，非仲景手笔。且篇中文笔驳杂，有极鄙俚浅率者，。恐并非王叔和之作）。而仲景所录百十三方，其宜用于冬令寒邪为病，而不宜于春秋者，唯麻黄桂枝二类。若三阴篇中四逆通脉诸方，则为寒入阴经而设，其症亦三时所恒有，不得以其姜附而谓必于冬月用之。若其芩连白虎承气泻心诸方，固无一非治温热病之主剂，其症又为四时所恒有，则固夫人能知之而能言之。而伤寒例篇中，必谓冬令严寒，君子固密，则不伤于寒，何其言之偏而识之鄙耶。要之魏晋六朝，隋唐五季，以逮宋金元明，固无人不知仲师本论，为通治四时而设。独至康雍以降，别创温热之论，而传足传手，六淫三焦，妄生畛域。遂致后人之读其书者，谬信首先创议之人，大名炫赫，无不一例盲从。乃使世人之病温热者，皆不得一尝仲圣方药以日即于危殆，何莫非妄分温热伤寒为两事者，有以杀之。呜呼！自叶香岩温热一论盛行于时，而后贤继起，互有发明，间亦可以少补仲师本论所未备。而初不料首先提倡之叶老，及首先著书之鞠通，屏绝仲师成法，谬制新方，滋腻恋邪百害而无一利。举世不察相沿成俗，误尽苍生。而终其身不一觉悟，则香岩一人，实为温热病中功之首而罪之魁。然究其贻涡之源，皆由于误认《伤寒论》一书，为专治冬伤于寒之一念。有以成此厉阶，而杀人遂不可胜数，是诚二百年之浩劫也。哀哉！

选自《医论稿》

太阳阳明、正阳阳明、少阳阳明辨

仲景《阳明病篇》首以太阳阳明、正阳阳明、少阳阳明三条鼎峙。自古迄今，为之注者每谓自太阳经传来，则曰太阳阳明。自少阳经传来，则曰少阳阳明。果如其说，已于正阳阳明一句不甚可解。且仲师所谓合病并病者，必有两经兼见之证。而此节三条，所列病状绝无太少两阳见证，何得妄指为自太阳少阳传来？此成聊摄以后诸家之说，本无确证可言也。唯细绎此三条所言病状，一则曰脾约，一则曰胃家实，一则曰胃中燥烦实，大便难。字句虽各不同，而其为阳明肠胃实热、大便不快，盖亦无甚分别。果何为而以太阳正阳少阳三者划分畛域，此在古人笔下，当必各有其所以不同之故。寿颐读诸家注语，怀疑有年，窃谓以传经为说者，先已自堕于十里雾中，全未悟出古人立言之真旨。盖此之所谓太阳少阳者，即易学家老阳少阳之意，以阳之已甚未甚为辨。医家者言，恒谓春为少阳、夏为太阳，《内》《难》二经数见不鲜，其理已极明白。苟能持此眼光，以读是篇三节，则虽所述病机原无大别，而自能辨得同中之异，古圣心传未尝不可于言外求之，始叹各注家陈陈相因，梦中说梦。其初只因成氏目光太短，并为臆说。为之后者，莫能纠正，一盲群盲，反以限定读者知觉，而竟令此病真情不可究诘，是则注家之罪，不复可逭者耳！夫其所谓太阳阳明者，则其人阳明之热本是甚盛，故曰太阳阳明。唯其本经阳热自盛，所以不仅胃肠干燥、且并脾脏之气化亦自约束不利，不能助胃行其津液，此阳明病中之最为燥热者也。其次则阳明本府，自为热实，则是热入阳明应有之常态，故曰正阳阳明。犹言此乃正当之阳明病耳。其所以谓少阳阳明者，则阳明本经本府之阳热，初非甚盛，故曰少阳，其胃中本不当燥实，大便本可不难，徒以其先已发其汗，已利其小便，津液受伤，则胃中乃燥而实，大便乃难。原其所以燥、所以实、所以大便难者，非以大府之热盛使然，此其所以谓之为少阳阳明也。然则脾约之与胃家实、及胃中燥烦实大便难三者之现状，本是无甚等差，但其所以致此者，情形各有不同，古先圣人必以太阳正阳少阳三层分析言之，原是推究其所以然之故，即所以教人分溯其由来，而随症论治，庶各有当。此即经所谓伏其所主，先其所因之要旨。学者务须识得此三者所以不同之来源，而后可以悟到古人郑重分明之深意。奈何各注家以盲引盲，都从太少二经随意敷衍几句，彼此呓语喃喃，正不知其心目中有何成见，竟使经文之明白了解者，弄得迷离扑朔，引导后生尽入黑暗地狱，宁不罪孽深重！抑更有自命不凡，如慈溪柯韵伯其人者，不悟自己识力未到，莫明真相，敢于所著之《伤寒来苏集》中删除此节，自以为斩绝葛藤，省得纠缠不了，是为非圣无法之尤甚者。

（书后）《伤寒论》此节太阳少阳，不佞并为阳盛阳微两层说解，其初只以仲师原文，少阳阳明条下以发汗利小便已七字作为引子，而后继之以胃中燥烦实，大便难两句，因而悟到此证之燥实便难两者，原为发汗利小便太过，伤其津液，以致如是。则反是以思，若本未大发其汗、利其小便者，其人胃中必不当燥，大便必不当难可知，岂非其人阳明未尝大热之明证，则所谓少阳阳明者，必当阳热未盛解，已可不言而喻。少阳之阳明既当如是说法，则所谓太阳阳明盖自然当以阳气甚盛立论，更无疑义。唯向来为《伤寒论》作注诸家，则从来未有此说法。寿颐自谓名正言顺，圣人后起而吾言不易，适诸生有以仲师此节来问者，爰草此篇，姑书所见。本不欲执途人而强其从我，亦不知古人议论，果有先得吾心之所同者否。乃属稿甫竟，偶捡《千金翼方》第九卷则此节固作太阳阳明、正阳阳明，微阳阳明三句，既曰微阳，则吾说显然得一确据。今寿颐虽似创此新解，不过还他隋唐以上之真面目，初非不佞索隐行怪，妄炫新奇。特苦于为各注家说成幻象，乃使古书真义晦而不显者，遂至七百余年，聊摄成氏始作之俑，诚不得辞其咎。而自明以来，为仲景书作注者，接踵而起，皆未见《千金翼》者，谫陋之见，抑何至此！

选自《谈医考证集》

论三阴寒厥热厥

三阴诸症，凡自三阳传经而来者，多属于热。唯起寒病初直中三阴者，乃多寒症。所以仲景三阴篇许多厥症，或寒或热，不一其途。其实凡之厥属热者，皆传经之热邪。其属寒者，亦即三阴之直中也（如少阴吐利，手足厥冷，烦躁欲死者，少阴下利，脉微，与白通汤利不止，厥逆无脉者。少阴下利清谷，里寒外热，手足厥逆，脉微欲绝者数条，皆是直中阴经之真寒症。传经之邪，绝少此病。如近时夏秋间时行霍乱吐泻之属于真寒者，皆卒然而病，非阳明少阳传经来也）。且厥字之义，逆也，不顺也，亦即一偏之极也。是以《素问》厥之为病，不一其状，寒亦谓之厥，热亦谓之厥。《内经》有下厥上冒，及厥颠病等病名，固不仅为手足厥冷之名称（尸厥卒厥，有忽然不言不动，而手足不冷，脉息如恒者）。仲景本论，厥者阴阳气不相接便为厥一语，可以包涵诸般厥症。而手足逆冷四字，则仅以本论中之诸厥冷言也。本论于太阴无厥（杂病有之，如腹卒痛而反冷，即脾寒之厥），少阴为寒水之脏则多寒厥；厥阴则阴之尽而阳之初，风木之气其动为火，是以热厥多而寒厥少。

选自《病理学读本》

《伤寒论》热入血室释

发热而经水适来，有适逢信期者，亦有不及信期而热逼经行者，昼日明了，暮则谵语，以热入阴分，故日暮阴气用事而神愦也，法当破瘀，其应甚捷。仲景谓无犯胃气及上二焦，以此之谵语非阳明证，恐人误认阳明，妄投承气，故为叮咛。又谓无犯上二焦，则必治下焦可知。陆九芝《世补斋》书解此最是明白，胸胁下满，是血滞而肝络不疏，故宜泄期门，则推之药理，亦必泻去血滞可知。其小柴胡汤一条，明明言经水适断，此为经净自断者而言，以经行既净，则血室空疏，而邪热乘入，陷入下焦，乃是虚证。故以柴胡提其下陷之气，而参甘大枣，方为对病。必非谓凡是热入血室皆用是方。亦有经行未净，热盛瘀结，因而适断者，更当破瘀通经，尤非小柴胡之升举补中，所可妄试，揆之药理，盖亦可知。则本论小柴胡汤条中，其血必结四字，寿颐窃疑是当在上二条，为传写者脱误移此，非然者，血已瘀结，而更可授以柴之开提，参枣之补，仲景安有此理。然古今之为本论作注者，竞谓小柴胡一方为通治热入血室之要药，宁非大误。

选自《沈氏女科辑要笺正》

桂枝汤麻黄汤解

案太阳受病，无汗为麻黄汤症，有汗为桂枝汤症，二者乃太阳病之两大纲，此人人所能言者也。盖桂枝症为风伤卫，卫病而营不病，其病属浅一层，麻黄症为寒伤营，营病则卫无不病，其病属深一层。故麻黄汤中仍有桂枝，而桂枝汤中则无麻黄。二方之区别，其微义亦正在此。所以当用麻黄之证，则曰发汗。而当用桂枝之证，则曰解肌。仲景措辞自有分别。读伤寒者苟能从此着眼，何患不能参透仲圣立言之奥旨。唯桂枝汤既不为发汗而设，且即为有汗而设，何以桂枝汤方之下，一则曰若不汗更服依前法；再则又曰不汗服后当小促其间，三则曰若汗不出者，乃服至二三剂。颇似此方功用，纯以取汗为唯一要义者，是直与麻黄汤发汗之剂漫无区别。岂仅与无汗有汗两大纲之定例，彼此抵触云尔哉。虽然此但据汗出汗不出之字句言之耳。若夫病理药理之精微，则固有可得而言者，正不必以桂枝汤下汗出汗不出之文而害其辞旨也。盖桂枝汤证之所以有汗者，只以卫分受邪，卫气未闭，所以汗能自出。而麻黄汤证之所以无汗者，则以营分受邪卫气闭塞，所以汗不能出。证虽有一浅一深之殊，药虽有一轻一重之别，而其病为外邪所侵则同。既有邪侵，则必祛邪外出，而病始可解。唯桂麻二汤均为祛邪而设，则其旨亦同。但麻黄证受邪较深，则不得不发其汗；唯桂枝证受邪较浅，则不当大发其汗，而只当轻解其肌。既曰解肌，苟非少少得汗，肌何由解？邪何由除？故方下曰遍身漐漐微似有汗者益佳，正以微微得汗，斯邪从汗泄而病乃不留。仲景固不以证之有汗，而遂禁其微汗也明甚，但以证自有汗，则取汗必不可多。故方下又曰不可令如水流漓，病必不除。此则本方虽以辛甘发散之桂枝为主，而芍药即以敛阴，甘草大枣即以补中，明以取汗立法，而即兼为过汗提防，古圣精心何等详密。若夫麻黄一汤，则既无芍药以制监麻黄之发，且不用大枣以守补中土，则取汗之力，自必较桂枝汤迅速倍蓰。凡仲师本论之所谓发汗云云者，固皆以麻黄汤言之，与桂枝一方无与。此桂枝汤方下所以郑重声明，证其汗之出与不出，藉以表药力之到与不到而始终并不见有发汗字样。此固仲师所苦心经营，一字不苟，示天下后世以用药之正鹄者也耶。

选自《医论稿》

麻黄桂枝葛根辨

麻桂葛根皆仲景之所谓解表药也。《伤寒论》之治表病者，止有麻黄桂枝青龙葛根四方，而其中主要之药即以麻黄桂枝葛根三味，故不能用此三味之药，即无以治伤寒在表之病。然表病经络亦正不同，故不善辨此三味之药，亦不能分经辨证而用药悉当。然则如之何而可以辨之耶？曰：麻桂治太阳，葛根治阳明，既夫人而能知之矣。然仲师所以用此三味之精义，似尚有为世俗所未及详辨者，试得而申论之。桂枝为最细之柔枝。其气轻扬，其力甚薄。太阳中风一证，实即今世之所谓伤风。仅仅皮毛受有风寒，且所入最轻，止在卫分。但取轻扬而微有辛温气味者，以治此极轻微之风寒，斯为铢两悉称，此桂枝一味之妙用也。而俗子误以桂枝为大辛大温之猛药者谬矣。若太阳伤寒证，则寒邪较重，腠理已闭，故恶寒必甚。且肺气被遏，金塞不鸣，必有咳嗽不扬，呼吸不爽之兼症。唯麻黄轻散，既开皮毛以祛风寒，而又复入肺宣扬，善通闭塞，一举两得，此麻黄一物之妙用也。而或者止知麻黄有发表之功，而不知风寒为咳非此不除，亦一蔽也。若夫伤寒之邪已入阳明，则为传经之候。或有太阳阳明两经兼症，是为合病。邪入又深，非仅麻黄桂枝轻浮之力，所能兼及，故必用入土甚深之葛根方能达到病所。且阳明受寒，胃家之清阳被扰，唯葛根又能开发胃土之气，举其陷而解其闭。此葛根一物所以为寒邪传入阳明之唯一要药也。乃晚近之误读伤寒论者，辄谓葛根专主阳明，每遇阳明热病，亦以葛根主治，而不悟热在阳明，升之发之，未有不教猱升木、为虎傅翼者。吁！此岂仲师治伤寒之本旨也耶。

选自《医论稿》

医案选编

内　科

温　病

尤左　病起十多日，咳痰不活。昨日大汗神昏，手舞咬牙，脉中候滑大有力，齿垢舌燥，阳明热盛，将有动风瘛疭之变。

瓜蒌皮仁各三钱　生石膏八钱　肥知母三钱　象贝三钱　胆星一钱半　枳实六分　郁金一钱半　马斗铃一钱　黄芩一钱半　黄连八分　大力子一钱半　紫雪丹四分（吞）

按：温病痰热互结，治宜清泄。医案以白虎合芩连清阳明之热，用胆星、瓜蒌、象贝、枳实等开泄肺胃之痰结；佐紫雪丹清热镇静，杜瘛疭动风之势，理法周到。

张左　昨夜二进白虎大剂加味，今早神志尚未恢复。此刻小溲畅行，渐渐了解人事，语言尚算清析。曾纳未饮，午后诊脉未免三五不调，顷诊左手弦中带涩，右手尚觉不调，舌苔滑腻，又发身热，但不甚炽，目有赤色，大便未行。拟宜仍守昨意而减其量，参以宽中抑降，再觇进步。

生打石膏六钱　生玄胡索二钱　陈枳壳六分　制半夏一钱半　生打代赭石二钱　苏木屑二钱　新会皮一钱半　川古勇四分　淡吴萸二分　白前二钱　广郁金一钱半　片竹黄一钱半，干竹茹一钱半　苦桔梗一钱。

二诊：昨夜寐已安澜，稍能进粥。刻诊脉象尚形弦大，左手略小，舌仍白垢，唯小便仅下午一行，大府未通，而有矢气，身无发热。此宜清降，展肺润肠，庶几二使通调，即是善后之能事。

生打石膏五钱　象贝二钱　怀牛膝一钱半　杜斗铃八分　九孔子（去刺）四分　枳壳八分　神曲二钱　桔梗一钱半　生军八分　元明粉七分（冲）　新会皮一钱半。

三诊：昨晚眠食均安，大便已行，不甚舒畅，余无所苦，至此可谓已登彼岸矣。诊脉稍带弦搏，舌苔白垢，口有热疡，喉关殷红，蒂丁悬赤。显见阳明痰热未楚，仍清阳明为主。

生打石膏六钱　象贝二钱　片竹黄一钱半　枳壳六分，玄参三钱　黄射干一钱　银花二钱　藏青果五分（打）　竹茹一钱半　连翘壳二钱　生锦纹六分　元明粉六分　生白芍三钱。

按：本案前数诊未见，根据叙述案情，病由阳明热盛，内蒙心神。后数诊仍守前意，以清降泄化为主，终于使腑通热泄而转安。

王右　病起前月，大寒大热，继至渴饮舌黑，曾服大柴胡加味，大便已通，嗣后每餐食粥碗许，外热渐淡，舌焦亦化。又延十二天，大府不行，渴喜热饮，忽于昨午呓语不知人，彻夜不眠，口无停晷。诊脉两寸不起，两关尺沉而涩滞，目赤颧红，牙关紧闭，撬开分许见舌胖而尖边不红，中心白腻甚厚，齿干唇燥。昨医用牛黄丸石菖蒲等不应，询其夫手按腹部并不坚硬，然能食而不能便，积滞可知。且转气频仍，燥矢确证经期适已匝月未见，症情危急，非急下何以存阴，爰议桃仁承气。

蒌皮三钱　桃仁三钱　生军二钱　延胡一钱半　归尾一钱半　青皮一钱半　枳实八分　槟榔一钱　胆星一钱半　元明粉一钱半（冲）

二诊：昨方服后，居然安睡，两度呓语顿已，但人事昏沉，不动不言。诊脉涩滞顿起，颇见滑大，但两寸仍不起，腹中漉漉有声，矢气更多，此机栝已动，但未水到渠成耳。两目直瞪，面目俱赤，有升无降，苟得地道一通，当有转泰之象。

全瓜蒌四钱　桃仁三钱　生军三钱　枳实一钱　六曲三钱　槟榔一钱半　乌药一钱半　厚朴八分　元明粉一钱半（冲）　郁金一钱半　象贝母三钱　陈皮一钱半。

三诊：昨方一服，神识稍醒而不清楚，饲以粥饮亦能受。昨夜二鼓服二煎，自知欲解，即出燥矢，干结深黑者五枚，且无溏粪，继之乃言语清明，手颤已定，面赤亦减，今晨得睡。午后一时诊脉，六部滑利，大而有力，重按不挠，则燥矢未尽，始见阳明大实之脉。牙关尚紧，两颊车不利，舌不能全见，而前半白腻颇厚，并不燥，边尖亦不红绛。痰热互阻，尚在阻塞之候，仍以前方小减其制。

蒌皮三钱　象贝二钱　生军一钱半　杏仁泥三钱　胆星一钱半　枳实一钱　元明粉一钱（冲）　郁金一钱半　青陈皮各一钱半　六曲三钱　炙鸡金一钱半　知母二钱。

按：渴饮呓语，牙关紧闭，赤干唇燥，脉沉不起，是一派阳明热盛病征，先生据其"不食不便，转气频仍"，进一步断为燥矢内结，颇有见地。《伤寒论，阳明篇》曰："阳明病，谵语发潮热……，因与承气汤一升，腹中转矢气者，更服一升。若不转矢气，勿更与之。"故首诊即以小承气加味为治。又热病患者遇经期而不行，恐热入血室，热与血结，故又佐桃仁，归尾，合桃核承气下热散血。二诊大府未行，矢气更多，两目直瞪，此即"目不了了"之亡津液征也，亟宜大承气汤加味急下以存阴。三诊燥矢已下，语言清明，手颤亦定，但从牙关尚紧，两颊车不利，舌白腻而不燥，先生断为痰热互阻，治以涤痰通府以开其闭塞，仍为当务之急．虽不知此后情况如何，而立方用药理法清晰，颇有指导意义。

湿 温

胡左　湿温经旬，表已淡而里亦不热，前昨大府溏泻，嗳气泛恶，明是中洲尚未舒展，脉右软，左较数，舌苔薄腻。虽有盗汗，未可投补，仍宜开展宣化。

藿梗一钱半　郁金一钱半　枳壳四分　菖蒲四分　乌药一钱半　佩兰一钱半　带皮苓三钱　象贝三钱　沉香曲一钱　苏半夏一钱半　益元散三钱　旋复花（包）三钱。

按：本案前诊未见，此诊表里之热渐解，仅见嗳气泛恶，胃气未舒之象，故用开展宣化，以清余邪；虽有盗汗但痰湿未化，则不可投补，以免恋邪之弊。

李左　湿温半月，表热稍减，痰湿未开，畏寒未尽，脉涩不爽，胃纳不思。法宜开泄宣络。

炒豆豉一钱半　瓜蒌皮一钱半　制半夏二钱　焦枳实六分　九菖蒲八分　广藿梗一钱半　莱菔子三钱　炒茅术一钱半　薤白三钱　广郁金一钱半　姜汁炒竹茹二钱。

二诊：昨授开泄，大便坚矢，而胸脘腹笥尚是闷塞，脉仍涩滞不起，畏寒未除，表热不净，舌边淡而中焦腻。治法尚须宣泄开痰。

炒香豉一钱半　象贝母三钱　瓜蒌皮二钱　陈胆星一钱半　炒枳壳八分　炒薤白三钱　广郁金二钱　鲜竹茹一钱　半佩兰叶一钱半　台乌药一钱半　佛手柑一钱半　楂肉炭二钱　炒莱菔子三钱。

三诊：湿温两进开泄，大便再行，胃纳稍思。尚觉畏风，脉犹涩滞，痰涎仍窒，舌苔渐化，齿浮。治法尚宜泄痰宣降。

制半夏二钱　郁金一钱半　豆豉二钱　杏仁三钱　象贝三钱　瓜蒌皮二钱　枳壳八分　胆星八分　怀牛膝八分　炒六曲二钱　炒莱菔子二钱　九菖蒲八分。

四诊：湿温叠授泄化，大府虽行，中脘仍未舒畅，热势夜甚，齿龈浮肿，脉稍弦，舌尖边绛，中心焦腻。痰涎未除，尚是痰湿蕴热，再参泄化阳明。

大豆黄卷二钱　焦山栀三钱　生打石膏四钱　炒枳壳六分　楂肉焦二钱　炒六曲二钱　陈胆星一钱半　瓜蒌皮一钱半　宋半夏一钱半　炒青蒿二钱　九菖蒲八分。

按：湿温半月，痰湿蕴结，气机受阻，且卫分之邪，亦未透达，故前三诊处方均着重于疏表开泄。四诊齿龈浮肿，热势夜甚，脉稍弦，舌尖边绛，为邪已涉及气分之征，坟加栀子，石膏，青蒿等泄化阳明之热。亦是临床上随症化裁理法。

包左　湿温晚发，表热虽衰，痰湿尚滞，胸痞呕恶，脉小且涩，舌后半苔黄腻。治法尚须开泄痰浊。

广郁金一钱半　炒茅术一钱半　九菖蒲七分　制半夏一钱半　川古勇三分同炒淡吴萸四分　旋复花（包）三钱　生打代赭石三钱　姜汁炒竹茹一钱半　广藿梗一钱半　天台乌药一钱半　带壳春砂仁四分。

二诊：湿温表热虽净，痰室未宣，多升少降大府未通，脉迟涩且小，面赤，舌苔较化，仍须开展。

瓜蒌皮三钱　杜斗铃一钱半　路路通二钱　楂肉炭二钱　六神曲一钱半　陈胆星八分　大麻仁二钱　广郁金一钱半　炒枳壳四分　小青皮一钱半　厚朴花一钱半。

按：湿温晚发，多见于秋冬季节，其性质与伏暑大体相同。本例表热已解，症见胸痞呕恶，便秘面赤，苔腻脉涩，皆为痰湿阻滞，气机不展现象。故两次方药，均以宣展涤痰，通调肠胃为主，使痰湿去则症状易于缓解。

某右　旧染恶疾（梅毒），湿火素盛，近日新感，寒热不扬，咽喉燥痛。盖冬阳燥烈，非伏毒也。初授一方辛凉轻疏以解外感，参以化痰泄降以清内热。病本不重，原无藉于过事辛散，服后已寒解热清，但喉燥未复。适有某医过之，知为湿火一上扰，而用药乃羌葛蔓荆（葛根二钱，大力子二钱，蔓荆子二钱，羌活八分），猛剂升扬，正以挑拨火焰，助其上炎。服后止三、四点钟，环口大肿，下唇尤甚，浮皮尽腐，痛不可言。盖煽动胃家湿火，顷刻焚如。就诊于余，见其肿硬势炽，几如翻唇疔，乃亟投清胃解毒。

羚角片六分　鲜生地五钱　生石膏八钱　知母四钱　象贝四钱　子芩二钱　焦栀三钱　连翘三钱　银花四钱　怀牛膝三钱　丹皮二钱。

先生自按：是方两服，肿腐渐退，势如茧唇，去羚角片再服而安。……是症纵使湿毒上蒸，只宜泄化清降，安有煽其上扬之理。其误在葛根之上升胃火，所以毒结唇口。药物之捷效有如此者，可不慎乎！

痰　饮

应左　痰饮喘嗽，脉右滑左细。五十始衰，正气已馁，舌根腻。宗仲景法温药和之。

茯苓三钱　桂枝一钱　白芍三钱　白术二钱　郁金三钱　瓜蒌皮三钱　旋复花三钱（包）　代赭石三钱　菖蒲一钱　远志八分　紫苑二钱　砂仁八分　海浮石三钱　橘红八分。

按：《金匮》曰，"病痰饮者当以温药和之。"盖饮为阴邪，痰饮内结，温则易散，内属脾胃，温则能运耳。苓桂术甘汤温中去湿，为治痰饮之良剂。

邵左　寒饮弥漫，肺气窒塞，咳嗽不扬，脘闷气促，畏风凛凛，脉右小涩，左手弦搏，舌白垢满布。法先宣展肺金，泄化痰饮。

陈麻黄（去节）四分同打生甘草四分　制半夏一钱半　光杏仁三钱　杜斗铃一钱半　淡干姜三分　北细辛三分　北五味十四粒　路路通（去刺）二钱　生打代赭石三钱　生打紫石英三钱　胡大海四枚　生牡蛎四钱　苦桔梗一钱半　广郁金一钱半。

二诊：寒饮喘促，昨授小青龙加味，其势稍平，脉左仍弦，右手稍起，舌白较减。法宜踵前意，添以纳肾。

陈麻黄四分同打生甘草四分　生紫苑四钱　光杏仁四钱　旋复花（包）三钱　杜斗铃一钱半　淡干姜四分　北细辛二分　北五味十四粒　炒山萸肉一钱半　甘杞子二钱　木蝴蝶一钱　广郁金一钱半　路路通二钱　生牡蛎五钱　代赭石五钱。

三诊：寒饮喘促，再授小青龙汤法，喘平胃甦。唯咯痰尚稀，脉左右皆弦数搏指，舌根白垢。拟从张寿甫意，扶土纳气。

贡潞党二钱　炮姜炭六分　山萸肉二钱　大白芍二钱　制半夏二钱　旋复花（包）三钱　生打代赭石四钱　生打牡蛎六钱　杜斗铃一钱半　姜炒瓜蒌壳三钱　带壳春砂仁四分（杵）　冬瓜子（打）四钱。

洪右　痰饮气促，虽是宿恙，感寒肺闭，其势愈张，脉细迟实，舌㿠白无苔，胃纳亦呆。宜温和而宣肺痹。

川桂枝四分　同炒大白芍一钱半　北细辛四分　苦桔梗一钱半　旋复花三钱（包煎）生代赭石五钱　半夏二钱　北五味三分　杜斗铃一钱　姜汁炒竹茹一钱半　淡炮姜三分　陈橘红八分。

二诊：痰饮喘促，前授温和，咳声有时稍松，但仍不得安眠。仅头多汗，下虚上实，气不得藏，舌白腻不厚，脉极细实。仍守温下纳气。

桂枝四分　同炒大白芍一钱半　淡附片一钱半　蛤蚧尾一双　北细辛三分　淡干姜二分　北五味三分　炒山萸肉二钱　生代赭石五钱　宋半夏二钱　陈皮一钱半　生远志二钱　局方黑锡丹一钱半（分二次吞）。

三诊：连服两方，咳逆俱稍平定。脉迟细，舌色不华，苔有浮粘，皆肝肾虚寒之象。仍踵前法固摄温纳。

焦远志二钱　宋半夏三钱　淡附片二钱　北细辛三分　干姜捣五味子七分　炒枸杞子三钱　煅磁石五钱　当归二钱　青盐陈皮二钱　蛤蚧尾一对（炙研末吞）　黄芪三钱　黑锡丹二钱（分两次吞）。

按：夫痰饮为病，其源在脾，其流在肺，其根在肾。所谓脾为生痰之源，肺为贮痰之器；外饮属脾，内饮属肾是也。上两案痰饮宿疾，肺脾肾皆病，唯邵案治从肺脾，先以宣肺化痰治标，后以扶土纳气固本，洪案治从肺肾，先宣肺痹，后纳肾气。药皆温运，不失其旨。

宋左　哮喘痰饮，今在缓期，尚难净尽。脉两关尺弦动，舌红无苔，明是肾气无摄纳之权，宜治本。

龙骨二钱　牡蛎八钱　萸肉三钱　巴戟肉一钱　磁石三钱　熟地五钱　紫石英三钱　远志二钱　橘红络各一钱　姜竹茹二钱　细辛三分　五味四分　砂仁二粒。

哮时治标方（备用）：

麻黄四分　桂枝一钱半　甘草四分　宋半夏二钱　杏仁四钱　干姜六分　细辛三分　五味子四分　瓜蒌皮三钱　薤白二钱　射干一钱半　陈皮一钱　斗铃二钱　九孔决明三钱。

按：痰饮咳喘之症急则治肺，缓则治肾（或治脾），此标本缓急之序也。该案发作时用小青龙合瓜蒌、薤白宽胸肃肺；缓解期以补肾纳气、镇逆化痰。用药颇俱特色，可师可法。

徐左　气喘呕吐，胸痞胁痛，背疼头汗，病经多医，神色异常萎顿，舌淡白，脉反浮数，皮肤兼觉不仁。素耽于酒，胃阳久伤，酒后复感风邪所致。酒客少有宜桂枝汤者，此君可加减用之，姑为温中疏风并进。唯脉近离根，而气又喘促，宜慎之。

桂枝尖八分　酒白芍一钱半　淡吴萸八分　姜半夏二钱　秦艽一钱　炙甘草八分　新会皮六分　煨生姜三薄片　红枣三枚。

按：《伤寒论》曰："若酒客病，不可与桂枝汤，得汤则呕，以酒客不喜甘故也。"该患属酒客病饮，本不当以桂枝汤，然酒后伤风，背疼汗出，表虚寒袭之证，故用桂枝汤（减甘、枣用量）抚卫阳，疏风寒，佐淡吴萸、姜夏、陈皮温胃化痰，降气止呕，此也先生擅长古方之用也。

程左　痰饮三年，气促涎多，甚则作吐，不能安枕，喉燥胁痛，脉弦不细，舌无腻苔。虽畏风肢冷，不能拘守古圣温和一法。宜摄纳泄降为先。

瓜蒌皮一钱半　牡蛎五钱　丝瓜络一钱半　丝瓜仁三钱　旋复花三钱（包）　宋半夏二钱半　代赭石五钱　郁金二钱　枳壳一钱　牛膝二钱　白芥子一钱　陈皮一钱半　射干一钱半　局方黑锡丹一钱半

按：痰饮气促，不能安枕，喉燥胁痛，舌无腻苔，证系肝肾不足，木火刑金。阴亏之体，虽为畏风表虚之症，不能径用桂枝等温药。方拟泄降摄纳，颇切病机。

赵左　无端喘促痰升，或旬日或半月一发，发则必昼夜而自止，五旬以来，历验不爽。脉左细右弦大混浊，舌白垢浊腻，明是痰浊蒙蔽，近加梦泄，亦痰之征也。虽曰正虚，先宜开泄，未可滋腻。

蒌皮二钱　白芥子三钱　石菖蒲一钱半　炒黑常山一钱半　胆星二钱　薤白三钱　旋复花二钱（包）　煅磁石二钱　代赭石三钱　莱菔子三钱　川柏一钱半　丝瓜络一钱半　射干一钱半　礞石滚痰丸三钱（包煎）。

二诊，服后大府行而不爽，脉右亦弱，舌白腻。中虚饮积，再为暂通。

法半夏一钱半　旋复花三钱（包）　茯苓三钱　磁石二钱　苍白术各一钱半　山栀三钱　车前子三钱　川柏二钱　大腹皮二钱　槟榔八分　青陈皮各一钱半　射干一钱半　滚痰丸二钱（包煎）。

按：该患痰浊气喘，每发必经昼夜方止，伴梦泄，系肺气失肃，相火上炎。虽属肾亏本虚，热痰浊壅盛，不堪滋腻，故先宜降气涤痰为治，配以礞石滚痰丸祛痰泄府，盖肺与大肠相表里，俾府气一通，肺气得肃也。

邵左　痰嗽宿恙，喘咳肋骨大痛，形瘦异常。四日来不能就枕，危坐假寐，惊惕心跃，经掣瘛疭，咯痰浓厚，渴不能饮。脉左细数，右关尺稍大而滑，舌无厚腻之苔，体虚痰实，攻补碍投。

蒌皮三钱　薤白二钱　半夏二钱　白薇三钱　磁石三钱　石英四钱　胆星三钱　郁金一钱半　旋复花三钱（包）　新绛一钱　枳壳六分　竹茹一握　石菖蒲一钱半　紫苑三钱　白前三钱　黑锡丹一钱半。

按：该患痰喘宿疾，本虚标实，治颇棘手。喘咳不得平卧，肺肾惫也，惊惕心悸瘛疭，心肝虚也；而咯痰浓厚，咳则胁痛，痰火盛也。五脏内匮，痰火鸱张，滋补恐为邪寇树帜，攻伐堪虑正气难支，不得已，聊以肃肺化痰，镇纳顺气为治，以候转机。

姚左　素有痰嗽，冬令则发。去冬灵雨既零，痰喘逆盛，入春少瘥，又感新风，气促渐剧，近加足肿，喘促夜甚。脉中按虽弦劲，沉尺皆软，舌淡白光滑，并不嗜饮，正合八味证治，姑拟肾气合槟苏法。

炮姜六分　肉桂六分　附片一钱半　车前子三钱　怀牛膝二钱　于术一钱半　白芍三钱　槟榔一钱半　苏梗三钱　大腹皮三钱　紫苑四钱　桑白皮四钱　萸肉一钱半　山药二钱　茯苓皮三钱。

另用冬瓜皮五钱　散通草五钱煎汤代水。

程左　病先足肿，继以咳呛，嗳噫，背寒，甚则寐床不暖。近且面浮，脉细气促，色泽萎黄，舌滑无苔，肾虚于下，气逆冲肺，宜温下摄纳，先用肾气法加味。

明附片一钱半　整段桂枝一钱　同炒大白芍一钱半　姜半夏二钱　生紫苑三钱　北细辛三分　炮姜炭三分　同打北五味甘粒　生麻黄四分　炙鸡金一钱半　大腹皮二钱　干姜衣五分　带皮苓三钱　冬瓜皮三钱　怀牛膝一钱半　车前子三钱　丹溪小温中丸四钱（分二次吞）

按：《金匮·痰饮篇》曰："夫短气有微饮，当从小便去之，苓桂术甘汤主之，肾气丸亦主之。"上两案痰饮喘咳足肿，皆水饮凌心之征，亟当补肾强心利尿，故先生以肾气为法。唯姚案兼感新风，略佐疏解之品，程案咳喘颇剧，参小青龙肃肺。

陈左　周甲又五之龄，脾肾本亏，肝木不靖，腹胀足肿气喘，脉浮而细软，沉分弦搏，舌红苔白腻，根本大衰，甚非轻渺。姑先降逆，宗肾气丸出入，冀能应手，庶可扶持。

明附片一钱　车前子三钱　生磁石二钱　旋复花（包）二钱　大白芍一钱半　大腹皮三钱　怀牛膝一钱半　炒山萸肉一钱半　巴戟肉一钱半　生紫苑三钱　杜斗铃一钱　生打代赭石五钱　冬瓜子三钱　丹溪小温中丸三钱，分两次吞服。

按：痰饮腹胀足肿气喘，肺脾肾气皆惫，而舌红，脉来沉取弦搏，则肾水内乏，肝木不靖，证似阴阳两竭，病情更进一筹。先生虽以肾气为大法，但用药多阴阳两顾。

霁翁　函述早晨仍有微汗，头面为多，咯痰不活，气急闭塞之故，眠睡中呼吸不爽，神情更疲，苔前半仍光，后半微白。畅解之后，气急上奔竟似欲脱，急拟扶中固表开胸痹，通肺化痰养胃津，兼摄纳真元以定喘。

炒潞党三钱　生芪皮三钱　蒌皮二钱　炒薤白一钱半　郁金一钱半　路路通一钱半　马斗铃七分　毛橘红八分　石菖蒲一钱半　远志一钱半　金石斛三钱　春砂仁十粒　龙骨三钱　煅牡蛎三钱　旋复花三钱（包）　代赭石三钱　局方黑锡丹一钱。

按：高年气阴本亏，痰阻气塞，复因大汗亡阳，痰塞未涤而元气僭越，致气急上奔，似有内闭外脱之势。先生法治，内外统治，上下兼顾，询非上手，孰能如此。

吴右　汛本无恒。前月底月事太多，色且晦黯，以后连朝发热，热势甚炽，口燥舌干，气喘痰鸣，夜不成寐，脉数八、九至。真阴匮乏，孤阳飞腾，其象可畏，涵阳养阴，应手则吉。

北沙参三钱　杞子二钱　石斛三钱　青蒿一钱半　鳖甲三钱　银柴胡一钱半　牡蛎八钱　龙齿三钱　乌药二钱　陈皮一钱半　夜交藤三钱　枣仁三钱　代赭石二钱。

二珍：一服寐安热减，二服胃甦，馀症皆减。脉静，咳而有痰，此肾虚水泛气冲也。

北沙参三钱　杞子二钱　大元地三钱　萸肉三钱　当归一钱半　白芍二钱　紫石英三钱　乌贼骨三钱　牡蛎八钱　龙齿三钱　茯苓三钱　宋半夏二钱　陈皮一钱半　枣仁三钱　夜交藤三钱。

按：妇人以血为本。月事无恒，且经量过多，导致血去阴伤，阴亏阳越而潮热喘咳。首方以青蒿鳖甲散加减滋阴涵阳，寐安热退，效如桴鼓，再以一贯煎加减滋养肝肾肺胃，可资根本巩固。

陈右　饮积成癖，食入即吐，纳谷则倾囊而出，白沫粘稠，脉弦搏上溢，左手尤甚，嗳气频频，舌苔薄白滑垢，质则殷红。此肝阳挟饮邪蟠踞，已成窠囊，甚非易疗。姑先抑肝涤饮，以觇进退。

淡吴萸三分同炒川古勇四分　红芽大戟一钱半　制甘遂五分　制半夏二钱　广郁金二钱　旋复花（包）三钱　白芥子（打）五分　苏木屑一钱半　川椒红（去目炒出汗）十四粒　生玄胡二钱　五谷虫五分　杜苏子一钱半　生研代赭石末五钱（布包先煎）。

二诊：饮癖成囊，倾吐则快，昨授泄饮，尚无动静。脉左手弦搏，抑且上溢，右则细实。舌尚不腻。仍须开泄抑降。

淡吴萸四分　广郁金二钱　半夏二钱　五灵脂二钱半　苏方木一钱半　干䗪虫五个　藏红花三分　苦葶苈二钱　白芥子二钱　当归尾一钱半　桃仁泥三钱　另控涎丹一钱半分两次吞服。

按：窠囊一说，许叔微《本事方》，喻嘉言《寓意草》均有阐述。喻氏说，肺郁成热，热盛生痰，痰扶瘀血，遂成窠囊。又说，冷痰积饮，积满窠囊，必大呕逆，多由厚味积热，肠胃枯涸，加之胃脘之血为痰浊所滞，日积月累，渐成噎膈反胃之次第。该患饮积窠囊，食入即吐，嗳嗳频频，由于痰瘀互结，浊气随肝阳上逆，故治用抑肝降逆，泄痰化瘀。然患者正虚邪盛，治疗总为棘手。

咳 嗽

毛左　延病三月。现上午有寒，下午有热，寅卯咳痰浓厚，胃纳甚少，抑且味苦，脉数，舌苔后半白腻，无汗。治法尚须开泄痰湿，参以疏解。

川桂枝五分　炒大白芍一钱半　炒柴胡五分　炒豆豉一钱半　生远志三钱　姜半夏一钱半　广藿梗一钱半　炒常山二钱　广皮一钱半　建曲一钱半　干佩兰一钱半　姜竹茹一钱半　九菖蒲六分。

二诊：前进疏解开泄，凛寒已蠲，咳痰较松。唯午后腹笥觉热，频泛涎沫，脉数且搏，舌苔根腻。仍是湿阻未化，再踵前方出入。

制半夏二钱　新会皮一钱半　炒枳壳一钱　苏梗一钱半　藿香一钱半　制川朴五分　白蔻仁（打）三粒　九菖蒲三分　绿萼梅一钱半　大腹皮（酒洗）一钱半　小青皮一钱　炒茅术四分。

按：病起感邪，虽几三月，而营卫仍未和调，伴中焦气塞湿阻。首诊疏解开泄，药颇中的。二诊踵步前法，循序以进，盖湿性粘滞，不易速化故也。

孙右　肺失展布，咳嗽痰稠，脉小弦，舌苔薄黄，先以泄化。

瓜蒌皮二钱　广郁金一钱半　象贝母二钱　杜斗铃一钱半　生紫苑三钱　胡大海二个　路路通（去刺）二钱　生打代赭石三钱　苏半夏一钱半　薄荷四分　霜桑叶二钱。

二诊：痰热未楚，咳嗽减而未净，姅事逾期，腹笥稍有瘨胀。此气火上行致令经尚未行，舌根黄腻，脉则右弦。是宜柔肝泄绛，化滞通经。

生玄胡二钱　四花青皮一钱半　苏半夏二钱（打）　当归尾一钱半　生光桃仁（打）三钱　泽兰叶二钱　楂肉炭二钱　生紫苑三钱　杜斗铃一钱半　炒黑荆芥一钱半　茺蔚子三钱　瓜蒌皮二钱。

三诊：经事未净，腹胀已蠲，胃纳已醒，鼻流浊涕，脉右弦搏，舌心薄黄，是肺有郁热。再以毓阴培本、清肺治标。

炒萸肉一钱半　甘杞子二钱　厚杜仲二钱　象贝母一钱　杜斗铃一钱　生桑白皮二钱　霜桑叶二钱　鲜竹茹一钱半　荆芥炭一钱半　生紫苑二钱　熟女贞子四钱　天台乌药二钱半　泽兰叶二钱。

按：本案外无表证，而咳嗽痰稠，肺有郁热，先以泄化，宣肃肺气；后以毓阴培本。素体虚弱，故在病势减退，本虚邪微阶段，治以补泄兼施。

陈右　肺气上逆，呕吐涎沫，胃纳呆纯，入暮倦怠，体肥积湿，脉濡胸闷，咳嗽不松，舌苔根腻　小溲短少，法宜宣展降逆。

制半夏一钱半　九菖蒲五分　姜炒竹茹一钱半　广陈皮一钱半　橘络一钱　炒枳壳一钱半　白蔻仁（打）二粒（后入）　淡吴萸七粒　川古勇三分同炒　干佩兰一钱半　云茯苓二钱　生紫苑二钱。

按：患者体肥积湿，导致中焦气滞，肺失清肃，治以宣展降逆化湿，促使气行湿化，上下气机通畅，则诸症自除。

胡右　咳久不爽，鼻塞带多，脉小极，舌薄黄。法宜肃降。

杜斗铃一钱半　路路通一钱半（去刺）　大象贝二钱　萸肉一钱半　藿梗二钱　佩

兰一钱　沉香曲一钱半　代赭石三钱　紫苑三钱　杜仲三钱　核桃肉二钱　半夏二钱。

二诊：前授清金纳肾，咳则稍舒，带脉稍固，胃纳亦进，月经逾期是其常态。脉已起色，颇见弦象，舌则黄糙，自知引饮。治法仍踵前意，参以行滞填阴。

萸肉二钱　杜仲二钱　杞子二钱　藿梗二钱　佩兰一钱半　泽兰一钱半　补骨脂二钱　沙参二钱　杜斗铃一钱半　茺蔚子一钱半　紫苑一钱半　鸡内金一钱半　查肉一钱半　胡桃肉三个　青皮一钱半　桑叶一钱半。

按：平素月事逾期，营血有亏可知，咳而兼带，肺病及肾。治疗清金纳肾。行滞填阴双管齐下，上下同治。

祝翁　高年阴弱阳浮，肝火挟痰热内扰。咳嗽胸痞，胃呆无味，左腹隐隐作痛，大便燥结，不畅，小溲短涩，脉弦劲有力，舌根腻而前半无苔。宜疏肝化痰为先，俟胃气来复，然后滋养之。

旋复花三钱（包）　薤白二钱　蒌皮二钱　香附二钱　乌药一钱半　杏仁三钱　大贝母三钱　郁李仁一钱　枳实导滞丸三钱（包煎）。

二诊：前方二服，大府畅解，腹角隐痛已除，脉之弦劲得和。自觉火热上腾熏灼顶巅，高年阴弱阳浮，宜潜阳不宜凉降。胃纳未甦，夜少熟寐，舌质光滑黯白无苔，胃阴伤矣。是宜养液潜阳。

原金石斛三钱　北沙参三钱　大麦冬三钱　鳖甲三钱　龟板三钱　首乌藤三钱　枣仁三钱　杞子三钱　白芍三钱　归身一钱半　川楝子三钱　橘红一钱　蔻壳四分　远志一钱半。

三诊：胃纳佳，大府调，舌光渐复，足软无力都是湿热内阻，脉重按有力。前方减滋腻厚味，加入清利之品。

北沙参三钱　大麦冬三钱　金石斛三钱　白芍三钱　杞子三钱　枣仁三钱　蔻壳四分　远志一钱半　苍术一钱半　川柏一钱　米仁三钱　蒌皮一钱半。

按：高年阴虚阳浮，肝升有余，肺降不及，阳明秘结，太阴痰滞。首诊以疏肝降气，逼府肃肺，俾木气条达，府气一通则肺金清肃，诸症告退。药后便畅咳缓，腹痛亦除，而肝阳未靖，胃阴伤劫，改拟一贯煎加减滋阴潜阳，症情益见转机。唯高龄体衰，变端易见。伴足软无力，由湿热内阻，筋失所养。《内经》所谓"湿热不攘，大筋软短小筋驰长，软短为拘，驰长为痿"是也。故三诊减龟板，鳖甲，加二妙以清热利湿。

镭右　阴虚于下，气火不戢，上升为咳，胁内隐痛，经络不舒，脉颇滑数，舌不腻。所喜胃纳如恒，法当填阴纳气，当可渐就范围。

大生地三钱　砂仁米四分（同打）　生紫苑三钱　制香附一钱半　甘杞子二钱　杜斗铃一钱半　炒萸肉一钱半　旋复花三钱（布包）　大白芍三钱　白前薇各二钱　旱莲草三钱　熟女贞子四钱　广橘络一钱半。

另生淡鳖甲五钱　生龟板四钱　生打代赭石四钱（三物先煎）。

按：此阴虚于下，水不涵木，肾失摄纳，气火不藏，上升为咳逆，横窜则胁痛。方用填阴纳气为主佐疏肝通络以止痛，是为上策。但阴虚之体，难期近功，缓以图之，方能渐见效应。

祝右　肝肾真阴久亏，气不摄纳，上冲咳嗽无痰，甚则呕吐。脉小已极，头痛眩晕，舌滑根有薄苔，纳气碍化。宜泄肝纳气，和胃健脾。

生打石决明八钱　生研代赭石四钱（包煎）　炒山萸肉一钱半　生紫苑四钱　紫石

916

英三钱　杜斗铃一钱半　广郁金一钱半　生鸡内金一钱半　制女贞子四钱　潼蒺藜三钱　制半夏一钱半　旋复花（包）三钱　款冬花三钱　枇杷叶二片（刷净毛包煎）。

二诊：肝脾肾三阴久亏。纳食不思，眩晕气促，心中懊恼，咳嗽甚则干呕，脉细已极，舌根薄黄。姑再养胃阴，以潜气火。

东洋参一钱　北沙参二钱　原枝金石斛三钱（三物先煎）　广郁金一钱半　制半夏一钱半　大白芍一钱半　生鸡内金一钱半　广藿梗一钱半　生山萸肉一钱半　丝瓜络一钱半　生紫苑二钱　熟女贞子三钱　枣仁泥三钱。

按：肝肾久亏，气不摄纳，脾阴虚损，健运无力，泄肝纳气，和胃健脾，甚为允当。二诊以养胃阴为主，俾使生气振作，化源有继，庶可渐臻泰境。

叶左　气火未戢，早则咳，仍不免，咳痰颇浓，咳声尚爽。脉弦大搏指，右手为甚，纳谷消化尤迟，舌根尚有腻苔。总之阴虚有素，还须涵阳毓养，纳气化痰。

大白芍二钱　山萸肉二钱　生紫苑三钱　款冬花三钱　生鸡内金一钱半　瓜蒌皮三钱　天台乌药一钱半　旋复花（包）三钱　甘杞子二钱　砂仁壳五分　杜斗铃一钱半。

二诊：气不摄纳，上凌肺金则为咳，授摄纳宣展，尚属相安。脉涩而弦，阴虚有火，舌滑少苔，素有梦泄。法宜踵步，滋潜摄纳火气，参以封固真元，可多服也。

生紫苑三钱　桑白皮三钱　杜斗铃一钱半　旋复花（包）三钱　款冬花三钱　川柏皮一钱半　山萸肉四钱　大白芍二钱　熟女贞子四钱　枣杞子二钱　金樱子膏五钱　另生打牡蛎八钱　生打苍龙齿二钱　生打鳖甲五钱（三物先煎）。

按：阴虚水亏之体，气火易逆；脾弱运退之辈，痰盛苔腻。痰阻气上，犯肺作咳，水亏火扰，精关少固。该案首诊毓阴化痰，佐健脾运，主治咳逆；次授潜纳固涩，兼润肺金，缓以治遗。两诊缓急有序，上下兼顾，颇有所主，各有偏重。

咯　血

吉翁　失红旧恙，前日复见，仍是满口，总是气火上浮，冲激动络。刻脉形甚数，咳尚不免，舌苔不腻，胃纳尚佳。治法仍宜滋填清降，摄纳下元。冀气固不冲，庶为培本要着。还以忌咸静养为止。

大元地四钱　北沙参三钱　柔白前三钱　参三七八分研末分冲　生牡蛎六钱　生桑白皮二钱　杞根皮三钱　生打苍龙齿二钱　金樱子三钱　甘杞子二钱　炒山萸肉二钱　旋复花（包）二钱　陈橘红一钱　枣仁泥三钱。

二诊：预防失红，拟清泄抑降法。

瓜蒌皮一钱半　侧柏叶炭三钱　血余炭一钱半　生桑白皮四钱　炒黑生绵纹一钱半　茜根二钱　炒小蓟五钱　旱莲草三钱　生打青龙齿二钱　鲜白茅根一两　女贞子三钱　另参三七四分研末冲服。

按：阴虚阳浮，气火刑金，咳久不已，激伤肺络而致反复咯血。一般血证忌见数脉，本案"脉形甚数"，可知气火内燔，病势方张。前方滋阴清降，偏重培本，似当有效，观二诊以清降止血为主，想系前方未能桴应，所以改弦易辙，亦是急则治标的相应措施。

某右　冬阳不藏之令，阴虚体质，痰热内扰，适值姅事临期，气火升浮，以致忽咯鲜红数口，继以顿呛，三、四日又见红数次，痰粘不滑，胸脘不舒，耳鸣头胀，无非左升大过，右降无权。法宜镇纳潜阳，收摄气火，以化痰泄热。先清肝木以定其标，须俟咳呛既安，更商培本，此时万不可误投滋补。

瓜蒌皮仁各三钱　郁金二钱　半夏一钱半　射干一钱半　白前二钱　白薇二钱　白芍三钱　当归炭一钱半　天麻一钱半　旋复花三钱（包）　牡蛎四钱　新会络八分　荆芥炭八分　杏仁三钱　象贝三钱　磁石三钱　茜草三钱　莱菔子二钱　柏叶炭一钱半。

诸葛左　咳呛见血，病起上年十月，然尚无多，今春发一度亦不甚，四月十八、九日又发。前医大率见血止血，颇不相应。廿七日用附子理中加肉桂丸一服，乃气升痰升，血随而溢，呛不滑爽，气喘痰鸣，大府不畅，小溲不多。不能平卧，更不能左侧卧，左卧则气升而咳剧，咯血满口，鲜红全无瘀晦。八九日来血失盈斗，诊得脉数细软，幸无数象，舌满白垢浊，舌根尤厚，此皆痰壅不开为患，姑先清肃化痰，能得下行为顺，气平痰滑则吉。

焦蒌皮二钱　白前三钱　光杏仁三钱　郁金一钱半　象贝三钱　菖蒲一钱半　白茅根一两　法半夏二钱　小蓟炭三钱　侧柏炭三钱　莱菔子三钱　旱莲草二钱　女贞子三钱　煅磁石二钱。

二诊：昨议泄降开痰，大府一行，自觉不甚畅快，咳仍不减，红尤错杂，脉仍细软当是血家本色，沉尺尤软，则真阴大伤也。舌苔前半稍化，后根厚腻亦较薄白，述胸脘之闭塞稍松，则昨方不无小效。总之痰塞不开，气火上升，势难骤戢。不能左卧，卧则气闭塞喉，咳呛即炽，络窒不通灼然可见，仍宜宣络顺降，以冀转机。

焦蒌皮三钱　旋复花三钱　新绛屑一钱半　象贝三钱　茜根二钱　白前三钱　胆星二钱　菖蒲根一钱半　莱菔子三钱　郁金一钱半　丝瓜络一钱半　冬瓜子四钱　旱莲草三钱　女贞子三钱　礞石滚痰丸四钱（包煎）。

三诊：据述前方二服，大府通调，红即渐减，继去丸子照方连服，血即未见，咳亦松爽，咯痰甚滑，迥非前日咳呛难畅可比。胃纳亦甦，且左卧安然，皆以络中所滞，痰浊既得下行为顺，自然气不上升，渐入泰境。以失血既多言之，于理自当滋养，但痰塞初开，误投黏腻适以助其壅塞，从前清肺滋阴愈用愈窒，是其明征，况在长夏湿浊令中，尤宜清微淡雅为佳。再宜肃肺金，清而不腻，仍守通络顺降。

炒瓜蒌皮一钱半　熟女贞子三钱　川贝一钱半　象贝三钱　生紫菀一钱半　白前三钱　旋复花三钱（包）　路路通二钱　木蝴蝶廿片　桑白皮一钱半　宋半夏一钱半　鲜竹茹一钱半　海石二钱　丝瓜络一钱半　海蜇煎汤代水。

先生自按：此病咳呛极盛而咯吐艰难，咳声重浊，胸脘闭塞，红痰满地，脉小而弱，舌浊满布，根尤厚，明是痰浊壅窒，有升无降。加以小溲不多，大府数日未行，虽去血已多，气体每无不虚之理。然正气虽虚而痰塞是实，前医补肺补脾，驯致胃呆气促，后误认舌白脉细为虚寒，而投温补，遂铸大错。真是毫厘之差，千里之谬。

按：两案咯血皆痰热内盛，左升太过、右降不及之证，治宜清泄降气，肃肺化痰。朱丹溪说，有升无降，血随气上，越出上窍，法当补阴抑阳，气降则血归经。故先生治用潜纳顺降，允称至当。若误之以补，壅窒气机，则咯血无止歇之期矣。

陈左　痰热缠绵，络脉不利。前曾痰血，今喉梗龈浮，不时起伏，脉虽不甚弦劲，而浑浊不清，舌苔颇腻。体质素伟，胃纳尚佳，是宜清泄疏化，不必畏虚议补。

瓜蒌皮二钱　肥知母一钱半　象贝母三钱　生石膏五钱　丝瓜络一钱半　黄射干一钱半　干芦根四钱　怀牛膝二钱　藏青果八分　板兰根三钱　旋复花三钱（包）　化橘红八分　鲜竹茹一钱半　陈胆星八分　生磁石五钱　生牡蛎五钱　生代赭石五钱。

二诊：咯血皆是肺管中血络破裂，所以既见之后，容易复来，须气火不升，方可渐渐恢复。今早见红，无须胆馁，脉尚平静，舌苔较退。仍守泄化为是，况齿痛皆已锐减，更不必因血生疑。

瓜蒌壳一钱半　黄射干一钱半　肥知母一钱半　生元胡一钱半　桃仁泥七粒　怀牛膝二钱　象贝三钱　丝瓜络一钱半　鲜竹茹一钱半　旋复花（包）一钱半　柔白前三钱　生代赭石四钱。

按：咽喉为肺胃门户，牙龈为阳明经络分野。本案咯血伴见喉梗龈浮，脉浊苔腻，其为肺胃实火、痰热伤络，显而易见。初诊针对病机，径投清降泄化以直折其势，不因见血投补，允称卓识。二诊脉证渐安，虽痰红未净而其效已见，自应仍予原法增减，进一步缓解病势。

杨左　酒客湿火上乘，咯血甚多，于今间作，脉右甚弦左反小。此真阴已伤，治法先拟泄降。

枳椇子（打）六钱　旱莲草三钱　茜草根二钱　小蓟炭四钱　熟女贞三钱　生打代赭石五钱　生打牡蛎五钱　法煅青礞石二钱　瓜蒌壳二钱　怀牛膝二钱　生桑白皮二钱　生玄胡二钱。

二诊：酒客咯血，前授清泄，咳减红除。素嗜杯中，未能屏绝，昨又上溢，脉重按甚弦。仍守前意。

生打枳椇子八钱　煅礞石三钱　怀牛膝二钱　旱莲四钱　小蓟四钱　茜根四钱　瓜蒌皮一钱半　玄胡索二钱　鲜生地三钱　生打代赭石三钱　鲜竹茹二钱　陈胆星八分。

按：酒性阳热，酿痰助湿。湿火上乘，灼肺伤络，而致一再咯血，平素阴亏之体，则为害益烈。治用清滋泄降，凉血止血，使气火下行，肺络不受震撼。前方已见效验，然此后嗜好不除，则旧恙断难根治。

李左　素有咯血，所失本不多。两日来连咯不已，几于盈瓯。前医止用清凉未效，进一步投犀角生地不止，盖气升火升痰升，不知潜降导痰开泄，终是无济。脉左弦劲右小，神气甚旺，舌薄腻，大府欲畅不解，非潜镇摄纳，通达下行何济于事。

旋复花三钱（包）　代赭石八钱　龙齿四钱　生牡蛎一两　橘红一钱　桃仁十四粒　延胡一钱半　地榆三钱　柏叶炭三钱　锦纹炭一钱半　鲜生地四钱　白芍二钱。

二诊；前法连进三次，血已净，咯痰未已，精神不倦。因家眷远来视疾，谈话烦劳，陡又咯红不已。仍授桃仁归尾苁蓉旋复代赭血馀等，血又少，胃不知味，舌前半光滑少华，后半薄黄润泽，乃定后方。

牡蛎一两　代赭石八钱　玄精石五钱　归尾炭一钱　枣仁泥三钱　瓜蒌皮二钱　大贝母三钱　柏叶炭三钱　地榆三钱　旋复花三钱（包）　白芍炭二钱　金石斛三钱　血馀八分　紫草三钱。

三诊：前方四服，血无一丝，咳亦不作，胃加知味，唇色渐淡白，面无赤色，舌淡，脉左弦未已。

元地三钱　鳖甲三钱　淮小麦五钱　乌药三钱　杞子三钱　牡蛎八钱　玄精石五钱　归尾一钱　枣仁三钱　大贝母三钱　侧柏叶三钱　白芍二钱　陈皮一钱　砂仁十粒。

按：缪仲醇治血三要诀中第一要诀就是"宜降气不宜降火"。盖降火必用苦寒，反伤胃气，胃气伤则脾不统血，血愈不能归经矣。此案前医屡用清凉降火不应，先生宗缪氏之法，从降气潜纳入手，一剂知，二剂愈，可谓效如桴鼓。

方左　先前失血盈瓯，继以咳呛痰稠，总是气火上扰。脉极细软，真气大亏，舌苔不腻，所幸胃纳如恒，是宜养阴纳气。

砂仁末四分同炒　大元地三钱　广郁金二钱　苏半夏二钱　生紫苑三钱　生玄胡二钱　苦桔梗一钱半　旋复花（包）三钱　苏方木二钱　台乌药一钱半　生打代赭石四钱（先煎）　炒枳壳四分　另兰田三七六分（研极细末分两次药汁吞）

二诊：失血后咳呛痰稠，昨授滋潜纳气，尚无进展，脉已较起而迟涩太甚，舌滑，仍守昨意。

瓜蒌皮三钱　丝瓜络二钱　归尾一钱半　冬瓜子（打）四钱　玄胡二钱　紫苑四钱　苦桔梗一钱半　浮海石二钱象贝母三钱　女贞子四钱　广郁金一钱半　生代赭石四钱　旱莲草三钱　小蓟二钱　另用兰田三七五分研末药汁吞。

按：失血过多，阴伤火扰，初授养阴纳气，症无进展，而脉见起色。迟涩以甚，系有痰塞瘀阻之象，故复诊踵步前意，但去地黄之凝滞，易二至之滋养，加瓜蒌、浙贝、冬瓜仁，归尾、小蓟等化痰行瘀，冀获痰去咳平之效。

周左　骤然吐血，所失不少，脉弦舌红。是宜清降。鲜生地四钱　旱莲草三钱　侧柏炭二钱　地榆三钱　茜根一钱半　象贝三钱　磁石三钱　代赭石一两四钱　桃仁泥二钱　制锦纹一钱半　田三七八分　血馀八分　白前三钱　怀牛膝二钱。

二诊：昨早见七，八口，以后即少少带红，今晨痰中带紫色，脉静舌燥。宜参清养。

鲜生地四钱　旱莲草三钱　侧柏炭二钱　代赭石一两四钱　制锦纹一钱　田三七六分　白前三钱　怀牛膝三钱　当归二钱　白芍三钱　郁金二钱　石英三钱　川石斛二钱　女贞子三钱。

三诊：昨午以后至今未见红，咯痰未净，胃纳如常，尚不知味，背疼，脉左手弦劲，舌苔净而燥。津液一时难于骤复，宜育阴养胃。

原生地四钱　川石斛二钱　沙参三钱　白芍三钱　归身二钱　谷芽四钱　元参三钱　栀皮一钱半　侧柏叶三钱　女贞子三钱　旱莲草三钱　杜仲三钱　金毛狗脊三钱　杞子二钱　新会皮一钱　象贝三钱。

按：朱丹溪说："先吐血后见痰嗽，多是阴虚火动，气不下降。"该案咯血骤作，脉弦舌红，阴虚火炎显然，滋阴降火，凉血止血是为正治。血去者津伤，故善后以一贯煎加减，复肺胃之津，育肝肾之阴。

祝左　失血有年，咳嗽频作，近虽无血，而痰稠且多，神疲色夺，潮热不已，脉甚数疾，舌苔剥落，淡红而光，夜不安寐，且有盗汗。真阴大伤，浮阳甚炽，际此夏令，症殊不善。姑先潜阳熄火，冀平其上浮之焰，得扶过长夏，再商清养。

明天麻二钱　银柴胡一钱半　生鳖甲三钱　生芪皮一钱半　首乌藤三钱　瓜蒌皮一钱半　生牡蛎五钱　青蒿珠一钱半　川石斛三钱　柔白前三钱　川贝母三钱　陈皮一钱半　南北沙参各一钱半　生紫苑三钱　白薇三钱。

按：本案真阴大溃，阴不涵阳，浮阳越炽，历历如绘。先生药用牡蛎、鳖甲、天麻滋养潜熄，以制阳光；南北沙参、川石斛、瓜蒌、川贝，紫苑化痰止咳、润肺宁络；首乌安神，疗夜眠之不宁，生芪皮固表而止盗汗，配伍均匀，标本兼顾，当奏佳效。

万左　失血后气火不戢，咳嗽频仍，是阴液不充之故，脉细左手尤甚，胃纳尚可，舌薄腻。治法先宜清降，稍佐滋肾，还须节劳静养为佳。

砂仁三分同炒大元地三钱　瓜蒌皮一钱半　生紫苑三钱　宋半夏（打）一钱半　苦桔梗二钱　柔白前三钱　甘杞子二钱　丝瓜络二钱　北杜仲二钱　广陈皮一钱半　天台乌

药一钱半。

二诊：咳嗽较减，痰尚滑，但有时无痰，脉柔软，是阴虚本色，气火渐戢，最是吉征。舌不甚腻，再拟滋潜摄纳肝肾。

大元地四钱　瓜蒌皮一钱半　生牡蛎六钱　旋复花（包）三钱　生打代赭石二钱　台乌药一钱半　苦桔梗一钱半　生远志肉二钱　炒山萸肉三钱　甘杞子三钱　生紫苑四钱　熟女贞三钱　炒杜仲二钱　炒象贝母一钱半　杞根皮二钱　鲜竹茹一钱半。

陈左　暮春失血后真阴未复，气火未藏，劳则脑力昏昏，耳鸣扰扰，夜央燥渴，脉当安和，舌色也正。所喜胃纳如恒，尤少别种虚象，此宜滋填摄纳，固护肝肾根基。尚须善自珍重，弗过于劳力劳心为佳。

砂仁末四分同打大元地四钱　象贝母二钱　山萸肉二钱　女贞四钱　沙苑子四钱　枣仁泥三钱　大白芍二钱　杞子二钱　炒阿胶珠一钱　云茯苓一钱半　另生鳖甲五钱　生龟板五钱　生牡蛎五钱（三味先煎）　怀牛膝一钱半　广藿梗一钱半。

按：两案均属失血后阴虚火炎之证，其不同者，万案肺受气火冲激，咳嗽频仍；陈案阴虚浮阳上扰，耳鸣头昏。一以清降，继用摄纳；一以单纯厚味，滋填肝肾。因同症异，辨证用药，各有所专。并嘱以节劳静养，善自珍重，盖"阳气者，烦劳则张。"真阴亏者，更应防其劳动气火是也。

汤左　咳中带红，痰血各半，咳则络痛。近日神疲色白，饮食无味，脉细舌淡白。先与理中。

潞党参一钱半　于术一钱半　炙草五分　炮姜五分　半夏一钱半　丝瓜络一钱半　郁金一钱半　枳壳六分　杏仁三钱　贝母三钱　桑白皮三钱　旋复花三钱（包）　紫苑三钱　磁石三钱　代赭石三钱。

按：该案咯血系上中二焦失调，肺气升逆则咳呛络痛，脾虚气弱则失血少食。治用理中汤温理中乡，运脾摄血，合旋复代赭汤肃肺降气、化痰止咳。

老妪　素有咯血，然不甚多，昨夜吐出十余口，今午前后咯出甚多。脉关寸重按尚觉有力，两尺极细弱，舌无苔且淡白无华。是宜温摄，用附子理中加味。

党参三钱　于术一钱半　炮姜六分　明附片七分　大熟地五钱　旱莲草二钱　女贞子三钱　法半夏一钱半　磁石五钱　血余炭一钱半　侧柏炭二钱　炙甘草四分　紫降八分。

曹左　咯血宿恙，频发不多。前夜寅初大吐盈盆，自饮冷水而止，竟不服药。今早丑末又吐不多，气升痰升，喘促甚剧。适气喘渐平，血亦自止。午后友人闲谈，又咯数口，磨墨饮汁，速余往视，尚能出来客座就诊。脉六部细微，虽无火象，而唇色殷红，舌尖边俱绛，颧部时时泛红，明是春深木动，虚阳上浮，气火不潜，余波未已。述咯吐时头汗频频，大有阴竭阳越，一蹶不回之险。脉之所以不大者，则失血已多，脉管空虚，尚有何物供其鼓荡。年已半百，体癯形瘁，症颇可危。急投大剂潜阳摄纳，冀得气火暂平，再商善后。

吉林老山参须八钱另煎分冲并代茶饮　旱莲草三钱　青龙齿三钱　生牡蛎一两　煅磁石三钱　紫石英五钱（四味先煎）　象贝三钱　郁金一钱半　法夏二钱　胆星二钱　竺黄三钱　菖蒲根一钱　血余炭一钱半　地榆炭二钱　川雅连一钱　焦栀皮二钱　女贞子三钱　橘红一钱　蔻壳三分。

二诊：昨方服后，血一日不见。后又咯数口，纯是鲜红。又另服辽参一支，重六、七钱，一宵安眠。今早痰中仍是带红，午刻复诊，脉右三部已起，却弦劲有力，左手细软无根。面色仍有时泛红，唇赤，虚火未已，正气已衰，殊为危险。

北沙参一两　鲜铁皮斛四钱　龙齿三钱　石决明一两　牡蛎一两　半夏一钱半　杏仁二钱　贝母三钱　胆星二钱　竺黄三钱　射干一钱半　川柏八分　川连一钱　山栀二钱　大黄炭四分　血余炭一钱半

三诊：右方服后，吐红未已。与本校同事王君石卿诊之，脉左尺浮大而洪，重按豁然，乃定后方。

大熟地七钱　西潞党三钱　川牛膝一钱半　大麦冬三钱　明附片七分　炮姜八分　炙甘草一钱　蛤粉炒阿胶二钱　五味子七分

先生按：是方一服，吐红即少，胃纳甦，进粥可两碗。连进一服，竟血止胃加，更方即用肾气八味。

按：喻嘉言曰："经谓咯血者属肾，明乎阴火发于阴中。"盖龙雷之火（阴火）潜于阴中，方其未动，不致为害，及其暴发，也可载血上行，治之唯宜温补其阳、以制阴火。若用凉血清火，未有不转助其虐者，故上二案。先生以附于理中汤加味温补脾肾，纳气摄血，取效后又以八味肾气引火归源，巩固根本。

方右　真阴未充，咳嗽经年，时则痰中带血。日晡寒热，晨起面颜㿠白，午后两颧绯红，腹痛便溏，形癯色夺，骨小肉脆。先天本薄，年将及笄，犹未发育，脉细极而数，舌光无苔，胃纳大呆，咯痰清浠，食入䐜满，滋养又碍痰塞。损门重症，姑先养胃扶脾，参以化痰行气。

原支金石斛三钱　潞党一钱半　于术一钱半　银柴胡一钱半　蒌皮二钱　薤白三钱　炮姜四分　法夏一钱半　橘红一钱　叭杏三钱　郁金一钱半　乌药一钱半　牡蛎三钱　鳖甲三钱　桔梗八分　蔻壳四分。

二诊：前方三服，晡热较淡，夜寐较安，馀则如故，虚里动跃。

潞党一钱半　于术一钱半　银柴胡一钱半　薤白三钱　炮姜四分　法半夏一钱半　乌药一钱半　牡蛎三钱　鳖甲三钱　桔梗八分　枣仁二钱　茯神三钱　龙骨二钱　夜交藤三钱　蛤粉炒阿胶一钱半。

三诊：次方连服四剂，渐热减，溏泄已饮食差可，就病论病不可谓非佳象。然脉极数极细，形消色夺，兼之骨小肉脆，此证此脉万无可治之望，姑仍前意。

潞党二钱　于术一钱半　杞子三钱　龙齿二钱　牡蛎五钱　枣仁三钱　银柴胡一钱半　苦桔梗四分　夜交藤三钱　炮姜三分　炙甘草四分　乌药八分　阿胶珠一钱半　酒炒元地三钱　归身一钱。

按：是案先天不足，后天失养，形癯色夺，骨小肉脆，咳嗽经年，痰中带血，虽年未及笄，却入损门。加之胃纳大呆，食入䐜满，上损过中，就病论证，断为不治。虚损重症，调以养胃扶脾，从后天根本着眼，略佐治标之品，也不易之治法。故先生方后自按：此症虽不能有功，然用药只有此法，不可以成败论。

胃脘痛

章左　胃脘当心而痛，入春则发，入暮则剧，肝气为应，大气不司旋运。脉小迟而弦，舌根垢腻，胃纳呆滞，大府不行。法宜温养泄化，行气滞而柔肝和脾。

金铃子二钱　乌药一钱半　天仙藤一钱半　煅瓦楞子五钱　广木香七分　北细辛二分　姜半夏一钱半　炒瓜蒌一钱半　玄胡索二钱　枳壳炭五分　查肉炭一钱半　青陈皮各一钱

922

半　带壳砂仁二粒。

按：胃脘痛，共因不一。先生认为入春而发，入暮则剧，由肝气犯胃使然，盖春为肝木之令也；脉小而迟，中土健运不力也。法以温养中宫，泄肝行滞，俾使肝柔脾运，气机条畅，则脘痛若失矣。

汪右　肝胃气滞，向有脘痛。今胃纳仪粥饮而已，中气素弱，脉热细软，舌薄白，宜和胃。

金铃子二钱　台乌药一钱半　广木香五分　黄郁金一钱半　焦谷芽一钱半　陈香橼一钱半　炒茅术八分　九节菖蒲八分　青陈皮各一钱半　煅瓦楞子四钱　生玄胡索一钱半。

二诊：脾气稍健，胃纳渐甦，中气不滞，胸脘亦疏。脉细而弦，舌苔薄白，虽宜清养，尤贵灵通。

蒌皮一钱半　川楝子三钱　乌药一钱半　炒党参一钱半　广木香六分　炒竹茹一钱半　春砂仁二粒　青陈皮各一钱半　茅术八分　九节菖蒲六分　玄胡一钱半　制香附一钱半。

三诊：连授调和肝脾，胃纳已醒，膜胀不作，胸脘舒适，适逢姅届，腰脊痠疼，脉弱已极，舌腻尽化。宜踵滋养。

炒潞党一钱半　炒冬术一钱半　炒杜仲二钱　全当归二钱　炒阿胶珠一钱　蕲艾炭五分　天台乌药一钱半　金铃肉三钱　广木香五分　生玄胡二钱　青陈皮各一钱半　带壳春砂仁二粒。

按：先生指出，肝胃不和，总是阴虚为本，气滞为标。治痛之方脱不了香燥行气。该案中虚气滞，治用玄胡索散加味理气止痛，然非培本久服之法。故标证暂缓，即转手通灵清养，以培本虚。三诊适逢汛期，而伴腰脊酸疼，再以健脾益肾守治，标本先后，循序而进。

严右　脾阳欠运，实缘阴液亦薄，肝气来侮，胃痛频仍。昨拟疏化和肝，痛势减而不能遽止。脉细实，舌滑少　苔，胃纳不能爽健，补阴尚宜缓商，仍以和润肝脾，运行气滞。冀日纳谷加餐，然后徐图滋养。

炒瓜蒌皮一钱半　汤泡淡吴萸三分　川古勇连三分　金铃子三钱　玄胡索一钱半　制香附二钱　北细辛一钱半　广郁金一钱半　天仙藤一钱半　台乌药一钱半　藏红花四分　甘杞子一钱半　北沙参一钱半　广木香六分　沉香曲一钱半

按：《素问·阴阳应象大论》曰："阴在内，阳之守也，阳在外，阴之使也。"人身阳气的运用以营阴为物质基础。该案胃痛，表面现象是肝气郁滞，实际上是脾阳不运，遭致木气来侮，进一步追究其本质，仍脾胃营阴薄弱。述案三言二语，已将内在病理扣盘托出。治疗在玄胡索散，青囊丸、左金丸等理气清肝和胃的基础上，更加北沙参，甘杞子顾扶阴液，于理颇合。

章右　脾运久衰，肝木来侮，腹痛膜胀，兼以郁结。先前崩中，元阴大惫，色萎神疲，脉小苔薄而燥。症情不善，姑先运脾和肝。

金铃子一钱半　生玄胡一钱半　四花青皮一钱半　金钗斛三钱　炒萸肉一钱半　大白芍一钱半　生鸡内金一钱半　甘杞子一钱半　苏半夏一钱半　广藿梗一钱半　带壳春砂仁三分（打）　天台乌药一钱半。

二诊：脾虚腹痛膜胀，元阴大亏，肝木来侮，脉小已极，舌淡白无苔。再以扶土柔木，助消化而运大气。

炒贡潞一钱半　山萸肉二钱　甘杞子一钱半　四花青皮一钱半　广藿梗一钱半　炮姜

923

炭五分　生玄胡一钱半　生鸡内金一钱半　炙五谷虫四分　代代花十朵　带壳春砂仁四分（杵）。

三诊：脾运失司，腹疼膜胀。再授和调，幸已桴应。脉小数，舌已生苔，胃纳未爽。仍守前法，不可早与滋补。

炒贡潞一钱半　山萸肉一钱半　甘杞子二钱　天台乌药一钱半　四花青皮一钱半　广藿梗四分　生玄胡二钱　制香附一钱半　生鸡内金一钱半　炙五谷虫六分　广木香七分　全当归一钱半　炮姜炭四分　生厚牡蛎五钱

按：此例腹痛脘胀，肾阴脾阳素亏于先，肝木郁结乘侮于后。症见色萎神疲，脉小舌燥，证虽不险，本元不及，不可等闲。治以运脾和肝，扶土柔木，和调阴阳，得以桴应。选药滋养疏理，补益行运兼顾，而告戒不可早投滋腻有碍脾运，可谓经验之谈。

章左　中土阳衰，肝木来侮。胃痛呕吐，甚则有形，脉颇弦搏，舌腻已化，质淡白少华。再拟温化柔肝。

广郁金一钱半　山萸肉一钱半　淡吴萸四分　川古勇二分同炒　广木香八分　炮姜六分　生打赭石二钱　生玄胡二钱　大白芍一钱半　北细辛三分　乌药一钱半　炒黑小茴四分

二诊：当脘结塞，痛势虽减，而嗳腐未已脉涩，舌㿠白而滑。肝木侮土，消化力疲、久恙之虚诚难近效。再踵温养扶土柔肝，助健运以行气滞。

米炒贡潞一钱半　大白芍二钱　炮姜炭五分　明附片一钱　鸡内金一钱半　广郁金一钱半　生元胡二钱　藏红花二分　炙五谷虫八分　小茴香（炒焦）四分　代代花四分　广木香七分　白蔻米（打）四分　砂仁壳四分

按：土虚木乘，肝胃气逆，故症见胃痛呕吐，块痞有形，法以温化柔肝，和胃降逆则肝胃气机和调。该案土虚为本，木乘为标，首诊应手，肝木得靖，复诊踵步，而着意温养扶土，巩固根本，诚为得力之治。

汪左　肝木侮土，食后膜胀，难于消化。昨授温运，业已桴应，脉尚弦搏，舌无苔。再拟踵步前法。

炒贡潞二钱　炒干姜四分　生鸡内金一钱半　广藿梗一钱半　广木香七分　台乌药一钱半　炒枳壳四分　建神曲一钱　丁香柄三只　制香附一钱半　山萸肉二钱　甘杞子二钱　大元地二钱　砂仁末四分同打　藏青皮一钱

二诊：脾运不及，肝木来凌，中脘膜胀，前拟和调肝脾，稍参益阴，业已相安。唯填补反碍消化，脉乃显弦，舌尤白腻。再以柔肝运滞，先顺气机。

天台乌药一钱半　广木香八分　广藿香一钱半　炙五香虫七分　广郁金一钱半　焦枳实四分　炒沉香曲一钱半　生玄胡一钱半　五灵脂一钱半　苏木一钱半　生鸡内金一钱半　干姜皮四分

按：温运柔顺是先生调治肝木侮土之通治法则，临床颇多佳效。该案初诊方药虽佚，但治疗原则已于复诊中重述，且获桴鼓之效。先生对土虚木乘之胃痛脘胀之症，虽有脉细舌光之阴虚见征，仅稍参益阴，填补呆滞之品恒少采用。

吴左　胃脘当心而痛，呕吐酸水，痛已多年，今已匝月，纳胀，脉弦数。肝木甚旺，络脉不舒，舌滑无苔，真阴已薄。先以和肝行气，暂平其标，须得痛减，再商清养。

川楝子三钱　淡吴萸四分同炒川古勇三分　生玄胡一钱半　乌药一钱半　北细辛四分　黄郁金一钱半　青陈皮各一钱半　炒枳壳六分　炒竹茹一钱半　煅瓦楞子四钱　苦桔梗一

钱半

二诊：胃脘疼痛稍减，呕恶已定，大便不畅，脉弦有力，肝气不疏，舌无腻苔。再疏厥阴之络。

金铃子三钱　生玄胡二钱　黄郁金一钱半　炮姜四分　细辛三分　川连三分同炒　淡吴萸三分　台乌药一钱半　广木香六分　陈皮一钱半　九痛丸十粒　带壳紫蔻仁二粒

三诊：胃脘痛再议和肝行滞，时止时痛，其势较松。大府不畅，纳谷尚少，舌滑无苔。痛已有年，元阴受伤，再踵前意参酌。

金铃子三钱　玄胡索三钱　吴萸四分　细辛四分　川连四分　川椒十粒　乌梅三分　杞子一钱半　陈皮一钱半　木香六分　北沙参一钱半　乌药一钱半　香橼皮一钱半　带皮紫蔻仁二粒（杵、后入）　九痛丸十四粒吞

四诊：脘痛再议温养运化，痛势步减，胃纳有加。而大府五日不行，失气自转，此阴液不充，阳明燥结，所以脉细带弦，舌前半滑而色淡。大气久弱，脾胃阴阳两虚，再参滋养，并通地道，俟其大府畅行更商。

北沙参二钱　当归身一钱半　大白芍二钱　金铃子二钱　炮姜四分　炒冬术一钱半　北细辛四分　生玄胡二钱　台乌药一钱　广木香六分　青陈皮各一钱半　沉香曲一钱半　带壳春砂仁两粒　半硫丸一钱半（分吞）

五诊：脘痛屡授温养，痛已大减。前因大便闭结，用半硫丸已得畅行。脉仍细弦，舌滑无苔，𦣞淡不红。少年阴液已伤，是宜滋养真阴，斡旋大气。

炒贡潞一钱半　炮姜炭四分　广木香四分　台乌药一钱半　北沙参二钱　甘杞子一钱半　北细辛三分　青陈皮各一钱半　当归身一钱半　大白芍二钱　川楝子二钱　郁金二钱　丝瓜络一钱半　枳壳九分　带壳春砂仁二粒（杵后入）

按：先生治肝胃病习用温运之剂建功。盖肝胃病痛，由中虚木乘所致，其土虚为本，木旺为标，疏木行气为治标之举，扶土运中则为顾本之治。而太阴脾土，至阴之脏，喜温运，恶阴湿，健脾运中，非温不能为功。本案之治，透过胃痛、呕吐酸水、大便不畅、脉弦数舌少苔等一派肝木甚旺之现象。在暂平其标之后，抓住痛已多年，脾胃阴阳两虚之本质，始终守用温养，非造诣精深，洵莫能为之

某左　阴液久薄，胃脘当心结痛，呕吐不撤，阳亦惫矣。脉细软已甚，左手隐隐带弦，舌苔白而滑。胃纳方呆，不得遽投滋填，先以调和中土。

黄连三分　淡吴萸四分同炒　天仙藤二钱　台乌药　广郁金一钱半　乌梅肉炭一钱　生玄胡二钱　金铃子一钱半　制半夏一钱　小青皮八分　佛手花一钱　绿萼梅八分　沉香曲四分

二诊：肝胃不和，总是液虚为本，气滞为标。治痛之方脱不了香燥行气，然非培本久服之法。此其弊陆氏冷庐医话言之最透。兹患恙痛犹不剧，胃纳尚佳，脉稍带弦，舌色不腻，拟用标本两顾，或尚可以多服少弊。

益智仁一钱半　炒萸肉二钱　大元地三钱　台乌药一钱半　淡吴萸三分　生淮山药三钱　甘杞子二钱　生玄胡一钱半　广木香七分　炮姜炭四分　北细辛二分　乌梅肉炭一钱　砂仁七分

按：本案胃痛，阴液不充，厥阴气滞。初诊以脉弦舌滑，阳惫纳呆，戒以不得遽投滋填，取治痛之方，偏重香燥行气之药，然辛燥之剂又非久服所宜。故复诊采取标本兼顾之法，滋养温散，并行不悖，籍以久服少弊。

呃逆反胃

叶左　病淹许久，变态多端，无非寒饮素积，脾胃消化失职，中阳不司乾运，大气欠于斡旋。近状舌底廉泉多开少合，似呃非呃，总是气少展布。刻按脉，望舌无异状，姑先从健脾助运温养以展气机，以观动静，徐商损益。

贡潞党三钱　煨益智一钱半　丁香柄四只　云苓片三钱　制冬术一钱半　姜半夏七分干柿蒂三枚　广藿梗一钱半　乌药一钱半　旋复花三钱（布包）　白蔻壳五分　姜汁炒竹茹一钱半　玫瑰花三朵

二诊：寒饮久渍，总缘脾阳失于敷布，消化器官力疲。近喜食芳香，确是脾运不及之徵。脉左右亦和，尚不迟缓，舌虽不腻，而望之未免有一层浊气，于理中外实无新奇可言。但久病气疲则亦难有近效耳。

贡潞党四钱　炒茅术二钱　法夏二钱　广木香八分　广藿梗一钱半　干姜六分　白芥子一钱（研）　沉香曲一钱半　生鸡金二钱　生远志肉三钱　酒炒薤白头一钱半　细桂支五分

按，呃逆，是气逆上冲，喉间呃呃有声，连续不断的症状。轻者多可自愈，久病呃逆，多为胃气殆尽之兆。本例寒饮内聚，病延日久，中阳大伤，气逆上冲，初投温养健脾，展布气机，继用理气和中，以扶脾运，理法可称允当。但久病气疲，难有近效，亦系常情。

王左　朝食暮吐是为反胃，王太仆所谓无火者是也。脉小且迟，舌滑无苔，姑先温运。

酒炒薤白头一钱　姜汁炒瓜蒌皮一钱半　炮姜炭五分　玄胡索二钱　丁香柄四只　荜拨四分　淡吴萸四分　川古勇二分同炒　广郁金一钱半　生鸡金一钱半　五灵脂一钱半苏木一钱半　家韭子二钱

二诊：反胃授剂，幸已不吐，但上脘微痛则气尚滞也。脉细甚，舌无腻苔，再以理气而助健运。

薤白头二钱　山萸肉一钱半　生鸡内金一钱半　沉香曲一钱半　制半夏一钱半　生玄胡一钱半　枳壳四分　淡吴萸二分　炮姜炭五分　甘杞子一钱半　五灵脂一钱　乌药一钱半

老妪　脾阳欠运，反胃有年。近则少腹滞坠，脉小而涩，舌㿠白薄腻，议温养行气。

川椒红（去目炒出汗）十粒　乌梅炭四分　北细辛四分　淡吴萸廿粒　炒白芍一钱半　炒山萸肉二钱　小青皮一钱半　制香附二钱　甘杞子二钱　金铃子二钱　玄胡索一钱半　原枝金石斛（劈开先煎）一钱半　天仙藤一钱半

二诊：高年脾肾阴阳两虚，反胃有年，纳食无味，前授温养，气坠已舒。脉右稍弦，左甚小，嗳气频仍，大便后气升不舒，舌㿠白无苔滑润。治法宜运脾阳，舒肝气。

木瓜一钱　白芍一钱半　草果八分　杞子一钱半　益智仁一钱　天仙藤一钱半　细辛三分　郁金一钱　萸肉一钱半　木香五分　乌梅炭四分　蔻壳花各四分　川椒红七粒　吴萸十四粒

按：反胃一症，由于长期忧思郁怒，或食物不当，以致肝失疏泄，胃失和降，气滞、痰凝、血瘀阻隔，导致胃府通降之路阻塞，久之津血损耗，阴伤及阳，气阴虚败，脾阳耗散而致。故例一临床症见一派阳虚之象，先生治从温运，药用丁香、炮姜。荜拨、吴萸等辛热温阳健胃之品见效。复诊呕吐已止而气运未畅，再参理气运脾收功。例二初诊为寒气下凝，授以温养，气坠即舒。复诊木气未能调达，肝胃不和明显，故用温脾舒肝续进。二案治法相似，不同处在于前者先从温运着手，后者温养行气并用。如此治法，堪称中的。

泄 泻

张左　大少腹时常作响，或悠悠而痛，得冷食辄溏泻，苔薄舌质淡，脉细涩无神。本是劳倦伤脾之人，因痛而脾更伤，当温中扶土，以仿理中法。

潞党参三钱　炙甘草一钱半　淡甘姜七分　炒冬术三钱　淡吴萸四分　白茯苓三钱　煨肉果一钱　炒白扁豆四钱

按：大腹属脾，少腹属肝，大少腹鸣响作痛，得冷便泻，系劳倦伤脾，而兼肝脾不和之征。方以理中扶脾，少佐吴萸暖肝，用药颇循规矩。

于左　病起冷雨淋身，寒湿不化，驯致萎黄乏力，腹胀脘痛，脉细且迟，大府溏泻，舌尖白腻。法用东恒意，添理中导湿。

潞党参一钱半　生西芪一钱半　炒车前三钱　明附片八分　炮姜炭四分　煨升麻四分　怀牛膝一钱半　炒柴胡四分　焦苍术一钱半　生玄胡一钱半　带壳砂仁二粒　小青皮一钱半　带皮苓三钱　天台乌药一钱半

二诊：脾阳受困，中脘膨胀。两投温养，其势稍松，脉前细迟，今已转弦，舌尖红后半白腻。仍宜温中运脾。

炒西潞一钱半　高良姜四分　煨肉果七分　炒柴胡四分　台乌药一钱半　煨益智仁一钱半　枳实炭七分　楂肉炭二钱　金铃子二钱　玄胡二钱　九菖蒲四分　带壳白蔻仁二粒　陈皮一钱半

三诊：木郁侮土，中脘䐜胀。两授温养，痛定而反见水泄，脉右细弦，左手甚爽，舌根转黄浮。治宜调和木土。

炒茅术一钱半　枳实炭四分　炒西潞党一钱半　煨益智一钱　九菖蒲七分　北细辛三分　高良姜四分　陈皮一钱半　广木香一钱　带壳紫蔻仁二粒（打入）

按：该案本质肝强脾弱，辄受冷淋雨，寒湿伤脾，致成脘腹胀痛，大便溏泻之证。进理中导湿之剂，标病渐退而本病日见，中脘作胀，脉转弦细，舌尖红而根黄浮，皆肝木不靖之明征。以后转手温中运脾，调和木土，肝脾同治，层次分明，有条不紊。

陈兄　溏泄多时，近则黎明脘痛泛恶，辄至晕厥，冷汗直流，胃纳尚可，脉弦而涩，舌质㿠白。暂以温纳为先。

炒贡潞二钱　炒姜炭五分　明附片一钱半　淡吴萸四分　合炒川雅连四分　生打代赭石二钱　制半夏一钱半　广木香八分　台乌药一钱半　鸡内金七分　广皮五分　生玄胡一钱半　生牡蛎六钱　春砂仁四分

二诊：大府溏泄，中脘结痛，呕吐发厥冷汗。前授温中和肝，其应颇捷，但停药两月，旧恙复然。脉至弦涩，舌苔白，根本大伤。仍守前法。

炒贡潞二钱　生淮山药二钱　炮姜炭六分　广木香八分　台乌药一钱半　明附片一钱半　川雅连四分同炒淡吴萸四分　生玄胡一钱半　云茯苓一钱半　制半夏一钱半　苏木二钱　代赭石三钱　紫石英三钱　净萸肉二钱　广皮一钱半

按：此脾肾阳虚，肝肾阴乏之证。故首诊治以附子理中温煦脾，合左金，玄胡、代赭、牡蛎镇纳肝肾。二诊守前意而着重于温命火、滋肾水，是从本之治。

许左　纳食即吐，水饮亦然，不纳水谷者十余天，加以水泄日十余度。身热不撤，脉虚数无论，舌光白无华，亦无苔，明是阴盛于内，格阳于外，姑议附子理中加味。

原附块一钱半　炮姜八分　川连四分　吴萸八分　炒党参八分　郁金一钱半　椒红廿三粒　乌梅炭四分　焦橘红四分　姜夏一钱半　砂仁壳四分　肉果（去油）五分

二诊：昨方服后，竟吐止且纳粥饮，泄亦减夜仅二次，今早又一次水泄。脉左静右尚数大，喉舌觉干，舌尖转红，中心白亦化，微露燥象，身热昨夜亦退，今早仍热而势减，恐午后热尚炽也。议转捩，参和胃阴。盖吐泄旬余，中州脾胃已两惫也。病尚可危，冀能步入佳境为吉

北沙参二钱　炒党参一钱　明附片一钱　川连四分　吴萸五分　炮姜四分　象贝二钱　仙露夏二钱　带皮苓三钱　原枝金石斛三钱　焦术一钱半　郁金一钱半　肉果八分　乌梅炭三分

三诊：昨日午后及夜泄不再作，今早泄下一次。八时来诊，脉静左右调匀，沉分亦起，外热全退，舌光现红，根仍白腻有燥象，自知燥渴而不能引饮。

党参一钱半　炮姜四分　冬术一钱半　炙甘草四分　淡附片六分　杞子二钱　沙参二钱　吴萸三分　川连三分　牡蛎五钱　法半夏一钱半　肉果六分　原石斛三钱　赤石脂三钱　馀禹粮三钱　砂仁壳四分

四诊：耳聋身热是中虚无主，浮阳上升。再进理中加味，热较减而未已，胃纳一碗稀饭，脉浮数，舌光无苔，少少浮垢，尖边虽红亦是假热。

党参一钱半　炮姜六分　冬术一钱半　藿香一钱半　佩兰一钱半　木香五分　谷芽一钱半　当归二钱　白芍二钱　陈皮一钱半　砂仁一粒　牡蛎六钱

先生自按：药后热净胃加，诸症就绪。此人先病发热，闻医者先投防风荆芥之类，遂吐不止，继则清热，乃患水泄，致身尤热而吐泄不已，乃来兰就诊。

按：患者久病吐泻，法云附子理中加味，用药兼取乌梅丸加减。盖仲景乌梅丸，治蛔厥吐蛔，又主久利，皆藏寒胃虚故也。该病因前医过用辛温发散，扰动肝胃之气，复受寒凉戕伐，脾胃中阳受劫，致成阴盛格阳之变。乌梅丸温中散寒、益气回阳，加姜夏、肉果等以治吐泻，药后症减。转而阴阳两顾，气阴两和，是以收效颇著。

吴右　胃病七、八年，近更腹痛胸痞，上吐下泻，脉迟迟软弱，舌苔白燥。

干姜八分　椒红十四粒　乌梅四分　细辛四分　郁金一钱半　宋半夏二钱　蒌皮一钱　高良姜六分　附片一钱　绿芍二钱　苓皮三钱　川连三分　吴萸四分　乌药一钱半　青陈皮各八分

按：该病上吐下泻，腹痛胸痞，治用乌梅丸加减苦辛酸合剂。苦以降气止吐，辛以宽胸开痞，酸以涩肠止泻，上中下并行不悖，一方兼治。

痢　疾

朱左　病起血痢，今腹不痛而大便未正，时有血水，脉迟细。法宜补中行气。

炒潞党二钱半　焦冬术一钱半　广木香六分　台乌药二钱半　小青皮二钱半　炒阿胶一钱半　甘杞子一钱半　大元地三钱　炒川柏三钱　槐花米二钱半　带壳砂仁（打）四分

二诊：血痢久缠，昨授补中，胃甦神振。但大便仍带淡红血水，脉迟舌已生苔，中心一路光滑。仍宜补摄。

炒潞党二钱　焦冬术二钱半　炒阿胶珠一钱半　砂仁末四分同杵大元地四钱　甘杞子二钱半　生西芪二钱半　广木香八分　小青皮一钱半　台乌药一钱半　炙甘草四分　炮姜炭三分　煨升麻四分

按：久病痢下，脏腑脂膏悉随痢去。痢后大便未转正常，脏腑营阴因形匮乏，而脾胃之气仍不司运，气机尚未调畅。先生治用参、术、香、砂补中行气，健脾理胃，川柏、槐米清泄脏腑余热；阿胶、杞子、元地养脏腑之营阴，的中病机，故收佳效。

朱右　休息痢于今四年，腹尚作痛，仍有里急后重，而肛门紧窄，是湿热下注，且有内痔。脉沉分弦劲，舌根腻尖滑质淡，中气已伤，虚实兼证，用药分寸最宜斟酌。拟先和中行气，并泄直肠余蕴。

炒潞党一钱半　炒冬术一钱半　台乌药一钱半　广木香六分　小青皮一钱半　地榆炭二钱　炮姜炭五分　生紫草一钱半　川柏皮一钱半　全当归一钱半　海南子八分　赤芍一钱半

二诊：昨授和中运滞，胃纳知味，而后重未除。脉沉按固弦，轻按则弱，中虚已露，然舌颇白腻，余湿不化，是脾运不良，法需健脾以化馀滞。四年宿恙，诚非仓猝可蠲，唯中州轻健，斯渐能康复矣。

炒潞党一钱半　炒冬茅术各一钱半　台乌药一钱半　广木香六分　炒白芍二钱　海南子一钱半　当归全二钱　川古勇八分　生紫草一钱半　小青皮一钱半　枳实导滞丸四钱（包煎）

按：痢下四年之久，正气必受其伤。然痢症腹尚作痛，里急后重，肛门紧窄，舌根腻苔，脉沉弦劲，一派积滞未净之征，故证属虚实兼杂。古贤治痢，谓和血则痢自愈，调气则后重可除。该案之治，以和中行气。盖本虚之体，胃气存亡于病体预后至关紧要。授剂胃纳有加，虽病无大愈，也不足虑。故后诊仍以健运中州是务，踯步守进，以冀渐能康复。

章左　休息痢起已两年，劳累复作，腹胀甚剧。红白并见，脉左小数弦搏且浮，右则细耎，舌尖红中燥。根本大亏，甚非轻渺，姑与和调木土。

炒贡潞一钱半　广木香八分　生鸡内金一钱半　侧柏炭二钱　炒川柏一钱半　四花青皮一钱半　绿升麻四分　当归全一钱半　焦冬术一钱半　生芪皮一钱半　海南子七分　大白芍二钱　炒沉香曲一钱半　另用苦参子仁每十粒作服

二诊：休息痢昨投扶中运化，稍减一筹。脉左弦，右浮按耎，重按亦弦，舌薄白不腻，仍守昨意。

炒贡潞二钱　淮山药二钱　生鸡内金二钱　广木香八分　四花青皮一钱半　炒建曲一钱半　地榆炭一钱半　柏叶炭二钱　绿升麻六分　生黄芪一钱半　大白芍一钱半　炒山萸肉三钱　春砂仁四分（打）　另服苦参子二钱

按：休息痢，时止时作，遇劳则剧。痢久正气已虚，劳倦直伤脾气也。土虚复受木乘，故注重和调，以补中益气为主，升补脾气，稍佐白芍，青皮，柔肝调气。

汪左　休息痢缠绵多年，脾气不运可以想见。小溲短数，脉右手重按固弦，左极细实，舌尚浊，纳果而不化，且泛恶。治法姑先健运行气。

制香附二钱　炙鸡金一钱半　台乌药一钱半　半硫丸一钱半（分两次服）　花槟榔一钱　炒党参一钱半　丁香曲四只　干柿蒂三钱　生打玄胡索二钱　青陈皮一钱半　炒六神曲二钱

吴茱萸三钱与生附子二枚打烂研布包涂足心。

二诊：休息痢前议和中，滞下固不能即调，而呃逆较轻，脉虽细耎，而重按仍弦。有年久恙，仍守通补兼施。

炒党参一钱半　广木香七分　焦白术一钱半　台乌药一钱半　炙鸡金一钱半　六神曲一钱半　丁香曲五只　焦茅术一钱半　省头草一钱半　生玄胡二钱　花槟榔八分　小青皮一钱半　带壳紫砂仁八分　半硫丸一钱半（分两次吞）

按：痢疾初病多实多热，病久多虚多寒。休息痢，脾肾俱伤，根本衰竭，命门无熏蒸之力，坤土失健运之司，关闸从何而固？且该案苔腻泛恶，纳呆不化，中焦尚有积滞，先生用通补兼顾，治本以党参、冬术、半硫丸等温补脾肾，治标用槟榔、青皮、鸡金、神曲等化积行滞，吴萸打拌生附子包涂足心（涌穴泉），温补少阴命火，此法对脉细软、舌红燥，阴阳两虚，根本大亏之泄痢证，颇有妙处。

卓翁　素来大肠固涩之体而患滞下，本当大补中气而兼固涩封锁为治。奈参、术频投，始而似应，继则受劫。日来下次转多，挟红挟腻，询得秽气不盛，亦不觉热，腹痛大减，但知膜胀，其非实积已了然。脉沉小左手转实，右关弦劲，此土气柔弱，肝木胜之。舌后半虽有黄苔，前心一路光滑如磨，真阴耗象又是明征。病淹日久，正气日伤，殊虑辣手。况乎胃大呆，中州无健运之权。唯素体如是，除补中兜涩而外似无他技，断不能与寻常实证宜于攻破者作一例观。兹商同吴先生议于补脾之中，稍参行气和肝，固涩下焦关闸，唯冀稍稍相应，方是转泰。希高贤商正。

老山别直参一钱半（另炖分冲）　制野于术一钱半　陈枳壳四分　藕粉炒阿胶珠一钱半　古勇连四分同炒淡吴萸十粒　椿根皮三钱　苦桔梗二钱　赤石脂五钱（包）　白芍炭四钱　广木香八分　金铃子肉二钱　玄胡索八分　贯仲炭一钱半　煨升麻四分　带壳春砂仁四分（打）　另鸦胆子去（壳）十四粒（桂园肉包早、中、晚各吞十四粒）

二诊：函述滞下较减，时如水泻，唯滞犹未净，胃纳渐甦，最为泰境。睡醒喉舌枯涩，明是胃液大耗，舌心中光亦是明征。前议补中兜涩似有小效，法应踊步，参以养液。尚希吴先生回商致用。

老山别直参一钱半（另炖分冲）　生大芪一钱半　北沙参三钱　制野于术二钱　陈枳壳四分同炒　甘杞子四钱　干藿石斛四钱（先煎）　藕粉炒阿胶珠二钱　赤石脂一两（生打）　禹馀粮一两（二味包煎）　煨升麻四分　煨益智仁四分木香八分　白头翁三钱　炒白芍三钱　炒枳壳五分（后入）　另鸦胆子（仍如前法日服三次）十四粒

按：膏粱之体，素嗜温补，脾阴胃液受伐，肝阳胆火不清，以致土木不和，滞下膨胀。先生治以补脾和肝，行气固涩，补脾避用温燥，而取补气生津之别直参、野于术，白芍润补脾阴胃液，和肝法以苦泄，用左金丸抑木平肝，再配椿根皮、贯众泄直肠血热，赤石脂、禹馀粮固涩脏腑。全方偏救燥劫之气阴，平靖横扰之肝火，兼以清泄大府之秽浊，固止下脱之脏液。亦属攻补兼施，标本兼顾之治。

便　血

龚左　便血粪前血水，粪后鲜血如水直注，十月以来，无日不然。大便日五、六行，脉弦大而虚，中气不宁，肝脾相贼，无统藏之权。舌淡无华，且光滑无苔，夜不成寐。

潞党参一钱半　于术一钱半　炙草一钱　生芪三钱　黄肉二钱　炮姜五分　杞子三钱　阿胶珠一钱半　砂仁四分（打）　地榆炭三钱　柏叶炭三钱　夜交藤三钱　枣仁泥四钱

旱莲三钱　陈皮一钱半　木香六分　藕节三钱　陈皮一钱　附子一钱

二诊：前授附子理中；便血虽少，而胃纳仅半碗似尚不胜其任。脉沉细且迟，极其虚弱，舌淡白无苔，前法宜灵通，不宜蛮腻。

炒党潞一钱半　冬术一钱半　芪皮一钱　杞子一钱　炮姜六分　附块一钱半　升麻四分　当归全一钱半　枣仁四钱　黄肉一钱半　苓皮三钱　谷芽三钱　木香五分　乌药一钱半　缩砂仁二粒（打）

三诊：便血虽减而大便日八、九行，后重腹鸣，中虚已极，脉弦细，舌滑光淡红无苔。法宜血脱益气。

炒潞党一钱半　炒冬术一钱半　生西芪一钱半　粉葛根一钱半　当归全二钱　枣仁泥二钱　首乌藤三钱　炒白芍一钱半　广木香六分　天台乌药一钱半　地榆炭二钱　炒驴皮胶珠一钱半　炒山萸肉二钱

按：《灵枢·百病始生篇》曰："阳络伤则血外溢，血外溢则衄血；阴络伤则血内溢，血内溢则后血。"《金匮要略》云："下血先便后血，此远血也。"该案便后鲜血直注，正《内经》《金匮》所谓之后血、远血是也。此为脾胃虚寒，中阳衰疲，失其统御之权，而血为之不守也。《金匮》治用黄土汤暖脾摄血，先生取法附子温中温纳中阳，振兴脾土，佐以补血止血之品，辄取效益。诚师仲景法而变用仲景方之范例。

肿　胀

方左　病后失调，先泻后肿，脾肾两亏，水邪泛滥。足肿腹胀，小溲清利，舌白如纸，明是真阳欲灭。亟投附子理中、金匮肾气合法，以观动静。

原附块一钱半　油官桂一钱　潞党参一钱半　干姜六分　生草四分　茅术一钱半　车前子三钱　牛膝二钱　吴萸一钱　泽泻一钱半　苓皮二钱　紫苑一钱半　九孔子二钱　茵陈三钱。

二诊；诸证相安，神精稍振。原法增损。

原附块一钱半　油官桂一钱　潞党参一钱半　干姜六分　生甘草四分　黄肉二钱　大腹皮三钱　车前子三钱　冬瓜皮三钱　牛膝二钱　茯苓皮二钱　紫苑一钱半　茵陈三钱　青陈皮各八分。

按：患者先泻后肿，系脾病及肾，以致脾肾两亏，足肿腹胀。附子理中、金匮肾气合法，暖中运脾、温肾利水，中下兼顾，肿胀并治。

徐右　产后三月，脾肾两亏，水邪泛滥，脚肿猝升，面浮腹膨，气色萎黄。唇舌淡白，脉细，脉症尚合，亟投大剂真武化裁，当有转机。

原附块二钱　川桂枝六分　焦冬术一钱半　带皮苓四钱　炮姜炭一钱　老苏梗三钱　怀山药一钱半　怀牛膝一钱半　吴萸四分　车前子三钱　旋复花三钱（包）　细辛三分　大腹皮三钱　带节麻黄四分　黑锡丹一钱

另冬瓜皮一两、散通草五钱煎汤代水。

二诊：诸症略减，胃纳稍加，原法加味。

潞党参一钱　原附块二钱　整段桂枝三钱，焦冬术一钱半　带皮苓四钱　炮姜炭一钱　怀牛膝一钱半　吴萸四分　车前子三钱　大腹皮三钱　带节麻黄四分　紫苑三钱　黑锡丹一钱。

再用冬瓜皮一两，散通草五钱煎汤代水。

按：《金匮·水气病篇》曰："诸有水者，腰以下肿，当利小便，腰以上肿，当发汗乃愈。"该患脾肾两虚，面浮足肿，故先生以真武汤利小便，参麻桂细辛等微发其汗，法宗仲师，效应颇著。

某左　脾肾两亏，膨胀起伏，腹鸣便溏，脉迟带弦，舌不甚腻，宜温养柔肝，暂缓进补。

川楝子一钱半　乌药一钱　藿梗一钱半　淡附片五分　淡吴萸四分　制半夏一钱半　炮姜炭四分　乌梅肉炭一钱半　炒萸肉二钱　生淮山药三钱　生鸡金二钱　炙干蟾蜍半只　小青皮一钱

二诊：脾虚膜胀，溏泻纳呆，前接温养扶土，便坚胀定。脉本弦涩，今渐流利，舌尚薄白，是当补脾运气，兼以柔肝。

西潞党一钱半　炒冬术一钱半　炒萸肉二钱　杞子二钱　乌药一钱半　生淮药三钱　广木香八分　生牡蛎三钱　制半夏一钱半　金铃子一钱半　广皮一钱　炮姜炭四分　带壳春砂仁（杵）五分。

三诊：脾弱膜胀，昨授温运，已见桴应，胃纳亦醒。脉迟而弦，舌滑无苔，宜扶土和木。

炒贡潞一钱半　台乌药一钱　青陈皮各一钱　炒白芍二钱　炮姜炭四分　生淮药三钱　净萸肉二钱　炒冬术一钱半　生内金二钱　制半夏一钱半　广木香八分　淡吴萸四分　生石块明二钱

按：膨胀多因情志郁结，或长期饮酒，饮食不调，虫积或其它传染病，损伤肝脾，阻碍气血以致气血、水浊瘀积而成。该案膨胀起伏，腹鸣便溏，病本脾肾两虚，兼有气水结滞。治曰温养柔肝，暂缓进补。盖中满之体，补之虑其益疾。二诊便坚胀定，脉来流畅，结滞见消，继之扶脾柔肝，兼以益肾，而通补同治。

丁左　脾阳少乾运之能，中脘膜胀，脉小而弦，舌浊垢。先宜芬芳运滞

炒茅山术二钱　乌药一钱半　炒沉香曲一钱半　生鸡金二钱　炮姜炭四分　广藿梗一钱半　青皮一钱半　广木香八分　炙五谷虫六分　陈香橼一钱半　带壳紫蔻仁四分（杵）九节菖蒲五分　瓜蒌实三钱

二诊：中阳少运，肝木挟痰热上逆，泛恶膜胀，脉颇细实，舌根黄腻，中心独光。再以芳香化浊，调胃和肝。

炒茅术一钱半　淡吴萸七粒以古勇三分同炒　制半夏一钱半　广郁金一钱半　广木香七分　炒枳壳四分　象山贝三钱　瓜蒌皮三钱　青皮四分　九菖蒲五分　炙五谷虫四分　生鸡金一钱半。

三诊：湿痰郁滞，肝木助虐，中脘膜胀，膨大如鼓，再与和柔，诸症未减，大便粘稠。湿热下行尚为顺境，而腹绷依然，恐成单腹，殊非轻渺。姑进商疏化，冀得应手为吉。

茅术炭二钱　陈枳实五分　九菖蒲七分　广郁金一钱半　炒建曲二钱　生鸡金二钱　炙干蟾腹一只　花槟榔一钱　炒莱菔子三钱　广木香八分　陈香橼二钱　青皮一钱半　炙五谷虫八分　干姜皮五分

丹溪小温中丸，分两次吞

四诊：湿热痰蟠结不化，气滞不宣，中脘窒塞。腹筒膨隆，脉弦涩，重按甚搏，大府干结，舌苔黄垢剥落。再和肝木，开结泄痰。

932

金铃子二钱　生玄胡二钱　油当归二钱　茅术一钱半　乌药一钱半　陈胆星一钱半建神曲一钱半　生鸡金二钱　广木香七分　生远志内二钱　九节菖蒲七分

另　枳实导滞丸四钱（布包，同煎）

按：该案病因，先由脾失健运，中焦气滞，而生膜胀；继因脾虚不复，聚湿生痰，积而化热，湿热痰互结不解，影响肝木疏泄，导致气机升降失常，形成腹膜。先生初诊治以芳香运脾，计在鼓舞中阳。之后数诊皆以行气化浊，导滞散结为治，药虽中的而效应不显，诚以体虚久病之躯，难收速效，只宜缓缓图治，以期正气稍复。先生以病躯为本，思虑周密，实可师法。若以用药轻淡无功而责之，陋矣。

孙左　病久气营两亏，咳呛绵延，痰中前曾见血，胃纳无多。近则胁下膜胀，大府溏薄，且觉腹痛，脉细少神，舌则红而光。正气甚疲，调腹非易，姑先顺气和肝，调中摄纳。

米炒贡潞党一钱半　天台乌药一钱半　生紫苑二钱　生玄胡一钱半　广橘络一钱半旱莲草二钱　大贝母二钱　带皮苓二钱　广木香四分　旋复花（包）三钱　川朴花一钱半　炒山萸肉一钱半　广藿梗一钱半　生打代赭石二钱

二诊：腹胀原是脾肾两亏，所以能食而不易化。日来舟居，未免新风外袭，咳呛益甚，络脉激痛，脉小舌光且滑。培本固元未易速功，且肺气不展，宜疏新感而两顾之。

炒大力子一钱半　青防风四分　生紫苑三钱　杜兜铃一钱半　玄胡二钱　象贝母二钱台乌药一钱半　广木香八分　旋复花（包）三钱　广郁金一钱半　大腹皮三钱　尖槟榔八分　带壳砂仁四分（杵）

按：该案病久成损，其症咳呛痰血，纳少胁胀，腹痛便溏，脉细舌光，肺，脾，肝、肾俱形匮乏。《灵枢·胀论篇》曰，"肝胀者，胁下满而痛引小腹。"先生首诊顺气和肝，治胁胀腹痛之标，健脾纳肾治纳少便溏之本。二诊因新凉外袭，咳嗽增益，转手疏感宣脾为主而新旧标本两顾，先后缓急有序，颇合经旨。此案调复诚非易易，而先生立法施治足资后人仿效。

苟左　单腹胀，病起六七旬。脐几欲突，脉虽弦劲，舌光无苔，足肿大便溏，腹痛。是宜温中。

潞党参一钱　冬术一钱半　炮姜五分　厚附子八分　甘草四分　官桂八分　鸡肉金一钱半　青皮一钱半　桂枝一钱半　蟾腹一只　紫苑二钱　车前子三钱　冬瓜皮三钱　牛膝二钱　乌药一钱半　小温中丸四分（另吞）

按：朱丹溪说，单腹胀乃脾虚之甚。盖正气虚而不能运行，浊气滞塞于中。治用附子理中加味，扶助正气，使之自然健运，邪无所留而胀自消。

张左　单腹胀，形巨为鼓，其势已极。小便不畅，纳食呆化，脉弦搏指，舌则红滑无苔。症入危途，殊难桴应，勉议疏化，以尽人力。

全瓜蒌三钱　生白芍三钱　陈枳壳六分　生玄胡二钱　车前子三钱　干蟾蜍一只　川紫朴八分　另木香槟榔丸三钱（分两次服）

大便通而不畅，去菔子加黑丑二钱，建曲二钱　地榆二钱。

按：单腹胀，虚实互见，标本错杂，攻之易伤正气，扶正又恐固邪，用药确甚棘手。该案肝脾已损，清浊不分，形巨如鼓，脉弦舌红，势急症险。先生投以疏化，调理肝脾，缓攻而又不伤正之法。略见效应可再加强逐水消膜。

吴左　单腹胀补中化滞，渐能退舍。刻届汛期虽尚未露而少腹膜胀，脉小舌楚。暂参和营。

贡潞党一钱半　淮山药二钱　炮姜炭一钱半　广木香八分　台乌药一钱半　生玄胡一钱半　楂肉炭一钱半　桃仁泥一钱半　泽兰一钱半　大腹皮二钱　全当归一钱半　干蟾蜍半只　壳砂仁（打）四分　干地鳖虫七只　陈枳实四分

二诊：单腹胀通补兼施，症减八九。近日天寒新感，畏风微热，咳嗽有痰，胃纳无味。此须展肺以疏新风，俟感邪化后，再图固本。

紫苏叶八分　青防风五分　杜兜铃八分　路路通（去刺）二钱　法半夏一钱半　生紫苑二钱　白前一钱半　白薇一钱半　光杏仁二钱　广皮一钱半　胡大海二枚　台乌药一钱半　生玄胡一钱半。

按：该案为臌胀兼夹其他病症的治例。单腹胀经治退舍而临经少腹作胀，是属气滞血结，治用温通，可标症本病兼顾，遇寒新感，里证不急，拟展肺疏管以治表，俟表病解后，再图固本治里，符合《内经》先表后里的立法原则。

中　风

郭右　禀体柔脆，两旬来陡然痪疢抽掣，先则偏于半体，渐至四肢皆然，神志尚清，脉涩不利，舌觥无华。貌似寒证，然大便燥结仍是阴弱阳浮。当此春升木动，肝阳挟气火，激动脑经为患。

天麻二钱　白芍三钱　宋半夏二钱　牡蛎五钱　玳瑁二钱　龙齿三钱　旋复花三钱（包）　代赭石三钱　杏仁三钱　象贝三钱　菖蒲一钱半　远志一钱　首乌藤三钱　朱茯神三钱

叶左　病起口歪舌謇，筋掣不时走窜，病延四月。述家庭勃谿，是其病源，脉涩舌光。姑先柔肝镇定。

天麻四钱　石决明一两　牡蛎一两　龙齿二钱　宋半夏二钱　杞子一钱半　代赭石五钱　远志二钱　菖蒲一钱　莱菔子二钱　白芍三钱　滚痰丸三钱

二诊：清涎仍多，大府不溏，手足瘘疼，腹胀语难。

天麻四钱　石决明一两　宋半夏一钱半　远志二钱　杞子一钱半　代赭石五钱　白芍三钱　萸肉三钱　巴戟肉一钱　熟地三钱　五味子四分　木香六分　青陈皮各八分　龙齿二钱　牡蛎五钱

按：清末蓬莱张伯龙《类中秘旨》一书，于中风证治，卓有创见。所引《素问》"气之与血，并走于上则为大厥，气复返则生，不反则死"，为中风脉、因、证、治提供了理论依据。先生宗张氏之说，并于立法论治更有发挥，提出了"闭证宜开"、"脱证宜固"等中风八法，上二案或四肢抽搐痪疢，或口眼㖞斜，筋掣走窜，皆肝阳气火冲激脑筋为患。处方中所用天麻、石决明、龙齿、牡蛎、玳瑁等为先生潜镇肝阳的常用之品。

江左　体丰痰盛，眩晕有年，甚于清明节后，秋冬较差。脉左弦右涩，步履不稳，小便多，大府燥。类中根萌，先宜潜阳化痰，秋凉以后再当滋培。

胆星一钱半　茯苓三钱　法夏二钱　陈皮一钱　远志一钱　杭菊花三钱　龙齿二钱生牡蛎四钱，磁石二钱　菖蒲一钱半　石英三钱　甘草一钱

王左　病起口歪牙紧，已是气血上冲为患。加以头痛上攻顶巅，地道不通，纳食上泛，脉涩而弦紧有力，有升无降，是宜潜肝泄化。

生牡蛎六钱　明天麻二钱　生白芍三钱　白僵蚕二钱　象贝三钱　宋半夏二钱　郁金

934

二钱　枳实六分　陈皮一钱　槟榔八分　无明粉一钱　菖蒲一钱　知母二钱　夜交藤三钱　左金丸二钱（吞）

邵左　病起二月，猝然半身不遂，言语不利，于今麻木，尚能行动，乃是类中风极轻之候。脉弦劲有力，舌苔白垢，此肝阳易挟痰浊上升，西学之所谓血冲脑，必用张伯龙法，化痰降镇为宜。况乎大便多日未行，降少升多，尤其确然有据。

瓜蒌皮一钱半　生石决明八钱　生玳瑁二钱　生磁石三钱（三物先煎）　象山贝三钱　宋半夏二钱　生远志三钱　大白芍二钱　当归全二钱　鲜竹茹一钱半　陈胆星八分　天竺黄一钱半　橘红一钱　礞石滚痰丸一钱半（包煎）

吴左　逾甲之年，猝中偏枯，明是气血交并于上。脉右搏大，左亦沉弦，舌心白垢，尖边色红，大府不行，矢气自转，此宜化痰开泄。

瓜蒌皮二钱　光杏仁三钱　陈胆星一钱半　旋复花（包）二钱　原红花八分　陈枳壳七分　象贝母二钱　生打代赭石三钱　生打牡蛎六钱（先煎）　生白芍二钱　生玄胡一钱半　礞石滚痰丸五钱（分吞）

二诊：昨进开宣泄化，大便已利，燥而不结。今日言语稍清，脉右搏较和，左手起色，舌乃黄厚垢腻。仍须昨意进步。

全瓜蒌四钱　象贝母二钱　陈胆星一钱半　老竹黄一钱半　广郁金一钱半　陈枳壳六分　川古勇四分　旋复花（包）三钱　代赭石三钱　生打牡蛎五钱　生玄胡一钱半　礞石滚痰丸三钱（分两次吞服）

按：先生指出"猝中之症，肝阳上扰，气升火升，无不挟其胸中痰浊陡然泛滥，壅塞气道。"上四案皆属肝阳挟痰浊上蒙，以致性灵昏督，其症或眩晕，或偏枯，或口喎牙闭，或语言不利，或步履不稳不一而足。先生治以开泄，佐以平镇，二陈、浙贝、枳实、竹茹、胆星、天竺之属，先生皆视为开泄降逆，涤痰化浊之正将。而于顽痰痼疾，非攻不可者，礞石滚痰丸亦为先生所习用。

某左　肝阳不藏，气升上逆，目眩耳鸣，甚则猝厥，脉细夬，舌光燥。治宜养液潜阳，以藏木火。

金铃子二钱　生牡蛎四钱　生打石决明五钱　炒萸肉一钱半，北沙参二钱　瓜蒌皮一钱半　明天麻二钱　北丹皮一钱半　枸杞子一钱半　全当归一钱半　黄菊花一钱半　陈皮一钱半

按：魏玉横一贯煎，滋阴清肝，补而不滞，先生推崇备至，且肝肾阴虚患者每多选用。该案粹厥，目眩耳鸣，一派肝阳不藏之象，而脉细舌光，本系木少水涵。故立法养液潜阳，滋水涵木。此先生"肝肾之阴宜滋养"一法的具体应用。

张左　肢拘舌謇，牙关开，目润涎流，无一非类中难愈之病。病经二年，何能速效，脉细，舌㿠白，前曾授河间法，不无小效。姑仍踵进，聊尽人谋。

砂仁末四分同炒大熟地四钱　甘杞子一钱半　杭菊花一钱半　大白芍二钱　山萸肉三钱　明附片一钱　生牡蛎四钱　益智仁一钱半　巴戟肉一钱半　北五味十四粒　制半夏一钱半　陈皮一钱半

按：证有轻重，时有长短。中风后遗症，期短可冀痊愈，病经二年，确非易事。此案切脉参证阴阳俱损，正虚难复。先生投地黄饮子加减，冀阴阳和调，元气固摄，方有转机。

李左　年逾五旬，突然左肩痛，渐至右手右足痠楚无力，稍有头痛。已服某医一方，

药用潞党、术各二钱、当归身三钱　余则化痰活络。后招某往视，述服药后心中懊恼，漾漾泛恶，痰黄厚且多，脉则左手弦紧，但不甚大，且涩滞不爽，右脉小而沉涩，指下不调，舌苔不腻，中心质地淡白点滞无华，胃纳尚可，二便亦通，虽行动如常，而口角流涎，舌音已觉謇涩。此真阴大衰，有气血冲脑之变，势必难免增剧。姑书所见，徐观其后。

菖蒲五分　生牡蛎四钱　归身一钱半　枣仁三钱　象川贝母各二钱　老竹黄一钱半　川断二钱　白芍三钱　桑寄生三钱　藏红花四分　橘络七分

次日复诊，涎流已定，自知略安，原方加大元地三钱，生萸肉一钱半，砂仁四分。

按：该案系气血中脑之中风先兆，前医不辨，恣投温燥化痰，又以参、术，归等呆补气血，气机更为窒塞，反致胸中懊恼，为证益剧。参其脉症，阴虚于下，阳亢于上，且有痰助为虐，虽证尚轻，猝仆须防。治当潜降泄痰，药投辄效，病势已定，渐进滋填固本，以收全效。

洪左　肝络不疏，起先右胁隐隐膜胀，不能向右侧睡眠，继则右腰直下胫内，经掣不舒，似痛非痛，痛在足三阴经，脉右弦大，左亦显弦，肝经之病确乎有据。年逾周甲，阴气已衰，延久或恐有不遂不仁之虑。宜疏肝泄湿，不可投风药，反招内风暴动。

金铃子二钱　生玄胡一钱半　细桑枝四钱　晚蚕矢三钱　怀牛膝一钱半　淡苁蓉一钱半　陈木瓜一钱半　川断肉二钱　制香附二钱　炒川柏一钱半　生牡蛎五钱　炒橘络一钱半　甘杞子一钱半

二诊：肝阳颇动，脉象甚弦，右足胫掣痛不利。昨授养阴和络，似乎稍缓，舌苔光滑，此非风寒湿邪为患。贵体丰腴，阴液不足，宜滋肝肾，而参宣络，不可漫投风药动药，恐扰动肝阳，致有不遂不仁之虑。

金铃子三钱　大生地二钱　宣木瓜二钱　怀牛膝二钱　淡苁蓉一钱半　炒川柏一钱半　甘杞子一钱半　威灵仙一钱半　藏红花一钱半　当归一钱半　川独活五分　川断肉一钱半　粉萆薢一钱半

三诊；右足经掣，本是足三阴不充，再授滋养，据述十轻七八。唯右手脉尚弦，昨觉足底后隐隐微痛，阴虚见征，尤其明了。舌尖红无苔，胃纳如滞，宜峻养肝肾真阴，自能桴应

大元地四钱　山萸肉三钱　甘杞子二钱　阿胶珠一钱半　全当归一钱半　川断肉二钱　陈木瓜一钱半　川独活四分　怀牛膝一钱半　藏红花一钱半　威灵仙一钱　粉萆薢二钱　淡苁蓉一钱　川柏皮一钱半　春砂仁二粒

按：年逾周甲，阴精本衰，筋脉失养，肝络为先。肝经起足大趾，达少腹，布于胁下。今患偏右不能侧卧，右腿足胫掣痛，脉弦大，舌光滑或光红无苔，肝肾匮乏，内风暗扇有据，自与痹症虽然不同。治用滋填肝肾，舒筋活络，绝少投用风药。方中且有一味苁蓉，从阴引阳，又强腰膝。先后用药，配伍得应，故有捷效。

郑左　病起四月，其不言不动，肢冷痰声。用稀涎散，大吐痰沫，遂能言语，止云头不舒，喉不爽，胸无闷苦。盖气升痰升火升，血苑于上之薄厥。引吐之后上升之势愈张，故神络不甚了了，言亦不尽明白。头不舒则头痛眩晕无疑。近有金老医谬投附子理中加桂、真武、广东之所谓参茸丸等，一剂胸闷，再投而痰起，三投而不动不言如故矣。脉虽不数，中候弦大有力，沉尺亦不弱。牙关虽闭，以箸启之尚能开三分许，教之伸舌亦能伸出四五分，则并非真正昏迷无知也。苔前半薄白满布，后半白厚，尖不绛亦润泽，大府三

十日不行，小溲赤，及投温补，罪不容诛矣。议开痰降气，疏通大府，冀得地道一通，当有转机。

全瓜蒌四钱　郁金一钱半　胆星三钱　竺黄三钱　法半夏一钱半　枳实八分　菖蒲一钱半　莱菔子三钱　生牡蛎五钱　郁李肉一钱半　紫菀二钱　象贝二钱　射干一钱半　礞石滚痰丸四钱（包煎）

二诊：十八日服药，渐以痉厥，手足拘挛不伸，揉之不直，其状可畏。盖胸脘中附子理中尚未消化，痰涎互结，骤得泄降大剂，彼此格柜不通，演成险象。幸其父窥透隐微，谓此中激战，只有听其自然，不宜杂药乱投，滋多变幻。十九日痉势渐缓，言语有声，而神情不甚了了，竟不服药，坐观动静。二十日上午又小小发痉，午后则腹中漉漉有声，则神情气爽，言语清明，手足运动，转侧如常，并进粥饮，但口渴颇甚。自欲盐汤一日三、四小茶壶，举家听之，已谓生机益然矣。子夜后始得畅解，先结块六、七大丸，坚黑干燥，继则溏薄，解后安睡。早七时往诊，脉象安和流利，舌润尖微红，中心有薄黄腻苔，但不厚耳。胸腹微痛，两胫痠楚，别无见症。盖不纳谷者二十天，一温补，一荡涤，以肠胃作战场，中土冲和之气受损不少。壁如富庶之区，骤经两军攻击，纵令匪氛扫尽，而闾阎景象大非昔日旧观矣。幸年少体实，图得背城制胜，而此菔子、滚痰、菖蒲、星半，终是焦头烂额之上客。假令吐痰之后，继以镇静安胃，则曲突徙薪，何致演此不可思议之恶剧。盲老之冒昧不足言，而颐侥幸图功，实是淮阴背水之阵。倘是发痉之时一蹶不振，岂不成败？论人功罪谁定！唯事在危急之秋，苟有一线生机，所见既真，亦不可不放胆为之，希冀一二。设或畏葸退缩，望视不救，抑或疲药敷衍，贻误事机，则伯仁由吾而死，亦当与孟浪误事者同科论罪矣。医为能事，万不得避嫌避怨，自弃天职。唯识不到、认不真则胆大妄为，又杀人之利刃耳。此时波浪已平，元气未复，又如乱定之后，生计萧条，妇孺憔悴，止宜劳来安集，渐复旧观。更不能雷厉风行，借搜捕馀党之名妄图肆扰，则安胃气清馀热、清微淡远已尽能事．万不可早投滋补，长其馀焰。须知脾胃俱虚，消化力乏，厚腻皆在所忌。王孟英谓白饭香蔬清茗便是佳珍，此则善后之要着，而非从事于《景岳全书》者所知也。

原枝金钗石斛三钱（劈开、先煎）　北沙参三钱　白前三钱　象贝三钱　炮姜二分　法夏一钱半　川连三分　焦谷芽三钱　橘红八分　生牡蛎四钱　炒枣仁三钱　乌药八分　砂仁壳四分

按：该案为气逆痰壅之薄厥，前医误投温补，先生治用开泄，药后竟变症峰起，演成险象。先生见真识广，不为现象所惑，听其自然，以待机转。复诊和中理气，养胃安神，也把握善后要着。特别是按语详尽，分析病因病机，如老吏断狱，明察秋毫，不仅给病患家属以心理上的安慰，对后学门人尤多启发开导。

胡右　素有呕吐宿恙，并不频发，一吐即已，亦不为大患。此次月初吐一次，初十又吐一次，十二又吐则杂以紫黑瘀块亦不多，后则大府亦见紫瘀仍是无多，精神遂乏，乃卧床褥，每夜忽神志迷蒙，不言不语，手足举动如恒。前医用归脾汤加减不应，昨忽用干姜附子各二钱，亦无动静，今早用化痰法及丽参三钱，服后精神稍振，而不言如故。诊得脉大而尺独沉，舌白垢腻，痰涎满口，述病者自以手频抚其头，知其必有头痛，且亦宿恙所有。届际春深木旺，左升太过，挟其胸中浊痰上蒙清空，是以清灵为之蒙蔽，实即类中之候，西医学家之所谓血冲脑经也。吐而头痛，其见瘀血者，则行年五十，信事间月尚见，随经瘀滞未净耳。兹宜柔肝化痰。

吉林老山须四钱　真羚羊角片四分　大白芍三钱　仙露夏三钱　化橘红一钱　陈胆星三钱　天竺黄三钱　石菖蒲一钱半　生牡蛎五钱　生石决五钱　煅礞石二钱　鲜竹沥一盏加姜汁五滴

先生自按：此病一蹶不振，小便自遗，脉细欲绝，勉投潜摄药不能入而绝。

痹　症

徐右　四年前竹床卧中受风，左臂痠痛，时作时止，今则较剧。脉细涩，遇风每觉寒侵骨髓，舌淡白不甚腻。治法刺肩俞、肩井、曲池，再以温养宣络佐之。

归身一钱半　川断二钱　片姜黄一钱半　羌活八分　川牛膝一钱半　虎骨胫一钱半鸡血藤一钱半　桂枝八分　红花一钱半　威灵仙一钱半　松节二钱　秦艽一钱半　苍耳子一钱半

二诊：臂痹昨用针刺，颇有小效。唯经络为病，应手尚易，复常颇难。昨议宣络温养是为痛时设法，际此天气温暖，此恙尚缓和，脉左极细，右亦涩滞，舌红少苔。阴液素薄，预议滋养阴营，以备平时恒用。果能多服，尚可划此病根。

当归身一钱半　大白芍二钱　北沙参二钱　川断三钱　虎胫骨八分　甘杞子一钱半藕粉炒阿胶珠一钱半　大元地四钱　炒山萸肉一钱半　带壳春砂仁二粒　制香附二钱　威灵仙一钱半　丝瓜络一钱半　油松节一钱半

按：经曰："风寒湿三气杂至，合而为痹也。……寒气胜则为痛痹。"该案左臂疼痛，今作较剧，且遇风寒每觉寒侵骨髓，此寒气多也。先生治用针石疏达经隧之气，祛风散寒，再以汤药温通宣络，颇有效应。二诊于痹去痛级之时，嘱以多服滋养肝肾、调补阴营之剂，方药则一贯煎加减。

张左　行年五十，阴气已衰，痰湿阻络，气机不调。先则左胁痛，继而左手制痛，不能上举，脉细且涩，舌淡㿠白，后半腻厚。病经数日，药难速功，姑先宣络化痰，治标为务。

川桂枝八分　大白芍一钱半　白芥子二钱　姜半夏二钱　九菖蒲八分　西羌活六分片姜黄一钱半　川牛膝一钱半　威灵仙一钱半　广地龙七分　制南星一钱　陈皮一钱　生紫苑二钱　指迷茯苓丸二钱饥时吞服

按：痹证多由风寒湿三气杂至，该案兼有气虚痰湿阻于经隧，先拟化痰通络，是为标治。方中白芥子、半夏、南星、紫苑、菖蒲蠲痰通络，指迷茯苓丸专能宣络化痰；桂枝、白芍、牛膝、地龙、姜黄疏通气血，方药对症，恰到好处。

赵左　端午脚痛不伸，并无寒热，起始在环跳，痛则汗多，胃纳大减。先前某医悬拟方用参芪术地附桂炮姜，大温大补服四、五剂，则胃之大闭即因之而来。要知寒温为病亦不当遽与大补。从此痛势日剧，夜不成寐，甚至茎缩溲闭。更医通经活络法加九龙丹十二粒，便溏一天，余症如故。午后往视，脉滑数，时时自汗，痛处在左环跳以下，直至膝上，全在肠经部位，舌尖边红，而满舌白苔，中心极厚，焦黑干燥，渴能引饮。痛处日夜无休，一足不可稍动，按之不肿不热，上下尺余皆是大痛，尚无外疡景象。小腹痞坚，大府十日不行，溲亦不多，茎已不缩。盖湿邪为温补所锢，几成坏症。犹幸神志清明，是宜通府涤痰，清阳明而通经隧，当有可恃。

小桂枝八分　独活一钱半　归尾三钱　木瓜一钱半　川断三钱　仙灵脾一钱半　菖蒲一钱　莱菔子三钱　炮甲片一钱半　藿梗一钱半　干佩兰一钱半　石膏四钱　知母三钱

938

糯米四钱　甘草一钱　滚痰丸四钱（包）

按：该患原为寒湿痹着之证，误服温补，阳明胃火与湿痰相搏，蕴滞府道，致成寒在筋骨，热在胃肠之寒热错杂证。治则外以温通经隧，内以清泄阳明，处以表里两解之

某左　病起幼时远行伤筋，足跗时痛，于今已久，经失所养，脉细且迟。治法是宜温养。

桂枝尖四分　大元地四钱　山萸肉三钱　当归全二钱　川独活一钱　炙虎骨二钱　陈木瓜一钱半　怀牛膝二钱　甘杞子三钱　川断肉三钱　桑寄生三钱　藏红花二钱半　威灵仙一钱半

某左　劳顿经伤，左环跳疼痛，入冬益剧。脉颇弦动，舌苔白满，宜温润以宣经隧。

原附块一钱　川桂枝五分　厚杜仲一钱半　全当归二钱半　稀莶草二钱　桑寄生三钱　广地龙一钱半　大元地四钱　川独活一钱　钻地风一钱　怀牛膝一钱半　海风藤一钱半　油松节八分

按：上二案由劳伤筋骨。一为久行伤筋，一为劳顿伤骨。一者足跗时痛，一者环跳疼痛，病因相类，皆肝肾两损。两者均以疼痛为主症，且入冬为剧。《素问，痹论》曰"凡痹之类，逢寒则重，逢热则纵。"故治宜温通。肝主筋，前案补益肝肾，养血舒筋；肾主骨，后案益肾强骨，散寒通络。

方右　臂痹有年，本是血液不充，不可与风寒湿三气杂至而为痹，实有外感者可比。前议养血宣络，左手渐松，右腕亦可，唯左肩节病势尚在，多年久恙，划除诚非易言。但投药尚属相应，多服当能渐可。兹再承嘱，疏方唯有踵守前意，宣通与养液并行。若多用风药，希图速效，则偾事矣。

当归身三钱　制香附二钱　甘杞子一钱半　西羌活八分　油松节一钱半　片姜黄一钱　川牛膝一钱半　威灵仙一钱半　海桐皮一钱半　天台乌药一钱半　炒瓜蒌皮一钱半　带壳砂仁二粒（打）　酒炒桑枝四钱　藏红花一钱半　鸡血藤一钱

徐左　血虚生内热，四肢逢节隐隐疼痛，两足已发肿，幸按之不痛，犹不至遽为踝痹。然病在关节，瘥之不易。脉沉分弦数，夜热便坚，宜养液清理血络。

大元地四钱　润玄参三钱　羌独活各一钱　川怀牛膝各二钱　全当归二钱　甘杞子二钱　陈木瓜二钱　川断肉二钱　炒川柏一钱半　鸡血藤一钱半　制首乌三钱　炒丹皮一钱半　威灵仙一钱半　焦栀皮二钱

按：凡痹证立法，每投疏风散寒、祛湿通络参合为用。但用药多辛温香燥，最易扰动阴血。故对于阴血久亏，筋脉失养患者，则须酌情使用，勿可浪投温燥。上述二案，一为血液不充，臂痹疼痛，一为血虚内热，逢节肿痛，治宗古贤"治风先养血，血行风自灭"，皆以养血舒筋、滋阴理络为法。

丰左　血不荣经，五指伸缩不灵，此俗所谓鸡爪风也。脉细且迟，血虚何疑，舌胱白无苔，治法非风药可疗，宜养血宣络，余图缓效。

大元地三钱　川桂枝五分　西羌活五分　全当归二钱　川断肉三钱　陈木瓜一钱半　藏红花一钱半　炒川芎五分　伸筋草一钱半　鸡血藤一钱半　制香附二钱　威灵仙一钱半　鹿角霜二钱　桑寄生三钱

按：《素问·五脏生成篇》曰："掌受血而能握，指受血而能摄。"五指握摄不利，脉细且迟，血虚不荣，气虚不用使然。先生药用当归、地黄、川芎、鸡血藤、藏红花养血活血以荣指掌；桂枝、鹿角霜、香附等温熙阳气以达四末，佐羌活、威灵仙、伸筋草祛风通

络；桑寄生、川断肉益肾强筋。法以养活宣通，余图缓治，多益少弊，效必可待。

柳兄　形癯色夺，脉反弦大数劲，左环跳痠痛，夜多盗汗，舌色光红。去年时邪发痦，延久始愈，形色乃锐减；秋后发咳，迨咳止后，遂现此症。明是肺阴久惫，虚火不藏。并且自服参附数剂，幸分量尚轻，不为大害。所喜胃纳尚佳，后天犹有所恃，此等阴虚之病，乃肺肝肾三脏皆伤。昔贤治法唯魏玉横独得真旨。犹幸外形未肿，峻授一贯煎加味，当能呈效。但痛成亦逾两月，而不见发肿，恐是阴液既伤，并无发肿之能力，则病情愈其可虑。第精神尚好，初无倦怠态度，最为佳象。若误认风寒湿邪三气之痹着，而浪用温燥刚烈、走窜疏通之剂，为害必有不可胜言矣。径师魏意，大补肝肾之阴，而参潜敛浮阳为治。

大元地五钱　归身二钱　川铃子三钱　沙参三钱　麦冬三钱　甘杞子三钱　独活六分　怀牛膝二钱　寄生一钱半　木瓜一钱半　龙齿二钱　牡蛎五钱　砂仁壳四分　枣仁三钱　五味十粒　大活络丹

二诊：咳声尚扬，脉弦锐减，幸尚不细，盗汗时有时无。

元地四钱　龙齿三钱　牡蛎一两　归身八分　沙参三钱　麦冬三钱　杞子三钱　白前三钱　桑白皮三钱　枣仁三钱　夜交藤三钱　白芍三钱　砂仁壳四分　橘红一钱　独活四分　寄生一钱半　大活络丹

三诊：步履稍健，知养阴之效也，咳减汗停，形色亦少少振矣。脉尚不数，手心热，皆阴液未充之象，仍守前意。

罗左　病起足跟痛，驯至踝膝臂腕逢节皆痛。脉右小弱，左弦劲，舌光红无苔，寐中盗汗，阴虚何疑。宜一贯煎加味。

归身一钱半　白芍二钱　杞子一钱半　巴戟肉一钱　萸肉三钱　地黄三钱　牡蛎五钱　龙骨二钱　茯苓二钱　宋半夏一钱半　木瓜一钱半　香附二钱　仙灵脾一钱半　五加皮三钱　功劳叶二钱

某左　足三阴不足，两足跟隐痛，两足踝痠痛，且肿。脉细舌无苔，非滋养不可，且无近效。慎宜自爱，不可斫丧为至要。否则日久成疮，即是不治之症。

熟地三钱　萸肉二钱　玄参二钱　杞子三钱　独活一钱　木瓜三钱　全当归二钱　川断一钱半　萆薢二钱　怀牛膝三钱　桑枝三钱　红花一钱　川柏一钱半

复诊：十剂大效，改元地，加大腹皮一钱　知母一钱半　灵仙脾三钱

周友　两胯发源之处痛而无力，于今旬日，其势日剧，胫枯瘦，步履大难，脉细弦，舌淡白无华，色亦㿠白。宗一贯煎添以温煦。

大熟地五钱　萸肉四钱　怀牛膝三钱　归身二钱　独活一钱半　杞子三钱　木瓜二钱　巴戟肉二钱　川断二钱　川柏一钱半　虎骨二钱　仙灵脾二钱　桑枝五钱　砂仁四分

二诊：连服十剂，痛势大减，步履为轻。唯夜多小溲，原方加桑螵蛸、复盆子。

三诊：痛已亦，足胫枯，定丸方。

大熟地五钱　杞子三两　虎骨一两五钱　鹿角霜三两　巴戟天五钱　全当归三两　独活二两　川柏一两五钱　知母二两　牛膝一两五钱　杜仲三两　菟丝子三两　沙苑子三两　春砂仁一钱半　陈皮五钱　鸡血藤一两　木香六钱　复盆子二两　桂枝六钱　首乌四两　川断肉三两　萸肉四两　龟胶三两　鹿胶一两五钱　驴皮胶六两

按：魏玉横一贯煎本治肝肾阴虚，气滞不运，胁肋攻痛，胸腹膜胀等症。先生于此方另有心得，指出"有肝肾阴虚而腿膝酸痛、足软无力、或环跳、髀枢、足跟掣痛者，是

940

方皆有捷效。"该类治案，即其验也。

徐左　八岁时疟痢后膝痛经年，渐以治愈，是病之远源。古人所谓痢后风也，于法非峻补肝脾肾三脏真阴，更无别法。乃自去年春间膝痛又作，下半年更甚，今左膝渐有肿意，骨间隐痛，右膝不肿而痛，引经络上及环跳，作咳则环跳之痛应之。脉尚不甚细，带有弦意，两胫以下少少畏寒，舌不厚腻，阴虚见证显然无疑，必宗高鼓峰，魏柳洲法加味。

元地五钱　杞子三钱　川柏一钱半　独话一钱　归身一钱　香附三钱　萸肉四钱　木瓜二钱　白芍三钱　首乌三钱　虎骨一钱半　鸡血藤一钱半

按：先生治阴虚之证，法宗高鼓峰者，系指《己任篇》之滋水清肝饮法。先生谓："高氏是方从六味而来，加归、芍、柴胡能行血中之气，疏肝络之滞，敛肝家之阴，滋补中有流动之机。"为治阴虚肝郁郁窒之良剂。该案痹病阴分不足，气分有滞，故宗高、魏二氏，法无二致。

俞左　脚跟隐痛，古人皆谓阴虚。引及膝踝环跳，自知烘热，皆肝肾本病，脉小已极，根本伤矣。舌薄白且燥，胃纳不旺，末便遽议滋腻，姑先清养。唯病已年余，恕未易速效耳。

砂仁四分　炒大生地三钱　生鳖甲四钱　生龟板四钱　润元参三钱　炒川柏一钱半甘杞子二钱　炒白芍一钱半　肥知母二钱　炙虎骨胫五分　威灵仙一钱　川独活八分　桑寄生三钱　川断肉五分　宣木瓜一钱半　怀牛膝一钱半　另圣济大活络丹一颗（分四次吞服，夜临睡时细嚼，陈酒温服）。

二诊：病起幼年，而今复发，先天阴分素弱，是其远因。今脚跟有形，最为可虑，腰痠支节俱隐隐痛楚，原是络脉皆虚，亦不仅足三阴独变其病。昨议滋养真阴，胃纳得增，是为泰境，仍踵昨意，断无更张。

陈木瓜二钱　砂仁末三分　藏红花一钱半　当归全一钱半　炒大元地四钱　威灵仙八分　川断肉二钱　怀牛膝二钱　炒杜仲三钱　川柏皮一钱半　润元参三钱　粉萆薢三钱羌独活各四分　桑寄生三钱　另炙虎骨一钱半　生牡蛎六钱　生鳖甲四钱　生龟板六钱（四味先煎）

按：有年痼疾，今复益剧，跟痛有形，腰酸楚痛，下肢烘热，脉小已极，证系先天阴分素弱，肝肾根本伤极。然而又非三阴独病，兼有湿热乘虚侵袭，治固棘手。先生以大剂厚味咸寒滋填为主，填补肝肾真阴以治本，稍佐苦寒燥利之品，泄利下焦湿热以治标，参化瘀通路，调理气血为佐使。病深殊难建效，姑宜徐徐缓图。

胡右　经掣走痛，本于阴虚。前拟清养，环跳之痛差减，而背臂为尤甚，虽曰行痹不外风寒湿三气杂至，但脉细已甚，色泽少华，舌亦淡白少苔，总当滋养为先。唯胃纳不旺，时且纳胀，脾胃健运未复，不得过于厚腻耳。养阴本无近功，缓缓徐图，似不外此。

炒贡潞一钱半　制江西术一钱半　生鸡内金二钱　广木香七分　生西芪一钱半　大白芍二钱　川桂枝四分同炒甘杞子二钱　川怀牛膝一钱半　金毛脊二钱（去毛炒）　厚杜仲三钱　当归身一钱半　带壳砂仁四分　天仙藤一钱半

另核桃肉（带衣打细）四两　补骨脂（炒香研细）二两，二味和匀加白糖三两同拌匀，磁器收，随意服一、二匙。

按：本例痹痛，见色少泽，脉细甚，舌淡白，属阴血不足。但胃纳不旺，后天失调，气血生化无源，治当滋养，且宜顾其胃气。调复后天，阴血可充，痹痛可愈。这里先生配用食疗一法，补肾壮骨，强身健胃，取"甘能缓之"之义，益收好处。

汗　症

傅左　瘦人多火，自汗频仍，间且盗汗，业已数载。热饮热食每致沾衣而头额尤甚，且冬令亦复如是，所以三冬之时衣服甚薄。按脉尚无偏胜之弊，但唇色太赤，目力有时昏昏，手心灼热，是阳升太过，心液不藏。自述素嗜杯中，每多过量，盖麴蘖轻浮太过，扰乱气血，有春夏而无秋冬，良非细故。况乎年甫弱冠，尚在气血未定之天，耗阴助阳，偏胜者必致偏伤。考隆冬大汗，罗谦甫、王孟英治案两条论之已极透彻。今虽见症犹远不至如罗、王两案之甚，然其理正同，履霜坚冰，不可不防微杜渐。若但就证论治，必以收涩敛汗为长，要知仅与涩敛决非根本之正法眼藏。即谓汗多津伤，法宜养液，然此是阳之有馀，正本清源，尚不系阴之不足，盖头面多汗全是阳明热病，良以酒气慓悍，胃家首当其冲，则必以清阳明为主而佐以滋液潜阳。素闻尊翁本是法家，姑疏拙见以备采择。唯是受病有因，必须于病根上痛下针砭，则正在年富力强，自可永占弗药。善摄生自有保健之正当治法，而乞灵药石犹第二步也。雷门布鼓，请持呈尊翁以为何如。

生地六两　杞子三两　白芍三两　知母三两　沙参三两　地骨三两　丹皮二两　连翘二两　首乌四两　黄连八钱　炙甘草六钱　淮小麦三两　女贞子三两　枣仁三两　川柏一两五钱　五味子六钱　鸡棋子四两　焦栀子三两　玄参三两　大枣卅枚　怀牛膝二两　茯神三两　黄芩三两　桑白皮三两

生地、红枣（饭上蒸热）共杵膏，馀药日晒干燥，勿见火，研细末和匀。

另用原枝金石斛四两、龙骨五两、牡蛎四两、玄武版四两、鳖甲二两、磁石一两五钱、石膏六两共煎浓汤以泛丸，清晨吞服三钱。

按：本例患者年方弱冠，瘦人多火，且又素嗜杯中物，助火伤阴，以致"阳升太过，心液不藏"，出现自汗、盗汗等一系列孤阳亢盛症状。先生分析病机，从平素嗜酒、头顶多汗等方面说明本症不仅阴虚火旺，而重点在于阳明热盛。盖手足阳明经脉皆行于头面，胃热蒸腾，所以头面多汗。从而提出必以清阳明之热主，佐以滋液潜阳为治疗原则，辨证精确细致，可说胸有成竹，目无全牛。方用大剂滋阴清热之品为丸久服，因病经数载，根深蒂固，非大其制，必难见效。至嘱其断绝病由，胜于乞灵药石，尤为高见。

又：原案所云罗、王治案两条，据魏氏《续名医类案》载：罗谦甫治齐大兄冬月感寒，因发汗过多，以致亡阳虚脱；《王孟英医案》初集一卷载：黟人叶殿和真阴素亏，庚寅秋患感，过服升散，旬日后汗出昏瞀，用滋阴潜降药为大剂投之而愈。前者隆冬过汗、少阴不藏，导致不良后果；后者为虚人感冒，过服升散，与仲景误发少阴汗同例。犹幸阴虽伤而阳未亡，及时抢救，尚能转危为安。以上二案，病情较本例为重，虽病因不同，而病机则一。故先生在此提出作为鉴戒（罗、王二案，先生已采入所著《古今医案平仪》一之二卷虚人感冒类，兹不备录）。

头　痛

祝右　二诊：阴虚阳浮，肝木上恣，头痛且咳，甚至咽关梗痛。右手脉甚弦，且搏大有力，舌腻渐化，授毓阴和肝，胃纳渐知，夜眠亦靖，仍踵前意。

大白芍二钱　山萸肉二钱　生石决明五钱　枣仁泥三钱　杜兜铃一钱半　路路通

（去刺）二钱　甘杞子二钱　苏薄荷四分　生鸡金一钱半　宋半夏一钱半　炒竹茹一钱半

三诊：真阴大亏，肝木凌厉，头巅烘热，胸中懊侬，腹笥膜胀。脉弦大搏指，舌已不腻，仍需毓阴涵阳，和肝助运。

大白芍二钱　决明子四钱　山萸肉二钱　辰茯神三钱　枣仁泥四钱　甘杞子三钱　生鸡金二钱　炒沉香曲一钱半　生鳖甲四钱　玳瑁片三钱　炒竹茹一钱半　象贝母三钱　法制香附一钱半

马左　头痛起于碰磕，于今三年，总是阴不涵阳，肝阳上扰。脉左小是阴虚明征，右滑乃肝木侮土，舌尚不腻，当此长夏，胃纳不多，不可骤补，先以清养柔肝潜阳。

白芍二钱　丝瓜络一钱半　萸肉二钱　白芷四分　玄胡一钱半　藿梗一钱半　佩兰叶一钱半　女贞三钱　杞子二钱　广皮二钱　朴花四分　苡仁三钱　生牡蛎四钱　生石决八钱（先煎）

二诊：进剂脑后之牵痛已解，而左半头角胀痛发痒，但在肌肉络脉之间，非如从前之痛在内部。自述烦恼，动怒其恙即剧，病是肝阳内动，尚复何疑？前方当无不应之理，但病延三载，原非旦夕可以全瘳。仍踵前意，总以潜阳毓阴，则内风自息。且有谆嘱者，不可误服辛升风药，尤为至要。

元地三钱　萸肉三钱　白芍二钱　玄胡三钱　决明子四钱　象贝三钱　女贞三钱　旱莲草三钱　杞子二钱　沙苑子三钱　柏皮二钱　新会皮一钱　菖蒲三分　枣仁四钱　鳖甲四钱　牡蛎五钱　石决明八钱　玳瑁三钱

姜左　头痛偏左，甚至上巅引目，夜不安寐，烘热上腾，肝阳何疑？舌中反光，右畔黄浊厚腻，明是挟痰。脉反沉而小弦，自述久服全鹿丸数料，则热蕴不疏。前授潜阳无效，姑参疏泄，再觇进退。

生白芍三钱　明天麻三钱　制半夏一钱半　法煅礞石一钱半　炒柴胡四分　生玄胡二钱　当归尾二钱　桃仁泥一钱半　生远志二钱　生打代赭石二钱　枣仁泥三钱　生打磁石二钱

潘右　头痛偏右，脉细异常，舌白腻，是痰厥。

天麻四钱　半夏二钱　牡蛎四钱　郁金一钱半　旋复花三钱（包）　夜交藤三钱　杭菊三钱　昌阳一钱半　姜皮二钱　薤白一钱半　细辛三分

徐左　痰热内聚，上扰阳明少阳两经，颏下胀痛，头痛胸满，脉左弦涩，舌腻口燥而嗜饮，大便不行。法宜清泄抑降。

霜桑叶二钱　象贝母三钱　杏仁泥四钱　宋半夏二钱　丝瓜络一钱半　香射干一钱半　怀牛膝二钱　瓜蒌皮一钱半　炒枳壳六分　胆南星八分　天竺黄一钱半　九菖蒲六分　焦山栀三钱　陈皮一钱半

何左　鼻渊头痛，延已许久，眩晕仍频，脉反不大。此真阴已薄，肝胆阳浮，舌尚不腻，此宜柔肝清肃。

生桑白皮三钱　象贝母三钱　淡子芩一钱半　辛荑花一钱　怀牛膝二钱　大白芍二钱　山萸肉二钱　丝瓜络一钱半　鲜竹茹二钱　丹皮一钱　决明子四钱　女贞子四钱　生打代赭石三钱　生石决明八钱　生牡蛎八钱（三味先煎）

童左　下元阴虚，动气上冲，头痛脚凉。脉来两尺垂长，而右寸关甚细，症颇不善。病延四月，调治未免周章，姑先潜阳和阴，摄纳动气。

大元地三钱　炒山萸肉二钱　旋复花三钱　代赭石（生打）三钱　生打厚牡蛎三钱

炙桑螵蛸一钱半　炒车前二钱　炒川柏一钱半　甘杞子一钱半　大白芍二钱　金铃子二钱
黄杭菊一钱半　灵磁石二钱

按：凡治头痛，宜根据病程之久暂，首辨内伤外感，感征多由外邪袭于经络，治宜疏散，内伤多为肝阳痰火，或阴血虚少，治宜清降滋养。《景岳全书》说"有里邪者，此三阳之火炽于里，治宜清降，最忌升散。"上列七案，一，二案为肝阳不靖，前者肝木上恣，伴肺舍受刑；后者磕碰伤脑，扰动肝阳。例三头痛偏左，属厥阴气滞瘀浊；例四头痛偏右，明系痰厥；例五痰热壅滞、阳明少阳；例六肝阳肺热、致头痛脑漏；例七下虚上实、头痛脚凉，皆内伤之症。治宜清泄抑降，不可误投辛升温散，是为谆嘱。

失　音

俞左　病起外感，渐以音瘖于今两月。咳痰已减，而音尚不扬，脉左部尚和，右手浮中如常，而沉分愈重按则愈弦劲大。此肺气遏抑，窒金不鸣，舌根黄腻，前半鲜明红赤，虽有火象，不宜凉降，姑议开泄肺气。

生紫苑三钱　炒牛蒡子二钱　生麻黄五分　杜兜铃一钱　木蝴蝶十四片　瓜蒌皮五钱
霜桑叶三钱　光杏仁（打）三钱　石决明（生打）五钱　生石膏四钱　生甘草四分

二诊：音瘖上午稍开，午后则烘热面赤，头痛虽皆略减，而尚未净。脉左软、右手沉分仍劲，唯较前日和缓，舌红润无苔，根腻亦化，此阴火上乘，肺气为之闭塞。踵前意参之泄降，以潜藏阴火。

瓜蒌皮一钱半　生紫苑四钱　晚蚕矢（布包）四钱　杜兜铃一钱半　木蝴蝶十四片
生石膏四钱　光杏仁三钱　象贝母（打）三钱　宋半夏一钱半　生麻黄四分　甘草三分
苦桔梗一钱半

按：外感失音，是属金实不鸣。先生握其寻按脉来弦劲且大，舌质鲜明红赤，断其肺气遏抑，有化火之象，告戒不宜凉降，而议以开泄，意在促使恢复肺金清肃之性，故用麻杏石甘汤加味，清金宣肺，其效辄应。方中配用石决明、木蝴蝶等味，为虑其肺失清肃，不能平制肝木而设。复诊音稍开，烘热、面赤、头痛皆减，即是明征。

何左　失音起于去秋，几已半载。咳嗽多痰，仍是饮邪窒塞，脉右小而沉，左手数大，舌根白腻。阴火不藏，肺金不肃，本虚标实，调后颇费周章。姑先肃肺蠲饮。

生紫苑四钱　霜桑叶二钱　陈麻黄四分　宋半夏一钱半　苦桔梗一钱半　玉蝴蝶十四
片　杜兜铃一钱　黄射干八分　藏青果七分　怀牛膝二钱　人中黄六分

按：失音由肺金不肃，阴火无制，更加饮邪肆虐，故有脉左手数大，而右小而沉，并咳嗽多痰，舌根白腻等本虚标实之候。先生宗"急则治其标，缓则治其本"原则，拟肃肺蠲饮为先。方中参入怀牛膝引阴火以归本源，颇有深意。

张左　阴虚阳浮，失音多时，总是气火上郁于肺。近更目赤眶痛，头昏显见，肝胆阳浮。脉左极细，肝肾阳虚，右脉稍大而涩滞不利，舌无腻苔，胃纳尚佳，夜寐喉燥，津液已伤。拟柔肝肃降，毓阴纳气。

大贝母三钱　肥知母四钱　生桑白四钱　甘杞子二钱　草决明五钱　石决明五钱　路路通七个　海浮石一钱半　柔白前三钱　怀牛膝二钱　当归龙荟丸八分（分吞）　菟丝饼二块

按：金水相生，功能自强，今阴虚阳浮，肺肾不足以司职，气道失清，木火相淫，呈现液亏阳旺，失音多时等症，柔肝肃降、毓阴纳气是为正治，而当归龙荟丸清泄有余之气

944

火，只权宜之品，不作久治。

胡幼　稚阴未充，潮热起伏，音暗无声而呼吸有曳锯之状。脉小数，舌如平人，此恐是金败不鸣，洄溪老人有言，不无可虑，况复胃呆癥瘕者耶。姑拟展布肺金，以觇进退，恐亦无以应手。请明者裁之。

杜兜铃一钱　象贝母二钱　鲜竹茹一钱半　南沙参一钱半　苏半夏一钱半　旋复花（包）三钱　生打代赭石三钱（先煎）　路路通（去刺）二钱　大白芍一钱半　桑叶二钱　紫马勃四分

按：阴稚不充，潮热起伏，音暗无声，按脉小数，金破不鸣，已入损门。且呼吸如曳锯之状，阴亏之体，痰阻气机，颇有金败之虑。况胃呆癥瘕，上损过胃，诚属难治，法拟展布肺金，当属急务。痰化气畅，还须振纳助运，以培土生金。

喉 痹

叶左　痰热上扰，喉痛虽不红肿，而起刺密点，是喉痹也。脉甚弦劲，大府燥结，舌苔黄腻甚厚，痰粘不滑。治宜化痰泄降。

瓜蒌皮二钱　黄射干二钱　紫马勃七分　杏仁泥四钱　象贝母三钱　姜半夏二钱　炒竹茹二钱　陈皮一钱半　连翘壳一钱半　藏青果八分　莱菔子三钱（炒打）　炒枳实八分　黄郁金一钱半

吴左　酒后阳升，咽痛红肿，蒂丁亦肿，痰涎黏腻，脉弦劲且大，舌赤苔黄。治法先当泄降。

瓜蒌皮二钱　象贝母三钱　玄参三钱　香射干一钱半　枳椇子四钱　藏青果八分　板兰根三钱　牛膝二钱　焦栀子三钱　陈胆星八分　鲜竹茹二钱　金铃子四钱　黄郁金一钱半　连翘一钱半

按：喉痹为患，多为火热之证。上两案，或痰热上扰，或酒后阳升，皆实火为患。《景岳全书》曰："凡火浮于上而热结于头面咽喉者，最宜清降。"先生法用化痰泄降，是为正治。

汪左　旧恙喉痹，不时频发。脉细舌薄，时且失音，宜与泄化，弗事滋腻，虽难速愈，尚非不可治之之候。但宜静养弗劳，且慎鲜发腥物、烟酒辛辣为上。

象贝母三钱　黄射干一钱半　鲜竹茹一钱半　怀牛膝一钱半　人中黄一钱　桑白皮一钱半　陈皮一钱半　生磁石（打）二钱　杜兜铃一钱半　路路通二钱（去刺）　木蝴蝶十片　银花三钱　菊花一钱半

按：该例喉痹，病久频发，按其常，应从虚证论治。然阴虚喉痹患者，虚火灼液为痰，气道失清，为患不鲜。先生识常达变，指出弗事滋腻，不无道理。此外，强调起居饮食的调养，对慢性喉痹的治疗，也有一定临床意义。

唐右　阴分久虚，浮阳上泛。喉梗悠久，有红丝而不红肿，蒂丁垂长，粘痰牵绕，脉左大右极细，舌有薄苔，已是不滑，大府干结。总之津液久枯，药难速复，滋养阴血本无速功。法宜清养，未可蛮补。

瓜蒌皮一钱半　南北沙参各二钱　炒山萸肉一钱半　枸杞子一钱半　象贝母二钱　大元地一钱　淡鳖甲二钱　炒枣仁三钱　柏子仁三钱　黄射干一钱半　橘红一钱　丝瓜络一钱半　当归身一钱

按：《案问·经脉篇》曰："肾足少阴经也，是所生病，口热舌干，咽肿上气，嗌干及痛。"肾阴久虚，津不上承，法用滋养，缓可图功。

丁左　齿龈浮肿，起已经年。体质清瘦，本是阴虚，以致浮阳虚越。龈肉不红，喉痛不肿又不红，寒药大非所宜，大府干结，亦是液少。议滋潜降火。

干石斛三钱（先煎）　肥知母二钱　黄射干一钱半　象贝母三钱　北沙参二钱　白茅根四钱　干芦根四钱　怀牛膝二钱　陈皮一钱半　藏青果八分（打）　炒山萸肉一钱半（另）半硫丸八分　饥时开水吞服，以大府畅行为度，不可多服。

二诊：阴虚体质，浮火上凌，昨授清滋喉痛已轻。今有新风外感，身发微热，脉弦右手带浮，舌苔仍滑。再踵前步，稍稍疏风。

霜桑叶三钱　广藿梗一钱半　炒瓜蒌皮一钱半　川贝母一钱　象贝母二钱　怀牛膝二钱　黄射干一钱半　甘杞子一钱半　原枝金石斛三钱（劈开先煎）　陈皮一钱半　藏青果八分（打）　炒谷芽一钱半　天台乌药一钱半

三诊：真阴薄于下，阳反上浮，齿龈又胀。昨日偶尔小腹胀满，亦是肝络不疏之故，脉左弦劲右细实。仍守清养，庶为标本两顾。

北沙参二钱　苦桔梗一钱半　肥知母二钱　生石膏三钱　润玄参三钱　川贝母一钱半　象贝母二钱　黄射干一钱半　新会皮一钱　焦栀皮一钱半　旱莲草二钱　制女贞三钱　生紫草茸三钱

四诊：龈浮已瘥，喉塞亦舒，脉仍细实，仍守清养。

南沙参二钱　北沙参三钱　生玄武版三钱　大生地三钱　炒山萸肉一钱半　甘枣杞子一钱半　炒黄川贝一钱半　当归身一钱半　大麦冬三钱　广橘红一钱　原枝金石斛二钱（劈开先煎）　带壳砂仁一粒（打）

按：阴虚阳浮，导致喉痛龈肿，在滋养降火剂中配用温运之品半硫丸，一为畅通大府之秘，二为从阴引阳之用，颇寓深意。后数诊，虽反复多变，但始终把握关键，以获全功。

黄右　肝肾阴亏，浮阳上恣，咽关两旁形突，时进时退，已历两载。脉尚带数，舌质不腻，从前夜央烘热，昨授填摄，诸恙胥应。宜当踵步，徐图康复。

砂仁末四分同打大生地三钱　山萸肉二钱　甘杞子二钱　象贝母三钱　女贞子三钱　丝瓜络一钱半　旱莲草二钱　广藿梗一钱半　贯众一钱半　藏青果五分　苏木屑一钱　生玄胡一钱半　制半夏一钱半

二诊：阴分素弱，形瘰质脱，肝胆木旺，上凌清窍。蒂丁鲜红，咽关两旁结为形块，已延年余，随时消长，脉小舌薄垢，纳谷尚安。法当填阴涵阳，和血宣络。砂仁末四分同打大元地三钱　山萸肉三钱　甘杞子一钱半　生玄胡一钱半　苏方木一钱半　大象贝二钱　台乌药一钱半　广藿梗一钱半，大白芍二钱　旱莲草二钱半　制香附一钱半　制女贞三钱

按：足少阴肾经循喉咙，抵舌本。肝肾阴虚，相火用事，循经熏灼，故见咽关不利，蒂丁鲜红，夜央烘热。治经填摄，固当有效．喉痹，局部多为气血瘀滞，故有咽关两旁形突结块可征。证虽属虚，药用填阴涵阳，同时配以和血宣络，含意可见

柳左　素禀弱质，阴虚火浮。咳沫日久，喉癣痒痛，不红不肿，音嘶不扬，服刺参而开一筹，滋阴可见一斑。脉不甚细，亦不甚数，右尺不藏，相火可见，肺药无功。

熟地五钱　萸肉三钱　牡蛎八钱　龙齿二钱　紫石英四钱　龟板三钱　鳖甲三钱　紫菀三钱　归身一钱半　白芍一钱半　巴戟肉六分　炒丝瓜络三钱　木蝴蝶八分　陈皮八分带壳砂仁十粒

946

另大块生人中白漂净细研。

按：刺参据《中国医学大词典》记载，即"海参之有刺者"，为海中鱼类，性味"甘咸温"，功能"降火，润燥，消痰涎，摄小便，壮阳具，益精髓，充血脉。治虚火上炎，大便燥结，劳怯阳萎等症。""其滋补津液，足敌人参，故名海参。"该案音嘶服刺参略开一筹，系阴亏确据。而右尺不藏则相火甚炽，此水乏火灸之证，亟宜咸寒滋阴降火。配紫石英、巴戟肉等阴阳两顾，此阴阳互根、阴阳互长之用也。佐人中白清热降火，治肺癌喉痹，则相得益彰。

外　科

痈

郑左　缺盆痈，脓犹未透，四围已束，中心已耸，痛犹不甚。脉左甚弦，舌苔薄滑，仍须清化。

瓜蒌皮一钱半　象贝母二钱　炙鸡金一钱半　广木香七分　炒枳壳六分　陈皮一钱半　楂肉炭二钱　丝瓜络一钱半　冬瓜子（打）三钱　制香附二钱　带壳春砂仁（打）二粒

按：先生治痈，重在整体，外未成脓，主张内消。本案脓虽成而未外透，毒已聚尚未扩散，故可清泄，以减其势。

陈左　日来溃处渐就范围，但旁边余肿有酿脓之势，且将复穿一处，所幸痛止块消，可望安澜之庆。脉形软弱，舌苔尚腻，自知体力疲弱，头目眩晕。逾甲年华，阳气先衰，稍添滋养，两调肝胃。

生西贡潞一钱半　生绵黄芪一钱半　生白芍二钱　生鸡内金一钱　广藿梗一钱半　制半夏一钱半　生牡蛎五钱　生远志肉二钱　干竹茹一钱半　象贝母二钱　老竹黄一钱　广橘红一钱　广木香六分　生玄胡一钱半

二诊：骨槽痈，余肿全化，已庆安澜，但微有脓水，则收口尚不宜速。眠食俱佳，脉仍细弱，是当和阴养肝。

砂仁末四分同打大生地三钱　贡潞参二钱　生西芪二钱　生白芍二钱　广藿梗一钱半　广木香八分　制半夏一钱半　生远志肉二钱　生山萸肉一钱半　甘杞子一钱半　川朴花一钱半　生玄胡一钱半　陈枳壳五分

按：骨槽痈结于下颌骨两侧，周延于腮腺部位，每溃流水不止，形成漏管，而久难收口。本患高龄，气营两亏，所幸痛止块消，范围亦趋局限，征属邪去正衰。先生初投扶正，助以和调胃气，参以化痰软坚散结，余肿已消。二诊再踵原步，重以和阴养肝，冀其益收好处。

叶左　腹皮痈，针溃得脓，馀肿尚坚，法宜清化。

瓜蒌皮二钱　焦枳实八分　楂肉炭三钱　象贝母三钱　制半夏二钱　鲜竹茹二钱　焦栀子二钱　炒丹皮一钱半　陈皮一钱半　花槟榔一钱　砂仁壳四分　大腹皮三钱

按：腹皮痈虽得脓泄，但肿块不消，而余邪尚实，湿热蕴结不散。当续投清热利湿、化痰散结，以散余毒。

疽

包左　背疽证虽不甚，巨形势高知痛，犹为顺候。但毒尚未聚，是宜温经提毒，须得脓见可妥。

川桂枝一钱　西羌活一钱半　姜半夏一钱半　炒川芎一钱半　全当归一钱半　川断肉二钱　原红花一钱半　生玄胡一钱半　焦谷芽一钱半　炙鳖甲一钱　广皮一钱半　广木香八分　壳砂仁（打）四分

按：对脑背疽的诊治，先生独具卓见。认为病属是太阳寒水之征，不论证势如何，脉必细小，舌多薄白且腻，属阴证，治当温经宣举为大法。先生有谓，疡患高肿知痛为吉，平塌凹陷、顽木不痛多重为凶。本案所见，是属顺候。方中伍入香砂，和调胃气，旺盛生机，促其疡患早痊。

包左　背疽大症愈后时或作痒，眠食已安，而肢节痠楚，足跟隐痛，脉弦舌清，明显气营尚亏，足三阴未复。

元地五钱　杞子三钱　萸肉三钱　归身二钱　潞党参二钱　沙参三钱　炙甘草四分黄芪二钱　陈皮一钱半　茯苓三钱　枣仁三钱　木瓜一钱半　木香六分　砂仁二粒

按：先生在《疡科纲要》中说："外疡既溃，脓毒既泄，其势已衰，用药之法，清其馀毒，化其馀肿而已。其尤要者，则扶持胃气，清养胃阴。"该患背疽暂愈，三阴未复，治用清养之剂。俾纳谷旺而正气充，血脉流畅而痒痛自止。

叶妪　上搭手，内已有脓，恶腐甚盛，泛恶胸闷，脉涩舌腻。先拟开泄。

淡吴萸一分　制半夏一钱半　炒川芎一钱　西羌活一钱　桂枝四分同炒大白芍一钱半全当归二钱　川断肉三钱　原红花八分　制香附二钱　陈皮一钱半　生鸡金一钱半　砂仁壳四分

按：本案见症内已酿脓，恶腐又盛，以证论治，似宜清解托脓为要。但细察案情，该患年事已高，切脉见涩，望舌又腻，虽毒势颇甚，仍属阴证之候。先生温经宣举，意在通调气血，可谓见识独到。用药偏于温热，非审证精细者不为，诚为佳例。惜其缺少复诊，有美中不足之憾。

张左　上石疽，本是阴虚阳浮，春升木动，宜乎近复加剧。脉左浮弦劲，舌滑少液。治法液袛宜养阴潜阳，为标本兼顾，庶乎带病延龄。

大元地四钱　炒山萸肉三钱　条子芩一钱半　甘杞子一钱半　北沙参三钱　川石斛三钱　白薇三钱　白前二钱　鲜竹茹一钱半　陈皮二钱　大白芍三钱　晚蚕矢三钱　甘菊花二钱　生石决明五钱　生牡蛎八钱　生龟板五钱　生鳖甲四钱（四味同打先煎）另羚角（水磨冲）四分

按：上石疽，肿块坚硬如石，故名，往往经久不溃，溃而难敛。患者本是阴虚体质，又值春令，水不涵木，肝胆气盛，故证状加剧。处方用一贯煎加减，滋肝毓肾，介类咸寒，潜阳软坚散结，更取羚角清肝息风，立法标本兼顾。

樊左　耳疔外溃，变幻蔓生，耳下肿坚，特有石疽之累。从前药误，一至于此。姑再清肝活络、消肿散结软坚，尽力图唯。尚不知果能全绩否也？

生杭芍三钱　怀牛膝二钱　全当归一钱半　玄参三钱　贯众四钱　生玄胡二钱　象贝二钱　法半夏一钱半　川柏一钱半　条芩一钱半　雅连四分　元明粉七分　蒲公英三钱

女贞子四钱　红重楼二钱　生锦纹六分　焦栀子三钱

按：耳疗误治，以致耳下肿块，坚硬不消，恐成石疽治以清肝消肿，软坚散结，原是对证下药。然预后殊难乐观。

叶幼　环跳疽自溃，漫肿尚盛，脉数舌滑、先宜清化。

川独活一钱　全当归一钱半　大腹皮三钱　炒川柏一钱半　生鸡内金一钱半　广藿梗一钱半　生苡仁二钱　川断二钱　红花一钱　陈皮一钱半

二诊：环跳久溃，腐化且巨。昨授清化，肿势稍减，脉细数，舌滑，本元亦薄，而未可遽与扶元。仍宗宣络行气。

川独活一钱半　小青皮一钱半　大腹皮三钱　川断肉二钱　炒建曲一钱半　当归全一钱半　怀牛膝一钱半　生鸡内金一钱半　广郁金一钱半　焦苡仁三钱

按：环跳为足太阳膀胱经循行之所，肌肉丰满，痈疽形成，不红不热，不易溃破。本案虽已溃破，毒热未泄，肿块尚盛，前后二诊，投清热利湿、活血通络，渗以醒脾和胃，冀其毒束肿减，邪祛正复。

杨左　气滞血凝，骶阳结块，形巨而坚，恐为附骨疽，脉弦涩不爽，舌尚不腻。宜和营运滞。

川独活一钱半　油当归二钱　川断肉三钱　桃仁泥四钱　怀牛膝二钱　藏红花四分鸡血藤一钱半　大腹皮三钱　带皮苓三钱　苏方木一钱半　桑寄生二钱

按：附骨疽是一种毒气深藏、附筋着骨的深部脓肿，多因疔、疖、痈肿余毒不解，或因跌仆损伤，气血瘀滞，着骨为患。初起每局部红肿，推之不移，疼痛彻骨。失治或误治，外溃脓水淋漓，终成漏管。先生立法，未溃者，注重消散。本案即投活血和营通络，不因患处形巨肿痛，而早投清解，反致瘀肿冰伏难消之不良后果。

疳

胡幼　稚龄胃热上熏，身热牙龈腐烂，病延匝月，其势已张，大便坚，脉数。症是牙疳，甚非轻恙，急清胃火，导热下行。苟得腐化渐定，方为化吉。

鲜生地五钱　鲜铁皮石斛五钱（二物打破同煎）　象贝三钱　紫草二钱　胡黄连一钱　川古勇五分　连翘壳二钱　怀牛膝二钱　生石膏八钱　丹皮一钱半　银花四钱　鲜芦根一两去节　肥知母四钱

二诊：两进清胃，血溢虽减，腐化未定，症颇可危，不敢遵称可治。再拟清解，须得不再烂开，方冀古人天相。

生打石膏五钱　南花粉三钱　怀牛膝二钱　肥知母三钱　骨碎补一钱　紫草四钱　银花四钱　贯众一钱半　鲜石斛三钱　鲜芦根一两去节

三诊：咬牙疳，自脱腐骨一片，鲜肉已生，并无血泄，是为佳景。大便虽溏，小溲仍赤秽气，肺胃热邪扰未尽净，仍须清解。

鲜铁皮石斛三钱　生肥知母二钱　象贝母三钱　怀牛膝二钱　条子芩五钱　生桑白皮三钱　生紫草二钱　白茯苓三钱　鲜芦根（去节）一两　杜花粉二钱

四诊：牙疳腐骨自落，大处新肌已生。唯面前正齿旁边腐烂未定，鼻旁尚肿。此阳明痰热未净，大便虽溏，当是实火上蒸。仍宜清泄为上。

瓜蒌皮二钱　肥知母二钱　象贝母三钱　生石膏六钱　怀牛膝二钱　北丹皮一钱半

鲜竹茹一钱半　鲜芦根一两（去节）　　鲜石斛三钱（打先煎）　　生打牡蛎五钱　漂淡海藻一两半　漂淡陈海蛇二两　煎汤代水煎药。

五诊：牙疳日久，虽不深化，亦未收束，胃火未清，大便时结时溏，仍宜清泄。

鲜生地三钱　鲜石斛三钱　象贝三钱　宋半夏一钱半　生石膏四钱　肥知母三钱　润玄参二钱　鲜芦根（去节）尺许　香白芷四分　怀牛膝二钱

按：足阳明胃经，起于鼻翼两侧……入上齿中，……又回出环唇，下交会于颏唇内任脉之承浆穴。本案走马牙疳，由胃府热毒炽盛，循经熏灼所致，此系险症，故连授大剂清泄，病势渐庆安澜。惜此后方案已缺，无从参证。

胡左　湿火下注，小溲闭塞，下疳肿而且腐，为日已久。其势甚盛，急宜清理。

鲜奇良一两　鲜生地三钱　丹皮一钱半　茵陈三钱　大腹皮三钱　生紫草三钱　车前子二钱　胡连八分　黄连一钱半　紫花地丁三钱　粉萆薢三钱　银花三钱

按：下疳多由感染梅毒，秽毒之气乘虚而入，内伤肝肾，治之不当，多成为终身之疾。本案毒火久蕴，化腐伤筋，势甚险恶。先生选奇良为治疳主药，配以茵陈、大腹皮。车前子、萆薢清热利湿，丹、地、紫草、银花，二连清肝凉血解毒。据先生经验，奇良治梅毒有特效，并可单味煎服，或煎膏服，用量要大，有的连续服用至百余斤，即久年梅毒深藏于筋骨之间者，亦能根治。

流　注

张左　脾阳素弱，中气本寒，劳力受寒，冲阳不适而经络为滞，外则畏寒冷汗，上则吐逆暖气，下则髂根坚肿，右足不伸。脉细神疲，面色㿠白，舌苔淡滑，此系寒湿乘中，专顾中气，忧虑变端，加以泄泻，更伤其本，证情不为不险。姑先温中健脾，宣络养胃，冀得转机。请明正。

炒贡潞一钱半　炮姜炭一钱半　原红花一钱半　明附片六分　生芪一钱半　生玄胡二钱　威灵仙一钱半　广木香七分　淡吴萸十四粒　桑寄生五钱　川楝仁七粒　川独活一钱带壳砂仁四分　当归全二钱　制香附三钱

二诊：昨授温中宣络，坚块稍化，按之不痛。但自觉少腹胀闷，大便昨早仍泄，小水亦少，面罩焦黑，呕当不免，脉细且迟，舌底白尖淡，仍宜踌步，以觇进退。如内外再有转机，方为幸事。

炒贡潞一钱半　淡吴萸四分　川古勇四分　制半夏二钱　生鸡金二钱半　炮姜炭四分当归全一钱半　小青皮一钱半　广木香七分　制川朴五分　陈木瓜一钱半　威灵仙一钱半川椒红七粒　川断肉二钱

三诊：中阳不运，缩脚肠痛，两授温养泄化，痛势稍减，漫肿依然，纳谷稍多，仍是泛呕。舌质白苔黄腻，暖矢气，且挟食滞。再参疏化是宜。

炒贡潞一钱半　炮姜炭四分　楂肉炭二钱　炒枳壳七分　当归全二钱　淡吴萸七分西茵陈二钱　生鸡内金二钱　生淮山药三钱　广木香八分　青皮一钱半　陈皮一钱半　川独活一钱　怀牛膝一钱半　砂仁四分

按：本案见症，面色㿠白，脉虚神疲，原由脾虚，气血生化乏源，清阳不升，浊阴不降，上为吐逆，下为泄泻，终由脾阳不足，寒湿乘之故也。今见缩脚肠痛（名髂凹流注）亦系寒凝血瘀成形。先生拟用温中健脾，宣络养胃，从根本图治，用药配伍慎密，轻灵活

950

泼见长。立案三诊，肿块稍化，痛势梢减，病有转机。其辨证立法，内外科相通，可资借鉴。

吴左 肾俞流痰两月，已酿脓，脉细，香附一钱半 杜仲一钱半 独活六分 当归二钱 川断二钱 狗脊三钱 木瓜一钱半 鹿角霜二钱 谷芽四钱 甲片三钱 川芎八分 陈皮一钱 银柴胡八分 砂仁一粒

二诊：肾俞流痰，经四月而溃，后又四、五阅月矣。不痛不肿，止有小孔时流清水，脉细弱，舌正红，是宜清养。

当归全二钱 川芎四分 元地四钱 鳖甲三钱 羌活六分 独活六分 川断三钱 杜仲二钱 潞党一钱半 黄芪一钱半 白芍二钱 橘红一钱 砂仁一粒

按：先生指出："虚损流痰及腰疽、肾俞流注等证，皆为气血俱衰，运化不健，痹着不行，非得补益之力，流动其气机，则留者不行，着者不去。"该案肾俞流痰于酿脓之时，即行温通行滞，溃后久而不愈，更行温补气血，颇合法度。

瘰 疬

林左 稚阴未充，孤阳偏旺，内热酿痰，气升为咳，入络结核，脉数，舌尚楚楚。自述咳多于午后，阴分火炎是其明证，胃纳未减。宜滋阴养液，宣络化痰。

大元地四钱 大白芍三钱 象贝母二钱 旱莲草二钱 女贞子三钱 生紫苑三钱 广橘红络各八分 京玄参二钱 壳砂仁四分 昆布一钱半 海藻一钱半 陈胆星八分 大麦冬二钱 银州柴胡七分 丝瓜络一钱半

二诊：稚阴未充，偏阳独旺，午后潮热，热则干咳，胃纳甚旺，亦是火气有余，挟痰淤结少阳之络，则瘰块累累。此非养阴涵阳，并以化痰宣络，久服不为功，不可求速效者。

大生地三钱 山萸肉二钱 生白芍三钱 女贞子四钱 椿根皮一钱半 肥知母二钱 大天冬二钱 川柏皮一钱半 象贝母二钱 夏枯草一钱半 昆布二钱 壳砂仁（打）四分 生紫苑三钱 竹茹一钱半 旱莲草二钱 生牡蛎五钱 生打代赭石二钱

三诊：阴虚潮热干咳久延，两项侧瘰疬累累，纳谷兼人，脉小且数。此先天本薄，甚非轻恙。治法毓阴涵阳，然非多服难效。

大生地四钱 生白芍二钱 象贝母二钱 玄参二钱 竹茹一钱半 沙苑蒺藜四钱 银柴胡一钱 淡鳖甲四钱 青蒿珠八分 紫苑二钱 大麦冬二钱 知母二钱 天冬一钱半 条芩一钱半

按：本案为水不涵木，木火夹痰上逆，犯肺则咳，入于少阳之络，壅阻气血，则为瘰疬。先生治以养阴涵阳，兼软坚化痰宣络，甚为合拍，但养阴无近功，非久服不能奏效。

王左 素体丰伟，痰涎不免，项后结核亦是痰凝。前日溃后脓毒未净，收口太速，馀块尚存。夜央咳嗽，痰浓滑，脉弦舌苔薄白。宜宣络顺气，清化和肝。

瓜蒌皮二钱 象贝母三钱 生紫苑三钱 黄射干一钱半 丝瓜络一钱半 鲜竹茹一钱半 薄橘红八分 苦桔梗一钱半 柔白前三钱 当归全一钱半 川断肉二钱 生远志肉二钱 橘络四分

按：素体丰腴，多湿多痰，湿滞痰凝，蕴结于颈项而为瘰疬，虽已溃破，脓毒未清，尚属实证，故治法只须化痰理气，散结宣络。

疔疮

王左 湿热痰火，交结承浆，疡毒有水无脓，高年得此，甚非轻恙。脉小无神，胃纳锐减，舌浊垢，颈项红肿。治法姑先清化，倘得应手，方是转机。请明政。

炒苍术一钱半 九节菖蒲六分 广郁金一钱半 炒建曲一钱半 象贝母三钱 蒲公英三钱 贯仲二钱 银花三钱 川古勇六分 制半夏一钱半 生远志三钱

二诊：下颏痈疡，肿已大减。但旁有结核，尚是痰湿未净，脉右弦博，舌尤浊腻。当须泄痰化浊。

炒苍术一钱半 九菖蒲六分 生远志二钱 象贝母三钱 炒枳壳四分 广藿梗二钱 佩兰叶一钱半 制半夏一钱半 酉茵陈二钱 新会皮一钱半 带壳紫蔻仁四分（杵）

按：高年脾胃虚弱，运化失职，痰浊内生，复感湿热交结而为疔疮。妄投大剂苦寒必愈损脾胃之气。治疗当清化湿浊，醒脾开胃，佐以清热解毒，方为合宜。

风疹

某左 血分蕴热，肌表瘰粒痒搔，上身为甚，此游火游风之类。脉带弦劲，舌滑，治宜清热息风。

焦栀皮二钱 炒丹皮一钱半 炒川柏二钱 鲜生地四钱 肥知母二钱 元参四钱 瓜蒌壳二钱 银花三钱 白茶菊一钱半 粉萆薢三钱 茵陈三钱 赤苓三钱 象贝三钱 蚕砂四钱

按：本案血分蕴热，外淫肌腠，发为疹粒，故药用知、柏、丹、地、玄参以清血热；萆薢、赤苓、茵陈、象贝、蚕砂渗化湿浊；再以银、菊、蒌壳疏透肌肤，仅湿去热清，而疹自愈。

聤耳

朱左 聤耳加以头鸣，总是阴虚于下，阳浮于上，症关肝肾根本，非滋填不可，且非可求效于旦夕者。脉象弦大而涩，舌苔不腻，宜清肝滋肾，标本两顾，似可多用无弊。

砂仁四分同炒大元地二钱 生玄胡一钱半 龙胆草八分 潼蒺藜一钱半 甘杞子二钱 象贝二钱 生杭芍三钱 杭菊花一钱半 女贞子二钱 红旱莲二钱 枣仁泥二钱 木通一钱 生打牡蛎二钱 生龙齿二钱 石决明四钱 生代赭石三钱（以上四味先煎） 白藓皮一钱半

另羚羊角尖（水磨冲服）四分

按：聤耳后期，肝肾阴虚，水不涵木，虚火上浮而为头晕耳鸣。治用滋阴潜阳，佐以清肝泄降，标本两顾，颇合病机。但亦非久服不易见效。

徐左 肝胆火炎，挟痰上壅，右耳胀肿，其势甚炽，是聤耳之重者也，当以疔法论治。颊车不利则络为之闭也，拟清肝化痰，抑降宣络。

真羚角尖水磨浓汁三分冲服 生石决明八钱 生打牡蛎三钱 生磁石三钱 象贝母三钱 陈胆星一钱半 鲜竹茹一钱半 湖丹皮一钱半 焦栀子三钱 怀牛膝二钱 玄明粉一钱半（冲） 鲜荷叶边半圈入煎 橘红八分

952

按：本案为急性发作之聤耳重症。夫胆足少阳之脉循行耳前后，其支者从耳后入耳中。今肝胆湿热化火，挟痰上壅，以致蒙蔽清窍，气血阻滞，发为肿胀，来势颇剧，先生以疗法论治，径投清肝化痰、抑降宣络之剂，实为当务之急。

乳癖

陈右　乳癖兼有湿热，皮肤痒搔，牵引掖下，脉滑，舌不腻，胃纳不爽，先以和血化湿。

全当归二钱　白藓皮三钱　藿梗一钱半　茵陈二钱　玄参二钱　丹皮一钱　半夏一钱半　橘叶一钱半　沉香曲一钱半　木香五分　丹参二钱　山栀二钱

按：乳病多以肝胃两经所主。该患肝气失于条达，气滞血瘀，乳房结核；气滞湿阻，浸淫肌肤，而见皮肤搔痒；肝胃失和，纳呆不爽。先生主以和血化湿，不离疏肝理气之品，盖气行血亦行，气化则水布，寓意颇深。

横痃

吴左　湿热下注，股阴结核，形巨痛炽，势已酿脓，脉数细小，正气已亏，舌浊腻异常。先宜清化。

炒茅术二钱　当归尾二钱　川柏皮二钱　桃仁泥四钱　九菖蒲六分　炒枳壳五分　独活一钱　川古勇五分　红花一钱半　仙遗粮四钱　粉萆薢三钱　西茵陈二钱

二诊：湿热阻下，股阳形块作痛，势且酿脓，脉涩小，舌根腻，仍宜清化。

炒茅术一钱半　奇良四钱　当归肉一钱半　玄胡索二钱　大腹皮三钱　桃仁泥二钱　独活一钱　怀牛膝一钱半　原红花一钱　川断内三钱　生苡米三钱

按：本例系现代医学腹股沟化脓性淋巴结炎，中医称为横痃。多由肝经湿热下注，气血不利，结肿化腐；或为下肢外伤，感受毒气，循经上聚而成。初起肿块，不红不热，继而化热，化腐而酿脓，可形巨痛炽，一旦外溃，每致不易收口。故治本证，先生主张清热利湿、消肿散结，力图不溃而内消。前后二诊用三妙加减清热燥湿，配以归尾，桃、红活血祛瘀，促其热清瘀散，肿乃可消。

臁疮

胡左　高年宿恙，臁疮无水而痒，是血虚也，不宜理湿。

大生地三钱　生龟板四钱　生鳖甲三钱　川柏（炒）一钱　炒茅术八分　丹皮（炒）二钱　焦栀子一钱半　白藓皮三钱　全当归一钱半　银花一钱半　焦米仁三钱

按：臁疮多由湿热为患。然湿邪久郁化火，伤阴耗血，且高年患此，臁疮头水干枯，血虚更属无疑。治当养血滋阴，荣养肌肤佐以清化，始能收效。

脚癣

郑右　禀体多湿，脚癣年发，兼以肌肤搔痒，则血分热也。脉右手重按颇弦，舌尚不腻，宜清热理湿。

炒茅术一钱　川柏皮一钱半　茵陈三钱　白藓皮三钱　丹皮一钱半　山栀皮三钱　大

腹皮三钱　赤苓三钱　生苡仁三钱　银花三钱　怀牛膝二钱

按：湿为阴邪，性喜下趋，脚癣年发，多为湿热所致。本案患者素体多湿，积郁化热，故其肌肤搔痒而脉弦。方用三妙合茵陈栀子柏皮汤加减，清湿热而渗湿浊，理法甚当。唯久成顽癣，根治亦非容易。

肛　痔

胡左　肛门起核，是阴虚湿热下注，不易速愈。脉右关尺弦搏，所谓肺与大肠相表里也，舌滑，先以养阴而参升举。

炒贡潞二钱　绿升麻五分　山萸肉二钱　大白芍二钱　丹皮一钱半　川柏皮一钱半　生西芪二钱　生桑白皮二钱　熟女贞子三钱　大生地四钱　带壳春砂仁（打）四分　生玄胡一钱半　玄参二钱

二诊：肛门疡，是真阴不足而湿热下注，颇不易痊。前授滋阴佐升清化湿，其势已减，姑仍踵步。

炒贡潞一钱半　绿升麻五分　生西芪一钱半　川柏皮一钱半　槐花芯二钱　生苡仁三钱　白茯苓三钱　带壳砂仁四分（打）　广藿梗一钱半　焦山栀三钱　炒山萸肉一钱半　西茵陈二钱　陈皮一钱半

三诊：肛疡已平，脓水无多，胃纳已佳，余无他苦。脉犹弦搏，阴中有火，舌色甚清，是宜填阴，兼清余焰。

砂仁末四分同打大生地四钱　山萸肉二钱　川柏皮二钱　西茵陈二钱　甘杞子二钱　生苡仁三钱　潼蒺藜三钱　女贞子四钱　旱莲草三钱　福泽泻一钱半　生鳖甲四钱　生牡蛎六钱

按：肛疡多由阴虚湿热下注所致。病属纠缠，若固循失治，往往酿成瘘管痼疾难瘳。本例脉来右关尺弦搏（相对右寸较弱），先生根据肺与大肠相表里的生理关系，断为本虚标实，故开手即用养阴为主参以益气升清，兼顾湿热之剂。三诊肛疡见平，脓水无多，胃纳转佳，只是脉来弦搏之势未减，下焦湿火尚盛，故再拟滋阴降火，以息余焰。理法井然，足资借鉴。

吴左　湿热下注，肛痔便坚，脉来甚弦，六部一律，舌根黄腻颇厚。治宜清泄燥金。

知母二钱　川柏一钱半　怀牛膝二钱　西茵陈五钱　玄胡粉一钱半　槐花米二钱　柏子仁三钱　白藓皮三钱　粉萆薢三钱　生苡仁三钱　玄参二钱　银花四钱　北丹皮一钱半

按：内经说："六腑以通为用。"湿热久蕴下焦，清阳不升，浊阴不泄，气血运行失畅，故见痔疮而又大便坚涩，先生取清热燥湿，软坚润下为法，俾腑气得通，清升浊降，气血畅行，而病始易弗。

失　荣

郎左　病起牙关紧急，耳后结块，于今有年。近始自溃血水，反不减，此失荣之流，最非易治。脉细极且奀，虚证何疑。姑议养阴和肝，即希明哲商正。

大元地二钱　石决明五钱　甘杞子一钱半　生鳖甲二钱　生龟板三钱　丝瓜络一钱半　炒白芍一钱半　潼蒺藜二钱　制女贞子三钱　当归全一钱半　陈皮一钱半

954

外用黑龙丹涂敷

二诊：失荣自溃，昨议养阴，血水减少，而头痛不已。脉极细且奀，再踵昨意。

砂仁末四分同炒大元地四钱　炒萸肉二钱　生灵磁石三钱　甘杞子二钱　怀牛膝二钱　旋复花二钱　明天麻二钱　大白芍三钱　杭菊花一钱半　晚蚕矢三钱　原枝金石斛一钱半（劈开先煎）　生苍龙齿三钱　生牡蛎八钱先煎

按：失荣一症，状若树木失去荣华，枝枯皮焦也，病情危害极大。本病病理多为肾水不足，水不涵木，肝阳用事，挟痰循少阳脉络上行，结于耳后而成。该患有年，自溃血水，其痛不减，病属根深蒂固，先生遵循《内经》"壮水之主，以制阳光"的原则，治病求本，前后二诊，以补肾养阴，填补下元，平肝潜阳取其咸寒软坚散结。全方刚柔相伍，俾使水火互济。病属恶候，庶乎带病延年。

妇　科

月经不调

某右　信阻三月，后则行期无定，瘀晦杂至，腹中结块，上逆为吐，脉细舌光红。

川楝子三钱　姜皮二钱　椒红十粒　川连五分　吴萸十粒　代赭石三钱　竹茹二钱　石决明五钱　五灵脂二钱　延胡一钱　半夏一钱　郁金一钱　乌药一钱半　鳖甲煎丸八分

某右　阴血不充，肝胃浮阳易动，月事前后不定，临期厥阴络脉似有形块，腰痛耳鸣，齿龈肿胀，见症虽多，血虚则一以贯之。药当汛水之后，清养柔肝和胃为先。

北沙参三钱　炒萸肉三钱　金铃子三钱　广木香八分　青橘叶一片　甘杞子二钱　砂仁壳四分　生厚牡蛎六钱　天仙藤六钱　鸡血藤一钱半　原支金斛二钱　晚蚕砂三钱　炒白芍一钱半

按月经愆期，由气血不调，冲任紊乱，血海蓄溢失常所致，又与肝肾密切相关。前案肝气不调，气滞血瘀，治从降气暖肝，后案血虚肝体不足，诸症浮阳用事。先生根据有形之血不可速生理论，于经后从缓图治，深合治本原则。

某右　汛期已届，姅尚未行，腹胀满闷，饱嗳恶心，脉涩且小，舌滑无苔。是宜泄降和肝。

炮姜炭六分　广郁金一钱半　制半夏一钱半　姜炒竹茹一钱半　桃仁泥二钱　生元胡二钱　生楂肉二钱　泽兰三钱　益母草三钱　厚朴花一钱半　天台乌药一钱半　大腹皮二钱　小青皮一钱半　淡吴萸二分

按：本案经迟，同时证见一派肝胃失和之征，当知气机不畅，"气滞则血滞"，冲任失调之故，治从调和肝胃，以理奇经，冀其肝气疏泄有常，冲任自调，信事当至。

王右　阴虚潮热，延经半年，骨节烦疼，汛阻已久，脉弦且数，舌根黄腻。姑先和营活血。

生元胡二钱　制半夏一钱半　当归尾一钱半　制香附二钱　西赤芍一钱半　杞根皮二钱　川断肉二钱　炒杜仲二钱　广藿梗一钱半　茺蔚子三钱　炒川柏一钱半　大丹参二钱　广郁金一钱半　生鳖甲五钱　生牡蛎六钱（两物先煎）

二诊：阴虚潮热，汛事久稽，天柱萎顇，骨酸疲惫，脉细而沉则弦搏，舌亦不腻，昨授和营退热，稍知一二，法宜踵步，不易近功。

苏木屑一钱半　当归尾一钱半　生元胡二钱　杞根皮二钱　大元地二钱　砂仁末四分同打　山萸肉二钱　川断三钱　桂枝四分同炒大白芍三钱　生鳖甲四钱　台乌药一钱半　广郁金一钱半　四花青皮一钱半　生鸡内金一钱半　生牡蛎六钱

三诊：阴虚潮热，经事久居，两拟和荣，其势稍减，脉弦，舌润色正带脉不固。再以固摄养阴。

砂仁末四分同打大元地三钱　广藿梗一钱半　生鸡金一钱半　杞根皮二钱　甘杞子一钱半　生元胡三钱　制女贞三钱　旱莲草二钱　大白芍二钱　生山萸肉二钱　生紫草三钱　生鳖甲四钱　生牡蛎四钱（二物先煎）

四诊：阴液久虚，信事久阻，带脉不摄，脉小涩。前授和营摄纳，未始不应，舌尚不腻，且能引饮，近因灸法，夜热弥加，所谓火气虽微，内攻有力。阴虚得此，其效见矣！姑再滋潜，请质明哲。

大白芍二钱　山萸肉三钱　生元胡二钱　苏方木二钱　生鸡内金二钱　青蒿子一钱半　银柴胡一钱半　杞根皮二钱　芜蔚子三钱　熟女贞四钱　旱莲草三钱　台乌药一钱半　另生苍龙齿二钱　生打牡蛎八钱　生鳖甲五钱（三物先煎）

按：经闭且伴潮热，骨节烦疼，脉细弦数，为精血内亏，冲任不足，血海空虚，属虚劳范畴。先生治以和营活血，养阴退热，虽无捷效，但虚劳之治，难见近功。且因误灸，以致夜热弥加，症势复剧。《伤寒论》曰："微数之脉，慎不可灸，因火为邪，则为烦逆，追虚逐实，血散脉中，火气虽微，内攻有力，焦骨伤筋，血难复也。"阴虚血燥之候，切忌火攻，仲师早有明训矣。

孙右　痰热未楚，咳嗽减而未净，姅事逾期，腹笥稍膹胀，此气火上行，致令经尚未行。舌根黄腻，脉则左弦，是宜柔肝泄降，化滞通经。

生元胡二钱　四花青皮一钱半　制半夏（打）二钱　当归尾一钱半　生打光桃仁三钱　泽兰叶二钱　生楂肉二钱　生紫菀三钱　杜斗铃一钱半　炒荆芥一钱半　芜蔚子三钱　瓜蒌皮二钱

二诊：经事未净，腹胀已蠲，胃纳已醒，鼻流浊涕，脉左弦搏，舌心薄黄，是肺肝郁热。再以毓阴培本，清肺治标。

炒萸肉一钱半　甘杞子二钱　厚杜仲二钱　象贝母三钱　杜斗铃一钱　生桑白皮二钱　霜桑叶二钱　鲜竹茹一钱半　炒荆芥一钱半　泽兰叶二钱　生紫菀四钱　天台乌药一钱半

按：本案汛迟，由于气火上行，上侮肺金而下损冲任，故肺肝同治。初诊化滞通经，清金制木，其效已见。二诊原法加减，仍不离清肝肃肺范畴。

包右　二三月间汛事阻隔，本月已如常而至，虽有泛恶，纳食无味，脉亦滑利，挟痰也恒如是。舌有腻苔，姑先和调肝胃，未尔轻以妊论。

淡吴萸廿粒　川古勇二分　宋半夏一钱半　乌药一钱半　益智仁一钱　川椒红十粒　广木香六分　陈橘红一钱　炒鲜竹茹一钱半　紫苏叶二分　带壳砂仁（打）二粒　象贝母一钱半

按：育龄妇人泛恶，纳食无味，脉来滑利，若伴经断，妊娠似无疑义。该患者虽见经阻二，三月，然本月如常而至，诸症为痰浊中阻之征，先前经阻，也与气滞痰阻不无关系。和调肝胃，理气化痰，可谓标本双收之治。

崩　漏

王右　崩后血虚，投摄纳补中，带脉渐固、纳谷渐醒。唯脉尚见弦，头空欲眩，仍是阴不涵阳之征。舌滑无苔，色稍绛，仍须一路滋填，果能静养，可许康复。

炒贡潞二钱　炒净萸肉二钱　桑螵蛸（灸）一钱半　炒杜仲二钱　甘杞子二钱　生白芍三钱　生芪皮三钱　佛手花一钱　绿萼梅七分　生牡蛎三钱　生鳖甲三钱　乌药一钱半　大元地二钱　砂仁末五分（同打）

按：崩后阴血已去，阳失所涵，且妇女以肝为天，肝体不足，势必肝用偏亢，先生指出静养，既利气血和调，又利发挥药效，对于出血患者，确为注意要点。

郑右　冲任不摄，经漏绵延，所失不少，真阴伤矣。腰酸脊痛，脉细芤，体伟年弱，治宜固摄。

炒潞党一钱半　制于术一钱半　生打牡蛎五钱　灸桑螵蛸一钱半　血余炭一钱半　生元胡一钱半　炒厚杜仲二钱　蕲艾叶四分　广木香六分　带壳春砂仁四粒

二诊：经漏日久，昨议补中固摄，仍是鲜瘀杂下。脉细弦涩，舌滑无苔，阴虚本质，虚阳不摄，且有干咳，宜摄纳固护奇经。

西洋参一钱半（另熬调冲）　甘杞子二钱　苍龙齿二钱　生牡蛎八钱　灸贼乌骨二钱　灸桑螵蛸二钱　炒山萸肉二钱　生杜仲二钱　大生地四钱　榴皮炭二钱　侧柏炭二钱　小蓟炭三钱　丹皮炭二钱半　带壳春砂仁四分（杵）

按：本案经漏，病久必虚，投补中固摄，仍是鲜杂下，肾阴不宁，冲任失调可知。腰为肾之府，精亏则腰酸，脉细舌光均为肾阴亏损之征。"八脉隶于肝肾"，故再拟育阴止崩汤加减，塞流、澄源、固体同举，方用数炭，取其血见黑即止之意也。

俞右　曾患崩中，久虚未复，近又分娩；崩漏几危。昨又鲜红直下，脉细微无神，舌光无苔，本元薄弱，已臻极步。非大补真阴，何以挽回元气，奈何尚以芎，归升动为固脱耶！

老山别直参一钱　生西芪三钱　滴乳香一钱半　净没药一钱半　甘杞子三钱　带壳砂仁四分　净萸肉二钱　炒白芍二钱　生牡蛎三钱　花龙骨一钱半　枣仁泥二钱　新会皮一钱半

按：崩漏气血已伤，久虚不复，更加分娩，出血几危，证险情急，固当大补元气，所谓血脱益气，阳生阴长。另外，逢血证先生多把芎，归列为禁品，因其辛窜动血之故。而善用潜纳固涩之品，如龙、牡、甲类，是其特色。

陈右　七月十七日小产后鲜瘀杂下，淋漓不绝。八月初旬崩中数次，所失甚多，迄今未已，时且大下，脉细小，胃纳尚安。去岁七月亦曾小产，治宜益气固摄。

党参一钱半　冬术一钱半　炮姜四分　乌侧骨二钱　归炭二钱　陈棕炭三钱　柏叶炭二钱　青皮一钱　陈皮一钱半　黄芪一钱半　白芍二钱　龙齿三钱　牡蛎一两　桑螵蛸二钱　木香五分　阿胶珠一钱　砂仁壳四分

按：该患小产后气血受损，而滞未净，以致恶露淋漓不绝，甚则崩中。且患者数有流产，体虚气弱显然，故治用益气摄血，佐化生新。

带 下

徐右　营阴久虚，肝气横逆，胃纳知饥而碍于运化、汛期转为带下，此奇经暗伤，不能化赤也。舌滑而光，夜寐不酣，目花耳鸣，无一非阴虚阳扰。先宜滋填潜阳，非可旦夕近效。

潞党参二钱　枣仁泥二钱　生淮山药三钱　制白术一钱半　沙苑子二钱　金钗斛二钱　旱莲草三钱　净萸肉二钱　生鸡内金一钱半　朱茯神一钱半　生石决明三钱　西藏青果八分（打）　带壳春砂仁六分

按：胃主受纳，脾主运化。皆赖肝气疏泄。今营阴久虚。冲任不足，变汛为带，病在奇经，实由肝脾肾三脏不调之故。本案治以滋填补肾，摄纳真阴为主，健脾、助运、益气资源为辅，潜阳平肝为佐使，用药不可谓不明。但病情复杂，鞭长莫及，已非近期可以取效。

恶 阻

汪右　肝胃宿恙，兹以信阻四月，痛势颇剧，呕吐频仍。痛时四肢厥冷，肩背掣疼，脉尚流利而带弦劲，舌质不腻。顺气温燥，非可恣投，暂且摄纳肝胃。

炒山萸肉一钱半　炮姜炭四分　台乌药一钱半　川雅连三分　淡吴萸一粒同炒　川椒红七粒（去目炒）　紫苏叶三分　制半夏八分　甘杞子一钱半　金铃子一钱半　川断三钱　木瓜一钱半　川朴花一钱　白砂壳三分

二诊：麟体四月，素有肝胃宿恙，近稍加甚。但此数日来，痛已不作，唯清涎未免上泛。昨议温养，两和肝胃，益养肾阴，今天胃纳尚安。仍守昨意踵步，不妨多服数剂。真液渐充，可冀肝气驯服。

砂仁末四分同炒生地一钱半　生萸肉二钱　女贞子二钱　煨姜炭三分　台乌药一钱　制半夏七分　川古勇一分同炒淡吴萸七粒　益智仁八分　甘杞子二钱　金铃子一钱半　宣木瓜一钱　川断肉一钱半　广木香一钱半　广藿梗一钱　绿萼梅八分

按：平常肝胃宿恙，胃气先虚，肝气有余，且冲脉隶于阳明，今胎阻气盛，乘虚上逆，痛呕并作，症情颇剧，清肝和胃，辛开苦降为不易之治。然肝胃之病，刚燥宜忌，且怀孕四月，阴血养胎，更形有亏，故先生参用益肾敛肝之品，意在驯服肝气。

徐右　汛阻三月，纳谷碍化，时有泛恶，亦或作呕，神稍疲困，脉右三部尚有为流利，当宜怀娠论处。舌薄黄而燥，阴液素薄，法宜养液而助运，兼以调肝。

润玄参二钱　苏半夏一钱半　淡吴萸二分同炒川古勇三分　南花粉二钱　象贝母二钱　米炒贡潞一钱半　炒白芍一钱半　山萸肉一钱半　川续断三钱　带壳春砂仁三分　生鸡内金八分

按：妊娠阴血下聚胞胎，冲任之气乘虚上逆，胃不和降升降失常，易成恶阻，本案舌黄而燥，阴液素薄可见，治用养液、和胃、止呕，冀其阴液得充，冲气内涵，肝胃气和，呕恶自除。

胡右　经阻五月，泛恶呕吐，颇似怀娠。但腹胀且疼，有时形块震动，情势却非妊娠状。脉又无神，舌则如恒，姑与和肝顺气以觇动静。

金铃于一钱半　炒橘核一钱半　生元胡一钱　制半夏一钱半　淡吴萸二分同炒川古勇三分　川郁金一钱半　象贝母二钱　旋复花二钱　大腹皮二钱　姜炒竹茹一钱半　生代赭石一钱半　苏梗一钱

按：妊娠恶阻，临床二、三个月内为常见，本例经阻五月，颇似恶阻，究属有殊，且脉又无神，尚须谨慎对待。先生据其肝胃不和之征，姑与和肝顺气，以觇动静，是妊非妊，也无大妨碍。

产后病

厉右　产后年馀，汛水见过两次，淡黄不赤。寒热往来，畏风日久，五心烦热，夜央少寐，脉数舌淡无苔，神痿色衰。昨议补养，诸恙皆减，胃纳知味。

党参一钱半　黄芪一钱半　白术一钱半　桑螵蛸三钱　乌侧骨三钱　杜仲三钱　炮姜八分　木香一钱　青陈皮各八分　乌药二钱　归身一钱半　白芍二钱　砂仁八分　杞子一钱半　银柴胡一钱半

按：产后气血两虚，营卫不和，是以月事不调，寒热无定，烦热少寐，神萎色衰，治用益气生血，调和营卫，故能桴应。

李右　产后阴阳两虚，经久不复，萎黄乏力，脘痛呕恶，畏寒，脉细微已甚，舌㿠白无华。幸胃纳尚佳，亟投温养，冀得转机。

古勇一分同炒淡吴萸四分　北细辛四分　明附片一钱半　炒潞党一钱半　焦冬术一钱半　天仙藤一钱半　台乌药一钱半　姜半夏一钱半　九菖蒲七分　川椒红十粒　乌梅炭四分　木香七分　茯苓二钱

按：产后气血交亏，阴阳两虚，而见脘痛畏寒，法宜温养，治仿术附汤意加味。方中天仙藤一味，先生最为推崇，因其芳香行气导滞，且胜阴霾，疗脘腹疼痛颇效。方用川连一分为反佐，防其寒中隔拒，有从阴引阳之妙。

妇人杂病

朱右　肝肾阴虚，临经腰痛。曾投滋填培本，功效已彰，月事亦准。脉左细右兼弦滑，舌仍白滑，治法踵步，毋事改辙。

大生地三钱　山萸肉二钱　淮山药二钱　甘杞子二钱　归尾一钱半　川续断二钱　大白芍三钱　炒杜仲三钱　广木香五分　茯神二钱　枣仁三钱　天台乌药一钱半　小青皮一钱半　带壳春砂仁二粒（杵冲）

按冲为血海，任主一身之阴经，肝肾阴虚，精血不足，冲任首当其冲。"腰为肾之外府"，治从滋填培本、肝肾自强，精血充足，冲任自调，腰痛当可渐愈。

某右　营阴不充，肝木偏旺，带脉不摄，祇是疏泄太过之咎。临信腹痛头疼，但少安寐，心跳，脉甚弦劲，木焰肆恣，何莫非阴不涵阳。加以灼液凝痰，逗留隧络，项间结块，叁伍杂见，舌滑不腻，阴亏阳扰之病情如绘。经年宿恙，不易旬日葳功。差幸胃纳粗安，拟于平日进以毓阴潜阳，宣络化痰之剂，经事来临，则另拟方药治之。

大元地四钱　砂仁末六分同打净萸肉二钱　生打牡蛎三钱　生石决明三钱　炒竹茹二钱　紫背天葵二钱　甘杞子一钱半　炙桑螵蛸一钱半　生白芍一钱半　新会皮一钱　润元

参一钱半　制半夏一钱　杏仁泥一钱　淡昆布一钱半　台乌药一钱半

又预定经事将临，腹痛头疼时暂服方，拟以疏肝顺气，潜降和血立法。

台乌药一钱半　查肉二钱　泽兰叶一钱　生石决胡三钱半　光桃仁一钱　生延胡一钱半　小青皮八分　广木香七分　藏红花一钱　炒黑香附一钱半　炒白芍二践　鸡血藤一钱半　全当归一钱

又预定经事将临时第二方，拟以和肝清养，参以调经主治。

炒白芍一钱半　茺蔚子一钱　全当归一钱　制半夏八分　甘杞子二钱　泽兰叶一钱　生打牡蛎三钱　广木香八分　台乌药一钱半　藏红花一钱　净萸肉二钱　炒杜仲二钱　焦楂肉三钱

按：阴虚火旺，灼液为痰，痰火蹍结，流于经络，居于项间而为瘰疬。且经临阴血下耗，真阴益虚。肝火肆恣，其证愈烈。先生标本分治，平素常以毓阴潜阳，软坚散结。临经清肝和血标本兼顾，可免顾此失彼之虑。

周右　向已居经及期，今又四月不行，时见泛恶而脉则两尺甚弱。仍是真阴不足于下，肝胆气浮于上，舌色尚和，姑再潜阳纳气。

大白芍一钱半　宋半夏二钱　炒竹茹一钱半　旋复花三钱　四花青皮一钱半　制香跗二钱　炒杜仲三钱　乌梅肉炭二枚　金毛狗脊（去毛）二钱　潼蒺藜三钱　玫瑰花二钱

二诊：居经四月馀，腰膂有胀坠之势，漾漾泛恶，中心懊恼，脉两尺极细，无非阴虚阳浮，未可攻破。舌色㿠白，屡授涵阳和阴，尚属相安，姑仍踵步。

大白芍一钱半　炒萸肉一钱半　制半夏一钱半　广郁金一钱半　姜竹茹一钱半　炒杜仲二钱　淡吴萸十四粒同炒川古勇二分　炮姜炭四分　金毛狗脊二钱　甘杞子二钱　生元胡一钱半　茺蔚子三钱

按：月事三月一行，是谓居经。今四月不行，漾漾泛恶，尺脉甚弱，腰膂胀坠，心中懊恼，是阴阳乖舛，肝胃气逆为患，非妊娠恶阻可比，涵阳和阴、和胃降逆，治颇得法。

胡右　及笄年岁，汛事未行，忽尔衄血大涌，渐以面浮足肿，全体俱膨。此血络不疏，挟水汹涌，本非轻恙。再授泄水化瘀，病机稍转，身肿已减，脉弦沉涩，舌不腻，宜踵前意，无事更张。

生元胡二钱　当归全一钱半　台乌药一钱半　生紫苑二钱　杏仁三钱（打）　炒车前三钱　五加皮三钱　茜草二钱　小蓟二钱　路路通二钱　木蝴蝶一钱　杜斗铃一钱半　查肉炭二钱

另冬瓜皮八两　杉木片一两　丝通草五钱　三物先煎代水。

二诊：衄后足肿面浮，是肝肾阴亏，而肺亦失展布之职。脉左弦搏，舌不甚腻，证非易疗，姑再宣肺金以通水道。

杜斗铃一钱半　生桑白皮四钱　条子芩二钱　肥知母一钱半　生元胡二钱　生楂肉二钱　生研代赭石四钱（包煎）　五加皮三钱　路路通二钱　广郁金二钱　干地鳖虫三枚

另兰田三七八分（研细末，分二次药汁吞）　冬瓜皮五钱　大腹皮五钱　丝通草四钱　三物煎汤代水

按：《素问·上古天真论》曰："女子，二七天癸至，任脉通，太冲脉盛……月事以时下。"年已二八，汛事未行，而忽然衄血，渐以面浮足肿，全体俱膨，症与肺、肝、脾、肾功能紊乱有关。血衄时，治先泄水化瘀，衄后足肿面浮，继以宣布通调水道，深合

"急则治标"之大法，然患者月事该行而未行，气血上升，面浮足肿，先天不足，后天失调，调复尚须缓图。

冯右　脾虚欠运，湿阻碍化，神阙黄水自滋，时见淡红，经临腹痛，纳减泛恶，潮热进退，脉涩不爽，舌则㿠白。兹当姅见，先以和肝顺气。

炮姜炭四分　台乌药一钱半　制半夏一钱半　广郁金一钱半　茅术炭一钱　芜蔚子二钱　生楂肉二钱　泽兰叶二钱　制香附一钱半　生元胡一钱半　广藿梗一钱半。干佩兰一钱半　西茵陈三钱　淡吴萸三分同炒川古勇二分

二诊：脾虚积湿，神阙流黄浊之水，汛前则发，汛后则减。脉涩舌红，后根稍腻，再以扶土化湿。

苍白术各一钱半　西茵陈三钱　炒车前二钱　天台乌药一钱半　四花青皮一钱半　生鸡内金一钱半　汉防己二钱　粉萆薢二钱　制香附二钱　生苡仁三钱　干佩兰一钱半　带壳春砂仁四分

按：脾主运化，喜燥恶湿，脾虚欠运，水湿内聚，易阻气机。本案汛前神阙黄水滋生，经后症减，盖神阙为任脉俞，脾虚湿阻，临汛气盛有余；经后血去气消故也，终与冲任之气消长、肝气疏泄相关，先生顺气和肝，扶土化湿，于理中肯，深切病机。

吴右　汛阻成癖，延已及期，形巨而无痛楚。脉细四至，舌如平人。胃纳佳而举动如常。述前服攻破，曾吐瘀而汛见，一度瘀黑杂至，症形少减，是非温通小可。

潞参一钱半　炮姜四分　龟板三钱　桃仁三钱　归尾二钱　元胡一钱半　蒲黄一钱　灵脂一钱　木香八分　甘草四分　青皮一钱半　香附二钱　怀膝一钱半　乌药一钱半　金匮鳖甲煎丸一钱半（分两次吞）

二诊：昨方一剂，汛事即通，并无紫瘀，脉形起色，举动如常，乃去失笑散、元胡，减桃仁，用一钱，改全当归一钱半，余照原方。

三诊：脉象更变，形势有力。汛息如平时，亦无紫瘀，少腹微膜，余则无所不适。舌苔平常，不燥不腻。血行气行，脉乃大显，是为佳兆。再与归脾加减。

潞参一钱半　于术一钱半　川楝三钱　乌药一钱半　青皮一钱半　怀膝一钱半　归身六分　全归一钱半　醋香附三钱　炮姜三分　白芍三钱　木香六分　炙草四分　枣仁三钱　金匮鳖甲煎丸一钱

四诊：前方两服，信事未已，并不甚多，间以紫黑，尚无瘀块，脉亦平静，眠食如常。外贴消痞狗皮膏两天，仍无动静。述痞块外形其大如掌，坚硬高突，即重按亦不痛不痠。即由经闭而来，总以因势利导，疏肝行滞，兼补脾阴，弗伤于峻。

党参二钱　白术一钱半　归身八分　归尾一钱半　元胡六分　桃仁六分　灵脂八分　青皮一钱半　香附一钱半　炮姜四分　炙草四分　木香八分　乌药一钱半　鸡血藤一钱半　金匮鳖甲煎丸一钱半分（两次吞）

五诊：前方三服，信事如恒，间有紫色，亦无成块，且所见不多，询得亦兼色淡，则信来六、七天，行且自止。脉细而和，胃加色泽，皆是佳况，腹膜亦和。唯癖形如故，则久恙本非旬日可瘳，仍守归脾，参柳洲滋养肝阴。

潞参二钱　白术二钱　远志三钱　黄芪一钱半　枣仁三钱　木香八分　枳壳六分　芥子三钱　茯神三钱　川楝子三钱　杞子三钱　炙草六分　归身八分　全归一钱半　砂仁一粒　青陈皮各一钱　鳖甲煎丸一钱

嘱备昨方日后经行时服三、四贴。

六诊：返棹还乡，舟中痞痛，咯吐紫瘀数口，尚无鲜血，此瘕痞已动其机，但不下而上逆，甚非佳兆。幸一吐即止，痞痛尚不剧，此舟摇曳，致肝气上逆，所以耳鸣眼花。抵家后痛即止，经事亦止，盖信行已八日矣。起居如常，胃口亦好，皆是泰境。来函更方，议归脾汤，仍参导瘀破瘕意，冀以刈其痞块之根，但柔脆之质，终不可放胆攻破耳。设在经净之初，尤不可稍涉于峻。

党参二钱　白术二钱　归身八分　全归一钱半　黑香附一钱半　枣仁三钱　乌药一钱半　降香一钱　血余炭二钱。白芥子三钱　鸡血藤一钱半　炙黑草六分　杞子三钱　生熟蒲黄各八分　桔梗六分　带壳砂仁一粒　青陈皮各一钱半　鳖甲煎丸一钱半

按：该患汛阻成癖，月事无定，少腹形巨而无痛楚，此妇科症瘕，即《灵枢·水胀篇》所谓石瘕之症是也。《水胀篇》曰："石瘕生于胞中，寒气客于子门，子门闭塞，气不得通，恶血当泻不泻，衃以留止，日以益大，状如怀子，月事不以时下，皆生于女子，可导而下。"先生治用补益温通，不无少效，此张洁古"扶正消积"之应用也。

某右　二月底起寒热时病，愈后体虚复，至四月底姅事如期而至，逮三天未净，寒热作于申酉，热时忽笑忽哭，热退即止，前医重用痰药，然素体柔脆；肤如凝脂，骨格瘦小，寒药太过，中宫不舒，遂尔停药。嗣盾寒热自解，但每觉胸中气窒，即两目上视，沉沉睡去而呓语喃喃，常与家眷亡人畅谈不休，似所见无非鬼物，不问昼夜，时且如是。呼之亦不易醒，醒则神志了然，半月以后发作渐密，食饮无多，二便如常而不多，近又姅事按期而临，先有腹痛微微，小腹膜胀，见先有紫色，继则为恒，今已第四日，渐以无多而胀痛已安，唯迩日呓语中恒述阃外不及见之人物，无不与目击者一一吻合，已到丧魂景象。今日其翁来校延诊，适就诊者络绎不绝，坐守两句钟同去诊视，适在清醒之时，安坐内室，神清了了，但察其神气兴会全无，言语低小，酷以阴证，面色虽不萎败而凝脂白洁，太乏华采，又似阴精消亡之象。按脉左寸关不见，右关中按弦大有力，但不甚数，尺后稳隐垂长，是心肝两脏之气遏郁不宣，庶乎魂神不安。唯忽笑忽哭起于汛后，恐是热入血室。药当姅事，议潜镇化痰安神，少添导瘀。

焦萎皮二钱　炒枣仁四钱　辰茯神三钱　干菖蒲根一钱半　生远志二钱　真天竺黄一钱半　大贝母三钱　黄郁金一钱半　橘红八分　五灵脂四分　桃仁泥四分　生牡蛎四钱　灵磁石三钱　玳瑁片三钱　青龙齿三钱　紫贝齿五钱（五味先煎汤代水）

按：《金匮要略·妇人杂病脉证并治》曰："妇人伤寒发热，经水适来，昼日明了，暮则谵语，如见鬼状者，此为热入血室。治之无犯胃气及上二焦，必自愈。"综视全案，妇人病温，热入血室，前医治以寒药，致伤胃气而中宫窒塞，其后病及月余，虽无进退，然神气俱衰，阴精消亡，以致心肝气郁，痰瘀作祟。先生议潜镇安神，化痰导瘀，用茯神、枣仁、远志安神定志以宁心；龙牡、灵玳、紫贝潜降镇纳以平肝，萎皮、橘红、贝母、天竺黄、石菖蒲化痰开窍以和胃；佐桃仁、灵脂散血撤热，治血与热结，全方之治，总以"无犯胃气"为原则，甚合仲师法度。

幼 科

感 冒

潘幼　新感痰室，身热夜甚，鼻燥，唇口红赤，苔有白垢。症情颇匪轻渺，姑议宣展，如能应手，庶几有瘳。

白蒺藜一钱半　青防风四分　杜兜铃六分　广郁金一钱　象贝母一钱半　制半夏一钱　路路通（去刺）三分　九菖蒲五分　广皮一钱半　薄荷三分　胡大海一枚　枳壳四分

按：稚体脏腑未充，肤薄气怯，为病征势急骤，变化迅速。然小儿脏气精灵，生机旺盛，药中肯綮，愈病也易。本例邪郁肺卫，痰阻气道，不失时机，宣邪外出，可不致内传，佐使化痰，邪无所依，则其热自清。

麻 疹

初四发麻，五日即隐。咳嗽缠绵，麻不复见，痰塞气促，是邪不外达，反而内陷。稚龄载重，那堪绝大风波。既承远道求诊，勉议辛凉泄肺开痰，苟能还归于表，方是逢凶化吉，然而难言之矣。录方候高明质政。

大力子一钱半　葶苈八分　甜杏仁三钱　象贝三钱　兜铃一钱　九孔子二钱　枳实四分　橘红一钱　法半夏一钱半　粉葛根四分　桑叶二钱　昌阳一钱

二诊：肤汗津津，腹鸣漉漉，气喘略松一筹。舌根白腻，指纹风关下紫，表热较淡，神情较振，原法出入。

大力子一钱半　桔梗八分　甜杏仁三钱　象贝三钱　蒌皮一钱半　薤白一钱半　马兜铃一钱　橘红一钱　法半夏一钱半　桑叶二钱　丝瓜络一钱半　昌阳一钱

按：麻疹为肺胃之蕴毒，宜外透不宜内陷。该案麻发不畅，反见痰塞气促，是邪毒内闭。先生治以透泄，亦不易之法。药后汗出痰松，咳减喘平，神情振作，确是化险为夷之佳兆。

咳 嗽

叶幼　病将两旬，起先身热，继则咳嗽不爽，纳饮纳谷不多，时即吐，带有粘痰。昨服柿蒂，吐止而咳仍不滑，看其烦闷情形，中宫必不舒畅，今日自服附片泡汤加生姜汁，觉烦闷少安，咳亦少，自谓此是寒饮。然视之唇色鲜明，指纹粗色深紫，两手透过气关，脉滑大，舌薄白。此外寒束肺，失于开泄，郁久内热，故咯痰粘稠。其所以服附片姜汁而松动者，姜附本开痰饮，不可谓是寒痰确据。虽此时不必用凉药，然温药亦非所宜，拟开泄中宫，疏通肺气。

瓜蒌壳二钱　薤白头一钱　黄郁金一钱半　象贝二钱　甜光杏二钱　陈皮一钱　宋半夏一钱半　白前二钱　白薇一钱　路路通二钱　土兜铃二钱　前胡二钱　生紫苑三钱　姜竹茹二钱

按：该病本有寒饮，近因感寒，且郁久化热，热与饮结，不得外泄，故有烦闷不畅之症。宿病痰饮，本当温药和之，但目下感而化热，治之既不可凉也不宜温，只宜辛开苦降，肃肺化痰，俾肺得清肃，痰炊泄化，则气机调畅，诸症告退。

热病伤阴

李幼　热病月余，热解后阴伤未复，头痛足软，无力不能任身。胃纳如常，精神萎靡，左目青盲，小溲滴沥，时复瘛疭，无一非阴虚见象，脉虚大无力，宜滋肝肾之阴。

川楝子三钱　南沙参三钱　北沙参三钱　杞子三钱　牡蛎五钱　怀牛膝二钱　巨胜子三钱　川柏一钱半　元地三钱　青皮八分　陈皮八分　炙甘草五分　全当归一钱半　天麻二钱　川断二钱　杜仲二钱　独活八分

按：热病每易伤津。该案病温不仅上焦肺胃之津多损，下焦肝肾之阴也受灼伤。下滋肝肾之阴，兼益肺胃之津，一贯煎是先生最常用之剂。

痉　症

某幼　风痉期月，先则目上视不见黑瞳，今年少少相安。前两授潜降抑肝，右足能运动，反张亦渐轻。指纹深紫，大府爆结带血，数日一行臭秽，明是内热动肝。头额血管瘪陷不起，可见血分久薄。前法再参滋养，聊为标本兼顾之计。

沙参三钱　白芍二钱　首乌二钱　牡蛎三钱　玄精石二钱　代赭石三钱　胆星一钱菖蒲一钱　当归八分　象贝三钱　杏仁三钱　陈皮一钱　玄明粉五分　条芩一钱半

按：先生认为小儿风痉症，多因热生痰，因痰热而生风动惊，与成人之内风类中，与西医所谓血冲脑经之症相类。小儿之所以最多此病，正以稚阴未充，其阳偏盛，气火上煽，激乱神经尤为易易。先生前以潜降抑肝之剂，使气火不致上煽，神经不受其扰，则痉势缓解。今见患者血分素薄，内风痰火未息，转而标本兼顾，故再拟滋阴养血，潜降化痰。

急　惊

二十七日闻雷惊仆，初尚相安，至初二午后天阴又生恐畏，乃蒙被蜷卧，惊怯异常，竟至毫不识人。按脉六部滑大，重按相等，左手较为有力，症情不可谓不奇，总是因惊气乱，气血上涌，亦脑经之一病耳。面赤唇红，舌色亦鲜红无苔且润，大府四、五日未行，姑先镇坠摄纳开痰以通大府，冀地道一通，下行为顺，庶有瘳乎。

龙齿三钱　牡蛎一两　石决明一两　胆星一钱半　竺黄一钱半　菖蒲八分　大贝母三钱　茯神二钱　郁金二钱　柏子仁二钱　连翘芯一钱半　玄精石三钱　当归龙荟丸四钱（包煎）　生铁落二两（先煎代水）

按：《钱氏小儿药症直诀》曰"因闻大声而发搐，发过则如故，此无阴也，当下之。"该案因闻雷惊仆，虽未至发搐，而惊怯异常，意不识人，皆"惊则至乱"，"孤阳偏旺"之故也。钱氏谓当下之，先生以为下行为顺，使其气火不冲而惊搐可已，则"顺气降火，开痰潜阳之药，无一非下之正义。"该案之治，镇坠摄纳，开痰通府，正"下之"之用也。

疳 积

吴幼　腹膨作痛，大府溏泄，脉小舌无苔，疳积之症虚虚实实，宜两顾之。

南沙参二钱　木香六分　使君子六分　楂炭三钱　鸡内金一钱半　五谷虫一钱半　白术一钱半　炮姜五分　青皮一钱半　蟾腹一钱　槟榔八分　砂壳四分

吴幼　疳积腹笥绷结，食不易化，大便不结，时或腹疼，脉小且数，舌滑不腻，尖红。法宜扶脾胃，助消化，须禁生冷面食及碍化者为要。

炒贡潞一钱半　生淮药（打碎）三钱　广木香七分　炮姜炭四分　枳实五分　生鸡内金一钱（打）　干蟾腹一只　枣儿槟榔（去壳）二粒　使君子肉四粒（去壳），台乌药一钱半　大腹皮二钱　壳春砂仁四分（打、后入）

按：病为疳积，多由脾虚虫积，营养不充所致。案中健脾助运，杀虫疗疳，自为一法，其中干蟾一味，杀虫除积，先生选为上品。

徐幼　疳积腹膨脐突，大肉尽削，舌光淡白，脉数不细，夜热两月，先前有汗，今已无汗，此疳劳重症。

沙参三钱　炮姜五分　干蟾八分　炙甘草四分　冬术一钱半　鸡金二钱　五谷虫一钱　潞党参一钱半　银柴胡一钱半　鳖甲三钱　杞子二钱　木香五分　青皮一钱

按：《钱氏药证直诀》曰"疳皆脾胃病，亡津液之所作也。"故先生认为治疳者，虽不可不化其积滞，而养胃存津，尤为必要。该案之治，是其验也。

某幼　龟背本于先天不足，无可愈之理。但腹高便结，面赤颧红，夜嗽频仍，舌光红而滑，真阴久乏，食滞不消，且有疳积之虞。议毓阴化滞以助脾运，土旺自能生金，庶可扶持以延岁月。且宜节食，忌食生冷干硬碍化诸物。

北沙参二钱　炒西党一钱半　淮山药一钱半　炙鸡金八分　炙五谷虫八分　干蟾腹半枚　木香四分　带壳砂仁二粒（杵）　牡蛎四钱　归全八分　秦艽一钱半　狗脊一钱半　怀牛膝一钱半　青皮一钱　陈皮一钱

常服清鱼肝油早晚各一小匙

按：该案先天不足，后天失养，外形龟背，内患疳积，姑以毓阴化滞运脾，调阴阳，扶脾土，俾土运则五脏得养。藉以延岁。

解 颅

某幼　病起呕吐，天柱软倾，面色㿠白，渐以解颅，头大如六、七岁之人，哭声不扬。父母年逾知命，先天之弱，恐无治法，姑与鹿茸一分研细末分三日服；外用旧法，细辛一钱，肉桂一钱，干姜五钱研细温开水涂囟门。

二诊：声色神振，头能举动，形已缩小，笑颜可掬，肤润泽，面有血色，但囟门虽起，而软处大逾经寸以外，未可乐观。

潞党参二钱　黄芪二钱　冬术一钱半　甘草一钱　紫河车四分　明附片四分　鹿角片六分　陈皮一钱半　前方子母同服

另用鹿茸血片二分研分十日服，外敷药如前。

按：该例之治，先生载入《钱仲阳小儿药证直诀笺正》之中。先生指出：解颅是大虚证，确系先天不足，即投大补，也必无及。然究治法，也只宜补肾。该患用血片研末分服合调敷囟门，乃后月余，竟项能举，颅稍敛，收效颇著。再诊参以大补真阳，温煦真元之剂，也必桴应。患儿日久有无变幻虽难料定，然就当时之效，也不可谓非药力之扶持也。

虚　损

李幼　稚阴未充，夜热往复，今天自汗，前则腹痛，进以和土行气，痛止而热仍未止。脉小数而舌滑尖红，大便先结后溏，脾土不健，再以和阴健脾。

米炒贡潞二钱　生西耆一钱　炮姜炭六分　山萸肉二钱　甘杞子五分　生鸡内金一钱半　广木香七分　小青皮七分　炒白芍一钱半　淮山药一钱半　天台乌药一钱半　带壳春砂仁四分　另生鳖甲四钱　生牡蛎四钱（二物先煎）

按：该病阴分不足，脾运不健，症见潮热汗出，腹痛便溏。前进和土行气，虽腹痛见瘥而营阴未充，脾运未健，故再拟益阴运脾，法中肯綮。

杨幼　体质柔弱，脾阳不充，大便不坚，色淡而少秽气，脉细，指纹淡紫，胸脘气闭，咳声不爽，绵延日久。宜养脾阳，疏通气滞，少参化痰。

潞党参一钱半　甘杞子一钱半　北沙参一钱半　瓜蒌皮（炒）一钱半　旋复花（包）二钱　杜兜铃一钱半，青蒿珠二钱　银柴胡一钱半　台乌药一钱半　炙干蟾腹一只半　陈皮一钱半　宋半夏二钱　生紫苑二钱　炒丹皮一钱　春砂仁二钱（杵）

二诊：稚龄脾阳大虚，土不生金，肺气闭窒，便溏日久，气怯洞泄。授剂神气稍振而气促未平，咳嗽不扬，仍宜扶脾肾而开肺气。

炒潞党一钱半　生耆皮一钱半　清化桂心二分　生紫苑二钱　路路通二钱　甘杞子一钱半　南沙参二钱　炒黄川贝母一钱半　象贝母一钱半　焦冬术一钱半　苦桔梗一钱半　生远志肉二钱　砂仁壳四分　炙鸡金六分　炙干蟾皮半只　带皮苓一钱

按：该案稚体柔弱，禀赋不充。肾为先天之根，肾虚则鼓动无力，脾阳因之少健，土不资金，肺气宣布、通调失职，诸证由生。其标在肺根由脾肾。先生握其要领，治从肺脾肾入手，方选保元汤加味，允为至当。

三、浙江省兰溪中医专门学校

（一）兰溪中医专门学校概况

中国医药学源远流长，为中华民族的繁衍昌盛作出了不可磨灭的贡献。历代名医辈出，医学巨著汗牛充栋。二十世纪初，中医传承仍停留在以师带徒，门户之见的旧模式。缺乏与时俱进的科学态度。加之当时军阀执政。歧视中医，宣扬中医不科学，妄图取缔中医，后因激起中医界抵制和社会民愤而中止。此后，也引起中医界有识之士的反思。寻求改变中医教育的传统模式，加快中医人才队伍的培养。以振兴中医、弘扬国粹。

兰溪中医药历史悠久，清末民初以诸葛邦为代表的药业经营者，凭借兰溪"三江之汇"，"七省通衢"的地理优势和灵活经营管理方式，已成为中药的重要集散地，与慈溪、绩溪形成南方三大中药材交易市场。1818 年时任兰溪的知事盛鸿涛深感兰溪中药业兴旺发达，街面商铺林立，江上商船竞发。而中医人才相对紧缺，便与当地药业界商议，出资入股办学，以冀"弘扬国粹，造就人才"。而诸葛亮后裔在"不为良相，便为良臣"祖训的教导下，他们中的一些有识之士，也意识到要使中药业有更大的发展，就必须培养和造就一大批高素质的中医人才，中药市场才会有更大的发展。二者不谋而合，经兰溪中医联络会和国药业公会商议决定筹办兰溪中医专门学校。

1919 年春，兰溪中医专门学校正式开学，校址初设在兰溪城北严氏花园，1928 年迁到城内药王庙。办校初始系公立性质，后因县财政没有专项经费，加之税收不足，改由药业公会出资举办。资金以每元营业收入中抽捐五厘，加上学员每年收取学费二十五元作为办校经费来源。学校第一任校长章德权（字旭初，号少洲）（1856～1948），浙江兰溪洞源人。学校初聘杭州人张灏（字韵笙）主持教务。由于严重缺乏师资、教材、学员少，难以继续。办校第二年由二任校长诸葛超（字少卿）赴沪求贤，经上海神州医药总会推荐，聘张山雷为兰溪中医专门学校教务主任。张氏为中医教育界之英杰，1914 年曾协助业师朱成璘（阆仙）在黄墙创办私立中国医药学校，二年后因朱师逝世而停办。在编纂教材和教学上积蓄了一定的经验，这为后来在兰溪中医专门学校主持教务工作奠定了基础。

兰溪中医专门学校自 1919 年创办至 1937 年因战火停办，前后共历时十九年。张山雷先生主持兰溪中医专门学校教务工作 15 年间，全身心投入在中医教育事业上，除主持教务外，为提高教育质量，编纂教材，亲自授课，临床带教，日以继夜，呕心沥血，成果菲然。培养出一大批优秀的中医人才。根据办校章程设有正科（原定三年），预科各二年，毕业一期再招一期。因此，实际上是每二年招收一期。第一期毕业生在办校后的第四年毕业（即 1924 年），共 33 人。建校以来共毕业八期正科生，共 159 人。加上预科毕业生及正、预科肄业生共计毕业学生 559 人（不含函授生）。办校初期生源主要以兰溪本地为主。由于办校卓著，口碑载道，名声远扬，外地学子纷纷慕名前来，其中有金华、义乌、浦江、东阳、武义、龙游、汤溪、寿昌、衢县、淳安、宣平、松阳、江山、遂安、绍兴、分水等，后来外省如江西、安徽、上海等远地的不少学子来校求学。

在张山雷先生主持下，学校有一套完善的管理体系和系统的教学方法。校长先后由章德权（字少洲）、诸葛超（字少卿）、诸葛辅、王韵槐（字荫堂）、诸葛源先生先后担任。张山雷自 1920 年春~1934 年夏一直任教务主任一职，教职员有蔡济川、汪仲清、何益赞、王石卿、郑丝阁、邵宝仁、蒋理书、徐云斋、蒋元甫、柳萃兰、徐安甫；国文教员汪葆元、佘枚笔等。监学：池湘渔；学校事务管理；总务郑如金、会计郑文豹、郑鼎昌；书记童作宾。同时学校十分重视学员的身体素质锻炼，聘请牛镜轩、吴兰卿为体育教员。开设体育课，并专门编写体育教材，如太极拳、太极剑、太极刀、推手等。

学生入学前须经考试，择优录取。考试只考国文一门。预科两年，以经典著作等基础理论知识为主；正科二年，以临床科为主。每天上午临证，下午上课。整个教学设想以七经五纬为主线。按张山雷先生的说法是："以生理学、卫生学、脉理学、病理学、药物学、方剂学、诊断学七者为经；而颐（注：颐系张氏自称，原名寿颐）素习之内、外、女、幼四科为纬"。（注：后改为内、外、女、幼、针刺五科为纬）。学校的全部教材讲义都是张氏自己编撰，共三十余种，约三百万字。主要著作有《医事蒙求》《全体新论疏正》《经脉俞穴新考正》《本草正义》《难经汇注笺正》《脉学正义》《沈氏女科辑要笺正》《钱氏小儿直诀》《中风斠诠》《疡科纲要》《疡科医案评议》《古今医案评议》《白喉决疑》《读素问识小录》《读医考证集》《籀簃医话》《病理学》《本草便读》《方剂学讲义》等。张山雷先生怀着对祖国中医教育事业的一片赤子之心，夜编日教，废寝忘食，殚心竭虑，辛劳备至。以顽强的毅力，一面教学，一面编写教材，一边实践，一边总结提高，逐渐形成了一套较完整的中医教学方法和中医教材。先生编写讲义，博引先贤著作，并分为主要书、采用书、参考书三类共 108 种之多，先生治学严谨，博采众长，研求精当，讲究实用，实为后学者楷模。先生不愧为中医现代课堂教育的先驱者、实践者和奠基人。为中医教育事业"孤灯廿载、心肝呕尽"，终因体力透支积劳成疾，于 1934 年 6 月 19 日病故于浙江兰溪。

从教育设置课程安排、教育方法等方面来看，兰溪中医专门学校有以下几个特点。也可以说是张山雷中医教学体系的几个特色。

一、办学目标清晰，课程设置科学

兰溪中医专门学校以"发扬国粹，造就真材"，"开国医立校之先河"为办校目标。张山雷先生说："……天荒乍破，何能遽抵纯全。而私以胥黼，终当大弘法教，此日筚露篮缕，且二、三子芟荑荆榛，他年切磋琢磨。尚望千万人扶持国学"。先生冀望罢脱旧时中医传承模式，以全新面貌开创国医培养之先河。

课程设置完善。学制分预科、正科。预科二年以《内经》《难经》《伤寒杂病论》《神农本草》，及图文知识等基础科为主。正科三年（后改为二年），在预科的基础上，以临床内、外、妇、幼、针刺及生理、病理，诊断为主要内容。教学中结合现代医学知识，充入完善中医理论，便于临床实用。体现了当时办学的科学性、先进性和实用性，至今仍有指导意义。

二、重视教材建设，务求翔实

创校之初"唯时环顾通国中医之校，尚在草昧之天，讲堂课本，全无凭藉"。先生认为"讲堂授课困难，而编辑讲义更要慎之又慎"。"资料必须博采广收，研术确当，取材不容不富，甄录不得不严，参考成书，折衷实验"。先生凭着严谨、执着、呕心沥血、殚心竭虑的精神。研读经典，博览历代名家著作。先后采用37种主用书，49种采用书，22种参考书。尊崇经典，博采众长，化除畛域，撷取精神，融汇中西，激浊扬清，务求翔实。编纂二十余种各科讲义。先生在教材的选择上精益求精，实事求是的科学态度，至今亦为学界推崇。而先生以一己之力编纂学校所有教材，在中医教育史上也前所未有，是教育史上的奇迹。

三、衷中参西，融会贯通

教学中重点突出中医经典和百家学说，参学现代医学知识，取长补短。这也是兰溪中医专门学校一大特色。从课程安排上除中医基础和必修科外，张氏认为"吾邦医籍，虽详析其理，却未尽其形"，故独设立西医课程。如《全体新论疏证》即以英国医生所著的《全体新论》为范本，加以中医理论表述，课堂上予以中西医结合讲读。这在当时实为是中医教育上的一个创新。

四、注重教育方法，循序渐进，务求质量

1. 教育方法是教育质量的保证

学校根据正、预科的教学设置，在具体教学安排上有所侧重，务求保证教学质量。学生进校后，课程安排上由浅入深，循序渐进，夯实基础。一是加强国学的基础学习，第一学期增加国文课时，要求每个学生每周至少写1~2篇作文，以提高学生古文知识、阅读和写作能力。为学习中医经典及名家著作打基础。二是将先生编写的《医学蒙求》作为初学者的必修课。该书通俗易懂，顺口易记。内容函括阴阳五行，五脏六腑，药物方剂等中医基础知识，使学生走向规范化学习道路。为下阶段学习经典著作和正科学习打下扎实的基本功。

2. 理论结合实践

学校开设门诊部，中草药园圃。先生不但编写各类教材，还兼任主课讲授。先生授课，引古证

今，突出重点。结合数十年的临床实践经验，条分缕析，言之有物，引人入胜。并经常采用启发式的课堂提问，不定期的测考。以提高学生的学习成效。教学中将门诊部作为学生的实习基地。制订学习计划，在正科生中每日安排4~6名学生，参加临证。先生经常亲自带教，先生认为："案头待诊，系习医之要务，随同诊察，庶几学有本源，易收实地练习之效"。暑令多病，先生在假期内安排学生留校实习，不得私自返籍。使理论联系实际，从实践中提高对理论进一步理解，为毕业后临证做好充分准备。

3. 建立奖惩制度，激励学生的竞争意识

先生在办校初期，即实行学习奖惩制度。对品行优良、行为端正、学习努力，成绩优秀的学生予以表彰，并酌予奖励，发给奖状，减免学费或书籍用品。对学业成绩不合格者不予升级，酌予惩戒，轻者记过，重则退学。

4. 成立学生自治会，出版刊物，开展学术研究交流

兰溪中医专门学校教学，采用课堂内、外结合，培养学生的学习积极性和综合能力。为有利学生的交流，学校成立学生自治会，设有学术组、研究组、编辑组。引导学生开展学术研究和争鸣。配合教学举办各类学术活动。1927年先生成立"兰溪中医求是学社"，

鼓励学生撰写论文，开展学术探讨研究。进一步浓厚学校的学习氛围，提高教学质量，为造就中医"真才"创造条件。

5. 举办函授教育，弥补办学不足

早在黄墙办校时先生就说："吾师创立医校，本欲渐图推广以济斯民之厄，以扬国学之光。第念躬亲入校者，既多人。则校外之有志未逮者，必非少数"。以此传承，兰溪中医专门学校附设函授。招收有志于中医而条件欠缺者，只要符合学校章程要求，只收讲义费。学习中如遇疑问或学术问题，随时可以询问。先生即用文字予以指导，期满经考试合格发给毕业证书。这在二十年代初期不失为培养中医人才一项创新举措，至今尚在采用。

6. 重视师资培养，为中医教育后继有人打下良好基础

当时中医教育正处在转轨时期，师资队伍十分短缺。先生感触颇深。为此在任教务主任初就十分重视对尖子学生有意识引导，重点培养。毕业后优先录用一批品学兼优的高才生充入学校教师队伍。如汪仲清、蔡济川、邵宝仁、蒋理书等，为学校的教学工作持续发展创造条件，也为新中国成立后兰溪的中医教育工作打下良好基础。

综上所述，兰溪中医专门学校自张山雷先生担任教务主任以来，用毕生的精力投入中医教育事业，用科学的态度开创了一整套办学方法。诚是先生学富五车，不逐浮名，一心为整理中医而呕尽心肝的真实写照。正如该校教员汪艮庵先生为之作传中曰："……先生之于校园薪尽火传，而其学说复风行渐远，傥所谓不朽之业非耶"。先生之业绩不朽，先生所创之术至今仍有重要的实际意义。

整理撰稿：赵根炎

修改：程良骏、吴恨非

三稿于 2014 年 11 月 28 日

（二）浙江兰溪中医专门学校校友会年刊

浙江兰溪中医学校第四次校友录附校刊叙

吾校自民八开办，已三刊校友录，兹为第四次矣。

诸校友讲习所得，时有记载，留经验之陈迹，资磋切于将来，积久盈篋。此次厘而辑之，附刊于后，非以问世以教学相长，成绩不可没也。倘由此递有所发明，足以羽翼古今载籍，而为世所不弃，此亦为其嚆矢已刊，成因有贡，属望之私书于简端。

时中华民国二十年（1931 年）七月下澣韵槐王荫堂叙

1. 兰溪医校校友会药物研究录

葛根：气味俱薄，性本轻清。而当春生长迅速，故最能升发脾胃清阳之气；气又偏凉，则能清热；鲜者多汁，尤可以助胃之津液。且乍出土中，凉性未漓，则专治胃火。《本经》以为消渴主药；《别录》亦称生葛汁大寒，专疗消渴。其旨如是。盖古人之所谓生者，即今之所谓鲜者也。且消渴为病，虽曰胃热炽甚，然其病机，不仅在于火之旺，而在于燥令太过。胃气下行，有降无升，所以饮虽多而渴不解，食虽多而人益羸。得饮即溲，病皆因于降之太速。唯葛根既能胜热，又升清气，助胃输化，而举其降令之太过，斯消可减而渴可已。此病情物理之自然感应者。可知《本经》主治，精微玄妙！非躁心人

970

所易领悟。若仅认为清火生津，则浅之乎读古人书矣！其治身有大热者，则即《伤寒》之阳明大热。与《别录》所谓治伤寒壮热同。盖此"伤寒"二字，所当注重。乃《难经》所称伤寒有五之二曰伤寒，必不可与温病、热病之热，视同一例。仲景本论葛根为阳明主药，诚以病是伤寒，遏抑其胃家清阳之气，阳气不伸，而郁遏于肌腠之中，则身热益炽。唯以葛根轻清，升而发之，则清阳之气疏以达，腠理通而热乃自解。读仲景书阳明协热自利，以葛根芩连为主治，其旨当可恍然。岂谓葛果大寒，通治阳明大热耶？唯能悟到此旨，则初传阳明而太阳未罢者之主以葛根汤，及太阳病项背强几几者之主以桂枝加葛根汤者，皆可一以贯之。且葛根石膏，同为阳明主药。而所以不同之旨，亦可于言外得之矣。《别录》谓葛根疗伤寒中风，头痛解肌，发表出汗，开腠理，皆以此轻扬升清之药，宣发遏抑之清阳；则肌表解，腠理开，得微汗而身热自已、头痛胥蠲。此头痛亦清阳不布，气不通达而痛。正与气火上凌，肝胆阳升，冲激颠顶之头痛，相为对待。凡古人以葛根专主阳明，无不在此范围之内，亦与柴胡专主少阳，皆是病由阳寒而起。肝胆之气，遏郁不伸。故宜以升举之药，疏而通之。柴葛专长，皆在此"升阳"二字。此与今之大江以南，温热病之阳明少阳，有热无寒，有升无降，胃火胆火，猖狂肆虐者，正得其反。所以柴葛之治，有宜于北而不可施于南，决乎古而不可概乎今者。近之王孟英氏，最长温热。独于柴葛二者，悬为厉禁，畏如砒鸩！讵非无故？而今之盐山张氏寿甫，《衷中参西录》一书。可谓酌古准今，沟通中外之杰作。乃又习用柴葛，所在有功。学者能以此二家心得，会而通之，引而申之，自可辨别此淄渑之味，微有不同。此则吾道中危微精一之心传，万不可囫囵吞枣者。所以吾侪每谓陶节庵柴葛解肌之法，坑陷南人生命，实已不鲜。只读《魏氏续类案》一书，已可得其大概。而本校所辑温病热病《古今医案平议》，则阳明少阳之误于柴葛者更多。九芝封翁，提倡阳明。深得此中三味。而独于柴葛二者，尚未免拘泥仲师家法。但知守经，而不能通权达变，盖亦贤者之一蔽。此又善读《世补斋》文者。不可不放开眼界，持玉尺以衡度其长短，庶可为九芝先生补过。吁！此中疑似，微乎其微。伤寒温病之界眼，只此柴葛二物功用，稍有不同；而成败得失，捷于反掌。无如六朝以降，风温病中。亦无不麻葛柴升，一陶同冶，此南人温病之所以最多坏症。然隋唐以上，著书者皆是大江以北之人，所见所闻，习与性成，尚非无故。迨乎陶氏尚文，系出余杭。而所著《六书》，亦唯袭取古人余绪，则又何说？缪氏仲醇，亦是吴人。而《本草经疏》，且谓葛根汤治阳明胃经温病邪热，头痛发渴，烦闷鼻干云云。则全以伤寒之病，混入温热病中。而即以伤寒之方，移作温病之治。亦焉往而不误尽苍生耶！《本经》葛根又治呕吐，是乃胃之清气不升，则敷布无权，而食不得入，非可以治胃火上逆之呕吐，亦犹小柴胡汤主少阳证之胁满，点点不食、欲呕、为少阳抑郁不申者立法；而肝胆火炽，横逆上扰者，亦必有胸胁搘满，不食呕噁之症，则必非柴胡温升，所可妄试！否则焰已燃矣！犹复煽而扬之，为祸尚堪言耶？《本经》又谓：起阴气。窃疑阴字为阳字之伪。盖葛之升举清扬，人尽知之。若曰起阴，则自古及今，从未有作阴药用者！不应《本经》独自异说，其为传写者无心之误可知。而缪氏《经疏》，竟谓同一切补肾益精药，作丸饵。则起阴令人有子云云。是创作邪僻，藉以附会经文。究之补肾益精之剂，成方不少，何有不伦不类，杂以此物者！仲醇乃能向壁虚构，欺人乎？！吾只见其自欺而已！葛谷即葛之实，质地重坠，则入下焦；而萌芽未露，则所禀春升之气，犹未发泄，其力独厚，藉以升脾胃陷下之气，尤有专长，故能治十年之久痢。此以滑泄不禁之自利而言，固即仲师葛根汤主治阳明自利之义。然即有滞下久淹，中阳之气，陷入下焦者，亦可以此振动脾家清气。休息痢中，固有自此一种宜于参用东坦益气法者，不可谓滞下之皆须荡涤而无补法也！《别录》葛根止胁风痛，则即蔓延深远，宣通脉络之义。与肝络不疏，及肝气横逆之胁痛，又各不同。读者亦须识此同中之异，不可混作一例看。花主酒病者，酒为湿邪，最困脾阳，花更轻扬，取以鼓舞脾胃厌厌不振之气，而升举之耳！甄权为谓治天行上气呕逆。按此亦胃之清气，遏郁不通，而为呕逆；非肺胃气火上壅之上气。凡古称葛根止呕，皆当辨此同中之异。若胃热上冲，呕噫不止，及胃虚气逆之呕吐，而亦以升清者助之，殆矣！权又谓开胃下食，则亦脾胃阳衰，不司运化。而不能食，不知饥之症；钱仲阳七味白术散之治胃虚食少，颇有奇功！葛根补助胃气，实效如是。权又谓解酒毒，则即《别录》花主酒病之义。《大明》谓止血痢，则以久痢气陷之虚症而言；未为不是！若热毒正盛，而妄与升清，未有不败！《大明》又谓胸膈烦热发狂，则误以为专清阳明之药，附会古法；而不知适得其反！同为阳明大热，而至狂惑；火升气升，恣肆已极！而更欲与以升举之药，是以狂为未足，而必使之踰坦上屋也！毫厘之差，千里之谬！《日华子药物学》之谬戾，有如此者！徐之才谓杀巴豆百药毒，则解毒之理，上已言之；而又能言巴豆毒者，下泄必甚！中草阳气，未有不陷入下焦者！以此举之，亦正恰好。况乎性本寒凉，能胜热毒者乎？《开宝本草》谓作粉止渴解酒，去烦热、盖去滓澄粉，尤其精华纯粹；解渴解醒宜也！然必识得同中之异。苟有不宜于升举脾胃者，皆当知所禁忌。近贤医案中，有热病已解，调服藕粉一杯，而即神志昏迷，发热益甚者。医者谓市中藕粉无真，多是葛粉，升提气火，助之发扬，其说甚确。岂独习医之人，不可不识透此意外爻家？即在病家，亦不得概以葛粉为服食常品，而不辨其利害矣！洁古谓升阳生津，脾虚作渴者，非此不除；弗多用恐伤胃气。按消渴多是实热，若但渴而不消，则亦多实火，止宜清火生津，尚非干葛之无投不可。若洁古之所谓脾虚作渴，则与实火之渴不同。正以脾阳下陷，胃津不布；因而渴饮，升举脾胃之气而液自和，是为葛根之针对证治。洁古老人之见。确非俗子颠顶可比！其以多用为之戒律，固唯恐升发太过，反以扰动之耳！东坦谓干葛其气轻浮，鼓舞胃气上行，以生津液，治脾胃虚弱泄泻之圣药。按东坦老人最精于脾胃虚症，升清一法，是其独得之秘。故于葛根情性，言之极其允当。正唯脾胃虚弱泄泻，号为圣药，则彼夫胃有实火之呕吐，必非其宜！学者亦可两两对勘之而其理自明。濒湖谓散郁火。盖指火郁不伸，故宜升而发之，使其疏达。则夫火焰飚举，方盛之时，必非升提之药，所可混治。奈何无识者流，犹嚣嚣然群谓葛根专治阳明大热，而竟与白虎汤一例视之可乎？丹溪谓癍痘已见红点，不可用葛根升麻汤，恐表虚反增癍烂。按痘在乍发未齐之时，或头面独不见点者，稍用升葛，本是要药。若已发多，便不可再。丹溪此说，防其太过，是亦保赤之良图。若癍之发也，已是胃热极盛之候，清胃解毒，犹恐无济。万不可更与升发，助其烈焰！而宋金以来，犹皆谓升麻、葛根、发癍剂。此坏症之所以不可复救，而横夭之所以接踵也。可哀哉！仲醇谓五劳七伤，上盛下虚之人，暑月虽有脾胃病，不宜服！按上盛下虚，则滋填其下，涵而潜之，唯恐不及。又安有妄与升阳，拔动本根，撼之立蹶之理？即非暑月，亦不可投；仲醇说理，终未中肯。

柴胡：禀春升之性，而以气胜。故能宣通阳气，祛散外邪。是去病之药，非补虚之药在脾虚之病用之者。乃藉其升发之气，振动清扬，提其下陷，以助脾土之转输。所以必与补脾之参芪术芷用，非即以柴胡补脾也！甄权《药性论》，谓治热劳骨节烦疼，虚之羸瘦。盖亦指脾气不振。清阳陷入阴分者言之。故下文更有"宣扬气血"四字。明谓此是气血不畅，用柴胡以振举其清气，则气血能宣畅。且可透泄其热，斯为热劳羸瘦之正治。

972

初非谓劳瘵既成之后，血液耗竭，灼热将枯，而亦以柴胡升散之也。乃后人不知辨别，竟误以为劳瘵通治之良方。《日华本草》，竟有补五劳七伤之句，以升阳散邪之药而妄称为补。大错铸成，实源于此！洁古因之，亦直以"除虚劳"三字为言。盖至此而柴胡遂为虚劳之专主矣！亦知劳有五藏之分，虚亦有中下之异，而无不发内热者！心脾之劳，阳气郁结，而为灼热，以柴胡升举而泄散其热，宜也！若肝肾之劳，阴精耗烁，而为蒸热，亦以柴胡拔本而发扬其热。可乎？中虚之热，为阳入于阴，以柴胡提出阴分，是使之返归本位。如人坠深渊，挈之登岸。是也！若下虚之热，为阴出之阳，亦以柴胡举之上升，是使之脱离根本。如百谷丽土，拔之石上，可乎？况东南之人，体质多薄，阴液本虚；而在膏梁之家，又复多逸少劳、嗜欲不节、肝肾阴虚，十恒八九；而脾胃阳虚、十不一二。则治虚热而不辨阴阳，浪用柴胡者，真杀人唯恐其不速矣！寇宗奭已谓柴胡治劳，误世甚多。若无实热，不死何待！张景岳亦谓柴胡善泄善散，大能走汗，大能泄气；凡病阴虚水亏，而孤阳劳热者，不可再损营气；固未有散而不泄气者，亦未有汗而不伤血者；阴既虚矣，又何可再损其阴云云，皆是剀切详明之论。若王海藏之所谓产后血热，必用柴胡。李濒湖之以治小儿五疳羸热，则皆含浑言之，其流弊固不浅也。仲景小柴胡汤主治，以胸胁满痛、心烦喜呕、胁下痞满等为柴胡证。本为外感寒邪，遏抑阳气，肝胆刚木，不得条达；故以柴胡疏散寒邪，使肝胆之气条畅，而诸证自安。乃浅者犹因此而误认柴胡能统治肝病，遂于肝火凌厉之头痛眩晕，耳鸣耳胀，目痛耳聋，胁痛䐜胀等证，亦复以柴胡为必需之品；不知既无外寒遏抑，则为木火自旺，法宜潜阳泄降为亟；而亦妄与宣散，适以张其烈焰；不至痛彻顶巅，胀塞胸膈不止，是又藉寇兵而赍盗粮，治病反以增病；皆粗心读书，知其一不知其二之弊；貌似神非，能无喷饭！然洁古亦只谓柴胡治心下痞，胸胁满。濒湖《纲目》，且谓平肝胆三焦包络相火，及头痛眩晕目昏赤痛障医，耳聋耳鸣。景岳亦谓治肝胆火炎，胸胁结痛，少阳头痛。又皆囫囵吞枣，最易有抱薪救火之祸。俗医之不知辨别，实皆诸先辈有以教之。唯遇诸般肝胆实火之证，能于潜摄抑降队中，稍加柴胡二三分，以通木气藉作向导，收效亦捷。（近人用醋炒柴胡，即为此等证治而设。）固不可漫不加察，而误认肝家主将，无施不可也。仲景本论，热入血室证，凡三条。而以小柴胡汤主治者，独系于经水适断之一条。此之适断，盖谓经事净，而自然停止，非以热盛灼燥成瘀而半途中止；是其血室空虚，而邪热因以陷入。故宜以柴胡提其下陷之热邪，而大枣、参、甘补虚诸品，恰合分寸。（本论此节其血必结四字，当是经水适来两条中之错简。不然，岂有其血已结，而不为攻破，反投参、甘、大枣补住其瘀之理！古今注家，望文生义。皆不可解。）观其经水适来两条，一则曰胸胁下满，如结胸状谵语者；此为热入血室，当刺期门，随其实而泻之。一则曰昼日明了，暮则谵语，如见鬼状者；此为热入血室，无犯胃气及上二焦，必自愈。岂非以发热之时，适值经事。与夫既热之后，经事本不及期，而热逼经行者，皆为血室热盛之候。热邪深入，其血为瘀。故宜刺肝之募穴期间，以泻肝经实热。并宜破血攻瘀直疏下焦。因以无犯胃气及上二焦为戒。寻绎此经水适来两条，皆为实证。则经水适断一条，明是虚证。两两对勘，极为晓畅。而适断者之主以柴胡、参、枣等药，其旨尤显。然则适来两条之万不能视同一例。而主以小柴胡汤者，亦可于言外得之。今人治热入血室之昼日明了，暮则谵语，如见鬼状者，恒用桃仁承气等，行血逐瘀之品。其效最捷。皆是热逼经行，经水适来之症治。而如仲圣所谓适断之热入血室宜于小柴胡之证，殊不多有。即有热盛而经水适断者，亦是热邪蒸灼，瘀而不行之适断，亦宜逐瘀。何可徒读父书，谬引小柴胡，助桀为虐。陆九芝《阳明病释·第二卷》。于经水适来，暮则谵语，如见鬼状一条。释之曰：此言谵语之来路有不同，热入血室，亦能谵语，而病则不在胃家，即非承气之证，故曰无犯胃气。然则《外台》所引《小品》犀角地黄汤，正是对病之方矣。仲景于热在血室，必曰无犯胃气。则仲景于热在胃气，必曰无犯血室可知。此余所以有犀角、膏、黄之辨也云云。可证九芝意中，于经水适来两条，亦知为为血瘀之实证，宜凉血逐瘀，而不宜于小柴胡汤。奈何王海藏竟谓经水适来适断，易老俱用小柴胡汤，加以四物汤。及秦艽、丹皮等，为调经之剂。（易老此法，非唯不辨虚实，且合用四物。尤其庸陋，更不可训！）李氏《纲目》亦谓柴胡治热入血室，石顽《逢原》亦谓必用柴胡。而徐灵胎之《伤寒类方》，竟于如见鬼状一条，补出治以小柴胡汤之说，尤为可骇！夫以徐氏之高明，而犹有此不辨虚实之谬，宜乎今人读书，大非易事。须知果以柴胡治经事适来之实热证，势必瘀热在里，阳气上浮。不仅助其昏愦，可使发狂而踰垣上屋，亦可使其逆经倒行，变为吐衄。是不可不深长思也！

银柴胡、柴胡： 古以银草产者为胜。宋之苏颂已有是说，陈承亦谓宁夏者最良。然虽有其说，而尚未分用。故濒湖《纲目》仍未显为区别。仲醇《经疏》则已称俗有二种：色白黄而大者，为银柴胡，以治劳热骨蒸；色微黑而细软者，为北柴胡，以解表发散。然缪氏又谓其优于升散，而非治虚热之药。至张石顽《逢原》。乃特出银柴胡一种，称其甘而微寒，清热而能凉血。谓《和剂局方》。治上下诸血。龙脑鸡苏丸中用之，入虚方中。唯银草者为宜。北柴胡则升动虚阳，发热喘嗽，愈无宁字，不可混用。且又谓《本经》推陈致新，明目益精，皆指宁夏产者而言。其推崇银柴胡可谓极至。今之二种分用者，盖即石顽提倡之力。而以今之功用言之，治虚热蒸骨自有实效，断非北柴之升阳泄汗可比。然则古人谓柴胡为虚劳之药者亦指银柴胡言之也。赵恕轩《纲目拾遗》谓热在骨髓，非银柴胡莫疗，用以治虚劳，肌热骨蒸，劳热从髓出，及小儿五疳羸热。盖退热而不苦泄，理阴而不升腾，固虚热之良药。苟劳怯而未至血液枯绝，以此清理虚火之烁灼。再合之育阴补脾，尚可徐图挽救。非北柴胡之发泄者，所可同日语也。

白前： 味甘、微温。主胸胁逆气，咳嗽上气，呼吸欲绝。白前专主肺家，为治嗽降气之要药。《别录》谓其微温，以其主治寒嗽，则能疏散寒邪，其性质必舍温养之气也。然白前治嗽，亦不专于寒嗽一面，即痰火气壅，上逆咳嗽，亦能定之，则又有似乎寒降。是以苏恭竟作微寒。然其所以能止嗽者，则在于平逆顺气，使膈下之浊气，不上凌而犯肺金，斯肺气得顺其清肃之性，而咳自除。此以静肃为用，必不可遽谓其温。且古今主治，恒用之于火逆气升之证，无不应手。自当以苏恭微寒之说为长，且寒邪寒饮之咳，辛温开肺，别有专司。固非白前之长技，特微寒顺气，非如沙参、知母之寒凉直折；亦非如桑根皮、枇杷叶之清降遏抑。故为定咳止嗽之主药，而绝无流弊。虽不见于《本经》。而《别录》主胸胁逆气，咳嗽上气，甚至称其治呼吸欲绝；可见其清肃肺家，功效卓绝。《日华》谓其主肺气烦闷；宗奭称其能保定肺气；濒湖谓其降气下痰，肺气壅实而有痰者；宜之。皆足以表暴白前之功用，无余蕴矣！程钟龄《医学心悟》止嗽散，治新久咳嗽皆效。方用荆芥、紫菀、白前、百部、桔梗、甘草、陈皮，为末：新感生姜汤下，久嗽米饮下，皆每晚临卧服三四钱，立方极有深意。实即本于《外台秘要》引近效之白前、桔梗、桑皮、甘草，治久咳吐血，及深师方之白前、紫菀、半夏治久咳逆上气。体肿短气胀满，昼夜不得卧，喉中常作水鸡鸣之白前汤两方。而程氏且不用桑皮等之抑降，又加荆芥、陈皮之辛散。再合紫菀百部之温润，意理周密，宜其投之辄效。然非为散而临卧服，亦必不应！此中至理，习医者能体验深思而得之，方可许其共谈此道也。

白前顺气，清肃肺金，是其全体大用，此外别无效力。而《日华本草》。且称其治奔豚肾气，殆因其能降肺逆而推广言之。然白前性质甚轻，所以主治上焦而不能下坠直降，肾气之治，失其旨矣！

白前之与前胡，功用颇近，皆有下气止嗽之效。然前胡兼能散结，白前只以顺肺。乃俗医以前胡色白，或混称白前胡。或则竟误认白前、前胡为同用无别，亦可怪也。

何首乌：首乌之根，入土甚深，而藤蔓延长，极多且远，能入夜交缠；含至阴之气，具有凝固能力。所以专入肝肾，补养真阴；且味固甚厚，稍兼苦涩；性则温和，皆与下焦封藏之理符合。故为填益精气，备有阴平阳秘作用。非如地黄之偏于阴凝可比。据李翱有《何首乌传》。（此传亦详频湖《纲目》）则自唐时始知其用，有赤白二种。遂以为有入气入血之分，用者必兼而用之。亦即调剂阴阳，两得其平之至理。《开实本草》，谓治瘰疬，消痈肿，疗头面风疮。盖以根深入土，藤又远蔓，故能有宣通经络之效；且赤者直入血分故耳。濒湖《纲目》谓外科呼为疮帚，及红肉消。半门方亦有专治瘰疬结核一条：且谓根如鸡卵，亦类瘰子。则未免近于附会，《开宝》又谓治五痔、止心痛、益血气、黑髭发、悦颜色，久服长筋骨，益精髓；亦治妇人产后，及带下诸疾。则皆以养阴补血为义，无甚深意。《大明》谓治腹藏一切痼疾冷气，又无非温润以补益五藏耳！好古谓泻肝风，仍是阴不涵阳，水不养木，乃致肝木生风。此能补阴，则治风先治血，血行风自灭，亦其所宜。但此是滋补以息风，必不可误以为泻肝。金元人之谈医，多有用药是而议论甚谬者。丹溪、东垣之书，亦皆频频有之，于王海藏何讥焉！明·邵应节有七宝美髯丹一方进御世宗，盛行于世。只是滋填肝肾，方虽平稳，实亦不过寻常之理耳！石顽谓：其性禀阴中之阳。以产于南方者为胜；若北产则虽大不足珍。以其地偏于阴。无阳生之力。立论虽奇，却亦有理。石顽又谓：治津血枯燥、大肠风秘。以鲜首乌数钱煎服即通。以其滋水之性最速，不及封藏，即已下泄。与苁蓉之润燥通大便无异。按鲜者生气未离，通络走窜之力愈迅，故有此效。凡虚疟日久不止，并无痰湿积滞者，重用生首乌，加入补中益气汤内，振动脾胃清阳之气，亦甚有捷效。此不仅取其涩味，可以固摄，亦以生用力速，宣布脾阳，尤易得力耳！若欲其专补下焦，厚重有力，则必以久蒸晒，方能味厚入阴，填塞善守。正与生用之利于速行者，两得其反。此皆以天然之情性，而分别其效力。吾国药学之精义在此，若化学家专论物质，则胡足以知此？藤名夜交藤。濒湖只称：其叶治风疮疥癣，作浴汤甚效。今以治夜小安寐。盖取其入夜交缠之义，能引阳入阴耳！然不寐之源亦非一端，苟不知从病源上着想，而唯以此为普通用品，则亦无效。但止堪供佐使之助，固是调和阴阳者，故亦有利无害。

使君子：使君子始见《开宝本草》。谓其甘温无毒，治小儿五疳，小便白浊，谷虫，疗泻痢。盖小儿疳积，多缘食物太过，胃力不及消化，甚致肠亦窒滞、日积月累、腹膨如鼓，湿与热蒸，乃生虫积。使君子专于杀虫而健运化，最为五疳驯良之药。濒湖谓凡杀虫药多是苦辛。唯使君、榧子，甘能杀虫，亦其异也。其他杀虫诸物，多峻利而气味亦烈。唯此二者，气味皆和。然杀虫极捷。故小儿疳积方中，必以此为主药。石顽谓杀虫而不伤脾胃，并治大人小儿虫痛。盖甘温是温和之温，殊非温燥可比。故能助饮食之运化，而疏导肠中积滞。且富有脂液，所以滑利流通。《开宝》所谓小便白浊者，即指疳积症而言。凡小儿腹膨有积，每每小便如粉浆。此盖肾中输尿之路，分泄不清，即以饮食所化之精液，并入小溲而出，所见最多。非大人之赤白浊，不可惧认。又谓其主泻利，亦是疳积中之一症。唯其消化失职，以致大便改常。或为泄泻，或为积滞。此物既能助消化，且去积

975

滞，故并治之。即濒湖所谓能益脾胃，除虚热，治小儿百病之意也。按无病之人，不当有蛔虫之属。凡是诸虫，皆当杀之使尽。今俗人之见，似乎肠胃当有此虫，则食物乃能消化。其说最是可嗤！濒湖《纲目》。亦曰俗医谓杀虫至尽，无以消食。鄙俚之言也！树有蠹，屋有蚁，国有盗，祸耶福耶？则可知世俗相传不经之说亦已久矣！

马兜铃：马兜铃《开宝本草》称其苦寒。甄权则谓之平。濒湖则曰微苦辛。按味固稍苦，而气甚清，虽能清热，却非大苦大寒之品。东垣谓味厚气薄，阴中微阳。濒湖加一"辛"字，盖亦以其轻而能散，固亦隐隐有辛开之作用者也。《开宝》谓主肺热咳嗽，痰结喘促，正以形质空虚，中虽有实，而亦片片如纸，宛若木蝴蝶之临风飞扬；故同为宣通肺气，化痰开闭之药。其能治喘促者，以肺有痰浊郁结，则呼吸不畅，而喘促随之。此能通其结塞，斯气道利而喘促自宁。此与虚喘家浊阴上逆，宜于摄纳镇坠之治者，一轻一重，用药相反，而同为定喘之两大法门。甄权谓主肺气上急，咳逆连连。洁古谓去肺中湿热。固皆肺实气雍之正治也。《开宝》又谓治血痔瘘疮。则清利宣通，固为疮家血热雍结之良剂。且血痔肠漏，皆属大肠燥金湿热之窒滞。此能清金开泄，是以主之。若洁古以为清肺，而又以为补肺，则殆误解钱仲阳补肺阿胶散之真旨。要之仲阳意中，只为肺受燥火之凌，热雍不宣。故用牛蒡、杏仁、兜铃，皆属开宣清热主治。特以热阳肺阴，乃主阿胶，非诸药皆是补肺正将。濒湖已谓钱氏此方。非以兜铃补肺，乃取其清热降气，使邪去而肺妥。按宣肺之药：紫苑微温，兜铃微清，皆能疏通雍滞，止嗽化痰。似此二者，有一温一清之分，宜办寒嗽热嗽，寒喘热喘主治。究竟紫苑本非大温，兜铃亦非大寒，而能决雍疏通，皆有捷效。洵乎同为肺金窒塞之良药矣！又按近今市肆中，别有所谓洋兜铃者。只有片片之兜铃实，而无其外囊，彩状稍巨，作淡褐色。谓是同类异种，似属可信。用者取其色泽鲜明，颇行于世。然气味更清，力量更薄。究其功用，不如杜兜铃为佳。而偿价值则较贵，尚不知究是何物。如果即兜铃之别种，则其外囊，又何以弃而不用。且此物之所以开肺者，性情专在于壳。濒湖所谓体轻而虚，熟则悬而四开，有肺之象者是也。乃偏去其外，则未免有买椟还珠之憾矣！

充蔚：古用其子，今用茎叶。气烈味浓，功专活血行血，今三吴之俗。以为产后唯一之要药，无人不服。又主经行不利，腹痛膜胀，皆有捷验。其禀温和之性，亦可概见。而又治痈肿疮疡，内饮其汁，外敷其滓，则颇似瘀血解毒。不知生捣取汁，其性已与煎服微有不同，而辛温之气，宣通血络，自然散毒消肿，其子其茎，皆且温通之性。但子则沉重下降，守而不走，故能补肾，益精明目。茎叶则扶疏旁达，走而不守，故能活血流气，通调经络。凡草木之枝叶花实，性质各有不同，皆即此义。若白花、红花之异，则一类二种。形式臭味，皆无二致，其用亦同。或谓红者主血分，白者主气分，则皮相之见也。充蔚性温，观者治产后行瘀，调经前痛闭，其义昭昭，无可疑者。《别录》加一寒字，盖必当时有以治热病者，故有主大热头痛一说。然于今无征，姑勿深辨。《本经》以浴瘾疹，后人以敷痛疡。则皆辛以散之，非取凉解之义。且瘾疹为风热在表，固宜温和疏泄，不宜寒凉遏抑也。景岳亦谓寒甚，且谓其凉血，最易贻误后学。又充蔚枝叶扶疏，生长极易。故其性迅速，为活血行血捷利之品。经前导滞，产后通瘀，皆其明验。然走而不守，有攻无补，血滞血瘀者宜之。而血虚、血脱者大忌，乃俗医以为破瘀生新；而妇孺又谓女科必服之药。三吴习俗，尤为酷嗜。凡属经病产后，不问虚实，无不恒服。医者信手涂鸦，服者志心皈命。须知导滞之药，岂是一例可用？景岳已谓血滞及产难者宜之，而虚滑者不用。石顽亦谓功专于行，崩漏及大便不固者咸忌。然则凡血虚气滞，经前腹痛，及产后血

976

脱，已无瘀积者。亦何可恒以益母为朝饔夕飧之品。所见过于宣导，遂成虚怯者，亦所时有。安得家喻户晓，为此邦一洗其恶俗耶！

麻黄：质轻而空疏，气味俱薄。虽曰性温，然淡泊殊甚。故轻浮上升，专走气分。凡风寒温热之邪，自外感而来。初在气分者，无不治之。虽古今皆以为发表之药，仲景列于太阳篇中。然表即皮毛之部，而皮毛即合于肺。总之外来之邪，皆自外入，伤于皮毛，则曰表病；触于口鼻，则曰气病。而皮毛合于肺，口鼻通于肺，肺又专主气之出纳，故外之第一步，皆气分先受其病。无论风寒温热之邪，肺家首当其冲。表病即气病，气病即肺病。寒邪则鼻塞身重、凛寒发热；温邪则鼻燥气浊，肌肤灼热，且必多兼咳嗽。寒邪则咳声不扬，温邪则咳痰不滑，又皆感邪犯肺伤气之明证。是以治外感之病，第一要着，即在轻泄肺邪，疏达气分，无不立解。唯麻黄轻清上浮，专疏肺郁，宣泄气机，是为治感第一要药。虽曰解表，实为开肺；虽曰散寒，实为泄邪。风寒固得之而外散，即温热亦无赖之以宣通。观于《本草经》主中风伤寒，去邪热气，除寒热之说。及后人并治风热斑疹，热痹不仁，温疟岚瘴，其旨可见。而俗人尤以为专主表寒之猛剂者，误矣！且仲景麻黄汤之专主太阳寒伤营者，以麻黄与桂枝并行，乃为散寒之用。若不与桂枝同行，即不专主散寒发汗矣！抑麻黄之泄肺，亦不独疏散外来之邪也。苟为肺气郁窒，治节无权，即当藉其轻扬，以开痹着。如仲景甘草麻黄汤之治里水黄肿；千金麻黄醇酒汤之治表热黄疸；后人以麻黄治水肿气喘，小便不利诸法。虽曰皆取解表，然以开在内之闭塞，非以逐在外之感邪也。又凡寒邪郁肺，而鼻塞音哑；热邪窒肺，而为浊涕鼻渊；水饮渍肺，而为面浮喘促；火气灼肺，而为气热息粗以及燥火内燔；新凉外束，干咳嗌燥等证，无不恃以为疏达肺金，保全清肃之要务。较之杏贝苦降，桑皮、杷叶等之遏抑闭塞者，功罪大是不侔。而庸俗畏之，几如蛇蝎。岂真古今人之不相及耶？盖皆耳食之误，而未尝体专药，申明仲景麻黄汤之功用，本不专为散寒发汗而设。谓伤寒无汗之麻黄汤，虽治太阳，实即治肺。盖汗为津液所化，汗即血也。其在营则为血，在卫则为汗。寒邪伤营，则营血内涩。而气不能外通于卫，卫气闭塞，津液不行，故无汗发热而憎寒；风邪伤卫，则卫气外泄，而不能内护其营，营气虚弱，津液不固，故有汗发热而恶风；然风寒之邪，皆由皮毛而入；皮毛者，肺之合也；肺主卫气，包罗一身，是其证虽属太阳，非肺实受其病之明验乎？盖皮毛外闭，而邪热内攻，则肺气膹郁。故以麻黄、甘草、同桂枝引出营分之邪，达之肌表，佐以杏仁泄肺，而利其气。汗后无大热而喘者，则加石膏。朱肱《活人书》。夏至后加以石膏、知母，是皆泄肺火之药。则麻黄虽曰太阳发汗重剂，而实为发散肺金郁火之药。其说极是！于此可见麻黄汤之发汗，更重在桂枝，而麻黄之治，则主在肺而不在表，尤彰彰明矣！麻黄性质最轻，气味又淡，《本草》虽曰苦温，亦因其功用而悬拟之。不过言其温和升发之义耳！乃流俗畏之，几以为大温大热之药，则李濒湖《纲目》性一温言误之也。甚且谓其出产之地，冬不积雪。而缪氏《经疏》。更为过甚之词。竟有味大辛，气大热之说，又谓自春深以至初秋，法所同禁。今试取麻黄而细嚼之，辛味何在？考古今各家本草，《别录》谓微温，则轻浮体质，必禀春升温和之气，最为有据。唯张洁古称其性温味苦甘辛，然亦谓其气味俱薄，不知缪氏何忽一变而为大辛，且加以"大热"二字。似此危词耸听，最是骇人！实属荒谬已极！而俗人闻声却步，大率为此谬说所累。不知麻黄发汗，必热服温覆，乃始得汗；不加复覆，并不作汗。此则治验以来，凿凿可据者。且亦唯寒邪在表。乃宜少少取汗，而奏效甚捷。何况轻扬之性，一过无余，亦必不至大汗频仍，留恋药力，酿为巨患。景岳已谓今人畏为毒药而不敢用，又有谓夏月不宜用麻黄者，皆可晒也。濒湖又谓凡服麻黄药，须避风一日，不则病恐复作。亦是臆说，不足征也。

麻黄根：麻黄发汗，而其根专主止汗。昔人每谓为物理之奇异，不知麻黄轻扬，故走表而发汗；其根则深入土中，自不能同其升发之性；况苗则轻扬，根则重坠，一升一降，理有固然。然正唯其同是一本，则轻扬走表之性犹存。所以能从表分而收其散越，敛其轻浮，以还归于里。是固根荄收束之本性，则不特不能发汗，而并能使外发之汗，敛而不出。此则麻黄根所以有止汗之功力，投之辄效者也。凡止汗如糯稻根、瘪桃干、小麦、枣仁之类，以及牡蛎、龙齿，皆取其坚凝定静之意，以收散失之气，其旨皆同。夫岂麻黄与根，同出一本，而其性顾乃背道相驰耶？防风发汗，其根止汗亦是此义。

天花粉：天花粉苏颂《图经本草》别有专条，即是瓜蒌之根。濒湖削之，并入蒌根条中，是矣。然药肆之所谓天花粉者，即以蒌根切片用之，有粉之名，无粉之实。其捣细澄粉之法，《千金方》已言之。濒湖引周宪王说亦有之。盖出朱氏《救荒本草》。按《明史列传》周定王橚，太祖第五子，以国土夷旷，庶草蕃芜，考核其可以佐饥馑者，四百余种，绘图疏之，名《救荒本草》，与濒湖所引不异。王以洪熙元年薨，子宪王有炖嗣，则著书者非宪王。濒湖序列亦言洪武初著书云云，又确是定王时事。唯其书史不载，盖已失传。但濒湖明人，亲见其书，不知何以与史不合。史又称宪王博学，或有所附益之欤。今苏之嘉定，制之颇精，载之邑乘，视为土产之一。法于冬月，掘取蒌根，洗尽其外褐之粗皮，带水磨细，去滓澄清，换水数次，然后曝干，精莹洁白，绝无铁尘。沸汤点服，虽稠滑如糊，而毫不粘滞，秀色鲜明，清沏如玉。与其他市品之混入杂质者，绝不相同。益胃生津，洵推妙品，最宜于老弱病后，绝无黏腻碍化之弊。虽同此蒌根，而几经漂，渣滓皆去，苦寒本性，亦已消除净尽。更不虑其或有寒中滑泄之变，尤为全其所长，去其所短，非原质之可以同日语矣！

茜根：性寒。所主多血热失血之症。古今说解，都无异议。而《本经》主治，独以寒湿二字为冠，最为不伦。虽各本无不尽同，然病情药性，大相矛盾。此必古人传写之讹，不可望文生义，曲为附和。风痹指血瘀血热，痹着不行而言。茜草寒凉，又色赤入血，而通瘀活络，是以主之。古人论痹，本有热痹一候。此必不可与上文寒湿，连属读之，而缪谓可治寒痹湿痹。黄疸本属热症，此则并能清热逐瘀。谬仲醇谓指蓄血发黄，而不专于湿热，其说甚是。补中以清热言，热淫于里，则中气伤。唯去其热、清其血、则中得其补。经文最简，皆当观其会通，并非泛泛言之。《别录》止血，以血热涌泄言之。一以清血中之热；一以通壅积之瘀。斯血循故道，而不横逆。崩中亦以龙雷太亢之时而言，如其所失太多，阳气已馁，即非所宜。蹉跌必有血瘀，瘀则蕴而生热，故宜清热行瘀。蛊毒皆南方热淫之毒，清血热者必能解毒。陈藏器谓襄荷与茜，主蛊为最。唯《别录》又治膀胱不足一证，殊属费解。姑且存而不论，以俟知者。

络石：气味《本经》谓之苦温。盖以隆冬不凋，而功能通经活血言之，故以为温。然《本经》主治，纯是热症，则非温药可知。故《别录》改作微寒。而御览引李当之说，且以为大寒也。此物蔓生而甚坚韧，节节生根。故善走经脉，通达肢节。《本经》主风热死肌。《别录》养肾主腰骨痛、坚筋、利关节，皆即此义。其治痈肿喉舌焦，皆苦寒泄降之功用也。《别录》谓其除邪气，则以邪热而言。凡《本经》《别录》"邪气"二字，所赅最广。其实各有所主，并非泛辞。读者当以意逆之，自能悟到，不可混作一例看。唯"大惊入腹"四字，则不甚可解，当付阙疑。

木莲：木莲、薜荔，俱见陈藏器《本草拾遗》。薜荔与络石相似，藏器谓：叶酸平、

978

主风血、暖腰脚。苏颂谓治痛痹、亦主下痢。《大明》谓治癥瘕、恶疮疥癣。濒湖谓治血淋痛涩。皆疏经隧，清热逐瘀之意。木莲即薜荔之实，其大如杯。蒂小上丰而平，有似莲房，故得莲名。亦曰木馒首。濒湖谓消肿散毒、止血下乳、治肠痔阴㿗；功用亦与络石相近。石顽谓利水止血，通乳要药。《纲目》引《集简》方。木馒头二枚，猪前蹄一个，烂煮食之。并饮其汁，一日即通。则通脉之捷，仍本今蔓延有力之性情。今吾乡俗语谓之，木龙通子，龙以蔓生而名；通则名之以其能也。但濒湖又谓其主久痢。《普济方》又治遗精肠脱。则此物着树有力，隆冬不凋。通中有守，又不专在滑泄见功，校之木通、王不留行等走窜迅疾，亦易伤阴者，不可同日语也。

防己：纹如车辐，体质空松。苏颂谓折其茎吹之，气从中贯。故专以通泄疏导为用。而味又辛，则外达肌肤，下通二便。昔人谓其散风者，亦以轻能外达言之。实则苦泄而清利湿热，是其专职。颇与木通之体用相近。则专治湿热有余，二便不利，而实非风家主药。名防己者，以脾为己土，喜燥恶湿，湿淫于内，则气化不行，而水失故道，为肿为疮，为脚气。皆已土受邪之病，而此能防隄之。是为古人命名之真义，非所谓名以其能者耶。古今主治，无不从"湿热"二字着想。此物产于汉中，范子计然，已有此说，故名汉防己。藏器虽谓治风用木防己；治水以汉防己。张石顽亦有根苗分治之说，似乎二者功力，颇有不同。然仲景方用木防己，亦是清泄水湿主治。今市肆中，又无汉木根苗之分，正不必拘牵旧说，执而不化。东垣李氏，独谓其如人之险而健，幸灾乐祸，能为乱阶。又历举其三不可用，贬之最甚，然持论皆不切实。而又谓十二经湿热，壅塞不通，下注脚气，膀胱积热，非此不可，真行经之仙药。或抑或扬，殊觉无谓。要之，药以治病，对症自有奇功。譬如巴豆、乌、附，大毒最厉。苟能用得其宜，起病乃极迅速。何必专言其短，等于吹毛求疵。反以眩惑人心，望而生畏。且以启后学之疑，非治药物学之正旨矣！东垣又谓此是血分药，泻血中蕴湿，说亦不确。此物空松，气疏以达，行经利水，正其以气用事。且其质本轻，岂可认作泻血攻破之剂耶！

木通：质轻而细孔通达，其味大苦。故善泄降去湿。而专治湿热之蕴结不通。《本经》去恶虫者，虫皆湿热结滞之所生也。除脾胃寒热，疑传写者羡一寒字。正唯脾胃有热，故宜苦泄通利以除之。而寒则非其治矣！湿与热蒸，则上之阳窍不清；而下之阴窍不利。苦以降之，通以导之，九窍有何不利之有？血脉关结，是指血热积瘀。而关闭结塞，清热以通其经隧，斯血脉通而关结开。今本关结乃作关节，则但以肢节言之。虽最为习见之字。然身之有关节，只是百体之一端。不如从古作血脉关结，则以全体而言，所赅者广。此可知见大见小，不可同日语矣！能令人不忘者。热盛湿蒙，则神志愦愦，清泄而通利之，自然神志恺爽。此以湿痰蒙蔽，及热邪熏灼而言。固非泛治血液不足之健忘也。《别录》谓疗脾疸。其为湿热，显而易知。常欲眠者，亦湿热熏蒸，恒令人倦怠嗜卧。此能导热燥湿，譬如炎天酷热之时，人多神思颓唐，沉沉欲睡，必有凉飔乍起，扫荡郁蒸，而后气宇澄清，精神焕发。此非正气疲惫之嗜卧，及少阴病之但欲寐，所可等视者。心烦亦蕴痰内扰使然。此能清热开痰，泄化降气，是以治之。哕即呃逆，痰气闭塞，升而不降，乃厄厄有声。故宜苦泄宣通，以顺胃气下降之令。其非胃虚胃寒之呃忒，亦可于病情病理得之。耳聋者，气逆之上蒙清窍者也。痈肿结核，恶疮鼠瘘，固多痰热湿热，阻其经隧之病；亦犹本经之治血脉关结，络脉不通；血瘀结滞，易生蕴热；金疮失血，亦生内热。此能清热之凝结，降之、清之、泄之、通之、宜其可治。但苦降之力甚锐，且通行百脉，所以能堕胎孕。合《本经》《别录》诸治观之，固无往而非苦泄宣通，利湿清火，消

979

痰行瘀之猛将矣！

白敛：敛，孙氏《问经堂辑刻本草经》如此。别本多从草，创今本皆作蔹，此古今字。白敛苦泄、能清湿热，而通壅滞。痈肿疽疮，多湿火为病，古人所谓瘰疬，本外疡之通称。此疽字，非近世之谓阴疽。结气以热结而言，苦泄宣通，则能散之。痛者亦热结之不通，经文以止痛与除热并言，则非泛治一切诸痛可知。目赤乃湿热之上凌；惊痫多气火之上菀；温疟本是热痰窒塞；阴中肿痛，亦湿火结于肝肾之络。总之皆苦泄宣通之作用。《医经》主治。未尝不与陆氏《经疏》同条共贯也。《别录》以治赤白。亦泄导湿热之浊垢。曰杀火毒，则约而言之耳！

《日华子》谓治发背，则古之背疽，多是火毒。此与太阳经凝结之背疽不同，不可含混。又谓瘰疬面上疱疮，亦即《本经》主痈肿之义。又谓治肠风痔漏、血痢、刀箭疮、扑损、生肌止痛。则于《本经》《别录》之外。多一层凉血破血，化瘀生新之义，又可作疡家外治末药。盖苦而善泄，义固相同，石顽《逢源》。谓性寒解毒，敷肿疡疮，有解散之功。以其味辛也。《金匮》薯蓣丸用之，专取其辛凉散结，以解风气百疾之蕴蓄。山师尝谓《金匮》论虚劳，以血虚而运行不利，必有干血。既立大黄䗪虫丸方，专治干血。而著蓣丸虽大队补药，然亦白敛之宣通清热者为辅，能守能行，乃流利而不滞。石顽谓解风气蕴蓄，尚非古人本旨。石顽又谓同地肤子，治淋浊失精，同白及。治金疮失血，则皆辛散之功。

寇宗奭谓白敛服饵方少用，唯敛疮方多用之，故名白敛。细按此药功用，全以流动泄散见长，正与敛字之义相反。此字在说文，本从草金。其从敛者，原是别体，乃古人音近通用之例。与聚敛之义，毫无相涉。此胡可譌托字义，妄言以欺人者。寇氏本非长于小学，望文生义，致有此误，本不足责。然欲发明药物情性，而说来适得其反，贻误后人，其罪不小。正以不知古人字学源流，而强作解事之谬。乃张景岳之《本草正》。即以寇氏此说，遂曰性敛，治诸疮不敛生肌止痛，则"生肌止痛"四字，尚无不是。然此乃苦泄解热之功，非欲以收敛疮毒。一盲群盲，是之谓矣！石顽痈疽已溃不可用，其说甚怪。须知疡家辨症，必以虚实寒热为据，非可以已溃未溃，标示治法。如果溃疡尚有热毒，此药何尝不宜？若非实热，即在未溃之时，亦岂清凉之药；所可浪用者耶？石顽又谓阴疽色淡不起，胃气弱者，非其所宜。但此说亦大有语病，是是非非，不可不辨。敛白苦泄，阴疽不起，诚非所宜。苦曰色淡，则殊不尽然。盖疡症之阴阳虚实，本不在色红色淡之分。若曰肿疡色淡，皆是阴寒，必色红者乃为阳热。则将见阴症必十九而强，阳症十一而弱。无怪乎林屋山人王鸿绪之《证治全生集》。动辄阳和汤，误尽天下后世。然世之普通外科俗书，固无不如此说法。所以吾等每谓世间竟无一部稍稍清楚之外科医书。而内科家言，一及外科，又无一不貌似神非，隔靴搔痒。石顽能为此说。可知此公于疡科一门，亦未尝有实在经验。要之治疡虽曰小道，其实亦不可不研究一番，而辅之以十年阅历。否则信口说来，无一非门外汉之口气矣。

覆盆：为滋养真阴之药，味带微酸，能收摄耗散之阴气，而生精液。故寇宗奭谓益肾缩小便，服之当覆其溺器。语虽附会，尚为有理。《本经》主安五藏，藏者阴也。凡子皆坚实，多能补中，况有酸收之力，自能补五藏之阴，而益精气。凡子皆重，多能益肾。而此又专入肾阴，能坚肾气，故曰长阴令坚。强志倍力。有子，皆补益肾阴之效也。久服轻身不老，则极言其功耳。《别录》益气轻身，令发不白，仍即《本经》之意。唯此专以养阴，非以助阳。《本经》《别录》，并未言温，其以为微温微热者，皆后人臆测一辞。一似凡补肾者，皆属温药。不知肾阴肾阳，药物各有专主。滋养真阴者，必非温药。读本草者必以《本经》为主，而《别录》辅之。后人杂说，徒多纷乱。不可不分别观之。

割人藤：张石顽《本经逢原》，谓即葎草之俗称。其苗极长，蔓延最速，茎有毛刺极密，老则螫人肌肤。江浙间遍野有之。吴下土俗，"割人籐"三字，妇孺皆知。据李氏《纲目》，引《唐·本草》葎草：谓即《别录》之勒草。《蜀图经》谓之葛勒蔓，李谓茎有细刺，善勒人肤，故名勒草云云。则土语割人之名，即从葛勒转展为之。且蔓生如葛，故有葛名。其形则《纲目》详言之。苏恭谓气味苦寒、主五淋、利小便。苏颂谓疗膏淋、久痢。石顽谓散瘀血。盖苦泄寒降，皆主湿敛壅塞之实症，而亦可谓外疡阳毒之外敷者也。

兰草、泽兰：近来谈兰草者，佥以省头草当之。今之所谓兰草，已非神农氏之所谓兰草矣。按李氏《本草纲目》依据汉·吴普，魏·李当之，及陶宏景诸家之书，兰草条下，击以水香、都梁香、孩儿菊等别名；泽兰条下，亦缀以水香、都梁香、孩儿菊等别名。可见今之兰草，已与泽兰混而为一。而泽兰草条下，又註明一名大泽兰。冠一"大"字，似乎兰草与泽兰为同类，不过比较泽兰为大耳！乃查阅各处药肆中之兰草，其长大反不如泽兰远甚。则大泽兰之谓何？又李氏谓兰草泽兰，一类二种，俱生下隰。以茎圆节长，叶光有岐者为兰草；茎微方，节短，叶有毛者为泽兰。泽兰走血分，兰草走气分。由是观之，即不辨其走气分不走气分，当辨其叶之岐与不岐。乃起视药肆中泽兰之叶片，椭圆而端微尖，并不有岐。（李氏《本草图》叶分三叉，如枫叶形。）唯气味微觉辛香，似可收为气分药品。然而茎叶之形状，已与时之《纲目》不符。将谓时珍之说是乎？则今之所谓兰草，又失其本来面目矣！遑论古之兰草哉！古之兰草，经李氏妄矜赅博，裒集古文人及经生家，诸芳草考据及论疏，强作兰草註解，力辟从前以山兰为兰草之非，谓药中所用之兰草，并非与蕙并称之兰草。而古之兰草，乃益屈抑而不得伸。所谓今之兰草也者。既君子道消，自然小人道长矣！然钱塘赵恕轩著《本草拾遗》。独具卓识。谓李氏于兰草释名下，概以省头草孩儿菊为泽兰。而附方中，则又认省头草为兰草。皆误也云云。竟将东壁之说，完全推翻。而八十一叟王秉衡氏《重庆堂随笔》。收采赵说而推崇之。夫岂好为赵氏之应声乎？可知恕轩意中之兰草，虽未必即是神农氏所收之兰草。其不为近人一名省头草之兰草也审矣。如果神农氏所收之兰草，即近今称为省头草之兰草。则高明如宋之寇宗奭，元之朱丹溪，明之李仕材，何以不一齿及？而必以孔子称为王者香，生于空谷。不以无人而不芳之出兰当之耶！近来省头草一味，医界中之能读。《本经》而辨识药草者。群以为即是《本经》中之兰草矣！然而一举笔，一启口之间，绝不有兰草之名称，不称为省头草，即称为佩兰。隐然借《楚辞》纫秋兰以为佩之佩字作根据；至问其来历，则云不知始自何人？是又数典而忘其祖矣！总之，省头草一物，其种类与泽兰为一家，其功用与藿香相彷佛，其辛香之气味，亦未尝不可以解秽浊，而快脾胃。若即以此草而且认为我孔子所赞赏之兰，则吾未之敢信也！何也？盖孔子所称之兰，即孔子琴操中幽兰之兰。幽兰生于山谷，是山草。佩兰生于水中，或泽边，是水草，亦是隰草，幽兰贵品也。佩兰贱草也。而谓区区一省头草，格卑而品下，足以当孔子王者香之称乎？而谓多识于鸟兽草木之名之孔子，竟不知省头草生于池泽，而谓其生于山谷乎？呜呼！空谷幽兰，见弃于习歧黄者久矣！虽经负大名，如寇宗奭、朱丹溪、李士材，诸贤达之识别，以及赵恕轩、王安化老人之论辨。（寇、朱、李三先生，皆谓本经兰草，即今兰蕙之兰，赵谓东壁（时珍字）以省头草孩儿菊等，气香而不清者当兰草。是直认阳货为孔子矣！王谓孔子称兰为王者之香，则兰之于草。亦犹麒麟之于走兽，凤皇之于飞鸟。后之修本草者，苟折衷于圣人，自当以兰为冠。盖兰草能舒思虑之郁结，蠲蕴伏之浊邪，稀痘催生，清心养液，禀天地至清之气以生。故圣人有吹气如兰之喻。奈何竟以省头草当之云云。）兰埋没于山谷，屈伏于泥涂。或徒供赏玩于明窗净几，终不护采入药笼。俾得一伸其去菀陈莝之怀抱，岂非兰之不幸欤！虽然，《内经》有云：饮食肥甘，传为消渴，治之以兰，除陈气也。兰之功用，已发明于四千年以前，兰亦何不幸之有！窃以为世风不古，医道晦盲，置四千年以前发明之兰草而不用，非兰草之不幸，直病者之不幸耳！噫！我欲无言。

　　麦冬：产于西北，土脉深厚之地，入土深远，其味大甘，得坤土之正，而膏脂浓郁，故专补肾阴，滋津液，本是甘药补益之上品。凡胃火偏盛，阴液渐枯，及热病伤阴，病后虚羸，津液未复；或炎暑烁津，短气倦怠，秋燥逼人，肺胃液耗等证。麦冬寒润，补阴解渴，皆为必用之药。但禀西北严肃之气，偏于阴寒。则唯热炽液枯者，最为恰当。而脾胃虚寒，清阳不振者，亦非阴柔之品，所能助其发育生长；况复膏泽厚腻，苟脾运不旺，反以凝其转输而有余；而湿阻痰凝，寒饮停滞者，固无论矣。《本经》《别录》主治，多就养胃一层立论，必当识得此旨，方能洞达此中利弊。不然者，拘执伤饱支满，身肿目黄等说，一概乱投。自谓此亦古人精义所在，岂不益增其困，《别录》又以麦冬主痿蹶者，正是《内经》治痿独取阳明之意。胃主肌肉，而阳明之之经，又是从足而上；阳明经热，则经脉弛缓而不收；胃液干枯，则络脉失润而不利；补胃之津，而养阳明之液，是为治痿起废之本。但亦有湿流关节，而足废不用者，则宜先理其湿。又与滋润一法，遥遥相对。不知辨别，其误尤大。《别录》又谓其定肺气，而后人遂以麦冬为补肺主药，盖以肺家有火，则滋胃之阴，亦以润肺，本是正治。参麦散一方，实为养胃保肺无上妙品。然肺为贮痰之器，干燥者少，湿浊者多。设使痰气未清，而即投黏腻，其害已不可胜言。而麦冬又滋腻队中之上将，或更以沙参、玉竹、二母等，柔润甘寒之物辅之，则盘踞不行，辟为窟宅。而清肃之肺金，遂为痰饮之渊薮矣！

　　又按：麦冬本为补益胃津之专品，乃今人多以为补肺之药，虽曰补土生金，无甚悖谬。究之其所以专主者，固在胃而不在肺。寇宗奭谓治肺热，亦就肺家有火者言之。柔润滋液，以疗肺热叶焦，亦无不可。《日华》谓主肺痿，固亦以肺火炽盛者言之也。然又继之曰吐脓，则系肺痈矣。究之肺痿肺痈。一虚一实，虚者干痿，实者痰火。麦冬润而且腻，可以治火烁之痿，不可治痰塞之痈。景岳和之，遂以肺痈肺痿，并作一气，则虚实之不分，岂非大谬！且肺痈为痰浊与气火交结，咯血臭秽，或多脓血，宜清宜降，万无投以滋腻之理！即使如法清理，火息痰清，咳吐大减，肺气已呈虚弱之象，犹必以清润为治，误于腻补，痰咳即盛，余焰复张，又临证所得，历历可据者。而肺痿为肺热叶焦之病，但言理法，自必以补肺为先务，然气虚必咳，咳必迫火上升，而胃中水谷之液，即因而亦化为痰浊，故肺虽痿矣，亦必痰咳频仍，吐咯不已，唯所吐者。多涎沫而非秽浊之脓痰，是亦只宜清养肺气，渐理其燥金之火，使但知为虚，而即与黏腻滋补，则虚者未必得其补益，而痰火即得所凭依，反致愈咳愈盛，必至碎金不鸣，而不复可救。此沙参、玉竹、麦冬、知母等味。固不独脓痰肺痈所大忌，即稀痰之肺痿，亦必有不可误与者，皆俗医之所不知者也。又麦冬本非治咳嗽之药，《本经》《别录》。凿凿可据。自《日华》有止嗽一说，而景岳亦谓其治肺干咳嗽，推其用意，亦谓干咳无疑，则为气火刑金，麦冬滋润退热，夫岂不可？特咳嗽一证，虽有虚实寒热之分，而挟痰挟湿者，十恒八九；干咳无痰者，十不一二；即使本是无痰，而误投滋腻则气火交结，痰浊遂滋，适以助其黏腻，而邪无从泄。凡属咳病，必肺气郁塞，不能宣通，因而作声，以求开泄，只宜顺其机以导之，用轻扬疏达之品，如桑叶、蒺藜、兜铃、木蝴蝶之类，助其开展，则咳声畅达，痰吐滑利，其势即解。误于滋腻，则痰邪为其闭塞，昔贤比之如油入面，不可复出，最是确论。张石顽亦谓阴虚羸瘦，喘嗽上气，失音失血，及风寒暴嗽，大非所宜，正是此旨。盖痰浊得其滋填，则无论为风为寒，为外来之邪，为内蕴之热，皆胶粘固结，牢不可破，永永闭锢于肺中，后虽欲开泄之而不可得，遂致酿成蟠结之根，时时震撼。试问肺叶娇嫩，而能堪此日常之激动乎？劳瘵之由，强半在此，石顽又谓麻疹咳嗽，亦不可用此。以其性寒助阴，适以固敛阳邪，不能发越，尤为剀切。且咳病苟服麦冬，必致音暗。是其阴寒敛邪入肺之明证。所以凡有咳证，麦冬等味，真是鸩毒。徐灵胎尝大声疾呼，而人多不觉。近世名贤如叶天士、费伯雄，皆犯此禁。未始不误于《日华》止嗽之一说，而陈藏器且以此物为下痰饮，景岳亦更有消痰一说，则尤为杀人之利刃。今之俗医，又误于叶氏《指南》，费氏《医醇》等书，恒以制造劳瘵为事。所见治咳之方，蹈此弊者，比比而是。甚矣！医学之不昌，虽曰自昔已然，未免于今为烈，曷禁感慨系之！《日华》又谓麦冬治五劳伤，盖亦《本草》主伤中之意，养胃滋阴，生津益血，夫孰非五劳之正治。然以为服食之品，调养于未病先则可；若曰劳伤已成，而以阴柔之药治之，又非阳生阴长之旨。且劳损之病，虽曰内热，然亦是阴虚而阳无所附。补脾之气，助其健运，尚能击其中坚，而首尾皆应。从事滋润养阴，则阴寒用事，而脾阳必败。不食泄泻等证，必可操券以俟！越人所谓过中不治之病，又皆阴柔之药。有以酿成之矣！再按近人之用麦冬，皆去其心。盖此物以滋腻为用，其心乃干燥之筋，既无脂液，留之无益，且剖之，则入煎剂而易得全味。又其说最古，始于陶弘景。甚且谓不去其心，令人心烦，几似有必不可用之意。然此物入土甚长。一茎十余枚，连绵不绝，皆一线贯通，屈曲而达。《本经》主心腹结气，治胃络脉绝，即取此义。所以能贯通脉络，开达结气。凡通达脉络之药，始竹茹、丝瓜络等，皆是此意。而麦冬去心，则仅存黏腻之质，更何有通结宣络之力？此又物理之不可不知者。当归：当归是知家气药，以辛升运行为用，以温和焕煦为功。气血虚寒者得之，则血随气行，而归其所归，此当归命名之取义也。昔人每谓身能补血，头能止血，尾能行血，全能和血。彻上彻下，可补可攻。头尾之情性不同，斯攻守之取效自别。吾国药物学之精细，所以异乎西人之专论物质，而无投不利者，其神髓在是。窃谓归身主守，补固有功；归尾主通，逐瘀自验；而归头秉上行之性，便血溺血；崩中、淋、带等之阴随阳陷者，升之固宜，若吐血、衄血之气火升浮者，助以温升，岂不为虎传翼？是止血二字之所当因症而施，固不可拘守其"止"之一字，而无投不利矣！且凡失血之症，气火冲激，扰动血络，而循行不守故道者，实居多数。归之气味俱厚，行则有余，守则不足。亦不可过信归所当归一语，而有循名失实之咎。即如《局方》四物一汤，举国医家，孰不知是其血家圣药。且自海藏种种加味，而六合诸方，可谓五花八门，无美不备，极尽医林能事。究竟即以四物言之，已是走者太走，守者太守，各有专主，未必水乳交融。更何论信手拈来者之合宜与否？此则泥于迹象，太嫌呆板，去"神化"二字，瞠乎后矣！

川芎：芎藭质地空松，气雄味薄，功用专在气分，上升头顶，旁达肌肤，一往直前，走而不守。譬犹勇敢之士，冲锋陷阵，锐不可当。须赖为之将者，慎选良材，相与并进，方能擒渠扫穴，直捣肤廷。若听其一意孤行，后援莫继，则虽勇敢之气，亦足以拔戟自成一队，而偏锋制胜，终非专阃长材。考仲景方中用芎藭唯《金匮·妇人篇》独多。其当归芍药散，则曰：治怀妊腹中疠痛。（疠义同绞）其当归散，则曰妊娠宜常服。其白术散，则曰：妊娠养胎。皆不论寒热虚实，而浑浑然一方可以统治。仲景必不若是之颟顸，此当是传写有所脱佚。唯胶艾汤、温经汤二方。归芎并重，盖以阿胶厚腻有余，恐其迟滞，因以血中行气者，为之疏通。庶几守者走者，互相调剂（胶艾汤有阿胶，又有地芍。温经汤有阿胶，又有麦冬、芍药，腻滞已多，非归芎则呆笨不灵矣。）古方之于芎藭，其用意自可想见。后人四物汤，虽本于胶艾，而仅取芎、归、芍、地四者。谓为妇科调血主剂，终嫌笼统不切，古人必无此浑沌治法。近贤论四物，已谓守者太守，走者太走，其说甚是。而晚近俗子，且更有仅取归芎二物，认为妇女必需之品者，则扰乱有余，每况愈下矣！石顽《逢源》。引用《日华》子芎藭治一切风气之说，而申之以上行头目，下行血海，且谓四物汤用之者，所以搜肝经之风云云。抑知肝阳不扰，风从何来？肝家之风，唯气火旺盛者，乃习习生风。此风是由内而动，非外风袭人可比。治肝风者，涵敛以求其潜息，犹虑不及。岂有更用升腾，助其飚举？果以川芎辛升，搜剔肝阳自动之风，宁不借越飞扬，天旋地转，此误以泄散外风之药，作为疏通内风之用，其害伊于胡底。胶艾汤中之芎归，其意何若？不可不深长思也！石顽又谓芎治少阳厥阴头痛，及血虚头痛之圣药。又谓助清阳之气，去湿气在头，头痛必用之药。须知少阳厥阴，肝胆木火上凌，头痛之证固多，此是升腾太过，火盛生风，非镇摄滋潜，其焰不息。即血虚之头痛，亦是阴虚于下，而阳越于上。此岂可与风寒外束，清阳不升者，混作一例论治！而谓芎能升清阳之气者，可治肝胆气升之痛，抱薪救火，而更风以扬之，那不烈焰隆隆，燎原不救！俗本《药性赋》。有头痛用川芎一言，而盲人无识，信手乱投，为祸已烈，不谓石顽高明，更昌言其为厥少头痛，血虚头痛之圣药。是唯恐患者之肝火不旺，而速其焦头烂额也！石顽又谓血痢已通，而痛不止，乃阴亏气郁，药中加用川芎，则气行血调，而痛立止。今按热痢乍起，大忌升举。唯积滞已化，而痛犹不止，则气结于下，固有脾阳不振，清气下陷之一症。木香芎藭。升清行气，洵是一法。又引灵苑方，验胎法：生芎藭末，艾汤服钱匕，腹中微动者为胎。今按归芎能试胎，以验其动与不动，古书虽有此法，然无故而扰动之，体质柔弱者，且因之而不安矣，为害不小，不可妄试！观《千金方》。谓子死腹中，以芎藭末酒调方寸七，须臾二三服，死胎立下，其力可知。今之安胎者，每特芎归为养血良药，频服之，胎已堕而莫明其妙，总受读书不多之累。

抚芎：（发明）芎藭。古书皆谓川产者良，然近今则赣产甚多。石顽《逢原》。谓辛温无毒，产江西抚草，中有孔者是。其功用则谓升散，专于开郁宽胸，通行经络。郁在中焦，痞满作痛，须抚芎开提其气以升之。故抚芎总解诸郁，直达三焦，为通阴阳气血之使。然久服耗气，令人暴亡。窃按赣产芎藭，形色实与川产无甚大别。盖今之药物，多由人力培植，与古之天然野生者不同，移种别栽，只须土宜相似，本非迁地而不能为良也。闻赣人种此，亦非一年即采，则多年宿根，得气者厚，自然形巨而质坚。若其小者，历时未久，则物质空松，亦固其所。则所谓抚芎形小中虚者，固即指此。然正唯其质未坚，宜乎升腾开泄之力，尤为迅速，是亦物理自然之性情。定痛宽胸，无非解结化滞，宣通郁塞之旨。仍与古人所谓川产者，同此一理。但石顽所称"气升郁降"四字，殊有语病。若谓久服耗气，令人暴亡，虽言之未免太甚，然与过服细辛，令人猝毙之说，同一理论。既其味辛气升，耗泄真元之害，凡温升辛散，动而不静之药，本无可以久服者。故丹溪治阴虚发热，不用辛温。而虞花溪缪仲醇于川芎条中，皆有禁约也。

鲍鱼：名称最古，所谓如入鲍鱼之肆，久而不闻其臭。秦始皇崩于沙丘，载鲍鱼于车中，以乱其臭，直是干鱼之臭腐者，究不可考其为何种之臭腐鱼？《本草经元》无此药。

984

《名医别录》，乃始有之，且列入上品。据其主治坠堕腿蹶腕折，瘀血血痹，在四肢不散者，则似为通瘀活血之妙药。窃意臭腐之鱼，安得有如是之效力，然《别录》又谓治崩血不中止，则又似止血固摄。岂不与血瘀血痹一层，自矛自盾！是以陶隐居已谓不知是何种鱼，又谓药方家自少用之。不知何者是真？唐、宋诸家本草。于此物皆无所发明，且亦未见方药用此。可知六朝以来，久已不入药笼，濒湖《纲目》，引据最博，亦不载六朝、唐、宋诸家，作何主治。唯李氏自谓：治女子血枯病云云。则是以意逆之，不可征信。直至叶天士医案，好奇成癖，始有鲍鱼淡菜海参等物，杂入药剂。而自负叶派真传之吴子音吴鞠通，奉为兔园册子，视作奇珍，《温病条辨》，特制大定风珠一方，专收此种腥腻海味入药，亦不知若辈所用之鲍鱼，果是何物？当时药肆，亦不知如何应付？若现时海味中之鲍鱼，则形圆而扁，似是大蚌肉中之筋，并非全体之鱼。罐头食物中，亦有鲜鱼一种，佐酒佐餐，味固脆嫩鲜美，人尽知之。不如海味店中干鲍鱼，坚硬耐煮。此则绝非《名医别录》所收之鲍鱼，固可断定。然即是今之鲍鱼，只可用作食品，宜质地极清，决不能行瘀活血，医治跌坠损伤，亦必不能治崩中血漏。须知此类海味，作为餚馔，必须厨子善于烹调，去其腥气，和以五味，方能适口。而叶氏、吴氏辈。竟并合海参、淡菜、羊肉、鱼胶等，和入草根木质，煮成汤药，腥膻恶浊。请问如何可以下嗉？好炫新奇，最是魔道！试教他写方之人，自己亲尝一杯，吾知其恶腥触鼻，必定颦眉蹙额，望而却走。病者尝之，定当泛恶作呕，三日不能饮食，更何有补益之望？鄙人谈医三十年，未尝用此腥膻一次，每谓叶老、鞠通一辈，定此药方，不当向药肆柜上配合，直是厨子开单，在海味店中办料，此从古医方所未有，可谓绝大之怪现状已。

白芷：白芷气味辛温，芳香特甚，最能燥湿。《本经》所谓长肌肤而润泽颜色者，以温养为义，初非谓通治外疡，可以生肌长肉。乃《大明本草》。竟以治乳痈发背、瘰疬痔瘘、疮痍疥癣，谓为破宿血、生新血、排脓止痛云云。洁古亦谓治头面皮肤，风痹燥痒。濒湖且谓色白味辛，性温气厚，阳明主药。痈疽为阳明湿热，湿热者温之除之。故排脓生肌止痛。须知辛温上升之品，可治寒湿，必不可治湿热。而溃疡为病，湿热者十之九而有余，寒湿者十之一而不及。胡可以统治痈疽，抱薪救火！《日华子》"排脓止痛"一句，实是无中生有，大乖医药原理。且洁古所谓皮肤燥痒者，明是火燥血热，又安得投此辛燥之药？濒湖所谓"湿热者，温以除之"一句。如何说得过去？总之，诸公于疡科理法，未能体会，人云亦云，皆是耳食之学。寇宗奭《衍义》，谓治带下，肠有败脓，淋灵下已，腥秽殊甚，脐腹冷痛，皆由败脓血所致，须此排脓。白芷一两，艾叶，红蜀葵根二两。白芍药，白枯矾各半两为末。以蜡为丸，梧子大。每空必米饮下十丸，或十五丸，候脓尽乃补之云云。要之此症，是带下之一，寒湿瘀垢，互结不通，"脐腹冷痛"四字，是其寒结确症，故宜用温升。而兼泄瘀固涩为治。虽曰败脓，决非溃疡排泄之脓，可以等视。何得妄为比附，竟认作排脓要药，则实热诸疡，必益张其焰，而害不可言！治疡煎剂。唯湿盛无火之症，间或可用，余则不可妄试！若消肿敷药之如意金黄散中有此，则取其辛以散结耳。○《大明》又谓去面骭疵瘢，固即《本经》面脂之义。然又以为治目赤胬肉，则风火升腾之炽甚者，而亦以温辛升之，《日华子》之颠顶，最是亘古无匹。濒湖谓治鼻渊。盖鼻渊一症，本有风寒、风热。及肺热郁蒸。三者之别，风寒郁其肺气，而鼻塞多涕，则白芷升阳可也。若风热之鼻渊浊涕，及肺热而黄粘腥臭之鼻渊，胡可一概而论？又谓治鼻衄齿痛，眉棱骨痛，则皆阳明热炽，上攻为病。古方偶用白芷，本以加于清泄剂中，作引经之义，而乃列为专条，等于主要之君药，岂非大误！

木香：木香虽以木名，实为草类，以气用事。故专治气滞诸痛，于寒冷结痛，尤其所宜。然虽曰辛苦气温，究与大辛大热不同，则气火郁结者，亦得用之以散郁开结。但不可太多，且味苦者必燥，阴虚不足之人，最宜斟酌，过用则耗液伤阴，其气将愈以纷乱，而痛不可解矣！近人更用之于滋补药中，恐滋腻重滞，窒而不灵，加此以疏通其气，则运行捷而消化健，是亦佐使之良法。疝瘕积聚，滞下肠垢，此为必须之药。凡气烈之药，多升少降，唯木香大苦，则亦能降，而质本空松，气尤雄烈，究以升阳为主。《日华本草》。谓治呕逆反胃，在胃寒无火，食入反出者，颇为相宜。若胃火盛者必不可用！海藏谓治冲脉为病，逆气里急，则肾气不摄，冲激逆上为患，必非所宜。丹溪谓调气用木香，其味辛，气能上升，气郁不达者宜之。若阴火冲上者，则反助火邪，当用黄柏、知母，而少以木香佐之，持论平允，胜于王氏多矣。

香附子：《别录》只称莎草。濒湖谓其不言用苗用根。后世皆用其根。名香附子，以其根相附，连续而生，可以合香故名。今按此物外有紫皮，茸茸生毛，带皮含之，辛而且苦，味亦带涩。如刮尽皱皮，其肉色褐，则淡而微甘，无复苦辛二味。中又有心，圆径全体之少年，其色较黑，则又辛而苦涩矣。是《别录》虽不言用根，而甘即其根之味，既云味甘，则非苗矣。然虽微甘，而究以辛苦为多。故寇宗奭谓之苦。苏颂引《天宝单方》谓之性涩。濒湖则曰辛甘。宗奭又谓虽生于莎草根，然根上或有或无，有薄皴皮紫黑色，若便以根为之，误矣！盖唯其附生于莎草之根，而非即草根，故有附子之名。是物产处颇多，以浙之金华府属为最多。巨者如指，即吾吴亦间有之，但形小味薄，不堪入药。前本校承山东诸城王肖舫君邮赠一器，据云彼地特产，形色气味，皆与兰溪所产无别，则可见出处之广。考陶隐居尝谓莎草人无识者，方药不复用。濒湖谓此乃近时日用要药，而陶氏不识，乃知古今药物，兴废不同。今按此物味辛烈，功用以行气为主，何以《别录》谓之微寒。此古说之不可泥者。所谓疗胸中热气，即中脘气滞不宣之病。辛香能开，初非寒以胜热，即有寒气痰饮，阻塞痹著者，香附亦何尝不能通之，则所谓寒以治热云者。"寒热"二字，须当活看。充皮毛，长须眉者，此物质坚而皮有茸毛，亦颇皆坚韧，故能外达肌肤。长养毛发。况乎辛香走窜，充肤泽肉，固有专长者乎？久服益气者，气药治气，自然之功用耳！又按香附辛味甚烈，香气颇浓，皆以气用事，故专治气结为病。而其色带紫，中心较黑，质又坚实重坠，则虽以气胜，而与轻举升腾之辛温诸药不同。故能直入血分，下达肾肝。王海藏所谓阳中之阴，血中气药，深得物理自然之妙。又凡辛温气药，飚举有余，最易耗散元气，引动肝肾之阳。且多燥烈，则又伤阴。唯此物虽含温和流动作用，而物质既坚，则虽善走，而亦能守，不燥不散，皆其特殊之性。故可频用而无流弊，未尝不外达皮毛，而与风药之解表绝异；未尝不疏泄解结，又非上行之辛散可比。好古谓《本草》不言治崩漏，是益气而止血也。然此物虽不可直认为益气，而确有举陷之力。丹溪谓须用童便浸过，盖嫌其辛味太浓，以下行为监制之义，故凡调和肝肾者，此法最宜。或有以醋炒，以青盐炒者，其理盖亦如此。时珍谓其气平而不寒，香而能窜，其味多辛能散，微苦能降，微甘能和。为足厥阴肝，手少阳三焦气分主药，而兼通十二经气分。盖气结诸证。固肝胆之气，横逆为多。此药最能调气，故濒湖谓之专入足厥阴，其实胸胁痹结，腹笥膜胀，少腹结痛，以及诸疝，无非肝络不疏。所谓三焦气分者，合上中下而一以贯之，固无论其何经何络也。盖生用则上行胸膈，外达皮肤；熟则下入肝肾，外彻腰足。生者轻清，其气上行；熟则重浊，其力下降。然此物在土，茸毛丰厚，且粘连根上，坚韧不解。故采药者，必以火燎之，而后粒粒可择。盖皆已煨而熟之矣！且药肆中又皆制之黑色，尚何得有生者可用？而胸膈气滞，亦皆投之辄应。可知本性使然，固不在乎制药之严为区别者也。《韩氏医通》，或称黄鹤丹青囊丸。二方之妙，黄鹤丹用香附一斤，乌药五两，二味则皆行气之不失于温燥者。自可以泛应一切气痛而有余。石顽有气病之总司，女科之主帅。唯经水先期而淡，及失气无声无臭者勿用。盖血气本虚，更与利气，则气行愈速矣。

肉豆蔻：即肉果。肉豆蔻始见于《唐·本草》。气味辛温。《开宝本草》。谓消食止泄，治积冷心腹胀痛，霍乱，呕沫冷气。皆温煦脾土，专治寒中之意。而其味又涩，则能止虚寒之泄泻。盖其除寒燥湿，解结行气，专理脾胃，颇与草果相近，则辛温之功效本同，唯涩味较甚，并能固及大肠之滑脱，四神丸中有之。温脾即以温肾，是为中下二焦之药，与草果之专主中焦者微别。《开宝》又谓治中恶鬼气冷疰，则亦辟除阴霾之意，不可拘泥到鬼物上去。《大明》谓温中下气，开胃，解酒毒。甄权谓治宿食痰饮，止小儿吐逆不下乳，腹痛。李珣谓主心腹虫痛，皆专就寒湿一边着想者。若湿热郁滞而为此诸症，则必不可一例论治。故李珣又谓主脾胃虚冷虚泄。濒湖谓暖脾胃，固大肠，要言不烦，最为确切。唯珣又谓治亦痢，则湿热者多，虚寒者少，不当泛泛言之矣！石顽谓温中补脾，宽膨胀，固大肠，为小儿伤乳吐逆泄泻之要药。又谓脾土性喜芳香，故肉果与脾胃最为相宜。能下气者，得补则健运，非若厚朴枳实之峻削，唯热郁暴注禁用，以其辛温涩滞之故。盖脾固喜温而恶寒，喜燥而恶湿。温和则敷布有权，刚燥则清阳干运。若中阳既衰，湿邪困之，即委靡倦怠，而索索无生气矣！唯香砂、蔻仁之类，温煦芳香，足以振动阳气。故醒脾助运，最有近功。则所谓消食下气，已胀泄满者，皆其助消化之力。固不可与克削破气作一例观。

白豆蔻：《开宝本草》，谓辛而温，治积冷气，止吐逆反胃，消食下气。盖温胃醒脾，固亦与草豆蔻肉豆蔻异曲同工，其同得豆蔻之名，固亦以此。唯白豆蔻其气清芳，辛烈视彼为尤，而无涩口之味，则芳香之气，尤善上行。开泄上焦气滞，已与草果、肉果之专治中下者不同。东垣谓散肺中滞气。海藏谓补肺气。皆以其气独胜，辛升作用。功效必在上部。所以宽胸利膈，尤其独擅胜场。而苏恭竟谓气味俱薄，专入肺经，得毋误会？况乎此物气味，皆极浓厚，必不可妄谓其薄。而咀嚼久之，又有一种清冽冷冽之气，隐隐然沁入心脾。则先升后降，所以又能下气，亦与其他辛升者，绝不相同。濒湖《纲目》，谓之大温，颇嫌未允。此固蔻仁、砂仁二者之特异性情，升降阴阳，各臻其妙。所以通治肺脾肝肾诸气。而为吹嘘鼓动之无上妙品。寒热虚实，无往不宜。杨仁斋谓治脾虚疟疾。呕吐寒热。仍不外祛湿开痰，温煦以助脾家健运之义。

缩砂蔤：俗称砂仁。缩砂蔤始见甄权药性，《开宝》称其辛温涩，治虚劳冷泻，宿食不消，腹中虚满，下气。盖气味功力，皆与豆蔻相类。故《大明》谓治一切气，霍乱转筋。杨仁斋谓和中行气，止痛。洁古谓治脾胃气结滞不散。濒湖谓醒脾养胃，理元气，通滞气，散寒饮胀痞，噎膈呕吐，亦皆与白豆蔻同一主治。唯此物虽为草实，而开花结穗成实。皆在根下，是其特异之征。故虽辛温能升，未尝不治中下二焦之气。而本乎地者亲下，尤以专治肝肾为特长。甄权谓温暖肝肾。藏器谓治上气奔豚。盖皆有见于此。又如肠辟滞下一症，腹痛皆由气滞，必以调气为要务。然须疏通开泄，宜降而不宜升。故芳香辛温升阳之药，皆在所禁。唯砂仁功能治虚寒之泄泻，似乎亦在辛温升清一边。而《开宝》竟以主治赤白痢疾。此症唯湿热积滞为独多。温升之品，宁非大忌？不知砂仁气辛，虽似温升，而开泄下降，是其本色。且能破滞解结，则虽湿热实积，亦不妨藉为引导，直入下焦而通瘀滞，不患其升举秽浊，上逆为患。故甄权又以为止休息气痢。濒湖引《药性论》。谓治冷滑下痢不禁，则温涩之中。尚有行气消积之作用在，固不可与肉蔻、益智之一味温涩者，同日而语。石顽谓今人治血痢亦多用之，若积欲尽时，良非所宜。岂不以消滞导淤。是其所长。故适宜于积滞之症。又谓新产忌之，恐其气骤行而动血，于以知砂仁泄降下气，力量颇专，与其他辛温芳香之药，以气用事，能升而不能降者，显然有训。考芙藁之本，其名曰蔤，蒲本亦曰蔤，皆有深藏于密之义。此药名蔤，其义盖亦如是。所以主治肝肾诸气，尤有特长。盖尽函藏收摄之意，尚不可与其他辛散之专于破气消耗者，作一例观。濒湖引陶隐居方，谓缩砂和皮炒黑，研末，米饮下二钱，治子痫昏冒。安胎止痛皆效。此是胎气上逼，气升神昏之症，与子悬同一病理。而此能治之，尤可见其沉降功用。非辛升芳香，开通气郁之例。退藏于密，于此更得一证。顾其名而思其义，亦治药物学者所当致意也。

益智子：始见于藏器《本草拾遗》。谓之辛温，不言其涩。但诸家所述主治，无一非温涩功用。藏器谓主遗精虚漏，小便余沥，夜多小便者，以二十四枚碎之，入盐同煎服，有奇效。东垣谓治客寒犯胃，和中益气，及人多唾。（石顽谓胃虚多唾。盖有气虚寒，而廉泉不摄，涎唾自流。此药温胃而涩，最有捷效。）海藏谓益脾胃，理元气，补肾虚滑沥，皆温补脾肾，而尤以固气为主。濒湖谓其大辛，行阳退阴，三焦命门气弱者宜之。（此气弱以元阳之气而言。）李氏《集验方》缩泉丸。（益智子盐炒乌药等分，酒煮山药粉为丸。）治脬气不足，小便频数，及老年阳虚遗溺皆效。杨仁斋《直指方》云：心者脾之母，进食不止于和脾，火能生土，当使心药入脾胃药中，庶几相得，古人进食药中多用益智，土中益火也。今按此为脾阳虚馁，而不思食者立法。脾土喜温而恶寒，喜燥而恶湿。寒湿困之，则健运力乏而不思纳谷，且食亦无味。此唯温煦以助阳和，而斡旋大气，则能进食。益智醒脾益胃，固亦与砂仁、豆蔻等，一以贯之。仁斋说到益火生土上去，附会心经之药，尚是舍近求远，故意深言之，亦殊不必。濒湖又谓治心气不足，梦泄赤浊。则以肾阳无权，滑泄不禁者立论。故可用此温辛一法，然遗泄之虚寒证绝少，石顽谓因于热者，色黄干结，不可妄用，极是！濒湖又谓治热伤心系，吐血血崩诸证。则既是热伤，而反用此大辛大热之药，何其悖谬一至于此！要知洪氏《夷坚志》所载：吐血不止，惊颤狂躁一条，用益智等药而愈者，本是小说家言，何可征言？按之病理，宁不矛盾，而乃采入《纲目》，且因之而创为专治热伤之吐血，亦可谓好奇太过矣！

2. 兰溪医校校友会医学论说论外感六淫风不单行为病

兰溪中医专门学校第一次正科一年级生
傅瑞（时在民国之十一年）

大气磅礴，鼓荡为风。风者非他，即空气之流动者耳！吾人生于气交之中，呼吸吐纳，恒与空气本消息。苟闭诸幽室之中，空气浊则病，空气绝则死。凡属有生之物，无不恃有空气以为生我之母，相依为命，须臾不可离，且视布帛菽粟为尤切！是风之为气，赖以挈生万类所必需。何有乎感而成病之理！而为之说者，则曰：风者善行而数变，其和煦也，则为生育百物之母；其暴戾也，则为摧残万有之机。故《经》言风之病人，一则曰虚邪贼风，避之有时。再则曰邪风中人，疾于矢石。是明言风恬浪静之不能为害，其足以绝人长命，遗人夭殃者。即此四时不正之邪风，阶之为厉。盖空气流动，固无时而不然。然当晴和温煦之天，化育涵濡，自然形骸俱泰。而在震撼飞扬之际，拔屋发木，宁不疾病丛生？是其静则养人，动则肆虐，事实昭著，具有明征。然是说也，余尤疑之！夫外淫之气有六，曰风、曰火、曰暑、曰湿、曰燥、曰寒。其为火、为暑、为湿、为燥、为寒，无一非天地之气化。有以酝酿而蒸陶之。是以古圣命名，谓之六气。然火也、暑也、湿也、燥也、寒也，皆有足以致病之理。而此五者，非有气化以展布而流通之，则且不成其为火、为暑、为湿、为燥、为寒。而吾人外感，更何自而来？唯有空气以为之发动，为之簸扬，则火热暑湿燥寒之气化以生。而传之人身，又即以空气为媒介，而其病乃作。是风之为气，实为五气之总汇。而五者之病，且无一不假道于空气，以为传化之机括。若风之为病，则必挟五者之一以俱来，必不能独立于五者之外而单行为病。亦犹五者之不能独立于气化以外而病人。抑且风之所以成为病者，又即此五者之一之病。苟无火热暑湿燥寒杂于其间，则虽走石飞沙，山鸣谷应，而当之者，亦复相安无事。等于不见不闻，是可知风特为五者之介绍以病人。而古今不察，遂归咎于风，以制成种种病名。有如风热、风燥、风湿、风寒诸症。按之实际，何一非火燥湿寒之为患。只以空气为之传播，遂无不可加以"风"之一字。《经》所谓风为百病之长者，岂非以其既为诸气传递而成病，则固有不得辞其责者，自亦不得不受此恶名耳！且余之为是说者，非仅以理想而妄为悬揣也。盖尝据外感风淫之病理学与药物学，而实验以求其故矣！曰风寒、曰风温。非时邪外感中之两大条目乎？而所以治风寒之方药，则麻桂羌防也。所以治风温之方药，则荆蒡桑菊也。世之医者，无不谓麻桂羌防，荆蒡桑菊之类，皆是疏风之主将。顾何以风寒为病，投之以荆蒡桑菊则无功；而风温为病，进之以麻桂羌防则有害。岂非以麻桂辛温，利于寒而不利于温，荆蒡辛凉，适于温而不适于寒之故。则可知同是风也，而用药分际，必首先辨识其症之孰寒孰温，而药物即随之以大有区别。断不能仅为"风"之一字，用药混同，囫囵吞枣。始知药以主病，寒温为主而风为宾，推之此外治风诸药，亦无不隐隐然视温热湿寒，分别层次，而竟无一物专以治疗风病者，其旨岂不了然?! 即曰防风、羌、独、天麻诸物，均为定风专主。究竟防风、羌、独，无不温升。唯治风寒而不治温热。天麻静降，唯治风热而不治风寒。此则质诸稍明事理之医家，而无不谓然。若欲于本草之中，求一风病普通之药，而不在温热寒湿例中者，窃恐率尔操觚者能言之，而高明之士，势且瞠目而莫能举其名也。世有疑我此言为过当乎？盍亦平心静气，而一思其所以然之故耶？敢质高贤，匡我不逮，鄙人不敏，请执鞭弭以从。

伤寒论辨脉法第三节阳不足阴不足两层之一误再歧中又歧

兰溪　蔡济川

阳虚则外寒，阴虚生内热。语出《素问·调经论》。谈医之士，谁不知之！唯其所以外寒内热之理，则今本《素问》。虽有其说，而立言太觉颠顶，却非医理之真相。当是秦汉以后，书缺有问，而浅者补之，乃致空廓无味，不可索解。窃谓上古医经，断不若是之隔膜。鄙人不敏，请以己意粗浅解之，正唯其人阳气式微，则阳不胜其阴，体温恒苦不足，故外每畏寒。正唯其人阴液薄弱，则阴不胜其阳，孤阳每易暴露，故内乃生热。此其原理，盖亦显而易知。然皆以杂病言，本是两种病理，两个病情，非谓恶寒发热，同时并作之病。而古人所以连类及之者，原欲教人见其病而探其源，即是辨证之一大要诀。断无有一人之身，而同时具此寒热两证者，亦可一言而决。苟其稍具医学知识，当亦夫人而能司之，若以此两者之一寒一热，较诸《伤寒论》太阳病之所谓洒淅恶寒而复发热者，直是马牛其风，断断不能相合。乃今本《伤寒论》之辨脉法，既以恶寒而复发热，联为一气，则明明是太阳病之恶寒发热，而可妄认为阳不足阴不足，去题万里，牛头不对马嘴，已是荒谬绝伦！如可以外感之恶寒为阳不足，则凡治太阳病之恶寒，直须必用四逆姜附，为大壮元阳之唯一要诀。古今何尝有此治法？如可以外感之发热为阴不足，则凡治太阳病之发热，且须用地黄知柏，为填补真阴之无上妙药。无怪乎大名鼎鼎之《临证指南》温热门，席姓一案，竟以右脉缓弱，认作阴液渐涸。而开手即用熟地生地，五味麦冬，竭力以送入鬼门关也。（此案陆九芝《世补斋》文，已有专论。本校讲义又申而言之，畅发其谬，极为详尽。）且阳不足而恶寒，是指阳气，阴不足而发热，是指阴液。皆以病理言，不以脉状言。而辨脉法又能糊里糊涂说到脉理上去。则凡阳虚之外寒。阴虚之发热，即可据脉以为断，而不必参考其他之见证，势必教人囫囵吞枣，卤莽灭裂，无往而不败。后之读者，见其指出寸口脉微，名曰阳不足；尺脉弱，名曰阴不足两句。似乎有是脉，当有是证。未尝不脉病相合，其亦知此脉此证，杂病固当有之，即是两种病态，必不能合为一人同时之病，而乃硬拍到太阳病之恶寒发热上去，岂不知仲景固明谓太阳病脉缓者，名为中风；太阳病脉阴阳俱紧者，名曰伤寒。然则寻常太阳病之恶寒，何尝寸口脉微？若太阳病之脉微无阳而不应发汗者，乃其特殊之证，岂可质直言之！竟曰阳不足则为洒淅恶寒，是必未知有仲圣本论者为之，宁有号为医家者言。而乃东牵西扯，向壁虚构，随意杜撰，一至于此。（或者谓其人卫阳不固，所以感寒而恶寒，似乎伤寒者未尝不可谓之阳不足，究竟伤寒脉紧，明是有余之证。有力之脉，胡可瞎说寸口脉微！是阳脉不足。）且仲圣之所谓太阳病阳浮而阴弱者，正以太阳发热，热在皮毛，故阳分之寸脉独浮。而里未传热，下焦无病，故阴分之尺脉犹弱。（此弱字非软弱内虚之弱，唯其里无病，所以脉不强劲。陆九芝谓无病为虚，有病为实。义与此同。唯本论又有阴弱者汗自出一句，颇似阴液虚而不能自守者，则不佞心窃疑之，以为不合桂枝汤证之病理。此句恐非仲景原文。又伤寒例篇，竟谓尺寸俱浮，太阳受病。则明明与仲景之旨，大相矛盾。此又浅人抄《素问·热病篇》而妄增者，皆别为一论以申明之。）此太阳病之尺脉弱，万万不可误认为阴不足者。而又质直言之曰：阴脉不足则发热。牵合外感内伤，并合为一，是乃仲景书之绝大蟊贼！罪已不容于死。非特此也，阴气上入，阳气下陷两层，尤其岐中又岐，错中更错！竟不知为是说者，作何感想？是何肺肝？盖所谓阴气上入阳中，是为阴寒上逆，下焦寒水泛滥之病，当用真武汤黑锡丹之类，以镇摄阴霾者。其证或为恶寒，而其脉或且弦紧搏指，何尝是寸口脉微？如果寸脉独微，而证有外寒，是仲景所谓其人荣血不足，而表阳不固者。斯病当养荣以先培血液，何可误认作下寒上逆，而妄投纯阳刚燥之药，以劫烁阴津者？此则寸微恶寒之别有一证，岂尽是下焦之阴霾上逆？若其所谓阳气下陷入阴者，则又东垣所论脾胃内伤，清阳下陷之证，当用参芪升柴以补中升气者，其脉必寸关软而两尺独滑，重按有神，乃可提出中焦陷下之阳，而无虑下元本根之拔动。何尝是尺脉独弱，如果两尺脉弱，而为发热，是为肝肾阴虚之潮热，亟亟滋填下焦真阴，方可冀其津液旺而热自已。然犹恐其或鞭长莫及也。若或误以下元阴虚之病，而认作阳陷，妄投升举。则木已摇而复振撼拨动之，是为揠苗手段杀人唯恐其不速矣！不佞细按此节全文，恰如大雾漫天，

990

莫辨南朔，一误再误，怪不可言！不知何等妄人，作此呓语！而乃历代注家，皆能依样葫芦，喃喃点缀，此国医一途之所以不振也，可不惧哉?!

伤寒论桂枝人参汤主治协热利之我见

兰溪中医学校第一期毕业生
今任母校教员　汪仲清

　　《伤寒论·太阳篇》。有所谓协热利之一证，都凡三条，皆在误下之后。自聊摄成氏，解作热邪内攻肠胃，为挟热利。（见太阳病二三日不能卧但欲起条下。以正文协字，改作挟字。则用《脉经》及《千金翼》本。）而后之注家，多循其说，认作表热内陷。喻嘉言且谓热邪从表解甚易，从里解极难，协热下利，热不尽，其利漫无止期，亦危道也云云。（此喻注亦见不能卧但欲起条）于是仲景之所谓协热利者，读者无不以为热利而当用清法矣！但凡百病证，皆自有寒热虚实之两途，则误下后之下利，亦必随其人之体质为变迁，而有或热或寒之两证。况乎攻下药剂，本是苦寒，病随药转，更当多寒中之证。何可一概认作热利，在葛根黄芩黄连汤证一条，明言太阳病桂枝证，医反下之，利遂不止。亦是误下之变病。而方药乃用芩连，则利为热利，洵无可疑。必彼条正文，并不谓是协热利，则仲景之所谓协热利者，或未必果指热邪内陷而言。今寻绎本论原文，其二三日不能卧但欲起节之所谓协热利，及太阳病下之，其脉促不结胸者节之所谓协热利。细察病情，俱不明了。虽各注家多有说解，而求其实际，或则随文敷衍，或则节外生枝，皆未能说出其所以然之原理，可谓扪烛扣盘，极尽盲人谈天之能事，只可付诸阙疑，存而不论。唯桂枝人参汤主治一节，药则以理中汤加桂枝，证则利下不止，而心不痞鞕，且在数下之后，则下药已非一次，泄利又且无度，其为中阳汩没，元气耗伤，不能自持，邻于欲脱。当亦尽人能晓，苟非理中大剂，急起直追，何以救此危险！病情药理，针芥同符，而本文反谓之协热而利，其热何在？能不怀疑？迨以本条全文，仔细读之，一则曰太阳病外证未除，明是桂枝汤证尚在，再则曰表里不解，又是利下不止之时，仍有表证之恶寒发热。然后知其人固已多服苦寒下药，证变里寒，而表之寒热如昨，因谓之协热而利，犹言协合表热之下利云尔。表既未解，仲师成例，自当仍以桂枝汤主治无如里寒已甚。芍为阴药，碍难再投，因主理中专理中焦之寒，而特加桂枝以解表，其所以不称桂枝理中汤，而名以桂枝人参汤者，正以桂枝汤中，既去芍药，自不成其为桂枝汤方，且煮药之法，理中先煎，桂枝后入，理中欲其味厚，中流砥柱，挽回垂绝之真阳；桂枝欲其轻扬，迅速散发，解除在外表证。药虽同剂，用有分途，先圣成规，丝丝入扣。各家注释，唯程氏应旄，谓协热而利，向来俱作阳邪陷入下焦，果其安得用理中？利有寒热二证，但表发热不罢者，为协热利，最为名正言顺。日本人丹波元简，亦云此心下痞鞕，与《金匮》胸痹心中痞人参汤之证略同。（今按金匮此人参汤方即理中四味。）胸中痞结，寒证最多，不可拘《伤寒论》热入结胸一句，而遂谓胸痞皆热。丹波此说，取譬最近，切中肯綮。然则成氏此节旧注，谓为邪热乘虚而入，岂不与理中桂枝，大相矛盾。而汪氏甚且断定为实热之证，反谓桂枝人参汤方，乃传写之证，不知从病情上潜心体会，而遽作武断之论，尤其心粗气浮，误尽后学。不才尝谓《伤寒论》一书。原文未必难读，第为许多注家，随意谈谈，而本文之浅显明白者，反至玄之又玄，怪不可识，亦何贵乎有此点金成铁之注解为耶！盖自注者愈多，而后之学者乃有吾谁适从之叹。斯可为医界中之怪事。请以质诸通儒，当不以不才此言为狂诞。

《景岳全书》论伤寒第五十四条，谓协热下利，此"热"字，乃表热，非里热。又谓协者协同之协，非挟藏之挟，即表里俱病之意。此论实已先我而言。但此条确是表热里寒，景岳所解极是。而本论别有阳明少阳合病一条。原文明言脉数不解，而下不止，必协热而便脓血。则又明是里热，必不可与桂枝人参汤证，混作一气。然则张会卿氏以本论协热四条，并作一论，认为病证无甚大别，得无小误！

栀子豉汤非吐剂辨

汤溪　邵宝仁

仲景本论曰：发汗吐下后，虚烦不得眠，剧者反复颠倒，心中懊憹，栀子豉汤主之。细玩原文，纯是阴伤阳扰之证。诚以人非铁石，既温散以发汗，复上下之交征。津液几何？劫夺殆尽！阴液既耗，虚火自燔，此虚烦失眠之所由来也。唯栀子味苦气寒，能清烦热，且形似心脏，亦能安宅心神。而所谓懊憹者，中宫浊气冲撞，片刻难安，香豉已经罨制。体轻质松，斯能开展恶浊。而原属谷类，可以奠定正气。药理病情，至为缜密。须细味其于烦字上加一"虚"字。则与阳明实热之烦躁，显然大别。斯时急急求其宁静，犹恐不及，又岂有扰之使动之理？乃后世注家，不知从何处觉悟，竟谓虚烦懊憹，是邪陷胸中，故用栀豉以吐胸中之邪，且附会高者越之，似乎非吐不可！岂不知已在吐下之后，正气大伤者乎？果如所言，亦只邪气之隐。气本无形，并非胸膈间实有积滞。试问吐出何物？然注家之所以为此说者，非无故也。彼见夫方后明有"得吐者止后服"六字，乃相率而辗转附和。不佞体验病情，窃谓此六字，必非仲景当时原文。试读瓜蒂散二条，皆有"当吐之"之明文。顾何以栀子豉汤证数条，绝不一言吐字，而独以系之于方后。盖栀子生用，其味恶浊，服者易于泛噁。后人有此经过，乃于方后妄加此二句。于是仲景本义，长坠五里雾中，而不见天日。考唐人孙思邈《千金翼方》，亦已有之。且"得吐者"一句，作"得快吐"，可知其误已久。谓再读少气者则加甘草，若呕者则加生姜二条，此皆仲景所自言。设使果是吐剂，又何需生姜之降逆止呕耶？且本论又谓发汗若下之，而烦热胸中窒者，栀子豉汤主之。又谓伤寒五六日大下之后，身热不去心中结痛者，未欲解也，栀子豉汤主之。皆以误下而气结不舒，胸脘窒塞，香豉主治，正其蒸罨空松，能散气结之作用。李濒湖谓其调中下气，颇能识得此药性情。乃为本论作注者，全不知从物理上体贴着想，偏能肆其瞽说，群相附和。岂不一盲群盲，相将入坑。虽间亦有致疑于是方之不为吐药者，要亦言之不详，未中肯綮。此古医书之真不易读，而医理之所以晦盲也，是可慨已！

国药效用情性为多不应附和科学化之吾见

邵乐山

吾国药物，发明最早。《神农本经》，虽未必真出上古，究是先秦留遗，文辞朴茂，理蕴精深，有非六朝以后所能企及。洎乎唐宋，增辑日繁，效用日辟，医家病家，每苦其不易遍识。要之物品虽多，其功用总不外情性物质，及气味三者。诚以药之为用，唯各有偏倚之性，藉以调剂斯民，气血腑脏偏倚之病。苟其不偏不倚，不寒不热，随时可服者，只可为善后之佐使，必非冲坚陷阵之良材。盖所谓情性者，例如花叶轻扬，则能宣布而发散；子仁下达，斯可降气以宁神；虫性蠕动善行；血凝气滞者，能破能通；介类潜藏水底，浮阳借越者，可安可镇。他如枝则横行，皮走肌腠，与夫五色五味，各有所主，此皆取其自然有生之本性。斯能助吾体工恢复之机能，理也，亦情也。至于参地之属，味厚脂浓，益阴养液，具有奇功，金厂矿物，质重下坠，镇冲降逆，是其特性，此又皆以物质为效用者。若夫芩连龙胆，苦味独浓，湿热蕴结者有效；香、乌、橘，辛香走窜，气机窒塞者宜之；此又以气味取胜者也。药物功用，大旨如斯，故其修治，亦当随其本性，稍稍制裁，尚或无害。若其过炫神奇，便失本来真相，刘宋时有雷敩其人者，著有《炮炙论》一书，集药三百，无物不制，挤揉造作，大费周章。果如其说，竟不许天下后世，用一生料药物！苟为不知医药者见之，方且惊其神奇，夸为博雅，殊不知药物功效，情性为多，其在味浊质毒之品，一经炮制，庶几纯净，而利用情性者，则气已无存，效于何有？试读仲景本论，只有甘草炙，附子泡，芫花熬令赤色。其余不数觏也。可知古圣心传，自有真理。然自雷氏发其端，而后之踵起效颦者，且愈出愈奇。至于吴下叶派，则麻黄也，而炙之以蜜；石膏也而炒以冰糖。且逢膏梁人之病已革而万难进补者，则又有人参炭，熟地炭之诡媚手段，无理取闹，于斯为甚！比至近世，欧风东渐，新学日昌，药物一科，尤其精神所贯注，化学分析，取质唯精。以视吾中土药物之纯为原质，不尚观瞻者，未免相形见拙。而趋时之彦，咸谓中药炮制，须师法西人以臻完善，而合科学者，一唱百和。视为当务之急。乐山不敏，窃期期以为不可。盖彼邦医药，专尚物质，所用药物，类多无生之矿物。则蒸之炼之，所以撷其精华，去其糟粕。变犷悍为驯良，用意未尝不善。若动物植物，皆有生机；花实茎叶，效用殊途；头尾功能，厘然各别。若亦以化学作用锻炼之，则但观形式，非不洁净可爱。无如天然情性，早已丧失殆尽，尚复有何功效之可言？此则顾惕公死狗化死猪化之说耳。世有知言，当不以不才为荒诞。

问伤寒论之太阳病是否膀胱之病

兰溪中医专门学校测验作品二年级　　王瑞玺

《伤寒论》的太阳病，向来医书，多有为着"太阳"二字。那是膀胱的经脉。认作即

993

是膀胱的病。啊！这是什么话？但就我们所晓得的说出来。伤寒太阳的见证，是"脉浮头顶强痛而恶寒"这个"太阳"二字，就是外感第一步表证的代名词。武进铁樵恽氏，早已说过了。凡是四时的风寒，必定先袭表面，表面受邪，体温就起反射作用。所以脉浮而皮肤热度增高起来。本身的热度，既高于自然气候的温度，所以有恶寒的形证。头项，是最容易受寒的地方，凡是物理，遇热则涨，而遇寒则缩。头之与项，皆已受寒，也当血脉缩紧而为强痛了。明了这个理由，我们可以决定太阳病，确是皮毛经脉的病，轻的用了桂枝解肌就可，较重的，用了一剂麻黄汤，开泄皮毛的药，也可以了事的。那么，《笔花医镜》所谓伤寒传经之邪，每自膀胱而入的话，的确是旧学的混蛋，医界的黑幕了。

但是，膀胱的经脉，何以唤他是太阳之经呢，实在更不容易讲清楚了。要晓得十二经脉的太少阴阳名称，通通是代表名词。为太为少，为阴为阳，通通不可以解说的。（非独十二经脉的太少阴阳，是代名词。无义可讲。就是五运六气的太少阴阳，也只是代名词。）所以"太阳"二个字。本来意义，明明是阳气最盛的解说，天然要作热度很高讲的，何以向来医书，那谓太阳是寒水之经呢，况且伤寒的病，明明是阴寒为病，而太阳病必以恶寒恶风为确证，如其不恶寒，但恶热，即是阳明病，可见得伤寒的第一步病证，哪里有太阳两个字本来的意义呢？要照这副眼光看起来，那么是伤寒的太阳病，只可以作皮毛表病的代名词，简直不要牵涉到太阳经膀胱腑上去讲。请大家细细的去读伤寒论全部，只见有太阳病阳明病等等，并没有见到太阳经阳明经等字样。那么仲景先师的主意，也就可想而知了。（伤寒论有过经再经等字样，那是说病已多日的意思。不可死认作经络的经字，就是传经不传经的话，也只是病状变化不变化的意义。都不要错认是从这一条经脉的病，传到那一条经脉里去，全部《伤寒论》。才是活泼泼地的病证论，和诊断法，治疗法。不是呆呆的空讲经脉。从此竟要悟到向来许多注家，泥煞经脉腑脏。侃侃而谈，完全没有一个晓得这样意义的。）清季有一位文学很好的唐容川，他是自命不凡的。那《伤寒论浅注补正》竟说。"膀胱之所以称为太阳经者，以其水中化气，上行外达。故为卫外之巨阳。"啊！这几句话，难道是懂得生理的所说吗？膀胱里的液体，就是应该排泄体外的尿，哪里可以变为气体来上行外达呢？假使牠真个能够上行外达。那么不是水气横流，泛滥于全体，变成了一个气肿和水肿病哩！或有的说，皮毛主肺，肺与膀胱，很有上下窍之关系。所以皮毛受邪，即肺受邪，肺受邪，膀胱也受邪了。其实，这种种学说，都是穿凿附会。和胶柱刻舟的故智罢了！研究这个问题，我们先要认清：太阳病只是伤寒第一步的病名，简直不要牵引到太阳经络上去，更千万不要误认做膀胱受病。

伤寒论阳明脉证篇太阳阳明正阳阳明少阳阳明解

籀簃旧稿

仲景阳明病篇，首以太阳阳明，正阳阳明，少阳阳明，三条鼎峙。自古迄今，为之注者，每谓自太阳经传来，则曰太阳阳明；自少阳经传来，则曰少阳阳明；果如期说，已于正阳阳明一句，不甚可解。且仲师之所谓合病并病者，必有两经兼见之证。而此节三条，所列病状，绝无太少二阳见症。何得妄指为自太阳少阳传来？此成聊摄以后诸家之说，必不可信明矣！唯细绎此三条所言病状，一则曰脾约；一则曰胃家实；一则曰胃中燥烦实，

994

大便难。字句虽各不同，而其为阳明肠胃实热，大便不快，盖亦无甚分别。果何为而以太阳正阳少阳三者，划分畛域。此在古人笔下，当必各有其所以不同之故。寿颐读诸家注语，怀疑有年。窃谓以传经为说者，先已自堕于十里雾中，全未悟出古人立言之真旨。盖此之所谓太阳少阳者，即易学家老阳少阳之意，以阳之已甚未甚为别。医家者言，恒为春为少阳；夏为太阳。《内》《难》二经，数见不鲜，其理已极明白。苟能持此眼光，以读是篇三节，则虽所述病机，原无大别，而自能辨得同中之异，古圣心传，未尝不可于言外求之。而始叹各注家陈陈相因，梦中说梦，其初只因成氏目光太短，创为臆说，而踵其后者，莫能纠正，一盲群盲，反以限定读者知觉，竟令此病真情，不可诘究。是则注家之罪，不复可宜者耳！盖其所谓太阳阳明者，其人阳明之热，本是甚盛，故曰太阳阳明。唯其本经之阳热自盛，所以不仅胃肠干燥，且并脾脏之气化亦自约束不利，不能助胃行其津液，此阳明病中之最为燥热者，故曰太阳。其次则阳明本府，自为实热，则是热入阳明，应有之常态，故曰正阳阳明。犹言此乃正当之阳明病耳！其所谓少阳阳明者，则阳明经府之热，本非甚盛，其胃中本不当燥实，大便本可不难，徒以其先已发其汗，已利其小便，津液受伤，则胃中乃燥而实，大便乃难。原其所以燥，所以实。所以大便难者，初非肠胃之热盛使然。此其所以谓之为少阳阳明也。然则脾约之与胃家实，乃胃中燥烦实大便难。三者之现状，原是无甚等差，但其所以致此者，情形各有不同，故先圣人，必以太阳、正阳、少阳、三层。分析言之，原是推求其所以然之故，即所以教人分溯其由来，而随症论治，庶各有当。此即经所谓伏其所主，先其所因之要旨。学者务须识得此三者所以不同之来源，而后可以悟到古人郑重分明之深意。奈何各注家只能依成氏旧说，都从太少两经，随意敷衍几句，彼此呓语喃喃，正不知其心目中有何成见，乃使经文之明白了解者，弄得迷离扑朔，引导后生，尽入黑暗地狱，宁不罪孽深重？抑更有自命不凡，如慈溪柯韵伯其人者，不悟自己识力未到，莫明真相，敢于所著之《伤寒来苏集》中，删除此节。自以为斩绝葛藤。省得纠缠不了。是为非圣无法之尤甚者。近日上海千顷堂书肆中，印行《合注伤寒论》一种。且谬谓柯氏删之，诚为有见云云。坊贾何知，本不足怪。然其卷端署名，则赫然所谓中国医药专门学校，某某者之手笔。是又诬及中医专门学校之人物，愚诚不知此医药专校，果在何处？而某君果属何人？只见得愚而好自用者之多耳！似此丧心病狂，岂非记所谓言伪而辨，以疑众之可杀者耶？呜呼！读古人书，本非易事。而卤莽灭裂者为之，且率尔操觚以从事焉，愈以陷吾道于万劫不复之地，是则可为长叹息者已。

《伤寒论》此节太阳少阳，不佞创为阳盛阳微两层说解。其初只以仲师原文。少阳阳明条下，以"发汗利小便已"七字，作为引子。而后继之以胃中烁烦实，大便难二句。因而悟到此证之燥实便难两者，原为发汗利小便太过，伤其津液，以致如是。则反是以思，若本未大发其汗，利其小便者，其人胃中必不当燥实，大便必不当难可知。岂非其人阳明未尝大热之明证，则所谓少阳阳明者，必当作阳热未盛解。盖可不言而喻。少阳之阳明，既当如是说法，则太阳阳明者，自然当以阳气甚盛立论，更无疑义。唯向来《伤寒论》注者诸家，则从未有如此说法。寿颐自谓名正言顺，圣人复起而吾言不易，适诸生有以仲师此节来问者，爰草此篇，姑书所见。本不欲执途人而强其从我，亦不知古人议论，果有先得吾心之所同者否？乃属稿甫竟，偶检《千金翼方》第九卷，则此节固作太阳阳明，正阳阳明，微阳阳明三句。既曰微阳。则吾说显然得一确据。但旧所有之《千金翼方》。原是坊刻，或者尚有伪误，犹未敢遽以自喜，继又购得东瀛仿元·大德刊本，纸板俱佳。则微阳阳明，确然无疑。始知古人本如吾意。今不佞虽似创此新解，不过还他隋唐以上之真面目。初非索隐行怪，妄炫新奇，特苦于为从前各注家说成幻象，乃使古书真义，晦而不显者。遂至七日余年。聊摄成氏，始作之俑，诚不得辞其咎。而自明以来，为仲景书作注者，接踵而起，皆目未见《千金翼？者。谫陋之见，抑何至此。夫孙真人书原非僻典，奈何诸家皆不一考。而居然自诩作家，则一盲群盲，尚何有精义之可言？寿颐尝谓《内》《难》《伤寒》《金匮》等书，历代注家，虽已不鲜，然苟欲求其实际，则果能阐明奥义者，殆十之一而不可必。若其点金成铁，反以疑误后学者，且比比而是。嗟嗟！后之人果有欲求医经真旨者，慎不可不自知此中至理。若徒于故纸堆中寻生活，吾止见其望洋向若，茫茫乎莫知知畔岸而已。

再谈谈太阳阳明少阳阳明

前　人

不佞前稿传出之后，沪上医界春秋，印入第三十二期。后来有一位作家，也做了一个谈谈题目，写了一大篇的文字，也在医界春秋那一期里发表出来。说道《伤寒论》有传经，抄了许多原文。承蒙见教，这个作家也算是会读《伤寒论》的，真是佩服之至了。其实不佞的所话不是传经，不是合病并病，原是就这一条太阳阳明三句讲的，并没有话题《伤寒论》全部都不是传经，何必抄了许多的传经话题，勉强为这一节太阳阳明三句瞎缠。那末冬瓜缠到了茄子里去，三缸清水，弄得六缸浑了。好像苏州人说的，是个缠夹二先生。隔靴搔痒，搔得愈加著力，愈加弄得人一点都晓不得。承他教训吾一句。说道应该乐闻，但是不佞看见了有点肉麻，有点好笑，那只好算闻所未闻罢了。倘然讲到鄙人不晓得有传经，承蒙见教，这是最好的指点。现在吾也没工夫瞎讲传经，尚还记得前一篇里头，也曾经说过仲师的所谓合病并病，必有两经兼见之症。而这一条太阳阳明，少阳阳明，三节的所说，脾约，胃家实，胃中燥烦实，大便难几个字。那是完全没有太阳经少阳经的病状。所以说道这一条并不是传经。想来这一位二先生，算是没有望见过了。这位先生又譃道：脾约之与胃家实，张不辨其源委，与所得之病情，则模稜两可云云。这样见教。那末二先生又缠夹了。不佞早已分明，说脾约是不单单胃家实，并脾脏的气化，也是约束，不能为胃行其津液。此是阳明病中最为燥热的，所以叫做太阳阳明，是太气阳盛的意思。又说过胃家实，是阳明本府，自为热实，乃是热入阳明，应有的态度，所以叫做正阳阳明。犹之乎说这是正当的阳明病了。不佞讲得这么样的清楚。那何尝是模稜，何尝是两可？比较这位二先生，说出表里之分，缓急之异二句。究竟那样是表，那样是里，那样的缓急。倒还没有请教得明白哩！不佞当初，说出阳极盛是太阳，阳不甚盛是少阳，这两句话的时候，已经记得前头人的书里，好像早有这样的见解。可惜记性不好，说不出定在那一部书里，所以末了又添了一段书后。有不知古人议论，果有先得吾心之所同者否的两句话儿。现在却晓得陆九芝先生，《世补斋医书》中的阳明病释，已说道"此节言其人未病时，津液素亏，而阳旺者为巨阳。因病中发汗利小便，亏其津液，而致阳王者为微阳；若其津液既非素亏，又非误治所亏，而病邪入胃，以致胃燥者为正阳，故所谓太阳者，巨阳也。所谓少阳者，微阳也。非三阳经之太阳少阳也"。九芝先生是这样讲的。那真所谓先得吾心的。但是鄙人做这一篇的闲话。那并不是有意窃取前人的好议论。也不是要借这位状元宰相的老子来帮衬我。这不过见得有真实确切的理论。原是应该这样讲的。这位二先生的意思，是大大的不满意鄙人这两句话。鄙人却要请这二位先生，就仲景原文，"发汗利小便已"，六个字。细细的念一念。这个已字，不要像囫囵吞枣子的吞下去。那末也应该晓得这六个字里头，当然有点意思，有点味道。倘然把这个枣子，囫囵一吞。那枣子里头有一个两头尖的核，必定要梗在喉咙里，或是梗在胃肠里，就要弄出大毛病来的。现在做这枝秃笔笔不着，且把这个已字，再写几句。原是讲这个少阳阳明病，因为已经吃过发汗的药，已经吃过利小便的药，津液已经耗伤，所以胃中那末燥而实，大便那末要难。若使这个病人，没有发过汗，没有利过小便，则这个人的胃，当然不会燥而实的，当然不会大便难的。可见这个人的阳明胃腑，原是不大热的。所以叫做是微阳阳明。照这样讲来，这三样的阳明病，那末当然是很容易明白了解的了。只怕这位二先生，到底不晓得这个意思，自然缠了再缠，夹了再夹。又说到日本人丹波元简的《伤寒辑义》一部书，好像二先生是见过这部书的。但是丹波氏，这部聿修堂丛书，近年却不容易买得到的。鄙人真个是没有见过。现在上海有一位恽铁樵先生，新著了一部《伤寒论辑义按》，原是据丹波原书，再加以铁樵按语。这一节太阳阳明，正阳阳明，少阳阳明原文之下，尚还有双行小字"玉函，二少阳字，并作微阳"。这几个字。想来这位二先生，一定是没有见过，或者也是假做不晓得了。末了又讲到，不佞所引的，东瀛人仿元大德年刊本的《千金翼方》，又弄出何据两个字来，这个二先生的意思，必定讲吾说到东瀛刻本，是说的海阔天空个乱话，当然是没有凭据，那里晓得这部书，是在中国买来的。鄙人没有到东洋去买的，并不是长脚空话。索性吾来，写得明白些罢。这部书的原版，当初确是东洋人刻的。在光绪庚寅年，上海人向东洋人手里，买得来的。现在这副版片，是苏州书业公所的公产。第一张的书面上是印明白的。请你到上海三马路，千顷堂书店里去，借一本书目看看。里头木版医书一类，有仿宋本《千金方》二十本，定买十六块的，就是这部书。倘然挤得费了十二三块洋钿，借得来望一望，也可以晓得现在尚还有这一部极旧的书本，里头的《千金方三十卷》，是仿宋刻本《千金翼方三十卷》，是仿元大德年的刻本，确是真的。不是姓张的人讲的梦话，放的空气，这是为医理病理讲的，要有实在凭据的。鄙人生平，从不会讲谎话的，请你这位二先生，以后要讲闲话，也要讲得着实些，那末才可以使得人家相信。倘然再欢喜讲这样没意思的话儿，那末吾们国医的学问，也算是倒媒了，并且要累及医界春秋，也减去了价值了。这是鄙人为中国医学起见，不得不说明一声，并不是同这位二先生闹闲气，请你二先生不要再缠差，那是要原谅吾的。鄙人已写得太惹厌了，以后决不再讲这样的没相干闲话了。

腓腨之腨经籍字书多譌肠字说

籀簃旧稿　丙寅八月

腓，一名腨。是为吾人两胫骨后之大肉。许氏《说文》：腓，胫腨也。《广雅释亲》，腓，𦟛、腨也。《灵枢寒热病二十一》，亦曰：腓者、腨也。《素问至真要大论》王注：谓腨为骬骨后软肉处，皆是。考腓字最古，易咸卦曰：咸其腓。艮卦又曰：艮其腓。咸释文，谓荀爽本腓作肥。艮释文，谓腓本作肥，是腓即肥字。质而言之，即以胫后大肉丰肥，因而名之，义可知也。音转则字又作腓，肥也，腓也，腓也，实即一字所孳生。唯腨字，则义同而形音皆异。独是《说文》腨篆说解，则曰：腓肠。咸释文，引王廙注，亦曰：腓肠也。艮其腓正义，亦曰：腓肠也，在足之上。《唐·释玄应一切经音义卷三》，引三苍，亦曰。腨，腓肠也。又十四卷引字林，亦同。近年上海丁福保仲祐氏，缩印日本所刻《唐·释慧琳一切经音义第九卷》，引三苍，亦同。又五十九卷，引字林亦同。（慧琳是书凡百卷，后附《辽·释希龄续一切经音义十卷》书名与玄应同。其实则各自为书。）山海经海外北经，无腓之国，郭注：腓肥肠也。说文新附，及《广韵·上声十一荠》。皆曰：腓，肥肠也，是腓也，腨也，腓也。又皆以肠字为之说解。窃思此是肌肉，何缘而有肠名，甚且直谓之为肥肠，岂不一变而为大肠广肠。顾其名必思其义，直今人百思而不得其解。要知腓腨二字，可单语，亦可连语。单语，则各举其一，自可互为训话。连语之，即径曰腓腨。许叔重氏即以腨之篆文，次于腓篆之后，腓字则训以胫腨；而腨字即以腓腨作直解。许书凡同部之二字连语者，多用此例。如玉部有玝璠瑾瑜琅玕，草部有芦菔营劳等，大率皆然。寿颐因之，悟到腨篆说解腓肠之肠，盖即腨字之讹。良由腨字之行草书法，与易字行草近似，致有此误。是亦亥豕鲁鱼之常例。《广雅》《灵枢》，皆以腨字为腓之说解，则腓腨本是连语。尤是确实之旁证。唯各书之中，腓腨讹作腓肠，不独《说文》为然。甚至《经籍》字书，无一不误。是以乾嘉以来，专治经学小学家老师宿儒，厘订各书讹字，纠正极多。而独于此字，无人注意。正以所在皆然，触目即是，遂亦视为习惯，不假思索。寿颐则谓咸卦释文，引王廙注：腓，肠也。艮其腓正义。腓，肠也，在足之上。此二条之肠字，皆即腨字之讹。尤其显而易见。明明以腨字为腓之说解，与《广雅》《灵枢》同，是为训诂家恒言。与其他各书之腓肠连语，尚有区别。若谓王廙、孔颖达二家，果以肠字解腓，则腓即是肠，肠即是腓，究竟与肠胃之肠何涉？古人何尝有此大奇绝怪之异诂？一朝揭穿，当可恍然大悟！然则推而言之，如《说文·玉篇》之训腨为腓肠，《玉篇》又训胫为腓肠前骨、易咸其腓正义，足之腓肠。又引王注，动于腓肠。《山海经郭注》，及《说文新附》，《广韵十一荠》，皆谓腓为肥肠。玄应瑟琳所引三苍字林，皆谓腨为腓肠。又《众轻音义卷十》，及慧琳《一切经音义卷四十五》，皆谓江南言腓肠。凡此诸书肠字，固无一非腨字之讹，必一一订正，而后名正言顺。始知各家原文，本未尝与《广雅》腓腓腨也一条，稍有岐异。此虽不佞一人之私言。窃谓必如是而后诸书训诂，始各迎刃自解。即起王怀祖伯申两先生于九京而质正之，当亦不易吾言。若夫其他各书，又间有以腨肠二字作连语者。则又在腓腨既讹为腓肠之后，乃因之而一误再误。如慧琳《一切经音义三十七卷》，引说文。腓，腨肠也。试遍读今之说文各本，腓篆说解，何尝有此肠字。其为妄人援据他书讹本，率尔窜入。盖已可想而知。则如《易咸其腓郑注》：腓，膊肠也。盖亦为妄人增一肠字。（此膊子乃惜作腨字读，非许书从肉从专之本字。《急就篇》。尃踝跟踵相近聚，字又作尃。《易咸其腓虞注》：腓脚膊。而刻本且有讹作脚膊者矣。）又如《广韵上平八微》，腓，脚腨肠也。《去声十二霁》，腓。引字林云：腨肠。当是皆衍一肠字。《外台秘要卷三十九》，《明堂俞穴》，膀胱足太阳经承筋穴，云在腨中央陷者中。今本《甲乙经》，腨下有肠字，是为衍文之明证。又承山穴云，在兑腨肠下，亦衍肠字可知。而《众经音义卷十》，又谓中国言腨肠，慧琳《一切经音义卷四十五》，亦有此说。则所谓无稽之言，更不足微矣。《灵枢》有上踝五寸，别入贯腨肠云云，当亦误衍肠字。而《甲乙经》，及《外台秘要》，明堂俞穴，于膀胱足太阳经承筋穴。竟谓一名腨肠，一名直肠。又承山穴，谓在兑腨肠下者，尤其错中之错。斯为

998

岐之又岐者矣。请以质诸博通硕彦，静言思之，其或不以鄙人此言为刺谬乎?! ○寿颐又考辽绎希龄《续一切经音义卷一》，引《文集略》：云腨，胫之肠也。而慧琳《一切经音义卷一》，亦引《文字集略》。云腨胫之腹也。据此可知希龄所引之必譌。

《经脉穴俞新考正》自序

十二经脉，其源盖本于古之《针经九卷》。而《甲乙经》，《脉经》，《太素》，《千金》，《外台》，皆从之出。今本《灵枢》，传世最晚。绍兴之年，锦官史崧，始为序而行之。近时医学家言，笃信好古，辄谓今之《灵枢》，即是古之《针经》，几若周秦旧籍，相沿未改，良由目光太短，未尝合诸本而一核之耳! 宋仁宗朝，命医官校定医学书籍，独《灵枢》示见有宋校明文，是以譌误最多，触目皆是。试合《甲乙》《脉经》《太素》《千金》《外台》。而寻绎其文义，则凡有异字，《灵枢》多不如各本为长。且唐人医学家言，皆未引及《灵枢》。唯《王注素问》，引之独多。是以近人且谓《灵》之成书，即出于王氏启玄之手。盖古来传布伪书之人，即是伪撰之人，其例颇多。而医家伪书，尤其不鲜。如宋·刘温舒之《传布素问遗篇》，亦其一例。然则今本《灵枢》，实出启玄，当为可信。唯今据《素问·王注》所引《经脉篇》文。则字句又多与通行本之《灵枢》不合。可知今之《灵》根，且又出于王氏所见之后，此必为传写者乱之，譌舛盖已不可胜言。而俗子犹误信以为邃古真本，即是此书。不其镇耶! 唯是经脉十二，以及奇经八脉，实是吾国生理学之精粹，临证时分经论治，有裨于实验者甚多。断为中古所留贻，非秦汉后人所能假托。未可以其成书在后，而妄事诽议。第误不正，亦何足以信今而传后。爰为汇参诸本，详加校订。疏其得失，兼采《甲乙》《脉经》《太素》《千金》《外台》之长，以折衷于一是。凡所增删改易，必以确有所据为依归，断不敢徒逞臆见，妄窜一字。其心有所疑而无可证实者，则别为存疑，以昭其慎。盖自光绪季年，始属草稿，考订频仍，颇费日力。迨庚申春仲，承兰溪医校前校长诸葛少卿君超，远访沪滨，属以教务，始录一通，以授同学。嗣后每有所见，随即增补，今又一星终矣。岁月销磨，头童龄豁，自度材力，已觉远不如前。只恐老去春蚕，丝帛将尽，亟录定本，以付手民。若夫经脉之循行，以及穴俞之分寸，学者最难记忆；自马氏作为歌诀，冀便成诵，其意甚善。但惜其犹嫌诘屈，不易上口。不揣陋劣，别为编撰。唯以浅显明白，易读易解为主，庶为初学入门之一助，颜之曰《新考正》，记实了。唯是考订之学，靡有底止。且旁证本是无穷，则必有今以为是，而复有所得；旋以为非者。所赖并世通才，后来倾彦，补苴罅漏，为之纠绳，渐成完善，则不仅读者之幸，抑亦不佞之所祷祀以求者已。时维

中华纪元二十年岁次辛未凉秋九月嘉定张寿颐山雷甫第六次重订旧稿于浙省兰城中天福天丽之中医学校

（书后）中医之所谓经脉，质而言之，即是血管，其所以动而应手者。则凡是发血之管，皆与心房之鼓搏相呼应，鼓搏一动，即发血管中血液，运行一步；全身发血之管，本无一处不动，特深藏在肌肉之里者，扪之不觉其搏跃，必发血之管浅在肌腠间者，乃按之即动，显而易辨。经脉穴俞，多有脉动应手之处，皆其发血管之浅在皮里者。两手腕后寸关尺三部，亦即脉动之一处耳。特是发血之管，源出于心左下房，分枝以遍布内外，渐分渐细，至于微丝血管，而又自微丝血管，回行血液。渐渐并合，以成迴血管，总汇入肺，复归于心，是为血行之大循环。西学家言，确乎有据。则中古旧说，每谓十二经脉，自为周环者。必非血液循行之真相。且即以旧说证之，十二经脉，确是血管，而又别有奇经八

999

脉。宁非血管乎？果尔十二经自为灌注，自为循环，则且与所谓奇经八脉者，不复衔接。试问八脉中之血液，又何自而来，何道而去？平心论之，已不能自圆其说。更何论乎微丝血管之无处不到，而亦无所不通者乎？但《经脉篇》之循行部位，按之病情病理，合于藏府作用，而治验经历，确有佐证之处，正自不鲜。则中古学说，实有不容废弃者，特不可泥之太过，等于胶柱耳。兹缊姑仍三千年之成说，以肺手太阴始，以肝足厥阴终。虽明知十二经脉，自为衔接，于事实上诚是难凭。但既以经脉分条，不得不作如是观。读者须于治疗上、经验上、切实讲求，必不以鄙言为河汉。纵有醉心新学，专务时趋，诮颐为食古不化者，颐亦直受之而不敢辞。

《病理学读本》序言

吾国医学，发源上古，三千余载，各家议论，固已充栋宇而汗马牛。独异先秦古书，所传无几，其仅存者，又皆为后人重集。点窜讹误，所在多有，遂觉不可卒读，而秦汉以降，当国者视同卜筮，不知注重，搢绅先生，亦复鄙以小道，薄此不为。于是伎术之一，几不得与儒士两相颉颃。而此道中绝少通人，遂致传书虽多，欲求其雅驯可诵者，乃致百不得一。古籍多在，无可讳言，有清二百余年，文人辈出，凡百学术，胥有以驾前人而上之。医学中乃多通品，如喻嘉言、徐洄溪辈之撰述，固文学之最擅胜塲者；而柯韵伯张石顽尤在泾诸君子，学有实验，文亦精详。试与六朝唐宋金元诸名家，度长絜大。恐丹溪、景岳之流，咸当退避三舍。更何论乎河间、东垣，洁古、子和，立斋、献可，最近则吴有陆九芝，浙有王孟英，莫枚士。治疗既独树一帜，颇能纠正近世之恶习；而辞旨清晰，畅所欲言，切近病情，源源本本。殊觉二千年来，斯道中极鲜此酣畅文字！爰为选录其尤，集成四册，颜之曰：《病理学读本》。以与诸同学共研究之。庶几医理与文理，互有进步，是不可以伎术而忽视者。其间有说理未尽透澈，或尚有含意未伸之处，则别以拙见，借书其后。非以自炫谀痴，实缘至理自在人间。且此道原是人世必需之事，辨证有讹，选药必悖；为功为罪，捷于鼓桴；得失寸心，当质天神，当盟日月；与其他学说之可以空言骋诡辩者，奚能同日而语。请以俟诸百世知言君子，窃谓斯道苟其不绝于尘环。则不佞一得之愚，当亦有可存之价值在焉。时唯

中华纪元第一辛未长夏嘉定张山雷重订旧稿并识缘起

千顷堂新印《历代脉诀精华》序

望闻问切，谓之四诊。语出《六十一难》，谈医之士，无不宗之。诚以临床治疗，审察病机。非此四者咸备，必不能见垣一方，洞瞩源委。唯是寻绎古藉，则望色、闻声、问证三事，虽似议论无多，言之未甚详尽，要之《素问·五藏生成篇·色见》一节，以润泽晦黝定生死，已明诏后学以辨色之精神。而以缟裹朱，以缟裹红云云，且明言五脏所生之外荣，见得藏象本真。若隐若现，含而不露，方是真体内充。而大用外腓，尤足征古圣立言之妙。更考《内》《难》两经，以逮仲师之《伤寒》《金匮》，虽尚未明言问证之法，然所述种种病态，孰进孰退，盖大半皆问而知之者。于以知望、问二事。固古昔圣贤所时时注意者矣！至于切脉以审证治，则逆顺从违，更是信而有征，确乎可据。唯《内经》明言天地人之三部，仲景亦复握手及足，可知上古辨脉，较为繁碎。自《八十一难》独取寸口，然后简而能赅，约而不漏。始为万世不刊之大经大法。且《内》《难》以降，洎

1000

乎近世，凡有著述，无不于脉法一层，各有发明，各有论断。尤其充栋宇而汗牛马，几乎更仆难数。虽曰见仁见智，宗旨亦复不齐。要知言浅言深，立说各有条理。凡在学子，孰不当汇而观之，择善以从，而后由博返约，折衷至当。第苦其散见各编之中，苟欲饱览群言，无书不读。夫岂寒素儒生，力所能办？宜乎乡曲学者，苟且谫陋，无以深入古人堂奥而分其一席也！辛未孟春，不佞参与中央国医馆筹备大会，道出沪上。千顷堂书局谢祖芳先生手一编而请曰：是为南沙蒋氏所辑，历代脉诀精华，向无单行本。仅见于《图书集成·医术编》中。只以《集成》全书卷帙繁重，中人之家，极不易得。今本局有鉴于二十年来，国医一科，研究者多，作家辈出。则脉理精微，实为治疗之母，不可不博考群籍，以为参证之资。爰议抽出付印，推广流传。吾子研求有素，愿为叙其缘起以饷阅者。不佞按《图书集成》之医术一类。三十年前，沪上已有抽印缩本，不佞亦屡见之。但以其广博浩繁，尚未卒读一过。今乃得尝鼎一脔，差堪欣幸！受而读之，则自《素》《灵》《八十一难》仲景叔和之伦，以至六朝唐宋金元明清作者，凡有脉法，悉数甄录，可谓洋洋大观。尤喜其汇辑原文，不加裁剪，不为论断，以听诸学者自择。可知其具有深意，而所集者多至数十种，以作馈贫之粮，可谓勤矣！考南沙为常熟人，以康熙四十二年成进士，官至大学士，卒谥文肃。世传其精于绘事，未闻以医称。或间亦浏览及此，因而汇成一编。固亦容有之事。要之成一裘于众腋，已足为学者益智之粢。特是金元而后，医家学识，日以荒落，时有不能从实验上体贴真理，而空言泛滥，陈腐相因。徒今阅者对之欲睡，致今空穴来风，授人以谗愬之口，诚有不能为古人讳者。是编搜录既多，未遑删汰，势不能无此弊窦。然精金美玉，何尝不在砂砾中提炼得来。是在善读书者，能自得师而已，何古人之足尤。况乎辨别淄渑，本是学者当务之急，果能以正法眼藏，审择良窳。而后识见渐定，所造乃醇。然则是编之出，盖所以煅炼后学精神，教之以择善而从。法良意美，殆在斯欤！爰书其简端而归之谢君，并以告世之读是书者。时维民国纪元二十年，岁在重光协洽，月在窒陬，望后三日。嘉定张寿颐山雷甫叙于沪西旅次。

鬼能病人辨

严 翼

邃古之世，神道设教。巫祝列于官守，祓除等于官仪。爆竹桃符，焜燿简册，人尽知之矣！想见三千年前，医药肇兴时代，风雨晦冥之疴，而医能起之，药能安之，蚩蚩者氓。宁知木实草荄，金石虫豸，自具祛除疾苦作用，必有致疑于医家选药，亦与巫瞽祝史之流，同其神秘者。古之医字，亦或从巫，其明证焉。所以脱阳者见鬼，已创见于极旧之所谓《黄帝八十一难》。而浮夸之盲左，且昌言伯有为厉，杀带杀段。赵氏之祖，披发搏膺。后之学者，童而习之。尤其熟在人口，信为当然。况乎魏晋以降，医学日荒，不独为世俗所轻视，即在厕身医界者，亦多不能勘透病理所由来。未免疑鬼疑神。恒以谬妄之见，牢结心中，不可复解。由是医家者言，极尽牛鬼蛇神之能事，有如中恶鬼疟，飞尸遁尸等，种种怪诞病名，层见迭出，莫可究诘。然间尝考其命名所由起，大抵皆本之《巢源》《千金》《外台》诸书。而《灵》《素》《甲乙》。《金匮》《伤寒》。曾未见若是之宋征于鬼。从可知种种荒谬名称，无一非六朝时代之庸流，向壁虚构，断不可语以病理之正轨！而后世医家，则以为巢氏、孙氏、皆是大医。既有此等病状，遂误认为古先圣哲所留遗，有举莫废，沿讹至今。致贻吾医界万古不灭之玷。可羞可恨！何以湔之？或者谓心胆怯弱之人，往往有冷风忽袭。而寒热随之者。苟非猝遇阴森之厉气，何以病之猝暴至此？况乎其人热炽之后，妄见妄闻，狂言谵语，尤其习见不鲜。何可概持阮生无鬼之论？要之外感之病，其发必暴，仲景《伤寒》，所以名为卒病。（卒字读为猝。自俗本改作杂病，而仲师之真义乃时。）而迨夫阳明热盛，神志昏瞀，骂詈猖狂，实为脑热必然之势。际此开明时代，病理浅显，苟其粗有医学门径者，当亦夫人而能知之，又何可复学说鬼之东坡，授人以口实也耶！

伤寒论小柴胡汤证之研究

严叔诚

伤寒传入少阳，仲圣以小柴胡伤为主剂。良以寒邪郁结。少阳之气，遏而不宣。故以柴胡提出其半表半里之感邪，使木气得以条达，而即以黄芩泄肝胆之热，则干呕可除。又以半夏生姜，开泄痞满而散表寒，于是往来寒热，口苦咽干，目眩心烦，胁下痞鞭等症，皆得兼治。试读本论少阳篇，伤寒脉弦细，头痛发热者属少阳。岂非寒邪尚在，是以脉细而不扬？又谓玉阳不解，转入少阳，胁下鞭满，往来寒热，脉沉紧者，与小柴胡汤。岂非太阳表寒尚在？又复入里？是以脉沉且紧，是仲圣之所以用小柴胡者，其义已昭然而若揭。唯方中有甘草、人参、大枣等味，似乎于痞呕等证，未免不宜。则未尝悟到作是论者，家处中原，土地高燥，素少痰证，凡服药俱以人参甘草作引，此则习惯使然。如桂枝汤中亦有甘草、大枣，是其一例。设以吾侪目光观之，桂枝本为解肌，又何必杂此甘腻之品，以此知仲师本论，诚不我欺也！况乎是方加减，明有胁下痞鞭，去大枣加牡蛎之活法。固未尝限定学者，必用全方，而不许随机应变也。虽然，以是方而治中原体质厚重之人，外寒束缚，清阳不宣，诚为适用，若混用之于江南热病，则其弊亦正不可枚举，何者？诚以地土卑湿，气候多温，本与中原地势，显然有异。痰湿为病，所在颇多，胸胁满闷，尤其数见。若谓此即是仲师书中之少阳病，而概与柴胡升提痰热，且以参、甘、大枣，助其壅塞。宁非教猱升木，火上添油！抑且吴越之人，体质柔脆，阴分多虚，阳火偏旺，肝胆横逆，气火升腾；凡头痛耳胀，眩晕呕逆，胁肋支撑诸症，尤为时病中十之七八，无一非少阳为病。但脉必大而弦劲搏指。试问与《少阳篇》之弦细沉紧者何如？假今呆读圣书，概以柴胡为必需之品，其为祸又宁有涯矣。无如世之医者，无一人不知有汪氏讱菴之书，《医方集解》中和解一卷，议论多不中肯，而偏欲引仲圣本文，"伤寒中风，有柴胡证，但见一证便是，不必悉具"一节。妄为附会，何莫非仲圣罪人！总之，小柴胡一方，在伤寒表未解时，未尝无适用之处。若欲移之以治温病热病，则无往而不偾事。莫枚士《研经言》，持论最为剀切，学者不可不书诸绅也。

冬不藏精　春必病温说

解志道

《内经》有言：冬不藏精，春必病温。又言"藏于精者，春不病温"。此其真义，盖合天时人事，皆在其中。固未尝专以人体立论，然即就人体言之。则《经》尝谓"食气入胃，散精于肝，淫精于脉，输精于皮毛"。又谓"饮入于胃，游溢精气，上输于脾，脾气散精，上归于肺，水精四布，五经并行"。又论温病，谓"汗生于精，精生于谷"。可见古人之所谓精者，统指一身汗血津液，无不包含于一字之中。盖吾人之所恃以为生长食息者，端赖乎精气神三者，互相吸引，足以维持百年而不敝。实则气之与神，均属无形。苟其血输津液之不充，即神气亦必无所附丽而奄然渐灭。唯冬为万类深藏之时，百虫则蛰伏于土膏，草木皆培植其根柢，无非预为来春化育蕃殖之地。假今冬不固密，则入春以后，乘时外泄，势必一发无余，何以为继？此"藏于精者春不病温"。及"冬不藏精，春必病温"之微旨也。推而言之，凡人事之感触纷扰，操心劳力，足以疲敝其形神者，无一非不藏之事实。今人恽氏铁樵，尝谓人之患病，以其内部弱点。然后外邪得以乘之，诚能悟得医经言外之义。初非三冬之时，既经断丧，而必待来年以成病。有断然者，不佞请更为之申一说曰：此所谓不藏者，亦非特为人事言之。即天气不能闭藏，冬阳暴露，则入春以后，阳升太过，民病必多。正如旧岁除日，殷雷震耳，而近日已疫疠繁滋，死亡接踵。观夫病者头痛既剧，神志即昏，而热度皆高，面绯如醉，何一非病温之确据。此其人固未必皆三冬之时，荒于酒色者。奈何喻嘉言氏，目光太短，论温三篇，专认为房劳一端而发，竟谓肾精不藏，由于劳肾生风，即是《内经》劳风一证，定属少阴。且教人死守少阴治法，以麻附细辛为不桃之药。此九芝封公，所以大声疾呼，断以可杀可剐之罪案也夫。

温热病热盛之时变幻甚多，犀羚鲜地皆不可少，王氏案中有孟英每以犀角地黄奏奇绩，而他人效尤辄偾事，其理安在？试明辨之

病热宜凉，病寒宜温。此虽执途人而问之，亦无不以为然者。初不待医者而后能知也。顾何以王氏医案温病条中，谓孟英每以犀角地黄奏奇绩，而他人效尤辄偾事，是岂温病之不宜于清凉耶？抑孟英所见，别有一种病情耶，窃尝推求其故。盖缘吾辈南人，普湿本多，温邪入内，得所凭依，于是痰热互阻，则身热因以益盛。抑或更兼宿食未化，斯热愈盛而闭愈坚，驯致气火上升，则神昏谵语，狂妄无伦。种种危象，接踵而起。治此者，唯宜大剂开痰泄降，必至舌无垢苔，方可养胃生津。以善其后。苟但见身热而早与寒凉，杂以甘润，则适以助长痰涎，增其闭塞，势必至于不动不言，杂于救药。此非病之不宜于清凉，特未至宜清宜凉之候，则清之润之，反以增病。理亦浅近，非难辨也。若至津液大耗，而苔黑舌强，唇茧齿焦，则为火焰燎原莫可向迩。此非寻常开泄，所能奏效。势必大剂清滋，直决西江之水，方可救焦沃焚。苏此涸鲋，于以知孟英之犀地奏奇绩者，即在此热盛津枯之时，彼效尤而偾事者，必正值痰热蒙蔽之会。其所以一则立建大功，一则动辄得咎，无非先后缓急，不适于用。一经道破，谁不恍然！吾恐世之自诩为叶派真传者，终其身无觉悟之一日，不亦可哀也耶！

阳盛阴虚下之则愈，汗之则死，阳虚阴盛汗之则愈，下之则死解

伤寒例云："阳盛阴虚，下之则愈，汗之则死；阳虚阴盛，汗之则愈，下之则死。"夫所谓阳盛阴虚者，盖谓阳热之邪，盛实于里。斯时阴液，尚未受其灼烁，故须苦寒以荡之涤之，斯邪热尽去而不留，病乃霍然。若妄以辛温之品汗之发之，则适以煎熬津液，愈结愈固，势必至登高而呼，弃衣而走，变证猬集，直等焚如！岂仅焦头烂额已乎？病而至此，不可为矣！故曰"下之则愈，汗之则死。"至若阳虚阴盛者，明指阴寒之邪。束于肌表，而其里尚未传热，阳邪犹未实结，只须一汗解之，自可收十全之绩。设或误投苦寒攻下之剂，则阴寒之邪，乘虚入里，是谓攻伐无过，其变幻又有不可思议者。故曰："汗之则愈，下之则死。"质直言之，阳盛阴虚者，乃阳明病之承气汤证；阳虚阴盛者，乃太阳病之桂枝、麻黄证耳！或谓阴阳俱虚，不可更发汗、更下、更吐，仲师早有明训，今阴已虚，阳已虚，犹谓可汗可下，得毋离经背道？而孰知此所谓虚者，乃指未受病之处而言。陆氏九芝所谓无病为虚，有病为实，最是确论。而俗眼观之，误认作虚损不足之虚，乃不可解。奈何各注家，皆在梦中说梦，竟无一言中肯，反不如无注之书，后学犹得以意逆之，自求领悟。斯可怪矣！

时医之治温热例有三弊，一则羌防柴葛所谓和解，继则鲜斛芩连所谓清热，又其继则麦地玄参所谓养阴，何以表热不和不解而里热不清，抑又阴液日燥，其故何欤？能明辨其得失之症结否？

温病热病，挟痰最多。痰热胶结，内热因以益盛，气火因之上浮。乃有壮热神昏，语无伦次等证。诚以南方地卑土浅，即平居无事者，恒多挟痰挟湿。温邪入内，得所凭依。故此症治法，必以开痰泄降为入手方针。俾有形之痰湿既除，无形邪热，自可迎刃而解，不清热而热自蠲，不宁神而神自楚。所谓击其中坚，而首尾自应。有清·王孟英氏，治温号称能手。其实不过"开痰泄降"四字，足以慨之，有何神妙之可言！此义一经道破，当可与人共喻。而昧者不察，一见发热，不辨病因，不详药理，无不辛散是尚，谓为和解。殊不知辛则助温，散则升火，温邪得之，那不劫津涸液。扰动气火，则耳聋昏愦，狂妄无伦。种种变证，必至与药俱进。此金元以后之恶习，作俑之罪，吾必不能为昔贤讳。迫其发散之后，热不除而弥盛，神不清而益蒙，则又谬谓如此炎炎之火，苟非杨枝甘露，那能涸鲋春回。于是轻则鲜斛芩连，重则白虎犀地，大清特清，急起直追。而痰热之胶结不开者，得此寒凉黏腻，益以增其胶固，重其闭塞，热势愈炽，驯致津液涸尽，则舌黑唇焦，痉厥抽搐，至危极险。事所必至，而亦理有固然。古人谓清凉无涤秽之功，而反以冰伏其邪，允为确论。然病情至此，虽属可危。苟知为之开痰攻实，亦未始不可救药。而又将明明阳实治宜荡涤之证，谬认阴虚邪少，法当峻养真阴。因之麦地玄参，俯拾即是。中州痰食，既被寒凉抑遏，复为甘腻留恋，未有不愈结愈固者。药虽清热滋阴，而适以助热耗液。卒之不动不言，倏焉灭息。叶派治温，皆犯此弊。《临证指南》席姓一案，正案叶老一手造成。然叶氏论温廿则，世皆奉为圭臬。自认薪传，直至陆九芝出，而始大声疾呼，绳愆纠谬。滋腻恋邪之弊，当已尽人能知。然今日九芝之论，似犹不敌叶派之盛，岂果劫运为之，非人力所能挽回乎？

肾恶燥脾恶湿之原理

兰溪　佘枚笔　金潮

　　肾于五藏，其性恶燥。以燥火之气，最伤阴液故也。盖肾主藏精，下通水道，上生津液，所以灌溉周身者，无不赖此阴精所运化。燥则伤其阴精，骨髓枯，津液少，水道干涩。由是水日亏而火日盛，又何能通水道，生津液，而灌溉周身也乎？其有因肾燥而小便不利者，则以液耗无津，输尿管失其职，而膀胱已无气化，此不能不润肾燥而专清膀胱之热者矣。观夫水衰火亢，消烁骨髓，因而骨节烦疼，腰如被杖者，岂非骨之与腰，皆肾经所属，而痛若此。则热淫之气，已入肾经。苟非急为滋养，其将奚以存其精液而荣其筋骨？此肾阴之所以贵乎充足，始能润燥，而不为燥所伤也！至若脾之本性则又恶湿，所以脾字从卑，原为阴土。《内经》以腹满不及曰卑监，土胜则水受制，水胜则土无权。若脾之健运无亏，而能制湿。如其湿困，岂不脾德有惭？土不胜湿，健运失职，清阳不升，而为倦怠嗜卧乎？盖坤德既卑，水留不化，暑湿薰蒸。跗肿足重，步履蹒跚，相因而至。脾主四肢，信有明征。此等病夏秋之际最多，则必芳香开泄，而兼渗利，以顺其疏达之气，振动阳光，斯脾家清气升，而浊阴退舍矣！此脾藏所以宜于温升者也。若夫脾虚湿阻，则为虚证。芳香之药，似嫌耗液，此必和中温养，助其阳和为要。又有脾脏虚寒，而为飧泄洞泄者，阳无所主，无以温养中土，故发寒中之病，亦当以温和健运之剂治之。虽湿证尚不止此，或为头目眩晕，或为痰饮疢癖，或周身壅肿而痹痛，总之皆脾土不能制水所致。故《经》曰：诸湿肿满，皆属于脾。此宜温通经络，泄化痰涎，审证用药，然后无施不可。故脾肾为病最多，而经文似极简略。究竟包涵一切，无乎不赅。苟能触类引伸，自可举一隅反，此则在乎善读书者之能自悟矣！

中医之湿温症西医谓为立名不妥辨

叶德炎稿

　　己巳孟夏，余肆业于兰江中医专校。当其时，余友劳君，素不喜饮，忽外饮而归，即发热头痛。次日不恶寒，热更甚，剧于下午，且神志模糊。唯不渴饮，舌苔浊腻。仰往张业师诊视，谓为湿温症，授以芳香之剂，病稍退。然湿为黏腻之邪，不易速愈。乃兄以送诊尚未见愈。而米汤不进者十余日，以为病势孔亟。即就当地西医博士诊治，诊断之余，曰：肋膜炎也。而病已革，不起是虞。且命即当旋里，不然无及。该博士又叩余曰：是病曾往中医治疗乎？曰：唯唯。然则中医断为何病？曰：湿温病也。博士含笑而言曰：既湿何温？既温何湿？立名不妥，安能愈病。可卑若甚哉！乃兄以尹弟病且危，则挥泪而归。仍请张师决期，而张师颜然曰：可治！竟以芳香化浊。连进十余剂，而病霍然矣！

　　按湿温症之名，虽不见于《内经》，及仲景《伤寒论》。而《难经》则列为伤寒有五之一。诚以六淫外感，温邪挟湿之病。所谓暑湿相搏，名为湿温。即可知立名已久，岂虚言哉，亦岂无至理哉！

按是症为南方习见，暑湿今中，患者尤厉。良由大江以南，人烟稠密，土地卑湿，天多溽暑，生人覆载气交之中，息息相通，感受其气，故湿浊生痰，在所难免。更一感热邪，而与固有之湿浊相搏，蕴郁于内，而外形发热头晕，舌苔浊腻，胃呆不纳，昏昏沉沉，奄奄嗜卧，种种症状。治此则唯芳香化浊，运化气机，湿退热除，病自却矣！而北方高燥，地广人稀，此症则为罕见。该博士谓："既温何湿，既湿何温"二语。由此浅近之理，孰不知之！而博士竟昧之，昌言立名不妥，尤自诩明达。吾不知其所博者何？因为之解曰：笨伯博士也！以此治病，较刽子手尤胜一拳。噫！博士且如此，其他安可思？西医之昧，其如是耶！今吾释其理，孰辈细听之：譬诸冷水置釜，犹湿也，炬之以火，热气蒸胜矣！此湿温之至理也。得吾说者，其亦了了于怀欤？！

论儿科万病回春丹之害

松江　曹祖培　伯荫

语云：用药如用兵。兵随敌阵为转移，药随病机而应变。故有人同是病而未必病同是药者，盖天时有寒温之异，地气有燥湿之殊。人处气交之中，岂仅禀赋之万有不同，即其因外界之习惯而气体亦往往为之变异。此所以同是成方之不尽适于同是病也。是以善用药者，临机应变，不用成方之板药，而运用成方之妙用。以符对症发药，矢无虚的之本旨。彼仅知若症用若方，斯方治斯症者，乃皮相者流。吾知其信手挥铁板文章，笔下已误人不少。况药有主治，方多专职。温凉攻补，各有所司。何竟错杂一炉，以铸此有百害无一利之小儿万病回春丹也乎？考回春丹方传自广东钱树田，药用牛黄、麝香、冰片、雄黄、白附子、天麻、全蝎、天虫、羌活、防风、辰砂、蛇含石、胆星、钩藤、川贝、天竺黄、甘草等，蜜丸。约重三厘，金箔为衣。其药之温表者有之，清凉者有之，香窜者有之，镇静者有之，错杂无伦，已可骇异。而其主治，为小儿急慢惊风伤寒邪热，夜啼吐乳，一切异症。并治大人痰涎壅聚等症，则又百症百治之焉。以是药方，用治若症，稍有识者，皆知不可。宜其为世屏弃，声销迹灭矣！不图浩劫临头，难逃厄运。近世多有为儿病购服者。且或预藏以备急慢惊不时之需；甚或为儿月服一丸，为杜百病计者。抑何风行之盛耶！夫急慢惊如水火之相反，宜于急，必不宜于慢。未有不论急慢惊而能统治之者。且急慢惊为儿科重要急症，药非针锋相对，不免坐误。乃可温凉乱投，而能见效？谁其能信！且当一发千钧之际，无效者之即为有害也。盖小儿急惊者，为痰食积热，肝阳上扰，振动脑神经。气体幼弱，莫能镇摄。神经错乱，顿失其知觉，改其运动常态，为惊而发搐。病因无非为有形之痰浊，与无形之气火。前者固粘，后者猛厉。互相为凭，团灼蒸腾。药非双管齐下，那得风平浪静？彼白附、羌、防、全蝎、天虫、者，助风煽火，何堪一试！是回春丹之于急惊，非唯无益，而有大害存焉！若论慢惊，为脾肾虚损，阴阳俱衰，得之病后，为十之七八；原诸禀赋，为十之二三。其为惊搐也，既不若急惊之迅疾，又必现冷缓之静态。岂独脾胃虚寒，孤阳之外越。实亦无气无根，阴霾之上冲。若再祛风清火，除痰消导，则杀之速如反掌矣！庄在田所谓治风而风无可治，治惊而惊亦无可治也！斯时斯症，

《福幼篇》之温补理中，庶可同黍谷之春。而回春丹方，除白附、甘草合于病理外，无一非酞毒矣！噫！回春丹之有害于慢惊也如此，而有害于急惊又如彼。奈何世俗尤以盲从盲，深信之而重任之以托孤寄命耶？且小儿之最易发惊搐者，揆厥原由，为气血未充，脑经薄弱，是以偶经震撼，遽尔发搐。故阎季忠谓急惊方搐，但扶持不可擒捉。又谓当其搐势渐减时用药。而吾师嘉定张山雷先生疏解，谓此是气火升浮，激动脑神经，其抽搐瘛瘲，痉直反张，或为言语不清，或为目反上视，无一非脑之神经为病。若在病作之时，亟亟抱持，强与药饵，则其时脑之神经，正在扰乱。一受震动，即已败坏，不能恢复。则肢体残废，语言不利，即为终身之累。甚者从此昏瞀，必无复甦之望。故凡小儿惊搐发作之时，即当解宽衣带，听其睡眠席地，自动自止，尚不为害。苟病家不知此理。强与抱持，为害滋大。张师谆谆疏解，不嫌词费，深知惊风全为脑神经之震，宜静镇不宜暴动。急惊然，慢惊之发搐，亦无不然。则回春丹之麝香、冰片，芳香走窜，泄散猛烈，最足掀风作浪，扰乱神经，助其震撼者。尤为急慢惊之酞毒，已是杀小儿生命而有余矣！尝见富贵子弟，钟爱雏儿，往往有脑经麻木，举止呆纯矣！究其原，大都幼时多服惊药使然。所谓惊者药，莫不有冰、麝、香窜之品。幼稚脑神经薄弱，一经其震动，往往窜伤其发育。大者伤身，小者为终身之害。不意人皆知朴击儿童头脑之有害于脑经发育，竟不知内服冰麝之窜动更甚！而犹重视为儿科之神药也。实则用药贵对症，用得其当，硝、黄亦是补药；治失其宜，参、茸亦堪促命！万不可以冰、麝为贵重品而视为能治各病也。即在冲激脑神经症，亦理无以香窜之药，重伤其脑者。而在儿稚之脑经薄弱，又须时常加意调护，更不宜有丝毫窜动。吾故重望世服儿科丸、散、丹中之有冰，麝者。其审慎之也，尝读宋·钱仲阳《小儿药证直诀》云：

凡急慢惊阴阳异症，切宜辨而治之。急惊合凉泻，慢惊合温补。世间俗方，多不分别，误小儿甚多。又阎季忠《小儿方论》云：治急慢惊，世人多用一药，有性温性凉，不可泛用，宜审别之。可知以一药而兼治急慢惊者，由来已久。前贤谆谆致训，其害概可想见。而如回春丹之用冰麝、等药，风行如斯者。吾知其害人又恒河沙数，吾不知恒河沙数，小儿何竟遭此恒河沙大劫也。往者已焉，来犹未止。言念及此，不禁悚然。用特表而出之，为世之服回春丹而服冰、麝者告。并冀世之服类似回春丹者皆审慎之也。

太阳病发热恶寒热多寒少脉微弱者此无阳也不可发汗宜桂枝二越婢一汤之疑义

王瑞玺

仲师之所谓太阳病，固即今之所谓感冒时邪。感冒有轻重，则用药亦有轻重。仲景时治感冒，唯有麻黄汤桂枝汤等，辛温表散之方，而未立辛凉轻散之法。盖其时因天地气化关系，固多寒症，宜用辛温。此条所谓太阳病发热恶寒，确为感冒见证。若照本论之例，则应施桂枝汤或麻黄汤矣！然又曰热多寒少，明明此症与太阳伤寒有别。（此亦可谓感冒变化之一种，即寒邪化热之类。）越出桂麻二方之范围以外。已不能用桂麻板方，所以更立桂枝二越婢一汤方法。方中桂麻，是仲景以治恶寒发热之法。用石膏者，根据热多寒少，以清其热也。乃原文热多寒少之下，更有脉微弱者此无阳也，不可发汗。而接之以宜桂枝二越婢一汤方一句。如此立法，颇不可解。夫既以脉微弱为无阳，何可更用石膏？既云不可发汗，何以仍用桂麻？药病相违，当非仲景本旨。窃疑当以"太阳病发热恶寒热多寒少。宜桂枝二越婢一汤方"为一条，"发热恶寒。热多寒少，脉微弱者，此无阳也不可发汗"为一条（或在脉微弱上加一"若"字。则文字更为明了。此虽加字释经，或未必果待古人真意。但仲师本论，本太青龙汤主治一条，明有若脉微弱，汗出恶风者不可服一层。又在太阳病发热而渴，不恶寒者为温病一条，亦继之以若发汗已一句。皆所以表明药误病变之作用。则此条添一"若"字于桂枝二越婢一汤句下，见得原方之可用者。必以脉不微弱为断。而设或微弱。即非此方所可妄投是亦仲圣原书之成例。敢援此意，就正高贤）盖仲景将二层分别言之，正欲使读者辨别脉微弱不能服此方之一大关键。不料后之各注家，即将表面文字，强为解释。则愈说愈奇，可谓一窍不通。如陈修园所谓"太阳阳气陷于脾脏，乃为症与脉文。"唐容川附而和之。试问此症唯与脾有关，与其他无关乎？太阳阳气，由何路陷入于脾？只见越婢二字，即附会为发越脾气。实则本条与"越婢"二字何涉？成无已不可解为注，则胜俗注多矣！日医喜多村直宽氏著《伤寒论疏义》。虽未有特别发明，然论此条。有"……不言发热几次，则其热为重，于是设此汤以发郁阳，其脉弱者，不可发汗二语。盖示此方不可轻用之意……"一段。可见伊曾悟到桂枝二越婢一汤，系治热多寒少之太阳变症，不能用于发热恶寒之阴阳并亏症，岂不痛快！盖仲景此条以病理而言，固甚适宜。然于病理方面，似有未当。今人治此症者，当以辛凉疏散足矣！何必泥煞于古人牙慧之下。（喜多村氏解释全文，今恽铁樵氏，新著《伤寒论辑义按》，已全录之。但彼谓宜桂枝二越婢一汤句，置于节末，是古人倒句。愚谓不必作倒句看，直是传写者，误夺于上，而缀补于末。何等直捷爽快，正不必扭扭捏捏。徒形其丑。）

月事时下，新学家定为子宫这一种作用，且谓与血脉之血无涉，顾何以经漏、崩中，其人即气色淡白，而乳子之时月事亦复不下，能各就所见以言其大略欤

兰溪　吴仲仁

《内经》谓女子七岁肾气盛，齿更发长，二七而天癸至，任脉通，太冲脉盛，月事以时下。盖言女子已届二七，生理机能，发育已备，经脉充盈，月事时下。后人每谓天癸即是月事，实非经旨。昔贤已有明辨，姑不赘述。然则月事之源，果从何来？中国学者，未能言其实在。今新学家谓月事非血，与血脉之血无涉，以为子宫之一种作用。英人合信氏，亦谓月水者，子宫所生之液，以备胎孕之需，似血而非血。唯以吾侪体验而言，实有未必尽然者。不观夫妇女子经漏崩中者乎？其人未有不神色惨淡者，明是络中之血，随波逐流，一去不返。且治崩漏之用药，又无一不同于失血证治。又观夫乳子之时，月事亦复不下，合信氏亦谓乳系赤血所生，乳头有管，如树分枝，行至乳核。即与血脉管相接，乳汁由是渗入。可知乳为血化无疑，然则乳子之期，而月事不下。亦以人身血液，止有此数。盈于彼者，必绌于此，殆无可疑！且更有行经未尽期间，误犯房室，或伤凝冷，其人必腹筩膜胀，肌肤黯晦，甲端青肿。何莫非气滞血凝，现于全体？又岂得谓子宫作用，竟

不与络脉相灌注！吾侪治疗，又无一不用行气通瘀，并似不知有治子宫者。其理亦复章章明矣！夫古人旧说，月事隶于冲任一层。虽解剖学家，未能确见其迹。究竟冲任二脉，盖即交感神经之一种，女子成年，生殖器之血管已充，而同时子宫内面粘膜，亦直接受其影响。又以动脉赤血之输来，疾于静脉紫血之廻去。所以血与粘液，遂由子宫浅层之毛细管渗出，一月一行。此中结构，出于自然，自有神化功用可想。故谓月事为子宫之作用则可，若必谓与血脉之血无涉，吾知脏腑能语，必曰唯唯否否不然！

伤寒论少阳证之研究

兰溪　吴仲仁

读《伤寒论》，诚非易事。而治温热病，又不可与伤寒一例而论。盖古人治疗之理，一有误会，必不能得其要也。夫所谓要者，必能知先圣立法之真旨，探明病机表里之各殊。且必细心体验，触类旁通，庶几可以深造有得。此非仅仅多读古今各注者，所能融会贯通者矣。读本论《少阳证篇》只有十条。论以口苦咽干目眩为提纲；方以小柴胡为主剂。向来注家，但见论中柴胡证三字，并有"但见一证便是，不必悉具"之说；遂以为天经地义。苟是少阳见证，自然必用柴胡成法。而病者之误于柴胡者，盖不啻如恒河沙数。须知病有外感内因之不同；始传末传之各异。本论之少阳证，是从伤寒传来者。起于太阳，初传少阳，正唯寒邪外束；尚未化热；少阳之气，郁遏不宣；所以寒热往来，循环不已。试读本篇，"伤寒脉弦细头痛发热者，属少阳"一条。显见寒邪郁结，阳气不伸，故其脉虽现出少阳本象之弦，而细不能扬。正其寒伤经气，热亦未盛，脉象应之，病理宜然。且本论又有一条，为"太阳病不解，转入少阳，协下鞕痛，干呕不能食，往来寒热，尚未吐下，脉沉紧者，与小柴胡汤"。既言太阳不解，则表寒未罢更是明显，寒邪郁结，渐入于里，故脉沉且紧。仲圣之所以用小柴胡者，其义若是。然后知此是外感之寒，传入少阳，当用升散解表。唯柴胡禀少阳春升之气，宣达木郁，厥为专司；是以柴胡解少阳在经之表寒，黄芩解少阳在府之里热，半夏泄豁痰饮，以降里气之逆，生姜味辛，亦以散寒，且解半夏之毒。斯少阳之气得宣，而诸恙迎刃以解。唯有人参、甘、枣，虽能补正中和，若以今人目光观之，未免滞腻，痞呕等症，颇似非宜。然须知作是论者，家在中原，地气较燥，人无痰湿，非大江以南可比。所以桂枝汤中，亦以甘枣作引，是其一例。不然，何必杂此甘腻之品？缚贲育而临大敌耶？况乎方后又有加减活法，固未尝限定后人以必用全方为主。是在后之学者，随机应变，加减得宜。可见仲圣成规，本是缜密。无如后世读者，不明斯旨，只知少阳必用柴胡，而治少阳温病热病，亦复昧昧焉！概用伤寒成法，助其发扬，又安有不致偾事之理？吾知仲圣意旨，凡可用柴胡之少阳证，本从太阳传来，必在阳明热病之先。试为细绎全书，尚有柴胡桂枝之条例，而未见有柴胡合白虎之明文。所以热入阳明，而证兼少阳者，断无可用柴胡之病。世人不察，但谓三阳之篇，先阳明而后少阳，遂认少阳之症，皆在阳明传热之后；且谓阳明少阳合病，皆可柴胡主治，宜乎合者十一，误者十九，斯可慨矣！

陆养愚治韦汝经一案，疑窦甚多，试各以所见论之

邱茂良

按是病以天寒夜坐，倚几睡卧，感寒而起。本是感冒经证，略投温散，病即霍然。然则何以头痛数日不止，诚以其人秉赋素弱，肝阳易动。既自服参苏饮二剂，而又谬投补中益气，助其气火，激其痰浊，遂致变症蜂起。后医因脉数，以火症论治，而用知贝等物，貌视之，未尝不针锋相对。然服后反遍身壮热，呃逆不止者，正以其病本肝木猝升，于法唯有潜阳摄纳，自然针芥相投，毫厘不爽。必非知贝等之轻描淡写，所能奏效。迨陆诊之，谓其面赤戴阳，郁冒之极，呃逆无己，左脉浮弦而数。凡此诸候，俱是气升火升之明证。不为潜摄，而反以火郁汤重加麻黄，被覆取汗。试思热已壮矣，气已升矣，清之降之，犹虞不及。岂可再用火郁汤重加麻黄，被覆逼取大汗？是何异于火上添油！服之安得有良好结果。而乃自谓至晚诸恙若失，其何可信？然偏能侃侃以谈，不自知其暗无天日。是岂陆之颠顶，不辨菽麦耶？非记之所谓言伪而辨，以疑众之可杀者乎？且也戴阳一症，是为阴虚于下。阳浮于上。法当参附大剂，方可救阴恋阳。若投升防柴葛，即当大汗淋漓，顷刻长逝！假使果有是事，则此人必无幸理，其为虚构，可晰言也！

脉状名称，古书不一，其例颇多，有在二十八种以外者，能举其名而释其义欤

陈柏云

切脉居四诊之一，为诊断上一大关键。《内经》以人迎、气口、跌阳三部，诊察五脏六腑之虚实寒热，至《难经》则独取寸口。后世宗之，其形状之最为常见，而亦夫人所能知者。相传有二十八种之名称，其有不在二十八种以内者，则又有数者焉！一曰覆溢，溢为上出于鱼际；覆为下垂于尺后；皆是阳邪亢盛之疴。《难经》谓覆为阳乘之脉，正是此义。又曰关格，考《素问·六节藏象论》。谓人迎与寸口俱盛四倍以上为关格，又《伤寒论·平脉篇》。谓寸口脉浮而大，浮为虚，大为实，在尺为关，在寸为格。关则不得小便，格则吐逆。以此二者合而观之，则关之与格，皆是阳偏盛而阴偏竭，宜其病为不得小便，为吐逆也。曰反关，脉动于臂之外廉，而寸口则无脉。此乃禀赋使然，不可与病脉同论。曰七怪，则有雀啄屋漏，弹石、解索。鱼翔、虾游，釜沸诸名。要皆形容脉象之或散或收，或三五不调，或豁然无根。即《内经》所谓"真藏脉"是也。考《素问五藏生成篇》。又有脉喘而坚之喘字。《脉要精微论》则有搏坚而长之搏字。至《太素》又变搏为揣，就喘揣二字字义言之，颇觉晦涩难通。各注家虽有说解，而终觉其牵强难通。唯搏则搏击有力之象，说者谓喘之与揣，皆是搏字之误。诚非无据而云然。此外如坚即是紧，濡

即是软，皆在二十八种之内。至《内》《难》两经。别有种种脉象。名称更多，尽亦不过形容之辞；必一一释之，未免繁碎而更仆难终。兹姑从略。

石斛种类不同功用亦异说

诸葛周

石斛种类繁多，名称不一。《本草经》。有林兰杜、兰之名。《别录》《纲目》，有金钗禁生之号。有清·张兆嘉《本草便读》，又有干斛、川斛、鲜斛等。其他别名尚多，不胜枚举。而今市肆中石斛之种类，有未为古人本草所备载者，则又有四焉。曰铁皮鲜石斛，耳环石斛，丝毛干风斛，霍山石斛是也。味皆甘苦，气清质松，入肺胃二经；功能退有余之阳邪，生津止渴，疗阴虚之干咳，润肺益阴。执是以观此物之功用，一似笼统无甚区别。然细玩近贤案中，使用钗斛、川斛，或耳环丝毛斛之奥旨，而后知淄渑之味，大有差池，泾渭之流，厘然各别，有可得而言者也。原夫金钗川斛与耳环丝毛等斛，虽同是石斛，而金钗川斛，乃粗茎老干，苦味独多，气亦较浊，故有除阳明烦热，口渴引饮之功。耳环丝毛，是极嫩细芽，甘苦兼备，且甘多苦少，故能疗肺胃津枯，火炎激肺之咳。虽曰一物异名，而功用大有上下床之别，且也气清质松之品，用这须取其鲜者，则功效较速。如用干者，非久煎必鲜效果，是亦医家病家所当共晓者已。

补 白

辛未中秋月食既

琼楼玉宇想长空，胜赏忘眠秋正中；击橐夜阑纷告变，蓦惊沦隐广寒宫。
突来术士梯绳上，偷取银蟾入袖间；借问吴刚何处去，斧柯争不御豪奸。

3. 兰溪医校读《皇汉医学平议》之一斑

绪 言

医药何所用乎，质直言之，只要治得病好，便是医家的天职，不在乎高谈阔论。只有空话而不适于用，就使要讲几句病理药理的话头，做几段医药的文字，总要在实际上说得明白，确有经过的效验，可以使得读他书的，多得几番实用的好处。然后这种书，可以使人欢迎，不论西法中法，大约总跳不出这自然的公理。近时中国人学过西医的，最欢喜讲中医的没用。因为他自己没有过这种功夫，自然不会晓得国医国药的好处。现在东瀛有许多专做西医的，学道十年，行道又十年，反而渐渐觉得西法的没大好处，又大都回转来讲究汉家的方药。新出的东方汉医学方书，又发现了。那使得吾们国医界中，好像听见了空谷里头脚步声响，大家伸长了颈骨，望他的新发明的学说。并且趁了这个机会，把他的书本，译做汉文，做一件投机的事业，可以受中医界的大大欢迎，生涯也算发达。只看汤本氏的一部《皇汉医学》，先有刘氏的译本，又有中华书局的译本。大约国内的医生当中，能够看书的人，以及念书的人，欢喜旁及医药的，大家都买一部看看，当他一件新出世的好东西。况且这是一部最时髦的新出版，大家都要恭维他几句，说道这果然是个好医书。但是请教他一句，汤本的好处，究竟在那几个病症，还是那几段议论？好像恭维他的，也不能着实指点出来。这真个是莫明其妙哩，敝同人等，居然日夜研究这种学问，自然也要化得几块银元，买来读读。希望他指导吾们，有些实用的好处。但是粗看了一遍，觉得全部书里，精当的话头，委实不多，而说得大不清楚的，倒也不算少。彼此讨论之下，随手写成了许多的平议。现在借这年刊的空白，录出几段来献献丑，请教请教汉医的名家，公开辨论，不知道讲得是不是？并不是有意的吹毛求疵，因为这医药的一条路，是人家应用的常事。生病的人，势总不可以不吃药的。倘然讲错了病理，则写出药来，一定是不对病的。一定要轻病变重，重病要药死的。而学医的人，看了不清楚的医书，便一世弄不明白病理药理。再要做医生，看病写方，还了得吗？敝同人等，才知道新出口的东洋货，实在算不得好货。枉费了两部译书的代价，还是有点心痛。奉劝诸公，不要再用东洋货罢！

汤本氏元文：太阳病篇。关于太阳病之师论及注释。

伤寒论曰：太阳之为病，脉浮，头项强痛而恶寒。

（汤本氏自注）吉益南涯氏释曰：太者大甚也，阳气盛于表位，谓之太阳。脉浮，头项强痛。此其候也。气盛而血窘窒，故致强痛。发出则不项强，不恶寒，发热汗出矣！经过日时，则迄于内。盖表位，气之末也；末气常乏，今气盛甚于其末者，阳气太之状也；因名之曰太阳气。

（汤本眉上自注）阳气者，血气之意。阳气盛于表位者，谓皮肤充血颇甚也！气盛而血窘窒者，因血行数疾，血液郁滞也！表位气之末也者，谓皮肤去心脏远，故血液常乏。今反丰富，故名太阳也。

（平议）本论之所谓太阳病，及阳明病少阳病。以及三阴篇之太少厥等名词，皆是一部份病证的代表名词。昔人一概认作经络为病，已有时而不可尽通。乃东瀛学者，更要就太少阴阳字议，附会穿凿。尤其随手写来，如何可听？（这种瞎说，还不是吉益氏一个人的话头。彼国书中，见之屡矣。向来中国《伤寒论》注家，尚未有此胶执字面的呆相。这条以太阳作为阳盛说解，假使单为太阳二字本议而言，何尝不是！究竟《伤寒论》的所谓太阳病，必以恶寒恶风未罢为主证，不以发热为主证，本论定例。如其不恶寒但恶热，即为表罢，即是阳明病。不是太阳病，可知东瀛人如此见解，却与仲师真旨，大相矛盾。且也太阳病之所以头项强者，原是寒气外束，阳不舒展使然，亦不可认作气盛。岂不知气为血帅，血随气行。气果盛矣，血行必自流利，乃可谓是气盛而血窘窒，于理更不可通。又谓经过日时则迄于内，二句文义，如何可解？乃以发热而附会到气盛，再因"气盛"两个字，勉强拍到阳气太盛。此种说解，扭扭捏捏，可笑已极！汤本氏亦谓为阳气盛于表。只知有发热，便忘却了恶寒是太阳病。这样说得糊涂，偏要自认为汉家医学，这真是汉医的大不幸。且既误认发热作皮肤充血，而又可谓"血行数疾，血液郁滞"。试问这八个字，如何连贯得下去。）

丹羽元坚氏曰：太阳病者，表热证是也。盖邪之初感，必先犯表。则正气不畅，并而为热矣。

（平议）太阳病是表寒证，不是表热证。此乃伤寒与温病之最大眉目，亦是太阳病与阳明病之最大关系，胡可囫囵吞枣，一至于此。抑且发热之故，只为表气不通，乃郁而为热，亦不能空讲作正气不畅。

汤本氏曰：由此等注释，皆可得其一端。然一言蔽之，意谓不论何种病证，若脉浮头项强痛而恶寒时，得以之为太阳病。而实示太阳病之大纲也。脉浮者，为血液充盈于浅在动脉之候；头项强痛者，头部项部，比于其他体部，血液充盈之度台，而为凝滞之所致。恶寒者，欲将发热，而不能发热之征也。是以太阳病者，为病毒集中于上半身之体表，则治之者，用发汗解热药，而自汗腺排除之。然病者之体质，各不相等，则对之处方，亦随之而各异也。大凡人之体质，千差万别，不能逆睹。若穷极之，则为二大别：其一皮肤粗疏而弛缓。有此禀赋之人，若罹太阳病，则为脉浮弱自汗等之证状，以桂枝为主药之桂枝汤治之可也。其一为皮肤致密紧张者。有此体质，若侵入太阳病，则现脉浮紧无汗等之征候，故以麻黄为主药之麻黄汤治之可也。夫然，太阳病既有此二大别，故今先就桂枝汤及其所从出之诸方讲述之，次及于麻黄汤，及其所属诸剂。

（平议）太阳病之所以头项强痛者，乃寒束于外，血络不舒使然。明是血液之不能充畅，而乃谓为血液充盈，则与实在病情，适得其反。且太阳病之恶寒，虽其人肌肤热炽，亦尚畏寒不彻，而又谓为将欲发热，不能发热，亦与病状矛盾。若太阳病之治法，宜于发其微汗者，是所以解外束之寒。麻桂二方，全体大用，岂为身有热而以此发汗，而乃妄谓是发汗解热药。凡此皆《太阳篇》之荦荦大端，极浅而极显见者。何以汤本氏自谓信奉医圣之《伤寒论》。而竟说得毫厘千里，牛头不对马嘴，一至于此。且凡发热者，无不周身寒热，而可谓太阳病是病毒集中于上半身之体表，又是杜撰病状。且麻黄证桂枝证之所以不同者，在证状及感受寒邪之轻重，而可谓是因其体质之不相等，完全不是病理之真。

关于桂枝汤之师论及注释

伤寒论曰：太阳中风，阳浮而阴弱。阳浮者热自发，阴弱者汗自出。啬啬恶寒，淅淅恶风，翕翕发热，鼻鸣干呕者，桂枝汤主之。

（汤本自注）太阳者，为太阳病之略称，中风者，中于风之意，即现今之感冒也。故所谓太阳中风者，为脉浮头项强痛而恶寒，感冒之谓也。阳浮而阴弱之阳为外之意，阴为内之意。阳浮而阴弱者，谓脉有浮于外而弱于内之状。"阳浮者热自发，阴弱者汗自出"二句。由脉状而预断热与汗出之词也。啬啬恶寒者，缩缩然怕冷也；淅淅恶风者，淅淅然如沃冷水。而恶风之来袭也，翕翕发热者，翕翕然热出也；鼻鸣干呕者，鼻有声而呕恶也。

（平议）本论之所谓中风，犹今人之所称伤风。向来注家，多不敢如此之质直而言。良由误认一部《伤寒论》，都非寻常病证。皆有意故求其深，而反失仲师真旨。要知《伤寒论》六篇证治，无一非日用所必须，本自平平无奇。汤本氏中风即是感冒，一语揭破，何等爽快！阳浮阴弱之"阴阳"二字，确指脉言。汤本谓阳外阴内，似亦可说。其实则与其以浮沉讲，不如以寸尺讲。盖太阳发热，病在表而不在里。其表已热，故寸脉应之。犹现为浮。而里本无热，则尺脉应之，不如寸脉之气盛，故谓之弱。此"弱"字，只比之于寸，力量较为不及，非软弱无神之意，必不可误认作阴虚解。（伤寒例"尺寸俱浮，太阳受病"二句。本是浅人无知妄作，大失仲师真旨。本论"发热而渴不恶寒者为温病"一条。误发其汗，身灼热者，名曰风温。其脉乃阴阳俱浮，正可与太阳病之阳浮阴弱，彼此互勘，自能辨得所以不同之真相。）但本条谓阳浮者热自发，以其热发于外，所以脉为之浮，可说也。而又谓阴弱者汗自出，则一似真阴不能自守，所以津液外泄，大非太阳有汗，当用桂枝汤之病理。盖桂枝证之有汗，不过其人有病之后，曾经有时有汗，与麻黄证之一路无汗者，较为不同。初非服桂枝汤时之其人常自汗出。观于桂枝汤方下，必云服药已，啜热稀粥以助药力，且温覆令遍身漐漐微似有汗；又云不汗更服；又不汗后服小促，又云若汗不出者，乃服至二三剂云云。则服此汤者之多无自汗，更为明白。此其义，从前作《伤寒论》注者，都未悟到，无不谓桂枝证之恒是有汗，直使原方下几层不出汗之意，无一句可通。岂非大误？然则桂枝证之有汗，特不过偶然之自汗出耳！讵得谓之阴虚汗出？窃疑"阴弱者汗自出"六字，必非仲圣本文，当是浅人姑妄言之。汤本氏此注，约略言之，太嫌粗率。鼻鸣，即鼻塞不通，固伤风之常态，但桂枝证未必皆兼有干呕耳！

又曰：太阳病头痛发热，汗出恶风者，桂枝汤主之。

（平议）"汗出"二字，必须认作偶然有汗，不可误解作常常有汗，详上条。

太阳病下之后，其气上冲者，可与桂枝汤，若不上冲者，不可与之。

（汤本注曰）太阳病者，可专发表，不可下也。医误下之，因反动而致气上冲者，可与桂枝汤，降其上冲之气。非其候者，不可与之。气者触于五官而无形，然有活动力。此所谓气，即神经作用之意。上冲者，方机中云：凡上冲者，非上逆之谓，气自少腹上冲胸者是也。如是，则气上冲者，即发作的上走性神经证之谓，此是上冲之剧者。其有缓者，非必自少腹而上冲于胸，只为上冲之应，而但现头痛耳，前条之头痛即是也。

（平议）太阳病本非可下之证，误与攻下之药，是为诛伐无过。如伤其中焦阳气，则为痞满，为结胸。如伤其下焦阳气，则肾气上冲，即此条之所谓气上冲也。其症如何？则《金匮·咳嗽病篇》曰："气从少腹上冲胸咽者"即是。彼条治法，谓与茯苓桂枝甘草汤，治其气冲；而次条则曰冲气即低。前方去桂，是桂枝固能镇肾气之上泛者。仲景治奔豚症，亦用苓桂术甘汤。但彼二方，均以茯苓为主，桂枝为佐。则以茯苓产于松根，伏藏是其天性，故能制伏肾水上冲之势。此处只与桂枝汤，犹尚之甚针对。颇疑传写已有讹误。要知此条之桂枝汤，非治本来之太阳病桂枝证，则甚为明了。向来注家，多未能说得清楚。汤本氏引方机，谓气自少腹上冲胸极是！而汤本解作上走性神经，勉强用西人学说，来解此证。只恐不确。又谓上冲头痛云云，更是隔靴搔痒。

又曰：太阳病，初服桂枝汤，反烦不解者，先刺风池风府，却与桂枝汤。则愈。

（汤本自注）当太阳病之有桂枝汤证，与适方桂枝汤，其烦当即可解而反不解者，先刺风池，风府之灸穴，再与桂枝汤，即可愈矣。所谓风池风府者，《甲乙经》云：风池一穴，在颞颥之后，发际陷中；风府一穴。在项后发际之上一寸大筋宛宛中。故可知风池在颞颥后头缝合部，风府在左右僧帽筋停止部之中央。然何故必刺此两穴。答曰：本条之病证为太阳病，则本为脉浮，头项强痛，恶寒之证。而头项所以强痛，既如前述，头项部比他部充血为甚，若其充血更达于高度时，虽与桂枝汤，因阻止药力。而烦不解，故刺此两穴。夺去郁滞之血液后，因除却阻止药力之原因，然后药力可奏效也。

（平议）烦者，心烦而懊憹之谓。太阳病桂枝证，本不当烦，乃服桂枝汤而反烦者。柯韵伯谓热郁于心胸，非桂枝汤之不当用；以外感之风邪重，内之阳气亦重，其说颇是。柯氏又谓风邪本自项入，必刺风池、风府。疏通来路，以出其邪；仍与桂枝汤以和营卫。窃谓此必桂枝证之恶风发热仍在，而又加之以心烦。知其所以烦者，为热郁不得疏泄而然。岂仍凭证而即与桂枝汤，岂不益助其烦？故曰先刺，迨既刺之后，肌腠之气，已得宣

1014

通，而再与桂枝汤以治恶风发热未罢之桂枝证，自然可以迎刃解矣！刺法只以通其脉络之气，非放出其血之谓。汤本氏乃认为充血证，而曰夺去郁滞之血液，非特错认病情大失仲师本意，抑且完全不明了汉医针刺之作用。而乃自命为汉医作家，不亦奇乎？且西学家之所谓充血者，是指气火升浮，血脉汹涌言之。治法，当亟亟清降，犹恐不及，安有可用桂枝汤温升之理？而乃妄引此西说之名词，借来解此绝对不合之症证。又加之以充血更达于高度一句，以为仲师桂枝汤证作注。病与药反，相去奚啻天渊，尤其无知妄作，梦中说梦。

又曰：太阳病，外证未解，脉浮弱者，当以汗解，宜桂枝汤。

（汤本自注）外证未解者，头项强痛，恶寒等证状，未全去之谓也。

（平议）太阳病外证未解，是恶风恶寒，头项强痛，诸证咸在。如其脉浮紧，则其人肌肤致密，腠理闭塞。盖脉紧，非特寒束于外使然，亦即腠理窒塞之特征。是宜麻黄汤以发其汗。如其脉不紧而弱，即可知其腠理不甚闭塞。则虽其人无汗，确有可汗之证，亦只宜桂枝汤以取微汗，而不可浪与麻黄。此条亦是麻黄汤之禁例。"脉浮弱者"一句，最当注意。胡可忽略混过？不为之诠释一字，即可知汤本氏，对于《伤寒论》原文。完全无一毫心得。

又曰：桂枝病，先发汗不解，而复下之，脉浮者，不愈。浮为在外，而反下之，故令不愈。令脉浮故知在外，当须解外则愈，宜桂枝汤。

（汤本自注）"太阳病，先发汗不解"一句。意谓此桂枝病，宜用桂枝汤。误以麻黄汤发汗，故不愈。而复下之者，不宜泻下之太阳病，而以泻下，一再误治，故特加"复"字也。脉浮者不愈云者，凡呈浮脉者，病在外即在表候，宜发表为正当。而反与以泻下，以致不愈之意也。今脉浮，更经再三之误治，仍见脉浮，可知病尚在外，即在表，故当用发表剂。治其外证，即可愈也。其发表剂，宜用桂枝汤也。

（平议）太阳病既汗不解，或是发之太过，已为一误。而复妄与攻下，是为再误。设或已为坏病，则见里证者，其脉必不浮。而仍浮者，是病未坏而仍属桂枝症未解，故仍宜桂枝以解外。唯其既在发汗之后，则虽有可汗之证，亦不可复用麻黄汤。仲景所谓解肌，原与发汗，大有分别。而汤本于此，可以糊糊涂涂，浑言之曰常用发表剂，是误认桂枝汤作发汗药矣。

又曰：病人脏无他病，时发热自汗出。不愈者，先其时发汗，则愈。宜桂枝汤。

（汤本自注）藏即内脏，诊病者内脏无病，则其病必在表，有此表病。而时时发热，自汗出，久不愈者，于其发热自汗出以前发汗，即愈。宜桂枝汤。

（平议）脏无他病，不在里也。有时发热，有时自汗，迁延不愈。桂枝证也。有是证当用是药，苟非桂枝汤，岂能应验？所谓先其时者，正指其不发热不自汗之时而言，所以当用桂枝汤取微汗为佳。若果常常有汗，则"先其时"三字，便无着落。更可以见得所谓时发热自汗出者，不过有时或有此证。唯其不常有汗，所以桂枝汤方下，再三申明，服后如汗不出者，更服乃至二三剂。倘若时时有汗，则原方下之汗不出数句，必不可通。且几乎汗漏阳虚，又非桂枝所宜用。汤本解作时时，谬甚！况乎既误认作时时发热自汗出，而又曰于其发热自汗出以前，这个前字。试问是何时候？岂不教他在未发病时数日以前，服此汤药耶！不通至此，竟不知此公如何写得出手。

又曰：伤寒不大便六七日，头痛有热，小便反赤者，与承气汤。其小便清者，知不在里，仍在表也。当须发汗，若头痛者必衄，宜桂枝汤。

（汤本眉上自注）《伤寒论》无"小便反赤"四字，今从《千金翼》《外台秘要》加此四字。

（汤本自注）本条之前半，论桂枝汤证与大承气汤证之鉴别法，甚重要也。盖大承气汤证与桂枝证，俱有头痛大热，大相疑似也。大承气汤证者，里证。即于消化管有急性炎证。其余波迫于头脑而头痛，走于外表而发热，则其小便必为赤浊，反之桂枝汤证者。表证，即病专在体表。主证为头痛发热，内脏无变化，则决不呈尿变，常澄清也。又后半云：若头痛者，谓头痛有热，小便清。其头痛若剧者，必衄血。此证宜用桂枝汤也。今推究其理，既如前述，此头痛为太阳病本来之病势，上于头项部，充血颇甚，血液难以循流。若此充血达于极度时，血压亦随之亢进，突破抵抗力最薄弱之节骨蜂窝部而外走，则为衄血。故既衄箅后，血压降低，血液比较的得以循流，反有良好之影响。及于头痛与其他证状，此际与桂枝汤。恰如刺风池风府后，除去阻止药力之原因，则桂枝汤能尽量发挥其能力，故头痛衄血等，皆得治之也。

（又眉上再注）如是衄血者，与证以良好的影响，中医称之曰红汗。颇欢迎之也。其剧烈者，宜止其血，不待言矣。

（平议）此节正文，据丹波元简《伤寒论辑义》所引各本，不同处甚多。其最吃重者，引《玉函》与承气汤句。乃作未可与承气汤，则头痛有热，仍是太阳表证，虽不大便六七日，不是阳明，何得妄下？汤本氏所加"小便反赤"四字。自谓据《千金翼》。及《外台·第一卷》。引仲景《伤寒论》此节，皆无此四字。汤本云云，实是欺人。唯丹波氏《辑义》，亦引王肯堂所校之《千金翼》。则作头痛身热小便赤者。此是肯堂以已意添人，不可信为古本。但为添入"小便赤"三字，则头痛必是里热之上凌，而身热亦属阳明里证。在肯堂意中，自然谓此之不大便，可与承气矣。须知加字说经，终是妄作聪明，不可为训。且本论凡用承气，必以转矢气为主证，并非凡不大便者，都为可下。然则终当从《玉函》之"未可"二字为要。头痛必衄一层，亦不能以病理为之证实。此疑传写有讹。汤本乃谓头项充血，而用桂枝汤。药病岂不相反？若以病情证之，果有衄血，皆是热逼妄行，清之降之，犹恐不逮。桂枝升阳，直是毒药，而乃可以随文敷衍，教人于衄后再用桂枝。是亦陆九芝之所谓可杀可剐者。〇成聊摄注谓仍在表者，与桂枝汤，《金鉴》引汪氏，亦谓未衄之时，宜用桂枝。说来已皆明白，并不教人于已衄之后，再与桂枝。汤本氏并此不知，而偏自谓能得仲景真意，何其妄也！

又曰：阳明病，脉迟，汗出多，微恶寒者，表未解也，可发汗，宜桂枝汤。

（汤本自注）本条为阳明病与太阳病之合并证。脉迟为阳明病之脉证。汗出多者，为二者共有之证。然微恶寒者，非阳明证，而为表证也。因此知表证尚存，所以用桂枝汤也。虽然，此病证本来为阳明病，而兼太阳病者，则用桂枝汤者，为一时之处置。若表证全去，仍宜以大承气证治阳明证也。

（平议）此条虽冠以"阳明病"三字，而病情病理，以及方药，皆不符合。殊不类仲师笔法，盖汗出多虽是阳明病之一证，但阳明多汗，乃热盛而汗，脉应洪大而数。仲师明谓之但恶热，不恶寒。若汗出既多，兼以脉迟。而加之以微恶寒，则颇似漏汗亡阳之虚证。仲师成例，有桂枝加附子法在，何得谓之阳明病，何得再曰可发汗？疑窦甚多，万无可以随文敷衍之理。而汤本氏可以脉迟作为阳明病应有之脉，则认作阳明实热，结塞不通时之脉证。试问果是实热，宁有恶寒之表未解者耶？信口雌黄，不复知有有天下事矣。

又曰：病人烦热，汗出则解。又如疟状，日晡所发热者，属阳明也。脉实者，宜下之。脉浮虚者，宜发汗。下之与大承气汤，发汗宜桂枝汤。

（汤本眉上自注）疟者，发作时先为恶寒，恶寒止则即发热。如此热状，中医谓之寒热往来。

（汤本自注）病者烦热，即为热烦闷。因汗出，一旦轻快。后又发作如疟。发热于日暮时者，自表证直转属于阳明也。若脉实者，可与大承气汤下之；脉虚浮者，宜以桂枝汤发其汗也。尾台氏曰：病人烦热云云。此证虽脉虚浮，恐用桂枝二麻黄一汤为佳。此见甚是，处方之际。宜留意之。

（平议）汗出则解，是太阳病已得微汗而表热自解。若其后又复寒热如疟者，当是太阳表证未解之征。此自当随证用药，再与桂枝成法。日晡所发热一句，是仲景教人以辨别脉证之法。盖阳明里热实结，其证必热旺于申酉日晡之时。而乍寒乍热者，亦有热发于日晡时者。此不得仅据其日晡发热一端，而遽与以承气攻下，则必以脉征之。脉实而日晡发热，可为阳明里实确证，乃可用承气之下法。然虽以脉实为据，尤当于其他兼证参之，庶无误下之失。此条只有脉实两字，尚嫌太略。按之仲景成例，凡用承气，无不慎之又慎。正以病是伤寒，误与早下，流弊必多，细读阳明篇自知。若脉浮虚，则虽日晡发热，似属阴液已虚。而本论乃谓宜桂枝，亦颇与仲师成法，不甚符合。此节原文，窃疑已有传写之讹。汤本氏注：随文敷衍，未尽妥洽。尾台氏改用桂枝二麻黄一，亦何尝是。

又曰：吐利止，而身痛不休者，当消息和解其外，宜桂枝汤小和之；下利后，身疼痛，清便自调者，急当救表，宜桂枝汤以发汗。

（汤本自注）二条虽俱说以桂枝汤治下利后身疼痛，然不独限于下利后也，不拘任何之身疼痛，其证存在，悉以桂枝汤为主治可知矣。

（平议）此亦里证而兼太阳者，故用药如此。盖本论中凡言身体疼痛，多指太阳病表寒外束，血络不舒，自然当用桂枝。而今之温热湿温时病，温邪入络，湿邪入络，亦多有身体疼痛之兼证。则用药又当别论。断不可呆守仲景旧法，概授桂枝。汤本乃可谓不拘任何之身痛，悉以桂枝汤为主治。何其食古不化乃尔。可谓马服之子，徒读父书者矣！又按此一节全文，在《伤寒论》中。本是两节，吐利止而身痛不休者，当消息和解其外，宜桂枝汤小和之一节。在《霍乱篇》。是大吐大下之后，血管中水分缺乏，所以身痛不休。此之身痛，实与太阳病寒束于外者，病理绝然不同。仲师亦用桂枝汤，盖是温和血络之意。说与太阳中风病解肌之作用有别，故曰消息和解，曰小和之，其义自可想见。其后半段下利后身疼痛。清便自调者急当救表，宜桂枝汤。则是《太阳篇》中之半节，其上文言伤寒医下之，续得下利清谷不止，则为误下后太阳表证未罢之身痛，病情与霍乱后大异，不当割裂原文，合作一起。而乃可以断鹤续凫，牵罗补屋，已非著作体裁。且本节之末后一句，《伤寒论》中。只曰宜桂枝汤，无"以发汗"三字。汤本氏竟唯意所欲，为之加字，何尝合仲师本意？读古人书，那有纵笔更改原文之理，可谓愚而自用，心粗气浮极矣。

关于桂枝加桂汤之师论及注释

伤寒论曰：烧针使汗。针处被寒，核起而赤者，必发奔豚。气从少腹上冲心者，灸其核上各一壮，与桂枝加桂汤，更加桂二两。

（汤本自注）古代有烧针刺于人体，使发汗之疗法。此原非正治，而师特举之者，因误治病证转变之际，而立应之之方法也。本条之意，以烧针所刺之部分被寒。（邪气）即受细菌之侵入，发赤肿胀者，必发奔豚。奔豚者，即气自少腹部上冲心脏也。于其发亦肿胀处，施灸一壮。与以桂枝加桂汤，则奔豚即治云。所谓奔豚者，《类聚方广义》中。藤田椿齐曰：奔豚者，言悸而冲逆甚之状也。《金匮要略》中曰。奔豚病，起自少腹，上冲咽喉，发作欲死，复还止。豚与遯遁，古字通用。（中略）按吴崑之《素问阴阳别论》。息贲注中曰：贲同奔，息奔者，气息奔迫也。此亦可谓并发奔豚之义。

（平议）烧针发汗，本非仲景家法。意者当时医家，必有惯用之者。但此为伤寒之太阳病，本是外寒，既得针刺，而刺处又受寒邪，则血脉交通，且引起下焦阴寒之气上冲，发为奔豚。灸其核上者，所以杜绝受寒之源头，而方用桂枝更加桂者，桂能制伏肾家阴寒故也。奔豚命名之义，前人谓豚为水畜，借以喻肾脏之寒气上冲。汤本氏乃谓豚与遯遁二字古通，则非独古书无此通假字义，而病名奔豚。更不知何所取裁矣。又按气从少腹上冲，仲景但为寒气立治法，而今人为病，多有肝肾阴虚而阳气上冲者，王孟英案中亦见之，此则又当别论。桂枝加桂之药，断不可妄用，是不得拘守仲景成例而食古不化者。

关于桂枝加芍药汤及桂枝加芍药大黄汤之师论及《注释伤寒论》曰：本太阳病，医反下之，因而腹满时痛者，属太阴也，桂枝加大黄汤主之。

（汤本自注）本为太阳病，则宜汗解。医反误下之，因而腹部膨满。至于时时腹痛者，属于太阴病，为桂枝加芍药汤所主治也。然不唯腹满，更于腹内充实有毒而疼痛者，则以桂枝加大黄汤主治也。所谓太阴病者，即如前所述之呕吐，下利，腹痛等证。属者，附从之谓。盖本条之病证，虽因误治，变为太阴病，然有终未全变之意也。

（平议）太阴病腹满时痛，本多里寒证，加重芍药，颇似不甚相符。要知此条指实热积滞之腹痛而言，与里寒腹痛不同。观其与大实痛者，加大黄连类言之，其旨可见。其所以仍用桂枝汤者，必其太阳表证未罢耳。金时张洁古制芍药汤，治实热滞下腹痛，效力极捷。全从仲景此条悟出。腹满时痛，仲景以为太阴病之提纲，究竟病情有寒热虚实之绝异。学者须从脉证体验，弗概认本论此条为无投不利也。

关于桂枝加葛根汤之师论及注释

伤寒论曰：太阳病，项背强几几，反汗出恶风者，桂枝加葛根汤主之。

（汤本自注）项背强几几者，为项背筋之强直性痉挛。处治以葛根为君药之本方也。强几几与汗出之间，所以用反字者，为示以本方证。与葛根汤证之鉴别法也。即葛根汤亦以葛根为君药，与本方同。虽有项背几几证，然葛根汤证，有臣药之麻黄，故有无汗之证。而本方中以无麻黄，不唯无无汗证，反如桂枝汤证之自出汗，故特用反字也。本方证，与葛根汤证，大相类似。然暗示其间有汗出与无汗之别之意也。东洞翁下本方定义曰：治桂枝汤证而项背强急者，可谓得其要矣！

（平议）太阳病而至项背皆强，几几然如短羽之鸟，不好舒畅，是项背强之已甚者。此证是寒邪深入络脉，寒束既甚，于法自当无汗，则应用麻黄汤。而乃病者有时亦自汗出，则麻黄必不适用，故主以桂枝汤而加葛根。所谓反汗出者，可见寒入络脉，邪气已深。无汗者其常，而有汗者其偶。唯其偶然有汗，更可证其非常常有汗出矣！

4. 兰溪医校校友治验一斑

（1）籀簃治案偶存

①董荣毗，从农，二十八岁，住兰溪溪西外董村。

病状：便血已二十个月，初起颇多，亦会服药。旋轻旋重，至今年夏初，已算痊愈。迨农忙劳苦，宿恙又作。至国历九月初，渐以加剧，下如豚肝，后重如滞下，腹不痛，时或作胀，已四十天，粒米不纳者，亦二十余日。直至九月廿一，始招籀诊。比往视之，则形消骨立，枯槁无复人状。询得昼夜十余回，乍下鲜红，旋即淤紫，颇似黏腻。盖停留而结，非滞下可以妄拟。按其脉，三五不调，沉小带弦，歇止分明，且不仅偶尔一止。舌则淡滑无苔，颇饮汤水。盖脾肾真阴大耗，元气已几几于不能接续，是以脉为停顿。证情十分可危！所希冀者，脉尚不至刚劲搏大，未显真藏七怪。而舌质尚如常人，不至枯缩，亦不红绛光燥。似乎下泉未竭，亟亟峻补脾阴，摄纳肝肾，而柔驯厥阴偾张之气，或可有为。况在壮年，更不当望而却步，坐失此一线生机。此亦人事之不可不尽者！

金铃子肉二钱、生杜仲三钱、生打厚牡蛎八钱、侧柏炭二钱，当归头炭一钱五分、广木香八分、广藿梗、新会皮各一钱五分、带壳春砂仁五分、打后入。

上方嘱为久煮，时时频服。譬犹茶饮，不拘盏数。如不饱闷，连服为佳。

效果：前方连啜两昼夜，尚属相安。二十三日，再邀赴诊。询得病状无甚进退，下血犹昼夜五六回，则已有退舍之机。病状不无把握，因往视之，则脉果调匀。非特不歇，且指下安和，柔驯可喜，小弱有神，正合久病元虚气象。唯胃纳未展，仅可吃粥饮半盏。似乎尚有危机，究竟参芪山药，大剂相安，未始不可以养育胃阴。腹胀未蠲，时或幽幽而痛。厥阴气滞，犹觉后重。法当蹰步，无可更张。

第二方：米炒大台当参六钱、生西芪二钱、生杵淮山药八钱、生净萸肉八钱、白头翁四钱、全当归一钱五分、地榆炭、炒黑蒲黄包煎各二钱、广木香八分、滴乳香去油、广藿梗、焦谷芽各一钱五分、生打牡蛎五钱、壳砂仁杵四分。

效果：廿七日持方来改，谓连服四天，可纳稀糜一盏，下血未净。昼夜仅两三回，所下甚少，色鲜间或杂瘀，夹以稠粘如积滞者少许，少腹或时微胀微痛。此肝气未和，肠中不无宿垢。寓通于补，略参化滞。即于前方中，加枣子槟榔二粒去壳切、生玄胡一钱五分、生打苍龙齿二钱、减地榆炭黑蒲黄各半。

三十日丙来邀诊：询得下血虽未净尽，但仅有少少血沫，每餐能食碗粥，日下溏粪一次，粪色已正。唯两胁时或稍痛，少腹或胀或疼，俱不甚剧。此肝气疏泄走窜使然。但胃纳已安，证情可算安澜。盖不必察脉辨色。径蹰前意，拟方授之。只须善自静养，糜粥香蔬，和调脾胃。当可渐图康复。

第四方：贡潞党四钱、生淮山药六钱一杵、生净萸肉六钱、白头翁、川楝子各四钱、大白芍三钱、滴乳香、净没药去油各一钱五分、生玄胡、全当归、广藿梗各一钱五分、广木香八分、壳砂仁五分、地榆炭一钱五分、生打牡蛎五钱、生打苍龙齿一钱五分。

另生淮山药一两，血余炭六分，共研细末，煮粥，加白糖调服。

效果：上方又五服，来人述下血已净，纳谷渐加，胁痛亦和，腹无胀痛，大便亦正，稍稍带溏。仍守原意，更方与之。前方除龙、牡、地榆、乳、没、玄胡，加杞子二钱，潼蒺藜三钱，减白芍药一钱，白头翁减半，仍以淮山药一味杵细加白糖红枣煮粥，日服一二次。

②陈君璞斋：兰溪西乡黄村桥头，年六十二岁，兰邑中医校第一次毕业生陈力夫之尊翁

（病名）骨槽痈

（病状）年逾周甲，阴气先衰，浮阳暴动，挟痰上壅，凝结少阳阳明之络。左颊车痛肿猝作，甫四五日，形高如拳，坚硬如石，牙紧不开。痛引耳前后。

（诊断）是骨槽痈之急性者，痛彻骨髓。乃郎力夫，知非善证。来校就医，时在庚午孟夏之二十六日，脉则左手弦大，亦且搏劲有力；右手稍和。舌不能出齿，略见尖边殷红，而苔则厚腻罩黄，大便三日未通。是为肝胆火炎，升多降少，来势孔急。犹幸不作寒热，亟需柔肝泄火，开痰软坚，兼润大腑，以通地道，庶几下行为顺。希冀不再扩大，必需痛减肿定，斯为佳兆。

（处方）羚羊角尖三五分、水磨浓汁、另服或冲药均可，象山贝三钱、宋祠半夏二钱、生赤芍二钱、生白芍三钱、生玄胡索二钱一打、陈枳壳八分、昆布三钱、西藏红花六分、大力子三钱、羌活五分、冬瓜子仁三钱、打丝瓜络三钱、骨碎补五分、另生打牡蛎八钱、生打石决明八钱、法煅青礞石三钱、三物先煎。另当归龙荟丸二钱、分两次吞服，外用自制化肿软坚末子药，蜜水调敷患处。

（效果）是日肩舆来城，天气尚和。然一经震动，且未免稍受外风，来往十余里，比归而痛势益炽，坐卧难安，颊车竟不可少动，所幸携药而回，亟磨羚角先服，覆杯少时，痛即渐安。比及汤药煎成，可以吞丸饮药。连用三剂，痛热稍减，而肿犹坚硬；大便渐通，燥结不畅，二十九日来函，述以上证状，为之改方如下。

（第二方）羚羊角三分、水磨浓汁冲药、生白芍三钱、杏仁泥二钱、枣仁泥四钱、生玄胡二钱五分、骨碎补五分、龙胆草一钱、西藏红花五分、陈胆星一钱五分、毛慈姑七分、木通一钱、昆布三钱、海藻三钱、老色天竺黄二钱、全当归一钱五分、象贝母三钱、怀牛膝二钱。

另生打牡蛎一两、生打紫石英六钱、生打代赭石五钱、法煅青礞石三钱、生打寒水石四钱、五物先煎。另当归龙荟丸四钱、分吞服、仍用前末子药外敷。

（第三诊）前方四剂，痛热大定，大便畅快，颊车渐以开展，根围收束，尚犹坚硬，而形块渐觉高耸，不免酿脓之虑。脉转小弱，苔腻较薄，胃纳稍醒，前法稍参和阴。五月三日

（第三方）生白芍四钱、净萸肉二钱、陈胆星一钱、西藏红花四分、生玄胡二钱、象贝母三钱、川古勇黄连五分、广郁金一钱五分、昆布海藻各二钱、红旱莲三钱、女贞子四钱、毛橘红五分、仍另磨羚羊角尖、一二分另服。

仍用生牡蛎八钱、生寒水石四钱、生代赭石四钱、生石决明八钱、法煅青礞石二钱、五物先煎、高耸处贴、自制千捶膏、四围仍敷前用末子药。

（五月八日第四诊）疡已自溃，脓流不多，且不浓厚，四围略小，而犹坚硬。此证来势汹涌，且性质颇是顽固。仍幸药能桴应，痛已减轻，要算渐就范围，尚是避重就轻，逢凶化吉，未始非痛家鸿福。脉小尚有弦意，舌苔尚是根腻，大便不甚舒畅，胃纳未旺，余焰犹存，痰浊未化。须柔肝健胃以助消化，缓缓图之，大势已届安澜尚未许速收全织绩。溃处用清凉薄贴，掺少许三仙丹，四围仍用前末药。外治各药方俱在拙编《疡科纲要》，已印行不悉录

（第四方）瓜蒌壳三钱、生白芍三钱、生鸡内金七分、昆布四钱、陈胆星一钱五分、

1020

生远志肉二钱、宋祠半夏一钱五分、九节菖蒲七分、广郁金一钱五分、象贝母三钱莱服子一钱五分、老天竺黄一钱五分、干竹茹一钱五分、怀牛膝二钱、另生石决明五钱、生厚牡蛎六钱、生代赭石三钱、三物打先煎

（第五诊）五月十四日，痛已全止，余块渐化，溃处渐敛。脓水犹不浓厚，脉乃柔和，胃纳进步。自知精力疲软，则邪火渐息，而正气未复。舌心犹腻，尖边苔净。前法参以和中益气，肝胃兼调。

米炒贡潞一钱五分、生西芪一钱五分、生白芍三钱、生鸡内金一钱、广藿梗一钱五分、宋半夏一钱五分、远志肉二钱、象贝二钱、竹茹一钱五分、老竺黄一钱五分、广橘红一钱、生打牡蛎五钱、连壳阳春砂仁五分

（效果）前方连进十余剂，体方渐充，胃亦恢复。但溃处虽小，脓水且亦不多，而迄不收口。屡屡复诊，总不外健脾养胃，参以和肝化痰，时或活血宣络，潜阳毓阴。匝月之后，眠食起居，无不复常。而疡悉直至冬令，犹未收敛。此症当初，已能随手得效，未至扩大。而溃处尚是久淹。诚当顽候，更可见此病竟是大症，果然不易全功矣。

③方荫庵夫人，住建德乡间，年未三旬、庚午八月十四日初诊：从前咯红以后，咳嗽频仍。去年妊娠，咳亦不免。分娩后竟不复咳。而近匝月来，宿咳渐炽，甚于迟明，咯痰稠厚。中脘窒塞，申酉潮热。热作时气升喘咳，自汗。旬日以来，大腑水泄，寐中盗汗。脉右手弦数，左则细弱少神。此肝肾久亏，元气不自摄纳。昔贤所谓气升则为咳，水泛则为痰。加以脾运亦衰，纳谷锐减。食物不生津液，多化痰浊。形色消夺，不无可虑。是以舌质淡滑，全无苔垢。证关三阴，调复不易。法先滋填肾肝，开展中脘，固护阴液。以冀热减汗除，庶几咳渐能希，方为佳境。

（处方）萸肉钱半、生白芍二钱、杞子二钱、紫苑三钱、黄芪钱半、旋覆花三钱（绢包）、半夏八分、另研分二次药汁冲服、广郁金钱半、兜铃钱半、白薇二钱、路路通四个、赭石二钱、乌药钱半、生打牡蛎五钱。

十五日再诊：毓阴涵阳，摄纳肝肾。暮热适不复作，咳呛略稀一筹。但睡中盗汗，犹不减色。时而气则中满窒塞，气降则腹笥幽幽微痛，漉漉有声。大解一行，尚不溏泄。总之肝肾阴亏，是其远因。而中土阳衰，又为新加之证。脉左手弱小已极，即右三部亦嫌偏数。舌质清而色淡，毫无苔垢。无一非足三阴肝脾肾不足见象。再以三阴并调，稍参运行滞气，调理本非近功。缓缓图之。但得进境，庶是泰阶，留方候酌。

（处方）炒贡潞钱半、制于术八分、台乌药钱半、广木香六分、萸肉二钱、生白芍钱半、戈半夏六分、另研分冲川郁金钱半、杜兜铃一钱、甘杞子三钱、旋覆花二钱、潼蒺藜三钱、阳春砂五分、生紫苑一钱、路路通四个、黄芪二钱、另打生赭石二钱、生苍龙齿二钱、生牡蛎五钱、先煎。

十六日三诊：两天潮热不作，汗出自少，咳痰皆减，眠食俱进步一筹。唯中宫尚不甚舒展，左乳房稍觉胀痛。此肝络所过，气滞失于条达。脉右柔和，并不虚数。左三部则细软已极。肝肾阴亏，本色显露。舌质淡滑，无苔而润，暂除参术，参用和肝展肺。

（处方）生萸肉钱半、广郁金钱半、枳壳四分、玄胡索钱半、旋覆花、潼蒺藜四钱、紫苑二钱、楂肉钱半、兜铃一钱、生白芍钱半、甘杞子三钱、戈夏五分、另研分冲川楝子二钱、西芪一钱、路路通四个、生打苍龙齿二钱、生打牡蛎五钱、天台乌药钱半、带皮芩一钱、胡大海一枚、带壳春砂仁五分杵。

（效果）九月十日，荫庵书来，前方数服，潮热竟不复发。即胸脘之闷塞亦愈，胃纳

渐可。大便不泄，但有时微溏。自汗盗汗，十去其九。唯咳呛虽稀，迄不能净。未免比较怕冷，腹笥或觉气泄。此柔脆体质，阴阳两薄。厥阴络脉，不甚条达，嘱为悬拟一方如左下：

（处方）北沙参三钱、西潞党三钱、制于术一钱、大白芍二钱、生萸肉三钱、生紫苑四钱、仙灵脾一钱、甘杞子三钱、潼蒺藜四钱、广新会一钱、广藿梗钱半、连壳阳春砂五分、兜铃七分、旋覆花二钱、云苓片二钱、路路通二钱、杜仲二钱、干桑葚三钱、女贞子三钱、生打牡蛎四钱、生打代赭石一钱、丝瓜络小茴香三分全炒，如怕冷加附片一钱，胃纳知味再加陈黑驴皮胶一钱半，俟药文火煎极浓，去滓入胶文火化烊，分温日三服。

（效果）十一月间不佞又到建德，荫庵便约往诊。则诸恙俱安，饮食虽不甚旺，然素来不多，已算恢复旧状。唯咳呛时或未净，脉舌俱和。仍依原拟方大旨重定与之。

（2）汤溪邵乐山宝仁治案

①张媪，年五十余，汤溪后张村人。

体本赢弱，清苦农家，操劳习惯。右季胁素有痞块，遇劳则开。支撑膈下。抑且阴液素虚，肝阳易动；时或恼怒，其痞必开；胀满恶心，必得嗳气一声，始觉舒适。居恒纳谷无多，色泽枯槁。此次拾薪埽叶，烦劳过甚。于夏建良月二日，忽寒忽热，一日数次，即腹痛滞下，有红无白，血色瘀紫，里急后重，昼夜十余回，肛门如烙，痞块因而胀痛。病越五日，寒热渐盛，米饮绝不沾唇。但嚼橘子少许，咽其汁以润枯燥。先于初七日，经某医诊治，谓寒热是表。方用柴胡二钱，羌活、苍术、厚朴各一钱五分，酒芩一钱。以胁痛而用威灵仙，余则白菊花、焦栀等数味。不关痛痒之物。仅服半杯，病者即嫌燥口，止不复饮。适仁回家，媪之女夫，系仁族叔，持方就商，并挽赴诊。见其柴胡、羌活、厚朴、苍术，一派温升燥烈，必非所宜。路隔五里，时已昏黄，因其势亟，即往视之。至则述今日畏寒，颇重且久。迨热炽时，竟至狂躁，不省人事。唯刻已热淡，神志了了。诊其脉，左手弦大，搏数无伦。且参伍不调；右则初按洪大弦劲，久按之，乃渐渐小弱，至于歇止，少时指下复见小弱。以渐洪劲，又渐软小而至于歇止。似此结代脉状，实属临症以来，得未曾有。良由肝阴大亏，肝阳偏旺，为温升燥烈药误，劫夺津液。其洪大劲疾者，盖已几于真脏脉见。而歇止分明，则气血不相接续，在癥瘕而阴虚有素之体，证已万分可危，邻于脱绝。乃病家述昨医亦来一诊，且谓病人虽瘠，体力犹佳。今日脉搏大健，胜于昨日多矣！是为最好景象。开方一如昨日。盖止知脉之有力，即是有神，并歇止而不能辨。景岳谬论，误人至此，其实此公尚不能读通一子之大作也。继察其舌，尖边殷红，中心淡黄，苔不厚腻，干燥异常。以指扪之，干枯涩手。胃液枯涸，燥烈药之功效大著。此种毒痢，纯是孤阳走注，肝之疏泄无度，上则侮胃，而为津枯不食，下则气迫直肠，而剥括脂液。与湿热积滞之实证，相去天渊。寻常消食导滞诸药，对此体质脉证，却已一味不可复用。其所以寒热俱盛者，纯是阴阳二气，不相接续。既非外感，亦非疟病，而前医浪投升散燥药，无一不药病相反。仅饮半盏，而寒热益加，津烁脉歇。真是抱薪救焚手段，此时急急救阴复脉，肝脾肾三阴兼顾。而肝气横恣，尤当以柔肝为最要。希望背城借一，然已不敢自诩必有把握矣！

（处方）原枝大台党八钱、生白芍三钱、生怀山药五钱（杵细）、川郁金、生玄胡索各一钱、川雅连五分、条子芩一钱五分、生净萸肉四钱、广木香七分、牡丹皮二钱、青蒿子二钱、白薇三钱、广皮一钱五分、白头翁三钱、川楝子四钱。

（说明）希望脉复，非恃人参不可。但辽参太贵，无力担负，只可重用台党山药，峻滋脾胃真阴。而肝阳横逆，宿痞升腾，楝芍、萸肉，亦非重用不可。合以郁金、玄胡少许，疏通血中气滞。白头翁味苦质轻，善散结气。《本经》专主温疟猖狂寒热，仲景专治热痢下重，陶贞白专止毒痢。近贤何廉臣，谓其能升清气。盖茸毛轻扬，确有宣举情性。凡滞下后重者，得此立效。实已屡屡有验。廉老此说，最得其真，发古人未言之秘。向来谈本草者，拘泥本经癥瘕积聚，逐血等句，咸疑为破血泄降者。未尝于药物之体质情性上在研究之耳！青蒿、鳖甲、丹皮、白薇，以退虚热。芩连苦以坚之。仰屋图维，庶几应有尽有。得效与否？则有命存焉！非人力之所能为也。

（效果）药服一剂，族叔来告，寒热已罢，舌亦稍润，痞痛锐减，下血亦少，能进稀糜。并述按脉亦自和调，非特不歇，且并不刚劲，亦不忽大忽小。盖清苦之家，素少服药，药与病合，其验尤捷。脉复之后。既能柔和，生机可庆，爰嘱其原方连服，缓日再商。

月望前一日仁已回校，渠家人来，述前接服四剂，下血已止，胃纳渐佳。但停药二天，寒热又作，复不思食，且热势甚盛。半夜热解，汗出如注，则久惫之体，滋补药剂，诚不可遽停。滞下虽无，而自述气坠后重。此虽寒热如疟，仍是气营两亏，疟家套药，概不适用。纵使胃气又呆，然非补必不可挽，悬拟方如左下：

米炒贡潞、生怀山药各五钱、生杭芍三钱、桂枝二分同炒、生黄芪一钱五分、白头翁三钱、生鳖甲四钱、川楝子二钱、青蒿子二钱、白薇二钱、萸肉四钱、广木香七分、广皮、焦谷芽各一钱五分。

（效果）前方再服，寒热俱减，但未净尽，汗出亦稀。更服四五剂，寒热已止，胃纳渐甦，精神较振。乃改授归脾出入以善其后。

（3）桃花潭主治案一斑

①吴妇，年三十一岁，住本邑北乡吴村埠。

汎阳五阅月，无情无绪，所苦莫名。胸闷胃呆，乳房胀痛，精神疲惫，时作凛寒，色泽萎黄，胃纳渐减，大府数旬不润，解时努责异常，夜难酣睡，脉右小弦而迟，左脉软弱，舌质淡白滑润。八月中旬，归宁兰城，延医调治。初进苦温化滞，和肝行气之品，杳无进退。继有用四物八珍，及逍遥加减之法，亦复无应。乃翁系余世交，恒相过从。此次归宁养疴，余已知之有素。十月中旬，因嘱诊治。病者自述，久服苦药，望而生畏。因思调经养血，服已两月有余，反而纳谷更呆。证状如故，则滋养已非所宜。汎停乳胀，如属肝病，则逍遥亦当有验。今乃如水投石，病不在于厥阴络滞。因思乳房为阳明经脉所过，阳明乃多血气之经。今则阳明气滞，不能斡旋；脾亦因而失其统血能力。此殆经阻不行之一大原因，是以大解艰难。谓非仲景之所称脾约而何？合之右脉弦迟，舌白滑润，神疲色萎，胸闷纳呆。无非脾胃阴阳两衰，阳明络滞之征。兼之凛寒不彻。非特荣卫不和，抑亦阳虚不运。因拟小建中汤加味，径从脾胃阴阳两调，似为击其中坚而首尾自应。方用生白芍二钱，桂枝六分，大枣三枚，生甘草一钱五分，生姜二片，全当归一钱，益母草八分，加饴糖一小杯冲服。

（说明）病人既畏苦药，可见脾胃之阴甚惫，自非芳香气分之品所宜。改授甘缓，亦是投其所好之一法。所以益母最能调血，特嫌其苦燥，只少少用以引经，不敢重使，恐犯病人所恶。果然饮之如饴，颇觉忻美。连进五剂，神情渐振。至八剂则大便渐通。但努责未免，至十剂乃胃纳亦甦，精神兴奋。乳胀胸溅，皆已退舍，凛寒胥蠲。乃减桂枝之半，又另服福建林肇春天喜堂发行之老婢调经丸，早晚各一丸，共服十丸。前方又连五剂，饮食甘美，日渐加餐，毫无闷塞。至十一月初五，更诊其脉，和缓有神，亦不弦细。大便滑润，俱复常度。舌质较鲜，润泽薄苔。宛然无病。虽汎事未转，而诸恙胥安，但腿骼未免酸软，仍前意，肝脾两调。白芍一钱五分、桂枝四分余（炒）、归身、党参、冬术各一钱五分、熟地一钱、砂仁末五分余（打）、川断肉三钱、杜仲二钱、生甘草一钱、菟蕶子一钱五分、红大枣三枚、饴糖一小杯冲服。连与十剂，即以此意制膏日服，汎至而康。

②又自治内子张氏，年廿八岁，五月十五日。

怀身六月，病起感冒，恶寒头痛，胸闷溲短，咳嗽喷嚏，微有发热，尚觉无恙。劝伊服药，坚不肯服，余遂置之。阅二日，兼有气逆。诊之：舌苔黄腻，咳闷尤甚，脉象浮滑。疏方劝服，方用：瓜蒌皮一钱五分、橘红四分、象贝二钱、杜兜铃一钱、荆芥穗一钱五分、路路通五枚、生紫苑二钱、川郁金一钱五分、炒枳壳五分、白蒺藜一钱五分、薄荷五分。服二剂，恶寒表热虽蠲，而胸闷尤甚。气促喘息，头汗淋漓，目合即有呓语。脉转不显，苔腻满布，咳痰厚浊，捶背觉松，四末清厥，大腑欲解不解，小溲短少，举家惶恐。因思以上各症，熟痰壅室，脉症合参。乃是因闭而然。遂拟用仲景麻杏甘膏汤法，家人疑之，如此炎日，麻黄那堪引用？兼以怀孕，石膏恐非所宜。余意有是病而用是药，初起不服药，已属延搁，虽服二剂，药轻病进，故有此状再事迁延，必无幸矣。虽曰炎天胎孕，所宜顾虑，但有故无殒，前贤早有明文，遂坚进麻杏甘膏加味。

生石膏（打）六钱、瓜蒌皮三钱、杜兜铃一钱、陈胆星（包煎）一钱、杏仁泥三钱、旋复花三钱、象贝三钱、鲜竹茹一钱五分、陈麻黄六分、生甘草三分全打、黄郁金二钱、淡芩二钱。

此方一剂诸症稍退，肢冷已回，呓语亦蠲。

接方：陈麻黄六分、生甘草三分（全打）、瓜蒌壳二钱、蒸百部二钱、旋复三钱（包煎）、生紫菀三钱、苦桔梗一钱五分、佛手花六分、杏仁泥三钱、兜铃二钱、橘红络一钱六分、苏半夏一钱五分、绿萼梅八分、广郁今二钱。

此方一剂服后，诸恙退舍，脉来显豁，胃纳略甦，痰咳已稀，溲长便解，腻苔已薄。再用轻清宣肺化痰扶胃之剂。

生紫苑三钱、路路通二钱、广霍梗一钱五分、六神曲二钱、白前二钱、旋复花心三钱、九菖蒲八分、炒麦芽二钱、瓜蒌皮二钱、生远志（去骨）一钱五分、橘红络一钱六分、天仙藤一钱五分。

此方出入三剂，病已霍然，胎亦无恙。

（三）兰溪中医专门学校自治会会刊

1. 仲景学说研究
续伤寒正名论

汤溪　张作舟

伤寒之名，昉于《素问》。自仲景集为专论，证治始烂然大备，遂为后世不祧之圣法。二千年来，虽不乏明哲之士，洞悉仲景著书之本旨。而亦有浅常涉猎者，误认仲景之书，唯以治寒不能治热，其谬实甚！嘉道间钱塘吕楪村司马，慨医者不明仲景书命名之义，著有《伤寒寻源》一编，冀以唤醒俗学之迷梦。开宗明义，即以伤寒正名一篇弁其首，引证翔实，措词明晰，颇能发古人未言之蕴。卒读一过，爱书所见以引申之。颜曰：《续伤寒正名论》。明知东施效颦，不免贻识大雅，唯于孔氏举尔所知之义，或有当焉。

《伤寒》二字，古人本以为四时外感之总称。《素问热论篇》曰：今夫热病者，皆伤寒之类也。又《难经·五十八难》曰：伤寒有五。有中风、有伤寒、有温病、有热病、有湿温。此古人以一切感证为伤寒之滥觞也。

但就《伤寒》二字之本义言之，伤者中也，寒者冷也。明是伤于寒冷之谓。四时之中，唯冬令严寒，空气冷冽，感而成病者，无不形凛发热。头痛鼻塞，斯为伤寒之正候。而其他三时，如春时燠煖，夏日炎热，秋风干燥，气候不同，为病自异。而乃概以"伤寒"二字混称之，毋乃太无分别乎？实则四时外感，其主要原因，厥为六气。而六气之主要成分，曰风、曰寒。世固未有不挟风邪，而可自成一气者。诚以春温、夏热。秋燥、冬寒，时序变迁，气候不一。天地循环之道，有不期然而然者。吾人生长气交之中，吐故吸新，含濡化育，恒相资以为有生之本。一有乖违，或非其时而有其气，又无一非病人之资料。纵令所感之气，各有不同，而其为流荡鼓动之风邪所媒介，则理无二致。故《素问》有百病之始之称，《难经》有五邪之目。语虽近于无稽，而实具有至理。然则以外感百病为伤寒，其名正，其言顺，自非天纵，其孰能之？此又后世以伤寒定为广挟二义之所由来也。

仲景伤寒论原是四时外感广义伤寒，非《难经》子目中之伤寒。试以全书合而观之，其治风寒有桂麻青龙；治暑有芩连白虎；治湿有茵陈术附；治燥火有麦地参胶及猪肤。六淫证治，可谓详且备矣！藉曰不然，则一百一十三方，三百九十七法，岂尽为冬令风寒而设哉？抑是圣族沦丧，又岂皆死于麻桂青龙诸证哉！吾知稍明医学者，当有以晓其不然矣！

试再以民间俗谚征之：凡病外感，莫不论风寒暑湿。苟其延之稍久，虽妇人孺子，无不共识为伤寒或名伤寒底，是犹邃古相承之遗意。有清·乾嘉年间，吾浙绍兴名医俞根初先生本其四十余年之经验，著为《通俗伤寒论》一书，其卷中第三章伤寒兼证一篇，于外感病症，如风温、春温、风湿、湿温等条目之下，皆有"伤寒"二字以系之，使人一览了然。雅俗共晓，虽曰通俗，何尝非遵古训耶！

综上述而观之，名一切感证为伤寒，先圣后贤，其揆唯一。然则谓《伤寒论》亦可称为外感论，其谁曰不宜？

伤寒论一百十二方表解

金华　朱则方

太阳病篇

一、太阳病提纲二方

一、桂枝汤 { 效能——解肌。
适应证——自汗出、发热恶风、脉浮缓
性质——缓恒用于汗后表邪未彻者。

二、麻黄汤 { 效能——发汗。
适应证——无汗恶寒而喘，骨节疼痛，脉浮紧。
性质——峻可一而不可再。

二、桂枝麻黄之类方

桂枝汤之类方 {
三、桂枝加葛根汤——桂枝证而项背强几几。
四、桂枝二麻黄一汤——桂枝证而恶寒发热如疟状。
五、桂枝麻黄各半汤——太阳病先其时失汗而恶寒发热如疟状。
六、桂枝二越婢一汤——表虚脉弱，发热恶寒热多寒少。

麻黄汤之类方 {
七、葛根汤——麻黄证，骨节不疼，项背强几几。
八、葛根加半夏汤——前证兼呕者。
九、大青龙汤——麻黄证俱烦躁者。
十、麻黄杏仁甘草石膏汤——伤寒身无大热，喘而汗出者。

三、虚人伤寒

十一、黄连汤——上热下寒，胸中有热，腹中痛，欲呕者。

十二、小建中汤——伤寒二三日，心中悸而烦者。

十三、炙甘草汤——伤寒脉结代，心中悸。

四、伤寒夹证

夹　喘　十四、桂枝加厚朴杏仁汤——桂枝证。或已下，或未下，而喘者。

夹　饮 {
十五、瓜蒂散——病证象桂枝，头不痛，项不强，寸脉微浮，胸中痞鞭，气上冲咽喉不得息者。
十六、小青龙汤——伤寒心下有水气，发热而喘。
十七、十枣汤——太阳病无表证，其人漐漐汗出，头痛心下鞭满痛引胁下。

夹血瘀 {
十八、桃仁承气汤——太阳病。外已解，热结膀胱，小腹急结，其人如狂者。
十九、抵当汤——病人无表证，其人发狂，少腹鞭满，小便不利，大便黑色。
二十、抵当丸——前证较缓。

五、救逆诸法

逆
- 误下
  - 结胸——病发于阳而反下之，因作结胸。
  - 痞——病发于阴而反下之，因作痞。
  - 其他。
- 医以汗、吐、下，而病不去者。
- 火逆——脉浮，宜以汗解之，反以火攻之，邪无从出，因火而盛，名曰火逆。
- 水逆——太阳病发热。反以冷水噀之，其热被劫，不得去，弥更益烦，名曰水逆。

结胸
- 寒实结胸——二十一、三物白散（温下除实）——治结胸，无热证者。
- 实热结胸
  - 二十二、小陷胸汤（开胸）——小结胸证，按之则痛。
  - 二十三、大陷汤胸（涤饮）——大结胸证，脉沉而紧，胸中痛，手不可近。
  - 二十四、大陷胸丸（利气泄热缓攻小结）治结胸如柔痓。

痞
- 二十五、大黄黄连泻心汤（寒泄虚热，轻宣泄痞）——心下痞，表已解者。
- 二十六、附子泻心汤（温卫开痞）——心下痞而复恶寒汗出者。
- 二十七、生姜泻心汤（辛温开泄苦寒涤热））——心下痞，胁下有水气腹中雷鸣下利者。
- 二十八、甘草泻心汤（缓中泄热）——屡下中虚，食谷不化，干呕心烦不得安。
- 二十九、半夏泻心汤（降逆宣痞）——心下痞，呕而发热。

其他
- 表证未解
  - 三十、桂枝去芍药汤——下之后，表证未解，脉促胸满者。
  - 三十一、桂枝去芍药加附子汤——前证而微恶寒者。
- 协热而利
  - 三十二、葛根黄芩黄连汤——桂枝证。医反下之，利遂不止，脉促喘而汗出。
  - 三十三、桂枝人参汤——太阳病，下之遂协热而利，心下痞鞕，表里不解。
  - 三十四、赤石脂禹余粮丸——伤寒数下之，下焦不约，利遂不止。
- 虚烦——三十五栀子干姜汤——外有微邪，大下之，身热不去，虚烦者。

汗吐下后
- 心中懊侬
  - 三十六、栀子豉汤——汗、吐、下后、烦热、胸中窒、剧者反覆颠倒。
  - 三十七、栀子甘草豉汤——前证中虚少气者。
  - 三十八、栀子生姜豉汤——前证而呕者。
- 噫气——三十九、旋覆代赭石汤——伤寒汗、吐、下解后、噫气不除者。
- 烦躁——四十干姜附子汤——下之后，复发汗，昼日微烦，夜而安静，不呕不渴，无表证，脉沉微，身无大热者。

火逆
- 四十一、桂枝加桂汤——针处被寒，核起而赤，有气从少腹上冲者。
- 四十二、桂枝甘草龙骨牡蛎汤——火逆下之，因烧针烦躁者。
- 四十三、桂枝去芍药加蜀漆龙骨牡蛎救逆汤——火逆，亡阳必惊狂，邪卧起不安者。

水逆——四十四文蛤散——水逆，肉上粟起，意欲饮水，反不渴者。

六、汗后不解

漏汗——四十五、桂枝加附子汤——太阳病发汗遂漏不止，其人恶风，小便难，四肢微急，难以屈伸。

虚
- 四十六、桂枝加芍药生姜人参新加汤——发汗后，身疼痛，脉沉迟。
- 四十七、厚朴生姜甘草半夏人参汤——发汗后腹胀满。
- 四十八、芍药甘草附子汤——发汗病不解，反恶寒者，虚故也。
- 四十九、桂枝甘草汤——发汗过多，其人叉手自冒心，心下悸，欲得按者。

发汗后

悸（真武汤类）
- 五十、真武汤——太阳病发汗，汗出不解，其人仍发热，心下悸，头眩身瞤动，振振欲擗地者。
- 五十一、茯苓桂枝白术甘草汤——发汗、若吐，若下后，心下逆满，气上冲胸，起则头眩，脉沉紧，身为振振摇者。
- 五十二、茯苓四逆汤——发汗若下之，病仍不解，烦躁者。
- 五十三、桂枝去桂加茯苓白术汤——服桂枝汤，仍头项强痛，翕翕发热，无汗。心下满微痛，小便不利者。
- 五十四、茯苓桂枝甘草大枣汤——发汗后，其人心下悸，欲作奔豚。

停水
- 五十五、茯苓甘草汤——伤寒厥而心下悸者。
- 五十六、猪苓汤——脉浮发热，渴欲饮水，小便不利。
- 五十七、五苓散——发汗后，大汗出，胃中干，脉浮，小便不利，微热消渴。

七、合病并病

合病并病
- 二阳合病并病
  - 太阳与少阳——柴胡桂枝汤。
  - 少阳与阳明——大柴胡汤。
  - 阳明与太阳——大青龙汤。
- 三阳合病并病——白虎汤。

少阳病篇

和解
- 五十八、柴胡桂枝汤——发热微恶寒，肢节疼烦，微呕心下支结，外证未去者。
- 五十九、小柴胡汤——往来寒热，胸胁苦满，默默不欲饮食，心烦喜呕。
- 六十、大柴胡汤——伤寒十余日，热结在里，复往来寒热，郁郁微烦者。

救逆
- 六十一、柴胡加龙骨牡蛎汤——柴胡证下之，胸满烦惊，小便不利，谵语，一身尽重，不能自转侧。
- 六十二、柴胡桂枝干姜汤——伤寒已发汗，而复下之，胸胁满微结，小便不利，渴而不呕，但头汗出，往来寒热，心烦者。
- 六十三、柴胡加芒硝汤——本柴胡证，医以丸药下之，胸胁满而呕，日晡所发潮热。

阳明病篇

一、阳明在经治法

清 { 六十四、白虎汤——脉洪大，大汗出，身大热，口大渴。
六十五、白虎加人参汤——伤寒若吐，若下，或大汗出后，大烦渴不解，时时恶风，背微恶寒者。

二、阳明在府治法

下 { 六十六、调胃承气汤——调胃气——阳明病，少腹满不鞭。
六十七、小承气汤——利气下热结——阳明病，少腹鞭不满。
六十八、大承气汤——下燥矢——阳明病，腹满既鞭。

润导 { 六十九、蜜煎导
七十、猪胆汁导
土瓜根皆可为导 } 阳明病，自汗出，若发汗，小便不利者，此为津液内竭，虽鞭不可攻之，宜导而通之。
七十一、麻仁丸——阳盛阴不足，其脾为约。

三、阳明类病

阳明热痢二方 { 七十二、黄芩汤——阳明热痢。
七十三、黄芩加半夏生姜汤——阳明热痢而呕者。

黄疸三方 { 七十四、茵陈蒿汤（解热清血兼下瘀）——治瘀热发黄。
七十五、栀子柏皮汤（清热燥湿）——身黄发热。
七十六、麻黄连翘赤小豆汤（治黄兼解表）——治热被寒，瘀发为黄疸。

太阴病篇

太阴病 { 正治 { 七十七、桂枝加芍药汤——太阴病，腹满时痛。
七十八、桂枝加大黄汤——太阴病，腹满大实痛。
下后——七十九、栀子厚朴汤——伤寒下后，心烦腹满卧起不安。

少阴病篇

温 { 八十、四逆汤（驱阴复阳）——少阴病，脉沉迟四肢厥逆，身体疼痛，下利清谷。
八十一、四逆加人参汤（补虚复阳）——恶寒，脉微而复利，利止，亡血也。
八十二、通脉四逆汤（散寒通阳）——少阴病，下利清谷里寒外热，脉微欲绝，身反不恶寒，其人面赤色，四逆汤证而剧者。
八十三、通脉四逆加猪胆汁汤（和阴复阳）——吐已、下断，汗出而厥，四肢拘急不解。
八十四、白通汤（温肾通阳）——少阴下利。
八十五、白通加猪胆汁汤（降逆通阳）——服白通汤，仍厥逆无脉，干呕烦者。
八十六、当归四逆汤（补营血温肢寒）——手足厥寒，脉细欲绝者。
八十七、当归四逆加吴茱萸生姜汤（兼解久寒）——前证，其人内有久寒者。
八十八、四逆散（宣通）——少阴病，四逆。

直中 ┫
　　兼表邪 ┫
　　　八十九、附子汤——少阴病得之二三日，口中和，其背恶寒者。
　　　九十、麻黄附子甘草汤——少阴病得之，反发热，脉沉者。
　　　九十一、麻黄附子细辛汤——少阴始得之，反发热，脉沉者。

风泾 ┫
　　九十二、桂枝附子汤——风湿相搏，身体疼烦，不能自转侧，不呕，不渴，
　　　脉浮虚而涩者。
　　九十三、甘草附子汤——风湿相搏，骨节疼烦，掣痛不得屈伸，近之则痛剧，
　　　汗出短气，小便不利，恶风不欲去衣，或身微肿者。

少阴病下利不止——九十四、桃花汤（温涩）——少阴病，下利不止，便脓血。

误表 ┫
　　九十五、甘草干姜汤——桂枝证，脚挛急，反与桂枝汤，厥逆咽中干烦躁
　　　吐逆。
　　九十六、芍药甘草汤——服前药，阳复厥愈，足温者。

少阴咽痛五方

九十七、猪肤汤　九十八、苦酒汤　九十九、甘草汤　一百、桔梗汤
一〇一、半夏散及汤
少阴清法
一〇二、黄连阿胶汤——少阴病，二三日，心中烦不得卧。

厥阴病篇

厥阴病 ┫
　蛔厥——一〇三、乌梅丸——时静时烦，得食则呕，其人当吐蛔。又主久痢。
　呕吐 ┫
　　一〇四、吴茱萸汤——干呕吐涎沫，头痛者。
　　一〇五、干姜黄连黄芩人参汤——食入即吐，此为寒格。
　　一〇六、麻黄升麻汤——下后脉沉厥逆，下部脉不至，咽喉不利，唾脓
　　　血，泄利不止。
　热痢——一〇七、白头翁汤——热痢下重、意欲饮水。

瘥后 ┫
　遗证 ┫
　　中州虚寒——一〇八、理中丸——瘥后喜唾，久不了了，胃中有寒，
　　　当以丸药温之。
　　余热未清——一〇九、竹叶石膏汤——伤寒解后，虚羸少气，气逆欲
　　　吐者。
　　水气不行——一一〇、牡蛎泽泻散——大病瘥后，腰以下有水气。
　病复 ┫
　　劳复——一一一枳实栀子豉汤——瘥后劳复。
　　食复 ┫
　　　病新瘥，胃气尚弱，人强与谷，日暮微烦，损谷则愈。
　　　若有宿食，前方宜加大黄博棋子大，五六枚。

阴阳易病

一一二、烧裈散——其人身体重，少气，少腹里急，或引阴中拘挛，热上冲胸，头重
不欲举，眼中生花，膝胫拘急者。

风伤卫寒伤营桂枝解肌麻黄发汗之商榷

兰溪　胡志芬

《伤寒论》曰："太阳病，发热汗出，恶风脉缓者，名为中风"。"太阳病，或已发热，或未发热，必恶寒体噫逆，脉阴阳俱紧者，名曰伤寒"。此二条、后世注家，自成氏创风为阳，寒为阴，中风为风伤卫，伤寒为寒伤荣（亦作营）之解释。数百年后之作家，大多依样葫芦，随声附和，颇似成氏此说，已为定论，无复致疑之余地者。溯其所由，则因辨脉法中有"风则伤卫，寒则伤营"之文，因而不审病情，但就风寒二气，龈龈分辨，其亦思能安于理否乎？夫风之与寒，在六气中，名称虽异，而以言太阳感证，则原是一气。本无阴阳之可分，即辨脉法原文"寒则伤荣"句下，尚有"荣卫俱病，骨节烦疼，当发其汗"也三句。其意盖谓风寒外袭，则荣卫不和，骨节乃因之疼痛。发汗以散外寒，斯表解而里即和。亦未有中风为风伤卫，伤寒为寒伤荣之明示。成氏能为此言，抑何不思之甚耶？且夫所谓营者、血也，卫者、气也，营卫之义，昉见《灵枢·营卫生会篇》。其文曰：人受气于谷，谷入于胃，以传于肺，五脏六府，皆以受气。其清者为营，浊者为卫，营在脉中，卫在脉外。又《卫气篇》云："其浮气之不循经者为卫气，其精气之行于经者为营气"。此即《辨脉法》伤营、伤卫之滥觞也。其在中在外及循经与不循经云云者。盖就其体用言之，则营为血属阴，主营守于中；卫为气属阳，主卫护于外；原是吾身自然之生理。初未尝以之劈分两橛，各行其道。试读《灵枢·痈疽篇》"营卫稽留于经脉之中，则血泣而不行，不行则卫气从之而不通"一段经文。则二者本是一陶同冶，必不能有此强尔界之分别，尤为一大确证。奈何成氏竟据《灵枢》在中、在外之义。以为辨脉法伤营伤卫作确诂？推其用意，岂不谓以此分别中风伤寒之浅深轻重，最是明白晓畅。其如既背轻义，又乖病理何？信如所云，风则伤卫，似矣！而寒则伤营，即自相矛盾。诚以营卫二气，成氏固认为一内一外者也，则寒既伤营，卫分乃必由之道。而只以一营字赅之，邪气果何自而入耶？掩耳盗铃，宁非怪事！善乎柯氏韵伯之言曰：风寒本是一气，故汤剂又可互投。仲景审脉辨证而施治，何尝拘拘于中风伤寒之名是别乎？又曰：冬月风寒，本是同一体，故中风伤寒皆恶风恶寒。营病卫必病，中风之重者，便是伤寒。伤寒之浅者，便是中风。只此数语，已说得明明白白。然则中风用桂枝，伤寒用麻黄，皆疏散风寒之方。虽有轻重之别，而同为解肌发汗之剂一也。奈何后人以本论有"桂枝本为解肌，若其人脉浮紧，发热汗不出者，不可与也，常须识此，勿令误也"一条。遂将解肌二字，专属于桂枝汤。麻黄汤则以"发汗"二字称之。诚有桂枝不能发汗，麻黄不可解肌之概。虽曰借此字面，以示区别，尚无不可！然亦不可拘泥太过，反落呆相。其亦知解肌发汗之义乎？解者，解散也。肌者，肌表也。意谓解散肌表之邪也。本是风寒外感治法之笼统名词。解肌即是发汗，发汗即是解肌。有何轩轾于其间？寻绎本论此条文意，不过教人以桂麻二证之鉴别法，何尝有此固执之笨语？观夫本论之"太阳病，外证未解，脉浮弱者，当以汗解，宜桂枝汤"。"病人脏无他病，时发热，自汗出而不愈者，此卫气不和也，先其时发汗则愈，宜桂枝汤主之"。"伤寒发汗解，半日许，复烦；脉浮数者，更可发汗，宜桂枝汤主之"。"太阳病，脉浮者可发汗，宜桂枝汤"四条。则"发汗"二字，其非专属麻黄之用也，昭然矣！他若《外台秘要》有麻黄解肌汤，《名医别录》麻黄主疗云解肌，皆是麻黄之用为解肌之确证。嘻！强分界限者，何其陋哉！由是以观，中风伤寒，同为太阳病，分在浅深；桂枝麻黄，同为解表剂，别以轻重。柯氏谓桂枝汤为解肌发汗之总方，一语胜人千百。慈溪之于仲景，厥功伟矣！

太阳病汗下后之变局及其用药法之研究

汤溪　姜　鑫

（一）太阳病汗后之变局及用药法

病之有变，非特太阳，六经皆然。治得其当则不变，治失其当则变局蜂起。然其所以变者之由，在于用药不对证。药所以治病，病不当药，而正气当药，则正气受挫。体工起变化，故斯病未愈，彼病又生。渐趋危险，比比皆是。古人云：一部伤寒论，统是救逆法。斯言确信而不谬！盖当时庸医杀人者多。仲景自序曰：余宗族素多，向余二百，建安纪年以来，犹未十稔，其死亡者，三分之二，伤寒十居其七。感往昔之沦丧，伤横夭之莫救，乃勤救古训，博采众方，撰用《素问九卷》《八十一难》《胎胪药录》、并《平脉辨证》、为《伤寒卒（有作杂者）病论》。合十六卷。可见当时庸医之多也。故《伤寒论》一书，乃正当时之谬罔而作者。是以其中所言，大半救逆法也。夫"太阳病，脉浮、头项强痛、而恶寒。若发热恶寒无汗、脉浮紧、身体疼痛、为伤寒，麻黄汤主之。""若发热恶风有汗、脉浮缓、鼻鸣干呕者，为中风，桂枝汤主之。"麻黄汤是汗剂，桂枝汤能解肌。亦是汗剂，不过有轻重缓急之异耳！（《伤寒论》曰："服桂枝汤，遍身漐漐微似有汗者益佳，不可令如水流漓，病必不除。"故虽曰解肌，实即发汗。盖"解肌"二字之解释，即漐漐微似有汗之谓。中风自汗，不能去病之汗；服桂枝汤微似汗，始为愈病之汗也。）凡病在太阳时，苟能辨其为中风、为伤寒，而用此二汤治之，可以应手奏效，无所谓变也。然人之禀赋不同，而医用药有先后之失，汗法虽为治太阳病正轨，但有时用而不当，亦能发生种种变局。故《太阳病篇》中凡汗后变证，约有十余条。以余眼光考察之。可以分为二大变局，每变局中，又分为二种。二大变局为何？曰：一则汗后阳气受伤，一则汗后津液被涸。阳气受伤中，又可分为汗后亡阳，暨汗后阳虚二种。津液被涸中，亦可分为汗后传入阳明而化燥，及汗后消渴饮水以致停饮二种。余今将其归纳于此。《伤寒论》曰："太阳病发汗，遂漏不止、其人恶风、小便难、四肢微急、难以屈伸者，桂枝加附子汤主之。"又曰："太阳病发汗、汗出不解、其人仍发热、心下悸、头眩、身眴动振振欲擗地者，真武汤主之。"此二条为太阳病发汗过多，以致亡伤之变局也。故其用药法加附子，概可想见矣！论曰："发汗后，身疼痛、脉沉迟者，桂枝加芍药生姜各一两，人参三两、新加汤主之。"又曰："发汗过多、其人叉手自冒心、心下悸、欲得按者，桂枝甘草汤主之。"又曰："发汗后、其人脐下悸者，欲作奔豚，茯苓桂枝甘草大枣汤主之。"又曰："发汗后、腹胀满者。厚朴生姜半夏人参甘草汤主之。"又曰："发汗病不解、反恶寒者，虚故也，芍药甘草附子汤主之。"此五条为汗后阳虚之变局，故其用药法，均以人参生姜桂枝回阳诸品也。其心下悸、脐下悸、腹胀满者，系阳虚气不化，痰饮积留所致。

其饮在心，故心下悸。即《金匮》所谓饮停心下则心悸是也。其脐下悸，为饮停少腹。其腹胀满，为饮在足太阴脾脏虚寒而不运也。故其所用之药，总不离乎桂甘姜参。因其有痰饮，又用半夏厚朴茯苓，固亦理所必然。《伤寒论》又曰："服桂枝汤，大汗出后，大烦渴不解，脉洪大者，白虎加人参汤主之。"曰："发汗后恶寒者，虚故也；不恶寒但恶热者实也。当和胃气，与调胃承气汤。"（恶寒者，虚故也。本不可入于此类，但因《伤寒论》原文如此，故照录之。分别观之可也。）曰："太阳病发汗后，大汗出，胃中干，烦躁不得眠，欲得饮水者。少少与饮之，令胃气和则愈。"（此条之下，尚有"若脉浮、小便不利，微热消渴者，五苓散主之。"一段文字。但当并入消渴诸条中，故删去。）此三条为汗后胃中化燥，故用大剂白虎承气，清荡胃肠热积，以存津液也。论曰："发汗已，脉浮数，烦渴者，五苓散主之。"曰："伤寒汗出而渴，五苓散主之；不渴者，茯苓甘草汤主之。"曰："发汗后，饮水多必喘，以水灌之亦喘。"曰："发汗后，水药不得入口为逆。若更发汗，必吐下不止。"此数条系汗后津液受伤而消渴。然因饮水太多，胃弱不能运化，以致小便不利，故用五苓散也。其末后一条，本非消渴，系水逆之证。但因其亦主五苓散，且亦汗后之变局，故并列于此。吁戏！一部伤寒论，分为太阳、阳明、少阳、太阴、少阴、厥阴、六类病证。而太阳言之最详，几占全部伤寒论十分之五。良以伤寒受病，始自太阳，种种传变，皆由太阳而入，此仲景所以言之不得不详也。故后世读《伤寒论》者。苟能于《太阳篇》中诸证，悉心研究，体会入微，则以后五类病证。（阴明、少阳、太阴、少阴、厥阴）可以头头是道，毫无扞格矣！偿太阳病尚不明了，遑论其他。此余所以不得不将太阳病汗后之变局及用药法，作详细归纳之研究也。愿与喜读伤寒者，共同切磋。以达仲景之堂奥，岂不快哉！岂不快哉！

（二）太阳病下后之变局及用药法

太阳之为病，其证状发热恶寒、头痛无汗、或有汗、或全身骨节烦疼。故见此等证象者，为病在太阳也。病在太阳有效治疗法，为发汗解肌。麻桂二汤，即发汗解肌之剂也。以故《伤寒论·太阳篇》中，许多汤名：如大小青龙、麻杏石甘汤之类，无非以麻桂二汤加减而命名。因病在太阳，既非汗吐下之后，不可不用麻桂发汗解肌，使病速已。盖《伤寒论》中治病有汗吐下三法。病在太阳则汗之；病在阳明胃实则下之；病在胸中则吐之。与《内经》所云：病在皮者，汗而发之；其有邪者，渍形以为汗；病在下者。引而竭之；（如阳明病、热结旁流。用调胃承气汤之类。）病在上者，因而越之。不谋相合。此三种治病法，皆拨乱反正之治法。病应汗而汗之，应吐下而吐下之，则病愈。若不应汗而汗之，不应吐下而吐下之，则病非但勿愈，并且可以加剧。明乎此，则病在太阳时应汗之，不应下之，下之为逆。故《伤寒论》曰："太阳病外证未解，不可下之，下之为逆，欲解外者，宜桂枝汤。"又曰："脉浮大，应发汗。医反下之，此为大逆。"由是观之，病在太阳、岂可妄下者乎？余读《伤寒论》。凡太阳病因下后而发生变证者，不胜枚举。并且仲圣皆有治法。其最著者，为结胸、痞满、协热利三证。金因病在太阳时、误下后之变局。《伤寒论》曰："病发于阳，而反下之。热入因作结胸。发于阴，而反下之，因作痞。"愚按《太阳篇》中有云："发热恶寒者，发于阳也。无热恶寒者，发于阴也。"盖发热恶寒，与无热恶寒，均为表证。发热恶寒、因体温已集表抵抗外寒，故发热，无恶寒、为太阳始感寒邪，而体温尚未集表，故不发热。其所以不发热者，躯体之忍耐力也。若寒邪在表，久而不去，则体温亦必集表以发热。故曰："发热恶寒。"与无热恶寒，均表证

1033

也。唯其是表，故不可下。下之则成结胸痞满。古人有注释"无热恶寒者，发于阴也。"之一条。谓系少阴阳虚之恶寒，诚是大谬邪说。又《伤寒例》曰："若不宜下而便下之，内虚热人，协热遂利，烦躁，诸变证，不可胜数，轻者困笃，重者必死矣。"以上三证。皆因病在太阳，不应下而下之之变也，其用药法。见《伤寒论·太阳病证治下篇》。兹不赘。余外太阳病下后之变证，散见于《太阳篇》，中者尚多，治法咸备，其治法奈何？曰：下后仍用桂枝汤法，暨用四逆桂枝法、葛根芩连法，柴胡汤法，栀子豉汤法，甘草泻心汤法。兹将其下后诸变证，应服某汤者，分别列于各汤之下，一目了然。则读《伤寒论》者。可以观其会通，不致于有顾此失彼之憾矣！

太阳病下后之用药法如下

（甲）用桂枝汤法计四条

1. 太阳病下之后，其气上冲者，可与桂枝汤，方用如前法。若不上冲，不得与之。

2. 太阳病下之后，脉促胸满者，桂枝去芍药汤主之。若微恶寒者，桂枝去芍加附汤主之。

3. 服桂枝汤或下之，仍头项强痛，翕翕发热，无汗，心下满微痛。小便不利者，桂枝去桂加茯苓白术汤。（正误）鑫按。表证仍在，不应去桂，应去芍药，因其心下满，与上条所言胸满，其病因相同。均系下后而成。不过满之部位有高下之异耳！以彼条证此条，知其去芍非去桂也明矣！再按无汗二字亦误。盖论中有云：无汗不可与桂枝汤，以无汗之病，腠理闭塞，应用麻黄开之，若用桂枝则非其治矣。无汗二字，恐系有汗之误，因有汗用桂枝，无汗用麻黄，《伤寒论》之公例也。

（乙）用四逆桂枝汤法计一条

1. 伤寒医反下之，续得下利清谷不止，身疼痛，急当救里；后身疼痛，清便调者，急当救表。救里宜四逆汤，救表宜桂枝汤。

（丙）用葛根芩连汤法计一条

1. 太阳病桂枝证，医反下之，利遂不止，脉促者，表未解也。（据恽氏说，此处脱落葛根汤主之一语。）喘而汗出者，葛根芩连汤主之。

（丁）用柴胡汤法计四条（柴胡本是少阳证，因其列《太阳篇》中，又为下后之变，姑列于此。）

1. 凡柴胡汤病证而下之，若柴胡证不罢者，复与柴胡汤，必蒸蒸而振，却复发热汗出而解。

2. 太阳病过经十余日，反二三下之，后四五日，柴胡证仍在者，先与小柴胡；呕不止，心下急，郁郁微烦者，为未解也，与大柴胡汤下之则愈。

3. 伤寒十三日不解，胸胁满而呕，日晡所发潮热，已而微利。此本柴胡证，以下之不得利，今反利者。知医以丸药下之，此非其治也。潮热者，实也。先宜服小柴胡汤以解外，后以柴胡加芒硝汤主之。

4. 伤寒八九日下之，胸满烦惊，小便不利，谵语，一身尽重，不可转侧者，柴胡加龙骨牡蛎汤主之。

（戊）用栀子豉汤法计四条

1. 发汗若下之，而烦热胸中窒者，栀子豉汤主之。（此条因发汗不愈而下之，故仍为太阳病下后变局。）

2. 伤寒五六日，大下之后，身热不去，心中结痛者，未欲解也。栀子豉汤主之。

1034

3. 伤寒下后。心烦腹满。起卧不安者。栀子厚朴汤主之。

（己）用甘草泻心汤法计一条

1. 伤寒中风医反下之，其人下利日数十行，谷不化，腹中雷鸣，心中痞鞭而满，干呕，心烦不得安。医见心下痞，谓病不尽，复下之。其痞益甚。此非热结，但以胃中虚，客气上逆，故使鞭耳！甘草泻心汤。

麻黄发表尽人皆知，然按之仲圣麻黄汤，
则麻黄主治重在肺而不在表论

兰溪　朱元椿

夫外来之邪，伤于皮毛，是为表病。皮毛合于肺，肺主气之出纳，表病即气病，气病即肺病。然桂枝汤之主治，虽曰表病，其证较浅。况曾经汗出，皮毛已有松机，而肺病无甚影响。所以但用桂枝汤解肌，若麻黄汤之主治，则肺确已受病，其以麻黄为发汗之药，尽人皆知，而以麻黄为开泄肺气之用，则知者甚鲜。今以仲圣麻黄汤证明之："太阳病。头痛发热，身疼腰痛骨节疼痛，恶风无汗而喘者，麻黄汤主之。"此条证情，因风寒外束，腠理闭塞而无汗，以致肺气膹郁而作顺。虽亦是表病，而肺气已壅甚，非桂枝汤之解肌者所能胜任，故宜麻黄汤。用麻黄宣泄肺邪，疏通气分，则肺气调而喘息自定，表邪罢而发热自愈。况此物体质空松，轻清上浮，专疏肺郁，宣泄气机，是为治感第一要药。虽曰解表，实为开肺；虽曰散寒，实为泄邪，苟属肺气郁窒，治即无权，如鼻塞音哑之因于寒邪郁肺。浊涕鼻渊之因于热邪窒肺，面浮喘促之因于水饮渍肺；气热息粗之因于火气灼肺，以及燥火内燔、新凉外束，水肿气喘，小便不利等证，无不藉此以为疏达肺金，保至清肃之要务。是麻黄之主治，重在肺而不在表，尤其彰明皎著者也。

《伤寒论》茯苓桂枝甘草大枣汤、茯苓桂枝白术甘草汤
茯苓甘草汤证治辨异

龙游　陈圣化

按此三方用药，大同小异。不过一用大枣，一用白术，一用生姜。其余三味皆同。但用药虽差一味，其间病情药理，却有异焉！此读古书之难，难在能辨别疑似耳！或谓三方均是治水饮停潴而设，仲景何不举一以概其余。且每方只更一味，俾学者难读难记，仲景何其不惮烦耶？此则大谬不然矣。故读仲圣书。宜逐条而细推之。则知仲景辨证之精。用药之细。才窥得仲景之门墙。而入其堂奥。门外人何得而知之？仲景论曰：发汗后，其人脐下悸者，欲作奔豚，茯苓桂枝甘草大枣汤主之。此证因发汗辛散之故，引动肾水，助其泛滥，脐下为之动悸，是乃奔豚之先兆。恐其上凌于心，故以茯苓利水气，桂枝降冲逆，甘草大枣、助脾土以缓其急迫。则悸自平，又曰："伤寒若吐若下后，心下逆满，气上冲

胸，起则头眩，脉沉紧，发汗则动经，身为振振摇者，茯苓桂枝白术甘草汤主之。"此证因吐下后，胃气虚弱，不能制水，水饮停积中焦，故心下逆满，气上冲胸，方以茯苓利水，白术补中州而益阳气，甘草桂枝散逆满，水下满消，病自除矣！又曰："伤寒厥而心下悸者，宜先治水，当服茯苓甘草汤，却治其厥。不尔、水渍入胃，必作利也。心下悸者。水停中焦也。茯苓甘草下其水饮，姜桂疏其阳气，却治其厥，则水不致渍入于胃也。"观此三方。用药只差一味，证亦不过相去一间，差之毫厘，即谬以千里。甘枣汤是水聚脐下，病属下焦，其病至轻。术甘汤为胃虚水停中焦，此证唯有心下悸，小便不利，并无逆满冲胸等危状，其病较城枣汤略重，较术甘汤为轻，是介于二者之间，故用药因之稍异。以是推之，仲景笔下，何等严密，随证施药，井井有条。若其粗心略过，菽麦不分，彼此混淆，治必不中。不但遗患无穷，且玷先圣成法，正坐不能细读《伤寒论》之咎也，可不慎诸！

《伤寒论》五泻心汤浅说

遂昌　吴寿南

仲师泻心诸方，为治痞之专剂。日人丹波元坚释之曰：半夏泻心以痰饮胜；甘草泻心以虚胜；生姜泻心以寒胜。可谓言简能赅，最扼其要。兹就元坚之意而略加申述焉。凡痞之由于热痰凝聚而成者，为半夏泻心之治，方以半夏化痰，芩连泄热，甘枣和中，参姜健胃。如肺胃虚热上壅而致痞者，又为大黄黄连泻心所司，导去其热，满闷自己。或因屡经攻下而胃虚气逆者，斯倍甘草以益其虚，甘草泻心之任也。若夫附子泻心之治痞，则兼有汗后卫阳受伤之恶寒汗出见证，故用此汤固表清里。一举两得。至生姜泻心之主肠间雷鸣，亦因汗后胃虚，失其摄纳水分之职，水气上溢因作痞，饮邪下注成利下，以是汤扶土行水。此证苟重，五苓及芩桂术甘等方，皆可随宜择用，再重、则非十枣弗克矣。

论阳明病不传太阴之理

兰溪　胡志芬

四时六气，侵袭人身，其为病有阴阳之别。阴者、虚也、寒也；阳者，实也、热也。果属阴邪，必不能变为阳证。若系阳热，亦不能转为阴寒。此人人之所同，而亦古今不易之理也。而自宋以后之读〈伤寒论〉者。竟有阳明病能传入太阴一语，可谓开病理学上未有之奇闻。志芬不敏，窃期期以为否也！盖本论所谓阳明病者，胃家实热证是也。太阴病者，直中之虚寒证是也。热则清而泄之，寒则温以补之。证情疗法，判若霄壤。胡可连类及之，毫无泮岸？夫所谓传者，即病证变易之义也。仲景伤寒论六种病情，唯三阳病为体温之功用失职，有传变之定型。然亦唯太阳有传为少阳阳明之可能。既至阳明，即不能倒传少阳或太阳，亦不能径传入三阴。仲景谓阳明居中、土也，万物所归，无所复传。此阴阳虚实之大关键，所当明辨者也。然则阳明病之不传太阴也审矣。不然，在阳明则为实热可攻；其传入太阴，则为虚寒当补。天下宁有阳证忽变阴证，绝端相反之病理？喻嘉言先生曰："阳厥忽变阴厥者，万中无一。从古至今无一也。"旨哉言乎！余尝研求古人之所以有此一说者，尽因内经热论有一日太阳、二日阳明之文遂认为伤寒感证。自太阳以至厥阴，按日递传，无或稍失。即有目光较远之辈，明知一日二日之不足征，而于三阳三阴之循变迁，则仍信为事实。于是阳邪入阴，竟可按部就班，一丝一紊。可谓咄咄怪事！继又因三阴本是寒证，若阳邪忽变阴寒，事实上终觉说不过去，乃造出三阴病由传经而来者为实热，直中者为虚寒等语，以自圆其说，牵罗补屋。可谓巧于弥缝矣！原夫仲景之设六经也，本是假以分别表里阴阳寒热虚实，只可认为一种代表名词。实与《素问·热论》之以经脉言者，名同实异。本不当并作一谈，强为牵合。注家因本论原序有撰用素问九卷以成伤寒卒病论之句，遂以为仲景所言，必与《素问》同符合撰。庸讵知彼此之绝不相蒙乎？试就热论所叙三阳三阴诸证观之，固亦是在表在里之意。然于仲景之三阴病自殊，其言曰未满三日者，可汗而已；其已满三日者，可泄而已。则前者为仲景书中之太阳表证，后者乃阳明府证。岂不昭然若揭？此所谓名同而实异也！故丹波元简曰：本经（指素问热论）所论三阴病者，即仲景所谓阳明胃家实证。仲景所论三阴病者，仍阴寒之证。（见素问识四卷）斯言也，不啻拨云雾而重见天日。与已知各注家据素问以释伤寒，是循其名之所同，而昧于取义之有别。所以能为此不通之语，作茧自缚，其是之谓乎？！

伤寒阳明病之研究

衢县　方文选

夫阳明病者，即里热实证是也。盖病在太阳，犹为表证。若表解而里热盛，则属阳明热病矣。揆其所受原因，有由误汗或下而来，有不因误汗或下者，有因传变而成者。如论曰：伤寒一日，太阳受之，脉若静者，为不传。颇欲吐，若躁烦，脉数者，为传也。又曰：若发汗已，身灼热者，名曰风温。此皆太阳病化热传于阳明者也。其证曰：身热汗自出，曰不恶寒但恶热，皆实热之征。曰少腹鞭满，曰大便难，曰潮热谵语，俱热壅之验。其初起但热而未实者，则白虎汤以清解之。若郁热于里而心烦者，则调胃承气汤以下烦热，若腹满而未鞭积，盖实热之病。肠胃受其灼烁，津液为这耗损，当此生死关头，苟非亟与釜底抽薪之法而从事于甘寒清热，则非维不能收荡平之效，适足以助其壅塞。滋其胶固矣！故曰：与其扬汤止沸，终不如釜底抽薪之为得也。是故轻则宜用清解，重则仍须苦寒荡涤耳！此阳明病之要领也。

承气白虎主治不同说

江西广丰　徐德惇

白虎承气二汤，皆为阳明病正治之方。然用法迥异，其所异者，在肠胃有宿食否耳。夫阳明病，脉洪大且数，大热鸱张，大汗淋漓，渴欲引饮，内无燥矢实结者，断断不可轻用猛剂攻下，只须白虎凉降，已足应付之治。若辨证不明，妄投承气，无不大伤津液，本有大汗，渴欲饮水，明明津液已伤，此时再与承气，岂不重伤津液？必有不可思议之变幻？至若承气则专为阳明府实热结而设，夫热本无形，胡为能结？其结者无非胃肠宿食，因病不化，加以邪热入里，煎熬津液，窒塞不行。若不去其窒，则热愈结，屎愈燥，而津液愈枯，是阳明之急下，固下其燥屎，而非仅下其腑热。然在仲师既垂急下之训，而复拳拳于不可误下多条，岂仲景之顾虑彷徨，故以昭其慎重耶？盖热未入里，屎未燥结，误于攻下，祸不旋踵！如承气汤证，而用白虎汤单行清热，则燥矢又何能去！斯所谓病重药轻，病何能愈？抑且邪热不减，反以增重，无不偾事！于不知不觉中，如能以承气通其地道，攻其燥屎，有不热退病瘳者乎？

伤寒论阳明篇三承气汤之研究

遂安　毛世臣

《伤寒论·阳明篇》中列有三承气汤，固为阳明府实而设。然而腑实之证，一大承气足矣。何以又立小承气及调胃承耶？殊不知其中虽皆有大黄，唯其主治之证，亦有轻重之分焉。此乃古人立法之精密，使后学有所遵循也。盖大承气汤用大黄、枳、朴、芒硝是也。为阳明实热，痞满坚结而设。因邪热入里，与肠中积垢胶结，以致灼烂津液，凝成燥屎。故仲圣立此方峻攻急下，以存其阴液。而小承气汤证，邪热虽已入里，但以气阻不能输送，故满而不结实。因其内无芒硝也，可以见矣！盖实结之证，非咸寒之品不能软其坚。因此证结犹未固，是以不用芒硝。俾攻坚不致过峻。调胃承气汤内无枳朴，而有甘草以缓硝黄之急。其证里虽已实，而未至痞满，则视前二方尤为轻浅。故仲圣于大承气乃言攻，于小承气则言下，而调胃承气则言调。由是观之，三承气汤之主治，仲圣固已显为分别，后学不容心粗气浮，囫囵吞枣也。

仲师小承气汤厚朴三物汤厚朴大黄汤三方之比观

兰溪　胡志芬

小承气汤、厚朴三物汤、厚朴大黄汤、三方，皆为仲圣经方。一出于《伤寒论·阳明篇》。一出于《金匮·腹满寒疝宿食病脉证治篇》。一出于《金匮·痰饮咳嗽病脉证治篇》。三方构结，同为大黄、厚朴、枳实三味，而主治各别。苟非细加辨察，焉能得立方之真旨？然欲知方义，必当先识药理。大黄苦寒泄降，气味俱厚，除结涤热，直达下焦。厚朴苦辛宣达，温能疏畅，通滞气，达三焦。枳实破气行痰，消磨积滞，除痞胀，疏肠胃。药性既明，试再进而论方：小承气者，大黄四两为君，厚朴二两枳实三枚为佐使，乃荡实之剂。仲师以治胃实正证之轻一等者。（语本小丹波述义）此义医者咸知，毋庸赘述。厚朴三物汤，为厚朴八两，大黄四两，枳实四枚。《金匮》以治痛而闭者。（痛而闭三字《脉经》作腹满痛）乃承上文"腹中寒气雷鸣切痛，胸胁逆满呕吐，附子粳米汤主之"一条而言也。此以下焦浊阴之气上逆，而为痛为呕。附子半夏，驱阴降逆，合以粳米甘枣，培土和中。辛甘同化，阴气尽蠲，而阳光普照，虚寒之证治也。厚朴三物汤证之痛而闭，盖谓腹痛而大便闭塞耳！则以气滞而热郁之通，便为之闭。正与上条之寒气逆满者，彼阴此阳，迥乎不侔。因连类及之，以备后学偶反之资。仲景用心，可谓密矣。唯其重在气滞而痛，故君朴枳以行气消满，佐大黄以通其闭塞。与小承汤之功在荡涤实积者不同，尤在泾曰：痛而闭，六腑之气不行矣！厚朴三物汤与小承气同，但承气意在荡实，故君大黄三物意在行气，故君厚朴。辨别同异，最是明白晓畅。厚朴大黄汤，出于痰饮篇，当为痰饮立法。原文谓支饮胸满，厚朴大黄汤主之。考本方为厚朴一尺，大黄六两，枳实四枚。夫以胸满而用下法，已属可疑。且原文只此十二字，证亦不具。喻嘉言因而指为编书者误入，非仲景丝丝毕贯之法。《医宗金鉴》又谓"胸"字当是"腹"字。若是胸字，无用承气之理。是传写之讹。尤氏《心典》亦谓胸满疑作腹满，支饮多胸满，此何以独用下法？厚朴大黄与小承气同。设非腹中痛而闭者，未可以此轻试也。三家见解虽不尽同，而致疑于本方之不适用于支饮则一。盖支饮胸满，原是饮邪搏结，支撑于心膈之间。仲景本有木防己汤，葶苈大枣汤，苓桂术甘汤诸法在。可见此证之治，必以开泄中下二焦之窒塞为主，非下剂所可妄试者也！且即如《金鉴》之说，改胸字为腹字，庶与朴枳大黄通腑之义，吻合无间。然仍与上文"支饮"二字无涉。直至陈氏修园，竟谓胸为阳位，饮停于下，下焦不通，逆行渐高，充满于胸故也云云。随文敷衍，最是可鄙。独不思支饮病在胸胁，未闻有停积下焦者？《巢源》云：支饮谓饮水过多，停积于胸膈之间。支乘于心，故云支饮。此即"支饮"二字之释义。乃说得下而又上，悠忽无常。夫岂病理之正轨？然则，是方也，实是小承气之变局。盖亦涤热通肠专剂。因其大黄较多，遂易名为厚朴大黄汤耳。本无与乎痰饮之为病也！敢书所见，用质通方。

述《伤寒论》直视谵语喘满者死，下利者亦死，下利谵语者有燥屎也，宜小承气汤。二节证情同异之理

兰溪　胡志芬

夫同证异治者，缘证之有虚实也。故《伤寒论·阳明篇》有"直视谵语，喘满者死，下利者亦死"一条。而厥阴篇又有"下利谵语者，有燥屎也，宜小承气汤"一条。同是谵语下利，一则断其必死，一则主以攻下。不知者，未免纸其矛盾，其实确有至理。何以？盖谵语乃为阳热上扰，下利则因邪火下迫。喘满者，肺热为壅，肃降无权也，皆是可治之实证。但其既曰死，则为一身津液，灼烂无余可知。观夫直视一证，岂非热盛津枯，肾水不能上荣征耶。殆至此时，正虚邪实，欲滋其阴，已虞不及，欲泄其热，适速其危，求其不死，安可得乎？至于宜小承气汤者，因阳明实热窒滞，气火郁蒸，有升无降，脑承其弊，乃发谵语。虽亦有下利，实为热结旁流。成氏谓为肠虚非是，治宜急予开通，故唯承气能决壅以荡涤之。俾府气一通，气火下降，则谵语可止。观此二条，见证大致相同，一为虚主死，一为实宜下。北辙南辕，大相悬绝。读仲景书者，胡可不辨淄渑，一例等视耶！

《伤寒论》真武汤方后之加减法非仲景原文之我见

松阳　郑冲霄

昔孟轲有云："尽信书则不如无书。"斯言非谓书之不足凭信，乃以书之可尽信也。当知择其可信者从之；其不可信者，尤当阙疑，不可强解。此即陆九芝所谓"阅古人书，当自具只眼"之意。仲景《伤寒论》一书，集先圣之大成，为医方之鼻祖。书中精义，层出不穷，实国医之渠薮，乃后学之津梁，洵堪与先圣经书，并垂不朽！然其书成于建安之世，时仲景为长沙太守，适与刘景升连年构兵。书成戎马仓皇之中，旋即病殁城陷。际此兵戈扰攘，卷帙贻传，未免有散失错讹之处。迨晋太医令王叔和，复为重新编订，亦必因其书传写抄袭，卷帙不齐，故有此举。至宋又经医官林亿等，重加校正。则几经变易，是今之《伤寒论》。决非仲圣真本，已可概见。又其残缺不完之处，未免有后人改窜，讹误必多，斯可断言。自来注家，尊经太过，似乎一字一句，不容后学置喙。即有不可解之处，而亦曲为注释，如涂涂附，千家一律，未免拘执过甚。应知《论语》云："微管仲吾其披发左衽矣"一句，后人且谓非孔子之言，乃系齐东野人之语。况圣经如此，何论其他？吾谓国医学说之鲜有进步，而笃信好古者，抱残守拙，不知研究其真理，即此亦一端耳！今举本论真武汤方后之加减法，详为研讨之，已属大有疑团莫释之处，显露浅人点窜之面目。试先以真武证细释之，则汗多心悸，振振欲擗地，四肢沈重，腹痛下利，小便不利诸见证，纯系少阴寒水泛滥，逆流奔腾。如怀出襄陵，几有汩没真阳之势。故以附子辛

温大热之品，镇摄水邪。譬犹真武之神，坐镇北方。虽滔天巨浪，立使平靖，故以为君。又以生姜温中驱寒，白术实脾隄水以为臣，更以茯苓禀松根之余气，久伏深藏，使水下行以为佐。益以白芍微具收敛之性，阴病阴药，同气相求，以收敛迷漫涣散之阴气。总归于下，复其润下之常。俾得水归于壑以为使，制方之义，精切玄妙。诚非后人所能望其项背，而方中真旨，亦明白晓畅。一望而知。无如方后之加减法，竟云若小便利者，去茯苓；若下利者，去芍药；若呕者，去附子云云。而历代注家，竟能曲为附会而注释之，俨若即是仲景心法，可谓不思之甚矣！试问真武汤方，去此三物，尚可成为真武汤之名乎？夫以寒水泛滥上逆，几有泅没真汤之证，去芍药以避阴寒，尤其理有可说。设若去附子、茯苓，仅留生姜白术，余可决其必不能劈开阴霾，重见天日。焉能镇摄其上逆之势，而平其泛滥之水邪乎？须知此汤之所以名真武者，正指此附子、茯苓二物之功用而言。若去此二物，既不能成为真武汤，即不能以治真武证矣！此理甚明，一言道破，斯可立决！况仲圣制方，各有精义，君臣佐使，条理井然，不容紊乱。即以方证方，亦可立使明了。如太阳篇桂枝汤，倍芍药，加贻糖，则不名桂枝汤，而名小建中汤。其治法各别，即不可施之于桂枝汤证。如麻黄汤加姜枣石膏，则不名麻黄汤，而名大青龙汤。其证治亦不同，即不可施之于麻黄汤证。又如干姜附子汤加炙草，则变为四逆汤；倍干姜，而又变为通脉四逆汤；去炙草加葱白，则更变为白通汤。又如大承气汤去芒硝，减厚朴，即名小承气汤；大承气汤去枳朴，加炙草，而又变为调胃承气汤。观上诸方。均不过一二味佐使药品之加减出入，而境变其故之汤名。考其治疗功效，绝然不同。即证候亦显有霄壤之别，一经误施，其祸可以翘足而待。若以真武汤方去其主要君药，犹云可名真武汤，可治真武证者，吾谓既无此理，而亦绝对无此效验。仲圣立法，亦必不至如此之谬！不然，则仲师对于上述诸方诸证，亦不过一二味药之加减出入，皆可以谓某方加某药减某药而治某证足矣。又何必立却许多方名，而并述出许多证候，以为万世法则。斯可见仲师立方，至精至切，各有精义。仲师之法，灵动活泼，变化无穷，此等浮泛不切之加减法，且无情理可言，必非长沙原文，昭然若揭。霄窃谓经史子集，纵有讹误，无关生命。医为性命之学，非经史子集可比也。稍有毫厘之错，而人之生命系焉。故不揣冒昧，而作此评隲，非敢诋毁圣经，特为圣经洗此不白之冤，亦即为医学求其真理耳！尚祈笃信好古之士，有以谅之，幸甚！

《伤寒论》少阴篇治咽痛五方之商榷

兰溪　胡志芬

伤寒论猪肤汤、甘草汤、桔梗汤、苦酒汤、半夏散及汤五方，皆仲圣用以治少阴咽痛者也。夫少阴之为病，脉微细，但欲寐。本是虚寒之证。（旧说有以少阴病分为传经热邪、与直中阴寒两候者，核与事实不符，他日当另文详之。）其时阴气弥漫，元阳不振，火气既已潜消，岂复能上升而为患哉？唯是阴阳之胜复无常，凡事穷则必变。少阴病阴寒极盛时，则两肾间之真阳恒有被其格拒于上，而反咽痛者。际此千钧一发之时，若非一剂辛温，何能招纳浮阳，归于窟宅？此柯氏韵伯为少阴篇脉阴阳紧吐利咽痛一条作注，所以有取于八味肾气丸也。若猪肤汤乃猪之肤皮一物，润泽多脂，以治阴虚火炎之咽痛，谁曰不然！但原文见证（下利咽痛，胸满心烦。）皆是少阴阳虚之候，温补摄纳之不暇，倘用猪肤粉蜜，以阴济阴，终属拟不于伦。其甘草桔梗二方，甘以缓之，辛以开之，即治寻常咽痛，尚虽取效，况少阴虚寒，岂能针对？至于苦酒半夏二方，皆用半夏泄降化痰，一则合鸡子白之养阴清火，阴虚挟痰之证，始为相宜。一则合桂枝之解表散寒，唯外感挟痰者，是其所主。均与阳虚之病，毫不相及。由斯观之，此五者、固皆咽痛适用之成方，而独不宜少阴虚寒之证、明矣！

《伤寒论》少阴篇所谓服汤脉暴出者死，微续者生解

常山　程登寿

仲景伤寒论六经定名，以少阴病为阴寒之证。本论此节，既下利而脉又微。其阴寒之盛，可谓极矣！故仲师主以白通汤，姜附温其里，葱白通其阳，务使脉不微而利得止。顾何以又谓服汤脉暴出者死。必仍如前之微续，方可得生耶！此中原理，不可不知。盖此证确系内外俱寒之盛候。然此时阳气，已直同千钧一发，须大剂姜附，破其阴以回垂绝之阳。独葱白一味，稍具发散辛通之性，用于此者，正欲其内外兼顾耳！设服汤后而脉即暴出，则是一线阳气，不为姜附留恋于内，而为葱白辛通于外。遂尔发泄无余，故脉暴出，貌视之，似有转机。殊不知犹夫残烂之焰，从此一亮，而不复再矣！所以主死。若服汤后脉微续者，则阳不外脱，自能内固。剥复机缄，当不难由微至著，出否入泰，而渐臻于阴平阳秘之旨，故曰生也。

《金匮》百合病有百脉一宗，悉致其病两句，
非仲景原文之我见

松阳　郑冲霄

药以名方，方以名病。此仲景伤寒论之成例。如桂枝汤麻黄汤，以药名方者也。白虎证承气证，以方名病者也。诸如此例，难以枚举。稍知医理者，皆能言之。吾谓《金匮》百合病，即以百合名方，复以百合名病，无他异也。唯原文中特有"百脉一宗、悉致其病"两句，令人百思而不得其解。吾谓此段经文，必非仲景手笔。盖《金匮》此书，本集于蠹阁之中，必系残篇断简，遗缺不完。因而此段经文，未免错落。后之编者，见下文所叙证状，欲食不能食，欲卧不能卧，如寒无寒，如热无热，似有无可奈何之意。又谓诸药不能治，如有神灵者云云。遂以谓此证无处不病，而又见篇首有百合病三字，遂望文生义，竟附会到百脉上去。而造此百脉一宗，悉致其病两句，补此残缺，致使圣经佛头着粪，弄得天花乱坠，令人不可索解。试问全身百脉俱病，则其证已达极点，必无医治之可能，焉有百合知母等无足重累之药，可以疗之？此以病证药理论，则此二句。显系后人加入，昭然若揭。后之注家，尊经守古，竟认作仲圣手笔。由是望文生义，曲为注释。虽言之未尝不侃侃有序，实则模模糊糊。致使读者莫明其谬。殊不知从病证药理上研究之，即

可明了。今试以本病证状言之，虽变态多端，莫终一是，有无可奈何之痛苦。但以口苦小便赤，其脉微数。合之以上各证，则显系大病之后，肺经余热未清之所致。盖肺家清肃之令不行，浊气不降，则清气不升。故欲食不能食，而常默然也。肺失清肃，则气不顺降，故欲卧不能卧也。口苦者，肺气不降，则挟肝胆之火上炎也，小便赤者，则肺热下遗也。其脉微数，尤为热蕴于里之明征。如寒无寒，如热无热者，以肺主皮毛，今既失其降令，无以卫外，所以似恶寒而又非恶寒，有时火炎于上，又似发热而又非发热也。每溺时头痛者，乃气从下泄，而上之阳气不充故也。若溺时头不痛，淅淅然者，因其余热稍轻耳！若溺快然，但头眩者，其余热更轻矣！至于六十日愈，四十日愈，二十日愈等句。亦不过定其病证之轻重而已，不可拘也。再就药理方面言之，则每方重用百合为君，亦以百合甘平微苦，功能清肃肺经余热，即其佐以知母滑石二方，皆是肃肺利水清热作用。其佐以鸡子黄生地黄汁二方，则清肺之中，兼养肺阴。其用药无一不从肺经着想，此足证是病纯系肺经余热，已无疑义。由是观之，则论中"百脉一宗，悉致其病"两句。全系文不对题，可谓牛头不搭马嘴，显属后人窜入，不攻自破。在此医道将沉之际，我辈当力谋进展，此等浮泛陈腐之空谈，最能贻误后学，不得不力予廓清之。吾道诸君以为何如？谅不以予言为河汉也！

金匮肾气丸非可引火归源说

衢县　方文选

大凡方之不以药命名者，必有所取义，例如真武汤之制水，白虎汤之泄热。讵非无故，则方名肾气。原是以肾气为主，决非通脉四逆辈之引火归原者可比。今试将本方药物之情性，分量之多寡，以及主治之证而论之。则稍有医学门径者，当不以余言为河汉也。夫此方原治虚劳腰痛，及男子消渴小便多，妇人转胞不得溺等证。故重用熟地山药萸肉滋肾阴兼收阴气，少许附子壮肾阳。桂枝化府气，茯苓利水通淋，丹泽排除溺毒。使肾藏机能健全，则多者可少，闭者可通。肾藏精血充足，则虚者可复，痛者可除，制方之义何等明白！乃自明季以来，所谓薛立斋、赵养葵其人者，滥用成方，竟将流动肾气者移作引火归原用。只知有附桂之温，而不顾丹泽伤阳与引火归原者有否抵触，可谓颠顸之至。且易其名而曰桂附八味丸，特将桂附二字揭出，使人看得是回阳药，放胆用之而不疑。则其说可行，其道可传。又安知此道之日趋恶化以臻于不可收拾者哉！爰备论之，以祛世俗之妄。

《素问》"二阳之病发心脾，有不得隐曲，女子不月，其传为风消，其传为息奔者，死不治"一节，二阳两字之我见

松阳　郑冲霄

上古医籍，文字简括，含意深邃，非详细研究，殊难明晰个中真义。今试以《素问》

"二阳之病发心脾，有不得隐曲，女子不月，其传为风消，其传为息贲者死不治"一节。"二阳"两字，各註家多作阳明经解，以阳明为多血之经。血乃水谷之精气，藉心火锻炼而成。忧愁思虑，伤心及子，不嗜饮食，血无以资生，则阳明病矣云云。专以五行子母，辗转附会，致使朗若列眉之经文，弄得糊糊涂涂，莫名其谬。应知"二阳"两字，乃指阳明，固属不错。但非指经络言，系指胃府言。一语道破，谁不恍然！盖胃者、人生后天之根本。《经》云：五脏者皆禀气于胃，胃者五脏之本也，胃病则生化之机绝，五脏失其营养，则百病丛生矣！《素问》此节，明指女流之辈，见闻固陋，气量狭窄，所言不得隐曲，即指所思不遂之意。从此忧愁思虑，心脾之阴营暗耗，因之肝失涵养，郁结不舒，营阴益耗，由是寝食俱废，戕及胃腑。故曰："二阳之病发心脾也。"胃既不纳，无以运化精微，灌溉五脏，五脏失其营养，以致百脉空虚，而不月之病成矣。全身失养，肌肉消瘦，面黄骨立。则所谓风消证也。阴液消亡，肝肾不摄，孤阳上浮，厥气上逆，呼吸迫促，则所谓息贲证也。病势至此，已达痨瘵末传，不可救药矣，所以断言其死而不可治也。经文此节，叙述女子发生痨瘵病之原因，及其必死之故。可谓绘影绘声，唯妙唯肖。顾何以各注家，将"二阳"解到阳明经络上去，实属马牛其风。试问此病与阳明经络有何干涉，如此注书，反使经义晦涩，误人不鲜，是不可以不辨。

十四难所谓上部有脉下部无脉其人当吐不吐者死解

衢县　王在遴

夫诊脉一道，不过藉以辨别病人之寒热虚实，及病灶之上下内外而已。故《素问·脉要精微论》云："上竟上者，胸喉中事也；下竟下者，少腹腰股膝胫足中事也。"不可悟脉上寸者，病必显于上；下尺者，病必显于下乎。其示人以辨病灶之所在，何等明白！则《十四难》所谓上部有脉，下部无脉，其人当吐，不吐者死之意，当亦不外乎此理。盖人之气血，只有此数。有余于上，即不足于下。吐者，气并于上，尺部之脉，随之俱升。而尺乃无脉。此不可与无根之脉，等量齐观，所以不死。若其人不吐，反见斯脉。岂独脉证不应。抑亦本实先拨之兆。将何所恃而无恐？故曰必死。然历代注家，唯纪氏之《难经注》，与徐氏之《经释》，犹能识得个中精义。他如东垣明者，且谓食填太阳，春阳之令不行，则下部无脉，法当吐之，以达木郁。竟不顾下文人之有尺，树之有根，枝叶虽枯槁，根本将自生者之谓何？哪不点金成铁，佛头着粪！噫！亦何贵乎有此注解为。

《难经·五十四难》脏病难治，腑病易治之原理

淳安　童显初

藏属阴，以藏精气。唯恐其不足，不嫌其有余。府属阳，以通为补。设或传导失职，势必为害。且夫藏之为病，其来也缓，日积月累，耗伤精气，病邪已极深痼。故非旦夕之

间，草根树皮，所能获效。是以较之腑病，确为难治。然腑固以转输传化，其气常通。虽有病邪蟠据其间，亦终难深留。加以药力助之，乘机利导，自可效如桴鼓。是腑病之易治于脏病者也。《难经》二句，盖以脏病深而腑病浅，分别难易，理至显明，确是古人相传之心得，学者不可不深长思也。

《难经·八难》谓寸口脉平而死者生气独绝于内也之驳议

金华　施容川

欲知生气之绝与不绝，必以心脏为本，而心脏必以寸口为取决。若寸口脉既平而可谓生气独绝于内者，未之有也。盖人之生气，端赖水谷之精华，由小肠吸收，循淋巴腺上输入心，变化为血，循环周身，滋养脏腑。斯时寸口之脉，必随心脏鼓动之力而搏动，故气虚不足者，血压必低；气实有余者；血压必高。皆可于寸口三部探之，则生气之与脉，本是相因而至，可合不可分。此生理之自然，而亦事理之所当然者。何得此强彼界，有如冰炭之不相容哉？不图《难经》此节，竟将生气与脉，离而为二，各道其道，宁非咄咄怪事！故徐氏灵胎驳之曰：脉之流动，气实主之。未有生气已绝，而寸口脉尚平者。况生气之绝与不绝，亦必诊脉而后见。若生气绝而脉犹平，则生气自生气，脉自脉，不相连属。有是理乎？若《内经》必无此语也，立论何等明白！然其他注家，竟有以寸口认作寸部，而添出尺中无脉一层，谓是根本已绝，茎叶枯槁，终不悟与本经一难所谓独取寸口以决五脏六腑死生吉凶之法者。是否抵触，亦可谓不思之甚矣！

诊脉独取寸口说

兰溪　胡志芬

吾国诊法，《内经》有专主寸口者，有兼取人迎者，有遍取身之上中下者。至仲景则趺阳寸口并重，而又有兼诊太溪者。人迎趺阳以候胃气，太溪以候肾气，法极繁赜。而《难经》则独取寸口，以决五脏六腑死生之吉凶。偏重《素》《灵》者，未免议其背经离道。殊不知《脉要精微论》尺内两旁则季胁一节。则隐隐然分别寸关尺三部，而分察脏腑上下。则《难经》此法，固亦古人已有之成例。盖夫寸口者，肺手太阴之动脉也。肺朝百脉，主气之出纳。虽谓血液循行之道，内而百骸藏府，外而肌肉皮肤，贯串无纤微之隙，而肺亦五脏之一，何以独朝百脉？然要知自有息息相通，一定不易之原理。参之西说，心房发血，本与肺脏互相贯通，一气呵成。大小循环，周流不息，且肺吸养呼炭，化紫血为赤，以长吾身。岂非心肺特殊之关系乎？可知肺朝百脉一说，是有实在证据，良非虚语。此手太阴之脉动，所以为脉之大会，非诸动脉可比也。况夫证诸阅历经验，确是表里脏腑，内外上下，前后左右，虚实逆从，真假寒热，无不悉见于三指之下，得于心而应于手，凿凿有据。绝非随声附和，人云亦云者可比。宜乎举国宗之，而为百世不祧之大经大法，笃信奉行，永无异议。诚可谓开宗明议，特树一帜者，后人尊之为经，亦义之当尔也。以与《素》《灵》古籍，鼎立而峙，有何愧色耶！讥诮訾议者，亦可谓妄肆雌黄，无理取闹，而自彰其陋也矣。

《伤寒论·辨脉法》弦为阴脉，
《高阳生脉诀》弦为阳脉合解

汤溪　刘德云

《伤寒论·辨脉法》弦为阴脉，而高阳生《脉诀》则以弦为阳脉。二说不同，冰炭殊途，几有吾谁适从之欢。盖弦从肝化，肝为厥阴之脏，阴之尽而阳之初，是以阴太过则为阴寒病，阳太过则为阳热病，故弦脉可以阴而亦可以阳，此必观其兼见之脉如何中有定断。如弦紧、弦迟、弦细、且兼沉涩、微弱，终属阴脉阴证。如弦劲、弦洪、弦数，且兼浮大、滑盛，患为阳脉阳证。诚以弦为指下有力，重按不挠，而又劲直，是为阴凝已甚。蔽抑清阳不得条达，故谓之阴。然脉既劲直，形属有余，有仅阴寒凝滞者。当有此脉。即阳热太过者，亦必有此脉象。盖肝之体虽属于阴，而木中有火，且以相火用事，其用为阳。且其动也，脉必刚劲有力，究非纯阴可比。故凡肝胆横逆，木火鸱张之时，其脉未有不弦劲搏击，挺直坚强者。况今人肝肠胆火之病最多，则弦脉之属于阳证者，往往所在多有，而寒饮阴结等病之弦脉，较为少数。此虽阴阳两说，各有所主，不可偏废。而在今日，究以弦为阳脉一说。较为显而易见者耳。

天癸非月事说

龙游　叶瑞梅

天癸月事，分为二物。语出《内经》，由来甚古，迄无异议。唯自王冰以天癸即月事为解，相沿至今，莫不以误传误，铸成大错。无怪乎医道之不明，而医经之不易读。泊乎近世，物质昌明，生理之学，剖解详晰。而医经数千年之黑暗，始得光明。原夫《经》云："女子二七而天癸至，任脉通，太冲脉盛，月事以时下，故有子。"明言女子年至二七，天癸至乎其极。此时任脉始通，太冲脉盛，月事按时而下，则能受精成贻。故曰有子。《内经》显分天癸与月事为两途，并示以先有天癸，而后有月事，先后次序，均极明爽。何得鱼目混珠，贻误后学，受人诽谤耶？尝考西学生理诸书，亦谓成人女子，则有卵巢，卵巢这内有卵珠，卵珠每月成熟一次，成熟期间，卵珠入于子宫，则子宫内分泌排泄物，俗称经水。可见成人女子，明有两物。《内经》所谓天癸，即今生理家称卵珠。所谓月事，即称排泄物。天癸非月事，夫复何疑？况下文继之以"丈夫二八，肾气盛。天癸至，精气溢泻，阴阳和，故能有子。"一条。则男子亦有天癸，何以又无月事耶？以经证经，当知王注之谬，固不待征诸西说而始明也。然则、晚近俗医，书方立案，以月事不雅观，而以天癸当之者，亦只见其陋而已矣。

读温病条辨书后

兰溪　胡志芬

夫条辨为名，滥觞于方中行之前条辨，程郊倩之后条辨，其义何居？盖前人成书，尚有遗义，而以吾之所见为其辨明之谓也。故二家皆以《伤寒论》原文条列于前，而逐条辨之于后。虽已未免强题就我，然犹不失为笺疏体。乃《温病条辨》一书，系吴鞠通一人自条自辨，与条辨本旨，大相刺谬。且其条高一格书之，袭取仲景句法，模仿《伤寒论》格调，意图传之攸久，欲人看得高一格处，有如仲景原文，藉以自高身价，实为可鄙！此其授人指摘者一，温病首条列有九种病名，貌视之似无异议，但温毒一层，其意盖即极邪之重者，则可入温疫门中。若云秽浊，当入湿温门中。至于温疟，乃温病中之节目，何得另立一门，以标其异？此其授人指摘者二。暑温病名，伊古所无。正以暑为温之极，温为暑之渐。既暑矣，何止于温？此其授人指摘者三。治温当究三焦是也，然又谓温病者，始于上焦，在手太阴，竟为病邪划定路线，不许丝毫错误，宁非怪事耶？故王孟英曰：温热之究三焦者，非谓病必在上焦始，而渐及于中下也，实是确论。此其授人指摘者四。果如其说，上焦乃温邪初起之病，即是风温。药用银翘桑菊等方诚是，而又杂之牛黄至宝等，以治神昏谵语。则此公心中，只有叶老之"温邪上受，首先犯肺，逆传心包"十二字。安知温病之有神昏谵语者，多挟痰浊宿垢，互相交结，肠胃窒塞，地道不通，气火升腾，震撼神经使然？治之唯有开泄下导，釜底抽薪一法。间有热入阴分，毒炎陡然者。亦唯大剂犀地沃焦救焚，方能苏涸辙之鲋。误投香窜，无不引邪深入，使之窒塞更甚。此其授人指摘者五。自夸为跳出伤寒圈子，而第一方即是桂枝汤，并引仲景原文以实之，则原文俱在。不独无此一句，且有若发汗已，身灼热之训。诚以病系温热，既非麻桂诸方所宜，亦非大小青龙可治。自有温病主方，乃吴氏不悟，竟于条后补桂枝汤一方，宁不骇人听闻？此其授人指摘者六。温病初愈，余邪未净，胃阴未充，善后办法，唯宜清滋，如鲜地鲜斛之类，清热而兼养阴者，最为此时无下神丹。凡滋腻碍化恋邪者，皆当悬为厉禁。而吴氏于下焦篇养阴诸方，皆未能脱此弊窦。此其授人指摘者七。然则，其书几不可读欤？余曰：非也。若能抛却三焦界限，单就其逐条论证用药而研究之，则有用处甚多。学者慎勿以其名不正，而遽疑其言不顺。斯得之矣！

伤寒下不嫌迟温病下不嫌早说

龙游　傅机声

寒是寒，温是温，病因证治，绝端相反。初无所谓伤寒有可下者，唯夫寒邪久羁于表，皮毛为之锢闭，失却呼吸及散温作用，身内体温无从排泄，势必酿成温热而成阳明可下之证。则为时已久，决非一二日所可造就。故昔人有伤寒下不嫌迟之戒，必也但恶热不恶寒，燥渴便闭兼全，始可用之。苟有一分恶寒，便是表邪未罢，下剂即不当用。若温病则不然，一起即内热亢进，并不由散温机能失职，郁遏使然。故见证自汗身热不恶寒而口渴。设非早投寒下，戢其烈焰，那不烂尽津液，化为槁木。况温邪本是无形，每假有形之痰食为山险，则下之正以去其凭依，廓清巢穴，较诸末传之邪盛正虚者多多矣！此先贤之于温病，必示人以早下者，良有以也。

紫雪牛黄承气三方皆为热病神昏要药但于临证时不容混用论

松阳　郑冲霄

　　紫雪、牛黄、承气三方，虽皆为热病神昏要药。但其各方之专长不同，即其各方所治神昏之病理亦异，自不容任意混用也。夫紫雪丹，长于平息肝阳，清泄蕴热者也。必其神昏因为温热内蕴，肝阳炽盛，烈焰鸱张。气火上扰之所致，绝无其他痰浊积滞者，庶为合宜。故方以犀羚平定肝阳，佐诸石重以镇之，又以朴硝咸寒降，平其炎上之势。并以丁麝诸香，芳香透达以调剂之，使无遏抑之弊。若因为痰热内阻之神昏、宜用牛黄丸者，而以紫雪施之，则大队寒凉之品，遏之抑之，势必痰热内闭，适以使其冰伏痉厥，其害不可胜言。若因为阳明腑实之证，热气上蒸而神昏，应用承气攻下者，而投以紫雪，既寒凉无涤秽之功，则犀羚麝香，尤足以引邪内陷。从此内风陡动，而变为痉厥强直，其祸亦可以翘足而待。至牛黄丸，则长于清热化痰者也，必其神昏因为痰热内蒙，胸膈满闷，并无其他积滞者为宜。故方以牛黄郁金化痰为君，犀角苓连清热为臣，佐脑麝以透窍，使金薄以镇坠。倘纯因肝阳炽盛，内热燔灼，气火上凌之神昏，宜用紫雪者，而施以牛黄丸，则清热之力不足，既杯水车薪、无济于事。既以病非痰证，而用牛黄，亦足以引邪深入，内陷心包。不啻开门迎贼，从此变成种种恶候，其害亦非浅鲜！若阳明实证之神昏。而用牛黄丸，其弊尤逾于紫雪，则病在肠胃，而以脑麝开其心窍。牛黄引邪使入，从此如油入面，不可复出，立见不动不言，不可救药，其祸更不堪设想。至于承气汤则长于荡涤燥屎者也，必其神昏因于阳明实证，肠中有燥屎，而地道不通，以致热焰上扰者，方可用之。故以硝黄之咸寒苦泄，佐朴枳之苦温行气，以期一鼓荡平之义。若非因于燥屎实证，而由于痰热内蒙之神昏，宜用牛黄丸者，抑或并无痰热，而纯系肝阳亢盛，蕴热鸱张之神昏，宜用紫雪丹者。设误以承气汤攻下之，则病在胸膈，而荡涤其肠胃，舍此有过，罚彼无辜，又其在此烈焰之中，些微残阴，已如千钧一发，猛药攻之，正如落井下石，适以使其含药而亡，其为害亦伊于胡底。总之、三方主治之神昏，名义虽同，病理则天渊相隔。故治病者，如不识病理，而但云某方治某病者，则无往而不偾事也。

述阳盛为病宜承气急下以存其阴
不宜甘寒滋润以助其燥之原理

兰溪　胡志芬

夫阴虚疑热，授以甘寒滋润，奏效可操左券，以其有养阴退热之功也。则阳盛伤阴，投以清冰滋润之品，貌视之颇为对证，然药物治病，宜虚不宜实，宜实不宜虚，此定理也。是故甘寒者，只可以治阴虚之热，而不可以治阳盛之热；滋润者，只可养阴虚发热之阴，而不能养阳盛伤阴之阴。盖因阳盛为病，挟其素有痰饮宿滞，互相交结，肠胃窒塞，地道不通，气火郁蒸，有升无降，灼烂津液，其势甚亟。此时治法，务必急与开通，去其山险，撤其邪热，为第一法门。苟或妄授甘寒，适足留恋其邪，误投滋润，适以助之胶结，势必邪热益炽而阴益伤。况痰涎宿滞得以助虐，则愈闭愈塞，而液愈枯，热势焚如，上蒸脑经，造成谵妄昏迷，时歌时哭，撮空痉厥，循衣摸床，种种恶候，旋即不可救药。唯承气决壅以荡涤之，俾腑气一通，热有出路，气火自降。庶几燎原之势可平，垂竭之阴可救。所谓甘寒助阳，滋润助燥。救阴者首推承气，职是故也。迨叶天士特辟育阴清热之说，模棱两可。于是后学宗之。凡是阳盛之病，即称阴虚邪恋，舍仲圣急下存阴之遗训，废承气经方而不用。开口养阴退阳，动手甘寒滋润，胶固其邪而速之死，而不自知其咎。此叶老始作之俑，有以导之。鸣乎！以叶老之高明，岂《伤寒论》犹未之觌耶？抑欲自炫其过人之才智，而以为别有发明耶？学者其知所从事哉！

谵语燥屎不可概用承气说

松阳　郑冲霄

燥屎为阳明病特有之证。谵语则阳明病有之，而杂病亦有之。承气汤为阳明病之主方，尤为阳明病肠中有燥屎神昏谵语者之主方。然谵语既杂病中亦有之，自不能以谵语概作阳明病，概用承气汤，所不待言而明甚。唯燥屎为阳明特有之证，似乎既确定是阳明病，当不妨概以承气汤下之。焉知病有始传末传之殊，证有属虚属实之异。夫治病必求其本，然后用药始能中病。若见有其证，而即以囫囵施治。则鲜不偾事焉！今试以二者之病因论之：谵语一证，古人莫不目为心病。如叶天士之热陷心包，陆九芝之胃热薰心诸议论，均属理想之谈。在今脑神经病理发明，人人俱已知是神经错乱使然。是故凡能致神经错乱者，即可使其神昏而谵语，如酒醉之人，扰及神经，多发谵语，与承气不相及焉！阴虚体弱之人，偶有感冒发热，扰动神经，辄发谵语，亦与承气无与焉！又有久病阴虚阳扰，神经不宁，尤多谵语，此时大剂育阴潜阳，犹虞不逮，误与承气，则残阴暴竭，适足以促其亡。至于燥屎，虽为阳明病特有之证，亦必在火焰鸱张，正实邪实，腹痛拒按，苔垢脉实，虽神昏谵语，而声音爽朗，形神未馁，津液未伤之候，知有燥屎，始可以承气下之。斯时去其实，即可以保其虚，此仲圣急下存阴之旨也。若夫热病久羁，阳焰偏亢，营阴灼烂殆甚，昏昏嘿嘿，谵语喃喃，舌绛脉虚，形神惫馁，津液干涸，肠胃枯燥，斯时虽有燥屎，亦不可攻，当以养阴益液为主，使其营阴恢复，津液充足，则水到渠成，不攻而燥屎自下，谵语自息。不然，如亦一例以承气攻之，正如下千钧于一发，即使病去，而大命亦随以倾，可断言焉！又有正虚邪实，非下而病不去者，则不妨仿吴鞠通增液承气之法，攻补兼施，务使邪去而正不伤，斯变一良法也。且燥屎不可攻者，仲师《伤寒论》亦有明训。论曰："阳明病自汗出，若发汗，小便自利者（按自利应作不利、庶合液耗之征），此为津液内竭，虽鞕不可攻，当须自欲大便，宜蜜煎导而通之，若土瓜根及猪胆汁，皆可为导。"成註曰：此为津液内竭，肠胃干燥，大便因鞕，此非结热，故不可攻，宜以药外治而导引之云云。斯可见古人亦不以谵语燥屎概用承气之明证。奈何今之时医，一见谵语燥屎，不分虚实，辄投承气；而反谓此即仲师心法。如遇不测，则云圣训如斯，归罪前哲。既蔑圣诬贤，而又害人生命，可谓罪不容诛矣！吁！良可慨也！

产后生化汤是否要剂说

松阳　郑冲霄

夫方者法也，谓制一方可为万世法，则有之。谓定一方可治万世病，必无此理。盖人之疾病，千发万化，医者用药，贵乎随机应变，岂可胶柱鼓瑟。是故以方凑病，病必致危；以病求方，庶有实验。古人谓议药不议病，固不可与言医。吾谓论方不论证，亦足以杀人。溯自有清·傅氏生化编，专治妇人产后各证，倡言产后百病，皆当以生化汤为主之说。后之医者，以傅乃清代名家，其书必有实用，遂奉为圭臬，莫不手置一篇，宝若兔园册子。因而产后各证，不问其为寒为热，为虚为实，悉以生化汤为治。如产后阴虚阳亢之候，亦以炮姜之辛温燥烈，助其阳焰；芎归之升窜流动，扰其气火；益母桃仁之温润破淤，竭其阴营；遂使阴愈涸而阳愈亢，延成不可救药者。余实目击多人，良可慨也！例如孟英王氏医案中，治张郑封室一案：娩后发热，自服生化汤二贴，即面发赤疹，胸闷烦躁，投以犀地，始庆更生。又治赵子循室一案：娩后服生化汤二服，竟至大渴谵语，变证百出，皆由阴液消铄所至。孟英虽予清解，多方营救，卒归不治。观此两案，前者虽得治愈，亦属危险万分。后者调治不痊，实由生化汤杀之也。然则，如是而言，产后断不可用生化汤矣！则又非也，若产后恶露不行，腹痛拒按，舌苔淡白，脉来细要，身有微热，则以芎归之流动温和，调其营卫；益母桃仁之苦泄温通，行其瘀血；再以少许炮姜之温而能守，退其虚热；亦正五雀六燕，恰当其分，未始不为产后良方。吾先业师山雷氏有言：生化汤方，温燥原未太过，苟在凉天，或产母本非阴虚火旺之体，服此亦何必遽为大害？且本有阳气虚馁者，因新产阴伤，而真阳亦虚，亦有发热之候，则生化汤中炮姜三四分，助其阳气，守而不走，退热尤效。制方之意，妙用在此，断不可谓是汤必为产后之鸩毒，最是确论，治医者不可不察。又据吴鞠通曰：余见古本《达生篇》中生化汤下注云：专治产后瘀血腹痛，儿枕痛，能化瘀生新。近日刻本，直云治产后诸病，甚至有注产下即服者。不通之极，可恶可恨云云。由是观之，则当时制此方者，纯从宣通和瘀立法，专为产后恶露未清而设，又一明征。不意以耳为目之徒，只以"生化"二字名方，遂认生生化化，无往不利，呆执一方，轻率援用。置诸证情于不问，日事杀人而不悟，此实医者之一弊耳！

小产有因于脾脏不足者论

衢县　严贤斌

妇人乳子，本生理之自然。至若小产，乃为反常之变。而论其病因，固非一端。然由于脾脏不足者，亦其一也。何则？夫脾之职司，在为胃行其津液，而运化水谷者也。且我国医之所谓脾，概括甜肉而言。详甜肉之生理机能，适为分泌消化液，与胆汁具同等之工作。故所谓脾藏者，在消化系统之内，诚居一重要地位。夫消化之重要器官，一旦有病，则纳谷自尔不佳，纳谷不佳，而气血之生源，焉得不告匮乏！气血之生源既不能保持常态，其人之肢体百骸，间接直接，靡不受其影响。胎儿在腹，安得而无累乎？且胎在腹内，其所以能长者，厥唯气血二者共同合作，有以养成者也。失血者所以养胎，气者所以摄胎。阴血亏损，母体暗戕，又安能荫及其子？阳气不足，运化无权，何以固摄其胎？胎既不得其濡养，复不得其固摄，欲胎无损而不坠落，其可得乎？

释　疳

遂昌　吴寿南

（说明）本文专释小儿疳积之病，非泛论牙疳等证也，唯疳疾为儿科一大门类，其原因病理证治、专书已详。此篇宗旨侧重字义，就"因甘而病"四字上着想，故对之只略涉一笔，而不具说云。

昔人释疳曰干。余谓疳字从疒从甘、据字义言、当以疳者甘也为解。盖小儿疳病之成，多由嗜食无度所致。食物中、尤以甜味为小儿最爱。虽其喜恶万有不齐，然十九好甜，则为吾人所共见。考《本草》云：味甘者能缓中。以物之甘者，皆含有大量糖分，糖之性质、甚是黏滞．此即缓之意也。中者、所谓中焦脾胃。缓中者、言能缓和中焦之气也。夫人饮食入胃之后，食物有胃、膵、胆等分泌液消化之，而水饮则赖脾胃之气蒸化之，毛细血管吸收之。或达于肤表为汗，出于目与口鼻为泪为涎涕，经肾渗入膀胱者为尿。若食甜无制，则妨滞胃气，乃致消化不良，即而水不消则留为湿，食不化则停为积。如湿积不祛，则郁蒸变热。倘更蕴之深、酿之久、则生虫。（湿热交互生虫之理，可以事物证明。停潴于夏日受炎暑蒸晒，多生孑子。而冷天阳光不烈，则未有能生者。）虫逐渐繁殖，则食物之精华尽被吸去，其人本身反失荣养。于是面目日见青黄，肌肉骨骼亦形瘦削，腹部膨大如鼓，病至此、棘手矣！唯初起之时，医者苟能审知其胃气之被甘腻所郁困也、而疏达之；诊其湿热、而渗泄之；察其虫生、而驱杀之；则颇易愈，然必病儿之父母同负责任，不许其儿再乱吃杂物，并节其饮食，适其寒温，乃克建功。不尔、则鲜能有济矣！

小儿多脾虚证说

金华　王槐荫

后天生生之本，全恃脾胃输化，以潜滋暗长于隐微之中。中土稍衰，即百骸顿失所养，疾病生焉。凡小儿每多脾虚之证，盖以父母爱子心切，往往三两岁时，仅仅饲乳，不与谷食，不能调和胃气，何能充长？致令脾脏日衰，其毙显而易见。然亦有饮食不节，谷肉疏果，生冷之物，恣其所嗜。甚至干饼油腻，坚硬不化之品，亦复无厌。小儿气血未充，肠胃柔脆，消化力薄弱，岂堪消导者耶？于是中土受困，疳虫癖积，诸证迭出。乃病多不可救药，皆饮食有以害之也！夫亦有因庸医处药之不慎，苦寒攻削过甚致令健运失职，汨没中州阳气，吐泻交作，完谷不化，慢脾等证生矣。由是观之，小儿脾虚一证，缘由纵其口腹，不知节制，则饮食加倍。脏腑乃伤，而实者必致为虚矣！此皆饮食有以害之！是以小儿脾胃柔弱，只宜渐与稠粥烂饮，以助中气，自然易养少病。万不可以生冷油腻等品而造成其脾虚证也。凡为人父母者，岂可不慎焉！

麻痧滥用寒凉及温升之害

兰溪　章廷灏

瘄麻痧子，名异证同。吴人谓之痧，浙人谓之麻，宁绍则谓之瘄。为时行之厉气，最易传染成疫，延门比户，以次而来。治之得法，应手而痊。在初起之时，与感冒无异，唯咳嗽喷嚏，鼻流清涕，眼胞微肿，目泪汪汪。西学则谓若欲发麻，其颊部及口唇粘膜表面现出针头大之红点，其中心呈白色，有光泽，为本病之特征。既为感触之邪，故治宜辛凉透发，如荆蒡桑蒌之属，不可温散。古人治麻，多以升麻葛根为主剂，今当慎用，虽为感触传染之邪，亦属风热。或肺中蕴热有以引之，故为温热病中之一候。苟犯温升之品，势必提其气火，则变幻不可思议，王孟英医案中，载有麻痧温升太过，以致坏治之案甚多。姑举一则，以见一斑。有朱氏女者，初因感症，而投温散，服二剂遍身麻瘄。乃医者犹属不悟，竟进小柴胡汤，遂至气火上冲，神经错乱，因而狂妄，谵语不寐。孟英以大剂清泄肺胃为治，渐次平复。故非外寒束薄，温升必不可犯。然不特温升之药，不可误用，即寒凉诸品，亦不可早用。苟犯此禁，必致郁遏，邪无出路，麻毒内攻，而为喘急闭塞。然近有烂喉痧者，传染迅速，在痧尚未透齐，而喉烂不堪，来势甚险，一发而不可制。此热邪直入血分，不待解表透泄，已致燎原。故应大剂清解，佐以辛凉。必欲执常序而论治，使麻透再用清凉，病何能待？此缓急用药之所以贵有权衡也。

虚劳证治之今昔观

常山　程登寿

　　纵览古人方书，其于虚损劳瘵一门，隋唐之间，莫不温补是尚。即下逮宋金之世，亦罕言及清滋之法。偶有丹溪创阳易动阴易亏，阳常有余，阴常不足之论。而介宾之徒，即力攻于后。由此视之，岂古之医家，不知贵阴而只知贵阳耶？抑彼苍者，特许古之民病多虚寒证乎？个中精义，世多莫明其妙。迨陆九芝封翁出，引《内经·天元纪大论》五运六气之文，扩而大之，演为六气大司天一篇。以三百六十年为一大运，六十年为一气，五运六气迭乘，满三千六百年为一大周。历举岁运气值之主令，以证各家学说之非偏，颇能言之有物，信而有征。然后知古名家主治虚劳之专以温补为事者，乃缘气候使然。初非固守板法，只知其一，不知其二也。然此其大较也，亦不过姑备一说，略具粗枝大叶而已。以余观之，盖古时地旷人稀，气候肃静，加以淳风沕穆，秉性敦朴，体质坚厚，尤非今比。苟其阴血不充，则阳气势必与之俱虚，治以温补通阳，原是应物付物之妙用，不可谓是伊古相沿之积习。观夫《外台》《千金》诸书，罗列许多建中汤方，一以辛甘温补为宗旨，即是当日民病多寒之确证。而近十数年来，则诚有如丹溪朱氏所云云者，清滋甘润之品，为用最多。而东垣景岳成法，几不可以轻试。近贤王孟英医案中，因虚而用温补以致偾事者，尤为数见不鲜。即就余所见闻者言之，十人之中，虽未必无一二虚寒证候。而阴虚内热者，究居多数。夫今昔同一天地也，而今病之所以异于昔者，良由迩来生齿蕃衍，人烟稠密，气候燠暖。人在气交之中，呼吸吐纳，息息与天地之气相通。吾身气化，即不难与为融洽。是以所感之气既殊，其为病亦因之而异。此天时人事之变迁，有不期然而然者。《纪文达笔记》称乌鲁木齐，旧极荒凉，迨人聚渐多，即有痘疮，宛如内地。于以知数十年前，气候已随人踵转移矣！复何论乎生齿渐繁之今日。且南北两地，寒暄各别。古之医家，多属北人。而北地独禀严寒，其肃杀之气，较南方气候温暖之区，又为特盛。是其民之所病，医之所见，无一不与今日大江以南，背道而驰。故非仅今昔天时与人事之有异，而彼此之地理，亦有不可同日而论者在。况乎当今之世，人心偷薄，风俗日漓，利锁名缰，蝇营狗苟。加以嗜欲之耗伤，声色之斲丧，均足以烂其阴精。阴精既亏，相火必炽，因而孤阳偏旺，阴液日消，致成痨瘵者，比比皆是。此又由于世风之变化，而不在天气人事地理诸原因之内者也。凡考古之士，能深明此义，自知古今名贤用药，寒热温凉之不齐，即是救偏补弊之良法。孟子曰："知人必论世。"旨哉言乎?!

咳嗽虚实原因不同说

江西玉山　张俊杰

　　咳嗽一症，考诸经文，其因实多。究其源之所以来，皆不外乎内外二因，虚实两途。

属外因者为实症，乃由六淫感冒，袭于肌表，内合于肺。或凛寒发热；或为头痛胸痞；或为浊涕淋漓；鼻塞声重；咳声不扬。属于此者，皆外感为病而未入里者也。投剂合法，旋即霍然。初不虑其传变之深而酿成大病也。故人人皆以纤微小恙，渺忽视之，等于无足轻重之症。孰知叶、吴二家，以此极轻极浅之感冒，不为疏散表邪，反投寒凉抑遏，甘寒滋腻之品，以致肺气愈闭，痰浊纠缠，故世人有所谓"伤风不醒便成劳"之语。究其症之所以成痨者，皆此等药为之，非病为之也。试观劳瘵末传之时，往往有肺气已耗，痰不成声，补之不可，攻之不去。至是不能为矣！倘能于其初起之时，有寒散之；有热清之；肺郁宣之；痰壅开之；气结通之；水饮涤之；如此则咳嗽之病，安能变成坏症乎？属内因者为虚症，非外感六淫之邪可以同日而语也。大都肝肾阴虚，气不摄纳，以致上行冲激而作咳嗽。孟英云："浮阳冲激而作嗽，肾水上泛而为痰"是也。奈俗医一见咳嗽，皆为肺脏受邪，治以清肺，涤痰疏散风寒之法，或用寒凉遏抑，如丹皮桑皮地骨皮之类，庞杂乱投。对于是症，毫无关系，适足以害之矣！苟能识得肝肾气冲，孤阳上僭，专治其下，摄纳潜降，斯为善矣！故咳嗽一症有虚实之分，原因不同，治法亦易。为医者岂可忽乎哉！

吐血咳血浅说

兰溪　章廷灏

吐血之候有多端，大概可分暴吐及咳痰带红者两种。暴吐易痊，咳血难瘥。而浅者惑焉，以暴吐成升成斗，人身血液几何？奚堪重伤？则危象必可翘足以待。咳血所失，一丝一点，岂有重大关系？殊不知吐血满口纯红者，不过一时气火猝乘，血压增高，因而激破血管，致使血液妄行上溢。此则急性病，非可与痰中带血之慢性病比。故治法止须顺气降火，清之泄之，使气火下降，而稍参行瘀之品，预防阻碍新血运行，其症可痊，并无缠绵之患。若咳痰带红者，病源虽是不一，要皆久病之后，肝肾阴虚，气不自摄，冲激于肺，喉养作咳，则肺为娇脏，质本柔嫩，咳之悠久，安得不为之萎瘪？至是已肺痨之第二期。区区草木，何能有济？然于初起之时，苟能从肝肾调治，亦未尝不可希冀什一，唯是见咳治咳，化痰清火，纯从枝节着手者，势必寒凉抑遏，愈闭愈冲，而咳终无休止之时，生命必随之以倾矣！善乎灵胎徐氏之论吐血，谓咳者成痨，不咳不成痨。所说原理，虽未免拘泥五行生克。然以二语为断，可谓一言破的，后有学者，其可不慎思而明辨之哉！

肝脏为病诸病不可概用香燥说

兰溪　章廷灏

肝秉刚强之性，不易柔驯。非藉阴液以涵濡之，则暴戾恣睢，为患最速，为病最易。凡肝阳偏亢之人，一有忧思忿怒，则肝气横逆，一发而不可制。于是而心胃痛，腹满痛，胸胁刺痛，支撑胀闷诸症生焉。治此者每喜香燥破气之品，芳香气药，可以流动运行，无不有效。盖气既不疏，乍得流行之品？通则不痛，效固立见！此治标之法，固不可少，然肝气之所以滞，本由肝阴之不充，香窜气药，只可助运行，不能滋血液。且香者必燥，燥更伤阴。频频投之，以刚济刚，无不愈燥而阴愈耗。刚木愈横，发则愈密，日以益甚，卒至肝肾之阴两竭。而此类药物，不足恃矣！此行气变本加厉，非徒无益而又害之。故当病发之初，急则治标。芳香气药，非不可投一二剂，使病家暂可止痛。然只可暂，而不可再，继必峻养肝肾真阴。若魏柳州一贯煎之类，其方谓治肝肾阴虚，气滞不运，胁肋攻痛，胸腹膜胀，脉反细弱，或虚弦，舌无津液，喉嗌干燥者。所用药物，为沙参、麦冬、生地、归身、杞子、川楝等品，柔润养阴，以驯其刚悍之气，而用川楝子以遂其条达之性。制方之义，大有巧思。仲景腹痛加芍药，盖亦以肝病累及脾胃，为肝木凌脾之候，故以芍药益脾阴而收摄至阴耗散之气，养肝阴而和柔刚木桀骜之威。古圣大经大法如此，奈何俗人偏用香燥耶！

李东垣升举清阳论

兰溪　李景文

东垣补中益气汤，专为脾胃气虚，清阳下陷，倦怠嗜卧而设。故以参、术、甘草补脾，而以陈皮、当归、调和气血。即以升、柴、助黄芪，升举清气，是治脾胃阳虚气郁不申者之正法。唯阳虚之人，清气下陷，宜于升举，则彼夫阴虚阳浮，病为有升无降。法宜滋阴降火，不宜升柴升清，更以扰动阴火。若亦妄授益气之法，譬犹树木根本已摇，若再拔之，立见其蹶。是以昔人已谓此方宜于脾胃之虚，而最不利于肝肾之虚，其说最允。盖内伤之症，有脾胃之虚，有肝肾之虚，二者截然不同。若果脾胃阳虚，东垣此法固不可少；如其肝肾阴虚，而根柢不固者，此不先救其阴，而即补其气，是为无制之阳邪树帜，而将垂竭之真阴下石矣。学者可不慎哉！

呕吐病理浅说

衢县　严贤斌

呕吐为病，责在胃也。（方书皆以有声无物曰呕，声物俱有曰吐。兹不分论，均以有声有物连属言之。）夫胃之体用，主容受水谷，故《内经》谓为受盛之官，以下行为顺，逆则为病。若呕吐一证，即其倒行逆施之果也。然所以致此者，原因不一，病因各殊。兹略述之。

因于热者：人身温度，无分内外，自以适量为佳，失常即病。彼胃也者，夫岂不然！顾何以作呕且吐耶？此即所谓自然疗能之自救，正气欲驱热邪外出之表现，乃失顺降之常，而为上逆呕吐。王太仆所谓食不能入，即指此也。且既热矣，其炎上之势，必难遏抑。欲求其呕吐之不作，乌可得乎？

因于寒者：凡物遇寒则缩，遇热则涨，理所固然。故胃中阳气式微，则胃壁窄缩，以致升降反常，失其受盛之职，上逆作呕，即王太仆所谓朝食暮吐，是无火也。顾彼因于热者，则云食不能入。而此云朝食暮吐，何也？盖彼为邪热鸱张，已有升腾莫制之势，岂容食物稍停？此则虚寒敛缩，初无使食物呕出之可能，但因不能熟腐下传小肠，终归返还之理也。

因于痰饮者：痰饮非吾身应有之物，且足以扰乱气机之升降。故患者起自然之疗能，必竭其力以冀顷出而后快，于是呕吐作矣。

因于肝气横逆者：阳明为土，厥阴属木，木病而土莫不承其敝。其说虽似五行之腐辞，然自有至理存焉！证情药效，凿凿可据，不可诬也！且凡物之有盈于此，必有缺于彼。夫肝家横逆，气升太过，则胃气之下降，必感不及，故呕吐莫不相因而至。总之，呕吐为病，皆属胃气上逆。即如食物不慎，胃受刺激，而起反应作用，及肾气上冲而酿为呕吐者，亦何莫非胃降无权耶！

齿病说略

建德　廖成谱

齿者，骨之余也，能助胃家之消化，关于人体之健康，犹为重要。兹将齿病及治疗，略为研究之。盖齿之疾患，每由于胃中蕴积湿热，上淫而为齿痛。若遇风寒，亦能浮肿作痛，即所谓有诸内，必形诸外是也。然而齿痛症，总不外乎风火虫三项。属风痛者，其症发时，痛而且肿，甚至头面皆痛，呵风亦痛，治宜内服疏风清热，理气为主，宜涂以凉散之品，乃是正治。齿痛之属火证者，有虚实之分。虚者，其痛势缓，或昼轻夜重。实者，痛则不可忍，故治疗必分别施之。虚者，当用滋阴降火；实者，宜若泻；外治亦可用凉散之品涂之。至于虫痛者，发时每在一处而痛，叫号不已。原为素嗜肥甘，湿热蕴积，上冲口齿蒸发而生虫。日久繁殖，侵蚀齿牙，缠绵不已，治当清热化湿主之。此外尚有牙疳一证，势最险恶。初起口臭，牙龈腐烂，唇红舌赤，延沫颇多，不时流出口外，渐至齿墨，脓血淋漓。苟或迁延，则龈烂牙脱，腮颊洞穿而死，故有走马牙疳之名，此证小儿为最多。治疗之法，当于初起见白眼球有红丝，口臭流涎，齿龈腐烂，或齿缝出血，口中腺体肿胀，即是牙疳朕兆。睹此景象，急须内服清疳解毒汤，外以解毒杀虫之品，只入牙龈，始能有救。否则迁延时日，袖手旁观，奚能挽救？兹将以上齿病证治，聊书管见，以与诸同学共研究之。

疟疾不可概用柴胡论

兰溪　叶建寅

疟之发也，有寒热虚实之分，症情不同，用药亦异。何古人治疟，强泥少阳经症，概以柴胡一物治之。殊不知仲景本论,所举少阳证诸条,往来寒热,胸胁苦满,默默不欲食,心烦喜呕,目晕耳聋,口苦咽干,胁下痞硬,皆以少阳阳气,为外邪郁遏,必用柴胡升提之。非蕴暑积湿,痰热窒塞之疟,可以一例治也。故后人宗用柴胡者有之;辟其谬妄者有之;议论纷纭,莫衷一是。盖柴胡禀春升少阳之性,有升发之功。凡人体质本坚,外感甚重,以柴胡提邪外出,尚堪引用。若体本羸弱,痰热胶固,暑湿蕴积于内,而轻率用之,未免升举太过,易致衄血痉厥之患矣!故叶氏治疟,多不用之,盖此义也。何以灵胎徐氏,反谓小柴胡治疟,乃天经地义,决不可少。二先生各有偏见,自成一家。吾辈不可拘守一说,自矜某派,庶不为古人所惑焉。盖疟之发,皆因暑湿蕴积,痰热胶固,而外邪乘之者为多。若一律用柴胡治之,则外邪虽解,而内热提之上升,有如莫枚士所谓横流冲决,不可复止之祸矣!然则柴胡必不可用乎?则又非也!须待其疟发日晏,清阳不陷之时,始可以柴胡举陷升清,当能收效于顷刻。又如疟缠既久,邪衰正惫,脾阳不振者。亦宜柴胡升举中气,敷布清阳,而寒热自罢。故东垣有补中益气汤之法焉!总之临症之时,见证治证,因物付物。切不可固执疟为少阳经证,而概用柴胡以治之,庶乎近焉!

萆薢为治淋浊专药说

龙游　陈圣化

萆薢性味,苦平无毒。《本经》主腰脊痛,强筋骨,风寒湿周痹,恶疮不瘳热气等说。而处方皆以川产若为佳,因四川者质绵。其产安南东京者质硬,不及四川,但胜于广东之土太。先业师山雷氏曰:萆薢蔓生,故性能流通脉络而利筋骨。入药用根则沉坠下降,故主治下焦。虽微苦能泄,而质轻气清,色味皆淡,则清热理湿,多入气分,少入血分。《本经》主腰背痛者,乃肾有湿热,浊气不去,故腰背为之疼痛。非肾虚无湿之疼痛,所可混同施治。强骨节者,宣通百脉。斯湿浊去,而正气自强。非能补益以助其强固,此药理之至易辨者。杨氏有萆薢分清饮,专治湿热淋浊,正是此意。唯方中有益智仁,温而且濇,性正相反,不能并列。殊有误会。濒湖《纲目》,谓萆薢能治阳明之热,而固下焦,故能去浊分清,立说甚是。然又谓杨氏此方,治真元不足,下焦虚寒小便频数云云,则与萆薢性情,两相悖谬,殆为智仁一物。而辗转误认,甚非药理之真。吾辈后学,读古人书,慎勿为其所眩。《本经》又主风寒湿周痹。则唯湿热痹着。最为相对。如曰风寒,必非萆薢之苦泄淡渗者,所能倖效。余治一人,患湿热淋浊,每小溲时茎中疼痛,溲下混浊,色黄且臭,舌苔黄腻,面色萎黄。余于方中重用川萆薢,数剂之后,淋浊全无,小便清长。可见萆薢实为治湿热淋浊之无上妙品,必非风寒湿痹所宜。《本经》又治恶疮不瘳热气者,岂非为湿热蕴结之主药乎?

痔疮之原因及治疗

遂安　郑升汉

痔疮初起，肛门外旁忽生红瘰，先痒后痛，遂成为痔。生于内者为内痔。粪由中出，痛楚最为难堪。生于外者为外痔，距肛门稍偏者，无甚苦痛。若当肛门之道，每大便时，亦觉痛辣难忍。此症原因，不外下焦湿热交蕴。《金匮》云：小肠有热者必痔。按问又曰：因而饱食，筋脉横解，肠澼为痔。大凡久居湿地，或喜酒无度者，必易罹此患。既有是病，而房事无度，或恣啖姜椒辛辣者，必至成漏。既成漏后，犹不禁者，必终身难愈矣。此患者所以服药之外，不可不更慎重调摄者也。其治疗亦不外清热利湿，而外擦以燥湿杀菌之品。治疗得法，自能获效于无形之间矣。

临证时宜注重望舌说

义乌　沈敏生

《经》云：（望而知之谓之神。）望之所以辨其神气色泽，以知其病也。《经》虽不言舌色，而舌色亦赅括于其间。舌乃心苗，五脏六腑之主宰。盖心为生血之藏，凡人身脉络之流行，脏腑之荣养，无不取给于此。原夫心之所以生血，又必藉乎胃气。《经》云：（胃为五脏六腑之海。）然则心之所以生血，实因于胃气而生，察舌之法即所以候胃气之法矣！平人舌苔为胃气发生之现象，病之寒热虚实，亦无不审察舌苔为要。如病属虚寒，舌必淡白无华。病属实热，舌苔必厚腻。在临证时，尤为不可缺少之法。粤稽上古医家，对于望舌一法，尚未论及，不无遗恨。有清以降，凡著书立案以示后人，又无不以舌色为注重，姑举二证言之如下。

假使病人身大热，大烦渴，欲近衣，竟欲坐卧泥水中者，脉来浮洪。察其舌苔则淡白如纸，虽渴而不欲饮。如以外证论治，是为白虎汤证也。然舌苔淡白如纸，口渴而不欲饮，是为里真寒而外假热之格阳证。且舌苔之淡白无华其为里寒，确凿可据，宜用附理中法无疑义矣！

假使病人四肢厥冷，不欲近衣，脉来沉涩，舌苔黄腻，或黄燥，或红绛，渴喜冷饮。外证言之，乃四逆汤症也。但舌苔如是，又渴喜冷饮，更可知其内真热，而外假寒。此仲师所谓热深厥亦深之证，宜以白虎承气之法治之。

综上二证，若非凭舌审辨，则何者属热，何者属寒，岂有确据？寒热不辨，用药一差，死生反掌矣！古称四诊，望问为先，良有意也。为医者岂可忽乎哉！

中医用药根茎花叶不同说

汤溪　伍秉全

西医论药，以物质言，中医论药，以气化言。凡物本乎天者亲上，本乎地者亲下。则一物之枝叶根茎，尚各有别。不能混同合用，以西医化学言之，必以为同是一物，有何枝叶根茎之可别？然以治病证之，或用枝叶，或用根茎，确有至理。今略举数味而辨别之，人参为补阴之药，参芦则部位在上，力能上行，古人用为虚人涌吐；参须系截下之细枝，故能横行手臂，亦能治胃虚呕逆，咳嗽失血等证；则以须本是末尾，性专下达，故上逆之病，得此下行即安。有如肉桂、桂枝、桂心，同一物也，主治各别。肉桂乃近根之最厚者，故入肝肾血分；桂心在中，故入心脾血分；桂枝则柔嫩细枝，故能治上焦发汗解肌，亦能行于手足，温经通脉。如茯神茯苓，茯神抱木，能入心而宁心气。若以淡渗利水，必用茯苓；利皮肤水，必用茯苓皮。麻黄发汗，而其根能止汗。一本之中，性情大异。若质之西医，不知作何解说也？以及枳实、枳壳。枳实力猛，而枳壳力微。当归身补血，归尾下达活血。其所谓花性上扬，子则下降；诸仁入心，石药重镇；皆各从其类也。吾谓西医以物质治病，治单纯病则效，若治复杂病则不效。中医用药，则一物之中，枝叶花实，分别互用，各尽所长，而无混用之误。是亦中医用药之长于西医者，当夫人而能之知矣。

柴胡恒山均为治疟要药究竟性情功效各有不同说

龙游　曾璞

柴胡恒山二物，均称治疟要药。唯性情功用，大相径庭。岂可以"治疟"二字，而混淆不辨耶？盖恒山气味辛苦而寒，善于泄热破结，降逆下气，开痰逐水，涤湿化积。其能治疟者，盖疟多由凝痰积湿，留于经隧所致。昔人每谓无痰不成疟，无积不成疟，良有以也！况南方土地卑湿，患痰湿蕴积者，十居八九。若不先泄化其痰湿积滞，则病根蟠结，寒热终无休止之时。恒山之用，本在开痰逐水，涤湿化积而设，抉其在内之根株，则寒热之邪无所凭藉，而疟自不作，是以《本经》《别录》，均以为治疟要药也。第柴胡味虽苦，然春初即生，香气馥郁，而体质轻清，气味俱薄，则禀升发之性，与恒山之苦寒泄降，开痰破结者，性情功效，大为不同。盖柴胡治疟，仅主邪在经络之一部。而于痰湿积滞，不能顾及。必至邪气渐入于里，不在肌表，非仅散表诸药所能透达，则以柴胡之气味轻清，芳香透泄者，引而举之，以祛邪气自表而解。又疟缠既久，邪气已衰，正气亦惫，是为脾阳不振之候。亦宜以柴胡升举中气，鼓舞清阳，而寒热自罢。尤须与补脾之药并用。东垣之补中益气汤方，最为恰当。合而观之，二药之性情不同，功效亦异，学者乌可不慎思而明辨之！

论地黄丸非补肾之剂

松阳　郑冲霄

尝考钱氏地黄丸，系由仲景金匮肾气丸脱胎而来。盖仲阳以小儿稚阴未充，乃将八味中除去桂附热药，独用丹皮、苓、泽以泄热，萸、地、山药以养阴。制方者，固属法善意美。是以方下主治，竟谓失音囟开、神不足、面淡白云云。讵知小儿囟开，系先天不足，阴阳俱虚之大证。温补滋填，犹虞不及，哪可再以丹皮清之，苓泽泄之。得毋速其毙耶！此仲阳立方之始，不无误会。厥后薛立斋赵养葵辈出，不辨菽麦，一见方下主治，亦以地黄丸有大补肾阴之可能。遂大畅其旨，误认为补阴第一妙方。不论内伤外感，辄以六味加减。汪氏讱菴，从而和之。并将此方列于《医方集解》补阴之首。其方解曰：此方补中寓泻，一泻一补，有不可思议之妙用。则《集解》一书，专以汇集古方，分门别类，自加注释，俗子每因其简便易记，莫不人手一编，宝若免园册子。而地黄丸补之说，益复猖狂于世。纵有真阴素亏之体，虽投六味，亦必无甚效验可言。彼辈且谓阴亏极点。草木无情，焉能挽回？不自知其学识未到，用药错误，良可慨也。窃谓金匮肾气丸，乃专为肾气不充，不能鼓舞真阳，以致小便不利而设。故方中以桂附温通肾阳，地黄滋补肾阴，萸肉收摄耗散，更以丹皮清湿热，苓泽利膀胱，山药实脾隄水。立方之旨，纯从利水方面着想，方各肾气，所重在一气字。故桂附极轻，不过藉其吹嘘肾中真阳，使溺道得以畅遂焉！何尝有补肾阴之说？此种错误，未始非仲阳千虑之一失也。

2. 《内经》理论研究

内经脏腑表里诠证

金　华　朱则方

《素问·血气形志篇》曰：（足太阳与少阴为表里，少阳与厥阴为表里，阳明与太阴为表里，是为足之阴阳也；手太阳与少阴为表里，少阳与心主为表里，阳明与太阴为表里，是为手之阴阳也。）此为十二经代表名词。亦属无甚深意。但考其脏腑之气相为表里，亦有可得而言者。征之泰西生理解剖之功用，颇能同符合撰。现代科学昌明，凡百学术，均有长足之进步。又假其器械之精良，其于脏腑形状功能，一一阐发无遗。吾侪研究，正可借助他山藉以攻错。颖不学，不揣谫陋，引证西说，作一诠证。唯三焦手少阳，心主手厥阴，一脏一腑，实属有名无形。原为十二经络分配脏腑立说，凭空结撰，实难附会，姑付阙如。其他五脏五腑，一一以生理实在功能而诠释之如下：

古人以足少阴与太阳相为表里者，内肾原为司溺之道。黄帝问曰："肾何能聚水而生病?”歧伯曰：“肾者胃之关也，关门不利，故聚水而从其类也。”西人言生理者。谓肾有输尿管各一，水饮入胃，由胃中微丝血管摄去，递传众溺管，汇归于肾，复由肾脏输溺管注入膀胱而为溺。由是观之，肾与膀胱，尤其有直接关系，互为表里，自然允当。唯肝与胆位最切近，合信氏谓肝与胆同一体用，不能自为一经。实缘生理病理相同故耳！吾人试切肝一脔，以显微镜窥之，有纹如密叶，内含腺甚多，此腺能将周身迴血受碱性之变化，制成缘色之胆汁，由胆管输入胆囊，是为胆汁之来源。《经》言肝之合胆也，又何尝未明此中原理。足阳明胃，足太阴脾，同为消化之官，实为后天资生之本。唐容川谓脾能拥热以腐化水谷，所谓中焦如沤者是。殊不知拥热者唯胃足以当之，腐化水谷，则甜肉之功能也。甜肉横贴胃后，其尾衔接脾门，全体之动脉率由脾脏分支而来。《内经》言甘生脾。《难经》发明脾有散膏半斤。可见古人已将甜肉之功，隶属于脾矣。其体内含有膏状之甜汁，名曰胰。胰子能化油腻，功用绝大。倘若脾脏衰弱，制造胰汁减少，则胃纳顿减，健运不足。古人称为表里，何尝不知生理之真相耶！西医谓脾能产生血轮，中医谓脾统血，亦能暗中符合。唯中医之言脾藏，则甜肉之功用亦在其中矣。

若手太阳与少阴为表里，自来说者，莫不以丙火丁火附会作解。究于实在生理，毫无关系。虽然，心与小肠，功能似乎不同。然荣血之来源，则又与小肠有密切之关系。西人谓小肠内壁丛生绒毛。试以显微镜察之，可见多数之毛管及乳糜管。（或称吸液管）此管能摄取既经消化之食物中所含之滋养料，并入津液总管，傍脊而上，入颈部迴血会管，直达于心。故小肠实为心血资生之来源。《经》言化物出焉是也，亦即《营卫生会篇》所云：中焦取汁，变化为赤之义也。然大肠与肺为表里，一居排泄系之末位，一为诸脏腑之华盖，相距悬绝。现今生理学说，尚无切当之解说。然于病理上为之诊察，亦有相助之功能。盖大肠本以传导为职，而肺具肃降之性。若传导失职，亦用因肃降无权者，是以大便闭者，必先调其肺气，而大便自下。此吾国医学，涵有哲学之精义，非科学家所能望其项背也。

左右两肾是否分主水火的研究

开化　余庆民

（一）肾脏的构造和作用

我们要研究左右两肾是否分主水火的一个问题，应当要预先明了肾脏的构造和作用。据古今生理学和解剖学家所讲，肾是有左右两个的。一个在腰的左旁，一个在腰的右旁。其位置在人身腹腔的后方，腰椎的两侧，形状如蚕豆相似，故俗又名为腰子。从内侧凹陷处的肾门，出肾静脉和输尿管。而肾动脉亦由此而入肾腔。但肾脏内部的构造，可分内外两部。外部是皮肤，内部是髓质。有许多尖锥形突起，叫作锥体。尖端向着漏斗状的肾盂，肾盂连输尿管。皮质中有许多小囊，叫作球囊。由此出肾小管走皮质和髓质中，蜿蜒屈曲。合于他管而开口在锥体肾小管是单层细胞构成。肾动脉的一枝在球囊里，成毛细管球。离囊后分成细纲，绕缠肾小管壁，再集合成肾静脉，合成球囊和毛细管球。为肾小体，小体和肾小管。从血液中就有析离废物分泌成尿的工作了（参考薛德焴初中生理卫生的第 63 页）。

（二）考察左右两肾分主水火的由来

肾的构造和作用，上节已经讲得很清楚了。但是左水右火和左阴右阳的一说，他丝毫没有提起。可见生理解剖家的研究，是没有什么左肾水右肾火的分主了。那末国医方面所讲的左水右火左阴右阳的一说，空间从何而来的呢？这一点是很值得我们研究的。考《素问》总算是国医最古的书了。他并没有讲过左主肾中之水，右主肾中之火，以及左肾右命门之说。到了《灵枢·根结篇》，才看见有"命门"两字。他说（命门者，目也）。但是他所说的"命门"二字，就是两目之代名词。因为目和肾有一种密切的关系，所以把目叫作命门。并非后世人人所说的命门相火哩！到了《难经·三十六难》，才见到（两肾者，非皆肾也，其左者为肾，右者为命门）的一说。忽然于五脏之外，再添出命门之名。而肾中水火阴阳，他并未劈开作两个。不料后人因此就生了误会，竟造出了左水右火的奇说，自称是从《难经》经书里得来的。其实《难经》何尝有这样糊涂呢？唉！医药的黑暗，真是达到极点了。（参考先师张山雷先生所著《难经笺正》的三十六难笺正）。

（三）证明左右两肾不能分为水火的理由

肾虽有两个分在左右腰椎两侧，但是他的形状，完全是一样，他的机能和作用，也完全是两两聊贯的。古人以肾为先天之本，则如阴中有阳，阳中有阴。正如易学家所谓先天太极，阴阳二气，氤氲未判的现象。决不至于分出一个是水，一个是火，一个是阴，一个是阳的。怎见得呢？我可以把下例的几点来证明它。

1. 生物的证明：我想凡是一个同样的东西，决不会分出两种的作用。譬如一根树上生了两个桃，或生了两个瓜。我们若把它摘来吃吃看，它的味道，当然总是一样，断乎不会分出这个是甜的，那个是苦的，这个是性质是温的，那个是性质是凉的。假使要拿化学来替它研究，我想一定不会分出两种作用的。所以两肾是同样的东西，那一定不会生出两种的作用了。

2. 古今医书的证明：（一）古书的考察：肾是五脏之一，人人都可以知道的。就是古人所著的书籍，他对于人身四肢百骸五脏六府，虽未免有臆想悬揣的论调。但对于两肾，他并没有讲到左肾是水，右肾是火。照这样看来，可见古时的人，并没有分主水火的一说。这是后来的人自作聪明，凭空结撰的添造出来的。

3. 现代医书的考察：现在是生理进步的时期，所以凡是人身上一切的一切，都已经解剖和化验得很清楚。然而这两肾，据西学家的研究说，两肾是两两相贯，作用相同，形状相似，无甚差别的。这样看来，可以证明两肾是不能分主水火的了。

（四）结论

两肾所以不能分主水火的理由，上面已经是噜苏得很多了，虽然没有多大的清晰。可是这个荒谬的学说，总算是推翻了。但是在我们研究国医的同志，尤其是我们这辈子的医学生，我希望此后应当要把眼光放得大一点，随便看什么书，都要加一种相当的认识和研究。不要以为它是圣经贤传，就漫不细察，一味人云亦云，随声附和。这也可以说是复兴国医的一个要点呵！

虚微软弱均属无力脉象兹将同中之异分析之

兰溪　陈文佩

虚微软弱，均属无力之脉，尽人能知。但同中之异，亦有可得而言者。虚者不实也，故谓之虚。三部九候，力量不及，皆可谓之虚。昔人言脉，大都以浮而无力为虚，沉而无力为弱。貌视之，似乎可信。然以虚字本义言之，岂中候沉候必不可言虚？总之其人脉虚，禀赋素弱，元气不充，根本不固，指下少神，故脉多虚。微脉者，细弱无神，若有若无，不能显明，此为最坏之脉。昔人谓微脉者，轻按可见，重按即无。又谓微脉常在浮候，实在微细已甚。既不可按，又不可寻。此乃气血两衰之坏脉，安得以虚弱为比？所谓微脉者，神根俱不足，几乎不可救矣！软脉者，言其重按不如轻按之有力，但以力量言，不以形状言，且软脉虽沉候不足，浮按中按尚属有神；再重按之，其力稍稍不足，即是软脉。又不可与微脉相题并论。或谓软之与虚，同是浮部之无力。唯以浮小无力谓之软，浮大无力谓之虚，此二者之辨别在是。殊不知软之无力，但其力稍觉薄弱耳。若果力量太弱，不可谓之软，当谓之虚脉。详考四脉之中，软脉为最佳脉。最坏者为微脉、虚弱二脉，比之微脉稍佳。若比之软脉，则又不及。故善诊脉者，能于同中之异，分剖明晰，方可以言神化。且二十八种之脉象，在乎初学，尤宜注意及之斯可矣！

脉经以数中一止为促考正

兰溪　胡志芬

夫促之为言短也，速也，既短且速，是为急遽之象。脉之为促者，盖言独盛于寸，有短促急迫之状态。顾名思议，尚犹易晓。《高阳生脉诀》以并居寸口立论，最为确切。而《脉经》以数中一止为促，与缓中一止为结，两两对举，不无可疑。虽谓因其气势迫促，有似歇止。推原其意，未可以为厚非。然搀入《伤寒论辨脉篇中》，致今后人认此为仲景手笔，遂止知有歇止之促，不知有寸口迫急之促。未始非叔和铸此大错，阶之厉也。考之《素问·平人气象论》云：寸口脉中手促上击者，曰肩背痛。王启玄注：阳盛于上，故肩背痛。是促为阳盛之脉，其为独盛于寸，有上无下，指下必有短促搏击之态，故病应之而为肩背痛。正唯上部脉络有所不舒，是病是脉，岂非若合符节，与歇止之义渺不相涉。（甲乙经击字作数。以申言其至之速。亦无非迫急促数之义，显然不干歇止。《太素·五卷尺寸诊篇》。则作寸口脉中手如从物上击者，曰肩背痛，并无促字。但脉盛于上，寸口迫急之态度，亦与王本及《甲乙》之义地甚差池。）即证之仲景本论曰：太阳病下之后，脉促胸满者，桂枝去芍药汤主之。即误下而胸满，是为表邪内陷，已经传里之候。然仲师家法，太阳病下之后，致表邪里陷，则以里证为急，若无表证，当治其里；必不用表证之桂枝汤。此则仍主以桂枝汤者，可知表证未罢，特未明言其所以然耳！唯脉促二字。在仲师意中，即为表证未罢之确据。以脉促乃为独盛于上，寸为阳而属于表，脉盛于此，是为表证无疑。故仍用桂枝汤，其去芍药者，乃因其既经误下，恐重伤其胸中阳气，且兼有胸满一证，芍为阴药，应知避忌。如果歇止，即非表证。长沙圣法，何尝有证不在表而用桂枝汤者？可知此节促字，万不能以歇止之义，妄为附会。且下文又有微恶寒者，直加附子。设如叔和所说，数中一止名为促，病当属阳盛，岂得用桂枝附子之阳药？屏去芍药而不用，宁非抱薪救火，适以助其阳邪之盛耶！仲圣当不至颠顸若此！本论又有太阳病，桂枝证，医反下之，利遂不止。脉促者，表未解也。喘而汗出者，葛根黄连黄芩汤主之。太阳病下之，其脉促，不结胸者，此为欲解也二条。一则以促脉为未解，一则以促脉为欲解。夫太阳病误下，辄使表邪陷里，变为里证。今利不止起于误下之后，是为里证。甚为明了。而仲景乃以表未解为郑重之声明，则脉促明为表证之脉，下后而不结胸，正以其邪尚未内陷，犹在阳分，是以促脉应之，故曰为欲解也。皆与歇止之义，马牛其风。否则，利下不止，而脉得歇止，宁非虚证？安可断其为表邪未解！果尔，则利下不止，合以喘汗二者，虚脱在即，又岂可更用芩连？下后虽不结胸，而脉来歇止。何得以为欲解？总观三条，以脉促与胸满结胸喘汗相提并论，皆是表证未罢，邪结于上，脉应促上短而不长。正与《素问·平人气象论》中手促上之义，同符合撰。唯本论脉促，手足厥逆者，可灸之一条。因正气郁结之故，脉来颇有歇止之意。然正气郁结，而脉道短促，亦所应当，何必定作歇止解？再寻绎脉结代心动悸炙甘草汤主之一条之意。以止而复来为结，止而不能自还者为代。两两对举，不及促字。仲师意中何尝有脉促歇止之例？由是观之，则叔和此说，不仅与《素问》分道扬镳，即与《伤寒论》亦是柄凿不合。（《难经·十六难》云：结者脉来去时一止无常数，名曰结也。亦未也促脉之歇止，是皆可为促脉无中止之旁证）。此则脉经之误，确无可疑。学者安可不知审择而盲从之乎。

朱丹溪治产后杂证以大补气血为主驳议

兰溪　胡志芬

《灵枢·五禁篇》曰：新产及大血之后不可泻。此语也，盖指针刺而言。元时有朱氏丹溪其人者，据此谓产后无得令虚，当大补气血为主。虽有杂证，以末治之。指鹿为马，误人非浅！迨明清·赵养葵、武叔卿、王节斋、万密斋辈。极力提倡，益张其义。缘近今妇科，一遇产后杂证，开手即用八珍十全，当归补血之类，以致变证离奇，不堪设想，由来有自。奈医者既守成法，莫不以去瘀攻泻之药为厉禁，即病家亦视为当然。噫！抑何产妇之不幸耶！丹溪作俑，实阶之厉。既有误解《灵枢》之丹溪，复有盲从之赵武等。以致祸及病家，贻误后学，迄今未止。况新产妇人，腠理空疏，最易受邪。设感风寒暑湿等，岂可不兼以去风祛寒，清暑理湿等法，安得以大补气血之剂补住外邪？无乃犯经文虚虚实实之戒乎？闭门留贼，愈补愈剧，不亦殆哉！有如产后血虚之妇人，兼有外感者，亦必先除其外感，而后可议补养之方。决不能先治其虚，而置外感于不问也。否则、邪无出路，因循传变，虽欲补虚而不可得矣！亦有产后每多恶露露未净，瘀停作蒸。化瘀导浊，犹虞不及，投以温补，势必益其凝固，助其蒸热，酿成三冲之危候，可不慎乎？即使产后阴液耗伤，诚是虚证，然此是阴之虚，孤阳易亢，亦非八珍十全当归补血等汤所能奏效。

非唯无益，抑且重增其困。有如吴鞠通所论者，（指芎归而言——《温病条辨》有产后误用芎归亦能致论瘕一篇）或问产后不宜偏用温补固矣！但以有形之血，不易遽生；无形之气，所当急固之说。宁毋相背？余谓万物化生，本于天然。女子在姙娠期中，赤血球、白血球、血色素、淋巴液等均多于平时。虽分娩有损血液，终不致于成害。且如月事一种，孕育之时，即为养胎乳子之供给料。无孕之时，则为废物。故按月应期排泄，可知生产断无气血致虚之理明矣。考《金匮·二十一篇》，专论产后病脉证治。文凡十一节，共有九方，其温补者，仅一当归生姜羊肉汤，用以治产后血虚有寒，腹中疞痛者。余如小柴胡汤、阳旦汤、竹叶汤三方之为和解剂；大承气汤、枳实芍药散、下瘀血汤三方之为攻泻剂。竹皮大丸、白头翁加阿胶汤、二方之为解热剂。比例而观，长沙心法，盖亦以去病为贵，非专于温补也。善哉修园陈氏之言曰：里既成实，虽产后七八日与大承气汤而不伤于峻；表邪不解，虽数日之久，与阳旦而不虑其散。景岳张氏之言曰：既有表邪，则不得不解；既有火邪，不得不清；既有内伤停滞，则不得不开通消导。斯二说也，诚可为俗医通下针砭，唤醒世医之梦梦也。丹溪之言，岂非偏执成见。孟子曰：尽信书不如无书，斯之谓也。总之医家治病，宜以病之现象为主体，不当以己之观念为标准，《经》云：寒者热之，热者寒之。又云：盛者泻之，虚者补之。随证应变，庶无谬误。若务求简易，不知审择。欲求其当，不亦难乎？

妇女忧郁经阻谈

衢县　严贤斌

素问（女子七岁，肾气盛，齿更发长。二七而天癸至，任脉通，太冲脉盛，月事以时下。）则女子年届二七，当完全发育之期，经水按月而下，此其常也。顾何有时经行复止，而经年累月，延成血枯经闭之候者，此必有所自。溯其病源，诚非一端。然其大概厥维忧郁太过者为最。盖吾人身体，以精神为主宰，精神受病，循环失常，郁结不舒，忘餐废寝。血液暗戕，肝脏虚损，肝气易横，中土受制；消化不良，则失中焦受气取汁，变化为赤之职，而为血枯液涸，经水断绝矣。此《素问》所谓肝伤血枯者，良有以也。即使木不侮土，而消化之机能，首失其常，肝脏即亦承其弊。况病由忧郁而来，肝脏能无困乎？（据现代新学家之考察，肝细胞吸收食物中糖分，藏于肝体之内，侯消化完竣，则肝中所储之糖，逐渐供给，传于血内。整然调节，无太过不及之弊。是肝之功用，设吸收薄弱，则糖质溢上为口甜，泻下为糖尿。）因其有藏糖之能，谓之藏血亦宜也。血液既涸，肝血枯矣，经水焉得不断绝者哉！

带下虚实证治说

衢县　毛学海

谚云十女九带，或谓江南地土卑湿，女子患带下者尤多。足见带下为妇科中最普通之一病，诚无甚关要；但延久不治，腰骨酸楚，精神痿顿，致病日增，有碍生育及生命之可能。考是病原因，《内经》谓任脉为病，女子带下瘕聚。盖任脉起于胞中，以担任身前得名。任脉病则失担任之职，斯血结者成瘕。或不能固摄，则带下作矣！而西医谓子宫内膜炎，犹肺伤风之流涕然。论其证别，约有湿火、相火、及阴虚不守三途。如带下色不纯白，或兼黄赤，其所下者秽浊腥臭，甚者皮肤湿痒，是为湿热下注，此为实证居多；如带色纯白，绵绵而下，腰部酸楚，面色无华，肝肾阴亏不能固摄，此为虚证居多。治之之法，凡实者当以去邪为先，不可早投补涩，药宜清热利湿。属虚者宜滋阴潜降，治与男子遗精同。虚而有火者，宜滋阴而兼泻火，法与梦遗同。虚而无火者，宜滋填固涩中参以温煦，仿男子滑精治。此乃带下证治虚实之大略也。至若前人解释带下虚实，有五脏之分配，及五色的判别，又有赤热白寒之说。此理想之词，真如痴人说梦，兹不多赘。

黄芩白术非可概治胎动说

兰溪　季芷芳

夫胎儿之在母腹，与母同呼吸，共安危。母体强壮，则胎儿亦强；母体多病，则胎儿亦不能独安？此自然之理也！然则安胎之药，当随其母之体质寒热虚实而转移，何可执着成见？而谓某药足以安胎，某药定能动胎乎？此丹溪之所谓芩术，为安胎圣药者。余窃期期以为未可也！盖黄芩味苦性寒，为通治湿热之品。白术气味芳香，甘温苦燥，扶脾燥湿。扶脾燥湿，是其专长，合二药而论之。唯有产母脾虚湿困而胎动者宜之。此外若因实热，而致胎动不安者，妄投白术补剂，势必热毒愈炽。因虚寒而下坠者，误用黄芩苦降，势必汩没真阳。奈何后人不察，每见胎动，辄以芩术治之。竟可不问体质之虚实，病情之寒热，一概妄施。则为祸胡可胜言？此非安胎之道也！况更有因胎动，而母体不安者。但安其胎，而母病自愈。尤非芩术所可概治！业医者又胡可以不辨之乎？

论四物汤非补血之剂

松阳　郑冲霄

世之医者，莫不谓四物汤是补血剂。大凡妇女血虚之病，总以四物汤为主脑。即如近代薛立斋赵养葵辈，亦莫不然。甚至教人呆守古法，囫囵吞枣。食古不化者，坠其壳中，一见血虚之病，辄投四物，往往轻病致重，重病致危，良可叹也！殊不知血液化源之所自，全赖水谷之精微，非无情草根所能骤补。即其补也，亦必有补之之道存焉。《经》云：中焦取汁，变化而赤，是为血。又云：食气入胃，浊气归心，淫精于脉。此两节，正与西医所云小肠乳糜管吸收食物精液，至迴血管，直达于心，混为血之论，若合符节。此可知血之化源，全赖中焦脾胃；血之成分，纯是食物精华。则其所以补之之法，非补脾滋阴，何以使其生化哉？故人参养营汤，欲养营而以人参为主；当归补血汤，欲补血而用黄

1066

芪最多。盖以黄芪人参两味，均是富于滋液，而为补阴上品，故用于补血剂中而为君药也。此可见古人补血，自有妙方，绝不认四物作补血剂之明证。唯此仅以血虚而无他病者言。至于因病而致血虚者，又当别论，不可同日而语。斯四物汤补血之名，正从此处产生，实则病去即补之义。无如后之医者，一见补血二字，糊涂引用，害人伊于胡底。考四物汤出于《和剂局方》。实从《金匮》胶艾汤脱胎而来，即以原方去阿胶艾叶甘草三味而已。意谓地黄滋养阴液，芍药收摄耗散，以当归温煦以吹嘘之，助其运行无滞，川芎性升以升举之，使不专趋于下，然必以真阴未甚亏损，阳气犹带虚馁之证，庶几芎归辛温和煦，助其阳和，方为针对。但地黄一物，异常滋腻。气机窒滞，胃纳不佳者，最宜慎用。误施即能使病者饱闷膜胀，其为害捷于影响。此九芝封公尝言之，谓四物并用，动者嫌动，滞者嫌滞。洵是至理明言，医者不可不识此层意义。再进一步言之，果属血虚之证，绝无其他阳气虚馁之痾者。当其阴液枯涸，龙相必燔，此时肝脾肾三阴已有焚如之势，方其炎炎焱焱，大剂毓阴填补，沃焦救焚，犹虞不及。倘再以四物汤投之，而重用当归之辛温流动，助其烈焰，适足以速其焦炭，不可救药。而再益以川芎之香窜升提，拔其肾根，不啻等于崔命灵符矣！或曰：方中尚有地黄白芍滋阴之品，足以制之，有何害焉？殊不知地黄白芍，虽能滋阴，其效甚迟，终不敌芎归温辛之性速焉！正是滋阴之药力未至，而伤津劫液之害已随之。所谓补血反以耗血，治病适以增病也。善哉！张路玉之言曰：四物为阴血受病之方，非调补真阴之治。又柯韵伯曰：四物乃肝经调血之剂，非心经生血之方。二子之言，实发前人所未发，最能勘透此方真谛，愿医界同胞，以为座右铭。幸勿再以四物汤作补血剂，而绝人长命也。

痿痹证治概论

江西玉山　张俊杰

痿者萎也，《经》言五脏皆有痿病。其实以肺脏为其主宰，其次则阳明也。盖肺为五脏华盖，主一身之治节者也；阳明为五脏六府之海，主一身之荣养者也。肺热则一身之治节不行，所以成痿也，《经》云：肺热叶焦，则发为痿躄是也。阳明虚津液缺乏，则一身失其荣养，亦足成痿，《经》云：治痿独取阳明。职是故也。其治法因于肺热而成痿者，必以清肃肺气，滋养肺阴为主。因于阳明虚而成痿者，则以调理脾胃为主。此其大较也。至于痹乃由风寒湿三气合而为病，此乃实症。所谓痹者，闭也，气血闭塞不通，因而作痛。其治法必以其所受三气之孰轻孰重而分治之。今以二者之症状及治法，略为分论如下。

痿病略分三种，脾肺肾三脏各有痿是也。因肺热而成痿者，其症必有咳嗽，或咯痰胶粘。因循不治，渐致肌肉消削，则痿症成矣。初起必不可专用滋腻，反致助桀，必以清肃之品，展布肺气，庶能应乎？若夫脾则与胃相表里，同体用。起初多由脾胃湿热郁蒸，以致消化不良，滋养缺乏，不能输精于皮毛，灌溉于百骸。由是经脉空虚，皮枯而毛发落，则痿症成矣。治此症者，初起时亦必以清脾胃之湿热，助其运化之机能为主。若一例蛮补，亦助其窒塞而已，何济于事？至于肾虚而致痿者，则有阴虚阳虚两种，其症状如足痿不能任，肌肉消瘦。看似两者亦无甚差池，必以舌质脉象及其他兼证别之。如阴虚者，其舌必光绛鲜红，脉必虚数，心烦不寐，午后潮热，则以清养肾阴为主。此痿症治法之大概也。

痹病亦分三种，有行痹、有痛痹、有着痹是也。行痹者，风气之所胜也。风之为病，善走数变，故其症或痛或肿，或手或足，痛无定处。或从上病及于下，或从下病及上，左右相移，随其所至，而无定处。治此者，宜疏风为主，兼以清热渗湿，则易应手。痛痹者，寒气之所胜也，以寒气入络稽留，泣而不行，而为筋骨挛痛是也。治此者，以温通气血为主，兼以活络通经，可以渐愈。着痹者，湿气之所胜也。夫湿土之气，其性粘滞，留着不行，或浮肿重坠者是也。其治法必以化湿为主，佐以疏风行气，活血宣络，庶几可愈。此痹病治疗之大略也。

综上两者证治合而观之，痿之治法，专从肺脾肾三阴为主，尤贵养阴清热，培本为先。痹之治法，乃从疏风散寒遂湿为主，而又宜通经宣络，行气活血，祛邪为要务，此一实一虚，岂非适得其反。而昧者不察，反以治痿法用以治痹。治痹法用以治痿，正犯《内经》虚虚实实之戒，欲其病愈焉可得乎？故不揣愚昧，特为分析言之。

痿痹虚实之研究

兰溪　胡志芬

痿痹二病，论者多谓痿属虚而为病深，痹属实而为病浅。虚而深者难治，实而浅者易疗。貌视之，未尝不确。实则皮相之论也，要知二病证情，各有虚实，必见证治证，因物付物，庶几泛应曲当，若拘执成见，不能变通，虚虚实实之弊，其能免乎？夫痿者、痿而不用也。《素问》曰：肺热叶焦，则生痿躄。诚以肺为五脏华盖，主一身之气化。《经》曰："经气归于肺，肺朝百脉，输精于皮毛。"肺既由热而致叶焦，则肃降之令已失。津液受灼，布护无权，筋骨失其濡养，痿乃成矣。治宜清燥救肺，以助右降而资化源，乃克有济。又有胃欠健运，小谷之气，不化精微，变为湿浊，停滞于内，日久生热，湿热郁蒸，关节不利，亦能致痿。《经》所谓"治痿独取阳明"者此其是也。法宜清化湿热，并佐温运，方能奏效。若肾虚相火炽盛者，主以虎潜丸；阴亏络脉失荣者，主以芍药甘草汤。余如寒滞者应温化；热郁者当清泄；苟能辨证处方，治痿之能事必矣！至于痹者，痹着作痛也，《经》云：风寒湿三气合而为痹，风气胜者为行痹；寒气胜者为痛痹；湿气胜者为着痹。良由吾身组织精微，不容纤邪停留。偶尔侵入，则气道阻遏，血行不利，必致痹痛。而风为阳邪，善行数变，侵入经络，与血相博，走窜四注，游行不定，故曰行痹；寒性凝滞，逼压神经，故痛有定处而为痛痹；湿性沉着，停蓄不散，阻碍组织蠕动之功能，故成为着痹；治法宜辨其三气这所偏胜。风胜者，散风通络为主；寒胜者，温经散寒为主；湿胜者，崇土胜湿为主。古方适用者甚多，兹不赘述。唯大江以南，气候温暖，土地卑湿。近年来风热之邪，凝滞隧络而成痹痛者，屡见不鲜。湿热郁于经络而为伸屈不利者，亦多有之。湿阻吴鞠通《温病条辨》之宣痹汤，用于此等证甚合。因风热者，须参辛凉轻疏之药；因于湿热者，当佐清化淡渗之品。与上述之由于风寒湿者。不可同日而语也。且有因汗吐下后，伤其津液，反阴血亏虚之体，气血循环迟滞，而痹痛者尤非治痹通套方药所能桴应。只宜养阴生津，宣通络痹，关节炎乎有效。由是观之，痿病未必皆虚，痹病何尝属实。《经》云：治病必求其本。又云："先其所因，伏春所主。"诚金科玉律之言也。

古人以三阴疟为太阴脾病之驳议

常山　程登寿

三阴疟者，太阴病也，当宗补中益气法图治，语出《世补斋》文。后之学者，莫不奉为圭臬。一似东垣成方，为此病不二法门。要知凡百病证，寒热虚实，大是不齐，温凉补泻，尤在善变，岂容胶柱鼓瑟，徒授人以不辨菽麦之消。夫三阴疟，虽多脾病，而李氏成法，则必疟发渐晏，正邪两衰，中气不振者，始可谓之无上妙剂。然升清温补，仍是对症发药之本旨，亦不以三阴与非三阴为定论也。大凡三阴疟，皆是太阴脾病，皆宜补中益气。然而三阴疟中，正多痰湿食积诸证，最当随证论治。又岂可谓凡是三日之疟，皆可用补中益气之法治之哉！前贤尤在泾，于《金匮翼》中，以痰疟虚疟，各立专条。其揭出三阴疟非概为太阴脾。补中益气，非可概治三阴之疟，最是有条不紊，可师可法，况乎三日疟。名为三阴者，谓其由阳转入于阴，为病较深耳！后人不察，一闻三日之疟。不分皂白，即以为病入三阴，似非大剂温补不可。或又以太阴为三阴，而东垣成法，为适合太阴脾病。于是聚九州之铁，而铸成大错矣！不图丹溪明者，竟谓发于寅申巳亥日者，为厥阴疟；发于子午卯酉日者，为少阴疟，发于辰戌丑未日者，为太阴疟云云。不问脉证如何，只以干支为断。则纤纬家技俩，殊非治医正轨。又如九芝封翁之明达，亦尚能为此议，终是失言之咎。学者万不可随波逐流，而受古人之所愚也。

金鸡纳性寒性热之研究

金华　施容川

金鸡纳者，西医所谓解热之神剂也。其形色功用，西药大成，所载至详且备。但西人论药，止详物质效能，不言其何以致效之理由。所谓言其然而不言其所以然。还不及吾国论药，必先详温凉寒热，俾学者得以其功用而研究其呈功之源委。虽曰吾国药物，不及西人理化之精，未免偏于理想，不近事实。然古今医药，成绩昭昭，多以理想演成事实。则温凉寒热之性质，即是药物学家事实之母。而西药中无此理想，吾人即嫌其根未甚明晰，自不敢轻率援用，反贻见理未真率尔操瓠之消。此即知其然不知其所以然之故，有以启其慎重之心也。按金鸡纳一物，其味及苦，以中医理想言之，大苦者，性必大寒。证以解热之神，其为寒者审矣！然其所治之热病，但能治有寒有热之证，不能治无寒发热之证。则果是性寒与否》已是疑点，终以此物未得确实之理解。虽时俗多以为截疟之神剂，乃鉴于湿痰未化之疟。早为截止，必多变幻，故亦不敢轻用。唯于时邪已解，痰湿俱化，舌苔不腻之寒热往来，参用该丸数粒，辄有奇效。又于外邪渐解，疟发日晏之虚证，用之亦有捷效而无流弊。亦犹柴胡治疟,能提出已陷阴分之邪,而止其复作,则金鸡纳亦具有升提之力。而早用之于病在阳分者,其为祸亦必不小。若是大苦之味,又未必属于大寒之性矣!曾阅医报有汤君论文一则,竟谓金鸡纳,性之激烈,与信石等,颇疑其有砒性关系。论虽奇创,理有足征。盖古人信石治疟,本是劫剂。唯金鸡纳用之得当,未有不覆杯即效,若非激烈之性,何得有此捷效?则向之所疑大寒者,今得此说,且将信其为大热矣!尚望醉心欧化者,其亦慎重从事,而勿以金鸡纳为治疟神药,作杀人之利刃可也。

金鸡纳霜之利弊

衢县　方文选

西药金鸡纳霜,既有药到病除之能,又无煎候汤液之烦。确为治疟无上妙品。故为世人所信任乐用,尚复有何流弊可言?然余目击以来,愈者固多。而从此昏昏默默,不思饮食,面黄肌瘦者,亦复不少。此其药症不对欤?抑药之非其真欤?亦颇值得吾人之研究者矣!盖疟病之源多端,有所谓寒热往来,一日一度;或间日三日一度;舌苔清楚,发过宛然无恙之正疟者;又有寒邪遏抑少阳,气不疏达,而为胁痛、胸满、口苦、耳聋、寒热之如疟者;湿痰蒙蔽,阳气不得展布,而为胸闷呕噁,寒热往来者;食停于胃,消化勿及,肝火上冲,或横逆莫制者;与夫阳虚阴虚,皆有发寒热之可能。苟非明辨及此,而妄用之,则利弊随之矣!诚以纳霜药粉,虽不知系何种成分,但其味极苦,视芩连而犹过之。其为凉降物品,概可想见。以治舌苔清楚,胸无烦闷,但寒热未蠲之正疟者,其劲固不啻中药用乌梅常山之堵截法也。此外阳郁湿痰,及阴虚阳虚者得之,即不免有遏抑及伤正之弊矣!然俗子不知也,爰备此论,以为效颦者鉴焉。

交肠病辟谬

兰溪　胡志芬

交肠病名,近世方书多载之。谓大小两肠相交,阴阳二气拂逆,大便前出,小溲后出也。颇似言之有物,岂容后世妄生异议者乎?然上溯《内》《难》二经,下逮隋唐诸书,皆不经见。其为宋金以后人杜撰无疑矣!今试推其致误之由,亦是《内》《难》二经,有以导其先路。何则?盖内经有阑门分泌清浊之句,(阑门者大小肠承接之处也)《难》《经》曰下焦者,当膀胱上口,主分别清浊。二说皆隐隐然指小肠下口,清者入膀胱为溺,浊者入大肠为屎之意。则浅者遂谓阑门失职,当有此证,乃妄立病名,自炫新奇。独不思小肠迭积腹内,上口通胃,下口横接大肠,外皮光滑,内皮折迭成纹,纹上有尖粒甚密,即吸液管口。百派千支,散布肠后夹膜之间,与膜同色,细微难见。用以噏吸食物之精液,奉心化赤,以养吾身。所余糟粕,传至大肠,而为粪秽。若小溲之来源,良由水饮入胃,有微丝血管,吸收水分,以入迥血管,过心入肺,呼出为气,运行皮肤,渗出为汗。余则传递入肾，化而为溺，从输尿管下达膀胱，以出尿道。斯则二便之来源去委，截然两路，苟非二肠膀胱，有以腐烂，何可互易其位。交相而出者哉！况前阴溺孔，不过如鹅翎管大，结粪何由得下？诚百思不得其解者矣！或曰：女子前后二阴，只隔一膜，此膜若破，容有此病，则所谓交肠者，当是女子所独有。岂知女子前阴，具有二窍，在前上方者曰溺孔。（即尿道口）内连膀胱，小溲所由下也。在后下方曰廷孔，（即阴道口）内通子宫，经带所由下也。较男人又多一子宫，则二便何能飞渡。不更荒唐乎？或又曰：交肠果系何病？而古人有此误认也？余则漫应之曰：此盖湿热阻滞，膀胱失职，小溲浑浊，有如粪秽，大便泄水。有似溺液，非真大小便之易出也。试观古人治验，皆不出分清导浊化瘀之一途，亦可想见，此虽以药测证，窃谓必不可易。奈何晚近俗医，犹有交肠病医案登刊于某杂志，直书粪从前阴而出者，吾正不知其何许人也，可慨也夫！

霍乱概谈

衢县　　毛学海

霍乱为急性传染病之一，其死亡之速，传染之广，言之令人色变。唯治之中肯，则病来虽暴，病去亦速，兹参以名家之著作，爰草斯篇。分为病因病状证治预防四大纲，用供研究。倘能贯彻应用，或亦不无小补云尔。

（病因）本病原因，西医谓（可买）菌侵入肠部所致，吾人固不能否认。而传染之外，别有诱因，西医亦所不能反对者也。晋时葛稚川之《肘后备急方》云。（凡所以得霍乱者，多起于饮食，或饮食生冷杂物，以肥腻酒体，而当风履湿，薄衣露坐，或夜卧失覆之所致。）况今人无衣露卧，恣啖生冷，天然之瓜果而外，益以人工之冰淇淋，予病菌以可乘之机，有不致病者乎？

（病状）霍乱有寒有热，更有干霍乱之分。属于真寒者，即西医谓真性霍乱也。良由盛夏之时，饮冷贪凉，风露不慎，脾肾真阳，先已受困。迨奄忽之间，大吐大泻。而此身元阳，已随吐利消耗殆尽，故目陷螺瘪，大肉俱脱，肤冷脉绝，色白如纸，唇舌无华，甚则青黯，腹痛如绞，抽搐转筋，四肢厥冷，此即仲景《伤寒论》少阴厥阴之四逆症，后人谓真中三阴之中寒也。属热者，缘于暑湿交结，阴阳之气，倏尔乖牾。所吐所泻，秽气必重。舌绛唇红，溲短色黄，口渴喜饮，此热霍乱之较轻者。至干霍乱一症，即俗名绞肠痧，猝然而发，欲吐不能，欲泻不得，心腹绞痛，甚于刀搅，胸脘满闷，痛苦难言，甚者神志瞀乱，脉多沉伏，舌苔灰滑或黄腻，此乃暑湿痰食，胶结郁塞，而气闭不通是也。

（治法）霍乱治法：言人人殊，偏寒偏热，莫衷一是。如孟英九芝二家谓（霍乱一症，有寒有热，热者居其九，寒者居其一，尝投以石膏芩连即奏效。）而章太炎谓（尝见老医以吴萸四逆十活八九。）要知此是疫疠之气，随阴阳之气化而变迁。是证治证，必不可执一而论。治真寒霍乱，非大剂四逆吴萸，不能挽回阳气于百一。其感寒较轻者，用加味香砂理中汤，或平胃之类均可。至湿热霍乱，当理其蕴积之湿浊，清热泄化，而其乱可定，药用蚕矢汤，驾轻汤之类。热甚者，竹茹芩连石膏宜重用。唯干霍乱之治法，急宜开其关窍，或取嚏，或引吐，或攻下，或外用挑刮针刺，或内服丸散汤药。初起之时，宜先用卧龙丹取嚏，继服备急丸，以通肠胃之壅塞。外用刮法，以通血脉之壅滞。法用钱刮关

1071

节，复用针刺中冲、曲池、委中、舌下、中脘、足三里等穴。以通经络之壅塞，内服芳香化浊，辟秽等品可也。

（预防）本病在欧美之统计，其死亡率5％以上。而吾华民众卫生智识幼稚，被夭枉者，更不知凡几。故预防之法，尤宜慎重。

（甲）一般之预防：当本病流行时，一、宜化饮料水，有无病菌存在。二、努力扑灭苍蝇，以杜传染之途径。三、清洁公厕，毋使蝇之幼虫发生。四、注射霍乱浆苗，增加人体抵抗力。然此是卫生行政机关之设施，非一般人所能办，凡负有卫生行政之责者，努力行之。

（乙）个人之预防：一、五谷蔬菜，清淡易化，若在炎天酷暑之时，又宜素食。二、凡未经煮沸之饮料食品，均勿入口。三、夜卧宜以单被覆身，勿使胸腹受寒。四、凡患霍乱者用过之器具，及手巾等，未经消毒者，切勿乱用。

亲见升麻代犀角治愈吐血及衄血两证之奇验，颇有研究价值，今以鄙见所及表而出之，以俟明者指正

松阳　郑冲霄

自朱肱活人书，创升麻代犀角之奇语。而后之从其说者，有陶节菴唐迎川。迎川并以角生于首，定为升剂，谓犀角之性，同于升麻为辨。而历代驳其非者，有朱二允陆九芝。尤以九芝之辨论，理明且清，洵足信从，并辨明犀角之升，由里达表，升麻之升，自下升上之不同，以证明万不可相代之理。似此议论，精晰详明，悬之国门，谁敢增损一字？再以各家本草之药性而论，则升麻性升，犀角性降。无论医者之言如是，即不知医者，亦莫不如是。以此升降悬殊之物，可相替代，即执三尺童子而问之，亦知不然。由是观之，则升麻万不能代犀角，已无疑义矣！然余未来校之时，曾亲见乡间老医，以升麻代犀角而果验者两证。一为吐血证，病者系伶人，因夜间演剧过劳，阴虚火焰，气血上逆，而且湧吐成盆，约半小时许尚不止。该医用犀角地黄汤加桃仁茜草根黄芩连翘川贝等为剂。因现代犀角价值昂贵，乃以升麻三钱代之。时余适在药舖中，得见此方，虽不敢直言其非，而心未尝不预料其必偾事也。讵煎服后，其吐即止，不啻灵丹之有效。后又见有鼻衄成流约有二小时许，而诸止血药均不能效，后请该医诊之，亦用前法，以犀角地黄汤加味，亦以升麻代犀角，服之其血即止。嗣鄙人诧其有此奇效，即就该医询之，该医亦不能详言其理。据云始自业医以来，见书中有升麻代犀角一说，但书中亦未言其原理。后闻前辈老医皆云此物多则性降，少用则性升。由是每遇用犀角证，均以此物代之，莫不奇效云云。然据该医所言，虽不能详其原理，其说确系实情，毫无文饰，实由经验得来。于此可见乡间俗医治病，多有病虽治愈，而不自知其用药之原理。此可谓执死方以治活病。其治愈者，亦多由倖中者多。夫以倖中之伎以行医，则其偾事亦可不言而喻！此皆由中医缺少研究故也。换言之，即以有用之药物，不加研究，徒于物质上认定性升性降，断为无用。而不于物理上研究其实验，致使良药见弃，沉疴莫挽，其亦何异于庸医倖中之偾事，其杀人亦奚分于挺刃耶！此学医者，对于古人之疑案，殊不可以不研究。唯此升麻一味，以其性情而论，则升之一字，必不能易。即古人命名，亦以其性升，故名之曰升麻，此古人药物命名之真

义也。该医以谓多用则性降，少用则性升。貌视之，似乎有理。细绎之，必无其事。果如斯言，凡属辛散诸药，皆可重用，使其性降，而无他变？则麻桂羌防，何以少用则可发汗祛邪？多用即有亡阳之变耶？其说必不可征！霄谓研究升麻之作用，不可专在一味升麻上着想，若以一味升麻，谓为可代犀角，重用三钱，单独煎汤服之，以治吐血之证，余可决其必更大吐不止，可断言也。须以配剂得宜，而后始有效验。必与其他药性和合，而成其有自然疗能之作用。此西医所谓科学化者是也。即以吾国医素所阅历经验，有寒热合用，而最有灵验。合于今之科学化者，亦可以证明之。如桂枝之性温，若以一味药性论之，对于阴虚者，必不可用。如其误用，必有拔动肾根之变。然有阴虚发热，微有畏寒之证，用二三分桂枝，与三四钱白芍同炒，而有退虚热已畏寒之功。如吴萸川椒之性热，若以单独一味药性论之，对于阴虚者，亦必不可用。倘如误用，必有灼烁肾阴之祸。然有阴虚肝旺，木火凌脾，而为呕吐之证，用二三分之吴萸，五六分之川连同炒，如左金丸，可以一啜而呕吐即止。或以一二十粒之川椒，钱许之乌梅炭同捣，如乌梅丸下咽，而吐蛔即已。又五味子之性酸，若以单独一味论之，对于外感咳嗽，必不可用，如误用之，必使痰热敛入肺中。而咳不止，变成痨瘵之危。然有外感风寒咳嗽，而胸中兼有停饮者，以五味子与生姜细辛同用，酸辛合化，既不敛邪，且另有化痰作用。如小青龙法，用之效如桴鼓。其他如紫雪丹，大队寒凉之中，而参用丁麝升麻，服之者皆有奇效，其余种种，不胜枚举。最近盐山张寿甫先生《衷中参西录》，为现代著名杰作。中载有治妇女倒经两案，皆用升陷汤治愈。其方中既有升麻，复有柴胡黄芪。据其方论，以谓胸中大气下陷，不能斡旋其气机，以致全身之机能失其效用，因而停顿，故经倒行而逆上。此方升举大气，恢复其机能，则经自能顺降而下行。其说虽有至理，霄谓亦必另有作用者，全在"斡旋气机"四字，最足令人服膺。观上各种用法，均在调剂得宜，非独一物上无此特别奇效。且以一物独用，亦皆足以偾事。而两物合用，乃竟有奇功。吾谓升麻之能代犀角，亦必先研究其合用之药物，未可以升麻一味之性情，断其升浮。以为必不可用也。试以犀角地黄汤论之，即除去犀角，亦尚有地黄之甘寒清滋，丹皮之清热凉血，白芍之柔肝毓阴，此三者若重用之，则凉降遏抑之力有余，以其斡旋气机则不足。夫人身之血，既因气火冲激而上逆，则全身之机能，必因是而发生障碍。倘专投以寒凉遏抑之品，适足以使其益增郁结。即使当时吐止，其后必有变幻。所以近世之善治吐血者，必于泄降潜镇队中，加以化痰行气之品，以斡旋其气机也。吾谓犀角地黄汤之用犀角，亦非专取其凉降作用。此九芝封翁所谓犀为灵物，具有自里透表之特能，则其有一种活动性情可知。又其有一种斡旋气机之特别作用亦可知，斯可断犀角地黄汤不用犀角，即加以其他凉降之品，必不见效。从可知大剂凉降遏抑队中，加少数之升麻，以为斡旋气机之作用，亦是最为合辙。且一味升浮之药，杂于大多数之阴柔品中，一经久煎，则阴柔之品，愈煎而其力愈足。升浮之品，煎久则升提之力益减。从此只有斡旋气机之作用，毫无升提之力量。即谓其可代犀角，其效力相等，自不愧为替代之职，此亦一种化学作用，而成为自然之疗能，斯乃鄙人一己之愚见，是否有当？仍乞高明正之，匡我不逮，则幸甚矣！

麻症概述

衢县　毛学海

（引言）麻乃传染病之一种，在童年时最易感受，几如天痘一般。人人皆不能免，故俗语有痘先麻后，始得成人，可保无虑之说。但麻轻于痘，治之得法，收效自易。无如世俗治麻，每守古人成法辛温透表，大透特透，竟不虑气火之升腾，痰涎之上湧，则与抱薪救火不殊也。问或知温升之非法，初起便投凉降，独不思寒凉冰伏，麻毒不出，则与关门留贼无异也。此外更有泄泻妄投补涩，咳嗽误用麦味者，弊亦正同。故不揣谫陋，爰作斯篇，与诸同学共商之，正不敢自谓尽善尽美也。

（释名）麻之名称，三吴谓之痧子，宁、绍，则曰瘄子。两浙通谓之麻。其他尚有糠疮秠疮等名称。方言不同，其实则一。近人又有以痧疹并称，似乎麻即是疹，疹即是麻；实则麻之与疹，成粒簇簇，形虽近似，病理颇有不同。盖麻发自肺脏。其色虽红，终非之疹鲜丽如珠者可比，且疹每多热病中之坏症，故常发于十余日或二十余日之后。若二三日即发者，必无咳嗽喷嚏，目泪憎寒，有如出麻之前驱症也。

（病原）本病之原因：据西人说，（是一种原虫，在病人之血球及血浆中寄伏，）又说：（系一种杆菌，见之于病人痰涎，鼻涕，血液中。）国医以气候不正，为发病之诱因。然考诸细菌学书，常言细菌之发育，必藉气候之不正，及人体自身之抵抗力薄弱，乃可潜入。则国医以气候言者，实是细菌之本原。西学谓之细菌者，乃六气之标病也。明乎此，则麻之原因，自可了然心目矣。

（形证）初起未发现时，必身热憎寒，咳嗽喷嚏，或吐，或干呕，或泻，或腹痛，眼胞浮肿，目泪汪汪，神倦纳呆，脉浮数，舌质红或苔白，烦躁不宁。迨二三日或四五日，皮肤发生红色小点，形如麻粒，色若桃红，由头部而躯干四肢，遍体尽出，则诸恙悉退，渐入落屑之期，不服药而愈者有之。间或麻毒内伏，气粗身热，不得外透，或透有未齐，或麻后余热未净，咳嗽身热者，势非治疗不可。

（治疗）通常麻症治法：可分二类。一曰：宣肺透表。二曰：润肺化痰。

甲、宣肺透表：以治麻点未见，或见而未透，或透而未齐，咳嗽喷嚏，憎寒，脉浮，身热舌白不减者宜之。药如荆芥、防风、薄荷、栀子、连翘、大力子、桔梗、蝉衣等，皆可择用。其甚者气喘身热烦躁不宁，则麻黄、葛根、亦可选用。务使汗出表解，麻点畅出为度。

乙、润肺化痰：麻既畅出，已届落屑，他无所苦，但有咳嗽身热不退，舌赤口渴者。乃肺金余邪未净，津液已伤。药如杏仁、川贝、蒌皮、橘红、枇杷、连翘、银花、竹叶、竹茹、生地、丹皮、鲜斛、元参、赤芍、百合、知母、花粉等，皆为清润肺胃开泄痰热之无上妙品，临证时自可选用。

（结论）基上所述，不过普通麻症一点大略。至于来势汹涌，一发即齐，其色鲜艳或紫黑者，非犀角地黄汤，不能撤其热毒；气喘烦躁撷肚抬肩，非麻杏甘膏汤不能撤其毒陷；麻后渴饮，舌质鲜红，非甘露饮不能救其阴；麻后牙疳糜烂出血，非大剂白虎不足戢其烈焰。全在临证活法，不拘于透表润肺二途，斯得之矣。

时医治虚证不辨阴虚阳虚，动辄补中益气，往往误人生命论

松阳　郑冲霄

阴虚者，阳必亢，治宜滋阴，兼以潜摄，最忌升散；阳虚者，气必陷，治宜温补，助以升提，忌用泄降。此同一虚证，而治法一升一降，绝端相反，误用则为祸！无如今之时医，一见虚证，不辨阴虚阳虚，动用补中益气，以其方名之优美，最足悦富贵家之心目。往往旋之于阴虚之体，辄见贲事。谁不知阴虚之人，真阴既亏，肝肾不摄，龙雷相火，从而上炎。大剂养阴滋填摄纳，犹恐不济，而更以当归辛温之品，滋补不足，流动有余，施于是证，适以助焰耗液，不啻火上添油。再以升柴升发，提之于上，势必拔动肾根，足以使其立蹶。为祸之烈，胜于刀刃。须知东垣此方，原为脾胃气虚下陷者设法，意以参芪术草，补脾胃之阴，佐以温润之当归，助其阳和，再以陈皮升柴，禀升发之气，升其下陷之阳。制方意义，纯以补中升陷作用，大有巧思。施之脾阳下陷，中气不足之证，本是药病相孚，铢两悉称。焉知后之医者，一见"补中益气"四字，则不顾其方中药物奚若，盲目盲心。每逢虚证，不问皂白，而轻率援用。此非东垣制方之不妥，是亦东垣所不及料也。吾谓稍知医理者，能从病理药理上研究，其中湿渭，亦不难于分晰。即其脉之洪数与软弱，舌质之淡白与红绛，昭然各别，一望可知。况有其他见证可凭，如阴虚者阳必亢，或消谷善饥，夜不成寐，虽寐亦多梦纷纭。此脾阳下陷者，无是证也。如阳陷者，则反是。脾失健运，消化乏力，胃纳必呆。清阳不振。呵欠连连，四肢倦怠，常好眠睡。此阴虚阳旺者，无是证也，如稍有辨证工夫，及有经验者，本易认识。无如世之号称医生者，多系一孔之徒，托医渔利。稍读汤头，自夸能手。《内》《难》诸经，从未寓目。庸医之陋，可深浩叹！

遗精概谈

衢县　毛学海

遗精一证，患者至多，而尤以青年为最。考是病为秘密病之一，患者往往碍于体面，因循不肯早治。于是未老先衰，丧失康健之幸福，缺乏人生之乐趣，何啻恒河沙数。是诚于强国强种，大有关系矣！故作者不揣卑陋，草成是篇。理论不事虚浮，方法务求妥验。要在未患者有所知悉，已病者有所防范。区区之意，尚为识者所许乎？

一、生理之遗精

一个人到了青春期，有哪一个不患遗精？青年们可不必大惊小怪，读者如明白了他的生理现象，可说就不成问题了。什么叫做遗精？就是当熟睡之际，海绵体勃起，精液射出，而心无欲念，晨起精神如常者，是为生理之遗精。生理遗精，即非梦想之摇动，亦非

精关之不固，乃精满而溢使然。故其遗精，必历多日而发生一次，发生之期，若有定时，遗精之量，若有定性，遗精之后，绝无精神上之痛苦。若此者，均宜维持，纯洁之态度，拳拳勿失，以期避免于疾病之遗精为幸。

二、病理之遗精

（甲）病理之遗精，分有梦与无梦两种。有梦而遗，属相火之鼓动；无梦而遗，属肾虚之不固。大抵相火之鼓动，即所谓性欲冲动之最烈者。考其原因，实缘现世之人，知识早开，加以颓风靡腐，耳濡目染，率属诲淫之事，情窦早开，好奇心重。一经闻见，遂印脑海，种种变幻，不易即忘。如歌也，舞也，词也，画也，导淫之戏剧也，秽亵之书报也。因意志之薄弱，遂心旌以荡摇，恒寝馈之不忘，每疑云而疑雨，于是一亲异性，即觉志忐于怀；乍睹丽姝，便起非非之想；窈窕淑女，寤寐求之。求之不得，辗转反侧，思想无穷，所欲不遂，而此证成矣。或情不自禁，种种之恶习作焉。夫精非仅供给生殖之用，内而灌溉脏腑，营养百脉，实为人生之至宝，曷能经许多之牺牲？无何，精萎顿矣！身等废物，苟能急起直追，以前种种，譬于昨日死，以后种种，譬于今日生，遵守下列之摄生，不难脱离病海矣。

（乙）无梦而遗：无梦而遗，属肾虚精关不固，其所以肾之虚，关之不固，亦自有原因焉，未婚者手淫斲丧，已婚者恣行房事。

初则梦遗，继则无梦亦遗，精关失其开阖节制之权，甚至见色亦流，于是未老先衰，未交先泄，头脑空虚，体力倦乏，阳痿不举，后嗣绝望，身等废物，了无人生之幸福，其痛苦较梦遗万万也。梦遗苟知摄生，尚可防范，若此症则因体内关键已损，精出自然，毫无相火与性欲冲动，虽欲厉行摄生，其奈精出不能自主何！故非藉真实之药力，与逐渐之调理，培补其根本不为功。

三、梦遗治疗

梦遗一症，固非难治，然药物之不见劲者，何也？实缘病者无勇敢之气，刚坚之志耳。盖色为人之天性，目之所视，耳之所闻，不能不为感动。故非药之不灵，乃心不安也！要知精虽藏于肾，而实为心所主宰。若心有妄想，则君火摇于上，相火炽于下，而精在梦寐中外泄矣！治宜泻火滋水，方剂中之知柏地黄丸及龙胆泻肝汤二方，诚此症之无上妙品。

四、滑精之治疗

滑精纯系肾虚精关不固，自非无情草木，所能补养有形血肉之质。可借介类如龟板龙牡等，以潜镇之。俾精关可固，本元足则枝叶茂矣。治宜摄纳潜阳，摄纳如龙骨牡蛎龟板金樱子膏……等；滋阴如二至、二冬、地黄、杞子等；（有火者，尚稍兼泻火）金锁固精丸及龟鹿二仙胶二方，均可选用。

五、遗精之摄生

谈到遗精根本之办法，应当提倡高尚娱乐，实行运动，研究美术，作相当的工作，兹因篇幅的关系，不得不从略。现将最紧要的五项，写在下面，望注意之。

1. 睡前行柔软体操，则肉体疲劳，自然无遗泄之患。睡后足部被褥不可过暖，免欲火冲动。

2. 睡前勿饮浓茶，及一切刺激食品，（虾鲤姜椒烟酒）中夜如有尿意，务须起而排泄，以免膀胱尿满，压迫精房，而致遗泄。

3. 厉行早睡早起，清晨一觉即起，切不可留恋衾中。因阳气发动之时，易致遗泄。

4. 多读休养书籍，及伟人传记。勿阅言情小说，及一切情书，以洗刷方寸。

5. 孔子谓非礼勿视，非礼勿动，非礼勿言，非礼勿听，实遗精之对症良药。

古书清晨面东服药释义

遂昌　吴寿南

·古人医籍中，多有清晨面东服药之言。余曩时见之，未尝不生怀疑而以其说为迂也。及后涉猎稍广，学识略增，乃始知其并非无稽之妄谈，而实有深意存焉。兹书管见与诸同学一商之，以愚意窥测，此种服药方法，含有三种意义；一、早晨人之胃肠空虚，（肠、指小肠而言。）因上日所食之物经过一夜，已消化殆尽。而且在睡眠中不能进食，则消化器官之消化力宜其充裕，而无缺乏。纵因有病，消化能力不无减退，然必不致十分不足。则可断言，况病之本有并不影响胃府者乎？所以此时服药，一入于胃受消化，而由微丝血管迅速之吸收，直达病所。较之食后服药，其效率自胜一筹。二、清晨新鲜之空气、能使人肺脏之呼吸及心脏之循环清洁。古谓吃卯风受朝气可长寿者、盖即此意。故病者处之，其精神必由萎顿而转为愉快。三、清晨之时旭日初升，其刺激热力微乎其微，病人面东对之服药，只有使其血流畅快，细胞组织异常活泼，而得促进病愈之益，绝无引起血压增高之弊。除此三义之外，尚有一点余意，附带说明：即平旦之时，人事未兴，故对于七情虚损之病，苟遵此法服药，其见效必速。然若病重卧榻不能起者，则无须勉强，而普通轻微小恙，尤不必胶柱鼓瑟，尽皆如此也。

六淫浅说

寿昌　郎国圭

风寒暑湿燥火，天之六气也。得其和则为正气，失其和则为淫气，故名曰六淫，又称为邪气。兹将六淫致病之由，分别言之。

《经》云：风为百病之长。故凡外感之病，无不可以"风"字冠之。如风寒、风热、风湿、风燥、风火等是也。考西洋天文学家言，空中之气，有冷热二种：空气热则涨而上升，他处冷空气则来补之，而风生焉。至于风之为病，必挟六气之一而中人，其治法有如风寒宜用辛温，风热宜用辛凉之类。庶无谬误。

寒者空气中温度降低也。夫人皮肤本有抵抗之能力，或卒为寒邪所中，体温之排泄，必致障碍。则恶寒发热，表证因之而起矣！治宜辛温解表。

暑为夏令，炎夏之时，温度升高，暴日如火，人若畏热，避暑于高堂大厦，嗜食瓜果，或深夜纳凉，致生寒疾。虽属暑天，实即伤寒之类。若在夏令烈日炎炎，跋涉长途，或为剧烈运动，以致中暑，热邪内闭。人事不知，治宜芳香走窜之品，以开其闭，如行军散卧龙丹之类，均为此症所必需之品。

寒湿为阴邪，脾先受之，则脾为湿困，以致身重四肢无力，不思饮食，舌苔白腻。治宜芳香化湿，或以温燥，若困于湿热者，则宜芳香苦寒之法，佐以淡渗之品为宜。

燥为秋令之气，秋晴过久，空气失润，人感之而成燥咳无痰，咽喉鼻官，自觉燥热之苦。如有恶寒舌苔薄白者，宜用桑菊饮桑杏汤之类；若系纯属脏燥，舌质光绛无津者，宜用沙参麦冬汤清燥救肺汤之类。

火症宜分二种：即实火虚火是也。实火宜凉泻，虚火宜甘寒养阴以清热。总之六淫之邪，所以能侵犯于人身者，或因正气之虚，或因不知摄生之道，将息失宜，猝为外邪所中。此《内经》所谓"邪之所凑，其气必虚"是也。然六淫之病，又有四季之分，如春温、夏热、秋燥、冬寒之类。故善养生者，必于四时之气知所趋避，庶不致为邪所干耳！

夏日病寒冬日病热之今释

衢县　严贤斌

夫人犹一小天地也，无病之时，体内调节机能原随天地大气流行而转移，常相感召而不悖。潜滋暗助，故人不自知其妙。设或调节失和，不能与天时之变化而为进退，则生命之前途，必不免多所磨折。如患虚证者之遇节必剧，讵非明征乎？故仲景《伤寒论》，太阳上篇，亦谓太阳病欲解时，从巳至未上。《金匮·痉湿暍篇》，谓风湿相搏，一身尽疼痛。值天阴雨不止者，其理固不可拘执，而其意亦差堪思也。盖太阳病之成因，乃卫阳不足，致为风寒外袭，虽可恃药力之鼓动以出，亦必赖天时之相协助，则收效乃捷。盖巳至未上，正当阳旺之时，故病者能得其协助以解。湿为阴邪，得燥则化。设遇天雨不止，空气中水分呈饱和状态，使人身之湿，不能充分发泄于外，故为病益进。然以此推论，则长夏酷热，烂石流金之时，民应病热。三冬严寒，水结成冰之际，民应病寒。尚复有何夏日病寒，冬日病热之可言者？抑知人处气交之中，当热度高涨之时，外受热势逼迫，身内体温必起自然疗能之作用，使百脉偾张，汗腺放松，冀图排泄，减低内热，以调节固有之体温。然有时发泄太过，内脏温度放散殆尽，或稍感天热，赤身露宿，俾寒邪有可乘之隙者，此实夏时病寒之外因也。亦有其人昧于养生之道，瓜果生冷，恣啖无节，图一时之乐，不顾内阳之被戕贼者，斯又病寒之内因也。若夫冬日多热证者，良由气候寒冷，自然疗能唯恐有所不敌，故汗腺闭塞甚密，（然在隐隐之中，亦不时发泄，唯较他时有逊耳）希保持阳气以御寒。若此时为热邪所侵，（如冬阳不藏）则二阳并交肆虐，其为热证也，岂非易易？此冬时病温之因于天时者。亦有富家子弟，轻裘厚覆，恣食热物，（指煎熬暖锅及厚味之品而言）尽夜围炉，火气薰灼，而成热病者，所在多有。此又病热之因于人事者也。且夏至一阴生，冬至一阳生。亦是天地自然循环之理。吾人应之，亦何莫不然！特非深明生理学及天文学者，所能望见项背也！虽然，古人尝有夏日发泄，井泉必寒。冬日潜藏，井泉必温为取譬，亦安得目为不识此中精义者。唯不能再从生理上推进，终属未达一间耳。爰今释之，以昭其实。

辟古人以葛根为发汗散寒及阳明引经解表药之谬妄

　　葛根气味甘平，《本经》主治消渴、身大热、呕吐、诸痹、起阴气、解诸毒。仲景《伤寒论》以治太阳病项背强几几，及太阳与阳明合病之下利。自陶隐居《名医别录》有疗伤寒中风头痛，解肌发表，出汗开腠理之说。而徐之才《本草十剂》，遂以之与麻黄为伍，而曰轻可去实，麻黄葛根之属。于是葛根一物，直可与桂麻鼎足而三，俨然为发表散寒之品矣！迨金·易水张洁古出，创分经用药之论，又以葛根为阳明经引经发表之药，并谓太阳初病，未入阳明而头痛者，不可便服升麻葛根发之，是反引邪气入阳明，为引贼破家也。自兹以后，医家著述，对于葛根之性味功用，悉以《别录》洁古之说为依归。足见本品之能解表祛风，已为古近医家所公认。唯以余之研究，殊觉古人所言，尚有似是实非者在。试申论之：《素问·阴阳应象大论》曰：气味辛甘发散为阳，酸苦涌泄为阴。盖谓凡物之气味不同，其体用乃有别也。以言药品，则麻桂姜辛，味辛甘而气轻清，阳也；芩连萸味，味酸苦而质重浊，阴也。是知发散之品，性质虽未必皆温，而唯含有辛味者，斯有升散之作用。薄荷荆芥蒺藜之属是已。今夫葛根，甘平者也。仲景《伤寒论》施用本品之标准有二：一以输达津液而舒挛急；（桂枝加葛根汤及葛根汤）一以升发胃阳而起阴气；（葛根汤及葛根芩连汤。）皆非发表散寒之义。《别录》一说，盖因仲景以与桂麻汗剂同用，遂由桂麻之功用一律推测，乃有疗伤寒中风解肌出汗之谬论，实未尝于仲景随证处方之旨，体验一番。本是想当然尔之故智，然又谓生葛大寒，疗消渴、伤寒大热。则岂有寒凉清热之品，而能解肌发汗者乎？自矛自盾，一何至于此极！读《本草经》主治之文，并无一字及于解表。是古义之仅存者，弥可宝也！唯其禀春初升发之性，升提之力甚雄，故与汗剂同用，亦有助汗之可能。然必非专阃之材耳！至若洁古老人葛根为阳明经引经解表之药一说，实滥觞于《伤寒论》葛根汤主治太阳明合病诸条，及《本草经》主治消渴、身大热、呕吐、下利十岁以上等四句。诚以本论此二条所称之阳明，实指呕与下利而言。此二证、病在胃肠，胃之与肠，同为阳明。呕之与利，并为葛根所主。以此为阳明主药，谁曰不宜？唯是《伤寒论》六种病名，实是病证代表之辞，与《灵枢》经络脏腑之太少阴阳自异。必不可一例视之，徒滋疑窦。若径以呕利为仲景书中之阳明病，则太阳表病，何以与小肠膀胱无涉？于以知仲景六经，固与脏腑名义有别矣！且阳明之为病，胃家实也。胃家实为里证，太阳阳明之分，只争在一表一里，未闻有太阳之外，而可名之为表者。其小柴胡汤之解外，（第一百十条）乃对上文潮热为里实而言，则少阳之病位较为在外耳。或谓葛根《本经》主身大热，盖即仲景阳明在经热证。则此之谓表，又安知其非与腑实里证对待成文，而必以表字属之太阳乎？抑知果是阳明虚热证，（虚字对腑实言，非虚弱之谓。）仲景自有白虎成法在，亦非葛根所能治。总之，仲景太阳中篇葛根汤、及葛根加半夏汤二条，只可认为太阳病兼有呕利诸证，原与论中阳明之义不合。后人因昧于仲景命名之旨，乃致如涂涂附，说愈多而理愈晦。若以本论之阳明，与经络之阳明，分别观之，则葛根何尝非升发胃阳之品？《本经》以治消渴呕吐身大热，则因胃热而津不止升，气机不展，是以为消渴引饮、或呕吐而身热也。唯葛根性质寒凉，能清胃热，又禀春令生发之气，蔓延迅速，斯可升发脾胃之清阳，故呕渴可止，而身热亦藉以蠲除。其治下利十岁以上者，亦是利久中虚，清气下陷。以此升而举之，则脾运可复。钱仲阳七味白术散治胃虚久泻，烦渴呕吐，皆赖葛根升清降浊之作用，即《本经》起阴气之谓也。凡此种种，固皆脾胃之疴，葛根为阳明主药，其旨如是。然究不能与仲景之阳明病相滥也，世有明哲，其谓之何？

大黄巴豆主治不同之研究

龙游　陈雅南

俗医每以大黄巴豆同属泻药。不辨病情药理，遇有可下可泻之证，不问皂白，大黄巴豆，乱用混投，贻误病家，实为浩叹！欲纠其弊，必须先明二药之性情及其主治，兹分述于下：

（一）大黄：味苦性寒，功能荡涤肠胃，扫除宿垢。阳明府实，热结肠胃，气火上凌，有升无降，冲激脑经，谵言妄语，甚至循衣摸床，撮空理线，种种恶候，变幻百出。用大黄泄热逐垢，地道始通，气火即平，昏狂自休，谵语亦息，循衣摸床，撮空理线。诸证皆止。正为对证要药。倘年老阴虚，及体质羸弱之人，阴津不足，肠胃液枯，以致大便不通。此时误用大黄泻实，反有误下伤阴之虑。虽欲背城借一，亦须攻补兼施，万不可孟浪从事。故仲圣立三承气汤方，于本论阳明条中，乃欲使学者，知为阳明府实，方可用大黄苦以泻之之法。

（二）巴豆：辛热有毒，攻坚消积，荡涤阴凝，有勇猛直前，斩关夺门之势。故凡脏腑积滞，属于沉寒痼冷者，藉巴豆辛热性质，攻逐阴凝积滞，热以胜寒，温以下之之义也。苟误用大黄之苦寒，是为落井下石手段，其人安有生理乎？

其上所述，功用主治，两相对峙。一是苦寒泻热，为阳明府实证急下存阴之药；一是辛热攻坚，为攻逐阴凝积滞之药；二者寒热悬殊，万万不容混用。业医者，岂可不加注意耶？慎之！慎之！

辟愚妪挖螳螂子之谬

遂安　毛世臣

吾国医学之不能发展也，大半原由病家之重于迷信而来。何则？因病家每于危笃之时，即求神问卜，以求其病之愈。缘木求鱼，不死何待！俗传螳螂子一病，或云：创于明清之交，而书中亦未尝见之。唯江浙一带为最，且以一般老妪为专工。殆由老妪之口传乎？是证之生，以小儿居多，固由胎火而成，亦有由阳明热盛而来者。然老妪因求利起见，故尝谓小儿生下月余，如不能吮乳者，必属螳螂子。若非刀割挖出其子，则其子蔓延，而有生命之危矣！父母本有爱子之心，往往求其速愈，亦不分其病症若何，即令其挖割以为快。殊不知体质强壮，虽有抵抗之力，然血出过多，面容淡白，以致腮烂，久延不愈，不免有生命之危，况体弱者乎？盖腮部乃属阳明，阳明为多气多血之经，况小儿又为纯阳之体，阳明气火上涌，则腮部自然焮红高肿，此时唯用针法。审其所患之部，刺出微血，再以清火凉血之品，内外兼治则愈。即胎火亦无非清热解毒之品而已。犹有偶因感冒风寒，肺郁鼻塞，以致吮乳时呼吸困难，斯时倘亦呼老妪挖之，则深可悯矣。呜呼！小儿之命，何以夭于此辈无知识之愚妇耶！为此举者，与祈神问卜无异。诚为医界中一大蟊贼，欲求医学之发展，必除此辈而后可！

治疡须别阴阳说

兰溪　季芷芳

治疡之要，首别阴阳，随证论治，方为不谬。然"阴阳"二字，所包甚广，不仅以热证为阳，寒证为阴；红肿焮起为阳；平塌坚硬为阴也。王洪绪《证治全生集》。以"痈疽"二字，分别阴阳。谓高突红肿为痈，为阳证；坚硬不红为疽，为阴证。而世之治疡者，多宗之。殊不知"痈疽"二字之本义。痈者壅也。疽者止也。皆为气血壅闭，遏止不行之意。以字意言，何尝有阴阳之别？王氏之说，不可为训。须知外疡有以经络部分阴阳者：如头面为阳，背后为阴，股阳为阳，股阴为阴。有以人体向背分阴阳者：如面前及胸腹之部为阳，脑后及腰背之部为阴。有可以病因之寒热虚实分阴阳者：如实热为阳，虚寒为阴。有可以病形之深浅分阴阳者：如发于肤表为阳，发于肌肉之里为阴是也。而亦有红肿分阴阳者：如焮赤高肿为阳，漫肿不红为阴。就表面言之，是亦尚有至理。而不知疡患之皮肤殷红者，其病最浅，仅在腠理之间，所以皮肤易于变色。如暑月热痱诸痈疹之类，皆非外疡重要之证候。然其人之骨肉柔软及肌肤莹白之体，阴证亦每发红。此则明言阳证多红肿，又不可执一而言也。且亦有阴证而及肤红肿者，如脑疽背疽之类。病在太阳寒水之经，脉多细小，舌必白腻，此则明是阴证。而外形亦或高突发红，盖此病之初起，先发黍米一粒，头白根坚，而病在于肌表之间，故使皮肤变色。此虽红肿，则亦不可概认为阳证也。又疡发于肌肉之里，则皮肤必不发红，固也。然其人之皮厚肉坚者，疡发虽浅，色亦不变。何可以其不红，而概谓为阴证也？由此观之，疡患仅以红肿分别阴阳，必非通论。须于临证时，审察病源之深浅，气体之虚实。脉象舌质，尤须注意。然后分别阴阳，见证治证，无余蕴矣。

治疡不宜妄用皂角针穿山甲之我见

衢县　严贤斌

疡患之因，可分为二：一属阳发，一属阴发。但阳发恒多，阴发鲜见。盖痈疽之所以成者，外因不离四时六淫之侵袭；内因无越七情六郁之变动。而外邪来侵，久则蕴蓄成热，内因变动，火则辄由此生。故治内科学者常年所遇，亦正热病之为多也。况在外疡肌肤灼热，肉腐成脓，谓非多属火热之为祟而何也？是则疡患初起，唯有清之泄之，宣之化之，最为上乘禅。何可借灵于皂角刺、穿山甲之窜托耶？唯间遇附骨大疽，脓成于内。（以其深发于内，亦可归于发症之类也。）不易顶发，难施刀针。若任其脓毒内攻，蚀筋腐骨，为害滋大。须授此辛窜锐利之品，（皂角之辛窜，穿甲之锐利，有古训可稽，兹不赘述。）直至病所，速其外达，庶几脓毒得泄，免致内攻化大者。抑或如脑背二疽，原为寒凝气滞蕴酿而成。其证板滞不灵，平塌无垠，少脓不聚。设不急投宣托，促其脚聚顶高，早日脓成，而俄顷之际，即有毒势内陷，为厉益甚。须恃此二味流动之性，宣散凝滞者，投之自尔针对，何所谓谬戾之有哉！无如晚近医术，圣旨贤传，更晦更滞，左道旁门，群起群兴。纵自号为疡科名手者，亦靡不孟浪从事。不审疾病之原委，不究药物之性情。凡遇疡患，不辨阳发，抑属阴疽。或为深藏于肉里，抑是浅发于皮肤。昧昧然，茫茫然。谓非顶托。使其早溃，则不能速效。于是乎信手拈来，非皂角针，即穿山甲，盲目盲心，迭投不休。其施于阴发之附骨大疽脓成于内者，固无所害。若阳发诸证，本属热盛于内，火动于中者，清之泄之，正期刈其毒势，而获良效。误施此药，则辛窜冲动，莫不助长其焰，而益其厉。其较轻者，原有内消之望，往往得此增剧，甚致血流脓溃，疮孔化大，收敛费时也。若较重者，本可依法治疗，转于泰境者。妄投窜托，竟至血脓横决，送五尺昂脏躯体于危途者，比比而是。吁！妄施之祸，何竟如此之不堪设想也！彼苍苍黎民，负有何幸，遭此之厄！真有所谓杀运而假手于若辈乎？

疮疡初起不可滥用黄芪说

兰溪　胡志芬

黄芪甘温色黄，得中和之正，为固表主药，功能补益中土，温养脾胃。凡中气不振，脾土虚弱，清气下陷者最宜。《本草经》主痈疽久败疮云云，乃明谓痈疽久败者。盖久败之溃疡，肌肉久坏，脓水频仍，表气大虚。以黄芪益气固表而疗其虚，斯能排脓止痛耳！自张洁古称其内托阴疡，为疡家圣药。致今后世医家节取“排脓止痛”四字，置久败二字于不问，泛指为疡家必用之药。是以庸俗疡医，见疮疡，类皆不问虚实，不辨寒热，无论痈肿焮赤，风火暑湿，自始至终，辄以黄芪从事。而肿者愈托愈高，溃者且补且腐。古人养痈贻祸一说，于以实践。岂以其腐烂不巨，不足以显医者之绝技。必补之托之，使苦痛既深，而病者之呼号益切，然后托孤寄命，而可以邀大功耶？忍心害理，莫此为甚。要之皆洁古黄芪为“疡家圣药”四字，有以贻误之也。顾外疡虽有气血凝滞，留着不行，壅而为疡，属寒之一候。然寒凝之气，袭于络脉，必兼以温经宣络之品，疏之通之，庶能桴应，亦非黄芪所可奏功。况其有暑热痰湿互阻者乎？且疮疡大毒，气血壅滞，窒而不行，留而不去，实证为多。法泄之化之，消之散之，通之行之，是为上乘。当其毒势方张之时，大剂清解，犹虞不及，安可用实表之药，而为虎传翼，以愈张其焰乎？肿疡则难消，溃疡则毒炽，排脓适以生脓，其脓愈多，止痛适以增痛，其痛更剧。实实之戒，可不慎欤！观夫白术一物，昔人以其生脓作痛，而有溃疡忌用之说。试问同是补益肌肉之品，何以一忌一宜，矛盾乃尔？岂有术之补脾，必致生脓作痛，而芪之固表，反有排脓止痛之理？总之，凡疡患之毒势未清者，不可浪投补剂。唯溃久元虚，及虚寒之体，难以自敛者，方可随宜择用，斯为无误。若于疮疡初起，不问虚实，一例盲从，信手拈来，鲜不误人生命也。

医事琐谈

江山　毛世澄

医乃活人之仁术，当以瘳病为急务，毋孳孳于获利。医要有卓识，要有厚道，而临证对于望闻问切更宜细心，切不可信手挥毫，将病人作试验之资，等病于习射之鹄。

人有富贵贫贱，病无亲疏彼此，当一例视之，不可轩轾于其间。治病委之于医，调摄责任在于己。养之不以其道，勿谓医之不善也。

医者不问病机之夷险，不辨药物之寒温，但择极轻浅极和平者数物，杂凑成方，敷衍塞责。要知病魔无中立之理，不退则进，此何苦耳。

凡遇病涉疑难，自己倘无把握，当却谢之。所谓知者为知，不知者为不知，切勿强不知以为知，而贻误病人也。病不过表里阴阳，寒热虚实，药不过宣散补泻，寒热温凉，总宜平日辨之有素，则于临证时应付裕如，自有得心应手之效。盖病不难于用药，而难于辨证耳。

医书汗牛充栋，甲有甲说，乙有乙说，各具高论。所谓言岂一端，各有所当，全在读者放大眼光，融会贯通，不可拘执一家言。

3. 散文、随笔、余兴、有感

新校舍落成记

寿昌　黄良孝

韩昌黎为圬者传，言操镘以入富贵之家，有再至而为墟者，有三至而为墟者。其所谓墟，非必鞠为灌莽，室是而人非，易其主云尔。新故乘除，鲜能永其世业！稍有阅历，视为固然，无足怪者。吾校渠夏屋，今而竣功。兹屋之所由来，则有轶乎拟议言思之表，事为创闻者矣！何者，屋为某氏之屋，父成之，子弗能守，撤而售之。迁徙于此，此以墟而为屋，彼以屋而为墟，反复变幻，岂直宛其死矣！他人入室之为可慨哉！某氏商海上而储赀，眷恋梓桑，惨谈经营，贻兹堂构，不谓萧条身后，失所依归，匪犹仙去，拔宅而升，而峻宇雕墙，竟不翼而飞，不胫而走，魂归月夜，依然草蔓烟荒。为问生前之所缔造，已附丽楼神之所，而为多士弦诵之场。情何堪已？则在此为可贺者，在彼即为可吊。有匠石躬亲其役，谓成诸彼与成诸此，弹指未三十年。则于某家并未再至三至。如圬者之惘怅于人远而室迩矣，阅历之谈，最为悲痛。若有不胜其情者，时无昌黎为之传，志其言以落之。后之览者，亦将有感于斯文。

岁暮志感

金华　翁文教

冬至矣，草木零落，雨雪纷飞。游子他乡，倍增客思。昔人所谓昔我往矣！杨柳依依，今我来思。雨雪霏霏，其寄感慨也深矣！而唯彼松也柏也，挺然拔然，靡益葱翠，不改春夏之气。昔人以之比忠臣烈士，孝子节妇，遇有变而志不可奋，时有移而节不可改，其信然乎！吾辈庸庸，凡事只知随波逐浪，时新世革，安能不与景变迁？当夫花明柳暗，春色撩人，安不心旷神怡，生羡慕心！一犁既足，众录环生，安得不耳濡目染，生快乐心？迄夫寒霜一至，众卉萧条，飒飒秋风，时含悲怨。但秋水长天，落霞孤鹜，天香桂子，篱下黄花，雅人逸士，亦足孤高自赏。而唯此岁聿云暮，虫蛰无声，万物干枯，一无生气。其富者狐裘黄黄，鼎食围炉，窝居一室，着手皆春，固无所感慨者矣！而穷居陋巷，又当兹饥荒之年，无衣无食，何以卒岁？催科者接踵而来，索负者联袂以至，真不知如何怨恨悲叹！吾辈虽无富人之安养，亦异穷人之愁苦，年假在即，数月聚首，一旦分离，未免戚戚。而得与父母昆弟妻子共聚一堂，享受家庭之乐。转瞬阳春节届，万象回新，远隔重逢，别开生面。仍与诸同学追随函丈，弦诵一堂，其乐陶陶。须知暑往寒来，乐极悲生，亦天地循环之理。春夏秋冬，自为春夏秋冬，岁虽暮而何有于我，则依然不改其旧可也。

习国医宜兼习国文说

兰溪　李瑞年

夫习医者，思贵专一。然思而不学，无益也。学何在？学古人之医者耳！古人往矣，古人之书尚存。读其书，即所以为学也。顾古人之书，其言文。盖言不文，不足以喻其理。人谓医书之难读，实未通其文耳。苟文字之学，素有研究，将尽古人之书，无不可读，医书岂不可读耶！是故习医学者，必须兼习文字之学。何也？无文字之学，不能读医书。不能读医书，即不能习医学也。而猥云吾思专一，即可以习医焉？曾亦知思以得其理为贵。苟无文，理将何由而得耶！轩歧遗绪，古今谈医者，率以此则发为文章。习中国医，而不习中国文学，其去医道盖远矣！

送同学友晋省应试序

自西医搀入，国之巨子，多信仰之，喧宾夺主，中医冷落，几无以自存。省垣忽有医务人员训练班之设，同学诸君，以既毕业于兰溪医校，慨然而往试。不以平素之所得为已足，而歉然自视，精益求精。心何虚，气何壮也！虽未知当局者之设是班，命意云何？而所以训练之者，科目复云何？其纳欧亚于一炉而鼓铸之，断可识也！他日学成，条中贯西，得心应手，使西医无得以专美，而凌驾之，压倒之，亦断可识也！行矣勉旃！丕振中医，增其声价，非诸君是属而谁属耶！故于祖饯而卷以厄言。

复兴礼义廉耻说

我国未通海以前，蛮夷臣服，重译来朝。以中国有圣人，而兴礼义廉耻之教也。自中外互市，风气大开，影响所及，礼教寝衰，而人心风俗，遂一溃而莫知底止。最近强邻侵略，割地占据，而无力抵抗。论者谓军械兵力之不敌故也。然吾谓军械兵力，固属有形之战胜，而无形之挫辱，实不关乎此。昔孟子有言，凿斯池也，筑斯城也，效死而民勿去。又曰：可使制梃，以挞秦楚之坚甲利兵。彼何如景象哉！岂不以军械兵力，固无如众心一德何也？管子云：礼义廉耻，国之四维。四维不张，国乃灭亡。盖礼义廉耻之不兴。斯国家有危亡之祸，吾、蒋委员长有见及此。所以有提倡新生活，恢复旧道德之举。然则，吾国而欲雪此辱，必以礼义为干橹，廉耻为甲胄，庶几有豸乎。

复兴礼义廉耻说

管子曰："礼义廉耻，国之四维。四维不张，国乃灭亡。"盖谓国之所以立。立于人心之有礼义廉耻耳！吾国立国数千年，以此四者为传统之政教，固未尝有断绝焉者也。是故国家当隆盛之日，上以之为道揆，下以之为法守。风同道一，蔚为郅治。不幸而运会迁移，遭逢丧乱，而仁人志士，临大节而不可夺。国史所载，凛凛有生气焉！是可以处妥，可以处危，可以处常，可以处变，而皆恃此人心之有礼义廉耻而已。古人云："哀莫大于心死。"其殆谓人心之亡此四者乎？晚近政治改革，至谓千古圣贤教人之书，亦不适用而废之。则所谓礼义廉耻，其将断绝于人心也。夫使举国之人，而皆灭礼废义，不知廉耻为何物。是何异兽蹄鸟迹交于中国。安能禁人不起弋获之心，而为之纷纷角逐哉？乃于人心儳扰之时，而忽有复兴礼义廉耻闻者，不可谓非凤毛麟趾之见端也。然亦思此四者，本为吾国数千年传统之政教。第使谨庠序之教，行圣人之政。虽唐虞三代，复兴不难矣！苟为不然，穿凿附会，以此为收拾人心之具，则亦何益之有哉！

观蜘蛛结网之感想

汪澄波

书长无事，静坐书斋，手执一卷，纵目浏览。既而释书支颐，若有所思。陡见窗前一蜘蛛，盘旋结网。其丝纵横，秩然有序。将有所成，忽风雨骤至，而遭击毁者二三次。然而蜘蛛不馁其志，不灰其心，待天晴，仍旧勉如前，继续为之。最后其网遂成，而居中暇逸矣！吾观之，不禁有感焉。吾读医书，瞬及再度寒暑，理翳翳而愈伏，思乙乙其若抽。然因端竟委，欲小作结束，而不可得，殊有欲罢不能，既竭吾才之苦。今观于此，将师其智，不馁吾志，不灰吾心，而今而后，奋勉如前，继续为之。或亦有成就之一日乎！因笔之以自勉。

国医歌

松阳 叶文

伟大哉，我国医。神农采草木之微，用疗残疾起癃疲；黄帝歧伯谈病机，膏盲小坚无遁遗；上古文字相传递，代代信守而勿疑。君不见生死肉骨惊人技，华佗扁鹊，谁不奉先圣为依归！偕我同志，研究国医。二十六纪新世界，雄飞环宇畴与齐，伟大哉，我国医。

神妙哉，我国医。天地之道秘且奇，国医犹能抉其微；阴阳五行。以化生万物，国医用之而调剂病机；君不见风寒暑湿燥火，六沴之气有乖违，一经国医补偏救弊，而化险为夷！偕我同志，研究国医。二十六纪新世界，雄飞环宇畴与齐，神妙哉，我国医。

仁德哉，我国医。尧舜便为医国手，医人还是起轩歧；刀圭针灸嫌痛楚，伊尹汤液，亦足默化而潜移；君不见《千金》《外台》活人书，何莫非采取草根与树皮，博爱无贵贱，普济斯为宜！偕我同志，研究国医。二十六纪新世界，雄飞环宇畴与齐，仁德哉，我国医。

学医有感　西江月二首

王国芳

堪叹一盘失志，无聊便学行医。汤头药味记依稀，率尔操觚尝试。
倖愈自夸技巧，临危转诿邀迟。装腔搭架费心机，只为酬金谢礼。
国法虽然可避，天良实是难欺。存心济世是医师，莫误作谋生计。
六气原来繁复，况参虚实精微。良医良相本同归，那得人人可拟。

悼张山雷先生

汪　岳

我来未见先生面，但见群书列案前；开卷恍如亲指示，始知薪尽火犹传。

迎　春

汤溪　叶守三

残冬怕听是号寒，腊鼓惊人兴更阑；今日东皇新践祚，喜将爆竹导平安。

恼　春

花开花落度芳辰，雨雨风风更恼人；翻喜恼人眠不得，未曾一作梦中春。

惜　春

青春一刻值千金，人在青年共此心；猛着祖鞭休放手，不教闲度好光阴。

怀　春

踏青联袂转西畴，又见豚蹄祝满篝；廿四番风容易过，拚将一醉折花筹。

元　宵

人人都说闹元宵，奏曲谁家弄玉箫；别有风情人不识，一轮明月独清高。

其 二

此夜金吾不禁天，灯光月色喜相连；男儿壮学思前事，夜半昆仑奏凯旋。

别同学

汤溪　方正

晨昏聚首淡然忘，一别偏教心黯伤；可叹人生若萍水，后期相会在何方。

别先生

先生娓娓教余读，常欲推心置吾腹；当时愧不识珍闻，今后思之胜金玉。

患牙痛

朝来读书意洋洋，暮忽牙种痛难当；咬文嚼字本非顾，但保伶俐庸何伤。

冬夜读书有感

建德　廖成谱

窗下寒灯夜不眠，一编读罢转凄然；思亲报答知何日，雨露承思又一年。

又

听得鸡声喔喔鸣，声声入耳倍惊心；男儿壮志凭谁诉，犹抱残编一再吟。

春季来校途中遇雪有感

松阳　郑冲霄

晓云蔽日雾腾空，万壑千山烟雨蒙；瑟瑟风来身起粟，纷纷雪墮眼飞蓬。
高堂垂念忧煎里，游子冲寒跋涉中；泥滑途长衣又湿，望门那得主人翁。

挽王校长韵槐先生

松阳　郑冲霄

风雨撼医林，念绝学将沉，那可中流倾砥柱；
渊源开瀫水，愿小子有造，相期宏道报门墙。

又

长吾校十年沧海桑田支变局，吊先生千古泰山梁木挹高风。

挽盛蔚堂邑尊

花封棠荫，遗爱难忘，听讴诵勿衰，浙海有声流后世；
橘井杏林，涵膏独厚，觊疮痍未减，痌瘝无计慰先生；
八讳鸿焘，粤之南海人。宰兰邑三年，城西悦济浮桥，公所创立。吾校民国八年开办，亦公所建议而力成之。

祭王校长韵槐先生文

呜呼！创难而守不易，凡事皆然。以漂摇之医校，俨楷柱而不颠。伊谁之力？可得而言！当其始凭空构造，植基未坚，师徒寥落，运会迍邅，拮据敷衍，疮孔百千；复僦屋以资弦诵，恒竭蹶以应房钱；窭乡将伯，畴其佽焉。得先生为之长，仔残局于一肩。以补苴为缓，以奠定为先；凭梓桑之凤望，唱黉舍之乔迁；庇神农之灵宇，寻坠绪于羲轩；皈衣艺祖，推广薪传；播风声于四远，毋里足而不前；规摹于式焉廓，度支亦以宽闲；数寒暑兮十易，卒业去者连翩；举皆饫闻《灵》《素》，伏案钻研；行仁术堪苏憔悴，起沉疴俾释忧煎；是其教泽汪濊，卓越前贤；而胥关于更张，扼要妙用之善使其权；徒渠渠之厦屋，今多士以开颜；纲领既得，遂尔绵延；尚论须从荦荦大者，奚遑计较乎戈戈；人怀其惠，天假之年，起居安燕，感召衔鳣；此理之可信，而意之可宣，胡为奄忽，洒脱尘缘；怅哲人之徂谢，徒遗像而式瞻；权将讲席，祇设灵筵；瓣香心爇，庶其鉴旃！

张山雷先生传

兰溪之有中医学校，肇自共和之己未。诸葛少卿名超者为之长。规摹草创，生徒落落，得师为难。以医家派别，失所统宗，而能原原本本，殚见洽闻，堪为人师者殊鲜。明年冬，先生来自上海。学者翕然，以得所依归，互相庆幸。先生每日晚餐毕就寝，夜漏未尽二十刻即起。纂辑讲议，率二千余言。提要钩元，兼综条贯。达诸笔，宣诸口。能使听者心领神会，欢忻鼓舞，骎骎而不容以已。先生殁而校存。分任教授者，皆受业之弟子。先生姓张氏，江苏嘉定人。讳寿颐，字山雷。清诸生，学有根柢。于经史百家言，靡不涉猎。以亲疾而习医，遂辍举子业，游同邑朱阆仙之门。阆仙于黄墙家塾课医学，先生与焉。旋罢。先生始行医于沪上。曾居神州医校之讲席。少卿往求师，乃应聘而来。阅十余年，多所造就。《体仁堂医药丛刊》，都为二十余种。殆皆素所口讲而指画者，精加手订以成之。比年以来，校之所肄，大氐先生之书；其他通都大邑，医校以次而立，于先生之书亦多采取；邮递络绎而不绝。其卒也，以甲戌之夏。权攒于城北三里之新亭，元配沈袇。岁逢寒食，门弟子必拜扫于其墓。汪葆元曰：先生于校，固薪尽而火传，而其学说复风行渐远。偿所谓不朽之业非耶？先生之所著常存，胸襟识力，并声音笑貌，犹彷彿遇之。谓先生至今存可也！旅瘗于兹土，而被其泽者，咸思报称而护持之，即以兰皋为桐乡，亦何不可?! 丙子秋兰溪汪葆元艮菴撰

张山雷先生自挽

一伎半生，精诚所结，神鬼可通，果然奇悟别闻，倖助前贤，补苴罅漏；
孤灯廿载，意气徒豪，心肝呕尽，从此虚灵未泯，唯冀后起，完续残编。

送将军

松阳　郑冲霄

将军出奔，王不留行，国老预知之，送往车前，叹曰：使君子离国，白头翁其能独活乎？答曰：益智子大力子在，君可忘忧焉！

急性子传

前　人

常山红娘子，貌若天仙。遇推车郎于芍药亭畔，就于牡丹花下，作芙蓉帐，成并蒂莲，合欢久之，成大腹皮矣！生意性子，有远志，持大戟，杀草蔻，平木贼，诛刘寄奴，有十大功劳。当归朝，封大将军职。

寄孩儿信

松阳　郑冲霄

孩儿知之，车前别汝，即到常山，现寓西河柳家。唯经商陆地，身如浮萍。虽路路通顺，奈草蔻多。在兹生地，金银难寄。汝年三七，应知母之苦，毋太从容。余半夏当归，此嘱！

药物谜语

松阳　郑冲霄

1. 执干戈以卫社稷　　　　　　　　古　勇（大黄）

1090

2. 召忽死管仲不死　　　　　　　独　活
3. 虽千万人吾往矣　　　　　　　贯　众
4. 乘长风破万里浪　　　　　　　远　志
5. 每年巧日逢织女　　　　　　　牵　牛
6. 昔孔子厄于陈蔡　　　　　　　生　地
7. 日边红杏倚云栽　　　　　　　凌霄花
8. 久斑两鬓如霜雪　　　　　　　白头翁
9. 柏舟自誓　　　　　　　　　　女　贞
10. 德国人美国人　　　　　　　　人中白
11. 中国人日本人　　　　　　　　人中黄
12. 佩韦自戒　　　　　　　　　　急性子
13. 銮声哕哕　　　　　　　　　　马兜铃
14. 苏武牧羊　　　　　　　　　　羌　活
15. 廉颇投鞭　　　　　　　　　　川　断
16. 骨节专车　　　　　　　　　　防　风
17. 杀之无血　　　　　　　　　　血　竭
18. 先秋而槁　　　　　　　　　　夏枯草
19. 南极腾辉　　　　　　　　　　天南星
20. 腹便便　　　　　　　　　　　大腹皮
21. 得子一语智慧顿生　　　　　　益智子
22. 白沙翠竹江村暮
　　相送柴门月色新　　　　　　夜明沙
23. 殆天之未阴雨揭
　　彼桑土绸缪牖户　　　　　　防　己

并头格

松阳　郑冲霄

1. 丹朱不肖参也鲁　　　　　　　丹　参
2. 天之所覆冬日则饮汤　　　　　天　冬
3. 知之为知之母也天只　　　　　知　母
4. 郁彼金罍金玉其相　　　　　　郁　金
5. 远之则怨志于道　　　　　　　远　志
6. 浮生若梦萍踪无定　　　　　　浮　萍

连理格

松阳　郑冲霄

1. 五谷不熟地利不如人和　　　　　　熟　地
2. 吾心非石膏泽不下于民　　　　　　石　膏
3. 富贵于我如浮云母也天只　　　　　云　母
4. 瞻之在前胡于乎泥中　　　　　　　前　胡
5. 投我以木桃仁者好人　　　　　　　桃　仁
6. 莫黑非乌梅已标　　　　　　　　　乌　梅
7. 长一身有半夏后氏以松　　　　　　半　夏
8. 树之以桑皮之不存　　　　　　　　桑　皮

并蒂格

松阳　郑冲霄

1. 后来其苏生民以来未有夫子　　　　苏　子
2. 白雪之白瞻之在前　　　　　　　　白　前
3. 有力如虎劳其筋骨　　　　　　　　虎　骨
4. 障彼百川殷人以柏　　　　　　　　川　柏
5. 君之视臣如犬马
　　蔺相如之气勃勃　　　　　　　　马　勃

谜语一束

兰溪　胡志芬

医名

一、大力　　　　　　　　　　　　戴北山
二、耕耘　　　　　　　　　　　　夏春农
三、不危　　　　　　　　　　　　高思潜
四、九鼎　　　　　　　　　　　　夏　铸

书名

一、钞票国家　　　　　　　　　　金　匮
二、官家小姐　　　　　　　　　　千　金

4. 老师谈话

山雷甫述

辛未春夏时疫病之确实经过（即西医之所谓脑膜炎）

辛未春季，时疫流行。兰溪市上，有人分送传单。称中医杨仰山说，实是急痧之一种。又说清乾隆时，亦有同样之病。初起头痛心闷，顷刻人事不知，验青手抽，（山雷按有发热极盛，面红目红，或加呕吐的，更有恶寒面青，额上冷汗的，其病更凶。）杨氏说用五虎汤一服。（山雷按五虎汤方，尚未查明是用何药。今用后开刮痧针刺，及拔痧方法，皆有速效，即无此五虎汤亦可。）紫金锭三块吃之，必能开口要茶吃。屡试屡验，神效无比云。山雷家有十四岁女儿，三月二十日，（夏建二月三日）下午三时，稍有不安，自去眠睡。至六句钟，家人唤之，已身热如焚，神昏乱话。其时山雷出席中央国医馆筹备会未归。内子惊惶，即用拔痧法，将其项前提拔三行，肤紫如墨，顷刻清醒。但云头痛甚厉，项拍亦强硬作痛。因延医校蔡济川君，投以清解柔肝活血之药，得以渐安。（山雷按拔痧之法，江浙两省妇女习惯用之，以治暑热痧闭。法用右手食指中指，屈曲提拔病人项下皮肤二三十回，自正中渐及两边，三行五行皆可。提拔之时，两指须染菜油，则病人不甚痛楚。若神昏之人，提出紫色，立时清醒。又有刮痧一法，用磁杯光边，或择铜圆之光滑者，亦染菜油，刮病人两肩作横行。又刮背后肋骨缝中，两边作人字式，皆治急痧之要诀，极简单，极灵验。此杨氏所谓脑膜炎，即急痧中之一种，的确无疑矣。至国历四月初，外间相传，用此拔痧刮痧之法，治好脑膜炎急病，不一而足。至四月七日，山雷内子，（今年四十二岁）早起微觉畏风，欬嗽不爽，午后稍有头痛身热，至日暮时，身发大热，面红目赤，脚冷，头痛益剧，尚未服药；至夜九时，竟目瞪不能识人，言语昏乱，牙关渐紧。亦急用拔痧法，只拔项前三行，肤色深紫，而渐知痛楚，索茶能饮。又以三棱针，刺其肩胛上面，横行四五针，深不到一分，稍稍挤出恶血，立时人事清醒，面目之红皆退，脚亦暖，但稍有身热头痛。至明日上午，能进粥饮，比日暮而身热全退。完全未请西学家一望，且亦未吃国药一滴，其事尤奇。此杨氏所谓急痧之的确治验也。山雷意中此证治法，一拔一刮，或刺血之后，如手有抽搐，可刮尺泽，亦可刺出少少恶血（尺泽穴即臂湾屈曲中央略偏上边。）脚若抽筋，刺刮委中。（委中穴即脚湾屈曲正中）内服之药，辟瘟丹，紫金锭，痧气蟾酥丸，行军散，红灵丹皆好。鼻中取嚏，则通关散亦好。此皆治急痧之唯一妙药。现在是病尚在盛行，人人只知是脑膜炎，几几乎无法可治。鄙人实地亲验，所见如此敬以告之同人。二十年四月九日述于浙江兰溪之中医学校。

附论本年春季流行时病不可服羌活防风紫苏的五虎汤

兰溪中医学校张山雷、蔡济川等同具稿

今年流行时病，多是温热重症。比问国医用药，大家用生石膏玄参玄胡及紫雪等重剂，多有效验。曾见误服辛温药的，都救不起。（如桂枝防风羌独活此苏柴胡细辛等物皆是）亦多有吃紫雪丹五分至一钱，渐渐轻可；又多有病势转机之后，口舌上下唇皆生热疮，面上及颈项发出黄水疮如手掌的大块，实在是大热病，尤其显而易见。四月间兰溪市上发现传单一种，谓敝处中医杨仰山（不知是何处传来的）考查得是急痧之一种。病起头痛心闷，顷刻人事不知。教人吃紫金锭三块，重者再吃三块。"敝同人"等见其说出急痧二字，确合此病的实在。此间城厢内外及远近各，用急痧治，提拔项前后，一直三行或五行。如下式（　　　）顷刻皮肤紫瘀如墨，或用挑痧法"剃头老师能为之"，或用括痧法"用光边铜圆，蘸香油刮背后，依肋骨缝，作八字形"皮肤亦紫瘀。病轻的顷刻即安，病重的亦能清醒。再请国医吃清凉活血药，再吃紫雪丹，照此治好的，实在不少。此杨仰山先生的好处，真正佩服的。但是该张传单里头，又教人吃五虎汤一服，而无药物。"敝同人"等曾经查过方书，未见原方，所以不曾提议。乃六月初本城有一家石印店中，刷印杨先生同样的传单，首行写明杭州来函，有五虎汤的药物，则是防风二钱五，荆芥三钱，羌活一钱五，紫苏三钱，薄荷一钱五。"敝同人"见之，不胜骇异。查紫苏防风羌活，皆是辛温燥药，皆是此病的毒药。曾见有人误吃过一二样的，都不可救。何况三样并用，分量又极重。如果入口，实在比砒霜还要厉害。就是荆芥薄荷，辛而不温。倘若病人有畏寒，或可用三五分，亦没有这样重的道理。这个传单发出，倘若外间仍有此病发生，那就是吃一个，要坏一个。所以急急的写了这几句，做个广告，要请大家赶紧注意的"倘然用这一个五虎汤的药味。请现在的时病人吃，那末真个像老虎的厉害，立刻把这个病人吃去了"。再查乾隆时，罗浮陈飞霞所著的《幼幼集成第三卷》。哮喘门中，也有一方名五虎汤的，是治寒邪入肺。药用麻黄七分，光杏仁一钱，陈细茶一钱，石膏一钱五，炙甘草四分，可知五虎虎的方名，古书中不止一个，用药不同。这回发现用羌防紫苏的五虎虎，一定不能治现在的时病。然就是集成的方，药用麻黄，亦不是现在时病的对正药味。恐怕另外再有五虎虎的方药，更要望大家注意的。

我们应有的三种认识

严叔诚

溯自美雨欧风，浸灌华夏，一切的一切，似乎都起了绝大的击摇。什么写西洋文字，田径塞，描模特儿，奏凡华铃等，侵侵焉，真有驾乎我国固有的国学、国技、国画、国乐而上之。这一个原因，如果要说个明白，那真不是三言儿语可以说得透彻了；不过，我可以武断一句："这都是一般帝国主义者侵略的表现，并不是我国固有的文化没有存在的价值"。

现在好了，以上所说的国学、国技、国画、国药等古代遗留的精髓，是已经在这里竭力的提倡了。就是一个差不多快要做了次殖民地的国医，居然也能在这成立国医馆的声浪中，奠定了相当的基础，这不是一件多私可喜的事啊！

同时，我们的强邻——日本——在最近也在那里发起在帝国大学设立中国医学讲座；那末，在我们看来，又应当怎样努力的向上发展，免得真的落了人家之后哩！——何况是那一位视眈眈、欲逐逐的日本，那一位专事侵略的帝国主义者，在那儿积极的提倡呢。

现在，我把这一段事实录在下面："……最近日本东洋医道会理事长南拜三及帝国大学教授白井光博士，联络学者数百人，向议会提议在帝大设立中国医学讲座，已得两院之允可。提案者谓：'中国之《本草纲目》一书，动植矿物各药均备，中有麻黄一物，治喘息甚有效，又有为强心脏及发汗之用，欧美医学家，均谓类此效力宏大之中药甚多，中西医药，实有互相沟通互采其长之必要，帝大设讲座之意即在此'。闻帝大本拟专设一研究院，以拙于经费，有愿莫偿，而诸提案者，则谓在最近之将来，此中医研究院，决促其实现也"。二十，三，廿八《申报》。

唉！一般自命为维新的大人先生，动不动说国医是一件陈腐的学术；并且还竭力地劝人模仿明治维新时的日本，来打倒它。我不晓得这一般数典忘祖者，看了上面这一段文字，又要作什么感想！

国医，国医，总算在风雨飘摇之中喊得有劲了！就是西医，有时也被我们说得无辞以对。然而，这样我们就算满足了吗？我觉得仍然没有多大的坚固。如果我们没有相当的准备和发展结果，恐怕真的还要被他们外国的研究医学者佔了优胜地位呢；因为他们到现在，已经不像从前的骄视一切，所以对于我们国医，也要来尽力的采取。

国医界的同志们呀！我们再不要被那一般西药商的走狗迷惑去了。什么中医是不合潮流的哲学医，中医是旧医学，中医是总理所不赞成的医学那般话语，我们都要把它看清楚，来求我们民族的生存，和民生的发展！

诸位同志们，如果对于我这话语表示怀疑，那末，我就不怕差的提出来，请诸位认识一下吧！

（甲）科学与哲学的认识　这是一个最紧要的问题，如果我们不能把它认识清楚，那就不能够解决国医的前途；因为在现代科学科学的声浪，似乎高了十二万分了。至于哲学，也许是没有人睬及。然而，科学的能力，到底能否高出于哲学；而哲学的范围，是否和科学相当对待呢？事实告诉我们："哲学为科学之总和"。即科学的知识之统一实在不能离科学而自能存在的。而种种的科学，亦不过各以统一的万有全体的一部，为研究之对象。我们如果要统万有全体的性质而考察之，那末必须结合这种种科学研究的结果，而提供它的材料，依据这种种的材料，加以纯粹的穷理和思索，来探求最深奥的解答，冀获得大秘密的所在，这就是真正的哲学正义。如同经验学派的始祖倍根，虽则和纯理论派的始祖笛卡儿，加以反对；可是他的哲学原理的序论首下的哲学定义，也是说：哲学是人类知识之总和也。而把它分做形而上学，物理学，及技术的科学三者。就是到了十九世纪那一位法国的谦谟，和英国的斯宾塞两个代表人物，也还是这样的主张，谦谟说：包括数理、天文、物理、化学生物学、社会学、诸科学，而定其相互的关系，成一统一的体系的，就是哲学。而斯宾塞所主张，则以一切科学的知识最高最终的统一为哲学的定义。照这样看来，我们可以作一个结束是：

科学是统一其一部分的知识

哲学是完全统一的知识

然而自从康德把先天的认识和后天的认识区别以后，继其后者，乃根据他的"认识本有二要素：一为先天的精神所本有，一为后天的经验的结果"的学说，而哲学和科学，才立区别。——甚至竟有谓二者全属相反的。不过，我们要晓得，这是后起的人的误会，——原因可以参看德儒帕尔生哲学。——对于科学与哲学的真意义，仍旧是要根据上面所说的，那才是对。

照这样说来，他们骂我们是一种不合潮流的哲学医，实在是错误极了；因为哲学的本身，并不是完全属于虚渺的范围；换句话说，它有了科学的智识以外，还能解答科学能力所不及的事物。这岂不是一件很可宝贵，很值得我们利用的东西吗？哈！无怪一般视科学万能的西医，对于我们所谓的伤寒病——即肠窒扶斯——除了待期治疗外，便没有办法了！

但，我要声明，我们国医界里边的那种专讲五行生克，子母相生的分子，也绝对是有弊病的；因为他们是已经不能使用原有的哲学，——即含有科学的哲学——而属于和科学雨相对待的哲学了，所以他们的方论，也就不能够实地的使用。

西医们！请你撑开了贵眼，也来认识一下吧！免得从今以后，再说那没有根据的谵语啊！

（乙）新与旧的认识　厌旧喜新，原来是人们的常情。我们只要看一看现代的事实，那就可以知道了！这不消说，是对吗？我觉得也是一种端的错误。因为他们之所谓新。不过是由一种好奇心所主宰，对于新的真意义，可以说一句：也还没有彻地的明了。所以不管你学了一椿什么新的事业，结果，在事实方面，仍旧脱不了旧的范围；因为世界上的事物，除非是在新发现的时光，可以称做新的以外，其他无非都是一种旧有的东西。就如现在一般人喊得最有力的西医，差不多居然挂上了新医的牌号；面对于自己的国医，不管你有没有新的发现，到反会随声附和的加上了一个旧医的名辞。那末我便问他们这一种所谓新医学，自从哈裴古弗到现在，是不是也已经经过了很长的期间？那末，照这样说来，自然也没有说新的资格了。所以我们不谓新旧则罢，要讲新旧，那么必定要参看下面两个定义：

新是发现的

旧是遗传的

照上面两定义说来，新和旧的界限，不过表示创者为新，因者为旧就罢了。至于论她的价值，我想新发现的东西，也未必件件都好；而旧有的，到也未始件件都坏。那末，我们只要择其善者而从之就是了。因为这个旧字，是表示一种固有发明的纪录，而并且是已经人们屡次经验的了。如果我们不能够根据了她而只求新的发现，那末"盲人骑瞎马"，包管你会摸不出路哩！

所以，我们国医界的人们，无论怎样的受了他们的迷惑和威逼，都要有一种绝大的自信力，那末，这一般洋药商的走狗，自然是"无所施其技"了。何况是国医也有新发现的可能；而以前的西医学说，也可以说是旧呢。

（丙）孙中山先生对于国医言论的认识　总理孙先生，我们都知道是一个改造中华民族的先知先觉得；那末，他的言论，也就很值得我们注意的了。因为他有远大的眼光，和精敏的思想，所以对于古今中外的一切学术，没有那一椿不彻底的明了。

我们国医，现在处于一种怎样的地位？我想可以学中山先生说一句："现在的国医，是处于次殖民地的地位"。诚然，一般以帝国主义为背景的少数西医，真是没有那一刻不想把我们消灭殆尽，来做他各派西医的"次殖民地"；同时间顾我们国医界的构成员，哎！差不多也可以说上一句"一般散沙似的"——虽说是从三一七之后，也有了相当的团结。

照这么看来，我们也非把这"一般散消"和三和土一样的团结起来，作一个强有力的抵抗不可：可是，我们的导师——孙中山先生，是不是也赞成我们积极的来研究呢？这只消看他的言论。他说："在数百年前，欧洲还是不及中国。我们现在要学欧洲，是要学中国没有的东西；中国没有的东西是科学，不是政治，哲学。至于政治哲学真谛，欧洲人还要求之于中国。诸君都知道世界学问最好的是德国，但是现在德国研究学问的人，还要研究中国的哲学，去补救他们科学之偏"。又说："恢复我们一切国粹之后，再去学欧美长处，然后可以和欧美并驾剂驱"。现在一般所谓新先生——尤其是一般吃过几年洋面包的青年，受了什么欧美新文化的洗礼，动辄说中国固有的东西，是已经不合现代潮流的废物。这样的抹煞一切，在民族意识方面，自然是不对了；至于那些天天喊着消灭中医口号的先生，就此也就很可以证明他们是没有意识。上面不是说现在德国有学问的人，还要研究中国的哲学去补救他们科学之偏吗？那末我们这一种含有哲学思想的国粹——国医——当然是要特别加以提倡了。况且中山先生在前面说"恢复我们一切国粹之后；再去学欧美长处，然后可以和欧美并驾齐驱。"则我们研究国医，更觉得刻不容缓了。为什么那一般专门说着科学的西医，还要竭力的反对呢？西医！现在还不容你们有放屁的余地！

中山先生还有两句话语对我们说；"我们固有的东西，如果是好的，当然要保存；不好的，才可以放弃"。这两句话，我认为对于国医也很有关系；因为国医也是一件应当保存的很好的固有的东西。如果再不相信，那末，我再把孙先生的伟论介绍一点出来：他说："神农尝百草，发明了许多药性，可以治疾病，可以起死回生，便是一件很奇怪、很有功劳的事。"研究国医的同志们啊！这是说得多么痛快呀！

努力！努力！来担起这孙先生遗下的重大使命！

（民国）二十（年），四（月），二五（日）于浙兰中医专校药院晴余

治病必须问其所好说

杨寿赓

吾人卧病，饮食必有所偏嗜。其所嗜好者。盖即其对于所病有益之物。——唯须少少予之。使胃力足以消化，斯为有益！此因于吾人卧病，体工必已有变化，必须有某种食物之成分，以为之救济，而后彼此相得。病乃可愈！

如古人所言，某人病热，梦食柿，甚快！适街头有卖柿声，购而食之，病即良已。

又云，某旅客，暑热，奔走道路，得霍乱证，渴甚！须水，因路旁无茶饮可索，终匐匍到田旁小漊中，吸水数合，其病即愈！

诸如此类，不一而足。

因上两点观察：吾人服药，譬如"饥则思食。渴则思饮"。近贤陈无咎先生，谓"医食同源"。——其所以"医食同源"者，实因此种缘由。所以吾谓医学，必须由于自然，而合之以经验！乃成为某某药方，可治某某病，一部《本草经》，皆可作如是观。《内经》，《伤寒论》，与夫百家医言，均作如是观，亦未尝不可。

是以吾人治病，必须"问其所好"，然后给之以药，自然容易对证！若药对证，虽芩连大黄，病人饮之，亦不觉其大苦也。

个中道理，自古医家，罕有论述，唯潜斋书中，少露端倪！此王氏孟英之治案。所以能风行一世者。实因彼能道人所不道。杨煦藜序潜斋时，称他"上无古人"。岂欺我哉！

（四）兰溪中医专门学校诗文佚事

1. 诗词

送到诸同学

严叔诚

数载同窗友，骊歌一曲终；伤心望南浦，分袂各西东。

探 春

胡师仲

阳生长至杳难知，正是天凝地冻时；蹈雪跨驴梅岭畔，有无消息透南枝？

游 春

前 人

夙闻三日曲江头，裙屐翩翩作胜游；我亦关情抛不得，欲将佳句锦囊收。

惜 春

前 人

锦山绣水路迢迢，镇日清游兴尚饶，欲约海棠同不睡，千金一刻是春宵。

送　春

前　人

天涯苒苒绿蘑芜，祖钱青旆忽载途！借问东君何处去？柳丝绾不住骊驹。

看兰邑清明灯

前　人

过了元宵灯又来，星桥铁锁复须开；银花朵朵当街艳，火树枝枝满县栽，箫鼓清音倾耳听，鱼龙幻景费心猜，明朝槐火家家换，乘兴翻愁曙色催！

明　月

项宗瑞

层阴漠漠幕苍穹，一半春消风雨中；今夕浮云都净扫，水轮无碍辗长空。

自　勉

前　人

莫将白日等闲过，驹隙光阴疾似梭；为运满斋陶侃甓。愿挥返舍鲁阳戈。

冬认怀乡五言

朱学殷

寒夜雨凄凄，孤床只影随；梦回哀楚客，归里定何期。

踪　迹

胡伯昭

蔚蓝天空任白云优游！

无情的流水惯自东流！
这片广漠无边的郊畴，
花木争新是甚么时候？
×　　×　　×　　×
纵有楼台风景和诗酒。

销不了有心人底深忧。
凭那春之神舞态温柔；
您能不能保持着悠久？
　×　　×　　×　　×

鲜艳桃花随春神去后，
膆个蝉儿琴韵高高奏，
唱什么知了知了不休；
要晓得青春何处追求？
　×　　×　　×　　×

一任那青春埋葬高邱！
金风明月吹照侬影走；
有心人的幽恨总难丢，
到那里寻个香草骷髅？
　×　　×　　×　　×

问燕子归去何几多久，
好忍心抛弃了窠儿走；
来时费经营去何悠悠，
真个是你呆子作杞忧！
　×　　×　　×　　×

一缕光明穿过树梢头，
这影儿似朋友似敌仇；
清风明月都够侬消受，
无知影儿随侬几时休？
　×　　×　　×　　×

从今百事不闻慨和愁，
过了炎夏又度着清秋；
在丹桂香中菊花架后，
有那白发人持螯酌酒。
　×　　×　　×　　×

蔚蓝天空任白云优游！
无情的流水惯自东流！
这自广漠无边的郊畴，
花木凋零又是甚时候？

（民国）二十年国璜作于春归之后

1100

新生命

傅 华

今后，愿我们不再沉沦，
开始，创造我们的生命——新鲜；
须要坚持我们的意志，
还该洗刷我们的心身。

× × × × × ×

莫求人来怜悯，
莫追思过去的辛酸！
努力消除黑暗；
勇敢有为，功成必竟留传。

× × × × × ×

虽则我们的能力有限，
可是不能枯萎了心田；
沉毅守着热烈的心肠，
战胜了恶魔，摆出精神。

× × × × × ×

今后，愿我们不再沉沦，
开始，创造我们的生命——新鲜；
年老的要过去了，
初生的还未长成；
待谁来负这继往开来的责!?
付印前一夜作于医校第三自修室

送同学毕业归

胡伯昭

【梧桐树】青囊祕业传。绛帐群英选。辐辏兰皋。此会缘非浅。相将奥理研。不觉流光转。送抱推襟？说不尽情亲善。忍一朝判袂临歧饯。

【东瓯令】芙蓉俏。茉莉妍。百卉西园取次迁。课余笑把花枝撚。暂撇灵枢卷。便津津信口话蝉联。乐趣浩无边。

【大圣乐】怎声声子夜啼鹃。霎时间情事变。纵悲欢离合人难免。浑不见月长圆。为甚的棲霞亭畔风光好。芍药栏边日影鲜。都非绻缱。早行装结束。归心如箭。

【解三醒】恰正好春风拂扇。恰正好旧雨留连。恰正好羲轩仿佛羹墙见。恰正好华葛招延。恰正好披林听鸟幽怀遣。恰正好琢玉淘金素志坚。云儿卷。陡见那帆悬夕照。轮辗朝烟。

【前腔】莫不是梦萦轩冕。莫不是癖结林泉。莫不是他乡负笈中途倦。莫不是砚席悭缘。莫不是云遮亲舍频惊眼。莫不是月望中闺待并肩。休猜徧。总为着驹光迅速。蛾术完全。

【尾声】赋骊歌。刍荛献。愿到处平分橘井泉。倪建竖活国功勋也惜不得分飞劳燕。

努 力

余庆民

中国的同志们！谁都晓得那些舶来品的药石，输入我国商场，正在处心积虑。来防止我国医国药的进展，可是……尤其有少数的他。甘愿放弃本国的医理学识，去学那外国的皮毛，还要倒戈式的反功，真乃可耻可憾！不过这些狼子野心，我们只有置之不理罢了；今后应大家团结一致，努力把本国的医药原理，深切的去研究分析，和发明；同时破除一切虚伪的论调、而从实际上整理起来，造成有系统有条理的学说，而作有更进步之研究的决心；以期世界人类，完全信仰我国医药。是真美主善之救星，那时候谁敢来无理取闹呢！

余 沈
赏桂记

杨寿根

庚午之秋，重到兰江修业医，校园有桂数丛，趁金风而吐艳，芬芳四溢，爱眈留连，不忍舍去，友曰：君何歆慕乎桂？若此凡物，皆有可观。苟有可观，皆有可乐。盛衰开谢，会有其时。苟过乎时，则飘茵堕溷，尘影皆兆，感慨系之矣！古之人扬华振采，奕世流馨，是则所宜，歆慕者耳？君之来，以修业，若不及时自努，将同樗栎，徒负栽培，转不得比儗蓊林，邀一时之胜赏，斯言也良，足警余，故笔之。

其二

王瑞玺

兰溪医校，辟地为园蒔，四时之卉木，群芳所谱，大率备焉。秋风鼓煽，丛桂放花，色缀黄金，气逾兰麝。游赏其间，趾踵交错，行乐及时，此之谓也。窃有感焉，花之开谢，何常而人，向背之情，亦随之而异。其敷荣也，万目相赏，其零落也，一盼难邀。花若有知，今昔盛衰，亦有不堪回首者矣！人生处境，集枯集菀，何独不然？然古人往矣！而百世流馨，丰采不蚀于水霜，姓氏不摧于风雨，又独何耶？盖其素所树立者然也！言念及此，含英咀华，将为董生窥园不暇，又何暇乐庸众之乐于桂而赏之？

其三

项宗瑞

兰溪医校，校园亭台，掩映奇花异卉，无不美观。迨至秋风飘拂，则群芳凋谢，追寻

1102

陈迹，而尘影都非，四顾荒凉，萧齐顿虞岑寂矣，幸桂树以其时而吐华，游觉其间，清香发越，袭人衣裾，沁心脾而增兴会，不啻遇广寒之仙而悟长生之术也，桂树数丛，皮皴干挺，叩诸园丁栽此为几何年，而园丁不知也，盖自其供役于是园而桂已盘错如此，则此桂历世久远，阅人固已多矣，然此桂虽老而花之灿烂弥觉新鲜，初不露婆娑之态，良足赏耳，我辈昕夕流连，领略芬芳，仿佛春风同坐而桂则偃蹇如故，木犀之香，即不禁人以闻，亦不强人以闻也，姜桂之性，老而愈辣，信不虚已，爱而慕之，故为之记。

兰溪医校校园风景记

姜良辅

美哉风景之移情也，有天然而成者，有人为而成者。庚午之秋，吾肄兰溪中医学校，校舍恢广而精緻，姑不具论。中有校园，风景绝殊，为课余游息之所，可谓合天人而成之者矣！园有花有木，有亭有池，更有怪石玲珑，矗立于浅草修竹之间。布置之巧，形色之奇，极人工之能事。花开时节，游人到此，恍置身众身国中，有不怡情悦目者乎？虽然，此但就园中所有言之。而纵目所至，则天地之大，山水之胜，又皆收入于斯园。盖园之所居，在天福山之巅，游人到此。又疑昂首天外，登高望远，虽百里犹咫尺焉！其东北为金华山，层峦迭嶂，窈然深秀；西南则匹练澄江，风帆往来，沙鸟上下；对岸有山如屏，其外则远山眉列，云树苍茫，画不如也。凡此所有，虽在园外，而若置于园中，则斯园之风景，可胜赏耶！天然之风景如此，人为之风景又如此，合天人而成斯园之风景，而吾适肄业于其间，必有所得，乌可不为之记。

其 二

姜逢昌

兰城天福山之丽，瀫西药业公所在焉。中有园曰西园，今医校设于是。以是为藏修息游之所，故又假为校园。由外而入，初不知其美也。愈入则愈奇，盖园在山之高处，居高可以望远。百里之内，山水之胜，皆收入于斯园之中。园之地只亩许，而一日之间，云物变幻，气象万千，此其所以为奇也。至于花木亭池，位置楚楚，尤其余事，门外汉又何得窥见之？余今秋肄业斯校，得其门而入矣！课堂教室，亦谬厕于桃李之林。然学术之美富，固未能有所见也。况医学有神而明之化境，岂能一蹴而至之耶！虽然，既得其门而入，始则升堂，继则入室，终必可达于神明之化境。犹之由外而入，初不知斯校之美也，及入是校园，方知愈入而愈奇矣！斯园之奇，在于高可望远。然则学子读书，其可囿于句下乎？余观斯园之风景，有可通诸为学之道，乃濡笔而为之记。

其 三

陈景慈

风景有天然生成者，有人为养成者。今之花园，大都人为之耳，独吾兰医校之校园，则人为而有天然者存焉。此园有花有木，有亭有池，凡园林应有之景，固无不备。而园在

1103

兰城天福山之巅，为城内最高之处，居高可以望远。城外百里之内，山水之胜，此园皆得见之。山水有风晴雨雪之殊，即此园风景亦随风晴雨雪而异，此则天然风景有非人力所能为者，是不可无文以记之也。至于花木亭池，位置楚楚，不过极人工之能事。游览所过，供人顾盼而已。何足记哉？

其　四

汤炳莲

兰溪之有医校，求实学之地也，闻其名久矣，而未尝一至焉！庚午秋，余得及门，执弟子礼。学业之美富，固未有所见，而校舍之广大，遂得而瞻仰焉。其最足引人兴趣者，则校园风景也。园位于天福山之巅为兰城最高处所。凭栏远眺，山水云物，目不暇给；而沿城深流，风帆上下，尤足爽人胸襟；小憩其间，则披林听鸟；临池观鱼，自得至乐。余来校未久，初未沐浴教化，而饱饫校园之风景，已令人游于太和翔洽之中，则他日列桃李之林，受栽培之泽，时雨春风潜滋暗长，有不日跻仁寿之天也乎？欣赏之余，有感于心，遂濡笔而为之记。

别有一般滋味

二十年送别毕业诸同学

胡伯昭

离别的滋味，谁能形容得出哩！黄连般苦吗！青梅般酸吗？虽然谁都这么说过，但吾终觉得，觉得只像隔着靴子，搔不着痒处；地原是别有一般滋味啊！这一次的领略，是吾有生以来最深刻的一次。

虽然，在高小的辰光，也曾领略过这离别的滋味；可是那时幼稚底心苗，也不过像黄昏的微风，吹过柔嫩的杨柳条儿，起了一阵沙沙的反响罢了。直轮了到自己毕业出校，却又不同了："可爱的母校，可能允许我较久的流连吗？亲爱的同学，能不能付该我校久的聚首吗？校园里的葡萄棚下，再有吾徘徊的影子吗？操场中的秋千架上，再有吾幌荡的踪迹吗？……"当这些疑问，在吾那时幼稚的心头上盘转着，却也感觉到别有一般滋味。

时光是一刻不停地"过去"，迷糊间吾已是本校二年级生了。对于情感的认识，已不是当初那般幼稚啦！二年以来同学对吾，种下了极深刻底情感。虽说同学们籍贯不同，姓氏不一，年龄相差，和年级的各别；但就融洽的情感来讲，实在像一家兄弟！要是回转来想想两年来在校里所得的乐事，就引动吾心弦上起了音波，钦佩！感激！欣幸！留恋！

上课了，同受明师的教导；下课来，又互相切磋。这是多么的融洽！闲暇呢，又只见三三两两的同学们，共赴西园，有的倚石谈心，有的攜手散步；有时凭栏眺远，有时踏月寻芳；虽说这园的范围不广，但同学们遨游在此，因心理的和谐，到有极丰富的真趣！尤其值得记忆的，是亦兰亭里，同学们聚做一团，或高谈人情世事；或讨论学理玄虚；或讲几句滑稽突梯的笑话，博得个哄堂大笑；或讲一篇国家耻辱的故事，立即引起一片爱国的丹忱；这时候、大家忘影忘形，一炉镕化，简直没有所谓你我了。如果时间上没有"过

1104

去"，情愿永远不离开这里！但是事实上又怎能如此呢？唉！吾捉不住时间的不"过去"，但吾的回忆的本能，在地球上未说"没有吾"以前，总得不会消失吧！

蔚蓝的天空，扯上了一层层地云麟：槐树的叶儿，是渐渐地绿了；艳红的桃花，被无情的流水，送到什么地方去了呢？这悽悽切切的鹃声，教吾怎忍听着哪！那烟水迷濛的远处，有一掛渺小的风帆，可是戴吾们毕业诸同学荣归的船儿吗？唉！时间！怎不稍许容情呀？

亲爱的毕业诸同学们！你们毕竟要离开了吗？马首已东，非是吾所拦得转。去吧！时间是绝不容情的，吾只有祝福你们的前途光明，珍重吧！当你们青云直上的时候，正是吾像你们一样的今日。

亲爱的毕业诸同学！你们毕竟要离开了吗？去吧！时间是绝不容情的，吾只有祝福你们的前途光明，珍重吧！不过当你们毕业之后，除了你们一己成功的欣慰之外，在你们的心头上，可有别种异味？至于吾呢？手也颤了，眼也倦了；心头别别地，初次领略着一种最深刻的而别有一般的滋味！吾还有何话说呢？

天命吗？

前　人

【哼！……哼！……】病人：

【呀！吾家某人，害病了哩！怎么办？】病人亲属：

【想是是了，叫叫魂就平安的。】老佛婆：

【唔！是的。】病人亲属：

【囬来啊！某人囬来啊！珍珠白米领路囬来啊！……】傍晚，病人亲属手撒茶叶米，点香烧纸等等，在门口向天空叫。

【囬来了。……】另外一个接应。

【哼！……哼！……】病人。

【哼！……哼！……】病人。

【怎么还没有见好些呢？】病人亲属：

【不如请个师工烧烧夜后送就会好的。】十足经验者。

【是的，'钱去人安乐！'没有别法！】病人亲属。

【胡拉帝拉帝……】师工吹牛角。

【囬来啊！某人囬来啊！……】病人亲属。

【囬来了。……】接应者。

【辟历爆落，鐺鐺，锵锵，……】停一会，一班壮夫放鞭炮敲锣摇刚又赶鬼。

【哼！……哼！……】病人。

【哼！……哼！……】病人：

【真怎么办？怎还不好？唉！天保佑啊！】病人亲属。

【某老头儿会搭脉，请他看看罢！】一系介绍者。

【哦！】病人亲属。

【脉……法当……○○一钱○○五分……】读过汤头歌诀的某老头儿在开方。

【老爸爸！不妨吧？这个，你不要嫌少！】病人亲属。

【哈！不用这个的。他妨是不妨，你把这方吃两贴再看，切忌荤腥生冷。】某老头儿接过纸包说。

【某人呀！你吃下这个，就会好的。乖乖！】病人亲属：

【哼！……哼！……】病人：

【哼！……】病人：

【怎么？吃了两贴，反见凶呢？】病人亲属：

【请这种庸医有什么用？快请名医某先生吧！】一个想到：

【哎呀！叫我怎想得到！这样……赶快……】病人亲属：

【哟！这病这么深沉……唔！难……】某先生：

【怎样了？先生！这病难治吗？先生救救看！钱不吝惜！】病人亲属：

【不在乎钱！只怪太迟了；另请高明吧！】某先生一路走出来：

【唉！悔煞！晓得这样，早请他了！】病人亲属：

【哼！……】病人：

【哼！……】病人：

【唉矣！悔煞！……】病人亲属：

【悔什么？还有西医哩！】一个发明似的：

【不错！'九死一生'，也只好'死马当做活马医'了。凭他天命，抬去看看！】病人亲属：

【唅！在本新医检验所得，这是○○性○○病，是○○细菌作怪。】医院某西医：

【还好救否？】病人亲属：

【救是好救，不过要写下保证书，缴纳手术费○○○元药本○○○元其他……】其西医：

【一切遵命！总望着手成春！】病人亲属：

【那也难讲，治后再看。】某西医施手术：

【嗳唷！……】病人：

【……】过了一刻钟后的病人。再也不响了。

完了

2. 兰溪中医专门学校遗文佚事

叶敏瑞

一、办学始末

"兰溪之有中医学校，肇自共和之己未（1919 年）"《张山雷先生传》。据说当时任兰溪知事，偶感负薪之疾，即令人往请县内最有名的中医为之诊治。某，儒医也，一表人才，风流倜傥，中医理、法、方、药、一线贯通，字迹工整镌秀，但药石下后，并未显效。遂问下人"尔等县里还有其他高手否？"答曰："有一时医，是否可请来一诊？"即着人往请矣。只见其人，其貌不扬，邋里邋遢，举止粗俗，处方毫无章法可言，字迹潦草，知事大人面呈不悦，旁人劝曰"既然已经请来了，不妨一试！"不意，竟复杯而愈！于是感叹曰"纵观兰溪一县，通医理者，华而不实，不堪重任；其操术精者，医理实难苟同。"于是有心在兰筹办一所高水平的中医专门学校，以期培养一批理论联系实际的高素质中医人才。始由杭州人张灏（字韵笙）主持教务，终未如愿，或缘于经济拮据，或缘于师资缺乏。翌年，又委派天一堂药业董事长诸葛少卿名超者，专程赴上海求师，经上海神州国医学会介绍，聘请嘉定张山雷（字寿颐）来兰任教务主任。因诸葛氏为校长，又是主要出资方，故吾西乡（指诸葛附近）学生，学籍费用均优惠百分之四十，于是如派衍头叶建寅，回回堂吴士元等翕然而至，其余江、浙、皖、赣、沪等慕名而来者，不胜枚举。才有今日兰溪中医药可载入史册的鼎盛年华，骄人业绩。

那么上面提到的知事又是谁呢？据《兰溪医学史略》记有：经查考，《民国兰溪民政概况目录》悉载：兰溪私立中医专门学校，初、中期办学规模"民国八年，前知事盛鸿涛协同药业董创办春季始业"。"校址租赁北门严氏花园（注：即后来化工厂地块，现已拆），经费由盛知事征戏捐拨助，年收四百余元，定名'兰溪中医专门学校'"。至民国十七年（1928年），该捐拨归县教育经费，本校迁入濲西药业所，所有岁入，每年收学费二十四元，其余由药业捐拨一千元。（注：这一千元，基本上相当于张山雷先生的年工资，因张在神州医校的年薪为八百元大洋）。这位知事即是盛鸿涛无疑。又有1936年《浙江兰溪中医专门学校学生自治会会刊》载松阳郑冲霄《挽盛蔚堂邑尊》一文："花封棠荫，遗爱难忘，听讴涌勿衰，浙海有声留后世；橘井杏林，涵膏独厚，觇疮痍未减，疴瘵无计尉先生。公讳鸿焘，粤之南海人，宰兰邑三年，城西悦济浮桥，公所立（注：实为重修），吾校民国八年开办，亦公所建议而力成之。"为又一有力佐证。

二、王校长韵槐先生其人

兰溪中医专门学校自1919年开办至1937年结束，前后跨越十九个年头，担任校长者先后有章少洲、诸葛超、诸葛辅、王韵槐、诸葛源生等，其中章少洲为第一任，与教务主任张灏（字韵笙）同时代，约略一年。第二年，即1920年张山雷任教务，诸葛超（少卿）继任校长，其余如诸葛辅、诸葛源生等，皆可在《诸葛家谱》中查得，唯独王校长韵槐担任校长达10年（1926～1935年），最是艰辛一段校史，幸从1936年《浙江兰溪中医专门学校学生自治会会刊》中尚可寻得蛛丝马迹，现摘录如下：

挽王校长韵槐先生

——松阳郑冲霄

风雨撼医林，念绝学将沉，哪可中流倾砥柱；
渊源开濲水，愿小子有造，相期宏门报门墙。
又：长吾校十年沧海桑田支变局，吊先生千古泰山梁木挹高风。
又：祭王校长韵槐先生文
呜乎！创业而守不易，凡事皆然。以漂摇之医校，俨楮柱而不颠，伊谁之力？可得而言！当其始凭空构造，植基未坚，师徒廖落，运会迍邅，拮据敷衍，疮孔百千；复僦屋以资弦涌，恒竭蹶以应房钱；窘乡将伯，畴其伙焉。得先生为之长，仔残局于一肩，以补苴

1107

为缓，以奠定为先；凭樟桑之凤望，唱簧舍之乔迁；庇神农之灵宇，寻坠绪于羲轩。皈衣艺祖，推广薪传；播风声于四远，毋裹足而不前；规摹于式焉廓，度支亦以宽闲；数寒暑兮十易，卒业去者连翩；举皆饫闻《灵》《素》，伏案钻研；行仁术堪苏憔悴，起沉疴俾释忧煎；是其教泽汪泧，卓越前贤；而胥关于更张，扼要妙用之善使其权；徙渠渠之厦屋，令多士以开颜；纲领既得，遂尔绵延；尚论须从荦荦大者，奚遑计较乎戈戈；人怀其惠，天假之年，起居安燕，感召衔鳣；此理之可信，而意之可宣，胡为奄忽，洒脱尘缘；怅哲人之徂谢，徒遗像而式瞻；权将讲席，祇设灵筵；瓣香心热，庶其鉴歆。

三、黄醴泉并非张山雷之师

据《中医人物词典》介绍："张山雷（1873～1934）清末医家，字寿颐，嘉定人（今属上海市）诸生。因母病弃举业习医，曾从当地中医俞德琈，候春林及上海黄醴泉学内科三年，后又从黄墙疡科名医朱阆仙学……。《中华医史杂志》1987年第一期第26页叶显纯所撰《张山雷年谱暨生平考证》认为"张氏极其遵师，在著作中一再提及朱氏教育之恩德。如《籀簃谈医一得集》"凡寿颐近十余年所笔之于书者，盖无一非本诸吾师（指朱阆仙）当日之挥尘清淡也。"而对俞氏，除著有《谈俞德　师医学入门及书后》外，而所著各书中无一语提及。至候春林则更未见到任何叙述，均有待进一步证实。至于从黄醴泉习医之事，肯定可以除外，可以从《治疗学讲义》所述为证。"醴泉、皖籍、久寓沪上，中年以丧明之痛，发愤习医，年逾大衍（指50岁）方始行医，颇具时名，颐同学张洛均（文彦）从之游者六年，尽得其前后二十余年，治案十余册，颐借读一过……"。据此线索，余反复阅读了《张山雷医集》，始知始末。《中风斠诠·张序》（即张洛均）云："同学张山雷，早弃儒冠，殚精医术，读书万卷……。"张山雷亦在其序后解释曰："洛均少寿颐八岁，幼习举子业，于吾邑南翔镇李眸云门下（与）寿颐有同门之道。后颐从同邑黄墙村朱阆仙先生习医，洛均亦弃儒在沪从黄醴泉专治此学。醴泉笔下轻灵，为沪城寓公前辈，洛均从之游者五年，尽得其前后三十年治案十余巨册，入手既正，所造自醇。光绪之季，寿颐寄寓沪滨。旧雨重逢，所学者同，过从甚密，盖十余年来已无三、五日不见，见则非此道不谈，相与纵论各家得失，而证之以彼此经验，实地蹉磨，获益不浅。洛均又尝以西学家习治疡术……"常从寿颐讨论黄墙朱氏外科家学，寿颐乐得同嗜。吾道不孤，恒为指示窾要。苟遇大证，互约同勘，应手最多，好学殷拳，而临证复译慎不苟，侪辈中胡可多得？丁巳（1917）秋仲，寿颐纂集是编，初稿就绪，持以相质，蒙题是序，且详加眉评，为之点句，誉吾太过，不免阿私所好之嫌！止以缔交有年。深识此中甘若，颇能道着寿颐欲隐未言之隐，同心兰契，肺腑铭之。熟料天不假年，遽于戊午（1918）夏五，忽遭时疾，一病浃旬，遂以不起，年甫三十有八。所学未竟，能无痛惜！

琈又《张山雷医集，古今医案平议，第一种、第一卷、感冒》一条，平议云："……湘如张氏，颐亦尝同研席，即洛均之胞兄，其人体质极弱，醴泉侨寓张氏（家）十余年，知之有素。"

又平议附："张仪洛令郎松筅三岁，时在壬子（1912）年六月十八日，是洛均业师醴泉已归道山，苦于无从质证，拉余参酌。"

以上证据充分说明黄醴泉不但是张洛均之师，且是张家侨居十年之房客。张山雷并未师从黄醴泉，所有文稿，皆来自于同学张洛均（文彦）无疑。

（五）兰溪中医专门学校同学录

重刊同学录序

吾校自开办以来，荏苒光阴，倏经十稔。鄙人从事其间，日与良师益友聚首一堂，研求学术，何幸如之。今则第三次正科同学行将毕业，又唱骊歌，而同人等又有医学求是会之组织印行月刊，是则同学录，势有不得不重行付刊者。夫医者国学也。近年以来，海内贤豪鉴于国学之不昌，莫不急起直追，集合医会发行月刊医报，借助他山用意至为美善。况吾同学共相聚首者而天各一方，彼此岂无磋磨之感相乎。爰将旧刊缺者补之，谬者正之，重行付刊，俾离群索居有疑，待质藉以借径焉。时民国十六年丁卯皋月上浣蔡元楣济川甫序

共和之十有二年，癸亥仲夏，吾校第一班学生卒业，于是诸生校讲学五年矣。诸生担簦负笈里粮，相从有远至数百里者，其志不可谓不专。诸生来校时年未弱冠，犹有童心，今则温文尔雅，彬彬然伟丈夫，盖不知岁月之迁流矣。吾校所读为孔氏颖达所谓三世之书，诗古文辞，或未暇及，而观其课余游艺，多旁及著作之林，又何勤也。夫萃学子于数百里之外，相与讲诵于一堂，而又同室寝处五年之久，一旦离群索居，未免有情，谁能遣此。兹录之辑，岂仅志雪泥鸿爪之缘，亦藉联声应气求之谊。虽然离合者人事之常也，规劝者朋友之道也。近时俗尚浇漓，人心乖戾，中国病夫将至，莫可救药。吾侪读圣贤书，所学何事，固将有所补偏救弊，跻一世而登仁寿之域者。诸生学业初成，自居何等，特恐环境濡染，未免习俗移人，诚可引为大虑。此相观而善之功，不溥不有赖于诸生，分袂以后互相音问，时时讲及之也。《论语》有云：益者三友，损者三友，何去何从，诸生能自辨之矣。愿以兹录，为他日益友之左券何如？沈懋和序

吾国医学发明最早，迹其嬗衍源流，自汉以上不可知，而魏晋以降，则父传其子，师诏其弟，私家授受，固未闻有学校设置，集多数生徒而按日课功者，所以唐宋之后，隐隐然有家数派别，而未能树之以一定准则。其故盖亦在是二十年来，兴学之风遍于全国，农工商业各有专门，唯医药一途，实为人生必不可缺之事，而其始之立校者，只有西法。初不闻以四千年固有之国学设为专科，盖缘西医之校早有成规，仿之最便，而中医则书籍太富，选择为劳，不易适用于课堂程序，苟非删繁举要，集腋成裘，必不足以立之模范，则知难而退，乃其一大原因。寿颐尝于甲寅初秋，随侍先业师同邑朱阆仙先生，创设中医学校于敝邑之西乡。朱氏家塾，不揣固陋，辑有脉学本草医案数种，作为课本，冀以大略椎轮，为抛砖引玉之计，庶乎中医立校，开其先声。果不数年，而沪上之丁氏及神州医药总会，皆有中医专校之设，而杭垣又继之国学之光寖寖盛矣。兰溪之有中医专校创，始于共和己未前，邑尹南海盛公，首先提倡，赖以成立。庚申孟春，前校长诸葛少卿命驾莅沪，以神州医药会之绍介，任颐以教务主席，唯时颐以拙稿数种，多未竣事，得藉校务鞭策，可以相与有成，乃遂翻然就道。抵校后，商之同人定议以生理学、卫生学、脉理学、病理学、药物学、药剂学、诊断学七者为经，而以颐素习之内外女幼四科为纬，此外各科姑付盖阙，窃以自附于孔氏举尔。所知之义，不敢贪多，务得徒惊虚名。荏苒光阴，于今三载，所纂各种约略粗具，而第一班同学已属毕业之期，行将各以所学，散之四方，则叙首

同堂已无多日。爰有同学录之刻藉志雪泥鸿爪，以留永久纪念。问序于颐，颐窃谓学校之卒业有定期，而学力之深造无止境，况乎病理药理，以愈加探讨而愈得证明，岂仅仅三五年间所能兼容并包无所不贯，即就所有课程言之尚是粗枝大叶，举其一隅，发其端绪，奚敢谓古人精义尽在此中，尚赖诸同学引而申之，触类而长之，庶乎中医一途，始有振兴之望，所冀同学循此而往博览，以扩见闻守约，以求实践，坐而言之，起而行之，保存国粹，在此一举。若徒守此三五十册校中，成作以为能是，已足抑亦末矣。吾知十年以往，诸同学中必有声名鹊起，为吾道后来之俊者亦恐，或有故步自封，无以异于今日者何去何从，唯吾可畏之后生好自为之，异日者展此录而稽之，必可得其大概。敢书此，以为吾同学勖。时民国纪元十二年上元癸亥犹清和月嘉定张寿颐序

月晕而风，础润而雨，人尽知之。至问其月何以晕，础何以润，月晕何以而知其有风，础润何以而知其有雨，则其中阴阳五行之理人，皆瞪目结舌而莫之能对。人身一小天地，天地备阴阳五行之风，而成为天地，人亦禀阴阳五行之气而成为人，一旦忽婴疾病，既有乖于阴阳五行之气得，勿本于阴阳五行之理，以为之治乎。自欧化东渐，竞夸物质而医学为之一变，崇解剖为实事求是，斥气化为纸上空谈，要之气化者，阴阳五行之理也。习西医者摈之，而不知求习中医者，求之而莫明其故。浅见者流不免为邪说所惑，且前且却将信将疑，阴阳五行之理不明，而生民之既痐矣。兰溪中医专门学校诸生，吾不敢谓其术果超越寻常也，第其于阴阳五行之理，已不啻烛照而数计矣。于何知之？知之于其所读之书，如神农之《本草经》，如黄帝之《灵枢》《素问》，如秦越人之《八十一难》，如张长沙之《伤寒论》与《金匮》，如华元化之《中藏经》，如皇甫士安之《甲乙经》，如王叔和之《脉经》。他如巢元方之《病源》，孙真人之《千金》，王焘之《外台》，以及宋元明清确有根柢。诸医藉皆为医学中必读之书，亦皆为医学中精于言阴阳五行之书，虽其中亦有不显以阴阳五行为言者，其实无一字一句不包括阴阳五行在内。盖人不能外阴阳五行而有生，即不能舍阴阳五行以为治，诸生能读以上诸书，则其所得于诸书者可见矣。尚患其为邪言所惑而贻害生民乎？今诸生毕业将归，惓惓于同学一录，始亦以医学之为道至大，阴阳五行之理无穷，此后难群索居，风雨晦明，有奇可赏，有疑待析。倘非借径于鱼来雁往，则天各一方亦安得谈心于数百里外乎？斯同学录尚矣。是乌可以无言。癸亥午月中浣富阳徐倬序

荟萃四方同志相聚于一堂之中，良师益友陶冶一炉，所以砥砺学问，浃洽感情者忽忽五载。今毕业之期已届，行将各抱其平日所得于师友者，言归故里，欲求再聚而不可得，回念师友切磋之乐，朝夕与处之情，风雨鸡鸣，若何感想。故必有以纪念之，此同学录之所由刻也。虽然窃有说焉，诸公叹国学之陵夷而办是校，吾侪见俗医之颟顸，将思有以纠正之责任所在，欲为报母校者岂徒藉此区区同学录作纪念而已哉。而今而后盖将本古藉以征诸实验即凭实验，而证诸古藉，朝斯夕期，不忘寝馈，竭诸千虑，期于一得天牖其衷，或有化除颟顸，昌明国学之一日则由一时之纪念，进而为千载之纪念焉。是又不仅母校之光也，行矣。故人前程珍重。癸亥夏仲中瀚傅瑞序

古人求学，必有师友。易曰：君子以朋友讲习礼，曰相观而善之，谓摩其明证也。吾侪担簦负笈肄业斯校，弦诵一堂，亦既本敬业乐群之旨，以收切磋砥砺之功，而同术同方

同声同气，敬爱提携，情同昆弟方之。古人何多，让马果能长此相处，宁非吾人之所大欲。然转瞬五年，毕业之期已届，盖将各抱其平日所得于师友者，言归故乡，坐而言者起而行之，风雨鸡鸣，情难自已。爰以兹录为之纪念，庶几离群索居之日，奇共赏疑共析。撷斯一编藉通鱼雁，则虽天各一方，亦无异此日之晤言一室，何快如之，是为序。乙丑仲夏中瀚吴增发序

吾侪同学聚首斯校，光荫荏苒，裘葛五更，毕业之期倏已将届行，且阳关一曲各自东西矣。同忆此五年间，远近同志济济一堂，殚精竭虑彼此磋磨，月异而岁不同，颇有蒸蒸日上之势，清夜扪心，似可无愧。唯是医之为学，幽邃玄奥，本无底止，虽经千百人陶冶一炉，互相研究，犹是不能饮上池之水，洞见藏府癥结。而今者乃欲于寥寥数十同志，散之四方，吾恐离群索居，攻错无术，岂独不易力争上流，即欲赏奇析疑，亦复谈何容易。兴言及此能不悄然，虽然离合者人事之常，而固结者精神所到。今本校既重印同学录，俾吾侪各执一编，恍如晤对。且论先生暨诸同学创设中医求是之社，筹备月刊以锢同志，则虽天各一方，而果有新发明之生理病理，以及亲自经验之治案，俱可籍此问世，共商进步，即有怀疑莫释之病情，亦得籍鱼雁之往来，等于执经以问道，则虽僻处遐陬亦可异。今日之同堂共话医学前途，当未可量，为乐又将，如不揣蒙昧贡此数行，聊作临别之赠言，吾知论同学中必不以为河汉也。是为序。时民国十六年夏五上浣金华严郁斌序

兰溪医校校友录（一）

（一）教职员部

现任教职员：

姓　名	字	籍贯	通　讯　处
王荫堂	韵槐	兰溪	兰溪柳家巷茂昌药行转双牌
汪葆元	艮菴	同上	兰溪城内三坊雀门巷直接
沈懋和	湘渔	同上	兰溪水门大学士巷直接
张寿颐	山雷	江苏嘉定	嘉定城内塔南大街今由本校转交
牛春明	镜轩	北平	兰溪东门外越郡公所
郑赞纶	丝阁	兰溪	兰溪南门正和银楼转交
汪澜	蔚如	浦江	兰溪县党部
郑鼎昌	鹿萍	兰溪	兰溪东门外大寺前小东园直接
蔡元楫	济川	兰溪	兰溪西门蔡同德济记药号直接
佘金潮	枚笔	同上	兰溪前街济仁堂药号转
汪澂	仲清	同上	兰溪城内三坊雀门巷直接
邵宝仁	乐山	汤溪	游埠邵德昌号转邵家

前任教职员：

姓 名	字	籍贯	通 讯 处
诸葛超	少卿	兰溪	兰溪北街同庆药行直接
蒋鸿芬	元甫	诸暨	
郑葆寅	文豹	兰溪	兰溪东门外大寺下直接
王寿麐	石卿	同上	兰溪北门外余庆堂药号转
徐倬	安甫	富阳	富阳甘溪直接
潘树声	星垣	兰溪	兰溪前街张诒裕号转厚仁潘
何廷翙	益赞	义乌	义乌东河何恒泰转五星塘
童作宾	绛南	兰溪	兰溪女埠胡广盛綫号转泽基
成章	斐亭	同上	兰溪西门隆茂号转成村
吴鸿	仪甫	兰溪	女埠梅永生堂对面吴鸿久先生转

（二）学生部（以年龄长幼为先后）

肄业生：

姓 名	字	年龄	籍贯	通 讯 处	备考
罗文	彬章	三〇	松阳	松阳太平坊包一钱号转	
潘以仁		二七	丽水	丽水城内驿前振兴麫厂转	
毛德传	仁寿	二六	常山	常西白石街刘隆茂号转白马桥交	
劳金惠		二五	龙游	龙游溪口镇种福堂转交	
吴仲仁	知吾	二五	兰溪	兰溪永昌镇吴瑞生堂转	
璩琢琳	玉昆	二四	龙游	龙游严福昌转光潭头	
涂兴昌	振文	二四	丽水	丽水府前西河沿	
胡师仲	景先	二四	淳安	遂安乾大号转杜井裕和号代交石埠坑	
洪承范	汝畴	二四	同上	淳安北乡航头程广和转三峡村	
祝寿	子年	二四	同上	淳安城内章瑞丰号转祝家交	原名元魁
金洪照	燿衢	二四	金华	金华四牌坊福大号转雅芳埠	
朱仁山	三华	二四	江山	江山城徐裕记号交翰堂	
郑舆	济人	二三	寿昌	寿昌周裕成号转杭川区吴台校交	
程国渚		二三	遂安	遂安泰源栈转程家坞	
吴樑	久贞	二三	淳安	淳安公益号转普慈交	原名嘉良
方经椿	振华	二三	衢县	衢县南市街利和祥转	
严翼	叔诚	二二	兰溪	兰溪南门万有泉酒号转	
杨寿赓	祖年	二二	汤溪	汤溪洋埠直接	
郑桓	辅周	二二	遂昌	遂昌唐福盛号转东乡湖边交	
叶士杰		二二	松阳	松阳城内西里大市坊上首直达	
汤炳莲	全九	二二	武义	武义城内学徐宅转交	

1112

陈建良	宁吾	二二	汤溪	汤溪罗埠陈仁和行直接	
陈仲型	子衡	二二	兰溪	兰溪同仁药行转陈宅	
张荣福	叔五	二二	武义	武义城内同仁春号转交王呈坑	
徐柏亭	瑶台	二二	金华	金华码头黄乾兴号转长山春泉裕号交	
祝松寿	南山	二二	江山	江山城内周德昌转西弄	
胡国璜	伯昭	二二	安徽绩溪	兰溪胡顺泰	
余藩	淑卿	二二	淳安	淳安城内章怡丰号转东溪口侯山庄交	
江之南	樟清	二二	同上	淳安港口裕降号转下朱家	
郑重	钻燧	二一	江山	江山庆仁堂转乌岑塘坳	
解志道	立夫	二一	淳安	淳安港口裕昌药号转文源十五坑	
张庆炎	伯辉	二一	兰溪	龙游泰山堂参药号直接	
陈柏云	霞飞	二一	永康	永康吴德生号转梧洞村交	
项宗瑞	洛文	二一	遂安	遂安泰源栈转溪边项家	
范瑞茂	禾廷	二一	兰溪	兰溪前街镒丰裕铁行转交	
宋学殷	步飞	二一	淳安	淳西蜀卓转黄金里德和号交宋家	
姜则明	逢昌	二一	遂安	遂安南街亦茂玉记转三都言青姜家	
叶政	文正	二〇	松阳	松阳城西庆福堂直接	
童敬斋	佩春	二〇	兰溪	兰溪女埠包聚记转楼塘	
童邦基	石安	二〇	同上	兰溪女埠包聚记转金家坞	
陈运壧	子吹	二〇	衢县	衢县樟树潭傅福新行转横路交	
张爱仁	乐山	二〇	同上	衢县坊门街华达号转路底交	原名爱禄
冯炳炎	星若	二〇	龙游	龙游城同茂和号转官村祝	
郭环城	福林	二〇	兰溪	兰溪南门赵一生烟庄转下傅	
郭树栬	兆连	二〇	金华	金华横店恒德堂	
唐鼎新	益明	二〇	建德	建德大洋林益生转鲁堂	
洪光曜	日华	二〇	淳安	淳安北乡航头程怡泰号转观前交	原名梦笔
林日熙	元昶	二〇	龙游	龙游溪口香山堂转贺田	
阮桂森	瑶辅	二〇	兰溪	兰溪西门阮万通米行直接	
余庆民	国宝	二〇	开化	开化马金镇霞山保卫团转龙门厦交	
王瑞玺	传华	二〇	东阳	佛堂黄钱畈王坎头	
姜良辅	梦熊	一九	遂安	遂安南街金福和号转八都西园	
邱茂良		一九	龙游	龙游灵山镇傅万成铜号转寺下交	
何朱钧	衡之	一九	义乌	义乌东河何义隆号直接	
何汝兴	敬伦	一九	兰溪	兰溪北乡下经堂徐复泰转社何交	
钱光庭		一八	龙游	龙城天吉楼转北乡塔石头保和堂收	
卢祥生		一八	金华	金华码头荣顺昇转卢家	
蒋安增	子加	一八	浦江	兰溪北门裕茂转洪塘里交	
杨昭荣	明景	一八	衢县	衢县柴家卷转张昇泰油行	
程见堂	焕文	一八	江山	江山金宝楼转	

童立成		一八	龙游	龙游茶圩同润泰行转大路顶	
陈显宗	克昌	一八	寿昌	寿昌汪裕泰布号转南乡小顺岭脚交	
陈述	作求	一八	龙游	龙游溪口得和号转乎连	
唐寅山	子卿	一八	兰溪	兰溪张诒裕转三泉唐	
季应钟	景阳	一八	龙游	龙游茶圩周一大号转坞堪	
金国继	廉卿	一八	金华	金华孝顺镇徐义和宝号转洞门金	
吴焕文	锦章	一八	龙游	龙游湖镇天福堂转下库交	
方政举	峻南	一八	同上	龙游泰山堂转交客路	
罗震春	仲明	一七	安徽歙县	兰溪思亲桥老电报局	
蒋国祯	子祥	一七	建德	建德麻车埠德和堂	
诸葛茂鑫	子金	一七	兰溪	兰溪西乡诸葛邮局直接	原名周
叶德炎	炳根	一七	龙游	龙游湖镇天福堂内交	
张金铨	子鑫	一七	兰溪	兰溪北门张益茂号转	
徐功水		一七	淳安	淳安威坪聚生和号转七都坑下	
王赞纶	丝如	一七	兰溪	兰溪张诒裕转都心	
王心海	震波	一七	遂安	遂安南街恒升烟栈转七都山后	
陈景慈	彦修	一六	金华	金华孝顺镇徐义和号转徐店	
陈云	化龙	一六	永康	永康童德和号转麻车头	
徐冠恒	少丰	一六	兰溪	兰溪游埠晋昌号转下孟湖	
祝修仁		一六	同上	兰溪祝裕隆转	
胡思永		一六	义乌	义乌低田正顺交上胡	
胡邦彬	樟彦	一六	安徽绩溪	兰溪裕茂号转	
胡天钰	琢之	一六	安徽绩溪	兰溪官桥一元堂	
朱元椿	子华	一六	义乌	兰溪北门外朱同丰	

正科毕业生：

郑赞纶	丝阁	四〇	兰溪	兰溪正和银楼转交
蔡元楫	济川	三七	同上	兰溪西门蔡同德济记直接
诸葛岐	景荃	三五	同上	兰溪诸葛镇豫隆监栈直接
郑淼	涤尘	三四	同上	兰溪东门内城衖第一车门直接
吴诚	鹤亭	三四	遂昌	遂昌唐福盛号转石练
陈列	力夫	三二	兰溪	兰溪南门外震泰药号转王村桥头
何廷翙	益赞	三二	义乌	义乌东河何恒泰号转五星塘
包宏	仁甫	三二	兰溪	兰溪南门外包怡庆酒号转下包
龚竞	烈夫	三一	同上	兰溪前街乾丰仁号转龚村
俞汝昌	尔康	三一	龙游	龙游湖镇陆谦益号转桃源
佘金潮	枚笔	三一	兰溪	兰溪前街济仁堂转
董瑞侯	梦梅	三〇	同上	兰溪前街福泰号转甘溪集昌成号转八角井
傅瑞	麟书	三〇	义乌	兰溪永昌镇直接

陈枚	笔臣	三〇	汤溪	汤溪罗埠永和裕号转塘角头
洪钧	铸人	三〇	兰溪	兰溪永昌李山号转田塘山
汪澂	仲清	三〇	同上	兰溪城内三坊雀门巷直接
宋瑞金	世珍	三〇	同上	兰溪游埠方聚昌米行转上宋
吴增发	达甫	三〇	金华	金华大桥头万通号转枕头村
成简	斐然	三〇	兰溪	兰溪前街隆茂号转成村
郑嘉宝	善夫	二九	金华	金华西市街王恒裕转郑店
邹瑢	枕华	二九	宣平	宣平县前郑益和号转桃溪
叶望青	葱甫	二九	兰溪	兰溪后街恒山堂转中徐
叶蔚文	松涛	二九	同上	兰溪罗德泰号转黄沙圩
劳金铎	震黎	二九	龙游	龙游湖镇光裕号转青塘坞
陈迪仲		二九	武义	武义陈万顺号直接
洪陶	垚甫	二九	兰溪	兰溪诸葛泰生号转社塘庄
施彰弟	敬之	二九	金华	金华小马头黄乾昇转临江王广丰号转楼家
金兆熊	壬邦	二九	兰溪	兰溪诸葛同和号转长乐
吴彬	毓才	二九	同上	兰溪永昌吴瑞生堂转黄山坂
吴钟灵	毓秀	二九	同上	兰溪永昌赵天瑞药号转吴塘山背
成章	斐亭	二九	同上	兰溪西门隆茂号转成村
蔡麟钧	秉衡	二九	同上	兰溪邑庙前警察所隔壁直接
蔡宗亲	子明	二八	江山	江山汪天和号转富塘
郑锡云	霞仙	二八	兰溪	兰溪北街徐斋巷第四家直接
孙平	夷山	二八	同上	兰溪北乡下经堂徐复泰号转月源
洪鑑	镜如	二八	浦江	浦江县东街直接
周兆昌	真三	二八	同上	浦江溪口周周维新号转
吴潮	时朝	二八	兰溪	兰溪永昌吴问松堂转社峯
汪国佐	翼山	二八	江山	江山大陈复春堂转交
方舜年	亨颐	二八	龙游	龙游泰山堂参药号转扶风殿前
丁预松	啸秋	二八	义乌	义乌佛堂新南约号转稽亭塘
郑国清	靖波	二七	金华	金华南市街源懋号转龙蟠
郑秉经	子常	二七	建德	建德郑天元号直接
许济踢	伯琴	二七	东阳	兰溪北乡砚塘塍直接
吴鲁春	启东	二七	金华	金华栅川姜资生堂转马淤
严毓斌	吾从	二六	同上	金华孝顺公益监栈转车客
刘同仁	丽生	二六	兰溪	兰溪洲上刘裕源转厚峒
程绍洛	次濂	二六	开化	开化华埠张成泰号转张村
徐秉樊	止园	二六	汤溪	金华南市街源懋号转在姆山
朱振华	汉傑	二六	同上	汤溪李万顺号转里朱垅
蔡文清	选万	二五	松阳	松阳太平坊下蔡聚泰号直接
程仪书	麐玉	二五	开化	开化林益隆号转底本程德盛直接

汤怀义	秉化	二五	松阳	松阳申亭下汤集丰布号转呈间
张炳勳	耀文	二五	开化	开化吴德泰号转后坂
吾 仁	乐山	二五	原籍江苏	开化方德生药号转文山
郑润书	琴隐	二四	开化	开化种德堂转霞山
汤凤桐	碧棳	二四	松阳	松阳城南仁寿堂转太平坊下
程自鸿	云飞	二四	建德	建德小南门直接
陈 度	器先	二四	江苏溧阳	溧阳戴埠福兴昌号转
姜志渭	辅周	二四	遂安	遂安北街张谦益号转龙源姜家
胡瑞庆	志昇	二四	兰溪	兰溪前街张诒裕号转胡店
毛凤仁	时安	二四	江山	江山大陈汪复春堂转交
龚世恩	书明	二三	衢县	衢县通余米行转龚家
周宠范		二三	江山	江山清湖镇周恒裕布号直接
邵宝仁	乐山	二三	汤溪	游埠邵德昌号转邵家
姚式龙	孟田	二三	遂安	遂安人和堂药号转
余蒸洋	化民	二三	同上	遂安南街天泰号转六都琅川
汪国清	世平	二三	江山	江山大陈汪复春堂转
蔡竺根	庭槐	二二	建德	建德郑天元号转外蔡仁昌号直接
蒋理书	上珍	二二	兰溪	兰溪将军岩庆生堂转大邱田
程德骉	仲骝	二一	安徽绩溪	武义厚丰典转交
何 桓	武伯	二一	松阳	松阳万寿宫下叶振泰号转

预科毕业生：

余信芳	高轩	三六	衢县	衢县水亭街鼎新米行转西乡唐公村
诸葛瑜	志谦	三五	兰溪	兰溪诸葛镇永兴隆转
潘陈旺	三达	三四	龙游	龙游泰山堂参乐号转东乡下陈
吴瑞麟	子祥	三三	宜平	宜平吴恒和号转
郭书田	亦耕	三二	兰溪	兰溪南门外裕大恒酒号转上谢
徐寿乾	行健	三一	同上	兰溪南门外天生药号转横山
杨荫钟	藉佩	三〇	江苏宜兴	宜兴和桥鼎和源号转新官庄
郭 纯	覆如	三〇	兰溪	兰溪南门外益寿堂药号转章麻车
杨 春	绍华	二九	寿昌	寿昌大同叶新顺号转溪口
郑志兰	山谷	二八	开化	开化林复隆号转八都排峯庄
凌齐莹	佩玉	二八	遂安	遂安南街亦茂王记转姜家坂
童仰舜	孝哉	二七	同上	遂安北街毛亨益药十三都霞山同兴和转童家坞
陈师俭	谨度	二七	汤溪	汤溪洋埠成记转后彰陈
徐 鹏	冲霄	二七	松阳	松阳城内横街徐骏利直接
唐绍登		二七	遂安	遂安北门德兴号转
吴春祈	景秋	二七	兰溪	兰溪诸葛义生昌号转吴太仁

方纪良	子成	二七	汤溪	汤溪厚大方寿春堂药号直接
缪 鑫	金波	二六	兰溪	兰溪北街恒益山货号转北乡缪源
叶 丛	沃若	二六	松阳	松阳城内横街叶泉达染坊转
程德优	子胜	二六	同上	松阳横街程隆兴号转白沙
陈宏龙	云崎	二六	遂安	遂安南街方天泰转安阳镇万和隆交下门
徐济川	作舟	二六	兰溪	兰溪水亭信源号转松树下
韦声律	和唐	二六	东阳	东阳东街直接
姜显洸	丕清	二六	遂安	遂安问松堂药号直接
何子珩	珍甫	二六	兰溪	武义何德元药号直接
王效忠	良臣	二六	义乌	义乌江湾镇贾仁寿堂转东山于
凌家仁	兴初	二六	遂安	遂安南街亦茂玉记转姜家坂
蔡 华	君宾	二五	松阳	松阳塔头街下 生堂药号转
黄炳章	焕文	二五	常山	常山乾大布号转亦阳岗
许建基		二五	兰溪	兰溪郭福泰号转下金
姜启祥		二五	遂安	遂安横街天后宫直接
仇 雪	良辅	二五	海宁	开化华埠仇新号直接
王 纲	正三	二五	龙游	龙游茶圩树德堂药号转钱家王恒兴堂直接
郑汉文		二四	汤溪	汤溪罗埠万隆号转青阳郑
夏 畴	寿田	二四	开化	开化华埠徐镒泰号转
唐国俊	傑民	二四	丽水	丽水城内苍前街唐合成直达
胡敬德	心一	二四	东阳	东阳千祥镇吕日昇邮转车头
朱银富		二四	汤溪	汤溪张保泰号转东乡里朱垅
鲍贵龙	贵卿	二三	常山	常山徐骅记转漆山坞
钱选元	万中	二三	淳安	淳安茶园朱新泰转项宅
方永泉	仲源	二三	开化	开化城内方德生药号直接
蒋 青	子文	二二	汤溪	汤溪张保泰号转平水殿
蒋鸿志	一飞	二二	东阳	佛堂邮转黄钱畈蒋泰盛号转
叶绍根	子定	二二	金华	金华孝顺邢隆泰号转叶店
洪孔嘉	仲献	二二	建德	建德西街天德堂药号转樟头村
姜远根	宗尚	二二	江山	江山吴公大号转坛石头许同春堂交潭源
方孝然		二二	淳安	淳安威坪许宏泰号转管家种心堂转方中
劳乃乐	勤伯	二一	龙游	龙游小东门曹宅直接
盛德恩	志良	二一	金华	金华长山春泉裕号转交
余步元	登鳌	二一	淳安	淳安章怡丰号转鲤湖庄
胡郁文	子周	二一	义乌	金华孝顺镇义和堂内邮局交
何 楷	正仲	二一	松阳	松阳万寿宫下叶振泰号转
余敬祖	绍宗	二一	遂安	淳安港口中和号转湖口上交
王德新	仲辉	二一	安徽歙县	龙游大通南货号转
郑 亮	光国	二〇	常山	常山招贤镇唐源森转阁邸

商复汉	拯民	二〇	淳安	兰溪同仁堂转
张鹤举	久成	二〇	常山	常山太和堂转西门叶姑岭
陆秋	希龄	二〇	金华	金华玉泉巷汪广润布号转桥头陆
徐锡年	梦龄	二〇	龙游	龙游河西街太史第转交
徐如仙	文庆	二〇	兰溪	兰溪南门鲍太和堂转会桥
徐良	善夫	二〇	同上	兰溪北乡横木徐益生堂转徐宅
余开礼	叶生	二〇	建德	建德东亭余馀德堂转叶家
何廷槐	子瑜	二〇	义乌	义乌上溪德生堂转殿口
朱睿成	子美	二〇	衢县	衢县南乡后溪街叶葆源转园林村
方毓麒	书麟	二〇	兰溪	龙游滋福堂药号转交
张锡祥		一九	同上	兰溪后街张益茂转塔下张
何允桂	逸卿	一九	浦江	浦江横溪柳文成号转
吴正绥	士元	一九	兰溪	兰溪大生堂转囙囙堂
吴正衡	极南	一九	同上	兰溪大生堂转囙囙堂
朱宗炼	子进	一九	浦江	浦江县西街同德药号转

前肄业生：

徐登榜	鸿一		江山	江山新泰隆号转北乡清淡湖
诸葛义	禹钧		兰溪	兰溪诸葛永兴隆号转
鲍振藩	德圃		宣平	宣平吴恒和南货号转赵村
徐振德	树滋		同上	宣平义和号转
童蒂甘	秀棠		兰溪	
何春禄	尔康		金华	兰溪南街生泰南货号转上新屋
章来壎	伯吹		遂安	遂安东街乾大号转十八都章家
吴贤炙	薰三		同上	遂安天德药号转吴家
包同旦	枬青		建德	建德天德堂药号转北乡程头村
诸葛滋	树祥	三六	兰溪	金华公大转含香天生堂直接
诸葛阶	增级	三四	同上	兰溪诸葛镇直接
叶文蔚	啸风	三三	金华	金华通远天门外横街叶宅巷直接
滕春铨	占魁	三二	同上	兰溪南门赵恒达号转让长万春裕号转
吴寿仁	乐山	三二	兰溪	兰溪邑庙前雀门巷直接
吕贤材	正生	三一	开化	开化华埠吕成大号直接
吴金发	心禅	三一	金华	金华通远门外同泰昌碗号转
蔡岳忠	宋芝	二九	松阳	松阳潘乾泰号转石仓源蔡宅村
郭玉成	丽夫	二九	兰溪	兰溪水亭镇广源号转上朱
戴兆昌	夏言	二九	汤溪	汤溪洋埠聚茂泰号下新宅
陈日基	金根	二九	松阳	松阳大街树人参药号转周垈交
余森泰	心坦	二九	龙游	龙游湖镇同仁堂药号转
吴立诚		二九	寿昌	寿昌大同叶新顺号转劳村吴庆聚号直接

朱世辉	吉卿	二九	崇德	
赵文燮		二八	桐庐	桐庐春生堂转儒闾村
马钟芳	子芬	二八	东阳	东阳南马市大德堂转安田村
吴光大	炳堃	二八	开化	开化方德生药号转
鲍从容	醸泉	二七	遂安	遂安方天兴号转十五都石塘鲍家鲍恒茂号交
洪涛	雪山	二七	淳安	淳安邵恒昇号转奎星桥洪永泰号交
姜宗符	韬六	二七	江山	江山姜太和堂药号交
丁耿星		二七	萧山	萧山东门外丁祥茂砖瓦行转
应德旌	詠沂	二六	永康	兰溪东门外方家巷内
赵烈	之斌	二六	兰溪	兰溪西福茂号转北乡菩提源赵恒泰号直接
徐竹岑	时翰	二六	常山	常山徐恒川行
姜安文	子钦	二六	江山	江山聚源银楼直接
金源根	荣融	二六	汤溪	兰溪南街恒大号转下阳
盛在春		二五	桐庐	桐庐横村埠祥泰号转湖头上
陈应魁	品三	二五	龙游	龙游茶圩合盛号转兰堂瑞和号直接
章耀西	贡香	二五	遂安	遂安天德堂转交章家
真刚智		二五	福建浦城	
倪德业	祖香	二五	遂安	遂安聚丰堂转
徐允常	步经	二五	东阳	东阳巍山镇转浦潭徐恒泰号转下陶
周用良	宝善	二五	浦江	浦江南乡横溪萃泽号转通津桥
周竹芳	之明	二五	东阳	东阳光山镇颐和堂交岭口胡望霖转松海
宋维祎		二五	桐庐	桐庐横村埠罗同庆药号转宋村
刘思成	体乾	二四	常山	常山招贤徐美源号转五里村
杨省三	法曾	二四	江西上饶	
张兆金		二四	龙游	汤溪洋埠洪永盛号转山峯张
陈心田	福卿	二四	兰溪	兰溪西街集大成号转板桥
洪春荣		二四	安徽歙县	遂安南街鼎泰号转分口天保堂药号转瓜坦
洪题清	博泉	二四	淳安	淳安威坪镇永生堂转南村龙门上
余光旦		二四	遂安	遂安北街人和堂转巖村
吕国干	邦彦	二四	淳安	淳安威坪镇永生堂转南陵汪家村
朱耀栽	梓乡	二四	浦江	浦江西街同德药号转
王昌彬	子文	二四	遂安	遂安邮局转芹川
郑世芳	茞臣	二三	兰溪	兰溪北街允吉银楼内交
叶向泉	润身	二三	龙游	龙游源丰纸栈转北乡叶村叶震新号
戴天焕	斐如	二三	江西乐平	乐平戴村直接
华栩香		二三	兰溪	兰溪南门外万祥庆行
张琦	炳麟	二三	汤溪	兰溪官井亭林家巷同福新布寓
真刚仁		二三	福建浦城	
胡钟淇		二三	遂安	遂安益生祥号转六都胡家

周志泮	金生	二三	衢县	衢县叶和号转北乡周家村
余廷和	允中	二三	江山	江山徐裕记号转上余村
王寿鹤	松卿	二三	兰溪	兰溪北津里塘湾巷王宅
方文祥	瑞心	二三	同上	寿昌大同天福堂
严志荣		二二	同上	兰溪骏丰转
聂崇宽	仲博	二二	江西玉山	玉山三里街聂同寿药号
戴缙明	合璧	二二	江西乐平	乐平戴村直接
杨烈禧	悦世	二二	松阳	松阳大街树人参药号交
叶向铃	声远	二二	龙游	龙游源丰纸栈转北乡叶村叶震新号
张温琴	歌轩	二二	遂安	遂安福昌公司转张照记
毕光诏		二二	建德	建德庙衖
阙淦霖		二一	松阳	松阳万寿宫上直接
童格明	毓齐	二一	兰溪	兰溪包聚记号转夏童
傅克松	炳星	二一	常山	常山太和堂转南门二都桥
黄燕祖	松涛	二一	江西玉山	玉山城内公安局后面直接
张锡光	马根	二一	汤溪	兰溪游埠咸和号转节门张
姚学虞	慎卿	二一	开化	开化马金郑生泰号转姚秉陶
林 成	良材	二一	松阳	松阳古市聚成堂
包振亚	温如	二一	遂昌	遂昌唐福盛号转交
王家骊		二一	淳安	淳安茶园同永昌号转
钟献莲	啸天	二〇	龙游	龙游公和旅馆转交詹家
叶 霖	普润	二〇	寿昌	寿昌同裕成号转杭头村交
童玉焜	瑞生	二〇	兰溪	兰溪女埠包聚记转上新屋
唐树根	秋圃	二〇	同上	兰溪桃花坞直接
毛文斌	志官	二〇	同上	兰溪游埠益隆号转毛村
王 皡	志熙	二〇	汤溪	兰溪游埠隆号南货号转交王憪谷
叶维梓	震廷	一九	建德	建德大经袜厂转黄盛叶家
范开梅	含芳	一九	汤溪	汤溪姜天瑞堂转厚大春源交
李瑞年	万有	一九	兰溪	兰溪万昌瑞转下李
吴志桢	干庭	一九	同上	兰溪打铁巷直接
吴伯盟	志鸿	一九	淳安	淳安茶园正大昌转合洋黄永和转富溪
黄良源		一八	寿昌	寿昌大同天福堂
谢 鑫		一八	松阳	松阳古市三德堂转
徐步堂	进室	一八	龙游	龙游城内天吉楼转交上徐
祝廷册	具亨	一八	江山	江山峡口徐乾泰号转祝家
祝修汶	鲁儒	一八	兰溪	兰溪祝裕隆转
余凤翔	国刘	一八	开化	开化霞山保卫团交九都礁底
朱 点	佳章	一八	汤溪	汤溪罗埠义生堂转后朱山
诸葛连	有连	一七	兰溪	汤溪伍家圩天聚珍药号

诸葛根	根富	一七	兰溪	汤溪伍家圩天聚珍药号
马瑶生	德中	一七	东阳	东阳千祥马宅
周樟有	玉书	一七	汤溪	兰溪游埠公顺号转郑家
邵永煌		一七	淳安	淳安茶园同和泰转合洋黄永和邵家庄
徐养浩	子涵	一六	龙游	龙游常乐寿生堂转溪东
祝修兰	佩馨	一六	兰溪	兰溪祝裕隆转

(三) 已故部

教职员:

诸葛辅	正卿	兰溪	前任校长
张灏	韵笙	杭县	
柳萃拔	茹香	兰溪	
童耀奎	璧卿	同上	
徐鑫	云斋	同上	
柳萃兰	国香	同上	

学生:

徐锡琼	光烈	兰溪	正科毕业生	
戴诚	煦斋	汤溪	正科毕业生	
金炳华	褒卿	龙游	正科毕业生	
徐文元	树帜	兰溪	预科毕业生	
尹翰周	凤岐	金华	预科毕业生	
叶菁	耀廷	遂昌	预科毕业生	原名容焕
劳乃昌	可钦	龙游	预科毕业生	
方梦鹏	且飞	金华	前肄业生	
叶智水	澄源	寿昌	前肄业生	
倪儒勳	世名	遂安	前肄业生	

二十年 (1931年) 秋季新生:

胡思凡	超义	二二	汤溪	洋埠徐恒茂号转上宅交
陶益康		一七	宣平	宣平桃溪镇陶泰生号转
陈师孔	开元	一四	汤溪	洋埠徐恒茂转后彰陈
徐屿滨		一六	兰溪	本城天一堂转永昌朱村
陈乐三	育材	一九	寿昌	寿昌城内西门周裕成号转寄航川村交
徐致宽	猛济	一七	兰溪	由张益茂转岩头
翁国庆		二〇	寿昌	寿昌西门裕顺成转东山乡

姓名	字		籍贯	通讯处
吴明诰		一八	寿昌	寿昌周裕成号转吴潭村
倪庆星		一七	建德	建德三河镇恒源像转交
舒国铨		一六	兰溪	女埠包聚记号转午塘
周吉惠	迪卿	二三	丽水	丽水城内南明门大街季德丰号转
杜鹤雄		一六	兰溪	罗德泰转交上方村
毛学海		一八	衢州	衢县下街头集庆庵文聚堂转堰头
傅机声	宗山	一七	龙游	龙游张同和号转罗家
方祖刚	乐善	二〇	龙游	龙游泰山堂嗔怪转客路
徐振沧	波涛	一六	兰溪	北乡下盘山徐福泰直接
胡贡銮		二二	汤溪	洋埠惠通号转湖前
王槐荫	达三	二六	金华	金华城内启源号转蒲塘
程永才		二四	汤溪	汤城中和书社转交禾边程
祝振麟	子祥	一九	衢县	衢城坊门街锦泰丰宝号转上墅村
姜金水		一八	江山	江山同大布庄宝号转大桥
虑承洪	元善	一九	遂安	遂安泰源宝号转胡宏生宝号交
傅道甲		一八	兰溪	兰溪南门外泰丰酱园转
邵永煌	光华	一七	淳安	茶园同和泰宝号转合洋黄永和宝号转邵家交
叶懋功	祖香	三二	龙游	兰溪上首洋埠直接
余廷和	允中	二三	江山	城内徐裕记转上余
杨省三	法曾	二四	江西上饶	复成夏布行转交

兰溪医校校友录（二）

本校现任教职员：

姓名	字	籍贯	通讯处
王荫堂	韵槐	兰溪	柳家巷茂昌药行转双牌
张寿颐	山雷	江苏嘉定	嘉定城内塔南大街今由本校转交
沈懋和	湘渔	兰溪	水门大学士巷直接
何廷翊	益赞	义乌	义乌东河何恒泰转五星塘
蔡元楫	济川	兰溪	西门大街蔡同德药号直接
郑赞纶	丝阁	兰溪	南街正和银楼转交
童作宾	绛南	兰溪	女埠胡广盛缐号转泽基
郑鼎昌	鹿萍	兰溪	东门外大寺前小东圈直接

十二年（1923年）第一次毕业生

姓名	字	籍贯	通讯处
傅瑞	麟书	义乌	兰溪西乡永昌镇直接

何廷翊	益赞	义乌	义乌东河何恒泰号转五星塘
蔡元楫	济川	兰溪	城内西门蔡同德药号直接
吴彬	毓才	兰溪	永昌镇吴瑞生堂转交黄山坂
包宏	仁甫	兰溪	南门外包怡庆酒号转下包
陈列	力夫	兰溪	南门外震泰药号转王村桥头
郑赞纶	丝阁	兰溪	南门正和银楼转交
郑淼	涤尘	兰溪	东门内城街第一车门直接
蔡麟钧	秉衡	兰溪	邑庙前警察所隔壁直接
成章	斐亭	兰溪	西门隆茂号转成村
吴钟灵	毓秀	兰溪	城西永昌镇赵天瑞药号转吴塘山背
邹璠	枕华	宣平	宣平县前郑益和号转桃溪
洪钧	铸人	兰溪	城西永昌镇李山号转田塘山
龚竞	烈夫	兰溪	前街乾丰仁号转龚村
汪潋	仲清	兰溪	城内三坊雀门巷直接
方舜年	亨颐	龙游	龙游泰山堂药号转东乡扶风殿前
劳金铎	震黎	龙游	湖镇光裕号转青塘坞
俞汝昌	尔康	龙游	湖镇陆谦益号转桃源
诸葛岐	景荃	兰溪	诸葛镇豫隆盐栈直接
洪鑑	镜如	浦江	浦江县东街直接
孙平	夷平	兰溪	北乡下经堂徐复泰号转月源
叶望青	葱甫	兰溪	北街恒山药号转中徐
周兆昌	真三	浦江	浦江南乡溪口周周维新号转
董瑞侯	梦梅	兰溪	前街福泰号转甘溪集昌成号转八角井
徐锡琼	光烈	兰溪	永昌镇广生堂药号转章林
宋瑞金	世珍	兰溪	游埠方聚昌米行转上宋
丁预松	啸秋	义乌	佛堂新南山药号转稽亭塘
洪陶	垚甫	兰溪	诸葛镇泰生号转社塘庄
吴潮	时朝	兰溪	永昌镇吴问松堂药号转社峯
成简	斐然	兰溪	前街隆茂号转成村
戴诚	煦斋	汤溪	洋埠成记米行转中戴大有恒号转
陈枚	笔臣	汤溪	罗埠永和裕号转塘角头
金兆熊	壬邦	兰溪	城西诸葛镇同和号转长乐

十四年（1925年）第二次毕业生

姓　名	字	籍贯	通　讯　处
佘金潮	枚笔	兰溪	前街济仁堂药号转
施彩弟	敬之	金华	金华小马头黄乾昇号转临江王广丰号转楼家
郑国清	靖波	金华	金华南市街源懋号转龙蟠

姓名	字	籍贯	通讯处
金炳华	衮卿	龙游	湖镇天福堂转杜家
陈迪仲		武义	武义陈万顺号直接
郑嘉宝	善夫	金华	金华西市街王恒裕转郑店
吴增发	达甫	金华	金华太桥头万通号转枕头村
郑秉经	子常	建德	建德郑天元号直接
蔡宗亲	子明	江山	江山汪天和号转交富塘
徐秉樊	止园	汤溪	金华南市街源懋号转天姥山
叶蔚文	松涛	兰溪	本城罗德泰号转黄沙圩

十六年（1927年）第三次毕业生

姓名	字	籍贯	通讯处
许济跃	伯琴	东阳	兰溪北乡砚塘塎直接
汤凤桐	碧楼	松阳	松阳城南仁寿堂药号转太平坊下
郑锡云	霞仙	兰溪	北街徐齐巷内第四家直接
周宠范		江山	江山清湖镇周恒裕布号直接
汪国佐	翼山	江山	江山大陈复春堂转交
严毓斌	吾从	金华	金华孝顺镇公泰盐栈转车客
吴鲁春	啟东	金华	南乡删川姜资生堂药号转马淤
程仪书	麐玉	开化	开化林益隆号转底本程德盛直接
姜志渭	辅周	遂安	遂安北街张谦益号转龙源姜家
程绍洛	次濂	开化	华埠镇张成泰号转张村
吴诚	鹤亭	遂昌	遂昌县唐福盛号转石练
张炳勋	耀文	开化	开化吴德泰号转后坂
汤怀义	秉化	松阳	松阳东亭下汤集丰布号转呈回
朱振华	汉傑	汤溪	汤溪李万顺号转裡朱垅

现在本校肄业生：

姓名	字	籍贯	通讯处
程德骅	仲骟	安徽绩溪	武义厚丰典转交
邵宝仁	一山	汤溪	游埠邵德昌号转邵家
余蒸洋	化民	遂安	遂安南街天泰号转六都琅川
毛凤仁	时安	江山	江山大陈汪复春堂药号转交
叶菁原名容焕	耀廷	遂昌	遂昌东门陈阜成号转蕉川
蔡竺根	庭槐	建德	建德郑天元号转外蔡仁昌号直接
何楷	正仲	松阳	松阳万寿宫下叶振泰号转
汪国清	世平	江山	江山大陈汪复春堂药号转
吾仁	乐山	原籍江苏	开化方德生药号转文山

1124

姓名	字	籍贯	通讯处
叶绍根	子定	金华	孝顺邢隆泰号转叶店
夏畴	寿田	开化	华埠镇徐镒泰号转
姚式龙	孟田	遂安	遂安人和堂药号转
刘同仁	丽生	兰溪	北乡洲上埠刘裕源转厚峒
胡瑞庆	志昇	兰溪	前街张怡裕南货号转胡店
龚世恩	书明	衢县	衢县通余米行转龚家
蒋青	子文	汤溪	汤溪张保泰号转平水殿
凌齐莹	佩玉	遂安	遂安南街亦茂玉记转姜家坂
童仰舜	孝哉	遂安	遂安北街毛亨益号转十三都霞山镇同兴和号转童家坞
洪孔嘉	仲猷	建德	建德西街天德堂药号转樟头村
陈度	器先	江苏溧阳	溧阳戴埠镇福兴昌号转
蔡文清	选万	松阳	松阳太平坊下蔡聚泰号直接
黄炳章	焕文	常山	常山乾太布号转赤阳岗
凌家仁	兴初	遂安	遂安南街亦茂玉记转姜家坂
程自鸿	云飞	建德	建德小南门直接
郑志兰	山谷	开化	开化林复隆号转八都排峯庄
张琦	炳麟	汤溪	兰溪游埠隆号宝号转节门张
毕光诏	书樵	严州	三星街直接

本校现任教职员:

姓名	字	籍贯	通讯处
徐寿乾	行健	兰溪	南门外天生药号转横山
余信芳	高轩	衢县	衢县小亭街鼎新米行转西乡唐公村
潘陈旺	三达	龙游	龙游泰生堂药号转东乡下陈
郭书田	亦耕	兰溪	南门外裕大恒酒号转上谢
郭纯	覆如	兰溪	南门外益寿堂药号转章麻车
诸葛瑜	志谦	兰溪	诸葛镇永兴隆转
徐文元	树帜	兰溪	(已故)
尹翰周	凤岐	金华	(已故)
陈师俭	谨度	汤溪	洋埠成记转后彰陈
吴瑞麟	子祥	宣平	宣平吴恒和号转
缪鑫	金波	兰溪	北街恒益山货号转北乡缪源
何子珩	珍甫	兰溪	武义何德元药号直接
杨春	绍华	寿昌	大同叶新顺号转溪口

姓 名	字	籍贯	通 讯 处
杨荫钟	藕佩	江苏宜兴	宜兴和桥鼎和源号转新官庄
徐济川	作舟	兰溪	水亭镇信源号转松树下
方纪良	子成	汤溪	汤溪厚大方寿春堂药号直接
仇 雪	良辅	海宁	开化华埠仇新号直接
韦声律	和唐	东阳	东阳东街直接
郑汉文		汤溪	罗埠万隆号青阳郑
徐 鹏	冲宵	松杨	松阳城内横街徐骏利直接
姜啟祥		遂安	遂安横街天后宫直接
叶 丛	沃若	松阳	松阳城内横街叶泉达染坊转
方永泉	仲源	开化	开化城内方德生药号直接
唐绍登		遂安	遂安北门德兴号转
蒋鸿志		东阳	佛堂邮转黄钱畈蒋泰盛号转
郑润书	琴隐	开化	开化种德堂药号转霞山
姜显洸	丕清	遂安	遂安问松堂药号直接
程德优	子胜	松阳	松阳横街程隆兴号转白沙
蔡 华	君宾	松阳	松阳塔头街下厚生堂药号转
许建基		兰溪	前街郭福泰水作号转下金
朱银富		汤溪	汤溪张保泰号转东乡裡朱垅
王 纲	正三	龙游	龙游茶圩树德堂药号转钱家王恒兴堂直接

前本校肄业生：

姓 名	字	籍贯	通 讯 处
鲍从容	釀泉	遂安	遂安方天兴号转十五都石塘鲍家鲍恒茂号交
洪 涛	雪山	淳安	淳安邵恒昇号转奎星桥洪永泰号交
何 桓	武伯	松阳	松阳万寿宫下叶振泰号转
包同旦	梈青	建德	建德天德堂药号转北乡程头村
杨寿赓	祖年	汤溪	洋埠胡成记号转洪家车
胡钟淇		遂安	遂安益生祥号转六都胡家
吴贤奂	薰三	遂安	遂安天德药号转吴家
洪春荣		安徽歙县	遂安南街鼎泰号转分口天保堂药号转瓜坦
蒋理书	上珍	兰溪	将军岩庆生堂药号转大邱田
周志泮	金生	衢县	衢县叶和号转北乡周家村
吕贤材	正生	开化	华埠吕成大号直接
阙淦霖		松阳	松阳万寿宫上直接
童格明	毓斋	兰溪	女埠包聚记号转夏童
蔡岳忠	宋芝	松阳	松阳潘乾泰号转石仓源蔡宅村
童来壎	伯吹	遂安	遂安东街乾大号转十八都章家
吴光大	炳堃	开化	开化方德生药号转

何春禄	尔康	金华	兰溪南街生泰南货号转上新屋
陈应魁	品三	龙游	茶圩合盛号转兰堂瑞和号直接
刘思成	体乾	常山	常山招贤徐美源号转五里村
吴立诚		寿昌	大同叶新顺号转劳村吴庆聚号直接
郑世芳	尽臣	兰溪	本城北街永吉银楼内交
赵文燮		桐庐	桐庐春生转儒闾村
盛在春		桐庐	桐庐横村埠祥泰号转湖头上
宋维祎		桐庐	桐庐横村埠罗同庆药号转宋村
倪德业	祖香	遂安	遂安聚丰堂转
陈心田	福卿	兰溪	本城西街集大成号转板桥
张兆金		龙游	洋埠洪永盛号转山峯张
金源根	荣融	汤溪	兰邑南街恒大号转下阳
诸葛阶	增级	兰溪	西乡诸葛镇直接
真刚智		福建浦城	
真刚仁		福建浦城	
赵 烈	之斌	兰溪	本城西福茂转北乡菩提源赵恒泰号直接
童苐甘	秀棠	兰溪	
徐振德	树滋	宣平	宣平义和号转
方寿鹏	且飞	金华	（已故）
叶智水	澄源	寿昌	（已故）
鲍振藩	德圃	宣平	宣平吴恒和南货号转赵村
诸葛义	禹钧	兰溪	诸葛永兴隆号转
滕春铨	占魁	金华	南门赵恒达号转让长万春裕号转
徐登榜	鸿一	江山	江山新泰隆号转外乡清淡湖
姜安文	子钦	江山	江山聚源银楼直接
诸葛滋	树祥	兰溪	金华公大转含香天生堂直接
戴兆昌	夏言	汤溪	洋埠聚茂泰号转下新宅
马钟芳	子芬	东阳	东阳南马市大德堂转安田村
余森泰	心坦	龙游	湖镇同仁堂药号转
叶文蔚	啸风	金华	金华通达天门外横街叶宅巷直接
郭玉成	丽夫	兰溪	水亭镇广源号转上朱
朱世辉	吉卿	崇德	
吴寿仁	乐山	兰溪	邑庙前雀门巷直接

前本校教职员:

姓　名		字	籍贯	通　讯　处
诸葛超	前任校长	少卿	兰溪	北街同庆药行直接
张　灏		韵笙	杭县	杭州中后市街门牌四十四号

蒋鸿芬	元甫	诸暨	
郑葆寅	文豹	兰溪	东门外大寺下直接
柳萃拔	茹香	兰溪	（已故）
诸葛辅　前任校长	正卿	兰溪	（已故）
王寿麐	石卿	兰溪	北门外余庆堂药号转
徐倬	安甫	富阳	富阳甘溪直接
童耀奎	璧卿	兰溪	（已故）
徐鑫	云斋	兰溪	（已故）
柳萃兰	国香	兰溪	（已故）
潘树声	星垣	兰溪	前街张诒裕南货号转厚仁潘

四、张山雷部分嫡传学生的医学生涯与学术成就

蔡济川

蔡济川（1895～1977）名元楫，字济川，男，浙江兰溪人，二十岁随父经营蔡同德药号。1919 年考入兰溪公立中医专门学校，攻读中医，1923 年 6 月正科第一期毕业。因学业优良，留校任助教，并在蔡同德药号设诊所行医。1929 年民国政府取缔中医，蔡氏受张山雷及同行委托，前往南京参加全国中医界的请愿盛会，强烈要求发扬国萃，振兴中医。先后参加中医协会、中医公会、国药同业公会，担任执委及理事等职。1933 年 6 月被选为县商会执行委员，1937 年 3 月，任国医馆兰溪支馆馆长。后因日寇侵华，县城沦陷，医校停办，乃携眷避居白露山岘坦村行医。1945 年抗战胜利，返回蔡同德药号坐堂行医。解放后 1952 年 4 月组织参加新生路联合诊所，任中医内科医师，期间参加金华专区中医进修班学习结业。1955 年 1 月合并组建兰溪县中西医联合医院，任医疗股副股长兼中医内科医师，兰溪县政协 2 至 3 届委员。1956 年、1962 年先后二次为联合医院（市中医院前身）中医学徒班任教，并负责中医学院实习生带教，不辞高年辛苦备课讲授，为培养中医人才，继承祖国医学遗产而作出贡献。

先生从事业医、任教 50 余年，临床辨证精确，处方合拍，用药严谨。经方、时方灵活运用。常教诲后学"有是证用是药"、"兼顾体质"、"结合现代疾病特点用药"等至理名言，均为实践心得。先生擅长中医内、儿、妇科，善用针灸，颇有声誉。1962 年被评为省著名中医师，已入编《浙江当代中医名人志》。一生以医疗实践为主，无著作，曾有验案选入《全国名医验案类编》。

1. 水肿后期

冯某某，男，69 岁，石关供销社，1964 年 3 月 11 日初诊：患者水肿数月，医治无效，呈颜面浮肿，腹胀，便溏、腰酸，小溲混浊短少，舌苔厚腻，脉滑，予胃苓散合五皮饮加减。处方：苍术 9 克，川朴 5 克，生晒参 9 克，枳壳 5 克，陈皮 5 克，茯苓 9 克，泽泻 9 克，猪苓 6 克，桂枝 5 克，桑皮 12 克，五加皮 9 克，大腹皮 9 克，生姜衣 3 克，三剂。

二诊：3 月 14 日，诸恙减轻，原方再服三剂，浮肿渐退，小便清长。

三诊：肿消，大便转实，续服扶脾化湿，病势转愈。

2. 慢性痢疾

叶某某，女，26 岁，工人。1964 年 11 月初诊：患痢疾年余，时轻时重，纳食尚可，还能工作。近月腹痛发作，痢下红白相兼，里急后重，舌红脉细，拟清热凉血，调理气血。用白头翁汤合芍药汤加减。处方：党参 9 克，生白芍 6 克，炙甘草 3 克，当归 9 克，白头翁 9 克，川柏 6 克，广木香 3 克，生地炭 12 克，石莲肉 9 克，乌梅炭 5 克，广皮 5 克，阿胶珠 10 克，银花炭 9 克，另用苦参子肉，放红枣内吞服，日三次，每次 10 粒，空

腹服。三剂后腹痛好转，便次减少。续予原方三剂，病愈。

3. 眩晕（高血压）

曹某某，男，55 岁，化工厂。1964 年 11 月初诊：近来眩晕甚剧，走路不稳，欲跌扑，形体较胖，平时嗜酒，苔白腻，脉弦滑，血压 188/100 毫米汞柱。治以平肝潜阳，佐以化痰。天麻钩藤饮合二陈汤加减。处方：天麻 6 克，钩藤 9 克，生石决明 12 克（先煎），桑寄生 9 克，杜仲 6 克，怀牛膝 9 克，生牡蛎 12 克（先煎），炒白术 6 克，茯苓 9 克，姜夏 6 克，陈皮 5 克，另服羚羊降压片。上方连服 13 剂，血压降为 150/90 毫米汞术，眩晕已止，行走便利。为巩固疗效，预防中风，续服羚羊降压片。

4. 妊娠水肿

盛某某，女，37 岁，住尚义堂。1964 年 7 月 1 日初诊：怀孕九月，近日来腹胀肢肿，日趋加剧，两下肢尤甚，按之凹陷，气喘息急，难以平卧，溲短纳少，苔薄脉滑，诊为妊娠水肿。予五皮饮加味。处方：茯苓皮 12 克，大腹衣 12 克，广皮 6 克，桑白皮 9 克，生姜衣 3 克，苏子 5 克，杏仁 9 克，川朴花 5 克，瓜蒌衣 9 克，黄芩 5 克，生晒参 9 克，三剂。

二诊：7 月 14 日，下肢肿势大减，气逆已平，原方续进剂，病情转好。

（郑国钧）

汪仲清

汪仲清（1902～1973），男，浙江兰溪人，高中文化。1916 年 2 月至 1917 年 6 月在浙江衢州省立第八中学读书。1917 年 8 月至 1918 年 12 月在兰溪同庆药行当学徒。1919 年 8 月至 1923 年 6 月于兰溪公立中医专门学校正科毕业。1923 年 6 月至同年 10 月在兰溪县教育局司书兼行医。1927 年 8 月至 1937 年 12 月在张山雷先生执教的兰溪中医专门学校任教。1938 年 1 月至 1945 年 9 月在兰溪、金华乡镇行医。1945 年 10 月至 1952 年 3 月在兰溪雀门巷生生药店坐堂。1955 年加入兰溪县联合医院任中医内科医师，同年至 1958 年担任该院副院长。1959 年并入兰溪县人民医院，任副院长。1960 年 6 月调入金华第一医院。

先生擅长中医内科，对中医妇科及儿科亦有钻研。先生中医理论扎实，理法方药合拍，治疗得心应手，在兰溪及周边市县颇有影响。先生注重脾胃学说，认为脾为后天之本，生化之源，化源充足，则正气强盛，邪气自去。临床诊治"治病必求其本"的思想贯彻始终。由于治愈率较高，因而颇得患者信赖。先生在兰溪工作期间，热心公益事业，曾先后任兰溪县人民委员会 2～3 届委员和兰溪县政协 1 至 3 届委员，兰溪县 1 至 3 届人民代表。在金华医院曾授徒 3 人，为培养中医后继力量作出一定的贡献。

临床验案

案一、小儿顽固性腹泻

六十年代末，兰溪一男孩，4 岁，患小儿顽固性腹泻近一月，西医治疗未愈，后慕名求治于先生。先生断为脾胃虚弱，运化失司。治当扶脾健胃用七味白术散加味：藿香，广木香，人参，白术，茯苓，甘草，砂仁，法内金，经五剂治疗患儿腹泻告愈。

案二、小儿疳积

1971 年，先生来兰休假，一患儿皮黄，消瘦，不思饮食，其母甚忧，前来求治。先生认为小儿脾常不足，又因喂养失调，此属小儿疳积。治当培中健胃，用参苓白术散化裁。处方：西党参，白术，茯苓，生薏仁，炙甘草，陈皮，淮山药，当归，神曲，山楂，经半个月治疗，患儿症状改善，胃纳增加，皮色转红润。

案三、产后盗汗

一妇人，26 岁，患产后盗汗，并有五心灼热，口舌干燥。先生认为此为产时失血过多、阴虚内热，迫汗外泄，口干舌燥均系阴虚津少不能自救所致。治当益气养阴，生津敛汗，处方：浮小麦，生白芍，黄芪，麦冬，五味子，生地，青蒿，麻黄根，萸肉。服数剂后，热渐退，虚汗减少，复方时，原方去麻黄根，加当归、制首乌，伍剂后诸恙悉除告愈。

（吴秀雄）

吴春祈

吴春祈（1902.6.10~1977），号景秋，男，浙江兰溪诸葛镇吴太仁村人。12 岁时经人介绍，进兰溪同庆堂药店当学徒。耳濡目染疾患之苦，加之甚爱岐黄之术，遂立志学医，由叔公方树槐资助报考兰溪中医专门学校，张山雷先生面试合格，准予插班入学，接受严格正规的科班教育。先生学习刻苦勤奋，认真探求医理，深得老师器重，为此后一生的医疗生涯打下了坚实的基础。现家中尚存 18 岁时的中医专校内科试卷一份（1920 年），由此可窥其功底之一斑。后因家中经济拮据而肄业。1921 年回乡在吴太仁设医局行医。当时村上吴佩龄先生及子吴寿堂、孙吴志明、吴志成，以治疗儿科疾病名闻邻邑，吴士元先生亦在双牌行医。祈谦恭好学，交游甚密，医技提高甚速。诊务之余，勤于笔耕。曾被聘为上海光华医药杂志社及上海医界春科杂志社浙江兰溪诸葛分社社长。1931 年辗转乡间，继续从事医疗活动。1934 年 3 月举家迁往游埠镇，先在方聚生药号坐堂行医，尔后自设诊所。1938 年后，因日寇侵兰，曾二次回迁吴太仁村。1944 年 3 月领证，并在兰溪游埠开办正心药社，坐堂行医。由于先生疗效颇佳，声誉日隆。1951 年组建兰溪游埠联合诊所兼任副所长，潜心医术。1955 年已近花甲之年，还只身前往杭州省中医进修学校（浙江中医学院前身）进修结业。多年的医学生涯和临床实践，使其深感中医理论之博大精深和宝贵，常以宋代范仲淹名言"不为良相，便为良医"告诫后人，救助百姓苍生。为使中医学说后继有人，1956 年招收姚景来、徐素婷、舒东弟、兰金美、吴仙娥等人为首批家外学徒。向他（她）们传授多年行医的心得和知识。1958 年，全区个体医均并人游埠区卫生院。先生任中医师，同时被选为镇人民代表。1962 年至 1967 年任金华卫校兰溪中医班专职教师。亲自编写刻印教材，认真备课，带教学生，为金华中医界培养了一大批栋梁之材。1968 年，金华地区拟办诸葛中药班，由姚景来同志负责。下半年先生被调往诸葛任教，亲自编写了多种教材。后因中药班停办，回到游埠医院。1976 年退休后仍忙于诊务，直至 1977 年 5 月，因脑溢血辞世。其一生为中医事业贡献了毕生心血。

先生襟怀坦荡，秉性慈善，为人诚挚爽直，毫无戚戚之心。同道间相互尊重，互相借鉴，遇疑难之疾，能互相磋商、探讨，或书信往来，或共同分析病症，合拟处方，从不抵毁、嫉妒。早在 1932 年，以其验方加味防疫丹与吴志明交换吴氏儿科相传 20 年之化风丹、化痰丸方。先生在诊视疾病时，均留有底方，建立医案。遇到自己未治好，而其他医

1131

生治愈的病人，每每录下其处方，药物，反复研究学习，为已所用，坚持实事求是，取人之长，补己之短，无门第之见。不重名利。1962年被评为省著名中医师，已人编《浙江省当代中医名人志》，曾任兰溪县政协1至4届委员。

医案：

1. 郭某某，女，14个月，住游埠镇。外感咳嗽，流鼻水。先用青、链霉素合注，下午续注时邀中医会诊。证见发热T39.7度，气促，鼻翼煽张，倦怠沉睡，身热无汗，小便一日未解，大便溏泻，苔薄少津，脉浮数。证属风寒痰闭，治宜辛透开窍。处方：北细辛0.6克，薄荷4.5克，葛根4克，瓜蒌衣6克，九菖蒲2克，路路通2枚，桔梗3克，橘红6克，橘络3克，焦神曲6克，泽泻6克，生甘草2.5克，一剂第一煎加防疫丹0.3克；第二煎加雷击散0.3克。

二诊：服前方后，体温T36.5度，体懒无神，合目沉睡，指纹右手浮现气关，左沉滞不透，舌边尖起刺少津，大便泻下，续以宣透化痰。

上方加天花粉6克，天竺黄3克，炒枳壳5克，竹节白附1.5克，一剂。

服前二方后，神情好转，倦怠已除。唯面色苍白，咯痰稠少。再拟化痰，佐益气血方，继之而愈。处方：赖氏红4克，仙半夏6克，桔梗3克，桔络3克，川芎4克，当归4克，生芪3克，红花2克，茯神6克，远志4克，生甘草2.5克。

2. 吴某某，男，6岁，吴太仁村。病已三天，初因风食两伤，经本村儿科医师投疏风消导药及三仙丹，沉濯丹等药后，大便日下三、四次，病势增剧，后来我院治疗。症状头面汗出，身冷，面色苍白，口渴饮冷，欲伏卧地上，饮水则胃脘痛，脉濡无力，舌苔薄黄少津。综上病情，古人认为津脱之症。仿李东恒调胃汤主之。处方：羌活2.5克，黄芪3克，麻黄根3克，当归2.5克，红花1.5克，苏木1.5克，生地3克，麦冬3克，生甘草2克，五味子7粒，黄芩2克，姜半夏2克，猪苓2克。上药服头服，头面汗止，身转温和，面色始红，起坐如常，不欲卧地，其效之捷，出入意料，此方临床辨证加减使用，治验甚多。

（徐铁华）

胡品瑜

胡品瑜（1904～1977），一名在庭，字怀瑾。男，原安徽绩溪上庄乡人，入籍兰溪。胡氏幼年丧父，1921年在兰溪中医学校学习二年，肄业。1923年至1931年随叔父胡静斋学习侍诊；后继承叔父胡聚五先生创办的"一元堂"药店，坐堂行医，兼营丸、散、膏、酊等，临床擅长治疗疔疮、背疽、乳痈、无名肿毒、皮肤病及各种痔瘘等外科病，闻名远近，人称"一元堂先生"。1952年参加兰溪官桥联合诊所。1953年去金华中医进修班学习。1955年至1958年参加兰溪联合医院任中医外科医师兼院务委员。1959年至1962年仍在兰溪县工农医院任科室负责人兼院务委员。1970年文革初期，医院解散。先生不顾年事已高又多病在身，毅然要求下乡到偏僻山区兰溪横木乡卫生院为广大农民患者治病。1975年工农医院恢复，抽调回院，直至去世。先生由于工作认真，医风端正，医技精湛。曾历任兰溪县政协1至4届委员、常委。1962年被评为省著名中医师，已入编《浙江当代中医名人志》。先生因忙于诊务，无暇著作，留有手抄本五册。

先生在中医外科学上造诣较深，不仅有丰富的临床经验，亦有深厚的理论功底。他指出外科疾病在外，但与内在脏腑气血有着密切的关系，重视局部与整体的关系，治疗上提倡外证内治，内证外治，内外结合的治疗原则，反对单纯使用外治法。对外治病能做到审证求因，辨证施治，详尽系统地辨别外证的阴、阳、轻、重、肿、痛、痒、脓作出相应的处理。能合理运用外科消、托、补三大治疗原则。尤其对消法提倡早诊断、早治疗、早消散、免遭一刀之苦，故有"内消派"之称。他临床擅长治疗疔痈及各种无名肿毒，内服外贴，如桴应鼓。对各种疑难杂证有独到之处，用药极具特色，如多发性疔病，临床极难治愈。胡氏善用虫类药"以毒攻毒"药用蜈蚣、全蝎、蕲蛇、紫金锭研末吞，每获良效。因虫类药力较猛，有攻坚破识，活血化瘀，熄风定惊，搜解邪毒之功，因其为血肉有情之品，非草木可比，有较强的搜剔作用，故能直达病所。

在外用药上，胡氏不拘泥于自传家技，而效法各家学说，边应用、边研制，炮制了百余种丸、散、膏、丹、酊，屡用屡验。膏药类有治疗阳证的寅字膏，治疗阴疽痰核的辛字膏，治疗风湿痹痛的丙字膏，治疗疔痈的乙字膏，尤以乙字膏最为著名（即一元堂红纸膏药），它以无脓消散，有脓拨脓，脓清收口的作用而闻名周边县市，后为兰溪制药厂注册生产；拨脓散、呼脓散、生肌散为代表的散剂有拔毒化腐，生肌收敛的功效；治疗风湿痹痛显著的筋骨酊，采用数十味上乘药物浸酒配制而成，其影响波及港台地区，被评为兰溪市科技成果奖；又如由黄连、黄柏、大黄、地榆、冰片组成的四黄膏对痔疮有很好的凉血止血、镇痛消肿作用；先生为我市内痔疗法、肛瘘挂线疗法的创始人。

案例一：

施某某，男，31 岁，1959 年 6 月 16 日初诊。患者在二天前在人中处发生一粟粒样脓点，麻木不痛，轻微肿硬，自行将脓点抓破挤压，随即硬肿增加，嘴唇增厚并向外侧颜面部扩展，肿及右眼，形寒发热，头昏身重，上午来院门诊。体温38.9度，上唇红肿极硬，疔头无明显脓液分泌，大便燥结，舌苔薄黄，脉弦数。此疔毒走散入血而成走黄证。治拟清热解毒，化腐排脓。药用：银花30克，地丁草30克（二味煎汤代茶），黄菊花12克，草河车10克，石斛10克，蒲公英15克，天葵子6克，生军10克，枳壳10克，甘草3克，二剂，另用蟾酥丸7丸，葱头五个煎汤送服。外治：适量蟾酥丸浓茶水磨汁外敷患处。

二诊6月18日，药后肿势平缓，疮口有少量脓液，已知疼痛。体温上午正常，下午略有余热，畏寒，大便日解二次，药已中肯，原方加皂角刺3克，连翘6克，二剂，外用拔疔条插入疮口，红纸膏药外贴。

三诊6月20日，疮门脓液增多，肿块局限于唇部，大便通畅，寒热已退，精神转爽。体温上午36.8度，下午37.9度，舌淡苔薄，药用：黄菊花12克，银花15克，地丁草15克，皂角刺3克，蒲公英15克，连翘6克，石斛15克，天葵子6克，淡竹叶6克，生草3克，二剂。外用拔疔膏掺于红纸膏药外贴患处。

四诊6月22日，疮口脓液明显增多，脓栓拔出，肿痛消退，体温正常，原方加半枝莲12克，焦栀6克，清理余毒，外用红纸膏药掺生肌拔毒散收敛疮口，一周后痊愈。

案例二：

徐某某，男，18 岁，1965 年 4 月 13 日初诊，患者右肩胛和右大腿外侧二处肿硬已月余，经多次中西医治疗无效而转诊，检查右肩胛处肿块约 4×5cm，右大腿外侧肿块约 10×8cm，略高出皮肤，极硬无应指，压痛明显，表皮略红，但不灼手。舌白苔薄，脉濡数，诊为流（多发性深部脓肿），邪实正虚。治拟扶正祛邪，拔毒外出。处方：生黄芪6

克，当归 10 克，川断 6 克，白术 8 克，法山甲 8 克，皂刺 10 克，川牛膝 8 克，赤芍 8 克，炙乳没各 3 克，防己 6 克，海蛤壳 3 克，广皮 8 克，伍剂。外用雄黄膏掺蚣蝎散涂肿处。

二诊肿块明显缩小，右肩胛部肿块缩至 2×2cm，右大腿肿块缩至 5×4cm，表皮红肿消退，疼通减轻，中心区轻度应指，药已中肯，原方加浙贝母 10 克，全瓜蒌 15 克，伍剂（外治同前）。

三诊肿块消退，无应指，原方出入以扶正化痰软坚。处方：党参 6 克，黄芪 6 克，川断 6 克，当归 6 克，白术 6 克，茯苓 6 克，法山甲 6 克，全瓜蒌 15 克，广皮日克，姜半夏 8 克，白芥子 3 克，川牛膝 6 克，伍剂（外治同前）。

（胡昭林　朱康明）

孙　平

孙平，字庆福（1904~1989），男，浙江兰溪横木乡外月坞村人。1919 年考进兰溪公立中医专门学校正科首期毕业生，于 1923 年毕业，翌年在浦江浦阳小学任校医一年，旋返回兰溪柏社乡桥头挂牌行医，并开设寿山堂中医店。抗战时期中断行医，直到 1950 年重操旧业。1952 年响应国家号召参与组织柏社联合诊所任中医师。1958 年调横木医院。为中华医学会会员，早期兰溪中医学会理事。先生深得张山雷先生教诲，中医理论扎实、学识精湛、精于岐黄、品行皆优、临床疗效颇佳，深受当地民众爱戴。1962 年，被聘任为金华卫校兰溪中医班专职任课老师至 1967 年底两期中医班学生毕业。为金华地区培养了一大批中医优秀人才，教学任务完成后，调回横木医院。退休后被市医科所聘用，为医药卫生科技情报资料、中医书籍整理禅心竭力。尤其是他帮助整理编纂张山雷医集（共立下二册）获省卫生科技一等奖，为兰溪医科事业作出贡献。

先生中医理论扎实、医德颇佳，对内科杂病疑难杂病有独特的见解，临床擅长于妇科，治疗疾病理法方药合拍药能中病，故治愈者甚多，在当地有一定的声誉。

现将先生临床验案抄录数例于后：

胡某某，女性，51 岁，工人。

患者诉：经期紊乱年余，近停经 5 月复至，色红，量多如崩，寐差，午后手足心发热，稍劳动即腰痛，浑身关节酸痛，纳食乏味，时有恶心，胸闷不舒。诊时经行不断，全身不适，神疲乏力。舌淡红，脉细略数，时值更年期，脏气经络功能日趋衰退。治拟侧重补脾以培后天之本，使气血生化有源，脏气得到滋养。

处方：

潞党参 10g，生黄芪 10g，当归 10g，杞子 15g，炒冬术 10g，山药 10g，真阿胶 15g，莲子心 6g，升麻 4g，茜草炭 6g，煅龙牡 20g，熟地 10g，5 贴。

复诊：服完上药经行已止，诸症好转。原方减升麻、龙牡、茜草炭。莲子心改用 3 克加丹皮 5 克，玫瑰花 6g 此方续服 10 贴告愈。

张某某，女性，55 岁，农民。

患者诉：头晕目眩时好时发已数年，近因疲劳发作频繁，发时头目旋转，如坐舟船，胸闷有痰，恶心欲吐，伴耳鸣，舌苔薄，舌质红。湿痰久郁化热，随肝风上扰清窍所致。治拟化肝煎佐以熄风之品。

处方：

天麻10g，丹皮10g，白僵蚕10g，泽泻10g，白芍10g，旋复花10g，浙贝10g，双钩藤15g，姜竹茹10g，姜半夏10g，磁石20g，珍珠母30g。

复诊：服上方5帖眩晕减轻，上方除浙贝加白术续服5帖，诸症全愈。

李某某，男性，农民，62岁。

患者诉：胸胁疼痛、月余近，胸胁疼痛，牵及腰背，呼吸转侧而疼痛加剧，略咳、痰少而粘，纳差，小便黄，大便不畅，苔薄黄，脉弦数，证属痰热阻络，肝气失流，气机不畅"不通则痛"所致。治拟疏肝通络，行气止痛佐以清热化痰之品。

处方：

金铃子10g，丝瓜络10g，留行子10g，醋元胡15g，六梅花10g，桃仁10g，丹皮10g，焦山栀10g，当归10g，台乌药10g，旋复花10g，海蛤壳10g，浙贝10g。

服上药5帖，诸症全愈。

蒋某某，男性，45岁，教师。

患者诉：夜行回家，早上起来面部左侧口眼㖞斜，面部肌肉麻木，舌转动不利，苔薄腻，脉浮略滑。因足阳明之脉挟口环唇，足太阳之脉起于目内眦，阳明又蓄痰浊。证属外风袭中太阳，阳明之脉，致风痰阻络所致。治拟祛风化痰，用牵正散加味。

处方：

制白附子9g，全蝎5g，白僵蚕10g，威灵仙10g，丹皮10g，秦艽10g，枳壳10g。

复诊：服上方3帖症状好转，原方再服3帖诸症全愈。

按古代医家张元素：秦艽"除阳明风湿……"汪昂，威灵仙"行十二经治中风……"邹澍：丹皮"通血脉中壅滞……"枳壳又长于行气化痰通塞，故本案加味此药加强药效，而得到满意效果。

先生去世后，梅江一带有许多此类病人到我处就诊，本人按先生方药治疗，也能得到满意效果。

先生教学认真，工作一丝不苟，为人谦和低调，平易近人，深得学生爱戴。

（孙旭飞）

蔡秉衡

蔡秉衡（1905～1970），名麟钧，又名如锡，号云衢。男，浙江兰溪人，出生于书香门第，1919年至1923年毕业于兰溪中医专门学校。毕业后遵父嘱居家守业，事母尽孝，信奉佛教，参加中国佛教会兰溪分会。1938年日寇侵华，轰炸兰城，遂携全家逃难于汤溪礼义乡中戴村。当时日寇毒施细菌战，汤金衢一带疫病流行，陈尸遍野，农村缺医少药。先生乃为乡民治病，不取分文，并义施飞龙夺命丹（北京同仁堂制）等自备药，选用价廉实效之药物。治愈不少重危病人，求治者络绎不绝，一时盛传为"兰溪先生"。抗战胜利后回兰，在中国佛教会兰溪分会施医所坐堂义诊，行善好施之举。1952年4月与蔡济川、罗震春等组建新生路联合诊所。1955年1月并入兰溪县中西医联合医院（市中医院前身）任中医内科医师。1962年为该院中医学徒班讲课，言传身教。教诲后学："凡从医者，以德为本，切不可轻病重医，沽名钓誉，更不可见利忘义，损人肥己。""医者司救人，也可害人，务需谨慎"。1966年3月退休，仍有病人上门求医。先生性情喜静，寡言，好学，潜心整理医药讲稿，撰有《金匮要略浅注》约16万字，《中西医妇科摘记》

约 8 万字，惜未刊行。到晚年仍努力探求中西医知识，后双目失明，才放弃学习。

先生从医多年，不辞劳苦。除看病，带教学生外，还参加农村巡回医疗，下工厂服务，深受群众欢迎。先生辨证施治因人、因地、因时制宜。善用单方，古今参用，胆大心细，灵活化裁，不拘泥于一方一药，对报导的中药最新效用，也往往结合证型使用。临床擅长中医妇、儿科。

典型医案：

1. 热入血室，神志失常

某村一少妇。三月前病寒热，愈后体虚未复。一月后月经至，三日未净，午后寒热复发，忽笑忽哭，热退即止。经治后寒热除，但胸闷，沉睡妄语，不分昼夜，呼之不醒。近月经如期又至，色紫小腹胀痛，面色无华，语音低微，脉左关弱，右关弦大有力。诊为热入血室，神志失常。拟潜镇化痰，安神，佐以化瘀，十余剂而愈。

2. 肠痈

14 岁男孩。桂月起病，右腹痛如绞，肠鸣腹泻，带脓血，气腥，已五日。诊断为肠痈。投以苦参煎服，三剂后血脓减少。再三剂病愈。

3. 白喉

城郊某孩患白喉，来势甚急，喉中白腐点点，两项肿塞，高热气急。因家境贫困，即嘱取金锁匙，将根洗净捣汁灌下，立见奇效。

（蔡　斌）

蒋理书

蒋理书，字上珍，男。（1908～1975）出生于浙江省兰溪市姚塘下大丘田村。1929 年毕业于张山雷创办的浙江省兰溪市中医专门学校第四期正科毕业生。毕业后在建德一带行医。诊余常致力于医学经典的学术研究。平时由于业绩突出，并具有较高的中医药理论水平。1932 年曾被浙江省兰溪中医专门学校招聘为教员。在校在教期间蒋师认真探讨近代名医张山雷先师的学术经验，教授学生方式。后因抗战爆发，学校迫于停办。蒋师因患者的迫切要求在兰溪洲上等一带行医。因具有扎实的中医药基础理论及丰富的中医临床经验，加上平时能精研各种古典医籍及时吸取现代医学知识长处，实行中西医结合诊治各种疑难危重病人。在治学中大胆革新，不断提高诊疗水平。先生因精辟的医技，高超的医术，此时声名日噪，远近闻名求医者络绎不绝。

新中国成立后，先生积极响应党和人民政府号召，走中医集体好道路。于 1952 年担任洲上中西医联合诊所负责人，领导全所医务人员刻苦认真实干，获得当地干部、群众的一致好评。先生平时认真管理好、领导好诊所外，对自己的专业能刻苦攻读医经典籍。对本人的专业知识要求不断创新。于 1957 年被县卫生主管部门选入浙江中医进修学校学习深造。

先生因精于医理，又具有丰富的临床经验。在医、教、研中成绩颇为突出，在当时县内外具有较高的知名度和业务威望。被当时县人民政府教育科、卫生科招聘为浙江省金华卫校兰溪中医班担任教务主任之职，自编讲义，亲执教鞭。先生在任教期间，因其为人正直实诚恳，朴实谦逊，平易近人，学识广博，以不计较个人名利，教学严谨，医德高尚，造诣精堪，根基于他的勤奋好学，刻苦钻研的治学作风。在教学中审势度时，采用浙江中医学院教学大纲。教材选择全国五院统编教材为主，结合张山雷主编《医事蒙求》《疡科纲要》《脉学正义》等为辅本，同时结合现代医学。初学者宜选简明通俗，并要求学生反复诵读，熟记心头，随后步步深入，后再要求学生研习《内经》《伤寒》《金匮》《湿病条辩》等临床实践常用之医籍。

先生除自己认真刻苦教育外、同时又亲自拟定热身中医的教学计划、拟竟聘社会上学验俱丰，确有一技之长的名老中医师来兼任各科的教育工作。如聘请省级名老中医叶建寅讲授理病学术经验、省级名老中医汪维章讲授针灸治疗中风等临床宝贵经验、吴春祈讲授中西医儿科临床经验、徐寿涛讲授中医眼科治疗临床经验等，从而进一步扩大了学生的知识面，提高临床技艺的理论素质。蒋师平时谆谆教导学生说"他在医疗实践中，深感医理无穷，学无止境，丝毫不能自满，仍当奋发精进。"应切记孔子云"学而不思则罔，思而不学则殆。""学而不厌，诲人不倦。"

先生先后四十余年上溯经典医籍，下及各家诸门学说，无不精穷深研，平时参阅诸家医著，摘录其精华，认真撰写在备课笔记本上，细而不疏，授课时深入浅出，折理畅达使初学者通俗易懂。

蒋师在学术上渊于先师张山雷学术，并能深入探讨，从而探得其精微，洞悉其旨奥。因长期悬壶于农村，临证病人每以温热病者据多。蒋师提出治理热病者必优其症湿，因晓山雷云"热本无形与有形之症湿互为燔结，优其痰湿，可热自去矣"。又热谈《内经》，《伤寒》，《温病》等经典，洞悉内伤，外感，伤寒，杂病治体之异，故蒋师在治温热病时疗效卓著。蒋师既宗张氏山雷要求，但并不拘一家之言，对各家学说乃至民间草医确有一技之长，都能吸取其所长，择优而用。临床治病用方既长于时方，也善用经方，古方，师古不泥，自出机抒，仿其法而异其方，仿其方而异其量，从而进一步提高临床疗效。

先师在五十年代初，就主张开展中西医结合，对各种常见病、多发病、难治病开展临床研究，故临床获效满意。

蒋师晚年，为培育学生常常深夜笔耕不止，亲自撰写长篇各种备课笔证，个人临床心得体会，其校课内容、论理简明、能为创见、又切实用。对个别学生成绩较差者，学有困难者，能耐心校导，由浅入深，直至后进学者能理解听懂为止。对各班学生下到金华地区各县区疗单位联系安排学生毕业临床实习。毕业后使学生达到了专科水平。使全县各医疗单位达到中医药人员岗位要求。同时又面向金华地区各县市轮送了中医药人才，获得了各级医疗单位的临床、教育、科研岗位上的重要专业技术力量，为中医后继乏人乏才作出了一定的贡献。蒋师为培养接班人真是呕尽历血，不辞劳苦，均获得了每个学生的一致好评。

蒋师一生救民疾苦，无私奉献后学教育，凡熟悉他的人都称他为人生的楷模，他虚怀若参，甘为人梯，心地上坦荡，不计个人恩怨得失，学求上他精勤不倦，业深医精，奋进不已，对医教工作勤勤恳恳，任劳任怨，一丝不苟，对学生善传身教，循循诱导，毫不保留；虽在病危期间仍不时关注亲手培养的学生在单位开展医疗工作，学生有何困难等等。由于病魔长期折身，不幸于1975年2月15日，与世长逝，享年67岁。先师因其学验俱丰，医德高尚，辛勤耕耘，桃李遍天下，兢兢业业为中医药事业的无私奉献精神，给后人留下来不少宝贵学术经验，二十余年来仍铭记于后人心中，现为抢救继承名老中医学求经验，兹选录其活法奇特，疗效显著的典型病案，以资参考：

颜某某，女，53岁，家住城关镇叶家巷4号。就诊日期1965年6月22日。心胆气虚，饮邪上逆，心慌易惊，心悸短气，四肢松弱无力，颜面色苍白，动则气逆作咳，面浮肤肿，痰稠色白，唇起口干，舌体胖舌质淡，脉细面弱。先拟炙甘草汤加减，以观动静。

处方：炙甘草18克，天冬、生地、炙黄芪、炒白芍各9克，当归、淡附片、陈阿胶各4.5克（冲服），赖氏红、炒白术各6克，戈氏半夏、肉桂粉冲服各3克。五剂。

二诊：服炙甘草汤加减后，尚合机宜，浮肿开始消退，心慌惊悸气逆，均有不同程度好转，尚能安睡，自觉时时恶寒，舌质淡，苔白、脉弱。拟照原体出入再进。

处方：炙甘草18克，炒党参、炒白术、炙黄芪各9克，茯苓12克，远志、天冬、黑附片各6克，戈氏半夏3克，肉桂粉、陈阿胶冲服，当归各4.5克，连服半月，病遂痊愈。

[评按]：该案属中医惊悸，怔忡的范畴，临床表现常见自觉心动不安，心搏数症的病证。常并见惊恐慌乱，不能自立，短气气逆等症。相当现代医学所称的神经官能症较为多见，及心血管病症者也占有一定的比例。蒋师辨证为心胆气虚，饮邪上逆，故见气上冲，心慌易惊，心悸短气。舌淡胖，脉细弱皆为心阳不振，鼓动无力所致。心阴不足，心失所养，故见晨起口干，动则气逆，心悸短气等。本案系心之阴阳俱虚所致。蒋师投用《伤寒论》方中的炙甘草汤加减。方中重用炙甘草为主药补中益气，而益气血生化之源，参芪气血双补，并能生地、阿胶、天冬、白芍滋阴养血。然阴无阳则无以化，故用少量桂附，当归等理阳活血。该案组方合理，遣药精细，共奏通阳复脉，滋阴养血之功。服后切中肯綮，而奏佳效。随诊之时蒋师经常教导："临床辨证之时不可拘泥病之名，也不可惑于病之因，必须灵活掌握运用，详细辨证，审因论治，稳促观念，实为中医治疗之特长矣。"

（以上病案系兰溪市中医院汪定华副主任中医师、副院长提供，特予致谢）。

（俞大毛）

邵宝仁

邵宝仁，字乐山，又名海春，浙江省兰溪市中洲邵家村人。生于1909年9月初八日，1988年11月14日于杭州逝世，享年79岁。

父亲在1920年代末毕业于浙江兰溪中医专门学校第四期，因其在校学习时成绩出众，刻苦认真，甚得外公张山雷的喜爱，毕业后即留校任教八年，是我国近代著名中医，教育家张山雷先生的得意门生和女婿。外公在1933年《神州国医学报》第一卷第六期的医案病例分析上对父亲的评价如下："邵氏子卒业于兰溪医校，年甫弱冠，心思颇颖，甚有慧悟，山雷爱以季女字之，今在本校襄理教席，将来与年俱进，医理当能稍有可观，附识数语，就正高贤，见者勿以家庭标榜相嗤笑也。"是时鼎力协助外公教学工作，参加编写各科中医讲义，为发扬祖国医学，培养中医人才初试拳拳之心，由于抗日战争的爆发，战火漫延到了兰溪，兰溪中医学校被迫停办，父亲遂悬壶民间近廿年，期间诊治疾病屡起沉疴，前来求医者日众，医名渐扬。

五十年代初期，父亲进兰溪游埠三港联合诊所和游埠中心联合诊所工作，1956年3月当选为兰溪县第一届政协常委，后调入金华市第一医院，金华市第三中医诊所和金华市中医院长期从事中医临床工作。五十年代末进浙江医科大学中医学院中医师资班进修，毕业后留校任伤寒温病教研组组长，长期担任《伤寒论》经典医著的教学工作，至1976年退休。父亲的一生受外公张山雷的影响较深，因此对医著的研究也较多，学识渊博，不鹜虚名，治学严谨，求实创新。对经典医著，独具见解，每考证一字，意至废寝忘食，非求甚解不言休。对诸家学说，亦多能笺正，给学生授课，深入浅出，条分缕析，深得学生好评，对年轻的教师则尽力指导，关怀爱护。

父亲从医 60 年，在《伤寒论》的理论研究和临床运用上有一定的造诣，有较深的理论素养，和丰富的临床经验，在省内外有较高的声誉，擅长用经方加减治疗心、肾、肝胆、胃肠等脏腑疾病，其所用方师古而不泥于古，同时又能博采众家之长加减化裁，其自拟的专方经临床验证，疗效显著，有独到之处。

为了教学的须要，父亲曾编过"伤寒论教材"撰写过"伤寒论六经实质的初探"等论文及大量的临床资料，尤其在理论研究上对《伤寒论》六经的实质、渊源、合病、并病等疑点、难点，均结合自身的经验加以阐释，不囿于前人之说，剖析深刻，切合实用。七十年代初期，曾受聘北京中医杂志为特约通信员，撰写有关伤寒论理论研究的文章，每季一篇，时间长达数年。

父亲在山雷外公身边学习工作十五年，是张山雷学术思想的唯一嫡系继承人，其学术思想的来龙去脉父亲最清楚，故在晚年时悉心从事"张山雷著作，及其学术思想"的整理工作。如整理《读素问识小录》《医论》等，连载于"浙江中医学院学报"三年之久。外公因病未完成的《古今医案评议（湿温部分）》也由父亲续写完成。另外还担任由浙江省中医管理局组织的《张山雷医集》整理编写小组的顾问，并承担大量的撰述整理工作。父亲生活俭朴，工作勤勤恳恳，待人和气热情，辛劳一生。退休后，还受聘浙江中医学院研究生导师一职。虽长期体弱多病，仍孜孜以求，为振兴祖国中医事业竭尽余热。1988年父亲去世后，在整理其遗物时，还发现三篇写于 1963 年和 1979 年的论文，题目分别是："张山雷医案选编未完稿"、"张山雷先生对祖国医学事业的贡献"、"张山雷先生的学术经验及其治学方法"。以下介绍父亲临证自拟的三个代表方剂，虽不能反映其全部的学术思想及经验，但从中亦可见其学术思想之一斑。

一、通用泻心汤

方药：黄连 3 克，黄芩 10 克，姜半夏 10 克，太子参 10～15 克，生炙甘草各 3 克，干姜 3 克

主治：胆、胃疾病，气机不畅，寒热错杂之证，胃脘痞满，或脘腹时痛，或口舌糜烂，或腹泻便溏，或恶心呕吐，或嗳气口臭，或泛酸嘈杂等症。

加减运用：神疲乏力者加炙黄芪 10 克；便溏加白术 12 克；泄泻加煨葛根 15 克，广木香 6 克；纳呆加陈皮 6 克；脘痛加甘松 9 克，红豆蔻 10 克；口糜者炙甘草改用生炙甘草各 3 克，改干姜为生姜一片，加蒲公英 12 克，黄柏 10 克，细辛 6 克；嗳气加旋复花 10克，代赭石 18 克，苏梗 6 克；便坚者加熟大黄 10 克，全瓜蒌 12 克。

功用：和中补胃，降逆消痞。

按：父亲认为：《伤寒论》中的诸泻心汤，皆有消痞的作用，但它们都有各自的适应范畴。泻心汤虽以痞证为中心，但不限于痞证，不仅可经常应用于胃、肠、肝胆诸病，还可广泛用于呼吸、泌尿、心血管、内分泌、神经系统方面的疾病。或以其病变犯及胃肠；或以其兼夹消化道诸症；或因湿热冲注三焦；只要是邪热里结，非纯属大实大满之证，皆可用本方随机变化应用。对泻心汤中的甘草，父亲认为：《伤寒论》中治痞证方有五个，其中二方有甘草，说明方中的甘草是至关重要的。甘草性味甘平，寒热温凉之药皆可配用，有"国老"之称，故《伤寒论》用甘草者有 72 方，决非仅为缓和诸药之毒性，更主

要的是为了扶助正气而用，所以处方中常以生灸甘草同用，于扶助正气中兼有清热解毒之效，既可助参以缓补虚，又能协诸黄以清而泻火，实乃经验之谈。

二、益心定冠汤

方药：太子参 15 克，茯神（茯苓）10 克，菖蒲 10 克，远志 10 克，丹参 10 克，桂枝 8 克，生灸甘草各 3 克，麦冬 10 克，川芎 10 克，五味子 6 克，元胡 10 克，龙骨 15 克，红花 10 克。

主治：胸痹（冠心病）

功用：补益心气，养阴定志

加减运用：胸闷憋气，胸阳痹阻较甚者加瓜蒌，薤白；心痛剧烈，痛引肩背，气血瘀滞甚者加三七、金铃子；心烦易怒，心慌汗出，心肝失调者，加浮小麦、大枣；心气虚衰，加制附片、黄芪、刺五加；心阳不足，心动过缓者加细辛、鹿角片、制附片，若高血压性心脏病本方去龙滑，加决明子、川牛膝、杜仲，肺心病者加银杏、生地、天门冬、杏仁，去川芎，血脂偏高加山楂、苦丁茶、决明子、荷叶、三七，血黏稠度高加虻虫、水蛭、海藻。

按：胸痹，即现代医学所称的冠心病，多见于老年病患者，目前中年患者也日益增多。常呈现心动悸，脉结代，心绞痛，神疲乏力，胸闷气短，或烦躁汗出等证候。父亲认为：此乃本虚标实之病，本虚表现为心气不足，心阳虚损，心阴失养，神志不宁；标实则气滞血瘀，痰饮阻滞。因此，治疗上则应标本兼顾，以治本为主，本方即以《伤寒论》桂枝甘草汤合李东恒生脉饮加味而成。方中桂枝甘草汤辛甘化阳以补心阳，加太子参补益心气，茯苓佐参调心脾，菖蒲、远志通络定志，龙骨镇静以安心神；合生脉饮酸甘化阴以养心阴，诸药合用有治本之功效，再加丹参，红花活血化瘀，川芎，元胡理气止痛以治标，临床实践，颇多治验。

三、滋胃汤

方药：白芍 10 克，生灸甘草各 3 克，北沙参 10 克，麦冬 10 克，石斛 10 克，丹参 10 克，乌梅 6 克，生谷芽 10 克，玉竹 10 克，玫瑰花 3 克。

功用：滋养胃阴

主治：阴虚胃痛

加减运用：阴虚而口渴较甚者加生地 10 克，阴虚伴有郁火，脘中烧灼热辣疼痛，心中懊憹，口苦而燥，渴而多饮者加炒栀子 6 克，黄连 3 克，舌苔厚腻而黄，呕恶频作，湿热留滞于胃者加黄连 3 克，川扑花 4 克，佛手片 6 克，扁豆花 9 克；津虚不能化气，或气虚不能生津，津气二虚，兼见神疲气短，头昏肢软，大便不畅或便溏者，加太子参 10 克，淮山药 10 克。

按：父亲认为：阴虚胃痛是胃脘痛症中的其中一证候，多属于现代医学的慢性萎缩性胃炎，或溃疡病并发慢性胃炎久延不愈，胃酸缺乏的病例，具有反复发作的特点。临床表现为胃脘部痞胀隐痛，或灼热疼痛，食少乏味；或嗜杂似饥而不欲食，甚至厌食不饥；或以进食酸，甜味为舒，干呕泛恶，口干渴，大便干燥之脾约证；舌干质红，苔薄欠润或苔少无津，阴虚胃痛的病因缘由胃热津伤，脾不能为胃行其津液，胃络失于濡养，致脉络拘急而作痛。本方即《伤寒论》芍药甘草汤合《温病条辨》的益胃汤二方加味化裁而成。

本方药味酸甘配伍，酸得甘助而生阴，加强了养阴生津的功能。正如吴鞠通所说："复胃阴者莫若甘寒，复酸味者酸甘化阴也。"方中乌梅，白芍，酸敛甘滋共济胃阴，促进胃液的分泌，从而达到增加胃酸之目的，胃阴不足，失其濡润，胃气失于和降，故方中少佐理气而不伤阴的玫瑰花，生麦芽以舒肝和胃，助胃运药，且又能防单纯阴柔呆滞之弊，鸡内金健脾消食，久病入络，营虚血滞，故加养营和血之丹参，甘草补虚扶正气调和诸药，全方具有酸甘化阴，养胃生津之功，较之单纯用甘寒滋阴药有其独到之处。

父亲治验医案一例

（摘自民国二十二年元月十五日出版的神州国医学报第一卷第六期医案）

金氏子七岁，禀赋素弱。壬申七月，饱食后卧竹搨纳凉，竟入睡乡，遂为凛寒发热，腹痛水泄，米饮不沾。至第三日午后，寒已撤而热益炽。乃神昏面赤，瘛疭咬牙，泄利秽水，申酉及暮，抽搐者再。初延某医，定平肝息风之剂，服药后二小时所，瘛疭又作。金氏系仁至戚，且邻对伊迩。乃父忆及仁暑假乡居，遂急促午夜叩门招视，至则抽搐已定，神识清明，但腹痛拒按，秽水频泄，脉得弦洪沉实，舌心黄腻罩焦，尖边红绛，燥渴引饮。明系暑热内蕴，痰食互阻，外寒束之，积滞不化，郁为里热，已是阳明实证。而反泄泻秽水，腹痛拒按者，是为热结旁流，瘛疭频仍，间以呓语，则热炽气升，神经激刺。先为针曲池，委中，涌泉三处，以泄络中郁热，冀得气火下行，可定神经之变化。药用羚角四分，磨汁冲，鲜地，元参，知母，银花，枳实，竹茹，象贝，神曲等物，并生绵纹四分，元明粉八分，加蜈蚣蝎尾，专以定搐。次早复招诊，知服药后瘛疭不作，大便仍行，虽无燥矢，而稠粘溏酱，秽气异常，继则并昨夜所食少许西瓜，亦完出不化，神识尚有明而蒙，面色惨淡少华，两颧微赤，时或撮空理线，间以谵语，脉则三五至或十余至一歇，舌腻已化，而全是殷红，仍能引饮，小溲不行。盖稚龄质薄，易实易虚，中气无权，肺胃热炽，津液灼烁，证状不可谓不剧，为疏人参白虎，加沙参，元参，山药之属，以清润泄热，气阴二顾。而午后又相邀，谓药已煮熟，但小儿怕苦，决不肯饮，因其病已委顿，未便强灌。若动肝焰，虑其变卦。随往视之，则脉证仍与午前无二。家人惶恐，请于煎剂之外，别求良策。知其积滞虽去，而郁热甚盛，诚非可以不药之时，如竟听其迁延，势且木火一动，痉厥随作，尤其可险，无已，姑用紫雪四分，打生石膏两许煮汤，别杵生梨汁一枚，和匀饲之，避苦就甘，冀其可口，亦能泄蕴热面平气火，果尔缓缓频进，儿亦不拒。盖甘香芳烈，颇能振动胃气故耳！渐次尽嚥，至申正时，腹中甚痛，继乃小水畅行，浑浊如酱。从此，诸恙皆减，神情亦安。病家走来相告，谓是所服紫雪，直从小溲而去，疑非佳象？要知前者腹痛拒按，虽是积滞闭塞，热结不通，亦缘伏火蕴隆，气机俱窒，前方羚地硝黄，未始非清热利剂，究竟承气攻逐，走而不守，一过无余，止以荡涤肠中宿垢，而不能搜幽隐之余滞。今者溺色如酱，乃是久伏之火，得犀羚等深入血分，导引络中余蕴，尤妙在脑麝香窜，直通隧络，搜剔隐藏淬秽，化溲以泄，既能热淡神清，腹无痛楚，其为泰境，盖无可疑。翌日再视，则身热大减，但未净尽，脉则安和，泄泻亦止，能进糜粥，而舌质仍红，犹形燥渴，法当甘寒养胃，滋润填阴，而病者一闻药方，嗷然大哭，父母将顺其意，仍素不药疗治之法，余意石膏梨汁，既得效果，则如法踵步，当亦相安，逐嘱仍用此二物，再进一二日，以观其后。嗣闻胃渐加餐，日有起色，唯申酉之交，尚常发热，且有呓语神糊，片刻而定。如是者又五六日，则阳明伏热，余焰犹然，竟不另腹他药，日以石膏梨汁从事，渐以康复如常。

（书后）此病当热盛瘈疭之时，虽是泄泻，而腹痛拒按，脉又复如是，其为热结旁流，尚属显然易知。瘈疭本是热盛气升，冲激犯脑，神经震撼不宁之故，向来国医，只认作肝风煽动，尚是理想空谈。先刺曲池委中涌泉，所以导气下行，使不上冲，则神经之刺激可定。针学家本知此数穴用针微刺，可治惊风抽搐，盖由治验而来，莫能说明其所以然之真相，亦缘向来国医，未知有神经之特别变化耳。此证先用针家旧法，果能引气下降，不再冲激脑经，是一捷诀。可见针学之不可不讲，药仅大黄四分，元明粉八分，而荡涤积滞之后，竟至脉歇神惨，肘且撮空理线，纯属虚脱见象。虽曰稚龄真阴未充，易实易虚，亦缘此儿赋禀柔脆使然。所幸前方硝黄尚轻，不致遽肇大祸，设或当初稍不谨慎，分量倍用，势必一蹶不振，事在意中，相体裁衣，洵是治医者唯一要素。斯时选药，自当清热滋液，兼以培本。所定药方，亦合分寸，无奈童年畏药，竟不肯饮，设或持强蛮灌，引动肝焰，则疲惫之余，亦复痉厥可必。乃父所虑，确有灼见，唯其情状如是，正在吃紧关头，又岂可听其不药，迁延偾事，随风转舵，而用紫雪清泄余热，只是一时权宜之计，而竟能搜剔蕴伏余垢，化溲以去，遂尔渐履康庄，盖亦出于意料之外。然后知此儿伏热，大是不浅，苟非紫雪，势且不能遽奏肤功，如此巧合，真是天假之缘。此病此药，自有可传价值，临证时心灵手敏，竟有神机奔赴腕下，岂呆读古书者，所可同日而语！邵氏子卒业于兰溪医校，年甫弱冠，心思颇颖，甚有慧悟，山雷爱以季女字之，今在本校襄理教席，将来与年俱进，医理当能稍有可观，附识数语，就正高贤，见者弗以家庭标榜相嗤笑也。壬申良月张山雷。

（邵志锋）

吴士元

吴士元主任医师（1913～1994年），字正绶，号秋光，浙江兰溪市诸葛镇回回塘村人（今属建德市）。少时在父之私塾念书，1929年以第一名的成绩考取了兰溪中医专门学校，预科毕业后随叔父吴荫堂医师侍诊。1935年，先生为开化县普济施药局重资聘任，但不到半年，其第三个孩子出生，他必须回兰。而正是他回兰的当天晚上，普济施药局被强盗所抢，人也被杀，先生幸免于难！笃志要成良医的他，在家乡一边行医，一边背

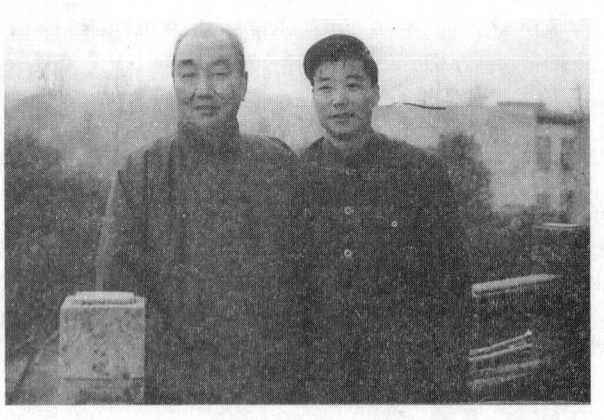

笔者（右一）在浙江医院进修时与吴士元先生留影

诵中医经典，消化吴荫堂老师的经验，并系统学习朱丹溪、张石顽、徐灵胎、王孟英等诸家著作。1945年，在兰城世德路开设诊所，并在瑞新堂药店坐堂行医，由于学校的规范教育和师承的特色传教，为他日后的行医生涯夯实了基础，开阔了视野。1951年，参与筹建兰溪中西医联合诊所，任所长兼中医师。1955年，参与筹建兰溪联合医院（兰溪中医院前身），任院长兼中医师。此时的他已声誉鹊起，名驰浙西。1956年，浙江省中医院成立，调入该院并任中医内科副主任。1971年，调至浙江医院，历任中医科主任、门诊

部副主任、副院长，兼任浙江中医学院和浙江中医杂志顾问。先生医德高尚、医文并茂，医技高超，为临床医学大家，首批全国名老中医，享受国务院特殊津贴。

现将先生行医轨迹及特色整理，简述如下，以求共飨，以表追念，以促后学。

一、通晓经典，运用自如

先生天资聪颖，勤奋好学，对于中医经典不但背诵如流，并且运用自如。他说：山雷我师真正算得上一个饱学之士，但他一直强调的是学问的运用，"博览以扩见闻，守约以求实践"，"必以实有经验为依归"。然先生亦是这样践行的。如治疗一脑震荡后遗症病人，头晕不能坐立，前医皆投以活血化瘀之品，效不显。先生即在化瘀的同时，参以大量的补肾增髓之品，谓之脑既震荡，其髓必伤。《经》云"脑为髓海"，投药之后，眩晕大减，调治月余，终得痊愈。又如一已手术过一次的粘连性肠梗阻病人，当时其旧病复发，但不愿再次手术，且要求中医治疗，之前一医师用行气散结不效。先生认为病人几经手术，正气已亏，徒用攻伐无益，当顾正气之虚，遵《内经》"大气一转，诸结自散矣"为法。遂给予大剂玉屏风散加参、归、桃仁、枳壳、小茴香、瓜蒌实一类终得治愈。又如一血尿病人，经检查无殊，西医用止血药无效，请先生会诊。一番望切之后，先生根据《内经》"中气不足，溲溺为之变"之旨，运用补中益气汤加减而愈。再如治一牙关不开，以葡萄糖注射代食多天者，经西医诊断为下颌关节炎，请先生会诊。先生认为牙关为颊车穴所居，颊车为阳明经所过之区，故以阳明有余少阴不足论治。投以玉女煎加羚羊，一剂获效，五剂而愈。先生说：仲景之说乃实用之书，其叔父荫堂先生治疗血症的许多方子都从泻心汤、黄土汤化裁而来，其效良多。仲景说"病痰饮者，当以温药和之"，但为什么有时要膏桂同用，说明饮邪有时挟热，有时热化，先生善用小青龙加石膏汤而多获良效。先生运用自如之例，不胜枚举，究其原因，通晓经典之故也。先生亦要求我们熟读经典，并加以运用，还用其师山雷老师的话提悟我们——"唯医案则恒随见证为迁移，活泼无方，且有万变无穷之妙……"；要我们多看医案，尤以王孟英、柳宝诒之作为首选。

先生还潜心研究老年病，并首提了人应"同步衰退"的观念，即应掌握并针对某个脏器或某个部位急剧衰退的征象，对其进行及时的扭转治疗，尽量把握全身机体同步衰退，最终达到"延年尽数"的目的。先生还对老年病的治疗制定了一些具体原则，由于老年病基本上都是属于虚中挟实、正虚邪恋的情况，但有时当痰饮、瘀血、湿阻等病理产物成了直接致病因素时，就应"不泥老虚"，要"敢于攻邪"；有的老年人本是正亏邪实，又罹受新感，新感引动宿恙，与内伤交织形成了一个复杂的病理机制和局面，医者当需细细思辨。一般来说，应是先控制新感，急则治标，或标本兼顾、攻补兼施。先生还认为，抗衰老药物应扩大筛选，不能只停留在补益药上，可参考借鉴现代药理的数据和内容，如漏芦、川芎、五味子、泽泻、骨碎补、没药、昆布、绞股蓝等等，都具备了一定的抗衰延老作用。先生提出的"同步衰退"论，和准确评估邪正力量对比而作出的先后缓急的治疗原则，以及谨慎用药等学术见解，对各种老年病的治疗起着积极的指导作用。

二、望问为重，亦精脉学

先生强调望、闻、问、切四诊合参，尤注重望问并精脉学。望诊以望精神、面色、形体、姿态和舌体，在辨舌上尤格外注意舌苔之糙象。先生认为，无论何种舌苔，一有糙象出现，就提示胃津已损，应予及时涵养，否则治疗容易被动。故其提出：若口干舌质红，舌苔糙腻应诊为湿未化、阴已伤，应予甘寒苦寒并用，如石斛、北沙参、生地、川连、黄柏之辈；若舌质淡、唾液较多，舌苔糙腻，可甘寒芳化同用，宜麦冬、芦根、石斛、北沙参、藿、佩、蔻仁之类，抑或甘寒苦温同用，如石斛、麦冬、玉竹、沙参、苍术、厚朴一类，时时照顾胃津为要。先生常说，脾胃为后天之本，但今人在治疗上多有重脾气、轻胃阴之嫌，脾主升、胃主降，脾喜燥、胃喜润，一升一降、一燥一润，机体方能运行出入有序，脾为胃行其津液……乃得禀也。先生这一观点，实可补东垣之缺。

对于望诊，先生匠心独运之处甚多：如在门诊时，时用眼扫一扫候诊的病人，每发现有面色青白、徘红、身体不停扭动、表情十分痛苦者，皆唤过来先诊，有的直转急诊处理，像宫外孕内出血、脾破裂以及脑溢血都有及时发现。他说"对于这些病人，时间就是生命。"记得有一位林姓老作家由夫人和秘书陪同诊病，待我们诊疗完毕，病人即将离开之际，先生再三嘱咐家人林老身边不能离人。后我们就此请教先生，先生说林老不久于人世了，我们都懵懂，不知何处诊出。先生说：你们都没有留心，病人进来一只外裤滑下，不知提上去，脚踏上去也没知觉，此失神矣。《内经》不是说"得神者生，失神者死"吗，半月后病人离世。先生望诊之神力可见一斑矣。

对于脉学，先生认为此事难知，但关乎重大，脉可断生死，脉可断预后。他认为识脉主要是辨识脉之迹象，山雷老师"不能离迹象而言神化，以免误入岐途"所言极是。如治疗海军某舰队一副司令员，其自诉心烦难受，两耳轰鸣，脾气暴躁，我们都认为弦脉，先生说是弦的进一步了，其脉如指弹石、辟辟凑指，是弹石脉，容易暴病而亡。后，果如此。又如治疗一胸闷气短、胸痛乏力，行动需家人扶助之病人。我们都认为是结代脉，先生说：非也，是雀啄脉，三五不调，止而复作，如雀啄食之状，此类病很危险，随时要抢救，收入住院，事亦如此。再如诊治一头昏胸闷塞、神倦萎靡之病人，脉象一分钟不足四十次且极细，有医生曾给他用过参附汤，我们认为迟脉无疑。先生却说，是屋漏脉，如屋漏残滴，良久一滴，溅起无力，参附汤可继续服，另加肉桂粉2g，每天吞服以温经通脉，并嘱其去心内科看看，是否可装起博器。先生曰：叔和讲"脉理精微"就是要医生诊脉时应细心体会，要留心迹象，要分类比较，久而久之指下就会有清晰的感觉，绝不因为"其体难辨"，就粗枝大叶，流于形式，而终将一无所获。先生脉学之成就，卓然如此。

三、苦心孤诣，研创新药

上世纪七十年代末，改革开放的大潮影响和推动着我国各行各业，医疗、医药行业也是一样。随着疾病谱的改变，医药企业谋求发展，要求增加新药适应市场需求，许多药厂负责人纷纷找到先生，请求研创处方，开发新药。故在很长的一段时间里，先生酝酿着这件事，如研发方向、处方制定，以及如何开发等。经过反复考虑，他决定从呼吸系统、消化系统和心血管系统着手，并相继成功研创了治疗感冒的芙朴感冒冲剂，治疗消化性溃疡的胃灵糖浆和降低血脂的血脂灵胶囊。先生认为，成药之剂，药要精，药味要少，效果要突出，他不辞辛苦先在自己科室临床应用、观察疗效，在取得一定效验的基础上，请兄弟医院协作试验，对照统计学处理。在大样板取得成功之后，呈报有关单位审批，批文下来之后即进行生产，进而推向市场。如今他所研创的芙朴感冒冲剂、胃灵、血脂灵均为国内临床普遍应用的著名中成药，并给相关药厂带来了巨大的经济效益，但先生本人却未得到应有之报酬。这固然有改革开放早期分配制度不完善、生产要素不明确之原因，但先生之气度风范、人格魅力由此可见一斑。事实上，这三个新药从策划研发到临床试用，先生花费了巨大精力，期间更因过度劳累而多次险发了心脏病。后来我们每谈到此事，先生总是付之一笑说：算是我对家乡中药事业的一点贡献吧。先生桑梓之情、拳拳之心，可感可佩！

四、一生无闲，致力临床

先生曾当选为县人大代表、县人委委员，担任过省政协委员，以及诸多的行政职务，但他首先把自己当做一个医生，并把"治病和疗效"摆在第一位。先生走到哪里，哪里就有人请他看病，而他亦尽量满足他们的看病请求。先生除了必要的院务会议，在其他时间几乎全是跟病人打交道，门诊治病、病房会诊、首长、外宾医疗保健，工作任务相当繁重，但先生忙而不乱。已是延迟退休的他精力衰退是必然的，且常发心悸、怔忡，但他无怨无悔地说："看病是一项艰苦的脑力劳动，但苦中有乐，看好一个病，便有一份高兴，特别是危急重症或疑难杂症，若能迎刃而解，成就感油然而生，使人倍添兴志。"先生在上世纪60年代曾多次带队来兰溪、开化等地指导"青紫病"的防治；在1985年兰溪中医院成立三十周年之际，他带领省里八位专家、教授来兰祝贺，家乡市民早已排起长队请他赐诊；1992年，8旬的他，虽然身体欠佳，但仍接受家乡诸葛卫生院的邀请，再一次来兰庆贺医院搬迁，实际上亦是看病而已。

吴士元先生手迹

先生循循善诱，提携后学，强调医案的规范书写，要求理法方药，浑然一体，一气呵成，认为这样做进步会快些，而若能做到医文并茂那就更好。同时，先生也要求我们善于总结，写点东西，但又告诫我们不要轻易写、随意写，要潜心写，要写临床——疗效反复几次成功的东西。要写得厚重，要经得起历史推敲，西医学的"可重复性"、"一定的样本量"值得借鉴。这样做并不见得会丢掉中医特色，而是更增加了中医的客观性和可信度。先生所写的几十篇文章，有的甚至是几年才定稿的。其《中医中药治疗消化性溃疡47例疗效总结》《桂枝龙骨牡蛎汤的临床应用》《黄连阿胶汤治疗子宫功能性出血》《中医中药治疗慢性气管炎的体会》《中医中药治疗慢性肾小球肾炎40例疗效总结》等著作，笔者曾悉心拜读，应用于临床均取得了较满意的效果。曾担任过省中医院院长和浙江中医学院院长的葛琳仪教授，不无深情地说："我自1962年从学校毕业分配到省中医院工作，在工作中，医德医术给我留下影响最深的是吴士元先生"（引自《教授传》，1989年浙江中医学院科研处出版）。先生严谨治学及学术建树上的清风正气实乃医者楷模。正是先生毕生不断地探索和实践，而得到了病患及家属的高度赞许和好评，当然，日复一日的辛劳也严重损耗着他的体力及渐老的身体，以致时有出现因过度劳累而住院治疗的情况，更有甚者，就在他去世的前一天，先生还替去病房探望他的兰溪老乡诊病、开方，令人感动不已。

高山仰止，景行行止；大医仁心，口碑载道。先生虽已远去，但其六十余载之灿烂岐黄路所造就的一代名医风范及宝贵医学遗产，将使吾辈受用永远。先生音容宛在，令人怀念！

（本文中的部分史实和史料由吴士元先生的女儿和传人吴赛娥医师提供，在此深表感谢。）

（吴恨非）

邱茂良

邱茂良 (1913.9.18～2002.10.8) 中共党员，第六、七届全国政协委员，国家科委中医组成员，卫生部医学科学委员会委员，著名针灸学家，南京中医药大学教授、博士生导师、江苏省中医院主任中医师。全国针灸学会副会长，全国高等医学院校中医教材编审委员会副主任委员，国务院首批享受政府特殊津贴专家之一。先生一生医德高尚，医术精湛，治学严谨，桃李盈门。

邱茂良先生出生于浙江龙游寺下村。1928年考入浙江兰溪中医专门学校，从师张山雷先生学习中医经典著作，内、儿、妇、外，打下深厚中医理论基础，颇得先生赏识。1932年毕业返龙游行医。翌年，远游无锡，又从师著名针灸学家承淡盦先生，并协教无锡针灸学校。1937年抗日战争爆发而停办。同年，应邀于浙江台州中医学校任教。1948年承淡盦在苏州恢复中国针灸研究社，邱茂良应邀前往。1954年，应江苏省卫生厅之聘，赴南京筹办江苏省中医院、江苏省中医进修学校（南京中医学院前身）。40余年来坚持临床、教育、科研，为中国针灸学科建设、发展倾注一生心血。

一、教书育人，桃李盈门

先生师承中医教育家张山雷先生，再就学针灸名家承淡盦先生先后在无锡、台州、南京教书育人，桃李遍布海内外。先生学识渊博，表达力强，讲课主次分明，重点突出，深受学员爱戴。为南京中医药大学培育几代针灸师资人才，并为全国针灸师资班，国际针灸培训班讲课数十期。同时长期担任南京中医药大学针灸系主任，为大学的针灸学科和教材建设、师资培育，科学实验，外事教育等方面作出巨大贡献，其针灸教学与临床处于国内外领先地位，成为全国针灸进修教育基地和国际培训中心。1985年被批准为国家重点学科。其针灸实验室为国内唯一同时获得国家、局、省级重点学科称号。

1984年以来先生应邀赴英国、意大利、阿根廷、挪威、香港、日本、菲律宾等国家、地区讲学，被聘为世界针灸学会联合会顾问，阿根廷、加拿大、香港等国家及地区的中国针灸学会顾问。先生不辞辛苦、投身于针灸的教育工作为提高针灸在国际上的声誉，为中医走向世界作出贡献。

二、精心实践，不断进取

先生有深厚、扎实的中医理论基础，一生手不释卷，博览众书，医理精湛，悉心钻研，师古而不泥古，不断总结创新。他强调针灸必须掌握阴阳五行、脏腑气血、八纲论治中医基础理论，以经络学说为核心，强调整体观念，结合现代医学手段运用中医辨证方法，发挥针灸特点，指导针灸立法处方，突出理、法、方、穴的完整性；他认为中西医学及学科之间要取长补短，推陈出新，针灸也要在解剖、生理、病理等学科基础上，经过实践，不断总结，理论上会有新的依据，临床上才会切实有效，先生在学术上无门户之见，凡临床上有效，均予肯定。40余年悉心钻研，不断进取，在门诊中设立内、妇、儿等科的针灸室和许多针灸专科门诊。并在国内首设针灸病区，收治各种内科病和疑难杂症，使江苏省中医院针灸临床水平一直处于国内领先水平。

三、突出科研为针灸临床重点，坚持科研服务临床

针灸在临床上要发展，必须要创新，先生在《怎样研究针灸治疗》一文中提出"首先要搜集古人的经验疗法，因为针灸疗法是由古代劳动人民数千年来的经验积累而成，其次是吸收现代的新知识，"实践中他根据神经分布，取用其较高部位的神经干和神经根的经穴或非经穴治疗四肢病，疗效显著。先生在临床工作、急诊、传染病领域中取得突破性成果。如 1954 年与南京结核病疗养院协作开展针灸治疗肺结核病科研，治疗前后均经 X 片、血沉、痰检等指标对比，取得满意疗效。《针刺治疗胆石症的科研》获 1978 年江苏省科技成果奖。1982 年开展《针刺对中风患者脑血流图与血液流变学等治疗前后的变化观察》的研究证实针灸对改善中风患者的血液粘稠度、粘滞性、聚集性有明显作用，有改善脑血液循环，提高脑组织的氧气压，增加病灶周围的营养，促进脑组织修复。治愈率达 52.8%，有效率达 94.8%，达到国内先进水平。在《针刺治疗急性细菌性痢疾的研究》的科研中先生认为针灸治疗菌痢是继承古人经验，再用现代医学科学方法探求疗效机理，提高理论依据，不断总结，取得了急性菌痢的里急后重，腹痛、腹泄等临床症状的改善时间较药物组快，治愈率达 94.2% 的满意疗效。该课题获 1978 年全国卫生科技大会成果奖。先生开展卫生部课题《针刺治疗急性病毒性肝炎的研究》中通过观察体液免疫与白细胞粘附抑制试验，结果提示针刺能调整，提高机体免疫状况加强健全 T 细胞功能，促进肝细胞的新生的疗效优于药物组，治愈率达 92.1%。

四十余年来先生领导科室同仁不断进取，让祖国医药奇葩——针灸不但能对慢性病、疼痛症有效，而且在治疗急性病、传染病也取得满意效果，为针灸治疗疾病开拓新的前景，也为探讨其机理提供新思路，是针灸研究工作新的突破，在国际上产生一定影响。

四、著书立说，启迪后人

邱茂良先生，学识渊博，不断进取，临床实践丰实，中医、针灸理论造诣很深，数十年来发表《针灸治法及处方》《怎样研究针灸治疗》等论文数十余篇，还先后出版《针灸与科学》《内科针灸治疗学》《针灸学》《中国针灸荟萃·治疗学分册》等十余部专著，尤其是先生总结 50 年的临床经验，编写了百万言的巨著《中国针灸治疗学》为中医针灸医学的建设、发展、传播、推广作出杰出的贡献。

（程良骏　吴明仁）

罗震春

罗震春（1915～2006），名竹斋，男，祖籍安徽歙北呈坎村人，入籍兰溪，三代业医，家藏医书颇丰。光绪 22 年由祖父携春来兰行医，先生为第四代传人。1934 年兰溪中医专门学校正科毕业，毕业后经老师推荐，留校坐诊实习；实习时其父亲临指导，并攻读《伤寒》《温病》等医著；又随身备有父亲医案录，参照处理病情，因此学业渐进。后由于日寇侵华，医校被迫停办，为了活计，开办私人诊所，靠病人宣传推荐，上门出诊等扩展业务，但未正式挂牌。接着避难兰溪厚仁等地，最后定居兰溪游埠。时值瘟疫流行，正是先生攻读温病时，治愈不少危急病人，因此求治者渐多，在游埠、汤溪、龙游一带颇有声誉。1945 年日寇投降后，迁回兰溪行医，因治愈县长的流火及国民党党部书记的气喘病，获赠《述理专精》匾额一方，自此名声大振。1953 年 7 月参加新生路联合诊所，

1955年合并为兰溪县联合医院任中医内科医师。1956年，为医院培养二期中医学徒。1962年任金华卫校兰溪中医班兼职老师，为培养造就一代新中医作出一定贡献。同时还下厂矿为工人上门看病服务。1970年因医院解散下放到高潮卫生院工作。联合医院恢复调回。曾历任兰溪县（市）政协5至6届委员。1976年6月退休，仍有病人上门求医。

先生业医60余年，忙于临床治病，遇疑难病症常请教前辈；或与同学、同道探讨切磋；在诊治中以四诊为重，再三思考，必求其本，谨慎定方。先生说："为医非易，生命之托，不能随便，更不能自以称能，虚心才是正道。"这是先生行医准则，故治病胆大心细。先生喜研读《伤寒》，《温病》医著，及吴又可、叶天士、徐灵胎、王孟英、张锡纯等近代名医医案，尤其推崇朱丹溪"阴常不足，阳常有余"的学术理论，及张锡纯《衷中参西录》的中西医结合思想，均对其后临床有指导意义及影响。对中药药理、性味研究颇深，善用石膏治温病，赭石治胃痛出血，硝矾散治黄疸等。对民间草药确有奇效者，即多留心采访收集。

典型医案：

1. 流火

民国时期，原兰溪县县长患流火四年。先发寒热，继下肢红灼、痛胀。在杭州、上海医治无效，仍每月一发，近月二发。先生先治风湿祛寒热，使寒热净，后以王孟英黄柏丸四两，分十五日服完。后未发作，其病愈。

2. 气喘

兰溪县国民党党部书记患气喘多年，近因感冒而加剧，治以疏表出汗，先生遵张仲景小青龙汤加石膏煎服而愈。

3. 伤寒

游埠郎某某，患病多日，病起时手足发冷，不以为然，仍出畈作业。次日发热卧床休息，也不服药，一直昏睡。其妻惧而请先生诊治；脉紧数，苔厚腻，不欲饮，昏睡不语。此为伤寒热化，转为温病。用白虎汤加大黄，枳壳治之。药已备，其妻又请三位西医诊治，说是恶性疟，故打针服药片，第二日原以为药力不足，又如是治之；第三日病势加剧，云药已尽，无奈而却。妻哭，邻居堂侄云：可用日前已备中药试服，服一剂，略有起色，二剂目开唇启，经复诊调理后，从此病愈。

4. 黄疸

茆竹园蔡家村。一姓蔡中年妇女患黄疸病，全身发黄似金黄色，目甲亦然，只服过草药，未经医院正规治疗。脉疾，舌燥苔黄。问其所苦，曰"无"，唯不能食，食则腹胀满，喜饮水，大便数日未行。先生细思后用茵陈蒿汤合服张寿甫硝矾散。二日身舒，再六日黄退，十余日病已。

5. 癫狂

运输公司孟某，女，患癫狂，时觉有众人夜入其室，惊骇异常，送金华治愈后回家。一月后又发，又送湖州住院治疗，三个月后好转回家。未及一个月又发，公司邵医师推荐先生治疗，病人瞪目怒视，胡言乱语，脉时快时慢，仅靠镇静剂控制终非治本。拟清降镇神化痰法：予石膏、竺黄、黄连、大黄等药，服后有转好之象，经服药月余，未再发。

（郑国钧）

王赞纶

王赞纶（1916～2013），男，浙江兰溪黄店镇都心村人。1933 年在张山雷先生执教的兰溪县中医专门学校正科毕业，学成后从教参政，曾在兰溪黄店小学任教 12 年，其中任校长三年，后任甘溪乡乡长一年，1950 年在兰溪县中山路小学任副主委（相当于现在的副校长）一年半，1957 年参加甘溪乡中西医联合诊所，继调入女埠大公社医院（后更名为女埠区卫生院）工作。曾任兰溪市中医学会理事，省中医学会会员。1979 年退休留用。1980 年 4 月至 1981 年 6 月，借用到兰溪市医科所参加近代名医《张山雷专辑》的整理编辑工作，该书已由人民卫生出版社出版，获金华市科技二等奖。1991 年被浙江省中医管理局《张山雷医集》编委会聘为顾问，该书于 1995 年由人民卫生出版社出版，获浙江省卫生科技一等奖。先生医德高尚，待人诚恳，出诊不分白昼黑夜，刮风下雨，尽量做到有求必应，把解除病人疾苦当作自己最大的幸福，在当地民众中信誉甚高，连续当选兰溪市七、八两届人民代表。

由于先生弃医从教参政二十余年，重操医业时，每日攻读中医名著，重温医校讲义，选读名家学说，努力学习现代医学理论，为己所用。由于全身心投入，临床疗效颇著，声誉鹊起，本地及周边县市求治者不绝。同时，为金华、兰溪、衢州、浦江等地中医学校及西学中培训班带教实习生十余人，又为女埠区培训赤脚医生。先生行医四十余年，临床经验丰富，中医内、外、妇、儿科均有建树，尤擅长中医内科。

先生善治哮喘，认为哮喘多为宿疾内伏，遇外感引发，以邪实为主，临床多见寒证，治当宣肺散寒，化痰平喘。方用三拗汤为主，参合气喘汤加减。如长期反复发作，寒痰伤及脾肾之阳，或痰热损耗肺肾之阴时，则可从实转虚论治，临床多见肺肾虚损，以补益肺肾为主，方用麦味地黄丸加减。

先生还善治胃痛，认为胃宜通不宜滞，痛必滞，要止痛必先健胃行气，故采用健胃固本法，以黄芪建中汤为主加减，重用白芍，参以元胡、鸡内金、炮姜、白术、香橼皮之类，忌生冷辛辣酒等刺激性及不易消化的食物，以少吃多餐为主调养。

典型医案：

1. **哮喘**：方某某，女，63 岁，甘溪村人。

初诊：1978 年 1 月，原患哮喘，近因感受风邪而增剧，症见咳嗽痰稀，胸闷气憋，倚息不得平卧，畏寒发热，脉浮滑，舌苔白，中微黄，诊为风寒袭肺，引发伏痰，邪实气壅，肺气不宣所致。治以宣肺散寒，止咳平喘为主。方用三拗汤加味。处方：炙麻黄 3 克，甘草 3 克，杏仁 10 克，炙桑皮 10 克，苏叶 10 克，瓜蒌衣 10 克，浙贝 10 克，法半夏 10 克，黄芩 10 克，炙紫苑 10 克，生石膏 10 克，三剂。

二诊：畏寒已罢，咳嗽渐稀，喘息依然，不能平卧，参以加减定喘汤。处方：炙麻黄、炙甘草各 3 克，杏仁、苏子、白果、炙桑皮、款冬花、法半夏、生石膏各 10 克，浙贝 12 克，代赭石 15 克，三剂。

三诊：药后喘息渐平，已能平卧，咳亦大减，咳痰已薄，再以原方加减。处方：炙麻黄、炙甘草各 3 克，杏仁、炙桑皮、冬花、白果、苏子各 10 克，法半夏、黄芩各 6 克，冬虫草 3 克，南沙参、玉竹各 12 克，代赭石 15 克，五剂。

2. **胃痛**：陈某某，男，46 岁，甘溪乡大坞陈村人。

初诊：1994 年 7 月 6 日，胃痛隐隐反复发作已数年，似饥作胀，喜温喜按，饮热汤痛减，舌淡苔白，脉沉迟缓，治以建中和胃养阴法。处方：炒白芍凹克，炙黄芪、煅瓦楞子、红枣各 12 克，桂枝、炙甘草、炙鸡内金、麦冬、沉香曲、元胡、无花果、香橼皮各 10 克，炮姜 3 克，五剂。

二诊：上药服后，胃痛隐作及似饥作胀等症减轻，原法加减。处方：炒白芍 20 克，无花果、香橼皮、炙黄芪、红枣各 12 克，桂枝、炙甘草、炙鸡内金、麦冬、元胡、蒲公英各 10 克，炮姜、川椒各 3 克，十剂而愈。

（王如谷）

汪惟章

汪惟章（1917～1991），又名汪锦卿，乳名卸土，男，浙江兰溪人。1938 年 2 月至 1939 年 1 月在兰溪中医专门学校学习肄业。1939 年 2 月至 1940 年 1 月在台州中医专校毕业，1940 年 2 月至 1940 年 7 月在嵊县国医馆第二期训练班学习。1940 年 9 月在兰溪和平路养砚巷开业。1952 年 3 月参加兰溪解放路联合诊所。1953 年进入兰溪中山路联合诊所。1955 年合并为兰溪县联合医院，兼任该院副院长。曾历任浙江省政协委员，兰溪市 2 至 6 届人民代表，兰溪市政协 5～6 届委员、常委、副主席；兰溪市中医学会常务理事、副理事长，1963 年评为省著名中医师，1983 年评为省名老中医，已入编《浙江当代中医名人志》。

先生中医基础理论扎实，精通经络学说，擅长针灸。临床治疗，中药针灸，内服外治双管齐下。《医宗金鉴》《针灸大成》等著作熟览于胸，并对新针疗法颇有研究。临床对治疗中风偏瘫，病毒性脑炎，小儿麻痹症，坐骨神经痛，颜面神经麻痹，慢性结肠炎，痿症等顽症疗效卓著。在本市及周边县市有很高声誉，直到晚年退休在家，尚有不少病人慕名求治。先生在 1962 年明至 1966 年期间曾任金华卫校兰溪中医班兼职教师，讲习医学史，针灸学课程，并负责兰溪县联合医院学徒教学工作，他热心于培养中医人才，为兰溪中医事业的发展作出一定贡献。女儿汪祝平继其业，在兰溪市中医院任针灸医师。现将先生临床针灸治验案整理于后。

一、针刺治疗美尼尔氏综合症

案一，龚某某，女，42 岁，兰棉工人。患者于 1978 年 5 月间发生眩晕，6 月 12 日抬来本院针灸门诊。患者自诉 1974 年起反复发生眩晕，经上级医院诊断为美尼尔氏综合症。此次发作已一个月，头痛，眩晕，恶心呕吐，不能站立。经检查患者面色潮红，神识清，脉呈弦滑，舌腻厚苔，质红，诊断属肝阳性眩晕。经使用针刺百合、内关、中脘、足三里、三阴交、太冲穴位。一疗程后，诸症得到控制；二疗程后眩晕已宁，能单独行走；7 月上旬恢复工作。由于过早参加劳动，7 月 20 日眩晕复发，头痛呕吐，神识不清，由厂医务室车送杭州浙二医院检查治疗，回兰后，于 7 月 26 日仍抬来本院针灸科门诊治疗，经针刺以上穴位治疗一疗程后，头痛呕吐晕诸症渐减，已能单独行走。

案二：徐某某，女，41 岁，兰棉工人。1978 年 6 月 20 日本院针灸门诊。自诉头目眩晕已 15 天，发作时感觉房屋旋转，头痛、恶心、呕吐、耳鸣，经金华地区医院检查诊断为美尼尔氏综合症，治疗后已有好转。但仍有阵发性发作，头晕耳鸣终日存在，恶心呕吐，不思饮食。经百会、内关、中脘、足三里、三阴交、太冲穴位针刺治疗先后十次，头痛呕吐眩晕悉除，7 月上旬参加生产劳动，近期疗效尚称满意。

二、针刺治疗雷诺氏综合症

案一：王某某，女38岁，织造厂工人。其患偏头痛已八年。1974年逐渐感到两手麻木，怕冷，75年症状日益增重；四肢末端红肿青紫，疼痛麻木，夜不安寐，经金华地区医院及浙一医院检查诊断为"雷诺氏综合症"，给肌醇片，菸酸片及中草药内服，效果不显。76年4月来我院针灸科门诊，经检查四肢末端红肿青紫，上肢末端较甚。自诉头痛，胸闷，患肢怕冷，麻木疼痛，日夜不宁，脉至弦细，舌苔腻，质红。经诊断为湿热瘀毒，络脉痹阻。使用针灸治疗。取穴：百合、曲池、郄门，内关，血海，足三里，太冲。隔日针一次，十次为一疗程。经过三疗效程治疗头痛已止，患肢红肿青紫消退，自觉症状大部好转，已能参加生产劳动。

案二：钱某某，女，46岁，航运公司皮件厂工人。自诉右臂麻木疼痛已四年，初期作为风湿治疗，症状日渐加重，先后三次赴地区医院及省第一、第二医院治疗，诊断为"雷诺氏综合症"。1974年下半年起不能参加生产劳动。1976年1月来我院门诊，右臂手部红肿青紫，全臂筋脉抽痛，五指肿胀，握物困难，生活上用左手代替，脉至细濡，舌红少苔。诊断为热毒瘀阻。使用针刺治疗，取穴：肩髃、天府、曲池，曲泽，间使、三间透劳宫、隔日针一次，经过三疗程治疗，肿痛消退，指部功能恢复，四月份回厂参加劳动。

（汪祝平）

叶建寅

叶建寅（1920～1985），字永春，男，浙江兰溪诸葛镇派衍头村人，出身于中医世家，其祖父海南，父亲宝诊，均为浙西名医。先生初承家训，禀性超悟，年少时曾从师于回回堂吴荫堂先生（即吴士元之叔），其医学作文"医不执方论"，有吴荫堂批语真迹，"挹其清芬，可扑俗尘三升"云云。十七岁就读于张山雷先生执教的兰溪中医专门学校，毕业后即悬壶于乡里，操祖业以治温病见长。

1951年，由浙江省人民政府卫生厅颁发临时开业许可证（第2355号），同吴士元一道在兰溪"大生堂"坐堂行医，后因父病召回。1953年在诸葛镇创办中西医联合诊所任所长之职。1956年调兰溪县人民医院中医科供职。文革期间，下放于岩山区卫生院。由于先生工作勤奋，服务热情，且医技精湛，先后任兰溪县1至6届人民代表，兰溪县政协1至5届委员、兰溪县人民委员会4至6届委员，县科协1至2届委员。1959年曾出席兰溪县文卫系统群英会，1962年被评为省著名中医师，已入编《浙江当代中医名人志》。

先生治乙型脑炎有独到之处，认为"乙脑"乃"西瓜"病耳，西瓜上市即有，西瓜落市即无。其用药轻灵活泼，变化多端。常谓"乙脑"类似中医之"暑温"，只要辨证精确，虽银翘散、桑菊饮、三杏汤、藿朴夏苓之类皆是好药，不一定非要用"三宝"（紫雪散、至宝丹、牛黄丸）不可。因当时"三宝"药源紧张，价格昂贵，一般寻常百姓之家，难以购觅负担，非到万不得已，不肯轻用，其用"三宝"经验曰"砰砰嘭嘭紫雪散，不声不响至宝丹，糊里糊涂牛黄丸"。每在"乙脑"流行之际，先生往往以院为家，食不知味，寝不入枕，苦思冥想，在危急存亡之际，出奇制胜，屡起沉疴。如马涧郑某儿，经治疗后绝无后遗症，长大后竟考上医学院校。

先生一生忙于事业，每日诊治上百人次，还要兼任金华卫校兰溪中医班课程，带教浙江中医学院学生，为浙医大西学中提高班、金华地区，衢县等地西学中人员备课，撰写论文，提供医案等。会诊、出诊、政治学习、业务学习，忙得不亦乐乎。先生一生勤勉，见缝插针，每当夜深人静之时，著书立说。如上海名医《黄礼泉医案》8卷几毁于兵火，乃于某师处借来抄录始得保存。《吴荫堂先生医案》6卷，《叶宝珍先生医案》2卷，皆是先生墨宝，治温病，上朔《灵》《素》根源，下沿汉、唐、明、清，对于叶、薛、吴、王研习尤精。临床医生苦于《温病条辨》方剂实用多，惜难记诵，每于实践恍惚，出主入奴，纷纭扰攘，药石杀人，膏肓难挽。先生目击心伤，以厥如为耻。乃推敲斟酌，编成《温病条辨方剂歌诀》，方便易诵。他常告诫后学："学贵专精，学而不专，不精，不如不学，医虽小道，为生命所系，能不慎乎？非天资聪颖者不可学，非专心致志者不可学；学医如叠房架屋，根深基固，方可造万丈高楼，否则只能造茅厕而已"。

先生带教学生认真负责，每日诊毕，必让学生上交就诊记录，拿回批阅，且引经据典滔滔不绝，人人叹服。正如浙江中医学院1963年6月14日第14期《实习简报》在《实习中的好范例一管教管学管思想》一文中举例"叶建寅老师时常检查学生的作业，发现问题，及时向学生指出，使能不断改进……"。先生授课深入浅出，如探囊取物，诲人不倦，娓娓动听，声若洪钟，抑扬顿挫。诊病忙而不乱，一丝不苟，胆大心细，独辟蹊径。有沪报记者严某，患尿毒症遍视沪上各大医院，均无良策，乃回老家兰溪求治，经先生重用扶正强肾、降浊解毒而愈，至今红光满面。又棉纺织厂女工陈某某，产后得"席汉氏综合症"认为是脾肾两虚，投入血肉有情之品告痊，现退休在家安度晚年。有患肝硬化腹水之富阳人祝某某，专程至兰求治时，先生下放到香溪镇岩山区卫生院，医院住不下，该患者就租屋候医，调治年余果瘥，称谢而归。又民政局徐某，患"鼓胀"经先生治疗而病瘳，三十年后因胃部手术，外科医生惊叹曰"老徐，你这肝完全正常，哪象患过肝硬化腹水。"梅江扛李某，曾患严重"风心"，经益气、温阳、理瘀、通络得救，几十年来稍有风吹草动，小恙不适，该患者按方索药，随手而瘥，奉为"仙方"。七十年代先生下放在洲上一带，每值夏至长夜季节，观当地人十有八、九患者均面色灰黯，身热不扬，腹胀欲呕，纳谷不思，四肢倦怠，尿或短赤，西医检查各项理化指标都正常。先生乃谓此"大水病也"，因洲上地处潮湿，每年兰江大水，必数次遭淹，认为三焦湿困，予三杏、连朴、甘露消毒丹之类无不中的。先生之技艺超群，活人无算，至今口碑尤存。

先生行医四十余年，学验俱丰，治病不一格，屡起沉疴，现整理其特色验案数则，以飨读者。

一、胃溃疡偏用乌梅

三年暂时困难时期，人民生活艰辛，医疗条件也较落后，患者有了疾病不能及时治疗，或寻访草药，偏方以自疗，更兼肠胃病特多。有一次，先生在渡口碰到一龚姓熟人，自言患胃病多年，每月需服苏打粉半斤，其人面黄肌瘦，呈痛苦不堪状，索单方以自疗。先生沉思良久，即叫他每日啖乌梅七枚，并加新鲜牡丹根一两煎服，一个月为一疗程，直到不需服苏打粉为止。病人骇然曰："余平素即患胃酸过多，所以须碱性以中和之，汝反让吾服酸，其有效乎？"答曰："君若信我，但食无妨，舍此无良方也。"居半年病人登门致谢曰："遵医嘱，吾今病已痊，苏打粉已弃而不用，今面色润，胃纳佳，肌肉丰，体重增，先生真神医也。"先生告曰：此类胃病，平素泛酸过多，自服苏打粉，希图酸碱平衡，图一时之快，孰料失于偏颇，一发而不可止，以乌梅重新调整，俟其达到新的平衡，食碱量自然减少，最后达到自我调节，疾病自愈。

二、药棉背心愈顽疾

王某某，男，48岁，教育系统干部。初诊1970年5月23日，主诉：患慢性支气管炎二十余年，近一、二日来益加重。一月前出现四肢浮肿，轻度腹水，胸闷气促，不能平卧，喉中痰声漉漉，色白量多，尿少，下肢冰冷，面色灰滞，唇呈紫绀，两肺充满湿性罗音。西医诊断为肺心病心衰早期，西药治疗效果不显，转入中医科治疗。检查：舌质淡紫，苔薄白腻，脉沉微细数。辨证：痰饮，水气凌心。治法：温阳利水，宣肺化饮。治法：麻黄附子细辛汤合真武汤加减。外方：生麻黄9克，淡附片15克，细辛3克，巴戟天10克，葫芦巴10克，茯苓30克，生白术30克，炒白芍10克，川椒目10克，补骨脂10克，葶苈子20克（布包），玉苏子10克，肉桂粉1克（吞），三剂，日一剂。

再诊：服药后气喘明显减轻，小便增多，胸闷腹胀较宽，略能平卧，痰量减少，下肢较前温暖，予原方加减治疗月余，诸症缓解。

又：在每年三伏天，将丝棉背心浸泡在此方药汁中，九浸九晒，每年三九寒天贴身穿，并内服金匮肾气丸，连续治疗三年，患者气喘病恙渐趋平和，多年顽疾竟获痊愈，至今尚健。

三、自拟固脬汤治愈产后尿失禁

患者方某某，女，28岁。初诊：1968年1月，主诉：产后三年以来，一直小便不禁，晚上及天冷时尤甚，便意频繁，常感头晕眼花，腰脊酸软，力不从心。虽经多方治疗无效。检查：血常规、尿常规均属正常。面色苍白，形体虚胖，舌质淡有齿痕，苔薄白润，脉细弱。辨证：肾气不充，肾阳不足，膀胱失约。治法：益气补阳，固脬缩尿。处方：自拟固脬汤加减：猪脬一具，别直参9克，莲须30克，益智仁30克，淡附片9克，补骨脂10克，五味子6克，乌药10克，菟丝子10克，炙升麻6克，炙柴胡6克，三剂，日二服，上方服三剂后，诸症大减，并嘱常服补中益气丸一月而告痊愈。

（叶敏瑞）

郑霞仙

郑霞仙（1904～1980），名锡云，男，浙江兰溪人。1927年在兰溪中医专门学校正科毕业，曾亲聆名师张山雷之教诲，毕业后的六年在家研读医籍。曾有学术论文，发表于当时的《山西医学》杂志，并受聘为该社理事。先生认为"医乃仁术，而祖国医学博大精深，非深入钻研，学有心得，焉能担当挽救生命之重任"。因此认真读书，终生不辍。读后常在书中写有自己的读后感，以示后学。如在《吴鞠通医案》一书中，即写有"吴氏处方用药，轻灵活泼，深得叶氏衣钵之真传，故能独树一帜，自成一家。唯用药分量太重，不可盲从。"又如何廉臣主编的《全国名医验案类编》第一册中，写有"此书系何廉臣选辑当时各地医师医案而成，由何氏于每案后详加评语。所论辨证处方用药之精当，乃何氏一生之学术经验，皆于此而阐述明畅，甚于他书，读者宜详浏览，细加研求，勿走马看花，不假思索，有负编者之苦心。"再如《张聿清医案》卷一中风门，黎左一案后，也写有眉批曰："此案于六诊用滚痰丸，大便通行后，神识始清，寐亦安稳。若在一诊时早用此味，收效必捷"等等，他博览强记，对各家学说的某些精辟论述或警句则至老犹能背诵。

先生不善言辞，不求名利，行医从不斤斤计较报酬。1937年在兰溪思亲桥花园巷23号开业。1938年至1941年，因防日机空袭，避居马达镇皂洞口村曾一度免费义诊。1941年，他经考试院全国中医高考甄别及格，发给中医师证书。1942年5月至1945年9月，日寇侵占兰城，先生携全家避居赤溪乡常满塘村，自设诊所，业余巡回出诊，凡十里之内有求诊者，从不推辞，早出晚归。抗战胜利后悬壶于城北后官塘路思亲桥。解放后先在官桥联合诊所，后转入联合医院。1956年在杭州"浙江中医进修学校"进修一年。先后在上华区卫生院、县人民医院工作。1965年他随社教工作组到义乌、东阳等地任驻队中医师，1968年在县人民医院任中医师，于1974年退休，时年71岁。

先生在长期的临床实践中有其独特的风格；在望诊中，十分重视察舌，曰："舌象之变化，每为疾病本质之表现，可以从中候病之深浅，邪之或寒、或热、或燥、或湿。""法由舌异，药因舌移，如舌苔白黄厚腻，则为湿痰阻遏，必先辛开芳化，凡凉润滋腻之品，不可妄投。"用药主张轻灵活泼，曾曰：张山雷老师的名著（古今医案评议）对王孟英医案最为推崇，细读王氏之书，则正如张师所评，各案贯穿轻、清、灵三字之长。王氏每以清微淡泊之药品，治愈疑难病症，看其用药简洁，药味不多，实则主方有其法度，用法轻灵，选药巧妙精纯，惜墨如金而又不失疏漏，故能得心应手，药到病除。先生对王氏之书深受启迪，得益甚多，处方主次分明，简炼而不庞杂，每方不超过十二、三味；药味过多，则弊多利少，无济于患者。他还常以精方简药以治病。如通关散治厥；行军散治中暑；左金丸治食入即吐等等。组方不尚奇异，而求切中病机，如有一中年妇女干部，下乡支农，某日午后劳动之余，连衣入塘沐浴，先热后冷，当晚全身疼痛，时延三日发展至手足拘挛，卧床难以转侧，触处痛苦无法忍受，两足卷缩难以开步，多处求医无效。后邀先生往诊，病理为风寒湿三气内袭，经络阻痹，致营卫之气不得宣通，不通则痛，治法熔理湿、疏通经络、活血逐瘀之品于一炉，方中用药十二味，皆为平凡之品，一剂痛止，二剂能坐起进食，三剂能扶起行走，疗效显著。可见其用药切中肯綮，其效必捷。

（郑秋兔）

五、弘扬张山雷学术思想传承中医药文化精髓

（一）张山雷先生墓葬迁修葺小记

兰溪市中医院　程良骏

张山雷（1873～1934）原名寿祥，字颐征，后改名寿颐，字山雷，上海嘉定人。

1919年创办兰溪中医专门学校，初创时期，生徒落落，师资犹缺。时任校长诸葛超（少卿）赴沪，经上海神州医学总会介绍聘请张山雷先生担任教务主席。据《医事蒙求》自述"庚申仲春乍来兰校"即1920年农历二月就职，时年48岁。赴任后即"皆本积学心得，不拾他人矛慧，发前贤未言之奥，破诸家涂附之迷"阐明志向。制定教学目标，确定教学经纬，系集编、教、临床于一身，日以继夜，呕心沥血，致力于教务工作。一生著作等身，培育学子近600人，遍及江南各省。

十五年来每日晚餐毕就寝，夜漏未尽即起纂辑讲义，常此以往，积劳成疾。1934年3月先生自知不起，乃自拟挽联："一技半生，精神所结，神鬼可通，果然奇悟别开，尽助前贤；补苴罅漏，孤灯廿载，意气徒毫，心肝呕尽，从此虚灵不眠，唯冀后起，完续残篇。"是其一生真实写照，同时对未竟事业，对后来者，寄予厚望。

甲戌之夏即同年6月19日（农历五月初八，端午过后三天）卒于兰溪世德路寓所，享年62岁。被上海名医张赞臣誉为民国"医界二张"亦称"南北二张"（张寿颐、张锡纯）的张山雷先生不幸殂谢，海内知交，同深悲感。及门弟子汪仲清、蔡济川，女婿邵宝仁等含悲操办，安葬于兰溪城北三里外新亭村。原配沈栁、配偶陈桂妹、女婿邵宝仁与门下弟子每逢寒食，必扫其墓。

1963年因兰溪城建需要，先生墓地属迁葬区域，时及三年自然灾害后恢复初期，各方面条件较差，由其婿邵宝仁，门生吴士元、蒋理书、叶建寅、余枚笔等人筹资操办，将先生遗骸迁至城北蒋宅村高家坞高殿山下。由于当时受客观条件限制，其墓比较简朴。

二十一世纪初期，先生的墓莹经历四十余年风风雨雨，已湮没在荒山乱草丛中的裂痕斑斑土丘，墓前仅立一方小碑，实令人不忍。2006年兰溪市中医学会面临换届。理事会在讨论年度工作时将张山雷先生的墓地修葺列为届内主要工作，由学会程良骏、吴恨非、吴秀雄、蒋立标、邵志峰、金大荣、方志立、严以恭、严海清、俞大毛、曹文清等组建修葺工作小组。

由程良骏负责组织筹划，吴恨非为主筹措资金，金大荣联系并落实与墓地周边土地使用人的协调，吴秀雄、蒋立标负责文字整理，严以恭负责与先生的再传弟子联系，中医院严海清、曹文清、外孙邵志锋负责墓地修葺工作设计、施工。此项工作得到了市政协、卫生局、财政局、文化局领导和中医院、医科所的大力支持，共筹资近三万元。于2006年9月动工经过廿余天完工，并由学会将张山雷先生生平，主要业绩立碑以示纪念。同年冬至举行祭拜活动，市政协、卫生局、文化局、民政局、科协等领导和中医院、人民医院、医科所等有关单位，兰溪市中医学会理事部分会员，金卫兰溪中医班学子等近百人参加，

共同缅怀张山雷先生为中医教育事业呕心沥血、鞠躬尽瘁的不朽功绩，并表示继往开来为兰溪的中医事业再添风彩。自2007年以来，每年清明节，兰溪中医学会、张山雷研究会均组织理事会员赴墓前祭拜。兰溪的中医界人将永远不会忘记张山雷先生。修葺后的先生墓地有不少省内、外中医药界研究人士前来吊唁祭拜。

目前，兰溪市中医学会、张山雷研究会争取市领导和有关部门支持，计划在现在的基础上，扩大墓地，修通道路，将张山雷墓地列为兰溪的文物保护单位，逐步将张山雷先生墓地办成中医药教育基地。

附一：

张山雷先生墓碑志

张山雷（1873～1934），名寿颐，江苏嘉定人，是我国近代著名中医药学家、中医教育家。

先生自幼天资聪慧，勤奋好学，广泛涉猪诸子百家，尤精于训诂。1914年曾求学于一代名医朱阆仙门下，学术经验日臻精湛。1920年由上海神州医学社介绍，应聘来兰溪中医专校任教务主任。历时15年，编写讲义及医药著作20多种，培养学生600余人。先生一生为振兴中医药事业，培养中医后继力量，作出了一定的贡献。

先生殁后，葬于兰溪城北石板路头，后因城市改造，于1963年，在其女婿邵宝仁，门生吴士元主持下，迁葬于此。为了纪念先生不朽业绩，我会经多方努力，在相关领导支持下，于2006年11月将先生墓地重新修葺。

附二：

祭　文

祖师山雷，名叫寿颐，籍贯江苏，嘉定人氏。
自幼聪慧，勤学不倦，诸子百家，无不涉猎。
母病风痹，弃儒业医，从师朱氏，进入黄墙。
研读经典，攻习歧黄，精于训诂，博采众长。
学术经验，日臻精湛，求治者众，效验颇丰。
二十年代，应聘来兰，中医专校，教务主任。
治学严谨，教学相长，中西结合，避短扬长。
学术争论，有胆有识，百家争鸣，精神独创。
夜编日教，著书立说，培养学生，呕心沥血。
先生辛苦，积劳成疾，天不借年，终成不治。
先生殁后，全国震惊，医界同行，纷发挽联。
全校师生，心情沉痛，痛失良师，痛失益友。
缅怀先祖，心存敬仰，纪念先贤，激励来者。
党的关怀，政府重视，中医政策，极力扶持。
兰溪中医，长足发展，农村中医，先进县市。

振兴中医，继承发扬，再接再厉，铸造辉煌。

有望同仁，共同努力，但愿国粹，万古流芳。

兰溪市中医学会

2006 年 11 月

（二）浙江金华卫校兰溪中医学习班

新中国成立后，党和国家十分重视中医药工作，关心中医教学，自上世纪五十年代中期、六十年代初，各省先后成立中医高等教育机构。中医药事业走上了正规发展的道路。随着人民物质、文化和生活水平的提高和中医药在人民群众中的深厚基础，广大群众对中医药的需求日益增加。但当时的中医药人才又十分短缺。光靠国家培养，根本解决不了群众对中医药的需求。国家又处在三年困难期间，财力严重不足。因此国家提出了"二条腿走路"的方针。积极鼓励民间多渠道办学。

1962 年上半年，时任兰溪县工商联主委冯如珍先生：根据浙江省工商联会议上，原省卫生厅陈过副厅长所作"动员各地工商界筹资办学的报告"精神，结合当时我市中医无人接班，即将出现中医断层的现实，向县政府作了详尽的汇报。县委、县政府十分重视。结合省人委批转省卫生厅《关于抢救名老中医，名老药工和当前中医工作的意见》精神。认为兰溪过去曾创办过兰溪中医专门学校的史实，和当时现存的中医师资力量及办学经验等优越条件，决定由卫生局（原卫生科）和教育局（原文教局）组织举办"兰溪中医学习班"。办学经费由工商联筹集为主和地方财政资助为辅。学习班附设在兰溪市第二中学（原兰溪城关初中），归学校统一管理。师资由卫生局负责挑选，当时既有临床实践，又有教学经验的张山雷先生的嫡传弟子蒋理书、孙平、吴春祈先生等被选担任教学工作。这些老师均为原兰溪中医专门学校的高材生。其中蒋理书还是当年张山雷任教务主任期间的任课老师，教学经验丰富。同时还聘请在职的中医各科名医及有名望的西医兼课。1962 年由县招生办公室在初中毕业生中统考招生。

中医学习班学制为四年全日制。其中三年理论学习，一年临床实践。设升留级制度，期满后经理论考试和实践考核，成绩及格者准予毕业。

教学计划参照国家中医学院教学大纲。在重视教学质量的前提下，注重中医理论教学与中医临床实践相结合。教材选用全国中医学院教材（即当时教育部，卫生部联合选编的《五院教材》，辅张山雷先生所编的医学讲义。），要求学生的学业达到大专水平。

课程设置：学习班开设中医学、内经、伤寒论、金匮要略、中国中医学史、医事蒙求、生理解剖学、中医药物学、中医方剂学、中医诊断学、中医温病学、中医内科学、中医妇科学、中医儿科学、中医外科学、中医眼科学、中医喉科学、中医针灸学、中医伤科学、医古文、西医常见病、传染病学及政治、体育、音乐等课程。中医学习班的整个课程设置强调"以中医为主"，"衷中参西"，德智体全面发展的指导思想。学习中注重理论结合实践，开辟中药材种植基地，种植生地、郁金、玄参等十多种中药材。从参加药材的种植、管理、收获、加工、炮制等过程中，加深了学生对中药的认知水平。使他们既懂医又识药。为活跃学习的气氛，增强学生的体质。在紧张学习的同时，利用课余时间组织班级文艺宣传队，篮球队等文体组织。文艺宣传队多次参加县市汇演和比赛，都载誉而归。篮球队是当时兰溪的强队，期间由当时县体委出资赴金与金华地区中等学校篮球赛冠军队（金华铁技）进行友谊赛并获胜而归，得到县体委好评，主要队员均申报并批准国家篮球三级运动员。

通过四年的理论和实践学习，使学生真正达到"以中为主"，"中西结合"，德智体美全面发展的高素质中医人才。在后来的国家"中医招贤考试（录用人数居全省各县市前茅）及中医职称晋升中（有 14 位同学晋升为中医高级职称）得到体现。

兰溪中医学习班 1962 年、1963 年先后在当年初中毕业生中招收二期，共招生 97 人。分别于 1966 年、1967 年毕业。经升留级考试，第一批毕业 24 人，第二批毕业 43 人（其中一名毕业时因病亡故），二批共毕业 67 人，实际分配 66 人。由金华地区分配给金华、兰溪、武义、浦江、开化等县市。有效地缓和了金华地区中医"后继乏人"的状况。兰溪尤为明显，发挥着承先启后的作用。这批学生后来都成为各县市农村基层医疗单位的中医业务和科研的骨干力量。有的成为医疗单位的负责人和中医药教学的重要师资力量，为推动当地的中医药文化建设和振兴中医事业作出了较大的贡献。

1984 年，经浙江省卫生厅审核，浙江省人民政府批准，由金华市卫生学校补办发给毕业证书。

充分发挥中医药特长，全心全意为病人服务是中医班同学的毕生宗旨。在努力做好医疗工作的同时，中医班同学也积极参政议政，有几位同学当选为金华市人大代表，当选为本市的人大代表、常委会委员；不少同学当选金华市，兰溪市政协委员。也有不少同学成为金华市中医学会，兰溪市中医学会，张山雷研究会的主要成员和地、市中医专家组成员，参加中医医疗科研工作，撰写中医论文，整理、出版《张山雷医集》，《医林荟萃》，《兰溪传统中药加工炮制经验汇编》，《兰溪市当代名老中医传略》，《张山雷研究集成》等。并协助兰溪康恩贝制药厂"前列康"，兰溪市中药厂"芙朴感冒冲剂"等新药的临床验证和推广使用。为普及中医药知识，提高广大人民群众的健康水平作出不懈的努力。

金华卫校兰溪中医学习班同学录

＜按姓氏笔划排列＞

六六届毕业同学（1962.9～1966.6）

王义芳	方瑞祥	朱文仙	叶文洁	叶可夫	吴冬梅	吴达义	吴秀雄	汪定华
邵志锋	邵月仙	郑根娣	赵根炎	赵惠娥	严以恭	徐炳良	徐晓君	倪明皎
冯淑静	俞大毛	曹根娣	诸葛玲	蔡庆云	颜永潮			

六七届毕业同学（1963.9～1967.6）

王 芬	毛美莲	史美儿	马卫宝	叶开旭	江玉林	李志正	吴静山	吴恨非
吴彩云	吴政明	吴立新	汪丽茜	严晓刚	郑培椿	何国侃	赵素云	冯丽珍
胡昭林	胡福星	孙素娥	孙旭飞	夏 锋	章顺法	许爱华	许德培	陈红卫
陈晋娟	陈 健	陈跃旗	郭 祁	骆海妹	骆文君	张玉英	张锡康	程良骏
杨燕君	杨菊香	韩文荣	裘再珍	蔡兰芳	潘友熙	潘立群		

（整理撰稿：赵根炎　吴恨非）

（修改：程良骏）

（三）兰溪市中医药教育事业

蒋福海

中医药教育是兰溪市中医药事业的重要组成部分，追溯历史，早起于宋朝，发展于元、明，继于民国初期，盛于解放后，在不同的历史时期中，对祖国中医药事业发展都起到推波助澜的作用。

一、历史上最早中医药教育的简况

1. 宋元明时期：宋元明时期，据《嘉庆县志·职官志·儒学》载："宋旧制县不设学官，令佐皆得兼之……景定三年，始置主学一员，咸淳元年转运提学，选请学正、学录、直学各一员……未久事废。"又考《康熙县志·公署》"医学旧在三皇庙侧，元初设学，即宋之官酒务基而建三皇庙，因设医学以附于其侧，且主其祭。"《嘉庆县志·职官志·医官》"宋设医学正一员"。至明洪武十七年，县"设学时训科，徐伯震为署于庙侧，其后庙废即署事于所居，今署事所居如故。"由上初步印象是，随南宋一二六○年以来，虽经历了朝代变革，但祖国医学的建制及设学情况能初见端倪，并有发展。据现有史料所查，可现我市中医办学的最早记载。联系宋时政治文化中心南下，元、明时期我市已发展为浙中文物之邦，因此，尽管医学设学规范不详，然而从最初记载以及历朝崇经重儒尤以风励学官为本条的客观情况，还是可以想见的。

2. 民国初期。经查考《民国兰溪县行政概况目录》悉载兰溪私立中医专门学校初、中期办学规模。"民国八年，前知事盛鸿涛协同药业董事创办，春季始业"。"校址租赁北门严氏花园，经费由盛知事征收戏捐款拨助，年收四百余元，定名'兰溪公立中医专门学校'。"次年，张山雷来兰任教。至"民国十七年，该捐拨归县教育经费，本校迁入瀫西药业公所，所有岁入，每年每生收学费二十四元，其余由药行公捐拨支一千元。现有教职员十一人，曾办毕业四次，计七十五人。民国十八年，奉令改中医传习所。"由于国民党政府继续推行崇洋媚外方针，采取限止、扼杀祖国医学的政策，中医教育经历了非常时期，后经全国中医界极力奋争，虽取得某些让步和收敛，但是，中医办学势头已由盛渐衰，兰溪也终因日寇侵华，于三七年底而告知结束，为期约十九年。查民国二十六年《兰溪中医专门学校同学会刊》正、预科毕业共计五百五十六人。

二、张山雷的中医教育思想的影响

"兰溪公立中医专门学校"创办于公元一九一九年春，始由杭州人张灏（字韵笙）主持教务，终未如愿。次年（一九二○年）由校长诸葛超专程赴上海求贤，经上海神州国医学会介绍，聘请嘉定张山雷（字寿颐）来兰任教务主任。其教职员有蔡济川、何益赞、王石卿、郑丝阁、汪仲清、蒋理书、邵宝仁、徐云斋、蒋元甫、柳萃兰、徐安甫，国文教员汪葆元、佘枚笔等，体育教员牛镜轩、吴兰卿，监学沈湘渔，负责管理学校事务，总务郑如金，还有会计郑文豹，业务柳萃拨、郑鼎昌，书记童作宾等。校长先后由章少洲、诸葛超、诸葛辅、王韵槐（字荫堂）、诸葛源生等继任。

张山雷主持教务，基于"嘉定黄墙中医专门学校"计划（一九一四年）更趋完善。据《学校章程》规定：学生入学前经考试国文一门，凡中学毕业与青年中医可免试入学，合格年龄定十六至二十六岁内。学制定四年。预科二年，以基础理论为主；正科二年，以临床科为主。整个教学设想，按照张山雷意见是：以生理、卫生、脉理、病理、药物、方剂、诊断七者为经，而以内、外、妇、儿等课为纬。其课程实施，从基础到临床是比较完善的。

张山雷在兰教学十五年（1920～1934），吸引着各地求学之士，江、浙、皖、赣、沪等慕名而来，影响深远。这也是张山雷办学取得成绩的最好依据。在此期间，突出的是张山雷还完成自编教材二十种，主要有《重订医学蒙求》一卷、《全体新论疏证》二卷、《中风斠诠》二卷、《经脉俞穴新考正》二卷、《本草正义》七卷、《难经汇注笺正》三卷、《脉学正义》六卷、《沈氏女科辑要笺正》二卷、《钱氏小儿药证真诀笺正》二卷、《张洁古脏腑药式补正》三卷、《古今医案评议》十六卷、《疡科纲要》二卷、《病理学读本》二卷等等。因此，不仅教学经验丰富，而且学术成就卓著，致使在全国中医教育史中也处于杰出的地位。

张山雷在中医教育史上贡献是巨大的，这完全出于他对中医事业的满腔热情，正如张山雷自己在《宣言书》中所说："……虽天荒乍破，何能遽抵纯全，而私意胥蠲，终当大弘法教，此日筚露蓝缕，且与二三子芟剪荆榛，他年切磋琢磨，尚望千万人扶持国学"是张山雷一生的最好注脚。张山雷为发扬国粹，造就真才可谓鞠躬尽瘁，死而后已。他的精神将永远激励于后人。

三、建国后兰溪中医药教育事业

建国后，在党的中医药政策正确指引下，兰溪市中医药教育事业继往开来，得到蓬勃发展。在兰溪市委、政府的重视下，利用不同教学基地和方式，培养了大批中医药人才。

1. 以师带徒，培养中医人才。为了解决中医力量的青黄不接现状，在 1956 至 1962 年期间，先后在有条件的医疗单位，设立教学基地。大多借凭临床为主要阵地，辅以函授辅材、古典医籍习之。本县如县中医院、永昌、诸葛、女埠、岩山、城关等卫生院。唯县中医院前身（原联合医院）别出蹊径，方式上仿照学校，设立课堂。学生来源，面向社会招收有志于中医，且具有初中以上程度待业青年，经考核合格录用。于五六、六二年先后录取二十余名。学制定四年，订有教学计划，课程以张山雷医籍为主。师资设有专职负责，兼职分别由有经验的中西医师担任。授课按各自师徒合同，实行半工半读。半天学习、半天实习，做到理论与临床相结合，学习效果良好。实践再次证明，中医传统教学是发展中医事业行之有效方法之一，是解决后继乏人的主要途径。

2. 创办中医班，大批量培养中医人才。六二年上半年，县工商联主任冯如珍根据省工商联常委会上，文教厅陈果副厅长动员各地工商界筹资办学的报告精神，向县委作了汇报。县委宣传部又根据省人委批准卫生厅《关于抢救名老中医、名老药工和当前中医工作意见》的精神，鉴于过去曾办兰溪中医专门学校的史实以及现存的师资、办学经验等优越条件，责成卫生局（原名卫生科）、教育局（原名文教局）主办"兰溪中医学习班"。校舍附设在县二中（原城关初中内），镇长朱志文和方友生任正副校长。学习班性质为全日制，学制定为四年，有升留级。学生由县招生委员会在初中毕业生中统考招生，办学经费充分发挥民办公助的优势。整个教学计划参照浙江中医学院教学大纲。课程设置有政治、体育、音乐、医古文、中医学、方剂学、诊断学、内经、伤寒论、金匮要略、温病学、中医内科学、妇科学、儿科学、外科学、眼科学、针灸学、喉科学、伤科学、生理解剖学、西医常见疾病、中国医学史、医事蒙求等二十三门。对于教材的选择，是以全国五院统编教材为经，张山雷所编教材为纬，同时，结合现代医学。任教老师均聘请有经验的中西医师担任。有蒋理书、孙平、吴春祈、叶建寅、佘枚笔、汪惟章、罗震春、徐寿涛、汤卫乐、俞秀华、何志林等人。他们中大都是本县医界有声望的老前辈，其中二名乃是原中医专门学校专职老师。由于党领导的重视，老一辈中医的共同努力，62、63年二期招生有九十七人，先后毕业二批，共六十七人，学生知识达到了专科水平。于1984年，浙江省人民政府批准，经浙江省卫生厅审核，由金华市卫生学校颁发毕业证书。当时，不但满足本县的需要，而且还向原金华地区各县输送了人才，现均成为市、区、乡临床、教育、科研岗位上重要力量。兰溪县中医后继乏人现象显然比其它地区缓和。

3. 创办卫生进修学校，培养、提高中医药人才。兰溪市卫生进修学校成立于1980年，是卫生局所属的全额拨款事业单位，承担着全市医疗卫生技术人员的培训和教育工作。学校位于兰溪市聚仁路37号，校园占地5亩，拥有教学综合楼、辅助用房共计建筑面积1200平方米。设有校长室、副校长室、办公室、教务处，拥有中级职称专职教师6人，中高级职称以上兼职教师15人。建校三十多年来，学校坚持以"教学为主，育人为本"的办学思路，走过了一条"创办短训、正规教育、在职提高、联合办学"的发展道路。

在1988年9月至1991年举办中医班招收初中毕业生，整个教学计划按照国家中专学历教学大纲。课程设置了政治、语文、医史、化学、中基、生物、内经、中药、体育、方剂、伤寒、金匮、解剖、生理、温病、病理、微寄、药理、中医妇科、内科、外科、儿科、针灸、各家学说、西医内科、外科、五官、卫生等29门。学生知识达到了中专水平，毕业学生107人，充实到乡镇街道卫生院中医力量，改善了农村卫生院中医技术队伍紧缺的状况。

进入新世纪，学校为解决卫技人员技术学历偏低的状况，开展素质提升工程，因此寻求与省内高校联合办学新路子，与浙江中医药大学成教学院，开展在职人员学历教育，于2011届和2014届中医专升本专业学历教育，按照浙江中医药大学成人教育中医学专业（专升本）教学大纲，学制三年，课程设置政治、中医诊断学、中药学、方剂学、内经、伤寒论、金匮要略、温病学、中医内科学、西医诊断学、西医内科学、急诊医学、临床诊疗技术、英语、医故、计算机应用基础、中层基础理论、正常人体解剖学、生理学、医学免疫学、中医妇科学、中医儿科、中医骨伤科、中医外科学、针灸学等25门，采用学分制，2011届毕业34人，2014届又招生25人，提升了中医技术人员的学历水平，推进兰溪中医药教育事业的发展。

4. 开办中药专业学校，促进中医药协调发展。兰溪市兰荫职业学校是一所由明盟兰溪市委创办的全日制职业学校。先于1986年在诸葛由诸葛达等三位老师开办中药专业班，共毕业学生180余人。1998年兰荫职业学校在诸葛恢复了中药专业（98届1个班，99届1个班）。于2000年搬迁至兰溪市兰荫职业学校本部。2007年，由胡建中同志个人出资买下了原赤溪中心小学整体校园。2008年，学校搬至赤溪新校区，结束了寄人篱下的办学。2009年，经教育行政部门批准，民盟兰溪市委决定学校转制，兰荫职业学校由胡建中同志个人主办，主体专业是中药专业。办学宗旨：传承中药文化，弘扬中华国粹，坚持立德树人，培养具备良好医药职业道德和过硬职业技能的应用型人才，办人民满意的医药中职教育。培养目标：培养中药调剂、炮制、购销、质检及种植人员。开设专业课程：中医基础学、中药学、中药炮制学、药用植物学、中药鉴定学、中药药剂学、方剂学、药理学、药事法规等。

兰溪市兰荫职业学校开办中药专业已有28年的历史，培养中药专业的毕业生3000余人。为本市和全省各地的医药行业输送了一大批实用型的中药合格人才。我市的各医药、制药厂，金华的艾克医药、义乌的浙江大德制药公司、三溪国药馆和杭州的胡庆余堂、民生制药厂、华东医药集团公司、方回春堂、万承志堂、北京同仁堂、空军杭州医院及澳门的德国制药厂等都有兰荫职校毕业的学生。兰溪的许多药店都是兰荫职校的毕业生所开。

据不完全统计毕业生中已有三百余人取得执业药师资格。50%以上取得中药士和初级中药师资格。许多同学担任卫生院院长、副院长、院长助理、药店经理、车间主任等领导职务。

学校的中药专业在金华市第五届专业建设成果展览中荣获二等奖，并得到了省教育厅领导的好评。在全市班主任工作论坛、学生演讲比赛、技能比武中均名列前茅。学校的办学成果得到了社会的好评和上级领导的肯定，多次被评为金华市办学先进单位和治安安全单位。学校因此被收入金华市政府主编的《世纪金华风采录》。

（四）兰溪市中医学会

兰溪市中医学会于1981年11月成立，是党和政府领导下的中医药人员自愿组成的科学技术工作者的群众团体，是党和政府联系科学技术工作者的桥梁和纽带，是科技进步的重要力量，是兰溪市科协的团体会员。该会成立之初名为中华全国中医学会浙江省兰溪分会，1994年根据上级文件精神，为规范学会名称，改称兰溪市中医学会，一直沿用至今。

兰溪市中医学会的宗旨是：团结中医药科技工作者，围绕中医药事业发展，开展各类群众性科技活动，促进中医药科学技术的普及和推广，促进中医药人才的培养和成长，推动中医药科技进步，保障人民群众身心健康。代表中医药科技工作者利益，反映他们的意见和建议，维护他们的合法权益，为中医药科技工作者服务。

兰溪市中医学会成立之初有会员33名，经过30多年的发展，现有会员109名，队伍不断壮大。学会积极开展学术交流、中医药科研、名中医推荐、中医药继续教育等活动，取得了显著的成绩。会员中被评为金华市名中医8名（姜黎平、方秀兰、汪定华、俞大毛、朱文仙、史敏儿、劳文斌、贾浙西），被评为浙江省基层名中医3名（戴朝富、张丽萍、金大荣）。会员中有5名同志当选为金华市中医药学会第五届理事会理事（姜黎平、方秀兰、徐铁华、蒋立标、戴朝富），其中姜黎平当选为金华市中医药学会第五届理事会副理事长。会员结合临床实际积极开展中医药科研活动，历年来有中医药获奖成果6项：《近代著名医家张山雷遗著的发掘、整理与研究》荣获1996年度省中医药科技进步一等奖，1996年度省科技进步三等奖；《兰溪中药传统炮制经验总结》荣获1999年度兰溪市科技进步二等奖；《兰溪当代名中医传略》荣获2002年度兰溪市科技进步二等奖；《温病条辨方剂歌括整理汇编》荣获2003年度兰溪市科技进步三等奖；《钩针治疗肱骨外上髁炎临床研究》荣获2004年度兰溪市科技进步二等奖，2005年度省中医药科技创新三等奖；《兰溪中医药现状调查及对策》荣获2007年度兰溪市科技进步二等奖。

附：兰溪市中医学会历届理事会组成人员。

第一届理事会组成人员（兰科协字〔1981〕32号）

理事长：吴尚荣

副理事长：汪惟章、潘南榕、赵惠祥、叶水清（1982.9增补）

秘书长：赵惠祥、叶水清（1982.9增补）

副秘书长：华志成、叶可夫、程良骏、吴秀雄（1982.9增补）

常务理事：姚景来、郑祚荣、劳文斌、叶永寿、孙 平、
王赞纶、洪瑞湘、胡素姣（女）、蒋福海、
华志成（1982.9增补）、吴秀雄（1982.9增补）
叶可夫（1982.9增补）、程良骏（1982.9增补）

理 事：汤松年、胡春英（女）、吴肖清（女）、卢荣成、
陈重安、夏舜和、汪定华、范庆铨、
诸葛秀娟（女）、史敏儿（女）、叶建寅

第二届理事会组成人员（兰科协字〔1985〕5号）

名誉理事长：汪惟章

顾 问：王赞纶、孙 平

理事长：蒋福海

副理事长：程良骏、潘南榕、叶水清

秘书长：叶水清（兼）

副秘书长：叶可夫、俞大毛、洪瑞湘

常务理事：蒋福海、程良骏、潘南榕、叶水清、叶可夫
俞大毛、洪瑞湘、郑祚荣、劳文斌、史敏儿（女）

理 事：吴恨非、卢荣成、汪定华、汪云龙、范庆铨
胡春英（女）、姚永义、柳庆康、曹根娣（女）

第三届理事会组成人员（兰科协字〔1991〕38号）

顾 问：潘南榕

理事长：蒋福海

副理事长：程良骏、叶水清

秘书长：叶可夫

副秘书长：俞大毛

常务理事：蒋福海、程良骏、叶水清、叶可夫、俞大毛
范庆铨、劳文斌、史敏儿（女）

理 事：汪定华、吴恨非、汪云龙、吴郁才、胡文秋
朱文仙（女）、蒋立标

第四届理事会组成人员（兰科协字〔1996〕37号）

顾 问：劳文斌

理事长：蒋福海

副理事长：程良骏、叶可夫

秘书长：吴秀雄

常务理事：蒋福海、程良骏、叶可夫、吴秀雄、俞大毛、
方志立、史敏儿（女）、范庆铨、吴恨非（1997.10 增补）

理　事：蒋福海、程良骏、叶可夫、吴秀雄、俞大毛、
方志立、史敏儿（女）、范庆铨、汪定华、蒋立标、
吴恨非、朱文仙（女）、沈海珊、吴郁才、金大荣

第五届理事会组成人员（兰科协字［2001］40 号）

顾　问：蒋福海、范庆铨

理事长：恽　涛

副理事长：程良骏、吴恨非、吕建中（2005.2 增补）
姜黎平（2006.4 增补）

秘书长：吴秀雄

副秘书长：俞大毛

常务理事：方志立、吴恨非、吴秀雄、恽　涛、姜黎平、
俞大毛、程良骏、吕建中（2005.2 增补）

理　事：方志立、方秀兰（女）、吴恨非、吴郁才、吴秀雄、金大荣、
周根欣、恽　涛、姜黎平、俞大毛、胡昭林、张丽萍（女）、
赵根炎、程良骏、蒋立标、吕建中（2005.2 增补）

第六届理事会组成人员（兰科协字［2007］10 号）

顾　问：程良骏、吴恨非

理事长：恽涛、姜黎平（2008.3 增补）

副理事长：姜黎平、方秀兰（女）、徐铁华（女）（2008.3 增补）

秘书长：蒋立标

副秘书长：王慧君（女）、张丽萍（女）

常务理事：恽　涛、姜黎平、方秀兰（女）、蒋立标、方志立、
王慧君（女）、张丽萍（女）、徐铁华（女）（2008.3 增补）

理　事：方志立、方秀兰（女）、王慧君（女）、叶敏瑞、朱康明、
张丽萍（女）、吴郁才、陈树成、金大荣、恽　涛、
姜黎平、徐铁华（女）、贾浙西、蒋立标、戴朝富

第七届理事会组成人员（兰科协字［2013］11 号）

顾　问：蒋福海、程良骏、吴恨非

名誉理事长：徐宏荣

理事长：姜黎平

副理事长：方秀兰（女）、徐铁华（女）

秘书：蒋立标

副秘书长：吴建新

1164

常务理事：方秀兰（女）、王美洪、郑卫方、张友明、姜黎平、
　　　　　徐铁华（女）、蒋立标、吴建新

理　　事：方秀兰（女）、王美洪、王春良、朱康明、
　　　　　刘永松（2014.1 增补）、吴建新、郑卫方、张友明、
　　　　　张丽萍（女）、周元升、姜黎平、徐铁华（女）、
　　　　　贾浙西、章连新、蒋立标、戴朝富

（五）兰溪市张山雷研究会成立始末

张山雷（1873～1934），名寿颐——名寿祥，字颐征，江苏省嘉定县（今属上海市）人，是我国清末民初著名的中医学家、中医教育家及著作家。1920 年，张山雷应浙江兰溪中医专门学校之聘，来到三江之汇、山清水秀的兰溪，任该校教务主任达 15 年，直到病逝。张山雷先生事业最辉煌的时期就在兰溪，兰溪是张山雷先生的第二故乡，他给后人留下了一笔宝贵的中医药遗产。

为了继承和发扬张山雷先生的学术思想，2010 年 8 月 29 日，兰溪市中医学会召开六届五次理事会，会议专题讨论了兰溪市张山雷研究会筹备工作，决定成立由 19 名同志组成的张山雷研究会筹备组，由程良骏、吴恨非等同志具体负责筹建工作。随后，于 2010 年 9 月 1 日分别向市卫生局、市科协、市民政局呈送了《关于筹备成立张山雷研究会的请示》，市卫生局以兰卫生［2010］25 号抄告单，市科协以兰科协［2010］34 号文件，市民政局以兰民政［2010］140 号文件分别批复同意。

筹备组成立后，制定了筹备工作计划，并作了明确分工，召开全体成员会议 2 次，座谈会 10 余次，具体做了宣传发动，发展会员和检查落实等工作。宣传发动阶段，首先明确兰溪市张山雷研究会的宗旨：团结中医药科技工作者，围绕张山雷学术思想，开展全方位的研究活动，继承和发扬张山雷学术思想，提升兰溪的中医药地位，促进中医药人才的培养和成长，推动中医药科技进步，为兰溪中医药事业发展和人民群众健康服务。在向上级主管部门呈送筹备成立张山雷研究会报告的同时，制定了兰溪市张山雷研究会章程（讨论稿）。筹备组成员根据分工，向有关医疗卫生单位宣传兰溪市张山雷研究会的性质、宗旨和任务，使广大中医药人员充分认识成立张山雷研究会的目的，明确张山雷研究会的地位和作用，了解张山雷研究会会员的权利和义务等内容。发展会员阶段，主要从有志于张山雷学术思想研究的中医药人员和热心支持张山雷学术思想研究的人士中吸收，分别填写会员登记表，由所在单位签署意见上报。经过筹备组成员的不懈努力和细致工作，发展首批会员 88 名。检查落实阶段，主要对筹备工作进度情况进行检查落实，并提出兰溪市张山雷研究会第一次代表大会代表名单，第一届理事会理事、会长、副会长、秘书长建议名单，确定大会议程及其他事项。在整个筹备过程中，筹备组向省卫生厅副厅长张平、中医药管理局局长徐伟伟作了专题汇报，得到省卫生厅、省中医药管理局的大力支持。兰溪市人民政府副市长陈艳，市卫生局、市民政局、市科协领导对筹备工作自始至终给予关心和支持。兰溪市中医院、兰溪名中医馆也对筹备工作给予了多方面的支持。经过筹备组半年多紧张有序的工作，圆满完成筹备工作任务。

兰溪市张山雷研究会第一次代表大会于 2011 年 3 月 18 日在市中医院大会议室隆重召开，出席大会的代表共 42 名。副市长陈艳等领导到会讲话，中国中医科学院中国医史文献研究所、浙江省中医药管理局专门致信祝贺。大会审议通过了《兰溪市张山雷研究会

章程》，选举产生第一届理事会理事 26 名，选举程良骏为会长，吴恨非、方秀兰为副会长，蒋立标为秘书长，聘任吴秀雄、严以恭、方志立为副秘书长，2013 年 1 月增补叶敏瑞为副秘书长。研究会专门聘请浙江省卫生厅原厅长张承烈为名誉会长，聘请胡汝明、王赞伦、朱定华为顾问。兰溪市张山雷研究会的成立，标志着兰溪继承和发扬张山雷学术思想有了一个崭新的平台。

研究会成立以来，得到社会贤达大力支持，如兰溪籍武义老中药人王寿松先生、兰溪的张山雷再传弟子严以恭等向研究会捐赠了大量原兰溪中医专门学校资料。理事会注重学术研究、论文交流。据初步统计，至 2014 年 6 月召开张山雷学术研讨会 5 次，收到交流研究论文 50 余篇，浓厚了研究会的学术氛围，为编纂《张山雷研究集成》打下了良好基础，推动了兰溪的中医药文化建设。

兰溪市张山雷研究会组织机构

名誉会长：张承烈
顾　问：胡汝明　王赞伦　朱定华
会　长：程良骏
副会长：吴恨非　方秀兰
秘书长：蒋立标
副秘书长：吴秀雄　严以恭　方志立　叶敏瑞
理事（以姓氏笔画为序）：

王美洪	方志立	方秀兰	叶可夫	叶惠娟
叶敏瑞	朱文仙	朱水根	严以恭	吴秀雄
吴郁才	吴恨非	应志华	汪定华	张丽萍
陈树成	邵志锋	金大荣	赵根炎	胡昭林
俞大毛	姜黎平	姜启芳	徐铁华	蒋立标
蒋福海	程良骏	戴朝富		

兰溪市张山雷研究会章程

第一章 总 则

第一条 本研究会名称：兰溪市张山雷研究会。

第二条 本研究会是由致力于张山雷学术思想研究的人员自愿结成的专业性、非营利性社会团体。

本研究会接受市卫生局、市科协的业务指导和市民政局的监督管理。

第三条 本研究会的宗旨：团结中医药科技工作者，围绕张山雷学术思想，开展全方位的研究活动，继承和发扬张山雷学术思想，提升我市的中医药地位，促进中医药人才的培养和成长，推动中医药技术进步，为中医药事业发展和人民群众健康服务。

第四条 本研究会遵守国家法律法规，按照本章程独立自主地开展工作。

第二章 业务范围

第五条 本研究会的业务范围是：

1. 协助上级主管部门做好会员的思想政治工作，倡导科学精神和科技人员职业道德。

2. 根据本研究会的特点和需要，围绕技术进步、技术创新，积极组织会员开展"讲爱岗敬业，比科技贡献"、"金桥工程"等活动。

3. 组织开展学术和技术交流活动，评选推荐优秀论文和科技成果，提高学术水平；举荐科技人才，参与职称评定。

4. 开展科普宣传活动，弘扬科学精神，普及科技知识，宣传科学思想，传播科学方法，推广先进适用技术，开展技术培训，提高公众的科学文化素质。

5. 开展继续教育，加快知识更新，提高会员的技术水平、创新意识和科技管理水平。

6. 开展对外科技交流与科技协作，开展技术开发、技术转让、科技咨询、技术服务活动，促进科技成果的转化。

7. 维护会员的合法权益，反映他们的意见和要求，建设会员之家。表彰奖励有突出贡献的会员及相关人员，宣传他们的先进事迹。

8. 完成市卫生局、市科协和市民政局交办的其它任务。

第三章 会 员

第六条 凡拥护党的路线、方针、政策、承认并遵守本研究会章程，符合下列条件之一者，经本研究会批准，即为本会会员：

1. 具有中医药技术职称及中专以上学历者。

2. 在中医药技术创新和医疗实践中有突出贡献的技术能手和骨干。

3. 热心支持张山雷学术思想研究的人士。

第七条 会员享受下列权利：

1. 有选举权、被选举权和表决权；

2. 对本研究会工作有建议权和批评权；

3. 优先参加本研究会举办的各种活动、取得相关资料；

4. 会员合法权益受到侵犯时，有权要求本研究会帮助申诉和给予维护。

第八条　会员履行下列义务：

1. 遵守本研究会章程，执行本研究会决议，并按规定缴纳会费；

2. 维护本研究会合法利益和声誉，不得借用本研究会名义从事与本章程不符的商业活动；

3. 积极参加本研究会活动，完成本研究会委托的任务。

第九条　会员有退会的自由。凡触犯刑律和严重违反本研究会章程者，经本研究会理事会决定，取消会籍。

第四章　组　织

第十条　本研究会实行民主办会。其领导机构是会员大会或会员代表大会，会员大会或会员代表大会每五年举行一次。

第十一条　会员大会或会员代表大会的职责是：

1. 讨论决定本研究会的工作方针和任务；

2. 审议批准本研究会理事会的工作报告和财务报告；

3. 讨论通过有关决议和倡议；

4. 选举本研究会新一届理事会；

5. 制定和修改本研究会章程。

第十二条　在会员大会或会员代表大会闭会期间，本研究会理事会负责领导本研究会工作。其职能是：

1. 执行会员大会或会员代表大会的决议；

2. 制订工作计划，审议工作报告或总结；

3. 组织会员开展医疗卫生科普宣传活动；

4. 筹备召开下届会员大会或会员代表大会，讨论有关事宜。

第十三条　本研究会选举会长1名，副会长若干名，秘书长1名，聘任副秘书长若干名，由秘书长负责处理日常事务，副秘书长协助处理日常事务。

第十四条　本研究会可根据工作需要设立专业学组。

第五章　经　费

第十五条　经费来源

1. 政府资助；

2. 本研究会在核准的业务范围内开展活动或服务的收入；

3. 捐赠；

4. 会费；

5. 利息；

6. 其他合法收入。

第六章　附　则

第十六条　本章程经兰溪市张山雷研究会会员大会或会员代表大会通过实施。

第十七条　本章程的解释权属本研究会理事会。

第十八条　本章程自社团登记管理机关核准之日起生效。

（六）兰溪名中医馆的创建与发展

兰溪名中医馆创建于 2010 年底，开办三年来，遵循"弘扬兰溪中医药文化，传承张山雷学术思想，发扬大医精诚精神，服务兰溪人民的健康事业"的办馆宗旨，取得了较好的社会效益。已成为弘扬兰溪中医药文化，开展中医药科普宣传的阵地，中医药学术交流和培养中医药人才的平台，百姓中医药防病治病、康复保健的场所。张山雷研究会的办公挂靠单位。

1. 兰溪名中医馆创建的历史背景

兰溪中医药文化历史源远流长、内涵丰富、人才辈出，就近代知名度较高的有"回回堂"的血症、"派衍头"与"上唐坞"的伤寒、"吴太仁"的儿科、"一元堂"与"上房顶"的外科、"横山先生"与"后伦桥"的妇科，在民间名噪一时，有口皆碑。特别1919 年兰溪创立公立中医专门学校，聘请近代著名医学教育家张山雷先生主持教务，为全国培养输送了大量的中医人才。如兰溪籍的名医就有国家级名中医吴士元及一批省级名医：邵宝仁、汪仲清、蔡济川、叶建寅、胡品瑜、汪惟章等等。六十年代初，在当地政府重视，教育、卫生共同经办，由县工商联出资，创办兰溪中医学习班，共办二期。由张山雷先生的弟子蒋理书、孙平、吴春祈等名中医专职任教，培养了 66 名学生，先后分配金华、衢州二地，推动了当地中医药建设。日后这批学生已成为兰溪乃至金华地区中医界承前启后的中坚力量，享有较高的名望。如吴恨非、朱文仙、俞大毛、叶可夫、程良竣等等。21 世纪初，这批张山雷先生的再传弟子大多还在发挥余热，坚守在为民服务中。进入退休年龄而相继退休，改革开放促进中医药事业发展，但兰溪传统的中医中药与全国形势一样后继乏人。为了振兴中医药，中央领导多次提出"要充分发挥中医药和民族医药在防病治病中的重要作用"的指示，国家出台了扶持、支持中医药事业发展的政策。振兴中医药，将兰溪中医药文化发扬光大，这就成为我们这一代中医药专业人员义不容辞的责任，兰溪市中医学会会同市中医院在市政府各级领导的支持下，引进民间资本，合作创办了兰溪名中医馆，为兰溪中医药事业的继承和发展，搭建了展示平台。

2. 兰溪名中医馆的筹划与运行

兰溪名中医馆地址在兰溪市兰荫路 112 号（原 108 号），是中医院临街的六间二层裙房，使用面积 400 平方米。经 8 个月的筹建，于 2010 年 10 月，一座古典风格装饰的楼阁屹立，给兰荫路增添了一道风景。大门两旁借用了古代药店的二幅对联："但愿世间人无病，何妨架上药生尘"、"借他万国九洲药，救我呻吟痛苦人"，衬托出了传统中医药"悬壶济世"精神。进门大堂正中摆立张山雷先生塑像及平生简介，上面悬挂"大医精诚"横批；右边仿古中药柜台、中药格斗及配方操作台，格斗上方横幅"修合虽无人见，诚心自有天知"；左边参茸柜，陈列人参、燕窝、鹿茸、冬虫夏草等名贵药材。二楼正中导医台及挂号、收费；右边候诊处，四周布置中医药文化宣传柜，介绍中国中医药发展简史和兰溪中医药发展史，及中医药养生科普宣传；左边共 8 个诊室，中间走廊墙上陈列介绍兰溪近代知名度较高的中医六大流派。整个格局展现出传统中药堂馆和中医坐堂的特色，体现出传统中医文化的崇高风范。

兰溪名中医馆于 2010 年 12 月 3 日正式开业，设有中医内、外、妇、儿、骨伤等传统科室。市中医学会下文聘请副主任医生及高年资主治中医师部分在民间声誉较高的名、老中医坐诊，现轮换坐诊的名、老中医 33 名。其中主任中医师 8 名，副主任中医师 17 名。

他们具有深厚的中医基础理论、专业知识及丰富的临床经验并得到社会的认可，列为兰溪城镇职工医保，城乡居民医保，普病、特病的定点医疗机构与兰溪市慈善总会中医中药施助点，深受广大群众的欢迎。兰溪名中医馆在开展日常诊疗服务的同时，充分发挥中医中药防病治疗特色，在夏季"三伏天"开展"冬病夏治"诊疗项目，着重防治气管炎、支气管炎、哮喘、鼻炎、冻疮等疾病，取得一定的疗效。冬季开展"膏方"诊疗项目，防治慢性疾病和康复保健。开馆三年来（2011年至2013年）发展较快，共就诊人次达15万人次。在开展中医诊疗服务的同时，积极开展多种形式的中医文化宣传和公益活动。为了方便农村群众的中医治疗，推动农村中医药发展，经报请市卫生局同意，兰溪名中医馆会同市中医学会、张山雷研究会每年联合组织名、老中医送医下乡活动，同时开展中医药科普宣传。2011年至2013年间共组织名、老中医下乡70余人次，走遍了兰溪各乡镇，诊治、咨询人次约达1200人次，发放中医科普小处方近万份，方便农村行动不便及孤寡老人们寻医问药，得到了广大农村群众的好评；积极参与慈善事业，兰溪名中医馆被定为兰溪市慈善总会中医中药唯一的施助点，名、老中医们发起倡议对贫困施助对象实行义诊，从2011年6月至2013年底，共义诊人次4642人次，兰溪名中医馆资助中医中药救助金24万元，为因病至贫基层民众，减轻他们痛苦，缓解经济上的窘境。为了加强中医药文化宣传，兰溪名中医馆联系配合兰溪电视台、兰溪报社等媒体，开展中医养生疾病访谈等讲座，多种形式开展弘扬中医药文化活动。同时应单位邀请开展对老年健康保健讲座。2013年5月，积极配合中医药会、张山雷研究会在兰溪市博物馆开展兰溪中医药文化专访展出，并派出名中医坐诊、咨询，参观人数达1万余人，义诊5天病人达500余人，发放资料十余种3万余份，金华晚报作了专题报道，受到兰溪民众好评。

兰溪名中医馆现已成为兰溪中医之家、中医药学术交流和培养中医传承的平台。2011年至2013年兰溪名中医馆为市中医学会、张山雷研究会创收了近36万元学会经费，为学会（研究会）注入了生命活动的能源，培养中医接班人。到目前止经市卫生局备案，公证处公证，已有二位名、老中医与有志献身中医事业的青年签订师徒合同。

3. 兰溪名中医馆的梦

兰溪名中医馆将"弘扬兰溪中医药文化，传承张山雷学术思想，服务兰溪健康事业"为己任，充分发挥中医药特色。在目前已开展的中医诊疗项目基础上，创造条件拓展服务场地和服务范围，开展针灸、推拿、足疗等中医诊疗、养生、保健、康复项目。进一步做好中医药文化宣传，中医药科普宣传，将中医中药文化进入社区与乡村做自身努力。同时与张山雷研究会、市中医学会合作，进一步将兰溪名中医馆办成为中医药学术交流和培养中医药人才的优质平台作出贡献。

（七）诸葛药业世家探微

中药是中华文明史一个重要组成部分，祖国的医药为人民救死扶伤，为中华民族子孙繁衍和昌盛有其不可磨灭的历史功勋。而诸葛氏有克承祖业箕裘之志，有弓治儿曹父子相承传统，更有"良相治国、良药医民"的祖训，以救世济民为己任，故药业经营世代相传，历五百年而不衰。

（一）

据《诸葛氏宗谱》明嘉靖"诸葛文藻……喜以黄岐（医药）之术寿人。"明万历间"诸葛文庆创实裕药店于江苏如皋。""诸葛魏成创文成药店于苏州。"如此等等，中药业的经营范围广涉大江南北。生活在嘉靖、隆庆、万历年间诸葛氏子孙已有 160 多人因经营中药业而客居他乡。

清末状元刘春霖于光绪二十二年为《诸葛氏宗谱·赵太宜夫人九旬荣庆序》，"自封固步……独兰溪诸葛高掌远跖立商界，北自辽河、南抵粤海，营叶炽盛名鼎鼎……赵太宜人常有言吾家业商三代，于是箕裘，弓治儿曹，勉旃且富。"

光绪三十二年，赐进士刘焜为《诸葛氏宗谱·序》，"其族人多好为商业……而尤以药业为多，长江流域所在，多有诸葛氏之名肆，近更南届两粤，北及黑吉。商略之策，扩为弥大。"

民国三十七年（1948）诸葛氏宗谱续修。曾任东省特区、江西高等法院首席检察官、监察院闽浙区监察使署主任秘书祝谏作序称："吾兰药业以瀫西为著名，而瀫西药业又以诸葛为独占。以余闻之，在清中叶苏州之文成，咸同间扬州之实裕，俱有声于时，除杭州胡氏余庆、叶氏种德外，当屈一指。斐斋，韵笙父子先后济美、长驾远驰，设祥源庄于沪上，南则广州香港，北则津沽牛庄，运输贸易半中国。即兰溪而论，天一药肆，驰名浙东，历百余年生理不衰。"

民国二十二年（1933）兰溪实验县的"县政府实验"期间由浙江大学编写《兰溪实验县·商业概况》一书载："浙东各县唯兰溪独有药行，甚至闽、赣、皖南需用药材亦仰给兰溪……且本县习药业者师徒、父子相承亦较各业为伙，其总数约 5000 人以上，凡浙中西南各县药商，兰溪实为多数。"

民国三十六年诸葛政清编《兰西诸葛简史》"至于习业方面，以沿袭祖授经营药业者居多。"诸葛氏族的乡亲邻里构成联、帮、带之风，亲帮亲，邻相邻从而促成了兰溪药邦，长达五百年之久。

兰溪药帮名振于外，入录史册。《金华县志·大事记》清道光二十三年（1843）仁寿堂国药号开创是为现存的金华最古的药店。今尚存兰溪药商所立药皇庙碑系道光癸卯（1843）所立。

《永康编志通讯·15 期》兰溪人在永康大多开设药店为业，以药业为首曾建兰溪会馆供奉上古神农为药皇祖鼻。

《武义县文史资料·第二期》兰溪人独占药业。

《衢州文史资料·第四册》远在清初，兰溪人来衢经营药业，经过扩建药材业逐渐发展至衢县、江山、常山、开化、龙游五县及其各乡镇。

《龙泉文史资料·第四期》婺州最早到龙泉经商者，首推清嘉庆间来自兰溪的中药商贾。

综观《兰溪医药志·兰溪药业在客家乡》兰溪人在外地开设的药店不下 500 家，远及陕西、山东、广州、香港等地，近则江苏、福建、安徽、江西及本省的温州、丽水、衢州、杭州、金华的所属各县。

（二）

诸葛氏药业世家发端于明历迄今五百年而不衰，当有一定因素和条件。

（1）祖训《诫子书》对诸葛后裔产生巨大的思想影响，经营中药的裔孙中代代相传一句名言"良相治国、良药医民"。唐代宰执陆贽贬忠州，集民间验方"以又活国又活人者也"的名言。宋范仲淹少时曾说："吾不能为良相，必为良医，以医可救人也。"与诸葛氏后裔的传谚何其相似。众多的诸葛后裔以良药治病，与良相治国相辅相成。在经营、炮制中成药以"修合虽无人见，存心自有天知"，"道地（指原产地）药材"，"童叟无欺"的金字招牌挂在堂前，几自鉴又让人监。这些无不体现《诫子书》的"修身"、"养德"、"明志"的思想品德。

（2）有较高的文化科学知识。诸葛氏族为了鼓励后裔，上学求智设有"登瀛文会"，这也是承传诸葛亮《诫子书》"才须学也，非学无以广才，非志无以学成。"故后裔无不以读书求智为上。查得由杭州西冷出版社于2012年出版《诸葛村志·清代科举人物名录》，自清顺治戊戌（1658）到光绪壬午（1876）共217年间有太学生224、国学生186名，合计410名，在当年诸葛村1500人上下的情况不能不说是一个奇迹，乃至全国也是鲜见的。他们毕业后少数是从政、从医，绝大多数是从商经营药业；乃至成为药业巨子领军者。古人云："黄金未是宝，学问胜珍珠"，更有曰："学则智"智商必是商战中称雄者。

（3）区域地理优势。兰溪地处三江之汇，八省通衢，水陆通塗、南出闽广北入吴会。乘传之骑，漕输之楫，往往踬相蹶而轴衔，是"日有千舟竞发，夜照万户明灯"的商埠。明《万历兰溪县志》载："近而业商者籍籍也；远而业商者，或广、或闽、或川、或沛、或苏杭、或两京以舟载比比也"。在那以水运木帆船时代的货物流、资金流、信息流无不仰给于钱塘江上游的三江之汇之兰溪，也是中药材的集散地。

（4）抓住机遇，不放过。《诸葛氏宗谱·斐斋传》"逊请港禁初开，洋商航集东南，遂高掌远踬，由赣越岭外创起商业，操奇计盈亿。公在香港、牛庄间经营药业大振。斐斋在家养病仍手书千言，指示沪、粤商情。"可以想像清的闭关锁国到港禁开放的国策转变，从而促进有识之士思想上的飞跃，新态势到来。时任南京都察院左都御史唐壬生（兰溪人）赞他"利占三倍，产积千金。"

（5）培养人才，创办学校。以诸葛超、诸葛辅、诸葛韵笙相继助学并任兰溪中医专门学校校长。该校始创于民国八年，次年即由校长诸葛超专程赴沪求贤，经上海神州国医学会聘得嘉定名宿张山雷来担任教务主任、主持教务十九年。兰溪中医专门学校是继江苏黄墙中医学校的全国第二所中医专门学校。学制五年，预科二年，预科以基础理论为主；本科三年以临床为主。整个教学以生理、卫生、脉理、药物、诊断、方剂等七者为经，以内科、外科、妇科、幼科等课为纬，抗战事起曾设伤科。学校鼓励学生病案讨论，培养学生博采众长、知识达变的能力。校园创设学术园地，发动学生撰写论文开展学术争鸣。

招生条件，据民国17年《民国周报》第十六期刊登招生广告，中学毕业插班，须有相当程度的医学知识，新生要试国文论说，插班生要加试医说。

由于办学严谨，教学有方，吸引了各地求学之士，除本省外，有江苏、福建、安徽、江西、上海来就读的。《江山县志·大事记》载："大陈汪国佐，清湖周宏范去兰溪中医专门学校就读，为江山人外出读中医学校之先河。"

抗日事起国难临头，1937年兰溪中医专门学校停办，共办学19年，毕业生556名。后来大多成为名中医。

例如：邱茂良，龙游人。1932年毕业，曾任南京中医学院附属医疗针灸科主任医师、针灸学教授、江苏省针灸学会主任委员、世界针灸联合会筹备委员、第六届全国政协委员；还以针灸专家身份赴日本、菲律宾、意大利等国访问、讲学，在国际上有一定声誉。

吴士元，兰溪人，第四届预科毕业，因家贫不能继续上本科。后随名医吴荫堂侍诊。1956年调入省中医院，1979年升任浙江医院副院长，享受国务院特殊津贴。曾当选兰溪县第一届人民代表，同时担任省政协委员。

吴诚，遂昌人，1927年毕业，医德高尚，不计报酬，为筹建遂昌县中医院尽心尽力，曾当选遂昌县第六届人民代表。

例以名医之外，更不忘诸葛泰韵笙先生。

诸葛泰（1871~1942）字源生，号韵笙。致力创办兰溪中医专门学校并任校长，他自幼聪明好学，22岁中秀才，27岁留学日本深造有成回国，为继父业弃儒经商，在兰溪天一堂基础上扩大设天一药行，又新设同庆药行，继在上海设祥泰药号，在杭设同丰泰运输行。他经商有道，更热心公益事业，乐助好施、尤重教育。为兴办诸葛宗高小学献银洋4000元，又捐助担三中学、诸葛中心小学田产四十九石三斗。民国初期，曾任香港浙江商会会长。

借此，以宋代名士胡瑗所言"致天下之治在人才，成天下之才者在教化，教化之所本者在学校。"教者促化，在这所学校里主政教务，任教务长十九年的张山雷先生，他呕心历血的教化，无不让我们肃然起敬的说："功到才成"，乃使兰溪中医中药的名声再上了一个科学新水平。

此外，附六十四味中药祭文和楹联一幅：

药名祭文：

光绪三十一年（1905），如皋实裕药号老板诸葛斐斋病逝广东，扶柩回乡时，族人诸葛峻写了一篇祭文，文中用上六十四味中药名，构思新奇，因而传颂一时，也使诸葛村的中药文化大放光彩。该祭文全文如下：

呜呼！秋桂枝高，痛泣威灵仙去；冬桑叶落，更悲子不留行。恭维我兄斐斋公者，禀性光明，持躬厚朴；细辛处事，苦楝成家。诚大腹之能容，亦合欢而有庆。只为潼关失怙，苦丁慈父之忧；于焉浮海经商，甘遂劳人之驾。迨至业精百萃，利获千金；新会朋侪，当归故里。余粮满石，有时则润及慈姑；益智多仁，至此则苦尤知母。骨肉果团圆以序乐，弟昆布慈惠以无私。宜乎宝树联辉，五加其一（斐斋有六子）；银花叶瑞，二妙成双（斐斋有二女）。有事必不违心，随遇自然得意也。胡意平生急性，流毒归身。病起无名，吞吐未能活络；医诚没药，肿痛盖以连须。百药徒煎，千年难健。怅登仙于紫苑，徒洒泪于清风也乎！兹际梅开绿萼，桔皱丹皮；律转阳春，期当望月。驾而车于熟地，借巢穴于原枝。吊客连翘，哀声续断。范等密蒙友爱，薄荷教言；叹栀子之云亡，悲使君之不见。歌兴蘧白，聊呈竹叶之觞；服带麻黄，有感荆花之谊。望车前而洒滋，束藁本以为刍。血献仙茅，香供白檀一炷；露擎佛手，酒斟红曲三杯。神曲有歌，公英来格。

注：下有横线者为中药名。

楹 联

余地辟三弓，何必羡金谷繁华，争奇斗艳；

存心唯一点，务须追杏林至德，救死扶伤。

作者诸葛棠斋系兰溪天一堂创始人，作于同治元年。

兰溪市人大原副主任兰溪市张山雷研究会顾问

副研究员　胡汝明

时年八十八

2014年11月

编 后 语

《张山雷研究集成》，经过我们 4 年时间的蕴酿、筹备、蒐集、编纂，今天终于和广大读者见面了。值此新书首发之际，全体编委会委员本应心情喜悦，但内心却是百感交集，感慨良多。这是因为这部书的编纂出版，一开始就困难重重，可谓一波三折。后幸遇兰溪市陈艳副市长等领导，在了解情况后予以特别关注和全力支持，又经中国中医科学院中医文献研究专家悉心指导，及全体编委共同努力，才使本书得以顺利完成。

2010 年 4 月，北京中国中医科学院中国医史文献研究所朱定华教授，因课题研究专程来到兰溪，对张山雷与兰溪中医专门学校进行实地调研，收集资料，并走访了兰溪市中医院、兰溪市医学科学研究所，拜谒了张山雷墓地。朱定华教授在与兰溪市原中医学会副会长程良骏，秘书长蒋立标，以及张山雷外孙邵志锋先生等人的共同交谈中，得悉兰溪的中医药界同仁皆有为兰溪中医药事业、为弘扬张山雷医学成就做些研究工作的想法。大家的共同认知是：如若我们这一代人再不主动为张山雷的学术成就去做一些研究探讨，而将这项工作留给下一代去完成，唯恐届时困难更多，甚或使先师的学术成就日渐式微，逐渐淡忘。岁月催人，时不我待啊！我们务必担此重任，完成先师"唯冀后起，完续残编"的遗愿。

然而，此时在兰溪的张山雷嫡传弟子大多已经作古，再传弟子也多年事已高，当下一无行政资源，二无课研经费，工作难以展开，阻力颇大，举步维艰。即便如此，程良骏等张山雷的再传弟子们还是想方设法，克服重重困难，在兰溪中医药界诸位同仁的支持下，经积极筹备并报请上级批复同意，于 2011 年 3 月及时成立了"兰溪市张山雷研究会"。该会的成立，为《张山雷研究集成》一书的编纂，搭建了良好的平台。

思路既成，大纲领先。首先由北京中国中医科学院朱定华教授起草确立《张山雷研究集成》编纂大纲，由程良骏先生组织牵头，而后由"兰溪市张山雷研究会"的各位理事，包括张山雷的再传弟子、兰溪市的名老中医们分工协作，分头编纂，期间经编委会反复讨论，几易其稿，终于在 2014 年底完帙脱稿。

《张山雷研究集成》有别于《张山雷医集》，后者是汇集张山雷的主要医学著作并稍加编注整理；前者则把编纂重点放在"研究"与"集大成"方面。即全方位蒐集张山雷从未发表过的医籍与手稿，张山雷曾在民国时期发表并散见于各类杂志、报刊的医学论文，兰溪中医专门学校旧况，珍贵的历史图片与第一期兰溪中医专门学校毕业证书，以及建国以来，全国各地与兰溪学者对张山雷生平年谱、医著、中医教育以及临证经验等方面的学术研究性论文等。

书分上、下两篇。上篇首先介绍张山雷的生平、传记与年谱，补充了在《张山雷医集》中尚未收录的张山雷其他 7 种医著，尤以邵志锋先生提供的《谈医鸿雪》一书，为张山雷之亲笔手稿，因从未见诸于世，而尤显弥足珍贵。其次为兰溪市名老中医，或张山雷的再传弟子在研究张山雷医著、学术方面所撰写的心得述评；再次反映的是张山雷于民国期间自撰并发表于沪申期刊上的医学论文。这部分资料，散见民国时期沪申诸多杂志报纸上，收集着实不易，有的或许已经灰飞烟灭、无迹可寻了。这部分资料的来源，是我们依托取材于中国中医科学院中国医史文献研究所王咪咪教授所提供的张山雷医学论文史料，值此向王教授致以深深的谢意。

下篇主要反映全国各中医药高等院校、中医药研究院所以及从事中医临床医疗的专家、学者，在研究张山雷生平、医著、中医教育和临床证治经验等方面的学术论文。书中还介绍了当年兰溪中医专门学校的概况、年刊、会刊以及校内的诗文轶事和同学录，着重介绍了当年张山雷亲授弟子的医学生涯与学术成就。最后介绍兰溪中医界为弘扬张山雷学术思想，传承中医药文化精髓所做的一切努力与工作概况。

书虽成而心惶恐，《张山雷研究集成》究竟能否反映张先生的生平传记以及在中医教育、临床诊治等方面的学术成就，尚待全国专家学者的点评。但无论怎样，《张山雷研究集成》可以填补《张山雷医集》之不足，两部宏著既可称之为姊妹篇，又相互辉映，相得益彰，从而使张山雷的医学成就与历史贡献更加全面地展现在我们面前。

在本书即将付梓之际，我们由衷地感谢兰溪市人民政府陈艳副市长、卫生局张靓局长对本书的编纂予以的大力支持；感谢兰溪市中医院、兰溪市名中医馆的无私协作；感谢"兰溪市张山雷研究会"诸位理事同仁的通力合作；同时，我们对书中所引用的、有关对张山雷学术研究的、并已公开发表的医学论文的专家学者们表示真诚感谢。尤其要特别感谢中国中医科学院中国医史文献研究所朱定华教授，为本书的编纂以及资料提供予以了专业指导，并倾注了大量的心血。最后，让我们继往开来，再接再厉，为进一步弘扬张山雷的学术思想与历史贡献而共同努力！

浙江省兰溪市《张山雷研究会》

《张山雷研究集成》编纂委员会

2014 年 12 月 10 日

本书编委会成员肖像

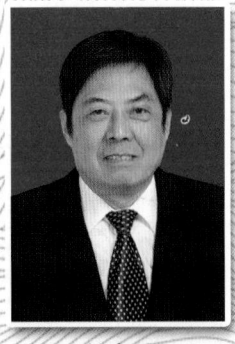

方志立

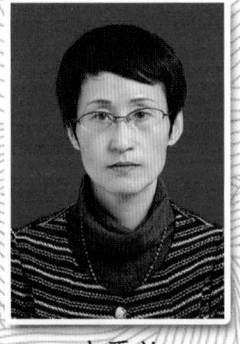

方秀兰

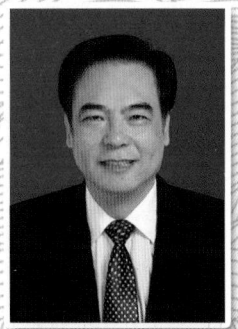

王美洪

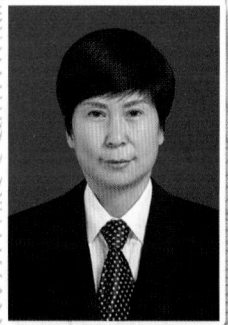

叶惠娟

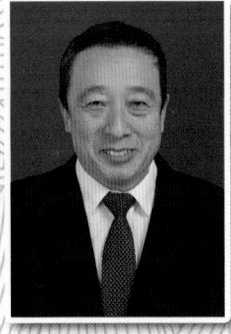

叶敏瑞

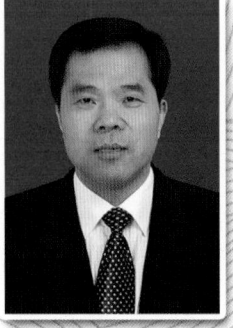

刘永松

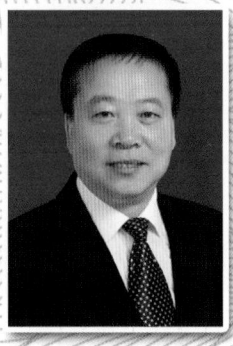

朱水根

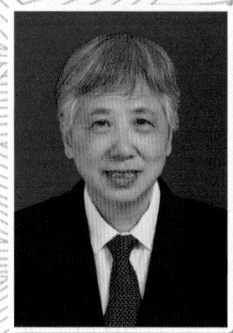

朱文仙

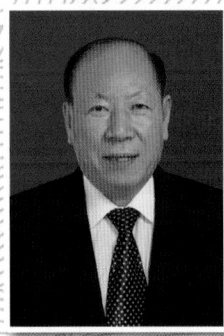

严以恭

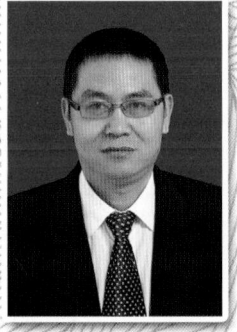

吴建新

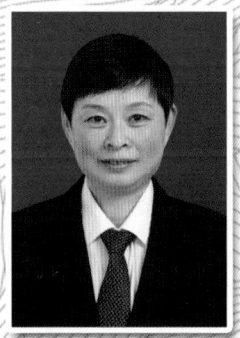

张丽萍

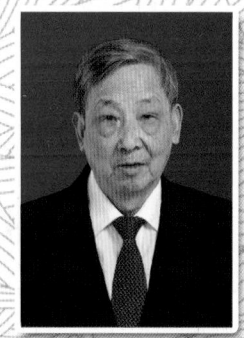

汪定华

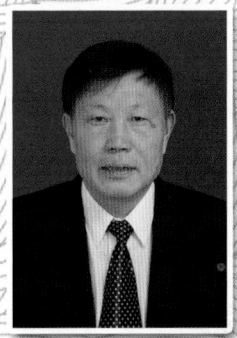

邵志峰

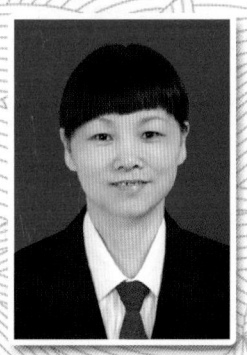

陈慧卿

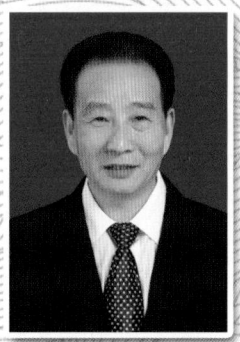

金大荣

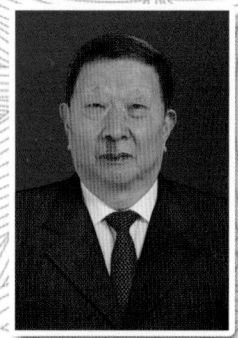

俞大毛

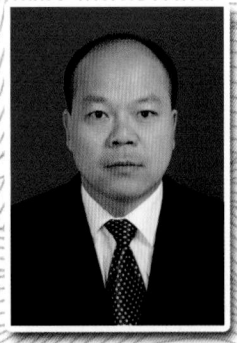

姜启芳

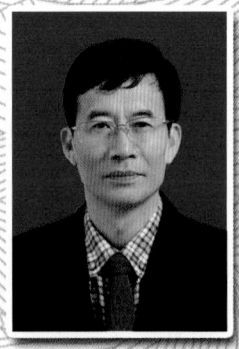

姜黎平

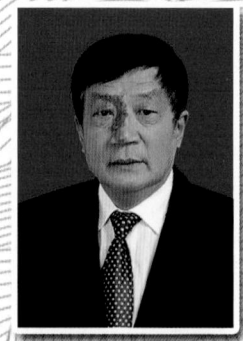

胡昭林

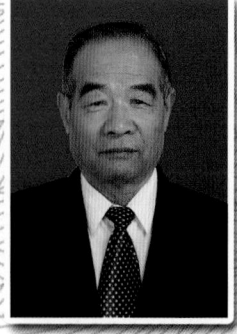

赵根炎

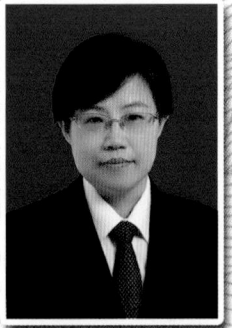

徐铁华

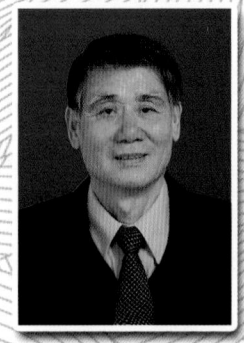

程良骏

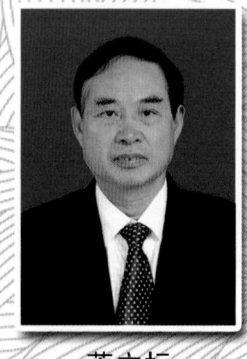

蒋立标

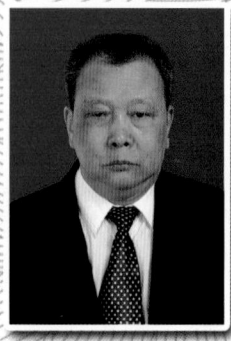

蒋福海

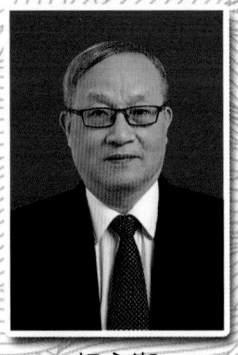

颜永潮

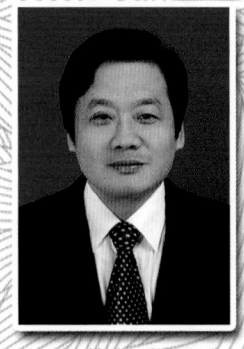

戴朝富

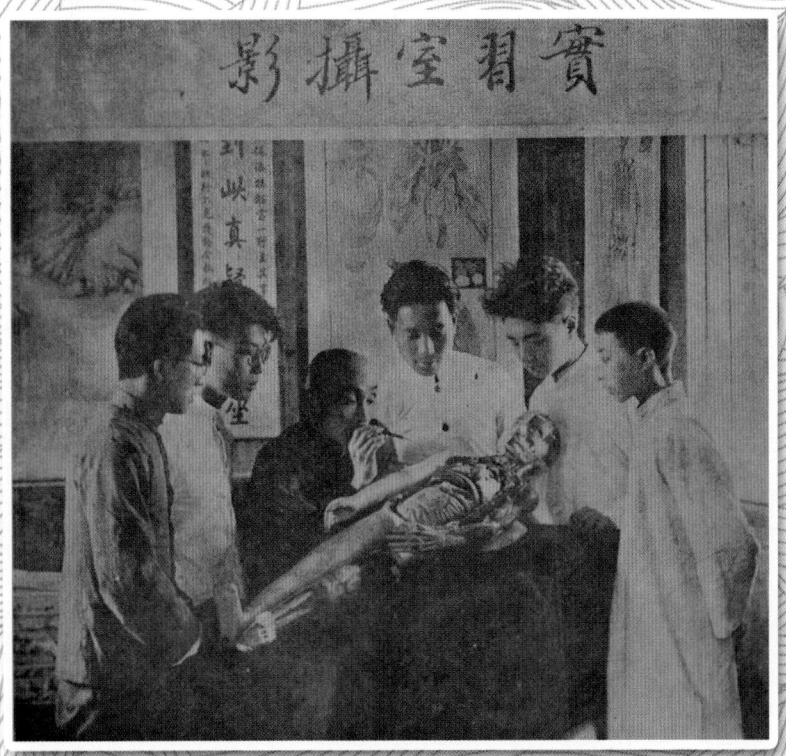

张山雷在学校实验室带教学生

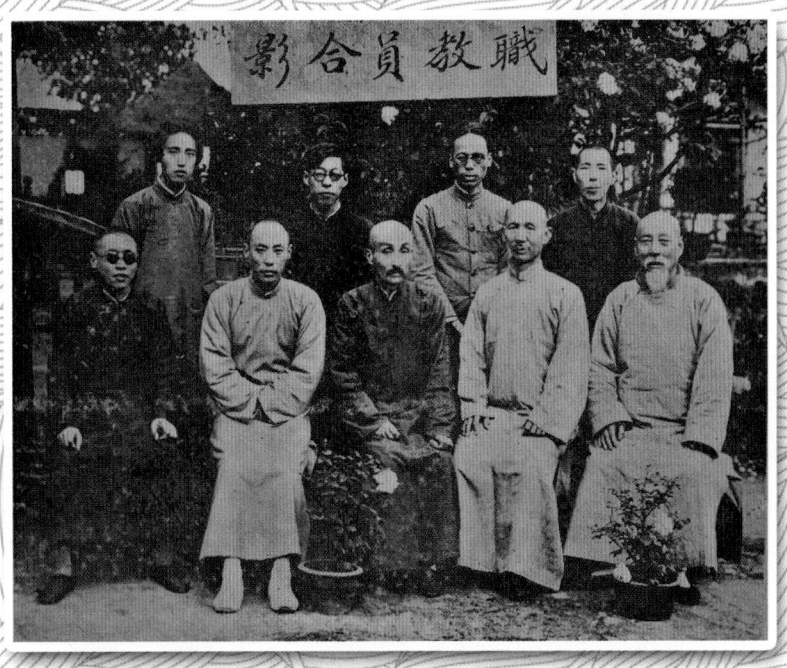

兰溪中医专门学校职教员合影

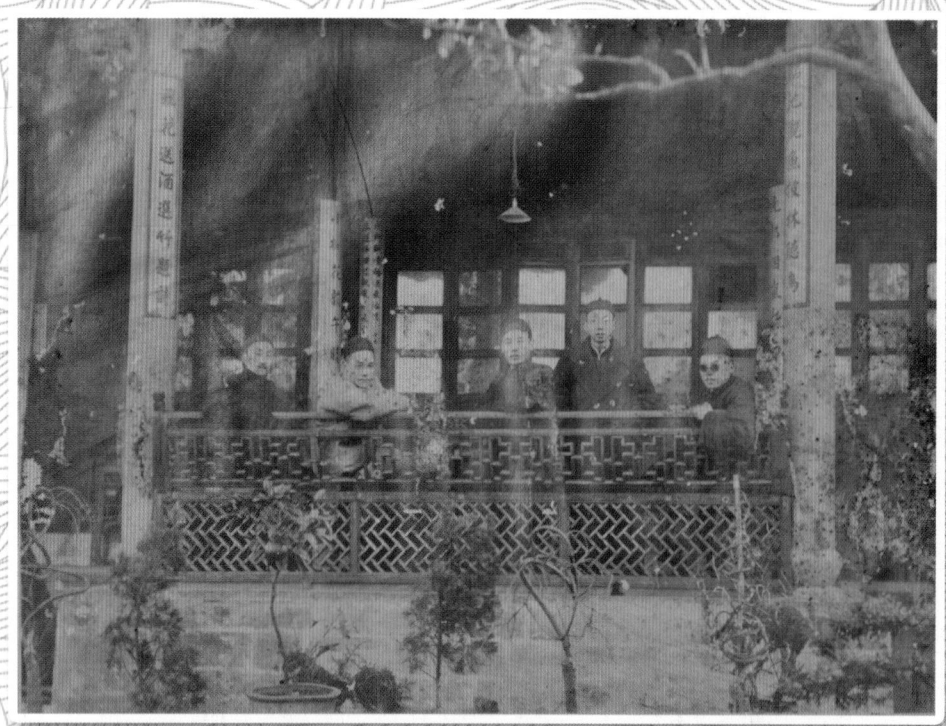

张山雷先生与职教员在校内休闲照

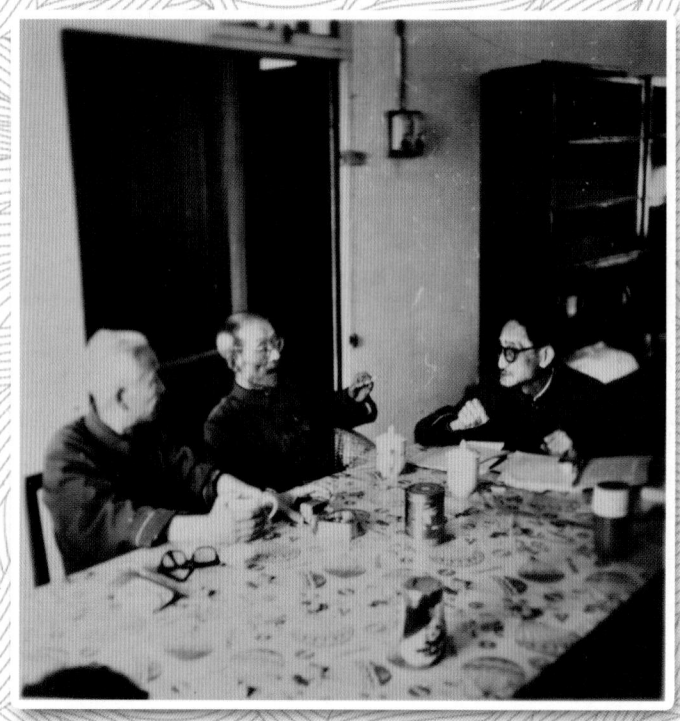

余枚笔、汪惟章、郑霞仙等嫡传弟子商议张山雷墓地迁葬事宜

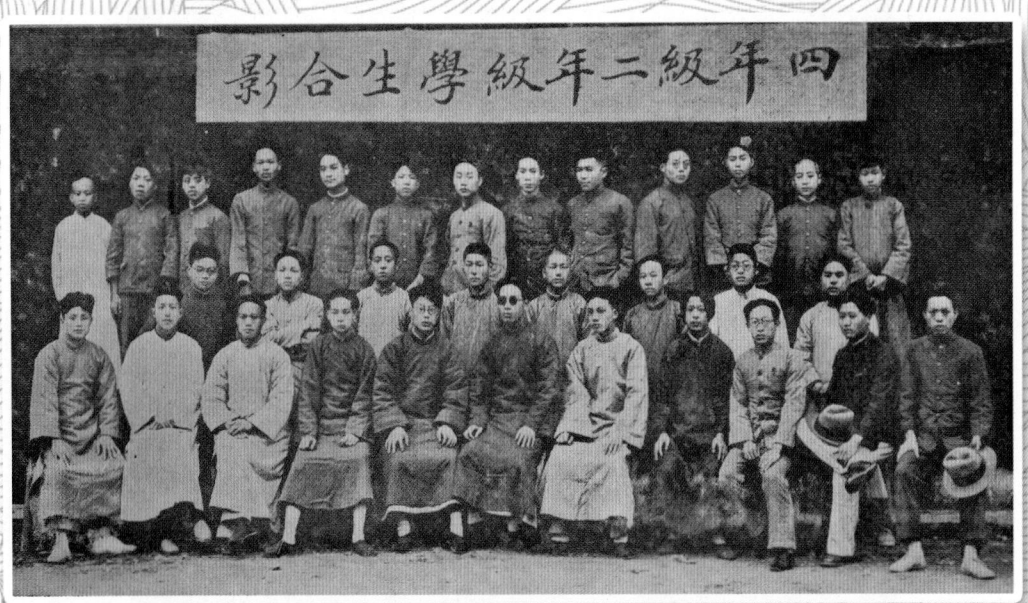

兰溪中医专门学校学生合影之一

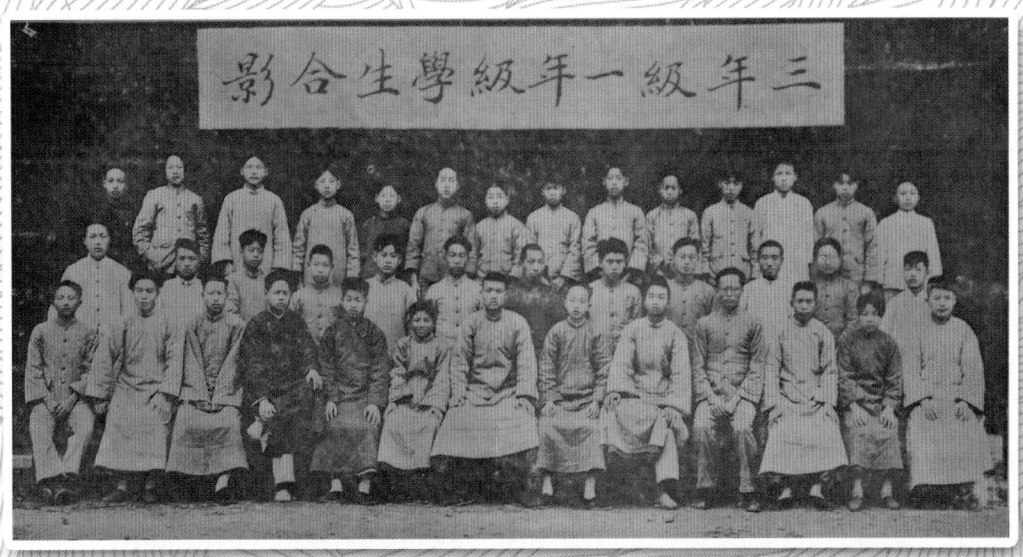

兰溪中医专门学校学生合影之二

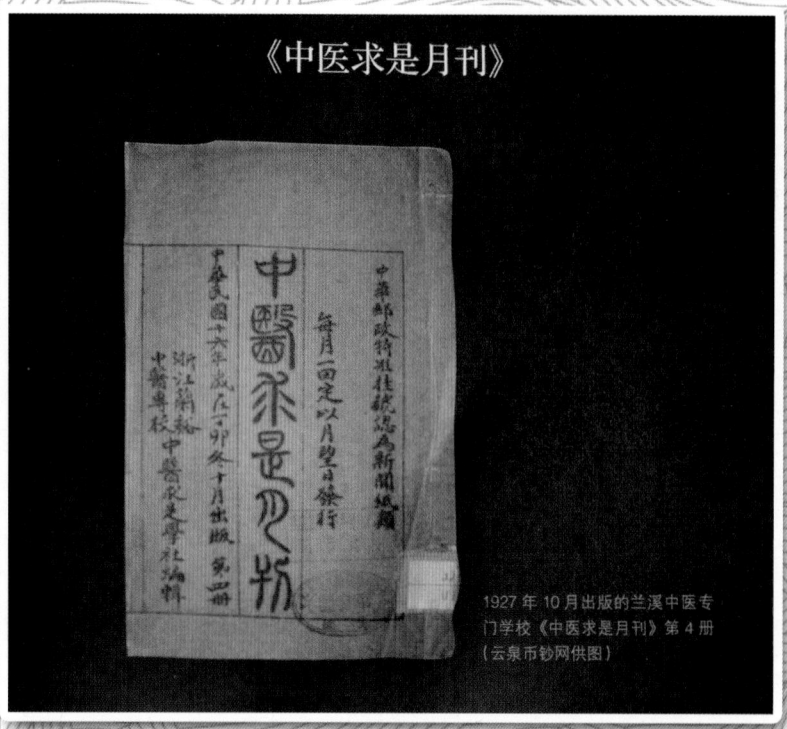

《中医求是月刊》

1927年10月出版的兰溪中医专门学校《中医求是月刊》第4册
（云泉市钞网供图）

兰溪中医专门学校创办的月刊——《中医求是月刊》

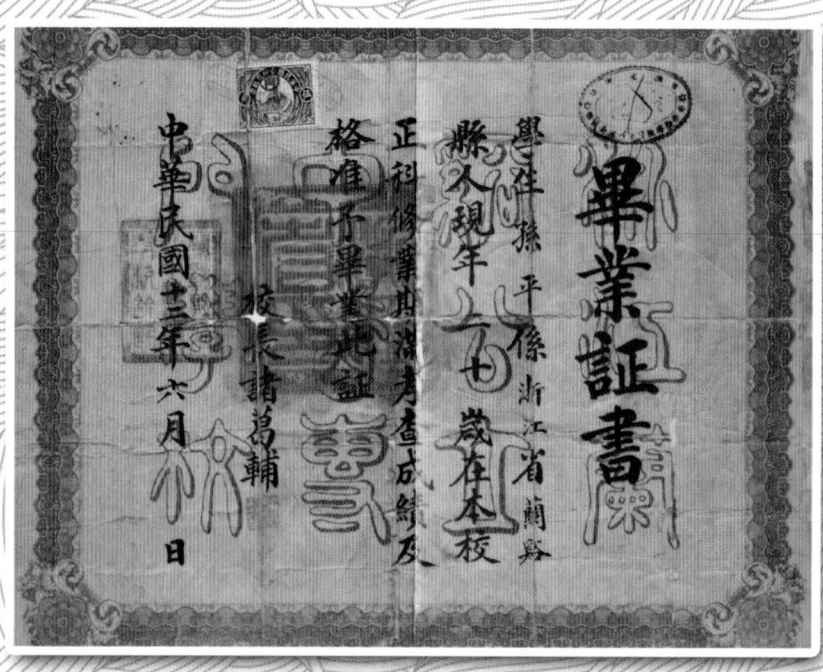

兰溪中医专门学校颁发第一期毕业证书

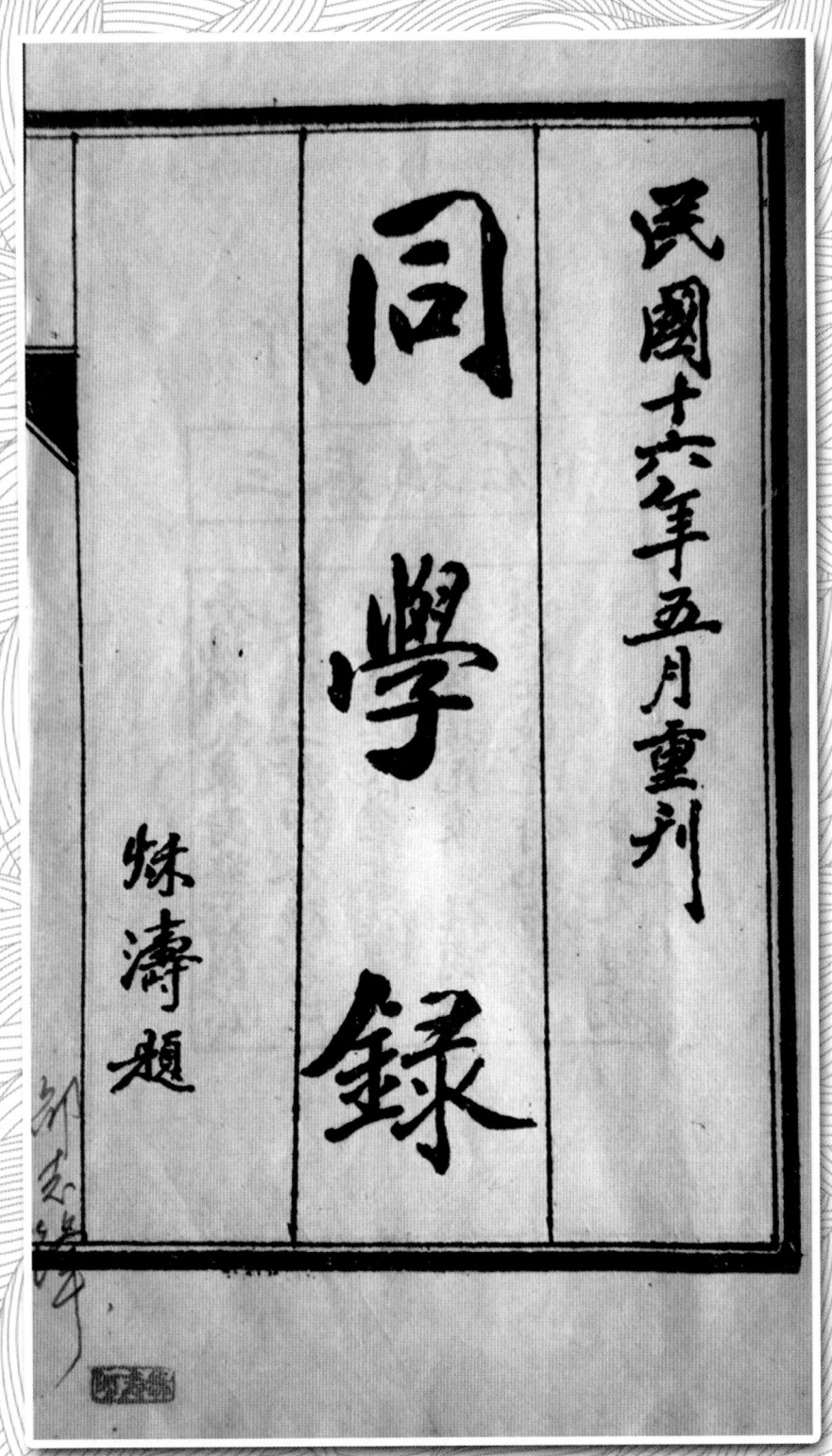

民國十六年五月重刊

同學録

觹濤題

兰溪中医专门学校同学录封面

張山雷先生为兰溪中医专门学校《同学录》的亲撰序文

重刊同學錄序

吾校自開辦以來荏苒光陰倏經十稔鄙人從事其
間日與良師益友聚首一堂研求學術何幸如之今
則第三次正科同學行將畢業又唱驪歌而同人等
又有醫學求是會之組織印行月刊是則同學錄勢
有不得不重行付刊者夫醫者國學也近年以來海
內賢豪鑒於國學之不昌莫不急起直追集合醫會
發行月刊醫報借助他山用意至為美善況吾同學

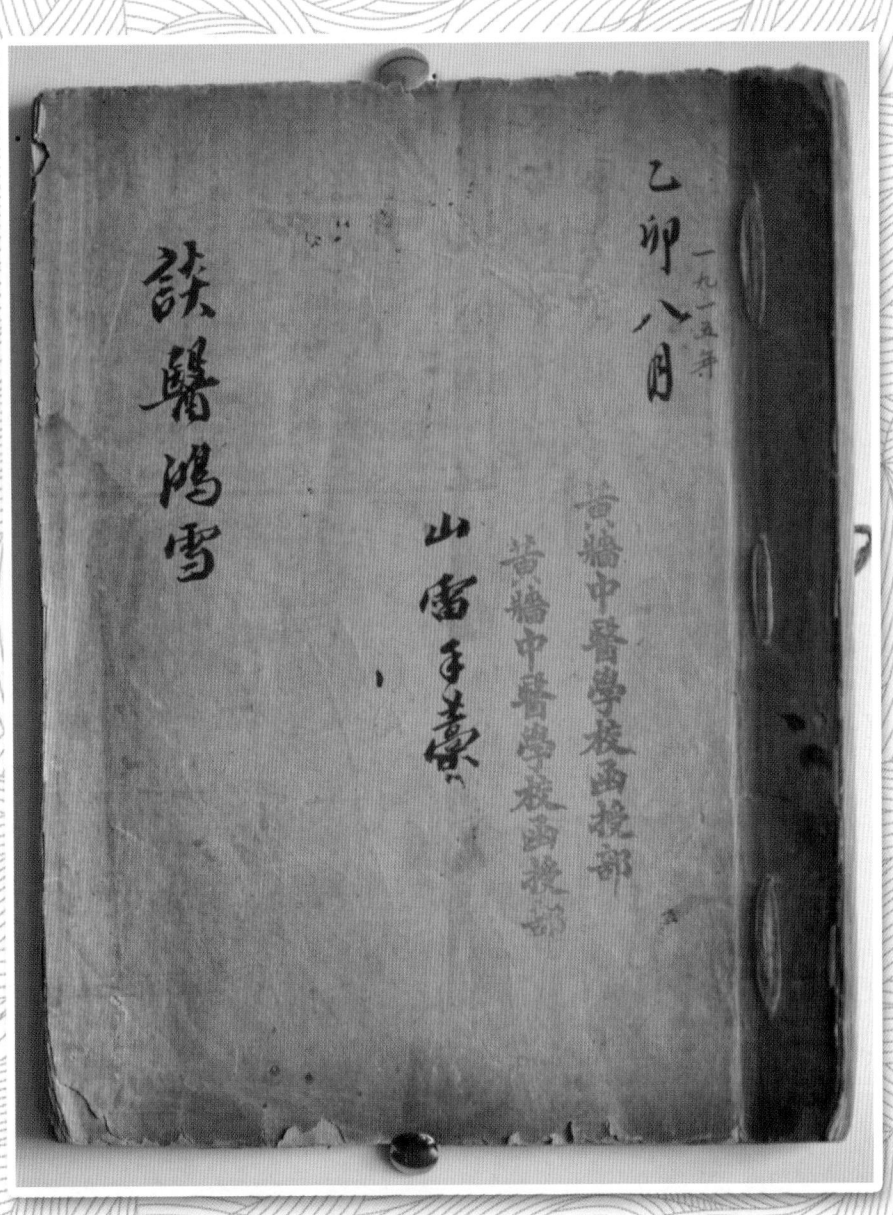

张山雷亲笔书写的《谈医鸿雪》手稿本封面

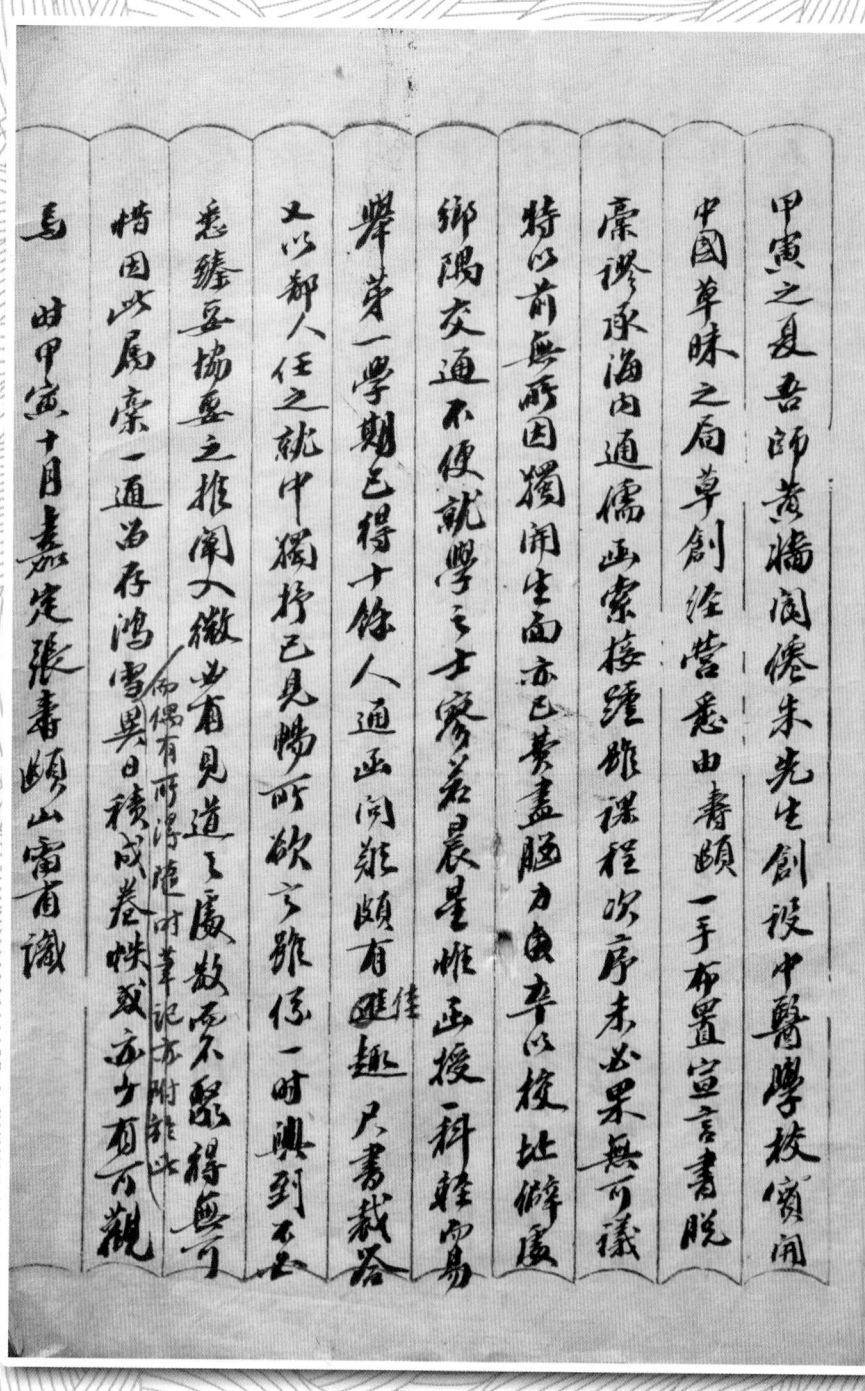

甲寅之夏吾師黃墻閭儁朱先生創設中醫學校資聞

中國草昧之后草創經營慝由壽頤一手布置宣言書既

稟謀承海內通儒函索接踵雅課程呰序未必果無可議

特以前無所因獨開生面亦已黃盡腦力矣辛亥校址僻陋

鄉隅交通不便就學之士寥若晨星帷函授一科輕而易

舉第一學期已得十餘人通函問難頤有雅趣尺書載答

又以都人任之就中獨榜已見暢所欲言雅俗一時頗到正士

卷臻豈協蓋之推闡入微必有見道之處散案不聚得無可

惜因此屬彙一通為存鴻雪異日積成卷帙或五十有可觀

焉　甲寅十月嘉定張壽頤山甫自識

张山雷先生亲笔书写的《谈医鸿雪》手稿本序文

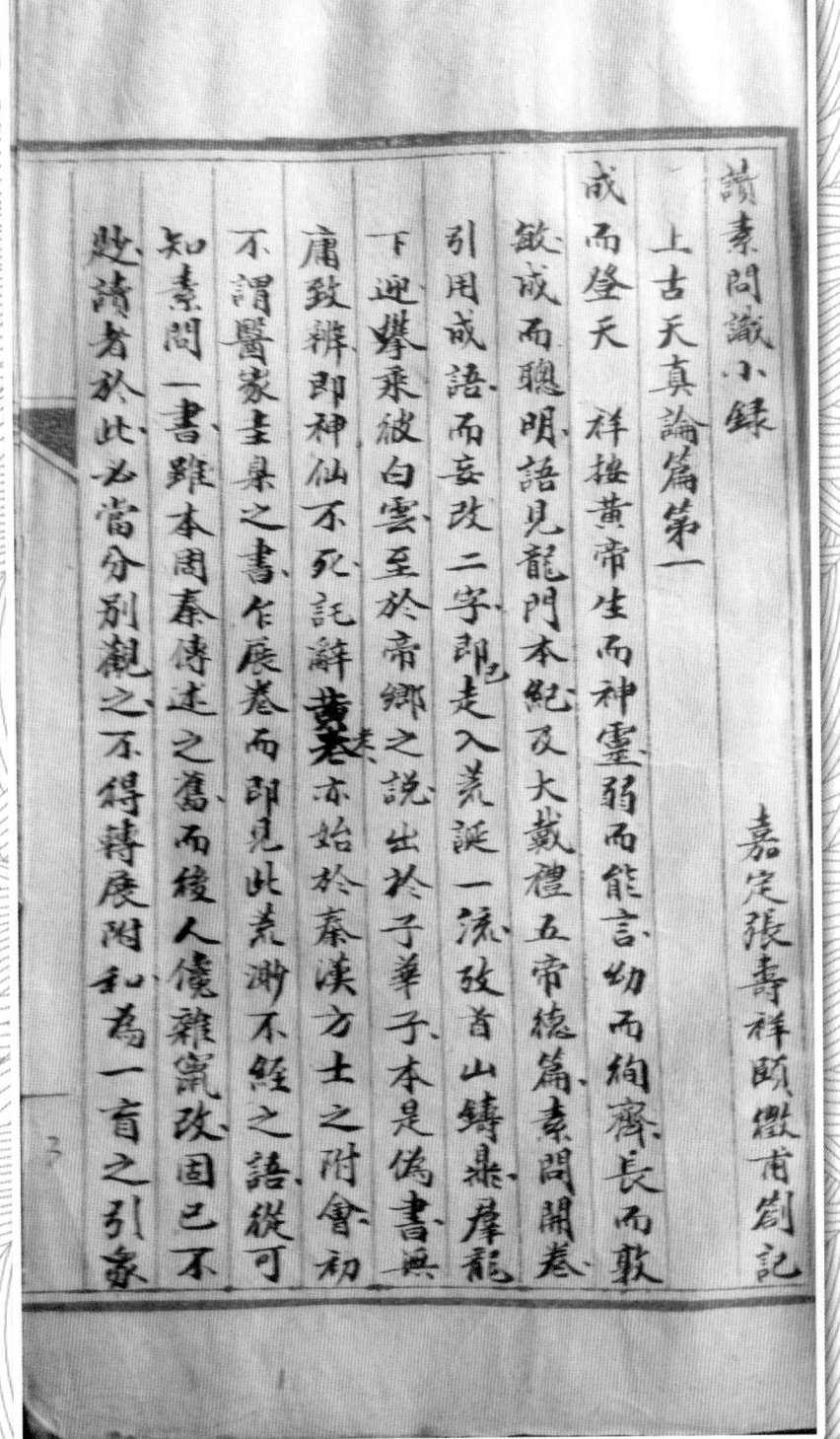

讀素問識小錄　　　　嘉定張壽祥頤徵甫劒記

上古天真論篇第一

成而登天　祥按黃帝生而神靈弱而能言幼而徇齊長而敦
敏成而聰明語見龍門本紀及大戴禮五帝德篇素問開卷
引用成語而妄改二字郎乜走入荒誕一流放首山鑄鼎攀龍
下迎攀乘破白雲至於帝鄉之說出於子華子本是偽書書無
庸致辨即神仙不死記解素問亦始於秦漢方士之附會初
不謂醫家圭臬之書乍展卷而郎見此荒渺不經之語縱可
知素問一書雖本周秦傳述之舊而後人儳雜竄改固已不
趣讀者於此必當分別觀之不得轉展附和為一盲之引象

张山雷亲笔书写的《读素问识小录》手稿

11

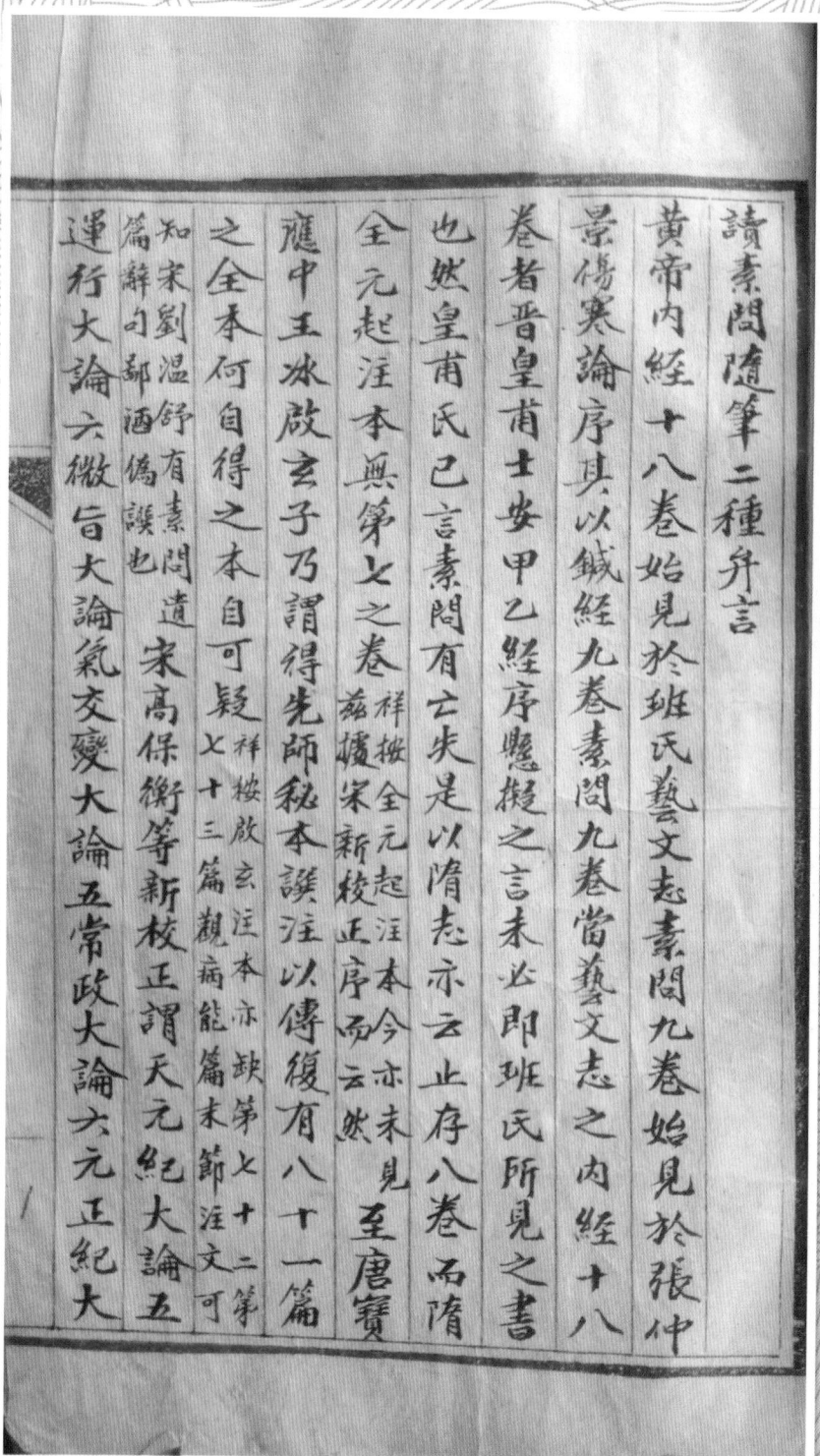

讀素問隨筆二種弁言

黄帝内經十八卷始見於班氏藝文志素問九卷始見於張仲

景傷寒論序其以鍼經九卷素問九卷當藝文志之内經十八

卷者晋皇甫士安甲乙經序懸擬之言未必即班氏所見之書

也然皇甫氏已言素問有亡失是以隋志亦云止存八卷石隋

全元起注本興第七之卷 祥按全元起注本今亦未見 茲擴宋新校正序而云然 至唐寶

迺中王冰啟玄子乃謂得先師秘本譔注以傳復有八十一篇

之全本何自得之本自可疑之 祥按啟玄注本亦缺第七即二第 十三篇觀病能篇末節注文可

知宋劉温舒有素問遺 篇辭句鄙陋偽譔也 宋高保衡等新校正謂天元紀大論五

運行大論六微旨大論氣交變大論五常政大論六元正紀大

张山雷亲笔书写的《读素问识小录》手稿

12

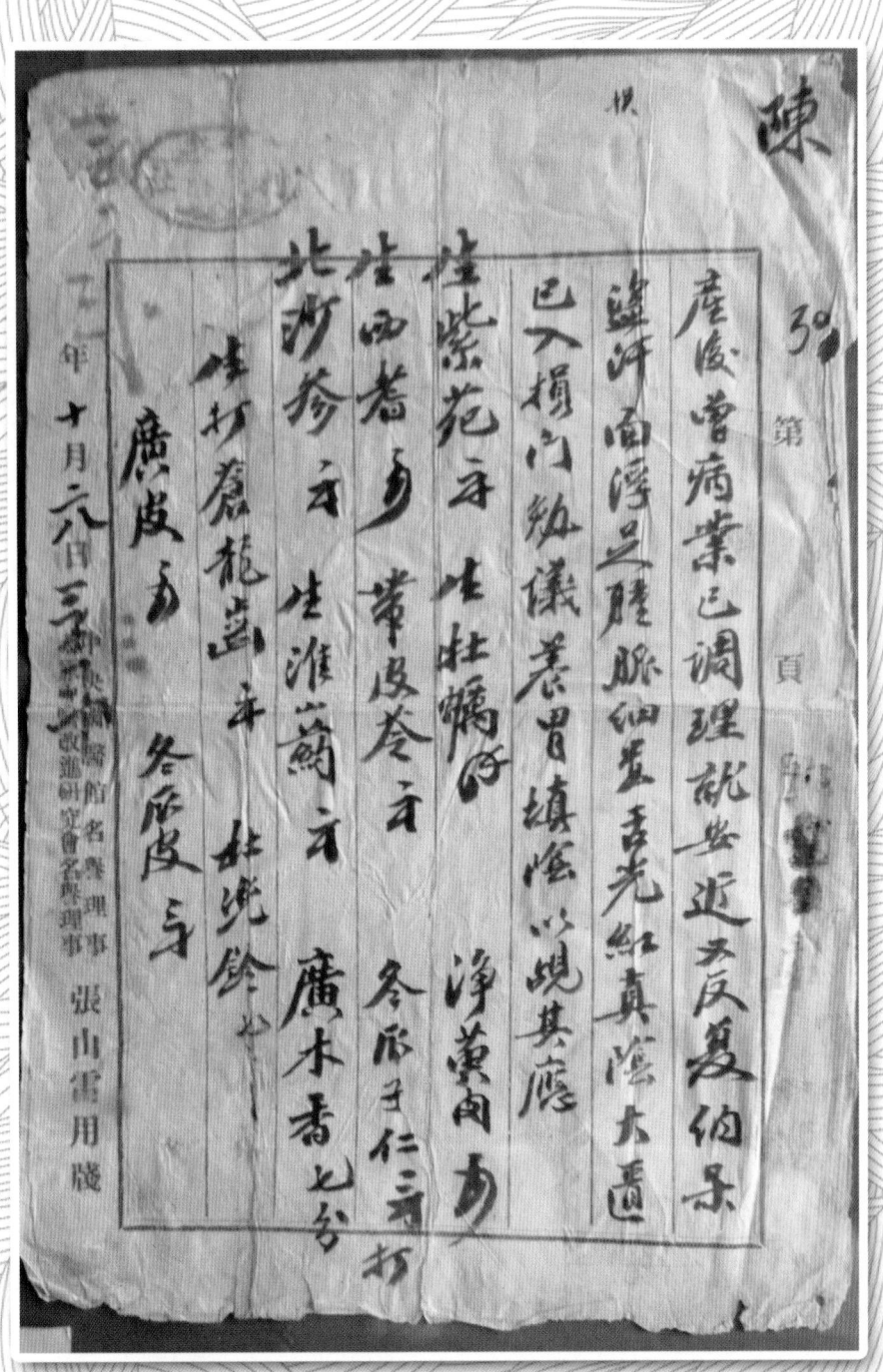

张山雷亲笔处方之一

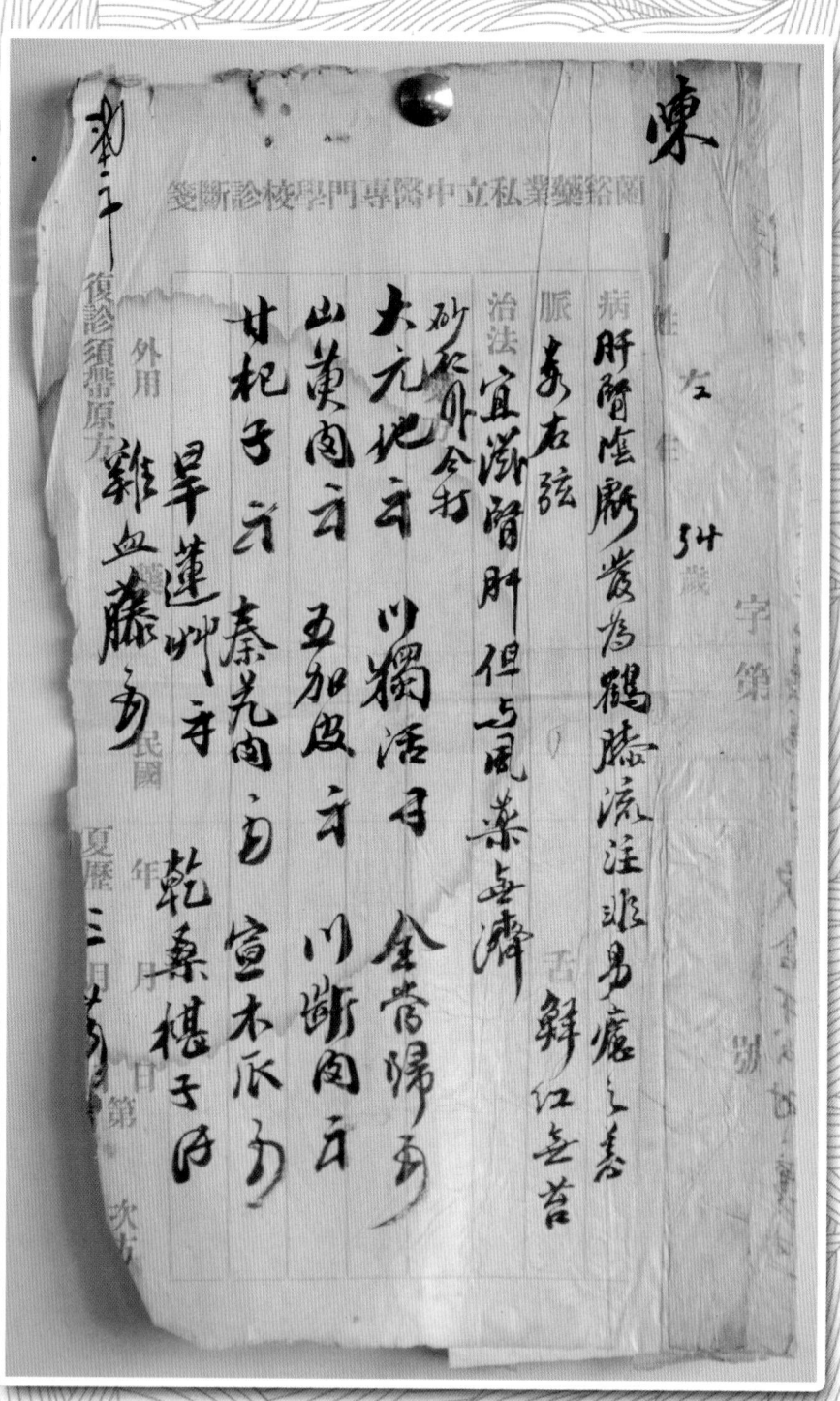

张山雷亲笔处方之二

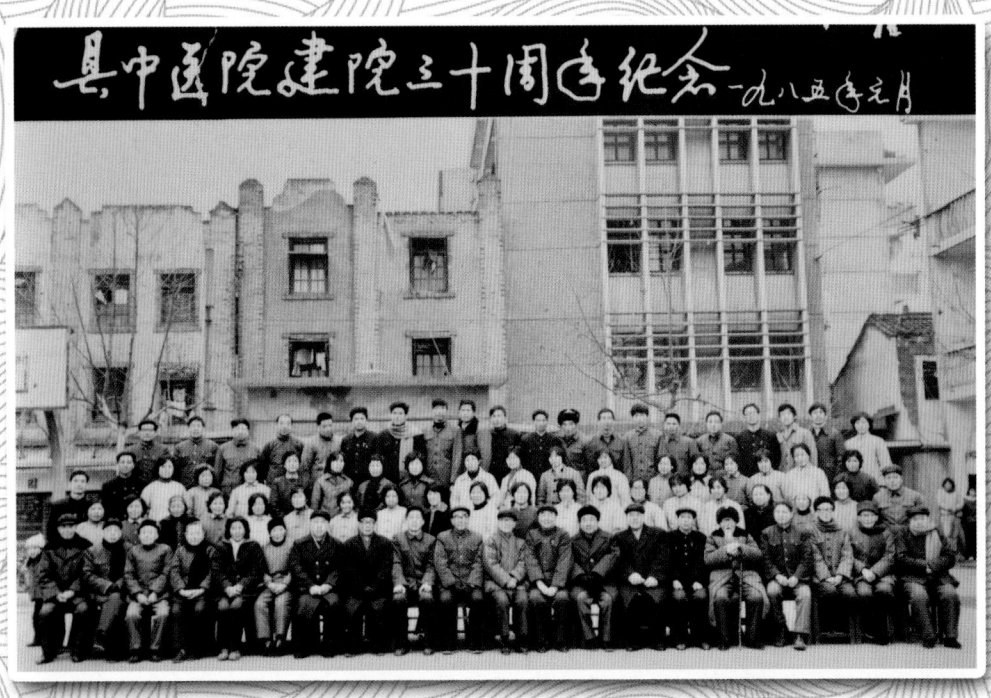

兰溪中医院建院三十周年吴士元与全院医职人员合影，背景为中医院旧址外貌

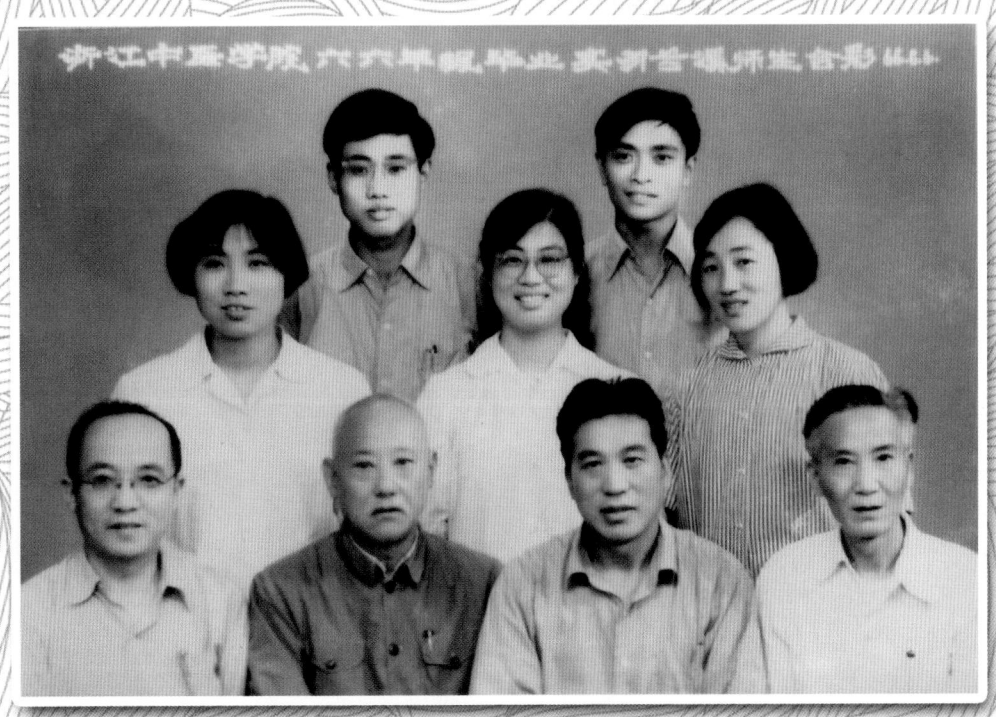

蔡济川、叶建寅、汪惟章等与浙江中医学院六六届实习生合影

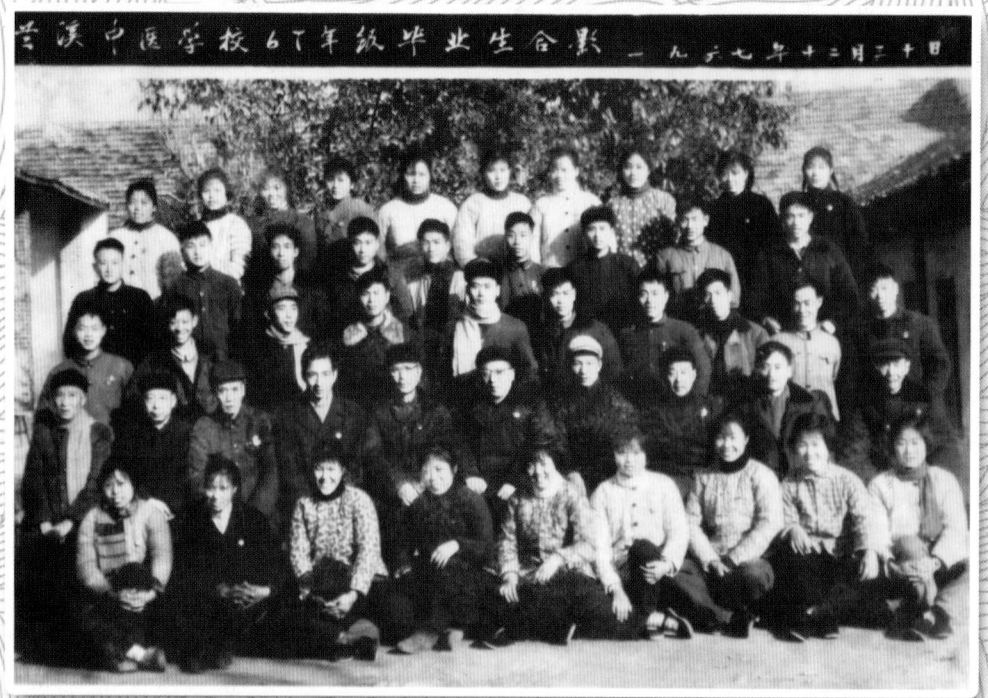

金华卫生学校兰溪中医班六七届毕业生合影

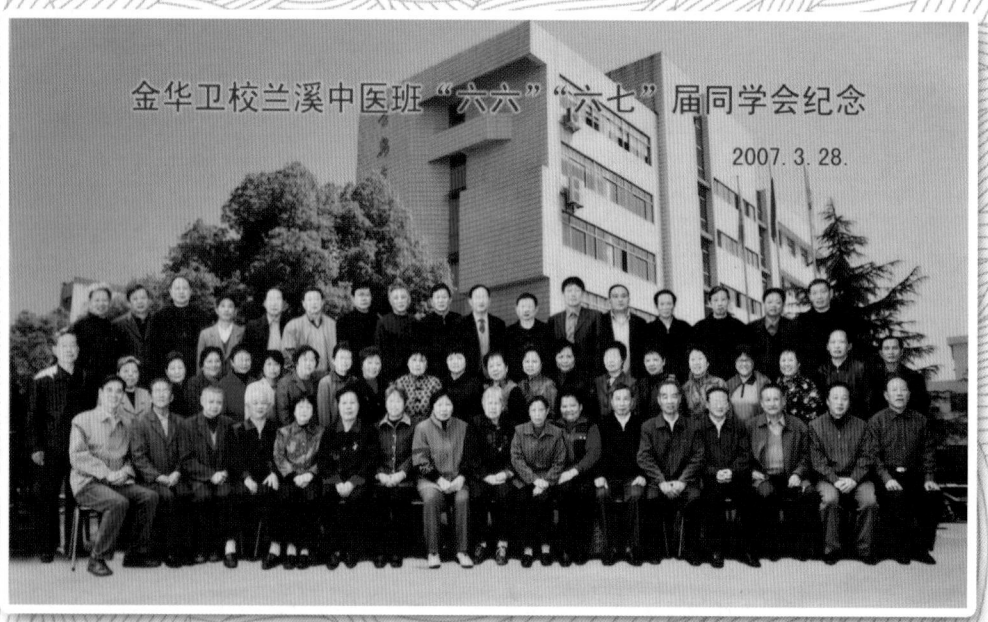

金华卫生学校兰溪中医班六六、六七届毕业生四十年后合影

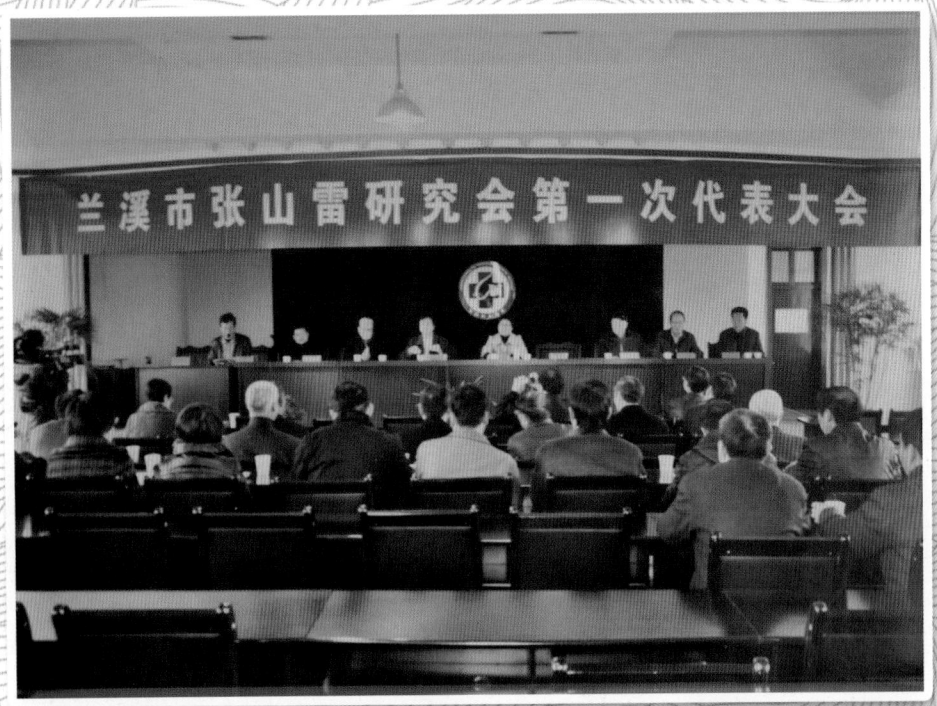

2011 年 3 月 18 日在市中医院六楼大会厅
举行" 兰溪市张山雷研究会第一次代表大会 "

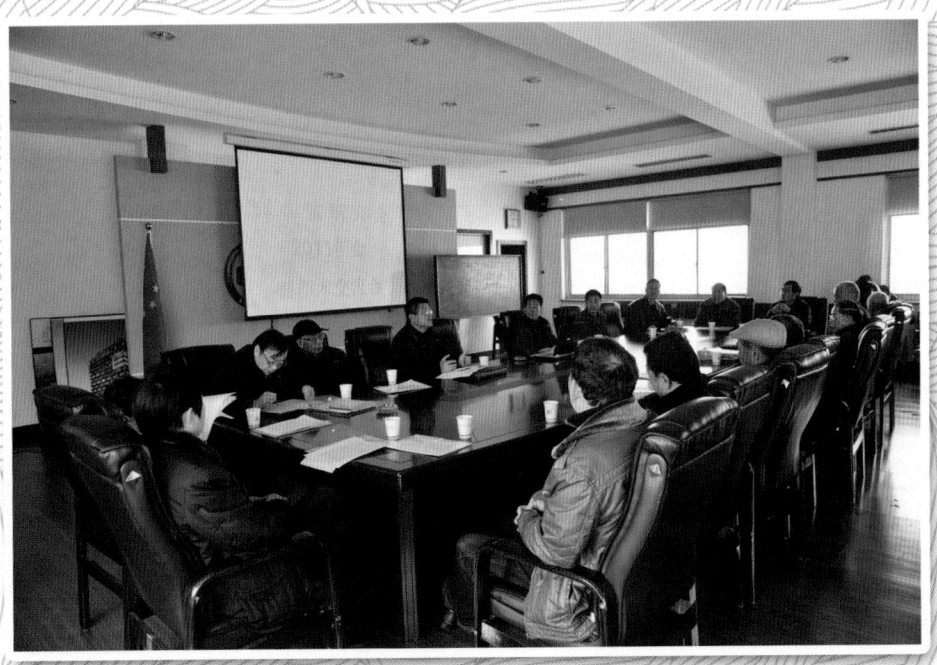

张山雷研究会第一次理事会

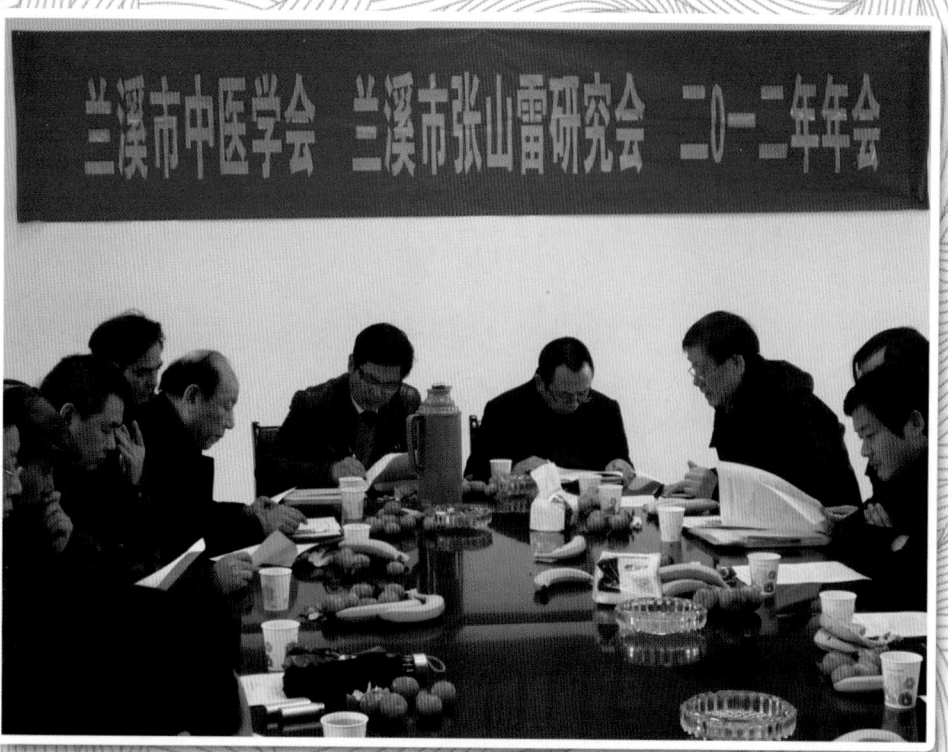

兰溪中医学会，张山雷研究会年会

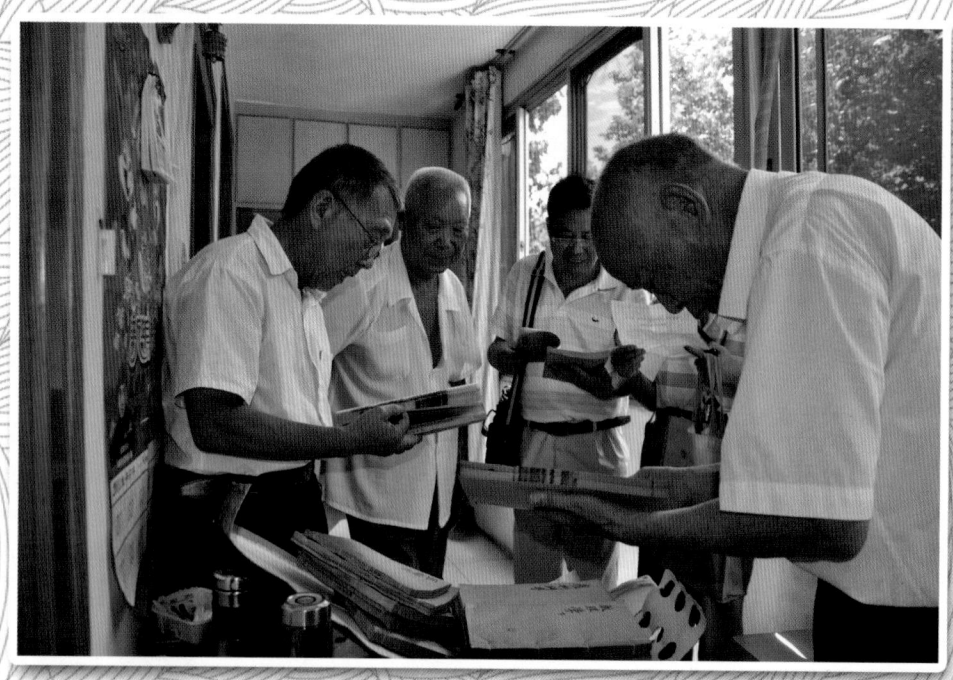

武义王素松（兰溪籍）老先生向兰溪张山雷研究会赠送珍贵医学书籍、资料

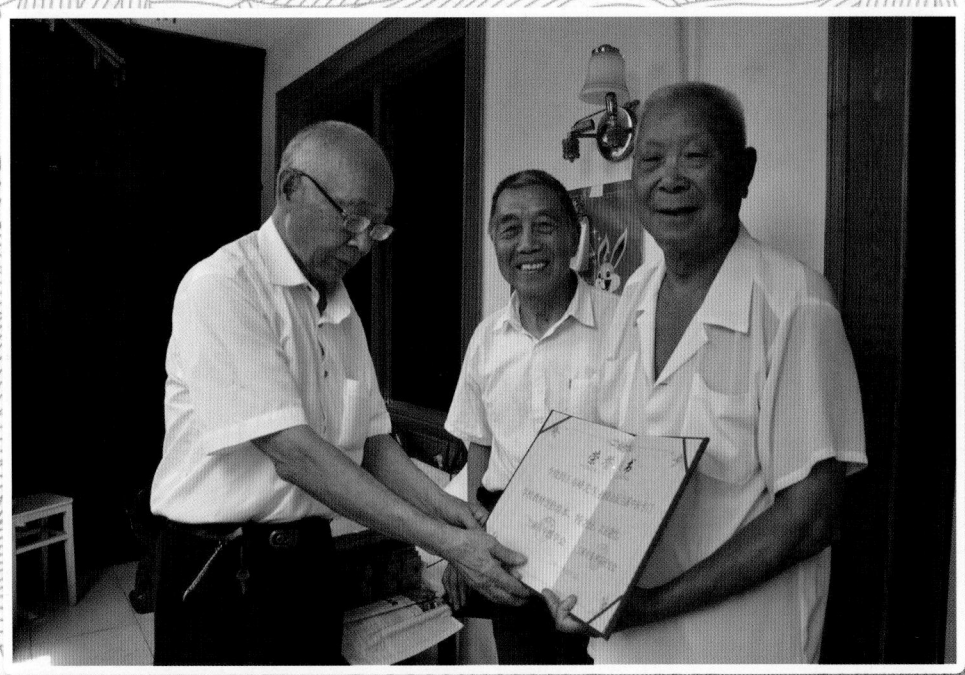

兰溪市志办胡汝明先生向王素松老先生颁发捐赠证书

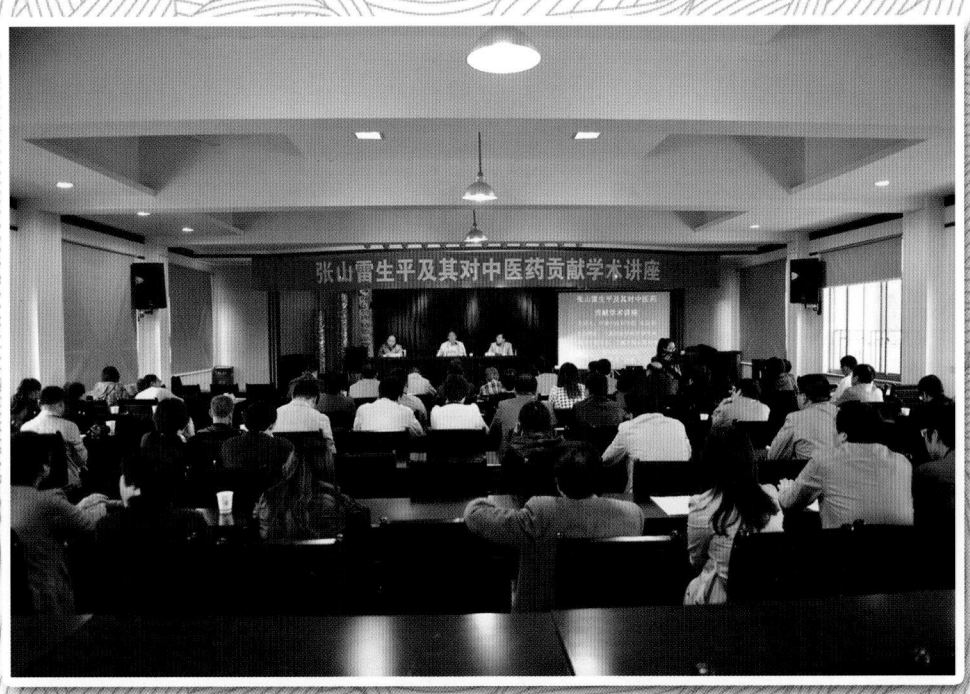

朱定华研究员在兰溪作学术讲座

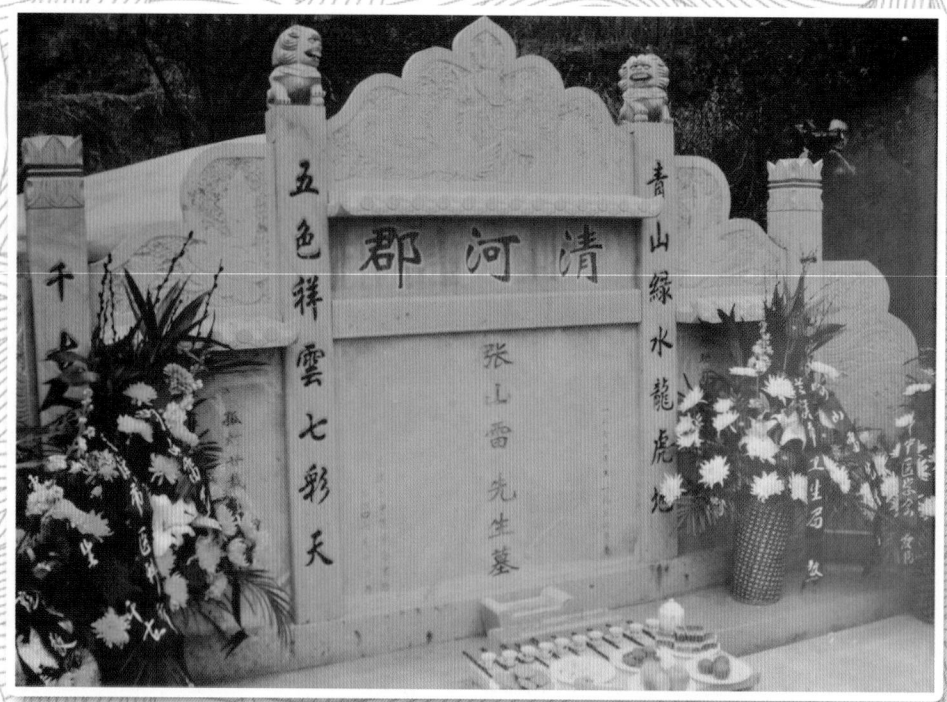

2006 年兰溪中医学会为张山雷墓进行修葺

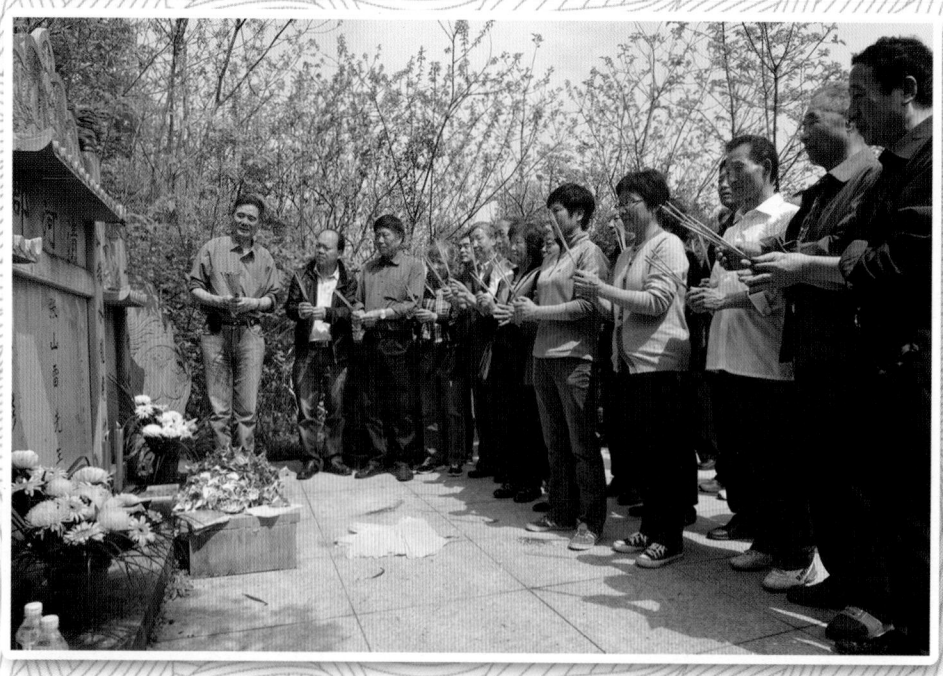

张山雷研究会成员清明节祭拜现场

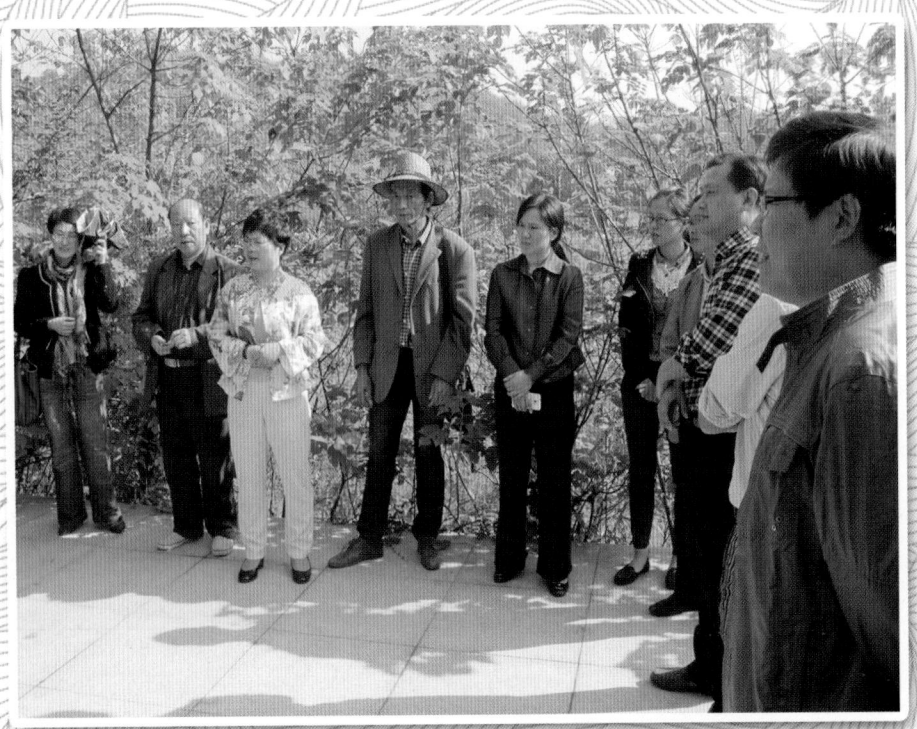

陈艳副市长与相关领导拜谒张山雷先生墓

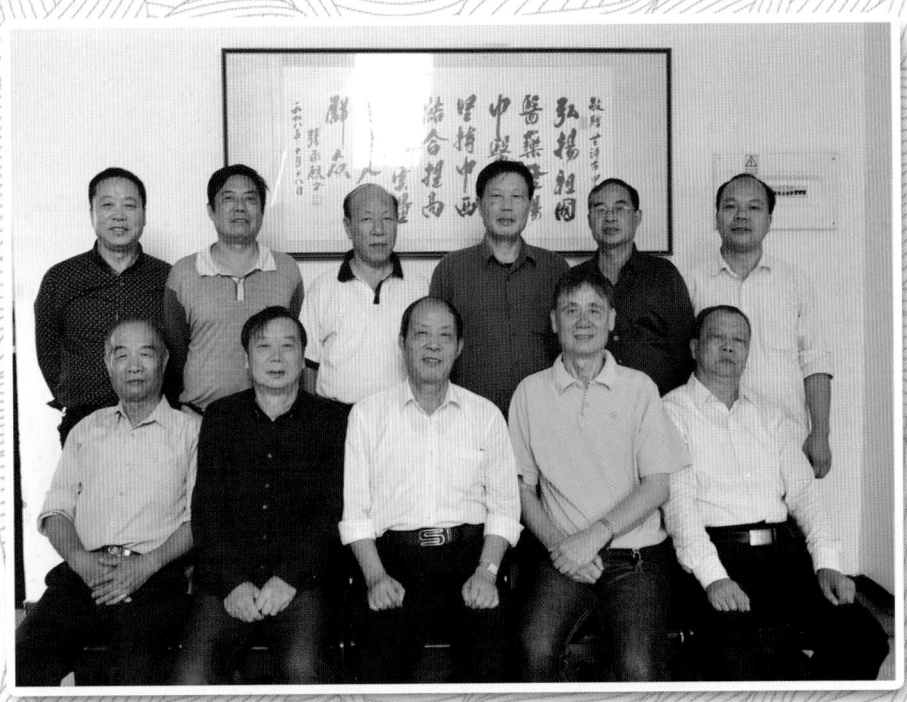

《张山雷研究集成》常务编辑合影

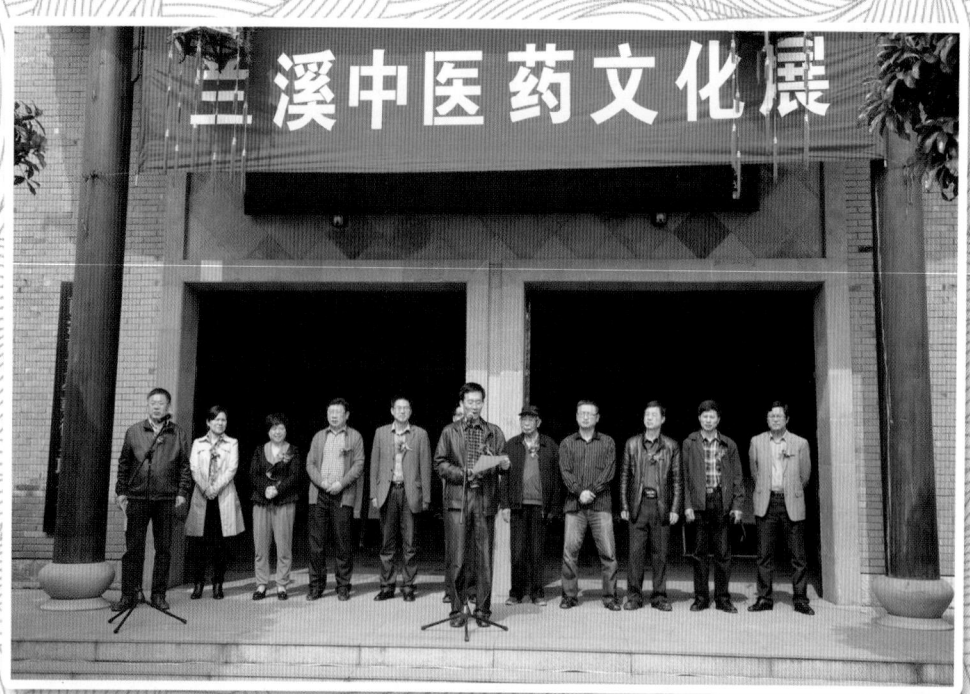

兰溪市中医药文化展开展仪式

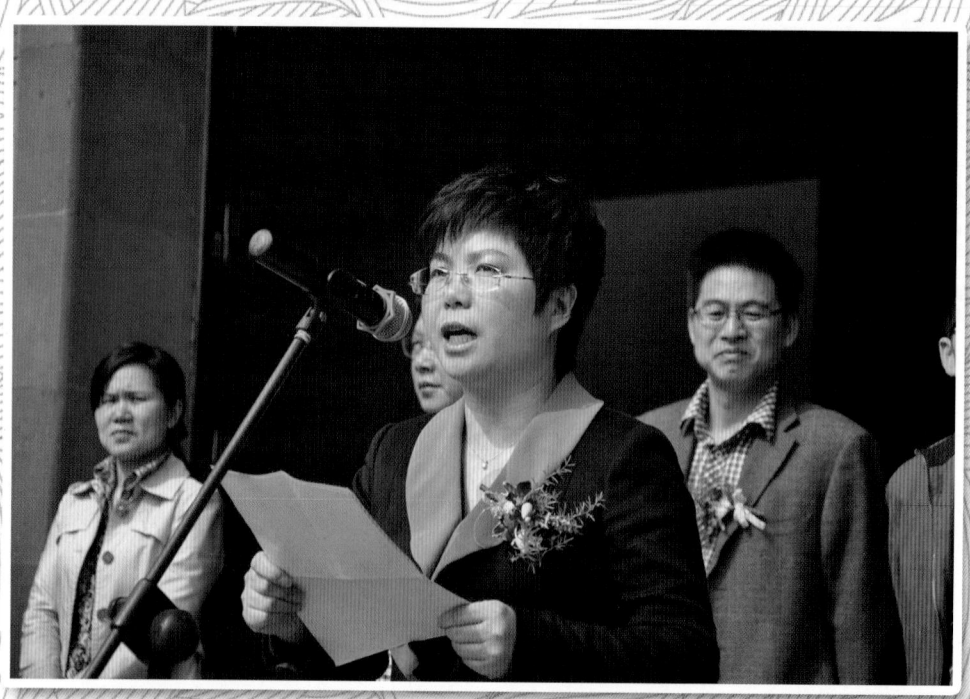

副市长陈艳在兰溪市中医药文化展开展仪式上讲话

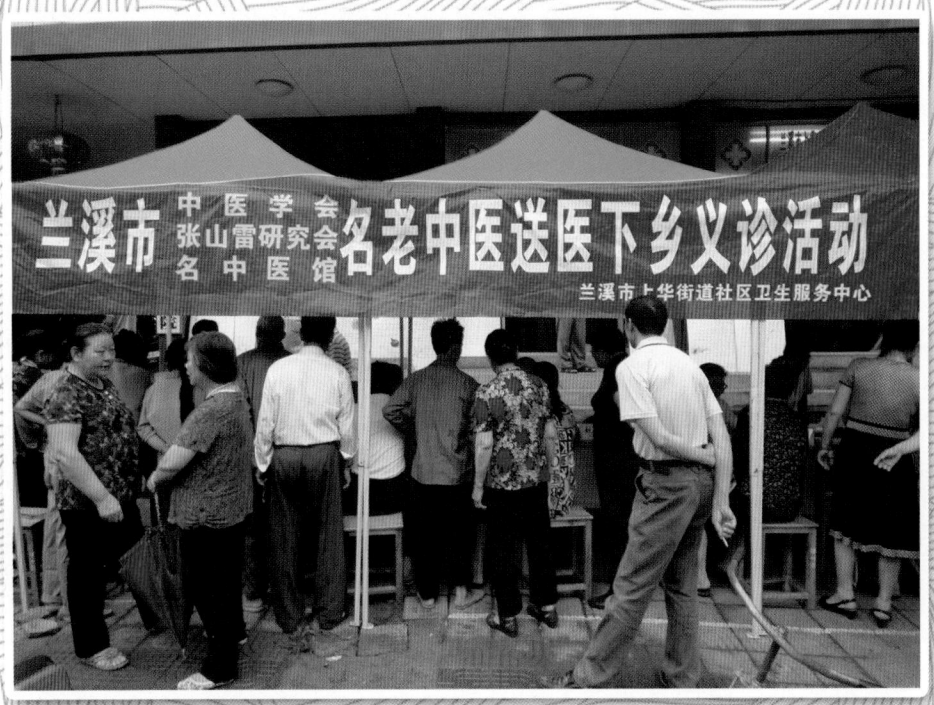

张山雷研究会等单位组织名中医下乡义诊

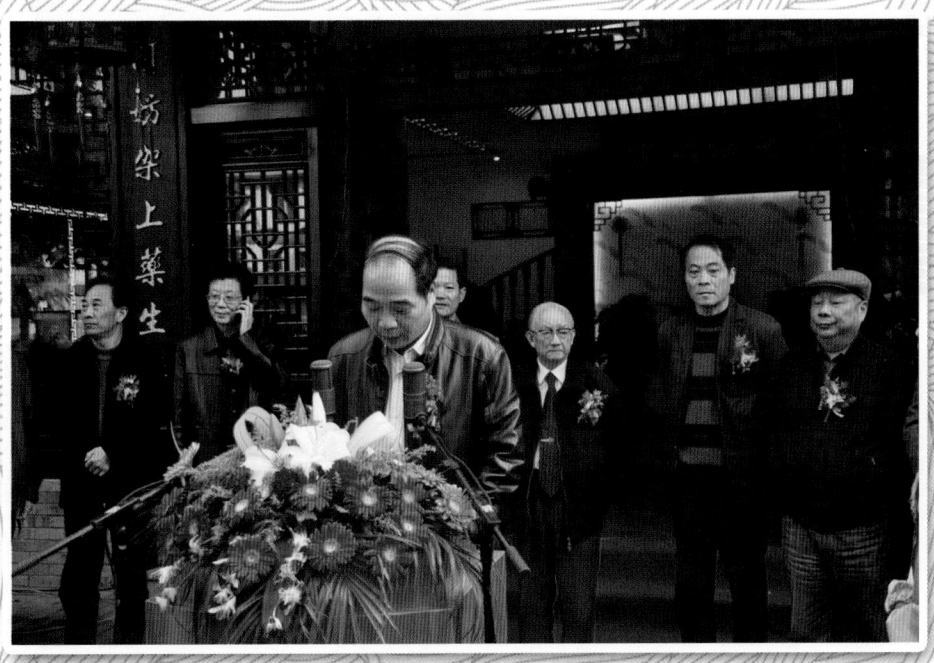

兰溪名中医馆开馆仪式省、地、市有关领导莅临指导

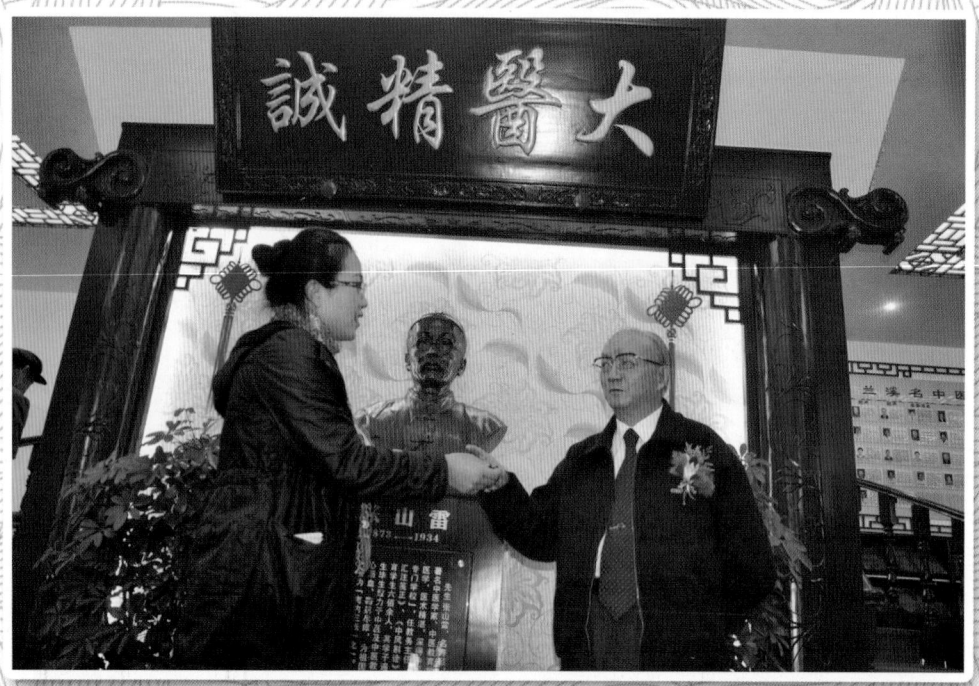

浙江省卫生厅原厅长张承烈在兰溪名中医馆开馆仪式接受记者采访

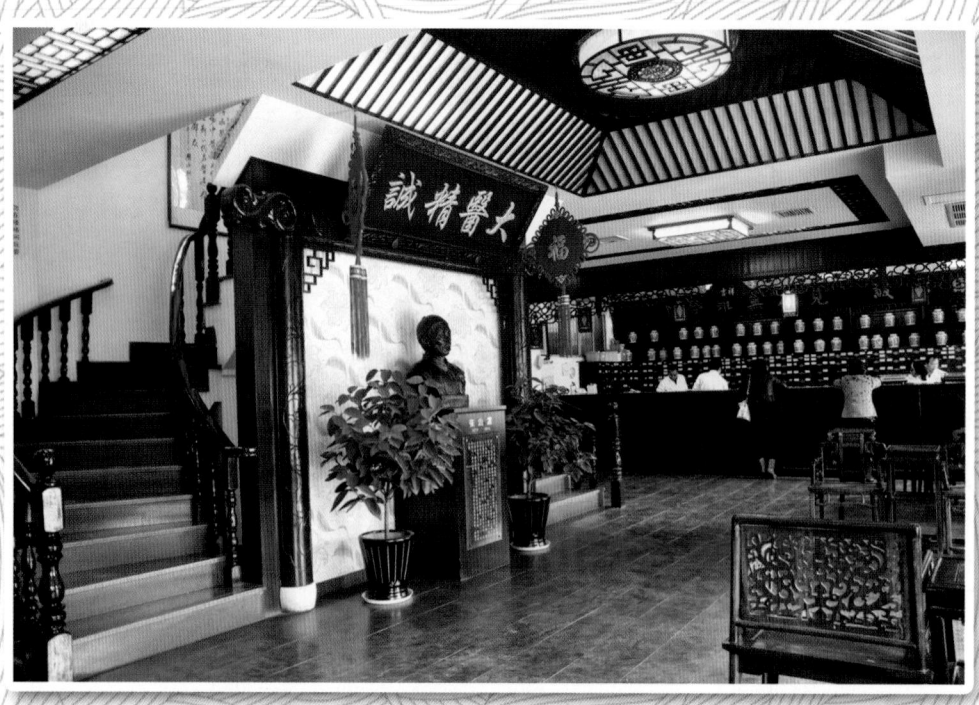

兰溪市名中医馆大堂，张山雷研究会设在该馆内